南京中医药大学　孙世发　主编

中华医方

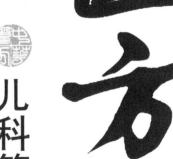

儿科篇

科学技术文献出版社
SCIENTIFIC AND TECHNICAL DOCUMENTATION PRESS

U0348705

图书在版编目（CIP）数据

中华医方.儿科篇 / 孙世发主编. —北京：科学技术文献出版社，2015.3
ISBN 978-7-5023-9219-2

Ⅰ.①中…　Ⅱ.①孙…　Ⅲ.①中医儿科学—验方—汇编　Ⅳ.①R289.5

中国版本图书馆 CIP 数据核字（2014）第 156368 号

中华医方·儿科篇

策划编辑：薛士滨　　责任编辑：孔荣华　　责任校对：赵　瑷　　责任出版：张志平

出　版　者　科学技术文献出版社
地　　　址　北京市复兴路15号　邮编　100038
编　务　部　(010) 58882938，58882087（传真）
发　行　部　(010) 58882868，58882874（传真）
邮　购　部　(010) 58882873
官　方　网　址　www.stdp.com.cn
发　行　者　科学技术文献出版社发行　全国各地新华书店经销
印　刷　者　北京虎彩文化传播有限公司
版　　　次　2015 年 3 月第 1 版　2015 年 3 月第 1 次印刷
开　　　本　889×1194　1/16
字　　　数　2300千
印　　　张　81.5
书　　　号　ISBN 978-7-5023-9219-2
定　　　价　389.00元

编委会名单

主　编　孙世发

副主编　陈涤平　杭爱武　王兴华　吴承艳　陈仁寿　许二平　卫向龙　唐伟华　聂建华
　　　　　王剑锋　刘华东　黄仕文　张卫华

编　委（以姓氏笔画为序）：

卫向龙　王九龙　王庆敏　王兴华　王剑锋　伍梅梅　任威铭　刘华东　衣兰杰　许二平
许菲斐　孙　彀　孙世发　杜雪萌　李　娴　李　缨　李晓建　吴承艳　张　蕾　张卫华
陈仁寿　陈涤平　杭爱武　周　静　聂建华　唐伟华　黄仕文　彭会巧　樊园园

编写人员（以姓氏笔画为序）：

刁青蕊　卫向龙　马丽亚　马艳霞　王　霞　王九龙　王中立　王北溟　王光耀　王庆敏
王兴华　王红玲　王国斌　王剑锋　毛海燕　叶　琴　史话跃　朱智媛　伍梅梅　任威铭
向　好　刘成全　刘华东　刘旭辉　衣兰杰　江晶晶　许　可　许二平　许岳亭　许菲斐
孙　彀　孙世发　严　娟　杜雪萌　杨亚龙　李　芮　李　娴　李　缨　李永亮　李志轩
李晓建　吴　坚　吴承红　吴承艳　张　蕾　张卫华　张书研　张延武　张英杰　张顺超
张锋莉　张稚鲲　陆红伟　陈　晨　陈仁寿　陈玉超　陈涤平　苑述刚　范　俊　杭爱武
欧阳文娟　季丹丹　周　健　周　雯　周　静　周凯伦　周轶群　郑绍勇　郑晓丹　赵君谊
姜卫东　宫健伟　姚　颖　聂建华　莫　楠　柴　卉　钱丽花　高　想　唐千晰　唐伟华
唐艳芬　黄仕文　黄亚俊　曹　宜　盛　炜　彭会巧　彭金祥　彭振亚　蒋　妤　韩玉强
程　旺　程率芳　谢秀英　蔡　云　樊园园

前 言

　　人类的发展历史，伴随着文化进步的脚印。中医药学，作为中国传统文化的重要组成部分，一直并继续担负着促进人类发展与繁衍的一份责任，故而古人有"不为良相则为良医"之言。

　　良相治国，良医治人；良相良医，孺子以求。中华民族的发展壮大，离不开良相之治国；中华民族的繁衍昌盛，离不开良医之治病。神农尝百草，以明草木之药用，伊尹制汤液，论广药用而成方。《周礼·天官》篇记载，周代有医师、食医、疾医和疡医等。疾医"掌养万民之疾病……以五味、五谷、五药养其病"，主管治疗平民百姓的疾病，治疗时既用"毒药"之剂，也用食疗之方；疡医"掌肿疡、溃疡、金疡、折疡之注药、劀杀之剂。凡疗疡，以五毒攻之，以五气养之，以五药疗之，以五味节之"，分工治疗外伤科疾病，亦兼用毒药方与食疗方。这些文献应该可以表明，早在周代便已有了不同的药物配合应用以治疗疾病的医疗活动。《汉书·艺文志·方技略》记载古有医经七家，"经方十一家，二百七十四卷。经方者，本草石之寒温，量疾病之浅深，假药味之滋，因气感之宜，辨五苦六辛，致水火之齐，以通闭结，反之于平。"经方十一家，包括《五藏六府痹十二病方》三十卷《五藏六府疝十六病方》四十卷《五藏六府瘅十二病方》四十卷、《风寒热十六病方》二十六卷、《泰始黄帝扁鹊俞拊方》二十三卷、《五藏伤中十一病方》三十一卷、《客疾五藏狂颠病方》十七卷、《金疮疭瘛方》三十卷、《妇女婴儿方》十九卷、《汤液经法》三十二卷、《神农黄帝食禁》七卷。但原书俱失传，今只见其名而无法知其内容了。现存《五十二病方》收载方剂280首，乃1973年湖南长沙马王堆汉墓出土帛书整理而成，据研究者推测，其内容当为春秋时期所成，这是今天可见的最早方书。成书于西汉的《黄帝内经》所载方剂十数首，也必为汉以前所制。《五十二病方》和《黄帝内经》所载剂，古朴而简单，代表了单药向多药配伍成方用于临床的历史发展过程。至东汉末年，张仲景"勤求古训，博采众方"，著成《伤寒杂病论》一十六卷，载269方，为后人尊为方书之祖。以此为标志，中医方剂学之框架已经形成。以此为起点，中医治病之药方时时涌现，载方之书蔚然大观。

　　两晋南北朝时期，方书甚多。诸如李当之的《药方》，皇甫谧的《曹歙论寒食散方》与《依诸方撰》，葛洪的《肘后备急方》与《玉函方》，支法存的《申苏方》，范汪的《范东阳方》，胡洽的《胡氏百病方》，姚僧垣的《集验方》，甄权的《古今录验方》，徐之才的《徐王方》与《徐王八世家传效验方》，陶弘景的《陶氏方》与《效验方》，陈延之的《小品方》，谢士泰的《删繁方》……惜乎！这些方书除了《肘后备急方》后经陶弘景与杨用道的整理得以传世，《小品方》现存辑佚本外，余皆因年湮代远而散佚。葛洪与陈延之为该时期方剂学的代表人物。葛洪是亦医亦道者，所著《玉函方》（一名《金匮药方》）多达100卷，是"周流华夏九州之中，收拾奇异，捃拾遗逸，选而集之，使神类殊分，缓急易简"而成。后因卷帙浩大，传世不便而遗佚了。葛氏的《肘后备急方》则是将《玉函方》撷要而成，书仅3卷，所载诸方，"单行径易，篱陌之间，顾眄皆药，众急之病，无不毕备"，后人称其验、便、廉，允为切实。南北朝时期医家陈延之，著《小品方》12卷，但原书至北宋初年即已亡佚，其佚文多保留在《外台秘要》《医心方》等书中。在唐代，《小品方》与《伤寒论》齐名，曾作为医学教科书，故对唐代的方剂学发展有较大影响。该书比较重视伤寒、天行温疫等病的论治，所载芍药地黄汤、茅根汤、葛根桔皮汤等方，孕育了后世温病学的养阴生津、凉血散瘀、清热解毒等治法，足可弥补《伤寒论》之未备。

盛唐以降，医方兴盛。大型方书如《备急千金要方》《外台秘要》《太平圣惠方》《圣济总录》《普济方》等。更有致力于方剂研究者编著了如《博济方》《普济本事方》《杨氏家藏方》《传信适用方》《仙授理伤续断方》《是斋百一选方》《魏氏家藏方》《仁斋直指论》《朱氏集验方》《御药院方》《瑞竹堂经验方》《永类钤方》《世医得效方》《袖珍方》《奇效良方》《扶寿精方》《摄生众妙方》《种福堂公选良方》《饲鹤亭集方》等方剂专著。方剂是临床实践的产物，现在被广泛运用的一些古代名方，多散见于临床医书，诸如《小儿药证直诀》《脾胃论》《内外伤辨惑论》《兰室秘藏》《宣明论方》《丹溪心法》《儒门事亲》《医林改错》《医学衷中参西录》等，均记载了一些著名医方。

以上方书文献，展示了各历史时期方剂研究的重要成果，为我们进一步研究历代方剂提供了大量宝贵文献。特别是具有官编性质的《太平圣惠方》《圣济总录》《普济方》三巨著，集一个时代的医方之大成，保存了诸多已佚方书医著的医方资料，不仅为我们今天的临床医疗传承了优良药方，也为我们研究中医药的发展提供了重要文献依据。

汉以前中医学主要分两大领域，即医经和经方。经方十一家中之多数，均为某类或某些疾病的治疗药方，汉唐以后医书，虽言称某某方者，但依然是论病列方。然而，《普济方》问世至今 620 余年，以病症列方之大成者则一直阙如。

《中华医方》秉承历代医方巨著之体例，以病症为门类，以历史为序，收录诸方，填补《普济方》问世至今 620 余年以病症列方大型方书之历史空白。

古今中医病名繁杂，医方叙述多有简略。欲将近 2000 年之古今病症及药方有序汇集一书，实非易举。虽继《中医方剂大辞典》完成后又经 10 数年之努力，终于能成《中华医方》，然错讹遗漏，也实难免，冀希未来，或可正之。

孙世发

凡 例

一、本书分列伤寒温病、内科、外科、妇科、儿科、骨伤科、五官科、眼科等篇为纲，以病症为目，共收载有方名的方剂 88 489 首，清以前的方剂几近收罗殆尽，清以后，特别对现代书刊所载方剂则有所选择。

二、本书以中医病症为目，兼及部分现代西医疾病。

三、每病症首先简介其病因病机、治疗大法等基本内容，继之以原载方剂文献时间、文献卷次篇章、方剂首字笔画为序收列相关方剂。由于文献名称、版本、印行时间过于复杂，对于一书引用文献或多次修订增补内容的时间多从原书。

四、一方治多种病症者，其详细资料将限在第一主治病症中出现，别处再现时则从简。第一主治病症以原载文献记载并结合后世临床应用状况确定。如地黄丸（六味地黄丸），原载宋·钱乙《小儿药证直诀》，主治"肾怯失音，囟开不合"，现代广泛用于各科多种病症，为减少大量重复，本书将其详细内容收入肾虚证，其他处仅收方名、方源、组成、用法、功用及与所在病症相关的主治、宜忌和相应验案，余皆从略。

五、一方多名的方剂以最早出现且有实质内容之名为本书所用之正名。

六、每一方剂内容以来源、别名、组成、用法、功用、主治、宜忌、加减、方论、实验、验案分项收入，无内容之项目从缺。

1. 来源：为一方之原始出处。如始载书存在者，注始载书的书名和卷次；始载书已佚者，注现存最早转载书引始载书或创方人。始载书无方名，后世文献补立方名者，注"方出（始载书）某书卷X，名见（转载书）某书卷X"。

2. 别名：为正名以外的不同名称及其出处。如一方有多个异名者，则按所载异名的文献年代先后排列。

3. 组成：为始载书之一方所含药物、炮制、用量等内容，均遵原书不改，炮制内容在药名之前者与药名连写，在药名之后者加括号与后一药分隔，如"炙甘草"，"甘草（炙）"。与组成相关内容均在本项另起行说明：如方中药物原无用量者，则注"方中某药用量原缺"；如上述某药原无用量，转载书中有用量者，则根据转载文献补入；如方中某药转载书有异者，则注明：方中某药，某书（后世转载书）作某药；如方名中含某药或药味数，组成中阙如或不符者，则注明：方名某某，但方中无某药，或方名X味，但方中组成X味，疑脱。

4. 用法：收录方剂的制剂、剂型、服用方法与用量等内容。如原书无用法，后世其他文献有用法者，则收录后世文献内容并注明来源文献；如后世文献用法与始载文献用法有差异且有参考意义者，另起行收录；如剂型改变另立方名者，另起行说明。

5. 功用、主治：分别设项以文献先后为序、去同存异摘收。

6. 宜忌：收录组方用方的注意事项，有关疾病、体质、妊娠宜忌和毒副反应，以及药物配伍、炮制与煎煮药物器皿、服药时的饮食宜忌等。

7. 加减：仅收录始载书的资料。如加减药物占原方用药比例过多者不录；现代方剂加减不严谨者不录；

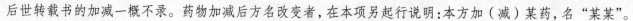

后世转载书的加减一概不录。药物加减后方名改变者,在本项另起行说明:本方加(减)某药,名"某某"。

8.方论:收录古今名医对一方之方名释义、组成结构、配伍原理、综合功效、辨证运用、类方比较等论述而有独到见解者。原文精简者,录其全文;文字冗长者,择要选录。

9.实验:收摘用现代方法与手段对方剂进行实验研究和剂型改革的资料,包括复方药理作用和主要成分的研究,将传统的成方剂型改造成现代剂型等内容,均以摘要或综述方式撰写。对实验资料,摘录其实验结果,不详述实验方法与操作步骤;对剂型改革,不详述制剂的工艺流程。

10.验案:选录古今医家运用一方治疗疾病的实际案例,文字简短者全文照录,文字较长者择要摘录。对于现代书刊临床大样本报道,择其用药与原方出入较小者,仅文摘其治疗结果。

11.自功用以下各项,其内容出处与方源相一致者,所录引文不注出处;如上述各项收录有方源以外其他文献引文者,均分别注明出处。凡两条以上引文均根据文献年代排列。

七、引文筛选与整理:所有引文资料,均经过编者去同存异,精心筛选。相同的引文,一般从最早的文献中收录;若后世文献论述精辟者,择用后世文献的资料。引文文义不顺或重复者,在不违背原意之前提下,由编者做适当的加工整理。

八、出处标注:除方源、异名二项标明书名和卷次外,其余诸项均只注书名,不注卷次。期刊注法统一采用:刊年,期:起页。

九、药名统一:凡首字不同的中药异名保持原貌,如"瓜蒌"不改"栝楼","薯蓣"不改"山药","玄胡索""元胡索"不改"延胡索"。首字相同的中药异名,第二字以下诸字与《中药大辞典》的正名系同音字者,一律改用《中药大辞典》的正名,如"黄芪"改"黄耆","芒硝"改"芒消","白藓皮"改"白鲜皮";若非同音字者,仍保留此异名。凡方名中含有药名者,处理方法同此。

十、文字统一:本书所用简化字,以中国文字改革委员会《简化字总表》(1964年第二版)为主要依据,表中未收入者,不加简化,如芎䓖、獖猪、觯罐;数词有用汉字和阿拉伯字者,须一方内一致,不作全书统一。

十一、文献版本:凡一书有多种版本者,选用善本、足本;无善本者,选用最佳的通行本;其他不同的版本作为校勘、补充。若同一方剂在不同的版本中方名有所差异者,以善本、最佳通行本或较早版本之方名作正名,其他版本的方名作别名。

目 录

青黛木香丸 ………………338
木香丸 ……………………338

三十八、小儿热疳 …………339
猪肚黄连丸 ………………339
胡黄连丸 …………………339
地骨皮散 …………………339
地骨皮散 …………………339
龙脑丸 ……………………339
五胆丸 ……………………339
龙胆丸 ……………………339
胡黄连丸 …………………340
胡黄连散 …………………340
黄连丸 ……………………340
青黛散 ……………………340
金瓜丸 ……………………340
麝香丸 ……………………340
归命丹 ……………………341
乌梅丸 ……………………341
龙胆散 ……………………341
芦荟丸 ……………………341
胡黄连散 …………………341
草豆蔻散 …………………341
铅霜丸 ……………………341
愈金汤 ……………………341
生黄膏 ……………………342
胡黄连散 …………………342
决明散 ……………………342
青黛丸 ……………………342
清香丸 ……………………342
胡黄连饮 …………………342
胡黄连散 …………………342
香葛散 ……………………342
推水散 ……………………343
牛黄丸 ……………………343
龙胆草丸 …………………343
黄连丸 ……………………343
人参散 ……………………343
五疳丸 ……………………343
化虫丸 ……………………343
乌犀丸 ……………………343
黄耆散 ……………………344
木香丸 ……………………344

龙胆丸 ……………………344
黄连散 ……………………344
黛荟胡黄连丸 ……………344
龙胆丸 ……………………344
芦荟丸 ……………………344
天黄散 ……………………344
人参麦冬散 ………………345
芦荟肥儿丸 ………………345
洗心散 ……………………345
玉饼子 ……………………345
黄连汤 ……………………345
加味陷胸丸 ………………345
清热甘露饮 ………………345
黄连解毒汤 ………………345
加减洗心散 ………………345
珠黄散 ……………………346

三十九、小儿奶疳 …………346
干蟾丸 ……………………346
牛黄丸 ……………………346
使君子丸 …………………347
胡黄连丸 …………………347
蟾头散 ……………………347
木香散 ……………………347
橘皮木香散 ………………347
白芷散 ……………………347

四十、小儿脑疳 ……………347
益脑散 ……………………347
龙脑丸 ……………………348
吹鼻散 ……………………348
牛黄丸 ……………………348
吹鼻龙脑散 ………………348
青黛丸 ……………………348
青黛散 ……………………348
益脑吹鼻散 ………………348
通脑丁香散 ………………348
生发神效黑豆膏 …………349
牛黄丸 ……………………349
金蟾丸 ……………………349
桔梗汤 ……………………349
葶苈散 ……………………349
麝香丸 ……………………349

麝香虾蟆丸 ………………349
安息丸 ……………………350
龙胆丸 ……………………350
溯源解毒汤 ………………350
脑疳丸 ……………………350

四十一、小儿干疳 …………350
天竺黄散 …………………350
牛黄丸 ……………………350
牛黄丸 ……………………351
青黛丸 ……………………351
青黛散 ……………………351
胡黄连丸 …………………351
蜗牛丸 ……………………351
蟾酥丸 ……………………351
龙齿散 ……………………351
龙脑散 ……………………352
金蟾丸 ……………………352
胡黄连丸 …………………352
胡黄连丸 …………………352
茵芋丸 ……………………352
保童丸 ……………………352
蟾蜍煎丸 …………………352
龙胆散 ……………………352
芦荟丸 ……………………353
福寿保生丸 ………………353
保童丸 ……………………353
消疳羊肝散 ………………353

四十二、小儿蛔疳 …………353
青黛丸 ……………………353
蚺蛇胆丸 …………………353
雄黄丸 ……………………354
熊胆丸 ……………………354
蟾酥丸 ……………………354
麝香丸 ……………………354
七宝丹 ……………………354
除毒丹 ……………………354

四十三、小儿急疳 …………355
干蟾散 ……………………355
地龙散 ……………………355
药　绵 ……………………355
虾蟆灰散 …………………355

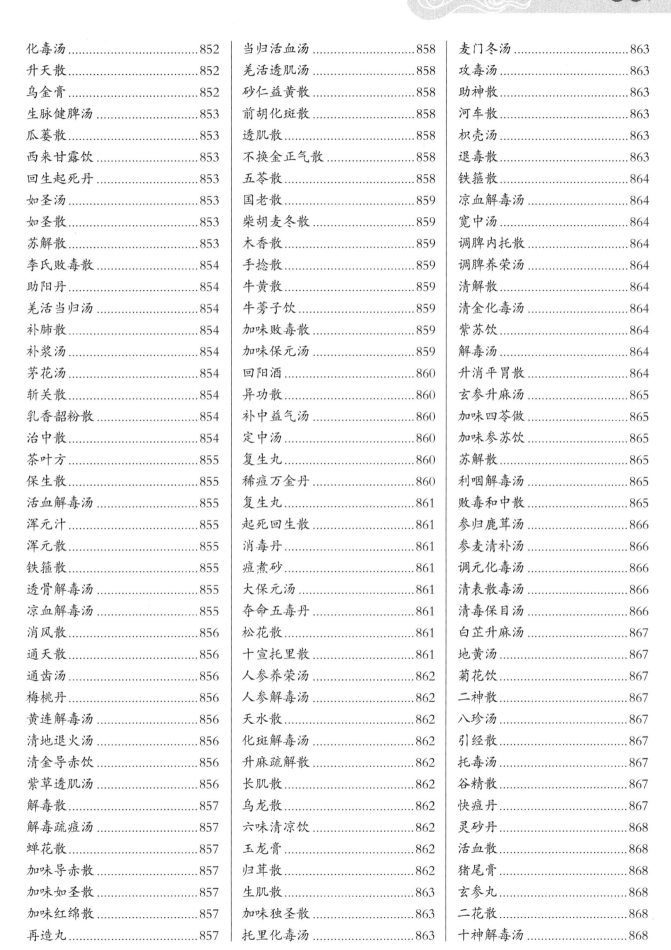

第一章
常见病证

一、小儿感冒

小儿感冒，又称伤风、冒风，临床以发热恶寒、头痛鼻塞、流涕咳嗽、喷嚏为特征。本病可分两型，普通型，为冒受风邪所致，一般病邪轻浅，以肺系症状为主，不造成流行；时行型，为感受时邪病毒所致，病邪较重，具有流行特征。因其生理病理特点，易于出现夹痰、夹滞、夹惊的兼夹证。

本病成因为感受外邪，以风邪为主，常兼杂寒、热、暑、湿、燥等，亦有感受时行疫毒所致。外邪侵犯人体，是否发病，还与正气之强弱有关，当小儿卫外功能减弱时遭遇外邪侵袭，则易于感邪发病。病变脏腑在肺，随病情变化，可累及肝脾；外邪经口鼻或皮毛侵犯肺卫。肺司呼吸，外合皮毛，主腠理开合，开窍于鼻。皮毛开合失司，卫阳被遏，故恶寒发热，头痛身痛。咽喉为肺之门户，外邪上受，可见鼻塞流涕，咽喉红肿；肺失清肃，则见喷嚏咳嗽。肺脏受邪，失于清肃，津液凝聚为痰，壅结咽喉，阻于气道，加剧咳嗽，此即感冒夹痰。小儿脾常不足，感受外邪后往往影响中焦气机，减弱运化功能，致乳食停积不化，阻滞中焦，出现脘腹胀满、不思乳食，或伴呕吐、泄泻，此即感冒夹滞。小儿神气怯弱，感邪之后热扰肝经，易导致心神不宁，生痰动风，出现一时性惊厥，此即感冒夹惊。

小儿为稚阴稚阳之体，解散表邪时发汗不宜太过，以免耗损津液。

芎䓖散

【来源】《幼幼新书》卷三十三引《神巧万全方》。
【组成】芎䓖半两　甘菊花　白术　防风　人参　细辛　白茯苓　甘草（炙）各一分
【用法】上为散。每服一钱，以水一盏，加生姜少许，煎至五分，去滓温服。
【主治】小儿脑户伤于风冷，鼻内多涕，精神昏闷。

麻黄汤

【来源】《圣济总录》卷一六八。
【组成】麻黄（去根节，煮掠去沫，焙）　防风（去叉）　芎䓖　羌活（去芦头）　葛根（锉）　甘草（炙，锉）各一两　荆芥穗二两
【用法】上为粗末。每服一钱匕，以水一盏，煎至五分，去滓温服。
【主治】小儿风壅，痰实阻络，邪热头疼。

百解散

【来源】《普济方》卷三六九。

【组成】贝母（炒黄） 麦门冬（去心） 川升麻各一两 赤芍药 甘草（炙）各半两

【用法】上为细末。每服一钱，水八分盏，加竹叶二片，煎至五分，去滓温服。

【主治】小儿伤风、疮疹。

柴葛解肌汤

【来源】《片玉心书》卷五。

【组成】柴胡 干葛 黄芩 桂枝 赤芍 人参 甘草 竹叶七皮

【用法】加生姜、大枣为引。

热退之时，再服凉惊丸，以防内热。

【功用】疏风解肌退热。

【主治】小儿解脱受风，而致伤风发热，其症汗出，身热，呵欠，目赤涩，多睡，恶风，喘急。

芎防汤

【来源】《种痘新书》卷十二。

【组成】川芎 薄荷 防风 白芷 羌活 藁本 法夏 甘草各等分

【用法】水煎服。

【主治】小儿头痛。

至圣保元丹

【来源】《北京市中药成方选集》。

【组成】胆南星三两五钱 防风三两五钱 羌活三两五钱 茯苓二两 僵蚕（炒）二两 甘草二两 天竺黄二两 橘皮二两 麻黄二两五钱 钩藤二两五钱 薄荷二两五钱 天麻三两 猪牙皂二两五钱 全蝎四两（如活的用八十个）（共为细末过罗。每三十七两五钱细末兑：琥珀二两 牛黄四钱 冰片二钱 朱砂一两六钱 麝香四钱）

【用法】上药研细过罗，混和均匀，炼蜜为丸，重五分，蜡皮封固。每服一丸，日服二次，温开水送下，三岁以下小儿酌情递减。

【功用】解热镇惊，祛风化痰。

【主治】小儿感冒发烧，咳嗽痰盛，气促作喘，急热惊风，手足抽搐，项背强直。

小儿金丹

【来源】《全国中药成药处方集》（天津方）。

【组成】川贝 橘红各四钱 羌活 生地 木通 大青叶 芥穗 桔梗 前胡 山川柳 赤芍 制南星 玄参（去芦）各三钱 薄荷二钱 钩藤 制半夏 枳壳（麸炒）各三钱 葛根 天麻 防风 甘草 炒牛蒡子各二钱

【用法】上为细末，每细末六两二钱兑：羚羊粉、犀角粉各五分，朱砂面八钱，冰片一钱，和匀，炼蜜为丸，每丸重五分，蜡皮或蜡纸筒封固。周岁以上每次服一丸，周岁以下酌减，白开水化下。

【功用】疏风化痰，清热镇惊，止嗽。

【主治】小儿伤风感冒，发烧头痛，鼻流清涕，咳嗽气促，咽腮肿痛，惊悸心烦，疹出迟缓。

新加正气汤

【来源】《首批国家级名老中医效验秘方精选》。

【组成】苏叶 10 克 藿香 10 克 连翘 15 克 薄荷 5 克 白芷 10 克 川连 10 克 黄芩 10 克 甘草 5 克

【用法】水煎服，1 日 1 剂，水煎约 150 毫升。1 岁以内 1 次服 20 毫升，2 岁以内 30 毫升，3 岁以内 40 毫升，隔 2 小时服 1 次，日服 4 次。3 岁以上 150 毫升，日分 3 次服之。

【功用】解表化湿，清热和中。

【主治】小儿外感表证，风邪夹湿、阻中化热者。

【加减】咳嗽可加前胡 10 克，杏仁 5 克；恶心呕吐加半夏 10 克，陈皮 5 克；腹泻加滑石 12 克，炒薏仁 10 克。

【验案】左某，男，5 岁。患儿发热 4 天，曾用西药治疗，热仍不解，来本科门诊治疗。体温 39.5℃，倦怠，身热无汗，头痛，鼻塞流涕，咳嗽纳少，口苦恶心，大便稀，日 1～2 次，舌苔厚腻，脉濡数。诊为风邪挟湿、阻中化热。应用本方加板蓝根 10 克。服药 1 剂，体温降至 36.8℃，余症悉减。食欲尚差。于上方加陈皮 5 克，继服 1 剂而愈。

七星茶

【来源】《部颁标准》。

【组成】钩藤 10g　蝉蜕 1g　淡竹叶 20g　灯芯草 5g　僵蚕（姜汁制）1g　防风 6g　天竺黄 1g　神曲 10g　麦芽（炒）18g

【用法】制成茶剂，每盒装 15g，密闭，防潮。煎服，小儿周岁以上每次 1 盒，未满周岁减半，1 日 2 次。

【功用】驱风，消食，定惊。

【主治】小儿伤风咳嗽，积食，夜睡不宁。

羚珠散

【来源】《部颁标准》。

【组成】羚羊角粉 150g　珍珠粉 150g　牛黄 300g　僵蚕 300g　朱砂 150g　琥珀 300g　胆南星 600g　冰片 30g　石菖蒲油 20g

【用法】制成散剂，每支装 0.6g，密封。以温开水调服，1 岁以内，每次 1/2 支，1 至 3 岁每次 1/2～1 支，3 岁以上每次 1 支，1 日 3 次，或遵医嘱。

【功用】退热，镇静定惊。

【主治】小儿外感发热，神态不安，咳嗽有痰；对风热感冒、乳蛾（扁桃体炎）、风痧、水痘、痄腮等病毒性感染疗效更佳。

二、小儿发热

小儿外感发热，是指小儿以体温增高为主的病情。病发多因感受外邪所致，一般起病比较急，病程比较短，常兼见头身疼痛、鼻塞流涕、咳嗽、脉浮等症。治宜疏风解热。

二物通汗散

【来源】《备急千金要方》卷五。

【别名】二味通汗散（《外台秘要》卷三十六）。

【组成】雷丸四两　粉半斤

【用法】上药治下筛。以粉儿身。

【主治】少小有热不汗。

丹参赤膏

【来源】《备急千金要方》卷五。

【别名】赤膏（《小儿卫生总微论方》卷三）。

【组成】丹参　雷丸　芒消　戎盐　大黄各二两

【用法】上锉，以苦酒半升，浸四药一宿，以成炼猪肪一斤，煎三上三下，去滓，乃纳芒消，膏成。以摩心下，冬、夏可用。

【功用】除热。

【主治】少小心腹热。

【方论】《千金方衍义》：小儿心腹常热，皆母腹中瘀垢未清，血气不和所致。故用丹参、雷丸、消、黄、戎盐散血逐热之药制为赤膏，常摩心下，使瘀散血和，其热自除。渍用苦酒，专取酸收以固腠理，煎用猪肪，专取脂泽以润肌肤也。

李叶汤

【来源】《备急千金要方》卷五。

【别名】李叶浴汤（《普济方》卷三八四）。

【组成】李叶不拘多少

【用法】上锉，以水煮，去滓，浴儿。

【主治】少小身热。

李根汤

【来源】《备急千金要方》卷五。

【组成】李根　桂心　芒消各十八铢　甘草　麦门冬各一两

《普济方》引《幼幼新书》有葱，无桂心。

【用法】上锉。以水三升，煮取一升，分五服。

【主治】小儿暴有热，得之二三日。

【方论】《千金方衍义》：李根咸寒降火，芒消苦寒荡热，麦冬、甘草甘平滋津，桂心辛温破结，热因热用，从治之法也。

青木香汤

【来源】《备急千金要方》卷五。

【别名】青木香浴汤（《千金方衍义》卷五）。

【组成】青木香四两　麻子仁一升　虎骨五两　白芷三两　竹叶一升

【用法】上锉。以水二斗，煮取一斗，稍稍浴儿。

【功用】《千金方衍义》：荡邪热，逐毒气。

【主治】小儿壮热羸瘠。

柳枝浴汤

【来源】方出《备急千金要方》卷五，名见《普济方》卷三八四。

【组成】柳枝（细切）

【用法】煮汁，浴儿。

【主治】小儿生一月至五月，乍寒乍热。

【加减】若渴，绞冬瓜汁服之。

莽草汤

【来源】《备急千金要方》卷五。

【别名】六物莽草汤（《外台秘要》卷三十五引崔氏方）、莽草浴汤（《千金方衍义》卷五）。

【组成】莽草　丹参　桂心各三两　菖蒲半斤　蛇床子一两　雷丸一升

【用法】上锉。以水二斗，煮三五沸，适寒温以浴儿，避目及阴。

【功用】《千金方衍义》：荡邪热，逐毒气。

【主治】小儿卒寒热不休，不能服药。

雷丸汤

【来源】《备急千金要方》卷五。

【别名】雷丸浴汤（《幼幼新书》卷十九引《婴孺方》）。

【组成】雷丸二十枚　大黄四两　苦参三两　黄芩一两　丹参二两　石膏三两

【用法】上锉。以水二斗，煮取一斗半，浴儿，避目及阴，浴讫以粉粉之，勿厚衣，一宿复浴。

【主治】

1.《备急千金要方》：小儿忽寒热。

2.《幼幼新书》引《婴孺方》：小儿烦热。

蜀漆汤

【来源】《备急千金要方》卷五。

【组成】蜀漆　甘草　知母　龙骨　牡蛎各半两

【用法】上锉。以水四升，煮取一升，去滓，一岁儿少少温服半合，每日二次。

【主治】

1.《备急千金要方》：小儿潮热。

2.《普济方》：百日儿壮热，气息虽得歇，眼不开，小便赤黄。

【方论】《千金方衍义》：此即《金匮要略》蜀漆散之变方。彼治大人牡疟，故用浆水款蜀漆，以搜痰涎；此治小儿潮热，故用知母佐牡蛎以静伏热；用甘草者，即《外台秘要》牡蛎汤去麻黄而易知母，一以表散，一以内解，两不移易之定法。

一物李叶汤

【来源】《外台秘要》卷三十五引《崔氏方》。

【组成】李叶不拘多少

【用法】以水煮，去滓，以浴儿。浴时避日向阴处。

【主治】小儿身热。

侧柏散

【来源】《颅囟经》卷下。

【组成】侧柏　郁金　天麻（酒浸一宿）　干蝎　天南星　地黄（去土）　子芩　大黄各半两

【用法】上为末。每服半钱，治风及惊，温酒送下；退热，每夜热水送下。

【主治】小儿风热。

五味汤

【来源】《幼幼新书》卷十四引《婴孺方》。

【别名】五味子汤（《圣济总录》卷一六八）。

【组成】五味子三分 黄芩 柴胡 芒消 麦门冬 石膏各二分 黄连 甘草 当归各一分 大黄四分

【用法】水二升七合，煮一升三合，去滓，入芒消再沸，二百日儿服三合，日三夜一。有痰必吐。

【主治】小儿下后身温，胸有热结。

当归汤

【来源】《幼幼新书》卷十四引《婴孺方》。

【组成】当归 桂心 甘草（炙） 黄芩 芍药 人参 干姜各一两 大黄三两

【用法】上切。用水三升，煮一升，去滓，下芒消一两，再煎两三沸，三百日儿服半合。量加减，利为度。

【主治】小儿伤寒发热，服解肌汤不除者。

消热大黄丸

【来源】《幼幼新书》卷十九引《婴孺方》。

【组成】大黄十分 柴胡 升麻 杏仁 芍药各四分 枳实（炙）三分 黄芩 知母 栀子仁各五分 钩藤皮二分（炙） 寒水石八分 细辛一分

【用法】上为末，蜜为丸，如大豆大。三岁十五丸，白饮送下。常取通为度。

【主治】小儿体有热，热实黄瘦，大便涩，食少兼惊。

五参丸

【来源】《幼幼新书》卷三十九引《婴孺方》。

【组成】人参 苦参 丹参 元参 沙参各二分 柴胡 茯苓各四分 巴豆（净） 䗪虫（净）各十枚 黄芩三分 葶苈 杏仁（净）各半合

【用法】上为末，蜜为丸。如小豆大。每服二丸，饮送下，一日二次。不知，加。

【主治】小儿百病热毒。

六味汤

【来源】《证治准绳·幼科》卷九引《婴孺方》。

【组成】地黄 桂心各八分 芍药 寒水石 黄芩

（炙） 甘草（炙）各二分

【用法】上切细。以水三升，煮一升半，一岁儿二合至三合，量与服之。

【主治】少小寒热进退，啼呼腹痛。

黄芩汤

【来源】《医心方》卷二十五引《深师方》。

【组成】黄芩一两 甘皮六铢 人参一两 干地黄六铢 甘草半两（炙） 大枣五枚（去核）

【用法】上切。以水三升，煮取一升，绞去滓，二百日儿每服半合，三百日儿每服一合，每日二次。

【功用】除热止变蒸。

【主治】少小辈变蒸时服药下后，有朝夕热，吐利。

钩藤饮子

【来源】《太平圣惠方》卷七十六。

【组成】钩藤半两 蚱蝉一枚（去翅足，微炙） 人参一分（去芦头） 子芩一分 川大黄一分 牛黄一小豆（研入）

【用法】上锉细。每服一钱，以水一小盏，煎至四分，加竹沥半合，更煎微沸，下牛黄搅令匀，温服，不拘时候。以微利一两度为妙。

【主治】小儿发热，时时戴目，口中吐沫。

【宜忌】乳母忌蒜、面、炙煿物。

牛黄散

【来源】《太平圣惠方》卷八十二。

【组成】牛黄半分（细研） 栀子仁一分 子芩一分 柴胡一分（去苗） 龙胆一分（去芦头） 甘草半分（炙微赤，锉）

【用法】上为细散，入研了药令匀。每服半钱，以金银温水调服，不拘时候。

【主治】

1.《太平圣惠方》：小儿温壮，身体恒热不止。

2.《保婴撮要》：寒热往来。

龙胆丸

【来源】《太平圣惠方》卷八十二。

【组成】龙胆二钱（去芦头） 胡黄连二钱 牛黄一钱（细研） 川大黄二钱 犀角屑二钱

【用法】上为末，入牛黄都研令匀，炼蜜为丸，如绿豆大。每服五丸，以薄荷汤化破服。

【主治】小儿心肺风热。

龙胆丸

【来源】《太平圣惠方》卷八十二。

【组成】龙胆一两（去芦头） 黄连一两（去须） 铅霜半两（细研） 牛黄一钱（细研） 铁粉一分（细研）

【用法】上为末，都研令匀，以粟米饭为丸，如绿豆大。每服五丸，不拘时候，以薄荷蜜水送下。

【主治】小儿心脏气壅，烦热闷乱。

犀角散

【来源】《太平圣惠方》卷八十二。

【组成】犀角屑一分 黄芩半两 麦门冬半两（去心，焙） 黄耆一分（锉） 柴胡半两（去苗） 川升麻半两 甘草半两（炙微赤，锉）

【用法】上为粗散。每服一钱，以水一盏，加淡竹叶七片，煎至五分，去滓温服。

【主治】小儿壮热，口干心烦，不欲乳食。

三黄丸

【来源】《太平圣惠方》卷八十三。

【组成】黄芩 黄连（去须） 川大黄（锉，微炒）各一两

【用法】上为末，以水浸蒸饼为丸，如绿豆大。每服五丸，以热水送下。

【主治】小儿诸热。

大青散

【来源】《太平圣惠方》卷八十三。

【组成】大青半两 川大黄半两（锉，微炒） 牛黄半分（细研） 朱砂（细研） 甘草（炙微赤，锉） 犀角屑 玄参 川升麻 栀子仁各一分

【用法】上为细散，入研了药，都研令匀。每服半钱，以沙糖水调下，不拘时候。

【主治】小儿气壅烦热，心躁目赤。

牛黄丸

【来源】《太平圣惠方》卷八十三。

【组成】牛黄一钱（细研） 朱砂半两（细研，水飞过） 犀角屑半两 川升麻半两 人参（去芦头） 麦门冬（去心，焙） 黄芩 防风（去芦头） 赤茯苓 甘草（炙微赤，锉）各一分

【用法】上为散，入研了药，更研令匀，炼蜜为丸，如绿豆大。每服五丸，煎竹叶汤研下，一日三四次。

【主治】小儿风热，心神烦躁，不得睡。

牛黄散

【来源】《太平圣惠方》卷八十三。

【组成】牛黄一分（细研） 郁金末半两 人参末一钱

【用法】上药都研令匀。每服半钱，以荆芥汤调下，一日三四次。

【主治】小儿风热，心胸烦闷。

龙脑散

【来源】《太平圣惠方》卷八十三。

【组成】龙脑一钱（细研） 牛黄一钱（细研） 黄连一分（去须） 犀角屑 羚羊角屑 琥珀末 甘草（炙微赤，锉） 真珠末 铁粉（细研）各半两

【用法】上为细散。每服半钱，用蜜水调下。

【主治】小儿壮热，心神烦躁，夜卧狂语。

白鲜皮散

【来源】《太平圣惠方》卷八十三。

【组成】白鲜皮 防风（去芦头） 犀角屑 黄芩 知母 沙参（去芦头） 人参（去芦头）各半两 甘草一两（炙微赤，锉）

【用法】上为细散。每服一钱，以水一中盏，煎至五分，去滓温服。

【主治】小儿心肺风热壅滞，胸膈不利。

朱砂丸

【来源】《太平圣惠方》卷八十三。

【组成】朱砂半两（细研，水飞过）天竹黄一分（细研）牛黄一分（细研）人参一分（去芦头）茯神半两 柴胡半两（去苗）腻粉半两（细研）黄耆一分（锉）麝香一钱（细研）黄芩一分 麦门冬半两（去心，焙）甘草一分（炙微赤，锉）

【用法】上为末，炼蜜为丸，如绿豆大。每服五丸，煎竹叶汤研下。

【主治】小儿风热多惊。

麦门冬散

【来源】《太平圣惠方》卷八十三。

【组成】麦门冬（去心，焙）赤茯苓 黄芩 茅根（锉）甘草（炙微赤，锉）各半两 芦根二分（锉）犀角屑一分

方中芦根，原作"茅根"，据《普济方》改。

【用法】上为粗散。每服一钱，以水一小盏，加竹叶七片，煎至五分，去滓温服，不拘时候。

【主治】小儿胃中热，心腹烦闷，不欲乳食。

铅霜丸

【来源】《太平圣惠方》卷八十三。

【组成】铅霜（细研）天麻 牛黄（细研）天竹黄（细研）甘草 麝香（细研）各一钱 茯神二钱 龙脑一分（细研）朱砂半两（细研，水飞过）人参二钱

【用法】上为末，入研了药都研令匀，炼蜜为丸，如梧桐子大。每服一丸，以薄荷汤研下，不拘时候。

【功用】镇心安神化涎。

【主治】小儿风热。

蚱蝉散

【来源】《太平圣惠方》卷八十三。

【组成】蚱蝉半两（去翅足，微炒）茯神半两 龙齿三分（细研）麦门冬半两（去心，焙）人参三分（去芦头）钩藤三分 牛黄二钱（细研）蛇蜕皮五寸（烧灰）杏仁二分（汤浸，去皮尖双仁，麸炒微黄）

【用法】上为细散，入研了药，都研令匀。每服半钱，以新汲水调下。

【主治】小儿风热惊悸。

羚羊角散

【来源】《太平圣惠方》卷八十三。

【别名】羚羊角汤（《圣济总录》卷一六八）。

【组成】羚羊角屑 麦门冬（去心）甘草（炙微赤，锉）各三分 茯神 白鲜皮 川升麻 人参（去芦头）黄耆（锉）各半两

【用法】上为散。每服一钱，以水一小盏，煎至五分，去滓，入竹沥半合，更煎一两沸，分为二服，以意分减温服。

【主治】小儿风热，心膈烦闷，身体壮热，嗜睡多渴。

人参散

【来源】《太平圣惠方》卷八十四。

【组成】人参半两（去芦头）诃黎勒皮三分 黄耆半两（锉）柴胡半两（去苗）白茯苓半两 白术一分 鳖甲半两（涂醋，炙令黄，去裙襕）木香半两 桃仁一分（汤浸，去皮尖双仁，麸炒微黄）甘草一分（炙微赤，锉）

【用法】上为细散。每服半钱，以粥饮调下，不拘时候。

【主治】小儿寒热往来，食少羸瘦。

吴蓝散

【来源】《太平圣惠方》卷八十四。

【组成】吴蓝一两 大青一两 甘草三分（炙微赤，锉）麦门冬三分（去心，焙）黄芩三

分 茵陈半两 栀子仁半两 芦根一两（锉） 石膏一两（细锉）

【用法】上为粗散。每服一钱，以水一小盏，煎至五分，去滓温服，不拘时候。

【主治】小儿热疾，头痛心躁，眼黄。

茵陈散

【来源】《太平圣惠方》卷八十四。

【组成】茵陈半两 麻黄半两（去根节） 赤芍药半两 甘草半两（炙微赤，锉） 黄芩半两 葛根半两（锉）

【用法】上为粗散。每服一钱，以水一小盏，煎至五分，去滓温服，不拘时候。

【主治】小儿热病，心烦壮热，口干多渴。

茯神丸

【来源】《太平圣惠方》卷八十四。

【组成】茯神半两 麦门冬半两（去心，焙） 犀角屑一分 栀子仁一分 白鲜皮一分 川升麻一分 玄参一分 车前子一分 铁粉半两（细研） 朱砂半两（细研）

【用法】上为末，与铁粉、朱砂同研令匀，炼蜜为丸，如绿豆大。每服五丸，以温水送下，不拘时候。

【功用】《普济方》：安镇心神。

【主治】

　　1.《太平圣惠方》：小儿伤寒后，余热不除，心神不安。

　　2.《普济方》：小儿风热潮作，肌体烦倦，不思饮食。

射干散

【来源】《太平圣惠方》卷八十四。

【别名】射干汤（《圣济总录》卷一七四）。

【组成】射干半两 麻黄三分（去根节） 桂心一分 甘草半两（炙微赤，锉） 杏仁半两（汤浸，去皮尖双仁，麸炒微黄） 川升麻半两 赤芍药半两 石膏半两

【用法】上为粗散。每服一钱，以水一小盏，煎至

五分，去滓温服，不拘时候。

【主治】小儿四五岁伤寒，壮热头痛。

黄耆散

【来源】《太平圣惠方》卷八十四。

【组成】黄耆一分（锉） 麦门冬半两（去心，焙） 知母一分 人参一分（去芦头） 赤茯苓一分 黄芩一分 甘草一分（炙微赤，锉）

【用法】上为粗散。每服一钱，以水一小盏，煎至五分，去滓温服，不拘时候。

【主治】小儿伤寒，汗利以后，余热不除，口干心烦，不欲乳食。

解肌散

【来源】《太平圣惠方》卷八十四。

【组成】麻黄二分（去根节） 杏仁半两（汤浸，去皮尖双仁，麸炒微黄） 赤芍药半两 贝母半两（煨微黄） 石膏一两（细研） 柴胡半两（去苗） 葛根半两（锉） 甘草半两（炙微赤，锉）

【用法】上为散。每服一钱，以水一小盏，煎至五分，去滓，不拘时候温服。

【主治】小儿时气壮热，头疼咳嗽，不能食。

生葛汁饮子

【来源】《太平圣惠方》卷八十五。

【别名】生葛饮子（《小儿卫生总微论方》卷五）、生葛汁饮（《幼幼新书》卷十一）

【组成】生葛根汁一合 竹沥一合 牛黄如杏仁大（细研）

【用法】上药相和。每服半合。

【主治】小儿欲发痫，极热不已。

麦门冬散

【来源】《太平圣惠方》卷八十五。

【组成】麦门冬一两（去心，焙） 钩藤半两 黄芩三分 赤芍药三分 川升麻三分 茯神三分 川大黄三分（锉碎，微炒）

【用法】上为散。每服一钱，以水一小盏，煎至五

分，去滓温服。

【主治】小儿体热，呕吐发痫。

秦艽丸

【来源】《太平圣惠方》卷八十八。

【组成】秦艽半两（去苗） 龙胆一分（去芦头） 桑根白皮半两（锉） 地骨皮半两 黄耆半两（锉） 枳壳半两（麸炒微黄，去瓤） 人参半两（去芦头） 柴胡三分（去苗） 赤茯苓半两 犀角屑半两 甘草半两（炙微赤，锉）

【用法】上为末，炼蜜为丸，如绿豆大。每服五丸，用粥饮送下，不拘时候。

【主治】小儿羸瘦体热，心神烦闷，小便赤黄。

牛黄散

【来源】《太平圣惠方》卷八十九。

【组成】牛黄一分（细研） 黄连半两（去须） 赤茯苓半两 犀角屑半两 铅霜半两（细研） 麦门冬一两（去心，焙） 朱砂半两（细研） 马牙消半两 龙脑半分（细研） 甘草一分（炙微赤，锉） 升麻半两 子芩半两

【用法】上为细散，入研了药，都研令匀。每服半钱，用温蜜水调下，不拘时候。

【主治】小儿心肺壅热，脑干无涕，时有烦躁。

地黄丸

【来源】《太平圣惠方》卷九十。

【组成】生干地黄一两 桂心半两 川大黄一两（锉碎，微炒） 赤芍药半两 赤茯苓半两 王不留行半两 甘草一分（生用）

【用法】上为末，炼蜜为丸，如绿豆大。每服七丸，以熟水送下。

【功用】消疮疖。

【主治】小儿虚热，疮疖。

麦门冬散

【来源】《太平圣惠方》卷九十一。

【组成】麦门冬半两（去心） 芦根半两（锉） 葛根半两（锉） 犀角屑半两 漏芦半两 甘草半两（炙微赤，锉）

《诚书》有瓜蒌根。

【用法】上为粗散。每服一钱，以水一小盏，加竹叶十片，煎至五分，去滓温服。不拘时候。

【主治】小儿身上有赤，烦热。

大青散

【来源】《太平圣惠方》卷九十二。

【组成】大青 川升麻 瞿麦 黄芩 甘草（炙微赤，锉）各半两 川大黄三分（锉，微炒） 川朴消三分 滑石三分

【用法】上为细散。每服半钱，以温水调下，不拘时候。

【主治】小儿脏腑壅热，心神烦躁，小便赤涩不通。

梨汤粥

【来源】《太平圣惠方》卷九十七。

【别名】梨汁粥（《小儿卫生总微论方》卷三）。

【组成】梨三枚（切） 粳米一合

【用法】上以水二升煮梨，取汁一盏，去滓，投米煮粥食之。

【主治】小儿心脏风热，昏愦躁闷，不能下食。

葛根粥

【来源】《太平圣惠方》卷九十七。

【组成】葛根一两（锉） 粳米一合

【用法】上以水二大盏，煎至一盏，去滓；下米作粥，入生姜、蜜各少许，食之。

【主治】小儿风热，呕吐，头痛，惊啼。

六物黄芩汤

【来源】《类证活人书》卷二十。

【组成】黄芩 大青 甘草（炙） 麦门冬 石膏各半两 桂心三钱

【用法】上锉，如麻豆大。每服三钱，水一盏，煎七分，温服。

【主治】婴儿腹大，短气，热有进退，食不安，谷为之不化。

连翘饮

【来源】《类证活人书》卷二十。

【别名】连翘散（《癍论萃英》）、防风散（《普济方》卷三六九）、上清连翘散（《丹溪心法附余》卷十）。

【组成】连翘 防风 甘草（炙） 山栀子各等分

【用法】上为末。每服二钱，水一中盏，煎七分，去滓温服。

【主治】

1.《类证活人书》：小儿伤寒，一切热。

2.《癍论萃英》：小儿一切热及疮疹。

3.《外科精义》：疮疡疖肿，一切恶疮，疼痛烦渴，大便溏泄，虚热不宁。

4.《普济方》：疮痘入目生翳。

人参桔梗散

【来源】《圣济总录》卷一六八。

【组成】人参 白茯苓（去黑皮） 桔梗（微炒） 甘草（炙，锉）各等分

【用法】上为散。每服半钱匕，熟水调下。

【主治】小儿风热。

寸金汤

【来源】《圣济总录》卷一六八。

【组成】郁金 大黄各一两 皂荚二两（水一碗，揉汁去滓，煎以上二味，煮软，切片，晒干） 马牙消 当归（切，焙） 山栀子仁各半两 人参 甘草（炙，锉） 赤芍药各一分 雄黄少许（好者）

【用法】上为粗末。每服半钱匕至一钱匕，水七分，加薄荷叶三叶，同煎至四分，去滓，放冷服之，一日一次。

【主治】小儿风热。

天竺牙消散

【来源】《圣济总录》卷一六八。

【组成】天竺黄 马牙消各半两（研） 丹砂 生龙脑各半分（别研） 栝楼根 滑石各一分

【用法】上为细散。每服半钱匕，新汲水调下。

【主治】小儿风热。

牛黄丸

【来源】《圣济总录》卷一六八。

【组成】牛黄（研） 龙脑（研） 麝香（研）各半钱 甘草（炙，锉） 雄黄（研） 天竺黄（研） 丹砂（研） 人参 远志（去心） 干蝎（去土，炒） 山芋 白僵蚕各一钱 天南星（浆水煮一日透软，切，焙） 天麻各一分。

【用法】上为末，炼蜜为丸，如鸡头子大。每服一丸，分四服，金银薄荷汤化下，不拘时候。

【功用】利膈化涎，安神镇心。

【主治】小儿风热，身体温壮。

白术生犀散

【来源】《圣济总录》卷一六八。

【组成】白术 桔梗（微炒） 甘草（炙，锉） 马牙消（研）各半两 麝香（研）一钱 生犀角（镑）半钱

【用法】上药捣罗四味为散，与二味研者和匀。每服半钱匕，蜜熟水调下；薄荷熟水亦得。

【主治】小儿一切风热。

当归汤

【来源】《圣济总录》卷一六八。

【组成】当归（切，焙）半两 柴胡（去芦头）三分 黄芩（去黑心）半两 细辛（去苗叶）三分 大黄（锉，炒）一两 升麻半两 五味子半两 紫菀（去苗土）一两 牛黄（研）一分 杏仁二十个（汤浸，退去皮尖双仁，炒，别研）

【用法】上为粗末。二三岁儿，每服一钱匕，以水七分，煎至五分，去滓温服，每日三次。

【主治】小儿挟实温壮，惕惕微惊。

连翘汤

【来源】《圣济总录》卷一六八。

【别名】金莲散（《普济方》卷三六八）。

【组成】连翘　山栀子仁　甘草（炙）　防风（去叉）　蝉壳（去土，焙干）各等分

【用法】上为粗末。每服一钱匕，水半盏，煎三五沸，去滓温服。

【主治】

1.《圣济总录》：小儿潮热。

2.《普济方》：婴孩小儿潮热，伤寒夹惊。

青蒿汤

【来源】《圣济总录》卷一六八。

【组成】青蒿（焙）　知母（焙）　甘草（炙）各二两　半夏（汤洗七遍，姜汁制）一分　常山（锉，焙）二两　鳖甲（醋炙黄，去裙襕）　桂（去粗皮）　枳壳（去瓤，麸炒）　秦艽（去苗土）各四两

【用法】上为粗末，每服半钱匕，水半盏，加生姜一片，乌梅肉少许，同煎三五沸，去滓温服。

【主治】小儿潮热。

郁金散

【来源】《圣济总录》卷一六八。

【组成】郁金半两　蝉蜕四十枚　龙胆　白附子（炮）各半两　大黄（炒）　干蝎（炒）　甘草（炙）各一分

【用法】上为散。每服一字至半钱匕，空心薄荷汤调下。

【主治】小儿风热，胸膈烦闷，目涩多渴。

真珠散

【来源】《圣济总录》卷一六八。

【别名】珍珠散（《普济方》卷三八五）。

【组成】太阴玄精石一两　石膏三分　龙脑半钱

【用法】上为极细末。每服半钱匕，新汲水调下。

【主治】小儿夹风蕴热。

柴胡木香汤

【来源】《圣济总录》卷一六八。

【组成】柴胡（去苗）十两　木香一两　半夏（汤选七遍，去滑）　人参各二两　黄芩（去黑心）　甘草（炙）各三两

【用法】上为粗末。每服二钱匕，水一盏，加生姜二片，大枣一枚（擘破），煎至六分，去滓温服，不拘时候。

【主治】小儿风热潮作，不思饮食，肌体消瘦。

凉心煮散

【来源】《圣济总录》卷一六八。

【组成】连翘　防风（去叉）　甘草（炙，锉）　山栀子仁　鸡苏　恶实（炒）各半两

【用法】上为散。每服二钱匕，水一盏，煎三五沸，量儿大小加减。

【主治】小儿风热。

越桃饮

【来源】《圣济总录》卷一六八。

【组成】越桃（去皮）一两　甘草（锉）二两　藿香叶　石膏（飞过）各半两

【用法】上用蜜二匙，涂在桃子内，先炒甘草赤色，次下越桃、藿香叶，炒微黑为度，捣罗为末，入石膏研匀。每服一钱匕，新汲水调下。

【主治】小儿风热。

犀角汤

【来源】《圣济总录》卷一六八。

【组成】犀角（镑）半两　升麻一分　大黄（锉，炒）一分　石膏（捣研）三分

【用法】上为粗末，入石膏拌匀。每服半钱匕，以水半盏，煎至三分，去滓放温，相继三服。

【主治】小儿壮热不除。

除热粉

【来源】《圣济总录》卷一七四。

【组成】寒水石（碎）　芒消　滑石（碎）　石膏（碎）　赤石脂（碎）　木香　大黄（锉）　甘草（锉）　黄芩（去黑心）　防风（去叉）　芎藭　麻

黄根各等分

【用法】上为末，以蛤粉一升，药末三合，相和，再筛。粉儿，每日三次。

【主治】小孩胃热，身体微黄。

石膏汤

【来源】《圣济总录》卷一七七。

【组成】石膏（别捣，研）一两一分 大黄（锉，炒）一两半 柴胡（去苗）一两一分 升麻 知母（焙） 黄芩（去黑心） 芍药 枳实（去瓤，麸炒）各三分 甘草（炙）一两半 大青半两

【用法】上为粗末。每服二钱匕，水一盏，加生姜少许，同煎至六分，去滓，分三次温服。

【主治】小儿痰实，壮热头痛。

茯苓汤

【来源】《圣济总录》卷一七七。

【组成】赤茯苓（去黑皮） 人参 黄芩（去黑心） 大黄（锉，炒）各半两

【用法】上为粗末。八九岁儿，每服二钱匕，水一盏，煎至半盏，去滓温服，一日二次。

【主治】小儿痰实壮热。

犀角散

【来源】《圣济总录》卷一八〇。

【组成】犀角（镑）半两 升麻 恶实（微炒）各一两 麦门冬（去心，焙） 茯神（去木） 百合 桑根白皮（炙，锉） 大黄（锉，炒） 柴胡（去苗） 山栀子仁 枳壳（去瓤，麸炒）各半两 甘草（炙，锉） 桔梗（炒） 黄芩（去黑心）各一分

【用法】上为粗散。每服一钱匕，水七分，煎至四分，去滓放温，食后、临卧服。

【主治】小儿脑热，鼻干无涕。

三黄丸

【来源】《小儿药证直诀》卷下。

【组成】黄芩半两（去心） 大黄（去皮，湿纸裹

煨） 黄连（去须）各一钱

【用法】上为细末，面糊为丸，绿豆大或麻子大。每服五七丸至十五丸、二十丸，食后米饮送下。

《小儿卫生总微论方》：人参汤送服。

【主治】

1.《小儿药证直诀》：小儿诸热。

2.《小儿卫生总微论方》：热症心燥夜啼，亦治昼啼。

牛黄膏

【来源】《小儿药证直诀》卷下。

【组成】雄黄（研） 甘草末 川甜消各一分 寒水石（生飞研）一两 脑子一钱 绿豆粉半两

周学海按：聚珍本寒水石作一分，有郁金末一钱。

【用法】上为末，和匀，炼蜜和成膏。每服半皂子大，食后薄荷水化下。

【主治】小儿发热及伤风疳热。

清心汤

【来源】《幼幼新书》卷七引《医方妙选》。

【组成】人参半两（去芦头） 麻黄（去节） 川大黄 麦门冬（去心） 甘草（炙） 犀角各一分

【用法】上为细末。每服一钱，以水八分，加杏仁一个（去皮尖，拍破），同煎至四分，去滓放温，时时与服。

【主治】婴儿周岁内，时或体热，眠睡不宁，乳哺不调，目睛不明，或愈或作，三十二日一变，六十四日再变，甚者微惊，乃长血气，名曰变蒸。

退风汤

【来源】《幼幼新书》卷四引《婴童宝鉴》。

【组成】猪胆 苦参 防己 黄连 甘草 白及 藁本 杉 柏 枫叶

【用法】煎汤，浴儿。

【功用】退风。

天竺黄散

【来源】《幼幼新书》卷十九引《庄氏家传》。

【组成】天竺黄 人参 甘草（微炙）各一两 郁金（湿纸裹，煨）二两 白药子二两（大皂角三挺，捶碎，浸三宿，焙干）

【用法】上为末。每服一钱或半钱，用温蜜水调下。

【主治】小儿风热。

朱砂膏

【来源】《幼幼新书》卷十九引《庄氏家传》。

【组成】朱砂 甘草各半钱 龙脑半分 人参一分

【用法】上为末，水为丸，如此绿豆大。每服一丸，用薄荷汤或竹叶汤送下。

【功用】镇心凉膈。

【主治】膈热。

黄耆丸

【来源】《幼幼新书》卷二十引《庄氏家传》。

【组成】黄耆（薄切，用蜜炒黄色） 人参 柴胡（去苗，洗净） 薯蓣 赤茯苓各半两 黄芩（小紧者） 生犀末各一分

【用法】上细锉，焙燥，捣为末，炼蜜为丸，如大樱桃大。以麦门冬熟水磨下。

【功用】壮气补虚。

【主治】小儿因患体虚，时复发热，不思饮食，或多惊悸。

栝楼散

【来源】《幼幼新书》卷十五引丁时发方。

【组成】栝楼根 麦门冬 甘草（炙） 柴胡 葛根各半两 枇杷叶一分（拭去毛，炙黄）

【用法】上为末。每服一钱，水一盏，煎七分，温服。

【主治】小儿伤寒，烦躁，热，大便不止。

郁金散

【来源】《幼幼新书》卷十九引《万全方》。

【组成】郁金（皂角二挺，水一碗，慢火煮干）一两 天竺黄 马牙消 甘草（炙）各半两 朱砂一分 龙脑一钱

【用法】上为末。每服半钱，麦门冬汤调下。

【功用】镇心压涎。

【主治】小儿风热。

金箔麝香丸

【来源】《幼幼新书》卷十九引《孔氏家传》。

【组成】郁金一两 皂角三枚 巴豆四十个

【用法】上件都拍破，用水三碗，同煎至水尽，只拣郁金，切作片子，焙干，为末，以面糊为丸，如粟米大，以麝常熏之。每服五七丸，米饮送下。

【功用】退热。

【主治】小儿潮热。

竹茹饮

【来源】《幼幼新书》卷十九引《刘氏家传》。

【组成】人参 白术（微炒） 茯苓 干葛 麻黄（去根节，酒浸，熬）各等分 甘草减半（半生用，半熟用） 麦门冬（去心）减半

【用法】上为末。量大小每服半钱、一钱、二钱。竹茹多于药，水半盏，同煎至四分。如小儿未能饮，可与乳母吃，只作锉散佳。

【主治】小儿实热。

【加减】如不甚热，则不用麦门冬。

生犀饮

【来源】《幼幼新书》卷二十引《吴氏家传》。

【组成】羚羊角 地骨皮 紫菀 麦门冬（焙） 秦艽 大黄（生） 枳壳（麸炒） 柴胡 茯苓 赤芍药 人参 桑白皮 黄耆 羌活 半夏曲（炙黄） 鳖甲（醋炙，再糖醋炙焦）各一分

【用法】散一钱，水一盏，煎五分，食后夜卧温服。儿五岁内服半钱。

【主治】儿十岁内肌体烦躁，或食桃杏酸热类，或伤寒后肌热羸瘦，或食羊肉令儿体热，或作骨蒸瘦瘵，潮热颊赤，口干，五心烦躁，食不生肌，

盗汗，伏卧食泥，一切蒸热。

四顺散

【来源】《幼幼新书》卷十九引《张氏家传》。

【组成】银州柴胡（去芦） 真地骨皮 白桔梗各三钱 甘草（炙）一钱半

【用法】上药焙干，为末。每服一钱或半钱，大小加减，水三分，煎一分半，温温服。

【主治】小儿风热，肌瘦，五心烦热，不长肌肉，面黄瘦瘦，夜卧不安，时发虚汗；或脏腑泄泻变痢，难服凉药。

秦艽散

【来源】《幼幼新书》卷二十引张涣方。

【组成】秦艽一两 川大黄（锉碎，微炒） 黄耆 赤小豆 糯米各半两

【用法】上为细末。每服一钱，水一盏，煎至五分，去滓，食后温服。

《普济方》：入竹叶、薄荷各少许，煎五分，去滓，食后温服。

【主治】小儿肌热病。

牛黄膏

【来源】《幼幼新书·拾遗方》引茅先生方。

【组成】川郁金半两（皂角三寸，巴豆七粒、水一碗煮） 马牙消 甘草（炙）各半两 朱砂一钱 硼砂 寒水石各一分 脑 麝随意

【用法】上为末，炼蜜为膏，每服如鸡头子大。麦门冬汤化下。

【功用】镇心解毒。

【主治】膈热及诸热。

护胎方

【来源】《普济本事方》卷十。

【组成】伏龙肝

【用法】上为末。水调涂脐下二寸，干则易。愈即止。又取井中泥涂心下，干则易。

【功用】护胎，令子不落。

【主治】妊娠感时气，身大热。

【方论】《普济本事方释义》：伏龙肝气味辛咸微温，入足厥阴。水调涂脐下二寸，以土和水性乃凉也。妊娠患伤寒，身大热，胎不安，以之护胎，则血静而安矣。

朱砂丸

【来源】《扁鹊心书·神方》。

【组成】半夏（制） 辰砂各五钱 杏仁三十粒（去皮）

【用法】上为末，蒸饼为丸，如梧桐子大。每服十丸，或五七丸，食后薄荷汤送下。

【功用】消痰。

【主治】小儿膈热。

镇心丹

【来源】《小儿卫生总微论方》卷三引胡御带方。

【组成】铁粉一分 蛇黄一两（煅，醋淬七次） 代赭石半两（煅，醋淬十次） 马屁勃半两 麝香一分（别研）

【用法】上为细末，炼蜜为丸，如小豆大。每服一粒，食后磨剪刀环水化下。

【主治】小儿风热惊热，眠睡不安及惊痫发搐。

甘露散

【来源】《小儿卫生总微论方》卷三。

【组成】牙消一分 龙脑薄荷叶一两 大黄半两 甘草半两（炙） 芎藭一分 雄黄一分（水飞）

【用法】上为末。每服半钱，蜜水调下，不拘时候。

【主治】小儿诸热。

四顺饮子

【来源】《小儿卫生总微论方》卷三。

【组成】地骨皮（去骨） 防风（去芦并叉枝） 山栀子（去壳取仁） 连翘各等分

【用法】上为细末。每用一钱或二钱，水一小盏，

用灯心、竹叶少许，煎至五分盏，放冷服，不拘时候。

【主治】小儿诸热。

红绵散

【来源】《小儿卫生总微论方》卷三。

【组成】白僵蚕（去丝嘴）二两（炒）　天麻一两　天南星二两（切薄片，油焙黄）　苏木节二两半（别研）

《三因极一病证方论》有白术。

【用法】上为细末。每服一钱，水一小盏，入绵少许，同煎至五分盏，去滓温服。

【主治】小儿风湿体热，头目不清。

【加减】伤风有表证发热者，加去节麻黄半钱；有里热，心躁烦渴者，加滑石末半钱。

克效散

【来源】《小儿卫生总微论方》卷三。

【组成】龙脑薄荷叶二两（薄荷之一种）　白僵蚕（去丝嘴）半两（微炒）　玄胡索（去皮）半两

【用法】上为末。每服半钱，或一钱，蜜汤调下，不拘时候。

【主治】小儿温壮风热，睡卧不稳，咳嗽喘急。

金花散

【来源】《小儿卫生总微论方》卷三。

【组成】川大黄一两　秦艽（去芦）半两

【用法】上为末。每服一字或半钱，水一小盏，入青蒿三两叶，葱白二寸，同煎至五分盏，去滓温服。若变骨蒸劳气，用童子小便浸青蒿、葱白煎药。

【主治】小儿潮热发躁。

胜金散

【来源】《小儿卫生总微论方》卷三。

【组成】雄黄一钱（水飞）　白附子半钱　甘草半两（炙）　芍药半两（水煮十沸，焙干）　南星半两（炮）　荆芥穗一分

【用法】上为末。每服半钱，水一小盏，入薄荷三叶，煎至五分盏，去滓温服，不拘时候。

【主治】小儿潮热温壮。

猪胆丸

【来源】《小儿卫生总微论方》卷三。

【别名】二连丸（《普济方》卷三八五）。

【组成】胡黄连　宣黄连（去须）各半两　赤芍药一两

【用法】上为细末，以獖猪胆汁和成剂，却入在胆皮中，悬铫上，用浆水煮，勿令浆水入，煮熟取出为丸，如绿豆大。每服三十丸，食后、临卧米饮汤送下，一日三次。

【主治】小儿血热，早食后发热，至晚则凉。

紫苏饮

【来源】《小儿卫生总微论方》卷十五。

【组成】柴胡（去苗）　藿香（去土）　甘草　乌梅肉　紫苏叶（去土）　干葛　人参（去芦）　茯苓　麦冬（去心）　秦艽（去芦）　地骨皮（去骨）　防风（去芦并叉枝）各等分

【用法】上为末。每服二钱，水一盏，煎至七分，去滓放温，时时呷。

【主治】小儿肌热，烦躁多渴，盗汗，揉鼻腹满。

牛黄散

【来源】《宣明论方》卷十四。

【组成】肉桂　郁金各一两　马牙消四两　甘草五钱

本方名牛黄散，但方中无牛黄，疑脱。

【用法】上为末。每服一钱，新汲水调下；若是小儿，十岁服半钱，五岁以下服一字。

【主治】小儿上焦壅热，诸眼疾。

桃符丸

【来源】《宣明论方》卷十四。

【组成】大黄　郁李仁　黄柏　宣连　郁金各一分　巴豆二七个（去皮，出油为霜）　轻粉二钱

【用法】上为细末，滴水为丸，如绿豆大，以朱砂为衣。每服二丸，用桃符煎汤送下。

【主治】小儿风热。

地骨皮散

【来源】《杨氏家藏方》卷十九。

【组成】人参（去芦头） 白术 白茯苓（去皮）各一两 前胡 地骨皮 当归（洗，焙） 陈橘皮（去白） 甘草（炙） 半夏曲 桔梗（去芦头）各半两

【用法】上锉。每服二钱，水六分盏，加生姜一片，大枣一枚，同煎至四分，去滓温服，不拘时候。

【主治】小儿寒热更作，肌体羸瘦，烦渴引饮，不思饮食。

克效散

【来源】《杨氏家藏方》卷十九。

【组成】地骨皮二两 防风（去芦头）一两半 人参（去芦头） 黄芩 甘草（炙） 葛根各半两

【用法】上锉。每服二钱，水半盏，煎至三分，去滓温服，不拘时候。

【主治】小儿潮热往来，久而不解，烦渴昏倦，肌瘦减食。

人参黄耆散

【来源】《魏氏家藏方》卷十。

【组成】人参（去芦） 绵黄耆（蜜炙） 白茯苓（去皮） 山药 百合 甘草（炒）各一两

【用法】上为细末。每服二钱，浓煎麦门冬汤点服，不拘时候。小儿服一钱，频服甚妙。

【主治】小儿身热，肌瘦自汗。

六神散

【来源】《魏氏家藏方》卷十。

【组成】人参（去芦） 当归（去芦） 川芎 地黄（洗） 地骨皮 甘草（炙）各等分

【用法】上为粗末。每服二钱，水八分盏，加生姜

二片，煎至六分，去滓食后服。

【主治】小儿泄泻后脾虚，身体发热。

龙脑散

【来源】《魏氏家藏方》卷十。

【组成】龙脑薄荷 僵蚕（直者，炒去丝） 川芎 防风（去芦） 甘草（炙）各半两 细辛半钱

【用法】上为细末。每服半钱，米饮调下。临时看病，随证用汤使。

【主治】小儿一切风热。

宽热饮

【来源】《活幼心书》卷下。

【组成】枳壳一两（去瓤，锉片，用巴豆十五粒，作二边去壳膜心，同炒枳壳至微黄色，去巴豆片） 大黄一两 粉草七钱半 元明粉二钱半

【用法】上锉，焙为末，临时入元明粉，在乳钵内同前药末研匀，每服半钱至一钱。儿小者抄一字，用姜蜜汤或薄荷汤调服，不拘时候。

【主治】小儿伏热在里，风痰壅满，气促昏闷；或脾胃停滞，日久饮食减少，面黄脉实，发热无时者。

六合汤

【来源】《永类钤方》卷二十。

【组成】当归 大黄 川芎 熟地黄 白芍 柴胡各一两（一方加桂半两）

【用法】上为末。三岁一钱，水半盏，煎服，不拘时候。

【主治】小儿血热，每日巳午间发热，遇晚则凉。

大连翘饮

【来源】《伤寒图歌活人指掌》卷五。

【组成】连翘 瞿麦 滑石 车前子 牛蒡子 赤芍各一两 山栀子 木通 当归 防风各半两 黄芩一两半 柴胡二两 甘草 荆芥穗各一两半 蝉蜕二钱半

【用法】上锉散。每服二钱，加灯心、薄荷、麦门

冬，水煎，温服。

【主治】小儿伤寒，伤风发热，时行发热，痰盛壅，风热丹毒，疮疹，项上生核，腮赤，痈疖，一切发热。

【加减】疮疹，加紫苏。

丹参汤

【来源】《普济方》卷三六八。

【组成】苦参 莽草 丹参 桂心各三两 菖蒲半斤 雷丸 蛇床子各一升

【用法】水二斗，煮三五沸，适寒温以浴儿。

【主治】小儿卒寒热不休，不能服药。

【宜忌】浴儿时避眼及阴。

地骨皮散

【来源】《普济方》卷三六八。

【组成】地骨皮 白茯苓 麻黄（去节） 白芍药 黄芩 川芎 前胡 升麻 甘草各等分

【用法】上锉。葱白同煎服。

【主治】小儿伤寒热甚者。

龙胆草散

【来源】《普济方》卷三八四。

【组成】龙胆草 防风各一两

【用法】上锉，白水煎服。或为细末，炼蜜为丸，咽化下。

【主治】小儿身热不除。

红丸子

【来源】《普济方》卷三八四引《鲍氏方》。

【组成】透明天麻 防风 冬瓜子各一两 全蝎 白附子三钱 南星 半夏（炙，锉）共六钱 辰砂 雄黄半钱 麝香少许

方中全蝎、辰砂用量原缺。

【用法】上为末，面糊为丸，如芡实大，辰砂为衣。实证，用青丸子二丸、红丸子一丸；虚证，用青丸子一丸、红丸子二丸；虚甚及泄泻，只用红丸子；平证，用青、红丸子各一丸。

【主治】发热风壅。

连翘散

【来源】《普济方》卷三八四。

【组成】人参 连翘 茯苓 防风 川芎 天花粉各五钱 黄柏 荆芥 栀子仁 甘草各三钱

【用法】上为末。淡竹叶煎汤，点服。

【主治】小儿惊热。

青丸子

【来源】《普济方》卷三八四引《鲍氏方》。

【组成】干葛 柴胡各一两 天竺黄半两 辰砂二两 甘草 薄荷二分半 全蝎七个 青黛半两

方中甘草用量原缺。

【用法】上为末，面糊为丸，青黛为衣。薄荷汤送下。

【主治】发热风壅。

青丸子

【来源】《普济方》卷三八四。

【组成】石膏一两 青黛一钱

【用法】上为末，糕糊为丸，如龙眼核大。每服一丸，灯心汤化下。

【主治】小儿身热不除。

四顺饮

【来源】《普济方》卷三八五。

【组成】当归 大黄 熟地黄 白芍药 柴胡各二两 川芎四两

【用法】上为末。每服三岁用一钱，水半盏，煎三分，不拘时候服。

【主治】小儿头热身凉，并五心热。

朱麝散

【来源】《普济方》卷三八五。

【组成】青黛一分 干地龙七条（微炒，为末） 麝香半分 朱砂一分

【用法】上为散。每服半钱，以饮调下。
【主治】小儿烦热，昏闷多睡。

红龙散

【来源】《普济方》卷三八五。
【组成】牙消一分（瓷盒子内固济，火煅通赤，先掘一地坑子，以甘草水洗令湿，纸衬药入坑子内一宿，取出研末） 朱砂（研）一钱 干蝎七个（微炒） 龙脑半钱
【用法】上为细末。每服半钱或一字，参苓汤调下。惊热者，冷水调下；热甚者，冷水研生地龙汁调下。
【主治】小儿壮热不解，及惊风热。

怯热汤

【来源】《普济方》卷三八五。
【组成】大黄（炒，锉） 朴消 甘草（炙） 龙齿各一两 枳壳（去瓤，麸炒）一两
【用法】上为粗末。每服半钱，水半盏，煎至三分，去滓，温时与一分服，一日三次。乳母服之亦妙。
【主治】小儿百日以来结实壮热，兼惊。

钩藤散

【来源】《普济方》卷三八五。
【组成】连翘 瞿麦 车前子 牛蒡子 赤芍药 滑石各一两 栀子 木通 当归 防风各半两 荆芥 黄芩各半两 柴胡 甘草各二两 蝉壳二钱半
【用法】上锉。加灯心，煎服。
【主治】小儿风热惊悸，大小便赤涩。

清心丸

【来源】《普济方》卷三八五。
【组成】天竺黄 大黄 黄连 牡蛎 远志 栀子仁（炒） 黄芩 甘草
【用法】上为末，炼蜜为丸，如绿豆大。新汲井水吞下。

【主治】小儿风热不睡。

蝎尾散

【来源】《普济方》卷三八五。
【组成】茯苓 蝎尾 飞罗面 朱砂 山药 麝香 甘草
【用法】上为末，麝香汤入酒数滴调服。
【主治】小儿风热。

草果饮

【来源】《普济方》卷三八六。
【组成】草果一两 厚朴二两 甘草 枣子各半两 生姜四两（不去皮，同杵，淹一宿，焙）
【用法】上锉。三岁一钱，水半盏，煎至三分，去滓。
【主治】小儿寒热，盗汗，不思饮食，面黄腹急。

犀角汤

【来源】《普济方》卷三八六。
【组成】犀角末 甘草 生地黄 芍药 白术 茯苓 栀子各三分 柴胡 人参 大黄 生姜各四分 黄芩二分 桂心一分
【用法】上锉。水三升，煮取一升，去滓温服。
【主治】小儿上冷下热，上热下冷，难于将息者。

升阳补气汤

【来源】《普济方》卷三九一。
【组成】防风根三钱 羌活一两半 柴胡一钱 甘草三分 荆子半两 升麻半两 葛根半两 独活三分 黄耆半两 人参三分 当归身三分（酒浸） 陈皮三分 黄柏三分（酒浸） 生地黄三分（酒洗） 地骨皮半两
【用法】上锉。每服三钱，水煎，去滓温服。
【主治】小儿脾病发热。

洗心散

【来源】《普济方》卷三九二。

【组成】甘草一钱（生） 麦门冬一分半（洗净） 皂角半两（入沙糖涂酥炙后于盆下盖，良久出火毒方用）

【用法】上为末。每服二钱，水一盏，煎至八分，作五服，时时吃。

【主治】小儿乳食伤心，壮热，喘息不调，咳逆多睡。

金莲饮子

【来源】《奇效良方》卷六十四。

【组成】防风 甘草（炙） 连翘 柴胡（去芦） 山栀子各半两

【用法】上为末。每服二钱，用水六分，煎至三分，食后服。

【主治】小儿蕴积壮热，赤眼，口疮，心烦躁闷，咽干多渴，潮热不止。

保寿散

【来源】《婴童百问》卷十。

【组成】白茯苓 新罗参 川雄黄 牙消 甘草（炙）各一两 片脑 麝香 牛黄各少许（无亦得）

【用法】上为细末，入锡合内收之。一岁儿半钱，二三岁儿一钱，并薄荷汤调之；金银薄荷汤尤好。

【主治】小儿惊热、潮热、风热、虚热、头额温壮，百日夜间多啼，伤湿鼻流清涕，喉咽时时清涕，夜多睡卧不稳，或手足口舌生小热毒疮，或因吃着、喜怒、乳食，胸膈不快，时复吐呕乳，忽因人物所惊，日夜间手足心热，痰壅咳嗽，兼患天吊急惊风。

六神散

【来源】《医学集成》卷二。

【组成】人参 白术 茯苓 甘草 半夏 陈皮 山药 扁豆

【用法】上为散服。

【主治】小儿表热，退后又热。

一粒金丹

【来源】《幼科类萃》卷六。

【组成】人参 犀角 玳瑁 琥珀 防风 茯苓 寒水石（煅） 甘草 龙脑 朱砂（水飞）各一钱

【用法】上为细末，加麝香半钱，用陈米糊为丸，如芡实大，金箔二十五片为衣。麦门冬去心煎汤送下。

【主治】小儿五脏蕴热，胸膈烦闷，五心烦热。

生犀丸

【来源】《幼科类萃》卷六。

【别名】生犀角丸（《古今医统大全》卷八十八）。

【组成】犀角 真珠 防风 羌活 天竺黄 茯神各三钱 大黄（煨） 甘草（炙）各二钱 朱砂（水飞）一钱

【用法】上为细末，炼蜜为丸，如黄豆大。用薄荷汤研化，入麦门冬（去心），不拘时候服。冬至、立夏前宜服。

【功用】解散风热，清心肺，利咽喉。

【主治】《幼科折衷》：小儿风热，邪风客于皮毛，入脏腑。呵欠面赤，恶风发热，汗出，目涩，多睡。

实脾散

【来源】《幼科类萃》卷六。

【组成】川芎 茯苓 甘草 白术

【用法】上锉散。用水煎，食远服。

【主治】小儿余热不除。

消风散

【来源】《古今医统大全》卷八十八。

【组成】荆芥穗 甘草（炙） 川芎 羌活 僵蚕（去嘴） 人参 茯苓 蝉蜕 藿香叶 防风各半两 厚朴（姜炒） 芍药 陈皮（去白）各二钱

【用法】上为细末。用茶清或乳香煎汤调下，不拘时候。

【主治】小儿风热。因解衣风邪客于皮毛，恶风，发热，多睡。

连翘饮

【来源】《医学入门》卷八。

【组成】连翘 瞿麦 滑石 车前子 牛蒡子 赤芍各一分 山栀仁 木通 蝉退 当归 防风各半分 黄芩 荆芥各一分半 柴胡 甘草各二分

【用法】水煎服。

【主治】

1.《医学入门》：小儿表里诸热。

2.《疡医大全》：小儿痘疹十四日时。

【加减】如风热、痰热、变蒸热、肝热、大肠热、瘾疹热，加麦门冬；丹热、实热、血热、三焦热、小肠热，加大黄、灯心；麻痘热、温气热、已出未出症热，加紫苏、当归；余毒热、胎热、肺热、伤寒后、疮疹后余毒发热，加薄荷；项上生核作热、痈疖毒热，加大黄、朴消。

红绵散

【来源】《古今医鉴》卷十四。

【组成】全蝎 麻黄 紫草 荆芥穗 蝉蜕 天麻 甘草 薄荷各等分

【用法】上锉。水煎，表证明显者调服六一散，痰甚者调服抱龙丸。

【主治】小儿外感风寒，发热惊搐。

神解汤

【来源】《古今医鉴》卷十四。

【组成】柴胡一钱半 干葛一钱 川芎八分 白茯苓八分 麻黄（去节）八分 升麻八分 防风八分 甘草五分

【用法】上锉一剂。以水一钟半，先将麻黄滚，去白沫，后煎至八分，热饮。覆被卧，取出汗、腰痛止为度，不止再进一剂。免出肾经之痘。

【主治】小儿发热，欲出痘，腰痛。

地骨皮散

【来源】《片玉心书》卷五。

【组成】知母 柴胡 甘草（炙） 地骨皮 赤茯苓 半夏

【用法】生姜三片为引，水煎服。

【主治】小儿肺热。有时发热，过时即退，来日依时复发，其状如疟。

人参当归散

【来源】《幼科指南》卷下。

【组成】人参 麦冬 归身 生地 地骨皮 炙草 柴胡

【用法】生姜为引，水煎服。

【主治】小儿血虚，夜间发热，昼则退了。

清心丸

【来源】《育婴家秘》卷二。

【组成】人参 麦门冬（去心） 白茯苓 柴胡 防风 炙甘草各一钱 朱砂（水飞）五分

【用法】上为末，炼蜜为丸，如芡实大，金箔十片为衣。每服一丸，淡竹叶汤送下。

【主治】小儿病后余热不退，面㿠白，大小便自调，唇润者。

大豆卷散

【来源】《育婴家秘》卷三。

【组成】黑豆（水浸生芽，取出晒干） 贯众 板蓝根 炙甘草各等分

【用法】浆水煎服。

浆水者，乃粟米泔水也。

【主治】误服热药而发热者。

通圣双解散

【来源】《育婴家秘》卷三。

【组成】防风 川芎 桔梗 芍药 黄芩 薄荷 当归 荆芥 滑石 石膏 白术 连翘 栀子 麻黄 大黄 朴消各等分 甘草减半

【用法】上锉。入生姜水煎，调益元散服；或为末，蜜丸，生姜汤化下。

【主治】小儿表里俱热，或疮疹。

【加减】有表无里，去消、黄；有里无表，去麻黄。

天保采薇汤

【来源】《点点经》卷四。

【组成】升麻二钱半　羌活　苍术　牛子　柴胡　桔梗各一钱　干葛二钱　防风　独活　荆芥　川芎　前胡各一钱五分　薄荷八分　甘草三分

【用法】生姜、葱为引。

【主治】烧不退，或时烧时退，骨节身体俱痛，脉浮大洪紧。

宽脾散

【来源】《证治准绳·幼科》卷三。

【组成】川芎　茯苓　甘草　白术

【用法】上锉散。水煎，食远服。

【主治】小儿余热不除。

天竺黄散

【来源】《证治准绳·幼科》卷八。

【组成】天竺黄　川郁金（用皂角水煮干）　茯苓（去皮）　麦门冬各半两　蝉蜕（去足）　全蝎（去土）　白僵各十四个　甘草一两（炙）　朱砂一分　龙脑　麝随意所入

【用法】上药各净洗为末。每服半钱或一钱，用蜜熟水调下。

【主治】小儿诸热。

荆防败毒散

【来源】《医部全录》卷四二〇引《幼科全书》。

【组成】生大黄　防风　荆芥穗　酒红花　牛蒡子　升麻　元参　人参　桔梗　酒芩　酒柏　甘草

【用法】水煎服。

【主治】小儿诸热。

黄龙散

【来源】《景岳全书》卷六十二引钱氏方。

【别名】黄龙汤（原书卷五十五引钱氏方）。

【组成】柴胡五钱　赤芍药三钱　黄芩（炒）　甘草（炙）各二钱

【用法】每服二三钱，加生姜、大枣，水煎服。

【主治】小儿发热不退，或往来寒热。

至宝丹

【来源】《何氏济生论·附录》卷八。

【组成】人参一钱　白茯苓二钱　广木香五分　砂仁三钱　朱砂一钱　远志二钱　桔梗（炒）二钱　滑石一两二钱　香附（炒）一两　甘草一两四钱（炙去皮）　蓬莪四钱　黄耆（炙）二钱　山药二钱　甘松（水洗晒）三钱　山楂二两　益智仁（去壳）三钱

【用法】炼蜜为丸，如龙眼大。每服一丸。小儿外感风寒，内伤饮食，发热头痛，惊悸咳嗽，气粗面赤，无汗，姜、葱汤热服；伤风夹惊，发热咳嗽，面青夜啼，停滞作泄，小便不清，呕吐作渴，肚腹膨胀，灯心、姜汤服；疟疾，葱、姜、桃头汤空心服；出汗、盗汗，灯心、浮麦汤下；腹痛，乌梅、姜汤下。

【主治】小儿外感风寒，内伤饮食，发热头疼，惊悸咳嗽，气粗面赤；或呕吐泄泻，腹胀腹痛及疟疾盗汗。

万全汤

【来源】《傅青主男女科》卷下。

【组成】柴胡　白术　黄芩　神曲各三分　白芍　麦冬各一钱　当归五分　茯苓二分　甘草　苏叶各二分　山楂三个

【用法】水煎服。

【主治】小儿不拘早晚发热。

【加减】冬，加麻黄一分；夏，加石膏三分；春，加青蒿三分；秋，加桔梗三分；有食，加枳壳三分；有痰，加白芥子三分；吐，加白蔻仁一粒；泻，加猪苓一钱；惊风，加人参五分。

【方论】《傅青主男科重编考释》：万全汤亦逍遥散

之变方也。用逍遥散舒肝解郁，以清肝郁内热；苏叶、柴胡以解外风；麦冬、黄芩以清肺热；加山楂、神曲，调理脾胃而固胃气。用此方统治小儿早晚发热，实属万全也。傅氏治惊风用人参，人多不知其奥者，以只知人参大补元气，而不知人参尚有镇静、安神、止惊之功也。

【验案】小儿外感发热 《时珍国医国药》（2004，5：293）：用万全汤治疗小儿外感发热 40 例，结果：治愈 26 例，显效 10 例，有效 3 例，无效 1 例，总有效率为 97.5%，对小儿无明显不良反应。

茯苓汤

【来源】《冯氏锦囊秘录》卷四。

【组成】柴胡　麦门冬（去心）　人参　赤茯苓　甘草　黄芩

【用法】加小麦二十粒，竹叶三片，水煎服。

【主治】婴孩温壮，伏热来去。

碧玉散

【来源】《幼科证治大全》。

【组成】滑石一两　青黛五钱　石膏（煅）五钱　甘草五钱

【用法】上为末。每服二钱，滚汤调服；热不退，柴胡、薄荷汤送下。

【主治】小儿十分潮热，五七日不退。

牛黄散

【来源】《良朋汇集》卷四。

【组成】锦纹大黄（生）　正槟榔　白牵牛（头末）　黑牵牛（头末）　辰砂　人参各一两

【用法】上为细末，收用。小儿月子内体壮者一分，弱者半分，量大小虚实加减，用蜂蜜水调服。

【主治】体肥小儿，月子至五七岁，无论何风证，但是胸膈内常闻有痰声响，并咽喉痰涎不断，胸口高，满腹大，通身烧热，大小便不通；或未出痘疹之前有此症者。

连翘汤

【来源】《幼科直言》卷五。

【组成】连翘　花粉　牛蒡子　桔梗　贝母　黄芩　麦冬　枳壳　陈皮

【用法】加竹叶三片为引。兼服牛黄锭子。

【主治】小儿唇红面赤，内热作喘者。

小柴胡加大黄汤

【来源】《幼幼集成》卷二。

【组成】人参七分　北柴胡一钱五分　片黄芩　法半夏各一钱　炙甘草五分　锦庄黄一钱

【用法】生姜三片，大枣三个为引，水煎，热服。

【主治】小儿伤寒里热，恶热，出头露面，扬手掷足，烦躁，燥粪，掀衣气粗。

五黄散

【来源】《幼科释谜》卷六。

【组成】黄连　黄芩　黄柏　栀子黄　大黄

【用法】每用末一钱，水煎服。

【主治】小儿内外俱大热之证。

救阴煎

【来源】《怡堂散记》卷上。

【组成】生地　丹皮　麦冬　陈皮　茯苓　甘草

【用法】水煎服。

【主治】小儿时感，发热不退。

【加减】外见有风症在，加柴胡、防风；惊惕，加钩藤钩；嗽，加桔梗、杏仁；有痰或呕，加半夏、苏子；吐乳，加麦芽；泻，加神曲、泽泻；大便不出，加梨汁；小便不利，加山栀、木通；唇红舌疮，加连翘、山栀、贝母；午后夜间热甚，加青蒿、地骨。

贝母瓜蒌散

【来源】《笔花医镜》卷三。

【组成】川贝二钱　瓜蒌仁一钱五分　山栀　黄芩　橘红各一钱　甘草五分

【主治】小儿内热，夜热潮热，昼轻夜重，或口渴，或腹胀，或盗汗，症因伏燥者。

【加减】热甚，加川连八分；痰多，加胆星五分。

地骨皮饮

【来源】《不知医必要》卷三。

【组成】生地一钱　沙参八分　丹皮六分　地骨皮一钱五分　党参（去芦）　白芍（酒炒）各七分　甘草四分

【主治】小儿发热，昼静夜热。

参桂饮

【来源】《不知医必要》卷三。

【组成】熟地二钱　党参（去芦，米炒）七分　肉桂（去皮，另炖）二分　泽泻（盐水炒）　白芍（酒炒）　淮山各一钱

【主治】小儿隔阳热症，火燥舌焦者。

牛黄散

【来源】《蠢子医》卷四。

【组成】牛黄一钱　青黛　朱砂　礞石　半夏　南星　白附子　灵脂　僵蚕　蝎子面　大黄　寒石　巴豆（非千锤百炼如细面然，断不可用）各一两

【用法】上为末。

【主治】小儿痰食风火，热在气分。

神兑金丸

【来源】《青囊秘传》引《临证指南》。

【组成】黄丸：白丑二两　大黄二两　雄黄三钱　黄连三钱　神曲五钱　胆星五钱

青丸：青黛一两　神曲五钱　熟石膏一两　滑石一两　胡黄连三钱　黑丑二两　大虾蟆一只（泥包煨存性，研细末）

【用法】以上丸药，分黄、青两种，俱用生研，将虾蟆炭各半分匀和入，水泛为丸，如米栖之大小。每岁各一丸，匀服，早晚各进一次。

【主治】小儿百病。

神菖散

【来源】《顾氏医径》卷五。

【组成】连翘　山栀　菖蒲　茯神　灯心

【主治】邪热攻心，小儿热啼，啼泣遗溺，相应而作，见灯愈啼。

普济回春丹

【来源】《北京市中药成方选集》。

【组成】防风二十两　连翘四十两　豆根十两　薄荷十两　川芎十两　花粉二十两　羌活二十两　当归二十两　赤小豆十两　大青叶四十两　黄连二十两　栀子（炒）四十两　黄芩四十两　升麻十两　荆芥四十两　玄参（去芦）四十两　牛蒡子（炒）二十两　滑石四十两　赤芍二十两　雄黄二十两　柴胡十两　甘草四十两

【用法】上为细末，炼蜜为丸，重一钱，朱砂为衣。每服一丸，日服二次，温开水送下，三岁以下小儿酌减。

【功用】清热退烧，解肌透表。

【主治】小儿内热发烧，伤风头痛，乍寒乍热，隐疹不出。

四根汤

【来源】《山东中医杂志》（1987,6：42）。

【组成】葛根 8～15g　板蓝根 15～20g　山豆根 8～15g　紫草根 3～8g　甘草 6～10g

【用法】水煎服。

【主治】小儿发热。

【加减】发热重加二花 10～15g，土茯苓 8～10g；咳嗽加川贝，知母各 5～8g；纳差加六曲、山楂各 10g，炒麦芽 9g，陈皮、炒卜子各 10g；恶心呕吐加藿香、佩兰各 8～10g；神昏加菊花 5～10g，石菖蒲 5～8g；抽搐加蜈蚣 1～2 条，全虫 5～8g；烦躁不寐加连须 10 条，茯神 10g，焦枣仁 8g，夜交藤 10g。

【验案】小儿发热　《山东中医杂志》（1987,6：42）：治疗小儿发热 77 例，1～6 岁 54 例，7～12 岁 23 例。结果，除 1 例小儿麻痹遗留有后遗症外，余 76 例均痊愈。

羚贝七宝散

【来源】《辽宁中医杂志》（1992,4：31）。

【组成】羚羊粉 10g　贝母 30g　生石膏 50g　冰片　合成牛黄各 10g　珍珠母 5g　胆南星 20g

【用法】上药依中国药典 1985 年版《药材炮制通则》之炮制方法制成散剂，装入胶囊内，每粒 0.25g。服法：1 岁以下酌减，2～4 岁 0.25g／次，5～7 岁 0.5g／次，8 小时 1 次，3 天为 1 个疗程。

【主治】小儿发热。

【验案】小儿发热　《辽宁中医杂志》（1992,4：31）：治疗小儿发热 200 例，男 106 例，女 94 例；年龄 1 岁以下 7 例，2～4 岁 67 例，5～7 岁 126 例；其中外感发热咳嗽 162 例，肺炎发热 23 例，高热惊痫 15 例，热度在 38～40℃。结果：外感发热咳嗽以热退、咳嗽多痰、口渴咽痛等症状完全消失为治愈，共 168 例；有续发感染者以热退咳嗽减，烦躁口渴消失，必须配合用抗生素才能治愈为症状减轻，共 26 例；热虽退，咳喘甚不减为无效，共 6 例；经 1 个疗程治疗，治愈率为 84%。

小儿珠黄散

【来源】《部颁标准》。

【组成】大黄 300g　牵牛子（炒）60g　槟榔 300g　黄连 90g　化橘红 150g　珍珠 1.5g　牛黄 15g　琥珀 60g　朱砂 150g　冰片 30g

【用法】制成散剂，每瓶装 1.5g。密封，防潮。口服，每次 0.75g，1 日 2 次，周岁以内小儿酌减。

【功用】泻火导滞，镇惊安神。

【主治】小儿宿食挟热引起的面赤唇红，身热不安，咳嗽痰鸣，小便短赤，大便秘结，惊风抽搐。

小儿清咽冲剂

【来源】《部颁标准》。

【组成】玄参 100g　蒲公英 100g　牛蒡子（炒）60g　薄荷 30g　蝉蜕 30g　板蓝根 100g　连翘 100g　牡丹皮 30g　青黛 150g

【用法】制成冲剂，每袋装 6g，密封，防潮。开水冲服，1 岁以内每次服 3g，1 岁至 5 岁每次服 6g，5 岁以上每次 9～12g，1 日 2～3 次。

【功用】清热解表，解毒利咽。

【主治】小儿外感风热引起的发热头痛，咳嗽音哑，咽喉肿痛。

【宜忌】夏季暑热时，可加服藿香正气丸或六一散。

小儿暑感宁糖浆

【来源】《部颁标准》。

【组成】香薷 45g　佩兰 91g　扁豆花 136g　黄连 23g　黄芩 68g　厚朴 45g　青蒿 76g　芦根 136g　滑石粉 91g　甘草 15g　苦杏仁 91g　薄荷 91g　荆芥穗 91g

【用法】制成糖浆。密封，置凉暗处。口服，1 岁以下每次 5ml，2 至 3 岁每次 5～10ml，4 至 6 岁每次 10～15ml，7 至 12 岁每次 15～20ml，1 日 3～4 次或遵医嘱。

【功用】清暑解表，退热。

【主治】小儿暑季外感发烧，高热不退，头痛少汗，咽喉肿痛，食欲不振，二便不畅。

【宜忌】高热、汗少，大便干燥者，可依上述用量酌加。脾虚久泻者慎用。

小儿热速清口服液

【来源】《中国药典》

【组成】柴胡　黄芩　板蓝根　葛根　金银花　水牛角　连翘　大黄

【用法】制成口服液，每支 10ml。口服，1 岁以内，每次 2.5～5ml，1 至 3 岁 5～10ml，3 至 7 岁 10～15ml，7 至 12 岁 15～20ml，1 日 3～4 次。

【功用】清热解毒，泻火利咽。

【主治】小儿外感高热，头痛，咽喉肿痛，鼻塞流涕，咳嗽，大便干结。

【宜忌】如病情较重或服药 24 小时后疗效不明显者，可酌情增加剂量。

小儿清热止咳口服液

【来源】《中国药典》。

【组成】麻黄 90g　苦杏仁（炒）120g　石膏 270g　黄芩 180g　板蓝根 180g　北豆根 90g

【用法】上药先煮麻黄、石膏，再入苦杏仁等5味煎煮2次，滤液加蜂蜜200g、蔗糖100g及苯甲酸钠3g，煮沸，加水至总量1000ml，滤过，灌封，每支10ml。口服，1至2岁每次3～5ml，3至5岁5～18ml，6至14岁10～15ml，1日3次，用时摇匀。

【功用】清热，宣肺，平喘。

【主治】小儿外感引起的发热恶寒，咳嗽痰黄，气促喘息，口干音哑，咽喉肿痛，乳蛾红肿。

三、小儿脑热鼻干

小儿脑热鼻干，是指因小儿肺脏有热壅滞，上攻于脑所致口渴、鼻干无涕、心烦不寐之病证。《太平圣惠方》："夫小儿肺脏壅滞有热，上攻于脑，则令脑热也。"脑热则引起鼻干，口渴，心烦，不寐等。《圣济总录》："肺气通于鼻，鼻上通于脑。脑髓下渗而为涕，故涕为肺之液，而其出从鼻，小儿肺脏壅滞，内有积热，上攻于脑，津液内涸，故令鼻干无涕也。"

木通散

【来源】《太平圣惠方》卷八十九。

【组成】木通（锉）川升麻 麦门冬半两（去心，焙）知母 犀角屑 杏仁（汤浸，去皮尖双仁，麸炒微黄）甘草（炙微赤，锉）各一分 栀子仁三枚

【用法】上为粗散。每服一钱，以水一小盏，煎至五分，去滓，不拘时候温服。

【主治】小儿脑热无涕，口干心躁，眠卧不安。

升麻丸

【来源】《圣济总录》卷一八〇。

【组成】升麻 防风（去叉）栀子仁各半两

【用法】上为末，青羊脑髓为丸，如麻子大。一二岁每服三丸，温熟水研化下，食后、午时、临卧各一次。

【主治】小儿脑热，鼻干无涕。

白矾涂方

【来源】《圣济总录》卷一八〇。

【组成】白矾（生末）黄米粉各一两

【用法】每用一钱匕，清水半合，调如泥，涂脑上，一日三次。

【主治】小儿脑热鼻干。

黄芩汤

【来源】《圣济总录》卷一八〇。

【组成】黄芩（去黑心）青葙子 大黄（锉，炒）各半两 蜀漆 甘草（炙）各一两

【用法】上为粗末。五六岁儿每服一钱匕，水一盏，煎至五分，去滓，放温，食后服，每日二次。

【主治】小儿脑热，鼻干燥，常闭目。

黄连汁

【来源】《圣济总录》卷一八〇。

【别名】黄连饮（《世医得效方》卷九）。

【组成】黄连半两

【用法】上为粗末，童便一盏，浸一宿。每日取清汁半合服之，量儿大小加减。

【主治】小儿脑热黄瘦。

藁本汤

【来源】《圣济总录》卷一八〇。

【组成】藁本（去苗土，锉）一分 羚羊角（镑）防风（去叉）各一两 芎藭 菊花（去萼，爁）细辛（去苗叶）白术 人参 柴胡（去苗）白蒺藜（微炒）山栀子仁 白茯苓（去黑皮）各半两 甘草（炙）黄芩（去黑心）各一分

【用法】上为粗末。每服一钱匕，水七分，入青竹叶五片，同煎至四分，去滓澄清，放温细呷，食后日再。

【主治】小儿脑热，鼻干无涕。

犀角升麻散

【来源】《幼幼新书》卷三十三引张焕方。

【组成】犀角末一两　川升麻　马牙消　黄连各半两（以上捣罗为细末）　朱砂（细研，水飞）半两　牛黄　龙脑各一分（细研）

【用法】上为细末。每服半钱，乳食后温蜜汤调下。

【主治】脑热，肺壅鼻干。

通顶散

【来源】《原机启微》。

【组成】川芎　薄荷各半两　茵陈　甘草各四钱　朴消三钱（甜消亦可）

【用法】上为末。用少许吹鼻中。即效。

【主治】小儿脑热，脑枕骨痛，闭目不开，或头风痛，攒眉啼哭，并赤目。

【加减】如要嚏喷，加踯躅花一钱。

四、小儿咳嗽

小儿咳嗽，是指小儿感受外邪或脏腑功能失调，影响肺的正常宣肃功能，造成肺气上逆作咳，咳吐痰涎者。咳嗽作为一个症状，可见于诸多疾病中，当咳嗽以突出主症出现时，方可称谓咳嗽，若是其他外感，内伤疾病中出现咳嗽症状，则不属于本病。

本病成因主要是感受外邪，以风邪为主，肺脾虚弱是其内因。外感六淫之邪，侵袭肺系，致肺气壅遏不宣，清肃之令失常。或内由脾虚生痰，痰阻气道，影响肺气出入，致气逆作咳。若肺脾两虚，气不化津则痰湿更易滋生。若痰湿蕴肺，遇感引触，转从热化，则可出现痰热咳嗽。小儿禀赋不足，素体虚弱，若外感咳嗽日久不愈，可耗伤气阴，发展为肺阴耗伤或肺脾气虚之证。

本病治疗，应分清邪正虚实及外感内伤。外感咳嗽一般邪气盛而正气未虚，治宜疏散外邪，宣通肺气为主，邪去则正安，不宜过早使用苦寒、滋腻、收涩、镇咳之药，以免留邪。内伤咳嗽，则应辨明由何脏累及，随证立法。痰盛者化痰以宣肃肺气，依痰热、痰湿之不同，分别予以清热化痰或燥湿化痰。后期以补为主，分别以润肺滋阴与健脾补肺为法。本病相当于西医学所称的气管炎、支气管炎。

紫菀散

【来源】《太平圣惠方》卷八十三。

【组成】紫菀半两（炙，去苗土）　贝母半两（煨微黄）　款冬花一分

【用法】上为细末。每服一字，以清粥饮调下一日三四次。

【主治】小儿咳嗽。

蝉壳散

【来源】《太平圣惠方》卷八十三。

【组成】蝉壳（微炒）　桔梗（去芦头）　陈橘皮（汤浸，去白瓤，焙）　人参（去芦头）　甘草（炙微赤，锉）各一分　半夏半分（汤洗七遍去滑）

【用法】上为细散。每服一字，用生姜粥饮调下，一日三五次。

【主治】小儿咳嗽痰壅，不欲乳食。

蝉壳散

【来源】《太平圣惠方》卷八十三。

【组成】蝉壳一分（微炒）　桔梗半两（去芦头）　陈

橘皮半分（去皮，汤浸，去白瓤，焙） 半夏一分（汤洗七遍去滑） 汉防己一分 甘草一分（炙微赤，锉）

【用法】上为细散。每服一字，以生姜粥饮调下。一岁以上，加之半钱。

【主治】小儿心胸痰壅，咳嗽，咽喉不利，作呀呷声。

雌黄丸

【来源】《圣济总录》卷六十五。

【组成】雌黄半两（研） 丹砂 铅霜 腻粉各一钱（研）

【用法】上为细末，糯米粥为丸，如绿豆大。每服三丸，用蛤粉汤送下，一日三次。

【主治】大人小儿呀呷嗽。

延胡索散

【来源】《圣济总录》卷一七五。

【组成】延胡索半两 铅白霜（研）一分

【用法】上为散，和匀。每服一字匕，涂乳上令儿咂之。

【主治】小儿涎嗽。

木香半夏丹

【来源】《幼幼新书》卷十六引《医方妙选》。

【别名】木香半夏丸（《小儿卫生总微论方》卷十四）。

【组成】木香 半夏（汤洗七次，焙干） 肉豆蔻各一两 藿香叶 丁香 白术（炮）各半两

【用法】上为细末，取生姜自然汁和，如黍米大。每服十粒，煎人参汤送下。

【主治】小儿胃寒咳嗽。

蝉壳汤

【来源】《幼幼新书》卷十六引张涣方。

【组成】蝉壳（炒） 五味子（汤洗七遍，焙干） 人参（去芦头）各一两 陈皮（汤浸，去白，焙干） 甘草（炙）各半两

【用法】上为细末。每服半钱，姜汤调下。

【主治】小儿肺气不利。

雌黄丸

【来源】《幼幼新书》卷十六引茅先生方。

【组成】雌黄（细研） 鸡内金（是鸡粪黄） 延胡索 半夏（生用）各等分

【用法】上为末，用枣肉为丸，如〇此大，每服七丸、十丸，用灯心汤吞下。

【主治】小儿咳嗽。

大效人参枳实汤

【来源】《活幼口议》卷十七。

【组成】枳实四个（米泔浸，去瓤，切，麸炒） 桑白皮 半夏（汤洗七八次，切，仍以姜汁浸） 甘草（炙） 白茯苓 款冬花 五味子 阿胶（麸炒） 细辛各半两 人参一分 麻黄（去节） 苦梗各半两

【用法】上锉，每服一小撮，水一盏，加生姜三小片，大枣半个，乌梅少许，同煎至半盏，去滓，通口服。二滓并煎。

【功用】《普济方》：泻肺补气，宽膈化痰，滋润五脏，和益三焦，理嗽调中。

【主治】婴孩小儿伤寒后，气不和顺，喘急咳嗽，胸膈郁塞，日夜烦闷，神困力乏，不思饮食；虚痰烦满，头目昏晕；伤风感冷咳嗽之证。

雌朱丸

【来源】《普济方》卷三八七。

【组成】叶子雌黄

【用法】银锅内熬成汁，为末，饭为丸，如小豆大。一岁一丸，杏仁汤送下。

【功用】坠痰。

【主治】小儿咳嗽。

桔梗汤

【来源】《嵩崖尊生全书》卷十五。

【组成】桔梗三钱 甘草一钱 抚芎 香附 炒

栀　前胡　贝母各一钱

【用法】加生姜，水煎服。

【主治】小儿郁火，干咳无痰。

泻白散

【来源】《医方一盘珠》卷八。

【组成】桑皮　杏仁（去油）川贝母　黄芩　甘草　胆星各等分

【主治】小儿咳嗽，火郁肺金，声不转。

【加减】体实塞鼻，气粗，加麻黄二分。

儿童清肺丸

【来源】《部颁标准》。

【组成】麻黄10g　苦杏仁（炒）20g　石膏40g　甘草10g　桑白皮（蜜炙）30g　瓜蒌皮30g　黄芩40g　板蓝根40g　橘红30g　法半夏30g　紫苏子（炒）20g　葶苈子10g　浙贝母40g　紫苏叶20g　细辛8g　薄荷30g　枇杷叶（蜜炙）40g　白前30g　前胡20g　石菖蒲30g　天花粉30g　青礞石（煅）10g

【用法】制成大蜜丸，每丸重3g，密封。口服，每次1丸，3岁以下每次半丸，1日2次。

【功用】清肺，化痰，止嗽。

小儿牛黄散

【来源】《部颁标准》。

【组成】钩藤120g　僵蚕（麸炒）30g　天麻120g　全蝎30g　黄连30g　大黄30g　胆南星（酒炙）30g　浙贝母30g　天竺黄30g　半夏（制）30g　橘红120g　滑石120g　人工牛黄6g　朱砂10g　麝香1.5g　冰片6g

【用法】制成散剂，每瓶装0.9g，密封，防潮。口服，每次0.9g，1日2次，周岁内小儿酌减。

【功用】清热镇惊，散风化痰。

【主治】小儿食滞内热引起咳嗽身烧，呕吐痰涎，烦躁起急，睡卧不安，惊风抽搐，神志昏迷，大便燥结。

小儿化痰丸

【来源】《部颁标准》。

【组成】天竺黄110g　天花粉67g　川贝母89g　天南星（制）44g　僵蚕89g　天麻33g　薄荷33g　桔梗67g　半夏（制）67g　石菖蒲22g　陈皮67g　朱砂56g

【用法】制成包衣水蜜丸，每丸重1g（相当于原药材0.74g），密封，防潮。用温开水烊化后口服，周岁以下小儿每次半丸，3岁以下每次1丸，1日2次。

【功用】散风化痰。

【主治】小儿感冒风邪，咳嗽气急，身热痰壅。

小儿肺炎散

【来源】《部颁标准》。

【组成】朱砂117g　牛黄34g　冰片28g　生石膏350g　天麻22g　川贝母350g　黄连224g　法半夏350g　胆南星112g　桑白皮350g　甘草112g

【用法】制成散剂，密闭，防潮。口服，每次0.6～0.9g，1日2次，3周岁以下小儿酌减。

【功用】清热解毒，清火祛痰，止咳定喘。

【主治】小儿肺热咳嗽，喘息痰盛。

小儿止咳糖浆

【来源】《部颁标准》。

【组成】甘草流浸膏150ml　桔梗流浸膏30ml　氯化铵10g　橙皮酊20ml

【用法】制成糖浆，遮光，密封，置阴凉处。口服，2至5岁每次5ml，2岁以下酌情递减，5岁以上每次5～10ml，1日3～4次。

【功用】祛痰，镇咳。

【主治】小儿感冒引起的咳嗽。

小儿牛黄颗粒

【来源】《部颁标准》。

【组成】钩藤120g　僵蚕（麸炒）30g　天麻120g　全蝎30g　黄连30g　大黄30g　胆南星（酒炙）30g　浙贝母30g　天竺黄30g　法半夏30g　化橘红120g　滑石120g　牛黄6g　朱砂10g　麝香

1.5g　冰片 6g

【用法】制成颗粒剂，每袋装 0.5g，密封。开水冲服，每次 0.5g，1 日 2 次，周岁以内小儿酌减。

【功用】清热镇惊，散风化痰。

【主治】小儿食滞内热引起咳嗽身热，呕吐痰涎，烦躁起急，睡卧不安，惊风抽搐，神志昏迷，大便燥结。

小儿咳宁糖浆

【来源】《部颁标准》。

【组成】川贝母　麦冬　子苑　白茅根　天南星（制）　知母　北沙参　桔梗　制百部　龙胆　地龙　白及　芦根　款冬花

【用法】制成糖浆，每瓶装 100ml，密封，置于阴凉干燥处。口服，每次 15ml，1 日 3 次，周岁以下 10ml。

【功用】润肺定喘，止咳化痰。

【主治】小儿咳嗽，胸满气喘，恶心呕吐，烦躁不宁等症。

小儿牛黄清肺片

【来源】《部颁标准》。

【组成】法半夏 160g　茯苓 105g　黄芩 80g　石膏 80g　川贝母 25g　百部（蜜炙）25g　胆南星 25g　白前 80g　冰片 15g　牛黄 2.5g

【用法】制成片剂，每片重 0.25g。密封。口服，1 岁以内每次 2 片，1 至 3 岁每次 2～4 片，1 日 2 次，或遵医嘱。

【功用】清热，化痰，止咳。

【主治】内热咳嗽，支气管炎，百日咳，肺炎。

小儿咳嗽宁糖浆

【来源】《部颁标准》。

【组成】桑白皮 45g　桑叶 90g　苦杏仁 90g　牛蒡子 90g　瓜蒌 90g　前胡 90g　黄芩 90g　桔梗

90g　六神曲（焦）30g　麦芽（焦）30g　山楂（焦）30g　枇杷叶 90g　陈皮 30g　芦根 90g　浙贝母 45g

【用法】制成糖浆，每瓶 50ml，密封，置阴凉处。口服，初生儿每次 5ml，6 个月至 3 岁每次 5～10ml，4 至 6 岁每次 10～15ml，7 至 12 岁每次 15～20ml，1 日 3～4 次或遵医嘱。

【功用】宣肺，止咳，化痰。

【主治】风热袭肺所致咳嗽，气管炎，支气管炎及肺炎恢复期。

小儿清肺止咳片

【来源】《部颁标准》。

【组成】紫苏叶 15g　菊花 30g　葛根 45g　川贝母 45g　苦杏仁（去皮炒）45g　枇杷叶 60g　紫苏子（炒）15g　桑白皮（蜜炙）45g　前胡 45g　射干 30g　栀子（姜炙）45g　黄芩 45g　知母 45g　板蓝根 45g　牛黄 15g　冰片 8g

【用法】制成片剂，密封。口服，周岁以内每次 1～2 片，1～3 岁每次 2～3 片，3 岁以上每次 3～5 片，1 日 2 次。

【功用】清热解表，止咳化痰。

【主治】内热肺火，外感风热引起的身热咳嗽，气促痰多，烦躁口渴，大便干燥。

小儿化痰止咳冲剂

【来源】《部颁标准》。

【组成】桔梗流浸膏 10ml　桑白皮流浸膏 15ml　吐根酊 60ml　盐酸麻黄碱 0.375g

【用法】制成冲剂，每袋装 5g，密封。开水冲服，1 岁每次 1／2 袋，2 至 5 岁每次 1 袋，6 至 10 岁每次 1～2 袋，1 岁以内依次递减或遵医嘱，1 日 3 次。

本方制成糖浆，名"小儿化痰止咳糖浆"。

【功用】祛痰镇咳。

【主治】小儿咳嗽，支气管炎。

五、小儿咳喘

小儿咳喘，是指临床以咳嗽、气喘为主要症状的病情，多发于冬春两季。本病病变部位主要在肺，以肺气失宣为主。外邪从口鼻或皮毛而入，邪侵入肺，肺气不宣，清肃失职，而发生咳喘。本病治疗应分清外感、内伤。外感咳喘以疏散外邪，宣通肺气为基本法则。内伤咳喘应辨别病位、病性，随证施治。

八味紫菀汤

【来源】《幼幼新书》卷十六引《婴孺方》。

【组成】紫菀 细辛 甘草（炙）各二两 款冬花三两 桂心 牡蛎各一两 豉一两 竹叶一把

【用法】水七升，煮二升，五岁服五合。不知加。

【主治】小儿逆气而喘，久嗽伤肺。

瓜蒌方

【来源】方出《幼幼新书》卷十六引《吉氏家传》，名见《医部全录》卷四二三。

【组成】瓜蒌（大者）一个（大者，开一盖子） 阿胶一分 沙糖半两

【用法】二味入瓜蒌内，以盖子依旧封着，白纸都糊，入饭甑蒸两遍，倾出，随儿大小约多少，冷服。

【主治】小儿伤冷，气喘涎多。

真珠散

【来源】《幼幼新书》卷十六引《朱氏家传》。

【组成】真珠 生犀角各半钱 香附子四钱 龙脑少许

【用法】上为末。每服半铜钱，婴儿一字，一岁以下半钱，桃仁汤调下。

【主治】小儿气喘多涎，硬气筑心。

【宜忌】乳母忌生冷、油腻、毒物。

镇庭散

【来源】《宣明论方》卷十四。

【组成】郁金 大黄各半两 甘草三钱 轻粉一钱

【用法】上为末。每服半钱，用薄荷汁，朱砂细研，冷水以木匙沥下。

【主治】小儿惊喘，肚胀咳嗽。

大效雄朱化痰定喘丸

【来源】《活幼口议》卷十九。

【别名】大效雄朱化痰丸（《赤水玄珠》卷二十六）。

【组成】雄黄 朱砂各一钱（研） 蝉蜕 全蝎（炒） 地龙 白僵蚕 天南星 白附子（炮）各一分 轻粉半钱

【用法】上为末，面糊为丸，如麻子大。每服三十丸，薄荷茶清送下，食后服之。

【主治】小儿因惊发喘，逆触心肺，暴急张口，虚烦神困。

定喘饮

【来源】《活幼心书》卷下。

【组成】人参（去芦） 麻黄（不去根节） 防己（去黑皮） 诃子（去核） 半夏（制） 甘草各五钱

【用法】上锉。每服二钱，水一盏，加生姜二片，煎七分，不拘时候温服。

【主治】小儿夹风痰喘气促，不拘冷热。

加减大安丸

【来源】《幼科发挥》卷四。

【组成】陈皮（去白） 半夏 白茯苓 白术 枳实（炒） 桔梗各等分 苏子（炒） 甘草（炙） 莱菔子（炒）各减半

【用法】上为末，姜汁煮神曲糊为丸，如麻子大。淡姜汤送下。

【主治】伤乳喘嗽。

二子养亲汤

【来源】《点点经》卷三。

【组成】苏子 芥子 当归 腹皮 覆花 黄芩 陈皮 枳壳 甘草

【用法】生姜、葱为引。

【主治】酒症寒热火痰致喘。

扶阳济阴汤

【来源】《点点经》卷三。

【组成】桂心 姜炭 陈皮 槟榔 桔梗 玄参 黄芩 黄连 当归 腹皮 大黄 芒消

【用法】加柿蒂三个为引。

【主治】发喘，痰火夹寒，面白身热，四肢逆冷，大渴不休，大便癃闭，邪热在里，宜攻之症。

表邪降火汤

【来源】《点点经》卷三。

【组成】薄荷 陈皮 苍术 麻黄（夏、秋不用）桂枝 杏仁 腹皮 苏叶 甘草 生姜（引）

【主治】肺寒发喘，身热骨酸，畏寒头痛，脉浮洪。

定喘豁痰汤

【来源】《点点经》卷三。

【组成】冬花 陈皮 枳壳 黄芩 胆星 香附 槟榔 天雄 桂心 腹皮 当归 甘草

【用法】葱、生姜为引。

【主治】酒毒伤脾，气结发喘，四肢逆冷，日夜难安，胸膈不利。

建元定喘汤

【来源】《点点经》卷三。

【组成】干葛 陈皮 枳壳 当归 腹皮 桑皮 冬花 白术 桂心 天雄 甘草

【用法】生姜、大枣为引。

【主治】酒毒所犯，喘息不休，四肢逆冷，不渴，脉迟缓，胸膈胀闷。

柿蒂散

【来源】《点点经》卷三。

【组成】菖蒲 枣仁 胆星 厚朴 陈皮 葶苈 杷叶（去毛，炙）半夏 腹皮 香附 桔梗 桂心

【用法】柿蒂七个为引。

【主治】痰火上攻之喘。

解痰平气汤

【来源】《点点经》卷三。

【组成】苍术 半夏 陈皮 胆星 枳壳 葶苈 杷叶（去毛，炙）当归 腹皮 青皮 甘草

【用法】葱白为引。

【主治】酒伤喘息，口流痰涎，或吐白沫，或大渴不休。

化痰定喘丸

【来源】《幼科折衷》卷上。

【组成】雄黄 朱砂 蝉退 全蝎 僵蚕 南星 白附 轻粉

【用法】《幼科释谜》：雄黄、朱砂各一钱，蝉退、全蝎、僵蚕、地龙、南星、白附子各二钱半，轻粉五分。糊为丸，如麻子大。每服三十丸，薄荷茶清送下。

【主治】因惊发喘，逆触心肺，暴急张口，虚烦神困。

羌活散

【来源】《幼科金针》卷上。

【组成】麻黄 羌活 半夏 前胡 枳实 桑白皮 橘红 桔梗 苏叶 甘草

【用法】加生姜、葱白，水煎服。

【主治】肺风痰喘。

定喘汤

【来源】《幼科金针》卷上。

【组成】款冬花 杏仁 熟半夏 枯芩 苏子 甘

草 桑白皮 麻黄（冬春带节，夏用根节，秋季根多本少）

【用法】加炒白果肉（去皮心）数个，河水煎服。

【主治】肺风痰喘。

【宜忌】忌生姜引。

含元散

【来源】《痘疹仁端录》卷九。

【别名】含元丹。

【组成】绿豆 赤豆 黑豆

【用法】加灯心煎汁，磨沉香服。

【功用】定喘。

人参宁肺汤

【来源】《冯氏锦囊杂症》卷十二。

【组成】人参 五味子 茯苓 白术 陈皮（去白） 甘草（炙）各三钱

【用法】加生姜、大枣，水煎，食远服。

【主治】小儿肺胃俱寒，涎喘气急，不得安眠。

牛黄镇惊锭子

【来源】《幼科直言》卷四。

【组成】天麻二两 钩藤二两 广皮二两 羌活二两 枳实二两 僵蚕二两 青皮二两 生黄连一两 贝母一两 莪术一两 独活二两 生大黄二两 牛黄一钱 麝香二分 冰片二分 飞朱砂一两 薄荷二两 桔梗二两 赤芍二两 飞滑石二两 防风二两 柴胡二两 全蝎二两（去尾尖子，并洗净腹内） 陈胆星二两

【用法】上为细末，用砂器炼好川白蜜，揉末为锭，每锭重一钱五分，晒干听用。每服一锭或半锭，有外感，用生姜汤磨服；余证用白滚水磨服。

【主治】一切风痰气喘，咳嗽发热，着吓急惊；并肚腹膨胀疼痛，夹风夹食，大便不通。

【宜忌】慢惊并吐泻，则不可用。

加减逍遥散

【来源】《幼科直言》卷五。

【组成】白术（炒） 白茯苓 白芍（炒） 陈皮 甘草 柴胡 石斛

【用法】生姜一片，红枣二枚为引。

【主治】小儿虚喘，或出汗面青唇白，或兼泄泻。

葶苈桑白皮散

【来源】《麻科活人全书》卷三。

【组成】葶苈子（隔纸炒香，研） 汉防己 杏仁 贝母 萝卜子（姜汁炒，研） 家苏子（姜汁炒，研） 桑白皮（蜜炒） 枳壳 黄芩 白芥子（姜汁炒，研）

【用法】水煎服。

【主治】麻疹正收及收后，胸高气喘，因肺经热甚而胀起者。

【加减】胸高而喘者，加蜜炒麻黄。

助胃丸

【来源】《医方一盘珠》卷八引洪氏方。

【组成】白术（土炒） 白苓（去皮） 山药 砂仁（炒） 藿香 肉蔻（煨，盏去油） 甘草（蜜水炒） 陈皮各四钱 广木香 公丁香 上肉桂 附子各一钱（不见火）

【用法】上共为末，炼蜜为丸。煨姜、黑枣汤送下。

【主治】小儿吐泻后虚寒痰喘，两目无神。

后喘汤

【来源】《仙拈集》卷三。

【组成】天冬 甘草各七分 槟榔 桔梗 山栀各分半 大黄六分 黄芩三分 桑皮三分半 知母四分

【用法】水煎，温服，不拘时候。

【主治】疹后喘急。

轻粉顶

【来源】《串雅内编》卷三。

【组成】无雄鸡子一个 轻粉一分

【用法】用鸡子清入轻粉拌匀，银器盛，置汤瓶上

蒸熟。三岁儿食尽，当吐痰或泄而愈。

【主治】小儿涎喘。

【宜忌】壮实者乃可用。

夺命丹

【来源】《外科集腋》卷八。

【组成】真川连 麻黄（去节）各三钱 黄柏 黄芩各六钱 大黄五钱

【用法】上为末，用马兰根汁浸晒九次，取密竹一段，将药入内，火煅存性，研末。每服五分，石菖蒲、石斛、竹沥汤下。

【主治】小儿肺胀鼻瞔。

益肺汤

【来源】《治疹全书》卷下。

【组成】北沙参 煅牡蛎 归身 白芍 白术 茯苓 炙草 白及 淮山药 麦冬 玉竹

【主治】疹后虚喘声嘶。

【加减】痰多者，加川贝母、苏子、米仁、广皮；气虚极者，加蜜炙黄耆、大生地。

华盖散

【来源】《麻症集成》卷四。

【组成】杏仁 僵蚕 力子 防风 甘草 苏子 瓜蒌 川贝 连翘 荆芥 前胡 炙麻黄

【主治】肺受风痰，表实喘促标闭。

宁嗽汤

【来源】《麻疹集成》卷三。

【组成】葶苈 枯芩 米仁 石膏 甘草 桑皮 百合 花粉 栀子

【主治】麻疹后，肺胃实火喘促。

真良汤

【来源】《中国内科医鉴》。

【组成】茶实 南星 薄荷

【主治】小儿喘急。

小儿珍贝散

【来源】《部颁标准》。

【组成】牛黄 50g 珍珠 50g 川贝母 300g 天竺黄 200g 沉香 100g 胆南星 50g 煅硼砂 50g 冰片 10g

【用法】制成粉末，每瓶装 3g，密封。用温开水送服或用糖水调服。2 岁以下每次 0.15～0.3g，3 至 5 岁每次 0.3～0.6g，6 至 12 岁每次 0.6～0.9g，1 日 3 次。

【功用】清热、消炎、止咳、化痰。

【主治】小儿气管炎，支气管炎，哮喘性支气管炎。

【宜忌】大便溏薄者慎用。

小儿咳喘冲剂

【来源】《部颁标准》。

【组成】麻黄 30g 川贝母 30g 苦杏仁（炒）50g 黄芩 50g 天竺黄 50g 紫苏子（炒）60g 僵蚕（炒）60g 山楂（炒）60g 莱菔子（炒）60g 石膏 100g 鱼腥草 120g 细辛 5g 茶叶 5g 甘草 30g 桔梗 50g

【用法】制成冲剂，每袋装 6g（相当于原生药 12.36g），密封。温开水冲服，周岁以内每次 2～3g，1 岁至 5 岁每次 3～6g，6 岁以上每次 9～12g，1 日 3 次。

【功用】清热宣肺，化痰止咳，降逆平喘。

【主治】小儿发热，咳嗽气喘。

小儿肺热平胶囊

【来源】《部颁标准》。

【组成】牛黄 3.3g 地龙 55g 珍珠（制）3.3g 拳参 44g 牛胆粉 11g 甘草 11g 平贝母 66g 麝香 0.22g 射干 55g 朱砂 0.44g 黄连 44g 黄芩 88g 羚羊角 0.44g 寒水石 55g 冰片 0.44g 紫草 33g 柴胡 66g

【用法】制成胶囊。每粒装 0.25g，密封。口服，6 个月以内小儿每次 0.125g，7 至 12 个月每次服 0.25g，1 岁至 2 岁每次服 0.375g，2 岁至 3 岁每次服 0.5g，3 岁以上每次服 0.75～1.0g，1 日 3～4 次。

【功用】清热化痰，止咳平喘，镇惊开窍。

【主治】小儿肺热喘咳，吐痰黄稠，高热烦渴，神昏谵妄，抽搐，舌红苔黄腻者。

小儿咳喘灵冲剂

【来源】《部颁标准》。

【别名】小儿咳喘灵口服液。

【组成】麻黄 25g　金银花 250g　苦杏仁 125g　板蓝根 250g　石膏 375g　甘草 125g　瓜蒌 125g

【用法】制成颗粒剂，每袋装 10g，密封。开水冲服，2 岁以内每次 1g，3 至 4 岁每次 1.5g，5 至 7 岁每次 2g，1 日 3～4 次。

　　本方制成口服液，名"小儿咳喘灵口服液"。

【功用】宣肺、清热，止咳、祛痰、平喘。

【主治】上呼吸道感染，气管炎，肺炎，咳嗽等。

小儿清热止咳丸

【来源】《部颁标准》。

【组成】麻黄 90g　苦杏仁（炒）75g　石膏 180g　甘草 45g　紫苏子（炒）90g　葶苈子 90g　莱菔子（炒）45g　白前 75g　胆南星（制）75g　黄芩（酒炙）45g　大枣 150g

【用法】制成大蜜丸，每丸重 3g，密封。口服，1 岁以内每次 1 丸，2 岁至 5 岁每次服 1 丸半，1 日 2～3 次。

【功用】清热，化痰，定喘。

【主治】肺热咳嗽，痰多气喘。

天黄猴枣散

【来源】《部颁标准》。

【组成】天竺黄 25g　天麻（制）25g　猴枣 2.5g　珍珠 15g　胆南星 25g　僵蚕 15g　冰片 5.0g　薄荷脑 0.05g　牛黄 7.5g　珍珠层粉 14.95g　全蝎 15g

【用法】制成散剂，每瓶装 0.15g，密封。口服，1 至 4 岁每次 0.15g，4 岁以上每次 0.3g，1 日 1～2 次。

【功用】除痰定惊，祛风清热。

【主治】小儿痰多咳喘，发热不退，惊悸不眠等症。

瓜子锭

【来源】《部颁标准》。

【组成】蛇含石（煅）500g　天麻 50g　青礞石（煅）50g　牛黄 10g　朱砂 25g　僵蚕（炒）50g　麝香 20g　蝉蜕 37.5g

【用法】制成锭制，每锭重 0.3g，密闭，置阴凉干燥处。口服，每次 0.3～0.6g，1 日 2 次。

【功用】平肝，镇惊，化痰。

【主治】小儿痰喘，手足搐搦。

至圣保元丸

【来源】《部颁标准》。

【组成】胆南星（炙）105g　僵蚕（麸炒）30g　全蝎 120g　蜈蚣 15g　猪牙皂 75g　天麻 90g　天竺黄 60g　青礞石（煅）75g　钩藤 75g　羌活 105g　防风 105g　麻黄 75g　薄荷 75g　陈皮 60g　茯苓 60g　甘草 60g　琥珀粉 47.4g　牛黄 47.4g　冰片 5.93g　珍珠 47.4g　朱砂 47.4g

【用法】制成大蜜丸，每丸重 1g，密封。口服，每次 1 丸，1 日 2～3 次，周岁以内小儿酌减。

【功用】祛风化痰，解热镇惊。

【主治】小儿痰热内闭，外感风寒，身热面赤，咳嗽痰盛，气粗喘促以及风热急惊。

六、小儿哮喘

　　小儿哮喘，临床以发作性喉间哮鸣气促，呼气延长为特征，严重者不能平卧。哮指声响，喘指气息，临床上哮常兼喘。本病发作有明显的季节性，以冬季及气温多变季节发作为主，年龄以 1～6 岁多见。古代医籍对哮喘记载甚多，金元之前，多列入喘门，"哮喘"之名首见《丹溪心法·喘论》："哮喘必用薄滋味，专主于痰，宜大吐"。

本病与肺脾肾三脏有关，多责之于痰饮内伏，及感受外邪，接触异气而致肺气出入不利。治疗应分期而论。发作期当攻邪以治其标，分辨寒热虚实、寒热夹杂分别随证施治。缓解期治以扶正，调其脏腑功能为基本。本病包括了西医学所称喘息性支气管炎、支气管哮喘。

射干汤

【来源】《备急千金要方》卷五。

【组成】射干一两 半夏五枚 桂心五寸 麻黄 紫菀 甘草 生姜各一两 大枣二十枚

【用法】上锉，以水七升，煮取一升五合，去滓，纳蜜五合，煎一沸，分温服二合，每日三次。

【主治】小儿咳逆，喘息如水鸡声。

【方论】《千金方衍义》：此于《金匮要略》射干麻黄汤中除去细辛、款冬、五味，易入桂心、甘草、蜂蜜。虽主治与《金匮要略》无异，而桂心和荣，较细辛搜肺之力稍缓；甘草和胃，较五味收津之味稍平；蜂蜜润燥，较款冬散结之性稍和。

贝母丸

【来源】《幼幼新书》卷十六引《玉诀》。

【组成】贝母 天南星（姜制） 人参 茯苓 甘草（炙） 白附子各等分 皂角子七个（炮）

【用法】上为末，炼蜜为丸。每服五七丸，薄荷汤吞。

【主治】

　　1.《幼幼新书》引《玉诀》：咳嗽作呀呷声。

　　2.《证治准绳·幼科》：齁䶎。

犀角丸

【来源】《幼幼新书》卷十七引《灵苑方》。

【组成】犀角一钱（醋末） 白术 桔梗 陈橘皮各一钱 金银箔各三片（以水银一钱，结成砂子） 巴豆三粒（去皮，枣裹烧令香熟，只取巴豆细研）

【用法】上为末，研令匀，炼蜜为丸，如小豆大。每服一二丸，薄荷水送下。

【主治】小儿痰实结滞，时发寒热，胸中涎壅及哮呷喘急，烦躁不得睡眠。

麻黄汤

【来源】《圣济总录》卷一七六。

【组成】麻黄（去根节，煎，去沫，焙） 射干 紫菀（去苗土） 甘草（炙，锉）各一两 桂（去粗皮）半两 半夏五枚（生姜汤洗十遍，炒）

【用法】上为粗末。五六岁儿每服一钱匕，以水一盏，加大枣一枚，生姜少许，煎至五分，去滓，纳蜜半钱匕，更煎一二沸，食后温服，每日三次。

【主治】

　　1.《圣济总录》：小儿咳逆喘息，如水鸡声。

　　2.《普济方》：小儿咳嗽，心胸痰壅，攻咽喉作呀呷声。

软肺丸

【来源】《幼幼新书》卷十六引《吉氏家传》。

【组成】衡砒一钱 豆豉半两（蒸去皮）

【用法】上为细末，蒸饼为丸，如粟米大。每服二三丸，嚼鱼鲊吞下。

【主治】年久齁䶎。

内金丸

【来源】《幼幼新书》卷十六引《惠眼观证》。

【组成】鸡内金 雌黄（细研，水飞过，去水，露三日方使） 半夏（生） 延胡索各等分

【用法】上为末，枣肉为丸，如小豆大。周岁三丸至四丸，灯心汤送下。

【主治】小儿齁䶎咳嗽。

甘瓜散

【来源】《幼幼新书》卷十六引《惠眼观证》。

【组成】瓜蒂 甘草（炙）各二钱

【用法】上为末。每服一大钱，五更初用茶清调下。小儿半字。

【主治】小儿齁䶎。

坏涎丸

【来源】《幼幼新书》卷十七引郑愈方。

【组成】半夏二钱（研，以生姜自然汁搜作饼子，用慢火炙黄干）　粉霜　铅白霜　巴豆霜　雄黄　蝎梢各半钱

【用法】上各为末，面糊为丸，如黍米大。每用五丸，灯心汤化破。如涎未下，再投灯心汤即吐。如取涎，连三服即泻，次补。

【主治】小儿咽喉涎鸣如锯，兼伤寒身热面赤。

小镇心丸

【来源】《幼幼新书》卷十九引《相滆方》。

【别名】镇心丸（《普济方》卷三七四）。

【组成】辰砂　半夏（姜制三日，焙）　杏仁（出五分油）各半两　巴豆霜五分

【用法】上为末，陈米粥为丸，如芥子大。每服三五丸，生姜、薄荷汤送下。

【功用】下涎。

【主治】涎潮喘急，壮热，膈上涎鸣。

麻黄柴胡升麻汤

【来源】《兰室秘藏》卷下。

【别名】麻黄升麻汤（《东垣试效方》卷四）、麻黄定喘汤（《医学纲目》卷二十七）。

【组成】麻黄　草豆蔻仁　益智仁各一钱五分　吴茱萸　厚朴各二分　当归梢　甘草　柴胡　生黄芩各一分　升麻　神曲　苏木各半分　全蝎二个　红花少许

【用法】上锉，如麻豆大，分作二服，以水一大盏，煎至七分，食远服。微有汗则效。

【主治】小儿寒郁而喘，喉鸣，腹中鸣，腹满，鼻流清涕，脉沉急而数。

【宜忌】忌风寒。

油滚丸

【来源】《小儿卫生总微论方》卷十四。

【组成】五灵脂（末）一钱　雷丸（末）一钱　巴豆三十个（去皮膜，取霜）

【用法】上为细末，滴水为丸，如芥子大。每服三五丸，临卧油滚井水送下。

【主治】
1.《小儿卫生总微论方》：痰盛咳嗽，及乳嗽。
2.《证治准绳·幼科》：小儿龟胸，及虫积。

泽泻散

【来源】《宣明论方》卷十四。

【组成】泽泻一分　蝉衣（全者）二十一个　黄明胶手掌大一片（炙令焦）

【用法】上为细末。每服一钱，温米汤调下，一日二次，未愈再服。

【主治】小儿龟胸，膈上壅热涎潮。

鹅石散

【来源】《普济方》卷三八七引《全婴方》。

【组成】鹅管石一钱半　井水石三钱　朱砂半钱　（一方无朱砂）

【用法】上为末。每三岁服一字，杏仁汤调下。

【主治】小儿咳嗽，涎盛不通，喉中鸣响。

天南星丸

【来源】《活幼口议》卷十九。

【组成】天南星（炮）　半夏（汤洗七次）　白矾（枯）各一钱　雄黄（细研）一钱

【用法】上为末，煎熬皂角膏为丸，入少许面糊为丸，如麻子大。每服二三十丸，淡生姜汤送下。

【主治】小儿痰多，哮呷喘急咳嗽。

知母汤

【来源】《活幼心书》卷下。

【组成】知母　甘草各半两　贝母　羌活　滑石（别研）　大黄　小麦子各三钱　麻黄（去节存根，锉碎，汤泡滤过，焙干）　苦葶苈　诃子肉各一钱半　薄荷（去梗）二钱

【用法】上锉。每服二钱，水一盏，加生姜二片，煎七分，温服，不拘时候。

【主治】龟胸气喘，痰鸣，发热，咳嗽，恶风。

剪红丸

【来源】《永类钤方》卷二十。

【别名】神应丸（《普济方》卷三九二引《保婴方》）。

【组成】干漆一钱（炒令烟尽） 紫芫花一钱（醋拌炒） 巴豆七个（去皮膜心，不去油） 斑蝥七个（去头足翅，炒研时塞口鼻） 南木香 雷丸 三棱（生） 莪术（生） 百部（微炒）各半两 贝母 槟榔 大黄（生）各二两 使君子仁四十九个（半生半炒） 牵牛（半斤，取头末）三两半

【用法】上药前四味为末，醋糊为丸，如梧桐子大，用红纱包，红线缚定，用时剪下来。南木香以下诸药另为细末；用肥皂角十挺（捶碎），山茵陈一两，苦楝根皮二两，水四五碗，于砂锅中以慢火煎至一小碗，将前末搜为丸，如梧桐子大，小儿粟米大，晒干。每服前丸一丸，后丸二钱半，各随后证改汤使引下，五更初服。小儿齁鲐喘急，咳嗽，桑白皮汤送下；取寸白虫，煎石榴根汤送下；脚气，肿不可行，木瓜汤或蜜水送下；取蛔虫，沙糖水送下；小儿一切诸证，蜜水或沙糖水送下；酒痢、酒积，百药煎汤送下；妇人血脉不行，淡醋汤、红花汤送下；妇人血蛊病，葱白汤送下；肠风下血，煎山栀子汤送下；大小便不通，淡醋汤送下；食积气块诸证，用温蜜水，温茶汤送下。

【功用】磨癖积，杀诸虫，进饮食。

【主治】小儿齁鲐喘急咳嗽，寸白虫、蛔虫，脚气肿不可行，酒痢，酒积，妇人血脉不行，血蛊病，肠风下血，大小便不通，食积气块。

【宜忌】孕妇莫服，忌荤腥、生硬、油腻物。

紫金泥

【来源】《丹溪心法》卷五。

【组成】黑椒四十九粒（浸透，去皮，研如泥） 人言一钱 鹅管石一钱

【用法】上为末，丸如黍米大，朱砂为衣。每服一丸或二丸，空心冷茶清送下。服药病止后，更服白附丸三五帖。

【主治】小儿哮喘不止。

【宜忌】当日忌生冷、荤腥、热物。

半夏散

【来源】《医方类聚》卷二四五引《医林方》。

【组成】苍耳子 半夏各等分

【用法】上打破，炒黄色，为细末。每服一钱，猪腐子一个，灯焰上烧热，与药在上，又烧三四次，临卧口嚼之。

【主治】小儿嗄病，咽喉中有声者。

乌鸡子膏

【来源】《普济方》卷三八七。

【组成】乌鸡子一个 轻粉半钱

【用法】将鸡子开一孔，入粉在内搅匀，纸糊孔子。饭上蒸熟，每日吃一个。

【主治】小儿齁喘。

立胜散

【来源】《普济方》卷三八七。

【组成】胆矾一钱 轻粉少许

【用法】上为细末。用浆水半盏，小油一二点，打散灌之。

【主治】小儿咽喉作呀呷声不止。

半夏丸

【来源】《普济方》卷三八七。

【组成】半夏二十一粒 蓖麻子二十一粒 巴豆（去油）五两 杏仁七枚 牛旁子一钱 鸡内金七个 皂角子七粒

【用法】上为丸。生姜汤送下。

【主治】小儿齁鲐。

雄黄散

【来源】《普济方》卷三八七。

【组成】雄黄一钱 甘遂一钱半 芒硝二钱 轻粉少许（另研）

【用法】上为末。每服一钱，用浆水一小盏，油一

点，调下。以吐、嗽、泻为度。

【主治】小儿胸喉齁龄，喘不止。

雄黄丸

【来源】《袖珍小儿方》卷四。

【组成】雄黄五钱　信石三钱（白者）　半夏一两　白矾三钱　巴豆一钱（去心膜油）

【用法】先将白矾同信末二件拌匀，焙干，再研再炒，入前药末内和匀，糊为丸，如粟米大，辰砂为衣。每服五七丸，卧时用桑白皮汤吞下；或茶清亦可。

【主治】小儿诸般喘嗽，盐醋等齁哮吼。

巴豆丸

【来源】方出《摄生众妙方》卷十，名见《仙拈集》卷三。

【组成】巴豆一粒（去壳）

【用法】捣烂作一丸。以棉花包裹，塞鼻，男左女右。痰即坠下。

【主治】小儿喉中痰壅喘甚。

启云抱龙丸

【来源】《幼科金针》卷上。

【组成】胆星一两　防风一两　花粉一两　薄荷一两　僵蚕五钱　白附子五钱　雄黄三钱　辰砂二钱

【用法】炼蜜为丸，露水竹沥磨服。

【功用】降火清金，消痰驱风。

【主治】小儿天哮症。嗽起连连，呕吐涎沫，涕泪交流，眼胞浮肿，吐乳鼻衄，呕血睛红。

款冬花丸

【来源】《幼科金针》卷上。

【组成】款冬花　茯苓　杏仁　贝母　五味　桑白皮　乌梅肉　紫菀　百合　百部　阿胶各等分

【用法】上为末，炼蜜为丸，如芡实大。竹沥磨化服。

【主治】小儿天哮。因时行传染，嗽起连连不已，呕吐涎沫，涕泪交流，眼胞浮肿，吐乳鼻衄，呕

血睛红。

贝母膏

【来源】《冯氏锦囊·杂证》卷十二。

【组成】黑玄参（焙）　山栀（炒）　天花粉（焙）　川贝母（焙）　枳壳（焙）　橘红　百部（炒）　黄芩（焙）　杏仁（去皮尖，炒）各一两　桔梗（焙）　粉甘草（焙）各五钱　薄荷（焙）七钱（净叶）

【用法】炼蜜为丸，如弹子大。灯心汤或淡竹叶汤化下。

【主治】小儿风热天哮。

润肺化痰膏

【来源】《冯氏锦囊·杂症》卷十二。

【组成】大白梨汁一斤　白茯苓四两（乳制，晒干，研极细末）　麦冬四两（熬汁）　川蜜一斤　川贝母二两（去心，研末）　核桃肉四两（去皮净，捣烂）

【用法】先将梨汁熬熟，次将蜜炼熟，入前药在内，再熬成膏。如痰有血，入童便四两在内，每早空心白汤调半茶钟服。

【主治】小儿哮喘。

利肺汤

【来源】《幼科直言》卷五。

【组成】苏子（炒）　桔梗　薄荷　前胡　独活　杏仁（炒）　枳壳　陈皮

【用法】加生姜一片为引。

【主治】发热齁喘，痰壅初起。

三奇顶

【来源】《串雅内编》卷三。

【组成】经霜天烛子　腊梅花各三钱　水蜒蚰一条（俱预收）

【用法】水煎服。

【主治】小儿天哮。

海浮石滑石散

【来源】《医学从众录》卷二。

【组成】海浮石 飞滑石 杏仁各四钱 薄荷二钱

【用法】上为极细末。每服二钱,用百部煎汤调下。

【主治】小儿天哮,一切风湿燥热,咳嗽痰喘。亦治大人。

固本定喘汤

【来源】《儿科证治简要》。

【组成】白果仁三钱 细辛八分 龟版胶二钱 五味子一钱半 干姜一钱

【功用】固本定喘。

【主治】小儿体质素弱或病后元气不足,肺气虚弱之哮喘。症见面容苍白或萎黄,精神不振,四肢倦怠,口唇淡白,咳声低微,呼吸短促,气不接续,动则喘剧,静则喘轻,脉象细弱,指纹淡,舌质淡红,苔薄白。

清热平喘汤

【来源】《儿科证治简要》。

【组成】生石膏三钱 杏仁二钱 麻黄八分 炙甘草一钱 松罗茶一钱半 大枣三枚

【用法】水煎服。

【功用】清热宣肺、化痰平喘。

【主治】热型哮喘。内有伏热、外感风邪,风热相搏,熏灼肺金,炼液成痰,痰阻气道,肺失宣降,面赤唇红,口干舌燥,渴喜冷饮,呼吸困难,气急鼻煽,呼吸迫促,声如蝉鸣,胸高腹陷,甚则喘不得卧,小便短赤或大便秘结。脉象数而有力,舌质红、苔白腻或黄燥,指纹暴紫。

温肺定喘汤

【来源】《儿科证治简要》。

【组成】干姜 细辛 薄荷各2.4克 杏仁6克 苏叶 五味子各3克 麻黄1.5克

【功用】温肺定喘。

【主治】小儿寒性哮喘,形寒畏冷,面色苍白,四肢不温,咳嗽喘急,呼吸困难,口不渴,唇淡白,舌质淡,苔薄白,指纹青,脉象紧或滑。

麻甘豆腐汤

【来源】《千家妙方》卷下。

【组成】生麻黄2克 生甘草2克(打碎) 法半夏6克(打碎) 杏仁6克(打碎) 豆腐一小块

【用法】将豆腐放在碗内,加水至豆腐平面为止,不要超过豆腐平面,然后将麻黄插入豆腐内,余药放在豆腐面上;再将碗隔水蒸半小时,取出,将药去掉,将碗内水取出,一日三次分服(豆腐亦可和入少量酱油调味,拌调后食用)。

【功用】清热化痰,止咳平喘。

【主治】痰热阻肺,肺失宣降,小儿哮喘。

【验案】袁某,女,8岁。患儿在3岁时出现气急,喉间痰鸣,至县人民医院检查,诊断为支气管哮喘。给西药治疗,症状可控制,但不久又复发,经久不愈。邀余诊治,当即给麻甘豆腐汤2剂,喘平咳止,再予2剂,诸症悉除,随访已多年未复发。

河车丸

【来源】《河南中医》(1981,2:38)。

【组成】紫河车一个 蛤蚧一对 黄耆40克 白术30克 川贝20克 甘草10克

【用法】上为细末,炼蜜为丸,每丸重3克。每天早晚各服一丸。六岁以下减半。

【主治】虚寒型小儿慢性支气管哮喘。体质较差,正气虚弱,易感风寒。

【宜忌】避风寒。忌食腥荤、油腻食物。

【加减】本方补药偏多,若有发热的表症,可先解除表症;若肺有实热,可配合桑皮、黄芩、石膏适量,水煎冲药丸服;若食欲欠佳,可配以麦芽、山楂、神曲,水煎服,或药量减半服。

益气固本汤

【来源】《安徽中医学院学报》(1992,2:21)。

【组成】黄芪15g 白术 陈皮 鸡内金各8g 党参 苏子 紫菀 胡桃肉各10g

【用法】每日 1 剂，水煎 2 次混合，2 岁以内 100～150ml；3～6 岁 150～200ml；学龄儿童 200～250ml，分 3 次温服。3 个月为 1 疗程。

【主治】小儿哮喘缓解期。

【加减】若肺脾气虚型见多汗者，加麻黄根 6g，煅龙骨、煅牡蛎各 15g；见痰涎壅盛者，加半夏 8g，鹅管石 15g；若气阴两虚型见多汗者，加五味子 3g，浮小麦 50g；口渴者，加麦冬 10g，党参易北沙参、白术易山药。

【验案】小儿哮喘缓解期 《安徽中医学院学报》（1992，2：21）：治疗小儿哮喘缓解期 103 例中，男 56 例，女 47 例；年龄最小者 2 岁，最大者 10 岁；病程最短者 1 年，最长者 8 年。中医辨证属脾肺气虚者 92 例，属气阴两虚者 11 例。结果：显效（治疗后 2 年未发者，或感冒而哮喘未发者）率占 22%，有效（治疗后 2 年内，发作次数明显减少，症状较治疗前明显减轻者）率占 76%，无效（治疗后发病次数及症状均无改善者）率占 2%，总有效率为 98%。

苍耳银梅汤

【来源】《首批国家级名老中医效验秘方精选·续集》。

【组成】苍耳子 10 克　辛荑 10 克　金银花 10 克　乌梅 10 克　玄参 10 克　板蓝根 10 克　牛蒡子 10 克　桔梗 5 克　五味子 10 克　葱根 3 个　绿茶 1 撮

【用法】每日 1 剂，水煎 2 次，早晚 2 次分服。

【功用】疏风宣窍，敛肺定喘。

【主治】小儿支气管哮喘发作期。

【验案】曾某，男，9 岁。1989 年 10 月 29 日初诊。主诉：素患哮喘 6 年。频繁发作，痰多胸憋，哮鸣气促，呼吸延长，易罹感冒。诊见咳逆倚息，痰涎上涌，哮鸣音清晰可闻，声如拽锯，头重，面色苍白，纳差，鼻腔糜烂时流浊涕，舌淡苔白，脉细弱。证属风痰浊邪内蕴，肃降失常耗散肺气所致，治宜疏风宣窍，敛肺定喘。自拟"苍耳银梅汤"主之，5 剂。并拟参苓白术佐玉屏风散，使中气渐复增强卫外功能，标本同治杜绝生痰之源。调理 2 月余，纳食大增，形壮体丰，虽遇外感哮喘并未引发，随访完全平定。

益肺运脾汤

【来源】《首批国家级名老中医效验秘方精选·续集》。

【组成】黄芪 40 克　白术 10 克　防风 10 克　橘红 10 克　杏仁 10 克　海浮石 12 克　山楂 12 克　甘草 5 克

【用法】每日 1 剂，水煎 2 次，取汁 200 毫升，分 2 次或多次服，1 日服完。

【功用】扶正固表，健脾益气。

【主治】小儿哮喘缓解期，症见面色少华，食欲不振，喉中痰鸣，自汗乏力，动则尤甚，舌淡苔薄，脉濡细或指纹淡。

【加减】如见毛发憔悴，发育迟缓，黄芪用量适当减少，加入熟地、仙灵脾以补肾强精。

【验案】王某某，男，6 岁半，1991 年 2 月 24 日初诊。患哮喘 2 年，每月必作，今晨起喷嚏，喉痒，病人及家长均诉说这是哮喘发作的先兆。惊恐万分，慕名求医。平素食欲不振，神疲乏力，面色苍白，毛发憔悴，汗出恶风，夜寐易惊，舌淡苔薄，脉濡细，双肺散在哮鸣音。证属肺脾虚弱，欲作哮喘。治当益肺运脾，佐以化痰法。方拟益肺运脾汤，服药 2 剂后自觉症状减轻，连进 6 剂后哮鸣音消失，诸症告愈，随访半年未见复发。

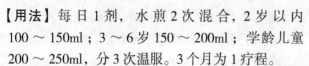

七、小儿气喘

小儿气喘，临床以呼吸困难，气息迫促为主要症状。多因外感风寒风热之邪，或邪热炽盛，痰饮停肺，肺肾气虚所致。除心、肺疾病常见气喘外，咽喉或胸廓的病变、温热类疾病、腹内肿瘤或积水等挤压、虚劳类、脱病类疾病等亦可见气喘。

化涎饼子

【来源】《圣济总录》卷一六八。

【组成】铁粉（研） 人参 白术各一分 蓬砂 马牙消 粉霜 牛黄 麝香各一钱（研） 丹砂二钱（研）

【用法】上为细末，炼蜜为丸，如皂子大，捻作饼子，别以丹砂为衣。二岁儿服半饼子，薄荷汤化下。

【主治】小儿风热涎盛，发喘咳嗽。

竹茹丹

【来源】《普济方》卷三八七引《医方妙选》。

【组成】竹茹 枇杷叶 人参 半夏（汤浸七次） 紫菀 天南星（炮）各半两

【用法】上为细末，生姜汁和，如黍米大。每服十粒，生姜汤送下。

【功用】通肺。

【主治】小儿喘。

玉箸散

【来源】《儒门事亲》卷十五。

【别名】玉柱散（《医方类聚》卷二四五引《医林方》）。

【组成】甘草一寸（煎水） 甘遂末一字

【用法】上同油、蜜、生姜，银钗儿搅，调下后，用冷水半盏，调夺命散。

【主治】小儿马脾风。

如意膏

【来源】《活幼心书》卷下。

【组成】半夏（炮裂） 南星（炮裂）各一两半

【用法】上为末，以生姜汁和匀，捻作小饼如钱样，用慢火炙干；再为末，复取姜汁如前，经二次炙干，仍焙为末，炼蜜为丸，如芡实大。每服一丸至二丸，用姜蜜汤化服，不拘时候；有热者，以薄荷汤化服。

本方方名，据剂型当作"如意丸"。

【主治】

1.《活幼心书》：小儿痰喘气促，咳嗽连声不已，冷热二证皆可用。

2.《幼科折衷》：小儿龟胸，风痰停饮，积聚心胸，唇红面赤，咳嗽喘促，致胸高如覆掌。

瑞金丸

【来源】《万氏家抄方》卷五。

【组成】胆星五钱 半夏（法制）一钱 广陈皮（去白）一钱五分 旋覆花一钱五分 杏仁（去皮尖，炒）一钱五分 紫苏子（微焙）一钱 甘草梢八分 贝母（去心）一钱五分 牛黄七分 人参一钱 桔梗一钱

【用法】上各为净末，合一处，皂角煎汁浸蒸饼，入姜汁五匙，丸如黍米大。一岁儿一分，三岁三分，淡姜汤空心送服。有真羚羊角入一钱，更妙。

【主治】小儿风痰喘急，并喘嗽惊悸。

千金散

【来源】《万病回春》卷七。

【别名】牛黄千金散（《北京市中药成方选集》）。

【组成】全蝎（炙） 僵蚕各三分 朱砂四分 牛黄六厘 冰片 黄连 天麻各四分 胆星 甘草各二分

【用法】上为末。每用五七厘，薄荷、灯心、金银煎汤调下，不拘时候。

【主治】小儿一切痰喘，急慢惊风，虽至死，但能开口灌下，无不活者。

复元散

【来源】《麻科活人全书》卷一。

【组成】贝母 百合 阿胶（炒） 枇杷叶（蜜炙，去毛） 桔梗 罂粟壳（炒）各一钱

【用法】上为末。每服一钱，用桑白皮煎汤送下。

【主治】麻后喘急，鼻孔干黑如煤。

千金散

【来源】《仙拈集》卷三。

【组成】牛黄 冰片 琥珀各五厘 甘草一分 全蝎 僵蚕 黄连各半分 朱砂 天麻 胆星各二分

【用法】上为极细末，贮瓷瓶，黄蜡封口。用薄荷、金银物煎汤，调五七厘，不拘时候温服。但能灌下，虽将死亦活。

【主治】小儿一切痰喘，脐风撮口，急慢惊风。

牛黄夺命散

【来源】《医钞类编》卷六。

【组成】黑牵牛 酒大黄 枳壳

【用法】上为末。白汤调下，临服加蜜数匙，以气平为度。

【主治】小儿暴喘，俗名马脾风，此心火凌肺，故热痰壅盛。

礞石利痰丸

【来源】《治疹全书》卷下。

【用法】上为末，姜汁、绿豆粉糊为丸，如梧桐子大。小儿每服三四丸，中儿七八丸，大儿十余丸，桑白皮汤送下。

【主治】马脾风。疹后余毒不散，挟痰挟火，留于心包络，传于肺位，卒然昏倒，不省人事，口目歪牵，手足搐搦，痰涎壅盛，鼻鼾如雷，与五痫相似，发过即省，数日复发，竟有发而不省，汗出遗溺而死者。

八、百日咳

百日咳，又称"顿咳"、"顿呛"，因其咳声连连，阵发性发作，咳时颈项伸引，状如鹭鸶，亦称"鹭鸶咳"；因其具有传染性，故又称为"疫咳"、"天哮呛"。临床以阵发性痉挛性咳嗽和痉咳末伴有较长的鸡鸣样吸气性吼声为特征。早在《内经》中，就有类似百日咳症状的记载，《素问·咳论》云："胃咳之状，咳而呕。"又云："久咳不已，三焦受之，此皆聚于胃，关于肺，使人多涕唾而面目浮肿气逆也。"宋代钱乙《小儿药证直决》："有肺虚者，咳而喉气，时时长出气，喉中有声，此久病也"。

本病成因为外感百日咳时邪。百日咳时邪侵入肺系，痰火交结气道，导致肺失肃降，肺气上逆为其主要病因病机。百日咳病变脏腑以肺为主，重者可内陷心肝。

本病治疗重在涤痰清火，泻肺降逆。一般分期论治，初咳期以温散祛寒宣肺、或疏风清热宣肺为主；痉咳期以涤痰降气、泻肺清热为主；恢复期以养阴润肺、益气健脾为主；变证者，痰热闭肺治以清热解毒、宣肺化痰；痰热内陷心肝则宜清热化痰、开窍熄风。本病主证虽呛咳不已，但不可妄用止涩之药，以防留邪为患。痉咳期痰火证居多，不可早用滋阴润肺之品，以防痰火不清，病程迁延难愈。

白丸子散

【来源】《世医得效方》卷五。

【组成】青州白丸子（生料）加木香 丁香 橘红 天麻 全蝎（去毒足） 僵蚕（炒去嘴足）各少许

【主治】肝木克脾土，风痰壅盛，咳嗽，直至嗽顿，饮食痰物俱吐尽，方少定。

十补脾散

【来源】《普济方》卷一八二。

【组成】半夏二两 干姜 白术 陈皮 青皮 当归 香附子各一两 人参 甘草 木香各半两

【用法】上为末。每服五钱，水一盏半，加生姜五片，大枣一个，煎至一盏，去滓温服，不拘时候。

【功用】下气消痰，调血理气。

白附饮

【来源】《观聚方要补》卷十引《儿科方要》。

【组成】白附子　枳实　防风　全蝎　胆星　天麻　半夏各一钱　僵蚕　官桂　丁香　木香　甘草各四分

【用法】加生姜，水煎服。

【主治】顿嗽。小儿咳即呛顿，连声不已，嗽则脸红，吐即嗽止，嗽久不已，眼肿而目中白珠起有红丝者。

【加减】若痰中有血，去官桂、丁香、木香。

保肺健脾汤

【来源】《幼科直言》卷五。

【组成】苡仁　白术（炒）　山药　陈皮　白茯苓　白芍（炒）　当归　桑皮

【用法】水煎服。兼服健脾肥儿丸。

【主治】小儿顿咳日久，面色青白，身体瘦弱，或为药饵伤败元气者。

止嗽丸

【来源】方出《幼幼集成》卷三，名见《卫生鸿宝》卷三。

【组成】川贝母五钱（淡姜汤润湿，饭上蒸过）　甘草（半生半炒）二钱五分

【用法】上为细末，砂糖为丸，如龙眼核大。每服一丸，米饮化服。

【主治】小儿百晬咳，痰壅喘咳。

二仙丹

【来源】《文堂集验方》卷一。

【组成】姜半夏一两　贝母一两（初时用象贝，久嗽用川贝）

【用法】上为末，姜汁为丸。每服一二钱。小儿减半，频服即效。

【主治】顿嗽，咳嗽接连四五十声者。

加味茯苓饮

【来源】《眼科锦囊》卷四。

【组成】茯苓　人参　苍术　橘皮　生姜枳实

【用法】水煎，兼服滚痰丸。

【主治】胃中有留饮，而自吐宿水，小便不利；及由咳嗽而白膜发血斑，以及小儿百日咳。

苇茎汤

【来源】《镐京直指医方》。

【组成】桃仁二钱　苇苈三钱　参三七一钱　茜草根三钱　杏仁二钱　川贝一钱五分　广郁金二钱　鲜水芦根一两（先煎汤代水）

【主治】小儿联珠咳嗽，呛则频频不息，呕吐白痰，或鼻衄痰红。

鸬鹚涎丸

【来源】《中国医学大辞典》。

【组成】光杏仁　栀子（炒黑）　石膏　蛤粉　天花粉各二两　牛蒡子三两　生甘草四钱　麻黄八钱　青黛　射干各一两　细辛五钱

【用法】共为细末，鸬鹚涎三两加蜜为丸，如弹子大。每服一丸，灯心、竹叶煎汤化下。

【功用】《中药成方配本》：理肺止咳。

【主治】
1.《中国医学大辞典》：小儿鸬鹚瘟。
2.《中药成方配本》：百日咳（即小儿顿嗽）。

百日咳新药

【来源】《全国中药成药处方集》（沈阳方）。

【组成】象牙末二分　牛黄五厘　黄连一钱　熊胆一分　梅片五分　人参五分　珍珠一分　朱砂一钱　象皮一钱　麝香五厘

【用法】上为极细末，收贮瓷瓶。每服一厘至一分，量病轻重酌用，白开水送下，一日三次。

【功用】清肺化痰，杀菌止嗽。

【主治】百日咳。初起鼻腔瘙痒，灼热喷嚏，脸肿充血，喉痒咳嗽，甚则连咳不休，呈痉挛性反复不已之短嗽，无吸气之暇，持续二三十秒，作笛

样之吸气，夜间最甚，吐出玻璃样之粘液，甚则呛血，数旬不愈。

【宜忌】忌发物、五辛。

百日咳新药

【来源】《全国中药成药处方集》（抚顺方）。

【组成】制麻黄七钱　生山栀二钱　北细辛一钱五分　五爪红四钱　葶苈子三钱　炒杏仁四钱　北五味二钱　制桑皮三钱　清夏四钱　生石膏七钱　制紫菀三钱　生黄芩二钱　生甘草三钱　制覆花四钱

【用法】上为细末。未满周岁小儿每次服半分；满周岁服一分；两岁至三岁服一分五厘；四岁至六岁服二分；七至八岁服三分；九至十岁服四分；十至十五岁服五分。白水送下，一日三次。

【功用】利气化痰，降气行痰，泻肺火，散肺风，消痰解痉。

【主治】百日咳。唾如胶漆，噫气不除，每咳作呕，甚则咳血，两目浮肿。

清金散

【来源】《全国中药成药处方集》（抚顺方）。

【组成】芦根二两　川贝母一两　山栀子二两　板蓝根　朱砂　琥珀　犀角各四钱　冰片一钱

【用法】上为细末。周岁小儿每服一分，开白水送下。

【功用】清肺，解热，止嗽。

【主治】小儿感冒咳嗽，肺炎咳嗽，麻疹咳嗽，伤风流涕，百日咳，扁桃腺炎。

猴枣鹭涎散

【来源】《全国中药成药处方集》（沈阳方）。

【组成】猴枣五分　鹭鸶涎二钱　冬瓜仁　前胡　海浮石　瓜蒌仁　白前　牛蒡子　麻黄　桔梗　葶苈子各三钱　荆芥二钱　黄芩四钱　杏仁（炒）　生石膏　川贝各三钱

【用法】上为细末，瓷瓶贮藏。三岁以下小儿每服一分，五岁以下小儿每服二分，七岁以下小儿每服三分，白开水送下。

【功用】祛痰，利气，镇咳。

【主治】百日咳。

二冬膏

【来源】《千家妙方》。

【组成】天冬、麦冬各60克　瓜蒌仁30克　橘红15克　蒸百部30克　天竺黄15克　竹茹15克

【用法】上药浓煎三次，去渣取汁，以白蜜90克，白糖（或冰糖）90克收膏。每服一匙，每日三四次，开水冲服。

【功用】清热化痰，润肺止咳。

【主治】百日咳。

【验案】百日咳　徐某，女，8岁。顿咳已月余，咳甚呕吐痰涎，口干渴，舌质红，脉数。此证寒邪恋肺，日久化热，津炼为痰，影响及胃，用上方一剂而痊愈。

百日咳饮

【来源】《中医杂志》（1958，11：778）。

【组成】百部　沙参　川贝　白前各3g

【用法】上药加水400ml，浓煎至200ml，1日分6次饮用。

【主治】百日咳。

【验案】百日咳　《中医杂志》（1958，11：778）：治疗百日咳67例，根据疗效标准（治愈：经治疗后10～15天内不咳或轻度咳嗽者，或治疗后2～17天内痉咳停止者；好转：咳嗽次数显著减少至2/3左右者，或痉咳程度大减者；未愈：咳嗽次数略减者或根本无效者）判定，结果：治愈54例，占80.6%；未愈13例，占19.4%。

梅花合剂

【来源】《中国医药学报》（1989，2：35）。

【组成】金银花　乌梅等量

【用法】通过色谱分析，金银花以伏牛山区产的花全者为佳，去茎叶及杂质；乌梅以浙江、福建产者为佳，去核，以纯净乌梅肉入药。剂型要求：上药晒干，粉碎，过筛，经一定工艺制成颗粒冲剂，每袋10g，含生药8g。1岁病儿每次3g，1日3～6

次，每大 1 岁每次加 1g。

【主治】百日咳。

【验案】百日咳 《中国医药学报》（1989，2：35）：治疗百日咳 300 例，男 163 例，女 137 例；年龄 5 岁以下 188 例，6～10 岁 107 例，11 岁以上 5 例。结果：痊愈者占 89%，有效率为 98%。治疗时间最长 9 天，最短 4 天。

百日咳散

【来源】《四川中医》（1989，9：14）。

【组成】沙参 桔红各 5g 炙冬花 炙杷叶 川贝 半夏各 3g 百部 6g 白冰糖适量

【用法】水煎，每次服 5～10ml，每日 2 次。

【主治】百日咳。

【验案】百日咳 《四川中医》（1989，9：14）：治疗百日咳 30 例，男 10 例，女 20 例；年龄最小 1 岁，最大 9 岁；病程最长 1 月，最短 5 天。结果：治愈（症状消失，无复发）占 83.3%；显效（症状减轻或部分症状消失）占 10%；复发占 6.7%。

五味定喘汤

【来源】《云南中医杂志》（1990，3：41）。

【组成】天竹子 6g 六轴子 1g 黄荆子 10g 车前子 10g 白苏子 6g

【用法】呕吐加姜竹茹 6g，痰中带血加仙鹤草 10g，鼻衄加鲜茅根 10g，黑荆芥 6g，便秘加生大黄 3g。水煎，每日 1 剂。共服药 5 天。

【主治】百日咳。

【验案】百日咳 《云南中医杂志》（1990，3：41）：所治百日咳 100 例，男性 48 例，女性 52 例；年龄 1～12 岁；病程 7～45 天；全部病例均有典型的阵发性痉挛咳嗽，伴血象偏高，胸透肺纹理增粗。治愈 60 例（阵发性痉咳停止，血象、胸透恢复正常）；好转 32 例（痉咳显减，血象仍偏高，还需治疗者）；无效 6 例（症状无改善）。

百子平咳汤

【来源】《中药通报》（1991，1：22）。

【组成】百部 5～10g 葶苈子 5～15g（包煎）白

芥子 3～5g 莱菔子 5～10g 青黛 3～5g（包煎）地龙 蝉蜕 桑白皮各 5～15g 僵蚕 枳实各 3～9g 天竺黄 2～5g 甘草 3g

【用法】咳甚呕吐加半夏、竹茹、杷叶；伴衄血、咯血、结膜下出血者加白茅根、白及、茜草；目胞浮肿加茯苓、车前子；久病低热加丹皮、地骨皮、麦冬。每日 1 剂，水煎 2 汁，浓缩至 60ml，分 3 次温服。

【主治】百日咳。

【验案】百日咳 《中药通报》（1991，1：22）：治疗百日咳 80 例，男 47 例，女 33 例；年龄最小 5 个月，最大 8 岁，其中 2～5 岁 59 例；病程最长 63 天，最短 7 天，平均 17.6 天。结果：痊愈（临床症状全部消失，白细胞计数分类恢复正常）75 例，占 93.75%；有效（咳嗽停止或明显减轻，白细胞计数分类仍未恢复正常）2 例，占 2.5%；无效（状无明显减轻，白细胞计数分类无明显减少）3 例，占 3.75%。

一胆二百三拗汤

【来源】《甘肃中医学院学报》（1993，1：27）。

【组成】胆南星 1～5g 百合 5～10g 百部 5～10g 麻黄 3～5g 杏仁 3～5g 甘草 3～5g

【用法】上药水煎 2 次共 200ml，每日服 4 次。若咳呕甚加姜半夏 3～5g；内热重加黄芩 3～5g；发热加连翘 10g，芦根 10g；久咳伤阴加石斛 10g。

【主治】百日咳。

【验案】百日咳 《甘肃中医学院学报》（1993，1：27）：所治百日咳 60 例，男 35 例，女 25 例。结果：显效（连续服药 10 天病愈）30 例，占 50%；较好（连续服药 15 天病愈）20 例，占 33%；较差（连续服药 15 天以上病愈）10 例，占 17%。

二陈止嗽汤

【来源】《湖南中医杂志》（1993，2：45）。

【组成】姜半夏 10g 茯苓 15g 陈皮 7g 甘草 3g 川贝母 10g 桑皮 12g 百部 10g 连翘 10g 白芍 20g 芦根 10g 枇杷叶（去皮、去毛）2 片 蜜麻绒 5g 茅根 10g

【用法】每日 1 剂，水 250ml，煎取 100～150ml，

分2~4次服。再煎，如前法，服法亦如前。

【主治】百日咳。

【验案】顿咳 《湖南中医杂志》(1993,2：45)：所治百日咳87例，男40例，女47例，年龄2~7岁。结果：痊愈（以临床特征消失）85例，好转（痉咳、呕吐次数减少）2例，总有效率为100%。

羊胆丸

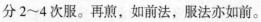

【来源】《中国药典》。

【组成】羊胆干膏53克 百部150克 白及200克 浙贝母100克 甘草60克

【用法】以上五味，甘草、白及各为细末，其余羊胆干膏等三味为细末，过筛，混匀。取部分羊胆干膏等粉末起模，剩余的粉末与白及粉末混匀，用水为丸，再用甘草粉末包衣，干燥。口服，1次3克，1日3次。

【功用】止咳化痰，止血。

【主治】咳嗽，痰中带血；百日咳。

百马汤

【来源】《首批国家级名老中医效验秘方精选》。

【组成】百部10克 马兜铃3克 炙甘草6克 大枣4枚

【用法】水煎服，每日一剂。

【功用】降气止咳，补益脾肺。

【方论】方中百部、马兜铃擅于降气止咳，对于痉咳连连之症颇有捷效。久咳必伤肺气，若专于攻邪则重伤其气，此病势缠绵之因也，故对体虚者，能否恰如其分地运用攻补兼施之法，是速愈本病之关键。本方用大枣、炙甘草即示扶正之意，惟马兜铃性寒而味甚苦，婴儿服之易吐，当以轻剂取效（3~4克），配用枣、草可调其味。体若虚寒者，更助以温补之品，则量虽小而可获事半功倍之效。临证时，据其证候特点，加味调治。

【加减】本方为治百日咳的基础方。若外感风邪、痰热束肺，证见发热、流涕、咳嗽阵作，夜间尤甚、痰黄、舌质略红、苔薄白、脉滑数，以百马汤选加麻黄、防风、前胡、桔梗、大青叶、连翘等；若痰浊互结、肺络受阻，症见痉咳连连，面赤发憋、涕泪俱出、痰黏难咳，咳甚呕吐黏痰或伴食物，可予百马汤选加苏子、葶苈子、鹅管石、沙参、地龙；偏热者再加毛冬青、蚤休；若肺阴不足，正虚邪恋，病久阴伤，余热留恋，症见低热不退，或五心烦热，咳嗽痰少，盗汗、口干、咽红，百马汤加青黛、海蛤粉、沙参、麦冬、五味子、花粉；若中运不健、肺脾两虚，素体虚弱，或病久正伤，症见面色萎黄，咳嗽无力，纳呆便溏，自汗盗汗，百马汤加党参、白术、陈皮、法夏、鹅管石、五味子。

【验案】邝某 男，3岁半，1979年11月26日初诊。咳嗽3个多月，加剧月余，呈阵发性咳嗽，每晚10余次，痰多，时现气促，曾用多种西药未效。舌淡苔薄白，脉细数，双肺音稍粗，未闻及啰音。血象：白细胞9.7×10^9/L，淋巴细胞65%。中性粒细胞29%，伊红6%。证属脾虚痰盛。肺络受阻。处方：麻黄4克，党参、沙参、鹅管石各15克，白术、百部、茯苓各10克，苏子、炙甘草、葶苈子各6克，马兜铃3克，大枣4枚，共服7剂，咳嗽大减，偶而晚间阵咳1~2次。以百合汤合六君子汤续进4剂，咳愈。

百日咳病方

【来源】《首批国家级名老中医效验秘方精选·续集》。

【组成】黄精9克 百部9克 射干6克 天冬9克 麦冬9克 枳实6克 紫菀6克 百合12克 甘草3克

【用法】每日1剂，水煎2次分服。

【功用】润肺解痉，化痰止咳。

【主治】百日咳。

【方论】方中黄精、射干、百部均对百日咳杆菌有抑菌作用，三味复方组合也可避免细菌产生耐药性，加强药物的协同抗菌作用。天冬、麦冬、黄精润肺养阴扶正，补阴而不助邪，并能制菌。百部镇咳，枳实兴奋已疲劳的支气管平滑肌，紫菀协助祛痰，痰既松动易出，咳就自然减轻，三药共同治标，化痰止咳。处方精选药物配合恰当，效果自然显著。

小儿百日咳散

【来源】《部颁标准》。

【组成】牛蒡子（炒）18g 川贝母 45g 旋覆花（蜜炙）18g 紫苏子（炒）18g 桑白皮（蜜炙）18g 枳壳（麸炒）18g 陈皮45g 山楂18g 葶苈子（微炒）27g 百部（蜜炙）18g 桔梗 18g 法半夏45g 青蒿18g 麻黄180g

【用法】制成散剂。口服。初生婴儿 1 次 1/10 包，半岁 1 次 1/2 包，2 岁 1 次 1 包，3～5 岁 1 次 2 包；1 日 2 次。

【功用】止咳，化痰，平喘。

【主治】小儿百日咳及各种咳嗽。

止咳桃花散

【来源】《部颁标准》。

【组成】川贝母 30g 麝香9g 冰片6g 薄荷9g 朱砂（水飞）6g 半夏（制）12g 石膏（煅）30g

【用法】制成散剂。口服，1 次 0.6g，1 日 3 次；3 岁以下小儿酌减。

【功用】清肺、化痰、止咳、通窍散热，镇惊。

【主治】百日咳及久咳不愈症，麻疹合并肺炎之镇咳剂。

百日咳片

【来源】《部颁标准》。

【组成】禽胆膏

【用法】制成片剂。口服，1 岁以下每次 1 片，1～3 岁每次 2 片，3～7 岁每次 3 片，1 日 3 次。

【功用】清热、祛痰、止咳。

【主治】小儿百日咳。

百咳宁片

【来源】《部颁标准》。

【组成】白果（去壳）120g 青黛60g 平贝母60g

【用法】制成片剂。口服，周岁以内每次 2 片；1～3 岁每次 3～4 片，1 日 3 次。

【功用】清热化痰，止咳定喘。

【主治】小儿百日咳。

百咳静糖浆

【来源】《部颁标准》。

【组成】陈皮 96g 麦冬48g 前胡 48g 苦杏仁（炒）48g 清半夏48g 黄芩 96g 百部（蜜炙）72g 黄柏 96g 桑白皮48g 甘草48g 麻黄（蜜炙）48g 葶苈子（炒）48g 紫苏子（炒）48g 天南星（炒）32g 桔梗48g 瓜蒌仁（炒）48g

【用法】制成糖浆。口服，1～2 岁每次 5ml；3～5 岁每次 10ml；成人每次 20～25ml，1 日 3 次。

【功用】清热化痰、平喘止咳。

【主治】百日咳，感冒及急慢性气管炎引起的咳嗽。

鸬鹚涎丸

【来源】《部颁标准》。

【组成】鸬鹚涎（拣去毛）180g 蛤壳（煅）120g 牛蒡子 180g 青黛 60g 苦杏仁 120g 天花粉 120g 栀子（炒）120g 麻黄 48g 射干60g 细辛 30g 石膏 120g 甘草 24g

【用法】制成丸剂。口服，每次 1 丸，1 日 2 次。

【功用】清肺，化痰，止咳。

【主治】小儿百日咳。

九、口吻疮

口吻疮，又名肥疮、燕口疮、口丫疮，临床可见口角生疮，色白糜烂，疼痛微肿，湿烂有汁，呈现白色，形如小鸟燕子之口。《诸病源候论》："此由脾胃有客热，热气熏发于口，两吻生疮，其疮白色，如燕子之吻，故名为燕口疮也。"《重楼玉钥续编·诸证补遗》亦有记载："燕口疮，口角生疮疼痛，微肿湿烂有汁，此脾胃有热上攻口唇与津液相搏所致。"

本病多因过食辛辣厚味，脾胃郁热蕴积，热邪循经上攻口唇，与津液相搏，唇部黏膜受灼，口角肌膜干燥而皲裂，加之讲话及饮食时唇部运动、皲裂则破损出血，口角涎液溢出，使此处皮肤变为苍白色，遂成燕口疮。或饮食无节，伤及于脾，脾虚运化及输布功能减弱，湿浊停聚不化，循经上犯，唇部肌膜肿胀，冷涎长流，浸淫口角，绵绵不已，久则化热，口角湿肿糜烂，肌膜色白，疮如燕口之吻。或秋冬季节，风冷劲急干燥，燥邪为敛肃之气，易伤肺金，以致皮肤口唇干燥而皲裂，再加经常用唾液舔唇，干燥与湿润交替，日久黏膜呈白色，则成燕口。

本病治疗据证之不同，分宜清脾泻热，或健脾祛湿，或清肺润燥。

黄连胡粉膏

【来源】《外台秘要》卷三十四引《集验方》。

【别名】黄连胡粉散。

【组成】黄连二两　胡粉十分　水银一两（同研令消散）

【用法】上三味，捣黄连为末，三物相和合，皮裹，熟挼之，自和合也。纵不成一家，且得水银细散入粉中也，以敷乳疮。诸湿痒黄烂肥疮，若著甲煎为膏。

【主治】妇人女子乳头生小浅热疮，搔之黄汁出，侵淫为长，百疗不愈者；小儿头疮月蚀，口边肥疮蜗疮。

芎芷丸

【来源】方出《备急千金要方》卷六，名见《普济方》卷三〇〇。

【组成】芎藭　白芷　橘皮　桂心　枣肉各一两半

【用法】上为末，炼蜜为丸。食后服十五丸；又含之。以愈为度。

【主治】口吻疮。

【方论】《千金方衍义》：方用芎、桂而兼白芷，专散风热；橘皮专泄气滞；枣肉专和胃气。本方必为多痰者设，可不详审立方之义欤？

芎辛丸

【来源】方出《备急千金要方》卷六，名见《普济方》卷三〇〇。

【组成】栀子　甘草各十八铢　细辛三十铢　桂心十二铢　芎藭一两

【用法】上为末，炼蜜为丸。食后服七丸，每日二次。愈止。

【主治】口吻疮。

【方论】《千金方衍义》：口疮而用桂心、芎藭，导虚火，和营血，崇本之治，难为俗陈。其细辛专散浮热，栀子专散泄虚阳，甘草调和寒热诸性也。

杏仁散

【来源】《太平圣惠方》卷三十六。

【组成】杏仁一分（汤浸，去皮尖双仁）　铅霜半分　麝香少许

【用法】上药先研杏仁令细，次入铅霜、麝香，研令匀。用少许敷疮上。

【主治】口吻生疮。

黄连散

【来源】《太平圣惠方》卷三十六。

【组成】黄连一分（去须）　干姜半分（炮裂）

【用法】上为末。每用少许敷疮上。不过三上愈。

【主治】口吻恶疮。

黄连散

【来源】《太平圣惠方》卷三十六。

【组成】黄连一两（去须）　乱发灰一两　故絮灰一两　干姜一两

【用法】上为散。每取敷于疮上。

【主治】唇吻生疮。

泻心散

【来源】方出《太平圣惠方》卷九十，名见《普济方》卷三六五。

【别名】金华散（《小儿卫生总微论方》卷十一）。

【组成】黄连一两（去须）

【用法】上为末。用蜜调，蒸一炊久，旋与儿吃。

【主治】

　　1.《太平圣惠方》：小儿燕口，及口内生疮。

　　2.《小儿卫生总微论方》：滞痢多时，羸瘦体弱不堪，疾势困重。

胡粉散

【来源】《太平圣惠方》卷九十。

【组成】胡粉一分（炒令黄） 黄连半两（末）

【用法】上药细研令匀。敷于疮上。

【主治】小儿燕口生疮。

腻香散

【来源】《普济方》二九九引《旅舍方》。

【组成】黄柏（蜜炙）一钱 腻粉 麝香各少许

【用法】上研匀。贴之，一日三次。

【主治】口舌唇吻等疮。

马齿苋汁涂方

【来源】《圣济总录》卷一一七。

【别名】马齿苋涂方（《普济方》卷二七四引《世医得效方》）。

【组成】马齿苋

【用法】上捣取汁。涂之。

【主治】口吻疮。

乌金散

【来源】《圣济总录》卷一一七。

【组成】蜣螂三个

【用法】烧灰，为细散。敷之。

【主治】口吻疮。

杨木汁涂方

【来源】《圣济总录》卷一一七。

【组成】杨木嫩枝

【用法】上药放铁上烧取汁涂之。一日三五次。

【功用】口吻疮。

乱发灰散

【来源】《圣济总录》卷一一七。

【组成】乱发灰 黄连（去须） 故絮灰各一两 干姜（炮）半两

【用法】上为散。再研匀。不拘多少，敷疮上，每日三五次，以愈为度。

【主治】

　　1.《圣济总录》：口吻生疮。

　　2.《普济方》：口吻生疮，及口旁恶疮。

葵根散

【来源】《圣济总录》卷一一七。

【组成】葵根一握（经年者，烧作灰）

【用法】上为散。外敷。

【主治】口吻疮。

楸木皮敷方

【来源】《圣济总录》卷一一七。

【组成】楸木白皮

【用法】取上药湿贴之，一日三五次。

【主治】口吻疮。

石胆散

【来源】《圣济总录》卷一八〇。

【组成】石胆（研）半两 龙脑（研）少许

【用法】上为末。以少许涂疮上，愈。

【主治】小儿燕口疮。

柏皮散

【来源】《圣济总录》卷一八〇。

【组成】黄柏皮

【用法】上为末。甑汗调和，涂敷疮上。

【主治】小儿燕口疮。

立效散

【来源】方出《医方类聚》卷七十六引《卫生十全方》，名见《类编朱氏集验方》卷九引黎居士方。

【别名】槟粉散（《普济方》卷三〇〇）。

【组成】槟榔（烧存性）

【用法】上为末，入少水银粉。敷之。

【主治】口吻边生疮，浸淫不愈。

发灰散

【来源】方出《小儿卫生总微论方》卷十八，名见《医部全录》卷四一五。

【组成】乱发（烧灰） 故絮灰 黄连（去须土） 干姜各等分

【用法】上为末。每用少许敷上。

【主治】小儿口傍疮，久不软。

血余散

【来源】《小儿卫生总微论方》卷十八。

【组成】乱发 猪脂

【用法】以乱发烧灰研细，和猪脂敷之。

【主治】燕口疮，生口吻两角。

菊花丸

【来源】《三因极一病证方论》卷十六。

【组成】甘菊花 枸杞子 肉苁蓉（酒浸，洗，切） 巴戟（去心）各等分

【用法】上为末，炼蜜为丸，如梧桐子大。每服三五十丸，米汤送下。

【主治】脾肺气虚，忧思过度，荣卫枯耗，唇裂，沈紧，或口吻生疮，容色枯瘁，男子失精，女子血衰。

桑脂散

【来源】《普济方》卷三〇〇。

【组成】桑条（嫩枝） 鹅脂

【用法】上将桑条于铁上烧灰，收贮待用。用时以鹅脂调敷患处。

【主治】口吻疮。

十、小儿鹅口疮

鹅口疮，又称"雪口"，以口腔满布白屑、状如鹅口、雪片为特征。《诸病源候论》："小儿初生口里白屑起，乃至舌上生疮，如鹅口里，世谓之鹅口。此由在胎时受谷气盛，心脾热气熏发于口故也。"《幼幼集成》也有"其疮白者，名白口疮，又名鹅口疮。"的记载。

本病多为胎热内蕴，口腔不洁，感染秽毒之邪，发为本病；或因疾病用药不当，正气受损，体内阴阳平衡失调，阴液暗耗，虚火内生，上熏口舌而成。鹅口疮的病变部位在心脾，病久可影响到肾。脾开窍于口，脾络布于舌下，口腔黏膜有赖于脾气煦养；心开窍于舌，心脉布于舌上。心脾积热，循经上炎，熏灼口舌，秽毒外侵，致使口腔舌上产生白屑。或婴儿先天禀赋不足，素体阴亏，或久病伤阴，肾阴不足，水不制火，虚火上浮，内熏口舌，亦可导致口腔舌上出现白屑，且绵延反复。鹅口疮轻证，除口腔舌上出现白屑外，并无其他症状。重证，白屑可蔓延至鼻腔、咽喉、食道，甚至白屑叠叠，壅塞气道，妨碍吮乳，啼哭不止。若见脸色苍白或发灰，呼吸急促，哭声不出者，为危重证候。凡病程短，口腔白屑堆积，周围红，烦躁多啼，便干尿黄，舌红者，多属心脾积热之实证。病程长，口腔白屑散在，周围不红，形瘦颧红，手足心热，舌光红少苔者，多属虚火上浮之虚证。实者治以清热泻火解毒，虚者治以滋阴潜阳降火。均当配合外治疗法。

槟榔散

【来源】《普济方》卷二九九引《肘后方》。

【组成】槟榔

【用法】上为散。每用半钱，涂舌及唇上。

【主治】口疮、白疮。

白矾散

【来源】《太平圣惠方》卷八十二。

【别名】朱矾散（《太平惠民和济局方》卷十吴直阁增诸家名方）、朱砂散（《中医皮肤病学简编》）。

【组成】白矾一分（烧灰） 朱砂末一分

【用法】上为极细末。敷儿舌上，一日三次。以乱发洗舌上垢，频令净，即愈。

【主治】小儿鹅口并噤。

牛黄散

【来源】《圣济总录》卷一六七。

【组成】牛黄一分（为末）

【用法】上药用竹沥调匀，沥在儿口中。

【主治】小儿鹅口，不能饮乳。

贝母散

【来源】《圣济总录》卷一八〇。

【组成】贝母（去心）二两

【用法】上为散。先煮面拨粥七个，将逐个拨粥搵儿口内疮了，便以药末半钱，水五分，蜜少许，煎三分，冷与服。仍以药掺贴，每日用三四次。即愈。

【主治】小儿白口疮，满口如浸饼起者。

保命散

【来源】《幼幼新书》卷五引《医方妙选》。

【别名】朱矾散（《片玉心书》卷五）。

【组成】朱砂（研细，水飞，令干） 白矾（烧灰）各一分 马牙消半两（研细）

【用法】上为细末。每服一字，取白鹅粪，以水搅取汁，调涂舌上、颔颊内。未用药时，先以手指缠乱发，揩拭舌上垢，然后使药敷之。

【功用】《医宗金鉴》：清热泻脾。

【主治】婴儿初生七日间生胎毒者，其舌上有白屑如米，连舌下有膜如石榴子大，令儿语不发，如鹅口状，名曰鹅口疮。

地黄膏

【来源】《幼幼新书》卷五引《惠眼观证》。

【组成】郁金（皂荚水煮干，切细，焙干用） 豆粉各半两 甘草一分（炙） 马牙消（研）一钱

【用法】上用生地黄汁及蜂蜜对合，入盏内约二分许，熬成膏，和成药。每服两皂子大，香熟水含化；或鹅翎扫涂口内亦得。

【主治】

1.《幼幼新书》引《惠眼观证》：初生儿鹅口、重舌、重腭。

2.《幼科释谜》：婴孩胎受热毒或生下两目不开。

夺命散

【来源】《幼幼新书》卷九引《茅先生方》。

【组成】铜青 朱砂各二钱 腻粉半钱 蝎尾（去刺）十四个 麝香少许

【用法】上为末。每服一字半钱，用薄荷、腊茶清调下。

【功用】吐下风涎。

【主治】小儿急慢惊风、天钓、脐风、客忤、卒死、撮口、鹅口、木舌、喉痹、胙腮。

青液散

【来源】《幼幼新书》卷三十四引《家宝》。

【组成】青黛一钱 脑子少许

【用法】上为末。每用少许敷舌上。

【主治】小儿、婴孺鹅口、重舌及口疮。

熟铧膏

【来源】《鸡峰普济方》卷二十四。

【组成】熟铧一个（就光处用清油灯熏）

【用法】以乳汁调成膏。以竹杖缠母或父头发一块子，如皂子大，浸药在上，揩口中，使睡着。须臾白点自无。

【主治】小儿鱼口白点危笃者。

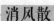

消风散

【来源】《洪氏集验方》卷五引蔡敏修方。

【组成】硼砂一钱　朱砂一字　雄黄一钱　甘草末一字　脑子一字

【用法】上为细末，和匀。少许敷之，吞咽不妨。

【主治】小儿一切口疮，并重舌鹅口。

薄荷蜜

【来源】《三因极一病证方论》卷十六。

【别名】薄荷煎（《古今医统大全》卷六十四）。

【组成】薄荷自然汁　白蜜各等分。

【用法】先以生姜片蘸水揩洗竟，敷之。良。

【主治】舌上生白苔，干涩，语话不真。

玫瑰蜜

【来源】《经验良方》。

【组成】玫瑰花八十钱　蜜四百钱　沸汤六百钱

【用法】玫瑰花沸汤浸六小时，罐上文火煮减半，绞取汁，加蜜再煮，蒸散水气。含漱。加硼砂或海盐精用之则最有效。

【主治】口舌赤烂，鹅口疮。

青金散

【来源】《济生方》卷五引王一郎方。

【别名】清金散（《丹溪心法附余》卷十二引《竭效方》）。

【组成】五倍子（去土垢）四两　青黛四钱

【用法】上为细末。好油调，鸦羽扫口向咽喉，流入咽喉中，疮烂，次日便下。

【主治】小儿白口疮，急恶，状似木耳；兼治痔疮。

敷涎膏

【来源】《类编朱氏集验方》卷十一。

【组成】黄丹　腻粉

【用法】上为末，用蜜调蒸两次。睡时以鹅毛涂敷舌上。

【主治】小儿鹅口、木舌。

独圣散

【来源】《活幼心书》卷下。

【组成】大北南星（锉开，白者为佳）不拘多少

【用法】上为末。一钱或二钱，醋、蜜调涂囟门上，中间留一小指大不涂，及敷男左女右足心。并以立效饮温蜜水调，点舌上，令其自化尤佳。

【主治】鹅口证。婴孩满口白屑，或如粟谷，糜烂作痛，不能乳食，昼夜烦啼。

木舌金丝膏

【来源】《活幼口议》卷二十。

【组成】吴茱萸（不拘多少）

【用法】上为末。用酽米醋调涂脚心，更以纸贴糊粘敷之。次服连翘饮子，仍以金丝膏刷口内舌上。

【主治】小儿心脾受热，唇口生疮，及幕口（唇舌白）、鹅口（舌白）、重舌（舌下硬）、木舌（舌肿硬）。

集成沆瀣丹

【来源】《幼幼集成》卷二。

【别名】沆瀣丸（《麻疹全书》卷三）、沆瀣丹（《观聚方要补》卷十）。

【组成】杭川芎（酒洗）　锦庄黄（酒洗）　实黄芩（酒炒）　厚黄柏各九钱（酒炒）　黑牵牛（炒，取头末）六钱　薄荷叶四钱五分　粉滑石（水飞）六钱　尖槟榔七钱五分（童便洗，晒）　陈枳壳四钱五分（麸炒）　净连翘（除去心膈，取净）　京赤芍（炒）各六钱

【用法】依方炮制，和匀焙燥，研极细末，炼蜜为丸，如芡实大。月内之儿，每服一丸，稍大者二丸，俱用茶汤化服。但觉微有泄泻，则药力行，病即减矣；如不泄再服之，重病每日三服，以愈为度。此方断不峻厉，幸毋疑畏。

【主治】小儿一切胎毒，胎热胎黄，面赤目闭，鹅口疮，重舌木舌，喉闭乳蛾，浑身壮热，小便黄赤，大便闭结，麻疹斑瘰，游风癣疥，流丹隐疹，痰食风热，疰腮面肿，十种火丹。

【宜忌】胎寒胎怯面青白者忌之，乳母切忌油腻。

【方论】盖夫脏气流通者必不郁滞，或受毒于胎前，或感邪于诞后，遂尔中气抑郁，则见以前诸证。方内所用黄芩清上焦之热；黄柏清下焦之热；大黄清中焦之热，又藉其有推陈致新之功，活血除烦之力，能导三焦郁火从魄门而出。犹虑苦寒凝腻，复加槟榔、枳壳之辛散，为行气利痰之佐使。川芎、薄荷引头面风热从高而下趋；连翘解毒除烦；赤芍调营活血；牵牛利水，走气分而舒郁；滑石清润，抑阳火而扶阴，又能引邪热从小便而出。

白矾散

【来源】《普济方》卷三六五引《傅氏方》。

【组成】白矾　硼砂各一钱　朱砂半钱

【用法】上为末。灯心蘸，点舌上下。

【主治】鹅口疮。

胫黄散

【来源】《普济方》卷三六五。

【组成】鸡胫黄皮（烧灰）

【用法】上为末。每服半钱，以乳汁调下，一日三次。

【主治】小儿燕口疮及鹅口。

青黛散

【来源】《袖珍小儿方》卷七。

【组成】黄连　黄柏各三钱　青黛二钱　牙消一钱　辰砂一钱　雄黄　牛黄　硼砂各五分　脑子一分

【用法】上为细末。每用二分半，先以薄荷汁拭口，却掺药口内。

【主治】小儿鹅口疮，重腭不能吮乳，及咽喉肿塞。

一捻金散

【来源】《婴童百问》卷四。

【组成】雄黄三钱　硼砂一钱　甘草半钱　片脑少许。

【用法】上为细末。干掺患处；或用蜜调涂。

【主治】

1.《婴童百问》：小儿鹅口，口疮。

2.《幼科类萃》：小儿重舌，木舌。

吴茱萸散

【来源】《婴童百问》卷四。

【别名】茱萸散。

【组成】吴茱萸不拘多少

【用法】醋调，敷儿脚心内。退即去之。

【主治】初生儿吃乳后口内即生白屑，烦躁；亦治口疮。

青液散

【来源】《婴童百问》卷四。

【组成】青黛一钱　朴消一钱　冰片少许

【用法】上为细末，蜜调。以鹅翎少许敷上。

【主治】婴孩、小儿鹅口、重舌、口疮。

红丸子

【来源】《万氏家抄方》卷五。

【组成】白茯苓　泽泻各一钱　半夏曲二钱　滑石（水飞）一两六钱　大粉草　朱砂各三钱

【用法】上为末，井花水为丸，如豌豆大，朱砂为衣。灯草汤化下。患口疮者，用一丸，同青丸子一丸，芍药、灯心汤化下。

【主治】鹅口疮，口疮。

阴阳散

【来源】《痘疹全书》卷下。

【别名】赴筵散（《古今医统大全》卷六十三）。

【组成】黄连二钱　干姜一钱

【用法】上药共炒，为末。用地鸡（即蛴螬虫）擂水洗净，次敷此药。

【主治】小儿赤口疮。

牛黄散

【来源】《古今医鉴》卷十四。

【组成】牛黄一分　片脑一分　硼砂一分　雄黄二分　青黛二分　朴消一分半　黄连八分（末）　黄柏八分（末）　辰砂二分

【用法】上为细末。每用少许，敷入口内。

【主治】小儿口中百病，鹅口、口疮，重腭不能吮乳，及咽喉肿塞，一切热毒。

洗心散

【来源】《片玉心书》卷五。

【组成】白术　甘草　当归　荆芥　生地　大黄　麻黄　赤芍　薄荷叶　生姜

【主治】小儿鹅口及口疮。

冰硼散

【来源】《外科正宗》卷二。

【组成】冰片五分　朱砂六分　玄明粉　硼砂各五钱

【用法】上为极细末。吹搽患上，甚者日搽五六次。

【功用】《中国药典》：清热解毒，消肿止痛。

【主治】

　　1.《外科正宗》：咽喉口齿新久肿痛，及久嗽痰火咽哑作痛。

　　2.《外科大成》：舌胀痰包，重舌木舌。

　　3.《医宗金鉴》：口疮，白点满口。

　　4.《药奁启秘》：小儿鹅口白斑，肿连咽喉，及一切喉痛，乳蛾。

【宜忌】《全国中药成药处方集》：忌食辛辣、荤、面等物。

泻脾饮

【来源】《丹台玉案》卷六。

【组成】山栀　石膏　黄连各八分　生地　黄芩　白茯苓各七分

【用法】加灯心十茎，水煎，徐徐灌之。

【主治】鹅口疮。

凉心散

【来源】《丹台玉案》卷六。

【组成】青黛　硼砂　黄连（人乳拌，晒）　人中白各二钱（煅过）　风化消　黄柏各一钱　冰片二分

【用法】上为极细末。吹入舌上。

【主治】重舌、鹅口及口疳。

清热泻脾散

【来源】《医宗金鉴》卷五十一。

【组成】山栀（炒）　石膏（煅）　黄连（姜炒）　生地　黄芩　赤苓

【用法】引用灯心，水煎服。

【主治】

　　1.《医宗金鉴》：鹅口，白屑生满口舌。

　　2.《中医皮肤病学简编》：口炎。

四宝丹

【来源】《疡医大全》卷十四引《汤氏方》。

【组成】雄黄三钱　硼砂二钱　甘草一钱　冰片三分五厘

【用法】上为末。蜜水调涂，或干掺。

【主治】鹅口疮。

驱腐丹

【来源】《疡医大全》卷十四引奎光秘方。

【组成】五倍子（去虫，打碎，炒黑色）　硼砂各二钱

【用法】上为细末。略吹少许，不可过多。

【主治】口糜，鹅口疮。

吹喉千金不换散

【来源】《喉科心法》卷下。

【组成】人中白五钱（煅存性）　细柏末三钱　玄明粉三钱　白硼砂三钱　西瓜霜八钱　明石膏六钱（尿浸三年取出，用黄连二钱煎汤飞三次）　腰雄精三钱　大梅片一钱　上青黛六钱　真熊胆二钱

【用法】上为末和匀，研至无声为度，用瓷瓶收贮，慎勿泄气，至要。用时吹喉中。
【功用】提痰降火，去腐生新。
【主治】咽喉一切诸症，并口内溃烂，牙疳，小儿雪口，牙斑，白糜痘疳。

黄地膏

【来源】《鸡鸣录》。
【组成】郁金（皂荚水煮干，焙切）　绿豆粉各五钱　炙甘草　马牙消各一钱
【用法】上为细末，以生地汁对蜜煎成膏为丸。用时磨浓汁，鹅翎扫入口内。
【主治】胎毒鹅白痰盛。

牛桔汤

【来源】《医门补要》卷中。
【组成】牛蒡子　桔梗　薄荷　葛根　象贝　柴胡　生甘草　枳壳
【主治】鹅口疮。

五倍子复方

【来源】《中医皮肤病学简编》。
【组成】五倍子（文火炙黄）15克　人中白9克　青黛1.5克　精梅片1克　煅石膏10克
【用法】上为细末。吹口腔内，一日四五次。
【主治】鹅口疮。

化雪丹

【来源】《中医皮肤病学简编》。
【组成】桃油30毫升　五倍子30克　枯矾30克　冰片1克
【用法】上为细末。先用2%碳酸氢钠溶液，洗涤病人口腔，再撒布药粉。
【主治】鹅口疮。

羊蹄草合剂

【来源】《中医皮肤病学简编》。
【组成】羊蹄草31克　盆上芫茜31克　崩大碗31克　白花蛇舌草31克　金银花31克　鬼针草31克　旱莲草31克
【用法】上药可采新鲜全草，水煎服。
【主治】鹅口疮。

青梅散

【来源】《中医皮肤病学简编》。
【组成】青梅31克　明矾6克　冰片1克
【用法】将青梅与明矾一齐放入铁锅内，微火炒，待明矾化为液体，并渐渐被青梅吸收，将青梅炒焦存性，去核，研极细末，过筛，加入冰片，瓷瓶收贮。外涂。
【主治】鹅口疮。

细辛醋糊剂

【来源】《中医皮肤病学简编》。
【组成】细辛（细末）3～6克
【用法】上药加醋调，捏成小饼，敷于脐上。
【主治】鹅口疮。

复方黄连散

【来源】《中医皮肤病学简编》。
【组成】黄连31克　青黛6克　马牙消1.5克　冰片1.5克
【用法】上为细末。外用。
【主治】鹅口疮。

蜘蛛枯矾散

【来源】《中医皮肤病学简编》。
【组成】蜘蛛（腹大色黑）1个　白矾12克　明雄黄3克
【用法】将白矾放入铁勺内，再将蜘蛛打死，放在白矾上面，用火烧炼，使白矾无稀液，蜘蛛干为度，凉后取出，加入明雄黄，共为细末，贮好。用少许吹入口内，一日二次。
【主治】鹅口疮。

冰麝散

【来源】《中医喉科学讲义》。

【组成】黄柏 黄连 玄明粉各一钱 鹿角霜五钱 甘草 明矾各五分 炒硼砂二钱五分 冰片四分 麝香一分。

【用法】上为细末。每次少许，吹入患处。

【功用】《古今名方》：清热凉血，消肿止痛。

【主治】

1.《中医喉科学讲义》：风热喉痹，红肿痛甚者。

2.《古今名方》：鹅口疮，咽喉、牙龈、口腔黏膜溃疡肿痛等症。

冰黛散

【来源】《湖北中医杂志》（1989,5：34）。

【组成】青黛 6g 冰片 3g 朱砂 5g 硼砂 5g 乌贼骨 5g

【用法】将上药共研细末，贮瓶备用。先用纱布裹指头上，蘸新汲水，揩去白苔，以净为度，手重出血无妨，然后用棉签蘸吸 3%的碳酸氢钠溶液，把患面清洗干净，取适量冰黛散吹撒于患处，每日 4～5 次。

【主治】小儿鹅口疮。

【验案】小儿鹅口疮 《湖北中医杂志》（1989,5：34）：治疗小儿鹅口疮 43 例，男 19 例，女 24 例；年龄 2 个月至 3 岁；病程 3～5 天。结果：全部病例均获治愈，其中 2～3 天治愈者 26 例，4～5 天治愈者 16 例，6～7 天治愈者 1 例。

十一、小儿呕吐

小儿呕吐，是指小儿乳食由胃中上逆经口而出。古人将有声有物谓之呕，有物无声谓之吐，有声无物谓之哕。因呕与吐常同时出现，故多称呕吐。

本病成因较多，临床常见者有外邪犯胃、乳食积滞、胃中积热、脾胃虚寒、肝气犯胃等，病变部位主要在胃，亦与肝脾二脏密切相关。诚如《幼幼集成·呕吐证治》所言："盖小儿呕吐有寒有热有伤食，然寒吐热吐，未有不因于伤食者，其病总属于胃。"盖六淫之邪乘虚而入，客于胃肠，扰动气机，胃失和降，则上逆作呕。《古今医统·幼幼汇集·呕吐门》说："卒然而呕吐，定是邪气客胃腑，在长夏暑邪所干，在秋冬风寒所犯。"或乳食不知自节，喂养不当，或进食过急，使乳食停留，蓄积中焦，脾胃失健，气机升降失调，胃气上逆则生呕吐。故《素问·脉解篇》曰："所谓食则呕吐者，物盛满而上逆，故呕也。"或乳母喜食辛辣炙煿之品，乳汁蕴热，儿食母乳，致热积于胃；或小儿过食辛热、膏粱厚味，或乳食积滞化热，热积胃中；或感受暑热、湿热之邪，邪热蕴结，热积胃中，胃热气逆而呕吐。故《医宗金鉴·幼科心法要诀·呕吐门》曰："热呕之证，或因小儿过食煎煿之品，或因乳母过食厚味，以致热积胃中，遂令食入即吐。"或先天禀赋不足，脾胃素虚，中阳不振；或乳母平时喜食生冷寒凉之品，乳汁寒薄，儿食其乳，脾胃受寒；或小儿恣食生冷瓜果，寒积于胃；或患病后苦寒克伐太过，损伤脾胃，皆可致脾胃虚寒，中阳不运，胃气失于和降而呕吐。故《诸病源候论·呕哕诸病》曰："呕吐者，皆由脾胃虚弱，胃内有久寒则呕而吐。"或遇环境不适，所欲不遂，情志失和，或遭受打骂，郁怒忧虑，均可致肝气郁结，横逆犯胃，胃失和降，气逆于上而呕吐。故《景岳全书·呕吐》说："气逆作呕者，多因郁怒致动肝气，胃受肝邪，所以作呕。"或若小儿心虚胆怯，素蕴痰热，偶然跌扑惊恐，一时气血逆乱，痰热上涌，亦可发为挟惊呕吐。《小儿卫生总微论方·吐泻论》说："心热则生惊，故睡卧不安而神不宁也，心神不宁则气血逆乱而吐也。"

本病治疗，外邪犯胃呕吐者宜疏解表邪，食积呕吐者宜消食导滞，胃热呕吐者宜清热和胃，脾胃虚寒呕吐者宜温中散寒，肝气犯胃呕吐者宜疏肝理气，各证均参以和胃降逆，并同时注意饮食调护，方能标本兼治，以获良效。

生芦根粥

【来源】《医方类聚》卷二四四引《食医心鉴》。
【组成】生芦根一两（净洗） 红米一合
【用法】以水一升，煎芦根取汁七合，去滓，入红米于汁中煮粥食之。
【主治】小儿呕吐，心烦热。

干葛粥

【来源】《医方类聚》卷二六六引《食医心鉴》。
【组成】干葛一两
【用法】以水一升半，煎取汁，去滓，下米一合，煮粥食之。
【主治】小儿风热呕吐，壮热头痛，惊悸夜啼。

葛粉汤

【来源】《医方类聚》卷二六六引《食医心鉴》。
【组成】葛粉二两
【用法】上以水三合相和，调粉于铜沙罗中令遍，沸汤中煮熟食之。
【主治】小儿壮热，呕吐不下食。

鳖甲汤

【来源】方出《幼幼新书》卷二十一引《婴孺方》，名见《医部全录》卷四四二。
【组成】鳖甲一两 当归 炙草 升麻各一分 椒五十粒
【用法】上切。以水一升，煮八合，分为三服，每服相去如人行六七里再服。觉身上润，衣盖取汗，微汗勿深。每日一剂，便能食。
【主治】三岁至七岁儿不能食，或呕，或头热，或下痢，或渴，或手脚热，有时冷。

半夏汤

【来源】《幼幼新书》卷二十七引《婴孺方》。
【组成】半夏四分 黄芩 甘草各二分 干姜 橘皮 当归 人参各三分
【用法】水四升，煮取一升半，二百日儿服三合。
【主治】
　　1.《幼幼新书》引《婴孺方》：心结坚实，饮不下，呕逆欲死，并霍乱后吐下不止，短气烦满。
　　2.《普济方》：小儿大吐下。
【加减】腹痛，加当归三分；呕逆甚，加陈皮三分。

丁香散

【来源】《太平圣惠方》卷八十二。
【组成】丁香一分 花桑叶一分 人参一分（去芦头） 白茅根一分（锉） 藿香一分
【用法】上为粗散。每服一钱，以水一小盏，煎至五分，去滓服。
【主治】小儿呕吐，哕逆不止。

藿香散

【来源】《太平圣惠方》卷八十二。
【组成】藿香一分 紫苑一分（洗去苗土） 甘草半两（炙微赤，锉） 麦门冬三分（去心，焙） 桂心半分
【用法】上为粗散。每服一钱，以水一小盏，煎至五分，去滓放温，以绵点取滴口中，一日次第取尽。
【主治】小儿生下十日至半月，呕逆不止。

人参散

【来源】《太平圣惠方》卷八十三。
【组成】人参半两（去芦头） 白术半两 半夏半两（汤浸七遍，炒令黄） 干姜半两（微炒） 陈橘皮半两（汤浸，去白瓤，焙） 桑根白皮半两
【用法】上为粗散。每服一钱，以水一小盏，加生姜少许，大枣一枚，煎至五分，去滓温服。
【主治】小儿呕逆。

丁香散

【来源】《太平圣惠方》卷八十四。

【组成】丁香一分　麝香半两（细研）　人参一分（去芦头）　白茯苓一分　木香一分　葛根一分（锉）　枇杷叶一分（拭去毛，炙微黄）　甘草一分（炙微赤，锉）

【用法】上为细散。入麝香同研令匀。不拘时候，以生姜汤调下半钱。

【主治】小儿呕吐不定。

丁香散

【来源】《太平圣惠方》卷八十四。

【组成】丁香一分　人参一分（去芦头）　茅根半两（锉）　麦门冬半两（去心，焙）　陈橘皮一分（汤浸，去白瓤，焙）　甘草一分（炙微赤，锉）

【用法】上为粗散。每服一钱，以水一小盏，煎至五分，去滓，稍热频服。

【主治】小儿呕吐心烦，不纳乳食。

人参散

【来源】《太平圣惠方》卷八十四。

【组成】人参一分（去芦头）　丁香一分　菖蒲一分

【用法】上为细散。每服一钱，以水一小盏，加生姜少许，煎至五分，去滓放温，渐渐与服。

【主治】小儿呕吐不止，心神烦闷，恶闻食气。

肉豆蔻丸

【来源】《太平圣惠方》卷八十四。

【组成】肉豆蔻一分（去壳）　人参半两（去芦头）　木香一分　诃黎勒皮一分　麝香一钱（细研）　朱砂一分（细研）

【用法】上为末，都研令匀，面糊为丸，如麻子大。三四岁儿，每服三丸，以粥饮送下不拘时候。

【主治】

　　1.《太平圣惠方》：小儿脾胃气逆，呕吐不止。

　　2.《幼幼新书》引《刘氏家传》：小儿疳痢，不食，瘦弱。

麦门冬散

【来源】《太平圣惠方》卷八十四。

【组成】麦门冬半两（去心，焙）　厚朴半两（去粗皮，涂生姜汁炙令香熟）　人参半两（去芦头）

【用法】上为粗散。每服一钱，以水一小盏，加生姜少许，大枣一枚，粟米五十粒，煎至四分，去滓放温，渐渐与服。

【主治】小儿呕吐，心胸烦热。

麦门冬散

【来源】《太平圣惠方》卷八十四。

【组成】麦门冬半两（去心，焙）　淡竹茹半两　甘草一分（炙微赤，锉）　茅根一分（锉）　人参一分（去芦头）　陈橘皮一两（汤浸，去白瓤，焙）

【用法】上为粗散。每服一钱，以水一小盏，加生姜少许，煎至五分，去滓，稍热频服。

【主治】小儿呕吐不止，心神烦热。

麦门冬散

【来源】《太平圣惠方》卷八十四。

【组成】麦门冬一两（去心，焙）　甘草一分（炙微赤，锉）　人参半两（去芦头）　陈橘皮半两（汤浸，去白瓤，焙）　厚朴半两（去粗皮，涂生姜汁炙令香熟）

【用法】上为粗散。三四岁儿，每服一钱，以水一小盏，煎至四分，去滓，稍热频服。

【主治】小儿多哕，心胸烦闷。

赤茯苓散

【来源】《太平圣惠方》卷八十四。

【组成】赤茯苓半两　甘草一分（炙微赤，锉）　陈橘皮一分（汤浸，去白瓤，焙）　川朴消半两　旋覆花一分

【用法】上为粗散。每服二钱，以水一小盏，加生姜如莲子大，煎至五分，去滓服。

【主治】小儿痰实壅闷，时复呕吐，不欲乳食。

陈橘皮散

【来源】《太平圣惠方》卷八十四。

【别名】陈橘皮汤（《普济方》卷三八七）。

【组成】陈橘皮半两（汤浸，去白瓤，焙） 川升麻一分 桑根白皮半两（锉） 麦门冬半两（去心，焙） 前胡一分（去芦头） 川大黄一分（锉碎，微炒）

【用法】上为粗散。每服一钱，以水一小盏，煎至五分，去滓温服，不拘时候。

【主治】小儿痰壅结实，时欲呕吐。

草豆蔻散

【来源】《太平圣惠方》卷八十四。

【组成】草豆蔻三枚（去皮） 甘草一分（炙微赤，锉） 人参半两（去芦头）

【用法】上为粗散。每服一钱，以水一小盏，煎至五分，去滓温服，不拘时候。

【主治】小儿哕，不纳乳食。

菖蒲丸

【来源】《太平圣惠方》卷八十四。

【组成】菖蒲半两 人参半两（去芦头） 赤茯苓半两

【用法】上为末，炼蜜为丸，如绿豆大。每服三丸，生姜汤送下。更随儿大小，加减服之。

【主治】小儿呕吐喘促。

葛根散

【来源】《太平圣惠方》卷八十四。

【组成】葛根半两（锉） 人参半两（去芦头） 白术半两 半夏一分（汤洗七遍去滑） 陈橘皮半两（汤浸，去白瓤，焙） 桑根白皮半两（锉）

【用法】上为粗散。每服一钱，以水一小盏，入生姜半枣大，煎至五分，去滓，放温，量儿大小渐渐与服。

《普济方》：入生姜半片，大枣二枚。

【主治】小儿呕吐，烦渴。

温膈散

【来源】《太平圣惠方》卷八十四。

【组成】人参一分（去芦头） 诃黎勒半两（煨，用皮） 草豆蔻一分（去皮） 甘草一分（炙微赤，锉） 陈橘皮一分（汤浸，去白瓤，焙） 丁香一分

【用法】上为粗散。每服一钱，以水一小盏，煎至五分，去滓温服，不拘时候。

【主治】小儿胸中有寒，气逆呕吐。

人参粥

【来源】《太平圣惠方》卷九十七。

【组成】人参半两（去芦头） 白茯苓三分 粟米半合 麦门冬一两（去心）

【用法】上锉细。每服半两，以水一大盏，煎诸药至七分盏，去滓，下米作粥食之。

【主治】小儿冷伤脾胃，呕逆及痢，惊痫。

芦根粥

【来源】《太平圣惠方》卷九十七。

【组成】生芦根二两（锉） 粟米一合

【用法】以水二大盏，煎至一盏，去滓，投米煮粥，加生姜、蜜少许食之。

【主治】小儿呕吐心烦，热渴。

圣石丹

【来源】《小儿卫生总微论方》卷十引《经验方》。

【组成】礞石四两（炭火烧一伏时） 石灰石二两（炭火烧一伏时） 母丁香一两 木香一两 人参（去芦）一两 白茯苓一两 半夏半两（汤洗七次，焙干） 真阳起石半两（先同上为末） 阿魏（汤化，去砂石，以面和成饼，焙干）一钱 巴豆 杏仁各十四个（并连皮，灯上烧作炭，略存性）

【用法】上为细末。汤泡蒸饼为丸，如荔枝子大。每服一粒，水一大盏，入姜皂子大。擘破同煎，至五分放温，时时服之。煎药须用银石器。

本方原名圣石散，与剂型不符，据《普济方》改。

【主治】小儿胃虚伤冷吐逆。

定吐救生丹

【来源】《太平惠民和济局方》卷十。

【组成】山大戟（浆水煮，切，焙干，为末）十五两　乳香（别研）　丁香（为末）各五两　粉霜（研）　腻粉（研碎）各七两半　龙脑（研）二两半　水银　黄蜡　黑铅（与水银同结砂子）各十两半

【用法】上为末，每熔蜡一两，入炼蜜二钱半为丸，如黄米大。每一岁儿服一丸。如烦躁，研生脂麻、马齿水送下；如吐逆，煎丁香、马齿汤送下。食后临卧服之。

【功用】除热化涎，下膈止吐逆。

【主治】小儿伏热生涎，心膈烦躁，壮热霍乱，乳食不下，呕哕恶心，或发吐逆。

【宜忌】若胃虚伤冷，呕吐不止者，不可服。

木香化滞丸

【来源】《圣济总录》卷一七五。

【组成】木香　京三棱（炮）　青橘皮（去白）各一两　补骨脂二两（炒）　黑牵牛四两（炒令黑，罗取面）二两

【用法】上为末，滴水为丸，如黄米大。每服二十丸，温水送下，不拘时候。

【主治】小儿宿食不消，心腹胀满，呕吐壮热。

二生汤

【来源】《圣济总录》卷一七六。

【组成】生木瓜　生姜（不去皮）各等分

【用法】上药切作薄片，量儿大小，以水煎热，去滓与服。

【主治】小儿吐逆不止。

丁香汤

【来源】《圣济总录》卷一七六。

【别名】丁香散。

【组成】丁香半分　桂（去粗皮）一分　人参半两　甘草（炙）半两　藿香叶一分　干姜（炮制）半两　白茯苓（去黑皮）一分

【用法】上为粗末。每服半钱匕，水五分，同煎至三分，去滓温服。加大枣煎更妙。

【主治】小儿吐逆。

丁香汤

【来源】《圣济总录》卷一七六。

【组成】丁香　花桑叶（如无，枇杷叶代）　人参　白茅根（锉）　藿香（用叶）各一分

【用法】上为粗末。每服一钱匕，水七分，加生姜一片，煎至四分，去滓服。

【主治】小儿吐逆不定。

丁香汤

【来源】《圣济总录》卷一七六。

【组成】丁香二钱　胡椒一钱　槟榔一枚（锉）

【用法】上为粗末。每服半钱匕，水半盏，加白茅根少许，同煎至三分，去滓温服，不拘时候。

【主治】小儿胃气虚寒，呕吐不止，不下乳食。

丁香温胃丸

【来源】《圣济总录》卷一七六。

【组成】丁香二钱　天南星一分（将水煮透软，切作片子，焙令干）　半夏一分（浆水煮令软，切作片子，焙令干）　水银一分　黑铅半分（与水银结成砂子）　白豆蔻（去皮）一分

【用法】上为末，用黄蜡一两，熔和成煎丸，如绿豆大。每服二丸或三丸，丁香汤送下。

【主治】小儿胃气虚弱，多痰吐逆，乳食难停。

人参散

【来源】《圣济总录》卷一七六。

【组成】人参一两（为末）　丹砂半两（研）

【用法】上为末。每服半钱匕，熟米饮调下。

【主治】小儿呕吐不止。

木瓜汤

【来源】《圣济总录》卷一七六。

【组成】木瓜（生者）　生姜（不去皮）各半两

【用法】上切作片子，水一盏，煎至五分，去滓温服。

【主治】小儿吐逆不定。

木香丸

【来源】《圣济总录》卷一七六。

【组成】木香末　黑犬胆各一分

【用法】上药以胆汁和木香末为丸，如大豆大。每服二岁以下，粥饮化一丸。

【主治】小儿吐逆。

木香丸

【来源】《圣济总录》卷一七六。

【组成】木香　草豆蔻（去皮）　槟榔（锉）　青橘皮（去白，焙）　陈橘皮（去白，焙）各一分　肉豆蔻（去壳）一颗　京三棱（炮，锉）一两

【用法】上为末，面糊为丸，如绿豆大。每服五丸，温生姜汤送下。

【功用】《普济方》：进食和气。

【主治】

1.《圣济总录》：小儿脾胃虚寒，哕逆不止。
2.《普济方》：小儿泄泻不止。

双石散

【来源】《圣济总录》卷一七六。

【组成】石亭脂一钱　白滑石三钱

【用法】上为细散。每服一字匕，煎竹叶、糯米汤调下。

【主治】小儿吐不止。

水银丸

【来源】《圣济总录》卷一七六。

【别名】香银丸（《普济方》卷三九四）。

【组成】水银（结砂子）半钱　丁香　葛根各一两　半夏（汤浸七遍，焙）一钱

【用法】上为末，用生姜汁和面煮糊为丸，如黄米大。每服三丸，煎金银汤送下。

【主治】小儿一切吐逆不止。

羊乳饮

【来源】《圣济总录》卷一七六。

【组成】羊乳一升

【用法】上慢火于银器中，煎令减半，分作五服。

【主治】小儿哕不止。

麦门冬散

【来源】《圣济总录》卷一七六。

【组成】麦冬（去心，炮）一两　石膏（生用）半两　甘草一分（炮）

【用法】上为散。每服半钱，煎白茅根、生姜汤调下。

【主治】小儿吐逆。

诃黎勒丸

【来源】《圣济总录》卷一七六。

【组成】诃黎勒皮（煨，去核）二枚　丁香一钱　陈橘皮（汤浸，去白，焙）一分　半夏（汤洗去滑，炮）一分　人参一分

【用法】上为末，生姜汁煮面糊为丸，如绿豆大。每服七丸，乳食前以生姜汤送下。

【主治】小儿脾胃不和，吐逆不止。

诃黎勒散

【来源】《圣济总录》卷一七六。

【组成】诃黎勒皮一分　人参　槟榔（锉）　甘草（炙）　陈橘皮（汤浸，去白，切，炒）　沉香（锉）各半两

【用法】上为散。每服一字或半钱至一钱匕，煎麦汤调下。

【主治】小儿哕逆不止。

妙圣丸

【来源】《圣济总录》卷一七六。

【组成】龙脑　粉霜　腻粉　滑石各等分

【用法】上为细末，面糊为丸，如绿豆大。每服一丸，煎干柿汤送下，不拘时候。

【主治】小儿胃热吐逆。

乳香丸

【来源】《圣济总录》卷一七六。

【组成】乳香（研）丹砂（研）麝香（研）各一钱 半夏半两（汤洗七次，生姜汁炒黄）

【用法】上为末，面糊为丸，如绿豆大。每服五丸，米饮送下。

【主治】小儿吐逆不定。

厚朴汤

【来源】《圣济总录》卷一七六。

【组成】厚朴（去粗皮，生姜汁炙）人参各一分 粟米（炒）一合

【用法】上为粗末。每服一钱匕，水七分，加生姜二片，同煎至四分，去滓，分二次温服，早晨、日晚各一服。

【主治】小儿呕吐不止。

盐黄散

【来源】《圣济总录》卷一七六。

【组成】盐二黄米大 牛黄二粟米大（研）人参 白茯苓各一小豆大 甘草二小豆大（炙）

【用法】上先捣研四味为末，以乳汁半合，煎三五沸，入牛黄末搅匀。分减服之。

【主治】小儿初生，吐不止。

消乳进食丸

【来源】《圣济总录》卷一七六。

【组成】陈橘皮（汤浸，去白，焙干）生姜（去皮，切，二味同炒黄色）各一两

【用法】上为末，水浸炊饼心为丸，如麻子大。一二岁儿每服七丸，橘皮汤送下。

【主治】小儿哕逆，腹胀。

甜消散

【来源】《圣济总录》卷一七六。

【别名】立效散（《卫生宝鉴》卷十九）。

【组成】甜消一钱 滑石（白腻者）半两

【用法】上为散。每服半钱匕，用浆水半盏，已下入生油一点，打匀调下。

【主治】小儿风热，吐不止。

滑石散

【来源】《圣济总录》卷一七六。

【组成】白滑石二钱 鲤鱼胆（干者）五枚

【用法】上为散。每服半字匕，倒流水调下。

【主治】小儿吐逆。

橘皮汤

【来源】《圣济总录》卷一七六。

【组成】陈橘皮（汤浸，去白，焙）细辛（去苗叶）干姜（炮裂）各一分 大黄（锉，炒）甘草（炙）各三分

【用法】上为粗末。每服一钱匕，水七分，煎至四分，分三次温服，一日令尽。

【主治】小儿呕吐，膈上有冷。

麝香汤

【来源】《圣济总录》卷一七六。

【组成】麝香一钱（研）五灵脂一两（为末）

【用法】上二味拌匀。每服一钱匕，水酒各半盏，煎至半盏，去滓，温分二服。

【主治】小儿吐逆不止。

香银丸

【来源】《小儿药证直诀》卷下。

【组成】丁香 干葛各一两 半夏（汤浸七次，切，焙）水银各半两

【用法】上为细末。将水银与药同研匀，生姜汁为丸，如麻子大。每服一二丸至五七丸，煎金银汤送下，不拘时候。

【主治】小儿呕吐。

霍香散

【来源】《小儿药证直诀》卷下。

【组成】麦门冬（去心，焙） 半夏曲 甘草（炙）各半两 霍香叶一两

　　周学海按：聚珍本有石膏半两。

【用法】上为末。每服五分至一钱，水一盏半，煎七分。食前温服。

【主治】脾胃虚有热，面赤，呕吐涎嗽，及转过度者。

草金散

【来源】《幼幼新书》卷二十七引《九篇卫生》。

【组成】烂大栀子三个 草乌头一个

【用法】上同藏于小瓶内，用泥固济烧，烟尽取出，研细。每服一字，生姜汁调下。

【主治】小儿吐逆。

流星散

【来源】《幼幼新书》卷二十七引《九篇卫生》。

【组成】半夏十四枚（大者，生用） 胡椒四十九粒

【用法】同为粗末。每服半钱，水一盏，入生油七滴，煎至四分，去滓温服。

　　《普济方》：每服半钱，水一盏，入生姜一片，油七滴，煎至四分，去滓温服。

【主治】小儿胃气虚冷，痰吐呕逆。

香葛半夏散

【来源】《幼幼新书》卷二十七引《王氏手集》。

【组成】霍香 干葛 牙消 滑石各三分 半夏半两 甘草（炙）二分

【用法】上为细末。每服一钱，以水八盏，加生姜三片，木瓜少许，同煎至四分，去滓温服，不拘时候。

【主治】小儿痰逆呕吐，胸膈痞滞，烦渴冒瞀，壮热头痛。

清胃散

【来源】《幼幼新书》卷二十七引《孔氏家传》

【组成】生姜（薄切）

【用法】以生面拌，晒极干，略焙为末，以紫苏汤调下。

【主治】小儿胃热吐。

豆蔻散

【来源】《幼幼新书》卷二十七引《吉氏家传》。

【组成】肉豆蔻（面裹，炮赤热，去面） 草果子（炮，去皮）各一个 缩砂（去皮） 甘草（炙） 肉桂（不见火）各一钱 陈皮（去白）半钱

【用法】上为末。每服半钱，陈米饮调下。

【主治】小儿吐奶。

乌犀丸

【来源】《幼幼新书》卷二十五引《惠眼观证》。

【组成】皂荚二分（烧，不蛀者） 硫黄 陈皮各一钱 白姜（炮）一钱半 川乌头（炮）一分 巴豆（净）十粒

【用法】上为末，面糊为丸，如芥子大。早晨、临睡进三五丸，以香熟水送下；伤食潮热，或因积而泻，每服二三十丸，以饭饮送下。

【功用】温胃调脾，消进饮食。

【主治】

　　1.《幼幼新书》引《惠眼观证》：小儿疳肥，脏腑不和，头面疳疮，口鼻干燥，吐逆乳食。

　　2.《活动心书》：小儿诸积滞夹风，吐逆有酸馊气，面黄饥瘦。

归命丹

【来源】《幼幼新书》卷二十七引《谭氏殊圣》。

【组成】丁香 霍香各一分 生犀（末） 牛黄各半分 猪、鲫、狗、獝、熊胆、鱼胆各等分（共半两，或多些无妨）

【用法】上为末，为丸如绿豆大。一岁以下煎苦楝汤研下二丸。

【主治】小儿夹惊，呕吐不止，昼夜不停，吐出绿水黄泔汁、虫及乳食。

三香丹

【来源】《幼幼新书》卷二十七引张涣方。

【组成】藿香　丁香各一两　半夏（洗七次，焙）半两　腻粉一分　龙脑　麝香各一钱

【用法】姜汁面糊为丸，如黍米大。每服十粒，人参、薄荷汤送下。

【主治】挟惊呕吐。

香朴散

【来源】《幼幼新书》卷二十七引张涣方。

【组成】丁香　麦门冬（去心）各半两　厚朴（去粗皮，涂生姜汁，炙令香熟）　人参（去芦头）各一两

【用法】上为细末。每服一钱，以水一小盏，加生姜二片，大枣一枚，同煎至五分，去滓温服。

【功用】调冷热。

【主治】小儿呕吐。

保命膏

【来源】《幼幼新书》卷二十七引张涣方。

【组成】山大戟　丁香　大黄（炮）　不灰木（烧红放冷）　甘遂各一分（以上先为细末）　朱砂　水磨雄黄（并研细，水飞）各半两　粉霜　水银（用锡结砂子）各一钱　巴豆（去皮心膜，不去油，研细）十个

【用法】上为末，用黄蜡四两，于银石器中溶搅成膏，旋旋取为丸，如黍米大。每服未周岁儿一粒，二三岁儿两粒，四五岁儿三粒，六七岁儿五粒，十岁以上七粒，新汲水送下。

【主治】小儿吐逆不定，服热药过多不能愈者。

银液乳香丸

【来源】《幼幼新书》卷二十七引张涣方。

【组成】红芽大戟　半夏二铢（用浆水煮软，切，焙干）　乳香　贯众　粉霜各一分　朱砂　腻粉各一钱　水银（砂子）一皂子大

【用法】上为细末，用黄蜡熔化为丸，如绿豆大。每一岁二丸，二岁三丸，以上量大小加减丸数，研大麻仁水送下。

【主治】小儿久吐不定。

匀气散

【来源】《幼幼新书》卷二十一引茅先生方。

【别名】匀气汤（《奇效良方》卷六十五）。

【组成】桔梗五两　甘草（炙）二两　白姜一分　缩砂仁　陈橘皮　茴香（洗）各一两

【用法】上为末。每服半钱或一钱，霜木瓜煎汤调服；紫苏盐汤亦得。

【主治】

1.《幼幼新书》引茅先生方：胃气不和。

2.《活幼心书》：调补通利后及冷疝腹痛，气滞不和。

3.《古今医统大全》：小儿胎寒咳嗽，气喘腹胀。

4.《医宗金鉴》：小儿肝肾气虚，阴茎全缩不见，或不缩，阴囊肿大光亮，不燥不疼。

肉豆蔻丸

【来源】《幼幼新书》卷二十七引相滂方。

【组成】肉豆蔻（面裹，煨令香熟为度，去面不用）半两　丁香一钱

【用法】上为末，水煮白面糊为丸，如芥子大。每服三五丸，浓煎藿香柿蒂汤送下便止。如大小患吐，加丸数，亦如此汤使服之。如渴，以所煎汤作熟水饮之。

【主治】小儿胃冷呕吐不止。

羌活膏

【来源】《幼幼新书》卷二十七引《家宝》。

【组成】羌活　独活（各去芦头）　人参　白茯苓　防风（蚕头者）　肉桂（去粗皮，不见火）　全蝎（炒）　水银各一两　硫黄（同上项水银研令青色，各不见水银星为度）三钱

【用法】上为末，炼蜜为膏。婴儿每服旋与黑豆大，二三岁龙眼核大，五七岁如龙眼大；薄荷汤

化下。

【功用】《小儿卫生总微论方》：截痫定泻。

【主治】小儿吐逆不止。

温膈汤

【来源】《幼幼新书》卷二十七。

【组成】丁香 草豆蔻（去皮） 人参各半两 青皮 槟榔 甘草（炙）各一分

【用法】上为末。每服半钱至一钱，加姜汁少许，温汤调下。

【功用】匀气。

【主治】小儿呕吐。

白术散

【来源】《普济本事方》卷十。

【组成】白术 人参各二钱 半夏曲二钱 茯苓 干姜 甘草各一钱

【用法】上为细末。每服二钱，水一盏，加生姜三片，大枣三个（擘，去核），煎至七分，去滓温服，一日二三次。

【功用】《本事方释义》：温养中宫，通调营卫。

【主治】小儿呕吐，脉迟细，有寒。

【方论】《本事方释义》：白术气味甘温微苦，入足太阴；人参气味甘温，入足阳明；半夏曲气味辛微温，入足阳明；茯苓气味甘平淡渗，入足阳明；干姜辛温，入手足太阴；甘草气味甘平，入足太阴；姜、枣之辛温甘，和营卫。小儿挟寒呕吐，脉迟细者，恐延成慢惊，故必温养中宫，通调营卫，则正气旺而呕吐除，病何由入乎？

麦门冬散

【来源】《普济本事方》卷十。

【组成】麦门冬（用水泡，去心，焙） 半夏曲（炙） 人参（去芦） 茯苓（去皮）各三钱 甘草（炙）一分

【用法】上为细末。每服二钱，水一盏，加生姜三片，煎五分，去滓温服，一日二三次。

【主治】小儿呕吐，脉数有热。

【方论】《本事方释义》：麦门冬气味甘寒微苦，入

手太阴少阴；半夏曲气味辛微温，入足阳明；人参气味甘温，入足阳明；茯苓气味甘平淡渗，入足阳明，能引药达下；甘草气味甘平，入足阳明通行十二经络，能缓诸药之性；生姜气味辛温，入手足太阴。凡小儿中虚呕吐，脉数有热，久延惟恐成惊，故以甘寒之药清其热，而以甘温缓中之药护其中，佐以辛温之达表，表里既和，病自灭矣。

二黄散

【来源】《小儿卫生总微论方》卷十。

【组成】五灵脂 大黄 雄黄各等分（研，水飞）

本方原名三黄散，与方中所用二黄不符，据《医方类聚》引《吴氏集验方》改。

【用法】上为末。每服一字，磨刀水调下，不拘时候。

【主治】

1.《小儿卫生总微论方》：小儿伤热吐逆。

2.《医方类聚》引《吴氏集验方》：小儿未周岁，因乳母气血劳动，或热乳伤胃，以致吐泻下血。

二白锉散

【来源】《小儿卫生总微论方》卷十。

【组成】大天南星一个（炮裂，出火毒） 大半夏四个（汤洗七次，去滑，并锉作块子）

【用法】以水一大盏半，加生姜七片，慢火煎至一呷服之。入冬瓜子同煎更妙。

【主治】小儿膈上痰壅，吐逆不食，渐生惊候，胸中满塞，咽嗌不利。

丁香散

【来源】《小儿卫生总微论方》卷十。

【别名】人参散（《普济方》卷三九四）。

【组成】丁香一分 人参半两 藿香叶（去土）一分

【用法】上为末。每服一钱，水半盏，煎三五沸，入乳汁三五滴，更煎一二沸，带热服，不拘时候。频频服效。

【主治】小儿胃虚气逆，呕吐不定，霍乱不安，精

神困弱。

丁香散

【来源】《小儿卫生总微论方》卷十。

【组成】丁香 藿香（去土） 代赭石（火煅醋淬，不计遍数，以易碎为度） 甘草（炙）各一分

【用法】上为末。每服半钱，煎薄荷汤下。

【主治】小儿吐逆不定。

【加减】如吐泻，更与木香白术散同服。

人参桂姜汤

【来源】《小儿卫生总微论方》卷十。

【组成】人参（去芦）三分 桂（去皮） 良姜各一两 甘草半两（炙）

【用法】上为细末。每服一钱 水一小盏，加生姜三片，煎至六分，温服，不拘时候。

【主治】小儿热气不调，吐逆，腹满胀痛。

五倍子散

【来源】《小儿卫生总微论方》卷十。

【组成】五倍子二个（一生一熟） 甘草一寸（用湿纸裹煨）

【用法】上为细末。每服半钱，米泔调下。

【主治】小儿吐逆不定。

五香半夏丸

【来源】《小儿卫生总微论方》卷十。

【组成】沉香 麝香 木香 丁香各一分 藿香叶（去土）半两 半夏（汤洗七次，姜汁拌，炒黄）三两 肉豆蔻（面裹煨，去净油） 人参（去芦） 陈皮（去白）各一分

【用法】上为细末，姜汁糊丸，如黄米大。每服三十丸，乳后生姜汤送下。

【主治】小儿膈满，气不升降，吐逆痰壅，或作咳嗽。

白术散

【来源】《小儿卫生总微论方》卷十。

【组成】白术二两 干山药 白茯苓各一两 人参（去芦） 木香 白扁豆（炮） 藿香（去土）各半两 甘草一分（炙）

【用法】上为末。每服一钱，紫苏汤下；喘者，陈皮汤下，不拘时候。

【主治】小儿吐逆，或加喘促。

白附散

【来源】《小儿卫生总微论方》卷十。

【组成】白附子 藿香叶（去土）各等分

【用法】上为细末。每服半钱或一钱，米饮调下，不拘时候。

【主治】小儿吐逆不定，虚风喘急。

白附子丸

【来源】《小儿卫生总微论方》卷十。

【组成】白附子一分（末） 蝎梢一分（研） 舶上硫黄半两（研细）

【用法】先将半夏半两（汤洗净，生为末），生姜自然汁和剂，捻作饼子，小钱大，沸汤内煮至熟，取出研成膏，入三味药末和之，如干，添少汤，丸如萝卜子大。每服二三十丸，米汤或乳汁送下，不拘时候。

【主治】伤风冷吐逆，及治粪青下泻。

圣白丸

【来源】《小儿卫生总微论方》卷十。

【组成】半夏半两（汤洗十次，竹刀切作片子，焙令干） 丁香半两

【用法】上为末，生姜自然汁为丸，如麻子大，每服十至十五丸，温汤送下，不拘时候。

【主治】小儿吐逆。

羊粪酒

【来源】《小儿卫生总微论方》卷十。

【组成】羊粪十颗 好酒二合

【用法】煎取一合，顿服；未愈再服。

【主治】小儿食后无故吐逆，酸水不止，或三

五口。

三片，煎至六分，温服，不拘时候。

【主治】小儿三焦不调，停寒膈上，吐泻不定。

坏莲丸

【来源】《小儿卫生总微论方》卷十。

【组成】半夏一两（汤浸洗七次，捶碎） 胡椒一分（上同炒紫黑色） 丁香四十九个 莲子心一百个

【用法】上为末，姜糊为丸，如菜子大。每服三二十丸，煎坏子（即坏子胭脂）、石莲汤送下，不拘时候。

【主治】小儿一切冷热吐逆不止。

坏莲散

【来源】《小儿卫生总微论方》卷十。

【组成】枇杷叶大者五片（洗，刷去毛尽，涂蜜，炙焦黄色） 麦门冬（去心）一分 紫苏叶四十九片 丁香一百粒 石莲心一百个 藿香叶（去土）半两 甘草一分（炙）

【用法】上为末。每服半钱，煎坏子胭脂、石莲汤调下，不拘时候。

【主治】小儿一切吐逆及烦渴。

枇杷叶汤

【来源】《小儿卫生总微论方》卷十。

【别名】枇杷叶散（《普济方》卷三九四）。

【组成】枇杷叶一两（拭去毛尽，炙微黄） 丁香半两 人参（去芦）半两 甘草（炙） 白茯苓各半两

【用法】上为细末。每服半钱，煎紫苏汤调下，不拘时候。

【主治】小儿一切吐逆、烦渴。

和中散

【来源】《小儿卫生总微论方》卷十。

【组成】藿香（去土） 白豆蔻 人参（去芦）各一两 木香 丁香 干姜（炮） 厚朴（去皮，生姜制）各半两 甘草一分

【用法】上为细末。每服一钱，水一小盏，入生姜

和胃膏

【来源】《小儿卫生总微论方》卷十。

【组成】人参（去芦） 藿香叶（去土） 水银 枇杷叶（先炙去毛，生姜汁涂，炙令香熟） 白茯苓各一两 甘草（炙）半两 肉豆蔻（面裹煨熟） 硫黄（研细，入铁铫同水银一处拌匀，于火上炒，不住手研如泥，放冷）各半两

【用法】上为末，次将硫黄、水银炒匀入之，再研匀细，炼蜜和膏。每一岁儿服梧桐子许，生姜、枣汤化下，量大小加减。若治反胃，服一皂子许。

【主治】小儿哭啼，饮乳气逆噎塞，及胃虚气不升降，胸膈痞满，吐逆不时；反胃。

油滴散

【来源】《小儿卫生总微论方》卷十。

【组成】半夏（大者）十四枚（生） 胡椒四十九粒

【用法】上为粗末。每服半钱，水一小盏，入生油七滴，煎至五分，去滓服，不拘时候。

【主治】小儿胃气虚冷，痰盛吐逆。

定命丹

【来源】《小儿卫生总微论方》卷十。

【组成】巴豆十个（去油） 丁香一两（炒黑色）

【用法】上为细末，以煮酒、蜡就剂，旋丸如绿豆大。每服三五丸，米饮汤送下；腹胀，皂儿汤送下；夜啼，朱砂汤送下。

【主治】小儿一切吐逆不止。儿体壮实，有积食者。

定吐香银丸

【来源】《小儿卫生总微论方》卷十。

【组成】丁香 干葛各一两 半夏（汤洗七次，切，焙） 水银（后入）各半两

【用法】上药前三味先为末，入水银研匀，生姜汁

为丸，如麻子大。每服三五丸至十数丸，藿香汤送下，不拘时候。

【主治】小儿脾胃气弱，挟于风寒，呕哕。亦治便青泄利。

鹿角粉

【来源】《小儿卫生总微论方》卷十。

【组成】鹿角粉　大豆末各等分

【用法】上为末。乳汁涂上，令儿吮服之。

【主治】呃呕，干呕烦热。

塌气丸

【来源】《小儿卫生总微论方》卷十。

【组成】巴豆三个（去皮，分为十片）　胡椒十个　丁香十个　青橘十个（汤浸一宿，不去瓤，每个入巴豆一片，胡椒一个，丁香一个，以麻缕缠之）

【用法】上用酽米醋一碗，煮药至醋尽为度，取出，细切焙干，同为细末，粟米糊为丸，如粟米大。每一二岁儿二三丸，三四岁儿四五丸，米饮送下，一日三次。

【功用】利胸膈。

【主治】小儿啼哭未定，或气息未调，便令食乳，或寒冷相干，气逆停滞，心胸满闷，气急吐逆，乳食不化。

二香丸

【来源】《杨氏家藏方》卷十八。

【组成】半夏二钱（汤洗去滑）　硫黄（研细）丁香　木香　滑石各一钱

【用法】上为细末，生姜汁煮面糊为丸，如黍米大。每服二十丸，空腹时用温米饮汤送下。

【主治】小儿胃冷停痰，呕吐不止。

丁香平胃丸

【来源】《杨氏家藏方》卷十八。

【组成】丁香　木香　藿香叶（去土）沉香　附子（炮，去皮脐尖）　枇杷叶（生姜擦去毛）各一

分　水银　硫黄各一分（同水银结砂子）　肉豆蔻五枚（面裹，煨熟）　草豆蔻仁五枚（面裹，煨熟）　肉桂（去粗皮）半两

【用法】上为细末，炼蜜为丸，每一两作四十丸。每服一丸，乳食前煎枣汤化下。

【主治】小儿胃气虚寒，气逆上行，胸膈不快，大吐不定，腹胀短气，中满痞闷。

三神散

【来源】《杨氏家藏方》卷十八。

【组成】干葛一两半　甘草（微炙）三钱　半夏（汤洗七次去滑）一两

【用法】上锉。每服一钱，水六分盏，生姜二片，青竹茹少许，同煎至二分，去滓，乳食前温服。

【主治】小儿痰乳停积，烦渴喜饮，呕吐不定。

土马鬃丸

【来源】《杨氏家藏方》卷十八。

【组成】青礞石四钱　水银　硫黄各三钱（细研，同水银结砂子）　干漆二钱（炒青烟出）　铁粉　木香各一钱

【用法】上为细末，熔黄蜡一两半，入麻油少许，为丸，如麻子大。每服五丸，煎土马鬃汤令沸，入醋两点，乳食前放温送下。

【主治】小儿脾胃挟伤，大吐不止。

山蓟汤

【来源】《杨氏家藏方》卷十八。

【组成】人参（去芦头）　白茯苓（去皮）　白术　甘草（炙）　藿香叶（去土）各二钱半　丁香一钱　糯米一百粒（炒令黄）　白扁豆三十粒（炒）

【用法】上为细末。每服一钱，乳食前煎生姜、大枣汤调下。

"乳食前"，原作"乳食空"。据《普济方》改。

【主治】小儿胃气怯弱，干哕呕吐，精神昏困，乳食全减。

养胃散

【来源】《杨氏家藏方》卷十八。

【组成】丁香 藿香叶（去土） 陈橘皮（去白） 白豆蔻仁 缩砂仁各等分

　　方中白豆蔻用量原缺，据《普济方》补。

【用法】上为细末。每服半钱，乳食前煎生姜、枣汤调下。

【功用】养胃气，快胸膈，定哕逆，止呕吐，美进饮食。

【主治】小儿呕吐。

益胃汤

【来源】《传信适用方》卷四。

【组成】丁香 人参 桂心 阿胶

【用法】上为细末。每服一钱，水六分盏，加生姜三片，同煎至四分，温服。

【主治】小儿胃虚身热，呕吐不止。

人参膏

【来源】《魏氏家藏方》卷十。

【组成】人参（去芦）一两 白术（炒）丁香（不见火） 藿香叶各半两 白豆蔻一分

【用法】上为细末，炼蜜为丸，如鸡头子大。每服一丸至二丸，米饮化下，乳前服。

　　本方方名，据剂型当作人参丸。

【主治】

　　1.《魏氏家藏方》：小儿一切脾胃不和。

　　2.《普济方》：小儿啼哭未定，气喘未调，使儿急饮乳，即儿气逆，乳不得下，反致呕逆，甚则吐利，成胃虚病。

麦门冬散

【来源】《医方类聚》卷二四四引《经验良方》。

【组成】麦门冬（去心） 半夏（姜制） 人参 茯苓各二钱 甘草一钱 陈皮一钱

【用法】上锉。每服二钱，水一盏，加生姜二片，煎五分，温服。

【主治】小儿呕吐，脉数有热。

竹茹汤

【来源】《赤水玄珠全集》卷二十六引《济生方》。

【组成】橘红 干葛 甘草 麦门冬 生姜

　　本方方名"竹茹汤"，但组成中无"竹茹"，疑脱。

【用法】水煎服。

【主治】小儿热吐，口渴烦躁。

【加减】热甚者，加姜连。

长生丸

【来源】《小儿病源》卷三。

【组成】槟榔 枳实（麸炒）各一两 木香半两 砂仁 半夏（姜制） 丁香 肉豆蔻（面裹煨）各三钱 全蝎二十枚（去毒尖）

【用法】上为末，饭为丸，如黍米大。一周儿服五十丸，空心乳汁下；粥汤亦可。一日二次。服讫，半时久，得吃乳食。

【功用】宽上实下，补脾治痰，止泻。

【主治】《类编朱氏集验方》：胃中有冷，吐乳食；脾虚，乳食不消化；饱伤，大便酸臭气。

油珠膏

【来源】《小儿病源》卷三。

【组成】石亭脂（硫黄中拣取，如蜡色者） 滑石各半两 半夏（酒浸一宿，汤洗七次，焙） 黑附子（炮，去皮脐） 天南星（醋浸一宿，汤洗七次，焙）

【用法】上为细末。每服一钱匕。用冷清齑半盏，滴麻油一点如钱大，抄药在油珠上，须臾坠下。却去其齑与儿服，随后更用清齑三五口压下，肚饥时服讫。候一时久吃乳食。

【功用】补脾肾，润心肺。

【主治】气逆呕哕，及风痰作搐。

丁香散

【来源】方出《仁斋直指小儿方论》卷一，名见《普济方》卷三六〇。

【组成】木香 干姜（生） 茯苓 甘草（焙）各一分 酸木瓜 丁香各半分

【用法】上为粗末。用一捻，水煎，以绵与之。

【主治】初生儿，恶秽入腹，呕吐不止。

益胃散

【来源】《仁斋直指小儿方论》卷四。

【组成】木香 丁香 藿香 陈皮 缩砂 白豆蔻仁各一分 甘草（炙）一钱

【用法】上为细末。每服三字，煎姜、枣汤乘热调下。

【功用】快膈益脾，止呕进食。

白术散

【来源】《类编朱氏集验方》卷十一。

【组成】白术 丁香 肉豆蔻（面裹） 陈皮 甘草各等分

【用法】上为细末。白汤调下；慢惊沉困，冬瓜子煎汤下；若见水即吐，进药不得，吐止用枣子点药干吃。

【功用】调理三焦，大进饮食。

【主治】小儿呕吐，冷痢。

丁香温中丸

【来源】《医方类聚》卷二四五引《施圆端效方》。

【组成】人参 白术 甘草 干姜（炮）各半两 熟附子 丁香各一分

【用法】上为细末，水糊为丸，如黍米大。每服三十丸，乳前米饮送下，每日二次。

【主治】小儿呕吐泻痢，腹痛减食，四肢冷。

人参温中丸

【来源】《活幼口议》卷十九。

【组成】人参 白术 白茯苓 半夏（汤洗七次） 陈皮 肉豆蔻（煨）各等分

【用法】上为细末，蒸淮枣肉为丸，如麻子大，朱砂为衣。每服三五十丸，煎藿香、生姜汤送下，不拘时候。多服勿虑。

【主治】婴孩小儿，惊吐热吐，心神闷乱，中脘不和，渐加恐悸，恍惚无定。

豆蔻散

【来源】《活幼口议》卷十九。

【组成】肉豆蔻一个（煨） 木香 丁香 白术 白茯苓 甘草（炙）各一钱 藿香叶一钱

【用法】上为末。每服一钱半，煎藿香、枣子汤调下；生姜汤亦可。

【主治】婴孩小儿脾寒虚吐，饮食之间便作呕逆。

煨附丸

【来源】《活幼口议》卷十九。

【组成】黑附子二钱（末） 丁香五个

【用法】上以水搜附末，裹丁香，再用面剂包于扳灰中煨熟，去面为末，生姜自然汁为丸，如麻子大。每服三十丸，煎姜、枣汤送下。

【主治】小儿积滞吐，胸膛郁结，中脘痞闷，气不舒畅，闻秽呕逆即吐。

银白散

【来源】《活幼口议》卷二十。

【组成】白术 人参 白茯苓 甘草（炙） 白扁豆（炒） 薏苡仁（炒） 藿香

【主治】呕逆哕，哕不止。

定吐饮

【来源】《活幼心书》卷下。

【组成】半夏（汤煮透滤，仍锉，焙干锉如绿豆大，筛去细末）二两 生姜（净洗，拭干，和皮）二两 薄桂（去粗皮，锉）三钱

【用法】生姜切作小方块，如绿豆大，同半夏和匀，入小铫内，慢火顺手炒令香熟带干，方下桂，再炒匀微有香气，以皮纸摊盛地上出火毒，候冷，略簸去黑焦末。每服二钱，水一盏，加生姜二片，煎七分，稍空心少予缓服。

【主治】吐逆。

参香饮

【来源】《活幼心书》卷下。

【别名】参香散（《幼科类萃》卷九）。

【组成】人参（去芦）一两 沉香 丁香 藿香（和梗） 南木香各二钱半

【用法】上锉。每服二钱，水一盏，煎七分，去滓，临入姜汁少许，分三次空心温服。

【主治】小儿胃虚作吐，投诸药不止。

平胃散

【来源】《医方大成》卷十引《经济方》。

【组成】红曲（年久者）三钱半 甘草（炙）一钱 白术一钱半（面炒）

【用法】上为末。每服半钱，煎枣子米饮下。

【主治】小儿吐逆频并，手足心热，不进饮食。

藿香散

【来源】《医方大成》卷十引《经济方》。

【组成】藿香一钱半 丁香 人参 白术 茯苓 神曲 扁豆各半钱

【用法】上为末。每服半钱，罂粟米饮温温调下；陈皮煎米饮调下亦可。

【主治】小儿吐哯呕逆，身热面青，不进乳食。

朱沉煎

【来源】《田氏保婴集》。

【别名】朱沉丹（《医学纲目》卷三十八）。

【组成】朱砂二钱（水飞） 沉香二钱 藿香叶三钱 滑石半两 丁香十四个

【用法】上为细末。每服半钱，用新汲水一盏，芝蔴油点成花子，抄药在上，须臾坠，滤去水，却用别水空心送下。

【主治】小儿呕吐不止。

定吐紫金核

【来源】《田氏保婴集》。

【组成】半夏（汤洗七次，姜制） 人参 白术 木香 丁香 藿香各二钱半

【用法】上为极细末，稀面糊为丸，如李核大，后用沉香一钱（为末），朱砂一钱（水飞），同研匀

为衣，阴干。每服一丸，用小枣一个，去核，纳药在内，湿纸裹烧熟，嚼与小儿服后，以米饮压之。

【主治】小儿一切呕吐不止。

和胃丸

【来源】《永类钤方》卷二十一。

【组成】丁香 藿香叶 蝎尾各一钱 白术（切，焙） 制半夏各一两

【用法】上为末，姜汁糊丸，如小豆大。每服三岁三十丸，空心生姜汤送下。

【主治】小儿吐泻，有痰，不思饮食，困顿欲生风。

硫黄散

【来源】《世医得效方》卷十二。

【组成】硫黄半两 水银一分

【用法】上同研无星黑色。每用一字至一钱匕，水小点，以指缓缓磨湿，添汤调服。

【主治】小儿惊吐，及大人反胃。

万灵丸

【来源】《医方类聚》卷二四四引《医林方》。

【组成】百草霜一两 轻粉二钱

【用法】上为细末，用饭为丸，如黄米大。每服一丸，米饮汤送下。

【主治】小儿呕吐、咳嗽不止。

【宜忌】不可多服。

小丁香半夏散

【来源】《医方类聚》卷二四四引《医林方》。

【组成】藿香半两 半夏一两（生姜一两制） 丁香三钱

【用法】上为细末。每服一钱，生姜汤调下。

【主治】小儿呕吐，乳食不下。

五仙丸

【来源】《医方类聚》卷二四四引《烟霞圣效方》。

【组成】丁香七十个 巴豆十个（去皮）

【用法】上为末，用干饭烧过为丸，如米大。每服三五丸，生姜汤送下。

【主治】小儿吐逆。

珍珠丸

【来源】《医方类聚》卷二四四引《医林方》。

【组成】半夏 白面各等分

【用法】上为末，生姜自然汁为丸，如绿豆大。每服三十丸，水煮熟服。

【主治】小儿呕吐不止。

珍珠丸

【来源】《医方类聚》卷二五二引《医林方》。

【组成】枯白矾 寒水石（烧过成粉）各等分

【用法】上为细末，水打面糊为丸，如黄米大。每服二十丸，毛香汤温下。

【主治】小儿泻后脾虚，吐食不止。

白术汤

【来源】《普济方》卷三七六。

【组成】白术 当归各一两 厚朴（炙） 半夏（洗）甘草（炙） 人参 川芎 生姜各二两 枳实三个（炙） 食茱萸二两

【用法】以水七升，煮取二升，温服三合，日三夜二服。

【主治】少小腹中有热，有寒在胸上，逆吐，腹雷鸣而满，惊啼，甚即发痫，掣缩，休作有时。

竹茹汤

【来源】《普济方》卷三八四。

【组成】青竹茹弹子大 半夏三个（汤泡七次） 粳米四十粒 干葛

方中干葛用量原缺。原书另一同名方用青竹茹如指大，半夏七枚，粳米四十九粒，干葛三片。

【用法】上锉。每服加生姜三片，水一盏，煎至半盏，去滓，量儿大小，以意加减与服。

【主治】小儿胃中热，呕苦汁。

人参散

【来源】《普济方》卷三九四。

【组成】人参（末）二分 丁香（末）一分 藿香（末） 甘草（炙）各半两

【用法】上和匀。每服一字半钱，饭饮送下。

【主治】小儿吐逆。

不换金散

【来源】《普济方》卷三九四。

【组成】片子姜黄 草龙胆各一两 干葛一两半

【用法】上为细末。五岁以下小儿每服半钱，用重帛裹药在内，以线扎定，入于甜水半盏中，慢火煎存三分，温服。

【主治】小儿吐逆。

匀气汤

【来源】《普济方》卷三九四。

【组成】白术三分 人参 丁香 木香 厚朴（姜制，炒） 甘草 青盐各半两

【用法】上慢火炒香熟，碾为末。每服半钱至一钱，沸汤点服。

【功用】宽中，止呕吐。

【主治】婴孩呕吐。

玉散子

【来源】《普济方》卷三九四。

【组成】烂寒水石灰

【用法】上为末。三岁儿半钱，姜水调下。

【主治】小儿只吐不泻，腹中疼。

白饼子

【来源】《普济方》卷三九四。

【组成】白滑石 黄鹰条各一钱 半夏一枚（炮制） 蛤粉半钱

【用法】上为细末，薄面糊为丸，如豆蔻大，捻为饼子。每服三饼，丁香汤下。新生儿，汤内研灌半饼。

【主治】小儿吐逆。

鸡舌香丸

【来源】《普济方》卷三九四。
【组成】鸡舌香二个 母丁香七个 附子（炮，去皮脐） 硫黄 水银砂子各二钱
　　　鸡舌香即母丁香，本方并用，疑误。
【用法】上为末，糯米粥为丸，如梧桐子大。每服一丸，米饮化下，不拘时候。
【主治】小儿吐。

油珠散

【来源】《普济方》卷三九四。
【组成】滑石 丁香（各末） 猪牙皂角（去皮，蜜炙黄色）各一钱
【用法】上为末。每服半钱，用浆水半盏，滴好油一点在浆下，抄药在油星上，候沉下，调灌之，不拘时候。
【主治】小儿吐。

参半丸

【来源】《普济方》卷三九四。
【组成】半夏三钱 人参三钱 藿香三钱（去皮） 甘草半钱（炙） 丁香十四个 诃子一个（煨，去核）
【用法】上为细末，陈米作薄糊为丸，如麻子大。每服百日者十丸至十五丸，半年、一岁者，可服三十丸。
【主治】小儿久新吐。

砂仁散

【来源】《普济方》卷三九四。
【组成】砂仁一分 白豆蔻 橘红一钱 木香一分（炮） 神曲一分（炒） 麦蘖一钱（炒） 甘草一钱（炙）
【用法】上为末。每服半钱，紫苏汤泡饭饮调下。
【主治】小儿乳哺过饱，呕吐。

真珠丸

【来源】《普济方》卷三九四。
【组成】水银（砂子） 轻粉各一钱 丁香一分 红芽大戟一两半（煮过） 乳香 五灵脂（末）各半两
【用法】上为细末，用黄蜡三钱，入药末，搅匀，为丸如粟米大。每服五丸，煎马齿苋汤送下。
【主治】小儿久吐，诸药不效。

调中汤

【来源】《普济方》卷三九四。
【组成】枳壳二钱（煮过） 陈皮 半夏 人参各一钱。
【用法】上为末。每服一钱，水一盏，加生姜、大枣，煎至六分，温服。
【主治】小儿吐逆。

硫黄半夏丸

【来源】《普济方》卷三九四。
【组成】硫黄 半夏半两（汤浸洗七遍） 蝎梢 白附子（炮）各一分
　　　方中硫黄用量原缺。
【用法】上为细末，面糊为丸，如绿豆大。生姜米饮送下。
【主治】小儿吐逆不定，虚困生风。

紫朴散

【来源】《普济方》卷三九四。
【组成】厚朴（去粗皮，以生姜汁炙令香熟）
【用法】上为末。每服一字或半钱，米饮调下，温服。
【功用】下膈和胃。
【主治】小儿吐逆。

掌中散

【来源】《普济方》卷三九四。
【别名】掌中金（《证治准绳·幼科》卷七）。

【组成】白豆蔻十四个（去壳）　甘草一两（半生半炙）　缩砂仁十四个

【用法】上为末。逐旋安掌中，令儿干坝，小儿干掺口中。

【主治】小儿乳食即吐下，不能水乳者。

暖胃正气汤

【来源】《普济方》卷三九四。

【组成】棚木皮

【用法】水煎服。

【主治】小儿吐乳、霍乱吐泻。

藿香散

【来源】《普济方》卷三九四。

【组成】藿香　白附子各等分

【用法】上为细末。每服一钱，米饮调下。

【主治】小儿呕吐不定，虚风喘急。

藿香散

【来源】《普济方》卷三九四。

【组成】神曲　藿香各半两　丁香一分（见火）　肉豆蔻一个

【用法】上为细末。每服大者一钱，小者半钱，煎香楠汤调下。

【功用】定惊，止吐。

【主治】小儿吐。

中结丸

【来源】《普济方》卷三九五。

【组成】禹余粮（火煅赤，米醋）半两　巴豆（面裹煨）七粒　朱砂皂子大　定粉（炒）二钱　麝香少许。

【用法】上为末，蒸饼为丸，如绿豆大。每服三五丸，远志汤送下。

【主治】因乳母多食酒肉淹藏毒物，致小儿脾胃冷，吐逆，水食不下，噎奶。

木香散

【来源】《袖珍小儿方》卷二。

【组成】木香　干姜　茯苓　木瓜　甘草（炙）　丁香各等分

【用法】上锉散。每服一钱，姜煎，绵蘸灌之。

【主治】小儿恶秽入腹，呕吐不止。

麝香进食丸

【来源】《奇效良方》卷六十四。

【组成】麝香（另研）　当归（酒洗）　枳壳（去穰麸炒）各半两　木香（炮）　代赭石（煅）　朱砂（另研）各三钱　巴豆（去油膜）一钱

【用法】上为末，面糊为丸，如麻子大。每服三五丸，食后生姜汤送下。

【主治】小儿脾胃衰弱，渐不能食，血气减损，肌肉不荣，羸瘦，脏气不宣，呼吸苦热及头骨开解，翻食吐虫，烦渴呕哕。

金枣儿

【来源】《万氏家抄方》卷五。

【别名】金枣丸（《寿世保元》卷八）。

【组成】木香　半夏曲　南星（姜汁制）各三钱　丁香　陈皮各二钱五分　砂仁五钱　藿香五钱　人参一钱五分

【用法】上为末，姜汁糊成锭，辰砂为衣。淡姜汤送下。

【主治】小儿呕吐不止。

内救散

【来源】《丹溪心法附余》卷二十二。

【组成】木香　人参　白术　茯苓　甘草　茯神各等分　藿香

　　　　方中藿香用量原缺。

【用法】上为末。每服一钱，米饮调下。

【功用】调气进食，止泻呕。

【主治】小儿呕泻。

加减惺惺散

【来源】《育婴家秘》卷三。

【组成】人参 白术 白茯苓各一钱 炙甘草七分 防风 川芎 藿香各三钱半 细辛二钱

【功用】补脾胃，发散风邪。

【主治】小儿风泄，其症口中气热，呵欠顿闷，乍凉乍热，睡多气粗，大便黄白色，呕吐乳食不消，时作咳嗽。

助胃膏

【来源】《痘疹传心录》卷十七。

【组成】四君子汤加山药 木香 砂仁 丁香 藿香 炮姜

【用法】水煎服。

【主治】小儿胃气虚寒呕吐。

和胃汤

【来源】《痘疹传心录》卷十七。

【组成】二陈汤加丁香 藿香 炮姜 麦芽

【用法】水煎服。

【主治】初生小儿呕吐。

人参藿香散

【来源】《杏苑生春》卷六。

【组成】天南星四钱 缩砂仁二十枚 人参二钱五分 丁香二十粒 白茯苓二钱半 白术 甘草各二钱五分

本方名人参藿香散，但方中无藿香，疑脱。

【用法】上为末。每服二钱，加生姜一片，冬瓜子十粒，水盏半，煎六分，作二服。

【主治】小儿脾胃虚弱，吐逆痰水，或含哭饮乳，食物停滞不散，腹满呕吐。

补真丸

【来源】《医部全录》卷四三六引《幼科全书》。

【组成】当归 人参 橘红 白术各五分 白茯苓 麦门冬各三钱 黄耆（蜜炙）七钱 粉草二钱（炙） 木香 柴胡各二分

【用法】上以生姜、大枣为引，水煎服。

【主治】小儿痰饮为患，呕吐恶心，头眩短气，中脘不快，发为寒热，或因生冷伤脾。

香苏散

【来源】《幼科金针》卷上。

【组成】香附 苏叶 陈皮 甘草 柴胡 桂枝 防风 羌活

【用法】上加生姜三片，水煎，热服。

【主治】小儿呕吐。

止吐速效汤

【来源】《傅青主男科》卷下。

【组成】人参 白术各一钱 砂仁一粒 茯苓二钱 陈皮二分 麦芽五分 半夏 干姜各一分 山楂三个

【用法】水煎服。

【主治】小儿脾胃虚弱，恣意饱食，不能消化，久之上冲于胃口而吐者。

正胃散

【来源】《幼科指掌》卷三。

【组成】人参 白术 白茯苓 新会皮 木香 广藿香 淮山药 甘草 白扁豆 缩砂仁

【用法】加生姜，水煎服。

【主治】小儿虚吐，脾胃怯弱，饮食不思，四肢困倦，面惨唇白，脉沉而细，关纹不明，吐夹清水而出，不治成慢惊。

定吐紫金丹

【来源】《幼科指掌》卷三。

【组成】人参一钱 白术（炒） 茯苓 广藿香梗各一两 木香五钱 建莲子一两 丁香二钱 甘草三钱

【用法】生姜汁浸一宿，晒干，为末。每服五分，生姜汤或淡参汤下。

【主治】小儿呕吐。

香苏饮

【来源】《医宗金鉴》卷五十。

【组成】藿香　苏叶　厚朴（姜炒）　陈皮　枳壳（麸炒）　茯苓　木香（煨）　炙甘草

【用法】引用生姜，水煎服。

【功用】温散。

【主治】婴儿生育时触冒寒邪，入里犯胃，曲腰而啼，吐沫不止者。

丁沉四君子汤

【来源】《医宗金鉴》卷五十二。

【组成】人参　白术（土炒）　茯苓　炙甘草　丁香　沉香

【用法】引用煨姜，水煎服。

【主治】小儿胃气虚弱，不能消纳乳食，精神倦怠，囟门煽动，睡卧露睛，自利不渴，频频呕吐。

【方论】参、术、苓、草补其胃，丁香、沉香温其脾。

藿连汤

【来源】《幼幼集成》卷三。

【组成】正雅连七分（姜汁炒）　紫厚朴（姜汁炒）　藿香叶各一钱

【用法】加生姜三片，大枣三个，水煎，热服。

【主治】小儿热吐不止。热吐者，面赤唇红，吐次少而出物多，乳片已消，色黄，遍身发热而烦躁。夏月多此证。

黄连竹茹橘皮半夏汤

【来源】《温热经纬·三时伏气外感篇》。

【组成】黄连　竹茹　橘皮　半夏

【主治】幼儿脾胃失伤，呕逆者。

【方论】王士雄：于橘皮竹茹汤去生姜之温，甘草之甘；加黄连之苦寒，以降诸逆冲上之火；半夏之辛开，以通格拒搏结之气。

呕吐散

【来源】《揣摩有得集》。

【组成】白术一钱（炒）　云苓一钱　蔻米五分（研）　法夏一钱　扁豆三钱（炒）　制草五分　煨姜一片　伏龙肝一钱

【用法】水煎服。

【主治】小儿脾胃寒湿，生来面色青白，或秋凉冬寒之日，或春寒不时，或夏月天雨过多，以致气虚寒邪入里，或吃寒凉之物，以致脾胃受伤，多患呕吐。

一捻金

【来源】《全国中药成药处方集》（济南方）。

【别名】小儿一捻金。

【组成】生大黄　槟榔　黑丑　白丑各一两　朱砂五钱　台参五钱　赤金十张

【用法】上为细末，合匀装瓶，净装一分，蜡封。一岁以下每服五厘，一岁以上每服一分，空腹时用蜜水或白水调服。

【主治】停乳呕吐，痰涎壅盛。

【宜忌】忌辛辣、油腻，腥等物。小儿脾虚胃弱及患慢脾风症忌服。

小儿香橘丸

【来源】《部颁标准》。

【组成】木香9g　陈皮54g　苍术（米泔炒）54g　白术（麸炒）54g　茯苓54g　甘草18g　白扁豆（去皮）36g　山药36g　莲子36g　薏苡仁（麸炒）36g　山楂（炒）36g　麦芽（炒）36g　六神曲（麸炒）36g　厚朴（姜炙）36g　枳实36g　香附（醋炙）54g　砂仁18g　半夏（制）36g　泽泻18g

【用法】制成大蜜丸，每丸重3g，密封。口服，1次1丸，每日3次。周岁以内小儿酌减。

【功用】健脾和胃，消食止泻。

【主治】小儿饮食不节引起的呕吐便泻，脾胃不和，身烧腹胀，面黄肌瘦，不思饮食。

十二、小儿惊吐

小儿惊吐，又名挟惊吐、惊膈吐，是指小儿因受惊引起肝胃不和而呕吐，临床常见吐出清水稀涎，面色发青，烦躁不安，发热不高，不思乳食等症，甚至可伴有手足轻微抽搐的症状。《小儿卫生总微论方》："吐逆早晚发热，睡卧不安者，此惊吐也，心热则生惊，故睡卧不安，而神不宁也，心神不宁，则气血逆乱而吐也。"本病治疗以平肝和胃为法。

朱砂丸

【来源】《小儿卫生总微论方》卷十。

【组成】朱砂　乳香各一钱　半夏二十一个（洗净七次，姜汁浸一宿，切，焙）

【用法】上为细末，姜汁糊为丸，如黄米大。每服五七丸，乳香汤送下，不拘时候。

【主治】惊吐不止。

紫霜丸

【来源】《小儿卫生总微论方》卷十。

【组成】朱砂五分　杏仁三十粒（去皮尖，炒黄）

【用法】上为细末，面糊为丸，如麻子大。每服五七丸，乳食前，桃心汤送下。

【主治】小儿惊吐不止。

紫神汤

【来源】《杨氏家藏方》卷十八。

【组成】藿香叶（去土）一钱　水银一钱　硫黄二钱（同水银结砂子）　滑石一钱　丁香二钱　红曲二钱

【用法】上为细末。每服半钱，乳食前用壁土汤调下。

【主治】小儿阴阳不和，中脘痞闷，涎盛呕逆，惊吐不定。

藿香汤

【来源】《普济方》卷三九五。

【组成】藿香三两　白扁豆（姜制）　厚朴（姜制）　白茯苓各一两半　甘草（炙）一两

【用法】上锉。加酒、水煎服。子母同服。

【主治】惊吐并热吐。

十三、小儿盘肠气痛

小儿盘肠气痛，又称小儿气钓、盘肠气钓啼、盘肠吊痛、盘肠痛、盘肠似内钓等，是指小儿因脾气虚弱，感受寒邪，搏于肠间所致腹痛曲腰，干啼不乳，面色青白，两眉蹙锁，额上汗出等症者。《婴童百问》："盘肠气者，痛则曲腰干啼，额上有汗，是小肠为冷气所搏然耳，其口闭脚冷，上唇干是也。"《万病回春》："盘肠气痛者，风冷所搏也。小儿盘肠气痛者，则腰曲干啼，额有汗，是小儿为冷气所搏而然，其口闭脚冷，或大便青色不实，上唇干者是也。此多因生下洗迟，感受风冷而致也。"本病治宜温运脾阳，行气散寒止痛。

茴香散

【来源】《医方大成》卷十引《幼幼方》。

【组成】茴香（炒）　木香　黑附子（炮）　金铃子（去核，用皮）　萝卜子（炒）　槟榔　破故纸（炒）　白豆蔻（煨）各等分

【用法】上锉。每服二钱，水半盏，入盐煎服。

【主治】小儿盘肠气痛。

宣连丸

【来源】《幼幼新书》卷十。

【组成】宣连　雷丸各一分　木香（炒）二钱
【用法】上为末，用粟米饭为丸，如麻子大。每服十丸，饭饮送下。
【主治】盘肠气痛。

桃符丸

【来源】《小儿卫生总微论方》卷十四。
【组成】银朱一钱（研）　乳香一钱（煅）　大蒜一瓣（煨熟，研烂为膏）
【用法】上前二味和匀，蒜膏为丸，如绿豆大。每婴孩三丸，半岁五丸，一岁七丸，二三岁九丸，薄荷汤送下，不拘时候。
【主治】小儿盘肠内吊，痛不可忍。

白豆蔻散

【来源】《仁斋直指小儿方论》卷二。
【组成】白豆蔻仁　缩砂仁　青皮　陈皮　甘草（炙）　香附子　蓬莪术各等分
【用法】上为末。每服一钱，紫苏煎汤调下。
【主治】盘肠气痛。

萝卜子散

【来源】《仁斋直指小儿方论》卷二。
【组成】萝卜子（炒黄）不拘多少
【用法】上为末。每服半钱，辣桂煎汤调下，或只入苏合香丸，则用姜汤调下。
【主治】盘肠气痛。

延胡索散

【来源】《医方类聚》卷二四一引《管见大全良方》。
【组成】延胡索一钱　乳香（研）　木香各半钱
【用法】上为细末。每服少许，水七分盏，煎至五分，不拘时候。
【主治】儿初生下，盘肠刺痛，面色青，啼哭不止。

木香散

【来源】《医方大成》卷十引《经济方》。

【别名】五味木香散（《医学入门》卷六）。
【组成】川楝子七个（去皮核，用巴豆三十五粒，去皮同炒，令巴豆黄，去豆不用）　木香　使君子肉　延胡索　茴香各一分
【用法】上为末。空心清米饮调下。
【主治】小儿盘肠气痛不已，面青手冷，日夜啼叫，尿如米泔。

巴附丸

【来源】《普济方》卷三六一。
【组成】大附子尖不可长半寸（去皮，炮裂，为末）　斑蝥一个（去嘴及足翼，只用肉，先以麦面炒熟）　巴豆一粒（去心膜并壳，将巴豆肉乳钵内烂研成膏，用竹纸一幅，摺搽裹之，以竹棒捍令油在纸上，直至捍得巴豆油极尽为度）
【用法】上为末，以面糊为丸，如粟米大。每服五丸，以少许茴香，略借气，切不可多用也。卧夜服，菖蒲茴香汤送下。只通使一服。新修合者，未可用，修合百日后方可用。
【主治】小儿盘肠气，腹中冷痛，啼哭不止。

槟榔丸

【来源】《普济方》卷三六一。
【组成】麻逸槟榔　大腹子　红丹（香匙煅）各等分
【用法】上为末，面糊为丸，如麻子大；三岁以下如小麻子大。每服十丸，萝卜煎汤送下三日，灯心汤送下三日，霹雳汤送下三日（汤用姜钱十片，水一盏，烧秤锤浸水，候沸止去锤，将此下药，号称霹雳汤）。
【主治】小儿盘肠气癖。

延胡索散

【来源】《普济方》卷三九二。
【组成】延胡索　茴香（炒）　甘草　蓬术各三钱
【用法】上锉。每服一钱，水五分，煎至三分，温服。
【主治】气积食积成块，及盘肠气痛，肠中一切冷痛。

调中散

【来源】《冯氏锦囊·杂症》卷三。

【组成】青木香 川楝子（去皮核） 没药 人参 茯苓各五分 桂（去皮）三分五厘 白牵牛二十五粒（一半生，一半炒）

【用法】用葱白二寸，盐一捻，水煎，食前服。

【主治】婴孩盘肠气，腹内筑痛。

调中散

【来源】《幼幼集成》卷二。

【组成】青木香 川楝子 暗没药 白茯苓 上青桂 杭青皮 莱菔子 陈枳壳 尖槟榔 炙甘草各等分

【用法】入葱白二寸，盐一钱，水煎，空心服。

【主治】婴儿盘肠气，腹内筑痛。

十四、小儿泄泻

小儿泄泻，以大便次数增多，粪质稀薄或如水样为特点。早在《内经》已有多种泄泻的记载，如"飧泄"、"濡泻"、"洞泄"、"溏泄"、"滑泄"等。有关小儿泄泻的早期记载，见于《诸病源候论·小儿杂病诸候》，记有"赤利候"、"冷利候"、"久利候"等。宋代以后则统称为"泄泻"。"泄"与"泻"又具有不同的含义，一般以大便溏薄而势缓者为泄，大便清稀如水而直下者为泻，正如《幼科发挥·泄泻》所说："泄泻二字，亦当辨之。泄者，谓水谷之物泄出也；泻者，谓胃肠之气下陷也。"

本病成因以感受外邪，内伤饮食，脾胃虚弱为多见。其主要病变在脾胃，因胃主受纳腐熟水谷，脾主运化水谷精微，若脾胃受病，则饮食入胃，水谷不化，精微不布，清浊不分，合污而下，致成泄泻。《幼幼集成》说："夫泄泻之本，无不由于脾胃。盖胃为水谷之海，而脾主运化，使脾健胃和，则水谷腐化而为气血以行荣卫。若饮食失节，寒温不调，以致脾胃受伤，则水反为湿，谷反为滞，精华之气不能输化，乃致合污而下降，而泄泻作矣。"

本病治疗以运脾化湿为基本法则。实证以祛邪为主，分别治以消食导滞，祛风散寒，清热利湿。虚证以扶正为主，分别治以健脾益气，补脾温肾。泄泻变证，分别治以益气养阴、酸甘敛阴、护阴回阳、救逆固脱。

仙药散

【来源】《仙拈集》卷三引《集验方》。

【组成】山药（半生半炒）

【用法】上为末。每服二钱，沙糖滚水调服。

【主治】小儿泄泻不止。

四物粱米汤

【来源】《备急千金要方》卷十五。

【别名】粱米汤（《圣济总录》卷一七九）、四味粱米汤（《圣济总录》卷一九〇）。

【组成】粱米 稻米 黍米各三升 蜡（如弹丸大）

【用法】以水五升，煮粱米三沸，去滓；复以汁煮稻米三沸，去滓；复以汁煮黍米三沸，去滓；以蜡纳汁中和之，蜡消取以饮之。

【主治】

1.《备急千金要方》：小儿泄注。

2.《医方考》：心劳吐衄，久服寒凉之剂，因坏脾胃。

【方论】

1.《医方考》：心是脾之母，脾是心之子，脾因寒凉而坏，则必盗母气以自养，而心益病矣，求其不殆得乎？故宜调脾益胃。调脾者，莫如谷气，故用稻、粱、黍米；复用蜡者，取其厚肠胃云尔。

2.《千金方衍义》：安谷者昌。脾伤不能安谷，所以萃聚诸谷兼以至淡之蜡，略无苦味之物，以清肠胃之滞，专为婴儿畏药计也。

藜芦丸

【来源】《备急千金要方》卷十五。

【组成】藜芦二分　黄连二分　附子一分

【用法】上为末，炼蜜为丸，如麻子大。每服二丸，以粥饮送下。

【主治】小儿泄清痢。

温脾散

【来源】《颅囟经》卷上。

【组成】附子　干姜　甘草（炮，锉）各半两　白术一两

【用法】上为末。每服半钱，空心米饮送下。

【主治】小儿脾冷水泻，乳食不消，吃奶频吐。

【宜忌】忌鲜鱼、毒物。

大黄散

【来源】《幼幼新书》卷二十八引《婴孺方》。

【组成】大黄十二分　柴胡　枳壳　升麻　芍药　栀子仁各十分　竹叶一升　姜三分　知母　杏仁（净）各八分

【用法】以水六升，煮二升，分为四服。十岁外分为三服，儿小量之。

【主治】积泻。十二三岁结热痰多，壮热食少，结实者自下。

增减水药皇子汤

【来源】《幼幼新书》卷二十八引《婴孺方》。

【组成】龙骨　牡蛎（煅赤）各一两　人参　干姜　甘草（炙）　赤石脂各三分　细辛　附子（炮）各二分　黄连五分

【用法】上以水四升，煮取一升半，分三服，一日三次。

【主治】小儿注下三四日者。

大饼子

【来源】《幼幼新书》卷二十八引《石壁经》。

【组成】大附子（破，炮，净）二片　韶粉一块

（附子大）　藿香五钱　丁香五十粒

【用法】上为末，滴水为饼，如棋子大。每服一饼，饭饮化下。

【主治】惊泻。

白术丸

【来源】《太平圣惠方》卷九十二。

【组成】白术　白芍药　木香　当归（锉，微炒）各一分　麝香一钱（细研）

【用法】上为末，炼蜜为丸，如绿豆大。每服五丸，以粥饮研下，一日三次。

【主治】小儿大肠虚冷，乳食不消，大便青色。

诃黎勒丸

【来源】《太平圣惠方》卷九十二。

【组成】诃黎勒二两（煨，用皮）　白术半两　陈橘皮半两（汤浸，去白瓤，焙）　白茯苓一分　当归一分（锉，微炒）　白芍药半两　厚朴半两（去粗皮，涂生姜汁炙令香熟）　甘草半两（炙微赤，锉）

【用法】上为末，炼蜜为丸，如梧桐子大。三岁儿每服五丸，以粥饮研下，一日三次。

【主治】小儿内冷，腹胁妨闷，大便青色，不欲乳食。

三圣散

【来源】《太平圣惠方》卷九十三。

【组成】地榆半两（微炙，锉）　厚朴三分（去粗皮，涂生姜汁炙令香熟）　诃黎勒半两（煨，用皮）

【用法】上为细散。每服半钱，以粥饮调下，一日三四次。

【主治】小儿洞泄下痢，羸困。

厚朴散

【来源】《太平圣惠方》卷九十三。

【别名】诃黎勒散（《圣济总录》卷一七九）。

【组成】厚朴一分（去粗皮，涂生姜汁，炙令香

熟） 枳壳一分（麸炒微黄，去瓤） 诃黎勒一分
（煨，用皮） 当归一分（锉，微炒） 赤芍药
一分

【用法】上为细散。每服半钱，以米饮调下，一日
三四次。

【主治】

1.《太平圣惠方》：小儿囊癖，两胁虚胀，
腹痛，不欲饮食。

2.《圣济总录》：小儿冒风泄泻。

煅金液丹

【来源】《博济方》卷四。

【别名】金液丹（《苏沈良方》卷三）、金液散（《普
济方》卷三九五）。

【组成】硫黄（一名石亭脂，一名金液）三五两至
十两（并煅，得舶上黄为第一，余黄并使得，但
无夹杂为上；碎碾入罐子内，可得八九分，无妨）

【用法】上药取煅药罐子一个，盛药在内，下盖子
了，采狗蹄草一大握（本名石龙芮），木鉴草一大
握（稻田中生，一茎四花，如田字，亦名水田草，
独茎生），将二草入铁臼内烂捣，更入掬黄土同
杵匀如泥（若无上件二草，且只使益母草代之亦
可），便将裹药罐子底下，并周匝可厚五六分，只
至口缝不裹，然后置于平地上，四面簇炭五六斤，
上面安熟火一斤以来，烧之，直候火烧药罐子九
分来通赤，专看口缝处有碧焰子起，便急手拨炭
火，急将柴灰三斗都盖勿令气焰出，直候冷，拨
灰取出，刮去泥土。以上是煅一度该也，度度依
此煅之。第二度依前法，杵药草裹固煅之如前法，
煅五度，若火候得所，煅出如熟鸡子香，即是候
也。若急要服，只煅两度亦可服之（煅度数多者
为妙）。煅度数足，便于净地上埋炉子一宿出火毒
（凡逐度煅了，刮去下面砂石尤妙），又取出炉
子，于铫子著水煮一二十沸，然后敲破炉子，取
药杵烂，更入乳钵内点，煎水研烂如泥，并无粗
者，却研令干，每一两药用蒸饼一两以来，浸握
出水了，入药内和合，更与茶白内杵令匀，如面，
为丸如梧桐子大，晒干。孩子留末子研细，以米
饮调，以盏子灌之；夜啼心惊，奶伤有痰涎者，
并速研药一分以来，令吸之，一日二次，自然便
放逐，下积物。多多与服，并无忌。

【主治】小儿三五岁患无辜，泻痢。

小驻车丸

【来源】《太平惠民和济局方》卷十（续添诸局经
验秘方）。

【组成】当归（去芦）二两 诃子（炮，去核）一
两 干姜（炮） 黄连（去须）各三分

【用法】上为细末，用阿胶一两三分，水煎成汁，
搜和为丸，如粟米大。每一岁儿服十丸至二十、
三十丸，温饭饮送下，随乳亦得。更量岁数加减
与服。

【主治】小儿冷热不调，或乳哺失节，泄泻不止，
或下痢鲜血，或赤多白少，腹痛后重，肠胃虚滑，
便数频并，减食困倦，一切泻痢。

开胃丸

【来源】《太平惠民和济局方》卷十。

【组成】白芍药 麝香（细研）各一分 人参 木
香 蓬莪术（煨） 白术 当归（去苗，微炒）各
半两 （一本无白术）

【用法】上为末，都研令匀，汤浸炊饼为丸，如黍
米大。每服十五丸，温米饮送下。新生儿腹痛夜
啼，可服五丸，并乳食前服。

【主治】小儿脏腑怯弱，内受风冷，腹痛胀满，肠
鸣泄利，或青或白，乳食不化，脏冷夜啼，胎寒
腹痛。

四米汤

【来源】《寿亲养老新书》卷四。

【组成】粱米 稻米 黍米各三合 蜡如半弹丸大

【用法】上以东流水二升，煮粱米三沸，绞去滓；
以汁煮稻米三沸，去滓；用汁煮黍米三沸，绞去
滓；置蜡于汁中，待蜡消。每服半合，空心午后
各一。

【主治】小儿泄注。

豆蔻丸

【来源】《史载之方》卷下。

【组成】草豆蔻一枚（剥开皮，入乳香一块在内，复用和白面裹，慢火烧令熟，去面及豆蔻皮不用）
【用法】上为细末，以粟米饮为丸，如麻子大。每服五七丸，米饮送下，不拘时候。
【主治】小儿脏寒，泄泻不止。

厚腹丸

【来源】《史载之方》卷下。
【组成】地榆 天麻 川芎 赤石脂各一分 诃子皮 削术各三分 厚朴（去皮，姜炙）一分 木香半分
【用法】上为细末，枣肉为丸。每服三十丸，不拘时候。
【主治】小儿泄。

木香丸

【来源】《圣济总录》卷一七六。
【组成】木香 草豆蔻（去皮） 槟榔（锉） 青橘皮（去白，焙） 陈橘皮（去白，焙）各一分 肉豆蔻（去壳）一颗 京三棱（炮，锉）一两
【用法】上为末，面糊为丸，如绿豆大。每服五丸，温生姜汤送下。
【功用】《普济方》：进食和气。
【主治】
　1.《圣济总录》：小儿脾胃虚寒，哕逆不止。
　2.《普济方》：小儿泄泻不止。

白丸子

【来源】《圣济总录》卷一七八。
【组成】硫黄半两（研） 附子（炮裂，去皮脐，取末）半两 消石（研） 钟乳（研） 白龙骨（研） 寒食面各一分
【用法】上为细末，面糊为丸，如麻子大。每服三五丸，粥饮送下。疾愈即止。
【主治】小儿虚冷，脏腑滑泄不止。

固肠丸

【来源】《圣济总录》卷一七八。

【组成】槐鹅半两（炒黄色） 肉豆蔻三枚（面裹烧香） 干姜（炮裂）半两 枯矾一分
【用法】上为细末，面糊为丸，如麻子大。一二岁儿每服十丸，乳香汤送下，一日二次。
【主治】小儿脏腑虚滑，泻血腹痛。

麝香丸

【来源】《圣济总录》卷一七八。
【组成】麝香（研）半钱 巴豆七粒（去皮，水半盏，用蛤粉一匙头同煮水尽，去心膜，细研） 丹砂（研） 硫黄各一分（研） 草乌头（炮，去皮取末）一钱 砒霜（研）半钱
【用法】上为末，用枣肉为丸，如黍米大。每服一丸，水泻并痢，秋后蛤粉水送下；夏至后，新汲水送下；赤白痢，生姜汤送下。
【主治】小儿赤白痢及水泻。

大安丸

【来源】《圣济总录》卷一七九。
【组成】木香 诃黎勒皮 人参 白茯苓（去黑皮）各半两 陈橘皮（汤浸，去白，焙） 厚朴（去粗皮，生姜汁炙） 白术 乌药各一两
【用法】上为末，炼蜜为丸，如鸡头子大。每服一丸，温米饮化下。岁数小者半丸。
【主治】小儿脾胃冷气，洞泄注下，腹痛呕逆，肠鸣胀满，大便青白。

大黄汤

【来源】《圣济总录》卷一七九。
【组成】大黄（锉，炒）一两半 厚朴（去粗皮，生姜汁炙） 干姜（炮） 桂（去粗皮） 甘草（炙）各一分 当归（切，焙） 人参 白茯苓（去黑皮） 白术各半两 桔梗（微炒）三分
【用法】上为粗末。一二百日儿每用一钱匕，水半盏，煎至三分，去滓，分二次温服，二三岁儿每服二钱匕，水一盏，煎至六分，去滓，分二次温服，空心、午后各一次。
【主治】小儿暴冷，洞泄注下，或乳冷结不消，或吐下呕逆，及赤白利下。若中乳，或乳母洗浴，

水气未消，饮儿为霍乱者。

【加减】若已服诸利药，胃中虚冷，大下如水，干呕眼白者，可去大黄。

木香汤

【来源】《圣济总录》卷一七九。

【组成】木香　白术　干姜（炮裂，锉）各一分　厚朴（去粗皮，涂生姜汁，炙令香熟）　龙骨　当归　诃黎勒（煨用皮）各半两

【用法】上为粗末。每服一钱匕，以水七分，加大枣二枚（擘破），同煮至四分，去滓，食前温服。

【主治】小儿肠胃怯弱，风冷入乘泄泻，饮食全少，渐至羸瘦。

木香豆蔻丸

【来源】《圣济总录》卷一七九。

【别名】豆蔻丸（《小儿卫生总微论方》卷十）。

【组成】木香　草豆蔻（去皮）　槟榔（锉）　陈橘皮（汤浸，去白，焙）　青橘皮（汤浸，去白，焙）各一两　京三棱（煨，捣碎）四两　肉豆蔻（去壳）五枚

【用法】上为末，面糊为丸，如小豆大。每服五丸至七丸，枣汤送下。

【功用】进食和气。

【主治】小儿泄痢不止。

白术汤

【来源】《圣济总录》卷一七九。

【组成】白术三分　赤茯苓（去黑皮）　人参各一两　当归（切，焙）半两　厚朴（去粗皮，涂生姜汁炙令香熟）半两

【用法】上为粗末。每服一钱匕，水半盏，加生姜二片，煎至三分，去滓带热服，至夜三四服。

【主治】小儿胃风，泄痢不止，腹胀羸瘦。

豆蔻丸

【来源】《圣济总录》卷一七九。

【组成】草豆蔻三枚（去皮）　乌头三枚（锉，盐

水浸少时，炒）　益智（去皮）　青橘皮（汤浸，去白，焙）各一分

【用法】上为末，生姜汁煮面糊为丸，如绿豆大。每服七丸，煎木瓜汤、或生姜汤送下，乳食前服。

【主治】小儿洞泄不止。

诃黎勒丸

【来源】《圣济总录》卷一七九。

【组成】诃黎勒皮二钱（炮）　青橘皮（去白，焙）　干姜各一分（炮）　白豆蔻（去皮）　乌头（炮裂，去皮脐）　木香　荜澄茄各一钱

【用法】上为细末，煮枣肉为丸，如绿豆大。每服七丸，以米饮送下，不拘时候。

【主治】小儿洞泄注下，腹胀，不思乳食。

草豆蔻汤

【来源】《圣济总录》卷一七九。

【组成】草豆蔻二枚（去皮）　高良姜　人参　甘草　干木瓜（锉）各一分　白茯苓（去黑皮）　桔梗（炒）各半两

【用法】上为粗末。每服一钱半，水七分，加生姜二片，同煎至四分，去滓，分三次温服，乳食前各一次。

【主治】小儿洞泄不止。

香连丸

【来源】《圣济总录》卷一七九。

【别名】小连丸（《普济方》卷三九八）。

【组成】黄连（去须，炒）半两　干姜（炮）　吴茱萸（汤浸，焙干，炒）各一分　肉豆蔻（去壳）二枚　草豆蔻（去皮）一枚

【用法】上为末，烧粟米饭为丸，如绿豆大。每服七丸，乳食前米饮送下。

【主治】小儿肠胃虚寒，洞泄下痢，腹痛。

乌药散

【来源】《小儿药证直诀》卷下。

【组成】天台乌药　香附子（破，用白者）　高良

姜　赤芍药各等分

【用法】上为末。每服一钱，水一盏同煎六分，温服；如心腹疼痛，入酒煎；水泻，米饮调下，不拘时候。

【功用】《小儿卫生总微论方》：调和乳汁。

【主治】

1.《小儿药证直诀》：乳母冷热不和，及心腹时痛，或水泻，或乳不好。

2.《小儿卫生总微论方》：乳母冷热不调，败坏乳汁，因以饲儿，致儿心腹疼痛，或时下利。但令乳母服药，调和乳汁哺儿。

豆蔻香连丸

【来源】《小儿药证直诀》卷下。

【别名】豆蔻木香丸（《普济方》卷三九六）。

【组成】黄连（炒）三分　肉豆蔻　南木香各一分

【用法】上为细末，粟米饭为丸，如米粒大。每服十至二三十丸，食前米饮汤送下，日夜各四五服。

【主治】泄泻，不拘寒热赤白，阴阳不调，腹痛，肠鸣切痛。

【方论】《小儿药证直诀类证释义》：此方用黄连苦降以清热，木香芳烈以行滞，肉豆蔻温涩以止泻。寒热并投，通涩兼施，故能统治一切泄利，尤适宜于里热气滞而兼久利滑脱之证。若湿热瘀积而见里急后重之滞下，应通而不应涩，此方肉果温涩，不宜早投。

温中丸

【来源】《小儿药证直诀》卷下。

【别名】温白丸（《鸡峰普济方》卷二十四）。

【组成】人参（切去顶，焙）　甘草（锉，焙）　白术各二两

【用法】上为末，姜汁面和丸，如绿豆大。每服一二十丸，米饮送下，不拘时候。

【主治】

1.《小儿药证直诀》：小儿胃寒泻白，腹痛肠鸣，吐酸水，不思食；及霍乱吐泻。

2.《校注妇人良方》：中气虚热，口舌生疮，不喜饮冷，肢体倦怠，饮食少思。

固气丸

【来源】《幼幼新书》卷二十八引《九籥卫生方》。

【别名】乳香豆蔻丸（《小儿卫生总微论方》卷十）。

【组成】绝大肉豆蔻一枚　滴乳香一块

【用法】将肉豆蔻劈开，填入乳香，外用酵面裹，慢火煨，候面熟为度，去面不用；将肉豆蔻、乳香同研为细末，面糊为丸，如绿豆大。每服二十丸，乳食前米饮送下。

【主治】小儿脾胃虚怯，泄泻腹痛。

白术丸

【来源】《中藏经·附录》。

【组成】白术　当归　芍药各等分　木香减半

【用法】上为末，炼蜜为丸，如绿豆大。每服十丸至十五丸，米饮送下，不拘时候。

【主治】小儿白泻。

丁黑散

【来源】《幼幼新书》卷二十八引《吉氏家传》。

【组成】丁香　肉豆蔻　陈紫苏　陈皮　盐木瓜各等分

【用法】上为末。每服半钱，米饮调下。

【主治】小儿久泻不食。

木香散

【来源】《幼幼新书》卷二十八引《吉氏家传》。

【组成】陈皮　青皮各半两　肉豆蔻二个　丁香一钱

本方名木香散，但方中无木香，疑脱。

【用法】上为末。每服一字，陈米饮下。

【主治】小儿气痛，久泻利不止。

胃风汤

【来源】《幼幼新书》卷二十八引《庄氏家传》。

【组成】人参（去芦）　官桂（去皮）　白术　川芎　天麻（肥白者）　大附子（炮裂，去皮脐）各

等分

【用法】上为粗末。每服二钱，以水一盏，入粟米煎七分，去滓温服。

【主治】小儿风冷入肠胃，腹痛泄泻。

紫金散

【来源】《幼幼新书》卷二十九引《庄氏家传》。

【组成】黄连一两（锉如茱萸细，用茱萸一两同炒令紫黑色，去茱萸不用）

【用法】上为末，猪胆为丸，大小任便。未断乳小儿可粟米大十丸，加至二十丸，米饮送下。或大人伏暑冲热，即茱萸倍之为末，而用米饮调下；或小儿大瘕泻，亦倍茱萸，此以意观冷热增减茱萸也。常服大消疳积，当为丸服，遇急病散服。

本方方名，据剂型当作"紫金丸"。

【功用】消疳积。

【主治】小儿、大人感阴冷伏热泻痢。

斗门散

【来源】《幼幼新书》卷二十八引《谭氏殊圣方》。

【组成】诃子 枳壳 地榆各等分

【用法】上为末。每服一钱，米饮调下。一岁以下半钱。

【主治】小儿泻痢甚青黄，久患时多转滑肠，下部脱肛频努咽，朝朝焦瘦渐羸尪。

开胃丸

【来源】《幼幼新书》卷二十八引丁时发方。

【组成】木香 白术 人参 当归各一分 白豆蔻一钱半

【用法】上为细末，面糊为丸，如粟米大。每服十丸至二十丸，麝香温米饮送下。

【功用】进饮食，止吐逆。

【主治】小儿乳食不消，冷热不调，泄泻频并。

比圣丸

【来源】《幼幼新书》卷二十八引王氏方。

【组成】青州枣二十五个（去核，黄丹二钱，匀分

在枣肉内烧，烟绝用） 诃子皮 草豆蔻（面裹烧）各半两 肉豆蔻一个 木香一分

【用法】上为末，醋煮面糊为丸，如小黄米大。每服二十丸，米饮送下。

【主治】小儿脏冷，滑泄不止，肠鸣腹痛。

白术散

【来源】《幼幼新书》卷二十八引《王氏手集》。

【组成】芍药 当归 官桂 人参 白术 茯苓 粟米（炒）各一两

【用法】上为粗末。每服一钱，水六分盏，煎至三分，去滓温服。

【功用】和中益胃，散风湿。

【主治】小儿肠鸣泄泻，米谷不化，利下青白，腹痛呕逆，胁胀满，气痞不散，体热多睡，全不思食。

茯苓丸

【来源】《幼幼新书》卷二十八引《孔氏家传》。

【组成】白茯苓五分 黄连一两 阿胶（炒）三分

【用法】上为末，以烧粟饭为丸，如绿豆大。每服二十丸，粟米饮送下。

【功用】分利水道。

【主治】小儿久新泻利，不问冷热。

木香散

【来源】《幼幼新书》卷二十八引《朱氏家传》。

【组成】木香 白术各一分 藿香 益智各半两 肉豆蔻三个（面裹煨熟）

【用法】上为末。每服半钱或一字，用木瓜、紫苏汤下。

【主治】小儿脾胃不和，泻痢。

丁香饼子丸

【来源】方出《幼幼新书》卷十引《刘氏家传》，名见《普济方》卷三七二。

【组成】丁香五十粒 藿香一分 木香 韶粉 大附子（炮）各棋子大或各一钱

【用法】上为末，姜汁搜饼，如芡实大，水煮软服。急用散，加大枣一个，水煎服。

【主治】小儿吐泻生慢脾，及久泻胃虚。

人参异功散

【来源】《幼幼新书》卷二十七引《刘氏家传》。

【组成】人参钱半 白术半两 青皮 陈皮 茯苓 甘草各一分 豆蔻三个

【用法】上为末。每服一钱，陈米饮调下。秋入诃子或紫苏、木瓜，煎五七沸，早服。

【功用】止呕逆，顺气补虚。

【主治】小儿泻利，呃逆。

异功散

【来源】《幼幼新书》卷二十七引《刘氏家传》。

【组成】藿香 白术（炒） 人参 白茯苓 陈皮 木香 肉豆蔻（面裹，煨） 甘草各等分

【用法】上为末。每服小半钱，以紫苏饭饮调下。

【主治】胃气不和，脏腑泄泻，不思乳食；或哯奶呕逆。

人参散

【来源】《幼幼新书》卷二十八引张涣方。

【组成】人参 白茯苓 枇杷叶 甘草（炙）各半两 丁香一分 肉豆蔻二个 藿香 厚朴（姜制）各一两 青皮 当归 干姜（炮）各一分

【用法】上为末。每服半钱，水半盏，加生姜一片，煎三分，温服。

【主治】小儿胃气虚弱，泄泻不止。

川椒丸

【来源】《幼幼新书》卷二十八引张涣方。

【组成】川椒（净，慢火炒）一两 肉豆蔻半两

【用法】上为末，粳米饭为丸，如黍米大。每服十丸，饮送下。量加。

【主治】儿夏伤湿，冷入肠胃，泄泻不止。

阿胶丹

【来源】《幼幼新书》卷二十八引张涣方。

【组成】真阿胶（炙熟） 干姜各一两 芍药 当归（洗，焙干） 川黄连 肉豆蔻各半两

【用法】上为细末，炼蜜为丸，如黍米大。每服十粒，粟米饮送下。

【主治】小儿泄利身热，及暴泻注下。

建中丹

【来源】《幼幼新书》卷二十八引张涣方。

【组成】胡椒 蓬莪术 肉豆蔻半两 全蝎一分

【用法】上为细末，面糊为丸，如黍米大。每服十粒，米饮送下。

【主治】小儿泄注不止，腹痛多啼。

香矾丹

【来源】《幼幼新书》卷二十八引张涣方。

【组成】木香 白矾（慢火枯成粉）各一两 诃黎勒皮（微炮） 酸石榴皮（炒黑）各半两

【用法】上为细末，炼蜜为丸，如黍米大。每服十丸，粥饮送下。

【主治】泄泻久不愈。

粟煎汤

【来源】《幼幼新书》卷二十八引张焕方。

【组成】白术（炮） 当归（洗，焙） 川芎 人参 肉桂 芍药各一两

【用法】上为末，每服一钱，加生姜三片，粟米一匙，水一小盏，煎五分。温服。

【主治】小儿肠胃受风冷，泄注身热。

猪肚丸

【来源】《幼幼新书》卷二十一引《张氏家传》。

【组成】鳖甲一两（用童便并醋共一升热浸，炙尽为度） 白术 薯蓣各一两 胡黄连 人参（去芦头） 青橘皮 紫菀（去土） 桃仁（去双仁，汤浸，去皮尖） 木香 甘草（炙）各半两 柴胡

（去芦头）一两一分

【用法】上为末，入在净猪肚内，系定，煮令极烂为度，出，与药同杵为丸，如梧桐子大。每服二十至三十丸，温水送下，不拘时候。

【功用】解肌热。

【主治】或时泄泻，及有积滞，不思饮食，肌肉消瘦。

肉豆蔻散

【来源】《幼幼新书》卷二十八引《张氏家传》。

【组成】肉豆蔻　大诃子肉　青皮　附子（炮，去皮）　厚朴（姜制过，炒熟）各半两

【用法】上为末。每服量儿大小加减，空心粥饮调下。

【主治】泻痢。

神仙玉粉丹

【来源】《幼幼新书》卷二十八引《张氏家传》。

【组成】精明舶上硫黄一斤（去砂石尽）

【用法】上打碎，用獖猪肚七个，旋采桑根白皮三斤，寸锉；将猪肚一个净洗，只以硫黄实之，用麻线缝合，以水二斗先将桑根白皮一斤同煮一伏时，其余猪肚亦用慢火养之，不得令冷；候煮满一伏时，别以猪肚换之，又用白皮纳一斤同煮再一伏时；又换猪肚、桑白皮，过三伏时，不换白皮，只换猪肚，共煮七伏时，水耗以热汤添，不得用冷水，候满七伏时取出，用温水淘净，研至细，候烈日日中晒极热，再研，煮糯米粉糊为丸，如梧桐子大。每服十丸至十五丸，空心米饮送下。

【功用】驱除宿冷，补一切虚。

【主治】小儿、成人冷积暴泻。

苦　散

【来源】《幼幼新书》卷二十六引《养生必用》。

【别名】戊己丸（原书同卷）、吴茱萸丸、三味黄连丸（《鸡峰普济方》卷十四）、和痢丸（《医方类聚》卷二五一引《简易方》）、三神丸（《医部全录》卷四三六）。

【组成】吴茱萸　黄连　白芍药（俱锉如豆，同炒

赤）各五两

【用法】上为末，煮糊为丸，如梧桐子大。每服二十丸，空心浓米饮送下，一日三次。未知加。或散二钱，水一盏，煎七分，和滓温服。

【主治】小儿脾受湿，泄痢不止，米谷不化；亦治痄气下痢。

【宜忌】忌生冷、油腻。

温白丸

【来源】《幼幼新书》卷二十八引《家宝》。

【别名】白术丁香丸（《丹溪心法附余》卷二十二）。

【组成】白术（米泔浸，炒）一分　丁香（炒）半分　半夏（炮七次）一钱半

【用法】上为末，姜汁糊丸，如绿豆大。半岁儿每服三丸，三五岁儿每服五七丸，淡姜汤吞服，早、晚各一次。

【主治】小儿久泻，脾虚不能食，食即泻下，米谷不化。

助胃丹

【来源】《幼幼新书》卷二十八。

【组成】附子一枚（重半两，炮净）　舶上硫黄　干姜（炮）　肉豆蔻　肉桂　白术（炮）各半两

【用法】上为末，白面糊为丸，如黍米大。每服十丸，食前米饮送下。

【主治】

　　1.《幼幼新书》：小儿泄注不止，手足逆冷。

　　2.《杨氏家藏方》：小儿霍乱吐利。

温胃固肠丸

【来源】《幼幼新书》卷二十八。

【组成】肉豆蔻　缩砂仁　丁香　龙骨　诃子皮（炙）　赤石脂各等分

【用法】白面糊丸，如绿豆大。每服一二十丸，饭饮送下。

【主治】小儿泄泻。

桑叶散

【来源】《幼幼新书》（古籍本）卷二十八引相滶方。

【组成】人参　白茯苓　藿香　干姜（焙）各等分
方中干姜，人卫本作"干葛"。

【用法】上为末。小儿泻，每服半钱，桑叶汤调服；大人泻，每服一钱。

【主治】小儿虚滑泄泻，频数不止。

干姜散

【来源】《小儿卫生总微论方》卷十。

【组成】干姜末

【用法】粥饮调下半钱或一字。

【主治】小儿水泻无度。

乌姜丸

【来源】《小儿卫生总微论方》卷十。

【组成】生姜二两（切棋子大）黄连（去须）二两（锉豆大。二味同炒紫黑色）肉豆蔻二十五个（每个入丁香二个，共五十个在内讫，别用生姜研烂取汁，和面裹，煨熟，和面研之）

【用法】上为细末，滴水为丸，如芥子大。每服二三十丸，乳食前枣汤送下。

【主治】小儿脾虚泄泻，不入食。

还肌散

【来源】《小儿卫生总微论方》卷十。

【组成】肉豆蔻一个　诃子三个（去核）没石子一个（三味各用大麦面裹，慢火煨黄熟，勿令烟出）

【用法】上为细末。每服半钱，米饮调下，如人行五里久，再一服。须用陈米饮下。

【主治】小儿泄泻、聚泻、疳泻等肌肤瘦弱，乳食不进。

诃子汤

【来源】《小儿卫生总微论方》卷十。

【组成】诃黎勒皮　人参（去芦）木香　白茯苓

各一两　甘草（炙）陈皮（汤浸，去白）各半两

【用法】上为末。每服一钱，水一小盏，加生姜二片，煎至五分，温服，不拘时候。

【主治】小儿伤冷，泻不止。

诃黎豆蔻丹

【来源】《小儿卫生总微论方》卷十。

【别名】诃黎豆蔻丸（《普济方》卷三九八）。

【组成】诃黎勒皮　草豆蔻仁各一两　白术　干姜（炮）川黄连（去须）当归（去芦，洗，焙）各半两

【用法】上为细末，粟米饭为丸，如黍米大。每服十丸，汤饮送下，不拘时候。

【主治】小儿伤冷，泄不止。

和中散

【来源】《小儿卫生总微论方》卷十。

【组成】白术　陈皮（去白）厚朴（去粗皮，生姜制）甘草（炙）各等分　（一方有藿香叶减半）

【用法】上为细末。每服一钱，以水一小盏，生姜三片，大枣一个，同煎至六分，温服。

【主治】小儿痰逆胃虚泄泻。

和中散

【来源】《小儿卫生总微论方》卷十。

【组成】藿香（去土）白豆蔻　人参（去芦）各一两　木香　丁香　干姜（炮）厚朴（去皮，生姜制）各半两　甘草一分

【用法】上为细末。每服一钱，水一小盏，入生姜三片，煎至六分，温服，不拘时候。

【主治】小儿三焦不调，停寒膈上，吐泻不定。

定吐香银丸

【来源】《小儿卫生总微论方》卷十。

【组成】丁香　干葛各一两　半夏（汤洗七次，切，焙）水银（后入）各半两

【用法】上药前三味先为末，入水银研匀，生姜汁为丸，如麻子大。每服三五丸至十数丸，藿香汤

送下，不拘时候。

【主治】小儿脾胃气弱，挟于风寒，呕哕。亦治便青泄利。

建胃散

【来源】《小儿卫生总微论方》卷十。

【组成】厚朴（去粗皮，生姜制）一两　川黄连（去须）一两　白术半两　肉豆蔻（面裹煨）一两　缩砂仁半两　干姜半两（炮）　木香半两

【用法】上为细末。每服一钱，水一小盏，加生姜、粟米各少许，煎至五分，去滓温服，不拘时候。

【主治】小儿泄泻，身热烦渴。

草节汤

【来源】《小儿卫生总微论方》卷十。

【组成】胡黄连半两　绵姜一两（炮熟）

【用法】上为细末。每服半钱，食前草节汤调下。

【主治】小儿冷热不调下泻。

香茂散

【来源】《小儿卫生总微论方》卷十。

【组成】藿香（去土）　蓬茂（炮，锉）　茯苓（焙）各等分

【用法】上为细末。每服半钱或一钱，白汤点服，不拘时候。

【主治】小儿泻后胸中不快。

黄连茱萸散

【来源】《小儿卫生总微论方》卷十。

【组成】黄连（去须）一两　吴茱萸（拣去枝梗）半两　干姜二钱　巴豆（肥大者）一个（去皮）

【用法】上锉细，同炒至焦黄，去巴豆不用，外为细末。每服一钱，乳食前以陈米饮调下，每日三次。

【主治】小儿伤乳食下泻。

椒红丸

【来源】《小儿卫生总微论方》卷十。

【组成】椒二两（去目）

【用法】上用醋二升，煮至醋尽，焙干为末，糊为丸，如绿豆大，瓷盆收之。每服十丸至十五丸，米饮送下。

本方改为散剂，名"椒红散"（《普济方》卷三九五）。

【主治】

1.《小儿卫生总微论方》：小儿水泻无度。
2.《普济方》：五十以上患泻。

乌梅饮

【来源】《小儿卫生总微论方》卷十一。

【组成】乌梅十个（去核）　麦门冬一分（去心）　蜜二两半

【用法】上分为五七服，用水一小盏，煎半盏，入蜜搅匀，不拘时候服。

【主治】小儿下利发渴不止。

石莲散

【来源】《小儿卫生总微论方》卷十一。

【用法】上为细末。每服一钱，乳食前米饮调下。

【主治】小儿脏寒泄泻，下利纯白，腹中绞痛，虚气胀满，手足逆冷。

白矾丸

【来源】《小儿卫生总微论方》卷十一。

【组成】枯白矾　定粉　寒水石（煅）各等分

【用法】上为细末，烂饭研匀为丸，如黍米大。每服五丸，乳食前煎乌梅汤送下。

【主治】小儿滑泄，肛头脱出。

厚朴丸

【来源】《小儿卫生总微论方》卷十一。

【组成】厚朴（姜制）半两　诃子半两（炮，去核）　白龙骨半两　白矾半两

【用法】上用一器盛之，盐泥固济，留一窍子，木炭火煅，烟息为度，取出为末，面糊为丸，如黍米大。每服十丸，食前米饮送下。

【主治】小儿脏寒泄泻，下痢纯白，腹中绞痛，虚气胀满，手足逆冷。

姜连丸

【来源】《小儿卫生总微论方》卷十一。

【组成】黄连（去须） 龙骨（煅） 白石脂 川姜（炮） 枯矾各一两

【用法】上为末，以粟米粥为丸，如麻子大。每服三十丸，乳食前米饮送下。

【主治】
    1.《小儿卫生总微论方》：小儿诸利。
    2.《普济方》：元脏久冷，滑泄不止，饮食不进，渐至危困。

楮叶汤

【来源】《小儿卫生总微论方》卷十一。

【组成】楮叶（炙令黄香）

【用法】上用浆水半升浸之，候水绿色去叶；以木瓜一个（切碎），纳汁中，煮五七沸，去木瓜，放温细细服，不拘时候。

【主治】小儿下利发渴，得水饮便呕逆不止。

缩砂散

【来源】《小儿卫生总微论方》卷十一。

【组成】缩砂一两（去皮）

【用法】上为末。每用一钱，以猪腰子一片劈开，入药末在内，绵系，米泔煮熟，与儿食之，次服白矾丸。

【主治】小儿滑泄，肛头脱出。

还肌散

【来源】《小儿卫生总微论方》卷十二。

【组成】肉豆蔻一个 诃子二个（去核） 没石子一个（三味各用大麦面裹，慢火煨焦黄香透，勿令有烟出） 木香半皂子大

【用法】上为细末。每服半钱，米饮调下，如人行五里久，更进一服。仍须用陈米饮调服。

【主治】小儿疳泻，及洞泻谷不化。

厚朴散

【来源】《宣明论方》卷十四。

【组成】厚朴 诃子皮半两 使君子一个 拣丁香十个 茯苓 吴白术 青皮各二钱 甘草一钱（炒）

【用法】上为末。每服一字，一岁加减，用清米汤下。

【主治】小儿虚滑，泻痢不止。

斗门丸

【来源】《杨氏家藏方》卷十八。

【组成】附子（一枚）六钱（炮，去皮脐尖） 硫黄（别研） 肉桂（去粗皮） 龙骨（别研） 诃子（煨，去核） 丁香 干姜（炮）各一分

【用法】上为细末，煮面糊为丸，如黍米大。每服三十丸，乳食前、空心温米饮送下。

【主治】小儿肠胃虚弱，泄泻糟粕，或便白沫，昼夜无度。

豆蔻丸

【来源】《杨氏家藏方》卷十八。

【组成】肉豆蔻（面裹煨香） 草豆蔻（去壳）各一两 草乌头三枚（烧灰留性）

【用法】上为细末，煮面糊为丸，如黍米大。每服十丸，乳食前煎萝卜汤送下。

【主治】小儿风冷搏于肠胃，飧泄不止，不思乳食。

固肠丸

【来源】《杨氏家藏方》卷十八。

【组成】硫黄二两（别研） 牡蛎（煅，别研） 龙骨（煅，别研） 干姜（炮） 木香各一两

【用法】上为细末，面糊为丸，如黍米大。每服三十丸，乳食前温米饮送下。

【主治】小儿脏寒泄泻，色多青白，腹痛不食。

钟乳益黄丸

【来源】《杨氏家藏方》卷十八。

【别名】钟乳益黄丹（《普济方》卷三九六）。

【组成】定粉 黄丹各半两 巴豆七粒（去壳，同定粉、虢丹三味研匀，水和作一块，阴干，置瓦上，熟炭火煅红，出火毒三宿，研细） 钟乳粉（炼者） 丁香 石榴皮（炒焦） 益智子仁各半两 人参（去芦头） 朱砂（别研）各二钱半 木香七钱半 白豆蔻仁七钱 诃子（煨去核）七钱 黄连四钱 乌梅十枚（取肉，炒）

【用法】上为细末，煮面糊为丸，如黍米大。每服十五丸，加至二十丸，空心、乳食前煎木瓜、陈橘皮汤送下。

【主治】小儿久利不止，及挟积作泻，疳气腹胀，全不思食。

调脏丸

【来源】《杨氏家藏方》卷十八。

【组成】木香 人参（去芦头） 白术 干姜 肉豆蔻（面裹煨熟） 白芍药各等分

【用法】上为细末，煮面糊为丸，如黍米大。每服三十丸，乳食前温米饮送下。

【主治】小儿脏腑不调，泄泻频并，精神昏困，全不入食。

灵妙散

【来源】《杨氏家藏方》卷十九。

【组成】人参（去芦头）一两 甘草一钱（炙黄） 罂粟壳二两（切碎，用黑豆半合同炒油出，去黑豆不用）

【用法】上为细末。每服一钱，泄泻，煎枣汤调下；赤白痢，煎生姜、乌梅汤调下；白多赤少，用温酒、白汤各一半调下；赤多白少，蜜汤调下。并乳食前服。

【主治】小儿冷热不调，腹痛泄泻，下痢赤白，肠滑无度，多因嗜卧，全不入食。

【宜忌】《普济方》：忌生冷之物。

朱砂丸

【来源】《普济方》卷三九六引《杨氏家藏方》。

【组成】朱砂半钱 人言半钱 黄丹三钱

【用法】上为细末，水为丸，如粟米大。每服五七丸，干姜、甘草汤送下。

【主治】一切小儿泄泻，痢疾。

人参膏

【来源】《传信适用方》卷四。

【组成】人参一两 白术半两 丁香半两 藿香半两 白扁豆一分

【用法】上为细末，炼蜜为丸，如绿豆或麦粒大。量儿大小，以生姜汤下五七丸至十丸。

本方方名，据剂型当作"人参丸"。

【主治】小儿泄泻，烦渴呕逆。

白术汤

【来源】《玉机微义》卷六引《易简》。

【组成】人参 白茯苓 白术 木香 甘草 黄耆各一两 干葛二两

【用法】上为粗末。每服五钱，水煎服。不问阴阳，并宜服之。

【主治】小儿泄泻，胃热烦渴。

白龙丸

【来源】《是斋百一选方》卷十九。

【组成】白石脂一分（只白礬好者亦得） 白龙骨一分

【用法】上为细末，滴水为丸，如芥子大。每服三四十丸至五十丸，紫苏、木瓜汤送下，一日三次。

【主治】

1.《是斋百一选方》：小儿泻清水不止。

2.《普济方》：婴孩乳食不消，泻不止。

神功散

【来源】《是斋百一选方》卷十九。

【组成】五倍子 百药煎 干姜（炮）各等分

【用法】上为细末，每服一钱，米饮调下；大人煮糊为丸，如黍米大，每服三十丸，米饮送下。

【主治】小儿滑肠不止。

香橘丸

【来源】《医方类聚》卷二五五引《经验良方》。

【组成】使君子（去皮壳）一两 诃子 神曲 麦蘖 甘草 厚朴（姜汁制）各半两 陈皮 木香各二钱半

【用法】上为细末，炼蜜为丸，如樱桃大。米汤化下一丸。

【主治】

　　1.《医方类聚》引《经验良方》：小儿疳瘦，泄泻无时，不思饮食。

　　2.《普济方》：小儿疳痢，冷热不调，水谷不化。

木香益黄散

【来源】《仁斋直指小儿方论》卷四。

【组成】陈皮一两 青皮 诃子肉（微炒）各半两 丁香二钱 木香 甘草（炙）各二钱半

【用法】上为细末。每服一钱，加陈米少许，水煎服。

【主治】胃虚腹痛，泄利。

和安散

【来源】《仁斋直指小儿方论》卷四。

【组成】木香 当归 川芎 北前胡 柴胡 青皮 北梗 甘草（炙） 半赤色茯苓各等分

【用法】上锉散。每服一钱，加生姜、大枣，水煎，不饥饱服。

【主治】小儿冷热不调，上盛下泄。

钟乳震灵丹

【来源】《仁斋直指小儿方论》卷四。

【组成】震灵丹三丸（为末） 钟乳粉半钱 破故纸（炒）一钱半 生肉豆蔻一钱 大枣二枚

【用法】煎取清汁，乘热调，空心灌下。

【主治】小儿肾泄。面黧黑，齿消脱，骨力弱，小腹痛，泄多白脓。

固肠丸

【来源】《御药院方》卷十一。

【组成】木香 肉豆蔻（麸裹煨，以面熟去面用） 缩砂仁 赤石脂 厚朴（姜制） 川姜各等分

【用法】上为细末，面糊为丸，如黍米大。每服三十丸至五十丸，乳食前煎草节汤送下。

【主治】小儿脾胃不和，肠滑泄泻。

双黄丸

【来源】《普济方》卷三九五。

【组成】黄连（炒） 硫黄各半分

【用法】上为末，面糊为丸，如小豆大。三岁服十丸，食前米汤送下。

【主治】小儿泄泻注水，肠鸣肚疼。

肉豆蔻膏

【来源】《普济方》卷三九五。

【组成】肉豆蔻二钱（锉） 人参一钱 白术二钱 甘草一钱 丁香一钱（不见火） 木香一钱（不见火） 藿香五分

【用法】上为细末，炼蜜为丸，如鸡头子大。每服一丸，空心、奶前米饮送下。

【主治】小儿挟惊，大便清泻，腹疼不稳。

桃红散

【来源】《普济方》卷三九五。

【组成】辰砂少许 羌活半两 防风半两 人参一钱 白术三钱 茯苓一钱半 蝉蜕三个 甘草一钱

【用法】上为末。每服一钱半，荆芥汤调下。如未止，用天麻四君子汤相间服之为妙。

【主治】惊泻。

黄白散

【来源】《普济方》卷三九七。

【组成】大黄　白术各半分

【用法】上为末。每服半钱，水半钟，煎三分，空心服。

【主治】小儿脾虚热，大小便出黄沫如蟹吐沫者，良久即青。

豆乳散

【来源】《奇效良方》卷六十五。

【组成】肉豆蔻一枚　乳香一豆大

【用法】上为细末。米饮调下。

【主治】小儿疮疹病中，偶滑泄不止，甚者。

香苏散

【来源】《婴童百问》卷十。

【别名】香苏饮（《证治准绳·幼科》卷五）。

【组成】香附子　陈皮　紫苏　川芎　甘草　白芷各等分。

【用法】上锉散。加生姜、葱白，水煎服。

【主治】小儿出疹作泻。

【加减】泻症，加白术、茯苓；呕症，加茯苓、白芍药。

太和饼

【来源】《景岳全书》卷六十二。

【组成】人参　白术　白茯苓各五钱　山药（炒）四钱　木香　炙甘草各二钱　肉果（面煨）四个　白豆蔻十四个　砂仁十四个　山楂肉一两　史君子肉六十个

【用法】炼蜜捣和为小饼。量儿大小与服，或再对证加减药味用之。

【主治】小儿泄泻。

消滞调脾饮

【来源】《丹台玉案》卷六。

【组成】陈皮　滑石　黄连各八分　神曲　麦芽　白芍　车前子　泽泻各六分

【用法】加生姜三片，水煎，不拘时服。

【主治】小儿泄泻，臭秽之极。

参术姜桂饮

【来源】《幼科证治大全》引《医述》。

【组成】人参五分　白术（炒）六分　干姜（炒）桂　茯苓　扁豆（姜汁炒）山药（炒）各六分　陈皮　甘草各四分

【用法】上加生姜、大枣，水煎服。

【主治】小儿久泻，面色赤，身热口渴，属脾胃极虚，阳气外散者。

防风汤

【来源】《幼科直言》卷四。

【组成】防风　柴胡　炒白术　木香　木通　炒厚朴　陈皮　甘草

【用法】生姜一片为引。

【主治】小儿风泻，及大肠受风，或泻沫，或黄白冻，兼腹痛者。

益脾镇惊散

【来源】《医宗金鉴》卷五十二。

【组成】人参一钱半　白术（土炒）茯苓各三钱　朱砂八分　钩藤二钱　甘草（炙）五分

【用法】上为细末。每服一钱，灯心汤调下。

【功用】镇心，抑肝，益脾。

【主治】惊泻。小儿气弱受惊，夜卧不安，昼则惊惕，泻泄粪稠若胶，色青如苔。

参苓健脾散

【来源】《人己良方》。

【组成】莲肉　茯苓　芡实　扁豆各五钱　薏苡仁三钱　麦芽三钱　使君子肉三钱　人参二钱　糯米粉少许

【用法】上为细末，白糖三钱和匀。每服二钱，白粥水送下；或作糊食之；或作小饼晒干食之均可。

【主治】小儿食伤脾胃，泄泻日久，脾胃虚弱者。

滞泻方

【来源】《首批国家级名老中医效验秘方精选》。

【组成】党参 10 克　白术 6 克　茯苓 10 克　甘草 5 克　苡仁 10 克　陈皮 5 克　麦芽 10 克　黄连 3 克　石榴皮 6 克　马齿苋 10 克　神曲 6 克

【用法】水煎服。每日 1 剂，药汁稍浓缩，加糖，半岁以内，1 次服 15 毫升，每隔 2～3 小时 1 次；半岁至 1 岁，1 次 20 毫升，2～3 小时 1 次；1 岁以上，1 次 25～30 毫升，2～3 小时 1 次。

【功用】健脾和胃，清热化滞。

【主治】小儿积滞腹泻。

【加减】若呕恶加砂仁；发热加银花；积重者加槟榔；腹痛加白芍。蕴久化热，而脾虚积滞最易蕴生湿热或易感湿热，故清湿热之品，诸如黄连、马齿苋等常不可少。

【验案】患儿刘某，男性，1 岁半。由于喂养失调，致消化功能紊乱。生后 15 天开始吐泻，少者 4～5 次，多至 10 余次。经服西药吐止，但仍泄泻，初泻水样便，后有乳块，曾在某医院住院治疗月余未效。于 1989 年 9 月初来我处就诊，望患儿眼窝下陷，呈严重脱水状，二目无光，精神不振，表情淡漠，但手足心热，舌红苔光嫩，舌尖尤赤，指纹紫红色。其母代诉患儿近来每日大便 10 余次，泻下物如豆瓣，有时精神萎靡，有时烦躁不安，口渴欲饮，乳食不香。此症乃久积化热，脾阴受损，宜清不宜补，宜凉不宜温。以清热化滞、育阴健脾为治，处以太子参 9 克，茯苓 6 克，甘草 3 克，苡米 9 克，石斛 9 克，山药 9 克，连翘 3 克，焦三仙 10 克，黄连 1.5 克，桔梗 3 克，车前子 3 克，水煎频服，1 日 5 次，2 日 1 剂。服药 3 剂，泄泻明显好转，每日 4～5 次，精神好转，乳食香，手足心热大减，舌质由红变淡。又服 3 剂，泻全止，每日大便 1 次，一切恢复正常。以参苓白术丸和黄精丹善后，至今随访 8 个月，患儿健康无恙。

儿宝膏

【来源】《部颁标准》。

【组成】太子参 120g　北沙参 75g　茯苓 120g　山药 120g　山楂（炒）45g　麦芽（炒）45g　白扁豆（炒）120g　陈皮 45g　白芍（炒）45g　麦冬 45g　葛根（煨）45g

【用法】制成煎膏剂，密闭，置阴凉处。口服，1～3 岁每次 10g，4～6 岁每次 15g，6 岁以上每次 20～25g，1 日 2～3 次。

【功用】健脾益气，生津开胃。

【主治】小儿面黄体弱，纳呆厌食，脾虚久泻，精神不振，口干燥渴，盗汗等症。

儿泻止颗粒

【来源】《部颁标准》。

【组成】葛根 66g　黄芩 33g　白术（炒）66g　茯苓 66g　木香 19.8g　厚朴 33g　半夏（姜）33g　山楂（焦）52.8g　泽泻 39.6g　甘草（炙）19.8g　广藿香油 3.3ml　盐酸小檗碱 6.6g

【用法】制成颗粒剂，每袋 3g，密封。口服，每次 3g，1 岁以下 1 日 3 次，1 至 2 岁 1 日 4 次，2 岁以上遵医嘱。

【功用】清热解毒，健脾和胃，燥湿止泻。

【主治】小儿急、慢性腹泻，肠炎及痢疾恢复期。

小儿腹泻散

【来源】《部颁标准》。

【组成】广藿香 100g　肉豆蔻（煨）60g　丁香 10g　赤石脂（煅）100g　地榆 100g　伏龙肝 100g　石榴皮 100g　寒水石 100g

【用法】制成散剂，每包装 2g，密闭，防潮。口服，周岁以内每次服 1g，1 至 3 岁每次 2～3g，4 岁以上每次服 4～6g，1 日 3 次。

【功用】温中固肠，健脾止泻。

【主治】小儿久泻不止，面色苍白，食欲不振，神倦乏力。

小儿喜食糖浆

【来源】《部颁标准》。

【组成】六神曲（炒）77g　枳壳（炒）39g　白术（炒）39g　山楂 59g　稻芽（炒）192g　麦芽（炒）192g

【用法】制成糖浆，密封。口服，1 至 5 岁每次 3～5ml，5 岁以上每次 10～15ml，周岁以内酌减，

1 日 3 次。

【功用】健脾，消食，化积。

【主治】小儿单纯性消化不良，食欲不振及消化不良引起的腹泻。

小儿止泻安冲剂

【来源】《部颁标准》。

【组成】赤石脂（煅）60g 肉豆蔻（煨）50g 伏龙肝 60g 茯苓 100g 陈皮 60g 木香（煨）30g 砂仁 30g

【用法】制成冲剂，每袋装 12g，密封。开水冲服，1 岁以内每次 3g，1 至 2 岁每次 6g，1 日 3 次。2 至 3 岁每次服 12g，1 日 2 次，或遵医嘱。

【功用】健脾和胃，利湿止泻。

【主治】小儿消化不良腹泻，脾虚腹泻。

【宜忌】不宜用于合并其他感染的小儿腹泻。

小儿泄泻停颗粒

【来源】《部颁标准》。

【组成】苍术 353g 羌活 235g 车前子 176g 大黄 59g 大黄（制）59g 甘草 59g 制川乌 59g

【用法】制成颗粒，每袋装 2g，密封。开水冲服，6 个月以下婴儿 1 次 1g，6 个月至 3 周岁小儿 1 次 2g，每日 2 次。

【功用】健脾化湿，消积止泻。

【主治】婴幼儿腹泻。

幼泻宁冲剂

【来源】《部颁标准》。

【组成】白术（焦）450g 炮姜 250g 车前草 450g

【用法】制成冲剂，每袋装 6g，密封，防潮。口服，1～6 个月婴儿每次 3～6g，6 个月至 1 岁每次 6g，1 至 6 岁每次 12g，1 日 3 次。

【功用】健脾利湿，温中止泻。

【主治】小儿脾失健运，消化不良引起的腹泻。

十五、小儿厌食

小儿厌食，指小儿较长时期不思进食，厌恶摄食的一种病症。

本病成因多为饮食不节、喂养不当，或他病失调脾胃受损，或先天不足后天失养，或暑湿熏蒸脾阳失展，或情志不畅思虑伤脾等。厌食的病变脏腑在脾胃，发病机理总在脾运胃纳功能的失常。

本病治疗以脾健不在补贵在运为原则。宜以轻清之剂解脾气之困，拨清灵脏气以恢复转运之机，俾使脾胃调和，脾运复健，则胃纳自开。若是脾胃气虚证，亦当注意健脾益气而不壅补碍胃，同时佐以助运开胃之品；若是脾胃阴虚证，亦当注意益阴养胃而不滋腻碍脾，同时适加助运开胃之品。在药物治疗同时应注重饮食调养，纠正不良的饮食习惯，才能取效。

地黄丸

【来源】《备急千金要方》卷五。

【别名】干地黄丸（《圣济总录》卷一七五）

【组成】干地黄 大黄各一两六铢 茯苓十八铢 当归 柴胡 杏仁各半两

【用法】上为末，以蜜为丸，如麻子大。每服五丸，一日三次。

【功用】生肌肉。

【主治】小儿胃气不调，不嗜食。

【方论】《千金方衍义》：此专疗胃中气血不调，饮食不为肌肉。故专取地黄治伤中，逐血；当归治寒热，和脾；柴胡升少阳生气；杏仁下胸中逆气；大黄涤六腑实热；茯苓守五脏真气也。

补婴丸

【来源】《人己良方》。

【组成】人参五钱　白术五钱　陈皮五钱　青皮三钱　砂仁三钱半　木香二钱半　山药五钱　建莲三钱　神曲三钱（炒）　山楂三钱　炙草三钱　使君肉三钱　白茯苓四钱

【用法】上为细末，用生姜薄荷叶包糯米煮熟，捶烂，用布袋装，和滚水隔出汁，煮糊为丸，如麻子大。每服二十五丸至五十丸，粥水送下。若小儿不能吞丸，作散服亦可。

【主治】小儿食积伤脾而恶食。

养胃增液汤

【来源】《中医儿科学》。

【组成】石斛　乌梅　北沙参　玉竹　甘草　白芍

【功用】养胃育阴。

【主治】小儿厌食。口干多饮而不喜进食，皮肤干燥，大便干结，舌苔光剥，或舌红少津，脉细。

和胃进食饮

【来源】《湖南中医杂志》（1988,2：47）。

【组成】神曲 15g　山楂 15g　炒麦芽 15g　法夏6g　茯苓 8g　陈皮 5g　炙甘草 4g　楠木香 2.5g

【用法】以上为 2～6 岁患儿 1 日量。将上药入砂锅内加水 700ml 浸泡 30 分钟左右，先用武火煎开，改用文火慢煎 20 分钟，双层纱布滤出头煎，再加水二煎，将 2 次所煎药液混匀，浓缩至 250ml 左右，分 3 次饭后半小时内服用。

【主治】小儿厌食症。

【验案】小儿厌食症　《湖南中医杂志》（1988,2：47）：以本方治疗小儿厌食症 50 例，男 21 例，女29 例，年龄均在 6 周岁以内。结果：痊愈（症状消失，纳食量如同龄常儿，身体无恙，不偏食，不择食，4 个月内无反复者）35 例，占 70%；显效（症状基本消失，但稍有偏食、择食现象，2 个月后有反复者）10 例，占 20%；有效（服药后纳食增加，但停药 5～10 天后又厌食者）3 例，占 6%；无效 2 例，占 4%，总有效率为 96%。

健脾汤

【来源】《实用中西医结合杂志》（1991,8：468）。

【组成】黄芪 12g　黄精 9g　女贞子 9g　北沙参9g　麦冬 6g　木香 3g

【用法】每日 1 剂，水煎，分 3 次口服。2 个月为 1疗程。

【主治】小儿厌食症。

【验案】小儿厌食症　《实用中西医结合杂志》（1991,8：468）：治疗小儿厌食症 42 例，厌食均在半年以上；男女各 21 例；年龄 1.2～7 岁,3 岁以下 37 例；病程半年以上 10 例,1 年以上 16 例,2年以上 16 例。结果：食欲增加 0.5～1 倍以上，能持续 2～3 月以上为有效，共 32 例；食欲增加不足原食量 1 / 2 倍或虽一度增加但不稳定为无效，共 10 例。另外 32 例身高增长正常，27 例体重增长正常。

温中运脾汤

【来源】《首批国家级名老中医效验秘方精选》。

【组成】制附子 3 克　肉桂 1 克　干姜 2 克　炒白术 6 克　炒苍术 5 克　茯苓 6 克　鸡内金 5 克　焦山楂 10 克　神曲 10 克　炒枳实 6 克　青陈皮各 5克　甘草 3 克

【用法】每日 1 剂，水煎，分 2 次服。其中鸡内金应研末冲服方不破坏其有效消化酶素。

【功用】温中运脾。

【主治】寒湿困中、脾失健运之厌食症。

【加减】兼泄泻者，加砂仁 3 克，苡仁米 30 克；兼呕吐者，加姜半夏 6 克，苏叶苏梗各 6 克，旋覆花（包）6 克，蔻仁 3 克；兼积滞者，加槟榔 5克，莱菔子 6 克，谷麦芽各 10 克。

【验案】蒋某，女，4 岁，1985 年初诊。患儿经常不欲食，伴有腹痛、溏泻，睡喜俯卧，有时呕吐，舌苔薄白，脉沉弦。证属脾失健运，胃有寒湿，治宜健脾和胃，祛湿散寒。方用温中运脾汤略加减。上方服 6 剂后食欲好转，腹已不痛，诸症都有所减轻。又以上方加减，并服肥儿丸一九日 2次，进 7 剂证愈。

楂曲麦门冬汤

【来源】《首批国家级名老中医效验秘方精选·续集》。

【组成】泡参 15 克　麦冬 15 克　法夏 15 克　粳米 15 克　甘草 6 克　山楂 10 克　神曲 10 克　鸡内金 10 克　麦芽 15 克　鱼腥草 15 克　鸡矢藤 15 克（此为 5 岁小儿量）

【用法】每日 1 剂，水煎 2 次，取汁 100 毫升，分 3 次服。

【功用】补脾消积，健胃生津。

【主治】小儿厌食。症见纳呆，口渴，盗汗，容易感冒咳嗽，揉鼻咬牙，面㿠白，消瘦，头大颈小，肚大，肋骨外翻，舌淡红苔薄白或薄黄，手心热，纹紫，脉数。

【加减】脾虚便溏，党参易泡参，加白术 6 克；咳嗽哮喘，加麻杏石甘汤；阵发腹痛，睡中磨牙，加使君子肉、榧子各 10 克；大便燥结，加火麻仁 15 克，酒军 2 克。

【验案】魏某，男，4 岁。厌食，纳呆 2 年多，伴咳嗽 10 天。经肌注青、链霉素，口服棕色合剂，咳特灵等效不佳，伴口渴冷饮，盗汗，2 年来月均感冒 1～2 次。面白少华，头大颈小，肚大鸡胸，大便秘结，2 日未解，舌红苔薄黄，脉数，手心热。上方合麻杏石甘汤 3 剂咳止，后服楂曲麦门冬汤 6 剂纳增，15 剂而汗止，纳食、二便正常。随访半年未感冒，发育趋于正常。

小儿肠胃康颗粒

【来源】《部颁标准》。

【组成】鸡眼草 300g　地胆草 300g　谷精草 300g　夜明砂 300g　蚕砂 300g　蝉蜕 100g　谷芽 150g　盐酸小檗碱 1.0g　木香 50g　党参 150g　麦冬 150g　玉竹 150g　赤芍 80g　甘草 80g

【用法】制成冲剂，每袋装 5g，密封。开水冲服，每次 5～10g，1 日 3 次。

【功用】清热平肝，调理脾胃。

【主治】小儿营养紊乱所引起的食欲不振，面色无华，精神烦忧，夜寝哭啼，腹泻腹胀，发育迟缓。

乐儿康糖浆

【来源】《部颁标准》。

【组成】党参 75g　太子参 75g　黄芪 75g　茯苓 50g　山药 75g　薏苡仁 75g　麦冬 75g　制何首乌 75g　大枣 25g　山楂（焦）25g　麦芽（炒）25g　陈皮 75g　桑枝 200g

【用法】制成糖浆，密封，置阴凉处。口服，1 至 2 岁每次 5ml，2 岁以上每次 10ml，1 日 2～3 次。

【功用】益气健脾，和中开胃。

【主治】小儿食欲不振，营养不良等症。

健儿散

【来源】《部颁标准》。

【组成】山药 62g　川明参 31g　薏苡仁（炒）31g　麦芽 15g　稻芽（炒）15g　鸡（鸭）内金（炒）15g

【用法】制成散剂，每袋装 5.5g，密闭，防潮。用水调服，3 岁以内儿童每次半袋，1 日 2 次，4 至 6 周岁每次半袋，1 日 3 次，7 至 12 周岁每次 1 袋，1 日 2 次。

【功用】调理脾胃，促进饮食。

【主治】厌食，消瘦，消化不良。

稚儿灵冲剂

【来源】《部颁标准》。

【组成】党参 90g　太子参 90g　南沙参 90g　地黄 90g　制何首乌 60g　白术（麸炒）90g　当归 60g　白芍（麸炒）90g　黑大豆 90g　木香 15g　白扁豆 90g　山药 90g　仙鹤草 90g　功劳叶 90g　茯苓 60g　五味子（制）15g　石菖蒲 30g　浮小麦 150g　甘草（蜜炙）15g　牡蛎（煅）150g　陈皮 45g　远志（制）45g　大枣 300g

【用法】制成颗粒剂，密封。开水冲服，每次 9～15g，1 日 2 次。

【功用】益气健脾，补脑强身。

【主治】小儿厌食，面黄体弱，夜寝不宁，睡后盗汗等症。

十六、小儿伤食

小儿伤食，又称食伤，是指因饮食不当损伤脾胃所致的病证。《丹溪心法》："伤食，恶食者，胸中有物，宜导痰补脾。"

蓬术丸

【来源】《证治准绳·幼科》卷八引《集验方》。

【组成】三棱 莪茂（并煨） 净陈皮 净香附（炒） 萝卜子（炒）各半两 砂仁 净青皮 净枳壳（麸炒） 胡黄连 芦荟各三钱 胡椒二钱半

【用法】上为细末，糊为丸，如黄米大。每服三十丸，加至四五十丸，温米饮送下，一日二三次。

【主治】乳食不化，心腹胀满，一切所伤。

【宜忌】忌生冷硬物。

牛黄丸

【来源】《备急千金要方》卷五。

【组成】牛黄三铢 附子二枚 真珠一两 巴豆一两 杏仁一两

【用法】上五味，捣附子、真珠为末，下筛；别捣巴豆、杏仁令如泥，纳药及牛黄，捣一千二百杵，药成若干，入少蜜足之。百日儿服如粟米一丸，三岁儿服如麻子一丸，五六岁儿服如胡豆一丸，一日二次，先乳哺了服之。膈上下悉当微转，药完出者病愈，散出者更服，以药完出为度。

【主治】小儿宿乳不消，腹痛，惊啼。

【方论】《千金方衍义》：牛黄丸为高粱者设，方中牛黄除热痰，疗惊痫，真珠定神志，安魂魄，杏仁搜痰饮，下逆气，巴豆逐乳癖，荡冷积，附子破癥坚，散积聚，总行辛温之力，以行寒降之用也。

雀粪丸

【来源】《幼幼新书》（古籍本）卷十四引《婴孺方》。

【别名】雀屎丸（原书人卫本作）、消滞丸（《圣济总录》卷一六八）、

【组成】雀屎 牛黄各一分 芎藭 芍药 干

姜 甘草（炙）各二分 麝香三分 小麦面 大黄 当归 人参各三分

【用法】上为末，蜜为丸，如麻子大。每服三丸，日进三服；欲令下者，服五丸；常将三丸乳前后哺之。

【主治】小儿病后，腹中不调，饮食不节，腹满温壮，及中客忤，兼伤冷乳。

【加减】可加黄耆、黄芩各二分（炒）。

五灵脂丸

【来源】《太平圣惠方》卷八十四。

【组成】五灵脂半两 陈橘皮三分（汤浸，去白瓤，焙） 木香半两 川大黄一分（锉碎，微炒） 巴豆霜一分

【用法】上为末，入巴豆霜同研令匀，用软饭为丸，如黍米大。每服二丸，儿小即一丸，以粥饮送下。

【主治】小儿腹有积滞，致生寒热，腑脏结实，心腹气胀，常多少力。

肉豆蔻散

【来源】《太平圣惠方》卷八十四。

【组成】肉豆蔻一分（去壳） 人参一分（去芦头） 藿香一分 白茯苓一分 厚朴半两（去皱皮，涂生姜汁炙令香熟） 白术一分 干姜半两（炮裂，锉） 诃黎勒半两（煨，用皮） 木香一分 甘草一分（炙微赤，锉）

【用法】上为粗散。每服二钱，以水一小盏，煎至五分，去滓温服，一日三次。

【主治】小儿胸中有寒，乳哺不消，腹中痞满，气逆不能乳食。

赤芍药丸

【来源】《太平圣惠方》卷八十四。

【组成】赤芍药三分 桂心一分 柴胡半两（去苗） 鳖甲一两（涂醋，炙令黄，去裙襕） 川大

黄三分（锉碎，微炒） 赤茯苓半两

【用法】上为末，炼蜜为丸，如梧桐子大。二岁以上服三丸，粥饮化下；四岁以上至七岁服七丸，以粥饮送下，一日三次。

【主治】小儿冷热不调，可思饮食，食即不消。

木香散

【来源】《太平圣惠方》卷八十八。

【组成】木香半两 鳖甲半两（涂醋，炙令黄，去裙襕） 赤茯苓一分 牵牛子半两（微炒） 川大黄半两（锉碎，微炒）

【用法】上为细散。每服半钱，以温浆水调下，晚后再服。

【主治】小儿乳食过度，腹中胀满；小儿水气，四肢浮肿，腹胁妨闷。

代赭丸

【来源】《太平圣惠方》卷八十八。

【别名】进食丸（《太平惠民和剂局方》卷十）、七味进食丸（《普济方》卷三九一）。

【组成】代赭半两（细研） 当归半两（锉，微炒） 朱砂半两（细研，水飞过） 麝香一分（细研） 枳壳半两（麸炒微黄，去瓤） 木香半两 巴豆霜半分

【用法】上为末，入研了药，更研令匀，炼蜜为丸，如麻子大。每服二丸，以粥饮送下。

【功用】

1.《证治准绳·幼科》：疏利大便，破结散气。

2.《东医宝鉴》：消癖积。

【主治】

1.《太平圣惠方》：小儿宿食不消，壮热腹胀。

2.《太平惠民和剂局方》：小儿乳食不消，心腹胀满，壮热喘粗，呕吐痰逆，肠鸣泄泻，水谷不化，或下痢赤白，腹痛后重，及食癥乳癖，痃气痞结。

3.《证治准绳·幼科》：小儿胸膈热实，腹内有留饮，致令荣卫痞塞，脏腑之气不得宣通，其病腹内气结胀满，或壮热。食积，发热羸瘦，肚大青筋；疳积，肚疼哺露。

肉豆蔻散

【来源】《太平圣惠方》卷八十八。

【组成】肉豆蔻一枚（去壳） 川大黄一分（锉碎，微炒）

【用法】上为粗散。每服一钱，以水一小盏，煎至五分，去滓温服，一日三次。更量儿大小，以意加减。

【主治】小儿宿食不消。

赤芍药丸

【来源】《太平圣惠方》卷八十八。

【组成】赤芍药半两 柴胡半两（去苗） 川大黄三分（锉碎，微炒） 桂心一分 赤茯苓半两 诃黎勒皮半两 木香一分 槟榔半两 鳖甲三分（涂醋炙令黄，去裙襕）

【用法】上为末，炼蜜为丸，如绿豆大。每服五丸，以粥饮送下，一日三四次。

【主治】小儿伤饱，心胸妨闷，胁下或痛。

犀角丸

【来源】《圣济总录》卷一七五。

【组成】犀角（镑） 青橘皮（去白，焙） 京三棱（炮，锉） 木香各半两 巴豆（去心膜，出油尽，取霜）半钱 皂荚三挺（不蚛大者，锉，炭火内烧烟绝为度，净水内蘸去火毒） 黑牵牛（炒）二两

【用法】上为细末，与巴豆研匀，面糊为丸，如麻子大。每服七丸至十丸，食后生姜、橘皮汤送下。

【功用】止痰逆，利胸膈，进乳食。

【主治】小儿宿食不消，心腹胀满。

蓬莪茂散

【来源】《圣济总录》卷一七六。

【组成】蓬莪茂（炮，切）半两 阿魏一钱（水化开，浸蓬莪茂一宿，慢火炒干）

【用法】上为细散。每服半钱匕，紫苏米饮调下。

【主治】小儿脾胃气弱，乳食不化，乳饮留于胁下，因寒成癖。

白饼子

【来源】《小儿药证直诀》卷下。

【别名】玉饼子。

【组成】滑石末一钱　轻粉五分　半夏末一钱　南星末一钱　巴豆二十四个（去皮膜，用水一升，煮干研细）

【用法】上为末，入巴豆粉，次入轻粉，又研匀，却入余者药末，如法令匀，糯米粉为丸，如绿豆大。量小儿虚实用药，三岁以下，每服三丸至五丸，空心紫苏汤送下。若三五岁儿，壮实者不以此为限，加至二十丸，以利为度。

【主治】

1.《小儿药证直诀》：小儿伤食后发搐，身体温，多唾多睡，或吐不思食，大便乳食不消，或白色。

2.《续易简》：小儿腹中有癖，但饮乳者，及漱而吐痰涎乳食。

3.《玉机微义》：小儿风痰，惊涎，癫痫，惊搐。

4.《婴童百问》：小儿夹食伤寒，发热呕吐，嗳气，肚疼者。

【宜忌】忌热物。

【方论】《小儿药证直诀类证释义》：此方为温下之剂。钱氏每见积滞而体壮者，概用白饼子下之。下必有积，壮热也因积，故方用星、夏之辛温以化痰积；用轻粉之辛冷以杀虫积；用滑石之甘寒以降热积；用巴豆以平诸般之积，使痰癖血瘕，气痞食积等物一鼓荡平，不留余孽。

匀胃散

【来源】《幼幼新书》卷二十七引张涣方。

【组成】甘草（炙）一钱　藿香　白豆蔻　人参各一两　木香　干姜（炮）　厚朴（姜炙）　丁香各半两

【用法】上为细末。每服一钱，水一小盏，加生姜二片，煎六分，温服。

【主治】

1.《幼幼新书》引张涣方：三焦不调，停寒膈上，乳哺不消，胸膈痞满，甚则喘逆吐利，肌体痿黄。

2.《普济方》：霍乱。

进食煎

【来源】《鸡峰普济方》卷二十三。

【组成】木香　枳壳　当归　朱砂各四两　麝香　巴豆各一两

【用法】上为细末，煮面糊为丸，如黄米大。每服三五丸，食后以米饮送下。

【主治】小儿伤食腹痛。

进食丸

【来源】《小儿卫生总微论方》卷十。

【组成】木香　枳壳（麸炒，去瓤）　当归（去须，洗，焙）　代赭石（火煅、醋淬不计遍数，以易碎为度，别研）　朱砂（研，飞）各半两　巴豆霜一分

【用法】上为末，糊为丸，如黍米大。一岁儿一丸，温水送下，不拘时候。

【主治】小儿伤饱，乳食不消，壮热腹痛胀满，吐呓无度。

消乳丹

【来源】《小儿卫生总微论方》卷十。

【别名】消乳丹（《普济方》卷三九四）。

【组成】丁香　木香　青皮（去瓤炒黄）　肉豆蔻（面裹煨）　牵牛子（炒黄）各半两

【用法】上为末，滴水为丸，如针头大。每服三五丸，乳上沾吮服。

【主治】饮乳过多，呓吐奶瓣不消。

缓中丸

【来源】《小儿卫生总微论方》卷十。

【组成】神曲（炒黄）　诃子皮（炒）各半两　吴茱萸（拣净，炒黑色）二两

【用法】上为末，炼蜜为丸，如麻子大。每服二三十丸，枣汤送下，不拘时候。

【主治】伤乳食泄泻。

木香黄连丸

【来源】《小儿卫生总微论方》卷十一。

【组成】木香 黄连（去须）各一分 香附子尖二个（炮）

【用法】上为细末，粟米饭为丸，如绿豆大，或黍米大。每服十丸至二三十丸，食前米饮送下，日夜三四次。

【主治】小儿冷热相杂，下利赤白，里急后重，腹痛绞撮，及肠胃气虚，暴伤乳哺。

大麦面

【来源】《小儿卫生总微论方》卷十三。

【组成】大麦生面（如无，麦蘖或白面炒微香亦得）

【用法】每次一钱，水调服。

【主治】乳食过饱，烦闷腹胀，但欲睡。

大真珠丸

【来源】《小儿卫生总微论方》卷十三。

【组成】滑石末三钱 轻粉三钱 半夏曲末二钱 天南星末二钱 全蝎七个 巴豆十四个（去皮膜，去油，取霜） 麝香少许

【用法】上为细末，蒸饼为丸，如绿豆大。一岁儿每服一丸，乳前葱汤送下。

【主治】乳食所伤，痰涎壅滞，诸般积聚，急惊食痫。

消乳丹

【来源】《小儿卫生总微论方》卷十三。

【组成】虾蟆十个（烧灰） 木香一两 蓬术一两（炮） 青皮一两（去瓤） 青黛一两 肉豆蔻（面裹煨，去面）一两 腻粉二钱 续随子一分（炒） 麝香少许

【用法】上为细末，面糊为丸，如黍米大。每服五七丸，乳汁送下，不拘时候。

【功用】磨积化疳。

【主治】小儿伤乳凝滞。

惺惺丸

【来源】《小儿卫生总微论方》卷十三。

【组成】青皮（温汤浸软，去瓤，焙干）一两 胡黄连一两 蓬莪术一两（炮） 巴豆（取霜）半钱

【用法】上为细末，面糊和丸，如黍米大。每服三五丸，乳食前以乳汁送下，大者白汤送下。

【主治】小儿宿食不化，心腹胀满，身热，不思乳食。

褐丸子

【来源】《是斋百一选方》卷十九。

【组成】萝卜子（炒） 莪术（炮）各一两 胡椒半两

【用法】上为末，糊为丸，如绿豆大。每服十五丸至二十丸，萝卜子汤送下，不拘时候。

【主治】小儿伤食腹胀。

长生丸

【来源】《小儿病源》卷三。

【组成】槟榔 枳实（麸炒）各一两 木香半两 砂仁 半夏（姜制） 丁香 肉豆蔻（面裹煨）各三钱 全蝎二十枚（去毒尖）

【用法】上为末，饭为丸，如黍米大。一周儿服五十丸，空心乳汁下；粥汤亦可。一日二次。服讫，半时久，得吃乳食。

【功用】宽上实下，补脾治痰，止泻。

【主治】《类编朱氏集验方》：胃中有冷，吐乳食；脾虚，乳食不消化；饱伤，大便酸臭气。

下积丸

【来源】《仁斋直指小儿方论》卷三。

【组成】丁香 缩砂仁各十二个 使君子五个（焙） 乌梅肉（焙） 川巴豆肉（不去油）各三个

【用法】上为细末，烂饭为丸，如麻子大。每服三丸，橘皮煎汤送下。

【主治】乳食伤积，心腹胀满，气粗壮热，或泻或呕。

木香丸

【来源】《仁斋直指小儿方论》卷三。

【组成】木香　蓬莪术　缩砂仁　青皮（去白）朱砂（研细）　代赭石（研）各二钱　大丁香一钱　川巴豆肉（研压去油）一钱

【用法】上为细末，和匀，一升白面糊为丸，如麻子大，风干。每服二三丸，乳伤，乳汁送下；食伤，米饮送下。后与大异香散或《和剂》异香散亦得；气积，橘皮煎汤送下，下后与《和剂》流气饮。

【主治】乳积，小儿啼叫未已，以乳与儿，停滞不化，致吐乳泻乳，其气酸臭；食积，小儿饮食无度，多餐过饱，饱后即睡，致肚硬带热，渴泻或呕；气积，小儿触忤其气，荣卫不和，淹涎日久，腹痛啼叫，利如蟹渤。

消乳丹

【来源】《仁斋直指小儿方论》卷四。

【组成】丁香　木香　青皮　生肉蔻　三棱　莪术各等分

【用法】上为细末，稀面糊为丸，如麻子大。每服五丸，米饮送下，一日二次。

【主治】乳哺不化，停滞中脘，或作呕恶。

藿香散

【来源】《类编朱氏集验方》卷十一。

【组成】陈皮　藿香叶　厚朴（姜制）　枳壳（去瓤）　甘草各等分

【用法】上为细末。陈米饮调紫苏汤调下。粪中有黄白冻子，木瓜并白梅去盐煎汤送下；如痢止，枣子煎调送下；慢惊或偏坠红肿内吊，紫苏汤调下，三五服痛止。

【功用】和胃，进乳食。

【主治】小儿脏腑不调作泻，青黄黑白，乳食不消，粪中有冻如鸡子清，兼暴泻如水，其证肚痛，微热，面唇黄白。

正气丸

【来源】《活幼口议》卷十九。

【别名】香朴丸（《永类钤方》卷二十一）。

【组成】藿香叶　厚朴（生姜制）　陈皮　半夏

曲（炙）　白术　白茯苓各一钱　甘草（炙）二钱　干姜一钱　三棱（炮）二钱

【用法】上为末，炼蜜为丸，如指大。每服一丸，生姜、枣子汤化开与服。

【主治】婴孩小儿食伤，藏气逆不升降，呕吐不已，胸膈留停积滞不化；或一向只作干呕，哕声频作。

五积丸

【来源】《普济方》卷三九二。

【组成】缩砂仁五钱　木香二钱　丁香二钱　肉豆蔻三个（面煨）　大曲饼（生）　三棱（煨）　莪茂（煨）　白茯苓（去皮）各三钱　腻粉二钱（炒）　人参（去芦头）　白术　代赭石（火烧醋淬）各三钱　白姜（炮）二钱　麦芽三分（生）　百草霜一钱（炒）　巴豆三钱（去壳，纸捶去油）

【用法】上除巴豆、百草霜另研外，余味各制为细末，再入巴豆、百草霜拌匀，捣饭为丸。空心白汤吞下，五更服。如取积未动，早晨再一服，乳饭放迟，温食，免药食相忤，吐逆恶心。如止痢，食白粥即止。

【主治】一切食积，乳积，积痢。

【方论】此药内有温胃补脾理气之剂，不损胃气。有积则利，积去则止；无积则不利。凡治积痢，先服之以去其积。

双丸子

【来源】《普济方》卷三九二。

【组成】甘遂（炒）　牛黄各二分　真珠一分　杏仁（汤浸，去皮尖）　芍药各四分

【用法】上为末，炼蜜为丸，如麻子大。一岁儿服二丸，米饮送下。

【主治】小儿结实不散，乳食不消，心腹痛。

半夏散

【来源】《普济方》卷三九二。

【组成】半夏三分（生）　黄葵子　防风　远志　款冬花　桂心　前胡　干姜各一分

【用法】上为散。每服一钱，空心米饮调下。服之立效。

【主治】小儿吃食大多，伤脾，即不食吐逆。

【宜忌】乳母不可服。

磨积褐丸

【来源】《普济方》卷三九二。

【组成】三棱 蓬术 青皮 陈皮 香附子 木香 萝卜子（炒） 牵牛子（半生半炒） 神曲 麦芽 槟榔各等分

【用法】上为末，糊为丸，如黍米大。萝卜汤送下。

【主治】小儿停积不散，腹胁胀满，干哕恶心，全不入食。

白芷丸

【来源】《普济方》卷三九三。

【组成】白芷半两 槟榔一个 青橘皮一分（去白） 巴豆四粒（炮，去皮，出油）

【用法】上为末，同研，面糊为丸，如粟米大。每服三丸至五丸，温水送下，常服。

【功用】消乳食。

【主治】小儿宿食不消。

发痛汤

【来源】《普济方》卷三九三。

【组成】三棱 蓬术 青皮 陈皮 藿香 川芎 白芷 甘草各等分

【用法】上为散。每服二钱，加生姜二片，大枣一个，水煎，食前渐渐与服。

【主治】小儿乳食不匀，不能消化，脘胀腹痛。

银涎散

【来源】《普济方》卷三九三。

【组成】粉霜不拘多少

【用法】上为极细末。每服婴孩一字，四五岁以下半钱，煎莲花汤调下；冬月以莲肉煎汤调下。

【主治】婴孩乳食不消，发渴心躁。

清中解郁汤

【来源】《明医杂著》卷六。

【组成】白术 茯苓 陈皮 山栀（炒） 山楂 神曲（炒） 麦芽（炒） 川芎 桔梗 甘草（炒）各五分

【用法】每用二钱，水煎服。

【主治】小儿脾气虚弱，饮食停滞，郁热生痰，或身发赤晕。

木香大安丸

【来源】《痘疹心法》卷二十三。

【组成】木香二钱 黄连 陈皮 白术各三钱 山楂肉 莱菔子（炒） 枳实 连翘 神曲（炒） 麦蘖（炒） 砂仁各一钱半

【用法】上为末，神曲糊为丸。陈廪米汤送下。

【主治】

1.《痘疹心法》：小儿痘疹，伤食者。

2.《医宗金鉴》：小儿恣意肥甘，生冷不能运化，肠胃积滞，头温腹热，大便酸臭，嗳气恶食，烦不安眠，口干作渴，滞轻者。

木香承气丸

【来源】《幼科发挥》卷三。

【组成】枳实（炒） 厚朴（姜汁炒） 槟榔（酒浸）各等分 木香减半 大黄（酒浸）分两同上三味

【用法】上为末，酒糊为丸，如麻子大。白汤送下。

【主治】伤食，腹胀或痛，吞酸恶食，大便不利者。

消乳饮

【来源】《痘疹传心录》卷十七。

【组成】二陈汤加藿香 麦芽 砂仁 生姜

【主治】小儿恣与乳哺无度，脾弱运化不及，满而溢出，呕吐。

磨积散

【来源】《证治准绳·幼科》卷四。

【组成】干蒿　陈皮　麦芽　二蚕砂

【用法】加生姜，水煎服。与消导饮相兼用。

【功用】消食理脾。

【主治】小儿饮食过度，伤损脾胃，或饱闷，或吞酸，或吐泻未愈而痘随出。

太和丸

【来源】《寿世保元》卷八。

【组成】紫苏　陈皮　香附　羌活　苍术　川芎　枳壳　山楂　神曲（炒）　麦芽（炒）　甘草（炙）

【用法】加生姜三片，水煎，温服。

　　　本方用法与方名不符。《奇方类编》本方用法：蜜丸，芡实大，每服一丸。

【主治】小儿内伤乳食，呕吐腹痛；外感风寒，头痛发热。

藿香和中汤

【来源】《痘疹活幼至宝》卷终。

【组成】藿香　香附　紫苏　制苍术　制厚朴　山楂　小川芎　羌活　砂仁　炒麦芽　去白陈皮　白芷　炙甘草　生姜

【主治】

　　　1.《痘疹活幼至宝》：感寒停食，吐泻。

　　　2.《医宗金鉴》：小儿内伤乳食，外感寒邪，遂致食寒凝结，腹中作痛，其候发热恶寒，而更兼腹痛恶食，呕吐啼叫不已者。

平胃散

【来源】《嵩崖尊生全书》卷十五。

【组成】陈皮　山楂　神曲　麦芽　枳壳　苍术　厚朴各五分　甘草　砂仁各三分

【主治】小儿伤食热。

【加减】恶心，加半夏、藿香；虚，加人参、白术。

山楂汤

【来源】《幼科直言》卷五。

【组成】山楂肉　陈皮　桔梗　苏子　枳壳　柴胡　杏仁（炒）

【用法】生姜一片为引。并服牛黄锭子（即牛黄镇惊锭子）。

【主治】小儿伤食作喘。

加减二陈汤

【来源】《幼科直言》卷四。

【组成】陈皮　半夏（制）　山楂肉　枳壳　柴胡　神曲（炒）　木香

【用法】加生姜一片为引。

【主治】小儿伤食吐，或伤乳吐，或腹痛手足心发热，或作嗳气，或呕酸水，或作渴唇红。

平胃散

【来源】《医宗金鉴》卷五十一。

【组成】苍术（炒）　陈皮　厚朴（姜炒）　甘草（炙）　麦芽（炒）　砂仁（研）

【用法】引用姜一片，水煎服。

【主治】小儿伤乳。吐呃，口热唇干，夜卧不宁，手足心热。

加味平胃散

【来源】《医宗金鉴》卷五十四。

【组成】南苍术（炒）　厚朴（姜炒）　大腹皮（制）　甘草（生）　陈皮　莱菔子（焙）　山楂　麦芽（炒）　神曲（炒）

【用法】引用生姜，水煎服。

【主治】小儿饮食过度，胃中停滞，以致腹胀，大便不利者。

集成三仙丹

【来源】《幼幼集成》卷二。

【别名】三仙丹（原书同卷）。

【组成】五灵脂一钱　南木香五钱　巴豆仁四十粒

【用法】上将灵脂、木香研为细末听用，以巴豆剥去壳，取净肉四十粒，去其肉上嫩皮，纸包水湿，入慢火中煨极熟，取起，另以绵纸包之，缓缓捶去其油，纸湿则另换，以成白粉为度，谓之巴霜，与前二味和匀，醋打面糊为丸，如绿豆大，以朱砂为衣，晒干收贮。每服五丸，或七丸、九丸，量儿大小加减。合沉濯丹二三丸同研烂，茶清调下。待其下后，其病立愈。

【主治】小儿纵口饮啖，食物过多，有形之物，填塞肠胃之间，不能转运传送，脾气抑郁，所以发热不退，眼闭难开，人事昏沉，四肢摊软。

调中汤

【来源】《揣摩有得集》。

【组成】潞参一钱半　白术一钱半（炒）　云苓一钱　蔻米五分（研）　炮姜五分　砂仁八分（炒）　木香一分　官桂一钱　扁豆一钱（炒）　制草五分

【用法】水煎服。

【主治】小儿伤乳食，泻后脾胃虚，哕，吐泻。

化积散

【来源】《北京市中药成方选集》。

【组成】山楂（炒）十六两　麦芽（炒）十六两　神曲（炒）十六两　槟榔（炒）十六两　鸡内金（炒）十六两　二丑（炒）十六两

【用法】上为细末，过罗，装盒，每盒重一两。每服一钱，每日二次，加糖少许，温开水冲服。

【功用】消食滞，化积痞。

【主治】小儿宿食不化，积滞痞块，面色萎黄，不思饮食，肚大膨胀。

仙传至宝丹

【来源】《北京市中药成方选集》。

【组成】莪术（炙）二十二两　益智仁九两七钱　橘皮二十二两　三棱（炒）九两七钱　厚朴（炙）十六两　桔梗九两七钱　甘松六两四钱　茯苓三十八两四钱　黄耆二十二两　青皮（炒）十六两　藿香十六两　木香十九两二钱　枳壳（炒）

十六两　砂仁十六两　神曲（炒）十六两　白术（炒）四十八两　胆星三十二两　山楂十六两　滑石一百一十两　甘草十八两　南查十六两

【用法】上为细末，过罗，炼蜜为丸，重一钱，朱砂为衣。每服一丸，日服二次，温开水送下，周岁内小儿酌减。

【功用】和胃消食，清热导滞。

【主治】小儿停食停乳，头热身烧，呕吐腹痛，红白痢疾。

乾元丹

【来源】《北京市中药成方选集》。

【组成】大黄八钱　天竺黄八钱　白术（炒）八钱　连翘八钱　牛蒡子八钱　赤芍一两　橘红一两　花粉一两五钱　全蝎一两五钱　桔梗二钱　羌活二钱　天麻二钱　薄荷一钱　胆星一钱（上为细末，兑入）　牛黄三钱　琥珀三钱　冰片三钱　麝香二钱

【用法】上为细末，炼蜜为丸，每丸重五分，金衣三十六开，蜡皮封固。每服一丸，温开水送下，一日二次。

【功用】清热退烧，息风化痰。

【主治】《全国中药成药处方集》：小儿乳食停滞，身热咳嗽，惊悸抽搐。

【宜忌】《全国中药成药处方集》：忌食油腻面食。

清胃保安丸

【来源】《北京市中药成方选集》。

【组成】橘皮三两　麦芽（炒）三两　神曲（炒）三两　南山楂三两　青皮（炒）一两五钱　沉香一钱五分　甘草（炙）三钱　槟榔一两五钱　木香一两五钱

【用法】上为细末，过罗，炼蜜为丸，重一钱。每服一丸，一日二次，温开水送下。周岁以内小儿酌减。

【功用】消化食滞，和胃止呕。

【主治】小儿停乳伤食，胃热恶心呕吐，腹膨胀满。

七珍丹

【来源】《全国中药成药处方集》（天津方）。

【组成】胆星 天竺黄各五钱 淡全蝎 炒僵蚕 寒食曲各一两 朱砂面五钱 净巴豆霜二钱 麝香一钱 明雄黄面五钱

《中药制剂手册》：无寒食曲者，用馒头干代替。

【用法】前五味共为细末，兑入后四味，研细和匀，凉开水泛小丸，如小米粒大，每斤丸药用朱砂面一两上衣。小儿三四个月，每次服三粒；五六个月服四五粒；周岁服六七粒，白开水化服。

【功用】

1.《全国中药成药处方集》（天津方）：清热，利便，化痰。

2.《中药制剂手册》：祛风化痰，镇惊导滞。

【主治】伤乳伤食，积聚痞块，消化不良，肚胀腹痛，咳嗽痰涎，惊风拘挛，大便不通。

【宜忌】体弱者勿服。

百寿丸

【来源】《全国中药成药处方集》（北京方）。

【组成】山楂 滑石各五两 苍术 胆南星 天竺黄 木香各二两五钱 砂仁 六神曲 麦芽 钩藤 薄荷 僵蚕各一两五钱 茯苓 桔梗 甘草各一两 橘皮二两五钱（共为细粉） 朱砂一两 牛黄二钱

【用法】上药和匀，炼蜜为丸，重八分，金箔为半衣，蜡皮封固。每服一丸，白开水送下。

【功用】清热健胃，化滞安神。

【主治】停乳停食，消化不良，痰盛咳嗽，气促抽搐。

十七、小儿食积

小儿食积，又称积滞，因小儿喂养不当，内伤乳食，停积胃肠，脾运失司所引起的一种小儿常见的脾胃病证。临床以不思乳食，腹胀嗳腐，大便酸臭或便秘为特征。《诸病源候论》："宿食不消候"、"伤饱候"均记载了本病。《保婴撮要》："小儿食积者，因脾胃虚寒，乳食不化，久而成积。"则明确指出了小儿食积的发生原因。

小儿食积可分为伤乳和伤食。伤于乳者，多因乳哺不节，食乳过量或乳液变质，冷热不调，皆能停积脾胃，壅而不化，成为乳积。伤于食者，多因饮食喂养不当，偏食嗜食，饱食无度，杂食乱投，生冷不节，食物不化；或过食肥甘厚腻、柿子、大枣等不易消化之物，停聚中焦而发病。正所谓"饮食自倍，肠胃乃伤"。乳食停积中焦，胃失和降，则呕吐酸馊不消化之物；脾失运化，升降失常，气机不利，出现脘腹胀痛，大便不利，臭如败卵；或积滞壅塞，腑气不通，而见腹胀腹痛，大便秘结之症。此属乳食内积之实证。食积日久，损伤脾胃，脾胃运纳失常，复又生积，此乃因积致虚；亦有先天不足，病后失调，脾胃虚弱，胃不腐熟，脾失运化，而致乳食停滞为积，此乃因虚致积。二者均为脾虚挟积、虚中挟实之候。

本病治疗，乳食内积之实证以消食导滞为主；脾虚挟积以健脾消食，消补兼施为法；积重而脾虚轻者，宜消中兼补法；积轻而脾虚甚者，则用补中兼消法，扶正为主，消积为辅，正所谓："养正而积自除"。

惺惺丸

【来源】《幼幼新书》卷二十二引《玉决》。

【组成】阳起石一分 黄鹰条二钱 白丁香 朱砂各一钱 轻粉一钱半 麝香少许（为末） 硇砂一字（醋化） 石燕子五个（煅，醋淬七次） 黄连七钱 续随子一百个（去壳，去油）

【用法】上为末，浸蒸饼为丸，如黍米大。每服三十丸，临卧时以炮皂子并葱白煎汤送服。

【主治】小儿虚积，食积乳癖。

草豆蔻散

【来源】《太平圣惠方》卷八十四。

【组成】草豆蔻三枚（去皮） 槟榔一分 诃黎勒半两（煨，用皮） 人参一分（去芦头） 前胡一分（去芦头） 甘草半分（炙微赤，锉）

【用法】上为粗散。每服一钱，以水一小盏，煎至五分，去滓温服，不拘时候。

【主治】小儿胸中寒气积滞，气逆，不下乳食。

槟榔丸

【来源】《太平圣惠方》卷八十四。

【组成】槟榔一分 丁香一分 川大黄半两（锉碎，微炒） 桂心一分 陈橘皮半两（汤浸，去白瓤，焙） 诃黎勒皮半两 人参一分（去芦头）

【用法】上为末，炼蜜为丸，如绿豆大。每服五丸，以薄荷、生姜汤研下，不拘时候。

【主治】小儿乳食不节，伤于脾胃，致往来寒热，时复呕吐，不欲乳食，渐至羸瘦。

槟榔丸

【来源】《太平圣惠方》卷八十八。

【组成】槟榔半两 牵牛子半两（微炒） 干姜一分（炮裂，锉） 枳壳一分（去瓤，麸炒微黄） 川大黄半两（锉碎，微炒）各半两 甘草一分（炙微赤，锉）

【用法】上为末，炼蜜为丸，如绿豆大。每服五丸，空心温水送下，晚后再服。

【主治】小儿宿食不化，发热有时。

槟榔散

【来源】《太平圣惠方》卷八十八。

【组成】槟榔半两 赤茯苓一分 神曲一分（炒微黄） 枳壳半两（麸炒微黄，去瓤） 人参半两（去芦头） 陈橘皮一分（汤浸，去白瓤，焙） 麦蘖一分（炒微黄） 川大黄半两（锉碎，微炒） 甘草一分（炙微赤，锉）

【用法】上为粗散。每服一钱，以水一小盏，入生姜少许，葱白二寸，煎至五分，去滓温服，一日三四服。

【主治】小儿伤饱太过，脾气稍壅，面色赤黄，手足俱热，心腹胀闷。

桂枝散

【来源】《幼幼新书》卷二十一引郑愈方。

【组成】赤芍药 桂心 藿香 白术各二钱

【用法】上为末。每服半钱，饭饮调下。

【功用】调气。

【主治】小儿气逆取转后。

消乳痰丸

【来源】《魏氏家藏方》卷十。

【组成】大半夏半两（切作骰子大，用萝卜一个，亦切作骰子大，用水一碗，煮尽为度，不用萝卜） 人参二钱半（去芦头，取末，焙干称）

【用法】上二味焙干，同为细末，生姜自然汁煮糊为丸，如绿豆大。每服二十丸，食后姜汤送下。

【主治】小儿乳食不化而痰多者。

圣效透肌散

【来源】《卫生宝鉴》卷十九。

【组成】桑皮 荆芥各三钱 雄黄（研） 粉霜（研）各二钱半 蒺藜 当归 硇砂（研） 豆蔻 穿山甲（炮）各二钱 轻粉一字半（研） 海金沙一字

【用法】上除研药外，余拣净为末，入研药和匀。另将独棵蒜去皮，研如泥，入头醋和如稀糊，调药如膏，约癖积大小，摊在纸上贴病处，用新绵一叶覆之，以三襁紧系。待一二时辰，觉疼痛无妨，只待口鼻内蒜香为度。

【主治】小儿奶癖、食癖，时发寒热，咳嗽，胁下坚硬结块。

青礞石丸

【来源】《卫生宝鉴》卷十九。

【组成】硫黄三钱 青礞石 五灵脂 锅底墨各一钱半 白丁香一钱（去土）

【用法】上为末，米饭为丸，如绿豆大，捻作饼子。每服三十饼子，食前温水送下。

【主治】小儿奶癖。

褊银丸

【来源】《普济方》卷三九三。

【组成】白术　桔梗　陈橘皮各一分　银箔三片（水银一钱，同结成砂子）　犀角末一钱（研）　巴豆二粒（去皮，枣一个裹，烧熟）

【用法】上为末，炼蜜为丸，如小豆大，捻令褊。每服一丸，薄荷汤研下。

【主治】小儿食积，壮热作寒。

磨积锭

【来源】《医便》卷四。

【组成】白术（陈土炒）二两　陈皮二两　厚朴（姜炒）一两　槟榔一两　枳实（炒）一两　三棱　莪术（二味醋炒）各一两半　甘草一两　使君子（去核，净）一两七钱　半夏曲一两　山楂（去核）　神曲各二两　阿魏（真者）一两　黑牵牛（头末）一两（半生半炒）　巴豆霜三钱（另研）　木香三钱　硇砂一钱（洗去砂土）　苍术（麸炒）一两

【用法】上为末，神曲一半，麦芽面一半，打糊为块，捣千余下，即作锭子，每锭湿重二钱，阴干约一钱。八岁以上每服一锭，七岁以下半锭，空心隂白汤磨下。微利一二次不妨。

【主治】小儿一切积滞。

【宜忌】无积不可服。

行气丸

【来源】《医学入门》卷六。

【组成】木香　槟榔　丁香　枳壳　甘松　使君子　神曲　麦芽各二钱半　三棱　莪术　青皮　陈皮　香附各五钱　胡黄连一钱

【用法】上为末，蒸饼为丸，如黍米大。每服二十丸，米饮送下。

【功用】行气消乳磨食。

【主治】小儿气积。

【加减】如有汗者，去青皮。

五积饼

【来源】《古今医鉴》卷十三。

【组成】三棱（醋炒）一钱　莪术（醋炒）一钱　青皮（去瓤）一钱　陈皮一钱　木香一钱　黄连（姜汁浸炒）一钱　川楝肉二钱　槟榔二钱　神曲（炒）三钱　麦芽（炒）三钱　砂仁三钱　使君子肉五钱　胡黄连五钱　白术（炒）六钱　龙胆草六分　山楂肉二两　干蟾蜍五只

【用法】上为细末，用炒过白面五斤，黑糖二斤，并前药和匀，用印印作饼子，约重一钱。每服三五饼。服过半月大效。

【主治】小儿疳积、食积、虫积、肉积、气积、冷积，腹胀大如鼓，青黄肌瘦，泄泻发热，不能服药者。

黄连香附桃仁丸

【来源】《保命歌括》卷二十七。

【组成】黄连（一半用吴茱萸半两同炒，去茱萸；一半用益智仁同炒，去益智）一两半　莱菔子（炒）一两半　台芎　山栀仁　三棱　莪术（二味醋煮）　麦芽（炒）　神曲（炒）　桃仁（去皮尖）各五钱　香附子（童便浸，焙干）　山楂肉各一两

【用法】上为细末，蒸饼为丸，如梧桐子大。每服五十丸，以姜汤送下。

【主治】小儿食积、痰饮、血块在两胁动作，雷鸣，嘈杂，眩运，身热。

猪肚健脾丸

【来源】《慈幼新书》卷十。

【组成】莲肉（去心）　红枣肉（去皮核）各四两　白茯苓（人乳拌晒）三两　扁豆（去皮，炒）　山楂（去核）各二两　陈皮一两　神曲五钱　雄猪肚一具（装入上七药系紧，煮烂放臼内捣如泥）　金银花（去叶净）　白术（陈土炒）各一两　苍术（泔水洗，晒）五钱　甘草三钱（上四味为末，同添入猪肚泥内捣透，将原汤拌匀，晒干）　老锅焦十两

【用法】诸药同老锅焦共为末，加白洋糖做成糕饼。任服。

【功用】健脾。

【主治】小儿脾胃脆弱，食积。

木香槟榔丸

【来源】《痘疹传心录》卷十五。
【组成】黑丑（头末）二两　槟榔二两　木香五钱　大黄一两（半生半熟）
【用法】上为末，另加神曲、生姜汁糊为丸，如粟米大。每服三钱，淡姜汤送下。
【主治】
　　1.《痘疹传心录》：小儿食积。
　　2.《幼科铁镜》：痢疾初起，遍身壮热，脓血稠粘，里急后重，腹痛者。

消积丸

【来源】《幼科折衷》卷上。
【组成】丁香　茴香　陈皮　青皮　神曲　三棱　白术　巴豆　益智仁
【用法】上为末，为丸服。
【主治】小儿乳积、食积、气积。

三棱散

【来源】《幼科折衷》卷上。
【组成】人参　莪术　三棱　陈皮　枳壳　香附　青皮　益智　神曲　谷芽　半夏　大黄　紫苏　甘草
【主治】小儿积吐。由宿乳滞胃，吐黄酸水，或有溃痰，脉实而滑；如食积所伤，吐酸馊气，或宿食并出；儿小者，吮乳不化；积症盗汗，脾冷所致，睡中汗出如水，觉而经久不干。

五疳消积散

【来源】《幼科金针》卷上。
【组成】三棱一斤　莪术一斤　神曲四两　麦芽四两　川楝二两　青皮四两　山楂肉四两　卜子四两　槟榔二两　黑丑二两　陈皮一斤
【用法】砂仁汤送下。
【主治】小儿伤积。

苏葶滚痰丸

【来源】《医宗金鉴》卷五十三。
【组成】苏子（炒）一两　苦葶苈（微炒）一两　大黄（酒蒸一次）四两　沉香五钱　黄芩四两　青礞石（火煅如金为度）五钱
【用法】上为末，水为丸。量儿虚实服之，生姜汤送下。
【主治】小儿食积咳嗽，便秘者；小儿痰饮喘急，其音如潮响，声如拽锯者；小儿燥痰，痰多燥粘，气逆喘咳，夜卧不宁，面赤口干，小便黄赤。

补中益气汤

【来源】《幼幼集成》卷六。
【组成】人参、炙甘草　漂白术　广陈皮　小枳实　杭青皮　南木香　六神曲　老麦芽　炙黄耆
【用法】生姜、大枣为引，水煎服。
【主治】小儿痘后久已无热，因伤食发热。

白玉丸

【来源】《北京市中药成方选集》。
【组成】法半夏十五两　南星（炙）十五两　滑石五十两　轻粉五两　寒食五十两　甘草二十五两　巴豆霜二两五钱
【用法】上为细末，过罗，用冷开水泛为小丸，如绿豆大。每服五丸，温开水化下；三岁以下小儿酌减。
【功用】消食化积。
【主治】小儿停乳停食，咳嗽痰盛，呕吐腹痛，肚大胀满。

化痞散

【来源】《全国中药成药处方集》（抚顺方）。
【组成】三仙九钱　使君子仁　山药　扁豆　白术　党参　茯苓　芜黄　芡实　鸡内金各三钱　黄连　清半夏　陈皮　厚朴　胡黄连　朱砂各二钱
【用法】上为细末。每服一钱，小儿周岁以上者服一分至二分，余者量儿大小酌用之。
【功用】健胃整肠驱虫。
【主治】胃肠不调，消化不良，痞满胀痛，腹大青筋，肌瘦发热，腹大颈细，虫积食积，腹痛恶心，

痫而惊啼或成疳疾。

【宜忌】胃肠衰弱，无热久泄者忌服之。

槟榔消痞散

【来源】《全国中药成药处方集》。

【组成】槟榔炭二两　鸡内金一两　蓼实四两　焦山楂二两半　使君子肉一两半

【用法】上为细末。小儿五岁以内者，每服二三分，五岁以上者每服五分至一钱，开水送下。

【功用】通肠胃，化宿食，破坚结，杀虫导积。

【主治】小儿食积、奶积、虫积、水积，一切积聚，饮食不思，腹痛膨胀，肚大青筋，四肢瘦弱。

磨积散

【来源】《济南市中药成方选辑》。

【组成】三棱（炒）二两　莪术（醋炒）二两　山楂二两　鸡内金（炒）五钱　红曲五钱　槟榔四两　使君子仁五钱　巴豆霜八钱

【用法】巴豆霜单放，将三棱等七味共轧为细粉，混合均匀。每袋重四钱，纸袋或纸筒装，装盒密封。每服八分，空腹红糖水或开水送下。

【功用】消积杀虫。

【主治】小儿食积，虫积、乳积和消化不良，痞满结块，腹大肌瘦。

【宜忌】不可多服，孕妇忌服。

消食散

【来源】《首批国家级名老中医效验秘方精选》。

【组成】厚朴 200 克　建曲　槟榔　二芽　茯苓各100 克　内金　陈皮各 60 克

【用法】以上诸药按质分炒共研细末，瓶装备用。1岁以内，每次 5 克；1～3 岁，每次 10 克；4～7 岁，每次 15 克；7 岁以上每次 20 克；开水泡服 1 日2～3 次。或以上诸药，取常用量煎服，每日一剂。

【主治】小儿消化不良，纳呆。嗳腐吞酸，腹胀肠鸣，口渴喜饮，手足心热、头顶汗多、夜寝不宁，大便干结或便溏不爽，舌苔白厚腻者。

【加减】兼有风寒咳嗽者，加苏叶、姜半夏；兼风

热者，加银花、连翘；兼暑湿者，加藿香、佩兰；兼发热者，加地骨皮；口干甚者，加石斛；口臭者，加生石膏。

【验案】陶某，男，2 岁。发热 10 天，手足心热，便结 2～3 日一行。曾口服感冒清及静脉滴注青霉素、氨苄青霉素一周无效。初诊体温 39℃，面黄颧赤，精神不振，舌苔白厚腻，证属内伤（食滞）发热，治拟导滞清热。方用消食散加地骨皮、生石膏、石斛煎服，3 剂后治愈。

儿童清热导滞丸

【来源】《部颁标准》。

【组成】鸡内金（醋制）120g　莪术（醋制）90g厚朴（姜制）90g　枳实 90g　山楂（焦）60g　青皮（醋制）90g　半夏（制）60g　六神曲（焦）60g　麦芽（焦）60g　槟榔（焦）120g　榧子 90g　使君子（仁）120g　胡黄连 60g　苦楝皮 90g　知母 120g　青蒿 60g　黄芩（酒制）120g　薄荷 60g　钩藤 90g　车前子（盐制）120g

【用法】制成大蜜丸，每丸重 3g，密闭，防潮。口服，每次 1 丸，1 日 3 次，周岁以内小儿酌减。

【功用】健胃导滞，消积化虫。

【主治】小儿蓄乳宿食引起的胸膈满闷，积聚痞块，虫积腹痛，面黄肌瘦，消化不良，躁烦口渴，不思饮食。

小儿化滞散

【来源】《部颁标准》。

【组成】山楂（炒）96g　麦芽（炒）96g　六神曲（麸炒）96g　槟榔（炒）96g　鸡内金（醋制）96g　牵牛子（炒）48g　木香 24g　砂仁 24g　陈皮 24g　熟大黄 48g

【用法】制成散剂，每瓶装 3g，密封。红糖水冲服，4 至 6 岁每次 3g，1 至 3 岁每次 1.5g，周岁以内小儿酌减，1 日 2 次。

【功用】健脾和胃，消食化滞。

【主治】脾胃不和，伤食伤乳，呕吐腹痛，腹胀便秘。

小儿进食片

【来源】《部颁标准》。

【组成】佛手 90g　石斛 90g　麦芽 90g　枳壳 64.3g　龙胆 64.3g　山楂 64.3g　六神曲 64.3g　苍术 38.5g　九香虫 38.5g　石菖蒲 38.5g

【用法】制成糖衣片。密封。口服，小儿 6 个月至 1 岁每次 0.5 片，1 至 2 岁每次 1 片，2 至 3 岁每次 1.5 片，3 岁以上每次 2 片，1 日 2 次。

【功用】健脾消食。

【主治】小儿食积、厌食。

小儿胃宝丸

【来源】《部颁标准》。

【组成】山楂（炒）100g　山药（炒）100g　麦芽（炒）100g　六神曲（炒）50g　鸡蛋壳（焙）100g

【用法】水泛为丸，每丸重 0.5g，密封。口服，每次 23 粒，1 日 3 次，3 岁以上酌增。

【功用】消食化积，健脾开胃，增进饮食，肥儿壮体。

【主治】伤食伤乳，呕吐泄泻，脾虚胃弱，消化不良。

小儿消积丸

【来源】《部颁标准》。

【组成】枳壳（麸炒）50g　三棱（醋炒）50g　黄芩 30g　莪术（醋煮）50g　厚朴（姜制）50g　槟榔 200g　青皮（醋炒）50g　陈皮 50g　大黄 100g　牵牛子（炒）200g　香附（醋炒）200g　木香 50g　巴豆霜 100g　朱砂 40g

【用法】水泛为丸，每 320 丸重 1g，密闭，防潮。口服，1 至 3 个月每次 5 丸，3 至 6 个月每次 10 丸，1 至 2 岁每次 30 丸，3 至 6 岁每次 50 丸，7 至 12 岁每次 80 丸，1 日 2 次。

【功用】消食导滞，理气和胃，止痛。

【主治】小儿各种停食积滞，脘腹胀痛，面色萎黄，身体瘦弱。

【宜忌】虚弱，滑泻，外感者均忌服，如服药后大便泻次过多，食欲不振，应立即停药。

小儿喜食片

【来源】《部颁标准》。

【组成】六神曲（炒）77g　枳壳（炒）39g　白术（炒）39g　山楂 59g　稻芽（炒）192g　麦芽（炒）192g

【用法】制成糖衣片，密封。口服，1 至 3 岁每次 2～3 片，3 至 5 岁每次 3～5 片，5 岁以上，酌量增加，1 日 3 次。

【功用】健脾，消食，化积。

【主治】小儿单纯性消化不良，食欲不振及消化不良引起的腹泻。

小儿增食丸

【来源】《部颁标准》。

【组成】焦山楂　焦神曲　焦麦芽　焦槟榔　黄芩　化橘红　砂仁　枳壳（麸炒）　代代花　鸡内金（炒）　莱菔子（炒）

【用法】制成大蜜丸，每丸重 3g，密封。口服，周岁以内半丸，1～3 岁 1 丸，3～7 岁 1 丸半，7～12 岁 2 丸，1 日 2～3 次。

【功用】消食化滞，健脾和胃。

【主治】食欲不振，停食停乳，嗳气胀满，消化不良。

小儿磨积片

【来源】《部颁标准》。

【组成】泽泻 100g　半夏 50g　山楂 100g　茯苓 100g　白术 100g　陈皮 100g　苍术 50g　厚朴 50g　甘草 50g　广藿香 50g　干酵母 100g　糖化素 10g

【用法】制成糖衣片，密封。口服，6 个月内小儿每次 1 片，6 个月至周岁每次 1.5 片，周岁至 2 岁每次 1 片，2 岁至 9 岁每增 1 岁增服 1 片，1 日 1 次。

【功用】消食积，和胃，止呕，舒气宽胸。

【主治】小儿消化不良，停乳，呕吐。

小儿健脾贴膏

【来源】《部颁标准》。

【组成】丁香 52g　吴茱萸 52g　五倍子 52g　磁石 90g　冰片 5.5g　麝香 0.2g

【用法】制成膏剂，每贴 0.4g，密闭，置阴凉干燥处。穴位贴敷。取穴足三里、天枢、中脘、关元，久泻者加贴脾俞穴，每日 1 次。

【功用】疏通经络，温中健脾。

【主治】小儿消化不良。

小儿七星茶冲剂

【来源】《部颁标准》。

【组成】薏苡仁 625g　稻芽 625g　山楂 312.5g　淡竹叶 468.8g　钩藤 234.5g　蝉蜕 78.1g　甘草 78.1g

【用法】制成冲剂，每袋装 7g，密封。开水冲服，每次 3.5～7g，1 日 3 次。

　　本方制成糖浆，名"小儿七星茶糖浆"。

【功用】定惊消滞。

【主治】小儿消化不良，不思饮食，二便不通，夜寐不安。

小儿消食健胃丸

【来源】《部颁标准》。

【组成】六神曲（麸炒）200g　山楂 200g　莱菔子（炒）200g　茯苓 200g　陈皮 200g　连翘 200g　枳壳（麸炒）200g　砂仁 200g　广藿香 120g　清半夏 120g　厚朴（姜制）200g

【用法】制成大蜜丸，每丸重 3g，密封。口服，每次 1 丸，1 日 2 次，周岁以内酌减，3 岁以上者可酌增。

【功用】消食导积，化湿和胃。

【主治】肉食积滞，胸脘痞满，腹胀时痛，嗳腐吞酸，苔厚恶食，大便泄泻。

【宜忌】虚寒泄泻者忌服。

小儿复方鸡内金散

【来源】《部颁标准》。

【组成】鸡内金 34g　六神曲 66g

【用法】制成散剂，每瓶装 2g，密封。口服，小儿每次 0.5g，1 日 3 次，周岁以内酌减。

【功用】健脾开胃，消食化积。

【主治】小儿因脾胃不和引起的食积胀满，饮食停滞，呕吐泄痢。

健儿药片

【来源】《部颁标准》。

【组成】雄黄 120g　甘草 20g　使君子仁 20g　蜂蜡 180g　郁金 160g　苦杏仁（炒）160g　巴豆霜 80g

【用法】制成蜡片，每片重 0.05g，密闭，防潮。口服，小儿 6 个月以上每次半片，1 至 2 岁每次 1 片，而后每周岁增加 1 片，13 岁到成人每服 12 片，1 日 2 次。

【功用】破积驱虫，开胃进食。

【主治】小儿食积，乳积，发热腹胀，呕吐滞下及腹痛等症。

【宜忌】忌生冷、腥荤食物。

健脾消食丸

【来源】《部颁标准》。

【组成】白术（炒）40g　枳实（炒）20g　木香 10g　草豆蔻 10g　鸡内金（醋炙）20g　槟榔（炒焦）20g　荸荠粉 30g

【用法】制成大蜜丸，每丸重 3g，密封。口服，1 岁以内每次服半丸，1 岁至 2 岁每次服 1 丸，2 岁至 4 岁每次服 1 丸半，4 岁以上每次服 2 丸，1 日 2 次，或遵医嘱。

【功用】健脾，消食化积。

【主治】小儿脾胃不健引起的乳食停滞，脘腹胀满，食欲不振，面黄肌瘦，大便不调。

健身消导冲剂

【来源】《部颁标准》。

【组成】六神曲（炒）100g　陈皮 100g　鸡内金（醋炙）300g　槟榔（焦）200g　胡黄连 100g　青皮（醋制）100g　莪术（醋制）100g　枳壳（炒）200g　大黄 300g　厚朴（姜制）100g　牵牛子（炒）100g　苍术（炒）200g　麦芽（焦）300g　草果仁（炒）200g　诃子肉 200g　党参 200g　山楂（焦）200g　使君子仁 200g

【用法】制成颗粒剂，每袋重 5g，密封。开水冲服，每次 5g，1 日 2 次，婴幼儿酌减。

【功用】健脾理气，和胃化滞。

【主治】小儿消化不良，食欲不振。

消积化虫散

【来源】《部颁标准》。

【组成】白术（炒）125g　茯苓125g　使君子仁125g　牵牛子（炒）100g　陈皮75g　厚朴（姜制）75g　槟榔75g　山楂75g　甘草50g　六神曲（炒）50g

【用法】制成散剂，每袋装 1.5g，密闭，防潮。口服，1 岁以内 0.3g，1 岁到 4 岁每次 0.6g，4 岁到 7 岁每次 0.9g，7 岁以上每次 1.5g，1 日 1 次。

【功用】消积化虫，开胃增食。

【主治】小儿厌食纳果，消化不良，食积虫积，脘腹胀痛。

婴儿消食散

【来源】《部颁标准》。

【组成】红参250g　大黄250g　槟榔250g　使君子仁150g　榧子100g　麦芽（炒）100g　三棱（醋制）100g　枳实（炒）100g　莪术（醋制）100g　山楂100g　牵牛子（炒）250g　胡黄连50g　鸡内金（炒）100g　芦荟50g　朱砂35g　冰片10g

【用法】制成散剂，每包装2g，密封。口服，1 至 2 岁每次 1/4 包，2 至 4 岁每次半包，5 至 7 岁每次 1 包，1 日 2 次。

【功用】消食健脾。

【主治】小儿停食伤乳，消化不良，腹胀腹痛，停滞作泻，食火疳积。

清胃保安片

【来源】《部颁标准》。

【组成】白术（麸炒）90g　六神曲（麸炒）90g　陈皮90g　茯苓90g　砂仁90g　青皮（醋炙）90g　厚朴（姜炙）90g　麦芽（炒）90g　甘草90g　槟榔90g　枳壳（去瓤麸炒）90g　枳实90g　白酒曲180g　山楂（炒）360g

【用法】制成大蜜丸，每丸重 3g，密闭，防潮。口服，每次 1 丸，1 日 2 次。

【功用】消食化滞，和胃止呕。

【主治】小儿停食停乳，肚腹胀满，呕吐，心烦，口渴，不思饮食。

清热导滞散

【来源】《部颁标准》。

【组成】大黄60g　牵牛子（炒）60g　黄连15g　天竺黄15g　琥珀15g

【用法】制成散剂，每袋装 0.18g，密闭，置阴凉处。白糖水或温开水冲服，每次 1 袋，1 日 1 次，周岁以内小儿酌减。

【功用】清热镇惊，导滞通便。

【主治】小儿食积腹胀，大便秘结，五心烦热，睡眠不宁。

【宜忌】忌食生冷油腻。

磨积散

【来源】《部颁标准》。

【组成】鸡内金（醋炙）240g　白扁豆（去皮）240g　木香60g　砂仁120g　使君子仁120g　三棱（麸炒）60g　莪术（醋炙）60g　水红花子240g

【用法】制成散剂，每袋装 3g，密闭，防潮。口服，每次 3g，1 日 2 次，周岁以内小儿酌减。

【功用】消疳，磨积。

【主治】小儿宿食积滞，停食停乳，不思饮食，面黄肌瘦，腹胀坚硬，虫积腹痛。

十八、小儿脾积

小儿脾积，又名痞气，五积之一。《难经·五十五难》："脾之积，名曰痞气"，《证治准绳·幼科》："积者，是脾之所系。脾主身之肌肉，故应面，故知是脾积，其脾系土，土无正形，故早晚浮肿不定，多则早浮，其睡则脾不磨，上面作肿，若病后，此证则是虚中积，宜用调脾消积行气等药。"

鸡骨丸

【来源】《幼幼新书》卷二十二引《婴孺方》。

【组成】芎䓖　当归　紫菀　大黄（蒸，三升米下）　茯苓各三分　杏仁（去皮，炒）　桂心各四分　杜衡　白芷　石膏各二分　半夏一分（洗）　黄雌鸡一个（破腹，勿令中水，去肉，取两胁翼及胫骨，干之，炙令黄色）

【用法】上为末，炼蜜为丸，如小豆大。每服二丸，一日三次。稍稍加之。

【主治】小儿先得寒热，腹坚牢强痞，不能饮食，不生肌肉，时生壮热。

升麻散

【来源】《太平圣惠方》卷三十四。

【组成】川升麻一两　当归半两　防风半两（去芦头）　藁本半两　杏仁一分（汤浸，去皮尖双仁，麸炒微黄）　酸枣仁一分　细辛一分　白芷一分　芎䓖一分

【用法】上为细散。每用一钱，以绵裹，常含咽津。

【主治】风邪客于牙车，睡中齘齿。

羌活散

【来源】《太平圣惠方》卷三十四。

【组成】羌活　地骨皮　防风（去芦头）　酸枣仁　蔓荆子　杏仁（汤浸，去皮尖）各一两　生地黄三两

【用法】上为散。每服半两，以水一大盏，酒一盏，煎至一盏，去滓，食后温服。

【主治】睡中齘齿。

诃黎勒散

【来源】《太平圣惠方》卷八十四。

【组成】诃黎勒皮半两　人参一分（去芦头）　槟榔一分　木香一分　川大黄半两（锉碎，微炒）　桂心一分　芎䓖一分

【用法】上为粗散。每服一钱，以水一小盏，加生姜少许，煎至五分，去滓温服，不拘时候。

【主治】小儿冷热不调，大便或壅或通，不欲乳食。

丁香散

【来源】《太平圣惠方》卷八十八。

【组成】丁香一分　桂心一分　白术一分　人参半两（去芦头）　白茯苓半两　高良姜一分　陈橘皮半两（汤浸，去白瓤，焙）　甘草一分（炙微赤，锉）　厚朴半两（去粗皮，涂生姜汁，炙令香熟）

【用法】上为粗散。每服一钱，以水一小盏，加大枣一个，煎至五分，去滓温服，每日三四次。

【主治】小儿羸瘦，脾胃虚冷，四肢不和，少欲饮食。

大腹皮散

【来源】《太平圣惠方》卷八十八。

【组成】大腹皮三分（锉）　桔梗三分（去芦头）　陈橘皮三分（汤浸，去白瓤，焙）　人参半两（去芦头）　赤芍药半两　木通半两（锉）　川大黄半两（锉碎，微炒）　鳖甲三分（涂醋炙令黄，去裙襕）　甘草一分（炙微赤，锉）

【用法】上为粗散。每服一钱，以水一小盏，煎至五分，去滓温服。

【主治】小儿腹内痞结。壮热憎寒，大小便不利。

木香散

【来源】《博济方》卷四。

【组成】草豆蔻五个（和皮用） 人参 茯苓 防风 藿香 陈橘皮（去白）各一两

本方名木香丸，但方中无木香，疑脱。

【用法】上为细末。每服一字或半钱，姜、盐、米饮调下。

本方原名木香丸，与剂型不符，据《幼幼新书》改。

【功用】调中顺气补虚。

【主治】

1.《博济方》：小儿经气杂病。

2.《幼幼新书》：小儿胃气不和。

三棱丸

【来源】《圣济总录》卷一七六。

【组成】京三棱（锉） 石三棱（锉） 鸡爪三棱（锉） 蓬莪术（锉）各半两 木香一分

【用法】上药并生杵罗为末，酒煮面糊为丸，如麻子大，腻粉为衣。每服五丸，乌梅、生姜汤送下。

【主治】小儿脾积气。

五味丸

【来源】《鸡峰普济方》卷二十四。

【组成】硫黄 消石（二味埚器内，用文武火熬熔，拌和匀） 五灵脂 陈皮 青皮各二两

【用法】上为细末，水煮面糊为丸，如绿豆大。每服十丸，米饮送下。大人亦可服。

【主治】小儿一切病。

梨浆饮

【来源】《活幼口议》卷十六。

【别名】梨浆饮子（《袖珍方》卷四）。

【组成】青蒿（取花头，用童便浸一二次，晒干为度） 柴胡（去芦） 人参 黄芩（去心） 前胡 秦艽（去土） 甘草（炙）

方中青蒿，《古今医统大全》作"茵陈"。

【用法】上锉。每服一岁儿半钱，两岁一钱比，水一小盏，入生藕、生梨、薄荷二叶，生地黄一寸，同煎至半，去滓，通口空心、食前服。

【主治】

1.《活幼口议》：脾积寒热，其状如疟，或头痛呕逆，久则二三岁不歇，左胁有块，小者如桃李，大者似杯碟。

2.《古今医统大全》：胃热口气，痰饮呕逆，不思饮食。

褐丸子

【来源】《世医得效方》卷十二。

【组成】萝卜子（炒）一两 陈皮 青皮 好槟榔 黑牵牛（取仁，半生半炒） 北五灵脂 赤茯苓 蓬莪术（煨）各半两

【用法】上为末，飞罗面糊为丸，如绿豆大。每服十五丸，紫苏、桑白皮煎汤送下。

【主治】因虚中有积，疳积肿胀，腹肚紧胀，头面虚浮。

【宜忌】寒证忌用。

锅焦丸

【来源】《仙拈集》卷三。

【别名】锅宜丸（《中国医学大辞典》）。

【组成】锅焦（炒黄）三斤 神曲 山楂 莲肉各四两 砂仁二两 鸡肫皮一两（炒）

【用法】上为细末，加白糖、米粉和匀，焙作饼。食之。

【功用】《本草纲目拾遗》：健脾消食。

【主治】

1.《仙拈集》：小儿脾胃病。

2.《文堂集验方》：黄瘦，大便不结，水泻。

3.《中国医学大辞典》：小儿面黄体弱，脾虚疳积，食积停滞。

十九、小儿吐泻

小儿吐泻，即呕吐、泄泻。指代有二，首为霍乱，《幼科释谜·吐泻》："小儿吐泻并作，即名霍乱。"因寒温不调，饮食不节，阴阳清浊之气相干，气机升降紊乱所致的突然脘腹绞痛，上吐下泻，发热身痛，烦闷昏冒等病证。次指以呕吐、腹泻为主要表现的病证。《儿科要略·吐泻论治》："小儿吐泻兼作，肠胃交病也。先吐而后泻者，病由胃及肠，先泻而后吐者，病由肠及胃。盖吐则中焦之气失和，胃中浊阴下侵及肠，吐有可以致泻者；泻则阑门传化失职，肠中浊阴，上干及胃，泻有可以致吐者。然吐泻交作，其病又莫不关涉乎脾，盖脾运不健，致水湿不循正道，或横决而上，或注泻而下。"本病成因多为饮食或乳哺失节，寒温失调，或复感外邪所致。胃气上逆则吐，脾运不健则泻，脾胃失调则吐泻交作。其治疗总以健脾和胃为根本。

藿香汤

【来源】《备急千金要方》卷五。

【组成】藿香一两　生姜三两　青竹茹　甘草各半两

【用法】上锉。以水二升，煮取八合，每服一合，一日三次。

【主治】小儿毒气吐下，腹胀，逆害乳哺。

【方论】《千金方衍义》：藿香汤专取竹茹之清胃，得藿香以正气，甘草以和中，借生姜之辛散，以定霍乱。

王子汤

【来源】《幼幼新书》卷二十七引《婴孺方》。

【组成】赤石脂九铢　黄连　甘草（炙）　干姜各六铢　黄芩二铢　胶指大　黄蜡弹大

【用法】水三升，煮一升，纳蜡、胶烊，为三服。意裁。

【主治】小儿吐下不止。

诃黎勒散

【来源】《太平圣惠方》卷八十四。

【组成】诃黎勒皮半两　人参半两（去芦头）　白术半两　桂心一分　厚朴半两（去粗皮，涂生姜汁，炙令香熟）　甘草半两（炙微赤，锉）　陈橘皮半两（汤浸，去白瓤，焙）

【用法】上为粗散。每服一钱，以水一小盏，煎至五分，去滓稍热服，不拘时候。

【主治】小儿吐利，腹胁虚闷。

白术散

【来源】《太平圣惠方》卷八十五。

【组成】白术一分　木香一分　陈橘皮一分（汤浸，去白瓤，焙）　丁香一分　麦门冬二分（去心，焙）

【用法】上为粗散。每服一钱，以水一中盏，煎至五分，去滓稍热服，不拘时候。

【主治】小儿冷热不和，吐利不止。

人参散

【来源】《幼幼新书》卷二十七引《神巧万全书》。

【组成】人参　白茯苓　白术　干葛　陈皮（去白）　厚朴（姜炙）各等分

【用法】上为末。每服半钱，百沸汤点，量服。

【功用】止吐泻

【主治】小儿吐利，脾胃气虚。

全蝎观音散

【来源】《太平惠民和剂局方》卷十（续添诸局经验秘方）。

【组成】石莲肉（炒，去心）　白扁豆（炒）　人参各二两半　神曲（炒）二两　全蝎　羌活　天麻（去苗）　防风（去苗）　木香（炮）　白芷　甘草（炙）　黄耆（捶扁，蜜刷炙）各一两　茯苓（去皮）一两半

【用法】上为细末。婴儿一字，二三岁半钱，四五岁一钱，用水一盏或半盏，枣子半个或一个，同煎至七分，去滓服，不拘时候。

【功用】温养脾胃，进美饮食。

【主治】

1.《太平惠民和济局方》：小儿外感风冷，内伤脾胃，呕逆吐泻，不进乳食，久则渐渐羸弱。

2.《幼科折衷》：小儿脾虚自汗，多出额上，沾粘人手。

如圣散

【来源】《传家秘宝》卷下。

【组成】板蓝根二两（肥者，炒令黄色） 甘草一两（炮令黄色） 井泉石一两半 乳石一两半 丁香半两

【用法】上为末。吐泻时粳米饮调下半钱，待哭立效。如惊风用乳石薄荷水调下。

【主治】

1.《传家秘宝》：小儿风热，吐泻不定。

2.《小儿卫生总微论方》：伤热生风，聚泻不定，或时惊悸，睡卧不宁。

白石脂汤

【来源】《圣济总录》卷一七七。

【组成】白石脂一两 蜀漆半两 附子（炮裂，去皮脐）一分 牡蛎（煅）一两

【用法】上锉，如麻豆大。一二岁儿，每服一钱匕，水七分，煎至四分，去滓，空心、午后分温二服。更量儿大小加减。

【主治】小儿客忤吐利。

木瓜丸

【来源】《小儿药证直诀》。

【组成】木瓜末 麝香 腻粉 木香末 槟榔末各一字

【用法】上为末，面糊为丸，如小黄米大。每服一二丸，甘草水送下，不拘时候。

【功用】止吐。

【主治】

1.《小儿卫生总微论方》：儿自生下便有吐证。此因初生时，拭掠口中秽液不尽所致。

2.《普济方》：小儿吐泻。

白术散

【来源】《小儿药证直诀》卷下。

【别名】白术汤（《小儿卫生总微论方》卷十）、钱氏白术散（《太平惠民和济局方》卷十吴直阁增诸家名方）人参白术散（《小儿痘疹方论》）、七味人参白术散（《永类钤方》卷二十一）、清宁散（《世医得效方》卷十二）、七味白术散（《校注妇人良方》卷二十一）、参苓白术散（《片玉痘疹》卷六）、干葛参苓白术散（《痘疹全书》卷上）、七味白术汤（《景岳全书》卷六十四）。

【组成】人参二钱五分 白茯苓五钱 白术五钱（炒） 藿香叶五钱 木香二钱 甘草一钱 葛根五钱

【用法】上锉。每服三钱，水煎服。

【功用】

1.《小儿痘疹方论》：清神生津，除烦止渴。

2.《古今医鉴》：和胃生津，止泻痢。

3.《幼科释谜》：助脾和胃，调中益气。

4.《小儿药证直诀类证释义》：健脾养胃升清。

【主治】

1.《小儿药证直诀》：小儿脾胃久虚，呕吐泄泻，频作不止，精液枯竭，烦渴躁，但欲饮水，乳食不进，羸瘦困劣；及失治后变成惊痫，不论阴阳虚实者。

2.《宣明论方》：伤寒杂病，一切吐泻烦渴霍乱，虚损气弱，及酒积呕哕。

3.《小儿痘疹方论》：小儿痘疮已靥，身热不退。

4.《御药院方》：小儿吐泻之后，腹中疼痛，气不和，烦渴，引饮不止；及伤寒泻后，胃中虚热。

5.《世医得效方》：小儿疳渴，烦躁引水，乳食不进，夜则渴甚者。

6.《保婴金镜》：积痛。

7.《医学六要》：消中，消谷善饥。

8.《寿世保元》：小儿胃虚寒所致的冬月吐蛔症。

9.《医略六书》：妊娠口干不渴，脉浮。

【加减】热甚发渴，去木香；渴者，葛根加至

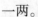

一两。

【方论】

1.《育婴家秘》：本方治阳明经本虚，阴阳不和，吐泻亡津液，烦热口干。以人参、白术、甘草甘温补胃和里；木香、藿香辛温以助脾；白茯苓甘平，分阴阳，利水湿；葛根甘平，倍于众药，其气轻浮，鼓舞胃气，上行津液，又解肌热，治脾胃虚弱泄泻之圣药也。不问泄痢，但久不止者，并服之。

2.《医略六书》：妊娠脾胃两亏，清阳下陷，津液不能上敷四达，故泄泻烦渴不解，胎因不安焉。人参扶元气以通血脉，白术健脾土以生血脉，茯苓渗湿和脾，炙草缓中益胃，葛根升清气，最除烦渴，藿香开胃气，兼止泄泻，木香调气以醒脾胃也。为散水煎，使脾胃调和，则清阳上奉而津液四布，泄泻无不止，烦渴无不除，何胎孕之不安哉？

3.《小儿药证直诀类证释义》：小儿体质娇嫩，气血未充，而气血津液又是生机之本，必须时时顾护珍惜。基于这样的治疗思想，针对胃有虚热，津液亏耗，中气下陷等证，钱氏创立了著名的白术散，此方健脾养胃，又能升清，应用于因运化失司而复津液耗竭，虚热内炽，口渴不止者。方以四君补中，木香、藿香芳香悦脾而健胃，葛根升清止泻，又能解渴，实为临床治疗渴泻之圣药，疳证初起之妙剂，惟多服则佳。

4.《医方发挥》：本方又名七味白术散，是以四君子汤加藿香叶、葛根、木香组成。以木、藿之芳香，佐四君入脾，其功更捷；以葛根甘寒，直走阳明，解肌热而除渴也。

【验案】

1.脾虚发热 《山东中医杂志》（1987，5：18）：应用本方加减：党参、茯苓、葛根各9 g，白术、乌梅各6 g，木香1.5 g，藿香、甘草各3 g，水煎服，每日1剂，分3～4次服。治疗脾虚发热49例，其中年龄6个月至13岁，病程3周至4个月。诊断标准：①凡持续发热（腋下体温在37.5～39.4℃）在3周以上，有明显脾虚症状者；②血常规、血培养、血沉，抗"O"，肥达氏反应等化验，及胸透或胸片均未发现异常者；③排除器质性病变者。辨证分4型：脾虚型，肺脾气阴两虚型，脾虚挟痰湿型，脾虚挟食滞型。疗效标准：痊愈：治疗1周内体温恢复正常，诸症消失者。有效：治疗1周内，体温在37.5℃以下，或较初诊时体温明显下降，诸症明显好转者。结果：总有效率为84%，痊愈率为55.1%，其中以脾虚型痊愈率最高。

2. 婴儿慢性腹泻 《光明中医》（1989，5：29）：应用太子参10 g，茯苓、炒白术各10 g，藿香、木香、葛根各5 g，生甘草3 g，水煎服，1岁以上每日服1剂，1岁以下2日1剂或剂量酌减。治疗婴儿慢性腹泻病人100例，其中最大2岁，最小3个月，病程最短2周，最长6个月。根据疗效标准（痊愈：大便性状正常，临床症状消失。好转：大便次数每天在3次以下，性状未变，一般情况好转。无效：症状无变化）判定，结果治愈89例，占89%；好转6例，占6%；无效5例，占5%。总有效率为95%。

3. 消渴证 《新中医》（1994，12：18）：以本方加减，治疗儿童脾虚消渴证78例，全部病例临床症状消失，其中1周内消失62例，最少者4天，最长者21天。

4. 小儿疳积 《江苏中医》（1995，5：30）：蒋氏用本方治疗小儿疳积、泄泻、消渴等病，证属脾胃久虚，津液内耗之呕吐泄泻，烦渴多饮者。临床效果满意。有个案3例证之。

异功散

【来源】《小儿药证直诀》卷下。

【别名】五味异功散（《疬疡机要》卷下）。

【组成】人参（切去顶） 茯苓（去皮） 白术 陈皮（锉） 甘草各等分

【用法】上为细末。每服二钱，水一盏，加生姜五片，大枣两个，同煎至七分，食前温服，量多少与之。

【功用】

1.《小儿药证直诀》：温中和气。

2.《保婴撮要》：温补脾胃，调补元气。

3.《杂病源流犀烛》：调气益气。

【主治】

1.《小儿药证直诀》：小儿虚冷吐泻，不思乳食。

2.《女科撮要》：脾胃虚寒，饮食少思；或久患咳嗽；或腹满不食，面浮气逆。

3.《疬疡机要》：食而难化，大便不实。

4.《保婴撮要》：脾胃虚弱，惊搐痰盛，睡而露睛，手足指冷，肺痿喘咳短气；或胃气虚寒，面色㿠白，目无睛光，口中气冷，不食吐水，肌瘦腹痛；或禀赋虚弱，肌肉消薄，荣卫不足而患疮疡，不能收口；或虚热上攻，口舌生疮。

5.《明医指掌》：小儿未断乳，母复有胎儿，饮其乳而患魃病，羸瘦骨立，发黄壮热，大便不调。

【方论】《医略六书》：人参扶元气以补肺，白术燥湿气以健脾，茯苓渗湿清治节，橘红利气化痰涎，炙甘草以益胃气，姜汤煎服，使脾气鼓运，则痰涎自化而肺络清和。

【验案】

1. 咳嗽　《校注妇人良方》：一产妇咳而胸满不食，涕唾，面肿气逆，此病在胃而关于肺，用异功散而愈。

2. 喘　《保婴撮要》：一小儿外感风邪，服表散之剂，汗出作喘，此邪气去而脾肺虚也。用异功散而汗喘止，再剂而乳食进。

3. 泄泻　《保婴撮要》：一小儿患泻，乳食不化，手足指冷，服消乳丸，食乳即泻，余用五味异功散加木香，母子服之而愈。

4. 发热　《保婴撮要》：一小儿发热，饮食少思，大便不实，常服芦荟等丸，视其鼻赤，此寒冷之剂复伤脾土而虚热也，用五味异功散，数剂而愈。

5. 斑秃　《河北中医》（1998，1：37）：马氏等用本方加味治疗斑秃50例。药用：黄芪、陈皮、甘草、党参、白术、茯苓，舌质红绛者加墨旱莲；苔白腻者加藿香；脱发区瘙痒有麻木感者加鸡血藤、天麻、熟地黄；头昏、耳鸣、失眠、苔剥舌淡、脉细者加何首乌、当归、枸杞子、怀牛膝；头痛、胸胁疼痛，舌有瘀斑，脉象沉细者加赤芍、川芎、桃仁。结果：治愈41例，好转5例，总有效率为92%。

豆蔻散

【来源】《小儿药证直诀》卷下。

【组成】豆蔻　丁香各半分　舶上硫黄一分　桂府白滑石三分

【用法】上为细末。每服一字至半钱，米饮送下，不拘时候。

【主治】小儿吐泻，烦渴，腹胀，小便少。

天王散

【来源】《本草纲目》卷十七引《钱乙小儿方》。

【组成】天南星一个（重八九钱者，去脐，黄土坑深三寸，炭火五斤，煅赤，入好酒半盏，安南星在内，仍架炭三条在上，候发裂取锉，再炒熟为末，用五钱）　天麻（煨熟，研末）一钱　麝香一字

【用法】上和匀。三岁小儿用半钱，以生姜、防风煎汤调下。

【主治】小儿吐泻，或误服冷药，脾虚生风痰慢惊，及久嗽恶心。

参苓散

【来源】《幼幼新书》卷二十七引《吉氏家传》。

【组成】人参　茯苓　山药　干葛　麦门冬　黑附子（炮，净）　桔梗　甘草（炙）各半两　莲子心　木香（不见火）各一钱　藿香一分

【用法】上为末。每服一钱，紫苏米饮调下。

【主治】小儿吐泻。

温脾散

【来源】《幼幼新书》卷二十七引《吉氏家传》。

【组成】苍术二钱（油葱炒赤）　陈皮（去白）　肉桂（不见火）　草果各半钱　桔梗　甘草各一钱　僵蚕少许

【用法】上为末。每服半钱，枣汤调下。

【主治】小儿吐泻，不进食。

六神丸

【来源】《幼幼新书》卷二十五引《庄氏家传》。

【组成】丁香　肉豆蔻（面煨）　南木香各一两　芦荟　使君子　诃子皮各半两

【用法】上为细末，面糊为丸，如黄米大。每服三十丸，空心米饮送下。

【主治】

1.《幼幼新书》：疳瘦。

2.《袖珍方》：吐泻。

丁香丸

【来源】《幼幼新书》卷二十七引《庄氏家传》。

【组成】丁香　木香　藿香　牛黄各半两　脑　麝各一钱　腻粉少许

【用法】上为末，面糊为丸，如小豆大。每服一丸，热汤化下。

【主治】小儿胃虚寒，腹胀吐逆。

木香丸

【来源】《幼幼新书》卷二十七引《庄氏家传》。

【组成】木香　白茯苓（等分）

【用法】上为末，炼蜜为丸，如梧桐子大。每服二十丸，生姜米饮送下；小儿量大小化下三五丸。

【主治】小儿兼大人吐利。

开胃散

【来源】《幼幼新书》卷二十三引郑愈方。

【组成】人参　藿香　黄橘皮各二钱　木香一钱　丁香　胡椒各二七粒　茯苓　良姜各钱半　甘草（炙）三钱　诃子肉二个

【用法】上为末。每服一字或半钱，薄荷汤下；吐泻，粥饮下。

【功用】调中平气。

【主治】惊疳、冷泻、霍乱、吐泻痢。

藿香散

【来源】《幼幼新书》卷二十七引《婴童宝鉴》。

【组成】藿香　香薷（并为末）各一分　白茯苓（末）二钱

【用法】上为末。每服半钱，姜汤调下，如人行三五里进一服，连进三服。

【主治】霍乱吐泻。

附子散

【来源】《幼幼新书》卷二十一引《惠眼观证》。

【别名】回阳散。

【组成】附子（炮）　北前胡　甘草　人参　桔梗

各半两　麻黄（去节）一两

【用法】上为末。每服半钱至一钱，淡姜汤调下。

【功用】补虚。

【主治】小儿吐泻及伤寒脾虚腹热，或手足冷，虚汗不已，喉内虚喘。

沉香饮

【来源】《幼幼新书》卷二十七引《惠眼观证》。

【别名】沉香饮子（《普济方》卷三九五）。

【组成】沉香　丁香　藿香各半钱　肉豆蔻二枚　槟榔二个　甘草（炙）一钱

【用法】上为末。每服一钱，水一小盏，加老姜小指大（捶），同煎三两沸，温服。

【主治】小儿吐泻。

人参散

【来源】《幼幼新书》卷二十七引丁时发方。

【别名】犀角人参散（《太平惠民和济局方》卷十吴直阁增诸家名方）、犀角人参汤（《普济方》卷三八四）。

【组成】人参　茯苓　桔梗　干葛各半两　生犀角　甘草（炙）各一分

【用法】上为细末。每服一钱，水一中盏，入灯心煎至五分，放温服，不拘时候。

【主治】小儿虚热，及吐利烦渴。

银白散

【来源】《幼幼新书》卷十引毛彬方。

【组成】干葛　人参（去芦）　白茯苓　山药　白扁豆各半两　半夏一分（汤洗去滑，姜制成饼，炒黄）　糯米一合（淘洗，姜汁浸一宿，炒黄）

【用法】上为细末。每服二钱，加水八分，生姜二片，同煎至六分，温服。

【主治】小儿胃虚，吐泻烦渴，成慢脾者。

桃红散

【来源】《幼幼新书》卷二十七引毛彬方。

【组成】人参（去芦，洗，锉）　藿香（去梗用

叶） 曲（红色）各二钱半

【用法】上为细末。每服半钱，米饮调下，不拘时候。

【主治】脾胃虚弱乘冷，吐泻不定，不问冷热。

银白散

【来源】《幼幼新书》卷二十七引毛彬方。

【组成】半夏一两（汤洗七次，焙干为末，姜汁制为饼子） 白扁豆（微炒） 罂粟子 人参（洗，去芦，锉） 白术（洗，锉，焙） 山药 白茯苓各四钱

【用法】上为细末。每服二钱，加水八分，生姜二片，大枣一枚，煎六分，温服。

【主治】小儿胃气不和，吐泻不止，痰逆，不进奶食。

醒脾散

【来源】《幼幼新书》卷二十七引《刘氏家传》。

【组成】人参二分 丁香二十粒 白茯苓 白术各一分 藿香 甘草（炙）各一钱 天南星一个（重七八钱，去心，用缩砂仁二十个在天南星内，面裹煨熟，面焦黄为度，去面不用）

【用法】上为细末。每服一钱，水六分，加生姜三片，冬瓜子十四粒，同煎三分，温服，不拘时候。

【功用】《活幼心书》：醒脾养胃，止吐利，进饮食。

【主治】

1.《幼幼新书》引《刘氏家传》：小儿吐泻脾困。

2.《活幼心书》：病后神昏贪睡多困，脉弱气短，微有痰涎。

3.《医方大成》：脾胃怯弱，为风冷所乘，体热头疼，霍乱。

三和散

【来源】《幼幼新书》卷二十七引张涣方。

【组成】白茯苓一两 乌梅肉（炒干） 干木瓜等分

【用法】上为细末。每服一钱，水一小盏，煎五分，温，时时服。

【主治】吐利，津液燥少。

香连散

【来源】《幼幼新书》卷二十七引张涣方。

【组成】木香 川黄连（去须）各一两 人参 厚朴（去粗皮，涂生姜汁炙令香熟）各半两

【用法】上为细末。每服一钱，粟米饮调下。

【功用】分清浊，定霍乱吐利。

【主治】小儿吐泻霍乱。

胃爱散

【来源】《幼幼新书》卷十八引《张氏家传》。

【别名】观音散（原书古籍本）。

【组成】糯米一两 干淡木瓜三分 甘草一分 丁香二十五粒（上四味同炒焦） 藿香叶 紫苏叶各一分

【用法】上药晒干，为细末。每服一钱或半钱，煎粟米大枣汤调下。如无汗出，即用控心散发之，后服羌活散与木方。

【主治】

1.《幼幼新书》引《张氏家传》：小儿脾虚吐泻。如斑疮不出，医人不识形候，便将冷药冰却疮子，致令内伏不出。

2.《古今医统大全》：痘疹，脾胃不快，泄泻呕吐。

紫霜丸

【来源】《幼幼新书》卷二十七引《张氏家传》。

【组成】代赭石 陈皮（去白，巴豆肉半钱同炒干，巴豆不用） 木香 杏仁（去皮尖，研）各一分 肉桂（去皮，不见火） 丁香各半钱 藿香叶二钱

【用法】上为细末，粟米饭为丸，如小绿豆大。每服七粒，藿香汤吞下；吐泻，炙藿香、橘皮汤吞下；吐，煎枣子汤吞下。

【主治】小儿吐泻。

丁香散

【来源】《幼幼新书》卷二十七引茅先生方。

【组成】丁香二七粒 肉豆蔻一个 木香一钱（以上三味，研，用醋面裹，热灰煨，面赤去面取出，

不用面）藿香　桂心各半钱

【用法】上为末。每服一字半钱，用陈米饭煮饮调下。

【主治】小儿吐泻。

沉香饮

【来源】《幼幼新书》卷二十七引茅先生方。

【组成】沉香　丁香各一分　槟榔　甘草（炙）各半两　肉豆蔻一两

【用法】上为末。每服半钱或一钱，用大枣半个，水五分盏，煎三分，通口服。

【主治】小儿吐呃，霍乱，睡惊。

醒脾散

【来源】《幼幼新书》卷十引郑愈方。

【组成】藿香叶　人参　白茯苓各一钱　天南星一个（重七钱者，去心，入缩砂一钱　丁香一钱，在南星内上面，却用南星心封口，慢火焙熟，切碎）

【用法】上为细末。每服半钱，入冬瓜子少许，同煎至三五沸，温服。

【主治】小儿吐泻，脾胃生风。

神妙观音散

【来源】《幼幼新书》（人卫本）卷二十三引《家宝》。

【组成】白扁豆　石莲肉（炒，去心）　人参（焙）各一分　茯苓一钱半（焙）　甘草（炙）　香白芷　绵黄耆（捶碎，用蜜水拌，炙）　木香（炒）各一钱　神曲二钱

【用法】上为末。每服婴孩一字，二三岁半钱，四五岁一钱。用水一药注或半银盏，枣子半片，煎十数沸服。

【功用】补虚，调胃气，进乳食，止吐泻。

【主治】《太平惠民和剂局方》（淳祐新添方）：小儿外感风冷，内伤脾胃，呕逆吐泻，不进乳食，久则渐渐羸弱。

白术丸

【来源】《幼幼新书》卷二十七引《赵氏家传》。

【组成】白术　木香　丁香　肉豆蔻　黄连各等分

【用法】上为末，面糊为丸，如黄米大。每服十丸，米饮送下。

【功用】温胃消食。

【主治】小儿吐泻不止。

半夏散

【来源】《鸡峰普济方》卷二十四。

【别名】半粟散（《普济方》卷三九五）。

【组成】齐州半夏一两　陈粟米三分（陈粳米亦可）

【用法】上锉。每服三钱，水一大盏半，加生姜十片，同煎至八分，食前温服。

【主治】小儿脾胃虚寒，吐泻及冷痰。

天麻膏

【来源】《小儿卫生总微论方》卷五。

【组成】全蝎一分　牛黄一钱（研）　白附子四钱　天麻二钱　雄黄四钱（研，水飞）　诃子（去核）六钱　白术二钱　藿香叶（去土）四钱　白豆蔻仁三钱　缩砂仁三钱　白僵蚕（去丝嘴）四钱（炒）

【用法】上为细末，炼蜜为丸，如鸡头子大。每服一丸，煎薄荷汤化下，甚者两丸；泄泻者，煎冬瓜子汤下；呕吐者，煎丁香汤化下，并不拘时候。

【主治】小儿急慢惊风，及慢脾风，搐搦瘛疭，昏塞牙噤，一切恶候，及吐泻等疾。

七香丸

【来源】《小儿卫生总微论方》卷十引张涣方。

【组成】青皮（浸，去瓤，一半生，一半炒）一两　肉豆蔻半两（面裹煨，令香熟）　牵牛一两（炒）

【用法】上为末，糊为丸，如麻子大。每服二三十丸，生姜米饮下，不拘时候。

【主治】小儿吐泻，不近乳，心腹胀满，小便不利。

中和散

【来源】《小儿卫生总微论方》卷十。

【组成】人参（去芦） 白茯苓 白术 甘草（锉，炒） 干葛（锉） 白扁豆（炒） 黄耆（切，焙） 藿香（去土）各等分

【用法】上为细末。每服二钱，水一盏，加大枣一个（去核），生姜三片，煎至七分，放温服，不拘时候。

【主治】小儿吐泻定后烦渴者。

半夏汤

【来源】《小儿卫生总微论方》卷十。

【组成】半夏（好者）一两（汤浸洗七次，切，焙干） 陈粟米三分（陈粳米亦得）

【用法】上锉。每服三钱，水一大盏，加生姜七片，煎至四分，不拘时候温服。

【主治】脾胃虚寒，吐泻，及有冷痰。

参苓散

【来源】《小儿卫生总微论方》卷十。

【组成】人参（去芦） 茯苓 白附子 羌活（去芦） 白术各一分 肉桂 犀角（镑屑） 藿香（去土） 川芎 芍药 甘草各一钱

【用法】上为细末。每用半钱，金银薄荷汤调下，不拘时候。

【主治】小儿伤风冷，脾胃不调，一切吐泻。

醒脾散

【来源】《小儿卫生总微论方》卷十。

【组成】天南星（沸汤浸洗七次）

【用法】上为细末。每服一岁儿半钱匕，用河水七分盏，加冬瓜子七粒，同煎至半，放温旋旋与之。

【主治】小儿吐泻初定，脾胃虚弱，恐生风者。

糯米汤

【来源】《小儿卫生总微论方》卷十。

【组成】糯米一百粒 木香 黄连（去须）

【用法】上三味锉碎如米，同炒至米焦黄，去木香、黄连不用，只以米为末。后用枇杷叶去毛净，焙干，等分为末，和匀。白汤调服半钱，不拘时候。

【主治】吐泻不止。

丁香饼子

【来源】《杨氏家藏方》卷十八。

【组成】丁香六十粒 龙骨一分 附子一枚（七钱者，炮，去皮脐尖） 藿香叶（去土）一分

【用法】上为细末，滴水为丸，每一两作五十丸，捏作饼子。煎杉木汤化下，不拘时候。

【主治】小儿胃气虚寒，心腹胀满，哕逆呕吐，昏困少力，及泄泻无度。

艾灰饼子

【来源】《杨氏家藏方》卷十八。

【组成】艾叶（烧灰留性） 白龙骨 定粉各二钱 肉豆蔻一枚（面裹煨熟） 黄丹半钱（火煅飞过）

【用法】上为细末，滴水为丸，每一两作四十丸，捏作饼子。每服一饼子，先取油灯盏，水洗过，乳食前煎油灯盏汤化下。

【主治】小儿吐泻，日夜无度。

参苏饮子

【来源】《杨氏家藏方》卷十八。

【组成】人参（去芦头） 白术 白茯苓（去皮） 甘草（炙） 紫苏叶 干木瓜 香薷叶 厚朴（生姜汁制，炒香） 半夏曲（炙） 白扁豆（微炒） 陈橘皮（去白）各等分

【用法】上为粗末。每服二钱，水一盏，煎至七分，去滓温服，不拘时候。

【主治】小儿伏热吐泻，虚烦闷乱，引饮不止。

羌活膏

【来源】《传信适用方》卷四。

【组成】羌活 天麻 防风各半两 人参 茯

苓 蝎（酒炒） 桂各一分 朱砂一钱（研） 水银一钱 硫黄一钱（上二味同研如泥）

【用法】先将八味为细末，入水银、硫黄研匀，炼蜜为膏。每服一皂子大，食前用荆芥、薄荷汤化下。

【主治】小儿胃虚，吐泻生风。

益中汤

【来源】《传信适用方》卷四。

【组成】丁香半两 草果子三枚（去皮，炒） 人参半两 青皮半两 诃黎勒一分 桂心

　　　方中桂心用量原缺。

【用法】上为细末。每服半钱或一钱，米饮调下。

【主治】小儿呕吐泄痢。

双金饮

【来源】《是斋百一选方》卷十九。

【别名】双金散（《普济方》卷三九五）。

【组成】丁香 人参 甘草各一钱 白术 白茯苓各半两 半夏半钱（姜制）

【用法】上为末。每服二钱，水七分盏，加生姜二片，大枣二个，同煎至四分，去滓温服。

【功用】实脾，进饮食。

【主治】小儿吐泻。

守胃散

【来源】《是斋百一选方》卷十九。

【组成】人参 白术 白茯苓（去黑皮） 山药 白扁豆（炒） 干葛 天南星（炮） 甘草（微炙） 藿香叶 防风 天麻各等分

【用法】上为细末。每服一钱，水一盏，冬瓜子二十粒，生姜一小片，同煎至四分，温服。

【功用】调理脾胃，进乳食。

【主治】小儿阴阳不和，吐泻不止。

【加减】如大泻不止，危急，每服入沉香、肉豆蔻各少许。

掌胃膏

【来源】《是斋百一选方》卷十九。

【组成】人参 白术 白茯苓（去黑皮） 甘草（炙） 肉豆蔻（面裹，煨，去面） 白豆蔻（去壳） 陈皮（去白） 沉香 枇杷叶（去毛） 青皮（去白） 丁香 草豆蔻（去皮） 木香 藿香叶 缩砂仁各等分

【用法】上为细末，炼蜜为丸，如龙眼大。每服一丸，空心、食前用米汤送下，一日二次。

【功用】益气健脾，温中止泻。

【主治】小儿脾胃虚弱，呕吐泄泻。

藿香散

【来源】《是斋百一选方》卷十九。

【组成】藿香叶 人参 白茯苓各一分 丁香一钱

【用法】上为细末。每服一大钱，水半盏，煎至三分，去滓温服，不拘时候。

【主治】小儿脾胃虚弱，乳食不调，时作身热，或吐或泻不定。

【加减】若伤风热，加生姜一片；作惊，加羌活、防风各半寸；有痰逆，加汤洗半夏一片，生姜三片，煎如前。

助胃丸

【来源】《魏氏家藏方》卷十。

【组成】白茯苓（去皮） 白术（炒） 川厚朴（去皮，姜制炒） 藿香叶（洗去土） 甘草（炙） 诃子（煨，去核） 人参（去芦） 陈皮（去白）各半两 木香（煨） 草果（去皮） 丁香（不见火） 肉豆蔻（面裹，煨）各二钱半 没食子五个

【用法】上为细末，炼蜜为丸，如鸡头大。每服一岁以上儿一粒，食前生姜、大枣煎汤送下。其余大小，以意加减。如觉儿胃有寒，脾脉弱，小便白而多，大便或青黄不定，常常服之甚妙。

　　　本方原名助胃膏，与剂型不符，据《普济方》改。

【主治】小儿脾胃虚弱，或吐逆泄泻，脐腹疼痛，不进饮食。

星香汤

【来源】《魏氏家藏方》卷十。

【组成】天南星（极大，半两以上者尤佳） 藿香

叶 生姜各半两

【用法】用水一大碗，煎干取出，独取天南星为末，去藿香叶、生姜不用。每服一钱，入冬瓜子少许，同煎一盏至半盏服之。

【功用】止吐泻，截惊。

【主治】小儿吐或兼泻，或独泻、惊风。

大醒脾散

【来源】《仁斋直指小儿方论》卷二。

【组成】南星 白茯苓 橘红各一分 全蝎（焙） 甘草（炒） 白附子（炮） 石莲子 人参 木香各半分 陈仓米二百粒

【用法】上为末。每服三字，加生姜，大枣，水煎服。

【功用】驱风醒脾，酿乳。

【主治】

　　1.《仁斋直指小儿方论》：小儿胃虚，不消乳食。

　　2.《赤水玄珠全集》：小儿吐泻，脾困不食。

　　3.《证治准绳·幼科》：痰作惊风。

交泰散

【来源】《仁斋直指小儿方论》卷四。

【组成】藿香叶 陈皮 肉豆蔻（生） 半夏（制） 青皮 酸木瓜 甘草（微炙）各半两 石菖蒲二钱

【用法】上细锉。每服一钱，加生姜三片，紫苏三叶，水煎服。

【主治】霍乱吐泻。

【加减】暑月，加香薷。

鸡舌香散

【来源】《仁斋直指小儿方论》卷四。

【组成】良姜 香附 天台乌药 辣桂各二钱 甘草（微炙） 陈皮 藿香各一钱

　　本方名鸡舌香散，但方中无鸡舌香，疑脱。

【用法】上锉细。每服一钱，水煎灌下。仍别煎与乳母服。

【主治】小儿吐泻。

调中散

【来源】《类编朱氏集验方》卷十一。

【组成】人参 白术 茯苓 甘草 诃子（煨） 陈皮 木瓜 白扁豆（炒） 黄耆（蜜炙） 木香 罂粟子（炒） 干紫苏叶各等分

【用法】上为细末，白汤点服。

【功用】调气益脾。

【主治】小儿吐泻。

三乌丸

【来源】《医方类聚》卷二六〇引《吴氏集验方》。

【组成】草乌（一生，一炮，一烧灰，各去皮脐）

【用法】上为末，醋面糊丸，如粟米大。每服五十丸，倒流水送下。

【主治】小儿夹惊吐泻。

豆蔻丸

【来源】《医方类聚》卷二四五引《施圆端效方》。

【组成】肉豆蔻 丁香 木香 胡粉各一钱 川乌（炮，去皮）二钱半

【用法】上为细末，水糊为丸，如黍米大。每服二三十丸，食前木瓜汤送下，日进二服，渴即冷下。

【主治】小儿吐泻不止。

麝香调中丸

【来源】《医方类聚》卷二四五引《施圆端效方》。

【组成】麝香一字 当归（焙） 白术 人参 南木香 甘草（炒） 青皮（去白） 陈皮（去白） 茯苓各一分

【用法】上为细末，炼蜜为丸，如樱桃大。食前每服一丸，白汤化下。

【主治】小儿吐泻诸证，脾胃虚损，老人虚乏，正气不复，饮食不下，危困瘦弱。

加减四君子汤

【来源】《医方类聚》卷二四四引《澹寮方》。

【组成】白茯苓（去皮）　人参白术各一两　白扁豆（蒸熟，焙干）　甘草（炙）　黄耆（去芦）　藿香叶各半两

【用法】上为细末。每服一钱，盐汤点服；或用水七分盏，煎至五分，温服亦可。

【功用】调脾胃，进乳食。

【主治】小儿吐泻不止。

益黄散

【来源】《活幼口议》卷二十。

【组成】四圣汤加诃子　陈皮

【功用】调中进食。

【主治】脾胃虚弱，腹肚泄利。

大顺饮

【来源】《活幼心书》卷下。

【组成】细面二十两　生姜十六两　赤茯苓（去皮）　粉草各五两

【用法】上先以生姜方切如绿豆样，石钵内略杵烂，入面再杵匀，摊作薄片，烈日中晒干；赤茯苓、粉草二味细锉，同前姜、面片或晒或焙，合研为末。每服一钱至二钱，新汲井水或温热汤调服，不拘时候。

【主治】冒暑毒，烦渴吐泻，腹痛，发热，神昏；或衄血、咯血，及大腑下血，小便黄少，口干汗多。

回阳散

【来源】《活幼心书》卷下。

【组成】附子（汤浸，炮裂，去皮）　甘草（半生半炙）各二钱半　人参（去芦）七钱半　细辛（去叶）一钱半　桔梗（锉，炒）五钱　厚桂（去粗皮）　白茯苓（去皮）　川独活各二钱　半夏（汤煮透，滤，仍锉，焙）三钱

【用法】上锉。每服二钱，水一盏，加生姜二片，煎七分，温服，不拘时候。或入枣子同煎。

【功用】理脾虚。

【主治】感受风寒湿气，传作吐泻，手足逆冷，腹痛有痰，及阴证脱肛，疝疾，盗汗。

沉香饮

【来源】《活幼心书》卷下。

【组成】沉香　丁香　南木香　藿香叶各二钱半　陈皮（去白）　白术　半夏（制）　白茯苓（去皮）　肉豆蔻各五钱　粉草（炙）三钱

【用法】上除沉香、丁香、木香不过火，余七味或晒或焙，仍同前三味研为细末。每服半钱至一钱，同紫苏、木瓜煎汤，空心调服；枣汤亦好。

【主治】小儿吐痢后，神昏倦怠，饮食减少，脾胃气虚，水谷不化，或随时直下，五心烦热，盗汗常出，或闻食心恶。

健脾饮

【来源】《活幼心书》卷下。

【组成】厚朴（去粗皮，锉碎，每一斤用生姜一斤，切薄片，烂杵，拌匀，酿一宿，慢火炒干，再炒热，用醇醋淬透，仍以慢火炒干）　人参（去芦）各一两　白茯苓（去皮）　肉豆蔻　半夏（制）　益智仁　净香附各二钱半　良姜（锉片，东壁土炒）　诃子肉各二钱　甘草（炙）五钱

【用法】上锉。每服二钱，水一盏，加生姜二片，大枣一枚，煎七分，空心温服，不拘时候。

【功用】健脾养胃。

【主治】小儿泻利，呕吐，及诸病后气血虚弱，有痰恶心，腹中微痛，饮食减，精神慢。

醒醐散

【来源】《活幼心书》卷下。

【组成】陈皮（去白）　缩砂仁　厚朴（去粗皮）　麦芽（洗净，焙干）　乌梅（和核）各五钱　良姜（锉，用东壁土炒）　干葛　乌药各二钱半　草果仁（炮）二钱　甘草（炙）三钱

【用法】上锉。每服二钱，水一盏，加生姜二片，大枣一枚，盐少许，煎取七分，空心温服。

【功用】调和脾胃，消进饮食。

【主治】小儿吐泻后丁奚哺露，虚热烦渴，气逆恶心。

白龙丸

【来源】《永类钤方》卷二十一。

【组成】附子（炮）半两　白石脂（煅）　白龙骨（煅）一分　（一方加白矾，煅，一分）

【用法】上为末，面糊为丸，如小豆大，三岁服三十丸，米饮送下。

【主治】小儿吐泻不定，滑泄注水，小便少。

参术散

【来源】《永类钤方》卷二十一。

【组成】人参　白术　茯苓　山药　扁豆（炒）　干葛　藿香　丁香　甘草（炙）　诃子（炮肉）各一分

【用法】上为末。三岁一钱，水半盏，加生姜二片，煎，空心服。

【主治】小儿吐泻，亡失津液，烦渴心燥，不食。

小钩藤饮

【来源】《世医得效方》卷十一。

【组成】钩藤三钱　蝉蜕十个　防风　人参　麻黄各二钱　僵蚕　天麻　全蝎（去毒）　甘草　川芎各三钱　麝香少许

【用法】上锉散。每服二钱，水一盏煎，乳食前服。

【主治】小儿吐利，脾胃虚风慢惊。

【加减】寒，加附子少许。

烧针丸

【来源】《丹溪心法》卷三。

【组成】黄丹不拘多少（研细）

【用法】用去皮小枣肉为丸，如鸡头子大。每服一丸，用针签于灯上烧灰为末，乳汁送下。

【功用】清镇。

【主治】
　　1.《丹溪心法》：吐逆。
　　2.《医学入门》：小儿伤乳食，吐逆及泻，危甚者。

白术散

【来源】《普济方》卷三六一。

【组成】人参　白术　白茯苓　甘草　藿香　山药　扁豆（炒）各等分

【用法】上为末。每服一钱，热汤点服。

【主治】小儿变蒸风，吐乳自泄。

白术散

【来源】《普济方》卷三九〇。

【组成】白术一两　人参　白茯苓　白扁豆　山药　甘草（炒）　粉葛　糯米各半两

【用法】上为末。一岁半钱，水半盏，煎三分服。

【功用】滋养津液，助气补虚。

【主治】小儿吐泻，失亡津液，身凉烦渴，不食，困倦少力，亦治虚热。

人参白术散

【来源】《普济方》卷三九五。

【组成】白术（去芦）　白茯苓（去皮）　人参（去芦）　木香　藿香叶　干葛（锉）各半两　滑石（腻白者）六钱　甘草（炙）三钱

【用法】上为细末。每服一二钱，百沸汤调下；或生姜汤亦可；或锉，煎服更妙。

【主治】小儿呕吐泄泻，口干唇燥，烦渴引饮，小便赤涩。

【加减】呕吐，加丁香二钱。

大安丸

【来源】《普济方》卷三九五。

【组成】南木香　白芍药　人参　白术各一钱　白茯苓　诃子（炮）　厚朴（制）　橘红各半钱

【用法】上为末，炼蜜为丸，如鸡头子大。每服三丸，陈米饮汤化下。

【主治】小儿吐泻不止。

千金丸

【来源】《普济方》卷三九五。

【组成】神曲（炒） 麦糵（炒）各一两 乌梅肉 干姜（炮） 缩砂（去皮）各半两

【用法】上为末，面糊为丸，如小豆大。三岁三十丸，食前米饮送下。

【主治】小儿吐泻，腹痛，不思饮食，及伤食酸脾气。

中和散

【来源】《普济方》卷三九五。

【组成】雄黄少许 大黄 五灵脂各等分

【用法】上为末。每服一字，磨刀水调下。

【主治】因乳母气血劳动，或热奶伤胃，致有痰涎，小儿未及周晬，吐泻不止者。

平胃散

【来源】《普济方》卷三九五。

【组成】水银 硫黄各一钱（同研黑） 诃子（炮，去核） 肉豆蔻（炮） 桂（去皮） 草豆蔻（去皮） 附子（炮，去皮脐，炙）各一钱

【用法】上为末，炼蜜为丸，如鸡头子大。三岁一丸，食前米汤调下。

【主治】小儿伏热，吐泻烦渴，腹冷疼。

玉柱杖丸

【来源】《普济方》卷三九五。

【组成】茯苓 诃子（去核） 藿香 丁香各一钱半 人参 木香 甘草（炒）各半两 厚朴（姜制）一两

【用法】上为细末，炼蜜为丸，如樱桃大。每服一丸，食前白汤化下。

【主治】小儿吐泻，胃虚腹胀，脾困昏睡，不食。

去桂五苓散

【来源】《普济方》卷三九五。

【组成】猪苓 白术 赤茯苓（去皮）各五钱 泽泻七钱半（一方加羌活）

【用法】上为末。用车前草、灯心汤调下。

【主治】婴孩吐泻。

【加减】镇心，加茱萸（炒）；吐不止，加生姜自然汁；渴盛，加人参。

术附膏

【来源】《普济方》卷三九五。

【组成】附子（大者一个，炮，去皮脐，姜汁制浸，夏三日，春秋五日，冬七日，焙干，微炒黄色）半两 白术 诃子（炮，去核） 甘草（炙）各二钱半

【用法】上为末，炼蜜为丸，如鸡头子大。三岁一丸，水半盏，煎三分，暑月食前冷服，春、秋、冬温服，危者连进三服。小可吐泻，一服效，须是首尾住奶则可。

本方方名，据剂型当作术附丸。

【主治】小儿吐泻不定，气粗烦渴，眼慢困顿，肚疼不食，鼻气冷，诸药力不能攻者。

半夏汤

【来源】《普济方》卷三九五。

【组成】五苓散加生姜 半夏

【用法】水煎服。吐了痰，泻亦止，惊自退。

【主治】小儿吐泻发搐，觉有痰者。

观音散

【来源】《普济方》卷三九五。

【组成】扁豆（炒） 白术（煨） 茯苓 人参（炙） 神曲（炒） 麦芽（炒） 香附子各等分

【用法】上为末。空心米饮调下。

【主治】小儿肠虚而胃气上逆，以致吐利。

沉香散

【来源】《普济方》卷三九五。

【组成】沉香 丁香各半两 木香 藿香叶 甘草（炒） 缩砂仁各一两

【用法】上为末。三岁每服半钱，食前以紫苏、木瓜汤调下。

【主治】小儿吐泻，不思乳食，腹满。

附香丸

【来源】《普济方》卷三九五。

【组成】附子（炮，去皮） 木香（炮）各等分（一方用白茯苓，不用木香）

【用法】上为末，白糊为丸，如小豆大。三岁二十丸，食前米汤送下。

【主治】小儿吐泻不定，肠鸣腹疼，肚急气粗。

妙丸子

【来源】《普济方》卷三九五。

【组成】丁香 藿香叶 木香 白茯苓 官桂（去皮） 青礞石 代赭各一钱 巴豆二七粒（大者，去皮心膜，纸上压去油）

【用法】上为末，酒糊为丸，如芥子大。一岁二丸，食前生姜汤、或藿香汤送下，不得吃物，须权住乳，恐乳多再吐；如伤食泻，与五七丸，利下食，次与益中膏。

【主治】小儿吐泻，并伤食，腹疼，不思乳食，兼吐呃。

降灵丹

【来源】《普济方》卷三九五。

【别名】来复丹。

【组成】舶上硫黄 雪白消石各一两（并于沙石铫或银器内，用文武火慢炒熔，令作珠子，无令火紧，大过即不中用，须倾在纸上放冷，研细末） 莲花青皮 久年陈皮 上等无石五灵脂各一钱

【用法】上为细末，面糊为丸，如麻子大。大人丸如豆蔻大。每服十五丸，空心、食前温米饮送下。

【主治】小儿非时吐泻，腹胀胸膈痞闭。

厚朴膏

【来源】《普济方》卷三九五。

【组成】厚朴（制） 诃子（炮，去核） 白豆蔻（炮） 当归各半两 甘草（炙）一分

【用法】上为末，炼蜜为丸，如鸡头子大。三岁一丸，食前白汤化下。

本方方名，据剂型当作"厚朴丸"。

【主治】小儿吐泻，不思饮食。

香肉丸

【来源】《普济方》卷三九五。

【组成】木香 肉豆蔻各等分（并裹面煨，令面焦为度）

【用法】上面糊为丸，如小豆大，白汤送下；若作末，白水煎亦可；咳嗽热服。

【主治】小儿吐泻不定，兼咳嗽。

济世丹

【来源】《普济方》卷三九五。

【组成】木香 五灵脂各一钱 肉豆蔻二个 胡椒一钱 丁香一钱 全蝎二钱 巴豆四粒（去油存性） 朱砂半钱（为衣）

【用法】上为末，米糊为丸，如萝卜子大。每服二三十丸，米汤送下。

【主治】小儿吐泻，并百物所伤，惊疳潮热。

桂心汤

【来源】《普济方》卷三九五。

【组成】甘草（炙） 牡蛎（煅赤） 芍药 桂心各三两

【用法】上为粗末。一岁儿，水一升，纳四方寸匕，煮二合，顿服，一日二次。

【功用】除热止痢。

【主治】小儿利下吐逆，壮热，数日不止，不得乳哺，或形羸困疲者。

调中六神散

【来源】《普济方》卷三九五。

【组成】白术 茯苓 甘草 藿香叶 草果子各一分 丁香二钱

【用法】上为细末。每服一钱，紫苏米汤煎下。

【主治】小儿或吐或泻，脾困，不进乳食，或惊风、伤风、潮热，或喘后出汗。兼治气不匀，疳泻利。

桑叶膏

【来源】《普济方》卷三九五。

【组成】水银 硫黄各一钱（同研黑）丁香 槐花（蜜炙炒）藿香叶 腊茶各十分 滑石三钱

【用法】上为末，炼蜜为丸，如鸡头子大。三岁儿每服一丸，煎桑叶汤，食前化下。

　　本方方名，据剂型当为"桑叶丸"。

【主治】小儿伏热，吐泻烦渴，腹疼肢冷。

温白丸

【来源】《普济方》卷三九五。

【组成】附子（炮） 桔梗各二两 人参一两 干姜二分

【用法】上为末，炼蜜为丸。二十日儿，麻子大一丸；五十日儿，胡豆大一丸；百日儿，小豆大一丸，米饮送下。

【主治】小儿寒中吐利及客忤。

温脾散

【来源】《普济方》卷三九五。

【组成】苍术二钱（细锉，以油葱炒令赤） 陈皮 草果（不炮，去皮） 桂心（不见火）各五分 桔梗 甘草（炙）各一钱

【用法】上为末。每服半钱，枣汤调下。

【主治】小儿吐利，不进乳食。

罂粟散

【来源】《普济方》卷三九五。

【组成】罂粟壳一两（炒） 陈皮一两（炒） 诃子一分（炮，去核） 缩砂仁 甘草（炙）二钱

【用法】上为末。每服三岁半钱，食前米饮下。

【主治】小儿久新吐泻，不思乳食，或成白痢。

缩脾饮

【来源】《普济方》卷三九五。

【组成】缩砂仁三两 草果仁 乌梅肉 白扁豆（姜制炒） 香薷各一两 甘草（炙）五分 干葛

一两

【用法】上锉，加生姜，水煎服。

【主治】婴孩吐泻。

醒脾汤

【来源】《普济方》卷三九五。

【组成】人参 白茯苓 白术 山药 白扁豆（炒） 白附子 藿香 白僵蚕 甘草 升麻 酸枣仁各等分

【用法】上为末。三岁每服一钱，加冬瓜子三七粒，水半盏，煎至三分，去滓，服二剂。

【主治】小儿吐泻，脾虚多困，不思乳食，欲生风候。

醒脾散

【来源】《普济方》卷三九五。

【组成】人参五钱（去芦） 丁香一钱 赤茯苓五钱 藿香叶五钱 白术五钱 白姜二钱（炮） 甘草（炙）三钱 木香二钱（炮） 厚朴（姜制） 南星（大者）三个 缩砂仁一两（同南星炒）

【用法】上锉。加生姜，大枣，水煎烧盐服。

【主治】婴孩吐泻。

醒脾散

【来源】《普济方》卷三九五。

【组成】人参 木香 茯苓 陈皮（去白） 甘草（炙） 草豆蔻（去皮） 厚朴（用硇砂一钱，胆水一碗，入此二味煮令干，切细，却焙）各一分 白术半两

【用法】上为细末。每服一钱，以冬瓜子煎汤下。

【主治】小儿吐泻，脾困多睡，不思饮食。

藿香散

【来源】《普济方》卷三九五。

【组成】藿香一两 丁香一钱 木香 缩砂各半两

【用法】上为末。每服半钱，水五分，煎三分，通口服。

【主治】小儿吐利不止。

参香散

【来源】《袖珍小儿方》卷六。

【组成】人参　白术　香薷　半夏（泡）　陈皮　茯苓　扁豆（炒）

【用法】上锉散。水一盏，加生姜三片，煎服。

【主治】小儿伏热吐泻，虚烦闷乱，饮引不止。

异功散

【来源】《奇效良方》卷六十四。

【别名】正气散。

【组成】人参　白术　茯苓　甘草（炙）　白扁豆　薯蓣各等分

【用法】上为末。每服二钱，用水六分，加生姜二片，红枣一枚，煎至四分服，不拘时候。

【功用】温中和气。

【主治】小儿吐泻思食，及小儿虚冷病。

【加减】虚冷泄泻，加附子；风证，加天麻；痢，加罂粟壳。

调中散

【来源】《奇效良方》卷六十四。

【组成】人参　白茯苓各二钱　丁香二十个　白术二钱半（炮）　甘草半两（炙）　紫苏二钱半

【用法】上为末。每服一钱，用木瓜煎汤，入盐少许调服，不拘时候。

【主治】小儿吐泻。

加减参苓白术散

【来源】《松崖医径》卷下。

【组成】人参　砂仁　莲肉（去心）各半两　白茯苓（去皮）八钱　土白术一两　甘草（炙）七钱　肉果（炮）四钱　诃子（炮，去皮）　干姜（炒）各二钱

【用法】上为细末。每服三分，清米饮汤调下。

【主治】小儿吐泻。

益黄散

【来源】《痘治理辨》。

【组成】丁香　诃子（煨）　青皮（去瓤）　陈皮（去白）　木香各一分

【用法】上为细末。每服一钱，水半盏，煎至三分盏，去滓温服，不拘时候。

【主治】胃冷呕吐，脾虚泄泻，或因疮烦躁，渴饮冷水过多，致伤脾胃。

白术膏

【来源】《扶寿精方》。

【别名】助胃膏。

【组成】人参　白术（炒）　白茯苓各二钱　甘草（炙）二钱　白豆蔻七分　肉豆蔻二个（面包煨）　木香一钱　山药五钱　砂仁二十个（炒）

【用法】上为细末，炼蜜为丸，如肥皂子大。每服一丸，空心米饮化下。

　　本方方名，据剂型当作"白术丸"。

【功用】

　　1.《扶寿精方》：和脾胃，进饮食。

　　2.《全国中药成药处方集》（沈阳方）：利水消积。

【主治】

　　1.《扶寿精方》：小儿吐泻。

　　2.《全国中药成药处方集》（沈阳方）：小儿伤乳停食，胃弱脾虚，中气不足，小水不利，寒湿腹痛，泄泻不止。

【宜忌】《全国中药成药处方集》（沈阳方）：忌生冷硬物。

白玉饼子

【来源】《摄生众妙方》卷十。

【组成】寒石面二两　白滑石一两　巴豆十二个（去油）　半夏十二个（泡七次）

【用法】上为末，滚水为丸，如绿豆大，作饼。每岁服一饼半，干姜汤送下，不拘时候，五岁以上不可服。

【主治】小儿吐泻。

香橘饼

【来源】《摄生众妙方》卷十。

【组成】丁香 橘红各等分

【用法】上为末，炼蜜为丸，如黄豆大。作饼噙化。

【主治】小儿吐泻。

生附四君子汤

【来源】《保婴撮要》卷三。

【别名】生附四君汤（《景岳全书》卷六十二）。

【组成】人参 白术 附子 木香 茯苓 橘红 甘草各等分

【用法】上为末。每服五、七分，加生姜、大枣，水煎服。

【功用】正胃气。

【主治】小儿脾胃虚弱，吐泻不思乳食。

香橘饼

【来源】《医学入门》卷六。

【组成】木香 橘皮 青皮各二钱半 半夏 厚朴 神曲 麦芽 砂仁各五钱

【用法】上为末，炼蜜为丸，如芡实大。每服一丸，紫苏煎汤或米汤任下。或加豆蔻、诃子。

【主治】初生吐泻，壮热不思乳食，大便色白或不通。

烧针丸

【来源】《古今医鉴》卷十三。

【组成】黄丹（水飞过） 朱砂 白矾（火煅）各等分

【用法】上为末，枣肉为丸，如黄豆大。每服三四丸，戳针尖上，于灯焰上烧存性，研烂，凉米泔水调服。泻者，食前服；吐者，不拘时候；外用绿豆粉，以鸡子清和作膏，涂两脚心；如泻，涂囟门。止则去之。

【功用】《北京市中药成方选集》：和胃止泄。

【主治】

1.《古今医鉴》：小儿内伤乳食，吐泻不止，危甚者。

2.《保婴易知录》：吐乳壅塞。

3.《卫生鸿宝》：小儿吐泻，烦躁作渴，便黄腥臭，属热症者。

4.《北京市中药成方选集》：脾胃虚弱，呕吐恶心，久泄不止，精神疲倦。

【宜忌】《全国中药成药处方集》（西安、吉林方）：忌生冷油腻，不易消化物品，热性病勿服。

小异功散

【来源】《幼科发挥》卷四。

【组成】人参 白术 橘皮 白茯

【用法】生姜、大枣为引。水煎服。

【主治】先泻后吐，脾胃虚冷。

人参养胃汤

【来源】《痘疹金镜录》卷上。

【组成】苍术 厚朴 陈皮 炙草 茯苓 半夏 芍药 人参 白术

【用法】加生姜、黄米，水煎服。

【主治】小儿脾胃不和，或吐或膨，时泄泻，或烦或渴，饮食少进者。

【加减】呕吐，加藿香、木香；泻，加肉果、诃子；腹胀，加枳壳、大腹皮；不思饮食，加益智。

木香豆蔻丸

【来源】《痘疹金镜录》卷一。

【组成】诃子四两（煨） 干姜二两（煨） 木香五钱

本方名木香豆蔻丸，但方中无豆蔻，疑脱。

【用法】上为末，面糊为丸。

【主治】小儿吐泻。

【加减】夏月减干姜，加肉果、黄连。

加减五苓散

【来源】《痘疹金镜录》卷一。

【组成】猪苓 泽泻 白术 茯苓 肉桂少许

【用法】加生姜、大枣，同煎服。

【功用】分理阴阳。

【主治】小儿吐泻。

【加减】吐泻并作，加藿香、木香，苍术；寒吐寒泻，则乳片不消，下利清白，腹痛，加煨干姜；腹痛，加煨芍药；热吐热泻，则吐利黄水，泻下如筒，加炒黄连、黄芩；久泻，加诃子、肉果；久吐，加丁香；宿食不消，吐泻馊酸腥臭，加山楂、神曲、麦芽、枳壳；伤食甚者，加槟榔、草果；小便不利，加滑石；吐泻久而成虚渴，加人参、麦门冬、天花粉；脾胃受湿，倍加白术、半夏；饮食不进，加益智、大腹皮；虚胀，加卜子、大腹皮；胃口作痛，加草豆蔻、沉香、山楂；胸膈饱闷，加枳壳；饮食不易消，加枳实；小便自利，去猪苓；生痰，去桂，加橘红；夏月暑泻甚者，加黄连、白扁豆；小腹痛，加盐炒茱萸；胃气不足，加人参、炒黄米，煨芍药。

助胃膏

【来源】《痘疹金镜录》卷一。

【组成】木香　干姜　炙草各三钱　山药　莲肉（去心）　白术　茯苓各一两　肉果　诃子各四个　神曲　麦芽各五钱　人参　砂仁各四钱　丁皮　白豆蔻各一钱

【用法】上为末，炼蜜为丸，如芡实大。

　　本方方名，据剂型当作"助胃丸"。

【主治】小儿脾胃不和，或吐或泻，饮食少进，面黄唇白，虚烦作渴。

香橘膏

【来源】《赤水玄珠全集》卷二十六。

【组成】砂仁二钱　白蔻仁一钱　莲肉　山药　木香　青皮（炒）各五钱　陈皮　厚朴（制）各一两　麦芽（炒）　神曲（炒）各二两

【用法】上为末，炼蜜为丸，如鸡头大。每服一丸，吐，用紫苏汤送下；泻，用荆芥汤送下。

【主治】小儿吐泻。

小灵丹

【来源】《仁术便览》卷四。

【组成】巴豆（去皮油）二分半　人言三分　雄黄三分

【用法】上为末，熔蜡为丸，如米大。每服五七丸，凉茶送下。

【主治】小儿呕吐泄泻；惊气裹乳，腹胀。

【宜忌】忌热物一时。

紫霜丸

【来源】《证治准绳·幼科》卷五。

【组成】四苓散加黄连　淡竹叶

【用法】水煎服。

　　本方方名，据剂型当作"紫霜散"。

【主治】发热时吐泻不止，身热口渴者。

益阳散

【来源】《寿世保元》卷八。

【组成】天南星

【用法】上为末。每服三钱，加京枣二个，同煎服。

【主治】小儿吐泻不止，或攻伐过多，四肢发厥，虚风不省人事。

参术散

【来源】《活幼心法》卷八。

【组成】白术（用里白无油者去芦，刮去皮，炒）一两　人参　白茯苓（去皮）　砂仁　炙甘草（去皮）　薏苡仁（炒熟，拣净）　家莲子（去心，炒）　真神曲（炒）　山楂肉各五钱　肉豆蔻（面裹煨熟，去面切细，用火纸包，打去油净）　诃子（煨，取肉去核）　陈广皮（洗净，去筋膜，晒）各四钱　南木香三钱

【用法】上为细末。每用二钱，清米饮调，食前温服。儿有不肯服者，入稀粥内和服。

【主治】

　　1.《活幼心法》：小儿脾虚吐泻交作，其泻每日只溏粪一二次，屡作不止。

　　2.《会约医镜》：痘色淡白，脾胃虚寒，大便泄而青白滑利不止者。

加味平胃散

【来源】《痘疹活幼至宝》卷末。

【组成】苍术（米泔水浸）　厚朴（去皮，姜汁炒）　山楂肉各六分　陈皮（去白）　青皮　炒麦芽　炒香附　砂仁（研）　小川芎各四分　炙甘草二分　生姜三片

　　《慈幼新书》有藿香，无生姜。

【用法】水一钟半，煎七分，分二三次服。

【主治】小儿伤食吐泻。

一粒丹

【来源】《医部全录》卷四三六引《幼科全书》。

【组成】枯矾一两　人参

　　方中人参用量原缺。

【用法】上为末，水为丸，如梧桐子大。车前草、灯心汤下。

【主治】小儿吐泻。

霞龄散

【来源】《丹台玉案》卷六。

【组成】木瓜　厚朴　砂仁　藿香各五钱　木通　白扁豆　黄连（姜汁炒）　白芍　广木香各三钱五分

【用法】上为末。每服二钱，白滚汤调下。

【主治】小儿吐泻交作。

疏风分理散

【来源】《幼科金针》卷上。

【组成】荆芥　防风　苏叶　柴胡　陈皮　甘草　苍术　厚朴　木通　木香　车前

【用法】加生姜，水煎，热服。

【主治】小儿吐泻，身发寒热，呕吐痰沫，或泻青而起沫者。

九味理中汤

【来源】《诚书》卷九。

【组成】人参五分　茯苓　木香各七分　白术（炒）五分　甘草（炙）三分　干姜（炮）三分　藿香五分　香附八分　砂仁四分　丁香二分

【用法】用水二钟，加大枣，水煎服。

【主治】吐泻。

生脾助阳汤

【来源】《辨证录》卷十四。

【组成】人参三钱　白术三钱　甘草三钱　肉桂一钱　茯苓五钱　神曲五分　附子一片

【用法】水煎服。

【主治】小儿大吐之后，忽然大泻，吐止而泻不肯止，倦怠之极。

加味二陈汤

【来源】《幼科铁镜》卷六。

【组成】陈皮　半夏　白茯　甘草　厚朴　香薷　黄连　山楂　麦芽　神曲　木通　泽泻

【主治】夹暑伤寒吐泻。

藿香汤

【来源】《嵩崖尊生全书》卷十五。

【组成】藿香　猪苓　泽泻各七分　茯苓一钱　半夏五分　干葛七分　花粉一钱　陈皮五分　姜连　甘草各五分

【主治】小儿暑月湿热，上吐下泻。

【加减】小便不利，加滑石；腹痛，加白芍；暑，加香薷；虚弱，加人参、白术、茯苓、藿香、木香、干葛、炙草；久，加山药、扁豆、肉蔻；将成慢惊，加细辛二分，天麻一钱，白附八分，全蝎一个。

封脐丸

【来源】《良朋汇集》卷四。

【组成】肉豆蔻（面裹煨熟）一钱五分　雄黄末一钱

【用法】上为末，醋糊为丸，如黄豆大，晒干。用一丸醋泡，少时放脐内，以膏贴之。

【主治】小儿泻吐。

香朴四君子汤

【来源】《医宗金鉴》卷五十四。

【组成】人参 白术（土炒） 白茯苓 甘草（炙） 香附（制） 厚朴（姜炒）

【用法】生姜为引，水煎服。

【主治】小儿久病脾虚，或吐泻暴伤脾气，健运失常，所以饮食不化，食少腹即胀满，精神倦怠，面黄肌瘦。

洪氏肥儿丸

【来源】《医方一盘珠》卷八。

【组成】白术（土炒） 白芍（酒炒） 白苓（去皮） 苡仁 山药 芡实各五钱 人参 肉蔻（捶去油，先以面裹煨熟） 砂仁（微炒） 广香（不见火） 楂肉（醋炒） 吴神曲（醋炒） 苍术 陈皮 川朴 炙草各二钱半

【主治】小儿吐泻后常服。

理中汤

【来源】《幼幼集成》卷五。

【组成】人参 炙甘草 绿升麻各一钱 漂白术二钱

【用法】加煨姜三片，大枣三个，水煎服。

【主治】痘已现形，而吐泻不止。

黄土稻花汤

【来源】《许氏幼科七种·治验》。

【组成】黄土（纯黄无杂色者）一两 稻花一合（捣熟入药） 人参五分 乌梅肉五分 广橘皮四分 半夏（姜汁拌）五分 茯苓七分 甘草二分

【用法】新汲水搅黄土，澄清煎药，汤熟，入稻花，再煎数沸，温服。

【主治】暑风吐泻，将成慢惊。

【方论】黄土、稻花养胃之神品也；人参佐之，以益胃中元气；吐甚则胃中元气大耗，乌梅之酸以收之；橘皮、半夏助之以宣布也。

新定黄连香薷饮

【来源】《怡堂散记》。

【组成】香薷 黄连 厚朴 麦芽 生扁豆 木瓜 陈皮 半夏 茯苓 甘草

【用法】量儿大小煎服。

【主治】暑月吐泻初起。

加味祛邪补气散

【来源】《痘疹会通》卷三。

【组成】诃子 豆蔻 浙贝 花粉 硼砂 麦冬 乌梅 白芷 首乌 僵蚕 丁香 芡实 紫河车 莲肉（为引）

【主治】阴寒不和，脾气不收，吐泻并作。

对金饮

【来源】《痘疹会通》卷四。

【组成】陈皮 甘草各五分 苍术八分

【用法】生姜为引。

【主治】吐泻伤食。

土龙膏

【来源】《济众新编》卷七。

【组成】地龙大者十余条

【用法】入黄土泥饼中，作团如鹅鸭卵，慢火煨熟，浸香薷煎汤，或车前子、糯米同炒煎汤，澄取用，微温，和些蜜频服。一方真黄土化水，煎数沸，入地龙，旋即倾出，待清取用。

【主治】小儿暑热入心肺，身热烦渴，吐泻，小便不利。

清中饮

【来源】《笔花医镜》卷三。

【组成】川连五分 钗石斛 生谷芽各三钱 赤苓 车前各二钱 酒芩 藿香各八分

【用法】上加姜汁炒竹茹一钱五分，水煎服。

【主治】小儿因伏火而吐泻、身热，唇舌赤者。

八味平胃散

【来源】《治疹全书》卷下。

【组成】苍术　厚朴　陈皮　甘草　神曲（炒）川芎　麦芽　香附（酒炒）

【用法】煨姜为引。

【主治】疹后脾胃两伤，吐泻交作。

异功散

【来源】《揣摩有得集》。

【组成】潞参一钱　白术一钱（炒）云苓一钱　陈皮五分　制草五分　蔻米五分（研）

【用法】生姜、大枣为引，水煎服。

【主治】小儿脾胃虚寒，吐泻不食。

温中汤

【来源】《揣摩有得集》。

【组成】潞光参一钱半　白术一钱半（炒）炙草五分　炮姜五分　蔻米五分（研）丁香一分

【用法】水煎服。

【主治】小儿体弱，脾胃虚寒，吐泻，面色青白。

小儿止泻散

【来源】《北京市中药成方选集》。

【组成】白术（炒）二两　藿香叶五钱　滑石二两　苡米（炒）三两　扁豆（去皮）四两　芡实米（炒）二两　泽泻二两　党参（去芦）三两　厚朴（炙）三两　车前子（炒）一两　莲子肉二两　砂仁一两

【用法】上为细末，过罗，每包重四分。每服一包，温开水冲服，一日二次。

【功用】和胃健脾，利湿止泄。

【主治】脾胃不和，呕吐泄泻，腹痛胀满，小便不利，不思饮食。

小儿健脾丸

【来源】《北京市中药成方选集》。

【组成】人参（去芦）一两　甘草（炙）一两　砂仁一两　黄连一两　桔梗一两　法半夏一两　白术（炒）三钱　茯苓三钱　神曲（炒）二两　麦芽（炒）二两　橘皮二两　南山楂二两　山药二两　莲子二两　扁豆二两

【用法】上为细末，过罗，炼蜜为丸，重一钱。每服一丸，温开水送下，一日二次。

【功用】和胃化滞，理气健脾。

【主治】脾胃虚弱，饮食不化，腹痛胀满，呕吐久泄。

【宜忌】忌生冷。

小儿调中丸

【来源】《北京市中药成方选集》。

【组成】黄连一两八钱（姜炙、吴茱萸炙各半）木香三钱　橘皮三钱　厚朴（炙）三钱　苍术（炒）三钱　白术（炒）三钱　茯苓三钱　枳实（炒）三钱　南楂肉三钱　神曲（炒）三钱　玄胡（炙）三钱　桔梗三钱　当归三钱　白芍三钱　黄芩三钱　甘草三钱

【用法】上为细末，过罗，用冷开水泛为小丸。每服五分，温开水送下，一日二次。周岁内小儿酌减。

【功用】和胃调中，理脾止泄。

【主治】饮食不调，过食生冷，脾胃不和，呕吐泄泻。

小儿四症丸

【来源】《全国中药成药处方集》（天津方）。

【组成】广木香二钱　苏叶一两五钱　陈皮　厚朴（姜制）藿香　白术（麸炒）茯苓（去皮）炒麦芽　炒苍术各一两　花粉　泽泻　山楂　猪苓　制半夏各七钱五分　白芷　桔梗　滑石　砂仁各五钱　神曲（麸炒）七钱五分

【用法】上为细末，每细末十五两二钱，兑琥珀面五钱，和匀，炼蜜为丸，一钱重，每斤丸药用朱砂面三钱为衣，蜡皮或蜡纸筒封固。每服一丸，周岁以内酌减，白开水化下。

【功用】健胃消食，利尿止泻。

【主治】小儿消化不良，呕吐泻肚，小便不利，肚腹胀痛，中暑中寒，头痛身热，口渴舌干，烦躁

不宁。

【宜忌】忌生冷油腻。

小儿止泻片

【来源】《中医方剂临床手册》。

【组成】山楂炭　炮姜炭

【用法】上为片剂。每服四片，一日三次。

【功用】温中止泻。

【主治】胃寒呕吐，腹中冷痛，水泻之证。

小儿保安丸

【来源】《部颁标准》。

【组成】半夏（制）225g　木香141g　薄荷225g　细辛141g　天麻（制）225g　苦杏仁（去油）282g　茯苓225g　桂枝141g　苍术（泡）225g　桔梗282g　厚朴（姜汁炒）225g　前胡422g　广藿香225g　钩藤282g　僵蚕（制）225g　柴胡563g　羌活225g　珍珠150g　黄连225g　琥珀300g　麦芽（炒）225g　朱砂600g　陈皮225g　冰片375g　大腹皮225g　防风225g　六神曲225g　甘草141g

【用法】制成大蜜丸，每丸重1.5g，密封。口服，小儿1岁以内，每次半丸，1日2次；1～3岁，每次1丸，1日3次。

【功用】祛风，镇惊，除痰。

【主治】呕吐泄泻，消化不良，感冒初起，小儿惊风，咳嗽痰多。

小儿腹泻宁

【来源】《部颁标准》。

【组成】党参150g　白术200g　茯苓200g　葛根250g　甘草50g　广藿香50g　木香50g

【用法】制成糖浆，每瓶装10ml，密封。口服，10岁以上儿童每次10ml，10岁以下儿童酌减，1日2次。

【功用】补气健脾，和胃生津。

【主治】小儿腹泻呕吐，肌热口渴，消化不良，消瘦倦怠，舌淡苔白。

【宜忌】呕吐腹泻后舌红口渴，小便短赤者慎用。

抱龙丸

【来源】《部颁标准》。

【组成】白术（炒）375g　山药250g　木香250g　天竺黄375g　厚朴250g　川芎（酒蒸）313g　紫苏叶313g　广藿香375g　僵蚕（姜制）313g　香附（四制）250g　诃子（去核）250g　赤石脂250g　白附子（制）313g　砂仁250g　茯苓500g　陈皮250g　法半夏313g　独活313g　白芷250g　防风313g　薄荷313g　檀香250g　荜茇250g　天麻250g　荆芥370g白芍250g　朱砂（水飞）468g

【用法】制成大蜜丸，每丸重1.56g，密封。6个月以下慎用，6个月至1岁，每次0.5丸，1日2次，1至3岁每次1丸，1日2次，温开水或姜糖水送服。

【功用】祛风健脾。

【主治】小儿风痰吐乳、腹泻。

二十、小儿疳证

　　小儿疳证，又称疳疾、疳积，临床以形体消瘦，面黄发枯，精神萎靡或烦躁，饮食异常，大便不调为特征。"疳"有两种含义：首为"疳者，甘也"，谓其病由恣食肥甘厚腻所致；次为"疳者，干也"，是指病见气液干涸，形体干瘪消瘦的临床特征。前者言其病因，后者言其病机和症状。疳之名，见于《诸病源候论·虚劳骨蒸候》："蒸盛过伤，内则变为疳，食人五脏。"《小儿药证直诀·脉证治法》进一步指出了疳证的病位和主要病机："疳皆脾胃病，亡津液之所作也"。

　　本病成因，多由先天禀赋不足，后天喂养不当、疾病影响所致。乳食失节，饥饱无度，过食肥甘厚腻之品、生冷不洁之物，以致食积内停，积久成疳，正所谓："积为疳之母，无积不成疳"；或小儿生后缺乳，过早断乳，未及时添加辅食，以及因食物数量、质量不足，或偏食、挑食，使营养精微摄取不足，气血生化乏源，不足以濡养脏腑肌肤，日久成疳；长期患病，或经常呕吐、腹泻，或时行热病，病后失调，津液受伤，均导致脾胃虚弱，化生不足，气血俱虚，阴液消耗，久则致成疳证；或先天禀赋不足，或孕妇患病遗害胎儿，或孕期用药损伤胎儿，以致早产、难产、出生低体重等均可致小儿脾胃功能薄弱，运化不健，水谷精微摄取不足，形成疳证。

成病之因虽有不同，但病位在中土脾胃，总以脾胃虚损，津液消亡为本。脾胃不健，生化乏源，气血不足，故临床可出现面黄肌瘦，毛发枯黄，饮食异常，大便不调等疳证之象。初起病情尚轻，仅表现脾胃不和，运化失健的证候，称为疳气，《证治准绳·幼科》："发作之初，名曰疳气。"若病情进一步发展，脾失健运，积滞内停，壅滞气机，即为疳积。久则脾胃虚损，津液消亡，气血俱衰，导致干疳。日久不愈，又会殃及他脏。如脾病及肝，肝血不足，肝之精气不能上荣于目，可见两目羞明，眼珠混浊，白翳遮睛之"眼疳"；脾病及心，心火内炽，循经上炎，则见口舌糜烂或生疮之"口疳"；脾病及肺，土不生金，肺气受损，则易反复外感，或出现咳嗽、潮热之"肺疳"；脾病及肾，肾精不足，骨失所养，久则骨骼畸形，出现"鸡胸"、"龟背"、肋缘外翻之"骨疳"；脾病日久，中阳失展，气不化水，水湿泛溢肌肤，出现全身浮肿之"疳肿胀"等。疳证之初期，症见面黄发稀，易发脾气，多见厌食，形体消瘦，症情尚浅，虚象较轻；疳证发展，出现形体明显消瘦，并有肚腹膨胀，烦躁激动，嗜食异物等，症情较重，为本虚标实；若极度消瘦，皮肤干瘪，大肉已脱，为疳证后期，症情严重，虚极之证，重者甚至因气不摄血，血溢脉外，皮肤紫斑，元气耗竭，阴阳离绝而卒然死亡。

本病治疗以顾护脾胃为本。如饮食尚可，则胃气尚存，预后较好；如杳不思纳，则脾胃气竭，预后不良，正所谓："有胃气则生，无胃气则死。"临床根据疳证的不同阶段，采取不同的治法，疳气以和为主，疳积以消为主或消补兼施，干疳以补为主。出现兼证应当随证治之。本病相当于西医学消化不良或营养不良。

小黑龙丸

【来源】《医方类聚》卷二五五引《新效方》。

【组成】大皂角（去皮弦，烧存性） 干虾蟆（去肠肚，烧存性） 使君子（炒）各一两二钱 青黛三钱 雄黄 龙胆各四钱 （一方加绿矾半两）

【用法】上为末，面糊为丸，如粟米大。每服十丸，米饮送下。

【主治】疳病。

截疳丸

【来源】《医方类聚》卷二五五引《新效方》。

【组成】青皮 陈皮 蓬莪 三棱 茯苓 使君子 白术 香附各四两 黄连 芦荟各二两 胡黄连 芜荑 木香各一两 麝香一钱（另研）

【用法】上锉，入雄猪肚子内，一个入不尽，则用两个，以线缝定，同酒醋于沙锅煮令糜烂取出，切碎肚子，和药入臼杵细，晒干，研为细末，入麝香和匀，以煮药汁为丸，如粟米大。每服二三十丸，食前米饮送下。

【主治】五疳。

取癖丹

【来源】《医方类聚》卷二五五引《新效方》。

【组成】定粉 舶硫黄 密佗僧（煅，醋淬七次）各一两 木香 雷丸（不用红者） 黑牵牛（头末，半生半炒）各半两 轻粉半钱 使君子三钱 大黄四两（醋煮黑，焙干）

【用法】上为末。一岁儿服一钱，三岁儿二钱，临卧米饮调下。或隔日汤泡炊饼为丸，如粟米大，米饮送下。天明取下恶物为验，以粥补之。如下恶物未尽，病未全除者，七日后依前再服，病重者不过三次服。

【主治】小儿疳癖，时发寒热，虚汗焦渴，面色黄瘦，肚大青筋，头面四肢浮肿，生疮口臭，牙疳鼻衄。

【宜忌】忌荤腥一日，忌牛、马、驴、兔等肉并血一百日。

神效丹

【来源】《证治准绳·幼科》卷八引《集验方》。

【组成】绿矾（用火煅通赤，取出用酸醋淬过，复煅，如此三次）

【用法】上为细末，用枣肉为丸，如绿豆大，温水送下，一日二三次。

【主治】小儿疳气。

肥儿芦荟丸

【来源】《幼幼新书》卷二十三引《仙人水鉴》。

【组成】芦荟　白附子（末）　白芜荑（末）各一钱　朱砂　胡黄连（末）　雄黄各二分　青黛　黄连（末）各七分　轻粉一钱七　诃子二个（末）　使君子二十个（烧）　麝香半钱　巴豆十四个（去皮心膜，用纸十重出油）

【用法】上十三味，先将十二味和研匀，次入巴豆霜，再研如面，拌和匀，用熊胆少许，热汤半盏，浸汤瓶口上良久，熊胆溶作水，滤去滓，入面半匙煮成糊，和药为丸，如小绿豆大。每服五七丸，用薄荷汤吞下。

【主治】小儿五疳八痢，急慢惊风，日渐羸瘦。

百中散

【来源】《幼幼新书》卷二十四引《仙人水鉴》。

【组成】黄葵花　白芷　延胡索各二分　槟榔十分　郁金四分　蚯蚓一条　黄盐六分　虾蟆少许　白米一勺　牛肉脯二分　蜘蛛（灰）一个

【用法】上为末，炼蜜为丸，如麻子大。每服一丸，空心煎骨汁送下。虫下除根。

【主治】小儿头发焦黄赤，日渐黑瘦。

神仙水花丸

【来源】《幼幼新书》卷二十五引《仙人水鉴》。

【别名】紫微夫人青黛长生散。

【组成】消石一分　波斯青黛　青葙子　青木香　葵花　凌霄花　远志　柴胡　代赭　金牙石　元精各二分　蛅蟖二枚　槟榔一枚（生）　橘皮（去瓤）　水蛭各二七个　虎睛一枚

【用法】上为细末，分为二份，一份炼蜜为丸，如麻子大，一岁以下，每服三二丸，清水送下；一份为末，二岁以下，每服一字，米饮送下。

【主治】孩子三岁内疳气，身如金色，瘦悴不下食，多不成肌肉，渐渐黑瘦，食入口即吐，时寒时热。

粉霜丸

【来源】《证治准绳·幼科》卷八引《仙人水鉴》。

【组成】粉霜　白丁香各一钱　巴豆一枚（不出油）

【用法】上为末，烂饭为丸，如绿豆大。每服二丸，并花水送下。

【主治】小儿疳，一切泻。

雄黄散

【来源】方出《备急千金要方》卷十五，名见《圣济总录》卷七十八。

【组成】雄黄　青葙各二两　苦参三两　矾石　雌黄　铁衣　藜芦各一两　麝香二分（别研）

【用法】上为末，以竹管纳大孔中酸枣许，吹纳下部中，日一，不过三。小儿以大豆许。此方极救死。

【主治】五疳蚀人五脏，通见脊骨，下脓血，手足烦疼，四肢无力，夜卧烦躁不安，面失血色，肩胛疼，面及手足有浮气，或下血乃死。

椿白皮丸

【来源】方出《证类本草》卷十四引《子母秘录》，名见《普济方》卷三七九。

【组成】椿白皮（晒干）二两

【用法】上为末，淘粟米去泔，研浓汁糊和丸，如梧桐子大。十岁三四丸，量数加减，一丸纳竹筒中，吹入鼻中；服丸以饮下。

【主治】小儿疳。

麝香丸

【来源】《元和纪用经》。

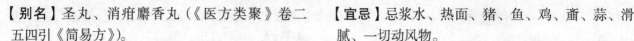

【别名】圣丸、消疳麝香丸（《医方类聚》卷二五四引《简易方》）。

【组成】麝香　芦荟　胡黄连末各等分（一方胡黄连四分，余二物各二分）

【用法】上研匀，滴水为丸，如黄米大。一岁三丸，三岁五丸至七丸，人参汤送下，每日三次。

【主治】小儿疳瘦，面黄，发穗骨立，减食肌热，惊痫疳虫；及疳痢温疟，颠痫惊风，五疳三虫，蛔虫作疾，形神枯瘁，久痢不住。

青黛散

【来源】《幼幼新书》卷二十四引《婴孺》。

【组成】青黛二两　麝香　雄黄　朱砂　石盐　蚺蛇胆　盐绿　细辛　黄矾（烧汁尽）　薰陆香　黄连　黄柏　苦参　杏仁（去皮尖）　桂心　干姜各一两　藜芦（烧灰）　莨菪子（炒）　附子（炮）半两

方中藜芦、莨菪子用量原缺。

【用法】上为散，坩盒收之。量病传药，若疳在内，以井花水调下，三服止，且将息，不减，再服一杏仁许，三岁半钱；若口中有疮，用酥少许每夜安唇内，须臾，自至疮所；若鼻中疮及鼻赤烂，以酥和绿豆大两丸纳鼻中，日三二度；若头上疮，以散敷之；下部外赤烂，以散敷之；若脊膂空虚，准前与服，仍以酥和散摩脊膂上；亦治野鸡痔病，绵裹纳之，外有头者，掐破，以散敷之；又治有疮无名，诸癣疥，用猪脂和涂之；大人口中有疮，绵裹含之；小儿白秃疮，以泔清洗去痂，拭干，先涂油，后敷散愈。

【主治】小儿五种疳：内疳，眼涩，腹胀，痢色无常定，或如泔淀，日渐羸瘦；头疳，鼻下赤烂，自揉其鼻，头上有疮，疮不着痂，渐流利达，耳生疮，有时目赤，头发渐稀，头皮光紧，渐渐羸瘦，头大项细；口疳，唇口被蚀，齿龈作五色，或尽峭黑，舌下白疮，上腭有孔子，口中见臭气，齿龈被蚀，口唇败烂；脊疳，疳蚀脊膂，十指皆痒，自咬甲，头发焦干，两膂虚空，脊梁如锯，有时腹胀，有时下痢；急疳，下部开张，痢下脓血，有时赤烂，痒不可忍，痢无其度，臭不可堪。并野鸡痔病，无名疮癣，及大人口中有疮，小儿白秃疮。

【宜忌】忌浆水、热面、猪、鱼、鸡、蒜、滑腻、一切动风物。

青黛散

【来源】《颅囟经》卷上。

【别名】吹鼻问命散（《太平圣惠方》卷八十七）。

【组成】青黛一钱　芦荟　地龙各半钱　朱砂一字匕　瓜蒂半钱　细辛一钱　宣连半钱
《太平圣惠方》无朱砂

【用法】上为细末。入麝香少许，吹鼻中。

【主治】小儿疳，鼻流清涕，或鼻下赤痒。

保童丸

【来源】《颅囟经》卷上。

【组成】虎睛半只　朱砂　麝香各一钱　龙脑　牛黄　巴豆　芎䓖　桔梗　枳壳　檀香　茯神　人参　当归　羌活　代赭　鹤虱　白术各半两

【用法】上为细末，入香、砂、巴豆，另匀，炼蜜为丸，如梧桐子大。一岁至五岁，每日一丸；十岁每日两丸，并空心米饮送下。但稍知小儿病甚，即加药与之。

【主治】小儿诸疳，或腹内虚胀，惊痫，头发立，常咬手指；瘰疳、疳劳，臂胫细弱，行立不得，及鼻下常赤，清涕涎流不止，舌上生疮；脑疳、口疳，腹上筋脉青。

【宜忌】乳母忌生冷、油腻、炙煿、毒鱼、大蒜、米醋。

调中丸

【来源】《颅囟经》卷上。

【组成】柴胡　茯苓　人参　木香　桂心　大黄（湿纸裹煨）　枳壳（麸炒，去皮瓤）　甘草（炙）　鳖甲（醋炙）各等分

【用法】上为末，蜜为丸，如梧桐子大。每岁服二丸，至五岁三丸，热水送下。

【主治】小儿诸疳，或热攻冲心，肺气急，昼夜有汗，日渐羸瘦，不吃乳食。

紫雪丸

【来源】《颅囟经》卷上。

【别名】紫霜丸（《幼幼新书》卷二十三）。

【组成】大黄 黄连 代赭各二分 朱砂 麝香各少许 杏仁（去皮尖，别研） 肉豆蔻 巴豆（去皮，以冷水浸，别研）各一两

【用法】上为细末，炼蜜为丸，如梧桐子大。每服一丸，空心米饮汤送下；五岁、十岁只可服五丸，临时加减。

【主治】小儿五疳兼腹肚虚胀，疳气烦闷，或时燥渴。

【宜忌】忌冷水、油腻、炙煿。

银白散

【来源】《幼幼新书》卷二十二引《玉诀》。

【组成】人参 茯苓 甘草（炙） 白术（麦面炒） 白扁豆（去皮） 藿香叶各等分

【用法】上为末。每服一钱，紫苏汤送下。

【功用】取积，取虫，生胃气。

【主治】小儿虚积。

桃柳汤

【来源】《太平圣惠方》卷十七。

【组成】桃枝并叶五斤（细锉） 柳枝并叶五斤（细锉）

【用法】以水一硕，煮取七斗，去滓，带热，避风处淋浴。浴后于密室中刺头并眼后两边及舌下。血断，以盐末涂针处，便宜服葛豉粥。

【主治】

1.《太平圣惠方》：热病一日，身体壮热，头痛，骨肉痠楚，背脊强，口鼻手足微冷，小便赤黄。

2.《幼幼新书》引张涣方：小儿疳虫。

吹鼻散

【来源】《太平圣惠方》卷七十六。

【别名】海半散（《普济方》卷三八一）。

【组成】蜗牛壳半分（炒黄色） 虾蟆灰半分 瓜蒂少许（末） 麝香半分（细研）

【用法】上为细末。每用少许，吹入鼻中。

【主治】小儿一切疳，眼鼻痒，发干频揉。

胡粉丸

【来源】《太平圣惠方》卷八十一。

【组成】胡粉半两（微炒） 黄连末一分（微炒） 青黛半两（细研） 麝香一钱

【用法】上为细末，以猪胆一个，取汁和丸，如黄米粒大。每服五丸，以粥饮下，不拘时候。

【主治】小儿内疳，下痢不止，昏沉多睡。

柴胡丸

【来源】《太平圣惠方》卷八十四。

【组成】柴胡半两（去苗） 赤茯苓一分 人参一分（去芦头） 木香一分 桂心一分 川大黄半两（锉碎，微炒） 枳壳一分（麸炒微黄，去瓤） 甘草一分（炙微赤，锉） 鳖甲半两（涂醋炙微黄，去裙襕）

【用法】上为末，炼蜜为丸，如麻子大。每服五丸，用温水送下，二日二次。

【主治】小儿寒热结实，或热攻冲心肺，气急，昼夜有汗，日渐消瘦，不吃乳食。

保童丸

【来源】《太平圣惠方》卷八十五。

【组成】牛黄一分（研细） 麝香半分（研细） 虎睛一对（微炒） 真珠三分（研细） 朱砂三分（研细，水飞过） 赤芍药一分 赤茯苓二分 甘草一分（炙微赤，锉） 牡蛎一分（烧为粉） 犀角屑一分 芦荟半两（研细） 胡黄连半两 熊胆一分（研细） 杏仁半分（汤浸，去皮尖双仁，麸炒微黄）

【用法】上为末，入研了药，更研令匀，炼蜜为丸，如绿豆大。每服三丸，以温水送下。

【主治】小儿惊热及疳气。

丁香丸

【来源】《太平圣惠方》卷八十六。

【组成】母丁香二七枚　胡黄连半两　黄连半两（去须）　朱砂一分（细研）　芜荑一分　猪胆五枚（取汁）　牛黄一分（细研）　麝香一分（细研）　虾蟆一枚（用酒二升煮烂去骨，入猪胆汁，更熬成膏）

【用法】上为末。入诸药于虾膜膏内，为丸如粟米大。每服五丸，空心粥饮送下。日晚再服。

【功用】长肌肉。

【主治】小儿一切疳证。

五胆丸

【来源】《太平圣惠方》卷八十六。

【别名】四胆丸（《圣济总录》卷一七三）。

【组成】龙胆（去芦头）　虎胆　熊胆　猪胆　芦荟（亦名象胆）　麝香　白矾灰　荆芥各一分

【用法】上为末，先取东引石榴根半升碎锉，以水三大碗，煮至半碗，去滓，以慢火煎如膏，下诸药末，又熬令可丸，即丸如绿豆大，用瓷器中盛。如患诸疳有虫者，或揩鼻揩眼，手剜指甲及下部者，取一丸，以荆芥汤化为汁，候儿睡后，点少许于鼻中、脑上、十指、下部中。虫闻气皆化为水。

【主治】小儿一切疳。

五疳丸

【来源】《太平圣惠方》卷八十六。

【别名】五疳保童丸（《太平惠民和济局方》卷十）。

【组成】青黛（细研）　雄黄（细研）　麝香（细研）　芦荟（细研）　熊胆（研入）　胡黄连　黄连（去须）　龙胆（去芦头）　苦楝根　白鳝鱼（炙令焦黄）　虾膜灰　蜗牛（炒令微黄）　夜明砂（微炒）　蟾头一枚（炙令黄焦）　五倍子　青橘皮（汤浸，去白瓤，焙）　天浆子（内有物者，微炒）以上各一分

【用法】上为末，都研令匀，用粳米饭为丸，如绿豆大。每服三丸，以粥饮送下，一日三次。

【主治】小儿五疳，乳食不养肌肤，心腹胀满，或时下痢，壮热昏沉，眼涩口干，爱吃生冷，毛发干竖，揉鼻多嚏，日渐羸瘦。

五蟾丸

【来源】《太平圣惠方》卷八十六。

【组成】干蟾五个（大者，细锉，和骨，用好酒五升，文火煎至二升，滤去骨，于砂盆内研，以绢滤去滓，入熟蜜四两于重汤内煮令成膏）　胡黄连一两　黄连二两（去须）　白芜荑二两（轻炒，去皮）

【用法】上为末，入前煎内为丸，如麻子大。每服三丸，用人参汤送下；乳汁下亦得。

【主治】小儿五疳，齿焦，四肢黄瘦。百晬后至十五岁以前，并宜服此。

五灵脂丸

【来源】《太平圣惠方》卷八十六。

【组成】五灵脂　蟾酥（涂酥炙微黄）　蝉壳（微炒）　夜明砂（微炒）　蜗牛（湿者）　青黛（细研）各一分　麝香半分（细研）　雄黄半分（细研）

【用法】上为末，入研了药令匀，用糯米饭并蜗牛为丸，如绿豆大。每一岁以温茶送下一丸。后用藿香汤洗儿，以青热衣盖，令虫尽出。

【主治】小儿气疳，渐瘦无力。

牛黄丸

【来源】《太平圣惠方》卷八十六。

【组成】牛黄一分（细研）　代赭半两（细研）　赤石脂半两（细研）　牡蛎粉一分　人参一分（去芦头）　虎睛一对（酒浸一宿，微炙）　杏仁一分（汤浸，去皮尖双仁，研如泥）　巴豆十枚（去皮心，研，纸裹压去油）　朱砂一分（细研）

【用法】上药除杏仁、巴豆外，为末，都研令匀，炼蜜为丸，如绿豆大。每一岁服一丸，以冷水送下。

【主治】小儿五疳，百病无辜，一切痢，肌肤羸瘦。

龙胆散

【来源】《太平圣惠方》卷八十六。

【组成】龙胆（去芦头） 木香 熊胆（研入） 蜗牛（炒黄） 芦荟（细研） 夜明砂（微炒） 地龙（微炒） 麝香（细研）各一分 青黛半两（细研） 朱砂半两 干蟾头一枚（炙令焦黄）

【用法】上为末。每服半钱，以粥饮调下。更吹少许入鼻中。

【主治】小儿一切疳，日渐黄瘦。

田父丸

【来源】《太平圣惠方》卷八十六。

【组成】田父一枚（涂酥炙） 蛇蜕皮一条 母丁香二十枚 夜明沙一分（微炒） 干漆半两（捣碎，炒令烟出） 朱砂半两（细研） 麝香一分（细研）

【用法】上为末。先取半两，用醋一中盏，熬成膏，后入余药，为丸如黍米大。每服三丸，以粥饮送下。

【主治】小儿一切疳。

四灵丸

【来源】《太平圣惠方》卷八十六。

【别名】大蟾丸（《医部全录》卷四四五）。

【组成】大蟾一枚（去却四足，劈开腹，去肠肚，入胡黄末一两在腹内，以线缝合，用湿纸三两重裹，以泥四面固济，令干，微火出阴气，便以炭火三斤烧令通赤即住，待冷去泥及纸灰，捣细罗为末） 芦荟 麝香 熊胆各一分

【用法】上为细末，以面糊为丸，如麻子大。每服三丸，以粥饮或奶汁送下，一日三次。三岁以上加丸服之。

【主治】小儿五疳，头大项细，心腹胀满，皮肤干皴，毛发焦黄，鼻下赤烂，口舌生疮，泻利不止，日渐羸瘦。

白矾丸

【来源】《太平圣惠方》卷八十六。

【组成】白矾灰 虾蟆灰 密陀僧（烧醋淬三遍） 乌贼鱼骨（炙令焦黄）各一分 麝香半两

【用法】上为末，炼蜜为丸，如绿豆大。每服三

丸，以温水送下，一日三次。

【主治】小儿一切疳，肌肤消瘦，泻痢不止，口鼻生疮，腹胀脚细，水谷不化。

杀疳丸

【来源】《太平圣惠方》卷八十六。

【组成】青黛二钱 蝉壳五枚（微炒） 朱砂一钱（细研） 雄黄一钱（细研） 胡黄连一分 瓜蒂二七枚 田父一枚（炙令黄） 蛇蜕皮灰一钱 腻粉一钱（研入） 熊胆一钱（细研） 芦荟一钱（细研） 麝香一钱（细研） 蟾酥两皂荚子许大（研入）

《普济方》有龙胆，无芦荟。

【用法】上为末，都研令匀，熬猯猪胆汁，浸蒸饼和丸，如黄米大。每服三丸，以薄荷汤化破服。

【主治】小儿五疳，寒热腹胀，四肢瘦弱。

杀疳保童丸

【来源】《太平圣惠方》卷八十六。

【组成】青黛半两 熊胆一分 黑狗胆一枚 麝香半两 芦荟一分 鲤鱼胆五枚 蟾头灰一分 蜗牛一分（炙令黄，为末） 水银一分（以少枣肉研令星尽）

【用法】上件药以青黛等细研，次下诸胆，研令匀，炼蜜为丸，如黄米大。每服五丸，以冷水送下。

【主治】小儿一切疳，体瘦皮干，毛发焦黄，心热烦躁。

芦荟丸

【来源】《太平圣惠方》卷八十六。

【组成】芦荟半两（细研） 朱砂半两（细研，水飞过） 麝香半分（细研） 龙脑半两（细研） 胡黄连半两 牛黄（细研） 蝉壳（微炒） 蜗牛壳（微炒） 夜明沙（微炒） 蜈蚣（微炒，去翅足） 熊胆（研入） 蚺蛇胆 倒钩棘针 瓜蒂各一分 蟾酥一钱（研入）

【用法】上为末，炼蜜为丸，如绿豆大。每用一丸，以奶汁研，点入鼻中后，以桃柳汤洗儿，以

青衣盖裹，候有虫子自出，即服三丸，以粥饮送下，一日三次。三岁以上，加丸服之。

【主治】小儿五疳，面黄发枯，头热盗汗，卧则合面，饥即食土，疳虫蚀于口鼻，泻痢日夜无恒，肌体羸瘦无力。

芦荟丸

【来源】《太平圣惠方》卷八十六。

【组成】芦荟半两（细研） 麝香一分（细研） 胡黄连一分 丁香半两 木香一分 牛黄一分（细研） 龙脑一钱（细研） 熊胆半钱（细研） 狗胆一枚 牛蒡子一分 猪胆一枚 鸡胆十枚 蟾头一枚（涂酥，炙微焦） 猬皮七枚

【用法】上为末，用猪胆汁为丸，如麻子大。每服一丸，以冷水送下。二岁以上，加丸数服之。

【主治】小儿一切疳，头发成穗，面目萎黄，鼻痒口干，爱食泥土，心腹虚胀，肚有青筋，四肢壮热。

青金丸

【来源】《太平圣惠方》卷八十六。

【组成】蛤蟆三分（涂酥，炙黄焦） 鹤虱半两 黄连（去须） 腽肭脐（酒刷，炙微黄） 麝香（细研） 夜明沙（微炒） 砒霜（以熟绢裹，取生猪肉半斤重裹，炙猪肉熟，取出） 芦荟各一分

【用法】上为末，研入麝香令匀，煮枣肉为丸，如梧桐子大。三岁以下，以粥饮研破一丸服，三岁以上，相度加丸服之。

【主治】小儿一切疳。

青金丹

【来源】《太平圣惠方》卷八十六。

【别名】还命保生丹（原书同卷）、夺命保生丹（《普济方》卷三七九）。

【组成】雄蟾三枚（仍以端午日午时取之，用绳子系双脚稍宽得所，勿令损伤，以胡黄连一寸许，当心以线系一半，令入蟾口中，须系令定倒悬之，以生铜器盛取蟾涎，至黄昏却解放，勿伤损，只

取其涎。其蟾肚下有斑点者是雄，不堪用，白净者是雌蟾也） 芦荟 人粪 蝉壳 猪牙皂荚 雄黄 青黛各一分

方中青黛原脱，据《幼幼新书》补。

【用法】上件药用瓷瓶一个，纳药入瓶中，密盖瓶口，黄泥固济，候干。以炭火烧之令通赤，去火候冷，打破瓶，取药细研为末，用蟾涎并麝香一分，和研令匀，丸如绿豆大，用生铜盒子盛之。如有小儿患一切疳，先令暖浆水浴，以软帛子拭干后，便以温水下五丸，量儿大小加减服之。若药干，便以乳汁浸，化破与服，须臾似醉勿怪，此是药力。如蟾涎较少和药较硬，即更添入乳汁相和，同研为妙。

【主治】小儿一切疳。

青黛丸

【来源】《太平圣惠方》卷八十六。

【组成】青黛三分（细研） 麝香一分（细研） 诃黎勒皮三分 芦荟一分 熊胆一分（细研） 朱砂一分（细研）

【用法】上为末，都研令匀，以粳米饭为丸，如绿豆大。每服三丸，以沙糖水送下，一日三次。三岁儿以上，加丸服之。

【主治】小儿五疳，烦热羸瘦，不欲乳食。

青黛丸

【来源】《太平圣惠方》卷八十六。

【组成】青黛一分 龙脑 麝香 腻粉 蟾酥各半钱

【用法】上为细末，用水浸蒸饼为丸，如绿豆大。每服三丸，以温水送下。

【主治】小儿一切疳。

青黛散

【来源】《太平圣惠方》卷八十六。

【组成】青黛（细研） 雄黄（细研） 朱砂（细研，水飞过） 石盐（细研） 白矾（烧令汁尽） 薰陆香（研入）各一两 麝香（细研） 蚺蛇胆（研入） 细辛 黄连（去须） 青矾（烧令

通赤） 黄矾（烧令通赤） 盐绿 黄柏（锉） 苦参（锉） 桂心 杏仁（汤浸，去皮尖双仁，麸炒微黄） 干姜（炮裂，锉） 藜芦（去芦头）各半分 附子（炮裂，去皮脐） 莨菪子（水淘去浮者，水浸令芽出，焙干，炒令黑黄色） 熊胆（研入） 石胆（细研）各一分 蛤蟆一枚（涂酥炙微黄）

【用法】上为细散。如疳在内，三岁每服半钱，以井花水一合调下，一岁一字，三岁以上，临时加之；若口内疳疮，以蒜一片研和少许散，每夜涂之，须臾，自然流引涎出；若鼻内有疮，用蒜如皂荚子大研和少许散，纳于鼻中；若外有疳疮，以猪脂和散涂之。立愈。

【主治】小儿一切疳。腹肚胀满，手脚枯细，眼目口鼻生疮，身体壮热，痢下滫淀，日渐羸瘦，面无光泽。

抵圣丸

【来源】《太平圣惠方》卷八十六。
【组成】麝香（细研） 熊胆（细研） 朱砂（细研） 瓜蒂 蚺蛇胆各一分 蟾头一枚（炙令焦黄） 牛黄半分（细研） 赤小豆半分（炒熟）
【用法】上为末，炼蜜为丸，如绿豆大。每服三丸，以粥饮送下。如儿小，即以乳汁化破与服。
【主治】小儿一切疳。

抵圣散

【来源】《太平圣惠方》卷八十六。
【组成】蟾一枚（涂酥，炙微黄） 蜣螂一分（去翅足，微炒） 麦蘖一分（微炒） 神曲一分（炒微黄）
【用法】上为细散。每服半钱，以粥饮调下。
【主治】小儿食疳，不欲乳食，羸瘦。

使君子丸

【来源】《太平圣惠方》卷八十六。
【组成】使君子 丁香 没石子 熊胆（细研） 胡黄连 夜明沙（微炒） 青黛（细研） 黄连（微炒，去须） 肉豆蔻（去壳） 芦荟（细研）

各一分 龙脑一钱（细研） 蟾头一枚（炙令焦黄） 麝香一钱（细研）
【用法】上为末，烧粟米饭为丸，如绿豆大。每服五丸，以粥饮或新汲水送下，每日服三次。三岁以上加丸服之。
【主治】小儿五疳，面色萎瘁，头热发干，胃气不和，心腹满闷，宿食不消，或时下痢，瘦弱无力。

金粟丸

【来源】《太平圣惠方》卷八十六。
【组成】谷精草（寒食前后花出时收，令干）一两 白蔷薇根（花出时收用）一两 丁香末一两 虾蟆一两（雄者；干炙为末） 朱砂
　　　　方中朱砂用量原缺。
【用法】取上二味，端四日用水一斗浸一宿，端午日煎至三升，去滓，澄清，重于小铛中煎成膏，后入丁香、虾蟆末令匀，为丸如黍米大。在怀抱每服半丸，一二岁一丸，七岁二丸，十岁三丸，才服药后，以桃、柳汤于盆中，从头淋浴之，候汤冷，以衣拭干，青衣盖，不得冲风，恐虫不出；如睡最佳，良久如醉，疳虫于头面背脊，如汗津，如虮子，或如麸片，并微细色白稀者，七日内愈，不再服；如色黄赤，当隔日更依前法服，虫黑者不用服药。
【主治】小儿五疳。
【加减】去朱砂，加青黛，名"青金丸"；去朱砂，加麝香，名"万胜丸"。

金蟾丸

【来源】《太平圣惠方》卷八十六。
【组成】干蟾一枚（大者；涂酥炙令焦黄） 胡黄连一分 地龙半两（微炒） 朱砂一分（细研） 蛇蜕皮灰一分 雄黄一分（细研） 天竺黄一分（细研） 蝉壳一分（微炒） 麝香半两（细研） 莨菪子半合（水淘去浮者；水煮令芽出，候干，炒令黄黑色）
【用法】上为末，以糯米饭为丸，如绿豆大。每服三丸，以粥饮送下。
【主治】小儿五疳，头热眼涩，胸高脚细，头大腹胀，面黄鼻干，惊悸盗汗，肌肉羸瘦，寒热不定。

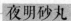

夜明砂丸

【来源】《太平圣惠方》卷八十六。

【组成】夜明砂（微炒）　芦荟（细研）　熊胆（细研）　朱砂（细研）　蜣螂（微炒，去翅足）　蛇蜕皮（烧灰）　蝉壳（微炒）　青黛（细研）各半两　蟾头一枚（炙黄熟）　麝香一分（细研）　牛黄一分（细研）

【用法】上为细散，以糯米纳在猪胆中，水煮熟，取出糯米，和丸如绿豆大。每服五丸，以薄荷汤送下。

【主治】小儿一切疳，面肿项细，腹肚胀满，四肢羸瘦，身上生疮，鼻流清涕，头发稀疏，日渐尪弱。

夜明砂丸

【来源】《太平圣惠方》卷八十六。

【组成】夜明砂（微炒）　白附子（炮裂）　白僵蚕（微炒）　牛黄（细研）　干蝎（微炒）　麝香（细研）　朱砂（细研）　甜葶苈（隔纸炒令紫色）　青黛（细研）各二分　乌蛇三分（酒浸去皮骨，炙微黄）　蟾酥半分　雀儿饭瓮二七枚

【用法】上为末，用猪胆汁和丸，如绿豆大。每服三丸，以粥饮送下。

【主治】小儿风疳，鼻口多痒，肌体羸瘦，摇头揉目，昏昏多睡。

定命牛黄丸

【来源】《太平圣惠方》卷八十六。

【别名】延命牛黄丸（《普济方》卷三七九）。

【组成】牛黄　朱砂　雄黄　麝香　龙脑各一钱　瓜蒂三十个（为末）　丁香一分（末）　蟾酥三分

【用法】上为细末，用温水浸蟾酥为丸，如黍米粒大。先以温水化二丸，滴两鼻中，令嚏五七声，再以温水送服三丸，一日三次。

【主治】小儿五疳羸瘦。

胡黄连丸

【来源】《太平圣惠方》卷八十六。

【组成】胡黄连　母丁香　黄连（去须，微炒）　芦荟（细研）　熊胆各半两　蟾头一个（涂酥炙焦黄）　麝香一分（细研）

【用法】上为末，用牛胆和丸，如绿豆大。若小儿心脏疳，煎芜荑、甘草汤下三丸；食疳泻血，或赤白者，以新汲水下三丸；吐逆不止及水泻，生姜汤下三丸；眼疳，羊子肝血和酒，看多少，微煎过，下三丸。

【主治】小儿五疳，面色黄瘦，身体壮热，虽吃乳食，不能消化，眼目涩痛，胸膈痰涎，爱食酸咸，常多泻痢。

胡黄连丸

【来源】《太平圣惠方》卷八十六。

【组成】胡黄连　芦荟（细研）　麒麟竭　地龙（微炒）　熊胆（研入）各半两　蟾酥半钱

【用法】上为末，用面糊和丸，如黄米大。每服三丸，空心以粥饮送下，晚食后再服。

【主治】小儿一切疳。

保生丸

【来源】《太平圣惠方》卷八十六。

【组成】干虾蟆一枚（于小罐子内，以瓦子盖口，勿令透气，烧灰）　蜣螂（微炒，去翅足）　母丁香　麝香（研细）　夜明沙（微炒）　甜葶苈（隔纸炒令紫色）　苦葫芦子　胡黄连　熊胆（研细）各半两

【用法】上为末，以软粟米饭为丸，如绿豆大。每服三丸，以粥饮送下。

【功用】充肌肤，悦泽颜色。

【主治】小儿五疳。

保童丸

【来源】《太平圣惠方》卷八十六。

【组成】青黛（研细）　干蟾头（炙微焦黄）　黄连（去须）　芦荟（研细）　熊胆（研入）各半两　夜明砂（微炒）　蜗牛壳（微炒）　使君子　地龙（微炒）　牛黄（研细）　蝉壳（微炒）各一分　龙脑一钱（研细）　朱砂一钱（研

细）麝香一钱（研细）

【用法】上为末，入研了药令匀，以糯米饭为丸，如绿豆大。每服五丸，以粥饮送下。

【主治】小儿五疳，惊热。

神效使君子丸

【来源】《太平圣惠方》卷八十六。

【别名】使君子丸（《普济方》卷三七九）。

【组成】使君子 没石子 木香 胡黄连 黄连（去须）天灵盖（涂酥，炙令黄）熊胆（细研）芦荟（细研）诃黎勒皮 阿胶（捣碎，炒令黄燥）仙灵脾各半两 麝香一分（细研）

【用法】上为末，用水浸蒸饼为丸，如麻子大。每服三丸，粥饮送下，每日三次。

【主治】小儿一切疳。

桃花散

【来源】《太平圣惠方》卷八十六。

【组成】桃花一分 干蟾（涂酥，炙令黄）青黛（细研）赤芍药 肉豆蔻（去壳）紫笋茶各半两

【用法】上为细散。每服半钱，以温粥饮调下。

【主治】小儿食疳，腹胀。

酒煎干蟾丸

【来源】《太平圣惠方》卷八十六。

【别名】干蟾丸（《普济方》卷三七九）。

【组成】干蟾一枚（用无灰酒一升煎其酒半升以来却去蟾骨，煎令熟，以后于乳钵内并酒一时，研令如膏，次用后药）肉豆蔻二枚（去壳）槟榔一两 甘草一寸（炙微赤锉）乳香半两（研入）朱砂一两（研细）麻黄半两（去根节）腻粉一钱（研入）胡黄连半两 黄连半两（去须）丁香一分 芦荟一分（研入）麝香一钱（研细）牛黄一钱（研细）

【用法】上为末。都研令匀，入蟾膏内为丸，如绿豆大。每服五丸，以粥饮送下，一日三四次。

【主治】小儿五疳，不生肌肉。

蛇蜕丸

【来源】《太平圣惠方》卷八十六。

【组成】蛇蜕皮一分 干蟾半两 干地龙一分 蜗牛一分（上四味入瓷盒子内，泥封固，使炭火烧令通赤，即住，候冷取出，研罗为末，更入黄丹一钱，微炒，同研）丁香末半钱 阿魏半钱（细研）朱砂一分（细研）

【用法】上为末，以蒸饼为丸，如麻子大。每服二丸，空心以熟水送下。

【主治】小儿五疳羸瘦。

蛇蜕皮丸

【来源】《太平圣惠方》卷八十六。

【组成】蛇蜕皮一条（烧灰）麝香半分（细研）蚱蝉四枚（微炒，去翅足）夜明砂一分（微炒）地龙一分（微炒）干蟾一枚（炙令焦黄）青黛一分（细研）

【用法】上为末。以糯米饭为丸，如绿豆大。每服五丸，以粥饮送下，一日三次。

【主治】小儿五疳，形体羸瘦。

蛇蜕皮丸

【来源】《太平圣惠方》卷八十六。

【组成】蛇蜕皮（烧灰）一分 芦荟一分（细研）蛴螬七枚（去翅足，微炒）蟾头一枚（炙令黄）蝉壳一分（微炒）朱砂一分（细研）天浆子七枚（微炒）干蝎一分（微炒）青黛半两（细研）天南星一分（炮裂）

【用法】上为末，用独头蒜烧熟，并醋饮为丸，如绿豆大。每服三丸，空心以粥饮送下。

【主治】小儿风疳羸瘦。

雄黄丸

【来源】《太平圣惠方》卷八十六。

【组成】雄黄（细研）麝香（细研）黄连（去须）胡黄连 芦荟（细研）各一分 朱砂半两（细研，水飞过）蟾头一枚（炙令焦黄）

【用法】上为末，都研令匀，以猪胆汁和丸，如绿

豆大。每岁一丸，以新汲水送下，一日三服。

【主治】小儿五疳羸瘦，毛发干黄，吃食不恒。

搜病青黛丸

【来源】《太平圣惠方》卷八十六。

【组成】青黛一分　槟榔一枚　木香一分　麝香半分（细研）　黄连一两（去须）　巴豆半两　川大黄半两（锉碎，微炒）　鳖甲半两（涂醋，炙令黄，去裙襕）　肉豆蔻一枚（去壳）

【用法】上先将黄连、巴豆二味，以淡浆水三碗，煮令水尽，候干，取出巴豆，去皮心研如膏，纸裹压去油，黄连晒干，然后与诸药共捣罗为末，用猪胆汁和丸，如麻子大。一二岁儿，每服一丸，空心粥饮送下；三四岁儿，每服三至四丸，每隔三日一服。取下恶物为效。次宜服诃黎勒丸补之。

【主治】小儿气疳，腹内有积恶滞结之物。

蜗牛丸

【来源】《太平圣惠方》卷八十六。

【组成】蜗牛四十九枚　蛇蜕皮二条　干蟾一枚（截取前脚以前用之。以上三味均烧为灰，细研）　芦荟一分（细研）　熊胆一分（研入）　夜明砂一分（微炒）　瓜蒂二七枚　黄连一分（去须）　麝香半钱（细研）

【用法】上为末，用獭猪胆汁为丸，如绿豆大。每服三丸，温水送下，量儿大小加减服之。

【主治】小儿一切疳。

煞疳保童丸

【来源】《太平圣惠方》卷八十六。

【别名】保童丸（《普济方》卷三七九）。

【组成】青黛半两　熊胆一分　黑狗胆一枚　麝香半两　芦荟一分　鲤鱼胆五枚　蟾头灰一分　蜗牛一分（炙令黄为末）　水银一分（以少枣肉研令星尽）

【用法】上以青黛等细研，次下诸胆，研令匀，入炼了蜜和丸，如黄米大。每服五丸，以冷水送下。

【功用】《普济方》：杀五疳。

【主治】小儿一切疳，体瘦毛干，毛发焦黄，心热烦躁。

槟榔丸

【来源】《太平圣惠方》卷八十六。

【组成】槟榔半两　木香半两　续随子一分　青黛半两（细研）　麝香半两（细研）　蟾头一枚（涂酥炙令焦黄）

【用法】上为末，入研了药令匀，炼蜜为丸，如绿豆大。每服三丸，以温水送下。

【主治】小儿气疳。腹胀烦热，大便难。

熊胆丸

【来源】《太平圣惠方》卷八十六。

【组成】熊胆（研入）　蜗牛（炒令微黄）　黑狗胆　黄连（去须）　胡黄连　丁香　麝香（细研）　沉香　水银（以枣肉少许研令星尽）　鲤鱼胆　青黛各一分

【用法】上为末，炼蜜为丸，如黄米大。每服五丸，以冷水送下，不拘时候；粥饮下亦得。

【主治】小儿一切疳，肌体干瘦，发竖毛焦，心神烦热。

壁宫丸

【来源】《太平圣惠方》卷八十六。

【组成】壁宫一枚（去头脚尾，面裹煨熟）　熊胆一钱（研入）　麝香半钱（细研）　黄连一钱（去须）

【用法】上为末，蟾酥为丸，如黍米大。每服五丸，研猪肝汁送下。

【主治】小儿一切疳。心腹虚胀，爱食泥土，四肢壮热。

蟾头丸

【来源】《太平圣惠方》卷八十六。

【组成】蟾头一个（炙令黄焦）　青黛（细研）　龙脑（细研）　巴豆（去皮心，纸裹压去油）　干蝎（微炒）　白附子（炮裂）　腻粉（研入）各半分　牛黄（细研）　麝香（细研）　天竹黄（细

研）雄黄（细研）朱砂（细研）各一分

【用法】上为末，入青黛等，同研令匀，以水浸蒸饼和丸，如绿豆大。每一岁以粥饮下一丸。

【主治】小儿五疳。毛发干竖，枯瘦烦热，肚大脚细。

麝香丸

【来源】《太平圣惠方》卷八十六。

【组成】麝香 熊胆 蚰蛇胆 牛黄 赤小豆（为末）各一分 蟾酥如柳叶二片。

《圣济总录》本方有丹砂；服后以桃柳汤浴儿，即以青衣盖覆，当有虫出。

【用法】上同研如粉，用瓜蒂半两煮取汁，为丸如麻子大。一二岁每服三丸，空心以粥饮送下。

【主治】小儿五疳。

丁香散

【来源】《太平圣惠方》卷八十七。

【组成】丁香一分 朱砂一分（细研）当归一分（锉，微炒）犀角屑半两 牛黄一分（细研）蚰蛇胆半分（研入）白马屉一分（酒浸，炙黄色）

【用法】上为细散。都研令匀，每服半钱，以粥饮调下，每日三次。

【主治】小儿内疳，体瘦下痢。

干蟾丸

【来源】《太平圣惠方》卷八十七。

【组成】干蟾一枚（五月五日者良）蛇蜕皮一条（大者）谷精草二两（与上药同入罐子内，以盐泥固济，晒干，烧令通赤，放冷，细研）胡黄连 瓜蒂 母丁香（上三味同捣末）各一分 青黛半两 牛黄 白龙骨 朱砂 雄黄 芦荟 麝香 天竹黄各一分（细研）

【用法】上药都入乳钵内，为极细末，用獖猪胆汁煎，面糊为丸，如绿豆大。三岁儿以温米泔半合化下五丸。服药后，以桃、柳汤浴儿，仍宜粥饮送下二丸，一日三次。甚者半月内愈。

【主治】小儿五疳，及惊风疳虫。

天灵盖丸

【来源】《太平圣惠方》卷八十七。

【组成】天灵盖灰一分 蟾酥一片（如柳叶大）汗袜灰一分 砒霜半分 麝香一分 驴蹄护干灰一分

【用法】上为末，炼蜜为丸，如麻子大。每服二丸，空心以温水送下。

【主治】小儿五疳。

天竺黄散

【来源】《太平圣惠方》卷八十七。

【组成】天竺黄半两（细研）黄连半两（去须）马牙消半两 栀子仁半两 葛根半两（锉）甘草一分（炙微赤，锉）牛黄一分（细研）款冬花一分 紫菀一分（洗，去苗土）犀角屑一分 土瓜根一分

【用法】上为细散，都研令匀。每服半钱，以蜜水调下，不拘时候。

【主治】小儿疳，多渴，体热烦躁，少得睡卧。

木香丸

【来源】《太平圣惠方》卷八十七。

【组成】木香一分 赤石脂半两 蝉壳一分（微炒，去足）麝香一分（细研）肉豆蔻一颗（去壳）黄连一分（去须）黄丹一分（微炒）田父半两（炙令微黄）熊胆一分（研入）夜明砂一两（微炒）干蟾一分（涂酥，炙微黄）

【用法】上为末，用水浸蒸饼为丸，如麻子大。每服二丸，以温粥饮送下。

【主治】小儿内疳，乳食不调，心腹胀满，肌肤羸瘦，下痢无恒。

化疳丸

【来源】《太平圣惠方》卷八十七。

【组成】腻粉一分（研入）胡粉一分 胡黄连一分 雷丸一分 鹤虱一分 蜣蜋一分（去翅足，微炒）地龙一分（微炒）

【用法】上为末，以鸡子白和，于竹筒内盛，于炊

饭处蒸，饮熟为度，用熊胆汁和丸，如绿豆大。每服三丸，以清粥饮送下，一日三次。

【主治】小儿脊疳，虫攻背膂，脊骨渐高，瘦弱。

牛黄丸

【来源】《太平圣惠方》卷八十七。

【组成】牛黄半两（细研）　雄黄一分（细研）　甘草半分（炙微赤，锉）　龙脑一钱（细研）　麝香一钱（细研）　黄连一分（去须）　芦荟一分　天竹黄一分

【用法】上为末，都研令匀，用糯米饭为丸，如绿豆大。每一岁服一丸，以粥饮送下，一日三次。

【主治】小儿干疳，烦渴壮热，皮肤枯燥，日渐羸瘦。

出虫丸

【来源】《太平圣惠方》卷八十七。

【组成】朱砂一分（细研）　麝香一分　牛黄一分　蟾酥半钱　熊胆一分　蜗牛子一分（炒微黄）　夜明沙一分（微炒）

【用法】上为细末，以面糊和丸，如绿豆大。每服三丸，以温水送下；更别以水研一丸，滴向鼻中，得嚏五七声，良久当有虫随汁出。

【主治】小儿五疳久不愈，羸瘦极甚。

出虫芦荟散

【来源】《太平圣惠方》卷八十七。

【组成】芦荟半两（细研）　胡黄连半两　雄黄一分（细研）　熊胆半两（研入）　朱砂半两（细研）　代赭一分　麝香半分（细研）　干蟾一枚（涂酥，炙微焦黄）

【用法】上为细散。先用桃柳汤浴儿，后以粥饮调下半钱，然后用青衣盖覆。

【主治】小儿五疳，烦热干瘦；或渴，不欲乳食。

田父丸

【来源】《太平圣惠方》卷八十七。

【组成】田父三分（炙微黄）　夜明沙半两（微炒）　蛇蜕皮半两（烧灰）　胡黄连三分　牛黄一钱（细研）　白矾灰一分　朱砂一钱（细研）　麝香一钱（细研）　莨菪子一分（水淘去浮者，炒令黄黑色）。

【用法】上为末，都研令匀，以糯米饭为丸，如绿豆大。三岁儿每服三丸，空心以熟水送下。服药后，用桃柳汤洗浴儿了，以青衣覆盖，良久，当有虫子出，黄白赤者易治，黑色者难医。

【主治】小儿五疳，下痢羸瘦，鼻痒。

芦荟丸

【来源】《太平圣惠方》卷八十七。

【组成】芦荟一分（细研）　田父一枚（烧烟似绝便住）　青黛半两（细研）　腻粉一钱　牛黄一分（细研）　粉霜一钱　硫黄一钱（细研）　蝉壳一分　蛇蜕皮一条（烧灰）　麝香一钱（细研）　巴豆十枚（去皮心，研，纸裹压去油）

【用法】上为末，以粳米饭为丸，如绿豆大。每服二丸，以温水送下。良久，煎桃柳水浴儿，后以青衣盖遍身。当有虫出，白黄色者可治，青黑者难治。

【主治】小儿五疳，四肢干瘦，腹胀气粗，频揉鼻眼。

吹鼻丸

【来源】《太平圣惠方》卷八十七。

【组成】熊胆一分　朱砂一钱　麝香半钱

【用法】上为细末，五月五日取蟾酥和丸，如黍米大。取一粒研为末，吹两鼻中；甚者，兼以奶汁调涂口中及齿龈上；更甚者，暖水送下五丸。

【主治】小儿一切疳，脑热发干。

吹鼻散

【来源】《太平圣惠方》卷八十七。

【别名】通顶散。

【组成】白矾灰一分（细研）　赤小豆二百粒　藜芦一分（去芦头）　丁香一分　黄连一分（去须）　麝香一分（细研）　熊胆一分（细研）　胡黄连一分　干虾蟆灰一分（细研）

【用法】上为细散。每用少许，入鼻中，当有虫出。
【主治】小儿一切疳。

吹鼻散

【来源】《太平圣惠方》卷八十七。
【组成】青黛一分（细研）踯躅花一分 黄连半分（去须）瓜蒂半分 干地黄半分（微炒）麝香半分（细研）
　　方中地黄，《普济方》引作"地龙"。
【用法】上为末。用少许吹在鼻中。若嚏五六遍，其疾则轻；如三二嚏者，急治之；如不嚏，必死之候。
【主治】小儿一切疳，脑闷昏沉。

吹鼻散

【来源】《太平圣惠方》卷八十七。
【组成】瓜蒂二十个 赤小豆二十粒（炒熟）胡黄连半两 倒钩棘针二十个
【用法】上为细散。每日早晨，以半字吹两鼻中，兼用粥饮调一字灌之，每一次吹鼻，灌药一服。
【主治】小儿一切疳。

吹鼻散

【来源】《太平圣惠方》卷八十七。
【组成】瓜蒂七个 葱白一茎（切，晒干）藜芦半钱 英粉半钱 麝香一字
【用法】上药为散。每用绿豆大，吹左右鼻中。良久，有虫子出，仔细看，如断线，此是病根出也。
【主治】小儿一切疳，头发干疏，脑热烦闷。

吹鼻散

【来源】《太平圣惠方》卷八十七。
【组成】虾蟆灰一分 甘草末一分 地榆末一分 麝香半钱 蜗牛壳一分 青黛一钱 人粪灰一钱 蚺蛇胆半分 兰香灰半钱 龙脑半钱
【用法】上为细末。每日取少许吹于鼻中。其患渐愈，其发生出皆如漆色。

吹鼻散

【来源】《太平圣惠方》卷八十七。
【主治】小儿一切疳，及有名无名疮疥，孩子头干，脑有无辜子，或时喉闭。
【宜忌】切忌五辛。

吹鼻散

【来源】《太平圣惠方》卷八十七。
【组成】蜗牛壳二七个（洗去土）虾蟆灰一分 地榆一分（锉）青黛半分（细研）兰香灰半分 麝香半分（细研）
【用法】上药为末，相和，更研令极细。每日二次，以苇筒子吹半粳米大于鼻中，觉有效，即每日一次吹之。
【主治】小儿一切疳，揉眼鼻，挃耳，发干。

吹鼻散

【来源】《太平圣惠方》卷八十七。
【组成】熊胆一分 丁香半两 黄柏一分 虾蟆半两（五月五日者炙黄）皂荚半两 麝香一钱（细研）
【用法】上为细散。每用小豆大，吹于鼻中。嚏出疳虫为效。
【主治】小儿一切疳，眼鼻痒，脑热，发竖，干瘦。

吹鼻散

【来源】《太平圣惠方》卷八十七。
【组成】棘针 瓜蒂各等分
【用法】上为细散。每用黍粒大，吹入鼻中，一日二次。
【主治】小儿一切疳。

吹鼻通脑散

【来源】《太平圣惠方》卷八十七。
【别名】通脑散（《普济方》卷三十八）。
【组成】蚺蛇胆一分（研入）犀角屑一分 谷精草一分
　　方中蚺蛇胆一分，《普济方》引作蚺蛇一钱。
【用法】上为散。每日二三次，吹绿豆大于鼻中，

每吹药后，以新汲水调半钱服之，三岁以下，即服一字。

【主治】小儿一切疳，头发干竖作穗，眼睛有膜，鼻头生疮。

青黛丸

【来源】《太平圣惠方》卷八十七。

【组成】青黛半两（细研）　芦荟半两（细研）　蝉壳半分（微炒）　人中白半两　麝香一分（细研）　胡黄连三分　蟾涎少许　人乳汁少许　猪牙皂荚半两（生用）

【用法】上为末，取五月五日午时修合，以粽子纳枣肉，及蟾涎、乳汁为丸，如黍米大。先以桃柳汤浴儿，后以粥饮送下三丸。

【主治】小儿五疳，体热干瘦，发竖鼻痒，不欲乳食。

狗胆丸

【来源】《太平圣惠方》卷八十七。

【组成】狗胆一枚　猪胆一枚（以上二胆用米泔煮过）　干漆一分（捣碎，炒令烟出）　麝香三分　铅霜一分

【用法】上为细末，以猪胆等和为丸，如黄米大。每服三丸，以冷水送下，不拘时候。

【主治】小儿渴疳。

泻脑散

【来源】《太平圣惠方》卷八十七。

【组成】谷精草一分（烧灰）　细辛一分　芦荟一分　瓜蒂一分

【用法】上为细散。每用黄米大，吹在鼻内，当出恶物为效。

【主治】小儿一切疳，鼻塞壅闷。

定命丸

【来源】《太平圣惠方》卷八十七。

【组成】朱砂一分（研细）　麝香半分（研细）　瓜蒂二十个　蛇蜕皮灰一分　青黛一分（研细）　干

蝎二十个（微炒）

【用法】上为末，研令匀，用狗胆汁为丸，如黍米大。每用一丸，以乳汁化破，男左女右，滴入鼻中，得嚏三五声为效。

【主治】小儿一切疳。

定命散

【来源】《太平圣惠方》卷八十七。

【组成】干虾蟆一个（烧为灰）　蛇蜕皮一分（炒令黄）　蝉壳一分

【用法】上为末，加麝香末半钱，研匀。每服半钱，午时以暖水调下。一岁二岁即服一字，后煎桃柳汤放温浴儿，便用青衣盖。

【主治】小儿五疳。

定命通顶散

【来源】《太平圣惠方》卷八十七。

【组成】滑石一分　蟾酥杏仁大　干胭脂一分

【用法】上为细散。每用两黄米大，吹入两鼻中。有嚏三五声，神效。

【主治】小儿一切疳，羸困脑闷。

铅丹丸

【来源】《太平圣惠方》卷八十七。

【组成】铅丹一分　铅霜一分　黄连末半两　石膏末半两

【用法】上为末，糯米饭为丸，如绿豆大。每服五丸，用新汲水淘米泔研下，每日三四次。

【主治】小儿疳，大渴不止。

通顶散

【来源】《太平圣惠方》卷八十七。

【组成】白矾灰一分　赤小豆一百粒　藜芦一分（去芦头）　丁香二十枚　黄连一分（去须）　田父一枚　麝香一钱（细研）　定粉一钱

【用法】上为细散，入麝香同研令匀。每使时，候儿睡着，以粳米大纳鼻中。有虫出，似马尾，长三二寸，便是痞病也。

【主治】小儿一切疳。

通顶散

【来源】《太平圣惠方》卷八十七。
【组成】青黛一分（细研） 蟾酥半杏仁大（研入） 赤小豆二十粒 麝香半分（细研） 藜芦一分 瓜蒂十枚
【用法】上为细散。每度用一绿豆大，吹入鼻中。当有虫子出，如米心大，黑者难治，赤白黄者易疗。
【主治】小儿一切疳。

通顶定命散

【来源】《太平圣惠方》卷八十七。
【组成】芦荟一分（细研） 瓜蒂一分 麝香一钱（细研） 鹅不食草一分 猪牙皂荚一分
【用法】上为细散。每取少许，吹于鼻中。当嚏出疳虫，黑者难治，赤白黄者易医。
【主治】小儿一切疳，脑热鼻塞。

葶苈子散

【来源】《太平圣惠方》卷八十七。
【组成】葶苈子一分（微炒） 胡桐律一分
【用法】上为细末。以腊月猪脂半两调和，微煎为膏，用柳条箸子，以绵裹，微微揾药，时时烙之。
【主治】小儿疳，蚀口及齿断，宣露齿落，臭秽不可近。

熊胆丸

【来源】《太平圣惠方》卷八十七。
【组成】熊胆（细研） 朱砂（细研） 麝香（细研） 蚺蛇胆（细研） 蜣螂（微炙） 瓜蒂各半两
【用法】上为末，入研了药令匀，用獭猪胆汁为丸，如绿豆大。先用桃柳汤浴儿了，用粥饮送下三丸。以青衣盖，当有虫出也。
【主治】小儿五疳出虫。

螳螂散

【来源】《太平圣惠方》卷八十七。
【组成】螳螂三分（炒令黄） 蜗牛子七枚（炒令微黄） 蝉壳七枚（微炒） 丁香一分 蟾酥一分（研入） 麝香末一钱 地龙一分（微炒） 蛇蜕皮灰一钱
【用法】上为细散。每服半钱，先以桃、柳汤浴儿，后以粥饮调下。便以青衣盖覆，当有虫子自出。赤白者易治，青黑者难治。
【主治】小儿五疳，羸瘦腹胀，不欲乳食。

蟾头丸

【来源】《太平圣惠方》卷八十七。
【组成】蟾头二个（涂酥，炙焦黄） 皂荚一分（先于厕中浸七日，后以水洗净，刮去黑皮，涂酥，炙令焦黄，去子） 青黛一分（细研） 硫黄一分（细研） 麝香半分（细研） 巴豆七个（去皮心，研，纸裹压去油）
【用法】上为末，炼蜜为丸，如绿豆大。空心以粥饮送下三丸。良久当有虫出。
【主治】小儿五疳。手足干瘦，腹胀筋起，鼻痒，昏沉多睡。

灌鼻丸

【来源】《太平圣惠方》卷八十七。
【组成】青黛一钱 黄连末一钱 芦荟一钱 瓜蒂末一钱 龙脑一杏仁大 蟾酥半杏仁大
【用法】上为末，用粳米饭和为丸，如绿豆大。以乳汁化破两丸，滴在鼻中，每日三两次。
【主治】小儿一切疳，心烦脑热。

麝香丸

【来源】《太平圣惠方》卷八十七。
【组成】麝香一分 人中白一分
【用法】上为细末，以蒸饼为丸，如麻子大。一二岁儿每服二丸，煎皂荚汤送下，空心、午后各一服。
【主治】小儿疳。常渴，饮冷水不休。

麝香丸

【来源】《太平圣惠方》卷八十七。

【组成】麝香一分　芦荟一分　蝉酥一白豆许大　皂荚三寸（烧为灰）　蛇蜕皮五寸（烧灰）　粉霜一分　蝙蝠三分（个）（取血拌入药末）　朱砂三（一）分（细研）

【用法】上为细末，以油熔蜡为丸，如小豆大。先以桃柳汤洗儿，后用药一丸，涂于脐中，上以醋面封之。良久即虫出，黄白赤者易治，黑者难疗。

【主治】小儿五疳。瘦弱，毛发干焦，口鼻多痒。

知母饮子

【来源】《太平圣惠方》卷八十八。

【组成】知母半两　柴胡三分（去苗）　川大黄半两（锉碎，微炒）　恒山半两　犀角屑半两　鳖甲半两（涂醋，炙令黄，去裙襕）　枳壳半两（麸炒微黄，去瓤）　龙胆半两（去芦头）　甘草一分（炙微赤，锉）

【用法】上锉细和匀。每取一分，以水一中盏，煎至六分，去滓，分为三服。或吐泻三二行便安。

【主治】小儿骨热口干，烦闷不欲饮食，四肢羸瘦。

烧黄瓜丸

【来源】《太平圣惠方》卷八十八。

【组成】黄瓜（大者）一枚　黄连半两（去须）　胡黄连一两　陈橘皮半两（汤浸，去白瓤，焙）　鳖甲一两（童便浸三宿，炙微黄，去裙襕）　柴胡一两（去苗）

【用法】上为散，以黄瓜切开头，去瓤，纳药末令满，以切下盖子盖之，用荞麦面和搜固济，可厚三分，于煻灰火内烧，令面焦黄为度，取出去面放冷，入麝香一钱，都研和丸，如绿豆大。每服七丸，食前以米饮送下。

【主治】小儿羸瘦，体热，乳食全少。

黑豆沥

【来源】《太平圣惠方》卷九十一。

【组成】黑豆三合　巨胜子三合　诃黎勒皮一两

【用法】上为末。以油、水各半拌令匀，纳在竹筒中，用乱发塞口，以扳火烧沥取膏，贮于不津器中。每用时，先以米泔、皂荚净洗，然后涂之，一日二次。十日内发生矣。

【主治】小儿白秃疮及疳，头发连根作穗脱落，发不生者。

昆布丸

【来源】《太平圣惠方》卷九十二。

【组成】昆布三分（洗去咸味）　茴香子半两（微炒）　木香　甘草（炙微赤，锉）　黄柏（锉）　丁香　烂牡蛎（生用）　铜青各一分

【用法】上为末，用枣肉和丸，如麻子大。一二岁儿，每服三丸，空心以熟甘草煎汤送下。

【主治】小儿骨疳攻注，连肾外囊肿胀，或疼，或偏坠。

白术散

【来源】《太平圣惠方》卷九十三。

【组成】白术一两（微炒）　当归半两（锉，微炒）　地榆半两（微炙，锉）　木香半两　赤芍药半两　甘草半两（炙微赤，锉）

【用法】上为粗散。每服一钱，以水一小盏，煎至五分，去滓温服，不拘时候。

【主治】小儿疳痢，腹胀绞痛，日夜三二十行。

芦荟丸

【来源】《普济方》卷三七九引《太平圣惠方》。

【组成】芦荟（研）　宣连（去须，为末）　水银　瓜蒂（为末）　陈皮　蜗牛　麝香　当门子（另研）　龙脑（另研）　朱砂（另研，同水银再研不见星）　犀角（为末）　蟾酥（剪，研，同草药一处为末）　蝉蜕（去土）各等分

【用法】上为末，为丸如黍米大。每服三岁以上三五丸，五岁五六丸，脑疳即鼻疳，黄连汤送下；肺疳即气喘促，陈皮汤送下；食疳即吐泻，生姜汤送下；脾疳即羸瘦，枣汤送下；气疳即吐胀，青皮汤送下；筋疳即泻血，盐汤送下；肝疳即目

涩，甘草汤送下；骨疳即爱卧冷地及吃泥土，茶清送下。

【主治】小儿八般疳疾。

万寿方

【来源】《博济方》卷四。

【组成】干蜗牛半两　干蚯蚓半两　蛇蜕皮一分　干蛤蟆三个　使君子五个（炮）　没食子五个（炮）　麝香一分

【用法】上前四味药，入罐子内，封闭口，炭火烧通红，同后三味研细，取为丸，如绿豆大。每服五丸，米饮送下，一日二次。

【主治】小儿疳气羸瘦，腹大项小，头发稀疏，脏腑不调，或泻或秘。

万金散

【来源】《博济方》卷四。

【组成】白槟榔半分　苦楝根　石榴根皮　鹤虱　黎芦

【用法】上为末，每服一钱，空心热茶调下。

【主治】小儿疳，蛔咬心痛，面伏地卧，口吐清水痰涎。

【宜忌】忌饧糖、粘滑食。

丹砂丸

【来源】《博济方》卷四。

【组成】巴豆一分（去皮，以米醋煮一二十沸，却入新水内洗七遍，净，去膜并心，及乳钵内一向研如粉，出油）　豆蔻四个（为末）　木香　朱砂（研细）各一分

【用法】上为细末，面糊为丸，如菘菜子大。每服三五丸，小儿一丸，酒食所伤，盐汤送下，温水亦可；小儿疳气，肚胀腹聚，米饮送下。

【功用】消除积滞，化胃久状积聚。

至圣青金丹

【来源】《博济方》卷四。

【别名】青金丹（《苏沈良方》卷十）、至圣

（《太平惠民和剂局方》卷十）、至圣青金丸（《圣济总录》卷一六九）。

【组成】青黛（上细好者，研）二分　雄黄二分（研）　龙脑少许（研）　熊胆一分（用温水入化药）　胡黄连二分　麝香五分（研）　蟾酥一皂子大　水银一皂子大　铅霜　白附子二枚　芦荟一分（研）　朱砂一钱（研）　腻粉一分

【用法】上为细末后，再都入乳钵内，细研令匀，用獖猪胆一枚，取汁熬过，浸蒸饼少许为丸，如黄米大、曝干，于瓷器内收密封，或要旋取。每服二丸，各依汤使如后：小儿患惊风天瘹，戴上眼睛，手足搐搦，状候多端，但取药一丸，用温水化破，滴入鼻中，令嚏喷三五遍后，眼睛自然放下，搐搦亦定，更用二丸，薄荷汤化下；久患五疳，四肢小，肚高，捋眉吃土，咬指甲，发稀疏，肚上青筋，每服二丸，粥饮送下；小儿变蒸寒热，每服二丸，薄荷汤送下，化破服；小儿久患泻痢，每服二丸，米饮送下；小儿每患疳蚘咬心，每用二丸，苦楝子煎汤送下；小儿患鼻下赤烂，口齿疳虫并口疮等，用儿孩子奶汁，研二丸，涂在患处；小儿患疳眼雀目，用白羊子肝一枚，以竹刀子批开，纳药二丸，在羊肝子内，以麻缕子缠定，用淘米泔水煮令熟，空腹吃下，仍令乳母常忌毒鱼、大蒜、鸡鸭、猪肉等。此药小儿常隔三两日吃一服，永无病，不染横夭之疾。凡有患但与服，必有功效。

【主治】小儿一十五种风疾，五般疳气，变蒸寒热，便痢枣花粪，脚细肚胀，肚上青筋，头发稀疏，多吃泥土，捋眉毛，咬指甲，四肢羸瘦，疳蛔咬心，泻痢频并，饶惊多嗽，疳蚀口鼻，赤白疮，疳眼雀目等。

【方论】《小儿药证直诀类证释义》：此方青黛、胡连、熊胆、蟾酥、雄黄、芦荟清热解毒；水银、腻粉、铅霜、朱砂重坠镇怯；龙脑、麝香通窍醒神；白附子祛风散寒；故以治内热疳积，天钓内风之证。

使君子丸

【来源】《博济方》卷四。

【组成】使君子（去壳）一两（面裹煨，以面黄为度）　甘草半两（炙）　厚朴半两（去皮，姜汁炙

令香） 陈皮（去白）一分　诃子肉半两（半生半煨，去核用）　青黛半两（如是兼惊及带热泻，即入此一味，如只是脏腑不调，不用此一味）

【用法】上为细末，炼蜜为丸，如小鸡头大。三岁以上每服一丸，米饮化下；儿年百日以上，三岁以下，每服半丸，乳汁或清米饮化下。

【功用】

　　1.《小儿药证直诀》：安虫补胃，消疳肥肌。

　　2.《世医得效方》：正脾助胃。

【主治】小儿脏腑虚滑，及疳瘦下痢，腹胀，不思饮食。

胡连丸

【来源】《博济方》卷四。

【组成】胡黄连　丁香　密陀僧各半两　肉豆蔻一个

【用法】上药同研细，入麝香一分，和匀，次入绿豆末少许，同水和为丸，如麻子大。儿三岁以下一丸，三岁以上五丸。脑疳，鼻痒及赤烂，黄连汤下；脾虚羸瘦，泻痢，四肢虚肿，青州枣汤下；肝疳，眼涩生疮，甘草汤下；骨疳，冷地卧，爱吃土，紫苏茶汤调下；肺疳，上气喘急，橘皮汤下；筋疳，泻血，盐汤下；虫疳及泻无定，生姜汤下；常服，米饮下。

【主治】小儿疳积，泻痢。

蛔蚾黄连丸

【来源】《博济方》卷四。

【组成】疥蛤蟆十枚（洗，去肚腹，以酒浸炙令黄香即住）　木香一分　胡黄连半两　黄连半两（九节者）　沉香一分　丁香一分　麝香少许　木鳖半两（烧令烟尽）　巴豆二十二粒（以水淘洗，去心膜并油，以纸裹，用重物压去油，再研如面止）　干姜一钱（烧令存性用）

【用法】上为细末。以水浸蒸饼为丸，如萝卜子大。每服一丸，空心、临卧米饮送下；三岁以上，每服二丸至三丸。

【主治】小儿疳食气，头面虚肿，腹内泄泻，面色萎黄，头发作穗，心腹胀满，肚上青筋。

【宜忌】忌粘滑物。

牛黄煎

【来源】《苏沈良方》卷十。

【组成】大蚵虫皮一枚（去皮骨腹胃，炙，为末，以无灰酒一盏、獖猪胆一枚，同熬成膏）　诃子（炮）　使君子　胡黄连　蝉壳（不洗）　墨石子　芦荟　芜荑　熊胆　朱砂　夜明砂　雄黄各一分（研）　肉豆蔻春夏各半分，秋冬各一分　牛黄二钱　麝香一钱　龙脑五分

【用法】上药为丸，如麻子大。每服五七丸，五岁以上十丸，饮送下；惊疳，金银薄荷汤送下；肝疳腹胀，桃仁、茴香汤送下；疳虫，东引石榴苦楝根汤送下。

【主治】小儿诸疳、诸痢，食伤气胀，体羸头大，头发作穗，壮热不食，多困，齿烂鼻疮，丁奚潮热。

【宜忌】协热而痢者不可服。

人参散

【来源】《太平惠民和济局方》卷十。

【组成】干葛二两　人参　白茯苓（去皮）各一两　木香　甘草（炙）　藿香叶各一分

　　《奇效良方》有生姜五片，红枣一枚。

【用法】上为末。每服一钱，水一中盏，煎七分，去滓，放温服，不拘时候。

【主治】

　　1.《太平惠民和济局方》：小儿昏困多睡，乳食减少，及伤寒时气，胃气不顺，吐利止后，燥渴不解。

　　2.《圣济总录》：小儿宿有疳气，心肺壅热，内亡津液，烦渴不止。

六神丹

【来源】《太平惠民和济局方》卷十。

【别名】六神丸（《圣济总录》卷一七三）。

【组成】丁香　木香　肉豆蔻（去壳）各半两（上三味用面裹，同入慢灰火煨，令面熟为度，取出放冷）　诃子（煨，去核）　使君子仁各半两　芦荟（细研入药）一两

【用法】上为细末，以枣肉为丸，如麻子大。每服

五丸至七丸，乳食前温米饮送下。

【主治】小儿疳气羸瘦，脏腑怯弱，泄泻虚滑，乳食减少，引饮无度，心腹胀满。

芦荟丸

【来源】《太平惠民和济局方》卷十。

【组成】大皂角　干虾蟆（各等分，同烧存性，为末）一两　青黛（研）一分　芦荟（研）朱砂（研，飞）麝香（研）各一钱

【用法】上合研匀，用汤浸蒸饼为丸，如麻子大。三岁儿，每服二十丸，温米饮送下，不拘时候。

【功用】常服长肌退黄，杀疳虫，进乳食。

【主治】

1.《太平惠民和济局方》：小儿疳气羸瘦，面色萎黄，腹胁胀满，头发作穗，揉鼻咬甲，好吃泥土，利色无定，寒热往来，目涩口臭，齿龈烂黑。

2.《张氏医通》：肝疳，口舌生疮，牙龈腐烂，遍体生疮，及妇人热结经闭作块，上冲梗痛。

使君子丸

【来源】《太平惠民和济局方》卷十（绍兴续添方）。

【组成】厚朴（去皮，姜汁炙）陈皮（去白）川芎各一分　使君子仁（浸去黑皮）一两

【用法】上为细末，炼蜜为丸，如皂子大。三岁以上每服一粒，以下服半粒，陈米饮化下。

【主治】

1.《太平惠民和济局方》：小儿五疳，脾胃不和，心腹膨胀，时复疼痛，不进饮食，渐致羸瘦。

2.《卫生宝鉴》：心腹满，时复疼痛。

虾蟆丸

【来源】《太平惠民和济局方》卷十（续添诸局经验秘方）。

【组成】虾蟆　使君子（炒）皂角（烧）各二两　青黛二两半　龙胆草（去苗）四两　雄黄（研飞）二两

【用法】上为细末，入研药令匀，水煮面糊为丸，如粟米大。一岁儿每服七丸，二岁十丸，三岁二十丸，随乳下，饭饮送下亦得，不拘时候。

【主治】小儿五疳八痢，腹胀面黄，肌肤瘦瘁，时作寒热，不思乳食，爱吃泥土，揉鼻咬甲，头发作穗，不长肌肉，多生疮癣，大便无时，小便如泔，呗吐乳食，痢色无定，或吃交奶，渐黄渐瘦，变成疳疾。

挨积丸

【来源】《太平惠民和济局方》卷十（宝庆新增方）。

【组成】京三棱（炮）丁香皮（不见火）各三两　丁香（不见火）青皮（去白）各一两　干姜（炮）巴豆（去皮膜油）各二钱半

【用法】上为细末，入巴豆研匀，面醋糊为丸，如粟米大。每服五十丸至六十丸，二岁儿可服七至十丸，生姜汤吞下，熟水亦得，不拘时候。

【功用】消积滞，进乳食，退黄长肌。

【主治】小儿脾胃不和，宿滞不化，腹胀肠鸣，呕逆恶心，便利不调，乳食减少，或疳泻积泻，大便酸臭；丈夫、妇人胸膈不快，酒积食积，呕逆恶心，吐泻脾疼。

熊胆丸

【来源】《太平惠民和济局方》卷十。

【组成】熊胆（研）胡黄连（末）各二钱　使君子（麸炮，为末）天隶子（麸炒）各七个　青黛（研）一钱　寒食面三钱　麝香（研）一分　细墨（烧，淬）半钱

【用法】上药同研令匀，用白面糊为丸，如黍米大。每服五丸至七丸，米饮送下，不拘时候。

【功用】杀疳退惊。

【主治】壮热昏愦，吐呕痰涎，颊赤面黄，鼻干目涩，有时盗汗，或即虚惊，茌苒不除，乳食不进。

磨积丸

【来源】《太平惠民和济局方》卷十（续添诸局经验秘方）。

【组成】干漆（炒）一两　京三棱（炮）青皮（去白）各六两　丁香一两　蓬术半斤

【用法】上为细末，水糊为丸，如粟米大。每二岁儿，每服五丸，淡姜汤送下，不拘时候。

【主治】小儿脏腑怯弱，内受积冷，胁肋胀痛，呕吐痰逆，肠鸣泄泻，日夜频烦，四肢困倦，面无颜色，肌肉消瘦，不进饮食；及疳气羸瘦，肚大青筋，口干烦渴，小便白浊，食不生肌，或发虚肿，寒热往来，或因食甘肥，虫动作痛，叫哭合眼。

六神丸

【来源】《医方类聚》卷二五四引《太平惠民和济局方》。

【组成】木香（湿纸裹煨）黄连（去须）神曲（炒）川楝子肉 芜荑 麦蘖（炒）各等分

【用法】上为细末，獖猪胆蒸熟为丸，如麻豆大。每服三四十丸，量儿大小加减，不饥不饱时服。

【主治】小儿诸疳。

芦荟丸

【来源】《丹溪心法附余》卷二十二引《太平惠民和济局方》。

【组成】芦荟半两 使君子（焙）三棱（生）石榴皮（焙）草龙胆（生）各五分 苦楝根（焙）少许

【用法】上为细末，面糊为丸，如萝卜子大。每服五丸，米饮送下；疳热，麦门冬汤送下。

【功用】杀虫。

【主治】疳。

红丸子

【来源】《幼幼新书》卷二十三引《灵苑方》。

【组成】郁李仁一百粒（温水浸，去皮尖）坯子胭脂一分 麝香半钱（别研）

【用法】上先研郁李仁细烂，次入胭脂、麝香同研，用粳米饭为丸，如麻子大。每服三丸至五丸，一日三服，用薄荷汤送下。

【功用】肥儿。

【主治】小儿五疳。

千金丸

【来源】《幼幼新书》卷二十四引《灵苑方》。

【组成】川楝子肉 川芎各等分

【用法】上为末，以猪胆汁杵和为丸，如麻子大。量儿大小加减丸散，每以饭饮送下，一日二次。常服三丸至五丸。

【主治】

1.《幼幼新书》引《灵苑方》：小儿一切疳，久服令儿肥壮无疾。

2.《普济方》引《经验良方》：小儿五种疳气，面色萎黄，肌瘦不食乳。

独圣青金丸

【来源】《幼幼新书》卷二十六引《灵苑方》。

【组成】川巴豆三两（净肉）硫黄二两（不研，二味同用生绢袋盛，悬于瓷罐中，不得着底，以水煮三日三夜，如水竭即旋添，熟汤取出，弃硫黄，只用巴豆，去皮心）独活 柴胡 桔梗 干姜（炮）防风各一两（生）青黛三两

【用法】上为细末，以水煮面糊为丸，如绿豆大。每服一丸至二丸，食伤虚肿，橘皮汤送下；霍乱吐泻及赤痢，甘草汤送下；白痢，干姜汤送下；赤白痢，干姜、甘草汤送下；水泻，冷水送下；小便不通，灯心汤送下；大便不通，米饮送下；妇人血气，当归酒送下；元气虚，炒茴香酒送下；腰痛，茱萸汤送下；小儿疳积，米饮送下；气疾，橘皮汤送下；气块癥癖，热酒送下；伤寒头痛，甘草汤送下，临卧时服。如脏腑实热，临时更加减丸数。

【主治】小儿疳积。

木香散

【来源】《医方类聚》卷二〇四引《修真秘诀》。

【组成】生姜一斤（细切，银石器内炒干，令黄）木香一两（炒）沉香一两（微炒）蓬莪术一两半（煨，捶碎）白术二两（炒）陈橘皮一两半（去瓤秤，炒）甘草二两 肉桂一两（不得近火）舶上茴香一两（炒）

【用法】上为细末。每服一钱，煨葱、酒及盐汤、饭饮、白汤调下并得。妇人产后败血攻心，炒生姜、小便调下；血气，橘皮汤下；小儿疳气腹痛，肚胀脚肿，饭饮调下少许；室女经络不行，炒姜

并地黄酒下；霍乱吐泻，木瓜汤下；老人元气发动，煨猪肾酒下。

【主治】妇人产后败血攻心，血气；小儿疳气腹痛，肚胀脚肿；室女经络不行；霍乱吐泻；老人元气发动。

神仙紫雪

【来源】《小儿斑疹备急方论》。

【组成】黄金一百两　寒水石　石膏各三斤　犀角（屑）　羚羊角各十两（屑）　玄参一斤　沉香（镑）　木香　丁香各五两　甘草八两　升麻六两（皆锉）

【用法】上以水五斗，煮金至三斗，去金不用，入诸药再煎至一斗，滤去滓，投上好芒消二斤半，微火煎，以柳木篦搅勿停手，候欲凝，入盆中，更下研朱砂、真麝香各三两，急搅匀，候冷，贮于密器中，勿令见风。每服一钱，温水化下；小儿半钱一字；咽喉危急病，捻少许干咽之。

【功用】

　　1.《小儿斑疹备急方论》：消痘疱麸疹。

　　2.《鸡峰普济方》：解一切热毒。

【主治】

　　1.《小儿斑疹备急方论》：大人小儿一切热毒，胃热发斑，痘疱麸疹，伤寒热入于胃发斑，小儿惊痫涎厥，走马急疳，热疳，疳黄，疳瘦，喉痹肿痛，及疮疹毒攻咽喉，水浆不下。

　　2.《鸡峰普济方》：脚气毒攻内外，烦热，狂易叫走。

金粟丸

【来源】《圣济总录》卷一六九。

【组成】胡黄连　犀角（镑）　丁香　木香　天竺黄　晚蚕蛾（微炒，为末）　牛黄（研）　丹砂（研）　雄黄（研）各一分　龙脑（研）　麝香（研）　粉霜（研）　蟾酥各一钱

【用法】上为末，再同研匀，用牛胆汁化蟾酥为丸，如黄米大。每服一丸，温水化下。如惊风搐搦，先用一丸，温水化，灌在鼻内，随搐左右，良久以嚏为效，后用温水化下三五丸；若吐逆不止，以倒流水化下二丸，或三丸。

【主治】小儿惊热涎盛，风虚吐逆，疳气黄瘦，吐泻后生风。

丹砂饼子

【来源】《圣济总录》卷一七一。

【组成】丹砂（研）一两半　黄鹰调（拣净）　白丁香各一分　棘刚子二十五枚（微炒）　粉霜（研）　水银沙子（研）各一钱半　腻粉一钱　乳香末（研）　犀角（屑）　天南星末　麝香（研）各半钱　蝎梢末　滑石末　芦荟末各一钱　金箔一片　银箔一片

【用法】上为末，拌匀，稀面糊为丸，如黄米大，捻作饼子，丹砂为衣。每服三饼，薄荷汤化下。

【主治】小儿食痫及疳黄。

大枣汤

【来源】《圣济总录》卷一七二。

【组成】大枣（去核，焙）　人参　白术　白茯苓（去黑皮）　陈曲（炒）各一两　甘草（炙）　檀香（锉）各一分

【用法】上为粗末。一岁儿童一钱匕，水半盏，加大枣一枚（擘），煎至三分，去滓温服，每日三次。

【主治】小儿久疳多渴，不美乳食。

丹砂散

【来源】《圣济总录》卷一七二。

【组成】丹砂　雄黄各一钱　麝香　腻粉各半钱　青黛　晚蚕蛾　芦荟　胡黄连末各一钱

【用法】上药各为细散，再一处拌匀。每用二字，干贴患处。

【主治】小儿疳，蚀唇颊，齿牙浮动宣露，口臭。

龙实散

【来源】《圣济总录》卷一七二。

【组成】龙实（龙骨中有之，深黄或淡黄土褐色，紧掬人舌者）　白矾（烧，研）　蜗牛壳　胡粉　牛黄各一钱

【用法】上为细散。每用少许,掺粘窍内。

【主治】小儿漏疳,虫蚀有窍。

龙脑丸

【来源】《圣济总录》卷一七二。

【组成】龙脑(研) 麝香(研) 丹砂(研) 牛黄(研) 胡黄连 熊胆(研) 芦荟(研)丁香 木香 黄连(去须) 大黄(锉) 麒麟竭各一分 蟾酥(研)一钱

【用法】上为细末,再研匀,饭为丸,如绿豆大。每服三丸至四丸,薄荷汤送下。

【主治】小儿疳渴黄瘦,日夜饮水不足。

青黛丸

【来源】《圣济总录》卷一七二。

【组成】青黛(研) 天竺黄(研) 干蛤蟆一枚(黄泥裹,烧赤,去泥,研) 干蜗牛壳(洗,炒,研) 黄连(去须) 地龙(炒) 人参 钩藤(炙) 龙胆各一分 芦荟(研) 熊胆(研)各半两 牛黄(研) 麝香(研) 雄黄(研) 丹砂(研)各一钱 夜明砂 胡黄连各三分

【用法】上七味为末,与十味研者和匀,以烧饭为丸,如麻子大。一岁每服一丸至二丸,粥饮送下。一岁以上,以意加减。

【主治】小儿天钓客忤,五疳八痢,十二惊痫。

金粉地黄膏

【来源】《圣济总录》卷一七二。

【组成】郁金一两(皂荚水煮软,切,焙) 地黄粉半两(生) 雄黄(水飞)一分 绿豆粉半两 白术 人参 甘草(炙)各一分 牛黄一钱

【用法】上为细末,炼蜜为丸,如皂子大。二岁一丸,一岁半丸,薄荷汤化下。

【功用】凉心经。

【主治】小儿膈壅疳渴。

柳絮矾散

【来源】《圣济总录》卷一七二。

【组成】柳絮矾半两 铅白霜一两 马牙消一分 芒消一分

【用法】上为散。每服一字匕,冷水调下。

【主治】小儿疳渴不止。

胡粉散

【来源】《圣济总录》卷一七二。

【组成】胡粉 龙骨粉各一钱匕

【用法】上药并炒令黄。每用半钱匕,空心以鸡子清调服,一日二次。

【主治】小儿诸疳,无辜鼻中出清水,眼上有白晕,或患痫体热,口干生疮,脚肿眼涩,腹中有虫,喜饮冷水。

胡黄连散

【来源】《圣济总录》卷一七二。

【组成】胡黄连 犀角屑 白羊肝(切,焙,为末)各一分 麝香(研)一钱

【用法】上为散。每服半钱匕,空心、日午用生地黄汁小半盏调下。

【主治】小儿干疳瘦瘁。

三和丸

【来源】《圣济总录》卷一七三。

【组成】胡黄连一两 木香半两 麝香(研)一钱

【用法】上为细末,面糊为丸,如麻子大。一二岁每服十丸,温粥饮送下,一日三次。

【主治】小儿诸疳,肢体羸弱,脏腑虚滑,不思乳食。

无食子丸

【来源】《圣济总录》卷一七三。

【组成】无食子三枚(大者,煨熟用) 牛黄(研) 麝香(研) 丁香 雄黄(研,水飞) 青黛(研) 木香 丹砂(研,水飞)各一分 蟾酥三片(如柳叶大,焙过,研) 熊胆半两(研) 蜗牛壳(干者,去土)二十枚

【用法】上为末,更同研令细,水浸蒸饼为丸,如

黍米大。一二岁儿每服一丸，临卧乳汁送下；三四岁每服二丸，五六岁三丸，七八岁五丸，米饮送下亦得，一日二次。

【主治】小儿五疳。

天浆子丸

【来源】《圣济总录》卷一七三。

【组成】天浆子七枚（去壳） 青黛（研） 乌蛇（酒浸，去骨，炙热） 丹砂（研） 麝香（研）各一分 葶苈（隔纸炒过） 龙脑（研） 雄黄（研） 腻粉各半分 白附子（炮） 独角仙（去翅足，炙）各一枚 干蝎五枚（炒） 蝉蜕十枚（去足） 蟾酥一分

【用法】上为末，用生猪胆为丸，如黄米大。每服一粒，早晨、日晚各一次。

【功用】杀疳虫。

【主治】小儿诸疳。

五灵脂散

【来源】《圣济总录》卷一七三。

【组成】五灵脂 赤箭 龙骨各一分 麝香（研） 芦荟（研） 丁香各半钱 熊胆（研） 胡黄连各一钱

【用法】上为细散。每服半钱匕，陈米饮调下。

【主治】小儿宿挟疳气，乳食不节，肠胃虚损，下痢日久。

月蟾丸

【来源】《圣济总录》卷一七三。

【组成】干蟾（大者，端午取）一枚 蛇蜕皮（大者）一条 谷精草二两（三味同入一瓶子内，以盐泥固济，烧灰） 胡黄连 甜瓜蒂 丁香各一分 熊胆（研） 芦荟（研） 天竺黄（研） 牛黄（研） 丹砂（研） 龙脑（研） 麝香（研） 雄黄（研）各一分 青黛（研）半两

【用法】上为末，再研匀，用獖猪胆汁煮面糊为丸，如绿豆大。每服三五丸，米泔送下。后以桃、柳汤浴儿，着青衣盖。

【主治】小儿五疳，眼鼻多痒，寒热往来，腹脏不调，或泻脓血，肌体瘦弱，饮食不化，多困少力，眼涩饶睡；兼治惊风。

瓜蒂丸

【来源】《圣济总录》卷一七三。

【组成】瓜蒂（烧灰） 麝香（研） 蟾酥各半两 乌蛇尾（酒浸，炙） 黄连（去须）各一分 蛇蜕（烧灰） 熊胆各半分（研）

【用法】上为末，用粟米饭为丸，如麻子大。温熟水化破二丸，滴于鼻中。虫出为效。

【主治】小儿疳。

芦荟丸

【来源】《圣济总录》卷一七三。

【组成】芦荟（研） 芜荑（炒） 木香 鹤虱（炒）各半两

【用法】上为末，水浸炊饼为丸，如黄米大。每服十丸，米饮送下。

【功用】杀虫。

【主治】小儿疳。

芦荟丸

【来源】《圣济总录》卷一七三。

【组成】芦荟（研） 钩藤（别捣末）各一两 雄黄 青黛各半两（研） 蟾酥（研） 熊胆（研） 麝香（研）各一分

【用法】上为末，入猪胆汁为丸，如绿豆大。每服三丸至五丸，二岁以下二丸，空心、临卧煎荆芥汤送下。

【主治】小儿疳气。

青黛丸

【来源】《圣济总录》卷一七三。

【组成】青黛（研） 芦荟（研） 干浮萍草 蛤蟆（烧灰） 蝉蜕（去土） 绿豆 故皮子巾（烧灰，研） 豉（炒） 白矾（洗，研） 丹砂（研） 麝香（研）各一分

方中故皮子巾，《普济方》作故破手巾。

【用法】上为末，和匀，用粟米饭为丸，如麻子大。一岁儿每服一丸，用温熟水送下，先以桃柳汤浴儿，后与药服。

【主治】小儿诸疳。

青黛丸

【来源】《圣济总录》卷一七三。

【组成】青黛（别研，留一半为衣）　使君子（肉）　槟榔（锉）　夜明砂　白芜荑（醋炒令紫）各半两　蛇蜕一条（炙）　肉豆蔻（面裹煨，去壳）一分　巴豆半分（用麸炒令紫，去壳，别研）　麝香一钱（研）　黄连（去须，炒）一分半　蛤蟆一枚（酒浸，炙令黄紫色，去骨）

【用法】上先研巴豆令细末，次用猪胆一枚取汁同研令匀，旋入其余药末为丸，如未就，更用少软饭再研得所，丸如麻子大。三岁以下者，每服一丸，五岁二丸，十岁三丸，食后用熟水送下，一日三次。如风热大便涩，用葱汤送下五丸至七丸，以通利为度。

【功用】杀虫，化食，长肌肉，退风热。

【主治】五疳。

使君子丸

【来源】《圣济总录》卷一七三。

【组成】使君子（去壳，面裹煨，锉）　无食子各五枚　木香　赤芍药　芦荟（研）各一分　肉豆蔻（去壳）　槟榔（煨，锉）各一个　黄连（去须）　麒麟竭（研）　麝香（研）各一分

【用法】上为末，粟米饭为丸，如麻子大。每服五至十丸，米饮送下，不拘时候。夏、秋宜常服。

【主治】小儿五疳泻痢，肌肤黄瘦，多困，好吃泥土，五心常热，烦渴引饮，夜多虚汗。

使君子丸

【来源】《圣济总录》卷一七三。

【组成】使君子（用水和生面，裹炮，以面熟为度，只取使君子用）　丁香　无食子　熊胆（研）　胡黄连　夜明沙（微炒）　青黛（研）　肉豆蔻仁　黄连（去须，微炒）　芦荟（研）各一

两　蟾头（干者）一枚（炙黄）　蟾酥（一皂子大）　麝香一钱（研）　龙脑半钱（研）

【用法】上为细末，拌令匀，湿纸裹粟米烧饭和丸，如麻子大。每三岁服五丸至七丸，用温米饮送下，每日三次，不拘时候。

【主治】小儿五疳赢瘦，腹胀下利，不思饮食。

使君子丸

【来源】《圣济总录》卷一七三。

【组成】使君子（去皮）　夜明沙（炒）　白芜荑（炒）各半两　胡黄连一两　麝香半钱（研）　细辛（去苗叶）　芦荟（研）　雄黄（研）　蟾酥　槟榔（锉）　蝉蜕（去翅足，炒）各一分　蜗牛十枚　干虾蟆二枚（用温水洗去肠肚恶物并骨爪后，慢火炙黄色为度，捣罗为末，用酒一升，同熬成膏）

【用法】上除虾蟆外，为细末，入膏子和为丸，如麻子大。每服五丸至七丸，米饮送下，一日三次，不拘时候。

【主治】小儿疳气，身体壮热，毛发焦黄，目常有泪，满口生疮，脚手细弱，腹胁胀满，好吃泥土。

金蟾丸

【来源】《圣济总录》卷一七三。

【组成】蟾酥一字　胡黄连　使君子　熊胆（研）各一分　木香一钱　麝香（研）少许　牛黄（研）半钱　丹砂（研，飞）二钱　大黄半两　虎睛（研）一对

【用法】上为末，烧粟米饭为丸，如麻子大。每服三丸至五丸，荆芥汤送下。

【主治】小儿五疳，心脏惊疳，肝脏风疳，肺脏气疳，脾脏滑疳，肾脏急疳。

定命夜明沙丸

【来源】《圣济总录》卷一七三。

【组成】夜明沙（炒）　青黛（研）　蛇蜕（炒）　蝉蜕（去土）　麝香（研）　地龙（去土，炒）　干虾蟆（烧灰，研）各一分　蚱蝉（炙）四十个

【用法】上为末，粟米饭为丸，如麻子大。一二岁儿每服三丸，三四岁儿五丸，并用米饮送下，空心、日午各一服。更水化一丸，滴两鼻中，又以桃、柳汤浴儿，以青布裹。

【主治】小儿疳。

胡黄连丸

【来源】《圣济总录》卷一七三。

【组成】胡黄连　蛤蚧（酥炙）　牛黄（研）　犀角屑　天麻　人参　肉豆蔻仁　大黄（研细，炒）各半两　雄黄（研如粉）一分

【用法】上为末，炼蜜为丸，如麻子大。每服五丸，空心、午后各一服，温水下。

【主治】小儿五疳。

虾蟆煎丸

【来源】《圣济总录》卷一七三。

【组成】虾蟆一枚（用头，炙黄，为末）　胡黄连　地龙（去土，炒）　木香各一分　肉豆蔻一枚（去壳）　麝香（研）　黄连（去须）各一钱半　夜明砂　白芜荑各一钱（为末）　丹砂二钱（研）

【用法】用虾蟆、芜荑末、獖猪胆二枚，法酒一盏，煎成膏，和其余药末为丸，如粟米大。每服五丸至七丸，米饮送下，一日三两次。

【主治】小儿疳气。

香蟾丸

【来源】《圣济总录》卷一七三。

【组成】干蟾一枚（炙焦）　麝香（研）半钱　胡黄连半两　丹砂（研）　牛黄（研）　蛇蜕（烧灰）　雄黄（研）　天竺黄（研）　熊胆（研）　蝉蜕（炙）各一分　天仙子半合（水浸出芽子为度，焙干，为细末）　肉豆蔻一枚（去壳）

【用法】上为细末，糯米饭为丸，如黄米大。每服七丸至十丸，米饮送下，一日三次，不拘时候。

【主治】小儿疳气，面黄肌瘦，发热多困，好吃泥土，捋眉咬甲，时好伏地。

黄连丸

【来源】《圣济总录》卷一七三。

【组成】黄连（去须）一两　白芜荑（去皮，炒）半两　麝香（研）一钱

【用法】上为末，面糊为丸，如麻子大。一二岁每服十丸，以温米饮送下，每日三次。

【主治】小儿疳蟨，或口齿生疮，或肛门伤烂。

黄连猪胆丸

【来源】《圣济总录》卷一七三。

【别名】芦荟丸（《幼幼新书》卷二十三引《家宝》）。

【组成】黄连（去须）　芦荟（研）　芜荑　青黛（研）　槟榔（锉）各一分　蝉蜕二十一个（去土）　胡黄连半两　麝香（研）半钱

【用法】上为末，以猪胆为丸，如麻子大。每服五七丸，以米饮送下。

【主治】小儿五疳，瘦弱，不思乳食。

雄黄散

【来源】《圣济总录》卷一七三。

【组成】雄黄（研）　黄连（去须）　木香各一分　麝香（研）半分

【用法】上为散。每服半钱匕，米饮调下。

【功用】杀虫。

【主治】小儿疳。

熊胆散

【来源】《圣济总录》卷一七三。

【组成】熊胆　牛黄　雄黄　五灵脂　丹砂　麝香各半两　蚺蛇胆（以上细研）　黄连（去须）　干蝎（去土）　天麻　蜗牛（炒）　马兜铃根（干者）　大黄（锉碎，炒）各一分

【用法】熊胆等七味研令如粉，黄连等六味捣罗为散，再同研令极细。每服一字至半钱匕，早晨、午间、临卧用米饮调下。或以蜜为丸，如麻子大，每服三丸至五丸。

【主治】小儿二十四种疳。

鹤虱丸

【来源】《圣济总录》卷一七三。

【组成】鹤虱（轻炒） 胡黄连 芦荟（研） 丹砂（研）各一分 青黛（研）三分

【用法】上为末，更入乳钵内，研令细，用米泔煮猪胆令熟，取汁和为丸，如麻子大。每服三五丸，早晨、午间、日晚米饮送下。

【主治】小儿一切疳病。

麝香散

【来源】《圣济总录》卷一七三。

【组成】麝香（研） 白矾（灰） 胆矾（烧过） 皂荚（烧灰）各一分 猪胆一枚（去膜熬干） 腻粉（研）十钱

【用法】上为极细末。每服一字匕，米饮调下。服药后，以青衣盖儿身上。良久有虫出，即愈。

【主治】小儿诸疳气。

人参汤

【来源】《圣济总录》卷一七四。

【组成】人参 桂（去粗皮） 桃枝 柳枝（锉，焙） 狼牙 乳香（研） 青橘皮（去白，焙，炒） 吴茱萸（汤浸，焙，炒）各一分 古老钱四文（火烧，醋淬）

【用法】上为粗末。每服一钱匕，水六分，煎至四分，去滓温服。

【主治】小儿疳虫，不时咬心痛，日夜不睡。

使君子丸

【来源】《圣济总录》卷一七五。

【组成】使君子一两 木香 胡黄连 麝香（研） 芦荟（研）各半两 蟾头一枚（炙令焦） 墨（捣研） 青黛（研） 雄黄（研） 熊胆（研）各半两

【用法】上为细末，炼蜜和丸，如绿豆大。每服十丸，以粥饮送下。

【主治】小儿腹大羸瘦，疳气胀满，腹痛减食。

破积丸

【来源】《圣济总录》卷一七五。

【组成】木香一两 青橘皮（汤浸，去白，焙）一两 桂（去粗皮）一两 吴茱萸（汤洗，焙干，炒）三两 硇砂（醋熬成霜，研末）一钱匕 巴豆霜半钱匕

【用法】前四味为末，与硇砂、巴豆霜同拌研匀，醋煮面糊为丸，如绿豆大。每服三丸，加至五丸，早、晚食后临寝服。大便溏为度。

【功用】化肠胃食滞。

【主治】小儿哺露，疳气腹满，发热。

胆矾丸

【来源】《圣济总录》卷一七六。

【组成】石胆矾（研） 芦荟（研）各半两 龙脑（研） 麝香（研）各一钱 丹砂（研） 胡黄连末各一分 黄连末一两（用猪胆一枚，入末在内，以好醋煮十余沸取出，挂候干，研为末）

【用法】上为细末，醋煮面糊为丸，如绿豆大。每服十丸，早晨、临卧温米饮送下。

【主治】小儿脾积气，肌瘦。

连翘汤

【来源】《圣济总录》卷一七七。

【组成】连翘 山栀子（去皮） 甘草（炙） 黄芩（去黑心） 秦艽（去苗土） 防风（去叉） 麦门冬（去心，焙）各一两 知母（焙） 荆芥穗各半两

【用法】上为粗末。每服一钱匕，水七分，煎至四分，去滓，食后、临卧温服。

【主治】小儿骨热皮肤疮，肌体瘦弱，身热。

人参饮

【来源】《圣济总录》卷一七九。

【组成】人参 龙骨 地龙粪各半两 乌梅七枚（去核，炒干）

【用法】上为粗末。一二岁每服半钱匕，水七分一盏，煎至四分，去滓，分为二服，空心、午后各

一服。

【主治】小儿夏秋患痢后，渴不止，变作疳。

万安散

【来源】《圣济总录》卷一七九。

【组成】蛤蟆 蛇蜕皮 蝉壳各一分（烧）

【用法】上为散，用麝香半钱同研。每服一字匕，午时温水调下。午后煎柳枝汤洗浴，用青纱帛子盖之，即虫自出而安。

【主治】小儿疳渴，虫动心痛。

千金散

【来源】《圣济总录》卷一七九。

【组成】白槟榔（锉）一钱 紫楝根（锉） 石榴根皮（锉） 鹤虱（炒令烟出） 芦荟（研）各半两

【用法】上为散，每服一钱匕，空心热茶调下。

【主治】小儿疳，蛔动心痛，面伏地卧，口吐清水痰涎。

【宜忌】《普济方》：忌饧糖粘滑食。

二圣丸

【来源】《小儿药证直诀》卷下。

【组成】川黄连（去须） 黄柏（去粗皮）各一两

【用法】上为细末，将药入猪胆内，汤煮熟为丸，如绿豆大。每服二三十丸，米饭送下。量儿大小加减，频服无时。

【主治】小儿脏腑或好或泻，久不愈，羸瘦成疳。

大芦荟丸

【来源】《小儿药证直诀》卷下。

【组成】芦荟（研） 木香 青橘皮 胡黄连 黄连 白芜荑（去扇称） 雷丸（破开，白者佳，赤者杀人，勿用） 鹤虱（微炒）各半两 麝香二钱（另研）

【用法】上为细末，粟米饭为丸，如绿豆大。每服二十丸，米饮送下，不拘时候。

【功用】治疳杀虫，和胃止泻。

【主治】

1.《普济方》：小儿疳积、虫积。肚腹紧胀，心胸膨满，消瘦神困，肚胀青筋，肠鸣泻臭，食即呕哕。喜食酒肉，食不生肌，胸满胁胀，烦躁迷闷，眠不安席。

2.《保婴撮要》：肝脾疳积，食积发热，目生云翳；或疳热，颈项结核；或耳内生疮，肌体消瘦，发热作渴，饮食少思，肚腹膨胀；或牙龈蚀落，颊腮腐烂；阴囊、玉茎生疮；或胸胁小腹作痛。

木香丸

【来源】《小儿药证直诀》卷下。

【组成】木香 青黛（另研） 槟榔 豆蔻（去皮）各一分 麝香（另研）一钱五分 续随子（去皮）一两 虾蟆三个（烧存性）

　　方中"青黛"，《医学正传》作"青皮"。

【用法】上为细末，炼蜜为丸，如绿豆大。每服三五丸至一二十丸，食前薄荷汤送下。

【主治】

1.《小儿药证直诀》：小儿疳瘦腹大。

2.《证治准绳·幼科》：疳泻，时时下痢，唇口青白。

【方论】《小儿药证直诀类证释义》：木香、槟榔、豆蔻理气悦脾，青黛平肝去热，麝香开窍，虾蟆消疳，重用续随子者，以泻下积滞，消满化癖，使积滞去而气机畅，中运健而胃纳复，疳瘦能除。

牛黄丸

【来源】《小儿药证直诀》卷下。

【别名】三味牛黄丸（《景岳全书》卷六十二）。

【组成】雄黄（研，水飞） 天竺黄各二钱 牵牛末一钱

【用法】上同再研，面糊为丸，如粟米大。每服三丸至五丸，食后薄荷汤送下。常服尤佳，大者加丸数。

【主治】

1.《小儿药证直诀》：小儿疳积。

2.《景岳全书》：惊热。

胡黄连麝香丸

【来源】《小儿药证直诀》卷下。

【别名】麝香黄连丸（《小儿卫生总微论方》卷十二）、麝香丸（《普济方》卷三七九）。

【组成】胡黄连　白芜荑（去扇）各一两　木香　黄连各半两　辰砂（另研）一分　麝香（锉，研）一钱

【用法】上为细末，面糊为丸，如绿豆大。每服五七丸至十丸，米饮下；三五岁以上者，可服十五至二十丸，不拘时候。

【主治】小儿疳气羸瘦，白虫。

香瓜丸

【来源】《小儿药证直诀》卷下。

【组成】大黄瓜（黄色者）一个（去瓤）　川大黄（湿纸裹煨至纸焦）　胡黄连　柴胡（去芦）　鳖甲（醋炙黄）　芦荟　青皮　黄柏各等分

方中用量原缺，据聚珍本补。聚珍本有黄连。

【用法】上除黄瓜外，同为细末，将黄瓜割去头，填入诸药置满，却盖口，用杖子插定，慢火内煨熟，面糊为丸，如绿豆大。每服二三丸，食后冷浆水或新水送下；大者五、七丸至十丸。

【主治】

1.《小儿药证直诀》：遍身汗出。

2.《普济方》：小儿疳黄，盗汗，骨蒸潮热，腹大肌瘦。

胆矾丸

【来源】《小儿药证直诀》卷下。

【组成】胆矾一钱（真者，为粗末）　绿矾（真者）二两　大枣十四个（去核）　好醋一升（上药同煎，熬令枣烂和后药）　使君子二两（去壳）　枳实（去瓤，炒）三两　黄连　诃黎勒（去核，并为粗末）各一两　巴豆二十七枚（去皮，破之。上五味同炒令黑，约三分干，入后药）　夜明砂一两　虾蟆（烧灰存性）一两　苦楝根皮（末）半两

【用法】后三物再同炒，候干，同前四物杵罗为末；却同前膏和，入臼中，杵千下；如未成，更

旋入熟枣肉，亦不可多，恐服之难化；太稠即入温水，可丸即丸，如绿豆大。每服二三十丸，米饮、温水送下，不拘时候。

【功用】消癖进食，止泻和胃，追虫。

【主治】小儿疳病。

宣风散

【来源】《小儿药证直诀》卷下。

【组成】槟榔二个　陈皮　甘草各半两　牵牛四两（半生半熟）

【用法】上为细末。三二岁儿，每服五分，蜜汤调下；三岁以上每服一钱，食前服。

【功用】

1.《普剂方》：疏导风热，逐脾间风。

2.《景岳全书》：治湿痰，去积滞，通秘结，攻里实。

【主治】

1.《小儿药证直诀》：小儿慢惊。

2.《普剂方》：小儿疮痘盛出，身体热，烦渴，腹胀气喘，大小便涩，面赤闷乱；及气肿水肿，风肿积肿，又治风热筋脉挛缩作痛，及痘疮二三日，疮痂不焦欲死者。

3.《婴童百问》：风痰壅盛，或大便紧涩，肚急，诸般疳气，肚急惊风痰潮，及热症便秘。

4.《幼幼集成》：小儿梦中咬牙。

【方论】《医林纂要探源》：此方为痘疹毒气壅盛乎中，故通利之。槟榔、陈皮、甘草调其升降，而君以牵牛，使下达而中上亦平也。然非壅盛之甚，未可猛用。

真珠丸

【来源】《小儿药证直诀》卷下。

【别名】银粉丸（《普济方》卷三九二）、木香真珠丸（《普济方》卷三九二）。

【组成】木香　白丁香（真者）　丁香（末）五分　巴豆仁十四个（水浸一宿，研极腻）　轻粉各五分（留少许为衣）　白滑石（末）二钱

【用法】上为末，湿纸裹烧，粟米饭为丸，如麻子大。一岁一丸，八九岁以上至十五岁服八丸，炮皂子煎汤，放冷送下；挟风热难动者，先服凉药

一服；乳癖者，减丸数，隔日临卧一服。

【功用】

1.《小儿药证直诀》：疗腹胀，行滞气。

2.《小儿药证直诀类证释义》：行气攻痰，杀虫消积。

【主治】小儿虚中，一切积聚，惊涎宿食乳癖，大小便涩滞。

【方论】《小儿药证直诀类证释义》：此方行气攻痰与杀虫消积诸味相辅而成，方中三香（木香、白丁香、丁香）理气行滞，轻粉、巴豆化痰泻下，滑石渗湿利窍，可治积聚惊涎，单腹臌胀等证。方中的白丁香即麻雀屎，腊月采得，去两畔，钵中细研，以甘草水浸一夜，去水焙干。用治癥瘕久痼诸病，取雀食诸谷，易致消烂之义。

橘连丸

【来源】《小儿药证直诀》卷下。

【组成】陈橘皮一两 黄连一两五钱（去须，米泔浸一日）

【用法】上为细末，研入麝香五分，用猪胆七个，分药入在胆内，浆水煮，候临熟以针微扎破，以熟为度，取出，以粟米粥为丸，如绿豆大。每服十丸至二十丸，米饮送下，不拘时候。

【功用】久服消食和气，长肌肉。

【主治】小儿疳瘦。

【方论】《小儿药证直诀类证释义》：此方黄连清火，陈皮调气，麝香通滞，胆汁消积，疳证轻者宜之。

香蟾丹

【来源】《普济方》卷三七九引《医方妙选》。

【组成】干蟾五枚（水浸去骨，用瓦一个，顶头上取肉入蟾瓶内，盐泥固济，米炭火烧，留窍子，烟息为度，取出放地一宿，出火毒） 蛇蜕皮一两（烧灰） 地龙半两（炒） 天竺黄一分 蝉壳一分（以上并为细末，次入） 朱砂半两（研） 麝香一分（研） 胡黄连二两

【用法】上为末，糯米饭为丸，如黍米大。每服十粒，米饭送下，不拘时候。

【主治】

1.《普济方》引《医方妙选》：小儿肌瘦面黄，胸高脚细。

2.《小儿卫生总微论方》：诸疳肌瘦，肚大筋多，发稀脚细。

通命散

【来源】《普济方》卷三八〇引《医方妙选》。

【组成】瓜蒂半两 细辛一分 干地龙（炒）一分 白矾一分 藜芦一分（去芦头）

【用法】上为细末。每用少许，吹鼻中，得嚏即吉。若有虫出，即愈。

【主治】一切疳证。

沉香养脾丸

【来源】《中藏经》。

【组成】人参 白术 川面姜（炮） 甘草（炙） 木香 丁香 肉豆蔻（面裹，煨） 缩砂各半两 沉香一分

【用法】上为细末，炼蜜为丸，一两作十丸，每服一丸，食前嚼下；化下亦得。

【功用】《杨氏家藏方》：益脾养胃，助气温中，进饮食。

【主治】

1.《中藏经》：小儿疳瘦。

2.《杨氏家藏方》：吐利及脾胃虚弱诸疾。

玉柱杖散

【来源】《中藏经·附录》。

【组成】黄耆 人参 白茯苓各等分

【用法】上为末。每服一钱，水一盏，煎至六分，呷之，不拘时候。

【主治】小儿疳瘦。

塌气散

【来源】《幼幼新书》卷二十一引《吉氏家传》。

【组成】甘草 茴香 白牵牛（各炒） 木香各一钱

【用法】上为末。每服半钱，紫苏汤调下。

【主治】小儿疳虚腹胀。

芦荟丸

【来源】《幼幼新书》卷二十二引《吉氏家传》。

【组成】芦荟一钱（先乳钵内研） 使君子（不去皮壳） 芜荑半钱（去皮取仁） 槟榔一个 胡黄连 沉香 木香各一钱 麝香少许 龙胆草 朱砂各半钱 夜明砂二钱（绢袋洗去土）

【用法】上焙干为末，用醋胆为丸，如黍米大。每服十丸，米饮送下。

【主治】惊疳积滞，或渴，或泻，或热。

惺惺丸

【来源】《幼幼新书》卷二十二引《吉氏家传》。

【组成】阳起石 轻粉 粉霜 黄鹰屎 白丁香各一钱 朱砂一钱半 硇砂（挑）一钱匕 小银砂一钱 石燕一个（火凹，浸淬五度）

【用法】上为细末，汤浸蒸饼为丸，如梧桐子大。每服七丸，十至十五丸，用火煅皂角、葱白汤送下，不拘时候。

【主治】小儿疳劳黄瘦，虚中伏积，久患赤白痢者。

芦荟丸

【来源】《幼幼新书》卷二十四引《吉氏家传》。

【组成】芦荟 朱砂各一钱 芜荑 胡黄连各二钱 熊胆半钱 巴豆（去尽油）二七粒 蟾一个 麝香少许

【用法】上为末，用醋酒化芦荟糊为丸，如绿豆大。每服五丸，饭饮送下。

【主治】一切疳。

胜金散

【来源】《幼幼新书》卷二十四引《吉氏家传》。

【组成】丁香 生犀各半两 川楝子 芜荑 芦荟各一钱

【用法】上为末。每服半钱，陈米饮送下。

【主治】疳积有虫。

蚵蚾丸

【来源】《幼幼新书》卷二十四引《吉氏家传》。

【组成】蚵蚾一个（淘浸一宿，去骨，炙黄色） 胡黄连末 巴豆（去心油，醋煮十数沸） 青黛 朱砂（为衣）各一钱 麝香少许 定粉一分（研） 宣连一两（煨，去毛后炮，出火气）

【用法】上为末，红米饭为丸。每服二丸，米饮送下；乳汁亦可。

【主治】诸疳。

益儿丸

【来源】《幼幼新书》卷二十五引《吉氏家传》。

【组成】人参 白术 茯苓 柴胡 甘草（炙） 陈皮 鳖甲（醋炙） 京三棱（煨）各等分

【用法】上为末，炼蜜为丸，如芡实大。每服一丸，食后米饮化下，一日三次。

【主治】一切疳瘦，夜多盗汗，肌热。

蟾酥丸

【来源】《幼幼新书》卷二十六引《吉氏家传》。

【组成】蟾酥 青黛 龙胆草各一两 腻粉半钱 茴香一钱 板青 陈皮 木香 使君子 夜明砂 川黄连各半两

【用法】上为末，粟米粥同猪胆为丸，如粟米大。每服五七丸，饭饮送下。

【功用】消积思食。

【主治】小儿疳。

煮鸡丸

【来源】《幼幼新书》卷二十引《庄氏家传》。

【组成】黄脚雌鸡一只（净） 柴胡 黄连各四两

【用法】上药为粗末，夹生绢袋盛，缝鸡腹中，煮极烂，漉出骨和药，焙干捣末，酒面糊为丸，如绿豆大。每服二十丸，以汤送下，不拘时候。量病情加减。

【主治】小儿骨蒸及一切疳症。

八香丸

【来源】《幼幼新书》卷二十四引《庄氏家传》。

【组成】胡黄连一钱　脑　麝各半钱　牛黄半分　芦荟钱半　蟾酥五捻子（作块者亦得）　白花蛇肉（酒浸）半两　蝎梢一分

【用法】上为细末，猪胆调，为丸如米大。每服五丸，米饮送下，一日三次；患甚，生米泔调半钱服。

【主治】冷热疳，泻脓血，日渐瘦。

塌气丸

【来源】《幼幼新书》卷二十二引《庄氏家传》。

【组成】青橘皮不拘多少（用汤浸开）　巴豆每青橘皮一个，用巴豆一个（使麻线系合，热麸中炒熟，去巴豆不用）

【用法】上为末，面糊为丸，如绿豆大。三岁以上每服五丸至七丸，米饮送下，不拘时候。

【主治】小儿疳气，腹大气急，不思饮食。

芦荟丸

【来源】《幼幼新书》卷二十三引《庄氏家传》。

【组成】芦荟　宣连　胡黄连各等分（同入汤浸，慢火煎令味浓）

【用法】上揉宿蒸饼为丸，如绿豆大。空心米饮送下。随小儿大小加减丸数，若能只服浓药汁尤妙。

【主治】五疳。

芦荟丸

【来源】《幼幼新书》卷二十三引《庄氏家传》。

【组成】芦荟一钱（别研，称，或只以皂角水磨）　草龙胆一两（净洗，锉，焙干，称）

【用法】上为末，用不蛀皂角三挺，以水二升接汁，用生绢滤去滓，入银器内慢火熬成膏，入前二味药调和为丸，如绿豆大。每服三丸至五丸，薄荷汤送下。

【功用】顺肝气，进饮食。

【主治】小儿风疳。

芦荟丸

【来源】《幼幼新书》卷二十四引《庄氏家传》。

【组成】芦荟（研）　芜荑各半分　干蟾（用头并脊背）　木香　宣连　干蜗牛　辰砂（研）各一分　熊胆（真者，研）一钱　丁香二钱（新者）　麝香一字（研）　使君子（取仁）一分

【用法】上为细末，面糊为丸，如麻子大。每服二十丸，加至三十丸，米饮送下，一日三二次。

【主治】小儿诸疳，头面微肿，腹内作痛，色黄肚胀，不思饮食，多嗽不止。

芦荟丸

【来源】方出《幼幼新书》卷二十四引《庄氏家传》，名见《医部全录》卷四四四。

【组成】芦荟半两（研）　轻粉　青黛　香墨　飞罗面各一钱　使君子一个　蜗牛五个（和肉炒焦，细研）　麝香半钱

【用法】上为细末，滴水为丸，如芥子大。每服一丸至二丸，生地黄汁化下；薄荷汤亦得。

【主治】五疳，八痢，心脏热。

芦荟丸

【来源】《幼幼新书》卷二十四引《庄氏家传》。

【组成】芦荟　大虾蟆一个（用酥涂，炙令黄）　青黛　鹤虱　黄连各等分

【用法】上为末，猪胆为丸，如麻子大。每服五丸，三岁以上十丸，米饮送下。

【主治】小儿疳。

【加减】风疳，加羌活。

芦荟丸

【来源】《幼幼新书》卷二十四引《庄氏家传》。

【组成】芦荟一两　使君子（用仁）　青黛各半两　胡黄连一两半

【用法】上为细末，入麝香一钱，研匀，猪胆为丸，如黄米大。每服一二十丸，温熟水送下。

【主治】小儿疳及惊热。

保真丸

【来源】《幼幼新书》卷二十四引《庄氏家传》。

【组成】大蝙蝠一个（罐子内盛，火煅存性，候冷研细） 麝香少许

【用法】上用粳米饭为丸，如黍米大。每服三丸，熟水送下。

【功用】杀疳令肥。

【主治】小儿疳积。

桃花丸

【来源】《幼幼新书》卷二十四引《庄氏家传》。

【组成】寒水石一两（用炭火烧热，研如面细） 朱砂半钱（细研，合和如桃花色）

【用法】上为末，水浸蒸饼为丸，如粟米大。每服三五丸，冷水送下。

【主治】小儿心脏积热生疳。

黄耆散

【来源】《幼幼新书》卷二十四引《庄氏家传》。

【组成】黄耆 五味子 厚朴（姜汁炙） 白术 陈橘皮 芍药 甘草（炙） 苍术 干姜 干蝎 当归各一两 木瓜二两

【用法】上为末。每服半钱，米饮调下。

【功用】进饮食。

【主治】小儿疳气。

六神丸

【来源】《幼幼新书》卷二十五引《庄氏家传》。

【组成】丁香 肉豆蔻（面煨） 南木香各一两 芦荟 使君子 诃子皮各半两

【用法】上为细末，面糊为丸，如黄米大。每服三十丸，空心米饮送下。

【主治】

1.《幼幼新书》：疳瘦。

2.《袖珍方》：吐泻。

香甲丸

【来源】《幼幼新书》卷二十六引《庄氏家传》。

【组成】木香一分 鳖甲（去裙襕，醋炙） 槟榔 使君子（用肉） 柴胡（去芦） 黄连（去须）各半两

【用法】上为末，猯猪胆汁为丸，如绿豆大。每服二十丸，日中、临卧米饮送下。

【功用】轻骨长肌。

【主治】小儿疳积。潮热盗汗，羸瘦烦渴，手足心热，多汗无力。

参苓散

【来源】《幼幼新书》卷二十六引《庄氏家传》。

【组成】人参 茯苓 川芎各一两 甘草（炙） 芍药 黄耆各半两 青皮（去白）一分

【用法】上为细末。每服一钱，水一小盏，煎三五分，去滓温服。

【主治】小儿因积成疳，久致脾胃虚弱，不思饮食。

乌犀丸

【来源】《幼幼新书》卷二十五引《惠眼观证》。

【组成】皂荚二分（烧，不蛀者） 硫黄 陈皮各一钱 白姜（炮）一钱半 川乌头（炮）一分 巴豆（净）十粒

【用法】上为末，面糊为丸，如芥子大。早晨、临睡进三五丸，以香熟水送下；伤食潮热，或因积而泻，每服二三十丸，以饭饮送下。

【功用】温胃调脾，消进饮食。

【主治】

1.《幼幼新书》引《惠眼观证》：小儿疳肥，脏腑不和，头面疳疮，口鼻干燥，吐逆乳食。

2.《活动心书》：小儿诸积滞夹风，吐逆有酸馊气，面黄饥瘦。

大金粟丸

【来源】《幼幼新书》二十六引《婴童宝鉴》。

【组成】草龙胆 宣连各一两 芦荟半两 芜荑 巴豆霜 大黄各一分 木香二分

【用法】上为末，用猪胆汁为丸，如粟米大。每服三丸，甘草汤送下。

【主治】疳热。

虾蟆丸

【来源】《幼幼新书》卷二十三引《谭氏殊圣方》。

【组成】绿矾半斤（为末） 枣一升半（去核）

【用法】上先用醋五升，并矾煮枣熟，后入黄连四两，诃子（去核）二两，使君子二两，夜明砂二两，虾蟆四个，烧存性，同捣碎，入前药内搅匀，直至干焦为度；再为末，枣肉为丸，如黍米大。三四岁每服三十丸，乳食前米饮送下。

【主治】小儿五疳羸瘦，毛发稀疏，揉鼻咬甲，好食泥土，腹大颈细，痢如泔淀，乳食不消，小便白浊。

宝命丹

【来源】《幼幼新书》卷二十五引《谭氏殊圣方》。

【组成】皂角一两（炙令焦黑色，去皮为末）三分 巴豆二七个（去心膜，细研，新瓦上出油了用之） 雄雀儿粪二钱

【用法】上为细末，以粟米为丸，如绿豆大。每服三丸，空心温水送下。

【主治】小儿内疳。

胜丸子

【来源】《幼幼新书》卷三十一引《谭氏殊圣方》。

【别名】胜金丸。

【组成】胡黄连（末）半钱 芦荟 脑 麝各一字 牛黄半字（四味并研）

【用法】上为末，以熊胆为丸，如豆大。每服三五丸，生米泔汁研下。

【主治】

1.《幼幼新书》引《谭氏殊圣方》：小儿虫咬痛攒心，昼夜连声忍不禁。

2.《幼幼新书》引《朱氏家传》：因惊过发疳，但或受风热，积未洗除，心脏积热壅毒，虽设汤散疗治，日久不退，至热过涎生，膈上壅塞，心胸气乱交横，变生痫疾，其候发来一日数次，变候转频吐泻，气弱未曾补治。

【宜忌】忌一切毒物。

黄龙丸

【来源】《证治准绳·幼科》卷八引《聚宝方》。

【组成】朱砂（研）一钱 龙脑半字（研） 硫黄一两 雄黄二钱半

【用法】上用甘锅子一只，盛雄黄在内，用盏一只盛水半盏，坐在锅子上，炭火烧甘锅，其药飞在盏底上，刮下，与朱砂、硫黄为末，入脑子，糯米粥为丸，如黄米大。每服三丸，食前椒汤下。

【主治】小儿疳，冷泻。

芦荟丸

【来源】《幼幼新书》卷二十三引丁左藏方。

【组成】青黛 胡黄连 麝香 芦荟 雷丸 贯众 牛黄（生用） 鹤虱各半两 地龙 蛇蜕（烧灰）各一分

【用法】上为细末，蒸饼心为丸，如芥菜子大。三岁服五丸，空心米饮送下。

【主治】小儿五疳。

虾蟆丸

【来源】《幼幼新书》卷二十四引丁左藏方。

【组成】干虾蟆大者一个（泔浸三宿，去肠肚头爪，净洗，酥炙令黄香） 陈皮（去白）一分 胡黄连一两 郁金 芜荑仁各半两

【用法】上为末，于陶器内用獭猪胆汁和，令稀稠得所，放饭上蒸熟为度，取出半日，为丸如绿豆大。常服五七丸，陈米饮送下。肥孩儿，常服得效。

【主治】小儿疳疾。

定命散

【来源】《幼幼新书》卷二十五引丁左藏方。

【组成】白矾 绿矾各等分

【用法】上为末，大麦面五钱，生姜、葱一寸（研烂），麦面和饼裹药一钱，文武火烧存性，地坑出火毒一宿，研入铅霜二钱。每用一挖耳许，揩牙上一二遍。

【主治】小儿疳。

变蒸散

【来源】《幼幼新书》卷八引王彻方。

【组成】柴胡（去芦，洗，锉）甘草（炙）人参（去芦，洗，锉）元参（净洗，锉）各一两 麦门冬子（去心）一两半 龙胆草半两（若变蒸或常服只一分，随时加减）

【用法】上为末。每服一钱，水一小盏，煎至三五沸，温服，一日三五服。

【功用】常服去疳。

【主治】小儿体性常热，及变蒸惊热不解，夹热烦躁，时叫泣无歇，乃骨热生疮，面色常黄瘦瘁，不进奶食。

保童丸

【来源】《幼幼新书》卷二十三引《王氏手集》。

【组成】胡黄连 草龙胆（末，炒紫色）各半两 使君子 木香 芦荟（细研）各一钱 大麦蘖半两（巴豆三七个，去皮心，同麦蘖炒，令蘖紫色，去巴豆不用，以蘖为末）川苦楝一分（炒紫色）

【用法】上为细末，同研令匀，用醋糊为丸，如绿豆大。每服十粒至十五粒，米饮送下，不拘时候。

本方改为饮剂，名"保童饮"（《家庭治病新书》）。

【功用】消化宿滞，进食长肌，肥孩儿。

【主治】

1.《幼幼新书》引《王氏手集》：五疳。小儿疳腹胀。

2.《全国中药成药处方集》（沈阳方）：小儿虫积，停食腹胀，面黄肌瘦，各种疳症。

芦荟丸

【来源】《幼幼新书》卷二十五引《王氏手集》。

【组成】芦荟半分（研）芜荑仁 使君子（去壳，称）肥黄连（去须，称）胡黄连 青橘（去白）草龙胆各一分 槟榔 没石子各二个

【用法】上为细末，獭猪胆汁煮面糊为丸，如豌豆大。每服七粒或十粒，量岁数加减，温服。

【主治】小儿积疳，腹胀羸瘦，面黄烦渴。

芦荟丸

【来源】《幼幼新书》卷二十五引《王氏手集》。

【组成】芦荟 木香 宣连（去须）诃子皮各一分 没石子二个 使君子七个 麝香半钱

【用法】上为细末，粟米饭为丸，如黄米粒大。每服十丸至十五丸，一日三次。如入青黛少许不妨。

【功用】进奶食。

【主治】小儿疳瘦，滑泄吐逆，渴。

芦荟丸

【来源】《幼幼新书》卷二十六引王氏方。

【组成】芦荟 胡黄连各一分 黄柏二两 黄连 青皮各一两 青黛半钱 巴豆四十九粒

【用法】同炒赤，去巴豆，为末，蒸猪胆汁为丸，如绿豆大。量与，饮送下。

【功用】长肌。

【主治】疳积。

止渴圣效散

【来源】《幼幼新书》卷二十八引王氏。

【组成】干葛 白芷 黄丹（生、炒各半）细墨各二两

【用法】上为细末。每服半钱，倒流水调下。

【主治】小儿吐利气虚，津液减耗，生疳烦渴，饮水不休，面肿脚浮，腹大头细，小便利白，全不吃食。

无比丸

【来源】《幼幼新书》卷二十四引《孔氏家传》。

【组成】代赭石二钱 芜荑（去皮）雷丸 干漆 神曲各半两

【用法】上为末，粟米糊为丸，如芥子大。每服七丸至十丸，食前米饮送下，一日二次。用麝熏之，如有虫，即下。

【主治】疳证。

神圣丸

【来源】《幼幼新书》卷二十五引《孔氏家传》。

【组成】胡黄连（去皮） 宣连（去毛） 白芜荑（去皮） 木香 芦荟各一钱 使君子二十枚
【用法】上除芦荟一味外，五味银器内用猪胆汁熬成膏，后入芦荟同丸，如绿豆大。每服五七丸，空心、日午、临卧以米汤送下。
【功用】小儿疳。

芦荟丸

【来源】《幼幼新书》卷二十四引《左氏家传》。
【组成】芦荟 胡黄连 牛黄 天竺黄 草龙胆 茯苓各半两 脑 麝 人参 川大黄 雄黄各一分 生犀（屑）二分
【用法】上为末，炼蜜为丸，如绿豆大。每服三丸，薄荷汤送下，温酒亦得，化下亦无妨。
【主治】小儿惊风五疳。

肥儿丸

【来源】《幼幼新书》卷二十五引《朱氏家传》。
【别名】四味肥儿丸（《小儿痘疹方论》）、五疳芜荑丸（《医方类聚》卷二五五引《经验良方》）。
【组成】白芜荑（去壳秤） 黄连（去须） 神曲 麦蘖各等分
【用法】上为末，用獖猪胆煮糊为丸，如大麻子大。每服三十粒，食前米饮送下。
　　《仁斋直指小儿方论》：每服五丸，用陈皮、木香、使君子、炙甘草煎汤送下。《普济方》：木通汤送下。
【主治】
　　1.《幼幼新书》：或治疳积，或治疳瘦。
　　2.《仁斋直指小儿方论》：风后暗不能言。
　　3.《普济方》：涎多，乳食不下，涎流不出口者，乃名脾热。
　　4.《明医杂著》：小儿食积五疳或白秃体瘦，肚大筋青，发稀成穗，或遍身疮疥。
　　5.《保婴撮要》：呕吐不食，腹胀成疳，或作泻不止，或食积脾疳，目生云翳，口舌生疮，牙龈腐烂，发热瘦怯，遍身生疮，小便澄白。

桃红散

【来源】《幼幼新书》卷二十二引刘氏方。

【组成】马牙消 朱砂 茯苓 人参各等分
【用法】上为末。一岁一字，新汲水入蜜调下。
【功用】进食。
【主治】惊积、疳积。

金蟾丸

【来源】《幼幼新书》卷二十三引《刘氏家传》。
【组成】干虾蟆五个（烧灰） 胡黄连 鹤虱 肉豆蔻 苦楝根白皮 雷丸 芦荟 芜荑各半两 雄黄一分（飞过）
【用法】上为末，面糊为丸，如绿豆大，雄黄为衣。每服十五丸，饭饮送下。
【主治】小儿五疳羸瘦，合面卧地，筋青脑热，吐泻无度，浑身壮热，口舌生疮，痢下脓血，心腹胀满，喘促气急，乳食全少，多啼呕逆，饮食不化，或时憎寒，多涕咳嗽，鼻下赤烂，十指皆痒，蚀于唇齿，生疮出血，肛门不收，毛发焦黄。

芦荟丸

【来源】《幼幼新书》卷二十四引《刘氏家传》。
【组成】芦荟（研） 黄连（去毛） 白术 使君子（肉） 芜荑仁（不见火）各一分 巴豆半两（连壳银器内煅存性，取一分）
【用法】上为末，研饭为丸，如粟米大。每服五丸或七丸，饭汤送下。
【主治】小儿疳。

麝香丸

【来源】《幼幼新书》卷二十六引刘氏方。
【组成】大活蟾一个（巴豆十粒，勿损，入蟾口，养罐中候自死，破取巴豆，洗灌蟾里外，去肠胃切数段，研巴豆如面，同水二升，蟾入银锅，文武火煎烂去骨，入无灰酒煎） 夜明砂一两 宣连 大芜荑各二两（上药同膏煎如饧，入后药） 朱砂一分 鹤虱（纸上炒青） 芦荟 麝各半两
【用法】上为末，入前膏为丸，如绿豆大，晒干。一岁儿初服一丸，五七渐加至两丸，百日至十岁皆宜。夏月疳，泻下恶物立止。

【主治】小儿疳。腹胀，多渴，频泻腥白脓血，或痢，四肢疼痛，黄瘦，疳虫咬心，常吐清水，不食。

芜荑丸

【来源】《幼幼新书》卷二十五引《吴氏家传》。

【组成】芜荑（净肉） 京三棱 白术 槟榔 川楝子 木香各一分 熊胆 芦荟 硇砂（飞）各一钱 黄连一两

【用法】除芜荑、熊胆、硇砂、芦荟外，余锉、焙、烁、为末，同雄猪胆汁为丸，如绿豆大。每服一二十丸，饭饮送下，一日三次。

【功用】长肌，杀虫，肥儿。

【主治】小儿五疳黄瘦，肚急。

连芜散

【来源】《幼幼新书》卷二十引张涣方。

【组成】黄连（去须） 秦芜（去苗）各一两 甘草半两 天灵盖一个（涂酥，炙黄）

【用法】上为细末。每服半钱，粥饮调下。

【主治】小儿骨热肌瘦。

使君子丹

【来源】《幼幼新书》卷二十三引张涣方。

【别名】使君子丸（《普济方》卷三七九引《医方妙选》）

【组成】使君子（净，炒）二两 丁香 木香 厚朴（姜制） 没石子（南番者） 胡黄连 肉豆蔻各一两 芦荟 麝各一分

【用法】上为末，米饭为丸，如黍米大。每服十粒，乳前橘皮汤送下。

【主治】脾疳，能食不生肌肉；或下痢。

夜明丹

【来源】《幼幼新书》卷二十三引张涣方。

【组成】夜明砂一两（微炒） 干虾蟆五个（烧存性，并为细末） 芦荟 青黛 胡黄连 草龙胆 苦楝根各半两

【用法】上件一处拌匀，粳米饭和为丸，如黍米大。每服十粒，米饮送下，不拘时候。

【主治】五疳腹胀，目涩多睡。

金粟丹

【来源】《幼幼新书》卷二十五引张涣方。

【别名】金粟丸（《杨氏家藏方》卷十八）。

【组成】母丁香 草龙胆 厚朴（生姜汁制） 好朱砂（细研，水飞） 青黛（研）各一两 干蟆五枚（涂酥炙焦黄） 夜明砂（微炒） 诃子皮（微炮） 蝉壳各半两 川黄连（冬用）二两（夏用）一两（上为细末） 麝香（研）半两

【用法】上药一处拌匀，用炼蜜一半，白面糊一半，为丸如黍米大。每服十粒，米饮送下，不拘时候。

【主治】腹大疳瘦，如吃泥土，泄利不调。

四珍丹

【来源】《幼幼新书》卷二十六引张涣方。

【组成】干大蟆一枚（去四足，纳胡黄连半两在腹内，线缝，湿纸裹，泥固烧赤） 芦荟半两 麝一分

【用法】研白面糊为丸，如黍米大。每服五七粒，粥饮送下。

【主治】诸疳羸瘦，毛发焦黄，口鼻生疮。

褐丸子

【来源】《幼幼新书》卷二十六引张涣方。

【组成】萝卜子一两半（炒） 黑牵牛一两（炒） 胡椒一分半 木香一两 蓬莪术（湿纸裹，煨）各半两

【用法】上为细末，面糊为丸，如粟米大。每服二十丸，仙人骨汤送下。

【主治】小儿疳气，腹胀如鼓，及奶癖、食癖。

青香丸

【来源】《幼幼新书》卷二十六引张涣《遗方》。

【组成】胡黄连 青黛 朱砂 鹤虱各等分

【用法】上为末，獖猪胆汁为丸，如绿豆大。每服三丸，米饮送下。

【主治】小儿疳渴，引饮不休，肌体羸劣。

五疳丸

【来源】《幼幼新书》卷二十三引《张氏家传》。

【组成】熊胆 芜荑（去皮）各一钱 麝香一字 胡黄连（别杵为末）一分 大干蟾（用上，别去膊，锉碎，入在藏瓶内，盐泥固济，以炭火烧通红，取出停一夜，取药研为细末）一分

【用法】上药先将芜荑研极细，次入麝香，次入胡黄连、蟾末，研令匀，倾出，却研熊胆，以沸汤熔化，再入前四味，更研令匀，糊为丸，如绿豆大。每服二三岁十丸，四五岁十五丸。食前米饮送下。

【主治】五疳。

香蟾丸

【来源】《幼幼新书》卷二十三引《张氏家传》。

【组成】干虾蟆（酥炙黄色） 大黄连（洗，去须） 芜荑仁 芦荟各等分

【用法】上为末，猪胆汁和面糊为丸，如梧桐子大。每服四十粒，用饭饮吞下，一日二至三次，不拘时候。

【功用】杀虫止痛，消肚膨，止泻痢，生肌肤。

【主治】五疳，泻痢。

【宜忌】忌生冷、宿食、毒物。

五色丸

【来源】《幼幼新书》卷二十四引《张氏家传》。

【组成】朱砂 青黛 白定粉 光墨 密陀僧

【用法】用腊月干猪胆膏为丸，如干，汤化。不拘时候以米饮送下；或肉汤送下。

【功用】除疳热，下虫。

神曲散

【来源】《幼幼新书》卷二十四引《张氏家传》。

【组成】神曲 陈橘皮（不去白） 大黄（纸裹，

炮熟） 芍药各三铢 桔梗 芎䓖 厚朴（姜制） 枳壳（去瓤，麸炒） 白茯苓各一分 人参四铢 甘草二分（炙）

【用法】上为细末。每服一钱，入生姜一片，如茶法煎服，不拘时候。

【主治】小儿诸般疳。

芦荟丸

【来源】《幼幼新书》卷二十五引《张氏家传》。

【组成】芦荟一两 胡黄连半两 宣黄连二两 麝香一字（令研入）

【用法】上为末，用猪胆数个拌，盛尽前药末，麻系口了，放净碟内于蒸饼甑内炊，候蒸饼熟取出研烂，饭为丸，如麻子大。每服一岁二丸，二岁七丸，三岁十五丸，以温米饮送下。

【主治】小儿疳瘦萎黄，肌体壮热，揉鼻吃土。

三和饮子

【来源】《幼幼新书》卷二十六引《张氏家传》。

【组成】紫团人参三两半 甘草（炙）一两半 绵黄耆（酒浸一宿）五两

【用法】上为散。每服三钱，水二盏，加生姜三片，大枣三个，煎八分，不拘时候服。

【主治】三焦膈塞，五脏涩滞，气逆痰涎，太阳昏痛；及山岚瘴气，吐逆食不美，面色浮黄，指甲青黑；儿疳劳吐乳，久病乍安，神气未复，寒热往来。

芦荟丸

【来源】《幼幼新书》卷二十四引茅先生方。

【组成】黄连 木香 槟榔 丁香各半两 腻粉一钱 芜荑（去皮）一分 青黛（过罗）三钱（一钱半入药，一钱半为衣） 麝香少许

　　本方名"芦荟丸"但方中无芦荟，疑脱。

【用法】上为末，用猪胆五个，川巴豆二十粒，用猪胆盏，盛于饭面上蒸三五次取出，只用猪胆油，不用巴豆，将油拌前药为丸，如黍米大。每服十丸、十四丸，用葱饭煎饮送下。

【主治】小儿疳疾。

柴胡散

【来源】《幼幼新书》卷二十六引茅先生方。

【组成】柴胡 知母 贝母 茯苓 茯神 干葛 甘草（炙）各等分

【用法】上为末。小麦、药各一匙，水一盏，煎六分服。

【主治】小儿疳热，四肢如柴，不能起止。

芦荟丸

【来源】《幼幼新书》卷二十四引《赵氏家传》。

【组成】芦荟（锉，研）一分 白芜荑（焙） 川芎（炒）各半两 使君子（面裹，炮）一两

【用法】上为细末，入芦荟于乳钵内同研极细，以羊胆三个取汁，和蒸饼为丸，如麻子大。每服五七丸，米饮送下。

【主治】小儿十五种疳。

斧槌丸

【来源】《幼幼新书》卷二十五引《赵氏家传》。

【组成】干蛤蟆一个 白矾 胆矾 绿矾各半两（同入罐，炭火烧，矾枯为度） 京三棱 石三棱 鸡爪三棱 草薢 鹤虱 雷丸 淡芜荑 黑狗脊 木香各半两 没石子三个 使君子十个 芦荟 熊胆各一钱

【用法】上为末，醋煮枣肉烂，入面糊和药极熟，为丸，如绿豆大。每服七丸，米饮送下。

【主治】疳。

青蒿丸

【来源】《幼幼新书》卷二十六引《赵氏家传》。

【组成】白槟榔一个 白芜荑四十九个 黄连（去须）十四茎 夜明砂一分（以上为末） 太阴玄精石 麝香 小葱子（炒） 朱砂各半钱 芦荟 天竺黄 青黛各一钱

【用法】上为极细末，取青蒿自然汁半升，慢火熬汁，仍用獭猪胆一个取汁为丸，如粟米大。每服五丸至七丸，米饮送下；酽醋汤亦得。取疳虫，煎酸石榴汤送下，二十服取尽虫。

【功用】取疳虫，退诸脏积热。

【主治】小儿久积疳气，日渐羸瘦，面黄，头发作穗；好食土，咬指甲，捻鼻；骨蒸劳热。

猪胆黄连丸

【来源】《幼幼新书》卷二十五引《胡氏家传》。

【组成】胡黄连 雄黄（细研） 夜明砂（细研）各等分 猪胆一个 麝香少许（不入胆煮）

【用法】上为末，以猪胆汁调药，稀稠得所，却入原胆皮内，以线紧系口，米泔水煮五七沸，取出放冷，先以麝香于乳钵内研细，却入药一处同研（不用胆皮，只取出药），候细，用软饭为丸，如大麻子大。每服十丸，大者加至十五丸，米饮吞下。如疳气盛，须用陈米饮送下。

【主治】小儿疳瘦，大治肝疳作眼疾，白膜遮睛，诸药不痊者。

生筋散

【来源】《幼幼新书》卷二十六引《家宝》。

【别名】生力散（《小儿卫生总微论方》卷十二）。

【组成】木鳖子三个 蓖麻子三十个

【用法】上各取肉，同研。每用一钱许，津唾调贴。急抱揩项上，令热贴之。

【主治】小儿疳疾后天柱骨倒。

鸡肉煎丸

【来源】《幼幼新书》卷二十六引《家宝》。

【别名】蒸鸡丸（《玉机微义》卷五十）。

【组成】宣连二两 银柴胡一两 芜荑 鹤虱（川）各半两 秦艽（净） 知母 使君子 子芩各一两

【用法】上为末，黄雌鸡一只，重一斤，专以大麻子饲五日，开臀后去肠肚，洗，拭干入药，线缝。黑豆铺甑底，厚三寸，安鸡四旁及上，又以豆裹，日出时蒸，至晚取药。用鸡净肉和研，如干，入酒糊为丸，如麻子大，或如绿豆大。每服一二十丸，空心麦门冬汤送下。十五岁以上，温酒送下。

【主治】

1.《幼幼新书》引汉东王先生方：十岁以上小

儿疳劳壮热，形瘦。

2.《玉机微义》：小儿疳劳，骨蒸潮热，盗汗瘦弱，腹急面黄，食不生肌肉。

【宜忌】忌猪肉。

竹茹散

【来源】《幼幼新书》卷二十六。

【组成】菊花三钱　黄芩　人参各一钱　大黄半两　甘草一钱

【用法】上为末。竹叶汤下。

本方名竹茹散，但方中无竹茹，用法中竹叶汤下，疑为"竹茹汤下"。

【主治】小儿疳后天柱倒。

豆蔻散

【来源】《幼幼新书》卷二十六。

【组成】肉豆蔻二个　胡黄连一钱　使君子四个　青黛　楝根　芜荑各半两　夜明砂一钱半　麝少许（一方厚朴、甘草各半两）

【用法】上为末。每服一钱或半钱，蜜水或粥饮调下。

【主治】疳积或冷利，腹大脚小，身热面黄或惊积。

换骨丹

【来源】《幼幼新书》卷二十六。

【组成】陈粟米一合　陈皮　青皮　黑牵牛各半两　巴豆一分

【用法】上炒焦黄，去巴豆，入木香半两，为末，面糊为丸，如黍米大。每服十丸，橘皮汤送下。

【主治】小儿疳积。

换骨丹

【来源】《幼幼新书》卷二十六。

【组成】陈粟米一合　陈皮　青皮　黑牵牛各半两　巴豆一分

【用法】上炒焦黄，去巴豆，入木香半两，为末，面糊为丸，如黍米大。每服十丸，橘皮汤送下。

【主治】小儿疳积。

鲊汤丸

【来源】《类编朱氏集验方》卷十一。

【组成】南星　乳香　滑石　白丁香　青黛一钱　轻粉二钱　金银箔五片　巴豆十六粒（去油心）　锡末（先将水银安纸上，溶入挪碎）

【用法】上为末，糊为丸，如粟米大。每服三十丸，薄荷汤送下；如疳积，鲊汤送下；胀满，茴香汤送下；赤白痢，甘草汤送下；疟疾，桃柳枝汤送下。

【主治】疳积。

金箔丸

【来源】《鸡峰普济方》卷九。

【组成】金箔十片　白丁香（十月中收者）一分　诃子皮　丁香各一分　密陀僧半两　硫黄一钱

【用法】上为细末，水煮寒食面糊为丸，如梧桐子大，小儿麻子大。每看虚实，临卧，空腹以白面汤送下五丸至七丸、十丸；若乳癖，更用朱砂丸投入，虚积难取者亦可投之。

【主治】虚中久积，取转不下者，并小儿乳癖及疢疟、疟疾。

延寿丸

【来源】《鸡峰普济方》卷二十三。

【组成】干蜗牛　干蚯蚓各半两　蛇蜕皮　麝香各一分　干蟾头三个　使君子　没石子各五个

【用法】上将蜗牛、蚯蚓、蛇蜕皮、蟾头四味，入罐子内封闭口，炭火烧通赤，取出同余三味并为细末，用粟米饭为丸，如绿豆大。每服五丸，米饮送下，一日二次。

【主治】小儿疳气，赢瘦，腹大颈小，头发稀疏，脏腑不调，或泻或秘。

香蟾煎

【来源】《鸡峰普济方》卷二十三。

【组成】干蟾二个（一个烧存性，一个以酒一升煮，候烂滤去骨，慢火熬成膏） 黄连 胡黄连 白芜荑各一两 青黛 麝香 芦荟各一分

【用法】上以蟾膏为丸，如麻子大。看儿大小加减服之。

【主治】小儿疳瘦。

猪胆丸

【来源】《鸡峰普济方》卷二十三。

【组成】黄柏 黄连 甘草（生） 青橘皮各半两 芦荟 青黛各一分 麝香一钱

【用法】将上四味用豮猪胆汁和，却入胆中，以线系定，浆水内煮十来沸，滤出放冷，入乳钵内研如泥，后将芦荟以下同研匀，水煮薄荷为丸，如麻子大。每岁儿五丸，食后、临卧白汤送下。

【主治】小儿疳热。

夺命丹

【来源】《鸡峰普济方》卷二十四。

【组成】干蛤蟆一个（烧为灰） 蝉壳 蛇退皮各一分

【用法】上为末，麝香少许研匀。但是一切疳，至午后服半钱至一钱，二岁即服一字，热米饮调下。后煎桃柳汤放温，浴儿后，便用青衣盖之，当有虫出，即效。

【主治】小儿五疳。

苣根散

【来源】《鸡峰普济方》卷二十四。

【组成】莴苣根 韭根各七个 蒜一瓣 黄丹一两 麝香一钱

【用法】上先将三根并蒜烂研，次入黄丹、麝香，再研极烂，坩合盛之，勿令透气，每于端午日绝早合之。每有害疳孩儿，用线围脚，男左女右，自后跟至大拇趾尖为定，却把线双缭定自第一，推至线尽处，用纸花摊药贴之，如药干旋入新蒜研药，用之敷定，更须调寒食面作纸花子覆定药，免走动也。闻儿口中作香，取皂帛包头上，有疳虫万千出，细如碎发，出见帛上，乃是验也。食

生米者，则泻出虫儿也。

【主治】小儿一切疳疾。

经效苦楝丸

【来源】《鸡峰普济方》卷二十四。

【组成】苦楝子四两 川芎二两

【用法】上为末。熟煮猪膘，烂研为丸，如黍米大。每服十五、二十丸，食前米饮送下。

【主治】小儿黄瘦疳。

芎朴丸

【来源】《普济本事方》卷十。

【组成】芎藭 厚朴（去粗皮，生姜汁炙）各一两 白术半两

【用法】上为细末，炼蜜为丸，如小弹子大。每服一丸，米饮化下。三岁以下只服半丸。

【主治】小儿疳瘦，泻白水，腹膨胀。

【方论】《本事方释义》：芎藭气味辛温，入足少阳、厥阴；厚朴气味辛温，入足太阴、阳明；白术气味甘温微苦，入足太阴。小儿疳蚀泻白水，腹膨胀，因脾伤不主流行，滞浊窃踞中焦而为积聚，故以辛温疏其滞，以甘温补其虚，并藉辛温以升举其下陷之阳，则泻止胀消，何疳瘦之足忧！

育婴丹

【来源】《扁鹊心书》。

【组成】上好白蜡一两二钱（入铫顿化，倾入碗内七次） 朱砂（飞净）一钱（心疳用之） 赤石脂一钱（火煅，脾疳用之） 青黛一钱（肝疳用之） 寒水石一钱（用泥罐上下盖定，火煅；肺疳用之） 牡蛎一钱（火煅，肾疳用之）

【用法】先将白蜡研碎，后加各经引药，共研细末，分作十贴，每用鸡蛋一枚，开一小孔，去黄留清，入药一贴，搅匀，纸封口，或蒸，或用火煨。任意食之，酒饭无忌。

【功用】健脾进食。

【主治】小儿面黄，肚大青筋，作泻，及五疳诸积。

芦荟丸

【来源】《续本事方》卷十。

【组成】芦荟 荆芥 黑牵牛

【用法】上为细末，面糊为丸，如大粟米大。儿十岁以下每服一丸，或二丸亦不妨，自加减与之。

【主治】小儿疳积。

秘方芦荟丸

【来源】《续本事方》卷十。

【组成】芦荟 荆芥 黑牵牛 青皮各等分

【用法】上为末，面糊为丸，如粟米大。一岁以下一丸或二丸。

【主治】小儿疳积。

磨积丸

【来源】方出《续本事方》卷十，名见《普济方》卷三八〇。

【组成】川乌一钱 定粉三钱 艾灰二钱 龙骨二钱

【用法】上为末，滴水为丸，如龙眼核大，作饼子。每服一饼，饭饮磨下。

【主治】小儿疳积，黄瘦吐食。

夺命丹

【来源】《小儿卫生总微论方》卷六。

【组成】朱砂半钱（研，水飞） 麝香（研） 麒麟竭（研）各半钱 牛黄（研） 龙脑（研） 没药（研） 熊胆（研） 粉霜一钱（研） 青黛三钱（研） 使君子十个（去壳，面裹煨熟，为末）

【用法】上为细末，取井花水滴水为丸，如豌豆大。每服一丸，以薄荷自然汁半蚬壳许化开，入温汤半茶脚调匀服之。若诸疳泻利不止，或惊热涎盛，吊眼发搐者，以三丸化下。

【主治】一切诸般惊风，天钓，暗风痫病，胎惊，发搐，上视，身直背强；及五疳肌瘦羸瘠，肚大脚细，发稀馋渴；便利脓血，水谷不化，洞泄下注；并温壮身热，口疮烦躁，叫啼。

复蚕丸

【来源】《小儿卫生总微论方》卷十一。

【组成】复蚕一个（用线串其头，阴干，只取向后有粪处，研细） 辰砂三分（研，水飞） 麝香三字（研） 荜茇三钱半 雄黄三钱半（研，水飞） 胡黄连三钱半

　　复蚕者，第二次所出之蚕也。

【用法】上为末，以新蒸粟米饭一块，泥裹煨之，取中心软者和药，为丸如绿豆大。每服五七丸，麝香汤送下。

【主治】小儿诸疳泻痢，惊风等疾，久不痊愈；及断乳后羸瘦，尪羸，渐困不能治者。

二香青蟾丸

【来源】《小儿卫生总微论方》卷十二。

【组成】母丁香三个 麝香半字 青黛一分 蟾一只（去肠肚，炙令焦黄）

【用法】上为细末，煮浆水饭为丸，如粟米大。温水送下三丸，不拘时候。

【主治】久疳积热，面青口干，咬甲捋眉，爱食盐土，咳嗽，肚大青筋，柴瘦尪羸。

木香使君丹

【来源】《小儿卫生总微论方》卷十二。

【组成】使君子（去壳，炒）二两 木香一两 丁香一两 厚朴（去粗皮，生姜制）一两 没石子一两 胡黄连一两 肉豆蔻（面裹煨，去面）一两（以上先为末） 芦荟一分（研） 麝香一分（研）

【用法】上为末，同和匀，以粟米饭为丸，如黍米大。每服十粒，乳食前煎陈橘皮汤送下，不拘时候。

【主治】小儿疳气羸瘠，虽能食，不生肌肉，时时泄利无休。

五疳丸

【来源】《小儿卫生总微论方》卷十二。

【组成】川楝子 川芎各等分

【用法】上为细末，以浆水煮猪胆，取汁为丸，如麻子大。每服一二十丸，温水送下，一日三四次。

【主治】小儿一切诸疳。

龙香散

【来源】《小儿卫生总微论方》卷十二。

【组成】白术一分　石胆半钱（研）　龙齿一钱　陈皮（末）一钱　麝香半字（研）

【用法】上为细末。每服半钱，二岁以下者每服一字，米饮调下，不拘时候。

【主治】小儿五疳瘦悴，多啼叫唤，口疮发穗。

圣功散

【来源】《小儿卫生总微论方》卷十二。

【组成】苦楝根皮（生子东引者，米泔浸一宿）　鹤虱各等分

【用法】上为末，拌匀，每服半钱，熟水调下，连进二服，不拘时候。

【主治】五疳。

问命散

【来源】《小儿卫生总微论方》卷十二。

【组成】瓜蒂半两　细辛（去苗）一分　干地龙（去土）一分（炒）　白矾灰一分　藜芦（去芦）一分

【用法】上为细末。每用少许吹鼻中，得嚏即吉，若有虫出即愈。

【主治】诸疳。

如圣丸

【来源】《小儿卫生总微论方》卷十二。

【组成】白芜荑（微炒，去皮）二两　黄连（去须）　神曲（炒）　麦蘖（微炒）各一两

【用法】上为细末，猪胆汁煮糊为丸，如黍米大。每服一二十丸，米饮送下。

【主治】小儿五疳羸瘦，面黄腹急，盗汗体热，乳食不消。

芦荟丸

【来源】《小儿卫生总微论方》卷十二。

【组成】芦荟　木香　胡黄连各一分　干蟾一个（酒浸，炙焦）　槟榔二钱（炮）　青黛二钱　青皮（去瓤，称一分，切碎，去皮，入巴豆十粒，炒令焦，去巴豆，只用青皮）　使君子仁三十个　芜荑一钱（用仁）　麝香一字

【用法】上为细末，用猪胆汁为丸如黍米大。每服十丸，米饮送下，不拘时候。

【主治】五疳羸瘦，虫咬腹痛，肚大青筋。一切疳疾。

芦荟丸

【来源】《小儿卫生总微论方》卷十二。

【组成】芦荟　槟榔　芜荑（炒，取仁）　胡黄连　川苦楝（和核锉片，面炒）　使君子仁　雷丸（浸，刮去黑皮）各一分　橘皮半两（洗净）　巴豆四十九个（去皮膜，同橘皮炒至巴豆焦色，只留二个半，余者巴豆不用，全用橘皮）

【用法】上为细末，獖猪胆汁煮糊为丸，如麻子大，朱砂、麝香细末为衣。每服十丸、十五丸，如头面浮肿，木瓜汤送下；若泻而发渴，陈米饮送下。

【主治】小儿诸疳。

芦荟丸

【来源】《小儿卫生总微论方》卷十二。

【组成】芦荟　黄连（去须）　川楝子（和核锉）　芜荑（去扇）各三分　天竺黄一钱半　麝香少许（研）

【用法】上为细末，以猪胆汁和饭研烂和剂，于甑上蒸两次，为丸如绿豆大，以朱砂为衣。每服五七丸至十丸，熟水送下，不拘时候。

【主治】小儿诸疳。

君子散

【来源】《小儿卫生总微论方》卷十二。

【组成】使君子仁

【用法】上为末。米饮调服。

【主治】小儿五疳，小便白浊，泻痢无度。

使君子散

【来源】《小儿卫生总微论方》卷十二。

【组成】使君子仁一钱（炒）　黑牵牛（炒过为末）二钱　轻粉二钱匕

【用法】上为末。每用半钱，于五更初米饮调下，不拘时候。

【主治】疳疾蛔动，腹肚疼痛。

肥儿丸

【来源】《小儿卫生总微论方》卷十二。

【别名】七味肥儿丸（《景岳全书》卷六十二）、大无肥儿丸（《不居集》上集卷三十）。

【组成】黄连（去须）　神曲（炒）各一两　使君子仁　肉豆蔻（面裹煨，去面）　麦蘖（炒）各半两　木香二钱　槟榔两个（不见火）

【用法】上为细末，面糊为丸，如萝卜子大。每服二三十丸，熟水送下，食空服。

【功用】

　　1.《走马急疳治疗奇方》：进饮食，健脾胃，杀虫消积。

　　2.《医方类聚》引《澹寮方》：长肌退黄。

【主治】

　　1.《小儿卫生总微论方》：诸疳，久患脏腑胃虚虫动，日渐羸瘦，腹大不能行，发竖作穗，肌体发热，精神衰弱。

　　2.《普济方》引《全婴方》：好食泥土，发竖，面无精光。

　　3.《太平惠民和济局方》（宝庆新增方）：面黄口臭。

　　4.《医方类聚》引《澹寮方》：烂龈。

　　5.《保婴金镜》：食积五疳，口渴，大便不调，小便不清，或颈项结核，发稀。

【宜忌】《普济方》引《全婴方》：忌生硬冷物。

【方论】《张氏医通》：此方近世所传，尚多胡黄连、雷丸、芜荑等味，大苦大寒，大伤元气，而因名误实，故世喜服之，意谓有益于儿也。曷知立方之义，本为疳热腹胀羸瘦，故用祛热伐肝之剂，

消去疳积，元气得复，儿自肥矣。若本无疳热服之，与引寇破家何异？尝见富有之家，从幼好服此丸至十岁外，渐至蒸热咳嗽，盖缘真阳亏损，不能振生发之令，而成童劳者不少。奈何习俗成风，多所未悟，因特表而出之。

【实验】对微量元素含量的影响　《北京中医学院学报》（1991，1∶19）：实验提示：肥儿丸对正常小鼠、"脾虚"小鼠血清锰的含量和"脾虚"小鼠血清铁的含量有提高作用，尤以锰含量的提高为明显。

【验案】小儿疳积　《不居集》：汪石山治一小儿病多，因缺乳食太早所致，或因久患脏腑胃虚虫动，日渐羸瘦，腹大不能行，发竖，发热，无精神，用大无肥儿丸一料而愈。

肥肌丸

【来源】《小儿卫生总微论方》卷十二。

【组成】川楝了（去核，取肉）二两　川芎二两　橘皮（拣净）四两　龙胆（去芦）二两　巴豆十四个（去皮，同橘皮、龙胆炒至焦，去巴豆不用）

【用法】上为细末，面糊为丸，如麻子大，朱砂为衣。每服十丸至十五丸，米饮送下。腹胀，橘皮汤送下，不拘时候。

【功用】常服退热肥肌，杀虫去疳。

【主治】五疳黄瘦，久不美食，手与脚俱浮肿，烦渴饮水。

夜明砂丹

【来源】《小儿卫生总微论方》卷十二。

【组成】夜明砂一两（微炒）　胡黄连半两　龙胆草（去芦）半两　苦楝根皮半两　干蟾五个（烧存性）　青黛　麝香　芦荟各一分（研细）

【用法】上为细末，粳米饭为丸，如黍米大。每服十粒，米饮送下，不拘时候。

【主治】五疳腹胀，目涩多睡。

香蟾丸

【来源】《小儿卫生总微论方》卷十二。

【组成】大蟾一只（去肠肚，好醋浸三日，焙焦干） 芜荑（去皮）一分 黄连（去须）一分 甘草一分（炙） 夜明沙半合（用粳米百粒，同炒至焦黄，去米） 使君子（去壳）一分 麝香一字（研）

【用法】上为细末，猪胆汁为丸，如萝卜子大。每服五七丸，米饮送下，不拘时候。

【主治】小儿诸疳。

香蟾丸

【来源】《小儿卫生总微论方》卷十二。

【组成】干蟾三个（酥炙焦黄） 五灵脂（去沙石）二两 蝉壳（去土）半两 雄黄半两（研飞） 诃子肉半两 母丁香半两 胡黄连一两 黄连（去须）一两 使君子仁一两 青黛一分

【用法】上为细末，面糊为丸，如绿豆大。每服二三十丸，白汤送下，不拘时候。

【主治】小儿诸疳。

香蟾丸

【来源】《小儿卫生总微论方》卷十二。

【组成】鳖甲（去裙襕，醋炙黄） 虾蟆（炙黄） 诃子（炮，取肉） 木香各一两 芦荟（研） 铁粉（研） 雄黄（研飞） 胡黄连各半两 麝香二分（研）

【用法】上为细末，面糊为丸，如粟米大。每服十丸，米饮送下。病大羸瘦者，不过五七服愈。

【主治】小儿诸疳。

胜金丸

【来源】《小儿卫生总微论方》卷十二。

【组成】鸡子一枚 去皮巴豆一粒 腻粉一钱 麝香少许

【用法】上以鸡子一枚，打一眼子，如豆大；入去皮巴豆一粒，腻粉一钱在内，以五十重纸裹于饭甑内蒸三次；取鸡子肉同药研，更入麝香少许细匀，添少糊为丸，如黍米大。食后、临卧温汤送下二三丸。

【主治】小儿疳气瘦弱，腹胀下利白脓，久而

不瘥。

捉疳丸

【来源】《小儿卫生总微论方》卷十二。

【组成】蛆退

【用法】上先用米泔浸三日，以杖子搅击漉出，又以泔水浸三五日，搅击，淘漉如前，次入清水浸淘二日，至无秽气净时，于日中晒干，男子患用黄连，女儿患用黄柏，与蛆退等分为末，每药末半两，入麝香半钱，同研匀，以猪胆汁为丸，如黍米大。每服三四十丸，空心陈米饮送下。

【主治】小儿一切诸疳。

黄连丸

【来源】《小儿卫生总微论方》卷十二。

【组成】胡黄连 使君子肉 白芜荑（去扇）各一分 巴豆十四个（去皮膜，出油尽）

【用法】上为末，猪胆汁为丸，如麻子大。每服三五丸，空心以米饮送下，一日二次。

【主治】小儿疳气，眼涩多困，手足发热，脾胃虚弱，发黄作穗，渐渐羸瘦，不思乳食。

雄黄丹

【来源】《小儿卫生总微论方》卷十二。

【组成】干蟾（酥炙焦） 胡黄连 白芜荑（去屑） 川黄连（去须） 干漆半两（炒烟尽，先为末） 雄黄半两（水飞） 麝香一钱（研）

【用法】上为末，拌匀，猪胆汁和丸，如黍米大。每服十粒，新汲水送下，不拘时候。

【主治】小儿五疳羸瘦，多生虫动。

紫霜丸

【来源】《小儿卫生总微论方》卷十二。

【组成】代赭石（火煅，米醋淬不拘遍数，以手抪得碎为度，研细，水飞）半两 牛黄二钱（研） 朱砂一分（研） 麝香一钱（研） 鳖甲一分（醋炙） 巴豆一分（去皮心膜，出油尽） 枳壳（去瓤，麸炒）二钱 当归（去芦并土，炙）

二钱　甘草（炙）三分　木香一分　生犀末二钱　大黄三分

【用法】上为细末，炼蜜为丸，如黍米大。每服三五丸，米饮送下，不拘时候。

【主治】小儿诸疳发热，肚大脚细，发穗面黄，宿滞不消，或作寒热，腹内疼痛，经年瘦弱，及中恶等病。

熊胆丸

【来源】《小儿卫生总微论方》卷十二。

【组成】熊胆　使君子仁各等分

【用法】上为细末，放入瓷器中蒸溶，宿蒸饼为丸，如麻子大。每服二十丸，米饮送下，不拘时候。

【主治】小儿疳，羸瘦。

熊胆丸

【来源】《小儿卫生总微论方》卷十二。

【组成】熊胆　芦荟　胡黄连各半两　牛黄一分（研）　麝香一钱（研）　蟾酥少许（研，入面煮糊和剂）

【用法】上为细末，入蟾酥糊为丸，如绿豆大。每服五七丸，麝香汤送下。

【主治】一切诸疳，羸瘦。

熊胆丸

【来源】《小儿卫生总微论方》卷十二。

【组成】熊胆　雄黄　佛顶青各半两（入麝香少许同研）　肉桂末　人参各一钱（末）

【用法】上为末，同匀，糯米粥为丸，如绿豆大。每服五七丸，米饮送下，不拘时候。

【主治】疳瘦肚肿，烦渴吃水。

熊胆麝香丸

【来源】《小儿卫生总微论方》卷十二。

【组成】熊胆一钱（研）　麝香半钱（研）　壁宫一枚（去头足尾，面裹煨熟，研）　黄连（去须，取末）一钱

【用法】上为极细末，以蟾酥为丸，如黍米大。每服五丸，米汤送下，不拘时候。

【主治】小儿一切疳疾，心腹虚胀，爱食泥土，四肢壮热。

鳖血煎丸

【来源】《小儿卫生总微论方》卷十二。

【组成】吴茱萸　胡黄连（锉碎，用鳖血浸一宿，同吴茱萸炒令干焦，去茱萸不用）　白芜荑仁　柴胡（去芦）各等分

【用法】上为细末，用獖猪胆汁浸，蒸饼为丸，如绿豆大。每服十丸，熟水送下，不拘时候。

【主治】小儿诸疳。

鳖甲黄连丸

【来源】《小儿卫生总微论方》卷十二。

【组成】鳖甲（童便、米醋各半盏，慢火上蘸炙至尽色焦黄）　黄连（用巴豆七个，去皮膜，用水一盏同煮水尽，去巴豆不用，只使黄连）　白术　人参（去芦）　茯苓　甘草（炙）　川楝子肉　使君子仁　木香　草豆蔻（炮，去皮）　柴胡（去芦）　陈皮（去白）　草龙胆各半两

【用法】上为细末，獖猪胆汁为丸，如绿豆大。每服一二十丸，米饮送下；如有潮热，体热不解，乌梅汤送下。

【主治】小儿诸疳羸瘦，发热盗汗，寒热，肚大脚细，不肯进乳食，气粗促急，脾胃不调。

益儿丸

【来源】《小儿卫生总微论方》卷十三。

【组成】神曲（炒黄）　白芜荑（去扇，炒）各一两　宣连（去须）二两　陈皮　木香各半两（一方有没石子，芦荟各一两）

【用法】上为细末，猪胆汁和药末成剂，再入胆内，系口定，以浆水煮数沸，取汁为丸，如绿豆大。每服一二十丸，米饮送下；腹胀，木瓜汤送下，不拘时候。

【主治】胃冷，气不和，食不消化，疳气。

郁李仁丹

【来源】《小儿卫生总微论方》卷十四。

【别名】郁李丸（《普济方》卷三八六）。

【组成】郁李仁半两（汤浸，去皮，微炒） 槟榔半两 牵牛子一钱（炒）

【用法】上为细末，滴水为丸。每服十丸，空心以葱白汤送下。

【主治】

1.《小儿卫生总微论方》：一切诸肿。

2.《普济方》：小儿疳食，气急肿满。

肥儿丸

【来源】《洪氏集验方》卷五引张采助教方。

【组成】黄连（炒） 芜荑仁（炒） 神曲（炒） 麦蘖（炒） 芦荟（细研）各等分

【用法】上为细末，獖猪胆汁调，面糊为丸，如小绿豆大。每服十五丸至二十丸，饭饮吞下。

【主治】《医方类聚》引《医林方》：小儿黄瘦。

神曲豆蔻丸

【来源】《洪氏集验方》卷五。

【组成】神曲半两（炒） 肉豆蔻三枚（面裹煨） 麦蘖半两（炒） 宣连半两（去须） 史君子十四枚（去壳） 芜荑仁一分 芦荟一分（合研）

【用法】上为细末，用猪胆汁浸，面糊为丸，如黍米大。每服二十丸，空心饭饮吞下。

【主治】小儿疳气，羸弱，脏腑虚怯，及滑泄不止，饮食减少，腹胀寒热，面黄肌瘦，引饮无度。

芦荟丸

【来源】《普济方》卷三七九引《全婴方》。

【组成】芦荟 木香 槟榔 黄连一两 芜荑（去皮） 陈皮各半两 青皮 蚵蚾（酒浸，炙黄，去骨）一两 巴豆二七粒（用上四味炒黄，去巴豆）

【用法】上为末，猪胆糊为丸，如小豆大。三岁每服三十丸，米饮送下。

【主治】小儿疳气，腹急，骨热。

"骨热"原脱，据《玉机微义》补。

君朴丸

【来源】《普济方》卷三八零引《全婴方》。

【组成】使君子（炮） 厚朴（制） 黄连各一两 木香三钱（同炒）

【用法】上为末，面糊为丸，如小豆大。三岁三十丸，米汤送下。五服效。

【主治】小儿诸疳，小便白浊，久则黄瘦，不长肌肉。

枳壳散

【来源】《普济方》卷三九三引《全婴方》。

【组成】枳壳一两（麸炒，为细末） 巴豆二十一粒（同上炒黄，去豆）

【用法】上为末。三岁每服半钱，沙糖汤调下；或作丸子，白糊为丸，如小豆大，每服三十丸，桑白皮汤送下。

【主治】小儿疳气，腹胀喘急。

香胆丸

【来源】《普济方》卷三七九引《全婴方》。

【组成】干蚵蚾（酒浸，炙黄，去骨甲）一两 青黛 使君子各一分 定粉 天竺黄 青皮各一钱 麝香二钱（研）

【用法】上为末，米饭为丸，如小豆大。三岁服三十丸，米汤送下。

【主治】小儿疳，面黄。

香黄丸

【来源】《普济方》卷三七九引《全婴方》。

【组成】黄连 木香 肉豆蔻 青皮 陈皮 使君子 蚵蚾（酒浸，去骨，炒） 芦荟各一两

【用法】上为末，面糊为丸，如小豆大。三岁儿每服三十丸，米汤送下。

【主治】脏腑不调，食物不化，饮食虽多，不生肌肉，致小儿疳黄腹大，壳热心躁。

麝香丸

【来源】《普济方》卷三七九引《全婴方》。

【组成】蚵蚾（酒浸，去骨炙黄）　胡黄连　芦荟各半两　使君子半两（炒）　木香二钱半　麝香一分

【用法】上为末，猪胆为丸，如小豆大。三岁三十丸，米汤送下。

【功用】化虫。

【主治】小儿诸疳，消瘦骨热，面黄，爱吃泥土、灰炭、茶纸，发稀焦黄，小便白浊，口鼻生疮，腹胀气粗。

没石子膏

【来源】《杨氏家藏方》卷十七。

【别名】《普济方》引作"没石膏"。

【组成】没石子半两（面裹，煨熟，去面）　川芎四两（锉，用好酒一升，银石器内重汤煮至酒干为度）　木香二钱　陈橘皮（去白）　当归（洗，焙）　白术各二两　青橘皮（去白）一分　使君子肉一两（仓米一两，同炒令香，不用米）

【用法】上为细末，炼蜜为丸，每一两作四十丸。每服一丸，空心、乳食前以温米饮化下。

【功用】和脾暖脏，进饮食，退疳黄，长肌肉。

【主治】小儿甘肥过度，面黄肌瘦，脏腑不调，小便白浊。

龙胆丸

【来源】《杨氏家藏方》卷十八。

【组成】龙胆草（去苗）　芦荟（别研）　肉豆蔻（面裹，煨香）　黄连（去须，微炒）　木香　神曲（炒黄）　麦芽（炒）各等分

【用法】上为细末，煮面糊为丸，如黍米大。每服三十丸，温米饮送下，不拘时候。

【主治】小儿五疳潮热，面色萎黄，乳食迟化，日渐羸瘦。

至圣丸

【来源】《杨氏家藏方》卷十八。

【组成】木香　胡黄连　黄连（去须，微炒）　陈橘皮（去白）　龙胆草（去苗，焙）各一两　五灵脂二两　川楝子（去核）半两　芜荑仁二钱半（炒，别研）　蟾酥半钱（别研）　芦荟二钱（别研）

【用法】上为细末，煮面糊为丸，如黍米大。每服二十丸，温米饮送下，不拘时候。

【功用】杀虫，长肌肉。

【主治】小儿五疳黄瘦，食不生肌。

芜荑丸

【来源】《杨氏家藏方》卷十八。

【组成】黄连（去须，微炒）　黄柏（去粗皮）　甘草（微炒）　青橘皮（去白）　龙胆草（去芦头）各半两　干蟾一个（酥炙）　胡黄连　白芜荑仁（炒）各一分　使君子十四个（炮，去壳）　青黛一钱　麝香半钱（别研）

【用法】上为细末，研匀，用獖猪胆汁和得所，分药入猪胆内，各令七分满，以线系定，于银、石器中用浆水煮五七沸，当风挂一宿后剥去猪胆不用，只取药，再和令匀为丸，如黍米大。每服二十丸，温米饮送下，不拘时候。

【主治】小儿五疳骨热，面黄肌瘦，饮食虽多，不长肌肤，牙齿宣露，或有盗汗，疳疮湿痒，小便白浊。

芦荟丸

【来源】《杨氏家藏方》卷十八。

【组成】使君子仁　肉豆蔻（面裹，煨香）各二两　胡黄连一两　芦荟一两半（研）　丁香半两　麝香三钱（别研）

【用法】上为细末，煮面糊为丸，如黍米大。每服二十九至三十丸，温米饮送下，不拘时候。

【功用】常服充肌，杀虫，进食。

【主治】小儿五疳，黄瘦，发立皮干，饮食不消，脏腑滑泄。

肥白丸

【来源】《杨氏家藏方》卷十八。

【别名】肥儿丸（《普济方》卷三八○）。

【组成】黄连（去须，微炒） 芜荑仁（微炒） 川楝子肉（炒黄） 神曲（微炒） 使君子仁各半两 木香一分

【用法】上为细末，用猪胆汁为丸，如黍米大。每服三十丸，米饮送下，不拘时候。

【功用】常服杀虫进饮食。

【主治】小儿体热多汗，乳食虽多，不长肌肉。

肥肌丸

【来源】《杨氏家藏方》卷十八。

【组成】川芎 川楝子肉（微炒）各等分

【用法】上为细末，煮面糊为丸，如黍米大。每服三十丸，温米饮送下，不拘时候。

【主治】小儿诸疳羸瘦，手足枯细，腹大筋青，食不生肌。

宜儿丸

【来源】《杨氏家藏方》卷十八。

【组成】黄连（去须，微炒） 芜荑仁（别研） 神曲（炒）各半两 陈橘皮（去白） 干姜（炮） 百草霜（研）各二钱 麝香一字（别研）

【用法】上为细末，次入芜荑仁同研细，后入麝香研匀，煮面糊为丸，如黍米大。每服三十丸，食前温米饮送下。

【主治】小儿诸疳瘦悴，皮肤干焦，头发作穗，下利烦渴，小便白浊。

保孺丸

【来源】《杨氏家藏方》卷十八。

【组成】鳖甲一枚（醋煮，锉） 柴胡（去土净称，锉细） 青橘皮（去白称）各二两 使君子（去壳）一两 杏仁六两（汤浸，去皮尖，生用）

【用法】上一处拌匀，用猪肚一枚，去脂膜，入前项药在猪肚内，以针线缝合，用童便煮烂切碎，焙干，为细末，更用黄连末三两、麝香二钱同研匀，酒糊为丸，如黍米大。每服三十丸，乳食前温米饮送下。

【主治】小儿五疳羸瘦，潮热盗汗，面色萎黄，腹

大股细，虽能饮食，不生肌肉。

祛疳消食丸

【来源】《杨氏家藏方》卷十八。

【组成】黄连（去须）二两（微炒） 青橘皮（去白） 木香各二两 大麦芽（微炒） 川楝子肉（炒黄） 神曲（炒黄） 芜荑仁（研）各一两

【用法】上药前六味为细末，次入芜荑仁，同研匀，蒸饼和猪胆汁为丸，如黄米大。每服二十丸，温米饮送下，不拘时候。

【功用】肥肌，退疳，化饮食。

【主治】小儿疳症。

消疳丸

【来源】《杨氏家藏方》卷十八。

【组成】熊胆 朱砂（别研，水飞） 胡黄连 鳖甲（醋涂，炙黄） 柴胡（去苗） 黄连（去须，微炒）各半两 夜明沙（微炒） 槟榔 木香 陈橘皮（去白） 青橘皮（去白）各一分 干蟾二个（烧赤留性） 芦荟（别研） 麝香（别研）各一钱

【用法】上为细末，软粳米饭为丸，如黍米大。每服二十丸，温熟水送下，不拘时候。

【功用】退疳热，长肌肤，杀虫，美食。

【主治】小儿诸疳，肌肉消瘦，日晡作热，引饮无度。

搜疳丸

【来源】《杨氏家藏方》卷十八。

【组成】京三棱半两（湿纸裹煨香，锉） 槟榔 木香 肉豆蔻（面裹煨香） 诃子（煨，去核） 当归（汤洗）各二两半 黄连（去须微炒） 川楝子肉（炒）各半两

【用法】上为细末，猪胆汁煮面糊为丸，如黍米大。每服三十丸，温米饮送下，不拘时候。

【功用】消腹胀，杀疳虫，进饮食，止盗汗，宽胸膈，磨停滞。

【主治】诸疳羸瘦，不生肌肉，面色萎黄。

雷丸散

【来源】《杨氏家藏方》卷十八。

【组成】雷丸　使君子（炮，去壳）　鹤虱　榧子肉　槟榔各等分

【用法】上为细末。每服一钱，乳食前温米饮调下。

【功用】消疳杀虫。

【主治】诸疳。

麝香丸

【来源】《杨氏家藏方》卷十八。

【组成】阿魏半两（精明者，于砂石器中熬，入在羊肉内）　猪牙皂角（炙去皮）三分　雄黄半两（细研）　蓬莪术（生用）半两　柴胡（去苗）三分　槟榔（生用）一两半　芜荑仁（生用）一两　当归半两（洗，焙）　麝香一分（别研）　辰砂半两（别研）

【用法】上为细末。用精羊肉去筋膜一斤，切细，以法酒煮如泥，取出细研，入阿魏并诸药同捣为丸，如萝卜子大。每服三十丸，温米饮送下，不拘时候。

【主治】诸疳挟积，肌体发热，渐致羸瘦，虫作无时。

麝香猪胆丸

【来源】《杨氏家藏方》卷十八。

【组成】胡黄连　黄连（去须炒）各一两　川芎三分　没石子半两（面裹煨黄，去面）　麝香二钱（别研）　使君子仁半两（醋煮十余沸，薄切，焙、令干）　川楝子肉一两（锉，麸炒黄）　芜荑仁一两（炒、研）

【用法】上为细末，次入研者药和匀，用獖猪胆汁和蒸饼为丸，如黍米大。每服三十丸，温米饮送下，不拘时候。

【功用】常服退疳黄，肥肌肉，美饮食。

【主治】小儿诸疳羸瘦，齿龈溃烂，或作虫痛，乳食虽多，不长肌肤。

犀角散

【来源】《杨氏家藏方》卷十九。

【组成】犀角屑　地骨皮　秦艽　麦门冬（去心）　人参（去芦头）　枳壳（麸炒，去瓤）　柴胡（去苗）　白茯苓（去皮）　鳖甲（醋浸，炙）　赤芍药　桑白皮　黄耆各等分

【用法】上锉。每服二钱，水一小盏，煎至六分，乳食前去滓温服。

【主治】小儿五疳骨热，肢体瘦瘁，日晡作热，烦渴倦怠，虽能饮食，不生肌肉；及伤寒后余热不解，盗汗不止。

肥儿丸

【来源】《传信适用方》卷四引荆南候医方。

【组成】槟榔（用面剂裹，煨熟，去面，锉，焙）　陈皮（洗，去白）　青皮（洗，去白）　胡黄连　宣连（去须，锉碎，微炒）　白芜荑（炒，去扇）　使君子（煨，去皮）　肉豆蔻（如槟榔法煨）　人参（去芦）　夜明砂（微炒）　赤芍药　龙胆草（洗净，锉，炒）各等分

　　《普济方》有白芍药。

【用法】上为末，薄面糊为丸，如萝卜子大。每服三五十丸，用紫苏、木瓜汤送下；泻痢，米饮送下，不拘时候，一日二三次。

【功用】消化乳癖积聚，肥肌，退面黄瘦，杀虫，安胃虫，进饮食。

【主治】小儿五疳八痢，阴阳气不顺，虚痞腹胀，呕逆，腹痛泻痢。或小儿疳病累服药无效者。

芦荟丸

【来源】《伤寒标本》卷下。

【组成】芦荟　麦芽　胡黄连各一两　黄连五钱　芜荑　肉豆蔻　木香　龙胆草各四钱　川楝子五十个（取肉）　三棱　蓬术各六钱　槟榔八钱　使君子六十个　陈皮　青皮各八钱　麝香一钱　神曲一两半　干虾蟆

　　方中干虾蟆用量原缺。

【用法】上为细末，薄荷、猪胆汁为丸，如粟米大。每服一钱，空心米汤送下。

【主治】小儿痞疾疳劳，肚大腹胀，面黄肌瘦，脾胃不和，惊积食积。

消疳鸡肝散

【来源】《仙拈集》卷三引《集验》。

【组成】鸡肝一具（不落水） 雄黄二分（研末）（一方加谷精草、海粉）

【用法】瓷碗盛之，捣匀。好酒二盏入肝内，饭上蒸熟食。三四次愈。

【主治】小儿五疳。

芦荟丸

【来源】《是斋百一选方》卷十九。

【组成】龙胆草（去芦） 黄连各半两 雷丸一分（生用）

本方名芦荟丸，但方中无芦荟，疑脱。

【用法】上为细末，面糊为丸，如黍米大。每服三四十丸，米饮送下。

【主治】小儿五疳，烦热，烦躁，烦渴，泄泻，腹急胀满，面黄羸瘦，一切虫痛。

苦楝丸

【来源】《是斋百一选方》卷十九。

【别名】苦连丸（《普济方》卷三八〇）。

【组成】芜荑 三两 川黄连一两半 苦楝子三两（去尖皮并核）

【用法】上为细末，箬叶裹粟米煨成饭为丸，如黄米大。每服十五至二十丸，空心、食前米饮送下，一日三次。

【主治】小儿疳。

干漆丸

【来源】《医方类聚》卷二五四引《保童秘要》。

【组成】狗骨（烧灰） 蝉壳 蜗牛壳（烧灰） 干漆 夜明砂各等分

【用法】上为细末，以烂饭为丸，如绿豆大。两岁以下每服一丸，两岁以上二丸至三丸，米饮送下，空心服。

【主治】疳。

芦荟丸

【来源】《医方类聚》卷二五四引《保童秘要》。

【组成】芦荟 天竺黄 牛黄 麝香 胡黄连各一钱 熊胆 龙脑各半钱 蟾酥半字

【用法】上为细末，胡黄连别捣罗，用水二茶脚许，煎成膏后，方入诸药末，研匀为丸，如黄米大。每服五丸至七丸，葱白煎汤送下。

【主治】疳。

定命保童丸

【来源】《医方类聚》卷二五四引《保童秘要》。

【组成】白矾一两（烧令汁尽） 干地龙（炙） 朱砂各一分 麝香少许

【用法】上为细末，面糊为丸，如麻子大，小者如粟米。疳蛔重者每服七丸，轻者五丸，每日平明时先用□者一粒，于盏中以热水浸一炊久，用箸头研成□，将祗子点药于鼻中，候嚏喷三五遍，然后用□丸者，以熟水化破，空心服之。如头疳，即发坚□，皮肤干，鼻下赤，或口中生疮，此即每日先须□鼻，然后服药。如疳在腹内，泻痢无度，或作枣花，食不消化，常无心绪，即初服药，日点鼻，后每日服药，不须点也，如常服，即每日一丸。

"□"，为原书缺字。

【主治】疳。

槟榔丸

【来源】《医方类聚》卷二五四引《保童秘要》。

【组成】白槟榔 肉豆蔻各二枚 附子 当归 青橘皮 吴茱萸 桂心各二分 青木香 白芜荑仁 大黄（炮） 干姜 玄豆（生用） 胡黄连各一分 续菱子三分（去壳）

【用法】上为细末，炼蜜溲，更捣一千杵，方为丸，如梧桐子大。每日随岁数空腹服，熟水送下。

【主治】一切疳。

通玄千金丹

【来源】《医方类聚》卷二六六引《保童秘要》。

【组成】青黛二钱（细研） 熊胆（汤化破） 蛇皮灰 腻粉 芦荟各一钱 蝉壳三个（去足） 瓜蒂二十个 田父头一个（炙） 麝香半钱 蟾酥二个 獖猪胆一个

【用法】上为末，纳熊胆、腻粉、麝香、蟾酥于乳钵内别研，与前药相和，以猪胆浸蒸饼为丸，如黄米大。每服一丸，如惊风，先取半丸，温水化破，滴入鼻中，余半丸，以薄荷温水研入口中；如疳气状貌多端者，粥饮送下，甚者不过三五服；若变成寒热，薄荷温水送下；蛔心，苦楝子煎汤送下；久患疳痢，陈米饮送下。

【主治】小儿惊风，疳积，疳痢。

黄连丸

【来源】《医方类聚》卷二五四引《保童秘要》。

【组成】黄连一两 干虾蟆（炙焦黄色） 蜣螂各一个 青木香一分 麝香少许

【用法】上为细末，炼蜜为丸。先吃干脯少许，后每服五丸至六丸，以米饮送下。经宿后转，方有虫子出，状如马尾，即以鸟羽扫下，后每日更服三丸，不过七日即愈。

【主治】小儿疳。

木香丸

【来源】《魏氏家藏方》卷十。

【组成】木香（不见火） 人参（去芦） 白茯苓（去皮） 青皮（去瓤） 陈皮（去白） 肉豆蔻（面裹煨）各一分 京三棱一两（炮）

【用法】上为末，面糊为丸，如麻子大。每服十丸，姜汤送下。

【功用】《普济方》：开胃进食。

【主治】小儿疳气。

连胡丸

【来源】《魏氏家藏方》卷十。

【组成】黄连（去须） 胡黄连（去芦） 神曲（炒） 麦蘖（炒） 柴胡（去梗） 芜荑仁（研） 白茯苓（去皮）各一两 青皮半两（去瓤）

【用法】上为细末，猪胆汁为丸，如麻子大。每服二十丸，米饮送下。

【主治】小儿疳热。

住唇膏

【来源】《魏氏家藏方》卷十。

【组成】白僵蚕一两（去头足丝，直者，生为末，以姜汁和为饼子于火上炙干，又再为末，复以汁为饼子，干为度） 朱砂二钱（细研，用水一碗，浸淘三遍，去黄色，倾纸上，候干，研如细粉）

【用法】上为细末，炼蜜为膏，入瓷盒子内贮。每用如鸡头大，三岁只可服一丸，如三岁以下，更分用之，熟水化下。

【主治】小儿风痰，疳积，诸癖。

补气温疳丸

【来源】《魏氏家藏方》卷十。

【组成】肉豆蔻一两（面裹煨，候面熟再炙干用） 使君子仁一两（面裹如前法） 缩砂仁三分 诃子皮半两

【用法】上为细末，水和成剂，为丸如绿豆大。每服十五丸，食前温米饮送下。

【功用】补虚羸，退疳气，进饮食，生肌肉。

金连丸

【来源】《魏氏家藏方》卷十。

【组成】胡黄连一两（去芦） 当归一两（去芦） 木香半两（生，不见火） 川楝子二两半（去核，微炒）

【用法】上为细末，神曲糊为丸，如麻子大。每服三十丸，陈米饮吞下。

【主治】小儿疳气。

肥儿丸

【来源】《魏氏家藏方》卷十。

【组成】黄连　神曲（炒）各一两　大麦蘖　肉豆蔻（面裹煨）　使君子肉　木香各二钱（不见火）　槟榔半两（不见火）　干蜘蛛一个（酥炒黄色）

【用法】上为细末，面糊为丸，如萝卜子大。每服三五十粒，熟水吞下，食空服。

【主治】小儿疳病，多因缺乳，吃食太早，或因久患，脏腑胃虚虫动，日渐羸瘦，腹大不能行，发竖，发热无精神。

实脾丸

【来源】《魏氏家藏方》卷十。

【组成】人参（去芦）　白术（炒）　缩砂仁　陈皮（去白）　麦蘖各半两（炒）　神曲三钱（炒）　半夏曲三钱　藿香三钱（去土）

【用法】用蒸饼糊为丸，如黍米大。每服三五十丸，食前服，白汤吞下。

【主治】小儿脾虚，不美饮食；兼治乳食不消，黄瘦。

猪肚丸

【来源】《魏氏家藏方》卷十。

【组成】柴胡一两（去芦头）　芜荑一两　胡椒一百粒　木香一分（不见火）　胡黄连一分　雄黄半两（别研）　麝香少许（别研）　雄猪肚一个

【用法】上为细末，用糯米入猪肚内，缝定煮烂，去糯米，细切猪肚，和药末为丸，如绿豆大。每服二十丸，空心、食前米饮送下。

【主治】小儿肌体黄瘦，不思饮食，身体潮热，四肢无力。

温疳丸

【来源】《魏氏家藏方》卷十。

【组成】苍术　厚朴　陈皮　半夏　芦荟　猪胆

【用法】上为丸，如麻子大。每服二十丸，米饮送下。

【主治】小儿疳积。

鳖甲煎丸

【来源】《魏氏家藏方》卷十。

【组成】木香半两（炒）　胡黄连二两　当归一两（去芦）　人参半两（去芦）　茯苓一两（白者，去皮）　诃子半两（炮，去核）　槟榔一两　使君子四十九个（炮）　鳖甲二两（醋浸，炙）　麝香半两（别研）　芦荟二钱半（别研）　芜荑一两

【用法】上为细末，面糊为丸，如麻子大。每服二十丸，米饮送下，不拘时候。

【主治】小儿诸般疳疾。

丁香化癖散

【来源】《儒门事亲》卷十二。

【组成】白丁香　密陀僧　舶上硫黄各一钱　硇砂半钱　轻粉少许

【用法】上为细末。每儿一岁服半钱，男病女乳调，女病男乳调。后用牛黄通膈丸泄。

【主治】乳痈癖，俗称奶脾。小儿身瘦肌热，面黄腹大，或吐泻，腹有青筋，两胁结硬如碗之状。

胡黄连丸

【来源】《医方类聚》卷二五五引《经验良方》。

【组成】陈皮（去白）一两　川楝肉（炒）　宣连　神曲　青皮（去白）　使君子（煨，去壳）　麦芽　龙胆草各半两　胡黄连　夜明砂　白芜荑（炒）　干姜　乌梅各二钱

【用法】上为末，曲糊为丸，如黍米大。每服三十丸，米饮下。

【主治】小儿毛发焦落，腹大气喘，肌体羸瘦，吃食炭土生米，寒热往来，下痢脱肛；亦治交奶，不长肌肉，性情不悦。

麝香金蟾丸

【来源】《医方类聚》卷二五五引《经验良方》。

【组成】黄连　黄柏　青皮　陈皮　三棱　莪术　槟榔　鹤虱　芜荑　川楝子（煨）　苦楝根等分　　　　　　本方方名麝香金蟾丸，但方中无麝香，疑脱。

【用法】上为细末，雄猪胆汁浸蒸饼为丸，如黍

米大。疳泻黄白，紫苏木瓜盐米饮送下；疳虫蚀腹痛，使君子汤送下；伤食呕吐不止，藿香汤送下；退疳热，麦门冬汤送下；腹胀脾虚，木香陈皮汤送下；不思饮食，枣汤送下；取小儿虫，清油汤送下；赤白痢，干姜甘草汤送下；赤痢，甘草汤送下；白痢，干姜汤送下；常服磨积，米饮汤送下。

【主治】小儿一切疳疾。伤食呕吐，腹胀脾虚，不思饮食，小儿虫，赤白痢。

露星膏

【来源】《普济方》卷三八〇引《经验良方》。

【组成】黄耆（蜜炙） 胡黄连 地骨皮 柴胡各等分

【用法】上为末，炼蜜为丸，如圆眼大，隔夜酒浸，露星一宿，次日澄去酒，薄荷汤化服。

【主治】小儿积热成疳，潮热肌热，疳劳瘦弱，肚拍如鼓鸣，脊骨如锯。

使君子饼

【来源】《普济方》卷三九九引《经验良方》。

【组成】使君子 鸬鹚粪各等分

【用法】上为末，加鸡子一个（打破），并药为饼，蒸熟，五更初服。其虫立可出。

【主治】疳积蛔虫。

胜红丸

【来源】《永类钤方》卷十二引《简易》。

【组成】陈皮 青皮 三棱 莪术（二味同醋煮） 干姜（炮） 良姜（炒）各一两 香附子（净炒）二两（一方加神曲、麦芽）

【用法】上为末。醋糊为丸，如梧桐子大。每服三十丸，姜汤送下。

【主治】

1.《永类钤方》引《简易》：脾积气滞，胸胁满闷，气促不安，呕吐清水，丈夫酒积，女人脾血积气，小儿食积。

2.《医方类聚》引《简易》：酒积不食，干呕不止，背胛连心痛，及两乳痛；妇人诸般血癥气瘕；

小儿骨瘦面黄，肚胀气急，不嗜饮食，渐成脾劳。

王监京墨丸

【来源】《仁斋直指小儿方论》卷一。

【别名】京墨丸（《普济方》卷三七三）。

【组成】青黛 使君子（焙熟） 芦荟 牛胆南星 川墨各二钱 腻粉 麝各半钱 脑一字

【用法】上为末，飞白面糊为丸，如梧桐子大。每服一丸，薄荷汤调下。

【主治】痰热，惊积，疳积。

大芦荟丸

【来源】《仁斋直指小儿方论》卷三。

【组成】芦荟 芜荑 木香 青黛（干） 槟榔 川黄连（净）各一分 蝉蜕二十一枚 胡黄连半两 麝少许

【用法】上为末，猪胆二个，取汁浸糕为丸，如麻子大。每服二十丸，米饮送下。

【功用】《普济方》: 杀虫。

【主治】

1.《仁斋直指小儿方论》：诸疳。

2.《世医得效方》：脊疳，虫蚀脊膂，身热羸黄，烦热下痢，脊骨如锯齿，十指皆疮，频啮指甲。

3.《普济方》：小儿五疳，不长肌肤，不思饮食，日渐黄瘦。

五珍丸

【来源】《仁斋直指小儿方论》卷三。

【组成】青皮（不去白，炒焦黄） 干姜（烧，带生存性） 北五灵脂 蓬莪术各一两

【用法】上为末，夹和，称药末一两，用肥巴豆肉以石压准去半油，称一钱，研细，拌和，粳米饭为丸，如麻子大。每服三五丸，米汤送下，不饥饱时服。

【主治】

1.《仁斋直指小儿方论》：酒食积。

2.《世医得效方》：疳伤肚大。

脂连丸

【来源】《仁斋直指小儿方论》卷三。

【组成】胡黄连半两　香润五灵脂一两

【用法】上为末，獖猪胆汁为丸，如麻子大。每服十五丸，米饮送下。

【主治】小儿五疳潮热，肚胀发焦。

通神丸

【来源】《仁斋直指小儿方论》卷三。

【组成】胡黄连　川黄连各三钱　木香　芜荑（炒）各二钱　丁香　肉豆蔻（生）　使君子肉（焙）各一钱　大虾蟆干一枚（锉碎，水煮烂，研膏）

【用法】上为丸，如麻子大。每服十丸，米饮送下。

【主治】《普济方》：小儿冷热疳，其症泻多脓血，日加瘦弱。

黄连肥儿丸

【来源】《仁斋直指小儿方论》卷三。

【组成】鹰爪黄连（净）一两　芜荑（焙）　麦芽（炒）　神曲（炒）各半两　青皮（去白）　使君子肉（焙）各二钱半

【用法】上为末，獖猪胆汁浸糕为丸，如麻子大。每服七丸，以米汤送下。疳热眼，以山栀仁煎汤送下。

【主治】小儿一切疳，及疳眼赤肿，痛痒昏暗，雀盲，或经月合眼。

清肺饮

【来源】《仁斋直指小儿方论》卷三。

【别名】清肺汤（《世医得效方》卷十二）、地黄清肺饮（《婴童百问》卷八）。

【组成】桑白皮（炒）半两　紫苏　北前胡　黄芩　当归　天门冬（去心）　连翘　防风　赤茯苓　北梗　生干地黄　甘草（炙）各一分

【用法】上锉散。每服二钱，井水煎，食后服，次用化#丸。

【主治】

1.《仁斋直指小儿方论》：小儿肺热疳蜃，蚀为穿孔，汁臭，或生息肉。

2.《世医得效方》：肺疳咳嗽，气逆多嚏，揉鼻咬甲，寒热。

集圣丸

【来源】《仁斋直指小儿方论》卷三。

【组成】芦荟　北五灵脂　好夜明砂（焙）　缩砂　橘皮　青皮（去白）　蓬莪术（煨）　木香　使君子（略煨，取肉）各二钱　鹰爪黄连（净）　虾蟆（晒干，炙焦）各三钱

【用法】上为末，雄猪胆二枚，取汁和药，入膏糊为丸，如麻子大。每服十五丸，米饮送下。

【主治】诸疳。

【加减】疳劳瘦弱，加当归一钱半，川芎三钱。

嚏疳散

【来源】《仁斋直指小儿方论》卷三。

【组成】芦荟　黄连各一钱　瓜蒂　猪牙皂角　虾蟆灰各半钱　麝香少许

【用法】上为末。吹入鼻。嚏则可疗。

【主治】诸疳。

保和丸

【来源】《古今医统大全》卷八十九引《仁斋直指小儿方论》。

【组成】白术五两　茯苓　半夏（制）　山楂　神曲（炒）各三两　陈皮　连翘　萝卜子各二两　苍术（制）　枳实（炒）　香附子（制）　厚朴（制）　黄芩（酒炒）　黄连（酒炒）各一两

【用法】上为细末，生姜汁打面糊为丸，如黍米大。每服五十丸，渐加至七八十丸，食后茶汤送下。

【功用】

1.《古今医统大全》引《仁斋直指小儿方论》：益脾胃。

2.《古今医鉴》：消痰利气，扶脾胃，进饮食。

3.《全国中药成药处方集》（北京方）：助消化，

利胸膈，健胃肠，止泄泻。

【主治】

1.《古今医统大全》引《仁斋直指小儿方论》：小儿食伤发热，欲成疳证。

2.《古今医鉴》：一切饮食所伤，胸膈满闷不安，或腹中有食不化，或积聚痞块。

3.《全国中药成药处方集》（北京方）：暖气吞酸，呕吐泄泻，胸膈痞满，不思饮食。

【宜忌】《全国中药成药处方集》（北京方）：忌饮酒及食肉面。

三圣丸

【来源】《类编朱氏集验方》卷十一。

【组成】黄连三钱　使君子二钱　木香半钱

【用法】上为末，糊为丸，米饮空心送下。

【主治】小儿疳病。

六妙丸

【来源】《类编朱氏集验方》卷十一。

【组成】保童丸　芦荟丸　化虫丸　肥儿丸　六神丸　蚵蚾丸各一帖

【用法】合和为丸服。

【主治】疳积。

保童丸

【来源】《走马疳急方》。

【组成】使君子（炒黑色）　面（炒黑色）

【用法】上为末，面糊为丸。空心米饮下。

【主治】小儿五疳。

消疳丸

【来源】《走马疳急方》。

【组成】黑金屑（即铁屑）一两（苦酒炒）　茅君散（即平胃散）二两

【用法】和匀，用醋糊为丸。空心米饮送下。

【主治】疳生于内，面黄腹胀，潮热便浊，腹痛及虫痛，羸瘦。

黄连丸

【来源】《医方类聚》卷二五五引《吴氏集验方》。

【组成】使君子五十个　陈皮一钱　黄连一两

【用法】上为末，用蒸饼一个，以猪胆同拌和为饼子，饭上蒸，再为末，别用蒸饼为丸，如萝卜子大。每服四五丸；如甚者，以使君子壳煎汤送下。

【主治】疳。

五疳丸

【来源】《卫生宝鉴》卷十四。

【组成】绿矾（成块者，烧通赤取出）一两　密陀僧（烧赤取出）一两　夜明砂（烧过）二两半

【用法】上为末，枣肉为丸，如麻子大。每服五七丸，温米饮送下，一日三次，不拘时候。

【功用】常服退黄化虫。

【主治】小儿疳瘦面黄，眼涩羞明，好吃泥土，乳食不消化。

肥儿丸

【来源】《卫生宝鉴》卷十九。

【组成】麦蘖（炒）　川黄连　大芜荑　神曲（炒）　胡黄连各半两

【用法】上为末，从猪胆汁为丸，如麻子大。每服三十丸，食前米饮送下。

【主治】小儿蒸热，腹胁胀满，面色痿黄，饮食迟化，大小便不调。

【宜忌】乳母忌酒面生冷。

神效豆蔻丸

【来源】《卫生宝鉴》卷十九。

【组成】神曲（炒）　麦蘖（炒）各半两　肉豆蔻（面裹煨）三两　黄连半两　芦荟二钱半（研）　使君子十个（去皮）

【用法】上为末，例猪胆汁为丸，如黍米大或梧桐子大。每服二三十丸，空心、食前米饮送下。

【主治】小儿脾疳瘦弱，或泄利无度。

小沉香煎丸

【来源】《活幼口议》卷十七。

【组成】乳香　沉香各一钱　肉豆蔻一个（煨）　杏仁一个（炒）　百草霜一分　木香　丁香各一钱　巴豆十四粒（出油如霜）

【用法】上为末，煮酒封头，蜡和为丸，如绿豆大。每服三五丸，淡生姜汤送下。

【主治】

1.《活幼口议》：蛔虫胀。

2.《永类钤方》：冷积、癥积、疳积、食积、乳积、盘肠虫痛。

肥肌丸

【来源】《活幼口议》卷十八。

【别名】肥儿丸（《普济方》卷三七九）

【组成】黄连一分（去须）　川楝子肉半两（炒）　川芎半两　陈皮　香附子各一分（酒煮，炒干）　木香二钱

【用法】上为末，水煮细面糊为丸，如麻子大。每服三五十丸，温饭饮送下。

【功用】常服杀虫消疳，开胃进食。

【主治】小儿一切疳气，肌瘦体弱，神困力乏。

胡黄连丸

【来源】《活幼口议》卷十八。

【别名】大胡黄连丸（《袖珍小儿方》卷五）。

【组成】胡黄连　芦荟　草黄连　肉豆蔻（炮）　桂　人参　朱砂　麝一字　使君子（去壳）　木香　钩藤　龙齿　白茯苓各一两

【用法】上各生用，为细末，取豮猪胆两个裂汁和末令匀，却入袋内盛之，以绳扎定，汤煮半日，取出切破袋子，更入莨菪子二两（微炒），黄丹一两，二味别研如粉，入前药和匀，捣五百杵，为丸如绿豆大。但是疳与痢，用粥饮送下五七丸，子幼者三丸，不吃粥饮，乳头令吮。

【主治】婴孩小儿一切疳候及一切虚痢，他药无功者。

三棱散

【来源】《活幼心书》卷下。

【组成】人参（去芦）七钱半　三棱（炮，锉）　净香附二味各一两半　青皮（去白）　益智仁　陈皮（去白）　半夏（汤煮透，滤，仍锉，焙干）　枳壳（水浸润，去壳，锉片，麸炒微黄）　神曲（炒）　谷芽（洗，焙）　莪术（醋煮透，滤干，锉，焙）　大黄（半生半炮）　紫苏（去老梗）各半两　甘草（半生半炙）一两二钱

方中谷芽，《奇效良方》作麦芽。

【用法】上锉。每服二钱，水一盏，加生姜二片，仓米百粒，煎七分，温服，不拘时候。

【功用】和脾胃，进饮食，长肌肉，益神气。

【主治】诸般停滞，疳积发热，泻痢酸馊，水谷不化。

【加减】气虚劳，加白茯苓一两。

万应丸

【来源】《活幼心书》卷下。

【组成】五倍子（去内虫屑）　胡黄连　青皮（去白）　陈皮（去白）　黄柏　神曲　麦芽（洗净，焙干）　三棱（炮，锉）　莪术（炮，锉）　芜荑　槟榔　龙胆草　川楝子肉　使君子肉各一两

【用法】上除槟榔（不过火）、麦芽二味外，余十二味锉碎，炒令微焦色，候冷，同前麦芽、槟榔研为细末，水煮面糊为丸，如麻仁大。每服三十丸至五十丸，或七十丸，温米清汤送下，不拘时候或空心。小儿者，丸作粟谷大，粒数、下法同煎。

【主治】诸般疳证，胃口有热，饮食不进，头发作穗，面色萎黄。

六圣丸

【来源】《活幼心书》卷下。

【组成】莪术（炮，锉）　净黄连　陈皮（去白）　白姜（炮）各五钱　南木香二钱半

【用法】上除南木香不见火，余四味锉焙，同木香为末。每一钱重。巴豆三粒（去壳膜心，存油，碎切），入乳钵极细杵，同前药末再拌匀，醋煮面

糊为丸，如麻子大。每服十五丸至二十五丸，或三十五丸，五更初空心淡姜汤送下。利三五行，匀气散止补。常服助脾化积，进食消瘠，临睡以净汤或温酒下三丸及五丸而已。每一次止丸药末三钱重，净巴豆九粒为则，不可多合，久则味过，用之效迟。

【功用】和胃，主气厚肠，消瘠快膈。

【主治】小儿诸积。

芦荟丸

【来源】《活幼心书》卷下。

【组成】南木香　丁香各二钱半　诃子（去核，取肉）　肉豆蔻各半两　使君子肉　芦荟各四钱　枣肉一两（薄切，用屋瓦盛，慢火焙干）

【用法】上除使君子肉薄切，于乳钵内，极细杵，仍将前南木香等四味，湿面裹，煨至香熟取出，地上候冷，去面锉，焙，同枣肉、芦荟为细末，再入乳钵，同使君子肉杵匀，炼蜜为丸，如麻子大。每服三十丸至五十丸，温米汤空心送下；儿小米汤化下。

【功用】养胃壮气，止痢除虫，长肌健力。

【主治】五疳八痢，脏腑虚弱，身体瘦悴，头发焦疏，腹胀青筋，小便白浊，喝水无度，洞泄不时，谷食难化，遍身疮疥，神色干燥。

沉香槟榔丸

【来源】《活幼心书》卷下。

【组成】沉香　槟榔　檀香　南木香　丁皮　三棱（炮，锉）　莪术（炮，锉）　神曲（炒）　谷芽（洗，焙）　厚朴（去粗皮锉碎，每一斤用生姜一斤薄片，切烂杵拌匀，酿一宿，慢火炒干用）　苍术（米泔水浸一宿，去粗皮，滤干，锉片，用火炒至微黄色）　使君子肉（锉，以屋瓦焙干）　青皮（去白）　陈皮（去白）　缩砂仁　益智仁　净香附　枳壳（水浸润，去壳，锉片，麸炒微黄）　良姜（锉，用东壁土炒）各半两　粉草（炙）一两半

【用法】上除沉香、槟榔、檀香、木香、丁皮不过火，余十五味锉，焙，仍同沉香等为末，水煮面糊为丸，如麻仁大。每服三十丸至五十丸，以温

米清汤送下，不拘时候。儿小者不能吞咽，炼蜜为丸，如茨实大。每服一丸或二丸，以温汤化服。

【功用】和脾助胃，进食清神，宽胸快膈，顺气调中，悦颜色，壮筋骨。

【主治】

1.《活幼心书》：面带痿黄，肌肤瘦弱，过食生果，停寒在里，乳癖腹胀作痛，及吐利疟肿，愈后诸疳虫积。

2.《幼科折衷》：疹痛。

肥儿丸

【来源】《活幼心法》卷八。

【别名】芦荟肥儿丸（《专治麻痧初编》卷三引《痘疹折衷》）。

【组成】三棱　莪术　青皮（俱醋炒）　焦神曲（炒）　川黄连　胡黄连　使君子（去壳，浸透，去皮）各一两　芦荟　坚槟榔　香附子（炒）　陈皮（去白）　麦芽（炒）　芜荑各五钱　南木香三钱

【用法】上为细末。神曲、麦芽另研为细末打糊，和前药为丸，如粟米大。二岁以下，每服三分；五岁以下，服五分；空心清米饮送下，临卧白滚水下。并用六神散与此方相间服之。

【主治】疳泻已久，脾胃极虚而不可单攻者。

【加减】有癖块，加阿魏（酒浸，研化，和入），干漆（炒）各七钱。

大芦荟丸

【来源】《活幼心法》卷九。

【组成】芦荟　芜荑　青黛　槟榔　黄连各一两　胡黄连　使君子肉各七钱　广木香三钱　蝉蜕二十四只　麝香少许（另研）

【用法】上为细末，猪胆二枚，取汁浸糕为丸，如麻子大。每服三十丸，米饮送下。

【主治】疳虫食脊膂，身热羸瘦，十指生疮，频啮指甲。

奇效加味消积肥儿丸

【来源】《活幼心法》卷九。

【组成】人参三钱　白术一两（蜜水拌抄）　白茯苓八钱（蒸）　橘红五钱　金樱子五钱（去毛，用肉，略炒）　青皮（去瓤，麸拌炒）五钱　粉草一钱五分（蜜水炙）　使君子七钱（炒）　芡实五钱（蒸过）　莲肉心五钱（隔纸炒干）　门冬一两五钱（去心）　五谷虫一两（水洗净）　山楂肉五钱（蒸过）　鸡肫皮十个（火焙，雄者佳）　麦芽（炒黄色）五钱

【用法】炼蜜为丸，如弹子大，每个重一钱。每日午间服一丸。或将前药为极细末，以炼蜜每次和二三匙服亦可。

【主治】小儿疳积，肚大青筋，骨瘦毛焦，泻痢不止者。

【加减】如身热咳嗽，加地骨皮、百部各五钱；肚腹胀大，便稀水，肠鸣作声，或虫出不和，加槟榔五分，木香一钱。

芦荟丸

【来源】《医方大成》引汤氏方（见《医方类聚》卷二五五）。

【别名】胆连丸（《普济方》卷三八〇引《傅氏活婴方》）。

【组成】龙胆草　黄连（去须）　芜荑各一两（去皮，先炒黄色，次入前药，一处炒赤色）

【用法】上为末，别入芦荟末一分，和匀，饭饮为丸，如黍米大。随大小加减，空心米汤送下。

【主治】

1.《医方大成》引汤氏方：脾胃积热，遂成疳疾。
2.《证治准绳·幼科》：小儿疳积，其状渐黄瘦，拍背如鼓鸣，脊骨如锯，乃积而生热成疳也。

凉惊丸

【来源】《田氏保婴集》。

【组成】大黄半两（煨）　黄连半两　龙胆　防风　川芎　薄荷叶各二钱半

【用法】上为细末，面糊为丸，如粟米大，青黛为衣。每服三五丸，加至二十丸，温水送下。

【主治】小儿惊热，疳瘦，乳癖。

木香导气丸

【来源】《痘麻绀珠》卷下。

【组成】木香　槟榔　青皮　广术　黄连各五钱　黄柏一两半　香附三两　大黄一两半　枳壳一两　黑牵牛四两（取头末）

【用法】上为细末，滴水为丸，如梧桐子大。每服五十丸，温水送下，不拘时候。

【主治】心火上盛，肾水下虚，气血壅滞，肢体憔悴，面色萎黄，胸膈痞闷，妇人经候不调，小儿疳疾乳癖。

千金散

【来源】《瑞竹堂经验方》卷四。

【组成】锦纹大黄不拘多少（为细末，用米醋熬成膏，浇于新砖瓦上，再将大黄倾上，于伏内日晒夜露，干为末）　舶上硫黄　官粉各等分

【用法】上为极细末。一岁小儿一服半钱，二三岁服一钱，十岁以下服二钱，十六七岁服五钱，食后米饮调下，一服即效。如不愈，隔二十日再一服，更不须再服。

【主治】小儿脾积，其效甚速。

【宜忌】切忌生冷、湿面、马驴猪鱼鸡等肉，如不能忌口，枉服此药。

磨积丸

【来源】《瑞竹堂经验方》卷四。

【组成】荆三棱　蓬莪术　陈皮（去白）　青皮（去白）　神曲（炒）　麦芽（炒）　川郁金　胡黄连　香附子（炒去毛，与三棱、莪术、陈皮、青皮五味一处，用好米醋煮一昼夜，焙干）　雷丸（白者）　使君子肉（切，焙）　芦荟各等分

【用法】上为细末，米醋糊为丸，如豌豆大。每服三十丸，糯米汤送下；茶汤亦可。

【主治】小儿疳积，泄泻。

【加减】虚弱，加木香；虚极，加癫蚵蚾肉。

真方五色丸

【来源】《普济方》卷三九一引《保婴方》。

【别名】真方五色丸子（《永类钤方》卷二十）、五色丸（《诚书》卷十）。

【组成】

青丸子：青黛（别研） 天南星（生姜制）各半两 巴豆霜半钱

红丸子：朱砂（水飞） 半夏（汤洗七次，生姜制）各半两 巴豆霜半钱

白丸子：白附子（生） 寒水石（煅）各半两 巴豆霜半钱

黑丸子：五灵脂（炒） 全蝎（炒）各半两 巴豆霜半钱

黄丸子：大黄（煨） 郁金各半两 巴豆霜半钱

【用法】上件前五色药，各另为细末，入巴豆霜半钱，同研令匀，水面糊为丸，如粟米大。每一岁服五丸，二三岁儿十丸至十五丸，乳汁送下；五六岁如麻子大，每服十五丸至二十丸，温生姜汤送下；急惊风，煎金银薄荷汤送下；慢惊风，熬生姜全蝎汤送下，食后、临卧日进二服，不拘时候。

【主治】小儿一切所伤，痰涎壅塞，胸膈不利，乳食不消，变生癖积，胁肋片硬，按之疼痛，及一切急慢惊风，发搐。

失肚丸

【来源】《永类钤方》卷二十。

【组成】干姜 木香各一两 巴豆七七粒（米醋同二味煮干，去豆） 肉豆蔻半两

【用法】上为末，醋糊为丸，如小豆大。三岁三十丸，空心常服，米汤送下。

【主治】小儿疳气，腹胀，喘粗，或肠鸣泄泻。

【加减】消胀，木香止用一分，去肉豆蔻。

分气丸

【来源】《永类钤方》卷二十一。

【组成】木香（炮）一分 黑牵牛（生）半两

【用法】上为末，面糊为丸，如小豆大。三岁服三十丸，米汤送下。

【主治】小儿疳气，腹胀膨脝。

宽腹丸

【来源】《永类钤方》卷二十一。

【组成】牵牛 萝卜子 陈皮（净） 青皮 木香（炮）各一两 槟榔 紫苏子 木瓜各半两

【用法】上药用巴豆七粒（不去壳）同炒黄，去巴豆，共为末，糊为丸，如小豆大。三岁儿，每服三十丸，紫苏、木瓜汤送下。

【主治】小儿疳气，腹胀，不思饮食，或面肿者。

塌气丸

【来源】《永类钤方》卷二十一。

【组成】丁香 胡椒（炒）各一分 萝卜子（炒） 白牵牛（生）各二分

【用法】上为末，糊为丸，如小豆大。三岁三十丸，米汤送下。

【主治】小儿疳气，腹胀喘急，面目浮肿。

荡脾汤

【来源】《世医得效方》卷十一。

【组成】杏仁一两（去皮尖，用蚌粉炒令黄色） 半夏一两（生姜自然汁浸一宿，次日焙） 巴豆五粒（去壳并心膜，以皮纸出油）

【用法】上为末，用大好北枣七个，入灯心水蒸，去皮核，取肉为丸。每服五丸，常服灯心、枣子煎汤送下；注颜，槟榔煎汤送下；消宿食，陈米汤送下，空心、临睡服；化痰，乌梅汤送下；治疟，蒜汤或薤水送下。

【功用】注颜，消宿食，化痰，消痞癖。

【主治】气喘，疳积，疟疾。

蟾酥丸

【来源】《世医得效方》卷十二。

【别名】通治蟾酥丸（《普济方》卷三七九）。

【组成】蟾酥一个（酥油炙，去骨） 胡黄连 宣连（去须） 龙胆草 陈皮 川楝子（去核） 木香 使君子（去壳） 芜荑各一两 麝半钱（或不入） 巴豆二七粒（去油） 茴香一两（炒）

【用法】上为末，猪胆汁为丸或糊丸，青黛为衣。

常服苏汤送下。

【功用】杀虫，止腹痛，退虚热。

【主治】小儿诸疳，或因病后通泄太过成疳。

五积丸

【来源】《丹溪心法》卷五。

【组成】丑头末一两　黄连半两　陈皮一两　青皮半两　山楂半两

【用法】上炒焦黑色，为末。每用巴豆霜半钱，前药末半钱，宿蒸饼为丸，如麻子大。小儿二岁十丸，五更姜汤送下。至天明大便泄为度，温粥补之。未利，再服三五丸。

【主治】小儿诸般疳积。

乌犀丸

【来源】《丹溪心法》卷五。

【组成】丑（头末）三两　青皮三两　使君子肉七钱半　白芜荑一钱半　鹤虱五钱　芦荟一钱（别研，烧红醋淬）　苦楝根皮半两

【用法】上炒令焦黑色，为末，曲为丸，如麻子大。每服三五十丸，食前米饮送下。

【主治】疳积。

肥儿丸

【来源】《丹溪心法》卷五。

【组成】芦荟（另研）　胡黄连各三钱　麸炒曲四钱　黄连　白术　山楂（炒）各半两　芜荑（炒）三钱

【用法】上为末，芦荟末和匀，猪胆汁为丸，如栗米大。每服六十丸，食前米饮送下。

【主治】小儿疳积。

胡黄连丸

【来源】《丹溪心法》卷五。

【组成】胡黄连五分　阿魏一钱半（醋浸）　神曲二钱　麝香四粒　炒黄连二钱

【用法】上为末，猪胆汁为丸，如黍米大。每服二三十丸，白术汤送下。

【主治】疳病腹大。

【方论】方中胡黄连去果子积；阿魏去肉积；神曲去食积；炒黄连去热积。

肥儿丸

【来源】《医学启蒙》卷三。

【组成】陈皮一两（洗）　青皮五钱（醋炒）　神曲五钱（炒）　麦芽五钱（炒）　槟榔五钱　木香三钱　黄连五钱（姜汁炒）　使君肉五钱（煨）

【用法】上为末，饴为丸，如芡实大。每服一丸，米汤化下；十岁者二丸，冬月姜汤送下。

【主治】小儿一切脾虚疳积，面黄体瘦，饮食减少，身热肚大，或泻且坠。

肥儿丸

【来源】《玉机微义》卷五十。

【组成】使君子肉　萝卜子各二两　小红枣肉一两　糖球子（末）　飞罗面各一两

【用法】上取好黄土和作一炉墩子，内底下萝卜片铺一层，次将使君子肉铺在当中，次又铺萝白一层，上安枣肉盖于上，以泥封固其外，以炭火煅至内三物熟烂了取出，以飞面球子末和匀，为丸如麻子大。米饮送下。

【功用】截疳杀虫，消食。

【主治】小儿疳，腹胀。

芜荑丸

【来源】《医方类聚》卷一九〇引《修月鲁般经》。

【组成】鹤虱二两（炒）　黄连五钱（炒）　雷丸　莱菔子（炒）　香附子（炒）　神曲　麦蘗　芜荑（炒）　使君子（炒）　芦荟（炒）各一两

【用法】上为末，猪胆汁打糊为丸，如黍米大。每服三十丸，饮送下。

【功用】消疳克食。

芦荟丸

【来源】《医方类聚》卷一九〇引《修月鲁般经后录》。

【组成】大黄四两（醋一升，于砂器内，以桑柴文武火熬成膏，候冷，和后药为丸）芦荟少许 干蟾一钱（酥炙存性）麝香半钱 轻粉少许

【用法】上为丸，如黍米大。每服五七丸，饮送下，一日二次。

【主治】疳积痹证。

疳积丸

【来源】《医方类聚》卷一九〇引《修月鲁般经》。

【组成】白芜荑 陈皮 缩砂 神曲（炒）麦蘖 使君子各二钱半 甘草一钱半 蟾一个（炙黄）陈米一勺（同巴豆七粒浸一宿，炒黄，只用米）

【用法】上为末，水为丸，如绿豆大。每服十丸，加至二十丸，空心饮送下。

【主治】疳积。

疳药麝香丸

【来源】《医方类聚》卷一九〇引《修月鲁般经》。

【组成】芦荟 胡黄连 宣连一两 青皮 陈皮各一两半 木香 槟榔各五钱 使君子二两 麝香少许

【用法】上为末，水为丸，如黍米大。每服三十丸，米饮送下。

【主治】疳。

肥肌丸

【来源】《普济方》卷三七九引《仁存方》。

【组成】苦参一两 龙胆草一钱

【用法】上为末，以糊为丸，如麻子大。每服二三十丸，米饮送下。与下药相间服：川楝子（去枝）、川芎各一两，上为末，以面糊为丸，如麻子大。每服三十丸，米饮送下。

【主治】小儿疳瘦羸，手足枯细，腹大筋青，食不生肌。

金胆丸

【来源】《普济方》卷三七九引《经妙良方》。

【组成】黄连 黄柏 青皮 陈皮 三棱 莪术 槟榔 鹤虱 芜荑 川楝子（煨）苦楝根各等分

【用法】上为细末。猪胆汁浸蒸为丸，如黍米大。疳泻，黄柏紫苏木瓜盐米饮送下；疳虫蚀腹痛，使君子汤送下；伤食不止，藿香汤送下；退疳热，麦门冬汤送下；胀腹脾虚，木香陈皮汤送下；不思乳食，枣汤送下；取小儿虫，清油汤送下；赤白痢，干姜甘草汤送下；赤痢，甘草汤送下；白痢，干姜汤送下。

【功用】磨积，退疳热。

【主治】小儿一切疳积。

肥儿丸

【来源】《普济方》卷三七九引《经效良方》。

【组成】神曲半两 川楝子（去核）半两 青皮 陈皮 使君子（去皮壳）各一两 麦芽 黄连 芜荑 三棱 莪术各三分 巴豆十粒（去皮膜）

【用法】上先将三棱、莪术、陈皮、青皮、神曲、麦芽同巴豆慢火炒少时，急倾，将使君子、川楝肉、黄连、芜荑都一处以厚纸紧裹，延半个时辰，候冷，拣出巴豆八粒，止留二粒，研细末，糊为丸，如黍米大。每服三十丸，米饮送下，不拘时候。

【功用】

　　1.《普济方》引《经效良方》：消疳退黄。

　　2.《医方类聚》引《经验良方》：肥肌杀虫。

芦荟丸

【来源】《普济方》卷三八〇引《傅氏活婴方》。

【组成】芦荟二钱 胡黄连二钱 夜明砂（炒）二钱 神曲二钱 芜荑（炒）一钱 使君子五个 青皮二钱 紫苏叶一钱 青黛 巴豆二七粒（去油）麦芽（炒）一钱 香附子二钱

【用法】上为末，烂饭为丸，如麻子大。每服二十丸，饮汤送下。

【主治】婴孩诸疳。

金科猪肚丸

【来源】《普济方》卷三八〇引《傅氏活婴方》。

【组成】使君子一升　青皮（炒）　三棱（煨）　莪术（煨）　黄连　胡黄连　川楝子　芜荑（炒，研）　枳壳（炒）　黄梗皮　青木香　麦芽（炒）　槟榔（炒）　香附子　陈皮　杏仁（研）　茴香（炒）　吴茱萸（炒）　轻粉　巴豆（去心，去油）　神曲（炒）　龙胆草　石榴皮　诃子　肉豆蔻　南木香　芦荟　虾蟆（炙）　谷芽（炒）　青黛　白曲　干姜　玄胡索（炙）　朱砂　姜（炒）　郁金　皂角（烧）　山茱萸　没石子　良姜　干漆（炒令烟尽）　丁香各等分（一方加黄丹、鸡子黄、米粉）

【用法】上为末。先用雄猪肚一个，以使君子肉一升，糯米二三合，粳米二合，入猪肚内，蒸熟捣烂糊，再入猪胆汁三四个研匀，却入众药，搜作饼子，臼中杵捣百遍，视色和匀为细丸，如麻子大。每服二三十丸，空心饭饮吞下。

【主治】一切疳积，面黄肌瘦，腹内痞癖气块，五疳多虫，骨蒸，疳寒热，瘦悴，面浮，无辜，丁奚。

胡黄连丸

【来源】《普济方》卷三八〇引《傅氏活婴方》。

【组成】芦荟半两　茴香（炒）半两　使君子半两　芜荑（炒）三钱　胡黄连半两　黄连半两　川楝子半两　陈皮半两　木香三钱　青黛半两　龙胆草半两　轻粉一钱　夜明砂（炒）半两　巴豆四十九粒（去油）　脑麝少许

【用法】上为末，煮胆汁糊为丸，如麻子大。每服五十丸，空心饮汤下。

【主治】小儿瘦疳渴泻，壮热，肚大青筋，腹内虚鸣，牙宣口臭，腹内虫痛，多睡，好饮水，叫啼不止。

草果丸

【来源】《普济方》卷三八〇引《傅氏活婴方》。

【组成】草果二钱（去瓤）　三棱（烧）一钱　砂仁二钱　槟榔二钱　黑牵牛（去白）一钱　青皮（去瓤）二钱　巴豆一钱（去油）

【用法】上为末，面糊为丸。每服十五丸，汤饮送下。

【主治】小儿疳浮，脾胃虚弱。

保童丸

【来源】《普济方》卷三八〇引《傅氏活婴方》。

【组成】虾蟆一个（紫者，去骨烧存性）　使君子一个（烧存性，研）　芜荑仁一钱　芦荟（炮）一钱　三棱（炮）一钱　莪术（烧）一钱　陈皮一钱（去白）　槟榔二个　辰砂半钱（研）　大戟半钱　皂角（同虾蟆烧）　麝香少许　巴豆（同青皮烧）　青皮一钱（去白）　干漆半钱（烧烟尽为度）　半夏半钱（姜汁浸无白为度）　黑牵牛半钱（烧）（一方加甘遂半钱，草果仁一钱，枳壳一钱，缩砂仁一钱）

　　方中皂角、巴豆用量原缺。

【用法】上为细末，用无灰酒煮面糊为丸，如麻子大，以朱砂为衣。每服二十丸，淡生姜汤吞下，饭饮亦可。腹中坚硬，不食及积黄，陈皮汤送下；寒热，用桃柳条七寸煎汤送下；身肿，桑白皮汤送下；取积，五更茶清送下；风热，薄荷汤送下。

【主治】一切疳积，腹中癖块坚硬，疳劳潮热，面目手足浮肿，寒热往来，饮食减少，泄泻无常，腹内肠鸣。

保童碧丹

【来源】《普济方》卷三八〇引《傅氏活婴方》。

【组成】硫黄　芜荑仁（炒）　黄连各五钱轻粉一钱　巴豆五粒（去油）

【用法】上为末，醋糊为丸，如粟米大。每服十丸，空心煎姜苏汤温服。

【主治】疳积疳劳，肚大虚肿。

【宜忌】忌食生冷。

福寿保生丸

【来源】《普济方》卷三八〇引《德生堂方》。

【组成】芦荟　木香各一两　芜荑仁　使君子　砂

仁　胡黄连　神曲　广茂　三棱（炒）　陈皮　干虾蟆各七两半

【用法】上为细末，水糊为丸，如粟米大。每服五七丸，温米汤送下，量岁数加服，一日二次。八九日后，大便黑为验。

【主治】小儿一切脾疳癖积，饮食无时，诸物所伤脾胃，因食寒热，积作成气块，腹肚胀满，喜怒不常，坚硬为癖，身热虚汗，而且多睡，或黑或瘦，口鼻生疮。

【宜忌】切忌荤、生冷、硬物。

蟾蜍丸

【来源】《普济方》卷三八〇引《傅氏活婴方》。

【组成】蟾蜍　大皂角（同烧存性，为末）各一两　青黛（研）一钱　芦荟一钱　麝香（研）一钱　朱砂一钱　莪术一钱　槟榔一钱

【用法】上为末，用巴豆七粒，去壳并心膜，以猪胆四个，取汁同巴豆蒸五次，去巴豆，取胆汁为丸，如麻子大。每服二十丸，饮汤送下。

【主治】小儿诸疳。

万安膏

【来源】《医学纲目》卷三十八。

【组成】人参一两　木香　沉香　藿香各半两　厚朴（姜制）一两　甘草半两　陈皮　青皮　干姜　肉桂（夏不用）各一两　使君子（炮）十个　泽泻（冬不用，春、秋减半用）（一方无木香、沉香、藿香、青皮、使君子，有白术、苍术、茯苓、猪苓）

方中泽泻用量原缺。

【用法】上为末，炼蜜为丸，如芡实大。食前米饮化下；如热，薄荷汤下。

【功用】消疳去积，助胃气，和中，疏气滞。

【主治】小儿脾胃虚弱，腹生疳虫，癥癖，食积，泄泻。

黄龙丸

【来源】《医学纲目》卷三十八。

【组成】三棱　蓬术各三两　青皮　陈皮各一两

半　山楂　干姜各七钱半　槟榔半两

【用法】上晒干，为末，糊为丸，如黍米大。三岁儿每服二十丸，食后姜汤送下，食前乌犀丸相间服。

【功用】化积磨积。

【主治】停食，小儿疳积。

黄芩汤

【来源】《普济方》卷二一三。

【组成】黄芩　芍药　苦参　甘草　当归　蜀椒　甘松　猪胆二枚　青黛　雄黄　豉各二两　东引桃根　葱白各一两　盐一合　麝香半两
　方中黄芩至甘松等七味用量原缺。

【用法】上为细末。以水一斗八升，煮取四升，分为二分，一度灌一分，然后加用麝香一两，猪胆二枚，并葱、豉和合食之；如一日不愈，更将一服如前灌之。

【主治】疳湿。不能食，身转心热脚冷，百节疼痛。

【宜忌】七日忌冷、毒物；但是油腻、酱、乳、醋，三十日忌之。

砂糖散

【来源】《普济方》卷三〇一。

【组成】砂糖　面各五钱

【用法】上药同炒熟，加槟榔末一两，无时吞吃。

【主治】诸般疳。

五疳保童丸

【来源】《普济方》卷三七九。

【组成】青黛　夜明砂（布裹，洗）　五倍子（生）　苦楝根　芦荟　熊胆（研入）　黄连（去毛）　龙胆草（生）　干蟾（炙，去皮骨）　麝香（研入）　芜荑（取仁）　蝉壳（去土）等分

【用法】上为末，用粟糊为丸，如麻子大。一岁儿每次二十丸，饭饮送下，二三服。

【主治】五种疳疾。

异香散

【来源】《普济方》卷三七九。

【组成】三棱（炮） 莪术 青皮 陈皮 半夏曲 藿香 苦楝根 益智仁 枳壳（煨） 香附子（炒） 缩砂仁各五分 丁香二钱 甘草（炙）三分（一方有五灵脂）

【用法】上锉。加生姜、大枣，水煎服。

【主治】疳胀虚中有积，其毒与气交并，而致腹胀，脾土受湿，肾水不能宣通，而致头面、手足浮肿。

使君子丸

【来源】《普济方》卷三七九。

【组成】使君子一两 黄连二两 丁香五钱 诃子二两（煨，用皮） 木香一两 肉豆蔻一两

【用法】上用面裹煨，去面为末，用薄荷糊为丸，如小豆大。每服二十丸，米饮送下。

【主治】小儿五疳。

肥儿丸

【来源】《普济方》卷三七九。

【组成】青皮（去白） 陈皮（去白）各一两 三棱（炮） 莪术 神曲 麦芽各五钱 巴豆十五粒（去皮，作二片）上锉，将巴豆同炒少时，倾去巴豆不用。川楝肉五钱 使君子一两 黄连 芜荑各三钱 胡黄连五钱 芦荟 青黛末各三钱 蛤蟆（去足，烧灰）三钱

【用法】上锉，一处入铫内，再用巴豆微炒，去巴豆不用，和前药同为末，面糊为丸。米汤送下。

【功用】补脾进食，磨积消疳。

【主治】肥热疳。

香胆丸

【来源】《普济方》卷三七九。

【组成】干蟾一枚（炙焦） 麝香（研）半钱 牛黄（研） 蛇蜕（烧灰） 雄黄（研） 天竺黄（研） 熊胆（研） 蝉蜕（炙）各一分 天仙子半合（水浸出芽子为度，焙干为细末） 肉豆蔻一枚（去壳）

【用法】上为细末，糯米饭为丸，如黄米大。每服七丸至十丸，米饮送下，不拘时候，一日三次。

【主治】小儿疳气，面黄肌瘦，发热多困，好吃泥土，揉眉咬甲，时伏土地。

淡豆豉丸

【来源】《普济方》卷三七九。

【组成】淡豆豉十粒 巴豆一粒（略去油）

【用法】上研匀如泥，丸如粟米大。每服十丸，生姜汤送下，不拘时候。取下如鱼冻汁，病根除矣，急与补脾。实者取而后补，虚者补而后取。

【主治】小儿一二岁，面色痿黄，不进饮食，腹胀如鼓，或生青筋，日渐羸瘦。

麝香丸

【来源】《普济方》卷三七九。

【组成】黄连（洗净） 青皮（去白） 三棱（炮） 莪术（炮） 槟榔 鹤虱（炒） 芜荑 川楝肉 苦楝根 使君子 神曲 麦芽 厚朴（姜制） 川芎 胡黄连 夜明砂 芦荟各五分 蟾一个（炙）

【用法】上研，麝香末拌匀，炼蜜为丸，量大小米饮汤送下，五疳，陈米饮送下；寒热往来，薄荷汤送下；虫动，苦楝汤送下；疳痢，紫苏、木瓜汤送下；退疳热，麦门冬汤送下；冷痢，丁香汤送下；不思饮食，缩砂仁汤送下；腹胀，木香、陈皮汤送下。

【主治】小儿一切疳。

大木香散

【来源】《普济方》卷三八〇。

【组成】木香 陈皮各二钱 腻粉一字 牛蒡子（瓦上焙）二钱。

【用法】上为末。每服半钱，用陈米煎汤送下。

【主治】小儿气疳，腹胀似鼓，兼日到晚壮热。

卫生汤

【来源】《普济方》卷三八〇引《鲍氏方》。

【组成】地骨皮（洗）四两　生干地黄一两　甘草半两　白芍药一两
【用法】上为散。每服二钱，加小麦三十粒，水煎服。
【主治】疳热，肌瘦盗汗。

牛黄饮

【来源】《普济方》卷三八〇。
【组成】牛黄　宣连　麝香　干地黄　龙胆草各等分
【用法】上为末，饭捣为丸。每服十丸，饭饮吞下。
【主治】小儿疳病，频饮冷水，遍身生疮者。

玄梅散

【来源】《普济方》卷三八〇。
【组成】玄胡索　乌梅一钱
　　　方中玄胡索用量原缺。
【用法】上锉。每一钱，水八分，甘草一寸，煎四分服。
【主治】小儿疳病，腹中疼痛。

神妙宣气丸

【来源】《普济方》卷三八〇。
【组成】蓬莪术（炮）　赤芍药　川当归　鳖甲（米醋炙焦为度，去裙襕）各等分
【用法】上为细末，面糊为丸，如麻子大。一岁二十丸，熟水送下。
【主治】小儿疳热久蒸，肌肉消瘦，形容憔悴，神情不乐，饮食虽多不生肌肉。

粉龙丸

【来源】《普济方》卷三八〇。
【组成】龙胆草　蚌粉
【用法】上为末。每服半钱，用米饮调下。
【主治】小儿疳困。

益容丸

【来源】《普济方》卷三八〇。
【组成】使君子（取肉，锉碎，焙干）　厚朴（去粗皮，米泔浸）　芎䓖　橘红　甘草各二钱
【用法】上为末，炼蜜为丸，如皂角子大。二岁以上服一丸，以下服半丸，陈米汤化下，不拘时候。
【主治】小儿五疳羸瘦，发热白黄，或脾虚减食，泄泻无时，腹痛。

黄耆散

【来源】《普济方》卷三八〇。
【组成】青皮　陈皮　黄耆　茯神　厚朴　茯苓　诃子　砂仁　丁香　木香　甘草　白术各等分
【用法】上锉。每服三钱，加生姜一片，煎，去滓服，不拘时候。
【主治】小儿疳证。身体潮热，烦躁不可安卧，饮食不进，小便如泔，头面赤色。

紫霜丸

【来源】《普济方》卷三八〇。
【组成】代赭石二钱（细研，水飞）　巴豆二十个（去皮尖）
【用法】上为细末，饭为丸，如粟米大。每服三五丸至十丸，煎皂角仁汤送下，不拘时候。
【主治】小儿乳哺失节，致伤脾胃，停积不化，变成疳疾，腹胀乳食减少，胸腹疼痛，烦闷呕逆，并伤寒温壮，内挟冷食，大便酸臭，或已得汗身热不除，及变蒸发热多日不解，因食痞癖，或寒或热。

白矾丸

【来源】《普济方》卷三八二。
【组成】白矾灰三钱　田父三钱　蛇蜕皮一条（炒令微黄）　青黛一分　鹤虱一分　朱砂一分　麝香一钱　芦荟一钱（研）　莨菪子一分（水淘去浮者，水煮令芽出，炒黑色）　白扁豆（微炒，令黄色勿焦）各一两　白附子（文武火炮令黄色，去火毒）　天麻（锉如石子，与大麦炒黄）

【用法】上为末，好瓷罐盛，遇有患，依汤用使之，常服半钱或一字，米饮调下；妇人产妇亦可服之；慢惊搐搦，用麝香饮下，一日六次；急惊定后，用陈饭调下，惊吐不止，陈米饭调下；天柱倒脚，浓米饮下；夹伤寒发搐者，薄荷、葱白汤调下；疳气胀急，多渴者，百合汤调下；赤白痢，不思乳食者，生姜三片，枣子五个，陈米饭一合调下；发热面赤、浑身壮热、忽然惊叫者，金、银、薄荷汤调下；吃饭不知饥饱，不长肌肉，参柏一撮同炒，姜汤调下；暴泻，紫苏、木瓜汤调下；形神脱，言不正，及大人吐泻，藿香汤下。

本方方名，据剂型当作"白矾散"

【主治】小儿脊疳，下利羸瘦。

胡黄连丸

【来源】《普济方》卷三八二。

【组成】胡黄连 芦荟各半两 金箔八片 黄连半两（去须，芦荟同为末，入备猪胆内，阴干，去皮膜，研） 银箔五片 青黛一分 丹砂一钱 牛黄半钱 麝香 真珠一钱 犀角二钱 龙脑半钱（八味同研）

【用法】上为末，面糊和丸，如黍米大。一岁儿二丸三丸，二岁儿以上加减，食前米饮下。

【主治】小儿一切惊疳积热，咬奶疳气。

茯苓丸

【来源】《普济方》卷三八二。

【组成】青黛 茯苓 芦荟 琥珀 川大黄（净） 赤茯苓二分（炒） 钩藤皮 远志肉（姜制，炮干） 虾蟆灰三铁 九节菖蒲 麝香少许

【用法】上为细末，粟米糊为丸，如麻子大。每服十丸，薄荷汤送下。

【主治】小儿疳，四肢瘦弱，腹胀壮热，头发干燥，时时烦渴，脊骨如锯。

香糖丸

【来源】《普济方》卷三八二。

【组成】轻粉一钱

【用法】糖沙溲和为丸，如鸡头子大。三岁一丸，

米汤化下。食久泻下泥土后，服益黄散。若治疳泻痢，以陈皮、地榆煎汤化下。

【主治】小儿吃泥害肚，进退不定，并治疳泻。

三棱莪术汤

【来源】《普济方》卷三八三。

【组成】青皮 三棱 莪术 北柴胡 半夏 大腹皮 秦艽 净香附 陈皮 紫苏 青木香 枳壳 槟榔 甘草各等分

【用法】上锉。每服一钱，加生姜同煎服。

【主治】小儿疳积。

水银丸

【来源】《普济方》卷三八三。

【组成】水银三分 硫黄半两（二味俱微炒之，细研） 砒霜半两 芦荟半两（细研） 朱砂半两（细研，用水飞过） 蝉壳一分（微炒） 天灵盖一分（涂酥，炙焦黄） 鼓皮中蛀灰一分 白猪粪灰一分 蝉灰一分 蛤蚧一枚（涂酥，炙令微黄） 乌驴蹄灰一分 雄黄一分（细研）

【用法】上为末，入研了药令匀，以苦参半斤锉碎，用水五升，浸一宿，煮至一升，去苦参，候熬成膏，入诸药为丸，如绿豆大，后入去却汁獖猪胆内盛，悬于舍东阴七日，候干。以麝香蜜水下。三天后便煎桃柳汤浴儿了，以青衣盖遍身，虫出，或泄恶气，并泻恶物，便是病源已出，小儿每三岁加一丸，宜粥饮送下，一日三次。

【主治】小儿五疳，四肢黄瘦，腹胀气粗，发干作穗，眼鼻多痒，精神昏闷，不欲饮食。

四香三米饮

【来源】《普济方》卷三八三。

【组成】木香 丁香 檀香各等分 藿香叶加两倍 早米 晚米（或陈仓米尤妙） 糯米各等分（上三味炒熟）

【用法】每服米药三钱重，水一盏煎，不拘时候服。

【主治】小儿疳伤，紧泻遗粪，带馊酸臭，气秽至二三尺远。

芦荟散

【来源】《普济方》卷三八三。

【组成】芦荟半两（细研）　胡黄连半两　雄黄一分（细研）　熊胆半两（研入）　朱砂半两　麝香半两（细研）　干蟾一枚（涂酥炙焦黄）　代赭一分

【用法】上为细散。先用桃柳汤浴儿，后以粥饮调下半匙，然后着青衣覆。其虫子自出。

【主治】小儿五疳，烦热干瘦，不欲乳食。

使君子丸

【来源】《普济方》卷三八三。

【组成】芜荑一钱　苦楝皮一钱　使君子二十个（去壳，炒）　诃子一钱（煨）　陈皮一钱　青皮一钱　槟榔一钱　木香半钱

【主治】五疳瘦悴，面色萎黄，发竖眼涩，泻痢秽恶。

茯神散

【来源】《普济方》卷三八三。

【组成】茯神半两　川升麻半两　犀角屑半两　代赭（细研）　钩藤　川大黄（锉碎，微炒）各一分

【用法】上为散。每服一钱，以水一小盏，煎至四分，去滓放温，渐渐服之。

【功用】小儿疳积针后，宣腹压惊。

黄连丸

【来源】《普济方》卷三八三。

【组成】黄连五钱（猪胆汁浸一宿，晒干）　天花粉　乌梅肉（焙）　杏仁五钱（去皮）　石莲肉　白茯苓各三分（一方无茯苓）

【用法】上为末，牛胆汁浸糕为丸，如麻子大。每服十五丸，煎乌梅蜜汤送下。

【主治】脏腑风有疳气，加之乳母恣食甘肥、酒面、炙煿，使邪入心肺，壅热而致疳渴，日则烦渴饮水，乳食不进，夜则渴止。

雄黄丸

【来源】《普济方》卷三八三。

【组成】雄黄（研）　黄连（去须）　木香各一分　麝香半分

【用法】上为散。每服半钱，米饮送下。

【功用】杀虫。

【主治】小儿疳。

稷香丸

【来源】《普济方》卷三八三。

【组成】黄连　青皮　芜荑仁　胡黄连　芦荟　神曲各半分　麦芽　木香　当归　肉豆蔻　使君子　三棱　蓬术各一分

【用法】上为末，面糊为丸，如绿豆大。每服二十丸，米饮送下。

【主治】五疳多虫，羸瘦黄瘁，泻痢无常。

香槟散

【来源】《普济方》卷三八六。

【组成】木香　槟榔　黑牵牛　青皮各半两　商陆一两

【用法】上为末。三岁一钱，煎木通汤调下。或面糊为丸，如小豆大。每服三十丸，米汤送下。常服肚大自消。

【主治】小儿疳食气，腹大气粗，浮肿。

浮珠丸子

【来源】《普济方》卷三九二。

【组成】雄黄（水飞过）　朱砂（细研）　腻粉各半钱　巴豆五粒（去油）

【用法】上为末，和匀，以天南星末酒煮糊为丸，小儿如粟米大，大人如梧桐子大。用金钱薄荷汤送下。

【功用】取积。

【主治】小儿积聚。

三棱散

【来源】《普济方》卷三九三。

【组成】三棱（炮） 莪术（炮） 益智仁（去壳） 甘草（炙） 神曲 麦芽 橘红各五分

【用法】上为末。白汤调下。

【功用】疏脾土，消食化积。

【主治】

　　1.《婴童百问》：乳哺不节，过伤于脾，久则成疳。

　　2.《丹溪心法附余》：小儿积聚癖块。

消肚丸

【来源】《普济方》卷三九三。

【组成】干姜 木香各一两 巴豆七粒（米醋同二味煮干，去豆） 肉豆蔻半两

【用法】上为末，醋糊为丸，如小豆大。三岁三十丸，食前米汤送下。

【主治】小儿疳气，腹胀喘粗，或肠鸣泄泻。

【加减】消肚急，木香只用一分，去肉豆蔻。

芦荟丸

【来源】《普济方》卷三九八。

【组成】青皮一两（去瓤） 陈皮一两（去白，炙） 胡黄连一两半 石三棱半两 使君子一两 槟榔一两 熊胆半两 木香半两 蓬术一两 神曲一两（炒） 麦蘖一两 芦荟半两 南星半两 芜荑一钱半 雷丸三钱（炒）

【用法】上为末，面糊为丸，如麻子大。每服三十丸，食前米汤送下。

【功用】常服长肌退黄，杀疳虫，进饮食，消积滞。

【主治】小儿五疳八痢，腹内积滞，坚硬如石，肚大筋青，面黄羸瘦，寒热往来，目涩口臭，牙龈烂黑出血。

小青木香丸

【来源】《普济方》卷三九九。

【组成】青木香（盐炒） 胡椒 白姜 乌药 茴香（炒）各等分

【用法】上为末，用汤浸乌梅肉，煨大蒜共捣烂和为丸。每服二三十丸，空心陈皮汤送下。

【主治】虫痛，气刺腹肚，疳积盘肠一切等候。

万金丸

【来源】《袖珍方》卷四。

【组成】木香 全蝎 胡椒

【用法】上为细末，米糊为丸，如绿豆大。每服三四十丸，空心饮送下。

【主治】小儿脾癖癥瘕，及一切脾疳。

小胡黄连丸

【来源】《袖珍小儿方》卷五。

【组成】胡黄连 黄连各五钱 辰砂一分（另研） 芦荟 麝香各一分

【用法】上为末，入辰砂末，即填入猪胆内，用淡浆煮，候一炊久取出，研入芦荟、麝香末，揉饭为丸，如麻子大。每服五七丸。

【主治】疳有热证者。

加味肥儿丸

【来源】《袖珍小儿方》卷五。

【组成】胡黄连一两 史君子（去壳，浸，去皮） 三棱（煨） 木香 莪术（煨） 香附子 青皮（炒） 陈皮 麦芽（炒） 神曲各一两（炒） 槟榔 川黄连 芦荟各五钱

【用法】上为末，以神曲、麦芽糊为丸，如绿豆大。每服三四十丸，空心米饮送下。

【主治】诸疳身黄，肚急痞块，泄泻，瘦弱。

【加减】无热，去胡黄连；泄泻，加人参、肉豆蔻、茯苓。

使君子膏

【来源】《袖珍小儿方》卷五。

【组成】使君子肉一两（浸去皮） 陈皮 厚朴各五钱半（姜制）

【用法】上为末，炼蜜为丸，如皂子大。三岁一丸，二岁以下服半丸，米汤化下。

【功用】调理脾胃，杀虫解热。

【主治】诸疳。

【宜忌】忌油腻甜物。

黛连芦荟丸

【来源】《袖珍小儿方》卷五。

【组成】胡黄连　芦荟五钱　神曲一两（炒）　阿魏　麝香少许（另研）　青黛一钱（另研）　黄连五钱（炒）　使君子五钱（去壳）

【用法】上为末，稀糊为丸，如黍米大。清汤送下。

【主治】小儿疳积。

使君子丸

【来源】《袖珍小儿方》卷六。

【组成】厚朴　陈皮各二钱五分　使君子肉一两（汤浸，去黑皮）　甘草　川芎各二钱半　芍药五钱

本方用量原缺，据《痘疹传心录》补。

【用法】上为末，炼蜜为丸，如芡实大。每服一丸，米饮送下。

【主治】

1.《袖珍小儿方》：小儿五疳，脾胃不和，心腹胀，时或绞痛，不进乳食，渐至羸瘦。

2.《痘疹传心录》：小儿蛔虫动痛。

使君子散

【来源】《袖珍小儿方》卷六。

【组成】使君子（去壳）

【用法】上为极细末。五更早空心腹用米饮调下。

《证治准绳·幼科》：大者一钱，小者半钱，取虫出为度。

【主治】

1.《袖珍小儿方》：小儿蛔虫咬痛，口吐清沫。

2.《证治准绳·幼科》：疳热。

五蟾丸

【来源】《奇效良方》卷六十四。

【组成】五灵脂（不夹沙石者）　黄连各等分

【用法】上为末，汤浸蒸饼为丸，如黍米大。以五

色为丸：一分腻粉为衣，一分密陀僧为衣，一分百草霜为衣，一分朱砂为衣，一分青黛为衣。晒干和作一处。每服三四十粒，米饮汤送下，一日三次，不拘时候。

本方名"五蟾丸"但方中无蟾蜍。据用法，疑为"五色丸"之误。

【主治】小儿五种疳疾。

香砂保安丸

【来源】《奇效良方》卷六十四。

【组成】香附子二两　砂仁　白术　神曲　麦芽各一两（炒）　糖球一两半　益智　陈皮各七钱半　甘草三钱　木香　槟榔　使君子（去壳，炒）各五钱

【用法】上为细末，炼蜜为丸，如芡实大。每服一丸，空心米汤化下。

【主治】小儿乳食停滞，胸膈不宽，肚腹膨胀，脾疳惊积，积聚。

秘传芦荟丸

【来源】《松崖医径》卷下。

【组成】胡黄连　芦荟　黄连（炒）　使君子（去壳）各五钱　神曲（炒）一两　阿魏　青黛（另研）各二钱　麝香（另研）少许

【用法】上为细末，稀糊为丸，如黍米大。每服三十丸，白术汤或米饮送下。

【主治】小儿疳积腹大。

秘传治疳汤

【来源】《松崖医径》卷下。

【组成】山楂肉　白芍药（炒）　白茯苓　黄连（姜汁炒）　白术　泽泻各一钱　青皮四分　生甘草三分

【用法】上切细。用水一盏，加生姜、大枣，水煎服。

【主治】小儿疳病，大便色泔白，小便昏浊，或澄之如米泔。

秘传槟榔丸

【来源】《松崖医径》卷下。

【组成】槟榔一两 三棱（煨，去毛，醋炒） 莪术（醋炒） 青皮（去瓤，麦麸炒） 陈皮（去白） 雷丸（去壳） 干漆（炒无烟） 使君子肉 山楂肉 麦蘖面（炒） 神曲（炒黄）各半两 芜荑（水洗净）二钱五分 鹤虱（略炒） 木香（不见火） 胡黄连 甘草（炙）各三钱 良姜二钱（陈壁土炒） 砂仁一钱

【用法】上为细末，醋糊为丸，如绿豆大。每服三五十丸，空心以淡姜汤送下。

【主治】小儿疳病，积气成块，腹大有虫。

治疳丸

【来源】《明医杂著》卷五。

【组成】胡黄连 芦荟 使君子 黄连（炒）各五钱 神曲（炒）一两 阿魏 青黛二钱（另研） 麝香少许（另研）

【用法】上为末，稀面糊为丸，如黍米大。每服十丸，以清汤送下。

【主治】或因哺食太早，或因恣食甘肥，或因重剂重亡津液，虚火上炎，或因乳母饮食、起居、七情、劳逸致患肝脾疳症，或内疳，或疮发于外。

九味芦荟丸

【来源】《明医杂著》卷六。

【别名】芦荟丸（《外科理例·附方》）、大芦荟丸（《疬疡机要》卷下）、小芦荟丸（《古今医鉴》卷十三）。

【组成】胡黄连 黄连 芦荟 木香 芜荑（炒） 青皮 白雷丸 鹤虱草各一两 麝香三钱
方中鹤虱草，原作鹤膝草，据《外科理例》改。

【用法】上为末，蒸饼糊为丸，如麻子大。每服一钱，空心白汤送下。

【主治】
1.《明医杂著》：小儿肝脾疳积，体瘦热渴，大便不调；或瘰疬结核，耳内生疮。
2.《外科理例·附方》：下疳溃烂或作痛；及

小儿肝积发热，口鼻生疮，或牙龈蚀烂。
3.《眼科阐微》：小儿肝经积热，眼中生翳。

肥儿丸

【来源】《婴童百问》卷八。

【别名】六味肥儿丸（《保婴撮要》卷八）。

【组成】黄连 陈皮（去白） 神曲（炒） 麦蘖（炒）各一两（加三棱、莪术） 白芜荑半两 川楝子一两（去核，炒）

【用法】上为末，神曲糊为丸，如麻子大。每服三十丸，空心米饮吞下。

【功用】化虫，消疳，退疳热。

【主治】
1.《婴童百问》：小儿因缺乳食肉太早，或患脏腑胃虚所致疳，黄瘦，肚急。肌肉消瘦。
2.《保婴撮要》：小儿脾疳，饮食少思，肚大颈细，发稀成穗，项间结核，发热作渴，精神倦怠，大便酸臭，嗜食泥土，或口鼻头疮，肚见青筋，龇齿下痢，便白五疳。

肥儿丸

【来源】《婴童百问》卷八。

【组成】三棱（煨） 蓬术（煨） 川楝子 龙胆草 黄连各四钱 柴胡 地骨皮各半两 枳壳（麸炒） 麦蘖 当归各三钱 白芜荑二钱 芦荟 木香各一钱

【用法】上为末，神曲糊丸，如麻子大。每服三十丸，米饮送下。

【功用】化虫，消疳，退疳热。

【主治】小儿因缺乳，食肉太早，或患脏腑胃虚所致疳，黄瘦，肚急。

经验黄鸡煎丸

【来源】《婴童百问》卷八。

【别名】黄鸡煎丸（《医部全录》卷四四四）。

【组成】柴胡 知母 秦艽（洗净） 川楝肉（炒） 宣黄连各一两 胡黄连 芦荟 鹤虱 芜荑 槟榔 丹参 川芎 神曲（炒） 麦蘖（炒） 青皮 五灵脂各半两 使君子肉一两

半 水银粉一钱 麻子五两 黑豆五升

【用法】上为末，黄雄鸡一只，约斤余，笼之，专以火麻子饲之，至五日后，去毛令净，于背上开孔，去肠肚净，拭干，令前药入鸡腹内，以线缝之，小甑先以黑豆甑底厚三寸，安鸡在甑中，四旁将黑豆围裹，上以黑豆盖之，自日出蒸至晚，候温冷，取鸡净肉研和得所，如硬，入酒面糊，同药末为丸，如小豆大。二岁二十丸，米汤送下，不拘时候。如十五岁，温酒送下。

【主治】小儿疳劳，骨蒸潮热，盗汗瘦弱，腹急面黄，食不生肌肉，日夜啼，多渴少食。

脾积丸

【来源】《婴童百问》卷八。

【组成】山楂子（青者多用） 香附子 乌药 紫金皮 砂仁 甘草各等分

【用法】上为末，山楂子生用，捣碎成末，米糊为丸，如梧桐子大。每服三五十丸，米饮送下，大人小儿皆可服。

【主治】疳证。

三黄真珠散

【来源】《婴童百问》卷十。

【组成】松香 五味子 黄连 黄丹 海螵蛸各三钱 轻粉 雄黄各少许

【用法】上为细末。疮干则以香油调敷，湿以干渗。先以莹肌散煎洗，然后用此药。

当先内服消食退疳之药，后用此。

【主治】疳积壮热，生敛淫疮，欲呼为溜，脓水流处便湿烂成疮。

疳积散

【来源】《婴童百问》卷十。

【组成】百草霜（炒） 雷丸 芜荑各三钱 巴豆（去壳）一两（净，去心膜，不去油）

【用法】上为末，甑上饭为丸，如粟米大，黄丹为衣（一方青黛为衣）。每服一丸，空心米饮送下。

【主治】诸疳有虫。

五疳消积丸

【来源】《万氏家抄方》卷五。

【组成】三棱 蓬术 陈皮各六两 神曲（炒） 麦芽（炒） 青皮 山楂（去核） 萝卜子（炒）各四两 槟榔 川楝子各二两

【用法】上为末，面糊为丸，如龙眼大。白汤调下。

【主治】疳积。遍体生疮，泻痢，兼好吃土泥、生米壳、炭煤、茶叶。

消疳保和丸

【来源】《万氏家抄方》卷五。

【组成】神曲（炒） 麦芽（炒） 半夏曲 使君子肉各五钱 白术（炒） 陈皮 山楂肉各一两 茯苓六钱 胡黄连 木香各二钱 砂仁五钱 川黄连（姜炒）六钱 莱菔子（炒）二钱 三棱（醋浸一宿，炒干）一两

【用法】上为末，醋糊为丸，如芥子大。每服五分或八分，米饮汤送下。

【主治】小儿重积重疳。

芜荑丸

【来源】《银海精微》卷上。

【组成】芜荑 黄连 神曲 麦芽（炒）各等分

【用法】上为末，面糊为丸，如绿豆大。每服十丸至十五丸，米汤送下。

【主治】小儿五疳。

使君子汤

【来源】《银海精微》卷下。

【组成】使君子三个 轻粉一分 葱珠数颗

【用法】上使君子、轻粉二味为细末，入鸡蛋一个搅匀，以湿纸包七重，煨熟蛋，息火气。空心与吃，连吃四五个蛋止，不可多用。

【功用】杀疳虫。

【主治】小儿三五岁，因疳伤有虫，身如劳瘵，面色痿黄，眼内红肿或突者。

益黄散

【来源】《幼科类萃》卷五。

【组成】陈橘皮一两　青橘皮　诃子肉　甘草（炙）各半两

【用法】上为粗末。每服二钱，水一盏，煎至六分，食前温服。

【主治】小儿脾疳泄泻。

白石方

【来源】《扶寿精方》。

【组成】五灵（炒烟尽，研细）　阿魏（研细）各等分

【用法】用雄黄、狗胆汁为丸，如黍米大。每服三十丸，空心唾津送下。

【主治】痞块、疳积、噎膈。

【宜忌】忌羊肉、醋、面。

杰圣丸

【来源】《丹溪心法附余》卷二十二。

【组成】芦荟　五灵脂　好夜明砂　砂仁　陈皮　青皮　莪术（煨）　木香　使君子（煨）各二钱　虾蟆（炙焦）　黄连各三分

【用法】上为末，用雄猪胆二枚，取汁和药，入糕糊丸，如麻子大。每服十五丸，米饮送下。

【主治】小儿疳病。

黄连丸

【来源】《丹溪心法附余》卷二十二。

【组成】黄连半两　芜荑（去皮）　使君子（去壳）半两（洗净，研）

【用法】上为末，雄猪胆为丸，如绿豆大。每服二十丸，空心以米饮送下。

【主治】疳疾。

香蟾丸

【来源】《丹溪治法心要》卷八。

【组成】三棱（炮）　蓬术（炮）　青皮　陈皮　神

曲（炒）　麦蘖（炒）　龙胆草　槟榔各五钱　胡黄连　川楝子　使君子　川连各四钱　白术一两　木香二钱　干蟾五个

【用法】上为末，将蟾醋煮烂捣、再以醋糊为丸，如粟米大。每服二十丸，米饮送下。

【主治】小儿疳积、食积、虫积、肉积，腹胀。

肥儿丸

【来源】《广嗣纪要》卷十五。

【别名】保婴丸（《寿世保元》卷八）。

【组成】人参（去芦）五钱　白术（坚白者，去芦）五钱　橘红（刮净）五钱　白茯苓（去皮）四钱　甘草（去皮，炙）二钱　青皮（四花者，去瓤）三钱　缩砂仁三钱五分　木香二钱五分　山药（刮净）五钱　莲肉（去皮，去心）五钱　使君子（去皮）三钱　山楂子（蒸，取肉）三钱　三奇神曲（炒）三钱

【用法】上为极细末，用生荷叶包粳米煮熟，去荷叶，将米杵烂，以净布包扭出，再煮成糊，为丸，如麻仁大。每服二十五丸或三十五丸，至五十丸，陈仓米炒熟煎汤送下，不拘时候。

【功用】健脾胃，进饮食，消积滞，杀疳虫，补疳痨，长肌肉。

【主治】《育婴家秘》：小儿脾胃素弱，食少而瘦；或素强健，偶因伤食成积而瘦；或因久病之后而瘦。

肥儿丸

【来源】《摄生秘剖》卷三。

【组成】黄连（制）　芦荟　青皮（去瓤，炒）　陈皮（炒）　麦芽（炒）　三棱（炒）　莪术（制）　肉果　槟榔　白豆蔻　使君子　沉香各五钱　木香　蛤蟆（炙）各一两

【用法】上为末，神曲糊为丸，如麻子大。每服二三十丸，米饮送下。

【主治】小儿疳积。

秘传五疳散

【来源】《摄生众妙方》卷十。

【组成】白术（蜜水炒）一两五钱　白茯苓（去皮）七钱五分　甘草一钱五分　麦门冬（去心）一两　使君子肉（切碎，略炒）七钱五分　山楂肉三钱　麦芽（炒）五钱　金樱子肉（略炒）五钱　芡实二钱五分　莲肉心（隔纸炒）五钱　青皮（去瓤，面炒）二钱　橘红五钱

【用法】上为极细末，和匀，重七两，每次用药末一两，用炼蜜半斤或四两，调成膏。每日中晌、晚间各服一二茶匙，温水漱口。途中无蜜，滚白水调服亦可。

【主治】小儿五疳潮热，面黄肌瘦，烦渴吐泻，肚大青筋，手足如柴，精神悴倦。

【加减】身热咳嗽，加地骨皮、百部各五分；肚腹饱胀，大便稀水，肠鸣作溏或虫出不和，加槟榔二钱五分，木香一钱；禀受气弱，加人参二钱五分。

大肥儿丸

【来源】《疠疡机要》卷下。

【组成】四味肥儿丸加干蟾一两　芜荑五钱

【用法】上为末，猪胆汁或米糊为丸，如黍米大。每服一二十丸，木通汤送下。

【主治】脾疳，饮食少思，肌肉消瘦，肚大颈细，发稀成穗，项间结核，发热作渴，精神倦怠，便出酸臭，爱食泥土；或口鼻头疮；或肚见青筋，啮齿下利，便白五疳。

大芦荟丸

【来源】《古今医统大全》卷八十九。

【组成】芦荟　黄连　胡黄连　木香　槟榔　芜荑　雷丸（白者佳，赤者毒）　青皮各半两　藿香少许（另研）

【用法】上为末，用猪胆汁为丸，如麻仁大。每服十余丸，米饮送下。

【功用】治疳杀虫，和胃止泻。

【主治】诸疳。

捉疳丸

【来源】《古今医统大全》卷八十九。

【组成】丁香　木香各半两　黄连　芜荑（去皮，炒）　蚌粉　神曲（炒）　三棱（煨）　青皮各二钱

【用法】上为细末，猪胆汁煮糊为丸，如黍米大。食远米饮送下。

【主治】小儿脾胃受疳，面黄腹胀，多睡，吃生米、酒、土。

千金肥儿丸

【来源】《医便》卷四。

【组成】白术半斤　真茅山苍术半斤　陈皮一斤（不去白）　甘草一斤（炙，为末用，留一半为衣）　厚朴一斤（用干姜半斤，水拌令润透，同炒干，去姜不用）　癞蛤蟆十只（蒸熟，焙干为末）　禹余粮（煅）一斤（如无，以蛇含石代）　川黄连一斤（用苦参四两，好烧酒一斤，二味拌合一时，焙干去参）　神曲一斤（炒）　牡蛎（煅七次，童便淬七次，净）一斤　青蒿一斤（童便制为末）　山楂（去核）一斤　鳖甲（醋炙）一斤　胡黄连半斤　芦荟四两　夜明砂（淘净）四两　使君子（去壳，净肉）四两　鹤虱不拘多少

【用法】上药各制药为末；外用小红枣五斤（去皮核），黄耆三斤，当归一斤，熬膏，入面一斤，打和作糊为丸，如绿豆大；以前甘草末半斤撺丸，小茴香末各四两为衣。每服：八岁以下五十丸，九岁以上七十丸，食前清米汤送下。

【功用】调脾胃，养血气，消积杀虫，散疳热。

【主治】小儿疳证，肚大筋青，潮热咳嗽，胸前骨露。

消疳饼

【来源】《医便》卷四。

【组成】蛆（夏月取赖蛤蟆百余尺，端午前后取的更佳，去头、足、肠、肚、皮、骨，另放一处。先将肉香油煎熟与儿吃。再将皮、骨、肠、肚以钵头盛，放烈日中，上用稀筛盖之，任苍蝇攻钻生蛆，食骨上肉尽，然后取蛆洗净炒干，用重纸包，灰火内煨焦存性，为末）一两　胡黄连二两　山楂肉（去子净）四两　真芦荟二两　砂仁二两　青皮（去白，麸炒）一两　芜荑一两　槟

榔二两　蒿心末一两　西涯木香五钱

【用法】上为末，除滓净一斤，外用陈麦面十斤，沙糖二斤，饧糖一斤，将药面糖和匀，造成饼子，一两重一个。每日空心食一个，米汤送下。

【功用】消疳磨积。

【主治】小儿诸疳积。

经验肥儿丸

【来源】《医便》卷五引陶国佐方。

【组成】神曲（微炒）　麦芽（炒）　山药　山楂（煮软去核）　水仙子各五钱（微炒）　陈皮（洗净）　青皮（去瓤）　枳壳（去瓤，麸炒）　前胡（去芦）各三钱　苍术（米泔水夜浸日晒，七日为度）　白术（蛤粉炒）　半夏（姜汁夜浸日晒，七日为度）　使君子（去壳，微炒）　宣黄连（去芦）　砂仁　当归身各二钱　人参一钱五分　胡黄连　石莲肉各一钱　粉甘草七分

【用法】上为细末，用晚米糊为丸，如小粟米大。每次二三分，或四五分，陈米汤送下；或稀粥调和米汤，俱可服下。

【主治】小儿疳积。

经验蟾酥五疳丸

【来源】《医便》卷五引陶国佐方。

【组成】南木香（去粗皮）　青皮（去瓤）　肉豆蔻（面包，煨）　芦荟　麦芽（炒）　神曲（炒）　山楂（煮软去核）　千金子（去壳，捶油）各三钱　蟾酥一钱五分　白术（蛤粉炒）　宣黄连（去芦）各二钱　尖槟榔一钱

【用法】上各味精制，为细末，用陈米粉为丸，如粟米大。每服三分或四分，稀粥或米汤吞送下。

【主治】小儿五疳。

化痞丸

【来源】《医学入门》卷六。

【组成】木香　人参　黄耆　当归　桔梗　黄连　三棱　莪术　鳖甲　夜明砂　绿矾　枳实　使君子　苦楝根　诃子各一两　蛤蟆灰七钱半

【用法】上为末，炼蜜为丸，如绿豆大。每服三十丸，米饮送下。

【功用】消癖进食，止泻和胃追虫。

【主治】诸疳癖积。

【宜忌】忌生冷、杂果发脾之物。

【加减】大人癥瘕，去夜明砂、蛤蟆、黄连，为丸梧桐子大服。

芦荟丸

【来源】《医学入门》卷六。

【别名】十味芦荟丸（《东医宝鉴·杂病篇》卷十一）。

【组成】胡黄连　雷丸　芦荟　芜荑　木香　青黛　鹤虱　黄连各一两　蝉退二十个　麝香一钱

【用法】上为末，猪胆汁浸糕为丸，如麻子大。每服二十丸，米饮送下。

【功用】消疳杀虫，和胃止泻。

【主治】诸疳。

连胆丸

【来源】《医学入门》卷六。

【组成】黄连五钱（猪胆汁浸）　瓜蒌根　乌梅　莲肉　杏仁各二钱

【用法】上为末，牛胆汁浸糕为丸，如麻子大。每服五丸，乌梅、姜、蜜煎汤送下。

【主治】小儿五疳。心疳，舌干多啼；肝疳，干啼，眼不转睛；脾疳，搭口痴眼，口干作渴；肺疳，声焦皮燥，大便干结；肾疳，身热肢冷，小便干涩。

秘传保安丸

【来源】《医学入门》卷六。

【别名】秘传保和丸（《育婴家秘》卷一）。

【组成】白术（土炒）三两　神曲　木香　槟榔　茯苓　三棱　使君子　厚朴　荸荠　甘草各一钱　苍术二两　陈皮　枳实　人参　莪术各一两半　黄连（猪胆汁浸）　砂仁　麦芽　益智仁　肉豆蔻　藿香　白豆蔻各五钱

方中荸荠，《育婴家秘》作"青皮"。

【用法】上为末，炼蜜为丸，如龙眼大。每服一

丸，米饮化下；呕吐，以姜汤化下。

【主治】小儿五疳八痢，吐泻，肚大青筋，面黄肌瘦，疳积。

【加减】肉积，加山楂；喘，加莱菔子；泻，加泽泻、猪苓各一两。

转惊丸

【来源】《医学入门》卷八。

【组成】人参　防风　白附子　僵蚕　全蝎各一钱　南星　天麻各二钱

【主治】小儿脾气虚弱，泄泻瘦怯，冷疳洞泄，及吐泻久病，转成慢惊，身冷瘛疭。

大芦荟丸

【来源】《古今医鉴》卷十三。

【组成】苍术（米泔浸，炒）　陈皮　厚朴（姜炒）　青皮　枳实（炒）　槟榔　神曲（炒）　山楂（去子）　麦芽（炒）　三棱（煨）　莪术（煨）　砂仁　茯苓　黄连　胡黄连　芜荑仁　使君子　青黛　芦荟各等分

【用法】上为细末，使君子壳煎汤浸，蒸饼为丸，如弹子大。每服一丸，清米汤化服。

【主治】小儿五疳，皮黄肌瘦，发直尿白，肚大青筋，好食泥炭米茶之物，或吐或泻。

五积饼

【来源】《古今医鉴》卷十三。

【组成】三棱（醋炒）一钱　莪术（醋炒）一钱　青皮（去瓤）一钱　陈皮一钱　木香一钱　黄连（姜汁浸炒）一钱　川楝肉二钱　槟榔二钱　神曲（炒）三钱　麦芽（炒）三钱　砂仁三钱　使君子肉五钱　胡黄连五钱　白术（炒）六钱　龙胆草六分　山楂肉二两　干蟾蜍五只

【用法】上为细末，用炒过白面五斤，黑糖二斤，并前药和匀，用印印作饼子，约重一钱。每服三五饼。服过半月大效。

【主治】小儿疳积、食积、虫积、肉积、气积、冷积，腹胀大如鼓，青黄肌瘦，泄泻发热，不能服药者。

肥儿丸

【来源】《古今医鉴》卷十三引刘尚书方。

【别名】参术肥儿丸（《幼科证治大全》引《济世全书》）。

【组成】人参（去芦）三钱半　白术（去芦）三钱　白茯苓（去皮）三钱　黄连（姜汁炒）三钱半　胡黄连五钱　使君子（去壳）四钱半　神曲（炒）三钱半　麦芽（炒）三钱半　山楂肉三钱半　甘草（炙）三钱　芦荟二钱半（碗盛，泥封固，置土坑中，四面谷糠火煨透用之）

【用法】上为细末，黄米糊为饼。每服二三十丸，米汤化下。或作小丸亦可。

【功用】

1.《古今医鉴》引刘尚书方：消疳化积，磨癖清热，伐肝补脾，进食杀虫，养元气。

2.《万病回春》：润肌肤。

【主治】

1.《古今医鉴》引刘尚书：癖疾。

2.《惠直堂方》：小儿面黄，饮食不进，四肢倦惰，冷汗夜热，腹大肚痛。

3.《喉科心法》：各种疳证，以脾虚有虫积兼泄泻者为宜。

4.《顾氏医经》：吐乳，痴眠。

5.《中医大辞典·方剂分册》：消瘦，心下痞硬，好食泥土，肚腹坚硬，头大颈细，有时吐泻烦渴，大便腥粘。

【宜忌】《全国中药成药处方集》（禹县方）：寒症忌用。

疳积饼

【来源】《古今医鉴》卷十三。

【组成】青皮（去瓤）五钱　陈皮五钱　山楂肉五钱　神曲（炒）五钱　麦芽（炒）五钱　砂仁（炒）四钱　白术（去芦）六钱　三棱（煨）五钱　莪术（煨）五钱　木香五钱　槟榔四钱　甘草（炙）四钱　小茴（炒）三钱　使君子（去壳）二两　川楝子（酒蒸去核）三钱　肉豆蔻（煨）四钱　诃子（去核）四钱　夜明砂（炒）三钱（另研）　干蟾蜍一大个　川黄连（去毛净）六钱（清水浸，取汁和药末）

【用法】上焙干，为细末，用好细白面六斤，微炒黄，以砂糖十两，水煮化，和前面药得所，印作饼子，每个重一钱。每服三五饼，任意嚼吃。

【主治】小儿五疳诸积，肚大青筋，面黄肌瘦，饮食少进，或泻、或痢、或腹痛。

参苓白术丸

【来源】《片玉心书》卷五。

【组成】人参　白术　白茯苓　甘草　山药　白扁豆　桔梗　薏米　莲肉各一钱

　　　原书治下证，加归身一钱五分，川芎七分。

【用法】上为末。神曲糊丸。米饮送下。

【主治】小儿疳症。因脾胃久虚，不能运转，以荣其气，或胎中受毒，脏腑血少，以致手足极细，项小骨高，尻削体瘦，若前丁奚、哺露之症者。

肥儿丸

【来源】《幼科发挥》卷三。

【组成】人参　白术　白茯苓　炙甘草　陈皮　青皮　山药　莲肉　当归　川芎　使君子

【用法】上为细末，神曲糊为丸。米饮送下，或米饮调末服亦可。

【主治】疳疾。

【验案】小儿疳积　王三峰长子患疳瘦，请予治之。予见曰：此乳少病也。其父曰：乳极多。予即辞退，归谓其友胡三溪云：王子病乃乳少也，彼云乳多，不听吾言，今成疳矣。三峰明日来报：果无乳也。日则嚼饭喂，夜则一壶冷米汤灌之。奈何？予曰：请权择乳母佐之，昼则抱之，夜则乳之。乃作肥儿丸一料，服之两月而安。

养脾消积丸

【来源】《幼科发挥》卷四。

【组成】钱氏异功散加木香　青皮　砂仁　使君子　枳实（炒）　黄连（炒）

【用法】上为末，神曲糊丸，米饮送下。

【主治】小儿疳积。

【验案】疳积　胡凤崖子病疳，但多食则腹痛，请予治之。予曰：人以谷为本，谷入则痛，岂新谷作痛乎？必有旧谷为积，未能消去，故与新谷相持也，岂有绝谷食之理？乃作养脾消积丸服之，安。

参苓白术散

【来源】《幼科指南》卷下。

【组成】人参一钱半　白术一钱半　白扁豆（姜汁炒）　白茯苓各一钱半　山药一钱半　甘草一钱　桔梗一钱　苡米一钱　莲肉（去心）　川芎各一钱　当归一钱

【用法】上为细末，神曲糊为丸。米饮送下。

【主治】小儿脾胃久虚，不能转运，无以荣其气，或胎中受毒，脏腑蓄水，以致手足极细，项小骨高，尻削体瘦，肚大脐实，啼哭胸高，名曰丁奚；或虚热往来，头骨分开，翻食吐虫，烦渴呕哕，名曰哺露。

人参白术膏

【来源】《育婴家秘》卷三。

【组成】人参　白术（土炒）　白茯苓　山药　莲肉（去心）各一两　山楂肉七钱　当归　麦芽（炒）　泽泻各五钱

【用法】上为末，炼蜜为丸，如龙眼大。每服一丸，米饮化下。

　　　本方方名，据剂型当作人参白术丸。

【主治】脾胃虚弱，肌肤瘦怯，欲成疳症者。

加减肥儿丸

【来源】《育婴家秘》卷三。

【组成】黄耆（炙）　人参　白术　白茯苓　炙甘草　陈皮　青皮　当归　川芎　白芍　鳖甲（九肋，醋炙）　使君子肉　黄连　干蟾（烧存性）　木香各等分

【用法】另取山药煮糊为丸，如黍米大。量儿加减，米汤送下。

【主治】瘦冷疳。

加减集圣丸

【来源】《育婴家秘》卷三。

【组成】黄连　干蟾（烧存性）各二钱　莪术（煨）青皮　木香　砂仁　当归　使君子肉　夜明砂　五灵脂　神曲（炒）山楂肉各一钱半

【用法】上为末，粟米糊为丸，如黍米大。量儿大小加减，米饮送下。

【主治】伤食之后，疳病初起，属肥热疳者。

三棱丸

【来源】《育婴家秘》卷四。

【组成】三棱（醋炒，煨）莪术（制）青皮　陈皮　枳实（炒）厚朴（麦焙）半夏（姜汁炒）黄连（炒）香附（醋焙）川芎　使君子肉　夜明砂　神曲　麦芽　干蟾（烧存性）槟榔　木香　砂仁各三钱半　当归一钱

【用法】另取神曲煮糊为丸，如黍米大。每服二十丸至五十丸，米饮送下。大便黄涎臭秽为度，此乃积滞去也。

【主治】小儿先脾虚，后伤食，不可下者；及疳疾腹胀。

加减参苓白术丸

【来源】《育婴家秘》卷四。

【组成】人参　白术　白茯苓　甘草（炙）黄耆　白芍　官桂　陈皮　山药　莲肉　使君子肉　鳖甲　神曲　夜明砂　龙胆草　天南星各等分

【用法】荷叶浸水煮糊丸，如黍米大。米饮送下。

【主治】疟久成疳，谓之疳疟，又名劳疟。兼治脾虚生风发搐者。

五疳消积散

【来源】《痘疹金镜录》卷上。

【别名】保童丸。

【组成】三棱　莪术各一两　神曲　麦芽　青皮　山楂　君子各四两　槟榔　川楝　黑豆各二两　陈皮半斤

【用法】上为末，面糊为丸服。

【主治】疳疾。骨热头焦，胸烦盗汗，毛发干枯，肚高脚烂，牙齿黑烂，遍体生疮，兼泻痢，好吃

泥土、生米壳、炭、茶、葱、菜等。

芦荟肥儿丸

【来源】《痘疹金镜录》卷上。

【组成】胡黄连　芦荟　麦芽　芜荑仁各三钱　使君子　木香　宣黄连　槟榔　神曲　肉果（煨去油）各五钱　白术　茯苓各三两　秦艽　地骨皮　龙胆草各一钱

【用法】上为末，糊为丸服。

【主治】疳积。

【加减】羸弱者，加人参五钱。

秘方万应丸

【来源】《赤水玄珠全集》卷四。

【别名】万应丸（《证治宝鉴》卷四）。

【组成】三棱　莪术（各醋炒）陈皮（麸炒）橘红　使君子肉　麦蘖曲（炒）神曲（炒）雷丸　干漆（炒烟尽）各五钱　槟榔一两　芜荑二钱半　鹤虱（略炒）胡黄连（炒）甘草（炙）各三钱　木香　良姜（陈壁土炒）砂仁各二钱

【用法】上为末，醋米糊为丸，如绿豆大。每服三五十丸，空心以淡姜汤送下。

【主治】腹内有虫，及积气块痛；小儿疳病。

加味胡黄连丸

【来源】《赤水玄珠全集》卷二十六。

【组成】胡黄连　芦荟　川黄连　肉果　桂心　人参　辰砂　使君子　木香　钩藤　龙齿　茯苓各等分　麝香少许

【用法】上为末，用獭猪胆汁二个，取汁和药令匀，却装入胆袋内，以绳扎之，更入莨菪子二钱（微炒）、黄丹一钱，二味研末，入前药和匀为丸，如绿豆大。每服五七丸，米饮吞下。

【主治】疳疾，一切虚痢。

黄公集圣丸

【来源】《赤水玄珠全集》卷二十六。

【组成】芦荟　五灵脂　夜明砂　砂仁　橘红　木

香　莪术（煨）　使君子肉各二钱　川连　川芎　干蟾（炙）各三钱　当归　青皮各一钱半

【用法】上为细末，用雄猪胆汁二个，面糊为丸。看大小服，米饮送下。

【主治】一切疳症。

【加减】因于虚者，加人参二钱、白术三钱，去莪术、青皮；用于热者，加龙胆草三钱，去砂仁、莪术；因于吐泻下痢者，加白术二钱，肉果、煨诃肉各一钱五分，去青皮、莪术；因于积痛者，加煨三棱、川楝子肉、小茴香各一钱，去当归、川芎；因于疟者，加鳖甲（醋炙）三钱；因于虫者，加白芜荑一钱五分，川楝子肉二钱，去当归、川芎；因于渴者，加人参、白术各二钱，去莪术、砂仁。

【方论】此方不热不寒，补不致滞，消不致耗，至稳至妥。

猪肝散

【来源】《赤水玄珠全集》卷二十六。

【组成】雄猪肝（不见水者）四两（用刀批开）　新荷叶（晒干为末）二钱

【用法】将新荷末掺入肝内，重汤煮熟，以肝与儿食，空心服之。至巳午时取下恶物，从大便而出。下后再以参苓白术散之类调理。

【主治】小儿疳积体弱，不经下者。

肥儿丸

【来源】《仁术便览》卷四。

【组成】木香　胡黄连　使君子肉各一两　黄连　槟榔　龙胆草　诃子肉　肉豆蔻（煨）　芜荑　芦荟　阿魏　银柴胡

方中黄连、槟榔、龙胆草、诃子肉、肉豆蔻、芜荑、芦荟、阿魏、银柴胡用量原缺。

【用法】上为末，猪胆汁打糊为丸，如绿豆大。每二三十丸，灯心汤送下。

【功用】杀虫去积，退热进食。

【主治】疳。

芦连消疳丸

【来源】《万病回春》卷七。

【组成】芦荟　胡黄连　宣黄连（酒炒）各五钱　白术（米泔浸，焙）　白茯苓（去皮）　当归（全身，用酒洗）各一两　白芍（酒炒）八钱　人参　神曲（炒）各六钱　使君子（去壳，晒干）　山楂肉各七钱　芜荑（炒）　槟榔各五钱大　甘草节（去粗皮）四两

【用法】上为细末，汤泡蒸饼，打糊为丸，如绿豆大。每服五六十丸，临晚米汤送下；或炼蜜为丸，如龙眼大。每晚嚼化一丸，或米汤送下，或酒亦可。

【功用】壮脾胃，消饮食，消肝火，磨积块。

【主治】小儿生疳，痞块发热，肚胀。

铁门栓

【来源】《万病回春》卷七。

【组成】文蛤（炒黄色）一两　白矾（半生半煅）三钱　黄丹二钱

【用法】上为细末，黄蜡一两熔化为丸，如绿豆大。每服大人十五丸，小儿五七丸，加茶一钱、生姜二钱，煎汤送下。

【功用】《全国中药成药处方集》（沈阳方）：固肠止泻。

【主治】

1.《万病回春》：赤白痢疾，五种泄泻。

2.《全国中药成药处方集》（沈阳方）：小儿疳疾，面黄肌瘦，肠滑脱肛，神疲气促。

【宜忌】《全国中药成药处方集》（沈阳方）：忌食生冷粘硬之物。

消疳丸

【来源】《万病回春》卷七。

【组成】苍术（米泔浸，炒）　陈皮　厚朴（姜汁炒）　枳壳（面炒）　槟榔　神曲（炒）　山楂（去子）　麦芽（炒）　三棱（煨）　莪术（煨）　砂仁　茯苓（去皮）　黄连（炒）　胡黄连　芜荑仁　芦荟　使君子（去壳）各等分

【用法】上为末，使君子壳煎汤，泡蒸饼为丸，如弹子大。每服一丸，清米汤化下。

【主治】小儿五疳，皮黄肌瘦，发直尿白，肚大青筋，好食泥、炭、茶、米之物，或吐或泻，腹内

积块，诸虫作痛。

消疳汤

【来源】《万病回春》卷七。

【组成】山楂肉 白芍（炒） 黄连（姜汁炒） 白茯苓（去皮） 白术（去芦） 泽泻各一钱 青皮四分 甘草（生）三分

【用法】上锉一剂。加生姜、大枣，水煎服。

【主治】

1.《万病回春》：小儿疳病，大便色疳白，小便浑浊，或澄之如米泔。

2.《寿世保元》：小儿疳病，面黄肌瘦，肚大青筋。

芦荟丸

【来源】《鲁府禁方》卷三。

【组成】胡黄连（乳浸） 山楂肉各五钱 鹤虱 芜荑 芦荟（乳浸） 川楝子肉 陈皮 白术 三棱（醋炒） 莪术（醋炒）各三钱 使君子肉十个 尖槟榔二钱 虾蟆头一个（乳浸，炙干） 阿魏八钱（醋煎化）

【用法】上为末，加飞罗面，入阿魏，糊为丸，如绿豆大。每服三十二丸。

【主治】小儿疳积、食积，面黄，或青或白，小便如泔，大便溏泄，腹有青筋，肚大如鼓，足瘦如柴，不时发热。

【宜忌】百日内忌腥荤猪肉。

痞疾丸

【来源】《鲁府禁方》卷三。

【组成】阿魏二钱 天竺黄 芦荟 沉香 胡黄连 硇砂 雄黄 没药 川山甲（炙） 草乌（炮） 三棱 莪术各三钱

【用法】共为末，将阿魏放白瓷钟内，入黄酒，再坐砂锅内溶化，取出，入群药末，搅匀为丸，如豆大。每服二丸，黄酒送下。

【主治】儿疳癖疾。

【宜忌】忌生冷、油腻、热物。

六味肥儿丸

【来源】《痘疹传心录》卷十五。

【组成】川黄连 白芜荑 神曲 麦芽 厚朴各一两 木香五钱

【用法】上为末，炼蜜为丸，如弹子大。清米汤化下。

【主治】小儿疳积。

芦荟丸

【来源】《痘疹传心录》卷十五。

【组成】芦荟 人参 白术 茯苓 山药 木香 陈皮 青皮 麦芽 神曲 当归各三钱 槟榔二个 麝香少许

【用法】上为末，猪胆打面糊为丸，如麻子大，或炼蜜为丸，如龙眼大。清米汤化下。

【主治】疳。

大肥儿丸

【来源】《痘疹传心录》卷十七。

【组成】人参 白术 山药 陈皮 山楂肉 蓬术各一两 茯苓 白芍 川黄连 胡黄连 厚朴 神曲 青皮 泽泻各七钱 槟榔 川芎 肉豆蔻 使君子肉 柴胡 甘草各五钱 五谷虫一两 干蟾头五钱（煅）

《诚书》有地骨皮，无山药。

【用法】上为末，炼蜜为丸，如弹子大。空心清米汤化下。

【主治】

1.《痘疹传心录》：脾虚，疳积泄泻。

2.《诚书》：五疳脾虚，泄泻骨蒸。

五疳丸

【来源】《慈幼新书》卷十。

【组成】干蟾一只（置新瓦上，实以土，炼存性） 连翘（微炒） 青皮 莪术 三棱 枳实（俱醋炒） 川黄连 胡黄连 芦荟 丹皮 白芜荑仁 桔梗各二两 茯苓 神曲（炒） 泽泻（炒） 白术（土炒）各三钱 木香一钱五分

【用法】上为细末，用雄猪胆二枚，取汁和水泛为丸，如豌豆大。每服一钱二分，米饮送下。

【主治】疳积。

【验案】疳积　郑补翁：余幼女病疳，两目几废，偶得此方，服之神光复现。余友汪宗玉子亦患此，肌肉瘦削，饮食大减，诸药无功，余以此授之，服一料而病去如扫。

鸡肝饼

【来源】《慈幼新书》卷十。

【组成】五谷虫（瓦上焙干）　全蝎各一两（去毒）　人参　龙胆草各三钱　谷精草五钱

【用法】上为末。每用二分，将陈酒糟一撮，雄鸡肝一具，共捣成饼。放饭上蒸熟，以酒食之。轻者五六服，重者十服痊愈。

【主治】小儿疳积。

玉柱杖散

【来源】《证治准绳·幼科》卷八。

【组成】黄耆二两　白茯苓半两　人参　白术各一两

【用法】上为末。以水一盏，药一钱，煎七分，温服。

【主治】小儿疳瘦。

芦荟丸

【来源】《证治准绳·幼科》卷八。

【组成】芦荟　木香　红芍药　没石子各半两　使君子（去壳）　胡黄连各二钱半　肉豆蔻二钱　人参一钱

【用法】上为细末，入麝香半钱，别研令细，与药拌匀，蜜水打面糊为丸。每服十五丸，空心、食前米饮送下。

【主治】小儿诸疳，羸瘦不生肌肉。

青金膏

【来源】《证治准绳·幼科》卷八。

【组成】青黛　朱砂　芦荟　蟾酥各一钱　麝香半钱　蜣螂一枚　蛇皮（项后）四寸

【用法】上为末，水化酥丸，如粟米大。每服二丸，倒流水送下。

【主治】疳积。

知母散

【来源】《证治准绳·幼科》卷八。

【组成】知母　青皮（去白，焙干）　柴胡各二钱　甘草（炙）　紫参各三钱　诃子（煨熟，用肉）三枚

【用法】上为细末。每服一钱，水五分，煎至三分，温服。有热则退，有痢则除，有结则通。

【主治】小儿诸般疳积，肚胀无时，泻痢，或时壮热，状如疟疾。

参术陷胸汤

【来源】《证治准绳·幼科》卷八。

【组成】人参　白术　茯苓　橘红　半夏各一钱　瓜蒌（全用细切，带湿）三钱　黄连　甘草各五分

【用法】上用水一钟半，加生姜三片，大枣一个，煎七分，温服。

【主治】小儿青筋疳积，肚疼哺露。

秘方肥儿丸

【来源】《证治准绳·幼科》卷八。

【组成】黄连五钱　木香一钱　神曲　麦蘖各一两（并炒）　使君肉（煨）　肉豆蔻（面裹煨）各五钱　槟榔一枚　虾蟆一个　白术一两

【用法】上为末，面糊为丸，如粟米大。空心以米饮送下。

【功用】消疳进食。

猪肚丸

【来源】《证治准绳·幼科》卷八。

【组成】柴胡　黄连　秦艽各一两（净）　芜荑二两（瓦上焙干，去壳取肉，别为末，临时入用）

【用法】上用猪肚一个，破开净洗，入前药三味末于内，以酒半缸，童子小便一升，煮干，舂令

得所，放芜荑末又春匀，为丸如梧桐子大，每服二十丸，饮送下。

【主治】小儿肝热面瘦。

消疳丸

【来源】《墨宝斋集验方》卷上。

【组成】茅山苍术四两（一两用盐三钱化水一碗浸，一两用酒一碗浸，一两用陈土搅泥水待泥沉，用上面清泥水浸，一两用米泔水浸，春五、夏三、秋五、冬七日，每日倒换，擦洗一次。浸毕捞起，刮去粗皮，锉片晒干，微炒）

【用法】上为细末，罗过，约取头末极细者用二两，余不用。每服三钱，同猪肝四两（勿犯铁器，以竹刀切片），用清水共一处煮熟，连汤食之。三五服即愈，或再服二三服更妙。

【主治】疳积。

消疳化虫丸

【来源】《杏苑生春》卷六。

【组成】芜荑　黄连　神曲　麦蘖各等分

【用法】上为细末，面糊为丸，如黍米大。随儿大小加减，空心米汤送下。

【主治】小儿因疳生虫，五心烦热者。

消疳饮

【来源】《幼科证治大全》引《济世全书》。

【组成】人参　白术　茯苓　黄连　胡黄连　神曲　青皮　砂仁　甘草

【用法】水煎服。

【主治】小儿疳疾，身热面黄，肚大青筋，瘦弱。

【加减】伤食，加山楂；有虫，加使君子。

保婴五疳膏

【来源】《寿世保元》卷八。

【组成】青皮（麸炒）二钱　橘红五钱　白术（去芦，蜜水炒）一两半　白茯苓七钱半　麦门冬（去心）一两　使君子肉（锉，炒）七钱五分　山楂肉五钱　麦芽（炒）五钱　金樱子肉

（炒）各五钱　芡实仁二钱半　莲心肉（隔纸炒）五钱　甘草二钱

【用法】上为末，和匀，重七两，每次用药末一两，炼蜜四两，调和成膏。每日中晌、晚间各服一二茶匙，温水漱口。

【功用】无疾预服此药，则诸病不生。元气虚者，服半月身体健壮。

【主治】小儿五疳潮热，面黄肌瘦，烦渴，肚大青筋，手足如柴，精神困倦。

【加减】身热咳嗽，加地骨皮、百部；肚腹饱胀，大便为稀水，腹鸣作声，或因虫出不知，加槟榔二钱，木香一钱；禀受气弱，加人参二钱半。

消疳退热饮

【来源】《寿世保元》卷八。

【组成】山楂（去子）　乌药　灯心　竹茹　槟榔尖　使君子　芜荑仁　淮木通　黑牵牛　大黄　柴胡　莪术（煨）　枳壳（去瓤）　黄芩　甜葶苈

【用法】上锉。水煎，温服。

【主治】肝胆经热毒瘰病，小儿疳积发热，肚大青筋，骨瘦如柴。

神圣羊肝饼

【来源】《穷乡便方》。

【组成】人参　木香　白芷各三钱　石决明（火煅）　白术　全当归各五钱

【用法】上为细末，用黄腊一两五钱，熔开和药，共捏成十饼，每一饼用山羯黑羊肝一具，竹刀批开去净白筋膜，将一饼火烘，再捏数片薄饼入肝内，麻皮缠住，用二和淘粟米泔水砂锅煮熟，连汤服之。即愈，重者不过二三饼。如不肯服，晒干为末，和麦面于砂锅中烙焦饼食之。

【主治】三、四岁以下小儿疳积，发稀，眼涩，腹大者。

健脾肥儿丸

【来源】《痘疹活幼至宝》卷终。

【组成】人参五钱　黄耆（蜜水炒）一两　神曲（炒）　山楂肉各二两　白扁豆（炒）　白术（米

泔水浸，炒） 白茯苓 山药各一两 甘草 白芍
（酒炒） 地骨皮各六钱 川黄连三钱 当归 百
合各八钱 橘红 陈皮各五钱

【用法】上为细末，炼蜜为丸，如弹子大。每服一
丸，食后开水化服。

【主治】小儿痧后失调，体瘦气虚，或成疳疾，或
泄泻。

保胎资生丸

【来源】《先醒斋医学广笔记》卷二。

【别名】资生丸（原书同卷）、人参资生丸（《医宗
金鉴》卷四十）。

【组成】人参（人乳浸，饭上蒸，烘干）三两 白
术三两 白茯苓（细末，水澄蒸，晒干，加人乳
再蒸，晒干）一两半 广陈皮（去白，略蒸）二
两 山楂肉（蒸）二两 甘草（去皮，蜜炙）五
钱 怀山药（切片，炒）一两五钱 川黄连（如
法炒七次）三钱 薏苡仁（炒三次）一两半 白
扁豆（炒）一两半 白豆蔻仁（不可见火）三钱
五分 藿香叶（不见火）五钱 莲肉（去心，炒）
一两五钱 泽泻（切片，炒）三钱半 桔梗（米
泔浸，去芦，蒸）五钱 芡实粉（炒黄）一两五
钱 麦芽（炒，研磨取净面）一两

【用法】上为细末，炼蜜为丸，如弹子大，每丸
重二钱。用白汤或清米汤、橘皮汤、炒砂仁汤嚼
化下。

【功用】

1.《不居集》：妇人男子，调中养胃，饥能使饱，
饱不使饥。

2.《霍乱论》：调和脾胃，运化饮食，滋养荣卫，
消除百病，可杜霍乱等患。

【主治】

1.《先醒斋医学广笔记》：妊娠三月胎堕。

2.《成方便读》：脾胃气虚，湿热蕴结，以及
小儿疳积腹胀，面黄肌瘦，久泄久痢等一切脾胃
不足之症。

【宜忌】忌桃、李、雀、蛤、生冷。

【方论】

1.《不居集》：此方以参、术、苓、草、莲、芡、
山药、扁豆、苡仁之甘平，以补脾元；陈皮、曲、麦、
豆蔻、藿、桔之辛香，以调胃气；其有湿热，以

黄连清之燥之。既无参苓白术散之滞，又无香砂
六君之燥，能补能运，臻于至和，名之资生，诚
信不诬。

2.《成方便读》：欲资生者，必先助其脾胃，
故以四君子补益脾胃，合之山药、莲肉、扁豆、
芡实之属以协助之。但脾者喜燥而恶湿，善运而
不停，故以陈皮、白蔻香燥以舒之，苓、泽、苡
米淡渗以利之，楂、曲、麦芽助其消导，藿香、
厚朴借以温中，桔梗以引清气上行，黄连能使湿
热下降。如是则脾复其常，可以资助生气矣。

肥儿丸

【来源】《先醒斋医学广笔记》卷三。

【组成】人参三钱 芜荑一两 使君子肉一两 白
芍药一两 橘红八钱 黄连一两 甘草五钱 红
曲七钱 麦芽七钱 砂仁五钱 白茯苓一两 山
楂肉七钱 滑石一两 莲肉二两 扁豆一两 青
黛一两

【用法】炼蜜为丸，如弹子大。每服一丸，空心白
汤化下。服疳积散病愈，再用此方调理。

【主治】小儿乳食不节，过饱伤脾，面黄腹大，小
便浊如米泔，大便黄泄酸臭，皮毛枯索，甚而双
目羞明生翳，形骸骨立，夜热昼凉。

肥儿丸

【来源】《丹台玉案》卷六。

【组成】黑蝉（以大者，不拘几只，放深缸中，取
粪坑内蛆淘净，倒其缸内，任从自食，待五日泻
出粪水取起，倒挂阴干，炙脆为末）三两 人参
一两 白术 砂仁 使君子肉 山楂肉各一两五
钱 宣黄连 胡黄连 白茯苓 芦荟 莲子各八钱

【用法】上为末，陈米糊为丸。每服一钱，米饮
化下。

【主治】疳积，肌肉消瘦，肚大筋青，饮食不思，
或泄泻口渴。

保命丹

【来源】《丹台玉案》卷六。

【组成】大蝉二只（剖开） 砂仁 胡黄连各五钱

（装入缝好，外以泥裹，煅红取出） 皂角二枚（煅灰存性） 蛤粉三钱 麝香三分 使君子肉一两

【用法】上为末，以神曲打糊为丸，如粟米大。每服一钱，生姜汤送下。

【主治】诸般疳积。

鸡金散

【来源】《医宗必读》卷七。

【组成】鸡内金一具（焙） 真沉香二钱 砂仁三钱 陈香橼（去白）五钱

【用法】上为末。每用一钱五分，生姜汤送下，虚者人参汤送下。

【主治】

1.《医宗必读》：水肿胀满。

2.《仙拈集》：鼓胀。

3.《青囊秘传》：小儿疳积，湿臓阴胜之病。

【宜忌】《青囊秘传》：虚火者忌服。

泻青汤

【来源】《症因脉治》卷一。

【组成】当归 龙胆草 川芎 山栀 羌活 防风 黄芩

【功用】清肝胆风热。

【主治】

1.《症因脉治》：肝火头痛，恼怒即发，痛引胁下。

2.《家庭治病新书》：小儿疳证，壮热生寒，腹胀下痢，皮肤干燥者。

消疳散

【来源】《诚书》卷十一。

【组成】人参 山药 使君子（去壳） 莲肉 茯苓各一两 锅巴四两 虾蟆（煅）一两 五谷虫五钱 鸡硬肝黄皮（烧灰存性）五钱

【用法】上为末。白糖霜四两调匀服。

【主治】小儿五疳。

消疳肥儿丸

【来源】《诚书》卷十一。

【组成】使君子（去壳） 胡黄连 黄连（炒） 芦荟 龙胆草（去芦） 缩砂（去壳） 三棱（煨） 橘红 茯苓（去皮） 白术（土炒） 香附（炒） 木香 苍术（米泔水浸炒） 槟榔（去脐） 人参各二钱五分 诃皮（炒）二钱 夜明砂（炒）三钱半 神曲（炒） 麦蘗（炒）各五钱 柴胡（去芦）三钱 莱菔子（炒） 芜荑各三钱五分

【用法】上为末，蒸饼为丸，如黍米大。用米饮汤送下。

【主治】小儿五疳。

红燕丹

【来源】《医宗说约》卷五。

【组成】大石燕一雌一雄（每个重二两者佳，倾入银罐中，上下用炭火煅红，淬入好醋中，如此九次） 明朱砂三钱（另研，水飞） 红曲（洗净）一两

【用法】上为极细末。周岁者每服三分，糖拌，不拘时候。

【功用】消疳化积。

【主治】

1.《医宗说约》：小儿疳积丁奚，骨瘦如柴，目闭溺赤，或腹中疼痛，或溺如米泔。

2.《医方一盘珠》：诸般虫痛。后闻药气即吐，束手无策，偶遇异人传此方和于糖果粥饭中，与之数服痊愈，后以此济人，无不效矣。

芦荟丸

【来源】《医宗说约》卷五。

【别名】五疳保童丸。

【组成】肥儿丸加芦荟 胡黄连 银柴胡

【用法】上为极细末，炼白蜜为丸，如龙眼大。空心清米汤化下。

【主治】疳积，夜间发热，骨瘦如柴。

肥儿丸

【来源】《医宗说约》卷五。

【组成】广陈皮一斤（炒） 甘草（炙）四两 蓬术（炒）六两 厚朴（米泔浸，炒）八两 枳实（麸炒）八两 连翘六两 香附（米泔浸，炒）一斤 山楂肉六两 神曲（炒）六两 卜子（炒）八两 龙胆草六两 青皮子（炒）八两 川黄连（炒） 白术（土炒） 槟榔各八两

【用法】上为极细末，炼白蜜为丸，如龙眼大。空心清米汤化下。

【功用】消积化食，健脾和胃，长肌肉。

【主治】五疳、五痢泻、蛔虫，脏腑虚弱，身体羸瘦，发竖焦黄，小便浊色，肚腹膨胀。

【加减】虚者，加米仁、山药；虚甚，加人参；有虫，加川楝子、使君子肉、鹤虱。

蒋氏肥儿丸

【来源】《医宗说约》卷五。

【别名】肥儿丸（《卫生鸿宝》卷三）

【组成】芸白术（土炒） 陈皮（炒） 香附（盐水炒） 厚朴（姜汁炒） 枳实（麸炒） 槟榔 神曲（炒） 麦芽（炒） 泽泻 菔子（炒） 山楂肉（炒） 白茯苓（蒸） 白芍药（炒）各四两 木香（不见火） 甘草（炙）各二两

【主治】小儿瘦弱，食不生肌，肚腹疼痛，内热虫积。

【加减】内热口渴，脉洪数，小便黄，加连翘、川黄连各三两；骨蒸热、背热、手心热、脚底热、口渴身瘦，溺赤，脉数细，加芦荟一两，胡连、银柴胡各三两，鳖甲（醋炙）四两；疟后寒热不止，胁下有块，加银柴胡、胡黄连、当归、青皮各三两，醋炙鳖甲四两，桂枝七钱；腹中膨胀，或有块痛，手不可按，加山棱、蓬术（醋炒）各三两，食蛆二两、干蟾二只；泄泻少食，或腹痛手按则减，面色㿠白无神，六脉无力，倍白术、白芍，加人参、山药、米仁各四两；泻不止，加肉果（面裹煨）二钱；六脉迟，手足冷，口不渴，溺清白，肌肉日削，或悠悠腹痛无减增，或喜就暖处，或食生冷即泻，或脐下作痛，是属虚寒，加炮姜、肉桂各二两，倍白术、白芍；泄，加肉果（面煨）二两；虚甚，加人参、山药各二两；面上白斑，腹中作痛，口中清水，或吐虫，属虫积，加使君子肉、贯众各二两，雷丸、鹤虱各一两。

神人散

【来源】《辨证录》卷八。

【组成】人参二钱 白术三钱 甘草五分 肉桂三分 白豆蔻一枚 神曲五分 半夏三分 山楂五枚

【用法】水煎服。

【功用】补脾胃之气，调饮食之伤。

【主治】小儿疳证。因多餐水果，恣食肥甘，而致脾胃虚寒，身体黄瘦，毛竖肤焦，形如猿猴，状如刺猬，食土食炭。

平肝汤

【来源】《辨证录》卷十四。

【组成】茯苓三钱 白术一钱 陈皮二分 神曲五分 麦冬二钱 元参二钱 桔梗一钱 苏叶三分 人参三分 枳壳二分 黄芩三分

【用法】水煎服。

【功用】补胃以散火。

【主治】胃火上升，小儿生疳，上下牙床尽肿，口角流涎，咳嗽不已，咽喉肿痛。

活儿丹

【来源】《辨证录》卷十四。

【组成】人参三钱 白术一钱 甘草一分 茯苓二钱 陈皮一分 巴戟天一钱 白芍一钱 柴胡二分 当归五分 山楂五分 神曲三分

【用法】水煎服。

【功用】健脾开胃，平肝解郁。

【主治】小儿惊、疳、吐、泻。

追虫丸

【来源】《冯氏锦囊·杂症》卷五。

【组成】苦楝根皮 贯众 木香 桃仁（去皮尖，炒） 芜荑（炒） 槟榔各一钱 当归 鹤虱（炒）

各一钱五分　轻粉一角　干蟾（去头，酥炙）　黄连（炒）各一钱　使君子（肉）二十五粒
【用法】上为细丸。肉汁汤送下。
【主治】小儿疳积。

化虫丸

【来源】《幼科指掌》卷四。
【组成】芜荑　鹤虱　槟榔　木香　使君子　芦荟　川楝子
【用法】蒸饼为丸，如绿豆大，青黛为衣。每服三十丸，滚汤送下。
【主治】小儿疳蛊。起于乳哺不调，脏腑湿热，化生疳虫，形如马尾，或如丝发，多出于头项腹背之间，黄白赤者。

加减参苓白术散

【来源】《幼科指掌》卷四。
【组成】人参　茯苓各一钱　山药一钱半　白术一钱　陈皮一钱半　莲肉九粒　当归　防风　白扁豆　薏苡仁　枳实各一钱
【用法】上锉为散。随宜加减。
【主治】小儿疳积。

捉疳丸

【来源】《幼科指掌》卷四。
【组成】虾蟆一只　芦荟　胡连　香附　地骨皮各五钱　枳壳　黄芩　青皮　胆草各四钱　黄连　陈皮　人参　芜荑　柴胡　砂仁各三钱　广木香　甘草各二钱　神曲　鸡心槟榔各四钱
【用法】上为末，猪胆汁和蒸饼为丸，如黍米大，青黛为衣。每服三五十丸，米饮送下。
【主治】小儿恣食生冷油腻，损伤脾胃，致成脾疳，久则皮肤干燥，肢体消瘦，胸胁结块，面目浮肿，身热脚细，肚大硬胀，吐逆中满，水谷不消，泻下酸臭，尿如米泔，夜热日凉，困睡口渴。

秘传蝌蚪散

【来源】《幼科指掌》卷四。

【组成】蝌蚪（阴干）　黄柏　苍术各二两　矾三钱
【用法】獖猪肝四两，竹刀披开，掺药三钱，猪肝同煮，吃肝。
【主治】小儿疳疾。

八珍散

【来源】《幼科直言》卷四。
【组成】锅巴四两（炒）　山药二两（炒）　白茯苓二两　白扁豆二两（炒）　苡仁二两　莲肉二两（去皮心）　百合二两（炒）（春冬加，夏、秋不加）
【用法】上为细末。每服二三钱，量加白糖五分，白滚水调下，不拘时候。
【主治】小儿虚损，泄泻疳疾，一切病后失调。

猪肝散

【来源】《幼科直言》卷四。
【组成】雄猪肝一片（重五钱）　谷精草一钱　白僵蚕七条（酒炒）
【用法】上药共入砂罐内，加井水二钟，煨取一钟，去滓，吃汤并肝，每日一次。用二三十服之后，方可得愈。
【主治】小儿一切疳痞，病后失调，四肢无力，精神倦怠，骨瘦如柴；及痞眼羞明，雀朦怕亮，痘后目病，翳膜遮睛。

大芦荟丸

【来源】《灵验良方汇编》卷三。
【组成】胡黄连　黄连　芦荟　白芜荑（炒）　白雷丸（破开，赤者勿用）　木香　鹤虱草（微炒）　龙胆草各一两
【用法】上为末，米糊为丸，如麻子大。每服一钱，白汤送下。
【功用】《会约医镜》：清热治疳。
【主治】小儿肝脾疳积，发热体瘦，热渴，大便不调或瘰疬结核，耳内生疮，牙腮蚀烂，目生云翳。

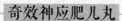

奇效神应肥儿丸

【来源】《麻科活人全书》卷四。

【组成】人参三钱（如力微者，用一两，或以乳汁蒸北直参一两代之）　大川黄连（酒炒）二钱　臭芜荑（炒，擦去皮，取净者）五钱　君子肉（面粉包煨，去壳，并去内黑皮）四十五粒　夜明砂（水淘去土砂，取净砂，醋炒干）一两　漂白术（陈壁土炒）五钱（不宜白术者，以意苡仁炒代之）　吴神曲（炒）五钱　生麦芽（炒）五钱　天浆子（即五谷虫肉，汤浸，洗净，炒）一两　淮山药（炒）三钱　小青皮（醋炒）三钱　胡黄连（酒炒）三钱　山楂肉（去子，汤洗）三钱　干蛤蟆（火炙，醋淬，极焦）三只　花槟榔三钱

【用法】上为细末。每服二三钱，空心以米饮调下。

　　本方方名，据剂型当作"奇效神应肥儿散"。

【主治】肌瘦面黄，或面青面白，泄泻少食，肚腹胀大，青筋满腹，或伤饮食，常有吐泻，尿如米泔，及一切疳证。

疳积散

【来源】《痘学真传》卷七引叶氏方。

【组成】红曲五两（炒）　石燕（醋煅）朱砂各一两（水飞）

【用法】十岁者每服一钱，酒酿泡汤调服。

【主治】痘后饮食不禁，伤暑而成疳积。

【方论】红曲以消谷食油腻，石燕以磨坚积，朱砂以清郁热。

五疳散

【来源】《惠直堂方》卷四。

【组成】白术（蜜水炒）一两五钱　白茯苓　使君子各七钱五分（碎，炒）　甘草一钱五分　山楂肉　麦芽（炒）　金樱子肉（炒）　莲子心（隔纸炒）　橘红各五钱　麦冬（去心）二两　芡实（蒸）二钱五分　青皮二钱（麸炒）

【用法】上为细末，炼蜜为丸。每服一钱，清汤送下。

　　本方方名，据剂型当作"五疳丸"。

【功用】小儿无疾预服，诸疾不生。元气虚弱者，服半月，自然身体轻健。

【主治】小儿五疳。面黄肌瘦，烦渴吐泻，肚大青筋，手足如柴，精神疲倦。

鸡肝丸

【来源】《惠直堂方》卷四。

【组成】芦荟（炒）一钱　牛黄一分　雄黄七分　雷丸肉（炒）二钱　使君子（炒）二钱

【用法】上为末，用十两重鸡肝一具，称药末五分涂肝上，蒸熟，与小儿食之；或作丸如米粒大，白汤送下。至凶者三服全愈。

【主治】小儿五疳。

【宜忌】忌冷水发物等。愈后以参、苓、白术、陈皮补脾之药调理。

鸡肝散

【来源】《惠直堂方》卷四。

【组成】白芙蓉花（阴干）三钱　肉果（面裹煨，去油）一个　胡连五分

【用法】上药同雄鸡肝一具，加酒浆一碗，重汤熟，去药食肝。多吃十几枚，即眼瞎亦愈。或为丸服亦可。

【主治】小儿疳积。

金氏七宝丹

【来源】《惠直堂方》卷四。

【组成】蛇含石六两　代赭石六两（上以银罐盛贮，炭火内烧红，陈米醋淬，其细者自沉醋底，粗者捞起再煅再淬，以完为度，研极细末）　大南星四两（姜汁煮透）　白附子五钱　麝香一钱五分　朱砂五钱（为衣）　金银箔不拘多少（亦同为衣）

【用法】上为细末，于端午正午时用米粽入白捣烂为丸，如芡实大。用微火烘燥，瓦瓶盛之，密封勿泄气；以生姜一片，薄荷一团，竹叶七片，灯草一团为引服。

【主治】小儿急慢惊风，伤风，疳病，食积，风痰，气喘，夜啼。

【宜忌】药性惟镇心却痰，一味坠下，凡痘疹盛行时不宜遽进。

理脾丸

【来源】《惠直堂方》卷四。

【组成】陈皮　茯苓　山楂（半生半蒸）各一两　白术（炒）二两　黄连（炒）　芦荟（煅）　炙甘草各五钱

【用法】上为末，神曲黄米糊为丸，如弹子大。姜汤送下。

【主治】小儿疳。

大胡连丸

【来源】《不居集》上集卷三十。

【组成】胡连　黄连　苦楝子各一两　芜荑五钱　干蟾头（研）一分　麝香一钱　青黛一钱五分　芦荟一分

【用法】上先用前四味，猪胆汁和为剂，每一丸如胡桃大，入巴豆仁一枚置其中，用油单纸一重裹之，同米一升许，蒸米熟为度，入后四味，少入面糊为丸，如麻子大。每服十丸或十五丸，清米饮送下。

【功用】杀虫，进饮食。

鳖甲青蒿饮

【来源】《医宗金鉴》卷五十二。

【组成】银柴胡　鳖甲（炙）　青蒿　生甘草　生地黄　赤芍　胡黄连　知母（炒）　地骨皮

【用法】引用灯心，水煎服。

【主治】小儿疳疾发热，初起多实者。

集圣丸

【来源】《幼幼集成》卷三。

【组成】真芦荟（酒蒸）　五灵脂（炒）　夜明砂（炒）　真广皮（酒炒）　杭青皮（醋炒）　蓬莪术（煨）　使君肉（炒）　南木香（屑）　白当归（炒）　西川芎（酒炒）各二钱　人参（切片，焙干）　正川连（姜制）　干蟾蜍（酥炙）各三

钱　西砂仁（酒炒）二钱

【用法】上为细末，用公猪胆一枚取汁，将前末和匀，粟米糊为丸，如龙眼核大。每服二丸，米饮调下。

【主治】冷热新久，一切疳证。

兑金丸

【来源】《种福堂公选良方》卷四。

【别名】五色兑金丸（《饲鹤亭集方》）。

【组成】白丑（黄者）二两（去壳，磨极细，头末）　大黄二两　川连三钱　雄黄二两　胆星五钱　神曲五钱　黑丑（黑者）二两（去壳，磨极细，头末）　虾蟆（极大者）一具（须要黄者，用银罐入内，用油盏盖住，铁丝扎好，外用炭火煅出黑烟，至黄烟出为度，放地上冷透出火毒，擘开如墨黑者良，如小者用两具，五月五日午时煅）　青黛一两　石膏一两　滑石一两　胡连三钱　神曲五钱

【用法】上药生研为末，水为丸，如米粞大。每岁各一丸，匀服，早晚各一次。

【主治】

1.《种福堂公选良方》：小儿百病。

2.《饲鹤亭集方》：小儿五疳食积，急慢惊风，腹膨泄泻，虫痛血结，大便五色，小便如泔，头痛身热，面黄体瘦，发落毛焦，眼生翳膜，好食泥炭生物，腹痛痞块。

【宜忌】《饲鹤亭集方》：忌生冷，油腻、鱼腥、面、豆等物。

肥儿丸

【来源】《种福堂公选良方》卷四。

【别名】补养肥儿丸（《仙拈集》卷三）。

【组成】山药二两（炒）　茯苓　白扁豆（炒）　五谷虫（淘洗净，炒）　山楂（炒）　白芍（炒）　麦芽（炒）　神曲（炒）　当归各一两五钱　白术（土炒）　陈皮　使君子肉（煨）各一两　生甘草七钱　胡连七钱（姜汁炒）

【用法】炼蜜为丸，如绿豆大。每服一钱。

【功用】常用可免饮食伤脾之症。

【主治】《文堂集验方》：面黄肌瘦，食积脾疳，大

便不结，疳泻。

消疳无价散

【来源】《种福堂公选良方》卷四。

【组成】石决明一两半（煅过）　芦甘石五钱（童便煅）　滑石五钱　雄黄二钱　朱砂五钱　冰片五分　海螵蛸五钱（煅，去壳）

【用法】上为细末。每服三分或五六七分，用不落水鸡肝，竹刀切片，上开下连，掺药在内，将箬包好，入砂罐，米泔半碗，重汤煮熟，连汤食尽。眼盲者，服四五肝即愈。

【主治】小儿疳积，疳眼。

肥瘦散

【来源】《仙拈集》卷三。

【组成】神曲十两　山楂肉八两　粪桶垢四两（米醋淬三次）

【用法】上为末。沙糖调服。

【功用】生肌肉。

【主治】小儿瘦损。

秘传肥儿丸

【来源】《仙拈集》卷三。

【别名】肥儿丸（《良方合璧》）。

【组成】白术　莲肉　山楂各一两五钱　白芍　神曲　五谷虫各五钱　芡实　茯苓各一两　泽泻四钱　陈皮四钱　甘草二钱

【用法】上为末，炼蜜为丸，如弹子大。每服二钱，空心以米饮送下，少加白糖亦可；若是腹痛，不用蜜丸，可作散，瓷器收贮。

【主治】小儿肚大青筋，骨瘦毛焦，泻痢疳热。

【加减】瘦成疳，加芦荟；腹中泄泻，加肉果；内热口干，大便燥结，加黄连；潮热，加银柴胡；有虫，加使君子肉三钱；肚腹膨胀，大便稀水，肠鸣作声，加槟榔、木香各一钱。

消疳神丹

【来源】《仙拈集》卷三。

【组成】雄黄三钱　麝香五分　胆星二钱　全蝎　僵蚕各三钱　巴豆（去油）五分

【用法】上为净末，神曲为丸，如菜子大。每服三丸，白汤送下。

【主治】小儿诸疳，肚大黄瘦，腹痛虫积。

消疳肥儿丸

【来源】《仙拈集》卷三。

【组成】人参　白术　茯苓　甘草各三钱　神曲　麦芽　山楂各三钱半　胡连　芦荟　黄连各二钱半

【用法】黄米粉糊为丸，如粟米大。每服八分，白汤送下。

【功用】消疳化积，清热杀虫，补脾进食。

益儿丸

【来源】《仙拈集》卷三。

【组成】黑豆二合（炒）　使君子（去壳）一百粒　五谷虫一两　白面十两（炒黄）　黄米三合（炒黄）

【用法】上为末，炼蜜为丸，重二钱。每服一丸，早、午、晚各一次。

【功用】去积聚，补脾胃。

使君子地黄丸

【来源】《医林纂要探源》卷九。

【组成】熟地黄八钱　赤茯苓三钱（用赤以去心下邪热）　山药　牡丹皮　山茱萸（去核）　泽泻　当归　川楝子（去核，用肉）　使君子（去壳，用肉）各三钱

【用法】上为末，蜜为丸，如梧桐子大。每服三五丸，温水送下。

【主治】肾疳、骨疳、脑疳、脊疳，脑热肌削，手足冰冷，时作寒热，滑泻腹痛，齿疮身疥，骨立面黑。

【方论】方用六味地黄丸以滋养肾水而济妄火，加当归以使行于阳，川楝子、使君子以杀疳治虫，而茯苓、山药又皆可以理脾。

肥儿丸

【来源】《医林纂要探源》卷九。

【组成】黄连二两　肉豆蔻一两　木香一两（勿见火）　神曲（炒）一两　麦芽（炒）一两　使君子一两　槟榔五钱　川楝子（去核，炒）一两

【用法】上为末，用曲糊为丸，如麻子大。每服二三十丸，空心米汤送下。

【功用】统治诸疳，杀虫消热。

【主治】疳积，腹大筋急，色黄体瘦，头皮光急，毛发焦稀，腮缩鼻干，口馋唇白，两目昏烂，揉鼻捎眉，脊耸身黄，斗牙咬爪，焦渴自汗，尿白粪酸，腹胀肠鸣，癖结潮热，酷嗜瓜果，或炭或米，或土或布，嗜酸嗜咸。

【方论】

1.《医林纂要探源》：黄连苦寒，泻旺火，燥脾湿，厚肠胃，杀虫䘌，为治疳君药；肉豆蔻辛温，补命火而行之脾胃，以去土中之积郁；木香辛苦温，升下焦无形之气，以达之上，而蒸水谷，和气血，降上焦有形之物以行于下，而司决渎，去壅滞；神曲甘辛温，和中开胃，消滞去胀，破结行痰，能消能伐，而无伤于正气；麦芽甘咸平，能变化有形之坚积，而自含发生之气；使君子味甘而能杀虫，兼可消积；槟榔苦涩甘温，攻坚破积，降泄逆气，而达之下极之下，且其苦能杀虫，其涩能敛阴；川楝子苦寒，泻热杀虫，达于下极而散之。谷以养人，而过食成积，神曲、麦芽以变化之；食积则气郁，木香、槟榔以升降之；气郁则生湿热、黄连、川楝子以燥之泄之；湿热则生虫䘌，使君子、黄连、川楝子以杀之；其肠胃薄而太阴未足也，君黄连以健之厚之；要其本，元火不足，而脾胃不能化食也，肉豆蔻以壮命火而温之。此依《太平惠民和济局方》原本，他书有去肉蔻、木香、使君子、槟榔，而用陈皮、三棱、莪术、芜荑者，则全失制方之意。盖陈皮虽亦行气，然性平缓，而不如木香之畅；芜荑虽亦杀虫，然质轻薄，而不及槟榔、使君子之快；至若三棱、莪术，则又过于攻破，多用恐非脆弱之肠胃所能胜也。且此方君黄连而佐以肉蔻，所以根柢于命门而养脾胃之正，然后消伐、降火、杀虫之药，可以次第而施；而神曲、麦芽皆从谷化，使君子、槟榔亦有甘味，破邪而实兼养正，有胆识者或且加用参、术。今

去肉蔻而用三棱、莪术，岂制方之旨欤？

2.《医林纂要探原》：谷以养人，而过食成积，神曲、麦芽以变化之；食积则气郁，木香、槟榔以升降之；气郁则生湿热，黄连、川楝子以燥之、泄之；湿热则生虫䘌，使君子、黄连、川楝子以杀之。其肠胃薄而太阴未足也，君黄连以健之、厚之；要其本元不足，而脾胃不能化食也，肉豆蔻以壮命火而温之。此方本末条理，非他攻伐之方所可易也。

3.《中国医学大辞典》：此方本为疳热腹胀羸瘦而设，故用祛热消导杀虫之剂，元气得复，儿体自肥矣。若本无疳热之病，而误以为小儿常服之品，以损削真元，则流弊甚大，不可以其肥儿之名，遂为所误也。

4.《新编中医方剂学》：虫积日久则热郁，虫积热郁则脾胃虚损，此即通常所谓疳积之类。虫积腹中则腹时疼痛；积久郁热则发热口臭；脾胃虚损则面黄纳呆，肚腹胀满。方中使君子、槟榔杀虫消积以治其本而为主药。黄连清热，豆蔻健脾，共为辅药。脾胃虚损，则中气不运，饮食不消，木香行气宽中，麦、曲消食化积，共为兼治。猪胆汁苦以健胃，黄以入脾，引诸药径入脾胃，可作引和。

虾蟆丸

【来源】《医林纂要探源》卷九。

【组成】蟾蜍一个（打死，连腹脏炙干，为末）　粪蛆　黄连　胡连　神曲　麦芽　槟榔　肉果（各为末）

【用法】以猪胆汁及好酒煮面糊为丸。

【主治】小儿疳。

肥儿丸

【来源】《同寿录》卷三。

【组成】青皮（醋炒）　陈皮（炒）　苍术（盐水炒）　使君子（炒，去壳）　山药　前胡各三钱　白术　半夏（姜汁炒）　宣黄连　当归　砂仁（炒）各二钱　枳壳三钱　莲肉　山楂肉（蒸）　神曲（炒）　麦芽（炒）各五钱　胡连八分　人参一钱五分

【用法】上为末，米糊为丸，如小黍米大。每服

二三十丸。

【主治】小儿疳病。

五疳丸

【来源】《文堂集验方》卷三。

【组成】羊肝一具（竹刀切片，新瓦上焙干） 海螵蛸二两（醋浸炒黄） 白米五钱（炒）

【用法】和羊肝同捣为丸，如黍米大。每日服二钱，米汤送下。

【主治】一切疳疾，肚大筋青，口舌生疮。

马明汤

【来源】《名家方选》。

【组成】马明退一钱（随人壮少） 青黛五分 大黄二分 甘草三分

【用法】以水二合半，煎取一合，适寒温服。

【主治】小儿疳虫症。

鳝鱼丹

【来源】《名家方选》。

【组成】鳝鱼（箱根产可用，浸水，去手足爪并眼目，更浸，醋炒九度） 山楂子 白芍 麦芽 白术 青皮 茯苓 使君子 榧实各十钱 甘草五分 泽泻三钱

【用法】上糊为丸，白汤送下。

【主治】小儿五疳胎毒，虫咳雀目。

健脾丸

【来源】《会约医镜》卷二十。

【组成】人参（少者，以山药二两炒黄代之） 黄芪（蜜炒） 白术 当归 茯苓各一两 神曲（炒） 山楂肉 白芍（酒炒） 地骨皮各五钱 白扁豆（炒，去皮）一两 橘红 陈皮各五钱 川黄连（炒）四钱 百合八钱

【用法】上为细末。每用二钱，少加白糖，开水调服。

本方方名，据剂型当作"健脾散"。

【主治】麻后失调，体瘦气虚，或成疳疾，或生

泄泻。

【加减】肚硬有积，加谷虫三钱。

乘山丸

【来源】《续名家方选》。

【组成】大嘴鸟（去嘴爪黑霜） 苦参 藜芦 木香 马钱 杨梅皮 黄柏（霜）各等分

【用法】上为细末，面糊为丸，如麻子大。听用。

【主治】五疳。

使君子散

【来源】《采艾编翼》卷二。

【组成】君子肉二钱 假柚柑叶（干末）二钱 山柚麻干叶（末）二钱

【用法】上为末，另青黛一钱，共拌匀。每用三四分，蒸猪肝或腊肉或鳢鱼及开粥食。

【主治】疳症。

龙旋散

【来源】《证治准绳·幼科》卷四。

【组成】青皮 干姜 官桂 玄胡索（醋炒） 丁香 豆蔻 砂仁 枳壳 槟榔 厚朴 香附 山楂 艾叶

【功用】调理脾胃。

【主治】小儿因脾胃有伤，渐成疳积，以致面色萎黄，时作潮热，眼泡浮肿，肚腹绞痛。

疳积散

【来源】《证治准绳·幼科》卷八。

【别名】疳积丸（《中国医学大辞典》）。

【组成】厚朴（厚而紫色有油者佳，去粗皮，切片，生姜自然汁炒熟，为末，净）一两 广陈皮（去白，为末）八钱 粉甘草（去皮，净，为末） 真芦荟（净末）各七钱 芜荑（真孔林大而多白衣者佳，去白衣壳，净末）五钱 青黛（取颜料铺中浮碎如佛头青色者，研，净末）三钱 百草霜（山庄人家锅底墨，净末）二钱 旋覆花（净末）一钱半

【用法】上匀和成剂。每一岁用药一分，用灯心汤早上空腹时调服，服后病即愈。当再用肥儿丸调理；如脾气未实，用启脾丸或大健脾丸。

【功用】《全国中药成药处方集》（沈阳方）：健脾消积，杀虫利气。

【主治】小儿魃乳、病乳、夹乳、夹食，大病之后，饮食失调，平居饮食过饱伤脾，致成疳积，面黄腹大，小便色如米泔，大便泻黄酸臭，头皮干枯，毛发焦穗，甚至目涩羞明，睛生云翳，形体骨立，夜热昼凉，丁奚哺露。

【加减】如疳气未尽，用陈皮一两，白术、木香三钱，白茯苓五钱，加好平胃散三钱，陈米粥汤调服。

五疳保童丸

【来源】《麻疹阐注》卷三。

【组成】柴胡　青皮　芦荟　丹皮　白芍　鳖甲　槟榔　炙草　香附　枳壳　使君子　青蒿子各五钱　白术　丹参　当归　茯苓　山楂　神曲各一两　胡连　芜荑　雷丸　鹤虱　五谷虫各三钱

【用法】上为细末，神曲糊为丸。空心米汤送下。

【主治】麻后夜热，有汗即退，发枯肤痒，渐成疳瘵。

鸡肝药

【来源】《医述》卷十四。

【组成】鸡肝一具　雄黄　牛黄各半分

【用法】先将鸡肝剖开，取二黄药末放于肝内，合好；再用酒酿半钟，将鸡肝浸酒酿内，隔汤炖熟，晒干研末。调服；或就热啖食亦可。

【主治】小儿疳疾。

理阴和中煎

【来源】《笔花医镜》卷三。

【组成】生地　北沙参　生谷芽各三钱　地骨皮　首乌　青蒿子　炒麦芽　穞豆皮　牡蛎各二钱　白芍　楂炭各一钱五分　厚朴　丹皮各一钱

【主治】小儿疳症，阴分既虚，腹大青筋，发直毛焦，肌肤枯燥，唇舌绛红。

清热导滞汤

【来源】《笔花医镜》卷三。

【组成】胡黄连五分　地骨皮　楂炭各二钱　青蒿　山栀　大腹皮各一钱五分　炒麦芽三钱　槟榔　厚朴　丹皮　生甘草各一钱　红枣五枚。

【主治】疳症。因饮食不节，积滞化火，渐或生痞生虫，致成骨蒸内热，消灼其阴，其症腹大青筋，发直毛焦，肌肤枯燥，唇舌绛红。

十面串

【来源】《串雅补》卷二。

【组成】明矾三钱　朱砂二钱　血竭二钱　红曲四钱　儿茶二钱　神曲二钱　陈皮二钱　细辛一钱　川贝二钱　黑丑头末二两　白丑头末一两　槟榔一两

【用法】上为细末，乌药二两，煎汤去滓为丸，红曲为衣。每服二钱，姜汤送下。

【功用】消痞去积。

【主治】小儿肚大腹胀。

益神散

【来源】《良方合璧》卷下。

【组成】川楝子　炒麦芽　炒枳壳　使君子肉（醋制炒）　炒乌药　炒枳实　炒猪苓　炒山楂　炒川朴　炒泽泻　炒槟榔各四两　大黄（酒制炒）　莪术（醋制炒）　三棱（醋制炒）　胡黄连（炒）　青皮（炒）各一两二钱五分　青矾（隔纸炒）　六曲（醋制炒）各八两　干漆（炒绝烟）　苍术（醋制炒）各七钱五分　四制香附十二两　针砂五钱　陈皮一钱五分

【用法】上为极细末。每服一钱，清晨用黄沙糖拌和，开水调下。

【主治】小儿肚大青筋，已成疳积，及妇人经水不调。

香橼散

【来源】《续刊经验集》。

【组成】香橼一个（床内挂干者，将内衣去

净）真人中黄一钱

【用法】将真人中黄放入香橼内，外用泥坛头糊碗大，用文武火煨透，以烟尽为度，研极细末，放土上存性，调下一服即愈，重者二服全好。

【主治】一切小儿疳疾，饮食过伤，以至成疳。

黄牙丹

【来源】《上池杂说》。

【组成】汞一两　藤黄五分　牙消　明矾各一两五钱　蛇含石八分

【用法】上为末，结胎，武火升炼三炷香，取药，每一两加冰片四分，收贮听用。

【功用】去污生新。

【主治】疳。

使君子丸

【来源】《医方集解》。

【组成】使君子（去壳）二两　南星（姜制）　槟榔一两

【用法】上药合炒，如喜食生米，用麦芽一斤炒；喜食茶叶，用茶叶炒；喜食炭土，用炭土炒；取药为末，蜜为丸。每晨砂糖水送下。

《中药成方配本》：共研细末，用白蜜三两，炼熟为丸，分作一百粒，每粒约干重五分，每日二次，每次三丸，糖汤送下，小儿减半，连服三天。

【功用】《中药成方配本》：杀虫。

【主治】

1.《医方集解》：虫积蛊胀腹痛，及食劳发黄，喜食茶米炭土等物。

2.《饲鹤亭集方》：五疳，蛔虫，脾胃不和，心腹胀痛，食少体瘦。

【宜忌】《全国中药成药处方集》（南昌方）：忌食辛辣及不易消化食物。

【方论】此手足阳明药也。使君子之甘，南星之毒，槟榔之苦，皆能杀虫。炒以诸物，因其所嗜。引以砂糖，诱之以甘也。

八宝丹

【来源】《绛囊撮要》。

【组成】五谷虫一两（洗净，焙干）　大虾蟆一个（黄者佳）　山楂肉（蒸熟）　莲肉（去心）各二两　青黛三钱　胡连五钱　使君子肉五钱　麦芽一两

【用法】上为细开。砂糖拌匀，捣为饼。任儿食之。

【主治】疳积，脾胃怯弱，不长肌肉。

【宜忌】实者可用，虚者宜忌。

交泰丹

【来源】《叶氏女科证治》卷四。

【组成】干地黄二两　山茱萸（去核，酒炒）淮山药各一两　牡丹皮（酒洗）　远志肉（甘草汤泡）　泽泻（酒浸一宿，晒干）　石菖蒲（桑枝拌蒸）　茯神（蒸）各七钱五分　龙骨（煅，酒淬，水飞）　龟版（酒浸，炙）各五钱

【用法】上为细末，月内小儿服一分，逐月加一分，周岁服一钱二分，二岁服一钱五分，三岁服二钱，五岁以后服三钱，俱以开水调下，与神机丹间服。

【功用】《医方易简》：培后天之基址，滋先天之化元；补而能通，泻而寓益。

【主治】魃病。妇人先有小儿未能行走，而母腹有胎妊，使儿饮此乳，则黄瘦骨立，精神不爽，身体痿瘁。

珠荟散

【来源】《种福堂公选良方》卷四。

【组成】真芦荟五分　龙脑　薄荷叶五分　珍珠四分（研至无声）　真青黛三钱　官硼砂二分　大冰片五厘　儿茶五分

【用法】上为极细末，瓷瓶贮好，以蜡塞口，勿令泄气。临用吹患处。

【主治】小儿五疳积，发热，牙疳并花后牙疮。

使君子地黄丸

【来源】《医林纂要探源》卷九。

【组成】熟地黄八钱　赤茯苓三钱（用赤以去心下邪热）　山药　牡丹皮　山茱萸（去核）泽

泻 当归 川楝子（去核，用肉） 使君子（去壳，用肉）各三钱

【用法】上为末，蜜为丸，如梧桐子大。每服三五丸，温水送下。

【主治】肾疳、骨疳、脑疳、脊疳，脑热肌削，手足冰冷，时作寒热，滑泻腹痛，齿疮身疥，骨立面黑。

【方论】方用六味地黄丸以滋养肾水而济妄火，加当归以使行于阳，川楝子、使君子以杀疳治虫，而茯苓、山药又皆可以理脾。

蜂窝散

【来源】《杂病源流犀烛》卷二十三。

【组成】蜂房一个 胡椒 川椒各适量 黄柏三片（如指大）

【用法】在蜂房每孔内入胡椒、川椒各一粒，用碗盛之，入水令满，再加黄柏，以碟盖纸封固，重汤煮二炷香，取出。候温噙漱之，良久吐出。

【功用】杀虫。

【主治】疳䘌。由饮食余滓，积齿缝间，腐肉之气淹渍，致齿龈有孔，虫生其间，蚀一齿尽，又蚀一齿，致成此病。

白丸子

【来源】《名家方选》。

【组成】鸡胆五钱 黄连 黄芩各二钱半 甘草一钱

【用法】面糊为丸，银箔为衣服。

【功用】杀虫。

【主治】五疳。

红花散

【来源】《名家方选》。

【组成】红花 忍冬各二钱半 黄芩 连翘各二分 槟榔一分半 木通 桔梗各一分 大黄三分

【用法】水煎服。

【功用】杀疳虫，消胎毒。

千秋散

【来源】《串雅补》卷二。

【别名】金锁匙。

【组成】山楂八两 陈皮八两 木香二两 瓦楞子（煅）一两 胡连三钱 砂仁三钱 鸡肫皮（炙焦）一两

【用法】上为细末。每服二匙，看儿大小加减；呕吐，姜汤调下；泄泻，清汤调下；伤食，麦芽汤调下；肚腹热痛，黑栀汤调下；潮热，柴胡汤调下；肚腹冷痛，吴萸汤调下；饮食不通，米汤调下；白痢，砂糖汤调下；赤痢，蜜汤调下；疟疾，鹤虱汤调下；虫积，苦楝树根皮汤调下；伤寒，紫苏汤调下；伤风，薄荷汤调下；疳积，黄连汤调下；食积，神曲汤调下；一切杂症，白汤调下。

【主治】小儿一切杂症，食积，疳劳，肚大青筋，吐泻软弱。

君雷散

【来源】《卫生鸿宝》卷三引王仙师方。

【组成】使君子肉（黑油者不用）一两 白雷丸（赤者不用，煮胖，竹刀刮去皮脐，用苍术同煮一二十滚，去术）八钱半 生甘草八钱

【用法】入罐煮烂，焙末，用老鸡肝（不见水一个，男雌女雄，忌铁），入前药在内，饭上蒸熟，用鲁酒糟少许，同鸡肝与儿食之。儿一岁，用药末一分二厘；十岁用一钱一分。鸡肝一个，重者七服，轻者三服可愈。

【主治】疳积。肝经积热，眼红腹胀，甚至两目不开，肚大脚细，饮食不化。

疳积膏

【来源】《卫生鸿宝》卷三。

【组成】白术（蜜炒） 麦冬（去心）各一两 茯苓七钱 使君子肉（炒）八钱 楂肉（炒焦） 麦芽（炒）各五钱 芡实 莲肉 橘红各四钱 青皮（麸炒）二钱

【用法】水熬膏。每服二匙，早、晚开水调服。

【主治】潮热，面黄肌瘦，烦渴吐泻，肚大青筋，手足如柴，精神惊悸。

【加减】身热咳嗽，加地骨皮、百部各三钱；肚腹饱胀，便泻肠鸣，虫出不和，加槟榔一钱半，木香五分。

疳疾丸

【来源】《卫生鸿宝》卷三。
【组成】于术（土炒）三两　茯苓二两　山药　莲肉（炒）　芡实　白扁豆（炒）　麦冬（去心）　炙耆　陈皮　制半夏　枳壳　榧子各八钱　丹皮　槟榔各六钱　史君子肉（生熟）各一两　厚朴（制）五钱　川楝根（炒黄）四钱
【用法】上为细末，荷叶煮老米汤打糊为丸，每重一钱。白汤送下。
【主治】疳积。

疳积膏药

【来源】《卫生鸿宝》卷三。
【组成】葱白七寸　生栀子　苦杏仁　红枣各七个　皮消　灰罗白面各三钱　真头酒糟一两
【用法】石臼内捣如泥，白布（五寸宽）二块，摊膏二张。前贴肚脐，后贴背腰，布巾扎好。三日内见靛青即好；如未见；再换一次。
【主治】小儿二三岁，失乳后，服食米面，积块痞癖生疳，或泄泻而伤眼，或口渴而饮水，或贪食黄瘦，或爱睡而面向下。

肥儿丸

【来源】《丸散膏丹集成》引《验方新编》。
【组成】厚朴　鸡内金　茯苓各四两　新会皮　青皮各二两　五谷虫　缩砂仁　胡黄连各三两　白术（炒焦）六两　麦门冬（炒）　白扁豆　山楂肉（炒焦）各八两　尖槟榔一两五钱　干蟾（炙）十一具　六神曲十二两
【用法】上为末，炼蜜为丸，每丸重二钱五分。每服一丸，米汤化下。
【功用】杀虫退热。
【主治】小儿脾虚疳积，面黄体瘦，肚胀腹大，一切积滞。
【宜忌】忌食油腻湿面生冷。

柴苓四物汤

【来源】《麻疹备要方论》。
【组成】四物汤加茯苓　黄芩　陈皮　甘草　柴胡　黑山栀　木通
【用法】水煎服。
【主治】疹没绵绵发热，不知早治，而成疳症，腹胀，午后发热，头痛。

加味四物汤

【来源】《治疹全书》卷下。
【组成】熟地　川芎　白芍　当归　柴胡　黄芩　栀子　甘草　茯苓　木通
【主治】疹后疳证，腹胀，午后发热头痛。

疰疳丸

【来源】《治疹全书》卷下。
【组成】生地　熟地　当归　白芍　天冬　知母各等分　鳖甲（醋炙）　山楂减半
【用法】炼蜜为丸。大人每服一钱，小儿五分，早、晚灯心汤送下。
【主治】疹后发热成疳。

黄连消疳丸

【来源】《治疹全书》卷下。
【组成】黄连　神曲　阿魏各一钱五分　胡连五分　丁香四粒　雷丸三分　礞石三分　使君子八个
【用法】姜汁糊为丸，如莱菔子大。每服二十丸，以白术汤送下。
【主治】痘疹成疳，泄泻，肚大腹胀，下痢积垢稠粘。

虾蟆膏

【来源】《理瀹骈文》。
【组成】干蟾皮（油熬）　黄丹
【用法】收槐枝搅。
【主治】食积、痞块、疳疾、腿肿、湿气疮毒。

疳积珍珠散

【来源】《梅氏验方新编》卷三。

【组成】肥厚左牡蛎五斤　好香醋七八斤

【用法】上药将牡蛎用醋煅，以酥为度，放干净凉地土上去火气，拣净净肉，为极细末，收贮听用。每岁一分，每服用弗落水鸡软肝一个，用银簪挑去筋膜，干布抹去血水，竹刀划开，将药掺上，放饭镀上蒸熟，不加盐，淡吃。轻者二三服，重者亦不过四五服。

【主治】小儿疳膨食积，面黄肌瘦，且生翳障。

【宜忌】挑鸡肝忌铁器。

消疳清热汤

【来源】《麻症集成》卷四。

【组成】川连　芦荟　青皮　建曲　尖生胡连　使君子　胆草　楂肉　谷芽　茯苓　当归

【主治】麻疹正期后连热，疳黄肌瘦，痨瘵。

补脾汤

【来源】《揣摩有得集》。

【组成】潞参一钱半　白术一钱半（土炒）　云苓一钱　白芍一钱（炒）　川芎五分（炒）　归身一钱（土炒）　蔻米五分（研）　陈皮五分　炙耆一钱　制草五分　扁豆一钱（炒）

【用法】加生姜一片，大枣一枚，水煎服。

【主治】小儿久病，面黄肌瘦，咬牙自箚，头发稀少。

参苓白术散

【来源】《医宗己任编》卷三。

【组成】人参　茯苓　白术　米仁　山药　扁豆　芡实　砂仁　桔梗　川连　甘草（一方有葛根）

【主治】小儿疳症，头大肚大，筋青，四肢独细。

九味龙荟丸

【来源】《青囊秘传》。

【组成】当归一两　胡连一两　川芎一两　芜荑一两　白芍一两　龙胆草（酒浸，炒焦）七钱　木香三钱　甘草三钱　芦荟五钱

【用法】米粥为丸。每服一钱。

【主治】肝脾疳积，或瘰疬结核，耳内生疮。

鸡肝散

【来源】《青囊秘传》。

【组成】石决明（煅，醋淬五次）一两　夜明砂（用米醋汁水漂去油末并灰，研焙用）五分　代赭石（煅，醋淬）五分　川雅连（醋炒）二分　麝香三分　龙胆草五分　泽泻五分　朱砂五分

【用法】上为末。每服四分，用生鸡肝入药，再入米汤一酒盅调，饭上蒸熟，并汤与小儿服之。三四次效，多者五六服收功。

【主治】小儿疳积，骨瘦如柴，精神短少，饭食不思。并治疳眼百药不效者。

疳症仙丹

【来源】《青囊秘传》。

【组成】雄黄三钱　麝香五分　胆星二钱　全蝎（炙，炒，去足）僵蚕（炒）各一钱　朱砂（水飞，为衣）二钱　巴豆（去油）五钱

【用法】上为末，神曲糊为丸，如菜子大。每服十丸，白汤送下。

八珍糕

【来源】《饲鹤亭集方》。

【组成】白茯苓　怀山药　生米仁　白扁豆　建莲　芡实各一斤　使君子五两　砂仁四两　糯米　白米各一斗五升（一方有五谷虫）

【用法】蒸糕。

【功用】健脾开胃，和中利湿，固本培元，补气消积。

【主治】小儿疳膨食滞，面黄瘦。

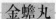

金蟾丸

【来源】《饲鹤亭集方》。

【组成】人参 川连各三钱 于术一两五钱 山药 陈皮各一两 茯苓 建曲 神曲各七钱 胡连 川朴 泽泻 槟榔 肉果各五钱 银胡 山楂各一钱五分 川芎 青皮 蓬术 使君子 甘草 干蟾各二钱

【用法】炼蜜为丸。每服一丸，米饮送下。

【主治】小儿疳积腹胀，食积面黄，不思饮食，发热烦渴，肌体瘦弱，并一切泻痢之症。

肥儿丸

【来源】《饲鹤亭集方》。

【别名】五疳肥儿丸〔《全国中药成药处方集》（福州方）〕。

【组成】白术 茯苓 山药 连翘 神曲 枳实 楂肉 莲子 扁豆 麦芽 谷芽 五谷虫各一两 香附 陈皮 地骨皮各八钱 青皮 米仁各六钱 党参 银胡 川朴 泽泻 砂仁各五钱 木香二钱

【用法】炼蜜为丸。每服三钱，米饮送下。

【功用】杀虫退热。

【主治】小儿脾虚疳积，面黄体瘦，大腹膨胀，一切积滞。

保童肥儿丸

【来源】《外科传薪集》。

【组成】参叶五钱 金樱子（去核）一两 山楂肉二两 麦芽一两 建莲四两 五谷虫二两 茯苓一两 芡实一两 薄橘红一两 白术二两 使君子五钱 肥知母一两 鸡内金一两 砂仁五钱 青皮一两 地骨皮一两（炙）

【用法】上为细末，莲子粉为丸，如弹子大。小儿疳积，米汤化服；肠风下血，石榴皮烧灰调服。

【功用】肥儿。

【主治】小儿疳积，肠风下血。

千金化积散

【来源】《医学探骊集》卷六。

【组成】木香三钱 延胡索三钱 蜈蚣三条 旱三七一钱 炙山甲一钱 干漆二钱 芥穗炭三钱 全蝎五个 麝香一分

【用法】上为极细末，入瓶盛之。每早、晚各服半酒杯，米泔水调服。七八岁者服二剂，五六岁者服一剂半，三四岁者服一剂，其痞可以全消。周岁上下者，不易服药，将原方研粗末，入砂锅内，先用一只鸡血阴干，铺在锅底，将药入内，再用火消一两、川白蜡一两，撒在药面上，用一黑碗醋洗，扣在药上，上用黄泥封好，下用麻秸火，微微炼之，俟药烟将尽，将碗起下，取下碗上之烟脂，入瓶内备用。每服一大耳勺，用水调服。亦可用乳汁调服，其痞可以尽消。

【主治】小儿痞疾，或久泻不愈，或饮食减少，正气日亏，四体羸瘦，肚大青筋，胁下结有病块，有生在胁下腹内者，有生在胁下肌肉中者。

八珍糕

【来源】《成方便读》卷四。

【组成】白术 白茯苓 怀山药 莲肉 芡实（皆放饭上蒸透，晒干，微炒） 陈皮三两（焙） 甘草三两（焙） 腊米（炒）三升

　　方中白术、白茯苓、怀山药、莲肉、芡实用量原缺。

【用法】上为末。加洋糖作糕食之。

【主治】小儿脾胃虚弱，食少便溏，但觉形体羸瘦，不能胜苦劣之药者。

【方论】夫药之治病也，皆以偏治偏。故药能治病，不能养人，食能养人，不能治病。是以一切病之久适于口者，即脾胃之所补，土旺则自能生物，生生之气，自可源源而来。以上诸品，皆系纯甘之味，而无杂劣之性。陈皮以行其滞气，米谷以致其冲和，作而为糕，香甘可口，虽为食料之需，实亦治病之一法也。

芦荟肥儿丸

【来源】《成方便读》卷四。

【组成】苍术 白术 胡黄连 陈皮 厚朴 麦芽（乳炒） 谷芽 使君子肉各二两 砂仁三棱 甘草 芦荟 莪术 枳壳 槟榔各一两 神曲 银

柴胡 茯苓 山楂 川连各一两五钱 木香四两 干蟾五只

【用法】薄荷叶煎水为丸服。

【主治】小儿骨蒸发热，面黄肌瘦，肚腹膨胀，积聚作痛，五疳目翳。

【方论】方中以木香为君，砂仁、陈皮、厚朴、枳壳、槟榔，均佐之以行气者也。苍术燥其湿，黄连清其热，银柴胡、胡黄连为治疳热之方，使君子乃杀疳虫之剂，三棱、莪术之峻攻，楂、曲、二芽之消导，干蟾、茯苓之导水，芦荟之润下，皆所以开下行之路也。然治病之法，去邪必当顾正，否则恐邪去而正亦伤，故以白术、甘草固脾之元气，用薄荷叶煎水泛丸者，取辛香之气，清上透表，快膈宣中，使各病随药力以施行之意。

鸡肝散

【来源】《千金珍秘方选》。

【组成】川黄连六分 尖槟榔三钱 桑白皮三钱 芦荟六分 粉甘草三钱

【用法】用不落水雄鸡肝一个，大黑枣七枚，水二碗，用上药煎，将药汁全收在肝、枣内，然后将枣去核，同肝于五更时食尽。

　　本方原名"鸡肺散"，与用法不符，据原书注文改。

【主治】小儿疳臌食积。

【宜忌】忌油腻七日。

槟蜡散

【来源】《千金珍秘方选》。

【组成】槟榔（晒干，研末）二钱 黄蜡（研碎）二钱 大麦粉二钱八分

【用法】上为末，和匀，用红糖拌吃。如脐凸腹软者不效。

【主治】疳膨食积。

肥儿丸

【来源】《人己良方》。

【组成】人参二钱 山楂三钱 青皮二钱 槟榔二钱 麦芽二钱（炒） 武夷茶二钱 神曲三钱

（炒） 芦荟三钱（用瓦罐装住，外用泥封，火煨透） 使君子肉二钱（去皮壳）

【用法】上为细末，糊为丸。米汤送下。

【功用】消疳积，化疳癖，化疳热，伐肝补脾，进饮食，杀疳虫，润肌肤，养元气，长肌肉。

【主治】疳积，好食而肥。

内消丸

【来源】《陈氏幼科秘诀》。

【组成】三棱 蓬术 香附（三味醋拌炒） 槟榔 煨草果 青皮 枳壳 枳实（二味麸炒） 木香 去核山楂 炒神曲 炒麦芽 炒砂仁（去白） 陈皮各等分

【用法】上为丸。砂糖汤调服。

【功用】消食化积。

【主治】小儿五疳、八痢。

【宜忌】惊风忌服。

肥儿丸

【来源】《顾氏医径》卷五。

【组成】人参 白术 炙草 陈皮 青皮 山药 莲肉 当归 白芍 使君 神曲

【用法】先服五疳丸或丹溪集圣丸，再用肥儿丸以善后。

【主治】小儿疳证。

八珍糕

【来源】《中药成方配本》。

【组成】党参八两 淮山药八两 茯苓八两 芡实八两 炒白扁豆八两 莲心八两 米仁八两 炙鸡内金八两 使君子肉二两 白砂糖十七斤

【用法】用粳米十五斤，糯米十五斤，淘过吹干，炒微黄，与诸药共磨细粉，白糖加入，印成糕，约成糕四十斤另八两。婴儿每次三块；四岁以上，每次六块。

　　病后调理及肾病忌盐者，用代食品，尤为相宜。

【功用】健脾疏运。

【主治】脾胃虚弱，消化不良，小儿嗜食，羸瘦，蛔虫疳膨。

金蟾丸

【来源】《中药成方配本》。

【组成】干蟾皮二钱　使君肉二钱　五谷虫五钱　山楂五钱　麸炒麦芽五钱　麸炒蓬莪术五钱　西砂仁五钱　青皮五钱　广皮二钱　五灵脂五钱

【用法】上为细末，和匀，用白蜜三两炼熟为丸，分做五十粒，每粒约干重一钱。每服一丸，开水化服，一日二次。

【功用】消疳祛虫。

【主治】腹中虫积，小儿疳膨。

肥儿丸

【来源】《中药成方配本》。

【组成】炙干蟾皮五只　炙鸡内金三两　西砂仁二两　川楝子二两　焦山楂三两　焦六曲二两　麸炒麦芽二两　黄连二两　青蒿二两　广皮二两　甘草二两

【用法】上为细末，用白蜜十八两，炼熟，打和为丸，分做一百七十粒，每粒约干重二钱。每服一丸，米汤化服。

【功用】消疳化积。

【主治】疳膨食积，内热肌瘦。

五疳丸

【来源】《北京市中药成方选集》。

【组成】橘皮一两五钱　干蟾（烧）六两五钱　鸡内金（炒）三两　山楂一两六钱　麦芽（炒）一两五钱　莱菔子（炒）一两六钱　水红花子（炒）一两六钱　白术（炒）一两六钱　党参（去芦）一两六钱　茯苓一两六钱　芜荑一两四钱　山药一两六钱　苍术（炒）一两四钱　木香一两四钱　槟榔一两四钱　三棱（炒）一两四钱　莪术（炙）一两四钱　使君子一两　砂仁一两二钱　胡连一两二钱　青皮（炒）一两二钱　夜明砂一两二钱　枳实（炒）一两二钱　黄连一两　神曲（炒）一两　建曲一两　香附（炙）一两　胆草一两　柴胡一两

【用法】上为细末，过罗，用冷开水泛为小丸。每服五分，一日二次，周岁内酌减，温开水送下。

【功用】消疳磨积，和胃健脾。

【主治】小儿五疳潮热，积聚痞块，肚大青筋，面黄肌瘦。

五疳消积丸

【来源】《北京市中药成方选集》。

【组成】君子仁一百九十二两　五灵脂（炒）一百九十二两　当归尾二百八十八两　大黄二百八十八两　槟榔一百九十二两　玄胡（炙）一百九十二两　黑白丑（炒）一百九十二两　山楂二百八十八两　甘草四十八两

【用法】上为细末，过罗，用冷开水泛为小丸，每十六两用滑石细粉四两为衣，闯亮。每服五分，温开水送下。周岁内酌减。

【功用】消疳化积，开胃健脾。

【主治】小儿饮食无节，积滞不化，脾胃失调，肚大胀满。

加味芦荟丸

【来源】《北京市中药成方选集》。

【组成】银柴胡十六两　君子肉十六两　黄连八两　胡连八两　芦荟二两　胆草十六两　麦芽（炒）十六两　三棱（炒）十六两　阿魏四两　茯苓（炙）十六两　全蝎八两　芜荑十六两　鸡内金（炒）三十二两　橘皮二十二两　枳壳（炒）六十四两　山楂三十二两　莱菔子（炒）三十二两　神曲（炒）十六两　白术（炒）三十二两　干蟾（烧）三十二两　槟榔十六两　黄芩三十二两　青皮（炒）十六两　茯苓十六两　厚朴（炙）十六两　甘草十六两　大青叶十六两

【用法】上为细末，过罗。用冷开水泛为小丸。每服五分，日服二次，温开水送下。周岁内酌减。

【功用】消疳磨积，化痞杀虫。

【主治】小儿疳积体瘦，痞块坚硬，肚大青筋，面黄肌瘦。

金蝉丸

【来源】《北京市中药成方选集》。

【组成】白术（炒）十六两　黄芩十六两　山楂十六两　莪术（炙）十六两　陈皮十六两　莱菔子（炒）十六两　干蟾（烧）十六两　银柴胡八两　使君子八两　麦芽八两　神曲（炒）八两　槟榔八两　茯苓八两　三棱（炒）八两　厚朴（炙）八两　鸡内金（炒）八两　青皮（炒）八两　甘草八两　黄连四两　胡连四两　芦荟一两　枳壳（炒）三十二两

【用法】上为细末，过罗，用冷开水泛为小丸。小儿每服一钱，一日二次，温开水送下，三岁以下小儿酌减。

【功用】消疳化积，退烧杀虫。

【主治】小儿疳积痞块，食积腹胀，面黄肌瘦，口舌糜烂。

肥儿丸

【来源】《北京市中药成方选集》。

【别名】疳积丸〔《全国中药成药处方集》（上海方）〕。

【组成】肉豆蔻（煨）五钱　使君子仁五钱　麦芽（炒）五钱　胡黄连五钱　六神曲（炒）五钱　槟榔五钱　木香二钱　白术（炒）五钱　山楂二钱　枳实（炒）二钱

【用法】上为细末，炼蜜为丸，重一钱。每服一丸至二丸，日服二次，温开水送下。三岁以下小儿酌情递减。

【功用】健脾益胃，消疳杀虫。

【主治】

1.《北京市中药成方选集》：小儿脾胃虚弱，面黄肌瘦，腹大青筋，食少泄泻。

2.《全国中药成药处方集》（上海方）：小儿食积、虫积。

【宜忌】忌食油腻、生冷。

蚵蚾散

【来源】《北京市中药成方选集》。

【组成】白术（炒）一两二钱　橘皮五钱　使君子肉五钱　厚朴（炙）五钱　法半夏五钱　神曲（炒）五钱　山楂五钱　香附（炙）五钱　青蒿五钱　枳实（炒）五钱　木香五钱　胡连五钱　三棱（炒）五钱　莪术（炙）五钱　砂仁五钱　莱菔子（炒）五钱　槟榔五钱　诃子肉五钱　草果仁五钱　黄连五钱　沉香三钱　蚵蚾虫一两

【用法】上为细散。每服五分，温开水冲服，一日二次；或炼蜜为锭，重一钱，每服一锭。

【功用】消疳磨积，健脾化滞。

【主治】小儿疳积痞块，肚大青筋，面黄肌瘦，消化不良。

五疳消积丸

【来源】《全国中药成药处方集》（沈阳方）。

【组成】川黄连　芜荑　龙胆草各三钱　炒麦芽　焦山楂　广陈皮　炒神曲各一两

【用法】上为极细末，水泛为小丸。每服二钱，白水送下。

【功用】杀虫消食。

【主治】小儿疳积，面黄肌瘦，牙疳口臭，腹大筋青，食少胀满，虫积腹痛。

【宜忌】忌食生冷、硬物。

化痞散

【来源】《全国中药成药处方集》（抚顺方）。

【组成】三仙九钱　使君子仁　山药　扁豆　白术　党参　茯苓　芜荑　芡实　鸡内金各三钱　黄连　清半夏　陈皮　厚朴　胡黄连　朱砂各二钱

【用法】上为细末。每服一钱，小儿周岁以上者服一分至二分，余者量儿大小酌用之。

【功用】健胃整肠驱虫。

【主治】胃肠不调，消化不良，痞满胀痛，腹大青筋，肌瘦发热，腹大颈细，虫积食积，腹痛恶心，寐而惊啼或成疳疾。

【宜忌】胃肠衰弱，无热久泄者忌服之。

芦荟丸

【来源】《全国中药成药处方集》（禹县方）。

【组成】芦荟二两　砂仁二两　神曲　胡黄连　大黄二两　山楂　槟榔　麦芽各二两　橘皮五

钱　炙甘草五钱　使君子三两。

【用法】上为细末，水为丸。每服五分至一钱，温开水送下。

【功用】消疳杀虫。

【主治】五疳诸积，面黄肌瘦，肚大青筋，寒热往来，口鼻生疮，好食泥土。

鸡肫化滞丸

【来源】《全国中药成药处方集》（沈阳方）。

【组成】炒白术　陈皮　连翘各四两　茯苓　枳壳　桔梗　香附　炒神曲　京三棱　莪术各三两　炒麦芽　厚朴　炙甘草　鸡内金各二两

【用法】上为极细末，水泛为小丸。每服二钱，白开水送下。

【功用】开胃健脾，消滞宽中，化积杀虫。

【主治】小儿五疳瘦弱，过食油腻生冷，停滞不化，或吐或泻，或疼或胀，痰积腹疼。

【宜忌】忌腥、冷、硬物。

肥儿丸

【来源】《全国中药成药处方集》（杭州方）。

【别名】消疳肥儿丸。

【组成】炒冬术一两　使君子肉（炒）三钱　麸炒山楂　怀山药　芡实各五钱　广陈皮三钱　川黄连二钱　焦麦芽　白茯苓各五钱　麸炒米仁一两　泽泻三钱　建神曲　白扁豆各七钱　广藿香二钱

【用法】上为细末，炼蜜为丸，每丸潮重二钱。每服一丸，米饮汤或开水化服，早晚各服一次。

【功用】健脾益胃，消疳杀虫。久服令儿肥健。

【主治】小儿脾胃虚弱，杂食生冷油面，致成疳积，面黄肌瘦，潮热食少，青筋绽露，腹大坚痛，大便泄泻。

肥儿丸

【来源】《全国中药成药处方集》（昆明方）。

【别名】健脾肥儿丸。

【组成】炒青蒿二两　芜荑一两五钱　焦楂　青皮　甜百部　麸炒白芍各三两　漂白术四两　胡

连一两五钱　广木香八钱　麸炒麦芽三两　槟榔　石斛　生草各二两　洋榧肉三两

【用法】上为末，炼蜜为丸。每服一丸，三岁以下减半，开水调服。

【功用】清肝，化虫，健脾，开胃。

【宜忌】忌生冷、香燥。

肥儿丸

【来源】《全国中药成药处方集》（沈阳方）。

【别名】鸡肫肥儿丸。

【组成】白术一两　茯苓八钱　厚朴　麦冬各四钱　扁豆五钱　芡实八钱　枳实四钱　麦芽　神曲各六钱　莲肉八钱　胡连二钱　山楂八钱　鸡内金四钱　黄连一钱　橘皮八钱　黄耆五钱　蓼实一两　炙甘草　丹皮各三钱

【用法】上为极细末，炼蜜为丸，七分重。每服一丸，白开水送下。

【功用】健脾整肠，助消化。

【主治】小儿乳食伤脾，腹胀气闷，呕吐泄泻，面黄肌瘦，食物不消，枯干羸瘦。

【宜忌】忌生冷硬物。

肥儿丸

【来源】《全国中药成药处方集》（沈阳方）。

【别名】消疳肥儿丸。

【组成】人参　香附　白术　鸡内金　橘皮　厚朴　使君肉　五谷虫　苍术各二钱五分　茯苓二钱　薏仁五钱　神曲一钱　麦芽　山楂各二钱　胡连　炙甘草各一钱五分　黄连一钱　当归五钱

【用法】上为极细末，炼蜜为丸，七分重。每服一丸，白开水送下。

【功用】健胃杀虫消疳。

【主治】饮食伤脾，泄泻腹痛，肌肉羸瘦，肚大腹胀，饮食不化，毛发枯干，津液枯竭。

【宜忌】忌食生冷硬物。

肥儿丸

【来源】《全国中药成药处方集》（抚顺方）。

【别名】消疳肥儿丸。

【组成】白人参二两　白术一两　青皮六钱　云苓　香附　芦荟　神曲各八钱　胡连　川朴各一两　薏米二两　陈皮六钱　苍术一两　黄连二钱　君子仁一两　当归二两　山楂八钱　内金一两　麦芽八钱　炙草五钱　谷芽一两

【用法】上为细末，炼蜜为丸，一钱重。五岁以上者，每服一丸；五岁以下者，服二分之一。白水送下。

【功用】健胃整肠，驱蛔虫。

【主治】胃肠不调，营养缺乏，腹胀青筋，面黄削瘦，嗜食无厌，口臭唇裂，肌瘦发烧，蛔虫盘裹，腹疼呕吐。

【宜忌】忌生冷、硬物、鱼腥。

保赤万应散

【来源】《全国中药成药处方集》（杭州方）。

【别名】万应保赤散。

【组成】朱砂一两　胆星一两　巴豆霜三钱　六神曲一两五钱

【用法】上为细末。每次三厘至五厘，温开水送服。

【功用】下痰化积，开窍安神。

【主治】食积痰多，腹胀，小儿痫症疳痰，虫积腹痛，胃呆腹胀，大便酸臭，气急痰壅，状类惊风。

疳积散

【来源】《全国中药成药处方集》（天津方）。

【组成】茯苓（去皮）二两　海螵蛸一两　槟榔　鹤虱　雷丸　三棱（醋制）　莪术（醋制）各五钱　红花三钱　炒鸡内金　使君子肉各五钱

【用法】上为细末，二钱重，装袋。五岁以上每服一袋，周岁每袋分五次，二三岁分三次，四五岁分二次，白开水送下。

【功用】杀虫消积。

【主治】食积、疳积、蛔虫、蛲虫、寸白虫、一切肠胃寄生虫，腹胀腹痛，面黄肌瘦，消化不良。

【宜忌】忌荤腥食物。

疳积散

【来源】《全国中药成药处方集》（南京方）。

【别名】痞药。

【组成】煅石燕子　煅石决明　白茯苓　使君子肉各二两　威灵仙　炙鸡内金　谷精草各一两

【用法】上药加冰糖或白糖一两，为细末，每三钱用纱布袋包装。每服一袋，以米汤一碗，于饭锅上蒸透，只吃米汤，不吃药末。

【功用】《中国药典》：消积治疳。

【主治】小儿疳积，面黄肌瘦，腹部膨胀，便多整谷；甚至毛发脱落，目翳雀盲。

消疳扶脾散

【来源】《全国中药成药处方集》（福州方）。

【组成】茯苓　淮山药各二十两　芡实十两　炒麦芽五两　炒莲子十两　炒谷芽五两　炒扁豆　炒薏米各十两　炒内金　炒福参各五两

【用法】上为细末，和粳米粉为散。

【主治】小儿脾胃虚弱，饮食减少，面黄肌瘦，泄泻便溏。

消痞五疳丸

【来源】《全国中药成药处方集》（沈阳方）。

【组成】胡连五钱　木香三钱　麝香六分　芦荟三钱　赤茯苓四钱　蝉退八钱　使君肉五钱　泽泻四钱　蛤粉　胆草　粉甘草各三钱　金灯十五个　水獭肝一两　羊肝一两　防风三钱

【用法】除麝香另研，獭肝、羊肝焙干外，余者共为细末，水泛小丸，三厘重。三岁以下每服三丸，三岁以上每服五丸。

【功用】消痞除积。

【主治】面黄肌瘦，懒食喜睡，腹胀泄泻，日晡潮热，目赤眵多，白翳遮睛，眼睑烂痒，口舌生疮，惊悸咬牙，龈肉肿痛，齿龈出血，喜食生冷，口唇蚀裂，咳嗽气喘，肚大青筋。

【宜忌】忌食生冷、硬物。

消痞化积丸

【来源】《全国中药成药处方集》（沈阳方）。

【组成】枳实 姜黄连 人参 白术 麦芽 半夏曲 紫朴 云茯苓各三两 炙甘草 干姜各二两

【用法】上为细末，炼蜜为丸，七分重。每服一丸，开水送下，一日二次。

【功用】通肠胃，助消化，消痞胀。

【主治】小儿疳积，乳食停滞，泻痢频繁，肚胀腹痛，呕逆不食，面黄肌瘦。

【宜忌】忌食生冷、硬物。

消痞肥儿丸

【来源】《全国中药成药处方集》（哈尔滨方）。

【组成】鸡内金四两（炒） 焦山楂 六神曲 炒麦芽 炒白术各一两半 炒君子一两二钱 川黄连 胡黄连 炒谷虫 拣人参各一两 云茯苓 炙甘草各九钱 炒芦荟八钱

【用法】上为细末，炼蜜为丸，七分重。三岁以上者每服一丸，三岁以下至一岁者减半，一岁以内者服四分之一，每日可服二三次。

【功用】消痞杀虫。

【主治】脾虚食滞，积久成疳，腹大颈细，青筋暴露，面苍骨立，寐不合睛，骨蒸发烧，嗜食无厌；痞胀，由于食积肠胃，以致脘腹胀大，口臭唇裂，肌瘦发烧；虫积，由于蛔虫盘聚，腹内结块，起伏无定，攻窜疼痛，寐而惊醒，形消骨立。

【宜忌】脾胃寒泻者忌服。

理气丸

【来源】《全国中药成药处方集》（吉林方）。

【别名】理气舒肝丸。

【组成】蔻仁二两六钱七分 砂仁 草果仁各一两三钱四分 木香 三棱各六钱七分 槟榔一两 鸡内金 盔沉各一两三钱四分 甘草 枳壳 山楂 姜夏 白术 乌药各六钱七分 川军 二丑各二两 神曲 公丁香 贡朴 贡桂各一两 莪术六钱七分 青皮 陈皮各一两

【用法】上为细末，水泛为丸，如黄豆大，朱砂为衣。可用瓷坛贮存以免风干。每服二十丸。

【功用】舒肝理气，开郁导滞。

【主治】男女之气滞肝郁，小儿疳积。

【宜忌】孕妇忌服。

清疳散

【来源】《全国中药成药处方集》（沈阳方）。

【组成】枳壳二钱 青皮 广皮 楂炭各三钱 槟榔 白术 半夏各一钱半 白芍 厚朴 茯苓 大黄 朱砂各一钱 象牙三分 牛黄一分 胆星八分 珍珠三分 麝香二分 冰片三分

【用法】先将枳壳等十一味研为极细末，再将朱砂等七味研为极细面，兑匀。满一岁小儿每服一分，二岁至三岁者每服二分。

【功用】清肝解热，化积理脾。

【主治】停食宿乳，体倦腹胀，午后发烧，面色萎黄，肌肉消瘦，目赤口臭，大便稠粘，尿色赤黄，积久变疳。

【宜忌】忌腥辣及硬性食物。

疳疾散

【来源】《沈绍九医话》。

【组成】白术 鸡内金各五钱 猪联贴一两
　　　　猪联贴，即猪脾脏。

【用法】猪联贴焙干，和上药共为细末。每饭后服五分至一钱，汤水送服。

【主治】小儿疳疾。

拯阴消疳汤

【来源】《张皆春眼科证治》。

【组成】胡黄连 3 克 青黛 0.3 克 玄参 6 克 阿胶 9 克 鸡蛋一个

【功用】救阴消疳。

【主治】疳疾上目，病到晚期阴竭，症见声直音哑，手足浮肿，大便如豆腐渣，或如羊屎者。

【方论】方中胡黄连、青黛清肝胆，消疳积，退热除蒸；玄参滋肾水以降浮游之火；阿胶滋肾水，养肝血，大补真阴，鸡蛋黄补心血，除心热，利咽开音，二味皆血肉有情之品，前味滋肾，后味养心，心肾交泰，阴生阳和，生肌复转。

珍珠丸

【来源】《江苏省中药成药标准暂行规定汇编》第一册。

【组成】鸡内金五钱 轻粉八分 巴豆霜八分 六神曲九两 枳实（炒）三钱 珍珠一钱 牛黄八分 黄连二钱 陈胆星三钱 天竺黄三钱 川贝母三钱 半夏（制）三钱 桔梗三钱 僵蚕三钱 全蝎三钱 雄黄三钱 玄参三钱 夏枯草五钱

【用法】珍珠、牛黄、轻粉另研极细，余药共轧为细粉，混合再研，过罗，用冷开水泛为小丸，另取朱砂细粉一两六钱为衣。一岁每服二粒，每增一岁增加一粒，十岁以上者十粒为度，日服二次，温开水送下。

【功用】化痰，消积，镇惊。

【主治】由热结痰多引起的咳嗽喘急，腹部膨胀，疳积，虫积，及惊风抽搐。

【宜忌】忌食生冷及不易消化之物。

【主治】小儿肚大，黄瘦，腹痛，虫积。

滋脾消疳散

【来源】《实用中西医结合杂志》（1993,7：400）。

【组成】太子参 100g 淮山药 80g 扁豆 80g 冬瓜仁 80g 木香 50g 麦牙 50g 鸡内金 50g 焦山楂 50g 五谷虫 50g 炙甘草 30g

【用法】上药研末,3～6 个月病人 3g/d,6～12 个月病人 6g/d,1 岁以上病人 8～12g/d,水煎煮二三沸，滤渣后分 2 次服用。

【主治】小儿疳证。

【验案】小儿疳证 《实用中西医结合杂志》（1993,7：400）：治疗小儿疳证80例，男43例，女37例；3～6 个月 7 例,6～12 个月 30 例,1～6 岁 36 例,6 岁以上 7 例；病程 1 个月至 5 年，平均 9 个月。结果：痊愈 43 例，显效 29 例，有效 8 例，总有效率为 100%。

磨积散

【来源】《首批国家级名老中医效验秘方精选》。

【组成】鸡内金 30 克 生谷芽 30 克 焦麦芽 30 克 生黄芪 25 克 胡连 12 克 五谷虫 30 克 蜣螂 30 克

【用法】上药共研成细面，每晚服 3～6 克，用红糖水调服之。

【功用】扶脾健胃，磨积消食清热。

【主治】小儿疳积。症见尿如米泔，经常发热，继之面黄肌瘦，腹大青筋，嗜凉多饮，小便清长，皮肤干燥，毛发稀疏竖立，结膜干燥，角膜软化，困倦多眠，肢体浮肿，大便稀溏或干如羊粪。

【加减】如有结膜干燥，角膜软化时可加谷精草、菟丝子；重者可加枸杞子；如系脾虚泄泻可酌加茯苓、白术等，此外还可加用当归补血。

【验案】王某，男，2 岁，1989 年 10 月 4 日初诊。近二月来患儿腹部逐渐增大，夜哭不止，对欲吃食品食则不止，身体明显消瘦，大便不成形，常有不消化之食物，伴轻度咳嗽。诊之，小儿面枯肌瘦，舌苔白腻夹黄，胸部肋骨明显，腹大如蛙，叩诊鼓音较多，四肢消瘦，全身皮肤干燥，脉象滑细而数。此疳积为患，遂处以磨积散，照法服之，并嘱其饮食忌宜。一月后访其母曰，我儿愈后一切正常，活泼可爱。

健儿散

【来源】《首批国家级名老中医效验秘方精选·续集》。

【组成】莲肉 15 克 五谷虫（焙）15 克 雷丸 15 克 炒薏苡仁 15 克 使君子 9 克 白芍 12 克 人参须 4.5 克 枸杞子 6 克 南枣 2 个 雄鸡肝、心、肺、肾各一具（不落水）九蒸九晒（或蒸 1～2 次晒干）

【用法】上药共为细末，另用大米 180 克，白干面 90 克，加鸡血上茶碗调和，用浸湿麻纸（即双层皮纸）包裹，放新瓦上焙焦存性，研末，加入以上药末拌匀，每日早晚各服 3 克，用淡盐开水或米饮汤送服。

【功用】驱虫、消积、健脾。

【主治】小儿疳积，症见肚腹膨胀，长期消瘦及消化不良。

【验案】李某，男,7 岁。其母代诉：消瘦、厌食已 2 年余。2 年前常腹痛，大便下虫，曾服驱蛔药乏效，身体逐渐消瘦。诊时肌肤羸瘦，面色黄暗，精神不振，肚腹膨胀，不思纳食，大便时溏，舌苔根部腻，脉濡细而滑。此系虫证日久失治，损伤脾胃功能，积滞内生，饮食不为肌肤，因而转化为疳。遂予服健儿散，每日早晚各 3 克，置米汤内送服。仅随访观察13天之效果，见食欲改善，体质增加，面色转华，精神亦活泼，嘱继续服药以缓图之。

儿滞灵冲剂

【来源】《部颁标准》。

【组成】小槐花　广山楂　茯苓　槟榔

【用法】制成冲剂，每块重 7g，密封，防潮。开水冲服，1 岁至 3 岁每次 1 块，4 岁至 6 岁每次 2/3 块，1 日 2～3 次。

【功用】消食健脾，清热导滞。

【主治】小儿疳积，纳差，腹胀，腹痛，泻下，发热，精神怠倦，消瘦，面黄，毛发枯焦等以及小儿单纯性消化不良具有上述证候者。

小儿疳积糖

【来源】《部颁标准》。

【组成】芦茶 781g　独脚金 234g　槟榔 469g　苦楝皮 156g

【用法】制成颗粒，每包重 10g。密封。清晨和临睡前用开水冲服，2～4 岁每次 1/2 包。5 岁以上 1～1.5 包，1 日 2 次。

【功用】健胃消食，去积驱虫。

【主治】小儿疳积，消瘦烦躁，食欲不振，夜睡不宁，腹胀呕吐。

肥儿宝冲剂

【来源】《部颁标准》。

【组成】稻芽（炒）150g　广山楂 150g　甘草 100g　鸡内金 100g　夜明砂 100g　叶下珠 150g　山药（炒）150g　茯苓 150g　海螵蛸 200g　党参 100g　莲子 200g　使君子 150g

【用法】制成冲剂，每袋（块）重 10g（相当于总药材 2.1g），密封，防潮。开水冲服或嚼服，5 岁以下每次 5g，5 岁以上每次 10g，1 日 2 次。

【功用】利湿消积，驱虫助食，健脾益气。

【主治】小儿疳积，暑热腹泻，纳呆自汗，烦躁失眠。

健儿糖浆

【来源】《部颁标准》。

【组成】萝摩　爵床

【用法】制成糖浆，遮光，密封，在 30℃以下保存。口服，1 岁以下 1 次 5ml，1～2 岁 1 次 8ml，3～5 岁 1 次 10ml，每日 3 次，10 天为 1 疗程或遵医嘱。

【功用】补气益精，消疳化积。

【主治】小儿疳积。

健儿疳积散

【来源】《部颁标准》。

【组成】使君子肉 50g　雷丸 25g　苦楝皮 25g　榧子 50g　海螵蛸 50g　小茴香（炒）10g　莲子 50g　徐长卿 25g　炉甘石（煅，水飞）25g　鸡内金（炒）25g

【用法】制成粉末，每袋重 1.5g，密闭，防潮。温开水冲服，1 岁以下每次半袋，1 岁以上每次 1 袋，1 日 2 次。

【功用】驱蛔虫，消积健脾。

【主治】小儿疳积，消化不良，脾胃虚弱。

化积口服液

【来源】《新药转正标准》。

【组成】茯苓（去皮）　莪术（醋制）　雷丸　海螵蛸　三棱　红花　鸡内金（炒）等

【用法】制成口服液。口服，一周岁以内幼儿，每次 5ml，每日 2 次；2 周岁至 5 周岁以内儿童，每次 10ml，每日 2 次；5 周岁以上儿童，每次 10ml，每日 3 次；或遵医嘱。

【功用】消积治疳。

【主治】小儿疳气型疳积，腹胀腹痛，面黄肌瘦，消化不良。

二十一、疳 泻

疳泻，宋·杨士瀛《仁斋小儿方论》："疳泻者，毛干唇白，额上青纹，肚胀肠鸣，泄下糟粕是尔。"本病关键在脾，泄泻与疳疾都与脾胃相关。因疳而泻，则治疳必须治泻，亦即按照疳疾的虚实轻重，用扶脾和胃的方法，标本兼治。

吴婆散

【来源】《苏沈良方》卷十。

【组成】黄柏（蜜炙） 黄连（微炒） 桃根白皮各一分 木香 厚朴（姜汁炙） 丁香 槟榔各一钱 芜荑（去皮）一分 没石子一钱半 楝根白皮半分

【用法】上为末。每服一字，三岁以上半钱，五六岁一钱，乳食前用紫苏木瓜、米饮调下，每日三服。

【主治】小儿疳泻不止，日夜遍数不记，渐渐羸瘦，众药不效者。

【宜忌】药性小温，暑热泻者，或不相当。

【验案】疳泻 予家小儿，曾有患泻百余日，瘦，但有皮骨，百方不愈。与此药两三服便效。又一孙男亦疳泻，势甚危困，两服遂定。此药若是疳泻，无不验者。

胡黄连丸

【来源】《圣济总录》卷一七二。

【组成】胡黄连半两 木香 蛤蚧（酥炙）各一分 蜗牛子（去壳）二七个 人参 雄黄（研）各半两 牛黄（研） 丹砂（研）各一分 干地龙（炒）三分 青黛（研） 干蟾（烧灰） 黄连（去须） 槟榔（锉） 当归（切，焙） 天麻 犀角（镑） 干蝎（炒） 蝉蜕（炙） 芦荟（研） 羌活（去芦头） 独活（去芦头） 芜荑仁 麝香（研） 驴胎耳（炙）各一分 蛴螬（炙）五个 赤石脂（研） 代赭（捣研）各半两 猪牙皂荚二挺（炙，去皮子，别捣研）

【用法】上为末，猪胆汁和丸，如黍米大。每服二三丸，空心用温米饮下。

【主治】小儿一切疳泻，惊风天钓。

异效散

【来源】《圣济总录》卷一七三。

【组成】桃根白皮（锉） 黄柏（去粗皮，蜜炙，锉） 芜荑仁 黄连（去须，微炒）各一分 厚朴（去粗皮，生姜汁炙，锉） 木香 丁香 槟榔（锉）各一钱 无食子一钱半 楝根白皮（锉）半分

【用法】上为散。每服一字，三岁以上半钱匕，五六岁一钱匕，乳食前用紫苏、木瓜米饮调下，每日三次。

【主治】小儿疳泻不止，渐渐羸瘦。

木香丸

【来源】《小儿药证直诀》卷下。

【组成】木香 青黛（另研） 槟榔 豆蔻（去皮）各一分 麝香（另研）一钱五分 续随子（去皮）一两 虾蟆三个（烧存在）

方中"青黛"，《医学正传》作"青皮"。

【用法】上为细末，炼蜜为丸，如绿豆大。每服三五丸至一二十丸，食前薄荷汤送下。

【主治】

1.《小儿药证直诀》：小儿疳瘦腹大。

2.《证治准绳·幼科》：疳泻，时时下痢，唇口青白。

【方论】《小儿药证直诀类证释义》：木香、槟榔、豆蔻理气悦脾，青黛平肝去热，麝香开窍，虾蟆消疳，重用续随子者，以泻下积滞，消满化癖，使积滞去而气机畅，中运健而胃纳复，疳瘦能除。

如圣丸

【来源】《小儿药证直诀》卷下。

【组成】胡黄连 白芜荑（去扇，炒） 川黄连各二两 使君子一两（去壳） 麝香（别研）五分 干虾蟆五枚（锉，酒熬膏）

【用法】上为末，用膏为丸，如麻子大。每服人参汤送下，二三岁者五七丸，以上者十丸至十五丸，不拘时候。

【主治】

1.《小儿药证直诀》：冷热疳泻。

2.《张氏医通》：热疳善食腹大。

【方论】《小儿药证直诀类证释义》：此方为治疳杀虫之剂。积久必热，故用二连清积热，合使君子以加强杀虫之力，芜荑燥湿杀虫，虾蟆为疳积腹膨主药，又佐以芳香开窍之麝香，故疳泻可愈。

木香丸

【来源】《中藏经·附录》。

【组成】木香 沉香 青皮（去白）各一钱 肉豆蔻一个（面裹煨） 牵牛二钱（炒）

【用法】上为细末，醋、面糊为丸，如麻子大。二三岁儿服三粒，五六岁服五七粒，浓煎萝卜汤送下。

【主治】小儿吃食太早，遂成疳疾，腹胀疳泻及酿肚等病。

芦荟丸

【来源】《幼幼新书》卷二十六引《吉氏家传》。

【组成】丁香 肉豆蔻（去皮） 木香各半两

【用法】面裹，慢火煨熟，入芦荟一两，使君子半两，为末，稀糊为丸，如黍米大。每服一二十丸，米饮送下。

【主治】疳泻，不食腹胀。

赤虎丸

【来源】《幼幼新书》卷二十六引《婴童宝鉴》。

【组成】朱砂 胡黄连 宣连 芦荟 腻粉各一钱 肉豆蔻（炮）一个 巴豆二十一粒（麸炒黑） 硫黄二钱 麝香少许

【用法】上为末，粟米糊为丸，如萝卜子大。每服一岁一丸，甘草汤化下。

【主治】诸般疳泻。

香连丸

【来源】《幼幼新书》卷二十六引《聚宝》。

【组成】木香一分 川黄连半两 没石子一个 肉豆蔻二个 诃皮三个 胡椒四十粒

【用法】上以吴茱萸一合，慢火同炒紫色，去茱萸，为末，酒糊为丸，如麻子大。每服十丸，空心、食前杆草汤送下，一日三四次。

【主治】小儿疳泻及夏末秋初泻痢。

吴婆散

【来源】《幼幼新书》卷二十八引《孔氏家传》。

【组成】宣连（去须） 白茯苓 真阿胶（炙） 人参 黄柏（蜜炙令赤） 丁香各一分 诃黎勒皮（煨，去核）二个 桃白皮三分 没石子一个（紧实者）

【用法】上为细末。每服一二字，白米泔汤调下，不拘时候。

【主治】小儿疳热冷泻，腹肚虚胀，皮肉消瘦，唯存骸骨，泻利不止。

龙香散

【来源】《小儿卫生总微论方》卷十。

【组成】当归（去芦，净洗） 龙骨（煅） 赤石脂 乌鱼骨 白术 香白芷 人参（去芦）各等分

【用法】上为细末。每服半钱至一钱，乳食前温米饮调下。

【主治】小儿肠胃虚弱，滑泄无度，腹痛肠鸣，或疳泻不止。

木香散

【来源】《小儿卫生总微论方》卷十二。

【组成】木香 青皮（去瓤）各一钱 陈粟米一合 巴豆三十粒（去皮，同米炒至巴豆黑色，去巴豆，留米用） 草豆蔻二个（一个生用，一个面裹煨熟） 蜣螂二个（去头足翅，糯米炒焦，去米）

【用法】上为细末。每服一字或半钱，食前米饮调下。

【主治】小儿疳泻腹胀。

赤石脂散

【来源】《小儿卫生总微论方》卷十二。

【组成】赤石脂 川芎各等分

【用法】上为细末。量大小多寡，乳食前米饮调下。

【主治】疳泻不止。

虾蟆丸

【来源】《小儿卫生总微论方》卷十二引王绍祖方。

【组成】芦荟（研） 黄连（去须） 谷精草桂心 朱砂（研）各一钱 缩砂仁二钱 熊胆半钱（温水化研） 麝香半钱（研）

【用法】上除研药外，锉细，用一大虾蟆去了肚肠，入锉药在内，以线缝合。先用好醋浸少时，次慢火炙，酒醋又炙，至焦黑，放冷，杵研为末，入研药拌匀，取獭猪胆汁为丸，如绿豆大。每服五七丸，米饮送下。

【主治】小儿诸疳疳泻。

麝香丸

【来源】《小儿卫生总微论方》卷十二。

【组成】川苦楝（取肉）一两（用童子小便浸一宿，焙干） 巴豆半两（去皮膜，同苦楝慢火炒至微紫色，去巴豆不用） 芦荟 槟榔 芜荑（去扇）各半两 没石子一分 麝香少许

【用法】上为细末，猪胆汁浸蒸饼为丸，如黄米大。食后每服十丸，米饮送下。

【主治】脾热生疳，泄泻，气弱不食。

硫黄丸

【来源】《杨氏家藏方》卷十八。

【组成】巴豆肉二十粒（去壳，出油尽） 硫黄（别研） 青黛 白芜荑仁各一钱

【用法】上为细末，蒸饼和丸，如黍米大。每服七丸，乳食前温米饮送下。

【主治】小儿疳泻不止。色如米泔者。

没石膏

【来源】《永类钤方》卷二十。

【组成】没石子二个 香附子四钱 人参 诃子（炮，去核） 丁香各一钱 白术（炒）二钱 巴豆十粒（针穿，烧存性）

【用法】上为末，炼蜜为丸，如鸡头子大。每服三岁一丸，米汤化下。

【主治】疳泻，白浊腥臭肥腻，骨热多渴。

麝沉膏

【来源】《永类钤方》卷二十。

【组成】乳香一钱 木香（炮）二钱 诃子（炮肉）四钱 麝香半钱 沉香半钱 蚵蚾（酒浸取肉，炙黄）六钱 肉豆蔻半两（取孔子入乳香在内，姜汁面裹，炮焦去面）

【用法】上为末，炼蜜为丸，如鸡头子大。三岁一丸，米汤送下。

【主治】小儿疳泻，白浊腥臭肥腻，骨热多渴，腹痛不食，羸乏无力，颈骨垂倒。

人参黄耆散

【来源】《永类钤方》卷二十一。

【组成】人参 黄耆 白术 白茯苓 甘草 木香 丁香 胡黄连各一分 白豆蔻一钱半 肉豆蔻一个 使君子五个 干姜半钱

【用法】上锉。加陈仓米，水煎服。

【主治】脾虚冷泻并疳泻。

大神丸

【来源】《普济方》卷三八〇。

【组成】芦荟一两 诃子皮半两 肉豆蔻（面裹二味，火煨，以面熟为度）
方中肉豆蔻用量原缺。

【用法】上为末，枣肉为丸，如绿豆大。每服三五丸，米汤送下。

【主治】疳泻，渴饮无度。

槟榔丸

【来源】《普济方》卷三八〇。

【组成】木香　槟榔　人参　黄连各等分

【用法】上为末，烂饭为丸，如绿豆大。每服十丸，饭汤饮送下。

【主治】疳病十三候，粪中食不化，水谷不曾消，皮肤如粟米。

六甲丸

【来源】《普济方》卷三八二。

【组成】黄连（炒）五钱　肉豆蔻　木香
　　方中肉豆蔻、木香用量原缺。

【用法】上为末，面糊为丸，如小豆大。六甲日修合。三岁服三十丸，米汤送下。

【主治】小儿疳泻，白泻，腥臭肥腻，骨热多渴，腹疼不食，体倦少力。

玄明粉丸

【来源】《普济方》卷三八二。

【组成】罂粟壳

【用法】上为末，再入玄明粉一钱，麝香少许，再取猪胆汁煮粉为丸。每服五十丸，陈皮汤送下；如水泻，米饮送下；烦渴，罂粟壳汤送下；涩，石榴皮汤送下。

【主治】小儿疳泻。

京芎散

【来源】《普济方》卷三八二。

【组成】京芎䓖　赤石脂各等分

【用法】上为末。三岁儿每服半钱，饥时米汤调服。又方加蚵蚾灰、诃子（炮）、黄连（炒）、肉豆蔻（炮）、当归（焙），作丸子尤妙。

【主治】小儿疳泻进退。

硫黄丸

【来源】《普济方》卷三八二。

【组成】巴豆二十枚（去壳，纸裹出尽油）　硫黄

（别研）　五灵脂一钱（炒）　丁香半钱

【用法】上为细末，蒸饼为丸，如黍米大。每服七丸，乳食前温米饮送下。

【主治】小儿疳泻不止，色如米泔者。

人参散

【来源】《普济方》卷三八三引汤氏方。

【组成】人参（去芦）　白术（炒）　黄耆（蜜炙）　茯苓（去皮）　甘草（炙）各一钱　丁香二钱　肉豆蔻一钱　使君子肉五个　白姜五分　木香一钱　胡黄连二钱（一方加白豆蔻）

【用法】上为末，陈米煎，空心服。先服麝香散，常服六神丸，次服人参散。

【主治】疳瀼泻。此泻与积泻相类，但臭如抱退鸡子，泻又不止，有如水聚。

地骨皮丸

【来源】《普济方》卷三八三。

【组成】地骨皮　龙胆　黄芩（去黑心）　枳壳（去瓤，麸炒）　木香　赤芍药　猪苓（去黑皮）　海蛤（研）各一分　紫参（研）　大黄（锉，炒）各半两　郁李仁（炒，研）一两一分

【用法】上为末，炼蜜为丸，如绿豆大。每服五七丸，温汤送下。微利即止。

【主治】小儿疳泻不定，黄瘦不思食。

香连散

【来源】《普济方》卷三八三。

【组成】龙胆草一钱　胡黄连一钱　五灵脂一钱（炒）　丁香半钱　赤剪子一钱　麝香半钱　芦荟　龙骨半钱
　　方中芦荟用量原缺。

【用法】上为末，烂饭为丸，如粟米大。饮汤吞下。
　　本方方名，据剂型当作"香连丸"。

【主治】小儿五疳泻痢。

香蔻丸

【来源】《普济方》卷三九八。

【别名】香蔻饮（《冯氏锦囊·杂症》卷五）。

【组成】黄连（去须） 木香 诃子肉（煨） 肉豆蔻 缩砂仁 白茯苓各二钱

【用法】用饭为丸。米饮送下。

【主治】小儿疳泻、疳痢。外由风寒暑湿，冷热不调，内因停滞积聚，水谷不化，频下恶物。外证毛干唇白，额上青纹，肚胀肠鸣，泄下糟粕。

凤凰煎

【来源】《古今医鉴》卷十三。

【组成】鸡子一枚

【用法】打破鸡子，用黄蜡一块如指大，铫内熔，以鸡子拌炒热。空心食之。

【主治】休息痢，及疳泻日久不能愈者。

清热和中汤

【来源】《医宗金鉴》卷五十二。

【组成】白术（土炒） 陈皮 厚朴（姜炒） 赤苓 黄连 神曲（炒） 谷芽（炒） 使君子 生甘草 泽泻

【用法】引用灯心，水煎服。

【主治】疳泻。积热伤脾，以致水谷不分，频频作泻。

香连丸

【来源】《人己良方》。

【组成】黄连（酒、蜜、姜、土制）一两 使君子肉七钱（炒） 白芍五钱 木香二钱半

【用法】上为细末，米汤为丸。五六岁服五分，八九岁服八分，每日服二次。虚弱者服一分。

【主治】小儿脾胃虚弱，疳泻疳痢，延缠不愈。

二十二、疳 痢

疳痢，指小儿疳疾合并痢疾，症见疳疾，并有腹痛，里急后重，下痢脓血等。多因饮食不洁，寒温失调所致。治宜理气和血，消疳止痢。并参照小儿痢疾治法，根据患儿身体的强弱，病情的轻重，急则治其标，缓则治其本。

圣丸子

【来源】《幼幼新书》卷二十六引《水鉴》。

【别名】白矾丸（《太平圣惠方》卷九十三）。

【组成】寒水石 白矾（枯） 水蜜 雄黄光明砂 黄丹（熬） 砒霜 鸡子皮灰各二分 大黄（生）四分

【用法】上为末，蜡酥为丸，如麻子大，一月儿二丸，更量，石榴皮汤、生姜汤任下。

《太平圣惠方》：为末，用蟾酥半分，及面糊和丸，如粟米大，每服三九，以新汲水送下。

【主治】小儿疳痢，经年不定时，似白胶。

苦参甘草汤

【来源】方出《备急千金要方》卷十五，名见《普济方》卷二一三。

【组成】苦参 甘草 薰黄各三两 豉一升半 葱白五茎 蜀椒三十粒

【用法】以苦参等三物各捣下筛，以水五升煮葱白、豉、椒，取三升，以三指撮苦参末等各一撮，纳汁中，冷暖如人体，先饮少许豉汁，食一口饭，乃侧卧，徐徐灌之讫，多时卧不出为佳；大急，乃出之于净地，当有疳湿虫如白马尾状，头黑，是其效也。其重者，肛大难愈。当取桃枝绵裹头，用前件汁，适寒温烙之，近脊烙之，一上三十度，烙乃愈。

【主治】疳痢不止。

兀子矾散

【来源】《外台秘要》卷二十五引《广济方》。

【组成】兀子矾八分（烧） 麝香二分（研） 吴白矾六分（烧） 云母粉五分 桂心二分 龙骨六分 没食子七颗（烧） 黄连八分

【用法】上为散。每服三钱匕，以生姜汁调，空腹煮姜汤下，一日二次。

【主治】久患疳痢不愈。

朱砂丸

【来源】《颅囟经》卷上。

【组成】朱砂半石莲 大阿魏如朱砂 大蝙蝠血三两滴 蟾酥少许

【用法】上为细末，和少许口脂调，先以桃、柳枝煎汤浴儿，后看儿大小，以绿豆大填儿脐中，后用纸片可脐中贴之，用青衣盖儿，看虫出来。

【主治】孩子疳痢。

保童丸

【来源】《颅囟经》卷上。

【别名】问命丸

【组成】朱砂 麝香 新蟾酥各等分

【用法】上研合成剂，为丸如麻子大，盒子内盛。用时取另一合浸一丸，以箸头点入鼻中。但小儿病甚，即与吹之。若得七喷，可以治之；五喷即甚；三两喷必死。此丸不可深着水浸，临时入水亦不畏。

【主治】小儿疳痢。

金髓散

【来源】《医心方》卷二十五引《候水镜图》。

【组成】黄连一两（宣州者，为末，用鸡子一个取清，和连末作饼子，炙，焙） 石中黄一分 禹余粮 麝香 朱砂各少许 乌头二个（生，去脐尖肉） 豆蔻一个 诃子二个（去核） 金牙石一分

【用法】上为散。每服一岁儿一字，五岁一钱，空心以米饮调下。

本方改为丸剂，名"金髓丸"（《圣济总录》

卷一七三）

【主治】小儿急疳痢，泻不止，或脓或血，或青或黄，发作穗，或头发坠落，鼻干咬指，吃麸炭，吃壁土。

【宜忌】忌热物。

肉豆蔻丸

【来源】《太平圣惠方》卷八十四。

【组成】肉豆蔻一分（去壳） 人参半两（去芦头） 木香一分 诃黎勒皮一分 麝香一钱（细研） 朱砂一分（细研）

【用法】上为末，都研令匀，面糊为丸，如麻子大。三四岁儿，每服三丸，以粥饮送下不拘时候。

【主治】

1.《太平圣惠方》：小儿脾胃气逆，呕吐不止。

2.《幼幼新书》卷引《刘氏家传》：小儿疳痢，不食，瘦弱。

杀疳丸

【来源】《太平圣惠方》卷八十七。

【组成】蜗牛壳一分 麝香一分（细研） 芦荟一分（细研） 雄黄一分（细研）肉豆蔻半两（去壳） 母丁香一分 黄连半两（去须，微炒） 鹤虱一分 定粉半两（微炒） 白矾灰一分 密陀僧一分（细研） 没药一分 艾叶半两（炒令黄） 地龙一分（微炒） 熊胆一分（研入） 蟾酥一钱（研入）

《普济方》有地榆，无地龙。

【用法】上为末，面糊为丸，如绿豆大。每服三丸，以粥饮送下，不拘时候。

【主治】小儿内疳，下痢不止，体瘦食少，腹痛羸弱。

芦荟丸

【来源】《太平圣惠方》卷八十七。

【组成】芦荟一分（细研） 雄黄一分（细研） 麝香一钱（细研） 没石子一分 蛇蜕皮灰一分 黄连半两（去须） 蝉壳一分（微炒，去足） 蟾酥一钱（研入） 丁香一分 熊胆一分（研入）

【用法】上为末，炼蜜为丸，如黄米粒大。每服三丸，以粥饮送下，一日三次。别研一丸，吹入鼻中。

【主治】小儿内疳，四肢羸瘦，腹胀鼻痒，皮肤干燥，下痢不恒。

麝香散

【来源】《太平圣惠方》卷八十七。

【组成】麝香一分（细研） 黄丹一两（微炒） 定粉一两（微炒） 蛇蜕皮灰一分 夜明沙一分（微炒） 芦荟一分（细研） 蜗牛壳一分 诃黎勒半两（煨，用皮） 黄连一分（去须，微炒） 没石子一分

【用法】上为细散，都研令匀。每服半钱，以粥饮调下，早晨午后各一服。

【主治】小儿内疳。下痢不止，肌体消瘦，诸治未愈。

牛黄丸

【来源】《太平圣惠方》卷八十八。

【组成】牛黄半两（细研） 光明砂三分（细研，水飞过） 犀角屑半两 麝香一分（细研） 木香半两 人参三分（去芦头） 代赭三（二）分 当归半两（微炒） 槟榔三分 肉豆蔻二枚（去壳） 川大黄二（三）分（锉碎，微炒） 鳖甲一两（涂醋，炙令黄，去裙襕） 杏仁二十枚（汤浸，去皮尖双仁，麸炒微黄） 巴豆一分（以淡浆水一大碗煮，尽去皮，出油，别研）

【用法】上为末，都研令匀，炼蜜为丸，如绿豆大。百日以下儿，服一丸，乳汁送下；二三岁儿服二丸，空心粥饮送下。胸膈有病吐出，在脏腑有病，即利出恶物为验。后只得吃浆水粥一日，其利自止。五日至十日吃一服，永无滞结。

【主治】小儿癥癖，百病疳瘤，腹胀黄瘦，发歇不恒，客忤疳痢，及吐逆不定，心腹多痛，惊风天钓。

朱砂丸

【来源】《太平圣惠方》卷九十二。

【组成】朱砂一分 硫黄一分 巴豆七枚（去皮心，研，纸裹，压去油） 蟾头灰三钱

【用法】上为细末，面糊为丸，如黄米大。每服三丸，以甘豆汤送下。

【主治】小儿疳痢，四肢干瘦，腹胁胀满，食不能消。

胡黄连丸

【来源】《太平圣惠方》卷九十二。

【组成】胡黄连半两 木香一分

【用法】上为末，用糯米饭和丸，如绿豆大。每服五丸，以粥饮下，一日三四服。

【主治】小儿疳痢，腹痛不止。

丁香丸

【来源】《太平圣惠方》卷九十三。

【组成】丁香一分 巴豆七枚（以醋浆水一碗半煮尽为度，去皮心，研，纸裹压去油） 黄连一分（去须） 橡子一分 白矾灰一分

【用法】上为末，以面糊为丸，如黍米大。每服三丸，以冷粥饮送下，一日三次。

【主治】小儿疳痢不止，渐至困弱。

丁香散

【来源】《太平圣惠方》卷九十三。

【组成】丁香一分 桃白皮半两（炙黄） 黄柏半两（微炙，锉） 黄连半两（去须，微炒） 白茯苓半两 胡粉一分（微炒）

【用法】上为细散。每服半钱，用粥饮调下，早晨、晚后各一服。

【主治】小儿疳痢羸瘦，下部湿蜃。

木香丸

【来源】《太平圣惠方》卷九十三。

【组成】木香 蝉壳（微炒，去足） 肉豆蔻（去壳） 黄丹（微炒） 朱砂（细研） 夜明沙（微炒）各一分 麝香一钱（细研） 赤石脂半两（细研） 黄连半两（微炒，去须） 田父一枚（烧

灰） 蜗牛二十枚（炒微黄，细研）

【用法】上为末，入研了药令匀，以汤浸蒸饼为丸，如绿豆大。每服五丸，以温粥饮送下，一日三次。

【主治】小儿疳痢，日夜不止，体瘦无力，不能饮食。

木香丸

【来源】《太平圣惠方》卷九十三。

【组成】木香半两 附子半两（生用，去皮脐） 巴豆半分（去皮心，研，纸裹，压去油） 蟾酥半分（研入） 青橘皮半两（汤浸，去白瓤，焙） 肉豆蔻半两（去壳） 朱砂一分（细研） 人参一分（去芦头）

【用法】上为末，研醋煮面糊为丸，如粟米大。每服二丸，以粥饮送下，一日二次。

【主治】小儿疳痢，腹胀疼痛。

牛黄丸

【来源】《太平圣惠方》卷九十三。

【组成】牛黄一钱 麝香半钱 蟾酥半钱 巴豆七枚（去皮心，清油内煎令紫色，取出，用新瓦盆子内出油）

【用法】上为末，用汤浸蒸饼为丸，如黄米大。每服二丸，空心以冷姜醋汤送下。

【主治】小儿疳痢不止，体热心烦，腹胀，不能乳食。

龙骨丸

【来源】《太平圣惠方》卷九十三。

【组成】龙骨半两 雄黄一钱（细研） 麝香一钱（细研） 朱砂一分（细研） 蜗牛二十枚（炒令微黄） 橡实半两 牛黄一钱（细研） 白土一钱 青黛一分 诃黎勒一分（煨，用皮）

【用法】上为末。入研了药，同研令匀，用面糊为丸，如绿豆大。每服五丸，以粥饮送下，一日三次。

【主治】小儿疳痢，日夜度数不常，肌体羸瘦者。

龙骨散

【来源】《太平圣惠方》卷九十三。

【组成】龙骨一分 胡粉一分（炒令黄色） 白矾灰一分 黄连半两（去须，锉碎，微炒）

【用法】上为细散。每服半钱，以米饮调下，一日三次。

【主治】小儿疳痢，日夜不止。

龙骨散

【来源】《太平圣惠方》卷九十三。

【别名】诃黎勒散（《圣济总录》卷一七三）。

【组成】龙骨半两 诃黎勒一分（煨，用皮） 赤石脂半两 密陀僧一分 酸石榴皮一分（锉，微炒） 麝香一分（研入）

【用法】上为细散。每服半钱，以粥饮调下，一日三四次。

《圣济总录》：若是脓血痢，黄连汤调下。

【主治】小儿疳痢久不愈。

龙胆丸

【来源】《太平圣惠方》卷九十三。

【组成】龙胆一分（去芦头） 使君子半两 胡黄连半两 麝香一分 苦楝树根皮半两（炙微黄，锉） 蟾酥半两 臭樗根皮半两（炙微黄，锉）

【用法】上为末，更都研令匀，面糊为丸，如绿豆大。一岁儿每服一丸，以粥饮送下。儿稍大，以意加之。

【主治】小儿疳痢久不愈，体热心烦。不欲乳食。

白龙骨丸

【来源】《太平圣惠方》卷九十三。

【别名】阿胶丸（《圣济总录》卷一七三）。

【组成】白龙骨 白石脂 鸡屎矾（烧令汁尽） 黄连（去根，微炒） 胡粉（微炒） 白茯苓 阿胶（捣碎，炒令黄燥）各半两

【用法】上为末，炼蜜为丸，如麻子大。每服五丸，以粥饮送下，一日三四次。

【主治】小儿疳痢不止。

肉豆蔻丸

【来源】《太平圣惠方》卷九十三。

【组成】肉豆蔻一枚（去壳） 胡黄连一分 砒霜半分（细研） 巴豆十枚（去皮心，清油煮色黑，纸裹压去油）

【用法】上为末，以糯米饭为丸，如黍米大。每服一丸以冷水送下。

【主治】小儿疳痢不止。

【宜忌】忌热物。

朱砂丸

【来源】《太平圣惠方》卷九十三。

【组成】朱砂半两（细研，水飞过） 青黛半两 麝香一分 粉霜一分 芦荟一分 雄黄一分 田父灰半两 蛇蜕皮三尺（烧灰） 胡黄连三分（为末） 虎睛一对（酒浸一宿，炙微黄） 牛黄半两 蟾酥一钱

【用法】上为末，用软饭为丸，如麻子大。每服五丸，以粥饮送下，一日三次。

【主治】小儿疳痢久不愈，体瘦羸弱，皮毛干燥，发无润泽。

杀疳丸

【来源】《太平圣惠方》卷九十三。

【组成】雄黄一分（细研） 麝香一分（细研） 牛黄一分（细研） 芦荟一分（细研） 朱砂一分（细研） 胡黄连一分 密陀僧三分（麸炒或烧令赤色，细研） 龙骨一分（烧令赤色） 青黛半两（细研） 金箔十片（细研） 肉豆蔻二枚（去壳） 蟾酥半分（热水化为泥）

【用法】上为末，入研了药及蟾酥，研令匀，汤浸蒸饼为丸，如黄米大。每服三丸，以温水送下；煎黄连苦参汤洗身，上用青衣盖，出虫后便愈。

【主治】小儿疳痢久不止。

芜荑丸

【来源】《太平圣惠方》卷九十三。

【组成】芜荑半两 羊子肝一个

【用法】上药先以子肝切作片子，以芜荑末掺在肝内，线缠之，用米泔煮令熟，捣烂糯米饭为丸，如麻子大。每服五丸，以粥饮送下，早晨、晚后各服一次。

【主治】小儿疳痢久不愈。

芦荟丸

【来源】《太平圣惠方》卷九十三。

【组成】芦荟一两 粉霜一分

【用法】上为末，以水煎黄连汁至浓为丸，如绿豆大。每服五丸，食前以粥饮送下。

【主治】小儿疳痢久不愈，肚大有青脉，四肢渐瘦。

芦荟散

【来源】《太平圣惠方》卷九十三。

【组成】芦荟半两 定粉半两 黄丹三分（微炒） 夜明砂三分（微炒）

【用法】上为细散。每服半钱，以粥饮调下，一日三次。

【主治】小儿疳痢不止。

附子散

【来源】《太平圣惠方》卷九十三。

【组成】附子一枚（炮裂，去皮脐） 龙骨半两 赤石脂半两（研细） 密陀僧一分（研细） 黄丹一分（微炒） 胡粉一分（炒微黄） 乌贼鱼骨一分（烧灰） 赤芍药一分 枣五枚（烧灰） 诃黎勒一分（煨，用皮） 炭皮一分

【用法】上为细散。每服半钱，以粥饮调下，一日三四次。

【主治】小儿疳痢，多有白脓，腹内疗痛。

青黛丸

【来源】《太平圣惠方》卷九十三。

【组成】青黛一分 熊胆一钱 麝香 定粉各一钱（微炒黄） 蟾酥半钱 寒食蒸饼（末）一钱

【用法】上为末，用獭猪胆汁为丸，如黄米大。每

服五丸，以粥饮送下，一日三次。

【主治】小儿疳痢不止，体热口干，心烦瘦弱。

青黛散

【来源】《太平圣惠方》卷九十三。

【组成】青黛（细研）　朱砂（细研）　雄黄（细研）　附子（炮裂，去皮脐）　藜芦（去芦头）　胡黄连　细辛　麝香（细研）　白矾灰　黄矾灰　莨菪子（水淘去浮者，水煮令芽出，晒干，炒令微焦）各一分

【用法】上为细散。每服半钱，以粥饮调下，早晨、晚后各一服。

【主治】小儿疳痢，脊膂如锯，眼口鼻痒，自咬指甲，头发干焦，下部急痛。

青黛散

【来源】《太平圣惠方》卷九十三。

【组成】青黛一分　蟾灰一分　赤石脂半两　诃黎勒皮一两（微煨）　胡粉一分（微炒）　黄连一分（去须，微炒）　麝香一分（细研）

【用法】上为散。每服半钱，以乳汁调下，一日三四次。

【主治】小儿疳痢不止，下部痒。

青黛散

【来源】《太平圣惠方》卷九十三。

【组成】青黛一两（细研）　麝香半两（细研）　雄黄半两（细研）　朱砂半两（细研）　蚺蛇胆半两　黄柏半两（涂蜜微炙，锉）　苦参半两（锉）　桂心半两　杏仁半两（汤浸，去皮尖双仁，麸炒微黄）　干姜一分（炮裂，锉）　白矾半两（烧令汁尽）　细辛一分　黄连半两（微炒，去须）　藜芦一分（去芦头）　附子半两（炮裂，去皮脐）　莨菪子半两（水淘去浮者，水煮令芽出，候干，炒令黄黑色）

【用法】上为细散。每服半钱，以井花水调下，一日三次；一岁儿服一字，三岁儿服半钱。若口有疮及鼻痒，酥和绿豆大，安鼻中；若头上疳疮，及下部有疮赤烂，并用散敷之。

【主治】小儿疳痢久不愈，日渐羸瘦。

抵圣丸

【来源】《太平圣惠方》卷九十三。

【组成】巴豆五枚（去皮心，研，纸裹压去油）　硫黄一钱　粉霜半钱　朱砂一分　没石子末一分

【用法】上为末，用糯米饭为丸，如黄米大。每服二丸，以冷水送下。

【主治】小儿疳痢不止，渐加瘦弱。

夜明砂丸

【来源】《太平圣惠方》卷九十三。

【组成】夜明砂一分（微炒）　诃黎勒半两（煨，用皮）　龙骨半两　熊胆一分（细研）　朱砂一分（细研）　牛黄二分（细研）　麝香一分（细研）　黄连半两（微炒，去须）

【用法】上为末，都研令匀，以獖猪胆汁和丸，如黍米大。每服五丸，以粥饮送下，一日三次。

【主治】小儿疳痢久不愈，可吃乳食，渐加黄瘦。

胡黄连散

【来源】《太平圣惠方》卷九十三。

【别名】黄连散（《幼幼新书》卷二十六）。

【组成】胡黄连末半两　白龙骨末半两　白矾半两（烧令汁尽）　胡粉一分（微炒）

【用法】上为细散。一岁儿每服一字，二岁儿每服半钱，以米饮调下。

【主治】小儿疳痢久不愈，肌肉消瘦，面黄发焦，啼叫不恒。

草豆蔻散

【来源】《太平圣惠方》卷九十三。

【组成】草豆蔻三分（去皮）　龙骨一两　酸石榴皮三分（锉，炒微黄）　高良姜一分（锉）　当归半两（锉，微炒）　干姜一分（炮裂，锉）　子芩三分

【用法】上为粗散。每服一钱，以水一小盏，加薤

白一茎，煎至五分，去滓，不拘时候，量儿大小，分减温服。

【主治】小儿疳痢腹痛，不下乳食。

砒霜丸

【来源】《太平圣惠方》卷九十三。

【组成】砒霜一分（细研）　白矾灰半两　干蟾（烧灰）半两　夜明砂半两（微炒）　黄丹半两（微炒）　朱砂一分（细研）

【用法】上为末，以软饭为丸，如绿豆大。每服三丸，以冷水送下。服药后，以桃、柳汤洗，衣服裹之，虫子当出。白黄即易愈，黑者难愈。

【主治】小儿疳痢。

【宜忌】忌食热物。

砒霜丸

【来源】《太平圣惠方》卷九十三。

【组成】砒霜一分　雄黄一分　朱砂一分　麝香一分　干蟾灰一分

【用法】上为末，汤浸蒸饼为丸，如粟米大。每服一丸，以冷粥饮送下，一日二次。

【主治】小儿久疳痢不愈。

【宜忌】忌热物。

神圣散

【来源】《太平圣惠方》卷九十三。

【组成】干蛤蟆一枚（五月五日取者，去足肚肠）　独颗蒜一颗（捶碎）　川椒半两（去目）上入蛤蟆腹中，用春大麦面饼子裹，烧令焦黄色，捣罗为末。麝香一钱　龙脑半钱　芦荟一分　朱砂二钱　雄黄二钱

【用法】上为细散。每服半钱，以粥饮调下，每日三四次。

【主治】小儿疳痢，腹大口干，四肢羸弱，下痢不止。

黄丹丸

【来源】《太平圣惠方》卷九十三。

【组成】黄丹一分　定粉一分　蛇蜕皮一分（烧灰）　蝉壳一分　青州枣四十九枚（去核）　干蟾一两（烧灰）　醋小半盏

【用法】上药都捣为一团，以炭火烧令烟绝，取出，为末，入麝香末一分，更研令匀，面糊为丸，如绿豆大。每服五丸，以温水送下；为散，每服一字。良久当有虫出，黑者难治。

【功用】下虫。

【主治】小儿疳痢不止，下部湿䘌。

黄连散

【来源】《太平圣惠方》卷九十三。

【组成】黄连半两（去须，微炒）　白茯苓半两　阿胶半两（捣碎，炒令黄燥）　黄柏半两（微炙，锉）　人参半两（去芦头）　丁香一分　诃黎勒皮半两（微煨）　桃白皮半两（炙微黄，锉）　没石子二枚（微煨）

【用法】上为散。每服半钱，以米饮调下。

【主治】小儿疳痢不止。

黄连散

【来源】《太平圣惠方》卷九十三。

【组成】黄连一分（微炒，去须）　胡黄连一分　朱砂一分（细研）　麝香半分（细研）　蜗牛一分（微炒）　牛黄一钱（细研）　铅霜一钱（细研）　诃黎勒一分（煨，用皮）　没石子一分（微炒）　使君子一分　肉豆蔻一分（去壳）　淀粉一分（炒微黄）　黄丹一分（微炒）　龙骨一分

【用法】上为散。每服半钱，以粥饮调下，一日三四次，量儿大小加减。

【主治】小儿疳痢，经久不愈，肌肤羸瘦。

黄连散

【来源】《太平圣惠方》卷九十三。

【组成】黄连三分（去须，微炒）　黄柏三分（微炙，锉）　桃白皮半两（微炙，锉）　丁香半两　胡粉二分（炒令微黄）

【用法】上为散。每服半钱，以粥饮调下，不拘时候。

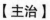

【主治】
1.《太平圣惠方》：小儿暴痢。
2.《圣济总录》：小儿疳痢久不愈。

蜗牛散

【来源】《太平圣惠方》卷九十三。

【组成】蜗牛三十枚　蛇蜕皮一分　莨菪子半两（水淘，去浮者）　干蜣螂半两　臭黄一分　夜明砂一分

【用法】上入瓷瓶子内，以泥封瓶口，烧令药熟，候冷取出，捣为细散。每服半钱，粥饮调下，每日三四服。

【主治】小儿疳痢久不愈，肌体黄瘦，爱食泥土。

蝉壳丸

【来源】《太平圣惠方》卷九十三。

【组成】蝉壳一分（去足，微炒）　蜗牛壳一分　干漆一分（捣碎，炒令烟出）　狗头灰三分　夜明沙一分（微炒）

【用法】上为末，汤浸蒸饼为丸，如绿豆大。每服一岁一丸，以粥饮送下。儿大随年加之。

【主治】小儿疳痢久不愈，日夜度数无恒。

熊胆丸

【来源】《太平圣惠方》卷九十三。

【组成】熊胆五分　附子一枚（炮裂，去皮脐）　巴豆七枚（去皮心，研，纸裹压去油）　定粉一两（炒微黄）　黄丹二两（点炒令紫色）　砒霜一钱（细研）　硫黄一分（细研）　干姜一分（煨裂，锉）　诃黎勒一分（煨，用皮）

【用法】上为末，汤浸蒸饼为丸，如黄米大。每服二丸，以冷水送下。

【主治】小儿疳痢，脾胃虚冷，乳食不化，脐腹疼痛。

【宜忌】切忌热物。

麝香丸

【来源】《太平圣惠方》卷九十三。

【组成】麝香（细研）　朱砂（细研）　芦荟（细研）　雄黄（细研）　母丁香　鹤虱　白矾灰　密陀僧（细研）　没药　龙胆（去芦头）　地龙（微炒）　熊胆（细研）各一分　肉豆蔻半两（去壳）　黄连半两（去须）　定粉半两（微炒）　艾叶半两（炒令黄燥）（焦）　蟾酥一钱

【用法】上为末，入研了药令匀，以面糊为丸，如绿豆大。每服三丸，以粥饮送下，每日三次。

【主治】小儿疳痢不止，体瘦，食少腹痛，羸弱。

麝香丸

【来源】《太平圣惠方》卷九十三。

【组成】麝香一分（细研）　铁粉半两　鳖甲半两（涂醋炙令黄，去裙襕）　黄连半两（去须）　虾蟆一枚（烧灰）

【用法】上为末，以软饭为丸，如麻子大。每服五丸，以温水送下，每日三次。

【主治】小儿疳痢羸瘦。

麝香丸

【来源】《太平圣惠方》卷九十三。

【组成】麝香一分（细研）　巴豆一两（入油中煎令黑色，去皮心，研，纸裹，压去油）

【用法】上为末。用烧饭为丸，如黍米大。每服一丸，以粥饮送下，空心、午后各一服。

【主治】小儿疳痢久不愈，腹胁鼓胀。

麝香丸

【来源】《太平圣惠方》卷九十三。

【组成】麝香一钱　虾蟆半两（烧灰）　砒霜一分　蝉壳半两（烧灰）　蜗牛半两（烧灰）　蛇蜕皮半两（烧灰）

【用法】上为末，用软饭为丸，如粟米大。每服三丸，冷粥饮送下。

【主治】小儿疳痢，下部湿蜃。

胡黄连丸

【来源】《博济方》卷四。

【组成】胡黄连半两 肉豆蔻一个 槟榔一个 诃子二个（以一个煨，一个生用） 丁香半两 红雪一两 密陀僧半两

【用法】上研细末，入麝香一分和匀，次入绿豆末少许，同水和为丸，如麻子大。三岁以下一丸，三岁以上五丸。脑疳鼻痒及烂，黄连汤下；脾胃羸瘦，泄痢，四肢虚肿，青州枣汤下；肝疳，眼涩生疮，甘草汤下；骨疳，卧冷地，爱食土，紫苏茶调下；常服，米饮下；肺疳，上气喘急，橘皮汤下；筋疳，泻血，盐汤下；虫疳及泻无定，生姜汤下。

【主治】小儿疳痢；脑疳，鼻痒及烂；脾胃羸瘦，泄痢，四肢虚肿；肝疳，眼涩生疮；骨疳，卧冷地，爱食土；肺疳，上气喘急；筋疳，泻血；虫疳及泻无定。

五疳消食丸

【来源】《太平惠民和济局方》卷十（续添诸局经验秘方）。

【组成】麦芽 使君子（去壳，炒） 黄连（去须，微炒） 橘红（焙） 草龙胆 芜荑各等分

【用法】上为细末，粟米糊为丸，如粟米大。每服二三十丸，空心米饮送下，不拘时候。

【功用】大能进食，悦颜色，长肌肤，杀虫。

【主治】小儿五疳八痢，疳劳及走马，牙齿唇烂，肚大青筋。

蚵蚾丸

【来源】《太平惠民和济局方》卷十（吴直阁增诸家名方）。

【组成】白芜荑（去皮） 黄连（去须） 蚵蚾（酒浸，去骨，焙） 胡黄连各一两半 青黛半两（为衣）

【用法】上为细末。猪胆汁面糊为丸，如粟米大。每服三十丸，食后、临卧用饭饮吞下，一日三次。

【主治】小儿五疳八痢，乳食不节，寒温调适乖违，发竖毛焦，皮肤枯悴，脚细肚大，颅解胸陷，渐觉尪羸，时发寒热，盗汗咳嗽，脑后核起，腹内块生，小便泔浊，脓痢淀青，拶眉咬指，吃土甘酸，吐食不化，烦渴并频，心神昏瞀，鼻赤唇燥，小虫既出，蛔虫咬心，疳眼雀目，名曰丁奚。

至圣丸

【来源】《圣济总录》一七三。

【组成】使君子（去壳）二十枚 肉豆蔻（去壳）一枚 丁香 陈曲（炒） 雄黄（研） 熊胆（研）各一钱 麝香（研）半钱 诃黎勒皮一分

【用法】上为末，白面糊为丸，如绿豆大。每服十丸，乳食前米饮送下。

【主治】小儿疳痢，腹胀肌瘦，泄泻不止。

香枳丸

【来源】《圣济总录》卷十二。

【组成】木香 枳壳（去瓤，麸炒） 羌活（去芦头） 独活（去芦头） 干姜（炮） 桂（去粗皮） 人参 陈橘皮（汤浸，去白，焙） 芎藭 甘草（炙，锉） 白术 附子（炮裂，去皮脐） 京三棱（煨，锉） 大黄（蒸过，切，焙）各半两 肉豆蔻（去皮）一分 槟榔（锉）一两 牵牛子（净淘，拣，焙干）一斤（取粉半斤，别入用）

【用法】上除牵牛子外，为末，瓷合收，勿泄气。每用时，旋称药末一两，牵牛子粉半两，和匀，炼蜜为丸，如梧桐子大。每服二十丸至三十丸；葱白、腊茶送下；生姜汤、温酒亦可。

【功用】除风气，利胸膈。

【主治】风气及心腹诸疾；妇人血风劳气，心腹胀痛；小儿疳痢、时疫、癥瘕。

胡粉丸

【来源】《圣济总录》卷一七二。

【组成】胡粉（研）半两 鸡子一个

【用法】将鸡子打头上破如钱眼大，入定粉于鸡子壳内，以纸糊定，用水一升入铫子内，慢火煮熟，取出去壳。每服与梧桐子大哺之，一日三五度。

【主治】小儿疳痢，渴不止。

丁香丸

【来源】《圣济总录》卷一七三。

【组成】丁香三枚 麝香（研）少许 青黛（研）一分 虾蟆一枚（去肚足，炙令黄色）

【用法】上为末，煮浆水饭为丸，如粟米大。每服三丸，温水送下。

【主治】小儿疳痢，日夜无数，脱肛，身体瘦羸。

丁香散

【来源】《圣济总录》卷一七三。

【组成】丁香 诃黎勒皮 当归（切，焙）各半两 龙骨（烧） 芦荟（研）各三分 麝香（研） 胡黄连各一分 肉豆蔻（去壳）一枚

【用法】上为散。每服半钱匕，米饮调下，早晨、午后各一。

【主治】小儿疳痢，久不愈。

大疳丸

【来源】《圣济总录》卷一七三。

【组成】白矾（枯） 绿矾各一两 胆矾二两 干虾蟆一枚（去肠肚，炙） 莨菪子 葶苈（炒）各一分 蜗牛四枚（以上七味入在瓶内，盐泥固济，候干，火烧通赤，取出研为细末）胡黄连一分 生蜗牛（研）三枚 麝香（研） 丹砂（研） 雄黄（研） 牛黄（研）各一钱 熊胆（研） 诃黎勒皮 细辛（去苗叶）各二钱 青黛半钱

【用法】上为末，和令匀，烧粟米饭为丸，如麻子大。每服三丸至五丸，薄荷汤送下，不拘时候。

【主治】小儿疳痢羸瘦。

乌梅丸

【来源】《圣济总录》卷一七三。

【组成】乌梅肉（炒） 龙胆 龙骨各一两 黄连（去须）一两半 地龙粪（炒）一两一分

【用法】上为末，炼蜜为丸，如麻子大。一岁儿服三丸，食前米饮送下。以愈为度。

【主治】小儿疳痢，日夕不止，手足逆冷，或下鲜血，虚渴不止。

丹砂丸

【来源】《圣济总录》卷一七三。

【组成】丹砂（研） 青黛（研）各一分 丁香半分 肉豆蔻（去壳）一枚 无食子一枚 麝香（研）一钱 干虾蟆（去头足，酥涂炙）一枚

【用法】上为末，面糊为丸，如黄米大。每服三五丸，空心米饮送下。

【主治】小儿五疳八痢。

龙齿散

【来源】《圣济总录》卷一七三。

【组成】龙齿半两 丁香一分 黄连（去须） 胡粉（炒） 赤茯苓（去黑皮）各半两 枳壳（去瓤，麸炒）一分

【用法】上为散。每服半钱匕，食前粥饮调下。或加牛黄一钱亦得。

【主治】小儿疳痢，或口内生疮。

【加减】有鲜血，加芜荑一分。

龙骨丸

【来源】《圣济总录》卷一七三。

【组成】白龙骨一分 白石脂一两半 鸡屎矾（烧灰） 黄连（去须） 胡粉（炒） 赤茯苓（去黑皮） 阿胶（炙燥）各一两

【用法】上为末，炼蜜为丸，如麻豆大。每服五丸、七丸，空心、食前米饮送下。

【主治】小儿一切疳痢。

龙骨汤

【来源】《圣济总录》卷一七三。

【组成】龙骨一两 黄连（去须） 黄柏（去粗皮，炙） 地榆（炙）各三分 白头翁 干姜（炮） 当归（切，焙） 酸石榴皮 白术各半两

【用法】上为粗末。一二岁儿每半钱匕，水半盏，加生姜三片，同煎至三分，去滓，分二次温服，早、晚食前服。口疮，取芦荟、赤地利末敷之；

下部生疮，取蚺蛇胆、黄连、麝香等分为末，涂敷之。

【主治】小儿三岁以上，疳痢，口疮，身体脚手心热。

兰香散

【来源】《圣济总录》卷一七三。

【组成】兰香 人粪 白狗粪 虾蟆 白矾 蜘蛛 蚯蚓 蜗牛子（八味并烧灰）芦荟（研）蚺蛇胆（研）各一分

【用法】上为散。以苇管斜批，吹少许入鼻中及齿上，更以蜜和涂纸上贴之；如下部，即纳之。

【主治】小儿一切疳痢。

百中汤

【来源】《圣济总录》卷一七三。

【组成】樗皮（炙）黄连（去须）枳壳（去瓤，麸炒）芜荑各半两 生姜一分 豉半两 葱白三茎

【用法】上各锉细。以水五合浸经宿，平旦煎取三合，空腹服之。初服，经日昏沉后渐渐苏；未全效，更作一剂；热渴，与竹沥饮之。

【主治】小儿疳痢。

当归汤

【来源】《圣济总录》卷一七三。

【组成】当归（切，焙）人参 干姜（炮）木香各三分 桃白皮（炙，锉）槐白皮（炙，锉）丁香 阿胶（炒燥）甘草（炙，锉）各半两 龙骨 黄连（去须）各一两 麝香（研）一分

【用法】上将前十一味为粗末，与麝香和匀。一二岁儿，每用半钱匕，水一小盏，煎至四分，去滓，分二次温服。

【主治】小儿久患疳痢。

安神散

【来源】《圣济总录》卷一七三。

【组成】黄耆（捶碎，蜜水炙，锉）半两 甘草（炙，锉）二钱 白茯苓（去黑皮）人参 石莲肉（去心，炒）各一分

【用法】上为细散。每服半钱匕，水半盏，大枣一枚，煎三五沸，温服。

【主治】小儿疳痢烦渴，肌体羸瘦。

豆蔻丸

【来源】《圣济总录》卷一七三。

【组成】肉豆蔻（去壳）一枚 木香半两 丹砂（研）人参 诃黎勒（煨，去核）麝香（研）各一分

【用法】上为末，用饭为丸，如麻子大。每服二丸，空心米饮送下，一日二次。

【主治】
　　1.《圣济总录》：小儿疳痢及吐。
　　2.《普济方》：不吃乳食，四肢瘦弱。

沉香煎

【来源】《圣济总录》卷一七三。

【别名】沉香散（《普济方》卷三九八）。

【组成】沉香（锉）丁香 酸石榴皮各二钱 木香 肉豆蔻（去壳）诃黎勒（炮，去核）无食子 缩砂仁各三钱 使君子（去皮）半两

【用法】上为末，炼蜜调成煎。每服一豆大，以米饮化下。

【主治】小儿疳痢，黄瘦焦枯，壮热胀满。

青金散

【来源】《圣济总录》卷一七三。

【别名】清金散（《普济方》卷三九八）。

【组成】铅丹 莨菪子 胡粉各半两 大枣二十枚

【用法】上四味，一处杵作团，烧令通赤，取出候冷研细。每服半钱匕，空腹米饮调下，晚后再服。

【主治】小儿一切疳痢。

苦参丸

【来源】《圣济总录》卷一七三。

【组成】苦参　雌黄（研）　雄黄（研）　白矾（烧）各半两　藜芦（去芦头）一分　麝香少许（研）

【用法】上为末，以一小枣许大，纳下部中，一日两三次。

【主治】小儿疳虫蚀下部，久痢脓血，举体疼痛，面色虚肿。

定命丸

【来源】《圣济总录》卷一七三。

【组成】青黛（研）三分　乌蛇（去皮骨，酒浸，炙）一分　白附子一枚　干蝎（炒）七个　腻粉（研）一分　独角仙（去足，炙）一个　棘刚子（去壳）七个　麝香（研）一分

【用法】上为末，用猪胆汁为丸，如黍米大。每服三丸，早晨、晚后温水送下。

【主治】小儿疳痢。

胡黄连丸

【来源】《圣济总录》卷一七三。

【组成】胡黄连一分　荜茇　蓬莪术（煨，锉）　青橘皮（去白，焙）　陈橘皮（去白，焙）各半两　干姜（炮）一钱　京三棱（煨，锉）三分

【用法】上为末，每抄一钱匕，入巴豆十粒，去皮心膜，入冷油内，慢火煎黑色，研细，煮醋面糊为丸，如黍米大。一岁一丸，薄荷汤下。

【主治】小儿疳痢，皮毛焦枯，肌体羸瘦，喜食酸咸，心腹胀，发热。

胡黄连丸

【来源】《圣济总录》卷一七三。

【组成】胡黄连末　白芜荑仁末　芦荟（研）　麝香（研）各一分　巴豆五粒（去皮心膜，出油，研）

【用法】上合研匀细，煮面糊和丸，如粟米大。每服五丸至七丸，柳枝汤下，不拘时候。

【主治】小儿疳痢。因哺乳不节，生冷过度，下痢不止，面黄肌瘦，腹胀发热。

砒霜丸

【来源】《圣济总录》卷一七三。

【组成】砒霜（研）一钱　凝水石（烧）　附子（炮裂，去皮脐）各一分　定粉（炒）半两

【用法】上为末，用粟米饮为丸，如麻子大。每服三丸五丸，米饮送下。

【主治】小儿五疳下痢。

厚朴丸

【来源】《圣济总录》卷一七三。

【组成】厚朴（去粗皮，生姜汁炙）三分　龙骨半两　白茯苓（去黑皮）　人参各三分　白石脂半两　陈橘皮（去白，切，焙）一分　当归（切，焙）三分　肉豆蔻（去壳）一枚　乌梅肉（炒）　干木瓜各半两

【用法】上为末，炼蜜为丸，如麻子大。每服五丸七丸，食前煎生姜、枣汤送下。

【主治】小儿疳痢呕逆。

厚朴丸

【来源】《圣济总录》卷一七三。

【别名】厚肠丸（《普济方》卷三八〇）。

【组成】厚朴（去粗皮，生姜汁炙）半两　陈橘皮（去白，切，焙）一分　使君子（去壳，面裹煨）　甘草（炙，锉）　诃黎勒皮（半生半炮）各半两

【用法】上为细末，炼蜜为丸，如小鸡头大。小儿三岁以上，每服一丸，米饮化下；百日儿每服作四服，乳汁或清米饮化下。

【功用】《普济方》：进食，生胃气。

【主治】

1.《圣济总录》：小儿疳痢，下痢腹胀，不思饮食。

2.《普济方》：小儿疳瘦，泄泻下痢脓。

铅丹散

【来源】《圣济总录》卷一七三。

【组成】铅丹（炒，研）　定粉（炒，研）各一

两 蛇蜕（炙焦）二条 夜明砂（炒） 芦荟（研，临时入）各一分

【用法】上五味，以前四味为散，用醋拌和为饼，就热铫上煿熟，为细散，后入芦荟和匀。每服一字匕，早晨、日午以米饮调服。

【主治】小儿疳痢。

黄连木香丸

【来源】《圣济总录》卷一七三。

【组成】黄连（去须） 木香各半两 麝香（研）一钱 定粉一分 狗肝一具（切） 虾蟆一枚（大者，切）

【用法】上为末，将狗肝、虾蟆用酒三升煮烂至一升，去滓，煎成膏，丸前末，如绿豆大。每服三丸，空心米饮送下。

【主治】小儿疳痢无常色。

救急散

【来源】《圣济总录》卷一七三。

【组成】丁香二七粒 鸡屎矾（烧灰） 麝香（研）各一分 黄柏（去粗皮，锉）一两

【用法】上四味，除麝香外，捣罗为散，和匀。每服半钱匕，早晨米饮调下，相继煮苜蓿并葱，令熟与吃。

【主治】小儿疳痢久不愈。

麻子膏

【来源】《圣济总录》卷一七三。

【组成】大麻仁二两 黑豆黄一两 青黛半斤（研） 虾蟆一枚（烧灰，研） 麝香（研）一两

【用法】上先研麻仁，次捣研黑豆等四味为末，与麻仁同研如稠饧，入少许竹沥和匀，用瓷合收。口鼻疳疮者，每服半匙匕，米饮调下，每日三次。若脑脊疳，每日涂口鼻，每日三次；若下部开，以绵裹药半匙匕，纳下部，每日三换。

【主治】小儿疳蟨下痢，不问赤白，及五种疳气痢疾。

雄黄丸

【来源】《圣济总录》卷一七三。

【组成】雄黄（研） 凝水石（烧，研） 白矾（枯，研） 水蓼（锉） 丹砂（研）各半两 砒霜（研）半钱 铅丹（研） 鸡子皮（烧灰）各一分 大黄（炒，锉）一两

【用法】上为末，和匀，以蟾酥和丸，如绿豆大，每服一丸至二丸，石榴皮汤送下，生姜汤亦得，早、晚食前各一次。

【主治】小儿疳痢，经年不止，进退不定，状如白胶。

蝉蜕丸

【来源】《圣济总录》卷一七三。

【组成】蝉蜕（去足） 麝香（研）各一分 青黛（研） 阿胶（炙燥）各半两 蛇蜕皮一条（烧灰） 瓜蒂七枚

【用法】上为末，稀糊为丸，如绿豆大。五岁以下，每服三丸或五丸，米饮送下，空心、日午、近夜各一次。更量儿大小加减。

【主治】小儿疳痢，或黄或青，项细腹胀，口鼻生疮，日加羸瘦。

熊胆丸

【来源】《圣济总录》卷一七三。

【组成】熊胆（研） 胡黄连 夜明砂（炒） 青黛（研） 黄连（去须）各一分 肉豆蔻（去壳）一枚 芦荟（研）一分 龙脑（研）一钱 蟾头（酥炙）一枚 麝香（研）二钱 使君子（去壳）一分 丁香半分 无食子一分

【用法】上药除研者外，捣罗为末，粟米饭为丸，如绿豆大。每服七丸至十丸，米饮送下，一日三次。

【主治】小儿疳痢，腹大肌瘦。

熊胆散

【来源】《圣济总录》卷一七三。

【组成】熊胆（研） 雄黄（研） 青黛（研） 丹

砂（研） 黄矾（烧令汁枯） 细辛（去苗叶） 莨
菪子（炒）各半两 芦荟（研） 龙胆 当归
（切，焙） 白矾（烧令汁尽） 蝉蜕（炒） 虾蟆
（炙焦）各三分 麝香（研） 黄连（去须） 黄
柏（去粗皮） 甘草（炙）各一两

【用法】上为细散。六十日至百日孩子，每服一字
匕，一二岁半钱匕，三四岁一钱匕，早晚、食前
用米饮调下。

【主治】小儿一切疳痢。

獭猪胆丸

【来源】《圣济总录》卷一七三。

【组成】獭猪胆（瓦上煿干）二两 胡椒 干姜
（炮） 芜荑（炒） 陈橘皮（去白，焙）各一
分 莳萝（微炒）半两 仓米（炒）三分

【用法】上为末，用稀糊为丸，如麻子大。每服五
丸，米饮送下，早晨、晚后各一次。

【主治】小儿疳痢久不愈，食物即呕。

麝香丸

【来源】《圣济总录》卷一七三。

【组成】麝香（研）一钱 使君子（去壳，半生半
炮） 无食子（半生半炮）各二枚

【用法】上为末，以薄面糊为丸，如小绿豆大。每
服三丸五丸，米饮送下。

【主治】小儿疳痢不止。

麝香散

【来源】《圣济总录》卷一七三。

【组成】麝香（研） 黄连（去须，捣末）各半两

【用法】上药相和研匀。取一苇管，吹少许于
下部。

【主治】小儿疳痢，下部开并生疮。

龙胆丸

【来源】《圣济总录》卷一七九。

【组成】龙胆 地龙粪（炒令干） 乌梅（去核，
炒令干） 龙骨各一两 黄连（去须）二分

【用法】上为末，炼蜜为丸，如麻子大。一二岁儿
每服三丸，三五岁儿五丸，食后并用新汲水送下，
一日三次。

【主治】小儿疳痢，不知行数，手足逆冷，或下鲜
血，渴不止。

没石子丸

【来源】《小儿药证直诀》卷下。

【组成】木香 黄连各一分（一作各二钱半） 没
石子一个 豆蔻仁二个 诃子肉三个
《医方类聚》引《经验良方》有蜡茶半两。

【用法】上为细末，饭为丸，如麻子大。食前以米
饮送下。

【主治】

1.《小儿药证直诀》：小儿泄泻白浊，及疳痢，
滑肠腹痛。

2.《奇效良方》：小儿热泻久痢。

3.《普济方》：小儿水泻奶疳。

4.《证治准绳·幼科》：久患疳痢酿泻。

黄连丸

【来源】《证治准绳·幼科》卷八引《庄氏方》。

【组成】黄连（削，净洗，干碾为末） 大芜荑仁
（乳钵研细）各等分

【用法】上和匀，糯、粟米相和，煮稀粥为丸，如
小绿豆大。三岁每服七丸至十丸，三岁以上每服
十五丸至二十丸，空心以陈米饮送下，一日三次。

【主治】疳泻，疳痢。

蝎虎丹

【来源】《幼幼新书》卷二十四引张涣方。

【组成】干蝎虎（雄者，微炙）一枚 蜗牛壳 碧
花 兰香根各一分（以上捣罗为细末，次入） 水
磨雄黄 麝香各一分 龙脑半分（细研）

【用法】上拌匀，煎米醋打白面糊为丸，如黍米
大。每服十粒，乳食后煎芝麻汤调下。

【功用】截疳祛毒。

【主治】《小儿卫生总微论方》：诸疳羸瘦，下痢证
候全备，及无故疳毒。

水银丸

【来源】《幼幼新书》卷二十六引丁时发方。

【组成】水银皂子大　墨乳香各少许　百草霜一分　青黛钱半　黄明胶（炒）　五灵脂　轻粉各半钱　巴豆十一粒（醋一盏煮干霜）

【用法】上为末，滴水为丸，如黍米大。每服三丸，干柿汤送下。

【主治】疳痢赤白，腹撮痛，时虚汗。

蚵蚾丸

【来源】《幼幼新书》卷二十六引丁时发方。

【组成】蚵蚾一个（酒半升，炙尽）　芜荑　鹤虱　川楝子　使君子　黄连各一两　夜明砂　朱砂　槟榔　青黛各半两

【用法】猪胆汁为丸。每服五丸，汤送下。

【主治】五疳泻痢。

使君子丸

【来源】《幼幼新书》卷二十六引王氏方。

【组成】没石子（去壳）　使君子（面裹煨）各五个　木香　红芍药　宣连（煨）　芦荟　麒麟竭　麝各一分　干蟾（炙赤）　长槟榔各一个　肉豆蔻二个

【用法】上为散，粟米烂饭为丸，如麻子大。每服二十丸，米饮送下，不拘时候，夏、秋常服。

【主治】小儿疳痢。

定粉散

【来源】《幼幼新书》卷二十九引郑愈方。

【组成】定粉　龙骨　黄丹（煅过）各二钱　诃子三个（煨熟，取肉）

【用法】上为末。每服半钱，粥饮送下。

【主治】小儿疳痢、五色痢。

胡黄连丸

【来源】《幼幼新书》卷二十六。

【组成】胡黄连半两　没药　木香各一分

【用法】上为末，糯米饭为丸，如绿豆大。每服五丸，米饮下，一日三四次。

【主治】疳痢，腹痛不止。

丁香散

【来源】《小儿卫生总微论方》卷十二。

【组成】丁香二个　黄连一寸　大枣一个（去核）

【用法】上以枣裹二药，麻缠，火上烧存性，研为细末。米饮调下，不拘时候。

【主治】小儿疳气瘦弱，下利白脓，久而不愈。

水蓼丹

【来源】《小儿卫生总微论方》卷十二。

【组成】蛇蜕一两　鸡头壳一两（二味烧存性）　牛黄一分（别研末）　胡黄连半两　水蓼半两（焙）　朱砂半两（研）　芦荟一分（研）　粉霜一分（研）

【用法】上为细末，软饭为丸，如黍米大。每服五七丸，麝香汤送下，不拘时候。

【主治】疳气羸瘦，血利。

芜蔚粥

【来源】《小儿卫生总微论方》卷十二。

【组成】芜蔚叶

【用法】煮粥食之；或取汁饮亦妙。

【主治】疳气瘦弱，下利白脓，久而不愈。

楉白棋子

【来源】《小儿卫生总微论方》卷十二。

【组成】楉根白皮（捣碎）

【用法】上研细，以面拌和，切作小颗棋子，日晒少时，又拌面一次，凡三过为度，用水煮熟，加盐醋顿服。

【主治】小儿疳气瘦弱，下利白脓，久而不愈，困重者。

楉根米泔汁

【来源】《小儿卫生总微论方》卷十二。

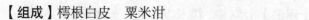

【组成】樗根白皮　粟米泔

【用法】将樗根白皮煮取浓汁半鸡子壳，和入粟米泔半鸡子壳。同灌下部。

【主治】疳气瘦弱，下利白脓，久而不愈。

薤糯饼

【来源】《小儿卫生总微论方》卷十二。

【别名】薤白饼（《续易简》卷四）。

【组成】薤白一握　蜜　糯米粉

【用法】先以薤白杵如泥，同蜜和糯米粉研作饼。炙熟与吃，不过二三次愈。

【主治】小儿疳气瘦弱，下痢白脓，久而不愈及腹胀。

井黄煎

【来源】《普济方》卷三七九引《全婴方》。

【组成】虾蟆一枚（去皮骨肠胃，炙焦，捣末，以无灰酒一盏、獭猪胆一枚取汁，熬成膏）　诃黎勒皮（炮）　使君子（去壳）　胡黄连　蝉蜕　无食子　芦荟（研）　芜荑　熊胆　夜明砂　丹砂（研）　雄黄　木香各一分　肉豆蔻（去壳）春、夏半分，秋、冬一分　牛黄（研）一钱　麝香（研）一钱

【用法】上为末，猪胆膏为丸，如麻子大。每服五七丸，米饮送下；惊疳，金钱薄荷汤送下；疳疮腹胀，桃仁茴香汤送下；疳虫，东安石榴、苦楝根汤送下。

【主治】小儿诸疳诸痢，食伤气胀，头大体羸，头发作穗，壮热不食，多困，齿烂，鼻疮，丁奚潮热，腹急，骨蒸消瘦，发坚面黄。

【宜忌】若挟热而痢者，不可服。

木香丸

【来源】《仁斋直指小儿方论》卷三。

【组成】黄连（净）三钱　木香　紫厚朴（制）　缩砂仁　夜明砂（隔纸炒）各二钱　诃子肉（炒）一钱

【用法】上为末，粳饭为丸，如麻子大。每服十五丸，干艾叶、生姜煎汤，食前温下。

【主治】

1.《仁斋直指小儿方论》：疳痢。

2.《世医得效方》：疳痢冷热不调，五色杂下，里急外重。

五疳保童丸

【来源】《普济方》卷三八〇引《保婴方》。

【组成】大干虾蟆一枚（烧存性）　皂角一锭（去皮核，烧存性）　蛤粉三钱（水飞）　麝香一钱（细研）

【用法】上为细末，打面糊为丸，如粟米大。每服三四十丸，空心、食前温米饮送下，一日三次。

【主治】小儿五疳八痢，面黄肌瘦，头发作缕，好食泥土，不思乳食。

香连散

【来源】《普济方》卷三八三。

【组成】龙胆草一钱　胡黄连一钱　五灵脂一钱（炒）　丁香半钱　赤剪子一钱　麝香半钱　芦荟　龙骨半钱

【用法】上为末，烂饭为丸，如粟米大。饮汤吞下。

本方方名，据剂型当作"香连丸"。方中芦荟用量原缺。

【主治】小儿五疳泻痢。

朴附丹

【来源】《普济方》卷三九七。

【组成】厚朴一两（涂姜汁炙熟）　附子一枚（炮，去皮）　赤石脂半两　龙骨半两　诃黎勒一两（面裹炮）　乌梅肉半两（炒）

【用法】上为细末，炼蜜为丸，如麻子大。每服十丸，乳食前空心米饮送下。

【主治】

1.《普济方》：小儿下痢，赤白相杂。

2.《证治准绳·幼科》：小儿无辜疳痢。

黄连散

【来源】《普济方》卷三九七。

【组成】黄连（去须） 黄柏（去粗皮，锉）各三分 桃白皮（炙锉） 胡粉（炒微黄色）各半两 丁香二分 沉香二分 川椒三分 木香二分

【用法】上为散。每服半钱，空心、午后米饮调下。

【主治】小儿疳痢不愈，并暴痢。

天灵丹

【来源】《普济方》卷三九八。

【别名】神效杀疳丸。

【组成】干蟾一两（烧灰） 天灵盖一个（烧灰） 莨菪子半两（水淘，去浮者，炒令黑色） 胡黄连半两（末） 砒霜一分（同天灵盖用湿纸三五重裹，胶泥固济，于木炭火上烧令通赤，取出候冷，以上都研末） 麝香一分

【用法】上药都拌匀，软饭为丸，如黍米大。每服五粒，乳汁送下，不计时节。孩子昏昏似醉，以衣盖覆，候睡觉，看两手十指节头，有毛白者，立愈；赤者，五日内愈；青黑者，难愈。

【主治】小儿疳痢，久不愈，四肢羸瘦，或心忪惊悸。

丹粉散

【来源】《普济方》卷三九八。

【组成】黄连（微炒） 胡连（炒令微黄）各一两 酸石榴皮三分（锉，微炒） 诃黎勒一两（煨，用皮） 枣二十枚（去皮，烧为灰）

【用法】上为散。每服半钱，煎糙米粥饮调下，一日三四次。

【主治】小儿疳痢久不瘥，肌肤羸瘦。

肉豆蔻丸

【来源】《普济方》卷三九八。

【组成】肉豆蔻（去壳）一枚 诃黎勒（炮，去核）三枚 黄连（去须）一钱 赤石脂（细研）一钱 木香一分 蟾头（生姜汁炙）一枚

【用法】上为末，蜗牛肉研为丸，如黍米大，焙干。每服三丸至五丸，食前粥饮送下。

【主治】小儿疳痢。

香蔻丸

【来源】《普济方》卷三九八。

【别名】香蔻饮（《冯氏锦囊·杂症》卷五）。

【组成】黄连（去须） 木香 诃子肉（煨） 肉豆蔻 缩砂仁 白茯苓各二钱

【用法】用饭为丸。米饮送下。

【主治】小儿疳泻、疳痢。外由风寒暑湿，冷热不调，内因停滞积聚，水谷不化，频下恶物。外证毛干唇白，额上青纹，肚胀肠鸣，泄下糟粕。

神安散

【来源】《普济方》卷三九八。

【组成】黄耆（捶碎，蜜水炙，锉）半两 甘草（炙，锉）二钱 白茯苓（去黑皮） 人参（去芦） 石莲肉（去心，炒）各一两

【用法】上为细末。每服半两，水半盏，加大枣一枚，煎三五沸，量儿大小加减温服。

【主治】小儿疳痢，烦渴，肌体羸瘦。

暖肠丸

【来源】《普济方》卷三九八。

【组成】木香 肉豆蔻 丁香 胡椒各等分

【用法】上为末，蒸饼为丸，如绿豆大。每服三、五丸，米饮送下。

【主治】疳痢。久泻不止，脏腑冷热。

四治黄连丸

【来源】《本草纲目》卷十三引《韩氏医通》。

【组成】连珠黄连一斤（分作四份：一份用酒浸炒，一份用自然姜汁炒，一份用吴茱萸汤浸炒，一份用益智仁同炒，去益智，研末） 白芍药（酒煮，切，焙）四两 使君子仁（焙）四两 广木香二两

【用法】上为末，蒸饼为丸，如绿豆大。每服三十丸，食前米饮送下，一日三次。

【主治】五疳八痢。

【宜忌】忌猪肉、冷水。

厚朴香连丸

【来源】《幼科类萃》卷五。

【组成】黄连（净）三钱　木香　紫厚朴（制）　缩砂仁　夜明砂（隔纸炒）各三钱　诃子肉（炒）一钱

【用法】上为末，粳米饭为丸，如麻子大。每服十五丸，食前干艾叶、生姜煎汤送下。

【主治】小儿疳痢。

家传和中丸

【来源】《育婴家秘》卷三。

【组成】人参　炙甘草　当归　川芎　车前子　猪苓　泽泻　神曲　麦芽（俱炒）　诃子肉（面裹煨）　石莲肉各二钱　白术　白茯苓　陈皮　白芍　黄连（炒）各三钱　木香　干姜（炒）　肉豆蔻（面裹煨）各二钱

【用法】上为细末，酒煮面糊为丸，如黍米大。米饮送下。

【主治】休息痢及疳痢。

龙骨汤

【来源】《证治准绳·幼科》卷七引张涣方。

【组成】龙骨　诃黎勒皮（焙，炮）　赤石脂各半两　醋石榴皮（炒黄）　木香　使君子仁各一分

【用法】上为细末。每服一字或半钱，麝香汤调下，不拘时候。

【主治】疳气瘦弱，下痢白脓，久而不愈。

木香散

【来源】《诚书》卷十一。

【组成】诃子（煨）　黄连　木香　厚朴　夜明砂　槟榔　缩砂　陈皮

【用法】水煎服。

【主治】疳痢。

羊矢散

【来源】方出《外科全生集》卷三，名见《仙拈集》卷二。

【组成】山羊矢（晒干，炒炭存性，入坛闷熄）

【用法】上为末。疗溃烂，生肌，每服二钱，酒送下；疗雷头风，水粉各一升，浸一夜，绞汁顿熟，每午刻服；疳痢欲死者，三服全愈。

【功用】生肌。

【主治】疮疡溃烂，雷头风，疳痢欲死者。

香连丸

【来源】《人己良方》。

【组成】黄连（酒、蜜、姜、土制）一两　使君子肉七钱（炒）　白芍五钱　木香二钱半

【用法】上为细末，米汤为丸。五六岁服五分，八九岁服八分，每日服二次。虚弱者服一分。

【主治】小儿脾胃虚弱，疳泻疳痢，延缠不愈。

二十三、疳 䘌

疳䘌，是指嗜食甘味，肠虫侵蚀腑脏所致的疾患。《诸病源候论》："人有嗜甘味多，而动肠胃间诸虫，致令侵食腑脏，脾胃润则气缓，气缓则虫动，虫动则侵食成疳䘌也。但虫因甘而动，故名之为疳也。其初患之状，手足烦疼，腰脊无力，夜卧烦躁，昏昏喜忘，嘿嘿眼涩，夜梦颠倒，饮食无味，面失颜色，喜睡，起即头眩体重，股胫酸疼。"又因虫蚀部位不同，症状各异。上食五脏，则心内懊憹。出食咽喉及齿龂，皆生疮，出黑血，齿色紫黑。下食肠胃，则下利黑血。出食肛门，则生疮烂开。急者数日便死。缓者，正沉嘿，支节疼重，食饮减少，面无颜色，至数年，上食口齿生疮，下至肛门伤烂乃死。治疗本病，杀虫解毒为本；治疗变病，则据症情论之。

姜蜜汤

【来源】《备急千金要方》卷十八。

【组成】生姜汁五合　白蜜三合　黄连三两

【用法】上以水二升，别煮黄连取一升，去滓，纳姜、蜜，更煎取一升二合，五岁儿平旦空腹服四合，一日二次。

【主治】湿蠚。

【方论】方中一寒一热，分解湿热，借蜜引入虫口，湿热之蠚无容身之地矣。

猪胆苦酒汤

【来源】《备急千金要方》卷十八。

【别名】猪胆煎（《圣济总录》卷七十八）、猪胆饮（《圣济总录》卷一七三）。

【组成】猪胆一具

【用法】上以苦酒半升和之，火上煎令沸，三上三下，药成放温，空腹饮三满口，虫死便愈。

【主治】

　　1.《备急千金要方》：热病有蠚，上下攻移杀人。

　　2.《圣济总录》：疳蠚，虫食肛门。

【方论】《千金方衍义》：蠚本肝家湿热所化，猪胆专治肝胆之热，以苦酒和之，乃猪胆导之变化。

懊憹散

【来源】《备急千金要方》卷十八。

【组成】萹蓄半两　藋芦　雷丸　青葙　女青　桃仁各三两

【用法】上药治下筛。每服方寸匕，粥汁送下，亦可酒服，一日三次。加至二匕。

【功用】杀虫除蠚。

【主治】湿蠚疮烂。

【方论】《千金方衍义》：懊憹亦是虫蠚为患，故用萹蓄、藋芦杀气分虫；雷丸，青葙子、女青、桃仁破血蠚也。

雄黄散

【来源】《太平圣惠方》卷十六。

【组成】雄黄半两（细研）　青葙子三两　苦参三

两（锉）　黄连三两（去须微炒）　杏仁一两半（汤浸去皮尖双仁，麸炒微黄）

【用法】上为散，每服三钱，食前以粥饮调下。

【主治】时气蠚蚀，下部生疮。

丁香散

【来源】《太平圣惠方》卷六十。

【组成】丁香末一分　麝香一钱（研）　犀角屑三分　甘草三分（末）

【用法】上为散，以盐三合，椒三合，豉二合，水三升，同煎至一升，去滓。令稍热，用绵蘸洗熨下部，冷即再暖用之。

【主治】疳湿冷蠚。

杀虫青葙子散

【来源】《太平圣惠方》卷六十。

【组成】青葙子　雄黄（细研）　硫黄（细研）　芜荑　雷丸各半两　苦参三分（锉）　狼牙三分　藜芦一分（去芦头）

【用法】上为末。以绵裹一钱，纳下部中，日再易之。

【主治】疳湿蠚。

虾蟆散

【来源】《太平圣惠方》卷九十二。

【组成】干虾蟆（涂酥炙令黄）　芜荑（微炒）　干姜（炮裂，锉）　葵茎灰　莨菪子（水淘，去浮者，水煮令牙出，候干，炒令黄黑色）　白矾（烧汁尽）各半两

【用法】上为细散。三岁儿每服一字，温水调下。

【主治】小儿下部疳蠚疮。

二白汤

【来源】《圣济总录》卷七十八。

【组成】桃白皮　槐白皮各（切）一升　苦参（切）五合　大枣十枚（劈）　熟艾（三月三日者）五合

【用法】以水五升，煮取二升半，去滓，纳熊胆一

枣许大,搅令匀。取二升灌下部,余分三服。

【主治】久痢变痔,下部生恶疮,恶寒壮热。

丁香散

【来源】《圣济总录》卷七十八。

【组成】丁香 青黛(研) 黄连(去须) 木香(研) 石灰(研) 蚺蛇胆各半两 麝香一钱(细研)

【用法】上为散。每用半钱匕,敷疮上,日三二易。

【主治】下部疳蟨疮,经年不愈。

苦参散

【来源】《圣济总录》卷七十八。

【组成】苦参 矾石(熬令汁尽) 青葙子各半两 藜芦一分

【用法】上为散。每用二钱匕,小儿只用一钱匕,置竹筒中吹下部。

【主治】疳蟨蚀人下部,通见五脏,痢下脓血,举体不安,遍身疼痛,面无颜色,手足虚肿。

黄连汤

【来源】《圣济总录》卷七十八。

【组成】黄连(去须)四两 熟艾(炒)二两 苦参 槐白皮各三两

【用法】上锉细,如麻豆大。每服五钱匕,水二盏,煎至八分,去滓温服,重者不过三剂。

【主治】疳湿蟨下部疮烂。

黄龙散

【来源】《圣济总录》卷一七二。

【组成】销金银锅下黄龙灰(细研)一两 麝香(研)一分 银末小豆大 蟾蜍一枚(一半烧灰,一半炙干捣末)

【用法】上为细散。于虫蚀处疮上敷之。

【主治】小儿疳虫蚀唇口鼻。

鸡屎矾敷方

【来源】《圣济总录》卷一七三。

【组成】鸡屎矾(烧灰为末)

【用法】上先以米泔洗疮拭干,以药敷之,一日三次。

【主治】小儿疳疮,蚀口鼻及下部危急。

苦参膏

【来源】《圣济总录》卷一七三。

【组成】苦参五两 艾叶二两 青葙子 甘草(炙,锉)各三两

【用法】上先以青葙、甘草为细末,次用水五升,煎苦参、艾叶成膏,量多少去滓,入二味药末,和作挺子,长一寸,如箸许大,晒干。涂猪脂纳下部,一日二次。虫出尽为度。

【主治】小儿疳蟨蚀下部。

绯帛膏

【来源】《圣济总录》卷一七三。

【组成】绯帛(烧灰,研)一分 倒棘刺四十九枚(烧灰,研) 雄黄(研) 磁石(捣研) 麝香(研) 蚺蛇胆(研)各一分 槐枝一条(长八寸,锉) 猪脂(蜡月者)五两

【用法】上为细末,次炼脂作油,去滓,下槐枝,煎令焦黄,去槐枝下六味药末,煎成膏,以瓷器盛。每用少许,涂下部,一日三次。

【主治】

1.《圣济总录》:小儿蟨虫蚀下部。

2.《普济方》:疳蟨。小儿宿有疳气,加以肠胃虚弱,寒邪乘之,则变下利,久而不止,肠胃益虚,寒湿相乘,虫因虚动,侵蚀脏腑或口齿生疮,或肛门灼烂。

麝香丸

【来源】《圣济总录》卷一七三。

【组成】麝香(研) 蝉壳(去足) 猪牙皂荚(去皮子,炙) 芦荟(研) 人中白(研)各一分 青黛半两(研)

【用法】上为细末，先取虾蟆一个，以绳子双系后脚倒挂，用胡黄连一寸，以绵系，内虾蟆口中系定，将不津器盛虾蟆涎，从午至戌，解放虾蟆，只取胡黄连并涎用，将六味药末就涎为丸，如粟米大。每服先暖浆水洗儿，软帛拭干后扶坐，取一丸子，以乳汁少许化下。须臾如醉，慎勿惊，虫即自出，若虫色白或身黄头黑，皆是病浅易愈，若虫子遍体乱出，纷纷如剪碎之马尾，此必死之候。

【主治】小儿疳蜃。下部开张，痢有脓血，烂痒赤肿。

槟榔散

【来源】《幼幼新书》卷三十一引茅先生方。

【组成】槟榔　雷丸（汤浸，去皮）　使君子肉　画粉各半两　腻粉一分

【用法】上为末。每服一钱匕，炙牛肉掺吃，不久即便取虫。

【主治】疳虫。

银屑方

【来源】《普济方》卷五十七。

【组成】银屑十两。

【用法】上用水三升，煎取一升，一日三四度于铜器中煎，用洗疮。

【主治】疳虫蚀人，口鼻唇颊作疮。

黄矾散

【来源】《普济方》二一三。

【组成】黄矾一两　干姜一两　葛勒蔓一两

【用法】上为散，熔黄蜡和如枣核大。以薄绵裹纳下部中，一日三次。

【主治】疳蜃，肠头挺出。

二十四、疳　劳

疳劳，一作疳痨。临床症见面色㿠白，骨蒸潮热，午后两颧发赤，精神疲倦，时有干咳或咽痛，睡中盗汗等。《颅囟经》："孩子无故肚大项细，四肢消瘦，筋脉骨节弛缓，是小来少乳，嚼食与吃，早成骨热疳劳，先宜与保童丸吃，续与柴胡鳖甲饮子。"《育婴家秘》："儿童十六岁以下，其病为疳；十六岁以上，其病为痨。疳、痨皆气血虚怠，乃脾胃受病之所致。"本病成因多为肺脾虚损所致。治宜益气育阴，补肺养脾。

地黄煎

【来源】《颅囟经》卷上。

【别名】干地黄煎（《证治准绳·幼科》卷八）。

【组成】生地黄汁五两　酥　生姜汁　蜜各一两　鹿角胶半两

【用法】先将地黄汁安锅内，慢火煎，手不住搅，约五六沸，下酥，又五六沸，下蜜，次下胶，又下姜汁，慢火煎，候如稀饧即住火。每食后两度共与一匙头。

【主治】小儿疳劳，肺气热，咳嗽，四肢渐瘦，心肺干。

【宜忌】忌毒物。

人参犀角散

【来源】《幼幼新书》卷二十引《庄氏家传》。

【组成】人参　茯苓　白术各半两　犀角　柴胡　鳖甲（醋炙）　半夏（姜制）　甘草（炙）各一分

【用法】上为末。每服半钱，水半盏，加生姜、大枣，煎至三分，食后温服。

【主治】小儿荣卫不和，上焦虚热，因积变为肌热，肌热不已，变为疳劳，夜汗颊赤，多嗽。

芦荟丸

【来源】《幼幼新书》卷二十六引《吉氏家传》。

【组成】芦荟　丁香　使君子肉（炒）　胡黄连　朱砂　肉豆蔻　安息香　熊胆各一分　轻粉半钱　麝香少许

【用法】上为末，猪胆汁煮糊为丸，如此大。每服五丸或七丸，熟水送下。

【主治】小儿疳劳羸瘦，骨热盗汗。

君子丸

【来源】《小儿卫生总微论方》卷十二。

【组成】厚朴（去粗皮，姜制）　甘草（炙）　青黛　诃子（炒，去核取皮用，半生半熟）各半两　陈皮一分（去白）　使君子（去壳）一两（面裹煨熟）　白芜荑（去扇）三分

【用法】上为末，炼蜜为丸，如鸡头子大。三岁下儿半丸，以上一丸，乳汁或米饮送下。

【主治】疳劳发热，掉指咬甲，发疏腹胀，不思乳食，羸瘦虚滑，下痢无度，爱食泥土，及夹惊热泻。

厚脾丸

【来源】《小儿卫生总微论方》卷十二。

【组成】厚朴（去粗皮，姜制）半两　肉豆蔻一个（面裹煨，去面）　龙骨半两（煅）　诃子肉（煨，去核）半两

【用法】上为细末，面糊为丸，如绿豆大。每服十丸，米饮送下，不拘时候。

【主治】小儿疳劳虚冷，白痢泄泻，手足逆冷。

麝连丸

【来源】《永类钤方》卷二十引《全婴方》。

【组成】黄连一两（酒浸一宿）　使君子　鳖甲（米醋炙）　柴胡　净陈皮　芜荑　青皮各半两（上七味锉碎，巴豆仁四十九粒炒黄色，去巴豆）　槟榔　木香各一分　麝香半钱　秦艽半两

【用法】上为末，酒糊为丸，如小豆大。三岁三十丸，米汤送下，不拘时候。

【主治】小儿疳积劳热，黄瘦发稀，腹急气喘，阻乳盗汗。

蒸鸡丸

【来源】《普济方》卷三七九引《全婴方》。

【组成】黄连一两　柴胡一两　芜荑　鹤虱各半两　秦艽　知母　茯苓　使君子各一两　《补要袖珍小儿》无茯苓，有丹参。

【用法】上为末，以黄雄鸡一只（重一斤者）笼之，专以大麻子饲之，至五日后，去毛令净，于臂后开孔，去肠肚净拭干，入前药于鸡腹内，以线缝之；取小甑，先以黑豆铺甑底，厚三寸，安鸡在甑中，四傍以黑豆围裹，上以黑豆盖好，自日出时蒸至晚，候温冷，取鸡净肉研和得所，如硬，入酒面糊同药末为丸，如赤豆大。每服二岁十二丸，米汤吞下，无时服；十五岁儿以温酒送下。

【主治】小儿疳劳，骨蒸潮热，盗汗瘦弱，腹急面黄，饮食不生肌肉，日哭夜啼，多渴少餐。

【宜忌】忌食猪肉、黄雌鸡肉。

鳖甲散

【来源】《普济方》卷三七九引《汤氏宝书》。

【别名】黄芪鳖甲散（《杏苑生春》卷六）。

【组成】鳖甲（九肋者，沸汤洗，用童便涂炙）　黄连　黄耆　白芍各一两　生熟地黄　地骨皮　当归（去芦）　人参（去芦）各半两

【用法】上为粗末。每服二钱，水半盏，煎至三分，去滓，不拘时候服。

【主治】

1.《普济方》引《汤氏宝书》：疳劳骨蒸。

2.《医宗金鉴》：疳热，日久多虚者。

黄连丸

【来源】《仁斋直指小儿方论》卷三。

【组成】黄连半两（净，猪胆汁浸一夜，晒干）　瓜蒌根　乌梅肉（焙干）　杏仁（浸，去皮，焙）　石莲肉各二钱

【用法】上为末，牛胆汁浸糕为糊丸，如麻子大。

每服十五丸，煎乌梅姜蜜汤送下。

【主治】

1.《仁斋直指小儿方论》：小儿疳渴。

2.《证治准绳·幼科》：小儿疳劳。

黄耆汤

【来源】《仁斋直指小儿方论》卷三。

【组成】黄耆（蜜炙）　当归　川芎　白芍药　生干地黄　虾蟆（去足，炙焦）　鳖甲（醋炙焦）各三钱　人参　白茯苓　橘皮　半夏曲　柴胡　使君子（略煨）　甘草（炙）各二钱

【用法】上为粗末。每服二钱，加生姜、大枣煎，食前服。

【主治】

1.《仁斋直指小儿方论》：小儿疳劳。

2.《世医得效方》：小儿疳劳，咳嗽不定，虚汗骨蒸，渴而复泻，乳食迟进。

五积丸

【来源】《类编朱氏集验方》卷十一。

【组成】南星　川郁金　巴豆（去油）　肉桂（去皮）　僵蚕　使君子（为末）各等分

【用法】面糊为丸，如粟米大。空心萝卜子煎汤送下。

【主治】小儿疳劳诸积。

【方论】南星去风积，川郁金去热积，巴豆去食积，肉桂去冷积，僵蚕去惊积。

鳖血丸

【来源】《世医得效方》卷十二。

【组成】人参半两　川芎　芜荑　北柴胡各一两　使君子二十一个　胡黄连　川黄连各二两

【用法】上药用鳖血一盏，吴茱萸一两，拌和二连，淹一宿，次早炒干透，出茱萸并血，只用二连，夹余药杵末，粟米粉糊为丸，如麻子大。每服二十丸，食前熟水送下。

【主治】

1.《世医得效方》：小儿疳瘰。

2.《本草纲目》引《全幼心鉴》：小儿疳劳，

潮热往来，五心烦躁，盗汗咳嗽。

清热除疳丸

【来源】《痘疹全书》卷下。

【组成】黄连二钱　当归二钱　龙胆草一钱五分　川芎一钱　青皮　陈皮各一钱五分　使君子一钱二分　芦荟一钱五分　干蟾头一钱（烧）

【用法】上为末，神曲糊为丸。米汤送下。

【主治】疹子既收，浑身发热，昼夜不退，发枯肤瘁，渐成疳瘵。

鸡肉丸

【来源】《丹台玉案》卷六。

【组成】黄连（姜炒）　柴胡　鹤虱　秦艽　知母（酒炒）　黄芩（酒炒）　使君子（炒）　芦荟各一两　芜荑五钱

【用法】上为末。用黄雌鸡一只，以大麻子饲之，七日缢死，去毛净，尾上开一孔，取肠洗净拭干，入前药末于内，缝密，以小甑先用黑豆铺底，安鸡上，又以黑豆盖之，厚三寸，早晨蒸至晚，俟冷去骨，捣烂为丸，如干加酒少许，如麻子大。每服十丸，五岁二十丸，白滚汤送下。

【主治】小儿疳瘰壮热，形体羸瘦，眼闭不开，四肢渐小，肚腹渐大。

胡连芎归汤

【来源】《幼科指掌》卷四。

【组成】胡黄连　川黄柏　黄芩　当归　川芎　小生地　白芍药　胆草　人参　鳖甲　知母　陈皮　柴胡　麦冬　甘草

【用法】水煎服。

【主治】小儿疳劳，五心烦热，潮热往来，盗汗夜渴，食少骨蒸，形容枯瘦，渴泻饮水，肚硬如石，面气如银，嗽喘发热，或痰中有血丝者。

蒸猪肚丸

【来源】《医抄类编》卷二十二。

【组成】木香五钱　黄连　生地　青皮　鳖甲（童

便灸）银柴胡各一两　猪肚一具
【用法】上药入肚内，线缝，悬瓦罐内煮极烂，取出，研细捣丸，如麻子大。米饮送下。
【主治】疳劳虚热。

清热除疳丸

【来源】《麻疹集成》卷三。
【组成】川连二钱　芦荟一钱半　使君子二钱　谷牙二钱　胡连二钱　当归二钱　木香四分　龙胆草一钱半　芜荑一钱　陈皮八分
【用法】加干蝉头一钱（烧存性），共为末，猪胆汁为丸，如绿豆大；或神曲糊为丸。每服五十丸。
【主治】麻后余邪，身热不退，发枯，虚羸疳瘵。

二十五、小儿心疳

小儿心疳，又名惊疳，为五疳之一，临床症见面黄颊赤，眼白中有红丝，壮热，有汗，口躁烦渴，口舌生疮，胸膈烦闷，睡喜伏卧，食欲不振，肌肉消瘦，小便赤涩，或虚惊等。《小儿药证直诀·脉证治法》："心疳，面黄颊赤，身壮热，当补心，安神丸主之。"《医宗金鉴·幼科杂病心法要诀》："心属火，色赤主血脉。故心疳则见面红目脉络赤，壮热有汗，时时惊烦，咬牙弄舌，口舌干燥，渴饮生疮，小便红赤，胸膈满闷，睡喜伏卧，懒食干瘦，或吐或利也。热盛者，泻心导赤汤主之；热盛兼惊者，珍珠散主之；病久心虚者，茯神汤调理之。"《证治准绳·幼科》："由乳食不调，心脏受热所致也。盖其血气未定，乳哺有伤，易生壅滞，内有滞热，未得疏通，故心神惊郁而作惊疳之候。外症：身体壮热，脸赤唇红，口舌生疮，胸膈烦闷，小便赤涩，五心皆热，盗汗发渴，啮齿虚惊是也。"本病成因多为小儿过食肥甘厚味，积滞生热，热传心经所致，治宜清心泻火为主，病久心气不足者，宜补益心脾。本病相当于西医学的小儿营养不良和多种维生素、微量元素缺乏症等。

朱砂丸

【来源】《幼幼新书》卷二十三引《仙人水鉴》。
【组成】朱砂三钱（研）　青黛一两（研）　黄连　郁金（为末）　夜明砂（炒焦黑）各半两　麝香　熊胆（用冷水一鸡子多，浸一宿）各一钱
【用法】上为细末，次入浸熊胆水为丸，如绿豆大。每服三丸至五丸，空心、临卧金银薄荷汤送下。
【主治】小儿惊疳。
【宜忌】忌生冷、油腻。

万寿丸

【来源】《太平圣惠方》卷八十六。
【组成】人参（去芦头）　白茯苓　青橘皮（汤浸，去白瓤，焙）　犀角屑　朱砂（细研，水飞过）各半两　木香三分　川大黄（锉，微炒）　当归（锉，微炒）　牛黄（细研）　麝香（细研）各一分
【用法】上为末，入研了药令匀，以烧饭和丸，如黍粒大。每服五丸，以温水送下，日三次。
【主治】小儿惊疳兼诸疾。

天竺黄丸

【来源】《太平圣惠方》卷八十六。
【组成】天竺黄（细研）　干蝎（微炒）　雄黄（细研）　熊胆（细研）　麝香（细研）　犀角屑　朱砂（细研）　胡黄连　芦荟（细研）　丁香各一分　龙脑一钱（细研）　蟾酥一杏仁大（研入）　巴豆三粒（去皮心，研，纸裹压去油）
【用法】上为末，入研了药令匀，用糯米饭为丸，如绿豆大。每服三丸，空心以温水送下。

【主治】小儿惊疳，乳食留滞，身热脑干，睡中惊悸。

牛黄丸

【来源】《太平圣惠方》卷八十六。

【组成】牛黄（细研）　雄黄（细研）　天竹黄（细研）　朱砂（细研）　犀角屑　蝉壳（微炒）　干蝎（微炒）各一分　蜗牛三七枚（炒令黄）　天浆子二七枚

【用法】上为末，都研令匀，炼蜜为丸，如绿豆大。每服五丸，以薄荷汤送下。

【主治】小儿惊疳，心悸壮热，手足抽掣。

牛黄丸

【来源】《太平圣惠方》卷八十六。

【组成】牛黄（细研）　人参（去芦头）　柏子仁　茯神　赤芍药　羌活各一分　柴胡（去苗）　川大黄（锉，微炒）　蛇蜕皮（烧灰）　大麻仁　鳖甲（涂酥，炙令黄，去裙襕）　槟榔各半两　蚱蝉二七枚（去翅足，微炒）

【用法】上为末，都研令匀，炼蜜为丸，如绿豆大。每服一丸，于乳食前以粥饮送下。

【主治】小儿惊疳，腹中有癖气，夜啼不止。

龙脑丸

【来源】《太平圣惠方》卷八十六。

【组成】龙脑一钱（细研）　麝香半分（细研）　牛黄一钱（细研）　雄黄一钱（细研）　天竺黄一分（细研）　胡黄连一分　芦荟一钱（细研）　熊胆一钱（研入）　青黛一钱（细研）　腻粉半分（研入）　蟾酥半分（研入）　朱砂一分（细研）　蜗牛三七枚（微炒）　雀儿饭瓮一分

【用法】上为末，同研令匀，以水浸蒸饼为丸，如绿豆大。每服三丸，以薄荷汤送下，不拘时候。

【主治】小儿惊疳，心神烦躁，体热瘦瘁，眠卧不安。

龙脑丸

【来源】《太平圣惠方》卷八十六。

【组成】龙脑一钱（细研）　麝香一钱（细研）　蟾酥半分（研入）　金箔十四片（细研）　腻粉半钱（研入）　天竺黄（细研）　犀角屑　胡黄连　甜葶苈（隔纸炒令黄色）　干蝎（微炒）各半两　牛黄（细研）　雄黄（细研）　熊胆（细研）　芦荟（细研）　天浆子（微炒）　真珠末（研入）　朱砂（细研）　青黛（细研）　田父（炙微黄）　土蜂窠各一分

【用法】上为末，以糯米饭为丸，如绿豆大。每服三丸，以薄荷汤送下，汗出并吐出涎为效。三岁以上加丸服之。

【主治】小儿惊疳，心热搐搦，胸膈多涎，不食。

芦荟丸

【来源】《太平圣惠方》卷八十六。

【组成】芦荟半两（细研）　龙齿一分（细研）　麝香（细研）　黄连（去须）　熊胆（细研）　蛇蜕皮灰　蛞蝓（去翅足，炙微黄）　蝉壳（微炒）　蜗牛（炒令微黄）　地龙（微炒）　田父（炙令微黄）各一分

【用法】上为末，炼蜜为丸，如绿豆大。每服五丸，以粥饮送下。

【主治】小儿惊疳久不愈。

青黛丸

【来源】《太平圣惠方》卷八十六。

【组成】青黛半两（细研）　干蝎五枚（微炒）　白附子（炮裂）　天竺黄（细研）　胡黄连　芦荟（细研）　牛黄（细研）　地龙（微炒）　麝香（细研）各一分

【用法】上为末，用夜明砂半两糯米中炒，米熟为度，去米，入汤细研夜明砂为糊，入诸药末，同研令匀，丸如绿豆大。三岁以下，每服三丸，以淡生姜汤送下；三岁以上，加五丸，不得多服。

【主治】小儿热过惊疳。

青黛丸

【来源】《太平圣惠方》卷八十六。

【组成】青黛（细研）　牛黄（细研）　麝香（细

研）芦荟（细研） 朱砂（细研） 雄黄（细研） 犀角屑 真珠末 琥珀末 胡黄连各一分 蟾酥一杏仁大（研入） 夜明砂半分（微炒） 瓜蒂半分 龙脑半分（细研） 干蟾一枚（烧灰） 蝉壳七枚（微炒） 虎睛一对（酒浸一宿，微炙） 母丁香十枚 蜣螂二枚（用大麦面作饼子裹，烧灰）

【用法】上为末，都研令匀，以猪胆汁为丸，如黍米大。每服三丸，用奶汁化破，一丸滴儿鼻中，二丸灌入口内。

【主治】小儿惊疳，肌肤羸瘦，心神烦热，口鼻疳蜃。

青黛丸

【来源】《太平圣惠方》卷八十六。

【组成】青黛半两 龙脑 腻粉 麝香 蟾酥 晚蚕蛾（微炒）各半分 白僵蚕一分（末）

【用法】上为细末，炼蜜为丸，如黍米大。每服二丸，以薄荷汤调腻粉半字，化破送下。得吐泻出涎粘恶物为度。

【主治】小儿惊疳，遍身壮热，痰涎不利。

虎睛丸

【来源】《太平圣惠方》卷八十六。

【组成】虎睛一对（酒浸，炙令黄） 犀角屑半两 子芩一两 山栀子半两（去皮） 川大黄一两（锉，微炒） 麝香一分（细研） 天竹黄半两（细研） 龙胆三分（去芦头） 巴豆一分（去皮心，研，纸裹压去油） 黄矾三分（烧令赤） 真珠末一分（研入） 牛黄一分（细研）

《普济方》有猪苓，无子芩。

【用法】上为末，炼蜜为丸，如麻子大。每服三丸，奶汁送下。

【主治】小儿惊疳或脑疳，眼热涩，多睡，心悸不安，不吃奶食，肌肉黄瘦。

胡黄连丸

【来源】《太平圣惠方》卷八十六。

【组成】胡黄连一分（末） 天竹黄半两 芦荟半

钱 熊胆半钱 腻粉半钱 麝香牛黄 雄黄 朱砂 龙脑各一钱

【用法】上为细末，用软饭和丸，如粟粒大。每服五丸，以粥饮下，一日三服。

【功用】退上焦热。

【主治】小儿惊疳。

真珠散

【来源】《太平圣惠方》卷八十六。

【组成】真珠末半两 金箔五十片（细研） 银箔五十片（细研） 没石子一枚 犀角屑 羚羊角屑 天竹黄（细研） 胡黄连 甘草（炙微赤，锉） 川大黄（锉，微炒） 当归（锉，微炒） 朱砂 雄黄（细研） 牛黄（细研） 麝香（细研）各一分

【用法】上为细散。每服半钱，以茵陈汤调下，一日三次。

【主治】小儿惊疳，体热黄瘦。

铁粉丸

【来源】《太平圣惠方》卷八十六。

【组成】铁粉三分（细研） 麝香一钱（细研） 朱砂（细研） 天竹黄（细研） 青黛（细研） 蛇黄（细研） 使君子（为末） 黄连（去须，为末） 熊胆（细研）各一分

【用法】上为末，粟米饭为丸，如麻子大。一二岁每服三丸，三四岁每服五丸，用粥饮送下，每日二三次。

【主治】小儿惊疳壮热，及睡中多汗，心神烦躁多惊。

腻粉丸

【来源】《太平圣惠方》卷八十六。

【组成】腻粉一钱 麝香一钱（细研） 蟾酥半钱 牛黄一分（细研） 朱砂一分（细研） 巴豆二十枚（用油一小盏，于铫子内煎候热，即一个个抛入油内，爆者拈入水内，总了控出，去黑皮及油用）

【用法】上都研令匀，用水浸蒸饼和丸，如黄米

大。每服一丸，以粥饮送下，一日二次。稍利为度。

【主治】小儿惊痫。身体壮热，发歇不定，腹中壅闷。

金露丸

【来源】《太平惠民和济局方》卷三（宝庆新增方）引依林巢先生方。

【组成】生干地黄（锉，焙）贝母（去心）紫菀（洗，去苗，锉，焙）柴胡（去芦，锉，焙）干姜（炮）桂心（不见火）人参（洗，去芦，切，焙）防风（去芦，锉，焙）枳壳（汤浸，去瓤，麸炒）蜀椒（去目，炒出汗）桔梗（洗，去芦，锉，焙）吴茱萸（汤浸七遍）甘草（炙）芎䓖（洗，去芦，锉，焙）菖蒲（米泔浸一宿）白茯苓（去黑皮，锉，焙）厚朴（去粗皮，姜汁制）鳖甲（米醋炙黄）甘松（净，洗）各一两 草乌头（炮）黄连（洗，锉，焙）各二两 巴豆（去心膜，用醋煮三十沸，焙干，取一两，不去油，煮时须亲自数三十沸，便倾出焙干，若沸过则药无力）（一方用甘遂）

【用法】上为细末，以面糊为丸，如梧桐子大。每服五丸，小儿两丸。心中痰患，姜汤送下；心痛酸，石榴皮汤送下；口疮，蜜汤送下；头痛，石膏汤葱茶送下；一切脾气，橘皮汤送下；水泻、气泻，煮陈皮饮下；赤痢，甘草汤送下；白痢，干姜汤送下；赤白痢，甘草干姜汤送下；胸膈噎闷，通草汤送下；妇人血气，当归酒送下，如不饮酒，当归煎汤送下亦得；疝气、岚气、小肠气及下坠，附子汤送下；常服及应急诸般疾患，只米饮、茶、酒、熟水任下；伤冷腹痛，酒食所伤，酒疸、黄疸，结气痞塞，鹤膝，并用盐汤、盐酒送下。

【主治】腹内积聚癥块，久患大如杯，及黄瘦宿水，朝暮咳嗽，积年冷气，时复腹下盘痛绞结，冲心及两胁，彻背连心，痛气不息，气绕脐下，状如虫咬不可忍。又治十种水气，反胃吐食呕逆，饮食多噎，五般痔瘘，腠气走注风，有似虫行，手足烦热，夜卧不安，睡语无度。又治小儿惊痫，妇人五邪，梦与鬼交，沉重不思饮食，昏昏如梦，不晓人事，欲死俱多，或歌或哭不定，月候不调，

心中如狂，身体羸瘦。心中痰患，心痛酸，口疮，一切脾气，水泻、气泻、赤痢、白痢；胸膈噎闷，妇人血气，疝气、岚气、小肠气及下坠，伤冷腹痛，酒食所伤，酒疸、黄疸，结气痞塞，鹤膝。

麝香丸

【来源】《传家秘宝》卷下。

【组成】麝香少许（研）胡黄连 牛黄（研）朱砂（研）青黛（研）夜明沙（炒）瓜蒂 蟾酥（干者汤浸去赤汁）熊胆各等分

【用法】上为末，用烧浆水饭为丸，如黄米大。每岁服二丸，温水送下，二岁服四丸，临时加减。

【主治】小儿惊痫。身体如火，毛发焦黄，两眼有泪，满口生疮，脚手细瘦，腹肋鼓胀，睡好合面，饮水不休，此是心病。

钩藤汤

【来源】《圣济总录》卷一六八。

【组成】钩藤一两 使君子（去皮）干蝎（炒）人参 子芩 川大黄（锉碎，微炒）犀角屑各一分 蚱蝉三枚（微炙）甘草半两（炙微赤，锉）川升麻半两 石膏半两

【用法】上为粗末。每服一钱匕，以水一小盏，煎至五分，去滓，加竹沥半合，牛黄末一字服之。

【主治】小儿风热，惊痫潮热。

丁香芦荟丸

【来源】《圣济总录》卷一七二。

【组成】丁香 藿香叶 熊胆（研）铅白霜 芦荟（研）丹砂（研）蟾酥 使君子 雄黄（研）各一钱 麝香 生龙脑 腻粉各半钱（研）青黛（研）一分

【用法】上为细末，白面糊为丸，如黄米大。每服十丸，米饮送下，不拘时候。

【主治】小儿惊痫，身热颊赤，发枯皮燥，烦满吐利，心神不安。

马牙消丸

【来源】《圣济总录》卷一七二。

【组成】马牙消（研）一分　天南星（炮）一枚　丹砂（研）　黄连（去须）各一分半

【用法】上为末，软饭为丸，如绿豆大。每服三五丸，薄荷汤送下。

【主治】小儿惊疳。

芦荟丸

【来源】《圣济总录》卷一七二。

【组成】芦荟（研）　黄连（去须）　使君子（去壳）　雷丸　鹤虱　藿香叶　细辛（去苗叶）　蓬莪术（煨）　蝎梢（炒）　青橘皮（汤浸，去白，焙）　陈橘皮（汤浸，去白，焙）　蟾酥各半两（十二味同为末，分一半入猪胆煮熟，留末一半）　龙脑　丹砂　牛黄　麝香（四味同研）各一分　肉豆蔻（去壳，煨）　水银一分

【用法】上药先将前十二味为末，一半入猪胆内，每枚胆内入巴豆仁二枚，以粟米饮煮熟，去巴豆不用，次入前一半末，并龙脑等六味同研为丸，如黍米大。每服十丸至十五丸，空心米饮送下。

【主治】小儿惊疳。

钩藤饮

【来源】《圣济总录》卷一七二（人卫本）。

【别名】钩藤饮。

【组成】钩藤　甘草（炙）　人参　栝楼根各一分

【用法】上为粗末。每用一钱匕，水一小盏，煎取五分，去滓，分温二服，空心、午后服。

【主治】小儿惊疳，腹大项细。

乳香丸

【来源】《圣济总录》卷一七二。

【组成】乳香（研）　木香　白芷各半两　麝香（研）一分　獭猪胆（干者，去膜，研）一枚

【用法】上为末，粳米饭为丸，如麻子大。每服三丸至五丸，米饮送下，空心服。

【主治】小儿惊疳，壮热呕吐，颊赤面黄，口鼻生疮，或时下利，虚汗多惊。

保童丸

【来源】《圣济总录》卷一七二。

【组成】铁粉（研）一分　鳖甲（去裙襕，醋炙）半两　虾蟆（炙）一枚　黄连（去须）半两　麝香（研）一分

【用法】上为末，米饭为丸，如绿豆大。每服二丸，空心米饮送下。

【主治】小儿惊疳。

保童丸

【来源】《圣济总录》卷一七二。

【组成】胡黄连　黄连（去须）　青橘皮（汤浸去白，焙）　龙胆　芜荑仁（炒）　蝉蜕　苦楝根　五倍子　夜明砂（炒）　蜗牛（研细，新瓦上摊，阴干）　天浆子（去皮，炒）各半两　干蟾头（酥炙焦）三枚　青黛　芦荟　熊胆　雄黄　麝香　丹砂（上六味同研）各半两

【用法】上为末，面糊为丸，如黍米大。一岁儿二至三丸，二岁以上加之，食前米饮送下。

【主治】小儿惊疳瘦弱，头发作穗，面黄腹胀，脏腑不调。

退疳丸

【来源】《圣济总录》卷一七二。

【组成】胡黄连　黄连（去须）　大黄各半钱　陈橘皮（汤浸，去白，焙）　苦楝根各一分（上五味同为末，用猪胆汁和药，却入胆内线缝定，水二碗，煮水尽，取药出）　青黛（研）　使君子（去壳）　丹砂（研）　芦荟（研）各一分　麝香（研）半钱

【用法】上将后五味别研为末，用前猪胆内药，和匀为丸，如绿豆大。每服十丸，米饮送下，不拘时候。

【主治】小儿惊疳，心忪惊悸，面黄肌瘦，口舌生疮，多困目涩。

黄连丸

【来源】《圣济总录》卷一七二。

【组成】黄连（去须） 郁金（锉） 羌活（去芦头） 青黛（研） 苦楝根各一钱

【用法】上为末，獖猪胆汁调匀阴干，再研为末，入龙脑、麝香各少许，汤浸蒸饼为丸，如黄米大。每服二丸三丸，以温水送下。

【主治】小儿惊疳，五心壮热，肌肉黄瘦，好食泥土。

黄柏煎丸

【来源】《圣济总录》卷一七二。

【组成】黄柏（去粗皮，蜜炙） 黄连（去须） 胡黄连 芦荟（研） 诃黎勒皮各等分

【用法】上为末，熬猪胆汁和丸，如黄米大。每服十丸，米饮下。

【主治】小儿惊疳，身热颊赤，满口疮，腹胀发渴。

感气丸

【来源】《圣济总录》卷一七二。

【组成】附子（炮裂，去皮脐，为末）一大钱匕 腻粉二钱匕 瓜蒂（为末）二十七枚 麝香（当门子）一枚

【用法】上除麝香、腻粉外为末，用獖猪胆汁调匀，入麝香在内，以猪胆皮盛，线挂于黄土壁上，逐日未洗面时，先以漱口水反复喷七日，却取药再研细，以猪胆汁为丸，如麻子大，丹砂为衣。每服五丸至七丸，量儿加减，空心、夜卧温熟水送下。

【主治】小儿惊疳。

蝎梢丸

【来源】《圣济总录》卷一七二。

【组成】蝎梢（炒）半两 天麻 附子（炮裂，去皮脐） 木香 蓬莪术（煨，锉）各一分 青黛一两 丹砂 麝香 腻粉（四味同研）各半分

【用法】上为末，炼蜜为丸，如绿豆大。每服一丸，薄荷汤或柳枝汤送下。

【主治】小儿惊疳。

大惺惺丸

【来源】《小儿药证直诀》卷下。

【组成】辰砂（研） 青礞石 金牙石各一钱半 雄黄一钱 蟾灰二钱（干燥虾蟆一个，烧灰存性，研末） 牛黄 龙脑各一钱（别研） 麝香半钱（别研） 蛇黄三钱（醋淬五次）

《鸡峰普济方》无蛇黄，有生干地黄三钱。

【用法】上为细末，水煮蒸饼为丸，朱砂为衣，如绿豆大。百日儿每服一丸，一岁儿二丸，薄荷温汤化下，食后服。

【主治】惊疳百痛及诸坏病。

大胡黄连丸

【来源】《小儿药证直诀》卷下。

【组成】胡黄连 黄连 苦楝子各一两 白芜荑（去扇）半两（秋初三分） 芦荟（另研） 干蟾头（烧，存性，另研）各一分 麝香一钱（另研） 青黛一两半（另研）

【用法】上先将前四味为细末，猪胆汁和为剂，每一胡桃大，入巴豆仁一枚置其中，用油单一重裹之，蒸熟，去巴豆，用米一升许，蒸米熟为度，入后四味为丸。如难丸，少入面糊为丸，如麻子大。每服十丸、十五丸，食后、临卧清米饮送下，一日二三次。

【功用】杀虫，消胀进食。

【主治】一切惊疳，腹胀虫动，好吃泥土生米，不思饮食，多睡吼喕，脏腑或秘或泻，肌肤黄瘦，毛焦发黄，饮水，五心烦热。

凉惊丸

【来源】《小儿药证直诀》卷下。

【组成】草龙胆 防风 青黛各三钱 钩藤二钱 黄连五钱 牛黄 麝香 龙脑各一字

【用法】面糊为丸，如粟米大。每服三五丸，金银花汤送下。

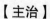

【主治】

1.《小儿药证直诀》：小儿惊疳。

2.《保婴撮要》：小儿热搐。心神惊悸，白睛赤色，牙关紧急，潮热流涎，手足动搐。

粉红丸

【来源】《小儿药证直诀》卷下。

【别名】温惊丸。

【组成】天南星（腊月酿牛胆中百日，阴干，取末）四两（别研，无酿者，只锉炒熟用）　朱砂一钱五分（研）　天竺黄一两（研）　龙脑半字（别研）　坏子胭脂一钱（研，乃染胭脂）

【用法】用牛胆汁为丸，如鸡头子大。每服一丸，小者半丸，沙糖温水化下。

【主治】惊疳。

睡惊散

【来源】《幼幼新书》卷二十二引《吉氏家传》。

【组成】郁金半两　辰砂半钱　麝香　乳香各一字　陈皮二两（去白，一分）　巴豆十四粒（同郁金炒熟，不用巴豆）

【用法】上为末。每服一字，看大小加减，薄荷汤送下。

【功用】镇心取积。

【主治】惊疳积滞。

镇心真珠丸

【来源】《幼幼新书》卷二十二引《吉氏家传》。

【组成】真珠　巴豆霜　滑石各一分　半夏（姜汁浸）三分　续随子三分　白附子半两　寒食面二分　天南星半两（姜汁浸七次）

【用法】上为末，滴水为丸，如绿豆大。二岁儿每服一二丸，加减葱白汤送下；疳积，使君子汤送下。

【功用】退积滞，化风涎，利胸膈。

【主治】小儿久积惊疳。

黄龙丸

【来源】《幼幼新书》卷二十三引《谭氏殊圣》。

【组成】胡黄连一两　麝香　牛黄　朱砂各一钱

【用法】上为末，猪胆为丸，如麻子大。每服三丸至五丸，用薄荷汤送下。

【主治】小儿惊疳，多泪。

真珠散

【来源】《幼幼新书》卷二十三引《万全方》。

【别名】珍珠散（《医宗金鉴》卷五十二）。

【组成】真珠　麦门冬各半两　金银箔各五十片　天竹黄　牛黄　麝　胡黄连　甘草（炙）　羚羊角　川大黄（炒）　当归（炒）　朱砂　雄黄　茯神　犀角各三分

【用法】上为散。每服半钱，茵陈汤调下。

【主治】小儿心疳体热黄瘦。

铁粉丸

【来源】《幼幼新书》卷二十三引《万全方》。

【组成】铁粉（研）三分　麝香一钱（研）　牛黄半分（研入）　朱砂　天竺黄　青黛　蛇黄　熊胆（各研）　人参　茯苓　使君子　黄连（并为末）各一分

【用法】上为末，粟米饭为丸，如麻子大。一二岁每服三丸，三四岁每服五丸，以粥饮送下，每日二次。

【主治】小儿心疳肚热，及睡中多汗，神思烦躁多惊。

睡惊丸

【来源】《幼幼新书》卷十引《刘氏家传》。

【别名】青金丹（《普济本事方》卷十）。

【组成】使君子五个（灯上烧成灰）　金箔五片　银箔三片　脑　麝各少许　腻粉半钱　香京墨似枣尖大

【用法】上为末，生面糊为丸，如豌豆大。每服一丸，温熟水或薄荷水化破下。膈上有涎即吐出，腹中有积滞即泻出，如虾蟆青苔之类，大段惊风，一切不须三服必效。如小儿有疾即灌，良久便睡；如睡惊常服，一丸分两服，小儿则间日可服半丸。

【功用】《本事方释义》: 安土熄风。

【主治】
1.《幼幼新书》引《刘氏家传》：小儿一切惊。
2.《普济本事方》：小儿一切惊疳，食积，风痫。

【方论】《本事方释义》：使君子肉气味甘温，入足太阴、阳明；香墨气味甘温，入足少阴、厥阴；金银箔气味辛平，入手太阴、足厥阴；腻粉气味甘寒，入足厥阴、阳明；麝香气味辛温入手足少阴、厥阴；薄荷汤送引药入经络也。小儿惊疳、食积、风痫之症，皆由中宫气馁，以致肝风内动，此药能安土熄风，故用之良验也。

胡黄连丸

【来源】《幼幼新书》卷二十二引《庄氏家传》。
【组成】胡黄连 牛黄 朱砂 麝香少许 芦荟 青黛 钩藤（炙）贯众 腻粉少许 鹤虱 雷丸 天竺黄各等分
【用法】上为末，面糊为丸，如粟米大。每服三丸。如有惊食，只取下食，如无，不动。
【功用】化涎消食。
【主治】小儿惊疳。

参黄丹

【来源】《幼幼新书》卷二十三引张涣方。
【组成】人参 胡黄连各一两 天竺黄半两（研）干蝎二十一个（微炒）天浆子二七个（干者，微炒）（以上五味为细末，次入下药）青黛 朱砂各一分 龙脑一钱（并细研）
【用法】上件一处拌匀，炼蜜为丸，如黍米大。每服十粒，人参汤送下。
【主治】惊疳夹热，夜卧惊悸。

开胃散

【来源】《幼幼新书》卷二十三引郑愈方。
【组成】人参 藿香 黄橘皮各二钱 木香一钱 丁香 胡椒各二七粒 茯苓 良姜各钱半 甘草（炙）三钱 诃子肉二个
【用法】上为末。每服一字或半钱，薄荷汤下；吐泻，粥饮下。
【功用】调中平气。

【主治】惊疳、冷泻、霍乱、吐泻痢。

惺惺丸

【来源】《幼幼新书》卷十。
【组成】辰砂 青礞石 金牙石各钱半 雄黄一钱 蟾灰二钱 牛黄 龙脑各一字 麝香半钱 蛇黄三钱（制）
【用法】上研末，水煮蒸饼为丸，如绿豆大，朱砂为衣。百日儿每服一丸，一岁儿每服二丸，食后薄荷汤化服。
【主治】惊疳百病，及诸坏症。

朱黄丹

【来源】《小儿卫生总微论方》卷十二。
【组成】朱砂一分（研，水飞）天竺黄半两（研）干全蝎二十一个（微炒，去毒）天浆子十四个（去壳，微炒）人参（去芦）一两 胡黄连一两 青黛一分（研）龙脑一钱（研）
【用法】上为末，炼蜜为丸，如黍米大。每服十丸，人参汤化下，不拘时候。
【主治】小儿心疳挟惊，发热烦渴，盗汗羸瘦。

红丸子

【来源】《医方类聚》卷二五四引《保童秘要》。
【组成】糯米四十九粒 酸石榴三个 底胭脂少许 杏仁七个（去皮尖）穿山甲一分（炮，冷水浸）
【用法】上为末，用水为丸，如麻子大。每服三丸，金银薄荷汤送下；取惊，诃子汤送下。
【主治】小儿惊疳。

褐丸子

【来源】《医方类聚》卷二五四引《保童秘要》。
【组成】走石 金线重楼 郁金各等分
【用法】上为末，用猪胆一个，倾出一半，留一半，盛药在胆内，煮令熟，放冷，于乳钵内细研，入牛黄、麝香各少许，用醋煮面糊为丸，如麻子大。每服三丸，陈米饮送下。

【主治】小儿惊痫。

茯神丸

【来源】《仁斋直指小儿方论》卷三。
【组成】茯神　芦荟　琥珀　川黄连（净）　赤茯苓各三钱　钩藤皮　远志肉（姜制，焙干）虾蟆灰各二钱　细节石菖蒲一钱　麝香少许
【用法】上为末，粟米糊为丸，如麻子大。每服十丸，薄荷汤送下。
【主治】心疳，惊痫。

鸡胫丸

【来源】《医方类聚》卷二六引《施圆端效方》。
【组成】天门冬　麦门冬（各去心）　秦艽　雄黄　雌黄　瓜蒌根　黄芩　柴胡（茸）　枯白矾　防风　桂　茯苓　桑白皮各一两　雄鸡胫　雌鸡胫各一对（炙）
【用法】上为细末，水糊为丸，如麻子大。每服二十丸，米饮粥送下，一日二次，不拘时候。
【功用】常服少病儿肥。
【主治】小儿惊痫黄瘦，咬牙嗟唲妖傲，肌热盗汗，食积肚大，脚细，长大不能行。

大安神丸

【来源】《世医得效方》卷十一。
【别名】大惊丸。
【组成】人参（去芦）　茯苓各半两　甘草一两（炙）　僵蚕（去丝）二钱半　白术半两（煨）　桔梗尾二钱半　辰砂半两　全蝎五个（去毒）　金银箔各六片　麦门冬（去心、炒）木香各半两　酸枣仁一两（汤去皮壳）　蚌粉（炒）　大赭石半两（醋煮）
【用法】上为末，水丸或蜜丸。急惊潮热，竹青、薄荷叶汤送下；夜啼，灶心土煎汤送下；伤食，荆芥煎汤送下；疹痘，蝉退（去足翼）煎汤送下；抽搐，防风煎汤送下；常服金银薄荷煎汤送下；慢惊，冬瓜仁煎汤送下。
【功用】安神定志，去惊。
【主治】心热夜啼烦燥；心疳面黄睑赤，烦满壮热，心燥口疮，虚惊。
【加减】凡惊风已退，神志未定，加琥珀三钱（别研），远志半两（去心），姜汁（炒焦为度）。

银白散

【来源】《普济方》卷三八〇。
【组成】白术（细锉，一合绿豆炒，去豆）　黄耆（擘开，微炙勿令焦）　人参　干山药各一两　直僵蚕（洗去灰，微炒勿令焦）一两　白茯苓一两半　川升麻　木香　甘草　真糯米　藿香各半两　铁粉三分　麝香一钱　朱砂（研）　天竺黄（研）　青黛（研）　蛇黄　使君子（末）　黄连（去须末）　熊胆（研）各一分
【用法】上为末，以粟米饭为丸，如麻子大。一二岁每服三丸，用粥送下；三四岁每服五丸，一日二三次。
【主治】小儿惊痫，诸痫。

天麻散

【来源】《普济方》卷三八二。
【组成】青黛　天麻　白附子各半两　甘草　川芎　白芷各一钱。
【用法】上为细末。三岁半钱，薄荷汤调下。
【主治】小儿惊痫，潮热头疼，疮痘等。

天竺黄丹

【来源】《普济方》卷三八二。
【组成】天竺黄一分（研）　晚蚕蛾半两（炒）　白僵蚕半两　川大黄半两　朱砂　青黛　麝香各一分半（研）
【用法】上为细末，粳米饮为丸，如黍米大。每服七粒至十粒，煎人参汤送下。
【主治】小儿惊痫挟热，夜卧惊悸。

使君子丸

【来源】《普济方》卷三八二。
【组成】使君子十个（炒）　田父三个（微炒）　雄黄一钱（研）　麝香一分（研）　黄连半两　朱砂

一钱（研）

【用法】上为末，以糯米饮为丸，如绿豆大。一岁儿每服一丸，以粥饮送下，每日三次。

【主治】小儿惊疳，遍体生疮。

铁粉丸

【来源】《普济方》卷三八二。

【组成】铁粉 木香各等分

【用法】上为末，烧米饭为丸，如绿豆大。每岁儿二丸，以粥饮送下。

【主治】小儿惊疳壮热，及睡多汗，心神烦躁多惊。

真珠丹

【来源】《普济方》卷三九二。

【组成】真珠（末） 巴豆霜（去油用霜） 滑石各一分 半夏三分（姜汁浸七次） 续随子仁三分 白附子半两 寒食面一分 天南星半两（姜浸七次）

【用法】上为末，水为丸，如梧桐子大。每服一丸，二岁者一二丸，用葱白汤送下，疳疾使君子汤送下。

【功用】退积滞，化风涎，利膈。

【主治】小儿久积惊疳。

柏煎丸

【来源】《普济方》卷三九八。

【组成】黄柏（去粗皮，蜜炙） 黄连（去须） 胡黄连 芦荟 诃黎勒皮各等分

【用法】上为末，熬猪胆汁和丸，如黄米大。每服十丸，米饮送下。

【主治】小儿惊疳，身热颊赤，发枯皮燥，烦满吐痢。

乌犀丸

【来源】《奇效良方》卷六十四。

【组成】巴豆一〇八粒（并去心膜，对对排列得定，不可失落星儿，更用沉香水浸过，去心壳膜，

务在精制，稍有不净，难取神效。盖膜能伤胃，心能发呕） 橘皮一两（去白，切如小指面大，片片令匀，将巴豆拌和，受晓露七夜，二件锅内文武火炒令黑色，拣出巴豆，令出油尽） 苍术（去粗皮）六钱（浓煎，犀角水浸，受太阳七日晒干，入锅内微炒，遂将橘皮同碾为细末，加巴豆加入末内，再研为细末）

【用法】上为末，和匀，水浸蒸饼糊为丸，如萝卜子大。临卧生姜汤送下。

【功用】消宿食，破滞气，发散疳毒。

【主治】小儿惊疳，乳食不化，内成积聚，腹大体小，潮热往来，五心烦热，揉指咬甲，蛔虫自利，颈项结核，肚痛无时，遍身疮疥，小便如泔，夜多盗汗，嗜泥炭，喜甘甜，或疟或渴，或吐或泻，或百日内外因吞恶血绞刺啼叫。

玉饼子

【来源】《丹溪心法附余》卷二十二。

【组成】半夏（大者）十二个 巴豆五十个（去壳，另研） 滑石 寒食面各一两（一方有轻粉）

【用法】上为末，滴水为丸，如绿豆大，捏作饼，每作五七饼，或八九饼，或十一二饼。生姜汤送下。

【主治】小儿吐泻惊疳，乳食不消，肚胀潮热，咳嗽，急慢惊风及痢疾。

小儿至宝丹

【来源】《摄生秘剖》卷三。

【组成】七气汤五两 妙香散五两 六一散四两 胆南星三两

【用法】上为一处，炼蜜为丸，如龙眼核大，朱砂为衣。每服量儿大小加减丸数，随证用引研服。感寒夹惊发热，葱姜汤送下；伤食呕吐泄泻，姜汤送下；赤白痢，陈米汤送下；大便秘结，火麻仁汤送下；小便赤涩，车前子汤送下；发热，薄荷汤送下；烦渴，灯心汤送下；霍乱，紫苏汤送下；喘咳，麻黄杏仁汤送下；积聚腹痛，姜汤送下；急惊搐搦，薄荷汤送下；慢惊，人参白术汤送下；疳积身瘦，肚大手足细，大便泄泻，小便如泔，陈米汤送下；诸病后无精神，少气力，不

思饮食，姜枣汤送下。

【主治】小儿惊疳吐泻，及一切诸疾。

【方论】此丹乃先贤取三方配合而成，以拯万世之婴儿，真微妙秘诀也。七气汤者，莪术一两，益智五钱，陈皮一两，三棱五钱，桔梗五钱，甘草三钱，甘松三钱，茯苓二两，黄耆五钱，青皮一两，藿香五钱，消补兼行之剂也；妙香散者，木香六钱，远志二两，麝香五分，朱砂二钱，山药一两，粉草一两，白术一两，人参一钱，安神正气之法也；六一散者，滑石六两（研末，甘草水煮飞过），甘草一两，天一生水，地六成之之义也；加胆南星者，治风痰尔。如此妙合成丹，随证调引，病如遗，宝婴之术至矣，故曰至宝丹。

朱砂安神丸

【来源】《保婴撮要》卷八。

【组成】朱砂四钱　黄连　生地黄各半两　生甘草二钱半　兰香叶二钱（烧灰）　铜青　轻粉各五分

【用法】上为末，干敷上。

【主治】小儿心疳怔忡，心中痞闷。

茯苓丸

【来源】《保婴撮要》卷八。

【组成】茯神　芦荟　琥珀　川黄连（净）　赤茯苓各三钱　钩藤皮　远志肉　虾蟆灰各三钱　石菖蒲一钱　麝香少许

【用法】上为末，粟米为丸，如麻子大。薄荷汤送下。

【主治】心疳惊疳。

龙胆丸

【来源】《古今医统大全》卷八十九。

【组成】龙胆草　赤茯苓　川黄连　胡黄连　朱砂各二钱　麝香一字

【用法】上为极细末，蒸饼泡为丸，如黍米大。每服二十丸，空腹白汤送下。

【主治】小儿心疳，颊赤面黄，鼻干心燥，口内生疮，惊悸。

安神丸

【来源】《育婴家秘》卷二。

【组成】茯神（去心）　芦荟　琥珀　黄连　赤茯苓各三钱　胆星　远志　甘草（汤煮，晒干）　虾蟆（烧灰）各一钱　石菖蒲　使君子肉各一钱

【用法】上为末，山药煮糊为丸。灯心汤送下。

【主治】小儿惊疳，病后肌肤消瘦，精神昏愦。

加减当归龙荟丸

【来源】《育婴家秘》卷四。

【组成】当归　川芎　龙胆草　龙荟　黄耆　黄连　半夏曲　青皮　柴胡　人参　白茯苓　木香　甘草（炙）　栀子仁各等分

【用法】上为细末，神曲作糊为丸。竹叶汤送下。

【主治】疳热发搐，及惊疳。

参宝定惊丹

【来源】《慈幼新书》卷七。

【组成】人参三两　白术二两一钱　茯苓　白芍各七钱五分　半夏　麦冬　枳壳　甘草　山楂肉　干姜　柴胡　神曲各二钱四分　炒黑荆芥　薄荷叶　石菖蒲　槟榔　麦芽各一钱三分半　广木香七分半

【用法】炼蜜为丸，如大圆眼核大。每服一丸，白汤送下；有痰，姜汤送下；重症，参汤送下。危急者用二丸三丸。

【主治】小儿惊疳吐泻。

芦荟丸

【来源】《证治准绳·幼科》卷八。

【组成】芦荟　熊胆　朱砂各二钱半　青黛七钱半　诃黎勒（煨，取肉）三钱　麝香一钱

【用法】上为末，糯米饭为丸，如麻子大。每服五七丸，空心用沙糖水送下。

【主治】小儿惊热疳，不思食。

保婴至宝锭子

【来源】《冯氏锦囊·杂症》卷五。

【别名】至宝锭子（《幼科指掌》卷二）。

【组成】留白广陈皮一两（炒） 莱菔子（拣红润者，洗净，晒干）一两（炒） 蓬术一两（炒） 三棱一两（炒黄） 麦芽（炒熟，另磨净末）一两 厚朴一两（姜汁炒） 苍术一两（炒深黄） 香附子一两（炒） 草豆蔻（拣粗绽者）一两（炒） 鹅眼枳实（取新切而紧小者）一两（炒） 山楂肉一两五钱 神曲二两（打糊为锭）

【用法】上为细末，神曲糊为锭，每锭约重三四分。每岁磨服半锭，生姜汤磨下。

【主治】婴孩风痰发热，惊疳吐泻积滞。

宁心丸

【来源】《幼科铁镜·附录》。

【组成】麦冬五钱（去心） 寒水石一两 白茯苓 甘草 牙消 山药各五钱 朱砂一两 龙脑一字

【用法】上为末，炼蜜为丸，如芡实大。每服半丸，砂糖水磨下；如慢症，用人参、白术煎浓汁化下。

【主治】心疳者，面黄颊赤，小便赤涩，口舌生疮，烦渴。

龙胆茯神丸

【来源】《幼科指掌》卷四。

【组成】龙胆草 茯神 胡黄连各三钱 石菖蒲 远志肉 香附 陈神曲 芦荟各三钱 人参 朱砂各二钱 地骨皮 干蟾各五钱（一方有麦芽三钱）

【用法】蒸饼为丸，如米大，朱砂为衣。每服三十丸，荆芥汤送下。

【主治】小儿心疳，一名惊疳，面黄颊赤，身体壮热，唇红鼻燥，口舌生疮，胸膈烦闷，小水短赤，五心烦热，口渴引饮。

神枣汤

【来源】《幼科直言》卷四。

【组成】茯神七分 枣仁六分（炒） 白术七分（炒） 当归六分 黄耆七分 沙参七分 百合七分（炒） 白芍七分（炒） 陈皮五分 甘草六分

【用法】水煎服。兼服健脾丸。

【主治】小儿心疳。体虚神弱而多惊悸，面色乍红乍白，瘦弱畏人。

茯神汤

【来源】《医宗金鉴》卷五十二。

【组成】茯神 当归 炙甘草 人参

【用法】龙眼肉为引，水煎服。

【主治】心疳面赤脉络赤，壮热有汗时烦惊，咬牙弄舌口燥渴，口舌生疮小便红，胸膈满闷喜伏卧，懒食干瘦吐利频。

羊肝散

【来源】《文堂集验方》卷三。

【组成】谷精草五钱 胡黄连二钱 甘草五分 地骨皮五钱 芦荟三分

【用法】上为末。羊肝一具，竹刀剖开一缝，将药末五分入肝内，用线捆好，砂锅内煮肝熟为度。随时服七日，频服即效。

【主治】心脏受疳者，小便不通，口干舌烂，牙臭。

虫积串

【来源】《串雅补》卷二。

【组成】青蛤粉一两 代赭石五钱

【用法】上为末。每服一钱，钩藤汤送下。

【主治】小儿惊疳。

二十六、小儿肝疳

小儿肝疳，又名风疳，为疳疾之一，症见眼涩痒、摇头揉目、面色表黄、多汗、下痢频多。多因肝经受热所致。治当清肝泻热。

牛黄丸

【来源】《太平圣惠方》卷八十六。

【组成】牛黄（细研）　黄连（去须）　桂心　白附子（炮裂）　川大黄（锉，微炒）　腻粉（研入）　人参（去芦头）　茯神　朱砂（细研）　雄黄（细研）　龙脑（细研）各一分　巴豆三十枚（去皮心，研，纸裹压去油）

【用法】上为末，都研令匀，以栝楼瓤为丸，如绿豆大。每服三丸，浓煎葱白汤送下。取下恶物为度。

【主治】小儿一切风疳搐搦。

龙脑散

【来源】《太平圣惠方》卷八十六。

【组成】龙脑（细研）　黄连（去须）　蚱蟟（微炒）　天麻　熊胆（研入）　麝香（细研）牛黄（细研）　蜗牛（炒令微黄）　蚺蛇胆（研入）　蓝叶　川大黄（锉，微炒）　雄黄（细研）　五灵脂　马兜铃　朱砂（细研）各一分

【用法】上为细散，入研了药令匀。每服半钱，以温水调下。

【主治】小儿风疳，日渐羸瘦，多睡壮热，面色青黄，或时吐乳。

芦荟丸

【来源】《太平圣惠方》卷八十六。

【组成】芦荟（细研）　天竹黄（细研）　胡黄连　蚺蛇胆（研入）　蛇蜕皮灰　使君子　天麻　丁香　黄连（去须）　青黛（细研）　木香　朱砂（细研）各一分　牛黄一钱（细研）　白龙脑一钱（细研）　蝉壳半分（微炒）　麝香半分（细研）

【用法】上为末，入研了药令匀，炼蜜为丸，如绿豆大。每服三丸，空心及近晚以粥饮送下。

【功用】解风热，杀疳。

【主治】风疳，小儿肝肺风热，心脾壅滞，体瘦壮热。

芦荟丸

【来源】《太平圣惠方》卷八十六。

【组成】芦荟（细研）　天麻　胡黄连各半两　麝香（细研）　铁粉（细研）　水银　干蝎（微炒）　熊胆（细研）　雄黄（细研）　朱砂（细研）各一分

【用法】上为末，以枣肉研水银星尽，为丸如绿豆大。每服三丸，以温水送下。

【主治】小儿风疳，肌体多热，烦渴心躁，夜不得眠卧。

胡黄连丸

【来源】《太平圣惠方》卷八十六。

【组成】胡黄连　人参（去芦头）　地龙（微炒）　代赭（细研）　赤石脂各半两　蜗牛肉二七个　大蛴螬五个（去翅足，微炒）　猪牙皂荚二挺（去黑皮，涂酥炙焦黄，去子）　青黛（研入）　木香　蟾酥（研入）　黄连（去须）　槟榔　朱砂（细研）　麝香（细研）　天麻　当归（锉，微炒）　犀角屑　干蝎（微炒）　蝉壳（微炒）　芦荟（细研）　羌活　使君子　白芜荑　驴胎耳（炙令焦黄）　牛黄（细研）　蛤蚧（头尾全者，涂酥炙微黄）各一分

【用法】上为末，入研了药令匀，以獖猪胆汁和丸，如绿豆大。每服三丸，空心以粥饮下。

【主治】小儿风疳，剜鼻揉眼，不知痒处。

胡黄连丸

【来源】《太平圣惠方》卷八十六。

【组成】胡黄连　芦荟（细研）　天竺黄（细

研）　犀角屑　胭脂（研入）　羚羊角屑各半
两　麝香（细研）　干蝎（微炒）　白僵蚕（微
炒）　天浆子（微炒）　牛黄（细研）　朱砂（细
研）　雄黄（细研）各一分　蟾酥一钱（研入）

【用法】上为末，都研令匀，以猪胆汁浸蒸饼
糊丸，如麻子大。每服三丸，以粥饮下，不拘
时候。

【主治】小儿风疳，身体壮热，或时吐逆，心神
烦躁。

芦荟丸

【来源】《太平惠民和济局方》卷十。

【组成】大皂角　干虾蟆（各等分，同烧存性，为
末）一两　青黛（研）一分　芦荟（研）　朱砂
（研，飞）　麝香（研）各一钱

【用法】上合研匀，用汤浸蒸饼为丸，如麻子大。
三岁儿，每服二十丸，温米饮送下，不拘时候。

【功用】常服长肌退黄，杀疳虫，进乳食。

【主治】

1.《太平惠民和济局方》：小儿疳气羸瘦，面
色萎黄，腹胁胀满，头发作穗，揉鼻咬甲，好吃
泥土，利色无定，寒热往来，目涩口臭，齿龈烂黑。

2.《张氏医通》：肝疳，口舌生疮，牙龈腐烂，
遍体生疮，及妇人热结经闭作块，上冲梗痛。

羚羊角丸

【来源】《幼幼新书》卷二十五引《灵苑方》。

【组成】羚羊角（锉屑，日晒干脆，为末）　甘草
（生）　白何首乌　瓦松（以纱绢内洗去土）各一
两　生干地黄（洗）　郁金（炮过，地上去火气）
各二两

【用法】上锉细，晒干，为细末，炼蜜为丸，如
梧桐子大。每服十五丸，食后、临卧用浓煎淡竹
叶、黑豆汤冷送下。小儿丸如绿豆大，每服七至
十丸。

【主治】肝肺壅热，眼生翳肉、赤脉，涩痛，及赤
眼障翳，睛疼痒羞明；小儿风疳烁眼。

甘松散

【来源】《圣济总录》卷一二〇。

【组成】甘松一分　猪肾（薄批，炙干）一对　芦
荟（研）半两　腻粉（研）一分

【用法】上为散。临卧时，先以浆水净漱口，后以
药贴患处。有涎即吐之。

【主治】风疳，虫蚀肉尽。

青金定命丸

【来源】《圣济总录》卷一七三。

【组成】胡黄连末一两　芦荟（研）　青黛（研）
各三分　白槟榔一枚（为末）　肉豆蔻（去壳）一
枚（为末）　诃黎勒五枚（去核，为末）　木香
（为末）　麝香（研）　丹砂（研）　密陀僧（捣，
研）　丁香（为末）各半两　红雪（研）　鹤虱
（为末）各一分

【用法】上为末，用酒煎獖猪胆膏为丸，如绿豆
大。每服五丸至七丸。奶疳，腊茶送下；气疳，
丁香汤送下；脑疳，黄连汤送下；肺疳，橘皮汤
送下；急疳，干笋汤送下；食疳，生姜汤送下；
脾疳，大枣汤送下；肝疳，盐汤送下。

【主治】小儿宿有疳气，又因肠虚下痢，寒湿相
乘，虫因虚动，侵食脏腑，或口齿生疮，或肛门
伤烂，病名疳。

玉合丹

【来源】《幼幼新书》卷二十三引《谭氏殊圣》。

【组成】寒水石　白矾各二两　黄丹（三味研匀，
入盒子，大火煅过，别研）　密陀僧各半两　硫黄
一分（研）

【用法】上再研细，蒸饼为丸，如绿豆大。每服四
丸，冷水送下；甘草汤亦得。

【主治】肝疳，腹胀体瘦黄，面色如金形渐伤。咬
甲捋眉多吃土，爱盐糟米怕羹汤。朝朝曩泻吐还
逆，昼夜频添不忍当。

拨云散

【来源】《幼幼新书》卷二十三引《谭氏殊圣》。

【组成】大黄　胡黄连　黄芩各一分（末）　马牙消　芦荟各半分（末）　天浆子（炒）　丁香七枚

【用法】上为末，用独头蒜烧熟，并醋饮为丸，如绿豆大。每服三丸，空心粥饮送下。

本方方名，据剂型当作"拨云丸"。

【主治】小儿肝疳。

龙胆丸

【来源】《幼幼新书》卷二十三引《万全方》。

【组成】龙胆　升麻　麝　水银（枣肉研）　干蝎　铁粉　熊胆　雄黄　朱砂各一分　芦荟　胡黄连　天麻各半两

【用法】上为末，枣肉为丸，如绿豆大。每服三丸，汤送下。

【主治】肝疳，体热烦渴，心躁，夜不得卧。

酸枣仁丸

【来源】《幼幼新书》卷二十三引《万全方》。

【组成】酸枣仁（微炒）　芦荟（研）　蝉壳（去头足，炒）　朱砂（研）　干蝎（微炒）　天南星（炮裂）　蛇蜕（烧灰）各一分　青黛半两（研入）　龙脑半分（研入）　蟾头一枚（炙令黄）　蛜䗥（去翅足，微炒）　天浆子（微炒）各七枚

【用法】上为末，用独头蒜烧熟，并醋饮为丸，如绿豆大。每服三丸，空心粥饮送下。

【主治】肝疳羸瘦。

乌蟾丹

【来源】《幼幼新书》卷二十三引张涣方。

【组成】乌蛇（酒浸，去皮骨，炙令黄）　干蟾（酥炙黄）　蛇蜕皮（烧灰）各一两　胡黄连半两（以上捣罗为细末）　麝香　芦荟　熊胆（各细研）各一分

【用法】上药一处拌匀，白面糊为丸，如黍米大。每服十丸，薄荷汤送下。

【主治】小儿风疳羸瘦，摇头揉目，百脉拘急。

熊胆天麻丹

【来源】《幼幼新书》卷二十三引张涣方。

【别名】熊胆天麻丸（《小儿卫生总微论方》卷十二）。

【组成】真熊胆　使君子（去壳）　胡黄连　天麻　羌活　蝉壳各一两　芦荟　干蟾（酥炙黄）各半两

【用法】上为细末，粳米饭为丸，如黍米大。每服十丸，煎荆芥汤化下。

【主治】肝疳羸瘦，摇头揉目，百脉拘急。

风疳丹

【来源】《幼幼新书》卷二十三引《赵氏家传》。

【组成】朱砂　硫黄　丁头代赭　石蛇黄（火煅，醋淬七遍）各一分　蛴螬（净，炒）　地龙（盘曲者）各三个　全蝎二个　大使君子十枚　没石子一个　蛇蚾头（酥炙）一枚　天浆子（炙）　白附子（生）各七个　白花蛇肉一寸（酒浸一宿，焙）　大附子　乌头（并向尖上）半个　半夏（姜炙）　麝　续随子　丁香　赤石脂各一钱

【用法】上为细末，粟米饭为丸，如麻子大。每服十丸，汤饮送下。

【功用】令乳哺充肥，风消气伏。

【主治】儿禀受不足，乳哺失宜，肤华浮脆，冒犯风冷，正气微弱，客邪在内，令儿津液不固，自汗自利，中寒气痞，关膈不通，呕吐乳片，肌肉不生，精神昏塞，不欲啼笑，以致龟胸解颅，丁奚无辜，邪客心成惊痫，邪客脾成风疳。

金箔茯苓散

【来源】《幼幼新书》卷二十四引洪州张道人。

【组成】金箔五片　茯苓　牛膝　胡黄连各一两　龙骨一分（生）　木香　麝香各一钱

【用法】上为末。每服一字，米饮送下，一日二次。

【主治】小儿风疳，手足拘拳，眼目不开，有时自笑或嗔怒惊叫，手爪甲青，状似鬼形，色似天吊。

【宜忌】忌油腻。

通神丸

【来源】《幼幼新书》卷二十四。

【组成】茯苓 龙脑（煅）各半两 胡黄连 铅丹各一分 银箔五片 麝一钱 钩藤（煅）一两

【用法】上为末，炼蜜为丸，如麻子大。每服十丸，米饮送下。

【主治】小儿肝疳。爱饮水，眼目不开；或天钓，手足动，眼合，语笑嗔怒无常，兼多惊，指甲青，形似死。

天麻丸

【来源】《仁斋直指小儿方论》卷三。

【组成】青黛（干） 川黄连 天麻 北五灵脂 夜明砂（微炒） 川芎 芦荟各二钱 龙胆草 防风 蝉壳（去足）各一钱半 全蝎二枚（焙） 麝香（少许） 干蟾头（炙焦）三钱

【用法】上为末，猪胆汁浸糕为丸，如麻子大。每服十丸，薄荷汤送下。

【主治】肝疳，风疳，疳眼。

生熟地黄汤

【来源】《仁斋直指小儿方论》卷三。

【组成】生干地黄 熟地黄各半两（净） 川芎 半赤茯苓 枳壳（制） 杏仁（水浸，去皮） 川黄连（净） 半夏曲 天麻 地骨皮 甘草（炙）各二钱半

《普济方》有当归。

【用法】上锉。每服二钱，加生姜三片，黑豆十五粒，水煎，临卧服。

以神曲为丸，米汤送下，名"生熟地黄丸"（《诚书》卷十一）。

【主治】

1.《仁斋直指小儿方论》：疳，眼闭合不开，内有朦雾。

2.《世医得效方》：肝疳，摇头揉目，白膜遮睛，流汗，合面而卧，肉色青黄，发立筋青，脑热羸瘦。

升麻饮子

【来源】《普济方》卷三八〇。

【组成】升麻 木香 柴胡 干姜 麝香各等分

【用法】上为末。每服一钱，饭饮调下。

【主治】肝疳，揩眼羞明，饮水者。

黄连丸

【来源】《普济方》卷三八二。

【组成】胡黄连 芦荟（细研） 天竺黄（细研） 犀角屑 脑脂（研入） 天浆子（微研） 羚羊角屑 麝香（细研） 干蝎（微炒） 白僵蚕（微炒） 牛黄（细研） 朱砂（细研） 雄黄（细研）各三分 蟾酥一钱（研入）

【用法】上为末，猪胆汁浸蒸饼为丸，如麻子大。每服三丸，以粥饮送下，不拘时候。

【主治】小儿风疳。身体壮热，或时吐逆，心神烦躁。

熊胆天麻丹

【来源】《普济方》卷三八二。

【组成】天麻 羌活 熊胆 蝉壳 使君子（去壳）

【用法】上为细末，粳米饮为丸，如黍米大。每服十丸，煎荆芥汤送下。

【主治】风疳羸瘦，摇头揉目，百脉拘急。

如圣膏

【来源】《医方类聚》卷一九三引《疮科通玄论》。

【组成】清油半斤 巴豆三钱（去皮） 当归半两 轻粉一钱 黄蜡三两

【用法】上先将清油文武火熬，次下巴豆、当归熬黑焦，又下轻粉、黄蜡熔开，冷定，盒子内盛顿。每用量疮大小搽之。

【主治】风疳，疥癣，或痒或疼，经年不效者，及一切恶疮。

芦荟丸

【来源】《校注妇人良方》卷七。

【组成】芦荟 胡黄连 黄连（炒焦） 木香 白芜荑（炒） 青皮各五钱 当归 茯苓 陈皮各一两半 甘草（炙）七钱

【用法】上为末，米糊为丸，如梧桐子大。每服七八十丸，米汤送下。

【主治】疳癖，肌肉消瘦，发热潮热，饮食少思，口干作渴，或肝疳食积，口鼻生疮，牙龈蚀烂。

补肝汤

【来源】《古今医鉴》卷十三。

【组成】生地一两　熟地一两　川芎二钱半　赤茯苓二钱半　枳壳（炒）二钱半　黄连二钱半　杏仁（水泡，去皮）二钱半　半夏曲二钱半　天麻二钱半　地骨皮二钱半　甘草（炙）二钱半

【用法】上锉。每服二钱，加生姜三片，黑豆十五粒，水煎，临卧服。

【主治】肝疳，眼闭不开，内有矇雾。

肝疳丸

【来源】《幼科发挥》卷四。

【组成】五灵脂　夜明砂　龙胆草　天麻　干蟾头　全蝎二个　蝉退　川芎　芦荟　黄连　青黛　防风

【用法】上为细末，猪胆汁浸为丸，如麻子大。每服十丸，以薄荷汤送下。

【主治】《痘疹一贯》：肝疳，肌肉削瘦，目胞赤肿，翳生泪多，白膜遮睛，泻多青色。

断砂散

【来源】《万病回春》卷三。

【组成】甘草　干姜　川乌（炮）枯矾（炒盐）各等分

【用法】上为末。每服二钱，白水送下。

【主治】青筋。

碧云散

【来源】《丹台玉案》卷六。

【组成】象牙（泥裹，煅存性）雄黄（煅）凤凰衣（煅）各一钱　鸡肫皮五个（煨）南枣（煅）面粉　珍珠　茶叶（煅灰）各二钱

【用法】上为末。先用杏仁煎汤洗，后以此散搭患处。

【主治】蚀筋疳。

复明散

【来源】《幼科金针》卷下。

【组成】天麻一两　胡黄连六钱　夜明砂一两（炒）芦荟三钱　银柴胡一钱　木贼一两　青黛一两　蝉退一两　草决明一两（炒）五灵脂一两（酒炒）龙胆草一两　蔓荆子四钱　谷精花三钱

【用法】上为末。用不入水鸡肝连胆一并捣烂，加酒酿少许，包于麻布内，滤去渣滓，将前药调和，每服一钱。

【主治】小儿肝疳。

柴胡清肝散

【来源】《医宗金鉴》卷五十二。

【组成】银柴胡　栀子（微炒）连翘（去心）胡黄连　生地黄　赤芍　龙胆草　青皮（炒）甘草（生）

【用法】灯心、竹叶为引，水煎服。

【主治】肝疳。面目爪甲皆青，眼生眵泪，隐涩难睁，摇头揉目，合面睡卧，耳疮流脓，腹大青筋，身体羸瘦，燥渴烦急，粪青如苔。

鸡心丸

【来源】《诚书》卷十一。

【组成】槟榔（去脐）三个　赤芍药　龙胆草（去芦）羌活　独活　川芎各二钱　皂荚（烧存性）三钱

【用法】上为末，蒸饼为细丸。百沸水送下。

【主治】小儿肝疳，面青黄，揉鼻揩眼，咬甲吃水。

银丸子

【来源】《诚书》卷十一。

【组成】龙齿（煅）二钱　茯苓　茯神　羌活　黄芩（炒）钩藤各三钱

【用法】上为末，蒸饼为丸，如黍米大，银箔为

衣。米汤送下。

【主治】风疳眼障，鼻痒，咬指甲，合地睡。

生熟地黄汤

【来源】《幼科指掌》卷四。

【组成】生地 熟地 川芎 枳壳 茯苓 黄连 半夏 天麻 杏仁 甘草 骨皮 黑豆 龙胆草

【用法】加建莲肉，水煎服。

【主治】肝疳，眼合不开。

滋肝散

【来源】《幼科直言》卷四。

【组成】黄连三分（土炒） 白芍八分 陈皮六分 甘草六分 当归六分 白茯苓八分 柴胡五分 山楂肉一钱 白术八分 神曲一钱（炒） 丹皮六分

【用法】白水煎服。兼服蚵蚾芦荟丸。

【主治】小儿肝疳。多因病后湿热内蒸，肢体虽瘦，而善能哭叫，毛发稀少，饮食频进，或作烦渴，皮肤多黑，多无股肉，或便食虫。

芦荟肥儿丸

【来源】《医宗金鉴》卷五十二。

【组成】五谷虫（炒）二两 芦荟（生） 胡黄连（炒） 川黄连（姜炒）各一两 银柴胡（炒）一两二钱 扁豆（炒） 山药（炒）各二两 南山楂二两半 虾蟆（煅）四个 肉豆蔻（煨）七钱 槟榔五钱 使君子（炒）二两半 神曲（炒）二两 麦芽（炒）一两六钱 鹤虱（炒）八钱 芜荑（炒）一两 朱砂（飞）二钱 麝香二钱

【用法】上为细末，醋糊为丸，如黍米大。每服一钱，米饮送下。

【主治】肝疳，面目爪甲皆青，眼生眵泪，隐涩难睁，摇头揉目，合面睡卧，耳疮流脓水，腹大青筋，身体羸瘦，燥渴烦急，粪青如苔。

抑肝扶脾汤

【来源】《医宗金鉴》卷五十二。

【组成】人参 白术（土炒） 黄连（姜炒） 柴胡（酒炒） 茯苓 青皮（醋炒） 陈皮 白芥子 龙胆草 山楂 神曲（炒） 炙甘草

【用法】加生姜、大枣，水煎服。

【主治】小儿肝疳，病势稍退者。

泻肝散

【来源】《医宗金鉴》卷五十二。

【组成】生地黄 当归 赤芍 川芎 连翘（去心） 栀子（生） 龙胆草 大黄 羌活 甘草（生） 防风

【用法】引用灯心，水煎服。

【主治】疳热上攻，眼疳成痒湿赤烂，胞肿疼，白睛生翳，渐遮满，流泪羞明，目不睁。

抑肝扶脾汤

【来源】《顾氏医径》卷五。

【组成】人参 白术 黄连 柴胡 茯苓 青皮 陈皮 莱菔子 胆草 山楂 神曲 炙草

【主治】小儿肝疳，面目爪甲皆青，眼盲眵泪，燥渴烦急，粪青如苔。

二十七、小儿脾疳

小儿脾疳，即奶疳，又名食疳、肥疳，五疳之一。临床症见面黄身热，腹胀肚大，水谷不消，泄下酸臭，或嗜食异物，困倦喜卧，纳呆消瘦，兼见吐泻，或夹有蛔虫的疳病。本病成因多为小儿脾经湿热郁滞所致，治宜清脾热，渗脾湿，攻疳积。本病类似西医学的小儿营养不良和多种维生素缺乏症。

鸡骨丸

【来源】《幼幼新书》卷二十一引《婴孺方》。

【组成】宿黄雌鸡（取胸肋骨一具，净去肉，令干，酒浸一宿，令黄） 甘草（炙） 小草（炙）各三分 蜣螂（炙）五个 桔梗 白术 茯苓 芍药各四分 人参 黄芩各五分 槟榔六分

【用法】上为末，炼蜜为丸，如小豆。二岁儿每服十五丸，一日二次。

【主治】小儿羸瘦，食少，不生肌肉，下焦冷。

大黄丸

【来源】《太平圣惠方》卷八十六。

【组成】川大黄（锉，微炒） 黄连（去须） 桂心 代赭（细研）各一两 朱砂一分（细研） 木香半两 麝香一分（细研） 肉豆蔻二枚（去壳） 杏仁半两（汤浸，去皮尖双仁，麸炒黄，研如膏） 巴豆一分（去皮心，研，以纸裹压去油）

【用法】上为末，入巴豆、杏仁，都研令匀，炼蜜为丸，如麻子大。每服三丸，以粥饮送下。

【主治】小儿食疳，心腹虚胀、妨闷，或时热渴。

木香丸

【来源】《太平圣惠方》卷八十六。

【组成】木香 麝香（细研） 胡黄连 芦荟（细研） 蟾头（炙令焦黄） 香墨 青黛（细研） 雄黄（细研） 熊胆各一分 使君子半两

【用法】上为末，炼蜜为丸，如绿豆大。每服五丸，以粥饮送下。

【主治】小儿食疳，腹中多痛，大肠或痢，鼻痒干瘦，时有体热。

代赭丸

【来源】《太平圣惠方》卷八十六。

【组成】代赭一分（细研） 赤石脂二分 朱砂一分（细研） 巴豆十枚（去皮心，研，纸裹，压去

油） 杏仁二十七枚（铜针穿，灯上燎作声为度，别研）

【用法】上件药，并须新好，入乳钵同研令匀，用饭为丸，如粟米大。每服一丸，以粥饮送下；乳汁亦得。

【主治】小儿食疳，腹胀体瘦，宿食不消，多啼壮热。

诃黎勒丸

【来源】《太平圣惠方》卷八十六。

【组成】诃黎勒皮三分 肉豆蔻一枚（去壳） 青黛（细研） 麝香（细研） 芦荟（细研） 熊胆（研入） 朱砂（细研）各一分

【用法】上为末，酒煮粳米饭为丸，如黍粒大。每服三丸，以粥饮送下，一日三次。

【主治】

　　1.《太平圣惠方》：小儿食疳，水谷不消，心腹胀满，好吃泥土，肌体瘦弱。

　　2.《圣济总录》：小儿干疳，肌肉消瘦，饮食不减，寒热枯瘁。

槟榔丸

【来源】《太平圣惠方》卷八十六。

【组成】槟榔 朱砂（细研） 阿魏（面裹，煨面熟为度） 代赭（细研） 乳香（研入） 木香 五灵脂 麝香（细研） 肉豆蔻（去壳）各一分 蟾头一枚（炙黄色）巴豆七枚（去皮心，研，纸裹压去油）

【用法】上为末，同研令匀，以面糊为丸，如黍米大。每服二丸，以温生姜汤送下。

【主治】小儿食疳气，腹胀。

朱砂丸

【来源】《太平圣惠方》卷八十七。

【组成】朱砂一分（细研） 雄黄一分（细研） 夜明砂半两（细研） 黄连半两（去须） 鳖甲半两（涂酥，炙焦黄，去裙襴） 干虾蟆半两（涂酥，炙令焦黄） 槟榔一分

【用法】上为末，以糯米饭为丸，如黍米大。每服

七丸，以粥饮送下，一日三次。

【主治】小儿奶疳，肚胀，四肢瘦弱，不欲乳食。

芦荟丸

【来源】《普济方》卷三七九引《太平圣惠方》。

【组成】芦荟（研）　宣连（去须，为末）　水银　瓜蒂（为末）　陈皮　蜗牛　麝香　当门子（另研）　龙脑（另研）　朱砂（另研，同水银再研不见星）　犀角（为末）　蟾酥（剪，研，同草药一处为末）　蝉蜕（去土）各等分

【用法】上为末，为丸如黍米大。每服三岁以上三五丸，五岁五六丸，脑疳即鼻疳，黄连汤送下；肺疳即气喘促，陈皮汤送下；食疳即吐泻，生姜汤送下；脾疳即羸瘦，枣汤送下；气疳即吐胀，青皮汤送下；筋疳即泻血，盐汤送下；肝疳即目涩，甘草汤送下；骨疳即爱卧冷地及吃泥土，茶清送下。

【主治】小儿八般疳疾。

无比丸

【来源】《幼幼新书》卷二十六引《博济方》。

【组成】青橘皮一个（巴豆七粒，麻皮缚，麸炒烟出，去巴豆）

【用法】罗橘皮末，醋糊为丸，如绿豆大，朱砂为衣。每服五七丸，陈皮饮送下。

【主治】疳积，肚大腹泻。

青金定命丸

【来源】《圣济总录》卷一七三。

【组成】胡黄连末一两　芦荟（研）　青黛（研）各三分　白槟榔一枚（为末）　肉豆蔻（去壳）一枚（为末）　诃黎勒五枚（去核，为末）　木香（为末）　麝香（研）　丹砂（研）　密陀僧（捣，研）　丁香（为末）各半两　红雪（研）　鹤虱（为末）各一分

【用法】上为末，用酒煎獖猪胆膏为丸，如绿豆大。每服五丸至七丸。奶疳，腊茶送下；气疳，丁香汤送下；脑疳，黄连汤送下；肺疳，橘皮汤送下；急疳，干笋汤送下；食疳，生姜汤送下；脾疳，大枣汤送下；肝疳，盐汤送下。

【主治】小儿宿有疳气，又因肠虚下痢，寒湿相乘，虫因虚动，侵食脏腑，或口齿生疮，或肛门伤烂，病名疳。

槟榔丸

【来源】《圣济总录》卷一七六。

【别名】调中槟榔丸（《普济方》卷三九二）。

【组成】槟榔（锉）　丹砂（研）　阿魏（面裹，煨熟）　代赭（研）　乳香（研）　木香　五灵脂　肉豆蔻（去壳）各一两　巴豆（去心膜，出油尽）半两　蟾头一枚（炙焦）（一方有麝香）

【用法】上为细末，面糊为丸，如黍米大。每服二丸，温生姜汤送下。

【功用】长肌肤，益颜色，化宿食，破积聚和气。

【主治】小儿食疳，腹胀。

益黄散

【来源】《小儿药证直诀》卷下。

【别名】补脾散（原书同卷）、益黄汤（《集验良方》卷五）。

【组成】陈皮（去白）一两　丁香二钱（一方用木香）　诃子（炮，去核）　青皮（去白）　甘草（炙）各五钱

【用法】上为末。三岁儿服一钱半，水半盏，煎三分，食前服。

【主治】脾胃虚弱，脾疳，腹大身瘦。

肉豆蔻丹

【来源】《普济方》卷三八〇引《医方妙选》。

【组成】肉豆蔻　使君子　青橘皮（炒黄）各一两　牵牛（炒）一分　芦荟（研）一分　麝香一钱

【用法】上为末，糯米饭为丸，如黍米大。每服十丸，食后生姜汤送下，量儿大小加减。

【主治】

1.《普济方》《医方妙选》：肌瘦挟积。

2.《小儿卫生总微论方》：小儿脾疳，因不知饥饱，积滞内停，腹大脚细，下利无度。

木香煎

【来源】《幼幼新书》卷二十三引张涣方。

【组成】南木香（锉） 肉豆蔻 使君子（各去壳） 胡黄连 五灵脂各一两 干蟾二个（酥炙。以上捣，罗为细末） 巴豆七个（去皮心膜，纸裹出油，细研） 麝香一分（细研）

【用法】上拌匀，滴水于石臼中捣和为丸，如黍米大。每服二粒至三粒，乳食后温生姜汤送下。

【主治】小儿食疳，不知饥饱，积滞内停，腹大脚细，下利无度。

调中丸

【来源】《幼幼新书》卷二十四引洪州张道人方。

【组成】鳖甲（醋炙） 当归 黄耆 人参 附子（炮） 桂心 胡黄连各一两 雄黄少许

【用法】上为末，枣肉为丸，如麻子大。每服三丸，米汤送下。

【主治】肉疳。眼目常痛，饮食不下，食物不消，日渐羸瘦。

【宜忌】忌鱼，油物。

虎睛丸

【来源】《幼幼新书》卷二十四引张道人方。

【组成】虎睛一个 牛黄二钱 桔梗 麝香 胡黄连各一钱

【用法】上为末，炼蜜为丸，如麻子大。每服三丸，食前米饮送下，每日二次。

【主治】小儿脾疳，常吃泥土，日久遍身通黄。

铁粉丸

【来源】《幼幼新书》卷二十四引洪州张道人方。

【组成】铁粉（此是鏊盐把子将烧红，或醋泼外，其盐霜色起，刮） 朱砂各二钱 木香 桔梗各半两 胡黄连一钱 青州蝎五个

【用法】上为末，白米饭为丸，如麻子大。每服三五丸，米饮送下。

【主治】小儿食疳。夜间壮热，或时憎寒，手足或冷，兼生阴汗，渐加消瘦，多饶虚肿，下痢。

木香芥粒丸

【来源】《小儿卫生总微论方》卷十二。

【组成】陈粟米二合 巴豆半两（去皮膜，同米炒至米焦，去巴豆用米） 陈皮半两 槟榔一两（研细） 人参（去芦）一分 木香一分

【用法】上为细末，饭和为丸，如芥子大。每用三五丸，米汤送下，不拘时候。

【主治】疳积黄瘦，盗汗，腹胀泄泻，宿滞不化，气促发喘。

香连散

【来源】《小儿卫生总微论方》卷十二。

【组成】木香一分 黄连（去须）半两（炒） 诃子（煨，去核取皮）一分 肉豆蔻三个（面裹煨，去面） 甘草一分（炙）

【用法】上为细末。每服一字或半钱，乳食前米饮汤调下。

【主治】脾疳泄泻，腹大脚细，渐成瘦弱，及诸脾胃不和，气不调顺。

香蟾散

【来源】《小儿卫生总微论方》卷十二。

【组成】干蟾一枚（涂酥，炙微黄） 蛴螂一分（去翅足，微炒） 麦蘖一分（微炒） 神曲一分（微炒）

【用法】上为细末。每服半钱，粥饮调下，不拘时候。

【主治】小儿食疳，羸瘦不进乳食。

黄垩丸

【来源】《小儿卫生总微论方》卷十二。

【组成】黄土一两（末） 陈皮（去白）一两 木香一分 巴豆二十个（去皮膜，出油尽）

【用法】上为末，饭和为丸，如粟米大。每服三二丸，煎黑豆汁送下，不拘时候。

【主治】脾疳，发黄身肿。

橘香丸

【来源】《小儿卫生总微论方》卷十二。

【组成】陈皮　木香各一两　姜黄（切片）　草豆蔻仁　白术（锉，炒）　牵牛子（炒）各半两

【用法】上为细末，滴水为丸，如麻子大。每服十丸，食后葱白米饮送下。

【主治】小儿疳积。黄瘦盗汗，腹胀泄泻，宿滞不化，气促发喘。

黄土丸

【来源】《普济方》卷三八〇引《全婴方》。

【组成】黄土　陈皮各一两　木香一分　巴豆三十粒（不去油）

《古今医鉴》有黄连五铢。

【用法】上为末，面糊为丸，如小豆大。三岁每服三十丸，煎黑豆汁送下。直候泻五七次，疳积尽，与益黄散助气，后与疳药常服。

【主治】小儿疳积在脾，面黄腹急，咬指甲，揉眉毛，搔口鼻，要吃泥土、灰炭、茶、纸。

胡黄连丸

【来源】《杨氏家藏方》卷十八。

【组成】使君子仁二两　丁香　木香　厚朴（去粗皮，姜汁浸一宿，炒紫色）　胡黄连　肉豆蔻（面裹煨熟）　没石子各一两　芦荟一分（别研）

【用法】上为细末，次入研者药和匀，煮粟米饮为丸，如黍米大。每服二十丸，乳食前橘皮汤送下。

【主治】小儿脾疳，虽能饮食，不生肌肉，或时下利，小便白浊。

使君子丸

【来源】《普济方》卷三八〇引《卫氏家藏方》。

【组成】使君子二两（去壳，炒）　丁香一两　木香一两　厚朴一两（姜汁制）　没药一两　胡黄连一两　肉豆蔻一两　草豆蔻一两　真芦荟一分　麝香一分（研，同煨，为细末）

【功用】长肌肉。

【主治】小儿脾疳泄泻。

大芜荑汤

【来源】《兰室秘藏》卷下。

【别名】栀子茯苓汤。

【组成】防风　黄连各一分　炙甘草　麻黄（不去根节）　羌活各二分　山栀子仁　柴胡　茯苓各三分　当归四分　大芜荑　白术各五分

【用法】上锉，如麻豆大，都作一服。用水一大盏半，煎至六分，去滓，食前稍热服。

【功用】滋营润燥，除寒热，致津液。

【主治】

1.《兰室秘藏》：小儿黄疳，胃热荣燥，小便利，发黄脱落，鼻、下龈作疮，能乳，喜食土，面黑、大便青，为寒。

2.《保婴撮要》：小儿脾疳，少食，发热作渴，大便不调。

灵脂丸

【来源】《仁斋直指小儿方论》卷三。

【组成】北五灵脂　缩砂仁　白豆蔻仁　麦芽（炒）　蓬术（煨）　青皮（去白）　橘红　使君子肉（焙）各二钱　虾蟆（炙焦）三钱

【用法】上为末，米糊为丸，如麻子大。每服十丸，米汤送下。

【主治】小儿脾疳、食疳。

芦荟丸

【来源】《卫生宝鉴》卷十九。

【组成】芦荟　蟾酥　麝香　朱砂　黄连　槟榔　鹤虱　使君子　肉豆蔻各等分。

【用法】上为末，糊为丸，如绿豆大。每服三十丸，空心、食前温水送下。

【主治】小儿脾疳瘦弱，面色萎黄。

麝香芦荟丸

【来源】《普济方》卷三八〇引《保婴方》。

【组成】胡黄连一两　使君子肉半两（别捣为极细）　芦荟半两　鹤虱（炒）三钱　虾蟆三钱（炒存性）　肉豆蔻（面裹烧熟，去面不用）　槟榔各

三钱　朱砂三钱半（水飞）　麝香一钱半（另研）

【用法】上为细末，醋打面糊为丸，如绿豆大，每服二十丸。三四岁每服如麻子大三十丸，空心、食前温米饮送下，每日进三次。

【主治】小儿脾瘦黄疳，好吃泥土，腹大青筋，头发作缕，或生疳虫。

五疳消食丸

【来源】《玉机微义》卷五十。

【别名】五疳消积丸（《幼科指南》卷下）。

【组成】使君子（肉炒）　麦蘗（炒）　陈皮　麦曲　芜荑　草龙胆　黄连（炒）　糖球子各等分

【用法】上为细末，陈米饭为丸，如黍米大。每服十丸，米饮送下。

【功用】消疳杀虫，退热磨积，进食。

【主治】

1.《玉机微义》：小儿五疳。

2.《幼科指南》：诸疳。小儿略见黄瘦，肚大腹痛，不思乳者。

3.《医宗金鉴》：丁奚疳。肌肉干涩，啼哭不已，手足枯细，面色黧黑，项细腹大，肚脐突出，尻削身软，精神倦怠，骨蒸潮热，燥渴烦急者。

麻鸡丸

【来源】《普济方》卷三八〇引《傅氏活婴方》。

【组成】大麻子（炒过）　乌鸡一只

【用法】用大麻子和饭饲乌鸡，经一二个月。如用，去毛粪，以乌豆一二升同蒸烂，去骨捣烂为丸。疳用随意汤使，空心吞下。

【主治】一切疳积，骨蒸劳热，面黄瘦削，腹内癖块等。

塌气散

【来源】《普济方》卷三八〇引《傅氏活婴方》。

【组成】槟榔五个（锉片，用巴豆去壳同炒令黄色，去巴豆不用）　橘红一钱　麦芽三钱（炒）　甘草二钱　缩砂仁半钱　枳壳一钱

【用法】上为末。每服一钱，萝卜子煎汤调下。泄去疳气即消。

【主治】小儿疳浮腹胀，经取未消。

秘传茴香汤

【来源】《普济方》卷二四九引《德生堂方》。

【组成】苍术一斤半　甘草（炙）十二两　茴香（炒）一斤半　干姜十二两　盐七两（后和药再碾）

【用法】上为末。每服一匙，沸汤调服，不拘时候，早晨常服。

【主治】男子小肠心腹痛，下元久冷；妇人血气刺痛；小儿脾疳泄泻。

二圣丸

【来源】《普济方》卷三八〇引《德生堂方》。

【组成】雷丸　神曲（炒）　麦芽（炒）　陈皮　青皮　茯苓　苦葶苈　石三棱　萝卜子（炒，别研）　阿魏　白豆蔻　沉香　青木香各一两　广木香一两半　莪术二两　苍术四两　半夏三钱　丁香二钱半

【用法】上锉麻豆大，用好醋五升，生犁儿铁一斤，捶碎，同前药浸，春三、夏二、秋七、冬十日，去铁将药煮，晒干为细末，面糊为丸，如粟米大。量儿大小服，三岁以下三十丸，四岁至七岁五六十丸，用作水空心服之；若受湿黄肿腹胀者，用木瓜煎汤送下。

【功用】化脾积。

【主治】小儿脾疳。

【宜忌】忌生冷、盐咸、海味、毒物。

化脾积二圣丸

【来源】《普济方》卷三八〇引《德生堂方》。

【组成】雷丸　神曲（炒）　麦蘗（炒）　陈皮　青皮　茯苓　苦葶苈　石三棱　萝卜子（炒，别研）　阿魏　白豆蔻　沉香　青木香各一两　广木香一两半　莪术二两　苍术四两　半夏三钱　丁香二钱半

【用法】上锉，如麻豆大，用好醋五升，生利牛儿铁一斤捶碎，同前药浸，春三、夏二、秋七、冬十日，去铁，将药煮，晒干，为细面，糊为丸，

如粟米大。量儿大小服，三岁以下三十丸，四岁以上至七岁五十、六十丸，用作水，空心服之；若受湿黄肿腹胀者，用木瓜煎汤送下。

【主治】小儿脾疳。

【宜忌】忌生冷、盐咸、海味、毒物。

神圣化脾丸

【来源】《普济方》卷三八〇引《德生堂方》。

【组成】京三棱（炮） 广莪（炮） 青皮（去白） 陈皮（去白）各五钱 沉香二钱 木香三钱 檀香二钱半 槟榔二钱半 脑子半钱 全蝎二钱

【用法】上为细末，炼蜜为丸，如绿豆大。二岁至四岁者三丸；五岁至八岁者五丸；九岁至十二三岁者七丸，食前用白曳刺马溺半盏，水中浸后送下。服后食积推下便软，二服后渐消，三服去病七分，然后用药磨脾去积。

【功用】顺气进食。

【主治】小儿脾疳。积聚成块，在皮膜外者，发热发渴，乳食不进，日渐羸瘦，服诸药不效者。

磨脾化滞丸

【来源】《普济方》卷三八〇引《德生堂方》。

【组成】木香 芦荟各二两 使君子仁 芜荑 陈皮（去白） 砂仁 神曲 莪术各七钱半 蛤蟆一两半（烧灰） 胡黄连二钱 黄连五钱 九肋鳖甲（醋炙）一个

【用法】上为细末，醋糊为丸，如粟米大。每服百十丸，饭水下，一日三次，不拘时候。

【主治】小儿诸脾疳。

金丝万应膏

【来源】《普济方》卷三一五。

【组成】沥青二斤半 威灵仙二两 蓖麻子一百枚（去皮脐，研烂） 黄蜡二两 木鳖子二十八枚（去壳，切片，研烂） 没药各一两（别研） 乳香一两（另研） 小油夏一两，春秋三两，冬四两

【用法】上先将沥青同威灵仙下锅内熬化开，以槐、柳枝搅，候焦黑色为度。重帛滤过，以沥青

入水盆内，候冷成块，取出称三斤净，下锅熔开，下小油、黄蜡、蓖麻、木鳖子泥，不住手槐、柳枝搅匀，须慢火；滴数点入水中，拭金丝状方可；如硬，再旋加油少许；软，加沥青，试得如法，却下乳、没末，起锅在炭火上，再用槐、柳条搅数百次，又以粗帛滤膏在水盆内，扯拔如金丝；频换水，浸二日，却用小桃盛顿。如落马坠车，于被伤疼痛处，火上炙热贴，透骨内为验，连换热水，数次落之，则热血聚处，自然消散；小儿脾疳，贴患处；泻痢，腹肚上贴；咳嗽，背心上贴。

【功用】《医灯续焰》: 行瘀消滞。

【主治】颠扑伤损手足腹背，寒湿脚气，疼痛不可忍；小儿脾疳，泻痢咳嗽，不肯服药者。

五疳消食丸

【来源】《普济方》卷三八〇。

【组成】香附子 京三棱 石三棱 青皮 陈皮各二两 缩砂一两半 使君子一两半 黄连一两 莪术一两 芜荑一两 萝卜子二两 木香一两 干虾蟆四两（烧灰） 芦荟一两 槟榔一两 苦楝根三两 干漆一两（烧去烟） 阿魏半两（另熬） 胡黄连一两

【用法】上为细末，熬萝卜水调神曲末四两糊丸，如黍米大。每服十五丸至二十丸，饭水送下。一日三次。

【主治】小儿脾伤食疳，积聚，发为寒热。

茯苓消气丸

【来源】《普济方》卷三八〇。

【组成】汉防己 茯神 茯苓 胡连各一钱 麝香一分

【用法】上为末，炼蜜为丸，如麻子大。每服五丸，米饮送下。

【主治】小儿脾疳，手足浮肿。

神仙妙应丸

【来源】《普济方》卷三八〇。

【组成】槟榔二两 黑白牵牛二两 大黄一两 使

君子半两　芜荑半两　雷丸半两　鹤虱半两　干漆五钱半（去烟）

【用法】上为细末，用皂角四两，去皮弦子，切碎，热水浸泡，搓揉，浓水滤过，和面为丸，如粟子大，或粟豆大。随儿大小，每服一二百丸，五更葱白熬汤送下，枣儿压之。次早大便见其得病根源之物。年十岁服二三钱。

【主治】疳脾癥瘕，气积成块，或如小黄瓜，横担腹肚，胁左右青筋明现，腹鼓急，手足瘦小，形貌焦枯黄黑，发直口干，虫积。

诃子散

【来源】《普济方》卷三八一。

【组成】丁香　白丁香　舶上硫黄　密陀僧　诃子一对　石燕子一对　轻粉少许

　　　方中丁香、白丁香、舶上硫黄、密陀僧用量原缺。

【用法】上为细末。如病大者，七岁以下，每服半钱；七岁以上，每服一钱，以温水调下。

【主治】小儿脾疳。

灵脂丸

【来源】《普济方》卷三八一。

【组成】北五灵脂　缩砂仁　麦芽　白豆蔻仁　莪术（炒）　青皮（去白）　虾蟆（灰）　使君子肉（炒）　胡黄连各三两　干蟾二个（酥炙）　巴豆七粒（去心膜，去其油，研）　麝香一分（研）

【用法】上为细末，滴水为丸，如黍米大。每服二粒至三粒，乳食后温生姜汤送下。

【主治】食疳。由乳食不节，脾胃受伤，或乳母恣食生冷甘肥，或乳儿过饱后与之乳，致吐乳、多睡，久则成癖，腹胁结块，其证面黄身黄，肚大脚小，逆吐中满，乏力多啼，水谷不化，泄下酸臭，合面困难，减食吃泥。

黄连丸

【来源】《普济方》卷三八一。

【组成】疥虾蟆一个（去腹肚，酒浸，炙令香黄）　木香一分　胡黄连半两　木鳖子半两（烧令

烟尽，研）　沉香一分　丁香少许　干姜一钱（烧灰存性）　巴豆二十一枚（以水淘洗，去心膜并油，并纸裹，用重物去油，再研如面止）

【用法】上为细末，水浸蒸饼为丸，如萝卜子大。每服一丸，三岁以上二丸至三丸，空心、临卧以米饮送下。

【主治】小儿食疳气，头面虚肿，腹内泄泻，面色痿黄，头发作穗，心腹胀满，肚上青筋。

【宜忌】忌粘滑物。

使君子丸

【来源】《普济方》卷三八六。

【组成】使君子一分（面裹熟，去面）　黑牵牛末一两　灵脂半两　黄连　陈皮一分　江子七粒（同陈皮、黄连炒，江子不用）

【用法】上为末，粟米糊为丸，如绿豆大。每服五七丸，生姜、橘皮汤送下。

【主治】小儿脾疳，食积气滞，面黄，大小便赤，遍身浮肿。

神效换肌丸

【来源】《婴童百问》卷八。

【别名】换肌丸（《医林纂要探源》卷九）。

【组成】川黄连（炒）　鳖甲（酒炙）　肉豆蔻（煨）　使君子　神曲（炒）　麦芽（炒）各半两　麝香半钱　诃子肉一钱半

【用法】上为末，面糊为丸，如芥子大。米汤送下，量儿大小加减。

【主治】小儿脾疳，肌瘦，潮热盗汗，饮食易伤，脏腑不调，泄泻糟粕不化，头大腹急。

小胡连丸

【来源】《医学入门》卷六。

【组成】胡黄连五分　阿魏一钱半　神曲　黄连各二钱　麝香一粒

【用法】上为末，猪胆汁为丸，如黍米大。每服三十丸，白术煎汤送下。

【主治】小儿食疳，肚大青筋。

【方论】胡黄连去果积，阿魏去肉积，神曲去食

积，黄连去热积。

加味六君子汤

【来源】《寿世保元》卷三。

【组成】人参　白术（去芦）　白茯苓（去皮）　黄
耆各一钱　怀山药二钱　砂仁（研）一钱　甘草
五分

【用法】上锉一剂。加大枣三枚，水煎，空心服。

【主治】脾疳、泄泻、痢疾，属气虚者。

【加减】如腹痛，加炒黑干姜、木香各五分，乌梅
一个。

加减芦荟丸

【来源】《景岳全书》卷六十二。

【组成】芦荟（真者）五钱　宣黄连（去须）　胡
黄连　枳实　青皮各二钱半　青黛　木香　山楂
肉各二钱　麦芽（炒）三钱　麝一分　干虾膜一
只（酥炙）

【用法】上为细末，汤浸蒸饼为丸，如绿豆大。每
服七八分，量儿大小与之。

【主治】小儿肝脾疳积，腹胀，发热体瘦，热渴，
大便不调，或瘰疬结核，耳内生疮，牙腮蚀烂，
目生云翳。

健脾丸

【来源】《幼科金针》卷下。

【组成】白术一两（土炒）　茯苓一两　人参三
钱　木香三钱　神曲五钱　山药五钱　米仁五
钱　楂肉一两　广皮五钱　扁豆五钱

【用法】上为末。黄米汤冲服。

　　本方方名，据剂型当作"健脾散"。

【主治】小儿脾疳。

益黄健脾汤

【来源】《痘疹仁端录》卷十一。

【组成】陈皮　枳壳　半夏　山楂　茯苓　当
归　川芎　腹皮　木香　白芍　白术

【用法】甘草浓煎，又用蟾酥酒调少许服。

【主治】夹脾疳，面清黄，唇淡白，发渴发喘。

鸡肉煎丸

【来源】《诚书》卷十一。

【组成】芦荟　人参　柴胡　使君子　黄连
（炒）　芜荑（去壳，炒）　胡黄连各三钱

【用法】上为末拌和，将雌鸡一只去毛令净，于臀
后开孔，去肠秽，净，拭干，入前药在鸡腹，以
线缝好。取小甑，先以黑豆铺底三寸，然后放鸡，
亦以黑豆围裹，上亦以黑豆三寸，自卯蒸至酉，
俟冷，去鸡骨，将肉研细，酒煮面糊为丸。米汤
送下。

【主治】食疳。面足痿黄，心腹胀满，遍体瘦瘠，
好吃泥土，潮热多汗。

调脾汤

【来源】《幼科铁镜》。

【组成】陈皮　白术　丁香　人参　诃子　青
皮　甘草

【主治】小儿脾疳。黄瘦腹大，或吃土吃米吃茶。

加味逍遥散

【来源】《幼科直言》卷四。

【组成】白术八分（炒）　白芍八分（炒）　当归八
分　白茯苓八分　柴胡五分　薄荷五分　陈皮
六分　白扁豆一钱（炒）　甘草六分　神曲一钱
（炒）　麦芽八分（炒）

【用法】水煎服。兼服健脾肥儿丸。

【主治】小儿脾疳。因乳食不调，饥饱不一，或一
切病后，亏损气血，以致时热时冷，或大便非结
即泻，面黄肌瘦，肚大夜热。

消疳理脾汤

【来源】《医宗金鉴》卷五十二。

【组成】芜荑　三棱　莪术　青皮（炒）　陈
皮　芦荟　槟榔　使君子肉　甘草（生）　川黄
连　胡黄连　麦芽（炒）　神曲（炒）

【用法】灯心为引，水煎服。

【主治】脾疳。面黄，肌肉消瘦，身体发热，困倦喜睡，心下痞硬，乳食懒进，睡卧喜冷，好食泥土，肚腹坚硬疼痛，头大颈细，有时吐泻，口干烦渴，大便腥粘。

午王丸

【来源】《名家方选》。

【组成】人参 莪术 山药 丁子 木香 黄柏各二分 香附 槟榔 甘草各一分

【用法】上为末，炼蜜为丸，如梧桐子大。

【主治】小儿疳胀。

健脾丸

【来源】《慈航集》卷下。

【组成】人参二钱（烘） 甜白术一两（土炒） 云苓一两 五谷虫五钱（炒） 鸡肫皮五钱（炒黄） 陈皮三钱（炒） 须黄连二钱（酒炒） 炙甘草二钱 炒麦芽五钱 焦山楂五钱 神曲五钱（炒黑） 虾蟆皮三张（炙）

【用法】上药各为末，炼蜜为丸，如桂圆大；贫人无力用参，以党参八两熬膏为丸。每服一丸，或

早或晚开水化服。

【功用】健脾长肌，调补精神。

【主治】小儿脾虚腹大，四肢消瘦，一切伤脾疳证。

启脾散

【来源】《成方便读》卷四。

【组成】潞党参（元米炒黄，去米） 制冬术 建莲肉各三两 楂炭 五谷虫炭各二两 陈皮 砂仁各一两

【用法】上为末。每服二钱，开水下。

【主治】小儿因病致虚，食少形羸，将成疳积；或禀赋素亏，脾胃薄弱，最易生病者。

【方论】凡小儿之离母胎也，皆谓之后天，莫不藉谷食以为长养，因先天之禀赋不足者，难于接补；后天之气血亏弱者，易于滋培故古人每有借后天以济先天之法，不特脾胃为后天之源，抑且土为万物之母，土旺则四脏皆旺，正自充而病自除耳。方中党参、莲肉、冬术大补脾元；陈皮、砂仁助其健运；而以楂炭、谷虫消磨不尽之滞；兼广补药之功。

二十八、小儿肺疳

小儿肺疳，五疳之一。临床症见咳嗽气逆、咽喉不利、多涕时嚏、憎寒、腹胀、泄泻米泔样粪便、乳食减少、口有腥气、皮毛干焦、四肢消瘦等。本病成因多为乳食不调，积滞生热，内传肺经，灼津耗液，虚热内生而引起，治宜滋阴清热、益气养液。

木香丸

【来源】《太平圣惠方》卷八十六。

【组成】木香 胡黄连 当归（锉，微炒） 诃黎勒（只用皮）各半两 青橘皮一分（汤浸，去白瓤，焙） 麝香一钱（细研）

【用法】上为末，用粟米饭为丸，如绿豆大。每服

三丸，以粥饮送下，不拘时候。

【主治】小儿气疳，不欲乳食，时复腹痛。

代赭丸

【来源】《太平圣惠方》卷八十六。

【组成】代赭（细研） 川大黄（锉，微炒） 桂心 萆薢（锉） 朱砂（细研） 当归（锉，微炒） 木香各半两 麝香半分（细研） 巴豆一分（去皮心，研，纸裹，压去油）

【用法】上为末。入研了药令匀，炼蜜为丸，如黄米大。一二岁儿，每服三丸，用粥饮送下；三四岁每服五丸，空心、午后各一服。

【主治】小儿气疳，腹胀时痛，体瘦。

朱砂丸

【来源】《太平圣惠方》卷八十六。

【组成】朱砂（细研） 麝香（细研） 熊胆（细研） 芦荟（细研） 蜗牛（炒令微黄） 使君子 五灵脂 胡黄连各一分

【用法】上为末，以烧饭为丸，如绿豆大。每服五丸，以粥饮送下。

【功用】益颜色，长肌肉，消积滞，杀疳虫。

【主治】小儿气疳。

芦荟丸

【来源】《太平圣惠方》卷八十六。

【组成】芦荟（细研） 牛黄（细研） 青黛（细研） 蝉壳（微炒） 熊胆（细研） 人参（去芦头） 黄连（去须） 雄黄（细研） 麝香（细研） 蛟蛶（去翅足，微炒）各一分 虾蟆一枚（涂酥，炙微黄） 诃黎勒皮三分

【用法】上为末，软饭为丸，如绿豆大。每一岁服三丸，以暖水送下。

【功用】常服令儿悦泽无病。

【主治】小儿气疳，毛发干竖，口无津液，或时下痢，多渴，不欲乳食。

诃黎勒丸

【来源】《太平圣惠方》卷八十六。

【组成】诃黎勒皮 草豆蔻（去皮） 人参（去芦头） 白术 陈橘皮（汤浸，去白瓤，焙） 白茯苓各半两 丁香一分 甘草一分（炙微赤，锉）

【用法】上为末，炼蜜为丸，如麻子大。一二岁，每服三丸；三四岁，每服五丸，先服搜病青黛丸取下恶物后，以粥饮送下，空心、午后各一次。

【主治】小儿气疳，腹内有积恶滞结之物。

麝香丸

【来源】《太平圣惠方》卷八十六。

【组成】麝香半钱（细研） 赤茯苓一钱 熊胆半钱（研入） 胡黄连一分 槟榔一枚 芦荟一分（细研） 京三棱一分（微炒） 当归半分（锉，微炒） 木香半分 桂心一分 川大黄一分（锉，微炒）

【用法】上为末，炼蜜为丸，如绿豆大，每服五丸，乳食前以温粥饮送下。

【主治】小儿气疳。壮热憎寒，腹胀下痢，皮肤干燥，眼涩揉鼻，乳食难化，日渐羸瘦。

麝香丸

【来源】《太平圣惠方》卷八十六。

【组成】麝香一分（细研） 胡黄连一（半）两 芦荟（细研） 肉豆蔻（去壳） 槟榔 夜明沙（微炒） 青橘皮（汤浸去白瓤） 朱砂（细研）各一分 干蟾一枚（涂酥炙微黄）

【用法】上为末，都研令匀，以枣肉为丸，如绿豆大。每一岁，以粥饮下三丸，每日三次。

【主治】小儿气疳。头发干竖，心腹胀满，肌体黄瘦，乳哺不消。

青金定命丸

【来源】《圣济总录》卷一七三。

【组成】胡黄连末一两 芦荟（研） 青黛（研）各三分 白槟榔一枚（为末） 肉豆蔻（去壳）一枚（为末） 诃黎勒五枚（去核，为末） 木香（为末） 麝香（研）丹砂（研） 密陀僧（捣，研） 丁香（为末）各半两 红雪（研） 鹤虱（为末）各一分

【用法】上为末，用酒煎獭猪胆膏为丸，如绿豆大。每服五丸至七丸。奶疳，腊茶送下；气疳，丁香汤送下；脑疳，黄连汤送下；肺疳，橘皮汤送下；急疳，干笋汤送下；食疳，生姜汤送下；脾疳，大枣汤送下；肝疳，盐汤送下。

【主治】小儿宿有疳气，又因肠虚下痢，寒湿相乘，虫因虚动，侵食脏腑，或口齿生疮，或肛门伤烂，病名疳䘌。

胡黄连丸

【来源】《圣济总录》卷一七三。

【组成】胡黄连半两 蛇蜕（炙）一分 虾蟆（炙）半两 青黛（研）一分 蜗牛（炒）半

两　木香一分　诃黎勒皮半两　麝香一分

【用法】上为末，用饭为丸，如绿豆大。每服三五丸，米饮下。虫出为度。

【主治】小儿气疳，下痢腹胀。

灵砂丹

【来源】《幼幼新书》卷二十三引《医方妙选》。

【组成】人参半两（去芦头）　甜葶苈（研）　五灵脂　胡黄连（并为细末）　麝香　芦荟（各细研）　杏仁（麸炒，去皮尖）各一分　辰砂半两（研细）

【用法】上件一处拌匀，以粳米饭为丸，如黍米大。每服十粒，煎人参汤下。

【主治】

1.《幼幼新书》引张涣方：小儿因嗽成疳，气疳。

2.《小儿卫生总微论方》：肺疳，因咳嗽羸瘦，皮枯毛落。

防己丸

【来源】《幼幼新书》卷二十六引《惠眼观证》。

【组成】汉防己　牵牛子　马兜铃　甜葶苈各等分

【用法】上为末，枣肉为丸，如绿豆大。每服十丸，糯米饮送下。与温肺散间服。

【主治】小儿疳嗽。

胡黄连丸

【来源】《幼幼新书》卷二十三引《万全方》。

【组成】胡黄连　当归（锉，微炒）　诃黎勒皮　木香各半两　青橘皮（汤浸，去白瓤，焙）　紫苏子　杏仁（汤浸，去皮尖，麸炒微黄）各一分　麝香一钱（研入）

【用法】上为末，用粟米饭和丸，如绿豆大。每服三丸，以粥饮下。

【主治】小儿肺疳，不欲乳食，时复腹痛。

麝香丸

【来源】《幼幼新书》卷二十三引《万全方》。

【组成】麝　熊胆各半钱　赤茯苓一钱　款冬花　杏仁（麸炒）　胡黄连　芦荟　京三棱（炮）　桂心　川大黄（炒）各一分　木香半分　槟榔二枚

【用法】上为末，炼蜜为丸，如绿豆大。乳前温粥饮送下五丸。

【主治】小儿肺疳。壮热憎寒，腹胀下痢，皮肤干燥，眼涩揉鼻，乳食难化，渐瘦。

麝香丹

【来源】《幼幼新书》二十三引张涣方。

【组成】紫苏子（炒）　五味子各一分　半夏（洗七遍）半两　胡黄连一两　干蟾（酥炙）一枚　麝香　芦荟　朱砂

【用法】上为末，枣肉为丸，如黍米大。每服五七粒，米饮送下。

【主治】小儿肺疳，皮毛枯燥，咳嗽上气。

杏仁散

【来源】《幼幼新书》卷二十四引洪州张道人方。

【组成】杏仁二七个　甘草　款冬花各二钱　麝香　胡黄连各一钱　半夏（汤洗七次）半两

【用法】上为末。每服一字，大枣汤调下，一日二次。

【主治】肺疳。小儿多是吃着热味食及病奶，损伤心肺，便生喘嗽，愚医不辨冷热，以药攻之，变成黄肿，渐觉昏沉。

绯缎丸

【来源】《小儿卫生总微论方》卷十四。

【组成】川楝子（去核）　川芎各二钱　橘皮四两（去瓤）　龙胆（去芦）二两　巴豆十四个（去皮膜，将陈皮、龙胆同巴豆炒焦黑时去巴豆不用）

【用法】上为末，糊为丸，如麻子大，朱砂为衣。每服十五丸或二十丸，食后米饮送下；腹胀，食后陈皮汤送下。

【主治】小儿疳气，黄瘦肚大，手脚浮肿，饮水不休。

木香散

【来源】《普济方》卷三八〇。

【组成】木香 胡黄连 当归（锉，微炒） 诃黎勒（只用皮）各半两 青橘皮一分（汤浸，去白瓤，焙） 麝香一钱（细研）

【用法】上为末，用粟米饭为丸，如绿豆大。每服三丸，以粥饮送下，不拘时候。

【主治】小儿气疳，不欲乳食，时复腹痛。

清膈散

【来源】《普济方》卷三八一。

【别名】清肺汤。

【组成】桑白皮五钱（炒，研用） 紫苏 黄芩 当归 前胡 连翘 防风 桔梗 天门冬（去心） 赤茯苓 甘草（炙）各二钱半（一方有生干地黄）

【用法】上锉散。每服二钱，以水一盏煎，温服，不拘时候。次服化䘌丸。

【主治】肺疳（即气疳）。由乳哺不调，壅热伤肺，风湿之气乘虚客于皮毛，入于血脉，鼻下两旁疮湿痒烂，是名䘌。其疮汁所流，却又成疮，外证咳嗽喘逆，壮热恶寒，皮肤粟生，鼻干流涕，咽喉不利，颐烂唾红，气胀毛焦，泄痢频并，多啼，揉鼻咬甲，寒热。

万寿丸

【来源】《普济方》卷三八二。

【组成】干蜗牛半两 干蚯蚓半两 蛇蜕皮一分 干蛤蟆头三个 黑丑五个（炮） 麝香一分 使君子五个（炮）

【用法】上前四味药入罐子内，封闭口，炭火烧通赤，取出捣罗为末；后三味为末，同烂研入如粉，用粟米饭为丸，如绿豆大。每服五丸，米饮送下，一日二次。

【主治】小儿气疳羸瘦，腹大项小，头发稀疏，脏腑不调，或泻或秘。

子丑散

【来源】《普济方》卷三八二。

【组成】鼠粪 黑牵牛各等分

【用法】上为末。三岁一钱，橘皮汤下。二服立效。

【主治】小儿气疳，腹急喘粗，食气攻目，乳肿。

青黛丸

【来源】《普济方》卷三八二。

【组成】青黛一分 槟榔一枚 木香一分 麝香半分（细研） 黄连一两（去须） 肉豆蔻一枚（去壳） 巴豆半两 大黄半两（锉，微炒） 鳖半两（涂醋炙令黄，去裙襴）

【用法】上先取黄连、巴豆二味，以淡浆水三碗煮令水尽，候干取出巴豆，去皮心，研如膏，纸裹去油，其黄连晒干，然后与诸药都捣研为末，用猪胆汁为丸，如麻子大。三岁每服二丸，空心以粥送下；三四岁每服三丸至四丸，每隔三日一次。取下恶物为效。次宜服诃黎勒补之。

【主治】小儿气疳，腹内有积恶滞结之物。

消气丸

【来源】《普济方》卷三八二。

【组成】木香一钱 萝卜子半两（巴豆一分炒黄色，去巴豆不用）

【用法】上为细末，糊丸如绿豆大。三岁儿三十丸，用米饮送下。

【主治】小儿气疳，腹胀喘粗。

温肺散

【来源】《证治准绳·幼科》卷八。

【组成】栝楼根半两 甘草（炙）二钱半

【用法】上为末。每服一钱，蜂蜜熟水调下。

【主治】小儿疳嗽不止。

敛鼻散

【来源】《幼科折衷》卷上。

【组成】赤小豆 当归 地榆 芦荟 青黛 瓜蒂 黄连各等分 雄黄少许

【用法】上为末。入鼻。

【功用】敛疮。

【主治】肺疳。多啼咳嗽，口鼻生疮，昏昏爱睡，体瘦肢软，吐血泻脓，大便滑泄。

龙脑膏

【来源】《诚书》卷十一。

【组成】龙脑一字　朱砂一钱　赤茯苓　人参　钩藤　甘草（炙）各一钱五分

【用法】上为末，蜜为丸。米汤送下。

【主治】肺疳，鼻下赤烂痒极，发焦揩眼，下血痢。

清疳丸

【来源】《幼科指掌》卷四。

【组成】芦荟　青黛　胡连　川黄连　天冬　麦冬　陈皮　地骨皮　夜明砂　瓜蒌仁　甘草　朱砂　猪胆汁

【用法】炼蜜为丸，如芥子大，朱砂为衣。每服三五十丸，米汤送下。

【主治】小儿肺疳（一名气疳）。鼻下生疮，咳嗽气逆，壮热恶寒，皮肤粟起，鼻痒流涕，咽喉不利，气胀毛焦，泄痢频并。

保肺健脾汤

【来源】《幼科直言》卷四。

【组成】白术七分（炒）　白芍七分（炒）　苡仁一钱　白扁豆一钱（炒）　黄耆七分　沙参八分　陈

皮六分　甘草六分　当归六分　白茯苓七分

【用法】水煎服。兼服健脾丸、八珍散。

【主治】小儿因肺经受伤，或久咳后而成肺疳，面多青白，或泄泻肚痛，或朝凉暮热；或病中服药失序，亏损脾肺。

生地清肺饮

【来源】《医宗金鉴》卷五十二。

【组成】桑皮（炒）　生地黄　天冬　前胡　桔梗　苏叶　防风　黄芩　生甘草　当归　连翘（去心）　赤苓

【用法】加生姜、红枣为引，水煎服。

【主治】肺疳。面白，气逆咳嗽，毛发枯焦，皮上生粟，肌肤干燥，憎寒发热，常流清涕，鼻颊生疮。

疳劳丸

【来源】《续名家方选》。

【组成】茶毗处煤七钱　甘草三钱　麝香二分

【用法】上糊丸。十五岁以上，每服七分，空心以黄耆汤送下，日二夜一。

【主治】疳劳初发，咳嗽盗汗黄瘦。

生地清肺饮

【来源】《顾氏医径》卷五。

【组成】生地　麦冬　天冬　杏仁　川贝　米仁

【主治】肺疳，鼻疮，口疮，咳血，音哑。

二十九、小儿肾疳

小儿肾疳，又名骨疳、急疳、走马疳，五疳之一。临床症见上热下冷，寒热时作，齿龈生疮，耳焦脑热，手足逆冷，吐逆滑泻，下部生疮，脱肛不收，夜啼，甚则高骨败坏等。《证治准绳》："肾疳亦名急疳，亦名骨疳。"《幼科折衷》："肾疳即急疳，其症脑热肌削，手足如冰，寒热时来，滑泻肚腹痛，口鼻干渴，齿龈生疮，爪黑面黧，身多疮疥是也。"

本病成因多为先天禀赋不足，嗜食肥甘，脏腑积热，津液耗伤，肾阴亏损所致。治当先解毒消疳，后宜滋补肾阴为主，兼以疗疳，如果体质极端虚弱，宜大补气血。

三黄散

【来源】《小儿药证直诀·附方》。

【组成】牛黄　大黄　生地黄　木香　青黛各等分

【用法】上为末。每服一钱匕，熟水调服。

【主治】

　　1.《小儿药证直诀·附方》：肾疳。

　　2.《证治准绳·幼科》：牙龈肿烂出血，牙齿摇动，口内气臭，身微潮热。

青金丹

【来源】《幼幼新书》卷三十一引《谭氏殊圣》。

【组成】珍珠（末）二分　石燕（末）　自然铜（末）　青黛　滑石各三钱　续随子二百粒（去皮，研末用之）　蜗牛二十七个（去壳用）

【用法】上为末，以胶清为丸，如黍米大。每服三丸，冷茴香汤送下，一日二次。

【主治】小儿疝气，肾疳，遍身瘦弱。

石绿散

【来源】《小儿卫生总微论方》卷十二。

【组成】石绿　白芷各等分

【用法】上为末。先以生甘草水洗疮，拭干敷药。一日愈。

【主治】肾疳，耳上生疮，及肥疳，头疮鼻烂，浸久不愈者。

如圣丹

【来源】《小儿卫生总微论方》卷十二。

【组成】干蟾七个（烧灰）　蝉壳（去土尽）半两　蚺蛇胆一分　大枣一个（去核烧灰，以上先为末）　黄丹一分（研）　定粉一分（研）　麝香一钱（研）

【用法】上为细末，用好醋看干湿拌匀，臼杵一二百下成膏为丸，如黍米大。每服五七粒，米饮送下，量大小加减。又化三二粒，涂调患处。若虫出乃愈。

【主治】

　　1.《小儿卫生总微论方》：小儿肾疳成蜃，肠虚，虫蚀下部肛肠等。

　　2.《普济方》：肠胃俱虚，腹内虫动，侵蚀下部，疳痢湿虫。

金灵散

【来源】《小儿卫生总微论方》卷十二。

【组成】白僵蚕不拘多少（拣直者，去丝嘴，炒焦）

【用法】上为末。每服半钱，或一字一钱，薄荷酒调下，一日三次。须臾用生力散涂之。

【主治】肾疳时久，骨沉力弱，项细头重，致天柱骨倒，不能擎举抬头。

蛙鸡灰散

【来源】《小儿卫生总微论方》卷十二。

【组成】长脚蛙青背一枚　鸡骨一分（同烧灰）

【用法】上为细末。吹入下部令深入。数用大效。

【主治】小儿肾疳成蜃，肠虚，虫蚀下部肛肠等。

地黄丸

【来源】《普济方》卷三八一引《是斋百一选方》。

【别名】九味地黄丸（《明医指掌》卷十）。

【组成】熟地黄（洗）五钱　赤茯苓　当归　山茱萸（蒸，去核）　川楝肉（焙）　牡丹皮　山药　川芎　使君子（煨）各二钱

　　《婴童百问》有泽泻，无川芎。

【用法】上为末，炼蜜为丸，如梧桐子大。每服三丸，空心温汤送下。

【主治】小儿肾疳。多由乳食不调，脏腑伏热所致。凡滋味入于脾而生虫，虫大则动，侵蚀脏腑，遂使小儿心闷。若上蚀腭龈，则口疮出血，齿色紫黑；下蚀肠胃，则下痢肛烂，湿痒生疮。或以走马命名，盖齿属肾，肾气虚才受邪热。疳气直奔上焦，初作口气，名曰臭口；次第齿黑，名曰崩砂；盛则龈烂，名曰溃槽；热血逆出，名曰宣露；甚者牙皆脱落，名曰腐根，其根即腐，齿不复生矣。外证脑热脱削，手足如冰，寒热时作，滑泄肚痛，口臭干渴，牙龈生疮，爪黑面鳖，身疼疮疥。

人参散

【来源】《活幼口议》卷十八

【组成】肉豆蔻（炮） 胡黄连 人参 杏仁（炒） 甘草（炙）各等分

【用法】上为末。每服一两匕，小者半两，温熟水调服。

　　《医方类聚》：每服一钱匕，小者半钱。

【主治】肾疳溃槽候。

地骨皮散

【来源】《活幼口议》卷十八。

【组成】生干地黄半两 真地骨皮 细辛各一分 五倍子（炒令黑）二钱

【用法】上为细末。每用少许敷之。

【主治】小儿肾疳，龈腭、牙齿肉烂腐臭，鲜血常出。

独活饮子

【来源】《活幼口议》卷十八。

【组成】天麻 木香 独活 防风各一钱 麝香少许（研细末，和入）

【用法】上为末。每服一钱匕，小者半钱，麦门冬熟水调下。

【主治】肾疳臭息。

黄耆散

【来源】《活幼口议》卷十八。

【组成】黄耆（蜜炙） 牛黄 人参 天麻 蝎（炒） 杏仁（炒） 白茯苓 川当归 生地黄（洗） 熟干地黄（洗）各等分

【用法】上为末。每服小者半钱匕，煎天门冬熟水调服；麦门冬亦得。

【主治】肾疳腐根候。

槟榔散

【来源】《活幼口议》卷十八。

【组成】木香 槟榔 人参 黄连 甘草（炙）各等分

【用法】上为末。每服一钱，小者半钱，熟水调服。

【主治】肾疳宣露。

【方论】《医林纂要探源》：槟榔、木香以升降上下之气，甘草、人参以安养中气，气壮且和，而后虫䘌不生；君黄连以厚肠胃，清湿热，而黄连、槟榔皆可杀虫。又苦坚肾水，宣散阳明之火，故可治肾疳齿牙宣露。

羽泽散

【来源】《古今医鉴》卷十六。

【组成】生矾（装入五倍子内，烧过）

【用法】上为末。掺牙。

【主治】小儿牙疳。

使君子地黄丸

【来源】《医林纂要探源》卷九。

【组成】熟地黄八钱 赤茯苓三钱（用赤以去心下邪热） 山药 牡丹皮 山茱萸（去核） 泽泻 当归 川楝子（去核，用肉） 使君子（去壳，用肉）各三钱

【用法】上为末，蜜为丸，如梧桐子大。每服三五丸，温水送下。

【主治】肾疳、骨疳、脑疳、脊疳，脑热肌削，手足冰冷，时作寒热，滑泻腹痛，齿疮身疥，骨立面黑。

【方论】方用六味地黄丸以滋养肾水而济妄火，加当归以使行于阳，川楝子、使君子以杀疳治虫，而茯苓、山药又皆可以理脾。

绿白散

【来源】《洞天奥旨》卷十二。

【组成】石绿一钱 白芷一钱 黄柏一钱

【用法】上为末。先以甘草水洗疮，拭净敷之，一日即愈。

【主治】鼻疳，肾疳，头疮，耳疮。

五疳肥儿丸

【来源】《幼科指掌》卷四。

【组成】芦荟 胡连 龙胆草 白术 茯苓各五钱 地骨皮 银柴胡 麦芽 萝卜子 神曲 使君子各四钱 枳壳 夜明砂 青皮 川连 人参 山楂 芜荑 槟榔各三钱 木香 砂仁各二钱 三棱 莪术各二钱（同巴豆肉炒，去巴豆不用）

【用法】上为末，汤泡蒸饼为丸，如绿豆大，青黛为衣。每服四五十丸，米汤送下。

【主治】小儿骨疳。

加味地黄丸

【来源】《幼科指掌》卷四。

【组成】熟地九钱 茯苓 牡丹皮 山茱肉 泽泻 当归 川芎 川楝子 使君子各四钱

【用法】炼蜜为丸，如梧桐子大。每服六七十丸。

【主治】小儿肾疳，一名骨疳。肢体瘦削，遍身疮疥，喜卧冷地，口疮出血，口臭，次第齿黑，名曰崩砂，盛则龈烂牙落。

保元地黄汤

【来源】《幼科直言》卷四。

【组成】黄耆八分 白术八分（炒） 白芍八分（炒） 沙参八分 当归六分 丹皮八分 白茯苓八分 熟地二钱 车前子八分

【用法】水煎服。兼服六味地黄丸。

【主治】小儿肾疳，由肝脾失调，加之先天肾水不足而成。体多瘦弱，目昏神倦，或凉或热，或时时伤风。

除疳散

【来源】《麻症集成》卷三。

【组成】煅人中白 煅文蛤 烧蚕蜕纸 铜青

【用法】共研粉。用米泔水洗净敷之，以平为度。

【主治】牙疳臭烂。

金蟾丸

【来源】《顾氏医径》卷五。

【组成】干蟾 黄连 芜荑 芦荟 人参 甘草

【主治】肾疳，解颅鹤膝，继以甘肥失节，面黑齿血，腹泻清厥。

三十、小儿脊疳

小儿脊疳，临床症见肌肉消瘦，脊骨显露。《婴童百问》："五疳出虫，五脏疳也，其余曰蛔疳，曰脊疳"。《仁斋直指小儿方论》："脊疳者，虫蚀脊膂，身热羸黄，积中生热，烦渴下利，拍背如鼓鸣，脊骨如锯齿；或十指皆疮，频啮爪甲是也。"即是对脊疳症状的描述。本病成因于疳疾日久，消耗骨肉所致，治宜杀虫消疳为主。

牛黄丸

【来源】《太平圣惠方》卷八十七。

【组成】牛黄一分（细研） 真珠末一分 朱砂一分（细研） 赤芍药一分 杏仁一分（汤浸，去皮尖双仁，麸炒微黄） 赤茯苓一分 甘草一分（炙微赤，锉） 牡蛎粉一分 麝香一分（细研） 虾蟆灰一分 犀角屑一分 巴豆十枚（去皮心，研，纸裹压去油）

【用法】上为末，入研了药，更研令匀，用糯米饭为丸，如绿豆大。每日早晨服二丸，以荆芥汤送下。

【主治】小儿心肺久热，致成脊疳，渐渐羸瘦。

白矾丸

【来源】《太平圣惠方》卷八十七。

【组成】白矾灰三钱 田父三分（烧灰） 蛇蜕皮

一条（炒令微黄） 青黛一分（细研） 鹤虱一分 朱砂一分（细研） 麝香一钱（细研） 芦荟三分（细研） 莨菪子一分（水淘去浮者，水煮，令芽出，炒黑色）

【用法】上为末，同研令匀，以烧饭为丸，如绿豆大。每一岁儿服二丸，以粥饮送下。

【主治】小儿脊疳，下痢羸瘦。

地骨皮丸

【来源】《太平圣惠方》卷八十七。

【组成】地骨皮半两 龙胆二分（去芦头） 子芩二分 紫参半两 黄耆半两（锉） 枳壳一分（麸炒微黄，去瓤） 木香一分 猪苓一分（去黑皮） 川大黄半两（锉碎，微炒） 郁李仁半两（汤浸，去皮尖，微炒） 海蛤一分（细研）

【用法】上为末，炼蜜为丸，如绿豆大。每服五丸，以温水送下，一日三次。得微利为效。

【主治】因奶热所致小儿脊疳，渐渐黄瘦，以手指击之，背如鼓响，脊骨高。

杀疳丸

【来源】《太平圣惠方》卷八十七。

【组成】没石子半两 麝香一分（细研） 芦荟半两（细研） 瓜蒂半两 蟾头半两（炙令焦黄） 鹤虱半两 青黛半两（细研） 腻粉一分（研入）

【用法】上为末，以糯米饭为丸，如黍米大。每服五丸，以粥饮送下，一日三次。

【主治】小儿脊疳，日渐羸瘦，腹中有虫。

芦荟丸

【来源】《太平圣惠方》卷八十七。

【组成】芦荟半两（细研） 胡黄连半两 虾蟆一枚（涂酥，炙令焦黄） 熊胆半两（研入） 贯众半两 地龙半两（微炒） 青黛半两（细研） 黄连半两（去须） 朱砂半两（细研） 蝉壳半两（微炒，去足） 雷丸半两 麝香半两（细研）

【用法】上为末，用蜗牛肉研和为丸，如麻子大。每服五丸，以粥饮送下，一日三次。

【主治】小儿脊疳，腹内有虫，上攻背膂，脊骨渐高，肌体羸瘦。

青黛丸

【来源】《太平圣惠方》卷八十七。

【组成】青黛一分（细研） 定粉一分 蟾酥半分（研入） 夜明砂一分（微炒） 黄连半两（去须） 麝香一分（细研） 熊胆半分（细研） 羚羊角屑半分 朱砂一分（细研） 犀角屑半分

【用法】上为末，用软饭为丸，如绿豆大。每一岁服二丸，以粥饮送下。

【主治】小儿脊疳，四肢瘦弱，腹胁壮热，头发干疏，时烦渴，脊骨如锯。

青黛丸

【来源】《太平圣惠方》卷八十七。

【组成】青黛一分（细研） 胡黄连半两 鹤虱一分 芦荟一分（细研） 朱砂一分（细研） 熊胆一分（研入） 麝香一分（细研）

【用法】上为末，同研令匀，炼蜜为丸，如绿豆大。每服三丸，用温水送下，一日三次。

【主治】小儿脊疳，体热瘦瘁，心烦多渴，不欲饮食。

金蟾散

【来源】《太平圣惠方》卷八十七。

【组成】干蟾一枚（大者；涂酥炙令焦黄） 夜明砂三枚（微炒） 胡粉三钱 丁香三七粒 桃白皮三分（锉） 樗根白皮三分（锉） 地榆三分（锉） 百合三分 诃黎勒三分（煨，用皮） 白芜荑三分（微炒） 人参三分（去芦头） 槟榔一分 川大黄三分（锉碎，微炒） 黄连三分（去须） 黄柏三分（锉）

【用法】上为细散，每服半钱，用粥饮调下，一日三次。

【主治】小儿脊疳，头大项细，四肢黄瘦，肚大胸高，毛发干竖。

胡黄连丸

【来源】《太平圣惠方》卷八十七。

【组成】胡黄连半两　青黛半两（细研）　木香一分　蜗牛二七个（炒令微黄）　地龙半两（微炒）　蟾酥一钱（研入）　黄连半两（去须）　槟榔一分　蛂蟟五个（微炒，去翅足）　朱砂一分（细研）　麝香一分（细研）　当归一分（微炒）　犀角屑一分　干蝎一分（微炒）　蛇蜕皮一分（烧为灰）　芦荟一分（细研）　独活一分　牛黄一分（细研）　猪牙皂荚五挺（去皮，涂酥炙焦黄）

【用法】上为末，以猪胆汁和丸，如绿豆大。每服五丸，以粥饮下，一日三服。

【主治】小儿脊疳，肌肤羸瘦，背脊骨高，身体寒热，面无颜色。

朱砂丸

【来源】《幼幼新书》卷二十四引洪州张道人方。

【组成】天灵盖（炙）一个　柴胡（烧）　白术　麝香各一钱　槟榔一个

　　本方名"朱砂丸"，但方中无朱砂，疑脱。

【用法】上为末，蒸枣肉为丸，如麻子大。每服三丸，米饮枣汤送服。

【主治】脊疳，十指甲痒痛，头发焦干，腹肚虚鸣，脊骨如锯，时时下利，状如青淀或脓或血。

胡黄连丸

【来源】《普济方》卷三八二。

【组成】胡黄连　苦楝子各一两　青黛半两　芦荟一分

【用法】上为末，以糯米饮和丸，如绿豆大。每服一丸，荆芥汤下。

【主治】小儿脊疳，肌肤羸瘦，背脊骨高，身体寒热，面无颜色。

金蟾散

【来源】《顾氏医径》卷五。

【组成】蟾　夜明砂　桃白皮　樗根皮　地榆　诃子　槐米　粉草　大枣

【主治】脊疳。脊热生虫，以手击其背，空若鼓鸣。

三十一、小儿疳疮

小儿疳疮，是指疳虫侵蚀肌肤，溃腐成疮疡的病情，与疳䘌相近。《太平圣惠方》："小儿疳疮，生于面鼻上，不痒不痛，恒有汁出，汁所流处。随即成疮，亦生身上。小儿多患之，亦是风湿搏于血气，所以不痒不痛，故名疳疮也。"治宜杀虫解毒，化腐敛疮。

青黛散

【来源】《太平圣惠方》卷九十。

【组成】青黛一分　人粪半两（烧灰）　蜗牛半两（烧灰）　麝香一分

【用法】上为细散。量疮大小敷之。若鼻内有疮，以散少许吹在鼻内，每日三次。

【主治】小儿疳疮，或生口面，或生身上。

麝香散

【来源】《太平圣惠方》卷九十。

【组成】麝香一分　蚺蛇胆一分　黄矾一分（瓜州者）　芦荟一分

【用法】上为细散。先以温水洗疮，后取药一字，敷于疮上。口内恶气，贴药一字，每日三次。

【主治】小儿头面生疳疮，口中臭气。

五倍散

【来源】《圣济总录》卷一三九。

【组成】五倍子（生）

【用法】上为细散。干贴用。

【主治】

1.《圣济总录》：金疮血不止。

2.《证治准绳·疡医》：痔疮。

青金定命丸

【来源】《圣济总录》卷一七三。

【组成】胡黄连末一两　芦荟（研）　青黛（研）各三分　白槟榔一枚（为末）　肉豆蔻（去壳）一枚（为末）　诃黎勒五枚（去核，为末）　木香（为末）　麝香（研）　丹砂（研）　密陀僧（捣，研）　丁香（为末）各半两　红雪（研）　鹤虱（为末）各一分

【用法】上为末，用酒煎獭猪胆膏为丸，如绿豆大。每服五丸至七丸。奶疳，腊茶送下；气疳，丁香汤送下；脑疳，黄连汤送下；肺疳，橘皮汤送下；急疳，干笋汤送下；食疳，生姜汤送下；脾疳，大枣汤送下；肝疳，盐汤送下。

【主治】小儿宿有疳气，又因肠虚下痢，寒湿相乘，虫因虚动，侵食脏腑，或口齿生疮，或肛门伤烂，病名疳。

白粉散

【来源】《小儿药证直诀》卷下。

【组成】海螵蛸三分　白及三分　轻粉一分

【用法】上为末。先用浆水洗，拭干，贴。

【主治】诸疳疮。

【方论】《小儿药证直诀类证释义》：轻粉拔毒，海螵蛸、白及粘腻长肌，浆水化滞物以治疳疮。

胡黄连丸

【来源】《小儿药证直诀》卷下。

【组成】川黄连五钱　胡黄连五钱　朱砂一钱（另研）（一方用虾蟆半两，不烧）

【用法】上为细末，入朱砂末，都填入猪胆内，用淡浆水煮，以杖于铫子上，用线钓之，勿着底，候一炊久取出，研入芦荟、麝香各一分，饭和为

丸，如麻子大。每服五七丸至二三十丸，食后米饮送下。

【功用】《御药院方》：镇惊散热截疳。

【主治】

1.《小儿药证直诀》：小儿肥热疳。

2.《鸡峰普济方》：小儿心经积热。

雷丸丹

【来源】《幼幼新书》卷二十五引《万全方》。

【组成】雷丸（生）　鹤虱（生）　使君子（去壳，生）　胡黄连（微炒）　芦荟（研）各半两　麝香半两（研入）　蟾一枚（酒浸一宿，慢火炙熟，去皮足骨，焙）　木香　肉豆蔻各一分　芜荑一两（去皮，微炒，研入）　朱砂二钱（研少许，为衣）

【用法】上为末，用獭猪胆四个，将汁倾入瓷盏中，外以重汤煮过，和杵为丸，如黍米大。每服五丸至七丸，空心、日午、临卧麦门冬熟水送下。

【主治】小儿一切疳，肚胀腹满，手脚枯细，眼目口鼻生疮，身体壮热，痢下泔淀，日渐羸瘦，面无光泽。

夺命散

【来源】《幼幼新书》卷二十六引赵氏方。

【组成】五灵脂　莴苣菜（阴干）　地黄花　黄丹（炒）　白矾（飞）　染胭脂　麝少许

【用法】上为末。看疮大小，浆水洗贴。

【主治】疳疮。

至圣散

【来源】《幼幼新书》（古籍本）卷二十六引赵舍人方。

【别名】至宝散（原书人卫本）。

【组成】白蚬壳（泥中多年，色白圆小）　蜜陀僧（同蚬壳煅）各一两　无名异半两

【用法】上为细末，入麝半钱研，盐汤温浆水洗，掺药，膏药盖。不五七次即生肥肉，生六分止，不然，疮瘢高大。

【主治】疳疮年深见骨，或干或湿。

蜜陀僧散

【来源】《鸡峰普济方》卷二十四。
【组成】白蚬壳（在土日久，色白）蜜陀僧各一两（以火煅赤，出火毒）无名异（如圆桑椹者是）半钱 麝香半钱
【用法】上为细末。如有积年疳疮，以温盐浆水净洗，掺药，以膏药盖，候疮生肌及七分，即住药；不然，即疮瘢高大。
【主治】疳疮。

截疳散

【来源】《活法机要》。
【组成】黄连半两 白敛 白及 黄丹各一两 轻粉一分 龙脑 麝香各半分 密陀僧一两
【用法】上为细末，和匀。干掺或按疮口中，以膏贴之。
【主治】年深疳瘘疮。

绵茧散

【来源】《小儿痘疹方论》
【别名】蚕茧散（《医钞类编》卷十九）。
【组成】出蛾绵茧不拘多少
【用法】用生白矾捶碎，实茧内，以炭火烧矾汁，干，取出为末，干贴疳疮口内，如肿臀作痛，更服污命饮。
【主治】小儿因痘余毒，肢体节骱上有疳蚀疮，脓水不绝。

定效散

【来源】《小儿卫生总微论方》卷二十。
【组成】诃子一两（去核）好腊茶一两 腻粉十筒 麝香少许
【用法】上为末。先用汉葱、木贼、川椒三味煎汤，乘热熏疮，候通手洗涤，令脓血净，将药量多少敷之。

【主治】小儿下疳。

鱼肚散

【来源】《普济方》卷三八一引《卫生家宝》。
【组成】密陀僧一两 黄丹一两（水飞）
【用法】上为末，用活鲫鱼一个，破出腹肚净洗，入药在鱼肚内，用湿纸裹定，黄泥固济了，慢火内烧一日，取出去土，研令细。每取少许，先用米泔水洗疮口，干贴。
【主治】小儿疳疮。

二妙丹

【来源】《走马疳急方》。
【组成】铜青 枯矾各等分
【用法】上为极细末。以米泔水煎，去滓，令温洗之。
【功用】杀虫，去湿，止痒。
【主治】疳疮瘙痒。

胜金散

【来源】《卫生宝鉴》卷十九。
【组成】石膏 黄芩一两
方中石膏用量原缺。
【用法】上为末。先擦了绛玉散后，不拘多少覆之。
【主治】小儿头上并身上湿疳，时复痒痛，皮肤湿烂久不愈。

绛玉散

【来源】《卫生宝鉴》卷十九。
【组成】黄丹（炒红）二两重 绿豆粉（炒黄）三两重
【用法】上为末。清油调，鸡翎扫于疮上，后掺胜金散覆之。
【主治】小儿头上并身上湿疳，时复痒痛，皮肤湿烂，久不愈。

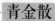

青金散

【来源】《普济方》卷二七二。

【组成】稻穰一两　胡椒半钱　麝香少许

【用法】上为细末。每日一次，干掺在疮口内。

【主治】疳疮。

槟榔散

【来源】《普济方》卷三〇一。

【组成】槟榔（烧灰存性）　轻粉

【用法】上为末。入轻粉，用蒸饭甑盖上滴泪调敷之。

【主治】疳疮浸淫不愈。

脌胫散

【来源】《普济方》卷三〇一。

【组成】脌胫　麝香各等分

【用法】用浆水洗患处，就温搽即可。

【主治】疳疮连年月深不退者。

枣肉丸

【来源】《普济方》卷三八〇引《鲍氏方》。

【组成】枣肉二枚（去核，入青矾如核大在内，以火煅存性为末）　麝香少许

【用法】油调涂。

　　本方方名，据剂型，当作"枣肉散"。

【主治】小儿因疳加疮，侵口鼻。

牙疳散

【来源】《普济方》卷三八一。

【组成】人粪（烧灰）　麝香少许

【用法】上为末。贴病处。

【主治】小儿疳蚀。

鸦鹖散

【来源】《普济方》卷三八一。

【组成】老鸦头一枚（烧灰，研）　轻粉　黄

丹　枯矾各一分　麝香少许

【用法】上为细末。先用温水洗净，掺药。良。

【主治】小儿鸦鹖疳疮。

清肌渗湿汤

【来源】《疮疡经验全书》卷三。

【组成】归须（酒洗）　白芷　甘草　升麻　苍术　白术（土炒）　川芎　白芍（酒炒）　山栀子（酒炒）　连翘　黄连（酒炒）　黄柏（盐酒拌炒）　知母（盐酒拌炒）　木通　青皮　木瓜　泽泻　茯苓　苦参（酒炒）　枳壳　柴胡　石菖蒲各等分

【用法】上为末，水和为丸。每服二钱，百沸汤送下。

【主治】血疳疮。

黄连丸

【来源】《古今医鉴》卷十三。

【组成】胡黄连五钱　川黄连五钱　朱砂二钱半（另研）

【用法】上为细末，填入猪胆内，用淡浆煮，以杖子如桃子，上用线约之，勿着底，候一时取出研，入芦荟、麝香各一分，饭为丸，如麻子大。每服五七丸至一二十丸，米饮送下。

【主治】肥热疳。

绵茧散

【来源】《痘疹传心录》卷十五。

【组成】绵茧（烧灰存性）三钱　枯矾一两　蜜陀僧五钱　白芷（炒黑）

【用法】上为末。湿则干掺，干则蜜调敷。

【主治】

　　1.《痘疹传心录》：痘疳蚀疮。

　　2.《痘科类编释意》：痘疮发热不结疮，遍身出清水。

使君子地黄丸

【来源】《医林纂要探源》卷九。

【组成】熟地黄八钱　赤茯苓三钱（用赤以去心下邪热）　山药　牡丹皮　山茱萸（去核）　泽泻　当归　川楝子（去核，用肉）　使君子（去壳，用肉）各三钱

【用法】上为末，蜜为丸，如梧桐子大。每服三五丸，温水送下。

【主治】肾疳、骨疳、脑疳、脊疳，脑热肌削，手足冰冷，时作寒热，滑泻腹痛，齿疳身疥，骨立面黑。

【方论】方用六味地黄丸以滋养肾水而济妄火，加当归以使行于阳，川楝子、使君子以杀疳治虫，而茯苓、山药又皆可以理脾。

金白散

【来源】《医部全录》卷二三〇引叶心仰方。

【组成】铅粉不拘多少（银窠倾过，取出铅）六钱　轻粉三钱　冰片三分

【用法】共为末。每用少许搽于患处；先用茶洗净，然后用药。

【主治】疳疮。

化毒丹

【来源】《古方汇精》卷四。

【组成】元参　桔梗　赤苓各二钱　黄连　龙胆草　薄荷　青黛　连翘各一钱　甘草五分

【用法】加灯草二十寸，水煎服。

【主治】猴子疳。

槐耆汤

【来源】《验方新编》卷十五。

【组成】槐花　青蒿各一两　生地　紫苏　南薄荷　连翘各七钱　生黄耆　天冬　元参　花粉各五钱　黄柏三钱

【用法】水煎服。

【主治】疳蛊，口干火盛者。

【宜忌】受毒极重者，戒盐、荤、女色；服药数月

后，开荤、盐，近色无妨。

【加减】头痛，加白芷三钱，川芎二钱。

地黄芍药芩柏汤

【来源】《医学金针》卷八。

【组成】甘草（生）　生地　黄芩　黄柏各一钱　元参　芍药各二钱

【用法】流水煎，温服。外以黄连、石膏、甘草、青黛各等分，研细，时时涂之。

【主治】疳疮。

松葱膏

【来源】《经验各种秘方辑要》引汪光焱方。

【组成】明净松香一二斤　明雄黄七钱　飞东丹五钱　炒黄柏二钱　洋青黛二钱（水飞）　无名异（即漆匠所用之无名子灰）二钱（炒，研极细，筛之，粗者不用）　大梅片五分（另研后和匀）　人中白三钱（煅）　上宫粉一钱五分（炒）　净轻粉五分（炒）　制铜绿五分　枯白矾一钱　孩儿茶二钱　绿豆粉五钱（晒干，和匀）

【用法】先将松香放入大铜锅清水内煮炸，俟一齐融化，滚浮水面时，用竹签缓缓闭去热水，速倾冷水盆中，少倾即趁热扯拔，如作米糖式，倘嫌烧手，入冷水一冰即取出，不可太冷，恐凝定扯拔不动，须多手助力，各执一团扯拔，否则易冷；冷定后，复入清水内，如前再煮，再倾再扯，若是者少则五次，多则七次，如不厌烦，扯多愈妙，末用新鲜连须全葱白三四个洗净，稍干水气，捣烂取自然汁，去滓不用，即以葱汁缓缓将松香煮干，仍用冷水一倾，随意做成饼式，愈陈愈妙，新者亦可用。每料另称二两，配下各药，余则存留可也；上为极细末，瓷瓶紧塞，勿令泄气。用时先将烂疮洗净流水；湿烂者，将棉蘸药干扑之，不必再洗。二三日即结痂收水而愈；干烂者，用女人搽头陈香油搽；若白秃疮，先将头发剃去，洗净疮痂，再搽；亦用香油调数次亦愈。

【主治】小儿头面口鼻一切干湿疳疮，及白秃疮。

三十二、口疳

口疳，又称口疮、口糜、口破、脾瘅。是一种以口舌反复生疮、疼痛溃烂为主要特征的口腔疾病。可发于口腔内的颊、舌、腭及唇等任何部位。《外科启玄》："口疳，是湿热在于胃口之上，乃脾之窍，宜内除其胃中湿热，若不早治，恐食其口唇腮颊等处。"

本病成因多为心脾积热，或阴虚火旺，灼伤口腔肌膜所致。其治疗常以清泻心脾，滋阴降火等为基础。西医学中疱疹性口炎（又称急性疱疹性龈口炎）、口腔溃疡、阿弗他口炎可参照本病治疗。

蔷薇根膏

【来源】《太平圣惠方》卷三十四。

【组成】蔷薇根三两　地骨皮　葱根　胡粉各一两　蜡一分

【用法】前三味都锉，以水二大盏，煎至半盏，以重抄纸半张浸之，晒干更浸，汁尽为度，干了，以粉、蜡涂之于上，剪作条子。夜卧贴之。

【主治】齿蜃。

山李子煎丸

【来源】《太平圣惠方》卷三十六。

【组成】山李子根（亦名牛李子，细锉）　蔷薇根（野外者良，细锉）各五升

【用法】上药以水五升，煎半日以来，取汁，于银器中盛，以重汤煮，如无银器，铜器亦得，看稀稠得所，即于瓷器内盛。每取少许，含咽之。以愈为度。

《普济方》：如患发背，重汤煎令极稠，和如膏，以帛涂之疮上。

【主治】口中疳疮。

【验案】口疳　《普济方》：昔襄州军事柳岸妻窦氏，患口疳十五年，齿尽落，龈亦断坏，不可近，用此方遂愈。

胡粉散

【来源】方出《太平圣惠方》卷三十六，名见《普济方》卷二九九。

【组成】胡粉一两　牛黄一两

【用法】上药相和，安于铫子中，于暖灰上研令匀。少少含之。

【主治】口疳疮。

苦参汤

【来源】《太平圣惠方》卷六十。

【组成】苦参一两　桃白皮三分　槐白皮三分

【用法】上锉细。以水三大盏，煎至二盏，去滓，食前分三次温服。

【主治】疳蜃，上唇内生疮如粟，口中懊涩，面色枯白，好睡体重，虫蚀五脏。

干漆散

【来源】《太平圣惠方》卷八十七。

【组成】干漆半两（捣碎，炒令烟出）　硫黄半两（细研）　文蛤灰半两　兰香灰半两　虾蟆半两（烧为灰）　麝香一钱（细研）　没石子半两　马齿苋末半两

【用法】上为细散。用腊月猪脂四两，并药末，放铫子内相和，煎热，用槐枝子绵缠，及热蘸取烙齿根上，令血止，每日二上。以肉生为度。

【主治】小儿口中疳疮，蚀齿根宣露。

马齿苋散

【来源】《太平圣惠方》卷八十七。

【组成】马齿苋半两（干者）　没石子半两　麻黄半两（去根节）　麝香一钱（细研）　兰香根灰二钱

【用法】上为细散。每服半钱，贴于疮上，日夜四五度用之。

【主治】小儿疳疮满口齿，彻鼻中。

五倍子散

【来源】《太平圣惠方》卷八十七。

【组成】五倍子三分（末） 黄丹一分（微炒）

【用法】上为末。以绵裹，贴于上，涂之亦得，一日四五次。

【主治】小儿口齿疳，虫蟨。

白矾散

【来源】《太平圣惠方》卷八十七。

【组成】白矾灰一分 黄矾一分（烧赤） 雄黄一分（细研） 盐绿一分（细研） 虾蟆灰一分 麝香一分（细研） 人中白一分（烧灰） 人粪灰一分 蚺蛇胆一分（研入）

【用法】上为细末。每用药时，先以发裹指，清水洗口齿上，然后用蜜水调药末如膏，以篦子薄涂于齿龈上，一日三五次。

【主治】小儿口齿疳疮，疼痛肿烂。

芦荟散

【来源】《太平圣惠方》卷八十七。

【组成】芦荟半两（细研） 土绿半两 珍珠末一两 胡粉半两（研入） 蜗牛壳一两半（炒令黄） 黄芩一两半 麝香一分（细研） 石盐一两 青黛一两（细研）

【用法】上为细散。先用甘草汤洗，及漱口了，将此散绵裹，贴于齿上，及散涂药亦得。如有涎，旋吐勿咽之。

【主治】小儿口齿疳，鼻舌生疮。

莨菪膏

【来源】《太平圣惠方》卷八十七。

【组成】莨菪子一分（生用） 葶苈子一分（生用） 硫黄一分（细研） 雄黄一分（细研） 白矾灰一分 熊胆一分（细研） 芦荟一分（细研） 蚺蛇胆一分（研入） 麝香一分（细研）

【用法】上为末，取腊月猪油二两，入于铫子内，以慢火上熔化，然后下诸药末相和，搅匀为膏。每用约杏仁大，以绵裹，火炙烙齿龈及疮上。

【主治】小儿疳蟨，口齿疮。

蜗牛散

【来源】《太平圣惠方》卷八十七。

【组成】蜗牛壳二七枚（烧灰） 角蒿一两（烧灰） 麝香末半钱 黄柏末半钱 细辛末半分 石胆一杏仁大

【用法】上为细末。每取少许，贴于患处，每日三次。

【主治】小儿口齿疳疮，蚀口鼻中欲尽。

蜗牛散

【来源】《太平圣惠方》卷八十七。

【组成】蜗牛壳（烧灰） 麝香 白狗粪（烧灰） 人粪灰 蝙蝠（烧灰） 青黛 蟾头（烧灰）各半两

【用法】上为细散。每取少许，吹于鼻中，再以蜜和贴口齿上。

【主治】小儿口齿疳疮，臭烂不愈。

雌黄散

【来源】《太平圣惠方》卷八十七。

【别名】雄黄散（《普济方》卷三八一）。

【组成】雌黄一分（细研） 箬叶一两（炙令黄色） 黄芩半分 螺师壳一分（炙令黄）
方中雌黄，《普济方》作雄黄。

【用法】上为末。夜间即与贴，掺在齿龈及疮上。

【主治】小儿忽有疳疮，口及齿龈生烂肉，口臭。

鸽粪散

【来源】《太平圣惠方》卷九十。

【组成】鸽粪一分 人粪灰一分 白矾一分 青黛一分 麝香一分

【用法】上为细末。敷之，一日三次。

【主治】小儿口中及诸处生疳疮。

珠黄散

【来源】《中国医学大辞典》引《太平惠民和济

局方》。

【组成】珍珠（豆腐制）三钱　西黄一钱

【用法】上为极细末，无声为度，密贮勿泄气。每用少许吹入患处。

《医级》：小儿痰痉，以灯心调服二三分。

【功用】

1.《中国医学大辞典》引《太平惠民和济局方》：化毒去腐，清热生肌。

2.《饲鹤亭集方》：平疳化痰，清咽利膈，止痛。

【主治】

1.《中国医学大辞典》引《太平惠民和济局方》：咽喉肿痛腐烂，牙疳口疳，梅毒上攻，蒂丁腐去，小儿痘瘰后余毒未消，口舌破碎。

2.《医级》：风痰火毒，喉痹，及小儿痰搐惊风。

【宜忌】《全国中药成药处方集》（天津方）：忌烟、酒及辛辣食物。

葵根散

【来源】《圣济总录》卷一七二。

【组成】葵根（切）　赤小豆　土瓜根各一两　麝香（研）一分

【用法】上为散。每用一字，贴疮。

【主治】小儿漏疳口疮。

麒麟竭散

【来源】《圣济总录》卷一七二。

【组成】麒麟竭　胡桐泪　白矾各半两　铅丹一分

【用法】先消白矾作汁，次入铅丹，候干，同余药研为散。敷齿。不过三两上即愈。

【主治】小儿口疳臭腐。

秋霜散

【来源】《鸡峰普济方》卷二十四。

【组成】胆矾　白矾各二两　麝香　腻粉各少许

【用法】上为末。先以盐水漱口，次以少药干掺，沥涎少时，每日一次。

【主治】口舌疳疮。

【宜忌】慎肥腻滋味等物。

麝香玉线子

【来源】《儒门事亲》卷十二。

【组成】豆粉半两　信一钱　枯白矾一钱半

【用法】上为末，入麝香半钱，再研为细末，滴水和于手背上，拈作线，如用时，先以浆水漱了口，用毛翎撩缝中净，临卧干贴，或为线子按于缝中。

【主治】小儿口疳。

麝香散

【来源】《卫生宝鉴》卷十九。

【组成】硇砂四钱　砒三字　麝香少许

【用法】上为细末。先以帛抹口，每用少许掺之。口齿疳疮皆可用。不可咽了，咽了只是吐人耳。用之无有不效。大人用一字。

【主治】小儿口疳，唇齿皆蚀损臭烂。

养命丹

【来源】《普济方》卷三八一引《傅氏活婴方》。

【组成】石胆一个　龙骨　麝香　龙胆草　芦荟　熊胆各等分

【用法】上为末。临卧涂之。

【主治】五疳传变脏腑，舌口生疮。

金面花儿

【来源】《普济方》卷三八一。

【组成】巴豆不论多少（碎）　黄丹少许（研）

【用法】摊在小纸花上，贴在眉上。

【主治】小儿口疳。

走马散

【来源】《奇效良方》卷六十。

【组成】栀子（去仁留壳，填入下药）　明矾　柳叶（火烧成灰）各等分

【用法】上为细末。不拘多少，吹入口中。

【主治】口内疳疮。

秘传宁口散

【来源】《松崖医径》卷下。

【组成】青黛二钱　硼砂一钱　孩儿茶　薄荷叶各五分　片脑二分（一方有蒲黄、朴硝、生甘草）

【用法】上为细末。以笔尖蘸药，点患处；咽疼用芦管吹入。

【主治】牙痛牙疳，口舌生疮，咽喉肿痛。

化䘌丸

【来源】《万氏家抄方》卷六。

【组成】芦荟　使君子肉　龙胆草各二钱二分　黄连（炒）二钱　五灵脂　川楝肉各一钱五分

【用法】上为末，汤浸蒸饼为丸。白汤送下。

【主治】麻疹口疳。

血竭散

【来源】《丹溪心法附余》卷十二。

【别名】五味血竭散（《仁术便览》卷一）。

【组成】寒水石（烧熟，细研）四两　龙骨一两　蒲黄二两　血竭五钱　枯矾一两

【用法】上为末。每用少许，贴在疮口上，纸封。

【主治】

1.《丹溪心法附余》：牙疳并恶疮。

2.《仁术便览》：满口生疮，牙肿，两颊腮内肿，及臁疳疮。

人中白散

【来源】《保婴撮要》卷十八。

【组成】人中白（煅）一两　黄柏（炒黑）二钱

【用法】上为末。搽口内。

【主治】小儿痘后患口疳，延蚀牙龈。

清金散

【来源】《古今医统大全》卷九十。

【组成】铜青　白矾各一钱

【用法】上为末，敷患处。

【主治】

1.《古今医统大全》：鼻下烂疮。

2.《本草纲目》：口鼻疳疮。

天黄散

【来源】《古今医鉴》卷十四。

【组成】天南星一两（水泡令软，细切片）　雄黄二钱

【用法】上和南星片在一处，用湿纸包裹，慢火煨令面焦，取出候干，为末。每以指蘸药敷口内，一日三四次，临卧再敷，不可吐出。

【主治】痘疹后，多食甜物，及食积疳热，口内并唇口生疮，牙床肿烂，甚至牙齿脱落，臭不可闻。

龙脑青金散

【来源】《痘疹金镜录》卷一。

【组成】青黛　硼砂各一钱　柏末　枯矾　雄黄各五分　飞丹　冰片各一分　铜绿三分

【用法】上为细末。井花水调，敷口中。

【主治】鹅口疮，走马疳，锁口疳。

吹口丹

【来源】《赤水玄珠全集》卷二十八。

【别名】吹口散（《证治准绳·幼科》卷六）。

【组成】黄连　青黛　孩儿茶　冰片各等分

【用法】上为末，吹之。

《景岳全书》本方用黄连、青黛、儿茶、片脑各等分，为末吹之。

【主治】口疳。

牛黄散

【来源】《痘疹传心录》卷十八。

【组成】黄牛粪（后尖，晒干，地上堆定作屋状，以灯点着，烧至欲过存性，盆子合定，令作黑灰，勿令白，研为末）二钱　牛黄二分　黄柏末二钱

【用法】上为末，和匀。敷之。

【主治】口疳疮，兼治痘疹后口疮。

天马散

【来源】《疹科正传》。

【组成】蚕退壳（头、二蚕者妙，烧存性）一钱　雄黄一钱　马桶碱（煅）一钱　马蹄壳（烧灰）一钱　冰片一钱　西牛黄一分

【用法】上为细末。敷上。

【主治】口糜，牙疳。

救苦散

【来源】《痘疹活幼至宝》。

【组成】人中白（火煅）五分　寒水石（井水飞过）三钱　青黛（飞过）五分　僵蚕一钱五分　冰片一分　牛黄二分

【用法】上为细末。先以苦茶拭过，随搽患处。

【主治】痧后口疮、牙疳。

清胃败毒汤

【来源】《痘疹活幼至宝》卷终。

【别名】清胃败毒散（《种痘新书》卷十一）、清胃散毒汤（《疡医大全》卷三十三）。

【组成】僵蚕　丹皮　甘草　连翘心　生地黄　桑白皮　白茯苓　金银花　黄柏（蜜水炒）

【主治】痧后口疳、牙疳。

【加减】体虚，加白术。

人中白散

【来源】《外科正宗》卷四。

【别名】六仙散（《仙拈集》卷三）、中白散（《青囊秘传》）、青黛散（《全国中药成药处方集》）。

【组成】人中白（溺壶者佳，煅红）二两　孩儿茶一两　黄柏　薄荷　青黛（各末）各六钱　冰片五分

【用法】上为极细末。先用温汤漱净，吹药疳上，日用六七次。吹药后涎从外流为吉，内收涎毒入里为凶。

【主治】小儿口疳、走马疳及牙龈腐烂黑臭者；葡萄疫而牙根腐烂者。

冰玉散

【来源】《景岳全书》卷五十一。

【组成】生石膏一两　月石七钱　冰片三分　僵蚕一钱

【用法】上为极细末，小瓷瓶盛贮。敷之，吹之。

【主治】牙疳，牙痛，口疮，齿衄，喉痹。

如意丹

【来源】《丹台玉案》卷四。

【组成】青礞石（煅）　硼砂　款冬花　薄荷叶各四两　黄芩（酒炒）　玄明粉　桔梗各六钱　大黄（酒蒸九次）五钱

【用法】上为末，乌梅肉捣烂为丸。每服二钱，白滚汤送下。

【主治】嗽久不愈，诸火上升，口苦面赤，顽痰壅塞，气逆口疳。

鸦片马疳散

【来源】《痘疹仁端录》卷七。

【组成】儿茶　雄黄　轻粉各五分　鸦片　梅脑　牛黄各一分　熊胆二分　血竭　乳香　没药各五分

【用法】上为末。外搽敷。

【主治】口疳，遍口牙齿烂落，口唇穿破者。

清金解毒汤

【来源】《痘疹仁端录》卷七。

【组成】知母　黄芩　石膏　桔梗　甘草　天冬　兜铃　木通　山栀

【用法】水煎服。

【主治】口鼻生疳。

加味犀角地黄汤

【来源】《痘疹仁端录》卷九。

【组成】犀角　牛子　荆芥　甘草　防风　升麻　桔梗　麦冬　生地　黄连

【主治】壮热，口疳。

神效八珍散

【来源】《诚书》卷六。

【组成】牛黄 珍珠（乳炙） 象牙（烧灰） 血竭 儿茶 冰片 人中白 红绒（烧灰） 枯矾 马蹄（烧灰）各等分

【用法】上为极细末。敷患处。

【主治】诸口疳。

冰黄散

【来源】《尤氏喉科秘书》。

【别名】冰王散（《杂病源流犀烛》卷二十四）。

【组成】冰片三分 人中白一钱 蒲黄二钱 黄柏二钱 甘草五分 青黛五分 川连二分 薄荷二钱 月石五分 朴消五分 枯矾少许

【用法】上为末。吹之。

【主治】口疳，小儿丹毒。

泻导汤

【来源】《洞天奥旨》卷十二。

【组成】石膏一钱 茯苓二钱 滑石二钱 泽泻一钱五分 甘草五分 黄柏 贝母一钱

【用法】水煎服。小儿减半，二剂即用搽药。

【主治】口生疳疮。

黄袍散

【来源】《嵩崖尊生全书》卷六。

【组成】薄荷一两 甘草 黄柏 黄连各三钱 冰片不拘

【用法】上为末。吹之。若疳腐烂，与绿袍散同吹之。

【主治】诸口疳。

复蠲饮

【来源】《痘科方药集解》卷六。

【组成】银花 连翘 黄芩 白莲花蕊 黄连 生地 知母 银柴胡 薄荷 荆芥 元参 栀子仁 石膏 甘草 芦根

【用法】水煎，温服。

【主治】痘后口疳臭烂。

二冬散

【来源】《外科全生集》卷四。

【组成】天冬 麦冬（各去心） 玄参各等分

【用法】上为细末，为丸。含齿舌间，丸化即愈。

【主治】口舌生疳，久患不愈。

【备考】本方方名，据剂型当作二冬丸。

香清饼

【来源】《外科全生集》卷四。

【组成】生香附 生半夏各等分

【用法】上为细末，蛋白调作饼。贴男左女右涌泉穴。一周时愈。

【主治】小儿口疳。

珠黄散

【来源】《绛囊撮要》。

【组成】西牛黄五分 冰片五钱 真珠六钱 煅石膏五两

【用法】上为极细末，盛瓷瓶内，勿令泄气。用时吹入。

【主治】口疳，喉痛。

凤凰散

【来源】《喉科指掌》卷一。

【组成】凤蜕（即抱鸡蛋壳。烧存性） 儿茶 胆南星 橄榄核（烧存性）各等分

【用法】上为细末，每二钱加冰片三分。吹喉。

【主治】喉痛、喉癣、口疳。

【加减】虚者不加冰片。

蓝袍散

【来源】《杂病源流犀烛》卷二十四。

【组成】铜青（水飞净） 生甘草各二钱 白芷一钱 硼砂二钱 楝子（去蛀，打碎，炒黑，研末）

315

二钱

【主治】一切口疳口碎，走马胎疳，痧痘后疳，口糜口腐。

紫花散

【来源】《重楼玉钥》卷上。

【组成】甘蔗皮（烧灰）

【用法】上为末。加冰片一字，掺之。

【主治】小儿口疳。

绿袍散

【来源】《玉钥续编》。

【组成】上铜青一钱　白芷一钱　甘草五分

【用法】上为细末。同黄袍散吹之。

【主治】口疳腐烂。

人中白散

【来源】《古方汇精》卷二。

【组成】真青黛　硼砂　人中白　粉儿茶各一钱　元明粉　马勃　龙脑　薄荷叶各五分　梅花冰片二分

【用法】上为极细末。擦之；咽喉病，以芦管吹之，日三次，夜二次。

【主治】口舌糜烂，走马牙疳，咽喉肿痛，牙床腐溃。

【加减】病甚者，可加西黄三分，珍珠五分。

马兰膏

【来源】《古方汇精》卷四。

【组成】马兰头不拘多少（冬季无叶，取根亦可）

【用法】用水洗去泥，捣烂绞汁。以鸡毛蘸汁搽之，干则再换。如颈项腿肋缝中溃烂，以此汁调飞净六一散搽之，即愈。

【主治】

1.《古方汇精》：小儿双足红赤，游风流火，如足至小腹，手至胸膛，多至不救，急用此方救之。并治大人两腿赤肿，流火，或湿热伏于经络，皮上不红不肿，其痛异常，病者只叫腿热，他人按

之极冷。

2.《千金珍秘方选》：口疳。

内补汤

【来源】《喉科紫珍集》卷下。

【组成】黄柏　黄连　当归　赤芍　银花　连翘　黄芩　花粉　苏薄荷　川芎　防风　陈皮　茯苓　栀子　瓜蒌　元参　青皮　桔梗　黄耆各等分（一方有款冬花、栀子）

【主治】喉口疳疮。

回生散

【来源】《喉科紫珍集》卷下。

【组成】生白丑一两　熟白丑一两　桔梗五钱　五加皮二两　甘草五钱　熟白鲜皮二两　生白鲜皮二两　连翘二两　花粉一两　银花一两　苏薄荷二两　皂角子一两（炒）　山栀一两　山豆根二两　土茯苓四两（一方有玄参）

【用法】灯心为引，上药或酒煮，或煎服。

【主治】一切口鼻喉疳。

冰青散

【来源】《疡科心得集·家用膏丹丸散方》。

【别名】碧丹。

【组成】川连　儿茶　青黛　灯心灰各三分　西黄二分　冰片三分　人中白（煅）五分

【用法】吹患处。

【主治】口糜疳腐，及烂头喉蛾、喉痹、喉疳、喉癣。

【加减】证重者，加珍珠；如痧痘后牙龈出血，或成走马疳毒，加糠青（当作铜青）、五倍子、白芷末。

珠黄散

【来源】《疡科心得集·家用膏丹丸散方》。

【组成】西黄一分　大朱砂一钱　珍珠三分　上滴乳石一钱　月石一分五厘　寸香三分　雄精一钱　儿茶一钱　大梅片二分　人中白（煅）一钱

五分

【用法】先将珠研极细，后入余药，俱研极细，瓷瓶收贮，勿令泄气。

【主治】烂喉疳，肿腐，汤水难入者；并远年烂喉结毒，腐去蒂丁；及幼孩口疳、口糜。

清胃泻火汤

【来源】《痘科辨要》卷十。

【组成】连翘 桔梗 黄连 栀子 黄芩 玄参 升麻 生地 薄荷 甘草 葛根

【用法】水煎服。

【主治】痘后余毒不净，发为口疳。

【加减】若大便秘者，加酒炒大黄。

冰青散

【来源】《外科集腋》卷三。

【组成】儿茶（煅）三钱 甘草一分 青黛 灯草灰 滴乳石 珍珠 牛黄 朱砂 黄柏（用荆芥、甘草煎浓汁浸，炙，不可过焦） 人中白（煅）各二分 冰片三分 川连四分

【用法】上为末。吹之。

【功用】去腐肉。

【主治】口疳口糜及烂喉蛾。

【加减】痧痘后口疳，加白芷、铜青、五倍。

清胃化毒汤

【来源】《麻疹阐注》卷二。

【组成】石膏 连翘 元参 银花 丹皮 芥穗 防风 花粉 广皮 山楂 甘草 地骨皮

【主治】麻疹后热极口疳。

百枣丹

【来源】《外科真诠》卷上。

【组成】黑枣百枚 白砒一两 川连二钱 煅月石一钱 黄柏一钱 芦荟二钱 上片三分

【用法】先将枣肉包砒煅存性，再入余末乳匀。

【主治】口疳。

凤衣散

【来源】《卫生鸿宝》卷二。

【组成】凤凰衣（即孵鸡蛋壳风衣，微火焙黄） 人中白（即溺桶中白垢，煅） 橄榄核（瓦上焙存性） 孩儿茶各三钱

【用法】上为细末。每药一钱，加冰片五厘，吹搽患处。

【主治】口疮口疳，并乳蛾喉癣，喉疳喉痛，肿痛闭塞。

消疳散

【来源】《卫生鸿宝》卷三。

【组成】薄荷 紫草 灯草灰 冰片各一钱 儿茶 硼砂 黄柏 炉甘石 石膏 青黛各一钱半 大黄二钱 橄榄灰八分 人中白四钱

【用法】上为细末，瓷器贮。先用茶湿青布，洗去白膜，以芦管吹药敷上。

【主治】小儿口疳发热，走马牙疳，及口疮热伤。

寅药

【来源】《咽喉秘集》。

【组成】青黛一两 人中白五钱 黑山栀五钱 梅冰片一钱 厚朴（切片，用黑枣去核三两，包厚朴，火上煅存性）五钱

【用法】上为末。吹口。

【主治】口疳。

【加减】如遇伤寒后口疳，另加坑砖一角（火煅，研末）五钱。

绛雪散

【来源】《治疹全书》卷下。

【组成】石膏二钱 薄荷 硼砂 血竭各五钱 朱砂三分 明矾二分 冰片二分

【用法】共为末。敷患处。

【主治】牙疳疼痛，口疮舌破，喉痛腮肿，并目赤鼻皱，面风。

绿袍散

【来源】《喉科秘钥》卷上。

【组成】厚黄柏二两　青鱼胆一两（黄柏火上炙干起，以鱼胆汁涂上，再炙再涂，以胆尽为度，切片研末）　人中白三钱　青黛三钱五分　胆矾三钱　硼砂三钱

【用法】上为细末。掺患处。

【主治】口疳，疔疮。

化毒丹

【来源】《寿世新编》。

【别名】化毒丸（《丁甘仁家传珍方选》）。

【组成】真犀角　川黄连　桔梗　玄参　薄荷叶　粉甘草各一两　青黛五钱　大黄（酒蒸九次）五钱　朱砂三钱（另研极细）

【用法】上为细末，炼蜜为丸，丸重一钱二分。每服一丸，灯芯汤化下。

【主治】一切胎热毒，游风丹毒，热疖口疳，疳火，燥渴，烦躁，大便结，小便涩赤。

家秘烂口神效散

【来源】《寿世新编》。

【组成】顶上人中白一两五钱（煅过）　上孩儿茶四钱　洋青黛三钱（水飞）　苏薄荷二钱（去梗）　关黄柏一钱五分（炒）　明雄黄一钱　大梅片二三分（或五分）　青果核三钱（炕，研极细末）　制铜绿六分　枯白矾八分　鸡内金二钱（刷净秽，炕存性）　白硼砂一钱五分

【用法】共选道地药材，为极细末，瓷罐收贮，塞极紧。临用时，先用温水漱净口中涎秽，再蘸药少许搽烂处，含片刻，吐去毒涎，逾时又搽，数次即愈。

【主治】口舌牙龈腐烂疼痛，走马牙疳，烂喉诸症。

牛黄口疳丹

【来源】《青囊秘传》。

【别名】牛黄口疳散（《药奁启秘》）。

【组成】牛黄　梅片　朱砂　月石各一钱　明雄　青黛各二钱　黄连　黄柏各一钱　玄明粉一钱五分

【用法】上为细末，瓶贮。吹入。

【主治】大人、小儿口舌喉等疳腐烂，牙岩。

托药

【来源】《青囊秘传》。

【组成】木鳖子一个　香附一钱　生半夏一钱　黄连三分　冰片一分　天南星一钱（一方有大黄、黄柏各一钱，麝香五厘）

【用法】上为细末。鸡子清调敷脚底，男左女右。

【主治】口疳疮，汤水不下。

新吹

【来源】《青囊秘传》。

【组成】川连三钱　黄芩三钱　黑栀三钱　月石三钱　熊胆二钱五分　枯矾二钱　青黛五钱　冰片六分　儿茶（炙）四钱　雄黄一钱　青梅干五钱　牛黄一钱　珍珠二钱五分　铜青二钱五分　中白（炙）五钱　麝香三分　牛胆消三钱　鸡内金（炙）一钱

【用法】研粉。吹之。

【主治】口疳疮。

宝珠丹

【来源】《外科方外奇方》卷三。

【组成】白硼砂二钱　川连一钱二分　番木鳖（去壳，麻油煠松）　黄柏　青黛（水飞）　薄荷尖　水飞雄黄　人中白（煅）　儿茶　胆矾　血竭　冰片各五分　灯心灰三分

【用法】上为末，收贮，勿泄气，吹患处。

【主治】咽喉及口疳。

东方甲乙丹

【来源】《千金珍秘方选》。

【别名】青龙丹。

【组成】灯草炭五钱　青黛三钱　犀黄一钱二

分　硼砂二钱　珠粉（生研）三分　人中白三钱　冰片五厘　儿茶五分　道地紫雪丹五分　风化消二钱

【用法】上为末，和匀吹入。

【主治】喉症，口疳，重舌。

【加减】如喉症初起，并不腐烂，但形红肿。去犀黄、珠粉，加薄荷五分，蒲黄（生用）三分。

圣金散

【来源】《千金珍秘方选》。

【组成】荷叶二钱　百草霜一钱　冰片一钱二分　灯心灰一钱五分　西黄二钱　人中白二钱　玄明粉一钱　甘草一钱五分　硼砂二钱　蒲黄一钱五分

【用法】上为极细末。吹患处。

【主治】喉症并口疳。

【加减】如欲引痰，加牙皂未一钱，姜蚕炭一钱，和吹之。

回生保命玉咽丹

【来源】《千金珍秘方选》。

【组成】真犀黄一钱　飞青黛（以青鱼胆汁减半拌透）五钱　硼砂一钱　儿茶一钱　梅片五分　天竺黄一钱五分　珠粉（豆腐内煮过）一钱　制甘石一钱（制炉甘石法，每以甘石煅过五钱，用川黄连、黄柏、黄芩各一钱，煎浓汁同甘石再制，将汁尽收入甘石内为度）　煅中白四钱

【用法】上为细末。吹之。

【主治】咽喉各证，兼口疳、口内腐烂，并口中无端大痛出血。

【加减】若治咽喉，需去甘石，加生蒲黄一钱；如喉中已烂，用珠粉；倘不腐，加薄荷一钱。

茧灰散

【来源】《千金珍秘方选》引徐洄溪秘方。

【组成】陈茧子炭一钱　人中白二钱五分　芦荟一分　冰片一分五厘　犀黄二分　生五倍子（将生矾五分装入五倍子内煅枯）五分　青黛三分

【用法】上为极细末。和匀掺之。

【主治】口疳并白腐。

新定加味冰硼散

【来源】《疡科纲要》。

【组成】漂人中白三两　老月石二两　薄荷尖二钱　梅花冰片五钱　明腰黄一两

【用法】各为细末和匀。外用。

【主治】咽喉痛腐，口疳、舌疮、牙疳、重舌。

【加减】牙疳多血，加蒲黄炭、枣信炭。

新定加减锡类散

【来源】《疡科纲要》。

【组成】漂净人中白二两　西牛黄五钱　老月石二两　鸡爪川连一两　明雄黄一两五钱　真川贝　广郁金各八钱　金余灰（即人指甲，洗净，炒松，弗焦，研细）六钱　上梅片四钱

【用法】各为极细末，和匀。点患处。极效。

【主治】咽喉腐烂，及口疳、牙疳、舌疮。

新定胆制咽喉药

【来源】《疡科纲要》。

【组成】真小川连一两　条子芩五钱　真川柏五钱　白僵蚕（炙燥）三钱　漂人中白二两　老月石一两　薄荷叶二钱

【用法】各为极细末，和匀，腊月收青鱼胆，带胆汁盛药末，线扎，挂当风处阴干，去胆皮，细研，每一胆，倾去胆汁一半，乃入药末，加指甲炭二钱，明腰黄五钱，西瓜霜一两，蜒蚰制青梅肉五钱，焙燥，研，每药末一两，加上梅片一钱，和匀密收，红肿腐烂者皆效；若但红肿而未腐者，此药一两，可配枯矾二钱吹之。

【主治】风火喉证及口疳舌疮。

后天青龙散

【来源】《丁甘仁家传珍方选》。

【组成】先天青龙散去薄荷、蒲黄，加珍珠、西黄各二分。

【用法】上为极细末。吹于患处，一日三次。

【主治】一切红肿喉症，口疳腐烂。

止疳散

【来源】《集成良方三百种》卷上。

【组成】芦荟一钱　黄连三分　薄荷三分　茯苓二钱　甘草一分　半夏三分　桑白皮一钱

【用法】水煎，分三服。

【功用】心脾两清，引水下行。

【主治】小儿心热而脾火旺，湿热上蒸，口疳流涎。

牙疳散

【来源】《全国中药成药处方集》（南京方）。

【别名】人中白散。

【组成】煅人中白二两（漂净后煅）　方儿茶一两（微炒）　黄柏六钱　煅硼砂六钱　薄荷六钱　飞青黛六钱　川黄连五钱　冰片五分

【用法】上为极细末。每用少许，擦患处，擦前先将患处洗净。

【主治】小儿走马牙疳，口疳，牙龈腐烂臭黑。

红吹散

【来源】《朱仁康临床经验集》。

【组成】朱砂 2.5 克　月石 9 克　元明粉 9 克　乌贼骨 8 克　煅石膏 1.5 克　西瓜霜 3 克　冰片1.5 克

【用法】以上各药逐次入乳钵内研成细末，装瓶，勿泄气。用吹药管吹入患处。

【功用】祛腐生新，利咽消肿。

【主治】口糜，口疳，舌碎，牙疳，咽喉病。

青吹口散

【来源】《中医外科学讲义》。

【组成】煅石膏三钱　煅人中白三钱　青黛一钱　薄荷五分　黄柏七分　川连五分　煅月石六钱　三梅一钱

【用法】将煅石膏、煅人中白、青黛各研细末，和匀，再用水飞三四次，研至无声为度，晒干，再研细后，再将其余五味各研细后和匀，用瓶装，封固不出气。洗漱净口腔，用药管吹敷患处。

【功用】消炎止痛，清热解毒。

【主治】口、舌、咽喉碎痛之疳疮。

【加减】本方加凡士林改为油膏剂，名"青吹口散油膏"（原书）。

三十三、小儿鼻疳

　　小儿鼻疳，又名鼻疳疮、鼻疳蚀、疳鼻，是指鼻下两旁生疮、赤痒，或连唇生疮，渗液浸淫、糜烂的病证。本病成因多为肺胃积热，或由风湿之气壅成内热所致。治宜清肺胃湿热。《圣济总录》有："治鼻疳疮，侵蚀鼻柱，乌香散方"。

甘草散

【来源】《太平圣惠方》卷八十七。

【组成】甘草一分（炙微赤，锉）　地榆一分（锉）　蚺蛇胆一钱（细研）　蜗牛壳一两（炒令微黄）　麝香一钱（细研）　兰香根灰一分　人粪灰一分　龙脑半钱（细研）

【用法】上为细散。入龙、麝等，研令匀，每服半钱，以粥饮调下。亦可吹于鼻中，三岁以下可服一字。

【主治】小儿鼻疳生疮，痛痒不止。

芦荟散

【来源】《太平圣惠方》卷八十七。

【组成】芦荟一分 黄柏末一分 青黛半分 雄黄半分

【用法】上为细散。以少许敷疮上，一日三次。

【主治】小儿鼻疳，虫蚀鼻，痒痛不止。

吹鼻散

【来源】《太平圣惠方》卷八十七。

【组成】地榆一分（锉） 青黛一分（细研） 人粪灰一钱 麝香半钱（细研） 蜗牛壳三个（炒令微黄）

【用法】上为细散。每用两黄米大，吹于鼻中。

【主治】小儿鼻疳。

雄黄丸

【来源】《太平圣惠方》卷八十七。

【组成】雄黄（细研） 熊胆（细研） 黄连（去须） 青黛（细研） 麝香（细研） 细辛 干漆（捣碎炒令烟出） 兰香子 狗头骨灰 蛇蜕皮（微炙） 蛴螬（微炒） 芦荟（细研） 龙胆（去芦头） 蜗牛壳（炒令微黄） 地龙（微炒） 蝉壳（微炒）各一分

【用法】上为末，入研了药，都研令匀，以软饭和丸，如绿豆大。每服三丸，以冷水送下，日三服。

【主治】小儿鼻疳，羸瘦壮热，多睡昏沉，毛发焦黄，体无润泽，虫蚀口齿。

蝉壳散

【来源】《太平圣惠方》卷八十七。

【组成】蝉壳（微炒） 青黛（细研） 蛇蜕皮灰 滑石 麝香（细研）各一分

【用法】上为细散，都研令匀。每用绿豆大，吹入鼻中，一日三次。

【主治】小儿鼻疳痒。

麝香散

【来源】《太平圣惠方》卷八十七。

【组成】麝香一分（细研） 石胆一分（细研） 莨菪子半两（生用） 人粪灰半两 莽草一分（炙微黄） 雄黄半分（细研） 地龙一分

【用法】上为末，都研令匀。贴于疮上，每日三次。

【主治】小儿疳虫，蚀儿唇鼻。

芦荟丸

【来源】《普济方》卷三七九引《太平圣惠方》。

【组成】芦荟（研） 宣连（去须，为末） 水银 瓜蒂（为末） 陈皮 蜗牛 麝香 当门子（另研） 龙脑（另研） 朱砂（另研，同水银再研不见星） 犀角（为末） 蟾酥（剪，研，同草药一处为末） 蝉蜕（去土）各等分

【用法】上为末，为丸如黍米大。每服三岁以上三五丸，五岁五六丸，脑疳即鼻疳，黄连汤送下；肺疳即气喘促，陈皮汤送下；食疳即吐泻，生姜汤送下；脾疳即羸瘦，枣汤送下；气疳即吐胀，青皮汤送下；筋疳即泻血，盐汤送下；肝疳即目涩，甘草汤送下；骨疳即爱卧冷地及吃泥土，茶清送下。

【主治】小儿八般疳疾。

如圣散

【来源】《圣济总录》卷一一六。

【组成】胡粉半两 麝香（研）一字 甜瓜蒡七枚（为末，入粉内同研）

【用法】上为末，用蟾酥少许，水浸一宿，次日取蟾水，先和胡粉，次同和丸，如绿豆大。每用二丸，水化敷疮上。鼻下赤烂者，涂赤烂处。小儿每用一丸。

【主治】疳虫蚀鼻生疮，及鼻下赤烂。

黄龙散

【来源】《圣济总录》卷一七二。

【组成】销金银锅下黄龙灰（细研）一两 麝香（研）一分 银末小豆大 蟾蜍一枚（一半烧灰，一半炙干捣末）

【用法】上为细散。于虫蚀处疮上敷之。

【主治】小儿疳虫蚀唇口鼻。

兰香散

【来源】《小儿药证直诀》卷下。

【组成】兰香叶（菜名，烧灰）二钱 铜青五分 轻粉二字

【用法】上为细末，令匀。看疮大小干贴之。

【主治】疳气，鼻下赤烂。

石胆散

【来源】《幼幼新书》卷二十五引张涣方。

【组成】石胆一两 地龙一分（洗净） 须发（烧灰） 茛蓉子（生用）各半两

【用法】上为细末，入麝香一钱，同研匀。每服一字，贴于疮上。

【主治】鼻疳病，疳虫上蚀于鼻，赤痒及连唇生疮赤烂。

芦荟散

【来源】《小儿卫生总微论方》卷二十。

【组成】芦荟

【用法】上为末。吹鼻中；鼻下有疮即敷。

【主治】疳蚀其鼻生疮，及鼻下赤烂。

麝香散

【来源】《医方类聚》卷二五五引《经验良方》。

【别名】九仙膏（《普济方》卷三八一）。

【组成】麝香半钱（研） 雄黄（研） 升麻各二钱半 白矾（枯）半两

【用法】上为末。每用少许，入乳调匀，敷于疮上。仍服芦荟丸等药。

【主治】

1.《医方类聚》引《经验良方》：小儿鼻疳，乳食不调，上焦壅滞，则令疳虫上蚀于鼻，其鼻中赤痒，壮热多啼，皮毛干焦，肌肤瘦削，鼻下连唇生疮赤烂。

2.《普济方》：小儿齿疳，龈鼻及牙齿诸疾。

化䘌丸

【来源】《仁斋直指小儿方论》卷三。

【别名】化虫丸（《医宗金鉴》卷五十二）。

【组成】芜荑 芦荟 青黛（干） 川芎 白芷梢 胡黄连 川黄连 虾蟆灰各等分

【用法】上为末，猪胆汁浸糕糊为丸，如麻子大。每服二十丸，食后、临卧、杏仁煎汤送下。其鼻常用熊胆泡汤，小笔蘸洗。俟前药各进数服，却用青黛、当归、赤小豆、瓜蒂、地榆、黄连、芦荟等分，雄黄少许，细末，入鼻敛疮。

【主治】肺热疳，鼻䘌蚀穿孔，汗臭，或生息肉。

银屑方

【来源】《普济方》卷五十七。

【组成】银屑十两。

【用法】上用水三升，煎取一升，一日三四度于铜器中煎，用洗疮。

【主治】疳虫蚀人，口鼻唇颊作疮。

吹鼻蝉壳散

【来源】《普济方》卷三八一。

【组成】蝉壳（微炙） 青黛（细研） 蛇蜕皮灰 滑石 麝香（细研）各一分。

【用法】上为细散。每用绿豆大，吹入鼻中，每日三次。疳虫尽出。

【主治】小儿鼻痒疳。

如圣散

【来源】《医部全录》卷四九〇引《身经通考》。

【组成】使君子肉 胡黄连 黄连（炒） 山楂肉 薄荷 白术（麸炒） 荆芥穗 陈皮各等分 灯芯十茎

【用法】水一钟，煎四分，不拘时服。

【主治】小儿痘魇，潮热未除，鼻口内发疳。

化散汤

【来源】《洞天奥旨》卷十二。

【组成】青黛二钱 桔梗二钱 白芷八分 百部一钱 茯苓三钱 木通一钱 黄芩二钱 天冬三钱 玄参二钱 甘草一钱 辛夷五分

【用法】水煎，服四剂。

【主治】鼻疳。鼻内生疮，痒时难忍，言语糊涂，声音闭塞。

绿白散

【来源】《洞天奥旨》卷十二。

【组成】石绿一钱　白芷一钱　黄柏一钱

【用法】上为末。先以甘草水洗疮，拭净敷之，一日即愈。

【主治】鼻疳，肾疳，头疮，耳疮。

海蛸散

【来源】《中医皮肤病学简编》。

【组成】乌贼骨（焙为黄色，去壳）

【用法】上为细末。外用。

【主治】鼻疮疳蜃，阴囊湿痒，阴蚀肿痛，疮多脓汁，溃疡不敛，蝎螫痛楚。

三十四、小儿哺露疳

小儿哺露疳，临床症见面色苍白，低烧潮热，四肢细小，项长骨露，尻臀无肉，腹胀脐突，以及食多吐逆，泄泻无度等。《诸病源候论》："小儿乳哺不调，伤受于脾胃，脾胃衰弱，不能饮食，血气减损，不荣肌肉，而柴辟羸露，其腑脏之不宣，则吸吸苦热，谓之哺露也。"《幼科发挥》："有胃热者，不能受乳而变化之，无时吐出，所吐不多，此名哺露。"本病成因多为脾胃虚损，气血衰败，常兼有肠寄生虫疾病。治宜补益脾胃。

鸡骨丸

【来源】《太平圣惠方》卷八十三。

【组成】鸡骨（煮熟黄雌鸡，左右肋骨）一两（炙黄）　赤芍药半两　川大黄半两（锉，微炒）　紫菀半两（洗去苗土）　赤茯苓半两　细辛一分　黄芩一分　桂心一分　柴胡半两（去苗）

【用法】上为末，炼蜜为丸，如绿豆大。每服五丸，以温水送下。早晨、晚后各一次。

【主治】小儿哺露伤饱，手足烦热羸瘦，不生肌肉。

鳖甲丸

【来源】《太平圣惠方》卷八十三。

【组成】鳖甲三分（涂醋，炙令黄，去裙襕）　恒

山半两　肉苁蓉三分（酒浸一宿，刮去皱皮，炙令干）

【用法】上为末，炼蜜为丸，如麻子大。每服五丸，以粥饮送下，每日三次。或下青白恶物即愈。

【主治】

1.《太平圣惠方》：小儿哺露，腹坚，体热羸瘦。

2.《圣济总录》：小儿哺露，腹胀身热，下痢不止。

大黄丸

【来源】《圣济总录》卷一七五。

【组成】大黄（锉，炒）二两　干姜（炮）半两　人参二两　丹参（去芦头）沙参　苦参　防风（去叉）各一两　桂（去粗皮）半两　玄参一两半　蟅虫（炙焦）八枚　附子（炮裂，去皮脐）半两　白术　赤茯苓（去黑皮）各一两　葶苈（纸上炒）半两　杏仁（去皮尖双仁，麸炒，研）　蜀椒（去目并闭口者，炒出汗）各一分　巴豆十枚（去皮膜，研出油尽）

【用法】上十七味，捣罗十五味为末，与巴豆、杏仁同研，炼蜜为丸，如麻子大。每服二至三丸，米饮送下。

【主治】小儿哺露，胁下痞坚，腹满虚胀，手足烦热，往来无时。

十全丹

【来源】《仁斋直指小儿方论》卷三。

【组成】青皮 陈皮（去白）各一钱 蓬术 川芎 北五灵脂 白豆蔻仁 鸡心槟榔 芦荟各半两 木香 使君子肉（焙） 虾蟆灰各二钱

【用法】上为末，猪胆汁浸糕糊为丸，如麻子大。每服二十丸，米饮送下；有热，薄荷汤送下。

【主治】小儿丁奚，哺露。

十全丹

【来源】《医方大成》卷十引汤氏方。

【组成】枳壳（去白，麸炒） 槟榔（生用） 青皮 陈皮（去白） 木香各一分 莪术（炒） 三棱（炒） 缩砂仁各半两 丁香 香附子（炒）各一两

【用法】上为末，以神曲糊为丸，如黍米大。每服五十丸，空心米汤送下。

【主治】小儿乳哺不调，伤于脾胃，致患丁奚，哺露。

鳖甲散

【来源】《普济方》卷三九三引《傅氏活婴》。

【组成】鳖甲（盐酒浸，炙） 肉苁蓉（酒浸，洗，焙） 陈皮 青皮 三棱 莪术 神曲 麦芽 白茯苓 半夏 秦艽 北柴胡 香附 甘草各等分

【用法】上锉。每服一钱，加生姜、红枣，水煎服。

【主治】小儿哺露腹坚，体热瘦弱。

十全丹

【来源】《普济方》卷三九三。

【组成】青皮 陈皮各五钱 五灵脂 莪术（炒） 川芎 白豆蔻仁 槟榔 木香 芦荟 使君子肉 虾蟆一个（炙） 三棱（煨） 缩砂仁各五钱 丁香二钱 香附子（炒去毛）二钱

【用法】上为末，以神曲末调猪胆汁为丸，米汤送下。

【主治】小儿丁奚、哺露。由脾胃久虚，不能传化水谷，以荣血气，致骨肉消瘦；肾气不足，复为风冷所伤，使柴骨枯露，或有胎中受毒而成者。

丹砂双丸

【来源】《普济方》卷三九三。

【组成】丹砂 巴豆（去皮心，灰汁煮半日，别研如泥） 甘遂（末之，炒令黄黑色） 雄黄各等分

【用法】上为末，炼蜜为丸。每服二丸，一月儿如粟米大，五十日以上，如黍米大，一日三次。儿稍大，即以意加之。服三日后，儿大行，专视之，若病未尽，药必散出；如病愈，药自全出者，勿复转。不下者，增之；儿有强者，加之。

【主治】少小哺露痞坚，壮热惊啼，哺乳不生肌肉，食不消化，下痢，骨肉消瘦。

【宜忌】乳母忌猪、鱼。

布袋丸

【来源】《袖珍小儿方》卷五。

【组成】夜明砂（拣净） 芜荑（炒，去皮） 使君子（肥白者，微炒，去皮）各二两 白茯苓（去皮） 白术（无油者，去芦） 人参（去芦） 甘草 芦荟（研细）各半两

【用法】上为细末，汤浸蒸饼为丸，如弹子大。每服一丸，以生绢袋盛之；次用精猪肉二两，同药一处煮，候肉熟烂，提取药于当风处悬挂，将所煮肉并汁令小儿食之。所悬之药，第二日仍依前法煮食，药尽为度。

【主治】

1.《袖珍小儿方》：诸疳疾，面黄腹大，饮食不润肌肤。

2.《医述》：小儿丁奚，哺露，无辜疳。

【方论】《医灯续焰》：是方以四君补脾运土治其本，芜、使、芦、砂杀蛔清热治其标。食肉不食药者，收药味于肉，并肉并味从类而归脾。若脾疳面黄腹大，饮食不调，肌肉枯瘁，每见蛔者，服之自效，恐诸疳则未必也。

十全丹

【来源】《诚书》卷十一。

【组成】青皮　陈皮　莪术　川芎　茯苓　槟榔　白豆蔻　缩砂（去壳）　木香　使君子肉各五钱　芦荟　白术各一钱　丁香一钱　干蟾　香附（炒）各三钱

【用法】上为末，猪胆汁浸米糊为丸。陈米汤送下。

【主治】小儿丁奚、哺露。

三十五、小儿丁奚疳

小儿丁奚疳，临床症见患儿皮肤瘦削，骨露如柴，肚大青筋，其形似"丁"，小便浊，睡卧躁乱，神气昏沉等。《诸病源候论》："小儿丁奚病者，由哺食过度，而脾胃尚弱，不能消磨故也。哺食不消，则水谷之精减损，无以荣其气血，致肌肉消瘠，其病腹大颈小黄瘦是也。"本病成因为脾胃虚损，气血衰败，系脾疳重症。治宜补脾养胃，并改进饮食。

八痞丸

【来源】《医心方》卷二十五引《产经》。

【别名】拓痞丸（《普济方》卷三九三）。

【组成】桂心　曾青（无，代以空青）　牡丹　头甲（头渍，炙令黄色）　干姜各三分　蜀漆七分　细辛六分　龙胆五分　附子四分（炮）

方中头甲，《幼幼新书》引《婴孺方》作猬头，并有虻虫。

【用法】上药治下筛，炼蜜为丸，如梧桐子大。每服二丸，一日二次。

【主治】小儿痞，面黄羸瘦，丁奚不欲饮食，食不生肌肤，心中嘈嘈烦闷，发时寒热，五脏胪胀，腹中绕脐痛，常苦下。

【宜忌】《幼幼新书》引《婴孺方》：忌猪肉、鱼、生菜等物。

牛黄雀屎丸

【来源】《幼幼新书》卷十一引《婴孺方》。

【组成】牛黄　芍药　甘草　巴豆（净）各三分　雀屎白（炒）　干姜　当归　黄芩各二分　芎䓖　人参各四分　黄耆一分　面一分　大黄五分

【用法】上为末，炼蜜为丸，如胡豆大。一岁二丸，一日三次。不知稍加之，以利为度，常服大良。儿初生腹满口急，难取乳，大小便不通，胸中作声，服如半黍大一丸；十日儿一黍大一丸。若头身发热，惕惕惊不安，腹胀满，中恶客忤吐乳皆宜，百日儿一丸；及寒热往来，朝夕温壮身热，利久五色及伤寒食饮胀满，丁奚大腹食不消、吐逆，量儿服。

【主治】百二十痫、变蒸、宿痞及饮食不节胀满，温壮朝轻夜甚，大小便不通，胃弱脾冷，中恶客忤，丁奚大腹，食不消、吐逆。

芍药丸

【来源】《幼幼新书》卷二十二引《婴孺方》。

【组成】芍药　大黄各一两　桂心二两　茯苓　柴胡各四两

【用法】上为末，炼蜜为丸。一岁每服大豆许二丸，不知稍加之，食后服。炼蜜须三五沸用。

【主治】小儿不生肌肉，丁奚大腹，食不消。

麝香双丸

【来源】《幼幼新书》卷十一引《婴孺方》。

【别名】麝香丸（《太平圣惠方》卷八十二）、麝香紫霜丸（《圣济总录》卷一七五）。

【组成】麝香　牛黄　黄连各二两　桂心　雄黄　乌贼鱼骨（炙）　丹砂　附子　巴豆六十粒（去皮炒）　特生礜石（烧半日）各一两　蜈蚣一个（净）

方中桂心、雄黄、乌贼鱼骨、丹砂、附子用量原脱。《太平圣惠方》本方麝香、牛黄、特生礜石、附子、雄黄、丹砂、桂心、乌贼鱼骨用各半两，黄连一两，巴豆三十枚，蜈蚣一枚。

【用法】别研巴豆如脂，同蜜和末三千枚，合收勿泄气。一月儿服米许，三百日服二麻子许，量加，日夜四五服，汗出及痊为限。

【主治】客忤中恶发痫，乳哺不消，中风反折瘛，口吐舌，并痓忤面青，目下垂，腹满，丁奚羸瘦，胫交，三岁不行。

人参丸

【来源】《太平圣惠方》卷八十三。

【别名】人参黄耆丸（《圣济总录》卷一七五）。

【组成】人参（去芦头）麦门冬（去心，焙）半夏（汤洗七遍去滑）黄耆（锉）川大黄（锉碎，微炒）白茯苓 柴胡（去苗）黄芩各三分 诃黎勒一两（煨，用皮）甘草半两（炙微赤，锉）鳖甲一两（涂醋炙令黄，去裙襕）川芎半两

【用法】上为末，炼蜜为丸，如麻子大。一二岁儿每服三丸，以粥饮送下；四五岁儿服五丸，一日三次。

【主治】小儿哺露失衣，当风湿冷水浴，苦腹大时痢，或寒热如疟，不欲食，纵食不生肌肉，或不消化，四肢羸瘦。

二圣丸

【来源】《太平圣惠方》卷八十八。

【组成】大蛤蟆一枚（端午日捕，眼赤者佳）臭黄二两（为末）

【用法】上净取却蛤蟆肚肠，然后满腹着臭黄末，以纸裹，上以泥封，令干更泥，如此可三遍，待泥干，即于大火中烧令烟尽，捣罗为末，用粟米饭为丸，如粟米大。儿一岁，以粥饮送下一丸。服药后，以生熟水浴儿，拭干，以青衣覆之，令睡良久，有虫出即效。

【主治】小儿丁奚，腹胀干瘦，毛发焦黄。

大黄丸

【来源】《太平圣惠方》卷八十八。

【组成】川大黄一分（锉碎，微炒）蛇蜕皮二条

（烧灰）蝉壳三十枚 巴豆霜一字 干蛤蟆一枚（涂醋，炙令黄）铅霜半钱（细研）皮巾子灰（有孔子处取）半钱

【用法】上为末。每服三丸，空心以浆水、粥饮送下。后以桃、柳汤洗，拭干，以青衣盖，良久有虫出为妙。

【主治】小儿丁奚腹胀，头大颈细，手脚心热，唯吃冷水，此是肺脏内疳。

代赭丸

【来源】《太平圣惠方》卷八十八。

【组成】代赭半两（细研）川大黄半两（锉碎，微炒）朱砂半两（细研，水飞过）木香一分 鳖甲半两（涂醋，炙令黄，去裙襕）赤芍药一分 知母一分 杏仁一分（汤浸，去皮尖双仁，麸炒微黄）巴豆霜半分

【用法】上为末，都研令匀，炼蜜为丸，如麻子大。每服二丸，以粥饮送下，一日二次。以溏利为度。

【主治】小儿丁奚癥癖，黄瘦发脱。

赤芍药丸

【来源】《太平圣惠方》卷八十八。

【别名】芍药丸（《圣济总录》卷一七五）。

【组成】赤芍药三分 川大黄三分（锉碎，微炒）桂心半两 赤茯苓半两 柴胡半两（去苗）鳖甲三分（涂醋炙令黄，去裙襕）

【用法】上为末，炼蜜为丸，如麻子大。每服五丸，煎蜜汤送下，一日三次。

【主治】

1.《太平圣惠方》：小儿丁奚，虽食不生肌肉，腹大，食不消化。

2.《圣济总录》：小儿寒热久不解，仍不能食饮，苦食不消，哺露坚痞腹大，下痢不止。

鸡骨丸

【来源】《太平圣惠方》卷八十八。

【别名】大鸡骨丸（《普济方》卷三九三）。

【组成】雄鸡骨一具（炙令黄）赤茯苓半两 石

膏半两（细研，水飞过） 川大黄半两（锉碎，微炒） 赤芍药半两 紫菀半两（洗去苗土） 白矾半两（烧灰） 陈橘皮半两（汤浸，去白瓤，焙） 细辛半两（洗去苗土） 附子半两（炮裂，去皮脐） 黄芩三分 桂心三分 甜葶苈三分（隔纸炒令香）

【用法】上为末，炼蜜为丸，如麻子大。每服五丸，以粥饮送下，一日三次。

【主治】小儿丁奚，骨中微热，腹内不调，食不为肌肤，或苦寒热，腹大。

野鼠丸

【来源】《太平圣惠方》卷八十八。

【组成】野鼠一枚（去皮脏，炙令焦） 干姜一分（炮裂，锉） 桂心一分 甘草一分（炙微赤，锉） 厚朴一分（去粗皮，涂生姜汁炙令香熟用之）

【用法】上为末，以枣肉为丸，如绿豆大。三岁儿，每服七丸，用生姜汤送下，一日三次。

【主治】小儿丁奚，肚大，四肢瘦弱。

麝香丸

【来源】《太平圣惠方》卷八十八。

【组成】麝香一分（细研） 肉豆蔻一分（去壳） 朱砂半两（细研，水飞过） 五灵脂半两 蜣螂二枚（去翅足，微炙） 干蟾一分（涂酥，炙令黄） 夜明沙一分（微炒） 地龙一分（微炒） 白矾灰一分

【用法】上为末，炼蜜为丸，如绿豆大。每日空心以温水送下五丸，晚再服。

【主治】小儿丁奚。肚大，青脉起，不生肌肉，四肢干瘦，头大发黄。

人参丸

【来源】《圣济总录》卷一七五。

【组成】人参 麦门冬（去心，焙） 半夏（汤浸十遍去滑） 黄耆（锉） 大黄（锉，炒） 苦参（锉） 矾石（烧汁尽，研） 甘草（锉，炙） 远志（去心） 黄芩（去黑心）各三分 消石

（研） 芎藭各半两

【用法】上为末，炼蜜为丸，如麻子大。一二岁儿每服三丸，米饮化下；四五岁儿五丸，早、晚各一服。

【主治】小儿伤食失衣，当风湿冷水浴，腹大丁奚，时下痢，寒热如疟，不欲饮食，虽食不充肌肉，又不能消化，羸瘦不耐。

黄芩丸

【来源】《圣济总录》卷一七五。

【别名】无辜黄芩丸（《普济方》卷三九三）。

【组成】黄芩（去黑心） 黄连（去须）各半两 附子（炮裂，去皮脐）一枚（半两者）

【用法】上为末，用黄雌鸡肥嫩者一只，去毛，勿令着水，腹上开一小窍子，取去肠肚，纳药末，于饭上蒸软，即取出晒干，不用鸡，为末，软饭为丸，如绿豆大。每服量儿大小十丸至十五丸、二十丸，米饮送下，一日三次，不拘时候。

【主治】小儿丁奚，腹大项细，贪食不充肌肉，黄瘁。

黄连丸

【来源】《圣济总录》卷一七五。

【组成】黄连（去须） 桂（去粗皮） 代赭（碎）各一两 木香 杏仁（汤浸，去皮尖双仁，麸炒，别研） 肉豆蔻（去壳）各半两 丹砂（研） 麝香（研）各一分 巴豆（去皮心膜，出油尽）一钱（别研）

【用法】上为末，炼蜜为丸，如麻子大。每服三丸，以粥饮送下。

【主治】小儿丁奚腹大，疳气羸瘦。

蜀漆丸

【来源】《圣济总录》卷一七五。

【组成】蜀漆 细辛（去苗叶） 龙胆 附子（炮裂，去皮脐）各半两 干姜（炮） 牡丹皮 虻虫（微炒） 桂（去粗皮） 曾青（研）各三分

【用法】上为末，炼蜜为丸，如绿豆大。每服五丸，空心米饮送下。

【主治】小儿坚痞，面黄赢瘦，丁奚，不欲食，食不充饥，心中躁闷，时发寒热，五脏虚胀，腹中绞痛。

大麝香丹

【来源】《幼幼新书》卷二十二引张涣方。

【组成】麝香　粉霜（各研）　朱砂（细研、水飞）　白矾（灰）各半两　五灵脂　肉豆蔻仁　干蟾（涂酥炙）各一两　干地龙一分（炒）　夜明砂半两　干蜣螂七枚（去翅、炙黄熟）

【用法】上为末，与朱砂等同研匀细，炼蜜为丸，如黍米大。每服三至五丸，温水送下。

【主治】

1.《幼幼新书》：小儿赢瘦，腹大见青筋及丁奚。

2.《小儿卫生总微论方》：诸疳积癖，头重颈细，腹中有积，毛焦气急。

十全丹

【来源】《仁斋直指小儿方论》卷三。

【组成】青皮　陈皮（去白）各一钱　蓬术　川芎　北五灵脂　白豆蔻仁　鸡心槟榔　芦荟各半两　木香　使君子肉（焙）　虾蟆灰各二钱

【用法】上为末，猪胆汁浸糕糊为丸，如麻子大。每服二十丸，米饮送下；有热，薄荷汤送下。

【主治】小儿丁奚，哺露。

快活丸

【来源】《活幼心书》卷下。

【组成】蒸饼一两（去顶，剜空，入青矾，纳半钱重，仍以碎饼屑紧塞上，用水纸封定，灰火中炮透，取出候冷用）

【用法】上锉焙为末，别以肥枣（用米泔水浸，经一宿）饭上蒸少时，去皮核，用乳钵烂杵如糊，同前饼末亭分，再杵匀为丸，如麻仁大。每服三十丸至五十丸，以温米清汤送下，不拘时候。儿小者亦以米汤化服；其蒸饼不拘个数，大约以一两，入青矾半钱重为定，下常如前法制半斤，作一料。

【功用】健脾化积，进食肥肌。

【主治】丁奚疳证。皮肤瘦削，骨露如柴，肚大青筋，小便白浊，睡卧烦躁，神气昏沉。

十全丹

【来源】《医方大成》卷十引汤氏方。

【组成】枳壳（去白，麸炒）　槟榔（生用）　青皮　陈皮（去白）　木香各一分　莪术（炒）　三棱（炒）　缩砂仁各半两　丁香　香附子（炒）各一两

【用法】上为末，以神曲糊为丸，如黍米大。每服五十丸，空心米汤送下。

【主治】小儿乳哺不调，伤于脾胃，致患丁奚，哺露。

十全丹

【来源】《普济方》卷三九三。

【组成】青皮　陈皮各五钱　五灵脂　莪术（炒）　川芎　白豆蔻仁　槟榔　木香　芦荟　使君子肉　虾蟆一个（炙）　三棱（煨）　缩砂仁各五钱　丁香二钱　香附子（炒去毛）二钱

【用法】上为末，以神曲末调猪胆汁为丸，米汤送下。

【主治】小儿丁奚、哺露。由脾胃久虚，不能传化水谷，以荣血气，致骨肉消瘦；肾气不足，复为风冷所伤，使柴骨枯露，或有胎中受毒而成者。

布袋丸

【来源】《袖珍小儿方》卷五。

【组成】夜明砂（拣净）　芜荑（炒，去皮）　使君子（肥白者，微炒，去皮）各二两　白茯苓（去皮）　白术（无油者，去芦）　人参（去芦）　甘草　芦荟（研细）各半两

【用法】上为细末，汤浸蒸饼为丸，如弹子大。每服一丸，以生绢袋盛之；次用精猪肉二两，同药一处煮，候肉熟烂，提取药于当风处悬挂，将所煮肉并汁令小儿食之。所悬之药，第二日仍依前法煮食，药尽为度。

【主治】

1.《袖珍小儿方》：诸疳疾，面黄腹大，饮食不润肌肤。

2.《医述》：小儿丁奚，哺露，无辜疳。

【方论】《医灯续焰》：是方以四君补脾运土治其本，芜、使、芦、砂杀蛔清热治其标。食肉不食药者，收药味于肉，并肉并味从类而归脾。若脾疳面黄腹大，饮食不调，肌肉枯瘁，每见蛔者，服之自效，恐诸疳则未必也。

当归地黄丸

【来源】《万病回春》卷七。

【组成】怀熟地（酒蒸）八钱　山茱萸（酒蒸，去核）　山药（蒸）　泽泻（去毛）　牡丹皮（去梗）　白茯苓（去皮）　当归（酒洗）各三钱

一方加鹿茸（酥炙）　牛膝（酒洗）各四钱（去芦）

【用法】上为细末，炼蜜为丸，如芡实大。每用热水研化，食前服。仍以大南星炮去皮脐，研细末，入米醋调敷绢帛上，烘热贴之。

【主治】小儿血气不充，故肌瘦薄，骨节呈露，如鹤之膝。

十全丹

【来源】《诚书》卷十一。

【组成】青皮　陈皮　莪术　川芎　茯苓　槟榔　白豆蔻　缩砂（去壳）　木香　使君子肉各五钱　芦荟　白术各一钱　丁香一钱　干蟾　香附（炒）各三钱

【用法】上为末，猪胆汁浸米糊为丸。陈米汤送下。

【主治】小儿丁奚、哺露。

蒸饼快活丸

【来源】《医宗说约》卷五。

【组成】小麦面一斤　青矾一钱

【用法】小麦面作饼十六个，每个重一两，内裹青矾，外以湿纸包黄泥封固，炭火内煅透，取出候冷，为细末，用红枣米泔水煮熟，去皮核，捣烂，如糊，同饼末杵匀为丸，如黍米大。每服三五十丸，清水汤送下，碾化下亦可。

【功用】健脾化积，进食肥肌。

【主治】小儿丁奚疳症，皮肤瘦削，骨露如柴，肚大青筋，小便浊，睡卧躁乱，神气昏沉。

十全丸

【来源】《幼科指掌》卷四。

【组成】人参　当归　胡连　青皮　陈皮　三棱　蓬术　川芎各五钱　木香　白豆蔻　鸡心槟榔　砂仁　使君子各三钱　芦荟　黄连各一钱　香附子　地骨皮各七钱　虾蟆灰一两

【用法】猪胆汁为丸，如绿豆大。每服三十丸，米汤送下。

【主治】丁奚疳。脾胃虚弱，哺食不化，肌肉消瘦，面黄腹大，手足极细，项小骨高，脐突胸陷，骨瘦如柴，体作寒热等。

人参启脾丸

【来源】《医宗金鉴》卷五十二。

【组成】人参五钱　白术（土炒）五钱　白茯苓五钱　陈皮四钱　扁豆（炒）五钱　山药（炒）五钱　木香（煨）二钱　谷芽（炒）三钱　神曲（炒）三钱　炙甘草二钱

【用法】上为细末，炼蜜为丸，重一钱。用建莲汤化下。

先用五疳消积丸化其滞，继用人参启脾丸理其脾病，丁奚疳可渐愈矣。

【主治】丁奚疳。遍身骨露，其状似丁，肌肉干涩，啼哭不已，手足枯细，面色黧黑，项细腹大，肚脐突出，尻削身软，精神倦怠，骨蒸潮热，燥渴烦急。

一味蟾蜍汤

【来源】《人己良方》。

【组成】蟾蜍两只（要取黄色者佳，头、爪、皮、脏皆有毒，俱宜去之，去骨取肉）

【用法】每早晨用水半碗，黄酒一小杯煮食。

【功用】退热止泻，补阴。

【主治】丁奚，哺露危症。手足细小，颈长骨露，两臀无肉，肚胀脐突，名丁奚。每食而加呕哕，头骨分开。渴消引饮，虫从口出，名曰哺露。

三十六、小儿无辜疳

小儿无辜疳，临床症见面黄发直，时时壮热，饮食不生肌肤，兼头项生核，状如瘤赘，按之转动不痛，内有一种米粉样物质。《圣济总录》："小儿病面黄发直，时时壮热，饮食不生肌肤，头项生核，状如瘤赘，以无辜而得，故名无辜疳。"本病成因多为嗜肥甘过多，虫因甘动，内缓脾气，饮食不调所致。相当于西医学的重度营养不良症合并颈淋巴结结核。

甘草丸

【来源】方出《医心方》卷二十五引《古今录验》，名见《普济方》卷三九三。

【组成】甘草十八分

【用法】上药治下筛，炼蜜为丸。一岁儿服如小豆粒二十丸，一日三次，不妨食及乳，服尽更合。

【主治】小儿无辜，面黄发直，时壮热，饮食不生肌肤，积经日月，遂致死。

大黄煎丸

【来源】《外台秘要》卷十三引《崔氏方》。

【别名】大黄丸（《医方类聚》卷二五三引《神巧万全方》）。

【组成】大黄九两（绵纹新实者，若微朽即不堪用，削去苍皮乃称）

【用法】上为散，以上好米醋三升和之，置铜碗内，于大铛中浮汤上，炭火煮之，火不用猛，又以竹木篦搅药，候堪丸，乃丸如梧桐子大，于小瓷器中密贮。儿年三岁，每服七丸，一日二次。当以下青赤脓为度；若不下脓，或下脓少者，稍稍加丸；下脓若多，丸又须减；病重者，或至七八剂方尽根本；大小儿不等，以意量之。

【功用】下脓及宿结。

【主治】小儿无辜闪癖，或头干瘰疬、头发黄耸分去，或乍痢乍瘥。

【宜忌】禁牛、马、驴、鸡、猪、鱼、兔肉、生冷、粘滑、油腻、小豆、荞麦。乳母亦同此忌。

益脑散

【来源】《外台秘要》卷三十六引刘氏方。

【别名】益脑地榆散（《太平圣惠方》卷八十六）。

【组成】地榆六分　蜗牛十二分（熬）　青黛三合　麝香一分　人粪（烧灰）　兰香根（烧灰）　蚺蛇胆各一分　龙脑香二豆许

【用法】上为散。每服半钱匕，以饮下。

【主治】孩子头干，肚中有无辜者。

保童丸

【来源】《幼幼新书》卷三十九引《婴孺》。

【组成】牛黄　夜明砂　甘草（炙）　甘遂　牡蛎　真珠　巴豆（净，者五七沸，霜）各一分　虎睛一分　芍药　黄芩　杏仁（净）各四分

【用法】上为末，炼蜜为丸，瓷器密封。每服三丸，饮送下，褓中儿米大一丸。利下觉虚，吃蒸饼煮生赤枣五六枚，葱、薤作羹。后热服炙鳖甲末，每服一钱，饮送下。

【主治】小儿诸疾。一岁以上无辜疳湿，闪癖惊痫，天行赤眼，面黄。

人中白散

【来源】《太平圣惠方》卷八十六。

【组成】人中白一分　芦荟半两　麝香半分　虾蟆半两（涂酥，炙焦）

【用法】上为细散。每服半钱，空心及晚后用热水

调下。服后当下恶物。

【主治】小儿无辜疳气，寒热积滞不化，腹肚胀痛。

牛黄丸

【来源】《太平圣惠方》卷八十六。

【组成】牛黄（细研） 麝香（细研） 朱砂（细研） 真珠（细研） 牡蛎（烧为粉）各一分 虎睛一对（酒浸，炙微黄） 杏仁半两（汤浸，去皮尖双仁，麸炒微黄） 巴豆半两（去皮心，研，纸裹压去油） 甘遂半两（煨令黄） 赤芍药三分 赤茯苓三分 甘草半两（炙微赤，锉）

【用法】上为末，都研令匀，用蒸饼为丸，如麻子大。百日内每服一丸，以乳汁送下；二岁三丸，以粥送下。

【主治】小儿无辜疳，及诸惊热。

压惊茯神散

【来源】《太平圣惠方》卷八十六。

【组成】茯神半两 川升麻半两 犀角屑半两 代赭（细研） 钩藤 川大黄（锉碎，微炒）各一分

【用法】上为粗散。每服一钱，以水一小盏，煎至四分，去滓，放温，针后渐渐服之。

【主治】小儿无辜疳。

朱砂丸

【来源】《太平圣惠方》卷八十六。

【组成】朱砂一分（细研） 雄黄一分（细研） 干蟾一枚（涂酥，炙令黄） 菖蒲一两 漏芦一两 麝香一两（细研）

【用法】上为末，用粟米饭为丸，如麻子大。每服二丸，以粥饮送下，空心、午后各一服。

【主治】小儿一切无辜疳，黄瘦，腹痛或痢，有虫，冷之与热悉主之。

青金丸

【来源】《太平圣惠方》卷八十六。

【组成】巴豆一两（去皮心） 硫黄一两 苦楝根皮二两 酸石榴根皮二两（锉）

【用法】上件药于铁鼎子内，满着水，煮七昼夜，如水耗，即旋添热水，日满即去楝根、石榴根，取巴豆并硫黄同研，更入桂心、槟榔、木香、细辛末各一分，马牙消、橘皮、干姜、蓝花末各半分，同为末，用饭为丸，如麻子大。每日服二丸，空心以温水送下。当得溏利为效。三岁以下日服一丸。

【主治】小儿无辜疳已经针烙者。

犀角散

【来源】《太平圣惠方》卷八十六。

【组成】犀角屑 琥珀（细研） 芦荟（细研） 木香 酸石榴皮 诃黎勒皮各半两 龙齿三分（细研） 黄连（去须） 麝香（细研） 槟榔 干姜（炮裂）各一分

【用法】上为细散。每服半钱，以粥饮调下，一日三次。

【功用】消肿利气压惊。

【主治】小儿无辜疳针烙后。

漏芦散

【来源】《太平圣惠方》卷八十六。

【别名】煮肝散（原书卷九十三）、漏芦煮肝汤（《小儿卫生总微论方》卷十二）。

【组成】漏芦一两

【用法】上为细散。每以猪肝一两，散药一钱，盐少许，斟酌以水煮，空心顿服，粥饮下之。

【主治】小儿无辜疳，肚胀或时泻痢，冷热不调。

鳖甲丸

【来源】《太平圣惠方》卷八十六。

【组成】鳖甲一两（涂醋，炙令黄，去裙襕） 黄连一两（去须） 桔梗一两（去芦头） 麝香一分（细研） 夜明砂一两（微炒） 诃黎勒二个（一生一熟，煨） 蝎虎一个（雄者，微炙用）
　　方中蝎虎，《圣济总录》作"干虾蟆"。

【用法】上为末，炼蜜为丸，如绿豆大。每服五丸，每日三次，以粥饮送下。宜常服。

【主治】小儿无辜疳。腹中癖起，四肢瘦弱。

鳖甲散

【来源】《太平圣惠方》卷八十六。

【组成】鳖甲三分（涂醋炙黄，去裙襕） 槟榔三个 沉香 漏芦 牛蒡子（微炒） 使君子 赤芍药 诃黎勒皮 甘草（炙微赤，锉）各半两

【用法】上为散。每服一钱，以水一小盏，煎至五分，去滓温服，不拘时候。

【主治】小儿无辜疳。项细肚大，毛发干竖作穗。

蝉壳灰丸

【来源】《太平圣惠方》卷八十六。

【组成】蝉壳灰 淀花 蛇蜕皮灰 干蝎二十一枚（微炒） 附子（去皮脐，生用） 朱砂（细研） 麝香（细研）各一分

【用法】上为末，都研令匀，以熟水浸寒食蒸饼为丸，如麻子大。每服五丸，以粥饮调下。

本方原名蝉壳灰散，与剂型不符，据《幼幼新书》改。

【主治】小儿无辜疳。

保童丸

【来源】《太平圣惠方》卷八十八。

【组成】真珠末一分 牛黄一分（研细） 麝香一分（研细） 光明砂半两（研细，水飞过） 虎睛一对（酒浸，炙令微黄） 甘遂半分（煨令微黄） 赤芍药半两 赤茯苓半两 杏仁半两（汤浸，去皮尖双仁，麸炒微黄） 甘草一分（炙微赤，锉） 巴豆五枚（去皮心，研，纸裹压去油）

【用法】上为末，都研令匀，炼蜜为丸，如麻子大。三四岁儿，每服二丸，以荆芥汤送下。

【主治】小儿尸疰，癖积惊痫，无辜，天行急黄。

干蟾丸

【来源】《太平圣惠方》卷九十三。

【组成】干虾蟆一枚（涂酥炙微黄） 漏芦一两 菖蒲一两 雄黄三分（细研） 朱砂三分（细研） 麝香一分（细研）

【用法】上为末，都研令匀，炼蜜为丸，如绿豆大。每服五丸，以粥饮送下，一日三次。

【主治】小儿无辜疳痢，黄瘦腹痛，或腹内有虫。

朱砂散

【来源】《太平圣惠方》卷九十三。

【组成】朱砂一分（细研） 白马夜眼一分（微炙） 丁香一分 地榆一分（微炙，锉）

【用法】上为细散。每服半钱，以粥饮调下，一日三次。服讫，即吃雉肝粟米粥饮。

【主治】小儿无辜疳痢，久不愈，渐至羸弱。

胡粉散

【来源】《太平圣惠方》卷九十三。

【组成】胡粉二钱 白龙骨（末）二钱 胡黄连（末）二钱

【用法】上药同炒，更研令细。每服半钱，以鸡子清调下，一日三四服。

【主治】小儿无辜疳痢，鼻中干塞，眼内有白晕，黄昏不见物，体热心烦，口干，头上生疮。

漏芦丸

【来源】《太平圣惠方》卷九十三。

【组成】漏芦二两 猪肝一两（焙干） 楮树根白皮一两（锉）

【用法】上为末，炼蜜为丸，如弹子大。每服一丸，以温水研下，不拘时候。

【主治】小儿无辜疳痢，羸弱，不欲饮食；及腹内虫动作，多吐清水。

麝香丸

【来源】《圣济总录》卷一七一。

【组成】麝香（细研） 牛黄（细研）各半两 杏仁（汤浸去皮尖双仁，研如膏） 丹砂（细研） 芍药 白茯苓（去黑心）各一两 真珠（研如粉，水飞过）一分 甘遂一分 巴豆（去皮心，微炒，研如膏）三分 牡蛎（熬，别捣罗，研如

粉）一分　虎睛二枚（微炙，研）

【用法】除巴豆外，上药各为末，入巴豆，炼蜜和捣，入密器中贮。候服取二丸，如麻子大，温水送下，随儿大小加减。

【主治】小儿诸疾，一岁以上，三十六种无辜疳，湿闪癖，食痫，天行赤眼，急黄。

长肌丸

【来源】《圣济总录》卷一七二。

【组成】胡黄连半两　木香　无食子各一分　芦荟（研）　麝香（研）　牛黄（研）　黄柏（去粗皮）各半分

【用法】上七味，捣罗四味为末，与三味研者拌匀，滴水为丸，如绿豆大。每服五七丸，温水送下。

【主治】小儿无辜疳，面黄发直，时时壮热，食不生肌。

丹砂丸

【来源】《圣济总录》卷一七二。

【组成】丹砂　雄黄各一分（研）　干虾蟆一枚（去头足，涂酥炙焦，研为末）　石菖蒲　漏芦各一两　麝香一分（研）

【用法】上六味，以菖蒲、漏芦捣罗为末，与余四味入乳钵同研匀，再罗，粟米饭为丸，如麻子大。每服二丸，米饮化下，空心、午后各一服。

【主治】小儿一切无辜黄瘦，腹痛疳痢，或有虫冷热。

丹砂散

【来源】《圣济总录》卷一七二。

【组成】丹砂（研）　丁香各半两　白马夜眼一分（微炒）

【用法】上为散。每服半钱匕，空心以井花水调下。后服雉肝散。

【主治】小儿无辜疳痢。

四神散

【来源】《圣济总录》卷一七二。

【组成】虾蟆一枚（炙）　黄连（去须，为末）　铅丹（炒）各半两　麝香半分

【用法】上为散。每服半钱匕，陈米饮调下。

【主治】小儿无辜疳泻。

刘老丸

【来源】《圣济总录》卷一七二。

【组成】陈粳米一合（炒过，去火毒用）　黄连一两（去须，锉，炒，放冷出火毒）　陈橘皮半两（去白）　干漆一分（炒去烟，出火毒，存性）

【用法】上为末，猪胆汁煮面糊为丸，如小豆大。每服七丸，米饮送下，不拘时候。

【主治】小儿无辜疳。

芦荟散

【来源】《圣济总录》卷一七二。

【组成】芦荟（研）　人中白（研）　虾蟆（炙黄）各半两　麝香（研）一分

【用法】上为散，再合研令细。每服一字至半钱匕，熟水调下，一日二次，不拘时候。后当下恶物。

【主治】小儿无辜疳气，寒热积滞不化，心腹胀痛。

救生丸

【来源】《圣济总录》卷一七二。

【组成】巴豆（去皮，取仁）半两（米醋一升，生姜半两，切，同煮醋尽，取巴豆，烂研）　雄黄半两（研）　丹砂一分（研）

【用法】上为末，以汤浸蒸饼心为丸，如黄米大。每日二丸，以芍药汤送下。

【主治】小儿无辜疳，腹胀气喘，四肢虚浮，乍热乍寒，或即泻痢，心腹坚痛。

蚺蛇胆丸

【来源】《圣济总录》卷一七二。

【组成】蚺蛇胆（去脂，炙）　黄芩（去黑心）　枳壳（去瓤，麸炒）　甘菊花　牛膝（酒浸，切，

焙）各一分　赤芍药　升麻各半两

【用法】上为末，炼蜜为丸，如绿豆大。每服五丸，空腹米饮送下。

【主治】小儿无辜疳，发作穗，羸瘦，腹胀，面黄。

棘刚子丸

【来源】《圣济总录》卷一七二。

【组成】棘刚子（为末，如无以水银代之）　麝香（研）　蟾酥（研）　牛黄（研）各一分　白附子末半两　犀角末　半夏末各三分　干猪胆少许

【用法】上并生用，同为细末，面糊为丸，如黍米大。每服十丸，薄荷汤送下，乳汁亦得。

【主治】小儿无辜疳，面黄发直，时时壮热，饮食不成肌肉。

蜗牛煎

【来源】《圣济总录》卷一七二。

【组成】蜗牛壳七枚（旧死者，皮薄黄白色者）

【用法】上净洗，漉干，纳酥蜜于壳中，瓷盏盛，纸糊头，炊饭上蒸之，下馈时即坐甑中；装饭又蒸，饭熟取出，细研如水淀。渐渐与服，一日服尽。

【主治】小儿无辜疳。

雉肝散

【来源】《圣济总录》卷一七二。

【组成】雉肝一具（干者捣，湿者熬为末）

【用法】上分三服。每服半钱匕，于服丹砂散后米饮调下。

【主治】小儿无辜疳。

鳖甲汤

【来源】《圣济总录》卷一七二。

【组成】鳖甲（去裙襕，炙令焦）　陈橘皮（汤浸，去白，焙）　苍术（去皮，米泔浸一宿，切，焙）　赤茯苓（去黑皮）　赤芍药各三分　槟榔一个（煨，锉）

【用法】上为粗末。一二岁儿每服一钱匕，水七分，煎至四分，去滓，分二次温服，每日二次。

【主治】小儿无辜疳。项细腹大，发干作穗。

鳖甲散

【来源】《圣济总录》卷一七二。

【组成】鳖甲（去裙襕，醋炙焦）　诃黎勒（去核）　苍术（去皮，米泔浸，切，焙）　木香　赤茯苓（去黑皮）　牵牛子（炒）各一两

【用法】上为散。一二岁儿每服半钱匕，食前熟水调下，每日二次。

【主治】小儿无辜疳；或小儿疳气，腹胀泄痢，小便赤涩。

麝香熊胆丸

【来源】《圣济总录》卷一七二。

【组成】麝香（研）半两　熊胆（研）二钱　芦荟（研）三分　胡黄连　黄连（去须）各一两　使君子（去壳）十个　干蟾大者一个（去足并肠胃，烧灰研）

【用法】上为细末，以白面稀糊和为丸，如绿豆大。每服十五丸至二十丸，米饮送下。

【主治】小儿无辜疳，面黄发直，时发壮热，饮食不成肌肉。

无食子丸

【来源】《圣济总录》卷一七三。

【组成】无食子（煨）　甘草（炙）　龙骨　当归（切，焙）　黄连（去须）　人参各一两

【用法】上为末，炼蜜为丸，如麻子大。每服三、五丸，米饮送下，早晨、日午服。以愈为度。

【主治】小儿无辜疳痢。

香甲汤

【来源】《幼幼新书》卷二十四引《医方妙选》。

【组成】沉香　鳖甲（涂酥炙令黄，去裙襕）　牛蒡子（微炒）　安息香　诃黎勒皮（炒）　乳香（研）各半两　漏芦一两

【用法】上为细末，同乳香拌匀。每服一钱，以水八分，加人参少许，煎取四分，去滓，放温服。

【功用】《普济方》：截疳辟邪。

【主治】

1.《幼幼新书》：无辜疳癖。

2.《小儿卫生总微论方》：小儿一切诸疳，羸瘦不痢。

斧碪丸

【来源】《王氏手集》引韩道昌方（见《幼幼新书》卷二十四）。

【组成】没石子（白者） 肉豆蔻（去皮）各一个 使君子十四个（去皮） 拣丁香 芦荟（细研） 木香（细锉） 彩砂（水飞） 荆三棱（微炒，锉碎） 胡黄连各半两（以上九味同为末） 白矾 绿矾 胆矾各半两

【用法】上三味矾用酽醋一升，去核熟枣肉一两，只得于石器内慢火熬成稀膏，后入九味药在内，熬稠取出，石上涂少熟油，槌千百下，为丸如绿豆大。每服三五丸，食前陈粳米饮送下。

【功用】杀疳，温脾胃，思食生肌。

【主治】无辜疳。

二肝丹

【来源】《幼幼新书》卷二十四引张涣方。

【别名】二肝丸（《小儿卫生总微论方》卷十二）。

【组成】地胆草 九节菖蒲 漏芦各一两 胡黄连 地榆各半两（罗末） 鸡肝 猪肝（盐少许，同药煮熟）各一两

【用法】石臼中二百杵成膏，为丸如黍米大。每服十丸，食前麝香汤下。

【主治】无辜疳痢不止。

玉粉散

【来源】《幼幼新书》卷二十四引张涣方。

【组成】胡粉一两 白龙骨 水磨雄黄（各研细，微炒） 楮木根白皮 漏芦 白马夜眼（洗净，焙干）各半两

【用法】上为细末。每服一字至半钱，乳食前以鸡卵清调下。

【功用】定痫截疳。

【主治】无辜疳痢。

梅肉散

【来源】《幼幼新书》卷二十四引张涣方。

【组成】乌梅肉（炒干） 绵黄耆 干葛各一两 川黄连 栝楼根 干姜（炮） 甘草（炙）各半两

【用法】上为细末。每服一钱，水一盏，煎至六分，放温，时时与服。

【主治】无辜疳痢，渴不止，眼生障翳，身体浮肿。

三棱汁

【来源】《小儿卫生总微论方》卷十三。

【别名】三棱粥（《仙拈集》卷三引《秘录方》）。

【组成】京三棱

【用法】以京三棱取汁，作羹、粥、米面任为，与乳母食之。每日取枣大与儿吃，大者渐加之。

【主治】小儿诸气积、气聚、气癖；十岁以下至百日儿无辜疳，痢，诸疢癖。

大黄丸

【来源】《普济方》三八〇引《全婴方》。

【组成】大黄三两 木香半两

【用法】上为末，米醋一升，相和置铜碗下，于铛内煮浮于水上，炭火煮，竹篦子搅药，候可丸，即入稠糊为丸。如小豆大。三岁三十丸，米汤送下。加减与之。当下青脓为效。

【主治】小儿无辜疳病，急疳壮热，疳劳骨蒸，头发作穗，身上生疮，瘰疬核块，服食不成肌肤，腹大颈细。

压惊犀角饮子

【来源】《医方类聚》卷二五四引《保童秘要》。

【组成】犀角 升麻各一分 代赭（研） 吊藤皮 防风 大黄各半分

【用法】上切。以水五合，煎取二合，去滓，三岁以下，针烙后一日连连服尽。

【主治】脑后无辜者，是二筋结如弹丸，捏之皮下转。

蟾蜍丸

【来源】《小儿痘疹方论》。

【别名】虾蟆丸（《普济方》卷三八三）。

【组成】蟾蜍一个（夏月沟渠中取，腹大不跳不鸣，身多瘟者）

【用法】取粪蛆一杓置桶中，以尿浸之，却将蟾蜍跌死，投与蛆食，一昼夜，用布袋盛蛆置急流中，一宿取出，瓦上焙干为末，入麝香一字，粳米饭丸，如麻子大。每服二三十丸，饮送下。

【功用】一服虚热退，二服烦渴止，三服泻痢愈。

【主治】小儿无辜疳症。

蚵蚾丸

【来源】《仁斋直指小儿方论》卷三。

【别名】蚵蟆丸（《保婴撮要》卷八）、粪蛆丸、五谷精（《古今医统大全》卷八十九）。

【组成】蟾蜍一枚（夏月沟渠中取，腹大不跳不鸣者，其身多癞）

【用法】上取粪虫一杓，置桶中，以尿浸之，桶上要干，不与虫走，却将蟾蜍打杀顿在虫中，任与虫食一日夜，次以新布袋尽包，系定置于急流一宿，取出瓦上焙，为末；入麝一字，粳饭揉为丸，如麻子大。每服二三十丸，米饮送下。

【主治】无辜疳，诸疳。

二连丸

【来源】方出《世医得效方》卷十二，名见《东医宝鉴·杂病篇》卷十一。

【组成】白芜荑 黄连 胡黄连 青黛各半两 蚵蚾一个（只用酒浸，炙，去骨）

【用法】上为末，面粉为丸，如粟米大。每服三十丸，食后、临卧米饮送下，每日三次。

【主治】无辜疳毒，脑后项边有核如瘰疬状，按之转动，软而不疼。

大黄膏丸

【来源】《医方类聚》卷二五五引《医林方》。

【组成】川大黄不以多少

【用法】醋煮敖成膏子为丸，如黄米大。每服十五丸至二十丸，食后煎皂子汤送下。

【主治】小儿无辜疳，头目后如瘰疬结核，久不治，为疮疖。

干漆丸

【来源】《普济方》卷三八三。

【组成】陈粳米一合（炒过，去火毒） 黄连（去须）一两（锉，炒，放冷，出火毒） 陈橘皮（去白）半两 干漆一分（炒去烟，出火毒，存性）

【用法】上为末，猪胆汁煮面糊为丸，如小豆大。每服七八丸，米饮送下，不拘时候。

【主治】小儿无辜疳。

决明子丸

【来源】《普济方》卷三八三。

【组成】马蹄决明子二两

【用法】上为末，炼蜜为丸，如麻子大。每服三丸，食后以熟水送下。

【主治】小儿冷热无辜疳，或时惊热，或时夜啼，大便青黄，自汗头痛，头发作穗，四肢黄瘦，不多食物。

漏芦散

【来源】《普济方》卷三八三。

【组成】漏芦一两

【用法】上为细散。每服半钱，空心、午后以水磨犀角汤下。

【主治】小儿无辜疳，肚胀，或时泻痢，冷热不调。

布袋丸

【来源】《袖珍小儿方》卷五。

【组成】夜明砂（拣净） 芜荑（炒，去皮） 使君

子（肥白者，微炒，去皮）各二两 白茯苓（去皮） 白术（无油者，去芦） 人参（去芦） 甘草 芦荟（研细）各半两

【用法】上为细末，汤浸蒸饼为丸，如弹子大。每服一丸，以生绢袋盛之；次用精猪肉二两，同药一处煮，候肉熟烂，提取药于当风处悬挂，将所煮肉并汁令小儿食之。所悬之药，第二日仍依前法煮食，药尽为度。

【主治】

1.《袖珍小儿方》：诸疳疾，面黄腹大，饮食不润肌肤。

2.《医述》：小儿丁奚，哺露，无辜疳。

【方论】《医灯续焰》：是方以四君补脾运土治其本，芜、使、芦、砂杀蛔清热治其标。食肉不食药者，收药味于肉，并肉并味从类而归脾。若脾疳面黄腹大，饮食不调，肌肉枯瘁，每见蛔者，服之自效，恐诸疳则未必也。

柴胡汤

【来源】《婴童百问》卷一。

【别名】柴胡饮（《医学入门》卷六）、柴胡人参汤（《医林纂要探源》卷九）。

【组成】人参 甘草（微炙） 麦门冬（去心）各二钱 龙胆草 防风各一钱 柴胡三钱

【用法】上锉散。每服三钱，水煎服。

【主治】

1.《婴童百问》：小儿变蒸骨热，心烦，啼叫不已。

2.《医方易简》：小儿无辜疳。

肥儿丸

【来源】《证治准绳·幼科》卷八。

【组成】胡黄连 神曲（炒） 麦蘖各五钱 槟榔三钱 木香二钱 肉豆蔻（面裹煨） 使君子肉各二钱半

【用法】上为细末，蒸饼为丸，如黍米大。用米饮食远服。

《中国药典》：以上七味，粉碎成细粉，过筛，混匀；每100克粉末加炼蜜100～130克制成大蜜丸。口服1次1～2丸，1日1～2次。3岁以内小儿酌减。

【功用】

1.《冯氏锦囊·杂证》：消虫进食。

2.《中国药典》：健胃消积，驱虫。

【主治】

1.《证治准绳·幼科》：小儿脑后项边有物如弹子大，按之转动，软而不痛，名无辜疳。

2.《诚书》：脾疳痞积，黄瘦口秽，肚大。

3.《冯氏锦囊·杂证》：小儿餐泥。

4.《中国药典》：虫积腹痛，食少腹胀泄泻。

柴胡饮

【来源】《医宗金鉴》卷五十二。

【组成】赤芍药 柴胡 黄连 半夏（姜制） 桔梗 夏枯草 龙胆草 浙贝母 黄芩 甘草（生）

【用法】引用灯心，水煎服。服后需配以芦荟肥儿丸以消其疳。

【主治】小儿无辜疳。证见颈项生疮，或项内有核如弹，按之转动，软而不疼，其中有虫如米粉，便利脓血，身体羸瘦，面黄发热。

三十七、小儿冷疳

小儿冷疳，疳之久、偏于内、偏于寒者。《证治准绳》："冷疳病多在内。利色无常，其沫青白，肢体软弱，目肿面黧；又一证躁渴卧地，似有热饮，惟饮食不进，滑泄无已，亦冷疳也。"

木香丸

【来源】《小儿药证直诀》卷下。

【组成】木香　青黛（另研）　槟榔　豆蔻（去皮）各一分　麝香（另研）一钱五分　续随子（去皮）一两　虾蟆三个（烧存在）

  方中"青黛"，《医学正传》作"青皮"。

【用法】上为细末，炼蜜为丸，如绿豆大。每服三五丸至一二十丸，食前薄荷汤送下。

【主治】

  1.《小儿药证直诀》：小儿疳瘦腹大。

  2.《证治准绳·幼科》：疳泻，时时下痢，唇口青白。

【方论】《小儿药证直诀类证释义》：木香、槟榔、豆蔻理气悦脾，青黛平肝去热，麝香开窍，虾蟆消疳，重用续随子者，以泻下积滞，消满化癖，使积滞去而气机畅，中运健而胃纳复，疳瘦能除。

温白丸

【来源】《小儿药证直诀》卷下。

【组成】天麻（生）半两　白僵蚕（炮）　白附子（生）　干蝎（去毒）　天南星（锉、汤浸七次，焙）各一分

【用法】上为末，汤浸寒食面和丸，如绿豆大，仍于寒食面内养七日取出。每服五七丸至二三十丸，空心煎生姜米饮送服。

【主治】小儿脾气虚困，泄泻瘦弱，冷疳洞利；及因吐泻或久病后成慢惊，身冷。

没石子丸

【来源】《鸡峰普济方》卷二十四。

【组成】没石子　史君子　川楝子　白芜荑　肉豆蔻　缩砂仁各一钱　母丁香　芦荟各半钱　麝香一字　白术一钱

【用法】上为细末，水煮面糊为丸，如黍米大。每服十五丸，食前以米饮送下。

【主治】小儿冷疳，肌体黄瘦，脏腑不调，腹胀羸弱。

龙骨散

【来源】《普济方》卷三〇一。

【组成】空肚草（干为末）　龙骨（生用）　虎骨（湿纸裹衣，灰火内煨存性）

【用法】上为细末。敷之。

【主治】冷疳。

至圣丸

【来源】《普济方》卷三八三。

【组成】丁香　青皮各一钱　木香　紫厚朴（制）　橘红　使君子（焙）　肉豆蔻（湿纸裹煨）各二钱

【用法】上为末，神曲糊为丸，如麻子大。每服七丸，食前米汤送下。

【主治】小儿冷疳，不时泄泻，虚汗不止。

青黛木香丸

【来源】《袖珍小儿方》卷五。

【组成】木香　青黛　槟榔　肉豆蔻各一分　麝香一钱半（另研）　续随子一两（去油）　蛤蟆二个（烧存性）

【用法】上为末，炼蜜为丸，如绿豆大。每服三五丸至二十丸，食前薄荷汤送下。

【主治】小儿冷疳，及疳在内。

木香丸

【来源】《张氏医通》卷十五。

【组成】木香　肉豆蔻　砂仁（炒）各二钱　麝香一钱　续随子（去油）三钱　干蟾三枚（烧存性）

【用法】上为末，蜜为丸，如绿豆大。每服五丸至十五丸，薄荷汤送下。

【主治】冷疳，泄泻少食。

【加减】虚者，去续随子，加姜、桂、参、术。

三十八、小儿热疳

小儿热疳，疳之新、偏于外、偏于热者。《证治准绳》："热疳病多在外。鼻下赤烂，头疮湿痒，五心烦热，掀衣气粗，渴引冷水，烦躁卧地，肚热脚冷，潮热往来，皆热疳也。然热者，虚中之冷；冷者，虚中之热。治热不可妄表过凉，治冷不可峻温骤补。"

猪肚黄连丸

【来源】《外台秘要》卷十一引《肘后方》。

【组成】猪肚一枚（洗，去脂膜） 黄连（末）三斤

【用法】以黄连末纳猪肚中蒸之，一石米熟，即出之，晒干，为丸，如梧桐子大。每服三十丸，一日二次。渐渐加，以愈为度。

【主治】

1.《外台秘要》引《肘后方》：小便数。

2.《仁斋直指小儿方论》：疳热流注，遍身疮蚀，或潮热肚胀，或渴。

【宜忌】忌猪肉。

胡黄连丸

【来源】《颅囟经》卷上。

【组成】胡黄连 蟾酥各等分。

【用法】上为末，炼蜜为丸，如绿豆大。五岁儿每服二丸，熟水送下。

【主治】小儿热疳。

地骨皮散

【来源】《玉诀》引《手集》（见《幼幼新书》卷二十六）。

【组成】地骨皮（拣择令净，干，用粗葛皮包洗过后，干称） 黄耆（锉，焙） 柴胡（去芦头，洗，锉，焙）各一两 人参（锉，焙） 白茯苓（去黑皮，锉，焙） 甘草（炙，焙）各半两

【用法】上为细末。每服一钱或半钱，白汤点下。

【功用】进食。

【主治】小儿热疳。

地骨皮散

【来源】《幼幼新书》卷二十六引《玉诀》。

【组成】地骨皮（拣净，粗葛包洗） 黄耆（焙） 柴胡（焙）各一两 紫菀 犀角 土瓜根各一分

【用法】上为散。每服半钱，以蜜水调下，不拘时候。

【功用】进食。

【主治】小儿热疳。

龙脑丸

【来源】《太平圣惠方》卷八十五。

【组成】龙脑一分（细研） 丁香一分（末） 朱砂一分（细研） 麝香一分（细研） 蟾酥半分（研入） 牛黄一分（细研） 犀角末一分 雄黄一分（细研） 天竺黄一分（细研）

【用法】上为末，用猪胆一枚，别入黄连末一分，入在猪胆内，系却，以浆水一碗，入挑子内煮尽取出，与药末和丸，如黍米大。一二岁儿每次一丸，以温水送下。欲吃，先用一丸研破，吹入鼻内。得嚏为效。

【主治】小儿慢惊风及疳热。

五胆丸

【来源】《太平圣惠方》卷八十七。

【组成】猪胆 狗胆 牛胆 鲫鱼胆 蜗胆各一枚

【用法】上药并四胆汁，并入牛胆内，在灶北后悬，候稍干，可丸即丸，如黍米大。每服二丸，以新汲水下，以饮水足为度，空心、午后各一次。

【主治】小儿疳渴。

龙胆丸

【来源】《太平圣惠方》卷八十七。

【别名】龙粉丸（《小儿药证直诀》卷下）、梅肉丸（《杨氏家藏方》卷十八）。

【组成】龙胆半两（去芦头） 定粉半两 乌梅肉半两（微炒） 黄连半两（去须）

【用法】上为末，炼蜜为丸，如麻子大。每服五丸，以温水送下，一日四五次。

【主治】小儿疳渴，吃水不止。

胡黄连丸

【来源】《太平圣惠方》卷八十七。

【组成】胡黄连半两 旱莲子半两 乌梅肉半两（微炒） 知母半两 龙胆半两（去芦头） 牛黄一分（细研） 青黛半两（细研）

【用法】上为末，以枣瓢和丸，如绿豆大。每服五丸，以甘草汤下，一日三服。

【主治】小儿疳渴，黄瘦壮热，不欲乳食。

胡黄连散

【来源】《太平圣惠方》卷八十七。

【组成】胡黄连一分 犀角屑一分 生地黄汁二合 羊子肝一具（研，取汁） 麝香半钱（细研） 蜜半合

【用法】上捣胡黄连、犀角，细研为散，入麝香令匀，以羊子肝汁、地黄汁、蜜等调令匀。每服一茶匙，煎竹叶熟水调下药汁。

【主治】小儿疳热，渴，干瘦。

黄连丸

【来源】《太平圣惠方》卷八十七。

【组成】黄连一分（去须） 天竹黄一分（细研） 甘草一分（炙微赤，锉） 栀子仁一分 款冬花一分 牛黄一分（细研） 葛根一分（锉） 紫菀一分（洗，去苗土） 犀角屑一分 川朴消半两 竹沥二合

【用法】上为末，先用竹沥拌和，炼蜜为丸，如绿豆大。每服五丸，以新汲水研破服之，一日四五次。

【主治】小儿疳热烦渴，干瘦。

青黛散

【来源】《博济方》卷四。

【组成】青黛（好者，细研）半两 宣连一钱半（为末） 苦楝根三两（细切，炮干，为末） 雄黄一分（另研） 朱砂一分（好者，另研） 夜明砂半两（另研） 川大黄半两（细锉，蒸三度，焙干，为末） 麝香一钱（另研） 芜荑（另研）半两

【用法】上为细末。每服一钱或半钱，蜜水调下，米饮调下亦可，一日二次，此宜常服。

【功用】杀虫。

【主治】小儿疳热。

金瓜丸

【来源】《博济方》卷四。

【别名】黄连丸（《圣济总录》卷一七二）、金粟丸（《普济方》卷三八〇）。

【组成】黄连 黄柏 甘草（微炙） 青皮（去白）各等分

【用法】上为细末，研入麝香少许，和匀，以獖猪胆和，却入胆内盛，用线子系定，于石器内，浆水煮五七沸，取出，风头吊一宿，取出为丸，如绿豆大。每服五七丸，米饮送下。渐加至十丸。

【功用】肥孩儿，解肌。

【主治】小儿疳热，身多壮热，黄瘦。

麝香丸

【来源】《博济方》卷四。

【组成】麝香 青黛 雷丸 鹤虱 贯众 黄连各一两 扁豆一十四个（油煎去皮）

　　方中扁豆，《圣济总录》作"巴豆"。

【用法】上七味，除麝香、青黛外，为细末，于乳钵内再研和匀，用獖猪胆汁和蒸饼为丸，如绿豆大。每服五七丸，空心、日午米饮送下。看儿大小加减，如常服尤妙。

【功用】化食压惊。

【主治】小儿疳热。

归命丹

【来源】《幼幼新书》卷十引《灵苑方》。

【别名】神穴丹（原书同卷）、归命丸、神穴丸（《圣济总录》卷六）。

【组成】蛇黄四两（紫色者佳，用火煅令通赤，取出以纸衬地上出火毒，一宿杵罗为末，更入乳钵研如面）　朱砂半两　铁粉一两　獖猪粪二两（野放小硬干者，用饼子固济，烧烟尽为度，勿令白过，恐药少力，候冷，研令细）　麝一钱（研）

【用法】上药都入乳钵内同研极细，糯米粥为丸，如芡实大，挑漆盘于日内晒之。一切风，薄荷酒磨下一丸，小儿半丸；疳热，用冷水磨下一丸，分作四服；大人、小儿中风口噤，反张涎满者，灌下一丸，立醒；小儿被惊及发热，并以薄荷磨少许便安。端午及甲午日合；急用不拘。

【主治】感厥急风，心邪痫疾，小儿天钓、惊风及疳热。

乌梅丸

【来源】《圣济总录》卷一七二。

【组成】乌梅肉（焙）　茜根（去土）　木瓜（焙）　葛根（炮）各一两　赤茯苓（去黑皮）半两　人参一分　白术一分　甘草（炙）半两

【用法】上为末，沙糖为丸，如皂子大。每服一丸，新汲水化下。

【主治】小儿疳渴，饮水不止。

龙胆散

【来源】《圣济总录》卷一七二。

【组成】龙胆　熊胆（研）　蜗牛（炒令黄）　芦荟（研）　夜明沙（炒）　麝香（研）各一分　青黛（研）　丹砂（水飞）各半两　干蟾头（炙焦）一枚

【用法】上为散。每服半钱匕，米饮调下。

【主治】小儿疳渴羸瘦。

芦荟丸

【来源】《圣济总录》卷一七二。

【组成】芦荟（研）　蓬砂（研）　麝香（研）　马牙消（研）　人参　熊胆（研）　甘草（炙，捣为末）各半两

【用法】上为末，炼蜜为丸，如绿豆大。每服五丸或七丸，薄荷汤化下。

【主治】小儿疳渴，肌肤消瘦，乳食不进。

胡黄连散

【来源】《圣济总录》卷一七二。

【组成】胡黄连　葛根（锉）　玄参　枇杷叶（拭去毛，炙黄）　甘草（炙）各一分　麦门冬（去心，焙）半两

【用法】上为散。每服一钱匕，以水一盏，入生姜少许，煎至五分，去滓，入蜜少许，再煎一两沸，放温服。

【主治】小儿疳渴，引饮不止。

草豆蔻散

【来源】《圣济总录》卷一七二。

【组成】草豆蔻五枚（和皮用）　人参　白茯苓（去黑皮）　防风（去叉）　藿香各半两　陈橘皮（去白，焙）一分

【用法】上为散。每服一钱匕，生姜米饮调下。

【功用】调中补虚。

【主治】小儿疳渴不止。

铅霜丸

【来源】《圣济总录》卷一七二。

【组成】铅白霜　铅丹　定粉　铁粉　龙骨　蛤粉　马牙消各等分

【用法】上为细末，入麝香少许，蜗牛肉为丸，如梧桐子大。每服一丸，倒流水化下。

【主治】小儿疳渴。

愈金汤

【来源】《圣济总录》卷一七二。

【组成】山栀子（炒黄）一两　瞿麦半两　木通（锉）半两　滑石（研）一分　甘草（炙）一

两　竹叶（切，焙）一两

【用法】上为粗末。二岁儿每服一钱匕，水一盏，入沙糖皂子大，同煎五分，去滓温服，一日两次。

【主治】小儿疳渴喜水，小便淋。

生黄膏

【来源】《小儿药证直诀》卷下。

【别名】牛黄膏（《永乐大典》卷九七六引《施圆端效方》）。

【组成】雄黄（研）　甘草末　川甜消各一分　寒水石（生飞，研）一分　脑子一钱　绿豆粉半两　郁金末一钱

【用法】上为末，炼蜜和成膏。每服半皂子大，食后薄荷水化下。

【主治】热，及伤风疳热。

胡黄连散

【来源】《幼幼新书》卷二十引《茅先生方》。

【组成】胡黄连　麦门冬　干葛　玄参　甘草（炙）　枇杷叶（炙去毛）各等分

【用法】上为末。每服一钱，水七分，生姜一片，煎五分，入蜜三五滴，同煎至四分，温服。

【功用】解诸热。

【主治】小儿诸渴及疳渴。

决明散

【来源】方出《幼幼新书》卷二十四引《庄氏家传》，名见《医部全录》卷四四六。

【组成】石决明　乳香各一分　龙胆二分　大黄半两（煨）

【用法】上为末。每服二钱，用薄荷温水调下。

【主治】小儿热疳，非时生疮，爱吃冷水；肝脏风热，眼中不见物及有汗。

青黛丸

【来源】《幼幼新书》卷二十六引《庄氏家传》。

【组成】青黛一两　胡黄连　天竺黄　宣连各半两　朱砂（飞）一分　麝一钱　肉豆蔻二个　牛

黄半钱　蟾一个（端午酥炙，酒浸，去肠肚）

【用法】上为末，绿豆粉煮糊为丸，如芥子大。每服三丸，空心、夜卧以汤送下。

【主治】小儿疳热。

清香丸

【来源】《幼幼新书》卷二十引张涣方。

【组成】胡黄连　青黛　朱砂　鹤虱各等分

【用法】上为末，獭猪胆汁为丸，如绿豆大。每服三丸，米饮送下。

【主治】小儿疳渴，引饮不休，肌体羸劣。

胡黄连饮

【来源】《幼幼新书》卷二十六。

【组成】胡黄连　黄药子　人参　甘草（炙）　白术（炒）　秦艽　柴胡各等分

【用法】上锉。每服二钱，水一盏，嫩桃柳枝各七寸，乌梅少许，煎八分，澄清作两分，食后、卧时各一服。小便赤，验，便清止药，便成肌进食。大抵十五岁儿宜此。

【主治】疳热，泻无时，饮食进退，面黄髓黑，日渐瘦瘁。

胡黄连散

【来源】《幼幼新书》卷二十六。

【组成】胡黄连　旱莲子　龙胆　青黛　乌梅肉（微炒）　知母各半两　牛黄一分

【用法】上为散，枣瓤为丸，如绿豆大。每服五丸，甘草汤下，一日三次。

【主治】小儿疳渴黄瘦，壮热不乳。

香葛散

【来源】《小儿卫生总微论方》卷十二。

【组成】藿香（去土）　干葛　甘草（炙）各一两　白梅肉半两（炒）

【用法】上为细末。煎浮萍草汤调下半钱，不拘时候。

【主治】小儿疳渴饮水。

推水散

【来源】《小儿卫生总微论方》卷十二。

【组成】天仙子（不以多少，新瓦上焙干，四月间采，又名水仙子，乃蝌蚪也） 干姜一两（炮） 乌梅肉一两（焙秤） 汤瓶碱半两 甘草一分

【用法】上为细末。每服半钱或一字，煎水索头汤放冷调下，无时。良久推水不要饮，是效。

【主治】小儿疳渴，众药不效者。

牛黄丸

【来源】《普济方》三八〇引《全婴方》。

【组成】黄连 黄芩 龙胆草各一两 大黄一两 牛黄一两

【用法】上为末，面糊为丸，如小豆大。三岁每服二十丸，米汤送下；又治鼻衄，盐水送下。

【主治】小儿疳热进退，或即盗汗，大便坚实，时时心躁，情意不悦，或大便焦黄；鼻衄。

龙胆草丸

【来源】《仁斋直指小儿方论》卷三。

【别名】龙胆丸（《太平惠民和济局方》卷十续添诸局经验秘方）。

【组成】龙胆草 黄连 使君子肉 青皮等分

【用法】上为末，猪胆汁为丸，如麻子大。每服十丸，食后熟水送下。

【主治】疳热。

黄连丸

【来源】《仁斋直指小儿方论》卷三。

【组成】黄连半两（净，猪胆汁浸一夜，晒干） 瓜蒌根 乌梅肉（焙干） 杏仁（浸，去皮，焙） 石莲肉各二钱

【用法】上为末，牛胆汁浸糕为糊丸，如麻子大。每服十五丸，煎乌梅姜蜜汤送下。

【主治】
1.《仁斋直指小儿方论》：小儿疳渴。
2.《证治准绳·幼科》：小儿疳劳。

人参散

【来源】《活幼口议》卷十八。

【组成】人参 蓬莪术 川当归 龙胆草根 甘草（炙） 赤芍药 白茯苓 枳壳（浸，去瓤，切作小片，用麸炒令赤色）各等分

【用法】上为末。每服半两，煎麦门冬汤调服，不拘时候。

【主治】小儿疳热，虚烦作渴，不思饮食，四体沉重。

五疳丸

【来源】《医学启蒙》卷四。

【组成】胡黄连五钱 川黄连 山楂 神曲 麦芽各三钱半 香附子 砂仁 白术 茯苓各三钱

【用法】上为丸。白汤送下。

【主治】小儿积热成疳，肚大筋青，毛枯发落，吐利蒸热。

化虫丸

【来源】《医学纲目》卷三十八引汤氏方。

【组成】白芜荑 黄连 神曲 麦芽（各炒）等分

【用法】上为末，糊为丸，如黍米大。空心米饮送下。

【主治】
1.《医学纲目》引汤氏方：疳热。
2.《医方类聚》引《医方大成》：因疳生虫，五心烦热。

乌犀丸

【来源】《医学纲目》卷三十八。

【组成】黑牵牛二两 使君子七钱半 青皮二两 雷丸二钱半 苦楝皮半两 鹤虱五钱（一方不用楝皮，用芦荟钱半）

【用法】上同入锅内炒焦为末，面糊为丸，如黍米大。三岁儿服二十丸，食前米饮送下。

【主治】小儿疳热，腹内生虫，肚大，手足疲弱，丁奚尫羸。

黄耆散

【来源】《普济方》卷三八〇。

【组成】芪草 柴胡 茯神 地骨皮 白茯苓 甘草各等分

【用法】上为末。每服半钱，用白汤调下。

【功用】进食。

【主治】小儿疳热。

木香丸

【来源】《普济方》卷三八二。

【组成】木香（炮） 肉豆蔻（炮）各一分 牵牛半两（半生半炒）

【用法】上为末，糊丸如小豆大。三岁三十丸，米汤送下。

【主治】小儿疳渴不止，腹急，亦理寻常腹胀。

龙胆丸

【来源】《普济方》卷三八二。

【组成】龙胆（研） 麝香（研） 丹砂（研） 牛黄（研） 胡黄连 熊胆 芦荟 丁香 木香 黄连（去须） 大黄（锉） 麒麟竭各一分 蟾酥（研）一钱

【用法】上为细末，再研匀，和饭为丸，如绿豆大。每服三丸至四丸，薄荷汤送下。

【主治】小儿疳渴黄瘦，日饮水无定。

黄连散

【来源】《普济方》卷三八二。

【组成】胡黄连 葛根（锉） 玄参 枇杷叶（拭去毛，炙黄） 甘草（炙）各一分 麦门冬（去心，焙）半两

【用法】上为散。每服一钱，水一盏，加生姜少许，煎至五分，去滓，入蜜少许，再煎一两沸，放温服。

【主治】小儿渴疳，引饮不止。

黛荟胡黄连丸

【来源】《袖珍小儿方》卷五。

【组成】胡黄连 川黄连各半两 朱砂一钱五分（别研）

【用法】二连为末，和朱砂入猪胆内系定，虚悬于铫中，煮一饭久，取出；研芦荟、青黛各二钱五分去淀、虾蟆灰二钱、麝香少许，粳米饭为丸，如麻子大。每服十丸，米饮送下。

【主治】小儿热疳。

龙胆丸

【来源】《奇效良方》卷六十四。

【组成】宣黄连（去毛） 赤芍药各半两 草龙胆（去苗） 青皮（去瓤）各二钱半 槟榔一个（大者） 麝香少许

【用法】上为末，猪胆汁少入面糊为丸，如萝卜子大。每服三二十丸，空心米饮送下。

【主治】小儿疳热，食后多发热，或夜则凉。

芦荟丸

【来源】《幼科类萃》卷六。

【组成】芦荟 芜荑 木香 青黛 干槟榔 川黄连（净）各一分 蝉壳二十一枚 胡黄连半两 麝香少许

【用法】上为末，猪胆三枚，取汁浸糕为丸，如麻子大。每服二十丸，米饮送下。

【主治】
1.《幼科集萃》：疳热。
2.《诚书》：食肉太早，生虫发热，脾泄。

天黄散

【来源】《古今医鉴》卷十四。

【组成】天南星一两（水泡令软，细切片） 雄黄二钱

【用法】上和南星片在一处，用湿纸包裹，慢火煨令面焦，取出候干，为末。每以指蘸药敷口内，一日三四次，临卧再敷，不可吐出。

【主治】痘疹后，多食甜物，及食积疳热，口内并唇口生疮，牙床肿烂，甚至牙齿脱落，臭不可闻。

人参麦冬散

【来源】《幼科指南》卷下。
【组成】人参 麦冬 白术 黄连 甘草 干葛 柴胡
【用法】加竹叶一片，水煎服。
【主治】疳渴。小儿日则烦渴饮水，乳食不进，夜则渴止。
【加减】原书云：治疗小儿疳渴，先以集圣丸去莪术、砂仁，加人参、白术治之，兼服本方。

芦荟肥儿丸

【来源】《赤水玄珠全集》卷二十八。
【组成】芦荟 龙胆草 木香 蚵蚾 人参 麦芽（炒） 使君子肉各二钱 槟榔 黄连（酒炒） 白芜荑各三钱 胡黄连五钱
【用法】上为末，猪胆汁糊为丸，如黍米大。每服五六十丸，米饮送下。
【主治】
　1.《赤水玄珠全集》：麻后发热，日夜不退，肌肉消瘦，骨蒸劳瘵。
　2.《景岳全书》：疳热。

洗心散

【来源】《审视瑶函》卷四。
【组成】大黄 赤芍药 桔梗 玄参 黄连 荆芥穗 知母 防风 黄芩 当归尾各等分
【用法】上为细末。每服三钱，食后茶清调下。
【主治】火疳症。生于睥眦气轮，初起如粟疮榴子一颗，小而圆，或带横长而圆，状如豆，次后渐大，痛者多，不痛者少。

玉饼子

【来源】《诚书》卷八。
【组成】茯苓 芒消 寒水石（煅） 山药（瓦焙） 炙甘草 麦冬（去心）各五钱 朱砂三钱 龙脑一字
【用法】上为末，炼蜜为丸。砂糖汤送下。
【主治】心虚疳热，面黄颊赤，啼叫恍惚。

黄连汤

【来源】《诚书》卷十一。
【组成】黄连 乌梅 天花粉 杏仁 莲肉 茯苓
【用法】水煎服。
【主治】疳渴。

加味陷胸丸

【来源】《张氏医通》卷十五。
【组成】黄连（姜汁炒） 半夏（姜制） 栝楼实 焰消各三钱 轻粉二钱半 滑石（飞净）一两
【用法】炼蜜为丸，如芡实大。大儿五六丸，周岁儿一丸，沸汤调化服。
【主治】痰积痞满，疳热喘嗽。

清热甘露饮

【来源】《医宗金鉴》卷五十二。
【组成】生地黄 麦冬（去心） 石斛 知母（生） 枇杷叶（蜜炙） 石膏（煅） 甘草（生） 茵陈蒿 黄芩
【用法】引用灯心，水煎服。
【主治】疳渴。肥甘积热煎耗脾胃，以致津液亏损，不时大渴引饮，心神烦热。

黄连解毒汤

【来源】《治疹全书》卷下。
【组成】生地 白芍 当归 黄连 木通 防风 银花 荆芥 连翘 丹皮 柴胡 麦冬 鳖甲 薄荷
【用法】加灯心，水煎服。
【主治】疹后发热成疳。

加减洗心散

【来源】《张皆春眼科证治》。
【组成】黄连3克 炒栀子6克 黄芩9克 酒大黄 桔梗各6克 知母9克 元参6克 赤芍9克 归尾6克 荆芥1.5克

【功用】清心泻火，宣肺活瘀。

【主治】心中郁火乘肺，上攻气轮，而为火疳，初起颗粒从白睛深层向外隆起，形圆如榴子，或椭圆如扁豆，色暗红或呈紫红，按之则痛。继则颗粒渐大，色赤而痛，羞明流泪，视物不清。若病变侵及风轮，就会引起青睛疾患，重者波及水轮，导致视物昏蒙，甚至失眠。

【方论】方中黄连、炒栀子清心泻火；黄芩、知母清泻肺火，且有知母之润，以免火邪伤阴；酒大黄清泻大肠，实为脏病腑取，意在泻肺；桔梗宣肺散结，使邪火得以疏散；元参滋肾养阴，以免火邪伤及神水；赤芍、归尾活瘀通络，引血下行；荆芥一则助桔梗宣肺散结，二则助赤芍、归尾活瘀通络。

【加减】若颗粒增大，色赤而痛者，可加牡丹皮 9 克凉血活瘀退赤，加夏枯草 9 克清火散结止痛；若病变侵及风轮，引起风轮生翳者，可加秦皮 3 克，密蒙花 6 克以清肝退翳；若兼瞳神细小，神光昏暗，视物昏蒙者，可加青葙子 3 克，酒生地 12 克，滋阴清肝。青葙子且有扩大瞳神之功。

【验案】火疳　袁某，女，34 岁。1971 年 3 月 5 日初诊：左目赤痛 3 月余，曾在当地医院诊断为巩膜炎症，经用青、链霉素肌内注射，局部滴用可的松，药后症减，停药即发，自觉羞明、流泪、胀痛、视物不清。检查，左眼白睛内侧有一暗红色隆起，风轮内侧边缘有云翳一片。此为火疳合并青睛生翳。给加减洗心散加秦皮 3 克，密蒙花 9 克，增元参 3 克，服药 15 剂。复诊：白睛颗粒见小，风轮云翳减退，但仍胀痛，以前方加夏枯草 9 克，又服 21 剂，左目白睛内侧颗粒全消，色呈灰白，风轮边缘仍留有薄翳。嘱其停药，观察 18 个月未再复发。

珠黄散

【来源】《中医眼科学》。

【组成】珍珠粉 2.1 克　犀黄 3 克　朱砂 2.1 克　麝香 2.1 克

【用法】上为细末，瓷瓶收贮。应用时点于内眦。

【主治】火疳，白膜侵睛。

三十九、小儿奶疳

小儿奶疳，又名疳积、食疳，五疳之一，可见面黄身热，腹胀肚大，好吃泥土，水谷不消，泄下酸臭，困睡，减食，消瘦等表现。病成因于喂养不当，致脾胃虚损，营养不良。治宜调理脾胃。

干蟾丸

【来源】《太平圣惠方》卷八十七。

【组成】干蟾一枚（涂酥，炙微焦）　木香半分　肉豆蔻二颗（去壳）　雄黄一分（细研）　丁香半分　熊胆半分（细研）　胡黄连一分　朱砂一分（细研）　青黛一分（细研）　麝香一分（细研）　赤石脂一分　代赭一分

【用法】上为末，都研令匀，炼蜜和丸，如黍米大。一岁儿以粥饮送下二丸，早晨一服，晡时再服。

【主治】小儿奶疳，腹大黄瘦，或时吐乳，壮热下痢。

牛黄丸

【来源】《太平圣惠方》卷八十七。

【组成】牛黄一分（细研）　雄黄一分（细研）　熊胆一分（细研）　朱砂一分（细研）　麝香一分（细研）　丁香一分　龙脑半分（细研）　甘松一分　胡黄连一分　腻粉二分（研入）　芦荟一分（细研）　水银半两（以少枣肉研令星尽）　巴豆半分（去皮心，研，纸裹压去油）

【用法】上为末，都研令匀，以黑狗胆汁为丸，如黄米大。每服三丸，以粥饮送下。

【主治】小儿奶疳，羸瘦，壮热多睡。

使君子丸

【来源】《太平圣惠方》卷八十七。
【组成】使君子一分 诃黎勒皮一分 槟榔一分 朱砂一分（细研） 麝香一分（细研） 熊胆一分（细研） 丁香末一分 蟾酥半分（研入） 夜明沙一分（微炒）
【用法】上为末，都研令匀，以软饭为丸，如黍米大。一岁儿每服二丸，以粥饮送下。
【主治】小儿奶痨，腹胀吐乳，渐渐羸瘦。

胡黄连丸

【来源】《太平圣惠方》卷八十七。
【组成】胡黄连半两 虾蟆一个（涂酥炙焦黄） 蛇蜕皮灰一分 麝香一分（细研） 牛黄半分（细研） 使君子一分
【用法】上为末，以面糊和丸，如绿豆大。每服五丸，以粥饮下，一日三四服。
【主治】小儿奶痨，壮热体瘦。

蟾头散

【来源】《太平圣惠方》卷八十七。
【组成】蟾头一个（烧灰） 蛇蜕皮灰一分 蝉壳一分（微炒，去足） 麝香一钱 青黛半两 蜗牛子二七个（炒微黄）
【用法】上为细散。每服半钱，以粥饮调下，一日三次。
【主治】小儿奶痨。体瘦烦热，毛发干瘁，乳食减少。

木香散

【来源】《幼幼新书》卷二十四引洪州张道人方。
【组成】黄耆 人参 龙脑各一分 蝎 干姜 橘皮（去白）各一两 附子 甘草各一两
　　本方名木香散，但方中无木香，疑脱。
【用法】上为末。每服一字，乳香汤调下，一日二次。重者不过七服。
【主治】乳母胃气不足，小儿吃着冷奶，便生吐逆，渐成奶痨。
【宜忌】忌毒物。

橘皮木香散

【来源】《幼幼新书》卷二十四引张道人方。
【组成】黄耆 人参 龙脑各一钱 干蝎 干姜 橘皮（去白）各半两 附 甘草各一寸
【用法】上为末。每服一字，乳香汤调下，一日二次。重者七服效。
【主治】奶痨。由乳母胃气不足，儿吃冷奶便呕吐，渐成奶痨。

白芷散

【来源】《外科真诠》卷上。
【组成】白芷三钱 牡蛎粉五钱 上片二分
【用法】上为细末。搽患处。
【主治】乳痨。

四十、小儿脑疳

小儿脑疳，临床症见疳疾患儿头部生疮，兼见毛发焦枯如穗，甚至脱落光秃，鼻干、心烦、疲倦、困睡、目睛无神、腮肿囟凸，身热汗出不解等。《颅囟经》："盖脑散，治孩子脑疳鼻痒，毛发作穗，面色赤。"本病多成因于气血不足，或风毒侵袭所致。治宜清热解毒，健脾消疳。

益脑散

【来源】《颅囟经》卷上。
【别名】益脑吹鼻地榆散（《圣济总录》卷一七二）。
【组成】地榆（炙） 虾蟆（烧）各一分 蜗牛壳二十个 青黛 石蜜各二分 麝香二大豆许

【用法】上为末，吹鼻。当有黄水出。

【主治】孩子脑疳鼻痒，毛发作穗，面色赤。

【宜忌】忌甜物。

龙脑丸

【来源】《太平圣惠方》卷八十六。

【组成】龙脑一钱　牛黄一分　麝香一钱　朱砂一分　熊胆一分　芦荟一分　干虾膜灰一分　雄黄一分　胡黄连末一分

【用法】上为细末，以水化熊胆为丸，如麻子大，若硬，更入糯米饭同丸。每服三丸，用薄荷温汤送下，一日三次。

【主治】小儿脑疳，羸瘦烦热。

吹鼻散

【来源】《太平圣惠方》卷八十六。

【组成】消石三分　熊胆一两　麝香一大豆许

【用法】上为细末。取一小豆许，吹两鼻中。得黄水出为效。

【主治】小儿无辜疳，脑热，发干竖。

牛黄丸

【来源】《太平圣惠方》卷八十七。

【组成】牛黄一分（细研）　麝香半分（细研）　龙脑半分（细研）　青黛半两（细研）　熊胆一分（研入）　胡黄连一分　木香一分　犀角屑一分　芦荟一分（细研）　蟾酥半分（研入）

【用法】上为末，都研令匀，以面糊为丸，如黄米大。每服五丸，以温水送下，一日三次。

【主治】小儿脑疳，身热发枯。

吹鼻龙脑散

【来源】《太平圣惠方》卷八十七。

【组成】龙脑少许（研细）　蜗牛壳一分（炒令黄）　虾膜灰一分　瓜蒂一分　麝香少许（细研）　黄连一分（去须）　细辛一分

　　《医宗金鉴》有桔梗。

【用法】上为细散，入瓷盒内贮之。每取少许，吹于鼻中，一日两次。

【主治】小儿脑疳，鼻塞头痛，眼目昏暗，羞明怕日。

青黛丸

【来源】《太平圣惠方》卷八十七。

【别名】升麻丸（《圣济总录》卷一七二）。

【组成】青黛半两（细研）　龙胆半两（去芦头）　川升麻半两　赤茯神半两　黄连半两（去须）　蓝子一分　蜀漆一分　川大黄半两（锉碎，微炒）　甘草一分（炙微赤，锉）

【用法】上为末，炼蜜为丸，如绿豆大。每服五丸，以温水送下，一日三次。

【主治】小儿脑疳，是胎热所为，其疾在头皮光急，头发作穗，或鬓有疮痍，或时腮虚肿。

青黛散

【来源】《太平圣惠方》卷八十七。

【组成】青黛一分　甘草半两（炙微赤，锉）　地榆半两　蜗牛子一两（炒令黄）　兰香根一分　麝香一分（细研）　人粪灰一分　蚺蛇胆一分（研入）　龙脑一分（细研）

【用法】上为细散。每服半钱，以粥饮调下，一日三次，亦可用少许吹于鼻中。

【主治】小儿脑疳，烦热，皮干瘦瘁。

益脑吹鼻散

【来源】《太平圣惠方》卷八十七。

【组成】地榆末一分　虾膜灰一分　青黛半两　谷精草一分　干蜗牛壳十四枚（微炒）　麝香一钱

【用法】上为细散。以两黄米大，吹入鼻中。当有黄水出为效。

【主治】小儿脑疳，鼻痒，毛发作穗，面黄羸瘦。

通脑丁香散

【来源】《太平圣惠方》卷八十七。

【别名】丁香散（《普济方》卷三八一）。

【组成】丁香一分　蜗牛壳一分（炒令黄）　赤小

豆一分　不蛀皂荚一分（并子）

《普济方》有辛夷，无皂荚。

【用法】上为细散。每取少许，以竹管子吹入鼻中，每日二次。若病重者，鼻内出虫子。

【主治】小儿脑疳，头发干竖作穗，眼有白膜，鼻头有疮。

生发神效黑豆膏

【来源】《太平圣惠方》卷八十九。

【组成】黑豆三合　苣蕂三合　诃黎勒皮一两

【用法】上为末，以水拌令匀，纳于竹筒中，以乱发塞口，用煻灰内煨取油，贮于瓷器中。先以米泔皂荚汤洗头，拭干涂之，一日二次，十日发生。

【主治】小儿脑疳，头发连根作穗子，脱落不生；兼疮白秃，发不生者。

牛黄丸

【来源】《圣济总录》卷一七二。

【组成】牛黄（研）　大青　黄连（去须）　天麻各一分　丹砂（滴水研）半分

【用法】上为末，酒煮面糊为丸，如麻子大。每服三丸，熟水送下，不拘时候。

【主治】小儿脑疳。头皮光，发枯作穗，脑热头疮，多汗肌瘦。

金蟾丸

【来源】《圣济总录》卷一七二。

【组成】干蟾一枚（去肠肚并骨爪，酥炙）　胡黄连　熊胆（研）　蝉蜕（去土）　丹砂（研）　蛇蜕（烧灰）　雄黄（研）　天竺黄各一分　无食子二枚　麝香（研）半钱　地龙（去土）半两

【用法】上为细末，烧粟米饭为丸，如黄米大。每服七丸至十丸，米饮送下，不拘时候。

【主治】小儿脑疳，发枯作穗，脑热如火，烦热满闷。

桔梗汤

【来源】《圣济总录》卷一七二。

【组成】桔梗（锉，炒）半两　黄柏（去粗皮，炙，锉）　大黄（锉，炒）各一分

【用法】上为粗末。每服二钱匕，以水一小盏，加生地黄长二寸（拍破），同煎至四分，去滓，分温二服，早晨、日晚各一次。

【主治】小儿脑疳。头发作穗，头皮光急，或有疮，或时腮额肿，眼目不明，积渐羸弱。

葶苈散

【来源】《圣济总录》卷一七二。

【组成】葶苈（纸上炒香）　漏芦（去芦头）　鹤虱　虾蟆（炙焦）　丹砂（研）　滑石各一分　蟾酥（如柳叶）二片子

【用法】上为散。每用一字匕，吹入鼻中，嚏即可治。

【主治】小儿脑疳。

麝香丸

【来源】《圣济总录》卷一七二。

【组成】麝香（研）半钱　胡黄连　芦荟（研）各半两　青橘皮（汤浸去白，焙）　使君子（去壳）各一分

【用法】上为细末，白面糊为丸，如绿豆大。每服七丸，乳食前米饮送下。每日三次。

【主治】小儿脑疳。头皮光而急，发枯作穗，脑热如火，或头上生疮，或腮脸虚肿。

麝香虾蟆丸

【来源】《圣济总录》卷一七二。

【组成】虾蟆一个（去肠肚，烧灰）　诃黎勒五枚（面裹烧熟，去面并核）　胡黄连　黄连（去须）各半两　芦荟（研）　熊胆（研）各一分　丁香二十粒　丹砂（研）　麝香（研）各一钱

【用法】上为末，水浸炊饼心为丸，如麻子大。二岁儿每服十丸，温粥米饮送下，每日三次。

【主治】小儿脑疳。头发作穗，或头上生疮，或腮脸虚肿。或腹冷久泻。

安息丸

【来源】《幼幼新书》卷二十四引张道人方。

【组成】安息香　丁香　胡黄连　麝香　雄黄各一两　肉豆蔻二钱　金银箔各五片

【用法】上为末，炼蜜为丸，如麻子大。每服三丸，米饮送下。

【主治】脑疳。鼻下赤烂，身心烦躁，鼻内生疮，头发自落，日夜痛无休歇，状似鬼形。

龙胆丸

【来源】《仁斋直指小儿方论》卷三。

【别名】龙脑丸（《世医得效方》卷十二）。

【组成】龙胆草　川升麻　苦楝根皮（焙）　防风　赤茯苓　芦荟　油发灰各二钱　青黛（干）黄连（净）各三钱

【用法】上为末，猪胆汁浸糕糊丸，如麻子大。每服二十丸，食后薄荷、紫苏泡汤送下。仍以芦荟末入鼻。

【主治】

1.《仁斋直指小儿方论》：脑疳、脑热、饼疮。

2.《世医得效方》：脑疳，头皮光急，满头饼疮，脑热发结，身汗，腮肿囟高。

溯源解毒汤

【来源】《育婴家秘》卷四。

【组成】酒芩　苍术（酒炒）　白蒺藜（酒浸，炒去刺）　蔓荆子（酒炒）　何首乌（酒炒）　胡麻（炒）酒升麻

【用法】上为末，酒糊为丸，如麻子大。每服三五十丸，防风汤送下。由乳母服用。

【主治】小儿脑疳，头皮光急，发结如穗，满头饼疮，脑热如火。

脑疳丸

【来源】《幼科指掌》卷四。

【组成】芦荟

【用法】上为末。每用少许，吹鼻中。

【功用】杀脑疳虫，止鼻中痒。

【主治】小儿脑疳。头皮光急，满头生疮，脑热如火，发结如穗，遍身多汗，腮肿囟高。

四十一、小儿干疳

小儿干疳，疳疾证候之一。临床症见赢瘦，皮肤干枯，两目干燥凹下，或畏光，夜热不安，啼哭无泪，腹部胀满，口干唇燥，或颈项倒斜。《太平圣惠方》："夫小儿干疳者，由乳食不调，心脾积热之所致也，其候，身体壮热，或则憎寒，舌涩口干。"本病多因小儿乳食不调，心脾积热，津液虚损所致。治宜健脾益气，清热养阴。

天竺黄散

【来源】《太平圣惠方》卷八十七。

【组成】天竺黄半两（细研）　牛黄一分（细研）雄黄一分（细研）　朱砂一分（细研）　芦荟一分（细研）　蟾头一分（炙令焦黄）　龙脑一钱（细研）　麝香一分（细研）　胡黄连一分　犀角屑一分　木香一分　钩藤一分　甘草一分（炙微赤，锉）

【用法】上为细散，都研令匀。每服半钱，以温水调下，一日三次。

【主治】小儿干疳，心脏烦热，眼目赤涩，皮肤干燥，夜多盗汗，赢瘦，不能乳食。

牛黄丸

【来源】方出《太平圣惠方》卷八十七。名见《普济方》卷三八二。

【组成】牛黄一分（细研）　雄黄一分（细研）　天竺黄一分　芦荟一分（细研）　胡黄连半两　麝

香一钱（细研） 丁香一分 黄连（去须） 熊胆一分（研入） 蟾酥半钱（研入） 蛇蜕皮灰一分 青黛一分（细研） 犀角屑一分 天浆子一分（微炒）

【用法】上为末，更研令匀，以炼蜜为丸，如绿豆大。每服三丸，以粥饮送下，一日三次。

【主治】小儿干疳，体瘦烦热，眠卧不安。

牛黄丸

【来源】《太平圣惠方》卷八十七。

【组成】牛黄半两（细研） 朱砂半两（细研，水飞过） 子芩半两 犀角屑半两 麝香一分（细研）

【用法】上为末，都研令匀，以糯米饭为丸，如麻子大。每服三丸，用粥饮送下。

【主治】小儿干疳，体热羸瘦，心神烦躁，少得眠卧。

青黛丸

【来源】《太平圣惠方》卷八十七。

【组成】青黛三分（细研） 牛黄（细研） 芦荟（细研） 胡黄连 朱砂（细研） 麝香（细研） 蛇蜕皮灰 龙胆（去芦头） 蟾一枚（涂酥炙微黄） 雄黄（细研） 蝉壳（微炒）各一分

【用法】上为末，都研令匀，面糊为丸，如黍米大。每服三丸，以粥饮送下，一日三次。

【主治】小儿干疳，肌体羸瘦，皮毛干焦，发歇寒热，昏昏多睡。

青黛散

【来源】《太平圣惠方》卷八十七。

【组成】青黛一分 麝香二分 芦荟一分 朱砂一分 地龙一分（微炒） 夜明砂一分（微炒） 干蛤蟆灰一分 熊胆一分

【用法】上为细散。每服半钱，空心以粥饮调下。更用少许药吹入鼻中，后以桃枝看冷热浴儿，衣盖，有虫子出为效也。

【主治】小儿干疳，日久不愈，骨立形枯，诸治无效者。

胡黄连丸

【来源】《太平圣惠方》卷八十七。

【组成】胡黄连末半两 朱砂三分 麝香一分 蛇蜕皮一条（烧灰） 波斯青黛三分 蟾酥一杏仁大 芦荟三分

【用法】上为末，用猪胆一个，取清酒一盏，和药末，都于铫子内熬如膏，丸如绿豆大。五岁至七岁，每服五丸，三岁以下，每服三丸，以粥饮下，一日三服。

【主治】小儿干疳，瘦弱不能乳食，发竖脑干，肌体柴瘦。

蜗牛丸

【来源】《太平圣惠方》卷八十七。

【组成】蜗牛三分（烧灰） 谷精草三分（碎切） 夜明砂三分（微炒） 干蟾一两（涂酥，炙令焦黄） 瓜蒂末半两 雄黄一分 麝香一分

【用法】上为末，用蒸饼为丸，如绿豆大。每服三丸，粥饮送下，每日三次。

【主治】小儿干疳，面青目涩，脑热鼻疮，眼生障膜，毛发焦黄，肌肤羸瘦。

蟾酥丸

【来源】《太平圣惠方》卷八十七。

【组成】蟾酥一分 猪胆二个 青黛三分 龙脑三分 朱砂三分（细研） 麝香一分 蝉壳一分（微炒，去足） 干地龙一分（微炒） 蛇蜕皮灰一分

【用法】除蟾酥外，余药为细末，以猪胆化蟾酥和丸，如粟米粒大。每服五丸，以温水送下。研，吹鼻内。

【主治】小儿干疳。乳食不成肌肤，日渐羸瘦，身体壮热，毛发干枯，四肢无力。

龙齿散

【来源】《圣济总录》卷一七二。

【组成】龙齿（烧，研） 龙脑（锉） 桔梗（炒） 白茯苓（去黑皮） 桂（去粗皮） 麝香（研）各一分 蜣螂三枚（去翅足，炙焦）

【用法】上为散。一二岁儿每服半钱匕，用温水调下；三四岁儿一钱匕，空心、午后服。

【功用】退热。

【主治】小儿干疳，腹胀气急。

龙脑散

【来源】《圣济总录》卷一七二。

【组成】龙脑　芦荟　麝香　青黛（各别研）黄连（去须，捣末）羊子肝（切，焙，捣末）各等分

【用法】上为细末和匀。每服半钱或一字，吹鼻中及涂口中。

【主治】小儿干疳瘦瘁，鼻痒口疮。

金蟾丸

【来源】《圣济总录》卷一七二。

【组成】蟾头一枚（炙）黄连（去须）胡黄连　木香各一分　大黄（锉，炒）半分

【用法】上为末，粟米饭为丸，如麻子大。每服五丸至十丸，米饮送下。

【主治】小儿干疳，体热肌瘦。

胡黄连丸

【来源】《圣济总录》卷一七二。

【组成】胡黄连　黄连（去须）各半两　丹砂（研）木香各一分

【用法】上为末，用獖猪胆填药在内，取线紧系，以杖子一条，横于铫子上，将药胆挂上面，勿念着铫底，用浆水煮一炊时取出，入芦荟、麝香各一分，研细和匀，米饭为丸，如黍米大。每服五丸至七丸，米泔温水下。

【主治】小儿干疳体热。

胡黄连丸

【来源】《圣济总录》卷一七二。

【组成】胡黄连半两　黄连（去须）白芜荑仁各一两　木香半两

【用法】上为细末，獖猪胆和于盏内，坐饭甑中蒸

两度，为丸如粟米大。每服二十丸，米饮下。

【主治】小儿干疳，饮食如常，肌体羸瘦，时作寒热，皮毛枯焦，嘿嘿不慧。

茵芋丸

【来源】《圣济总录》卷一七二。

【组成】茵芋　细辛（去苗叶）黄芩（去黑心）甘草（炙）龙齿（烧灰）石膏（碎）松萝各三分　杜蘅半两　铅丹（别研）一分

【用法】上为末，炼蜜为丸，如麻子大。一二岁儿，每服三丸，三四岁儿服五七丸，米饮送下。

【主治】小儿干疳体热。

保童丸

【来源】《圣济总录》卷一七二。

【组成】大黄（锉，炒）一两　黄连（去须）半两　夜明砂（炒）楝实（麸炒）各一分

【用法】上为末，炼蜜为丸，如豌豆大。每服三至五丸，麝香汤送下。

【主治】小儿干疳，瘦弱萎黄。

蟾蜍煎丸

【来源】《圣济总录》卷一七二。

【组成】干蟾（大者）五个（细锉，用醇酒五升，文火煎烂，去骨研，滤去滓，入蜜四两，银器内重汤熬成稠膏）胡黄连　黄连（去须）白芜荑仁（炒）各二两　麝香（研）半两

【用法】上五味，捣研四味为末，以前蟾膏为丸，如麻子大。每服十五丸，米饮送下，不拘时候。过晬至十岁以前，并宜服。

【功用】退疳黄，长肌肉。

【主治】小儿干疳。身体寒热，皮毛枯燥，饮食虽多，肌肉消瘦，嘿嘿不慧。

龙胆散

【来源】《普济方》卷三八二。

【组成】龙胆　芦荟　麝香　青黛（各别研）黄连（去须）羊子肝（切，焙）各等分

【用法】上为细末。每次半钱或一字，吹鼻中及涂口中。

【主治】小儿干疳，瘦瘁，鼻痒口疮。

芦荟丸

【来源】《普济方》卷三八二。

【组成】芦荟一分 龙胆一分（去芦头） 青黛半两（细研） 胡黄连一分 牛黄一分（细研） 麝香一钱（细研）

【用法】上为末，以蒸饼为丸，如黄米大。每服五丸，以粥饮送下。

【主治】小儿干疳，面色微黄，肌体羸瘦。

福寿保生丸

【来源】《普济方》卷三八二。

【组成】芦荟 南木香各二两 蓬术 芜荑 使君子仁 黄连 青皮（去白） 砂仁 陈皮（去白） 神曲各七钱半

【用法】上宿蒸饮糊为丸。每服三十丸，米汤送下。

【主治】小儿干疳，肌肉消瘦。

保童丸

【来源】《幼科指掌》卷四。

【组成】白鳝头 干蟾头（各炙焦黄） 龙胆草 芦荟各二钱 黄连 胡黄连 五倍子 苦楝根皮 夜明砂 小青皮 雄黄 青黛各三钱 麝香三分

【用法】上为末，米饭为丸，如麻子大。一岁二十丸，米饮送下。

【主治】小儿疳干。

消疳羊肝散

【来源】《仙拈集》卷三。

【组成】谷精草 地骨皮各五钱 胡连 柴胡各三钱 甘草 芦荟各三分

【用法】上为末。羊肝一具，竹刀剖片勿断，将药末五分掺入肝内，用线捆好，砂锅内蒸熟，任服。七日即愈。

【主治】心脏受疳，小便不通，口干舌烂，牙臭。

四十二、小儿蛔疳

小儿蛔疳，临床表现为饮食异常，大便干稀不调，或脘腹膨胀，形体消瘦，体重低于正常平均值的15%～40%，面色不华，毛发稀疏枯黄，严重者干枯羸瘦。兼有精神不振，或好发脾气，烦躁易怒，或喜揉眉擦眼，或吮指磨牙等症，本病成因于蛔虫，蛔虫引起的疳积，谓之"蛔疳"，大便镜检可查见蛔虫卵。

青黛丸

【来源】《太平圣惠方》卷八十七。

【组成】青黛一分（细研） 胡黄连一分 鹤虱一分 芦荟一分（细研） 朱砂一分（细研）

【用法】上为末，都研令匀，以猪胆汁为丸，如绿豆大。每服三丸，空心以热水送下。当有虫出。

【主治】小儿蛔疳，一切诸疾。

蚺蛇胆丸

【来源】《太平圣惠方》卷八十七。

【组成】蚺蛇胆一分（细研） 丁香一分 黄连一分（去须） 苦参三分（锉） 青葙子一分 牛角屑一分 木香一分 朱砂一分（细研） 雄黄一分（细研） 青黛一分（细研） 龙胆一分 麝香一分（细研） 牛黄一分（细研） 胭脂一分（细研） 硫黄一分（细研） 白矾灰一分 头发灰一分 铫绢灰一分 干虾蟆灰一分

【用法】上为末，都研令匀，以炼蜜为丸，如麻子大。每服三丸，以粥饮送下；又以少许水化二丸，吹于鼻中；及有疮处，敷之。

【主治】小儿蛔疳，壮热，眼赤或涩，常多揉目，及发黄秃落，视物不明，手脚心热，时出蛔虫，下痢或青黄赤白无定，身体口鼻及下部生疮，虫蚀齿落，项边生无辜，肌体羸瘦，兄弟姊妹相传至死者。

雄黄丸

【来源】《太平圣惠方》卷八十七。

【组成】雄黄一钱 牛黄一钱 朱砂一钱 麝香半钱 青黛一钱 夜明沙一钱

【用法】上药细研如粉，以水化蟾酥和丸，如绿豆大。每服三丸，以茶送下。当有虫出。

【主治】小儿蛔疳出虫。

熊胆丸

【来源】《太平圣惠方》卷八十七。

【组成】熊胆一分 狗脊半两（去毛） 白芜荑半两 蛇蜕皮灰半两 黄丹半两（炒令紫色） 干蟾头半两（炙令焦黄）

【用法】上为末，用枣肉为丸，如绿豆大。每服三丸，以粥饮化下。更以藿香汤浴儿，用青热衣盖，虫当自出。

【主治】小儿蛔疳出虫。

蟾酥丸

【来源】《太平圣惠方》卷八十七。

【组成】蟾酥一分（研入） 麝香一分 五灵脂一分 巴豆一分（去皮心，研，纸裹压去油）

【用法】上为极细末。用酒半盏，同入铫子内，以慢火熬，不住手搅，候堪丸，为丸如黄米大。每服三丸，空心及晚后以陈橘皮煎汤送下。

【主治】小儿蛔疳，虫毒腹胀痛，青筋急满，日渐枯瘦，食物不著肌肉，或时下蛔虫，或时腹内多痛。

麝香丸

【来源】《太平圣惠方》卷八十七。

【组成】麝香半分（细研） 蟾酥半分（研入） 香瓜儿二七枚 蛇尾一分（酒浸，炙黄色） 蛇蜕皮灰一分 瓜蒂二七枚 黄连一分（去须） 熊胆半分（研入）

【用法】上为末，用粟米饭为丸，如麻子大。以温水化破二丸服之，每日三次。

【主治】小儿蛔疳。

七宝丹

【来源】《幼幼新书》卷二十六引《吴氏家传》。

【组成】青皮（去瓤） 干姜（麸炒） 木香（面裹，炮赤） 巴豆（净肉，米醋一碗煮干，水洗去油） 肉豆蔻（生） 槟榔 肉桂（去粗皮，不见火）各一两 硇砂半两（汤澄，慢火熬如煎盐，纸盖，收飞者）

【用法】上为细末，面糊为丸，如梧桐子大，朱砂为衣。空心服一至三丸，欲消食，食后服；酒食伤，诸般积，胸膈不快，或腹痛，姜汤送下；伤酒，葱姜汤送下；心痛，炒姜汤送下；妇人血气，当归酒送下；泻肚，陈米饮送下；赤痢，甘草汤送下；白痢，干姜汤送下；脾泄泻，煨姜一块细嚼，汤咽；心腹胀满，浑身倦怠，温酒送下；转筋霍乱，紫苏、藿香汤送下；中毒药，五倍子、雄黄汤送下；大小便不通，桐木根汤送下；吐逆，檀香汤送下；膈上食毒虚痰，姜、蜜酒送下；头风，腊茶清送下；小儿急慢惊风，金银薄荷汤送下；疳蛔，石榴汤送下。

【主治】小儿蛔疳；及饮食所伤，呕吐泄泻，腹痛腹胀，霍乱痢疾，急慢惊风。

除毒丹

【来源】《小儿卫生总微论方》卷十二。

【组成】鬼臼一两（去毛） 苦参半两（锉） 青葙子半两 草龙胆（去芦）半两 硫黄一分 绯绢一分 干蟾一分 白矾一分

【用法】上锉，拌一处，并烧存性为末，炼蜜和丸，如麻子大。每服十丸，磨沉香汤送下，不拘时候。

【主治】疳蛔不愈，传染兄弟姊妹。

四十三、小儿急疳

小儿急疳，指代有二。首指小儿肾疳，又名骨疳。《小儿药证直诀》："骨疳，喜卧冷地，当补肾。"《小儿卫生总微论方》："上热下冷，寒热时作，齿龂生疮，耳焦脑热；手足逆冷，吐逆滑泄；下部生疮，脱肛不收，夜啼饶哭，渐成困重，甚则高骨乃败。"多因先天不足，禀赋虚弱，患有解颅、鹤膝、五迟等病；复因嗜食甘肥，不知节制，以致脏腑伏热，津液耗伤，日久肾阴枯涸而成。治宜滋肾补脾。次指走马牙疳。患牙疳而发病急速，势如走马者。多因病后或时行疫病之邪，余毒未清，复感外邪，积毒上攻齿龂所致。病势险恶，发展迅猛。《普济方》："夫急疳者，其候唇忽变青白，龂肿满，脓血俱出，朽烂疼痛。颊边有赤白色，或有黑晕，即须针却恶心，不然烙之。"治宜解毒，清热，祛腐。

干蟾散

【来源】《太平圣惠方》卷三十四。

【组成】干蟾一枚（烧灰） 龙柏花 地骨皮 没药各一分 麝香一钱

【用法】上为细散。每有口齿疳疮蚀破者，先以消石少许掺之；相次以此药半钱，敷于患处，日三两度。

【主治】牙齿走马疳。

地龙散

【来源】《太平圣惠方》卷三十四。

【组成】干地龙（烧灰） 黄矾 白矾（烧令汁尽） 青矾 巴豆（去皮心，研，纸压去油） 石胆 人粪灰（细研）各一分

【用法】上为细散。以绵裹少许，纳于中孔中。如孔小，以针纳药。一日一度换之，待恶物碎骨出尽为度。

【主治】急疳。虫蚀牙齿，连牙床骨，损坏疼痛。

药绵

【来源】《太平圣惠方》卷三十四。

【组成】麝香一钱 砒霜少许 莽草末半钱 蛤粉一两 蟾酥一字 螺字青黛一字

【用法】上为末。别用故绵半分，剪长一寸，碎擘，以药掺在绵内，时入水少许相和，揉令匀，阴干。有病人，用盐浆水揩漱三五度，用少许药绵，塞在牙根，以针按绵子，入齿缝中。三二度即愈。

【主治】走马疳，蚀落牙齿，龂肿有脓水。

虾蟆灰散

【来源】《太平圣惠方》卷三十四。

【组成】虾蟆灰（细研） 青黛（细研） 柑子皮 细辛 白鸡粪 麝香（细研） 干姜 熏陆香各一分

【用法】上为末。以绵裹如杏仁大，安于肿痛处，每日换三次。有涎，旋旋吐却。

【主治】急疳，齿龂肿痛有虫，齿根朽烂疼痛。

二金散

【来源】方出《太平圣惠方》卷八十六，名见《普济方》卷三八一。

【组成】砒霜一分 麝香一分

【用法】上药先将砒霜在纸上炒过，后入麝香同研令细。以鸡羽扫在疮上，一日三二度。

【主治】小儿急疳，虫蚀却口鼻牙齿。

【宜忌】《普济方》：宜随时展去药物，勿令咽津。

天灵盖丸

【来源】《太平圣惠方》卷八十六。

【组成】天灵盖一两 砒霜半分 胡黄连半两 人粪半两 莨菪子一分

【用法】上药都以黄泥裹，烧令通赤，去泥放冷，取药，入麝香半分，同研为末，以面糊为丸，如黍米大。每服以乳汁研下一丸，不拘时候。一岁一丸，三岁以上不得加服。

【主治】小儿急疳，瘦弱生疮。

粉霜散

【来源】《太平圣惠方》卷八十六。

【组成】粉霜一两　天南星末一分　黄丹半两（炒紫色）　麝香半两　定粉一分

【用法】上为细末。先用盐浆水洗过，以纸捻子搵药，扫在疮上，每日三四次。

【主治】小儿走马疳疮。

蚺蛇胆散

【来源】《太平圣惠方》卷八十六。

【组成】蚺蛇胆三大豆许　黄矾　白矾灰　芦荟　麝香各一钱

【用法】上为细散。若头面身上有疮，以清泔洗，裛干，敷一大豆许，良久水出即止；如在口齿中，宜频贴之。

【主治】小儿急疳痒，随爪作疮，瞬息大如钱。

雄黄丸

【来源】《太平圣惠方》卷八十六。

【组成】雄黄（细研）　芦荟（细研）　青黛（细研）　朱砂（细研）　龙胆（去芦头）　黄柏（微炙，锉）　黄矾（烧令通赤）　当归（锉，微炒）　白矾（烧令汁尽）　细辛　莨菪子（水淘去浮者，水煮牙出炒令黄）　甘草（炙微赤，锉）各一分　麝香一钱（细研）　蚱蝉三七枚（微炒，去翅足）　干蝎一枚（涂酥炙令黄）　干蟾一枚（涂酥炙令黄）

【用法】上为末，入研了药令匀，以面糊和丸，如绿豆大。每服五丸，以粥饮送下，不拘时候。

【功用】杀虫。

【主治】小儿急疳，羸瘦下痢，口内生疮。

蜗牛灰散

【来源】《太平圣惠方》卷八十六。

【组成】蜗牛灰　白狗粪灰　蟋蟀灰　白矾灰　人粪灰　芦荟　虾蟆灰　兰香秆灰　蚺蛇胆　蜘蛛灰　地龙灰各一分

【用法】上为细末。每用少许，将苇管斜批，吹药于鼻中；如齿龈上有疮，则以蜜和药涂于纸上贴之，下部有疮则纳之。

【主治】小儿急疳疮，累医未效。

熊胆散

【来源】《太平圣惠方》卷八十六。

【组成】熊胆（细研）　甜葶苈（微炒）　莨菪子（炒令微黑）　虾蟆灰　人粪灰　白矾灰　麝香（细研）　雄黄（细研）　芦荟（细研）　硫黄（细研）各一分

【用法】上为散，都研令匀。如有疮处，宜薄敷之；如鼻痒，即取少许逐日吹鼻中三两遍，以愈为度。

【主治】小儿急疳虫，口内及齿龈作疮。

蟾灰丸

【来源】《太平圣惠方》八十六。

【组成】蟾灰　人粪灰　地龙（微炒，末）　蜗牛壳（微炒）　狗头灰　麝香　兰香根灰各一分

【用法】上为细散，用浆水调在纸上，用时贴疮。如鼻中有疮，以绵子裹药安在鼻内。如疳入腹内，水浸蒸饼和丸，如绿豆大。每服五丸，以粥饮送下，一日三次，不拘时候。

【主治】小儿急疳。虫食口内作疮，四肢瘦弱，腹大筋粗。

益母草散

【来源】《太平圣惠方》卷八十七。

【组成】益母草灰一合　胡黄连半两　川升麻一分　牛黄半分（细研）　麝香一分（细研）　人中白一分（烧灰）　黄柏一分（锉）

【用法】上为细散。净揩齿后，用药少许，干掺齿龈上，一日三次。

【主治】小儿蜃疳，蚀口齿，骨出。

麝香散

【来源】《博济方》卷三。

【组成】麝香一分（研）　猪牙皂角三挺（烧存性

用）腻粉十两　密佗僧一两　白矾二两　苦楝根白皮一两　绿矾一两半（同白矾杵碎入桃子内，枯了用）水银十两　黄柏一两

【用法】上为末，用无灰酒三升熬成膏。病人先净漱口涂之。久病人，取药一匙，砒霜、粉霜末各一钱，拌和匀使。

【主治】齿龈损烂及走马疳。

秋霜散

【来源】《博济方》卷四。

【组成】信砒一分　粉霜半钱　腻粉半钱　麝香少许

【用法】上为细粉。用时以指头拈一粟米许，揩在患处牙龈上。立效。

【主治】小儿走马疳蚀唇颊，牙齿浮动宣露，口臭。

麝香散

【来源】《苏沈良方》卷十。

【别名】麝香膏（《鸡峰普济方》卷二十四）。

【组成】黄连（末）三钱　铜绿　麝香各一钱　水银一钱（煮枣肉一个，同研）

【用法】漱口净，以药敷疮上，兰香叶覆之。内蚀为坎者，一敷即生肉。

【主治】小儿走马疳。牙龈腐烂，恶血口臭，牙齿脱落。

五疳消食丸

【来源】《太平惠民和济局方》卷十（续添诸局经验秘方）。

【组成】麦芽　使君子（去壳，炒）黄连（去须，微炒）橘红（焙）草龙胆　芜黄各等分

【用法】上为细末，粟米糊为丸，如粟米大。每服二三十丸，空心米饮送下，不拘时候。

【功用】大能进食，悦颜色，长肌肤，杀虫。

【主治】小儿五疳八痢，疳劳及走马，牙齿唇烂，肚大青筋。

三矾散

【来源】《圣济总录》卷一七二。

【组成】黄矾　青矾各半两（烧令枯）白矾（烧枯，研）麝香（研）石胆（研）莨菪子（微炒）人粪（烧灰）莽草　雄黄（研）白狗粪（烧灰）地龙各一分

【用法】上为细散。每用半钱匕，掺患处。有涎吐之。

【主治】小儿急疳，蚀口唇鼻。

天南星散

【来源】《圣济总录》卷一七二。

【别名】除疳散（《是斋百一选方》卷十九）。

【组成】天南星（大者）一枚　雄黄皂子大

【用法】上二味，先用天南星当心剜作坑子，次安雄黄一块在内，用大麦面裹合，炭火内烧令烟尽，取出候冷，入麝香一字，同研为细末。先以新绵揾血，然后于疮上掺药，一日三次敷之。

【主治】小儿走马疳，蚀透损骨。

巴豆丸

【来源】《圣济总录》卷一七二。

【组成】巴豆十七枚

【用法】上药冷水浸一宿，去皮研，与蜡为丸，如梧桐子大。每用一丸，含之。仍吐其汁，若误咽在喉中，喉肿闭塞，吐利者，急煎黄连汤及蓝叶汁等解之。

【主治】小儿急疳，及蚀唇鼻。

四物散

【来源】《圣济总录》卷一七二。

【组成】粉霜　麝香　石灰　铅丹（炒紫色）各一分

【用法】上四味，先研前三味细为散，后入铅丹，再研匀，如桃花红。用鸡翎扫之。

【主治】小儿走马疳。

代赭石散

【来源】《圣济总录》卷一七二。

【组成】代赭石（丁头者）不拘多少

【用法】上药用炭火烧赤，醋淬七遍，放湿地上，以物盖，出火毒，捣研为散。病人不拘大人小儿，射破唇上下如针眼子者，先用温浆水漱口，煎好纸作细条子，薄蘸药，于疮断上贴。隔宿即生肌，甚者不过再上。寻常牙齿宣露，亦用药贴之。

【主治】小儿走马疳。

白杨皮汤

【来源】《圣济总录》卷一七二。

【组成】白杨皮（锉）一握　地骨皮一两　蜀椒（去闭口者并目，炒出汗）三十粒　杏仁（汤浸，去皮尖双仁，炒）苍耳子各一分　高良姜（炒）　生干地黄（切，焙）细辛（去苗叶）各半两

【用法】上锉，如麻豆大。每服五钱匕，水二盏，煎十余沸，去滓，热含冷吐。以愈为度。

【主治】小儿急疳，蚀唇口鼻。

护命散

【来源】《圣济总录》卷一七二。

【组成】干蟾一个（五月五日取，烧存性）　白龙骨（捣，研）　雄黄　麝香　石胆　芦荟各一分（研）

【用法】上为细散。每用少许，敷疮上。

【主治】小儿急疳，唇口臭烂，齿宣肿。

虾蟆丸

【来源】《圣济总录》卷一七二。

【组成】虾蟆一枚（去爪，烧作灰）　熊胆（研）　麝香（研）　猪牙皂角（去皮子，炙）　白芜黄各一分

【用法】上为末，炼蜜为丸，如绿豆大。每服五丸至七丸，米饮或温水送下，一日三次。如急疳曾退落牙齿者，以倒流水化五七丸，涂龈上。

【主治】小儿急疳。

胆矾散

【来源】《圣济总录》卷一七二。

【组成】胆矾（飞）　乳香（研）　铅丹（飞）各一钱

【用法】上为细散。每用纸捻子点少许贴患处。如肉紫烂臭，药到便红。

【主治】小儿走马疳。

硫黄散

【来源】《圣济总录》卷一七二。

【组成】硫黄（研）半两　干漆（炒烟尽）一两　文蛤（烧灰）二两

【用法】上为细散，每用半钱匕，入麝香少许，研令细。用故绵拭去疮上恶血，然后用药敷之。

【主治】小儿急疳，虫蚀唇鼻口齿。

雄黄散

【来源】《圣济总录》卷一七二。

【组成】雄黄一分　水银半钱（与雄黄同研令星尽）　铜绿一钱　麝香一字

【用法】上药研匀，以瓷盒盛，每先以新绵揾去血，甚者剪去恶肉贴之，一日三敷之。

【主治】小儿急疳，及骨槽风蚀动唇口。

蟾蜍散

【来源】《圣济总录》卷一七二。

【组成】蟾蜍一个（去头足及肠胃，烧灰）　龙柏花　地骨皮各一分　无食子二个　麝香（研）一钱

【用法】上为细散。先以盐浆水净漱口，后以消石末少许，先贴一上，次以此药一钱匕贴之，每日三次。

【主治】小儿走马疳。

麝香膏

【来源】《圣济总录》卷一七二。

【别名】九仙膏。

【组成】麝香（研）一分　猪牙皂荚三挺（烧存性）　白矾一两　绿矾一两半（与白矾同杵碎，入铫子内，烧令枯、研）　腻粉（研）　水银各半两　黄柏（去粗皮）　苦楝根白皮　密陀僧各一两

【用法】上为细末，用无灰酒三升，熬成膏。先净漱口，涂之。如久病人，取药半匙，并砒霜、粉霜末各少许拌匀使。有津吐之。

九仙膏用法：九味捣研细，以好酒三升调药，用慢火熬成膏，瓷盒内盛，勿令泄气。小儿患口疮，即米泔化涂之，及米泔内服如绿豆大三丸。如大人患口齿臭烂者揩之，亦用米泔内服五七丸。牙疼，即先以米饮漱口，后以米泔化药如菜子大，点牙缝及蚛穴中。

【主治】小儿齿损烂。及走马急疳，及牙齿诸疾。

龙骨散

【来源】《小儿药证直诀》卷下。

【组成】砒霜 蟾酥各一字 粉霜五分 龙骨一钱 定粉一钱五分 龙脑半字

【用法】上先研砒粉极细，次入龙骨再研，次入定粉等同研。每用少许敷之。

【主治】小儿口疮，走马疳。

兰香散

【来源】《小儿药证直诀》卷下。

【组成】轻粉一钱 兰香（末）一钱 密陀僧半两（醋淬为末）

【用法】上为末。敷齿及龈上。立效。

【主治】小儿走马牙疳，牙齿溃烂，以至崩砂出血齿落者。

北枣散

【来源】《医方大成》卷十引《幼幼方》。

【组成】北枣一枚（去核，入鸭嘴胆矾一片在内，纸裹火煅通红，出火毒）

【用法】上为细末。敷牙左右。

【主治】小儿走马疳。

天竺黄丸

【来源】《幼幼新书》卷二十四引《庄氏家传》。

【组成】天竺黄（研） 青黛 白附子 黄连（炒） 地龙（炒） 麝香（研） 夜明砂（净洗，炒用） 龙胆各一分 干蝎（炒）五个

【用法】上为末，拌和匀，糯米粥为丸，如麻子大。每服三丸，淡姜汤送下。

【主治】小儿惊热后生急疳，肌体或热或凉，发歇无时。

【宜忌】忌鸡肉。

香连散

【来源】《幼幼新书》卷二十三引《谭氏殊圣》。

【组成】胡黄连 熊胆各一钱 丁香 麝 芦荟各半钱 五灵脂 赤箭芝 白龙骨各一分

【用法】上为末。每服半钱，陈米饮送下。日夜五六服。

【主治】急疳频泻绿和青，好睡多饶局绿惊，才觉翻身还又泻，唇干焦渴欲烟生。

芦荟散

【来源】《幼幼新书》卷二十五引《聚宝方》。

【组成】芦荟 蟾酥（真者） 大麻仁 腻粉 麝香 铜青各一钱 石胆（烧灰）一字

【用法】上为末，先以谷草、莴草二味，盐浆水煎汁洗，揾干，用药少许遍涂疮上。若小可疮癣，只用散子入乳汁或浆水调涂之。

【主治】小儿走马疳。

秋霜散

【来源】《幼幼新书》卷二十五引《惠眼观证》。

【组成】粉霜 砒霜 白矾各一钱

【用法】上为末。用北艾一大团裹定药末，以石灰渗艾上，后用碗盛，发火烧尽，为细末。以手捻少许揩齿上，用盐汤漱口。烧时以盏子盖定，恐走了药气。

【主治】小儿崩沙，齿龈欲落。

芦荟丸

【来源】《幼幼新书》卷二十三引丁时发方。

【组成】芦荟 黄柏 大黄各一钱 朱砂半钱 巴豆一粒（去油）

【用法】上为末，用獖猪胆汁调，于饭上蒸少时，入麝香少许为丸，如梧桐子大。每服三五丸，熟水送下。

【主治】急疳。

立圣膏

【来源】《幼幼新书》卷二十三引张涣方。

【组成】人乳半合 黄矾粟大 白矾枣大 石胆豆大

【用法】上为末，绵裹，纳乳汁中浸一宿，有味，慢火熬膏。涂口。如鼻疮，滴入。有肿处，以三棱针刺去血后涂。

【主治】小儿急疳侵蚀。

沉香丸

【来源】《幼幼新书》卷二十四引洪州张道人方。

【组成】沉香 人参 蝎 胡黄连 乳香各一分 龙骨 甘草各一两

【用法】上为末，枣肉为丸，如麻子大。每服三丸，以米饮送下，一日二次。久患七服见效。

【主治】小儿急疳。疳痢下赤色脓血，下部脱肛，虽有精神，命在须臾。

生金散

【来源】《幼幼新书》卷二十五引丁左藏方。

【组成】天南星一个（重一斤者） 绿矾一两

【用法】上先安排南星在干地上，用矾与南星同处，四边以灰火烧，烟尽为度。取出后研如粉，入当门子一粒，先含，浆水洗贴之。

【主治】小儿走马疳。

圣散子

【来源】《幼幼新书》卷二十五引丁左藏方。

【组成】胆矾 龙胆草各一两

【用法】上药同于瓦瓶中煅烟尽，略存性，贴疮上。

【主治】小儿走马疳。

蟾灰散

【来源】《幼幼新书》卷二十五引丁左藏方。

【组成】干虾蟆一个（大者，烧存性） 五倍子各一钱 麝香少许

【用法】上为末。蜜调，涂齿根。

【主治】小儿走马疳。

无比散

【来源】《幼幼新书》卷二十五引《孔氏家传》。

【组成】麝香一分（别研） 真蟾酥 绿矾各半分 胆矾 没药各二分

【用法】上四味，一同用大砖一口，凿中心作窍穴子，勿令透地；便安四味药在穴中，周围用火炭三斤烧过，取出同麝香再研匀。如有病人，以鸡翎微湿沾药末，扫于小儿齿上，立效。

【主治】小儿走马疳。

麝香散

【来源】《刘氏家传》引季琬方，见《幼幼新书》卷二十五。

【组成】麝香一钱 黄蘗一两 青黛半两 雄黄（飞）一分

【用法】上为极细末。先以棉缠箸擦齿上，蚀损死肌，以软帛拭去恶血，量疮大小干掺。日夜五次。或血盛并多不定者加定粉半两，同研用如前法。

【主治】小儿走马急疳。口臭齿烂，及攻蚀唇鼻腮颊。

北枣丹

【来源】方出《幼幼新书》卷二十五引《张氏家传》，名见《古今医统大全》卷六十四。

【别名】金枣散（《疡科纲要》卷下）。

【组成】北枣一枚 真砒一黑豆大

【用法】大枣去核，纳真砒于枣内，外面纸裹讫，泥固济烧存灰，研极细，鸡毛扫病处。

【主治】走马牙疳。

秋霜散

【来源】《幼幼新书》卷二十五引茅先生方。

【组成】好砒半两 白矾四分

【用法】上用水三分一盏，先煎水令海眼沸来，便下砒煅，水干为度，即下白矾末同煅，干为末，取出好麝香少许，好坏子少许，同拌合为末。每使一字，用鹅毛点拂牙龈上，一日三四回拂。即愈。

【主治】小儿崩沙。

黑铅散

【来源】《幼幼新书》卷二十五引茅先生方。

【别名】紫金散（《幼幼新书》卷二十五引《惠眼观证》）。

【组成】黄丹　蛇床子（炒令黑）　地龙（炒令黑）各半两　青矾一分（煅过）

【用法】上为末。每服一字，揩牙龈上，一日三次。

【主治】小儿走马牙疳。

牛黄散

【来源】《救急选方》卷上引《幼幼新书》。

【组成】甘草二两　郁金一两　马牙消半两　朱砂二钱

　　本方方名牛黄散，但方中无牛黄，疑脱。

【用法】上为细末，拌令匀。每服一钱或半钱，新汲水调下。

【主治】走马疳。

如圣散

【来源】《鸡峰普济方》卷二十四。

【组成】五倍子一个（不破者，于顶上开一窍子，去其瓤，别用芦荟为细末填满，更用生蟾酥五七点滴在内，用好纸面糊封其口，文武火烧存性，放冷）　麝香　雄黄各少许

【用法】上为细末。每用少许，干掺患处，咽津无妨。

【主治】大人小儿走马疳。

神龙散

【来源】《鸡峰普济方》卷二十四。

【组成】胡桐律　雄黄各三两

【用法】上入坩锅子内，以文武火烧，烟尽为度；取出火，以小瓦子盖口，掘地坑子放于内，用新土培，留口出烟；经宿，研细，入真麝香少许。用时先以温浆水漱口，再取药一剜耳子许，掺贴患处。

【主治】走马牙疳。

海浮石丸

【来源】《鸡峰普济方》卷二十四。

【组成】海浮石　人中白各半钱　麝香少许　雄黄一钱

【用法】上为细末，以糯米粥和成膏，捻剂子扎在病处齿缝内。沥涎净便效。凡用此药，先须用槐杖子煎汤或荆芥汤、葱白汤漱口，然后用之乃妙。用药了，以纸条子封闭，贴药齿缝，涎自然出，只三四日愈。

【主治】走马疳。

梧桐律散

【来源】《鸡峰普济方》卷二十四。

【组成】梧桐律　定粉　砒霜（火煅熟）　粉霜　麝香各一分

【用法】上为末，每用先以盐浆水洗净，后以药一字掺疮上。自生肌肉。

【主治】小儿走马疳，两脸上或口中先生小疮子，渐渐臭气，或连年者。

雄黄麝香散

【来源】《鸡峰普济方》卷二十四。

【组成】麝香少许　芦荟　青黛　黄柏　雄黄各一分

【用法】上为末。每用干掺贴，日三上。

【主治】小儿走马疳。

蓝淀膏

【来源】《鸡峰普济方》卷二十四。

【组成】蓝淀

【用法】敷之，日十度，夜四度。

【主治】急疳蚀唇鼻口，欲死。

麝香散

【来源】《鸡峰普济方》卷二十四。

【组成】麝香　芦荟　没石子　胡黄连　地榆　龙齿各等分

【用法】上为末。用一字，先净漱口了，贴之。

【主治】疳漏齿，发肿疼痛臭气，及走马疳侵蚀。

三白散

【来源】《小儿卫生总微论方》卷二十。

【组成】砒霜　粉霜（二物先研细末）　石灰（研细，罗二次用）各等分

【用法】上相合，先左研千下，却右转研千下，当极细腻如粉。每用以鸡羽尖撮少许，扫疮上，其疮便干。

【主治】小儿走马急疳蚀唇，牙齿臭烂，逡巡狼狈者。

【宜忌】慎勿多用，恐毒入腹，无令咽津。此药儿小者难用。

龙脑膏

【来源】《小儿卫生总微论方》卷二十。

【组成】龙脑一字　麝香一字　砒一字　白矾一字

【用法】上为细末，用獭猪胆汁调药，适稀稠。以纸任帛涂上。即愈。

【主治】走马急疳蚀口鼻。

兰覆散

【来源】《小儿卫生总微论方》卷二十。

【组成】黄连（末，去须）三钱　铜绿一钱　水银一钱（用煮枣一个，同研）　麝香一字（研）

【用法】上为细末。先净漱口了，以药敷疮上，用生兰香叶覆之，蚀肉成坎者，一敷肉生。

【主治】走马急疳，蚀口齿，恶血臭气，不喜所闻，牙齿脱落。

蟾蜍散

【来源】《小儿卫生总微论方》卷二十。

【组成】干蟾（烧灰）半两　莨菪子（烧微黑）半两　白矾半两　生硫黄一分（上先末）　熊胆半两　雄黄一分（研，水飞）　芦荟一分（研）　麝香一分（研）

【用法】上为细末。每用一字，煎荆芥汤调下，及敷疮。鼻中痒生疮者，以少许吹入鼻中。每日三次。

【主治】小儿走马急疳。虫伤腑脏，上蚀口鼻，牙齿赤烂。

蟾酥散

【来源】《普济方》卷三八一引《全婴方》。

【别名】蟾酥散（《万病回春》卷五）。

【组成】蚵皮（黄纸裹，火煨焦）　黄连各（末）一两　青黛一钱

【用法】上为末，入麝香研和。先用甘草汤洗去皮，令血出，涂之。疮干好麻油调，湿则干用。

【主治】小儿走马疳，牙龈臭烂，侵蚀唇鼻，身上肥疮，疳疮。

截疳散

【来源】《杨氏家藏方》卷十八。

【组成】蝼蛄二枚（大者，用砒少许，同蝼蛄以盐泥固济，用火烧令通赤，放冷用）。

【用法】取出蝼蛄灰，入麝香少许，研细为末。先将盐汤漱口，后用鹅毛点药扫患处。

【主治】小儿走马牙疳，牙龈溃烂。

桃花散

【来源】方出《是斋百一选方》卷十九，名见《普济方》卷三八一。

【组成】白矾　上色坯子各少许

【用法】上为细末。敷牙。

【主治】小儿走马牙疳。

倍子散

【来源】《普济方》卷三八一引《余居士选方》。

【别名】麝香散。

【组成】倍子（全者）不拘多少

【用法】炭灰烧，候烟欲尽，取出，放地上，盆覆之，存性去灰，碾为细末，入麝香少许。如牙药敷患处，虽咽津亦无碍，先以盐汤漱口，一敷即愈。

【主治】走马疳。

麝香散

【来源】《济生方》卷五。

【组成】枯白矾一两　黄丹一钱半（炒）　麝香一字

【用法】上为细末。干擦牙疳处，频上。

【主治】

　　1.《济生方》：急疳，恶蚀肉损。

　　2.《普济方》：疮疡溃后，脓水出之不已。

二圣散

【来源】《走马疳急方》。

【组成】黄山屠（即黄柏）　白羽（即日矾，煅存性）各等分

【用法】上为极细末用。

【主治】走马疳，遍口生疮，作秽臭烂，延及咽喉，败坏甚速者。

圣饼子

【来源】《走马疳急方》。

【组成】抱灵居士（即香附去毛）　痰宫霹雳（即半夏）各等分

【用法】上为末，以鸡子清调和成饼。男左女右贴于足心，干则易之。

【功用】拔毒。

【主治】走马急疳。

消毒散

【来源】《走马急疳方》。

【组成】朴消一两　薄荷二两半　山栀一两七钱　黄芩一两半　甘草四两五钱　大黄一两三钱　连翘三两

【用法】上药各制过，为细末。

【主治】湿毒口疮。

绿袍散

【来源】《走马疳急方》。

【组成】山屠粉（即黄柏末）　兰宝华（即青黛）　羽舶灰（即枯矾）　玉虚磅（即冰片）

【用法】上前三味各研细末，和成柳叶色，然后加入后一味少许再研匀用。

【主治】走马疳。遍口生疮，作秽臭烂，延及咽喉，败坏甚速。

紫金散

【来源】《走马疳急方》。

【组成】明羽泽（即明矾，煅）三钱　溺中胺（即人中白，煅）　百虫疮（即五倍子，煅）五钱　赤铅华（即东丹，炒紫色）一钱　玉虚案（即冰片）一分　水银腊（即轻粉）三分

【用法】上以前四味各等精制，共为末，加后两味少许，再为极细末用。

【主治】走马疳。遍口生疮作秽，臭烂延及咽喉，败坏甚速。

麝胆散

【来源】《施圆端效方》引张君玉方，名见《医方类聚》卷七十三。

【别名】麝矾散（《古今医统大全》卷六十四）。

【组成】铜绿半两　生白矾一分　胆矾一钱　麝香少许

【用法】上为细末，研匀。敷上牙蚀处。

【主治】走马牙疳，急恶候。

麝香锭子

【来源】《施圆端效方》引李道祥方（见《医方类聚》卷一九二）。

【组成】信砒 青黛 粉霜各二钱 铜绿 雄黄各一钱 轻粉一字

【用法】上为细末，煮面疙瘩，冷剂为锭子如线。先绵拭去恶血净，食后，用米许上蚀处。

【主治】急疳，牙龈腐烂恶肉，血臭牙落。

乳香丸

【来源】《卫生宝鉴》卷十一。

【组成】明乳香 轻粉各半钱 砒半分（研）麝香少许

【用法】上先将乳香为细末，入轻粉、麝香、砒，再研细和匀为丸，如黄豆大。夜卧先漱口齿净，后以细杖子粘药丸，搽牙疳处。至明便效。

【主治】走马牙疳。

【宜忌】忌食酱、醋、盐。

红铅散

【来源】《普济方》卷三八一引《卫生家宝》。

【别名】香矾散（原书同卷）、红矾散（原书卷六十六）。

【组成】绿矾不拘多少

【用法】上相矾色鲜明者入甘锅，用炭烧赤倾出，以好酒拌匀，再入锅，如此数遍，令色红，研作细末，入麝香少许，先以温浆水漱净，用指蘸药，有疳处擦之。

【主治】走马牙疳。

敷齿立效散

【来源】《活幼口议》卷十八。

【组成】鸭嘴胆矾一钱（煅红，研）麝香少许

【用法】上研匀。每以少许敷齿龈上。

【主治】小儿走马牙疳，牙齿溃烂，出血，齿落。

内金散

【来源】《活幼心书》卷下。

【组成】鸡内金（即鸡肫内粗皮，阴干）一两 白芷 铜青各半两 麝香一字

【用法】前三味锉，晒或焙，为末，仍以麝香乳钵

内杵匀。每用一字或半钱，干擦患处。先用温盐水灌漱，后敷药。

【主治】牙根肉臭烂黑色，有虫作痛。

烧盐散

【来源】《活幼心书》卷下。

【组成】橡斗不拘多少

【用法】每用大者两个，入盐满壳，盖作一合，或五六个，或十数个，安在火内，和盐烧透，取出，地上以瓦碗盖定，存性候冷；入麝香少许，乳钵内极细杵匀，常收用小瓦盒盛贮，勿使纸裹。每以半钱，涂搽患处。

【主治】走马疳。牙根肉溃烂黑臭。

一捻金散

【来源】《医方类聚》卷七十三引《经验秘方》。

【组成】黄丹（飞）白矾（飞）青盐（飞）草锦（烧灰）各等分 麝香少许

　　方中草锦，《普济方》作锦草。

【用法】上为极细末。先用温盐将水洗净，软帛揾干，贴药。

【主治】走马牙疳。

铜青散

【来源】《世医得效方》卷十二。

【组成】川白芷半两（生）马牙消一钱 铜青一分 麝香一字

【用法】上为末。干敷口角，及擦齿上。

【主治】走马疳。口内生疮，牙龈溃烂，齿黑欲脱，或出血臭气。

麝香锭子

【来源】《施圆端效方》引李道祥方（见《医方类聚》卷一九二）。

【组成】信砒 青黛 粉霜各二钱 铜绿 雄黄各一钱 轻粉一字

【用法】上为细末，煮面疙瘩，冷剂为锭子如线。先绵拭去恶血净，食后，用米许上蚀处。

【主治】急疳，牙龈腐烂恶肉，血臭牙落。

五灵散

【来源】《普济方》卷三八一引《典药方》。

【组成】梧桐律　定粉　砒霜（雪白者）　麝香（当门子）各等分

【用法】上为细末。先洗患处净，搽上。一日未效，再煎甘草汤净洗，再搽。以知痛见血出者，肉渐生长而愈。

【主治】小儿走马牙疳，渐渐臭气，或连腮近耳坏烂，并不知痛者。

三停散

【来源】《普济方》卷六十七。

【组成】朱砂（别研）　硫黄（滴水研细）　麝香（研细）各一钱

【用法】上药一处拌匀。量疮大小，用生蜜调摊于绵花子上，临卧贴之。

【主治】大人、小儿走马牙疳。

青金散

【来源】《普济方》卷六十七。

【组成】信砒　铜绿各一分

【用法】上为细末。摊纸上，涂疳蚀处。

【主治】走马恶疳，牙疳蚀损，唇舌肉腐，牙落臭烂。

青金膏

【来源】《普济方》卷六十七。

【组成】青黛二钱　砒一钱　粉霜　轻粉各半钱　麝少许

【用法】上为细末，旋入小油，研如稀糊，涂之于夹纸上，重迭研之。每用量患大小剪贴之，仍以白纸封护。

【主治】走马牙疳，蚀损腐烂。

金鞭散

【来源】《普济方》卷六十七。

【组成】活土狗儿　活虾蟆

【用法】用抱退鸡子软白皮儿，包活土狗儿一个，放入大活虾蟆口内，用草缚四足，泥团固济，用火烧过成灰，去其泥，虾蟆研为细末。贴患处。

【主治】腮穿牙落，紧牙疳病证。

生肌散

【来源】《普济方》卷六十九。

【组成】枯白矾　白鲜皮　黄柏　白芷各等分

【用法】上为末。先服如意汤毕，上此药。

【主治】骨槽风，走马牙疳及金疮。

如意汤

【来源】《普济方》卷六十九。

【组成】荆芥穗　防风　薄荷叶　白芷　黄柏　黄连　地骨皮　贯众各等分

【用法】上为粗末。水煎，温漱；外洗金疮。

【主治】骨槽风，走马牙疳，及金疮。

牙疳膏

【来源】《普济方》卷三八一。

【组成】麝香半两（研细）

【用法】上用无灰酒半升，于银石器中熬，以槐柳枝三五茎不住搅成膏，火须紧慢所得。先以浆水漱口，涂之。

【主治】小儿走马疳，大人牙齿疳。

立应散

【来源】《普济方》卷三八一。

【组成】红枣三十个　信少许

【用法】上将红枣去核，却入信末少许，裹定，烧存性，放冷，为细末。每用少许，干粘牙疳疮上。

【主治】小儿走马疳。

麝香丸

【来源】《普济方》卷三八一。

【组成】大麻子一升（以竹筒中烧取膏）　虾蟆灰

一分　麝香一分　人粪灰一分　盐绿半分

【用法】上为细末，以麻子膏为丸，如绿豆大。纳入两鼻并口中，须以水更为点之，日夜各一度点；如下部有疮即一日两度内之。一方敷疮上。必须慎口，微有效，即减药。

【主治】小儿急疳。口鼻生疮，时痒不止。

青金膏

【来源】《疮疡经验全书》卷四。

【组成】乳香　信　轻粉各一钱　青黛二钱

【用法】上为末。油调，新笔付纸上阴干，每用少许放患上，以白纸封之。

【主治】走马牙疳，蚀损腐烂。

立效散

【来源】《丹溪心法附余》卷二十二。

【组成】青黛　黄柏末　白矾（煅）　五倍子末各一钱

【用法】上为细末。用米泔水搅，口内贴。

【主治】小儿走马疳。

真黄散

【来源】《丹溪心法附余》卷二十二。

【组成】鸡脆脛黄皮不拘多少

【用法】油灯上烧存性，研细末，入黄柏、枯矾、麝香一字，用米泔水搅，口内贴。

【主治】小儿走马疳。

马鸣散

【来源】《痘疹心法》卷二十三。

【组成】人中白（即溺缸底白垢也，以物括取，用新瓦盛之，火煅过，如白盐乃佳）半两　马鸣退（即蚕退纸也，火烧过）二钱半　五倍子（生）一钱　白矾二钱（捶碎，另取五倍子一钱，同矾煅枯）

【用法】上为极细末，以米汤浓汁浸洗，以此敷之。

【主治】走马牙疳。

三仙散

【来源】《古今医统大全》卷六十四。

【组成】妇人溺桶中垢（白者，火煅）一钱　铜绿三分　麝香一分

【用法】上为极细末。敷齿上。不可太多。

【主治】走马牙疳，一时腐烂即死。

绿袍散

【来源】《古今医鉴》卷十三。

【组成】红枣五枚（去核，每一枣入人言一分，火煅存性）　黄柏五分　青黛三分　穿山甲五分（烧存性）

【用法】上为极细末，和匀。搽患处。

【主治】小儿疳癣，牙根臭烂，牙齿脱落，皮肉破坏。

玉蟾散

【来源】《古今医鉴》卷十四。

【组成】蚵皮（即虾蟆不鸣不跳者是。用黄泥裹，火煅焦）二钱半　黄连二钱半　青黛一钱　麝香少许

【用法】上为末。湿则干掺，干则香油调抹之。先用甘草汤洗尽，令血出涂之。

【主治】小儿走马牙疳，牙龈臭烂，侵蚀唇鼻，身上肥疮。

立效散

【来源】《古今医鉴》卷十四。

【组成】黄丹（水飞）　枯矾　京枣（连核烧存性）

【用法】上为细末。敷之。

【主治】走马牙疳。

搽牙散

【来源】《古今医鉴》卷十四。

【组成】人中白（樟木尿桶中浊，瓦上焙干）五钱　枯矾一钱　白梅（烧，瓦碗盖存性）

【用法】上为末。先用韭菜根、老茶浓煎，鸡毛刷

洗去腐烂恶肉，见到鲜血，乃用药敷入。

【主治】走马牙疳，牙龈腐烂。

【宜忌】忌油腻、鸡、鱼等发气热物。

蚊蛤散

【来源】《片玉痘疹》卷十二。

【组成】五倍子（炒焦）一钱　铜绿五分　蚕退纸一钱（烧灰）

【用法】上为细末。先将米泔水洗过后，搽牙。

【主治】小儿痘疮收靥之后，齿生走马牙疳。

橡斗散

【来源】《幼科发挥》卷四。

【组成】栎橡子壳不拘多少。

【用法】将橡斗入盐填满，二斗相合，放火中烧过，研末搽牙。

【主治】小儿齿根黑烂，臭息出血者，名走马疳。

加味清胃汤

【来源】《育婴家秘》卷三。

【组成】黄连　当归　升麻　生地黄　牡丹皮　白芷梢各等分　细辛减半

【用法】噙漱咽之。

【主治】小儿走马牙疳，初作口气，次第齿黑，盛则断烂，热血迸出，甚者齿皆脱落，外证脑热肌削，手足如冰，寒热时来，滑泻肚痛，口臭干渴，齿龈生疮，爪黑面黧，身多疮疥。

龙脑青金散

【来源】《痘疹金镜录》卷一。

【组成】青黛　硼砂各一钱　柏末　枯矾　雄黄各五分　飞丹　冰片各一分　铜绿三分

【用法】上为细末。井花水调，敷口中。

【主治】鹅口疳，走马疳，锁口疳。

雄黄散

【来源】《赤水玄珠全集》卷二十八。

【组成】雄黄一钱　黄柏二钱　麝香一分

【用法】上为细末，先用艾汤净洗，后搽药。

【主治】麻毒入胃，牙肉黑烂出血，走马疳症。

芦荟散

【来源】《万病回春》卷五。

【组成】黄柏五钱　人言五分（用红枣破去核，每枣纳人言一分，烧存性）　芦荟一钱

【用法】上为末。先将米泔漱净疳毒，却掺上此药。即愈。

【主治】走马牙疳。

消疳散

【来源】《万病回春》卷五。

【组成】花椒　细辛　硼砂　枯矾　铜绿　黄连　青黛各等分

【用法】上为细末。先用凉水漱口，后将药末擦在牙齿缝处。

【主治】上焦湿热，走马牙疳。

清胃升麻汤

【来源】《万病回春》卷七。

【组成】升麻　川芎　白芍　半夏（汤泡）各七分　干葛　防风　黄连（酒炒二次）　生甘草各五分　软石膏（煨）一钱　白术七分　白芷三分

【用法】上锉一剂，水煎，食后热服。能漱即含漱而吐之。漱药不用白术、半夏。

【主治】小儿阳明有热，牙肿，流涎腮肿，走马牙疳。

消毒饮

【来源】《痘疹传心录》卷十八。

【组成】当归　川芎　生地　赤芍　连翘　山栀　黄连　甘草

【用法】水煎服。

【主治】热客心脾，熏逼上焦而成口疮，或疳生走马，甚致齿龈黑烂，腮颊穿破。

密陀僧散

【来源】《证治准绳·幼科》。

【组成】密陀僧一两　轻粉五十贴　麝香一字

【用法】上为细末。于乳钵内杵匀。每用半钱，擦患处。

【主治】走马疳，齿焦黑烂。

黑神散

【来源】《证治准绳·幼科》卷八。

【组成】龙胆草（锉）　青胆矾各等分

【用法】上用坩锅子一个，先入胆矾在内，次入龙胆草，用盐黄泥固济，留一眼子，周围用炭火烧，至眼子上断烟为度，放冷，取出研细，入麝香少许。如有患人，看疮内大小干擦贴之；牙疼，干擦牙根；有鲜血出并肿烂牙，擦之即愈。

【主治】小儿走马疳。

文蛤散

【来源】《痘疹全书》卷下。

【组成】雄黄五分　五倍子（去虫）二钱　枯矾五分　蚕退纸一钱（烧灰）

【用法】上为细末。以米泔水洗净，以药敷上，一日三四次。以平为度。

【主治】疹毒之后，牙龈黑烂，时时出血，呼吸气息，名为走马疳。

芦荟消疳饮

【来源】《外科正宗》卷四。

【组成】芦荟　银柴胡　胡黄连　川黄连　牛蒡子　玄参　桔梗　山栀　石膏　薄荷　羚羊角各五分　甘草　升麻各三分

【用法】水二钟，加淡竹叶十片，煎六分，食后服。

【主治】小儿走马牙疳，身热气粗，牙龈腐烂，气味作臭，以及穿腮破唇。

阴华散

【来源】《疡科选粹》卷三。

【组成】净桶白垢（火煅）一钱　铜绿三分　冰片一分

【用法】上为末。敷之。

【主治】走马牙疳，腐烂几死。

冰白散

【来源】《景岳全书》卷五十一。

【组成】人中白倍用之　冰片少许　铜绿（用醋制者）　杏仁各等分

【用法】上为细末。敷患处。

【主治】口舌糜烂，及走马牙疳等证。

龙骨散

【来源】《济阳纲目》卷一〇七。

【组成】黄柏　藜芦　石膏　铜青　胆矾　麝香　龙骨（病急多用，病轻少用）

【用法】上以火焙存性，为末。每用五分，擦于患处。

【主治】走马牙疳。

绿矾散

【来源】《济阳纲目》卷一〇七。

【组成】五倍子（炒焦）　明矾　铜绿各一钱　麝香一分

【用法】上为末，先以香油通口噙漱，觉无油气，吐去，更漱五七次，吐尽，更以沸汤入盐醋温漱，吐讫后，以药擦患处。

【主治】走马牙疳。

溺绿散

【来源】《济阳纲目》卷一〇七。

【组成】溺垢（即妇人尿桶中白垢，火煅）一钱　铜绿三分　麝香一分半

【用法】上为末。敷之。

【主治】小儿走马牙疳。

珍珠散

【来源】《丹台玉案》卷三。

【组成】人中白二钱　铜青五分　珍珠　麝香　牛黄各三分　南枣（煅灰）六分

【用法】上为极细末。吹于患处。

【主治】走马牙疳。

灵枣丹

【来源】《丹台玉案》卷六。

【组成】小青虾蟆三十个　生矾一钱　南枣（去核）五枚　铜绿一分　麝香三厘

【用法】上共捣烂，盐泥封固，火煅存性，去泥，为末。吹患处。

【主治】走马牙疳并一切口疳。

人中白散

【来源】《幼科金针》卷下。

【组成】人中白一两　儿茶五钱　柏末三钱　薄荷五钱　月石五钱　川黄连二钱　冰片四分　枯矾五分　青黛五钱

【用法】上为细末。密贮瓷瓶。用时先将盐梅汤或金汁搅口，次吹药患处，取涎流出，其毒自解；如涎咽入腹中，大便必泻，其毒愈炽矣。外用本方，宜配合内服芦荟消疳饮。

【主治】

　　1.《幼科金针》：小儿走马疳。积热奔涌上焦，牙龈腐烂，流涎臭秽，以致齿落者。

　　2.《疡医大全》：痔疮，脓耳，男妇腿上伤、手臁疮。

【加减】病甚者，加牛黄、珍珠、辰砂、龙骨、五倍子等。

去腐灵药

【来源】《外科大成》卷一。

【组成】水银一两　火消二两　食盐三钱　枯矾三钱（三味炒燥）　朱砂八钱　雄黄三钱　白矾三钱　硼砂三钱（一加硇砂三钱）

【用法】上为末，入泥固罐内，盖盏封口，架三钉上，砌百眼炉，先底火二寸，点香一支，中火一枝，顶火一枝，随以水擦盏勿住，香毕去火，次日取升上者用。

【功用】去腐。

【加减】发背未破，加花粉；已破，加乳香、没药；疔疮初起，加蟾酥；肿毒，加鹅管石，醋调敷；烂疮，加黑附子；囊痈烂，加贝母；瘰疬破，加发灰、皂角、白及，水调敷；痔疮，加滑石；鱼口，加皂角；结毒，加光粉、滑石；臁疮，加轻粉、黄丹；跌打，加文蛤、百草霜；乳蛾、走马疳、耳腮等，俱用茶调；蛇咬，加南星、川椒；虫咬，加雄黄。

三黄香黛散

【来源】《外科大成》卷三。

【组成】牛黄　黄连　大黄（酒蒸）　木香　青黛各等分

【用法】上为末。用淡竹叶、薄荷煎汤调服。

【功用】清腑热。

【主治】牙根作烂，随变黑腐，臭秽难闻，肝胃二经虚火热极上攻，致患走马牙疳。

大牙散

【来源】《外科大成》卷三。

【组成】象牙梳（油透者，煅存性）

【用法】上为末。加冰片掺之。

【主治】走马牙疳烂极者。

再生散

【来源】《外科大成》卷三。

【组成】土鳖四十九个（煅存性）　山豆根　人中白（煅）　辰砂（飞）各二钱

【用法】上为细末，用时先割净腐肉，次用麻油通口噙漱，觉无油气吐之，如式六七次，次以百沸汤入盐、醋，漱吐三四次，再次以绵胭脂拭干，掺之。

【主治】走马牙疳，牙落鼻崩，久不愈者。

芦荟消疳散

【来源】《外科大成》卷三。

【别名】芦荟消疳饮（《喉证指南》卷四）。

【组成】芦荟 胡黄连 石膏 羚羊角 栀子 牛蒡子 银柴胡 桔梗 大黄 黑参各五分 薄荷四分 甘草三分

【用法】水二钟，加淡竹叶十片，煎六分，食远服。

【主治】走马牙疳，牙根作烂，随变黑腐，臭秽难闻。

青莲膏

【来源】《外科大成》卷三。

【组成】白矾一分 轻粉一钱 青黛二钱 乳香一钱 麝香五分

【用法】上为细末，用香油调薄摊纸上，用槌捶实，阴干收之。每于卧时漱净口，拭干，随疮大小，剪药封之，至晓去药，漱净吐之。三上效。

【主治】走马牙疳。

勒马听徽散

【来源】《外科大成》卷三。

【别名】勒马听徽丝（《医宗金鉴》卷六十五）。

【组成】白矾一分 麝香三分 青黛（飞）一两 青绵一根（扯碎）

【用法】清油拌匀收之。用时先以清米泔水漱口净，次以针尖批些须塞牙齿根缝内。

【主治】

1.《外科大成》：牙疳臭烂者。

2.《医宗金鉴》：走马牙疳，牙缝黑腐不尽，及腐烂深坑，药不能到。

救疹散毒汤

【来源】《辨证录》卷十四。

【组成】玄参三钱 甘草五分 黄芩一钱 茯苓三钱 白果十个 白薇一钱 青蒿三钱 麦冬三钱 陈皮三分 荆芥五分 生地三钱 干葛一钱

【用法】水煎服。

【主治】小儿疹后牙根溃烂，肉腐出血，臭秽冲鼻。

白绿丹

【来源】《洞天奥旨》卷十二。

【组成】人中白一钱（煅） 铜绿三分 麝香一分 蚯蚓二条（葱白汁浸，火炙，为末）

【用法】上药各为细末。敷之。

【主治】走马牙疳。

清胃消疳汤

【来源】《洞天奥旨》卷十二。

【组成】石膏一钱 人参三分 芦荟一钱 黄柏五分 茯苓一钱 炙甘草三钱 生地一钱 天花粉一钱

【用法】水煎服。

【主治】走马牙疳。

清热汤

【来源】《嵩崖尊生全书》卷十五。

【组成】升麻三分 川芎三分 白芍三分 半夏三分 干葛二分 生甘草二分 酒黄连二分 石膏五分 白术五分 白芷一分半

【用法】上水煎，作数次服。

【主治】走马牙疳。

三妙丹

【来源】《幼科指掌》卷四。

【组成】雄黄 巴豆霜

【用法】研细为丸，如绿豆大。贴两眉中间一宿，将膏药盖之。

【主治】走马牙疳。

连翘散

【来源】《幼科指掌》卷四。

【组成】连翘 黄连 石膏 黄柏 牛蒡子 防风 荆芥穗 甘草 山栀仁 小木通 嫩滑石 当归 白芍药

【用法】加灯心，水煎服。

【主治】小儿走马牙疳。

青金丹

【来源】《幼科指掌》卷四。
【组成】人中白五钱 青黛 枯矾三钱 冰片三分
方中青黛用量原缺。
【用法】上为末，马鞭草捣汁拌药末晒干，重研。
先以盐水洗出血，拭净搽之。
【主治】走马牙疳。

宝珠散

【来源】《幼科指掌》卷四。
【组成】橄榄核灰 人中白 大红纬灰 硼砂 冰
片 药珠
【用法】上为细末。用芦管抄药，吹入患处。
【主治】走马牙疳。

柳花散

【来源】《幼科指掌》卷四。
【组成】人中白 青黛 黄柏末 蒲黄各等分
【用法】上为末。冰片少许，研细敷上。
【主治】小儿走马牙疳。

烧枣散

【来源】《幼科指掌》卷四。
【组成】用大枣（去核，入信一粒合好，烧存性）
【用法】为细末。敷之。
【主治】走马牙疳。

生犀地黄汤

【来源】《麻科活人全书》卷四。
【组成】连翘 葛根 元参 黄连 生地黄 荆芥
穗 升麻 甘草 生犀角（另磨）
【用法】水煎，入犀角汁二三匙兑服。
【主治】走马牙疳。麻后牙龈黑烂，肉腐出血，呼
吸气息臭气冲人。

搽牙药方

【来源】《麻科活人全书》卷一。

【组成】人中白（煅） 鸡肫皮各一钱 乳香
（熨） 没药（熨） 儿茶 朱砂各五分 血
竭 五倍子各三分 赤石脂（煅） 海螵蛸 明矾
（煅）各七分 麝香 冰片各二分
【用法】上为末。用粟壳煎汤洗净，搽之。欲速
效，加牛黄二分、珍珠末二分，和匀搽之。
【主治】麻后走马牙疳。

柳华散

【来源】《医学心悟》卷三。
【别名】柳花散（原书卷六）。
【组成】真青黛 蒲黄（炒） 黄柏（炒） 人中白
各一两 冰片三分 硼砂五钱
【用法】上为细末。吹喉。
【主治】喉疮，并口舌生疮，走马牙疳，咽喉
肿痛。

午后年干漱口方

【来源】《医学心悟》卷四。
【组成】午后汁（即白马粪也。如一时不办，预取
为末，临时水泡取汁亦得）二钟 万年干（即粪
碱也，用瓦合盖，烧存性，为末）三钱
【用法】上药合和。漱口。再用同气散吹之。
【功用】去疳毒。
【主治】胃经湿热，致患走马牙疳，牙间红肿，渐
变紫黑臭秽。

同气散

【来源】《医学心悟》卷四。
【组成】五谷虫（洗净，焙干）三钱 人中白三
钱 黄连（去须） 薄荷叶 细辛 硼砂各一
钱 青黛二钱 冰片二分
【用法】上为细末。掺齿缝中。
【主治】走马牙疳，牙间红肿，渐变紫黑臭秽。

马蹄散

【来源】《外科全生集》卷四。
【组成】白马前蹄（刮下脚皮）

【用法】炙炭存性，加冰片少许，吹之。

【主治】走马牙疳，延烂穿腮不堪危险者。

赤霜散

【来源】《外科全生集》卷四。

【别名】枣信丹、金枣丹（《全国中药成药处方集》南京方）。

【组成】红枣一枚（去核） 红砒（如黄豆大）一粒

【用法】红枣去核，入红砒扎好，放瓦上炭炙，烟尽为度，闷熄冷透，研细，加入冰片一分，再研。吹之。久烂之孔，生肌亦速。

【主治】走马牙疳，延肿穿腮，不堪危险。

【宜忌】《全国中药成药处方集》：不可咽下。

人中白散

【来源】《种痘新书》卷十一。

【组成】人中白 芦荟 使君子肉 龙胆草 川连 五灵脂各等分

【用法】上为末。蒸饼为丸服。

【主治】痘后走马牙疳。

人参茯苓粥

【来源】《医宗金鉴》卷六十五。

【组成】人参一钱 白茯苓六钱

【用法】上为末，同粳米一茶钟，熬成粥。先以盐汤将口嗽净，后再食粥。

【功用】善扶脾，理胃虚。

【主治】走马牙疳，脾胃虚弱。

清疳解毒汤

【来源】《医宗金鉴》卷六十五。

【组成】人中黄 川黄连（生） 柴胡各五分 知母（生） 连翘（去心） 牛蒡子（炒，研） 犀角（镑） 黑参 荆芥 防风各一钱 石膏（煅）一钱五分

【用法】上加淡竹叶一钱、灯心五十寸，以水二钟，煎至八分，食远服。

【主治】疹痘余毒所中之走马牙疳。

【加减】呕，加芦苇根五钱。

溺白散

【来源】《医宗金鉴》卷六十五。

【组成】溺垢（即妇人尿桶中白碱，火煅）五钱 白霜梅（烧存性） 枯白矾各二钱

【用法】上研细末，先用韭根、松萝茶煎成浓汁，乘热以鸡翎蘸洗患处，去净腐肉，见津鲜血，再敷此药，日敷三次。若烂至咽喉，以芦筒吹之。

【主治】走马牙疳。

清胃散

【来源】《幼幼集成》卷三。

【组成】雅黄连 白当归 绿升麻 怀生地 粉丹皮 白芷梢各等分 北细辛减半

【用法】水煎，热服。

【主治】走马牙疳。

枣矾散

【来源】《仙拈集》卷三。

【组成】大枣一个 胆矾一片

【用法】将矾入枣肉内，湿纸包裹，烧存性，研为末。吹患处。

【主治】走马牙疳。

蜘蛛膏

【来源】《医林纂要》卷九。

【组成】蜘蛛一个（须黑色腹大者。无蜘蛛，则壁间蟢子身黑背白作窠一席一盖而居其中者，亦可用。倘蟢子亦无，则用其窠，惟色麻褐而大，窠有席无盖者名壁劳，不可用也） 铜绿五分

【用法】上为细末，麝香少许合和。擦齿上。

【主治】走马牙疳。其证初作口臭，转见齿黑，久则龈烂，热血迸出，甚则牙皆脱落者。

玉液丹

【来源】《疡医大全》卷十六。

【组成】五倍子（拣明净者，敲作小块，去净虫网蛀屑。用好六安茶泡汁，待温浸洗，滤去茶汁。再用糟坊白药丸，研筛拌匀，放瓷器内，棉花覆紧，放于暖处，候生白毛为度。用筛盛放风日中，晒令极干，筛净白毛。如筛不尽，可用布将毛拭净。净末）十两　儿茶　生甘草各二两　苏薄荷叶　乌梅肉各一两

【用法】上为极细末。梨汁为丸，如龙眼核大。凉干收贮。每用一丸，清茶调匀，青绢蘸敷患上。

【主治】走马牙疳。

走马牙疳洗药

【来源】《疡医大全》卷十六。

【组成】黑山栀　连翘　金银花（净）　黄芩　白芷梢　黄柏　玄参各五钱　生石膏三钱　胡黄连　桑白皮　桔梗　射干　银柴胡各一钱二分　当归尾　牡丹皮　茜草　赤芍各一钱二分　灯心二十根

【用法】煎汤频洗。

【主治】走马牙疳。

炼毒丹

【来源】《疡医大全》卷十六引《刘氏秘方》。

【组成】熟石膏一两　白砒二钱

【用法】上为末，都拌匀，用面包好，火煅烟尽为度，又乳极细。每次用一钱，以滚水冲，用筷子急搅，澄清；候温，取上面清水漱之，先微痛，再换，第二次漱之。即生皮痊愈。

【主治】走马牙疳。

赴筵散

【来源】《同寿录》卷末。

【组成】五倍子　青黛　枯矾　黄柏　硼砂　人中白　褐子灰各等分

【用法】上为细末。先用清米泔漱口，敷药。立效。

【主治】口疮及小儿走马牙疳。

人中白散

【来源】《重楼玉钥》卷上。

【别名】异功散。

【组成】白霜梅二钱　人中白五钱（火煅）　枯白矾二钱　大梅片二分

【用法】上为细末。先用韭根、萝茶煎浓汁，乘热以鸡翎蘸洗患处，去净腐肉见鲜血，再敷此药。若烂至咽喉者，以芦筒吹之。

【主治】走马牙疳。

三黄犀角地黄汤

【来源】《救急选方》卷上。

【组成】三黄汤合犀角地黄汤

【主治】走马疳。

戍骨丹

【来源】《重楼玉钥》卷上。

【组成】白色狗屎　麝香少许

【用法】取白色狗屎，于长流水中淘出白骨，漂极净，瓦上炙黄，为极细末，入麝香少许，擦疳上。数次愈。

【主治】走马牙疳，并痘后牙疳。

人中白散

【来源】《古方汇精》卷二。

【组成】真青黛　硼砂　人中白　粉儿茶各一钱　元明粉　马勃　龙脑　薄荷叶各五分　梅花冰片二分

【用法】上为极细末。擦之；咽喉病，以芦管吹之，日三次，夜二次。

【主治】口舌糜烂，走马牙疳，咽喉肿痛，牙床腐溃。

【加减】病甚者，可加西黄三分，珍珠五分。

金不换

【来源】《痘科辨要》卷十。

【组成】人中白（煅如法）　枯矾各三钱　五倍

子　盐梅七个（煅存性）　白褐（烧灰）　细辛　胡黄连各一钱　雄黄　铜绿各五钱

【用法】上为末。吹之，或和胭脂水涂之。

【主治】走马疳。

玉阿散

【来源】《麻疹阐注》。

【组成】猫屎（在屋上日晒雨濯风吹白色者，煅存性）不拘多少　冰片　青黛（如无真青黛，用靛青花水飞净代之）各少许

【用法】研为细末。敷上。

【主治】走马牙疳。

吹口丹

【来源】《麻疹阐注》卷二。

【组成】醋莕苊草（捣汁）　青草鹅屙（调汁）

【用法】将二汁同放于麻蚬壳内，于炭火上煅过数次，研末。加冰片、倍子尤妙。

【主治】麻后走马牙疳、穿腮、落齿、鼻崩、唇烂。

芦荟丸

【来源】《原瘄要论》。

【别名】芦荟黄连丸（《麻疹备要方论》）。

【组成】人中白　芦荟　使君子肉　龙胆草　黄连　五灵脂各等分

【用法】上为细末，浸蒸饼为丸。白滚汤送下。

【主治】疹毒入胃，久而不散，致成牙根黑烂出血，为走马疳；传与二颊，浮肿，久而穿颊破腮，缺唇崩鼻，为崩砂狐惑等危证。

二黄汤

【来源】《疡科遗编》卷下。

【组成】黄连　黄芩　荆芥　薄荷　连翘　土贝　粘子　甘草　赤芍　柴胡　黑栀子各等分

【用法】水煎服。

【主治】小儿走马牙疳，皮色不易，坚硬不溃之证。

金鞭散

【来源】《疡科遗编》卷下。

【组成】人中白三钱　人中黄一钱　白霜梅一个（炙）　煨石膏一两　绿矾三钱（煅透）　雄精一钱　冰片一钱　儿茶一钱　枯矾二钱　月石一钱

【用法】上为末，密贮。临用将银针刮去腐紫血，再用甘草汤洗净，然后敷药。

【主治】走马牙疳，唇口腮鼻溃烂穿破，危急之证。

犀角三黄汤

【来源】《疡科遗编》卷下。

【组成】犀角尖七分（磨）　人中黄一钱半　土贝二钱（去心）　生石膏四钱　黄连一钱半　生地三钱　花粉二钱　升麻三分　知母一钱

【用法】水煎服。

【主治】小儿走马牙疳已溃臭腐。

青蒲散

【来源】《卫生鸿宝》卷二。

【组成】硼砂　蒲黄　黄柏　人中白（煅白如盐）　青黛（水飞净）　儿茶各一钱　薄荷（龙脑者）　玄明粉　僵蚕　马勃各一分　麝香　冰片各二分

【用法】上为极细末。芦管吹数次愈。

【主治】

1.《卫生鸿宝》：走马牙疳，烂嘴，咽喉疼痛，舌胀龈臭，牙床溃烂。

2.《顾氏医径》：咽疮热毒。

消疳散

【来源】《卫生鸿宝》卷三。

【组成】薄荷　紫草　灯草灰　冰片各一钱　儿茶　硼砂　黄柏　炉甘石　石膏　青黛各一钱半　大黄二钱　橄榄灰八分　人中白四钱

【用法】上为细末，瓷器贮。先用茶湿青布，洗去白膜，以芦管吹药敷上。

【主治】小儿口疳发热，走马牙疳，及口疮热伤。

金鞭散

【来源】《验方新编》卷一。

【组成】绿矾五两（煅赤透） 人中白三两（煅） 明雄二两 真麝香一钱 顶上梅花 冰片一钱

【用法】先将银针挑刮去腐肉紫血，然后将药研末敷之，吐出毒血恶涎，方能愈也。

【主治】走马牙疳。

绿　袍

【来源】《囊秘喉书》。

【别名】加味铜绿散

【组成】铜绿一钱 腰黄五分 冰片一分五厘 炒食盐六分 炙山甲一钱

【用法】上为末。吹患处。候腐臭烂肉脱落后，再用地骨散吹之。

【主治】实火走马牙疳，腐烂臭肉浮起。

清火消毒饮

【来源】《麻症集成》卷三。

【组成】黄芩 麦冬 黑栀 知母 净花 川连 川贝 花粉 川柏 甘草

【用法】水煎服。

【主治】疹毒之后，牙齿黑烂，时时出血，酿为走马疳疮。

清肝解毒汤

【来源】《喉证指南》卷四。

【组成】石膏四钱（煅） 人中白 川黄连 红柴胡 知母（生） 净连翘（去心） 牛蒡子（炒） 真犀角（镑） 玄参 荆芥 北防风 淡竹叶各一钱 灯心五十寸

【用法】水煎，食远服。

【主治】走马牙疳。

【加减】呕，加芦苇根。

三星丹

【来源】《外科传薪集》。

【组成】北枣三个 白砒二分 雄黄五分 胆矾三分

【用法】将枣去核，三味研，入枣内，湿纸包，灰火煨脆，冷定研细，加梅片二分为末。吹患处。

【主治】走马牙疳，黑腐不去，近腮穿肿，危险不堪。

金　丹

【来源】《外科传薪集》。

【组成】黄牛粪（煅） 黄柏 人中白（盐泥固封，煅）各一两 大梅片一钱

【用法】上为末。吹之。

【主治】走马牙疳，腐烂。

家秘烂口神效散

【来源】《寿世新编》。

【组成】顶上人中白一两五钱（煅过） 上孩儿茶四钱 洋青黛三钱（水飞） 苏薄荷二钱（去梗） 关黄柏一钱五分（炒） 明雄黄一钱 大梅片二三分（或五分） 青果核三钱（炕，研极细末） 制铜绿六分 枯白矾八分 鸡内金二钱（刷净秽，炕存性） 白硼砂一钱五分

【用法】共选道地药材，为极细末，瓷罐收贮，塞极紧。临用时，先用温水漱净口中涎秽，再蘸药少许搽烂处，含片刻，吐去毒涎，逾时又搽，数次即愈。

【主治】口舌牙龈腐烂疼痛，走马牙疳，烂喉诸症。

文星丹

【来源】《青囊秘传》。

【组成】五倍子一个 乌梅肉一个 白矾一钱 南星一个 雄黄一块（皆用面裹煅，研细） 大梅片三分 麝香五厘

【用法】上为细末。吹敷患处。

【主治】走马牙疳。

冰白散

【来源】《青囊秘传》。

【组成】人中白　冰片　铜绿　杏仁　黄柏　枯矾各等分

【主治】口糜及走马疳。

枣砒丹

【来源】《青囊秘传》。

【组成】大黑枣　白砒

【用法】用白砒嵌入枣内，火煅，研细。搽患处。立刻见功。

【主治】走马牙疳。

草霜散

【来源】《青囊秘传》。

【组成】灯草　壁钱

【用法】上同入细青竹筒内，黄泥包固，麦穗火煨之一周时，去泥竹筒，将药研细，每一钱加冰片二分。

【主治】走马牙疳。

敛疳丹

【来源】《青囊秘传》。

【组成】真西黄一钱　血珀二钱　大濂珠一钱　青龙骨三钱　鸡内金一钱　梅片八分

【用法】上研用。

【功用】生肌。

【主治】走马牙疳，腐肉不脱。

龙虎止疳散

【来源】《外科方外奇方》卷四。

【组成】屋上白猫屎　煨石膏各等分

【用法】上为末，加入蛔虫一条（炙灰），冰片少许，共为极细末。吹之，再服清火解毒之剂。

【主治】痘后牙疳，极凶危者，及走马牙疳。

砒枣散

【来源】《外科方外奇方》卷四。

【组成】红枣三个（去核，入红砒黄豆大一粒，扎好，炭火上煅尽白烟为度，出火气，共为细末）　人中白（煅）五分　冰片五厘　芦荟三分

【用法】上为细末。擦之。

【主治】走马牙疳。

鼠化散

【来源】《千金珍秘方选》。

【组成】屋上猫粪（曾经霜露，须色白不臭者，炙脆）　冰片一分

【用法】上为细末。每用少许，掺患处。

【主治】走马牙疳。

铁鞋散

【来源】《包氏喉证家宝》。

【组成】黑枣一枚（去核）

【用法】入雄黄末填满，用盐搓麻线扎紧，外用湿纸包，煅存性，为末。搽之。

【主治】走马牙疳。

中白散

【来源】《喉科家训》卷一。

【组成】人中白一钱　粉儿茶一钱　净青黛一钱　薄荷末五分　元明粉五分　轻马勃五分　酸梅片二分

【用法】上为细末。

【主治】长幼走马牙疳，并咽喉疼痛，腐烂红赤，舌肿龈臭，牙床溃腐等。

【加减】如病重者，加犀黄一分，珍珠五分，其效最速。

骏马散

【来源】《药奁启秘》。

【组成】金枣丹　雄枣丹　中白散　冰硼散各一钱　黄连七分　冰片三分　犀黄二分五厘

【用法】上为极细末。吹入。

【主治】牙龈腐烂，穿腮落齿，臭秽难闻，疼痛不堪。

药多少视患处大小而决定。

【主治】牙疳腐烂，色紫牙摇，腮硬、腮穿。

【宜忌】切勿咽下。

牙疳散

【来源】《全国中药成药处方集》（南京方）。

【别名】人中白散。

【组成】煅人中白二两（漂净后煅） 方儿茶一两（微炒） 黄柏六钱 煅硼砂六钱 薄荷六钱 飞青黛六钱 川黄连五钱 冰片五分

【用法】上为极细末。每用少许，擦患处，擦前先将患处洗净。

【主治】小儿走马牙疳，口疳，牙龈腐烂臭黑。

枣信丹

【来源】《全国中药成药处方集》（武汉方）。

【别名】加味信枣丹、信枣丹。

【组成】信石（煅）五分 黄柏（末）五钱 芦荟一钱 红枣肉五钱

【用法】混合碾细，成净粉80%～85%即得。先用米泔水漱净疳毒，后涂此药于坚硬或腐烂处，用

蟾酥合剂

【来源】《中医外伤科学》。

【组成】酒化蟾酥 腰黄 铜绿 炒绿矾 轻粉 乳香 没药 枯矾 干蜗牛各3克 麝香 血竭 朱砂 煅炉甘石 煅寒水石 硼砂 灯草灰各1.5克

【用法】上药各研细末，和匀。蟾酥另以烧酒化开为糊，徐徐和入药末，混合研匀，晒干，研成极细末，收贮听用。在红肿初起时，用上药（亦可用煅石膏为赋形剂，成为30%～50%蟾酥合剂）以烧酒调涂患处，外敷贴太乙膏，至红肿消失，腐肉与健康组织起一裂缝时，改用10%蟾酥合剂（即上药一份，煅石膏九份），至腐肉脱落阶段，再改用5%蟾酥合剂（即上药一份，煅石膏九份，煅炉甘石五份，海螵蛸五份），亦可用吹药器将药喷入口腔，咽喉患处。

【功用】驱毒，消肿，化腐。

【主治】疔疮，白喉，走马牙疳。

四十四、小儿疳眼

小儿疳眼，又名疳眼、疳毒眼、疳疾上目、小儿疳眼外障、疳病攻眼。《秘传眼科龙木论》："此眼初患之时，皆因脑热，头上有疮，或因雀目多时，泻痢潜冲，疼痛泪出难开，膈间热，肝风入，初患之时，时时痒涩，捋眉咬甲揉鼻，致令翳生，赤肿疼痛，泪出难开，膈硬，白膜遮满，怕日，合面而卧，不喜抬头。此疾不宜烧灸头面，恐损眼目，尤忌点药。宜服杀疳散、退翳丸立效。"症见眼部干涩羞明，黑睛生翳，溃穿可成蟹精、旋螺突起，甚至眼球枯萎失明。本病成因多为脾胃亏损，精血不足，目失濡养，肝热上攻所致。治宜结合全身情况，用健脾清热、杀虫消疳、养肝明目等法。相当于西医角膜软化症。

泻肝散

【来源】《幼幼新书》卷二十五引《玉诀》。

【组成】木贼 威灵仙 紫参 家菊 羌活 蝉蜕（去足） 大黄（生） 甘草（炙） 石决明各等分 脑子少许

【用法】上为末。每用药二钱，獖猪肝一两劈开去膜，掺药在内，线缠，米泔煮熟，嚼下。

【主治】小儿眼疳。

天南星散

【来源】《太平圣惠方》卷八十七。

【组成】天南星半两（炮裂） 谷精草半两 甘草半两（炙微赤，锉） 黄芩半两 麝香一分（研细，入）

【用法】上为细散，用羊肝一具切破，入药末二钱，用串子炙令熟，空心服。后用不淘米，煮粥半盏压之。

【主治】小儿眼疳及雀目。

朱砂散

【来源】《太平圣惠方》卷八十七。

【组成】朱砂半两（细研，水飞过） 雄黄半两（细研） 川大黄一两（锉碎，微炒） 石决明二两 胡黄连一分 神曲一两（微炒）

【用法】上为细散。每服半钱，以蜜水调下，一日二次。

【主治】小儿眼疳，夹风生障翳，不开。

谷精草散

【来源】《太平圣惠方》卷八十七。

【组成】谷精草一两 苍术一分（去皮，锉，微炒） 蛇蜕皮灰一分 定粉一钱

【用法】上为细散，每服一钱，用羊子肝一具，以竹刀劈开，掺药在内，用钱缠定，米泔煮熟。乘热先熏过眼，次服其汁，后食其肝。

【主治】小儿眼疳，赤痒者。

使君子散

【来源】《太平圣惠方》卷八十七。

【组成】使君子五颗 诃黎勒皮三颗 干蟾头一个（涂酥，炙焦黄） 甘草一分（炙微赤，锉）

【用法】上为细散。以羊子肝一枚于砂盆内用生米泔一合，同烂研，绞取汁，食后调下半钱；三岁以下，即可服一字。

【主治】小儿眼疳。

夜明砂散

【来源】《太平圣惠方》卷八十七。

【组成】夜明砂一两（微炒） 天竺黄半两 犀角屑半两 芎藭一两 羚羊角屑半两 白僵蚕半两（微炒） 甘菊花半两 车前子半两

【用法】上为细散。每服半钱，常于午时以温水调下。

【主治】小儿眼疳，渐渐急小多赤。

夜明砂散

【来源】《太平圣惠方》卷八十七。

【组成】夜明砂半两（微炒） 蜗牛壳半两（微炒） 子芩半两 豆豉半两（炒干） 朱砂一分（细研）

【用法】上为细散。每服一钱，以水一中盏，入绿豆半匙，煮熟放冷，和滓服之。

【主治】小儿眼疳，生翳膜，体热。

胡黄连丸

【来源】《太平圣惠方》卷八十七。

【组成】胡黄连半两（为末） 青黛一分（细研） 麝香一钱（细研） 金箔五十片（细研） 银箔五十片（细研） 雄黄一分（细研） 朱砂半两（细研，水飞过）

【用法】上研令匀，用酒煮面糊为丸，如绿豆大。每服五丸，以温茶下，一日三服。

【主治】小儿眼疳，白翳不退。

姜石散

【来源】《太平圣惠方》卷八十七。

【组成】姜石（以浓米泔浸七日，晒干，捣研，水飞过） 桑耳（捣罗为末） 豉（焙干捣罗为末）各一两

【用法】上为末，三岁以下每服半钱，三岁以上至七岁每服一钱，用羊肝或猪肝、牛肝两指大，去膜细切，以水研绞取汁调下，一日三服。

【主治】小儿眼疳，怕日赤烂，泪下疼痛，不久眼睛将落。

铃石散

【来源】《太平圣惠方》卷八十七。

【组成】铃石一分 石决明一分 甘菊花一分 井泉石一分 夜明沙一分（微炒） 黄连一分（去须）

【用法】上为细散。每服二钱，以米泔同煮猪子肝一具，烂熟服之。

【主治】小儿眼疳，生翳膜，遮睛欲失明。

清神散

【来源】《太平圣惠方》卷八十七。

【组成】恶实（微炒） 木通（锉） 晚蚕沙各一分

【用法】上为细散。每服半钱，以温水调下。每日三次。

【主治】小儿眼疳及疱疮入眼。

煮肝石决明散

【来源】《太平圣惠方》卷八十九。

【组成】石决明（细研） 井泉石 蛤粉 谷精草各半两

【用法】上为细散。每服一钱，取白羊子肝一枚，劈开，入药末，以米泔一中盏，煮熟。空心为食，量儿大小，以意加减。

【主治】小儿雀目，及疳眼。

至圣青金丹

【来源】《博济方》卷四。

【别名】青金丹（《苏沈良方》卷十）、至圣丹（《太平惠民和济局方》卷十）、至圣青金丸（《圣济总录》卷一六九）。

【组成】青黛（上细好者，研）二分 雄黄二分（研） 龙脑少许（研） 熊胆一分（用温水入化药） 胡黄连二分 麝香五分（研） 蟾酥一皂子大 水银一皂子大 铅霜 白附子二枚 芦荟一分（研） 朱砂一钱（研） 腻粉一分

【用法】上为细末后，再都入乳钵内，细研令匀，用獖猪胆一枚，取汁熬过，浸蒸饼少许为丸，如黄米大、曝干，于瓷器内收密封，或要旋取。每服二丸，各依汤使如后：小儿患惊风天瘹，戴上眼睛，手足撺搦，状候多端，但取药一丸，用温水化破，滴入鼻中，令嚏喷三五遍后，眼睛自然

放下，撺搦亦定，更用二丸，薄荷汤化下；久患五疳，四肢小、肚高，拶眉吃土，咬指甲，发稀疏，肚上青筋，每服二丸，粥饮送下；小儿变蒸寒热，每服二丸，薄荷汤送下，化破服；小儿久患泻痢，每服二丸，米饮送下；小儿每患疳虫咬心，每用二丸，苦楝子煎汤送下；小儿患鼻下赤烂，口齿疳虫并口疮等，用儿孩子奶汁，研二丸，涂在患处；小儿患疳眼雀目，用白羊子肝一枚，以竹刀子批开，纳药二丸，在羊肝子内，以麻缕子缠定，用淘米泔水煮令熟，空腹吃下，仍令乳母常忌毒鱼、大蒜、鸡鸭、猪肉等。此药小儿常隔三两日吃一服，永无病，不染横夭之疾。凡有患但与服，必有功效。

【主治】小儿一十五种风疾，五般疳气，变蒸寒热，便痢枣花粪，脚细肚胀，肚上青筋，头发稀疏，多吃泥土，拶眉毛，咬指甲，四肢羸瘦，疳蛔咬心，泻痢频并，饶惊多嗽，疳蚀口鼻，赤白疮，疳眼雀目等。

【方论】《小儿药证直诀类证释义》：此方青黛、胡连、熊胆、蟾酥、雄黄、芦荟清热解毒；水银、腻粉、铅霜、朱砂重坠镇怯；龙脑、麝香通窍醒神；白附子祛风散寒；故以治内热疳积，天钓内风之证。

如圣散

【来源】《博济方》卷四。

【组成】蛇蜕皮二条（各长二尺，用纸烛烧炭，研） 谷精草一两（去根土） 黑附子末二钱（去脐子） 蝉壳（去足）一分 石决明一分 定粉四钱

【用法】上药前三味先为末，次入诸药研为散。每服一字半，羊子肝一具，切破掺末，用麻皮线缠，米泔煮熟熏眼，后与吃。如未能吃食，研汁灌之。

【功用】退翳。

【主治】小儿多时泻痢，眼生翳膜并疳眼。

蚵蚾丸

【来源】《太平惠民和济局方》卷十（吴直阁增诸家名方）。

【组成】白芜荑（去皮） 黄连（去须） 蚵蚾（酒

浸，去骨，焙） 胡黄连各一两半 青黛半两
（为衣）

【用法】上为细末。猪胆汁面糊为丸，如粟米大。
每服三十丸，食后、临卧用饭饮吞下，一日三次。

【主治】小儿五疳八痢，乳食不节，寒温调适乖
违，发竖毛焦，皮肤枯悴，脚细肚大，颅解胸陷，
渐觉尪羸，时发寒热，盗汗咳嗽，脑后核起，腹
内块生，小便泔浊，脓痢淀青，捋眉咬指，吃土
甘酸，吐食不化，烦渴并频，心神昏瞀，鼻赤
唇燥，小虫既出，蛔虫咬心，疳眼雀目，名曰
丁奚。

拨云膏

【来源】《圣济总录》卷一八一。

【组成】桃仁 杏仁各四枚（并去皮尖双仁） 蕤
仁 郁李仁各五枚（并去皮）

【用法】上为细末，滤入蜜、龙脑、麝香、腻粉各
少许，再研极匀。点之。

【主治】小儿风热府气，攻眼赤痛障翳。

煮肝散

【来源】《圣济总录》卷一八一。

【组成】黄连（去须） 沙参 玄精石 决明子各
等分

【用法】上为散。每服半钱匕，用羊肝一片，竹篾
子切作缝子，掺药在内，线系入沙罐子内垂挂，
勿令着底，以米泔煮熟。淡食羊肝，每片分作两
服或三服，量儿大小与之。

【主治】小儿疳眼，翳膜沙涩。

退翳丸

【来源】《幼幼新书》卷二十五引《龙木论》。

【组成】黑参 防风各一两 细辛 石决明 车前
子各半两 桔梗 黄芩各一两半

【用法】上为末，炼蜜为丸，如梧桐子大。每服十
丸，空心茶送下。

【主治】小儿眼疳外障。

拨云散

【来源】《幼幼新书》卷二十五引《吉氏家传》。

【组成】草决明一钱 土瓜 大黄 玄参 砒砒
石 宣连各半两

【主治】小儿疳眼。

洗肝饮子

【来源】《幼幼新书》卷二十五引《吉氏家传》。

【组成】青葙子 钩藤 柴胡 山栀子 甘草
（炙） 紫菀 石膏各等分

【用法】每服三钱，水二升，煎至六合，徐徐
服之。

【主治】一切疳眼，目昏暗。

退云散

【来源】《幼幼新书》卷二十五引《谭氏殊圣方》。

【组成】草决明 土瓜根 大黄（炮） 玄参各半
两 甘草（炙） 宣连 采采石（即井泉石是，
研）各一分

【用法】上为细散。每服一钱，水一盏，同煎至七
分，五度与吃。

【主治】小儿疳眼，畏光，啼不住。

黄散子

【来源】《幼幼新书》卷二十五引《聚宝方》。

【组成】新牛胆 郁金 青蛤粉各三两 猪胆三
个 大黄 黄连各半两 雄黄一钱

【用法】上为末，入胆中填满，阴干为末。每服大
人一钱，小儿半钱，食后新水调下。赤眼、气眼、
雀目，日进三服，三五日愈；疳目，五日愈。

【主治】小儿疳眼，雀目，赤眼，气眼。

井泉石散

【来源】《幼幼新书》卷二十五引张涣方。

【组成】井泉石一两 晚蚕沙 夜明砂（各微炒） 石
决明 甘菊花 黄连（去须）各半两

【用法】上为细末。每服一钱，用米泔一盏，入

生猪肝少许，煎五分，肝烂为度。乳食后于温时时服。

【主治】眼疳，邪热攻于眼，目生翳障，致损睛瞳。

羊肝夹子

【来源】《鸡峰普济方》卷二十一。

【组成】蝉壳 黄连各半两 甘草 菊花各一分 蛇蜕皮一条

【用法】上为末，每用羊肝一具，竹刀子批，掺药拌匀，用白面裹作夹子。每日食后吞一服。

【主治】眼退运并翳膜遮障，小儿疳眼雀目。

龙胆饮子

【来源】《兰室秘藏》卷上。

【别名】龙脑饮子（《卫生宝鉴》卷十）、升麻龙胆草饮子（《原机启微》卷下）、消翳散（《医学纲目》卷十三）。

【组成】谷精草 川郁金 蛇退皮 炙甘草 各五分 麻黄一钱五分 升麻二钱 青蛤粉 草龙胆 黄芩（炒）羌活各三钱

方中蛇退皮，《医学纲目》作蝉退。

【用法】上为细末。每服二钱，食后温茶清调下。

【主治】湿热为病，疳眼流脓，生疳翳。

四仁膏

【来源】《小儿卫生总微论方》卷十八。

【组成】桃仁四个（去皮尖）杏仁四个（去皮尖）蕤仁五个（去皮尖）郁李仁五个（去皮尖）芜荑五个（取肉）海螵蛸（取中心，末）半钱 北亭（即硇砂）小豆大一块，

【用法】上为极细末，将白蜜看多少搅匀，绢或绵滤过，别入龙脑细末、轻粉细末各少许。点之。

【主治】
1.《小儿卫生总微论方》：毒气障眼及疳眼。
2.《普济方》：小儿风热，疳气攻眼赤痛，内外障眼。

白药子散

【来源】《宣明论方》卷十四。

【组成】白药子一两 甘草半两

【用法】上为末。用猪肝一叶，批开掺药五钱，水一大盏，煮熟，食后服。

【主治】一切疳眼赤烂，目生翳膜，内外障疾，并小儿吐痢。

还明丸

【来源】《普济方》卷三六四引《全婴方》。

【组成】夜明沙 井泉石 谷精草 蛤粉各等分

【用法】上为末，煎黄蜡炼丸，如鸡头子大。三岁一丸，猪肝一片切开，放药在内，麻扎定，沙瓶内煮熟，先熏眼，后食之。

【主治】小儿疳眼，白睛遮睛，并雀目。

煮肝散

【来源】《儒门事亲》卷十二。

【组成】青蛤粉 夜明砂 谷精草各等分

【用法】上为细末。每服五七钱，放猪肝内煮熟。细嚼，茶清送下。

《卫生宝鉴》：上为细末，每服一钱，五七岁以上二钱，用别猪肝一大片，劈开，掺药在内，摊匀，麻线缠定，以米泔水半碗煮肝熟，取出肝，汤倾碗内，熏眼；分肝作三次嚼吃，肝汤送下，一日三服，不拘时候。大人雀目，空心服，如患多时不效，日服二次。

【主治】
1.《儒门事亲》：雀目。
2.《卫生宝鉴》：小儿疳眼，翳膜羞明。

天麻丸

【来源】《仁斋直指小儿方论》卷三。

【组成】青黛（干）川黄连 天麻 北五灵脂 夜明砂（微炒）川芎 芦荟各二钱 龙胆草 防风 蝉壳（去足）各一钱半 全蝎二枚（焙）麝香（少许）干蟾头（炙焦）三钱

【用法】上为末，猪胆汁浸糕为丸，如麻子大。每

服十丸，薄荷汤送下。

【主治】肝疳，风疳、疳眼。

黄连肥儿丸

【来源】《仁斋直指小儿方论》卷三。

【组成】鹰爪黄连（净）一两　芜荑（焙）　麦芽（炒）　神曲（炒）各半两　青皮（去白）　使君子肉（焙）各二钱半

【用法】上为末，獖猪胆汁浸糕为丸，如麻子大。每服七丸，以米汤送下。疳热眼，以山栀仁煎汤送下。

【主治】小儿一切疳，及疳眼赤肿，痛痒昏暗，雀盲，或经月合眼。

生干地黄汤

【来源】《活幼口议》卷二十。

【组成】生干地黄　熟干地黄各一两（并洗）　麦门冬子半两（去心）　川当归一分　枳壳一分（米泔浸一宿，麸炒）　杏仁（汤泡，去皮尖，麸炒令赤）　防风　甘草（炙）　赤芍药各一分

【用法】上锉。每服一大钱，水一小盏，以黑豆七粒煎至黑豆熟，去滓，通口服。

【主治】小儿疳蚀眼患，闭合不开，羞明怕日，及至开眼，有如内障，朦朦失所。

杀疳散

【来源】《秘传眼科龙木论》卷六。

【别名】杀风散（《普济方》卷三六四）。

【组成】防风　龙脑　牡蛎各二两　五味子　白芷　细辛各一两

【用法】上为细末。每服一钱，空心米汤调下。

【主治】小儿疳眼外障。

退翳丸

【来源】《秘传眼科龙木论》卷六。

【组成】黑参　防风　人参　茯苓　石决明　细辛　黄芩　桔梗　车前子各一两

【用法】上为末，炼蜜为丸，如梧桐子大。每服十

丸，空心茶送下。

【主治】小儿疳眼外障。

鸡肝散

【来源】《原机启微·附录》。

【组成】川乌（大者，去皮，生）一枚　好坯子一字

【用法】上为末。五岁每服一钱，雄鸡肝一具，净洗去筋膜，竹刀薄切开，掺药在内，箬叶包裹，麻皮扎定，用米泔水半盏，瓷器中煮熟，切作片。空心临卧冷食之，用煮肝汤送下。

【主治】小儿疳眼，不赤不肿不痛，但开眼畏明光。

二草散

【来源】《普济方》卷三六四。

【组成】甘草　龙胆草　当归　细辛各一分

【用法】上为末。每服一钱，水半盏，沙糖少许，煎至三分，去滓，食后服。

【主治】小儿疳眼，睛疼痛，赤眼肿痛。

生熟地黄散

【来源】《袖珍小儿方》卷六。

【组成】生熟地黄（洗）各一两　麦门冬（去心）半两　当归三钱半　枳壳（米泔洗，炒）　防风　杏仁（去皮尖，炒）　赤芍药　甘草各二钱半

【用法】上锉散。每服二钱，加黑豆七粒，煎豆熟，去滓服。

【主治】小儿疳蚀眼患，闭合不开，羞明怕日，或生内障，朦胧失所。

五疳丸

【来源】《银海精微》卷上。

【组成】胡黄连五钱　牛黄一钱　密陀僧一两　夜明砂　绿矾三两

　　　方中夜明砂用量原缺。

【用法】上用枣肉为丸，如绿豆大。每服三十丸，空心米汤送下。

【主治】小儿疳伤眼目，疼痛羞明不开，乌睛上青翳如黑珠子，或白膜遮睛者。

除热饮

【来源】《银海精微》卷上。

【组成】大黄 知母 防风 黄芩各一两 黑参 茺蔚子 菊花 木贼各一两半

【用法】水煎，食后服三贴。

【主治】小儿疳伤眼目，疼痛羞明不开，乌睛上青翳如黑珠子，或白膜遮睛。

二连汤

【来源】《银海精微》卷下。

【组成】胡黄连五分 宣黄连一钱（成童子者倍之）

【用法】上为末。用蜜水调服。

【主治】小儿疳伤。小儿三五岁，五脏火旺，身如痨瘵，面色痿黄，眼内红肿或突者。

【加减】热甚，加银柴胡。

生地黄汤

【来源】《幼科类萃》卷五。

【组成】生干地黄 熟地黄各一两（净） 川芎 赤茯苓 枳壳（制） 杏仁（水浸，去皮） 川黄连（净） 半夏曲 天麻 地骨皮 甘草（炙）各二钱半

【用法】上锉。每服二钱，加生姜三片，黑豆十五粒，水煎，临睡服。

【主治】小儿疳眼。

龙胆饮子

【来源】《保婴撮要》卷四。

【别名】龙胆饮（《诚书》卷七）。

【组成】青蛤粉五钱 羌活 草龙胆各三钱 炒黄芩二钱 蛇蜕五分 麻黄二钱五分 谷精草五分

【用法】上为末。每服二钱，茶清调下。

【主治】湿热为病，疳眼流脓生翳。

茯苓燥湿汤

【来源】《保婴撮要》卷四。

【别名】茯苓泻湿汤（《审视瑶函》卷二）、茯苓泄湿汤（《眼科阐微》卷四）。

【组成】白术 人参 甘草（炒） 枳壳（麸炒） 茯苓 蔓荆子 薄荷各二分 苍术 前胡 独活各三分 川芎 羌活各三分半 柴胡四分 泽泻一分半

【用法】每服二钱，水煎服。

【主治】疳毒眼。小儿易饥而渴，腹胀生疮，目痛生翳不开，眵泪如脓。

【方论】《审视瑶函》：小儿寒暑饮食不调，酿成此证。夫寒暑饮食不节，皆能伤动脾胃，脾胃者，阴阳之会元也，故清阳下而不升，浊阴上而不降。今以白术、人参，先补脾胃为君；柴胡、甘草、枳壳，辅上药补脾胃为臣；苍术燥湿，茯苓、泽泻，导浊阴下降为佐；然后以羌活、独活、防风、蔓荆子、前胡、川芎、薄荷诸主风药以胜湿，引清阳上升为使。此正治神效之法也。

风疳丸

【来源】《医学入门》卷六。

【组成】青黛 黄连 天麻 五灵脂 夜明砂 川芎 芦荟各二钱 龙胆草 防风 蝉蜕各一钱半 全蝎二枚 干蟾头三钱

【用法】上为末，猪胆汁浸糕为丸，如麻子大。每服十丸，薄荷煎汤送下。

【主治】疳眼壮热，体瘦胁疼，便清，一切疳证。

羊肝散

【来源】《仁术便览》卷一。

【组成】青葙子一钱 黄菊花一钱半 黄连二钱 黄芩一钱半 苍术三钱 白术二钱 栀子二钱 羌活一钱半 蝉壳一钱半

【用法】如无羊肝，猪肝亦可，将肝用竹刀劈开，去筋膜，掺药末在内，每肝一具，用净药一两五钱，布裹，新砂锅米泔水悬胎煮熟，任意食之。

【主治】大人、小儿癖疾伤眼，及诸眼疾。

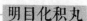

明目化积丸

【来源】《鲁府禁方》卷三。

【组成】牛黄 冰片各一分 熊胆二分 麝香七厘

【用法】上为极细末，人乳为丸，如米大。每用二丸，入眼，合久自化。

【主治】小儿疳积热甚，眼矇。

蕤仁膏

【来源】《证治准绳·幼科》卷八。

【组成】蕤仁四十九粒（去皮，出油） 脑子少许

【用法】上研成膏，灯心点少许。

【主治】小儿眼疳。

鸡肝散

【来源】《丹台玉案》卷六。

【组成】雄鸡肝一具 威灵仙 白土（即打米光粉）各二钱（为末）

【用法】上鸡肝同二末煮熟，只食肝，每日一个。七个痊愈。

【主治】疳积眼目不明，翳膜蒙瞽。

玉龙丹

【来源】《一草亭目科全书》。

【组成】真雄黄（为末，水飞候干）三钱 寒水石（煅，为末）九钱

【用法】和匀，每日用鸡肝一具，竹刀切片，去净筋膜胆，用药一钱，入酒一盏，碗盛蒸食。

【功用】开瞽。

【主治】小儿疳积伤眼。

升麻干葛汤

【来源】《审视瑶函》卷四。

【组成】升麻 桔梗各五分 羌活 川芎 防风各一钱 干葛一钱五分 麻黄 白芷各三分 蝉蜕七个 陈皮 甘草各四分

【用法】上锉。加生姜一片、葱白一段、白水二钟，煎至一钟，去滓，食后热服。取汗为度。

【主治】疳眼暴发，两目红肿疼痛，寒热相争。

鸡肺散

【来源】《审视瑶函》卷四。

【组成】雄鸡一只（一斤三四两者。取其搭脊脊血一块，即名鸡肺，将肺同后药共研烂） 辰砂三分（研细） 冰片三厘（研细）

【用法】上共研细如膏，用无灰酒炖滚搅匀。食之即愈。

【主治】疳疾眼，生白膜白翳。

消疳散

【来源】《审视瑶函》卷四。

【组成】使君子（用白者，去油） 雷丸（去皮，用白者，红者杀人勿用，以米泔水浸苍术少许，将雷丸同苍术用火煨之，用雷丸去苍术炒干）各等分

【用法】上为细末。每一岁用一分，以鸡肝炖半熟，蘸药食。

【主治】小儿疳积，眼生翳膜遮睛。

【加减】若翳厚，加木贼草（烧灰）、雄黄、珍珠各一钱，另研极细末，入前药服。

消疳退云饮

【来源】《审视瑶函》卷四。

【别名】消疳退云散（《眼科菁华录》卷下）。

【组成】陈皮 厚朴（姜汁炒） 苍术（米泔浸） 莱菔子（炒，研碎）少许 柴胡 甘草（炙）少许 枳壳（麸炒） 草决明（炒，研碎） 桔梗 青皮 黄连（酒炒） 蜜蒙花 栀子（炒黑） 黄芩（酒炒） 神曲（炒） 家菊花各等分

【用法】上锉一剂。姜皮、灯心为引，水二钟煎服，滓再煎服。

【主治】疳眼伤脾湿热熏，木盛土衰风毒生，渴泻肚大青筋露，目札涩痒且羞明，时时揉鼻常搯发。

蠲毒饮

【来源】《审视瑶函》卷四。

【组成】防风一钱 赤芍药 川芎 连翘 甘草 牛蒡子（炒研）各八分

【用法】上锉一剂。白水二钟，煎至八分，去滓温服。

【主治】水疳眼。忽生一珠，或在胞中，或在睛，疼痛甚如针刺，珠小属实症者。

菊花细辛散

【来源】《诚书》卷七。

【组成】黄甘菊 白芷 僵蚕 红花 川芎 木贼 当归 黄柏 荆芥穗 蔓荆 细辛 白芍

【用法】水煎服。

【主治】疳眼流脓生翳。

鸡肝药

【来源】《医宗说约》卷五。

【别名】鸡肝散（《全国中药成药处方集》上海方）。

【组成】白肉雷丸一两（赤色者不用，用苍术一两同煮一二十滚，去苍术，切片） 使君子肉一两（黑油者不用）

【用法】上焙干等分，为细末，用不落水鸡软肝一具，男用雌，女用雄，将末药一钱掺上，饭上蒸熟，小儿食之即愈。轻者二三服，重者不过七服。

【主治】小儿疳积，肝经积热，以致眼闭、眼红、失明，腹胀。

【宜忌】忌猪肝及猪、牛、犬肉，不忌损目。

鸡肝散

【来源】《冯氏锦囊·杂症》卷五。

【组成】透明雄黄一钱五分（研碎） 桑白皮五六钱（焙燥，为粗末） 鸡内金一个（瓦上炙燥，捣碎）

【用法】用上药掺雄鸡软肝上，酒酿煮熟，去药食肝，忌铁器。一服即红，再服即退。

【主治】疳积坏眼，白翳。

鸡肝散

【来源】《冯氏锦囊·杂症》卷六。

【组成】雄黄一钱 石膏（煅）一两

【用法】上为细末。雄鸡软肝一个，酒酿顿熟，醮药钱余食之。

【主治】疳积初起，眼生红障。

猪肝散

【来源】《冯氏锦囊·杂症》卷六。

【组成】谷精草（晒燥，研细）四分 石燕（煅，醋淬，研）六分 紫口蛤蜊（煅，研）一钱

【用法】用不见水雄猪肝，竹刀剖开，将药入内，线扎煮之，去药，食肝。

【主治】疳积，眼合不开，翳障遮睛。

决明鸡肝散

【来源】《张氏医通》卷十五。

【组成】决明子（晒燥，为极细末，勿见火） 骟鸡肝（生者，不落水）

【用法】将鸡肝捣烂，和决明末。小儿一钱，大者二钱，研匀，同酒酿一杯，饭上蒸服。

【主治】小儿疳积害眼，及一切童稚翳障。

【加减】目昏无翳，腹胀如鼓，加芜荑末一钱，同鸡肝酒酿顿服；翳障腹胀，用鸡内金、芜荑、决明末同鸡肝酒酿顿服；风热翳障，加白蒺藜一钱。

升麻龙胆饮

【来源】《眼科阐微》卷四。

【组成】羌活 黄芩（炒） 龙胆草 青蛤粉各五分 谷精草 蛇蜕 甘草（炙） 川郁金各四分 麻黄分半 升麻二分

【用法】每服二钱，茶清调下，点元灵丹。

【主治】小儿疳眼流脓。

消疳丸

【来源】《惠直堂方》卷四。

【组成】芦荟一两（煅） 胡黄连五钱 五谷虫（先洗，瓦焙干）二两

【用法】上为末，炼蜜为丸，如弹子大。每服一丸，空心米饮汤送下。至腹小，服理脾丸。

【主治】疳眼。因饮食失节，以致腹大面黄，肝血不能养目。

【宜忌】忌面食、炙煿、发物。

清热退翳汤

【来源】《医宗金鉴》五十二。

【组成】栀子（微炒） 胡黄连 木贼草 赤芍 生地 羚羊角 龙胆草 银柴胡 蝉蜕 甘草（生） 菊花 蒺藜

【用法】引用灯心，水煎服。

【主治】眼疳。疳热上攻于眼，痒涩赤烂，眼胞肿疼，白睛生翳，流泪羞明，目不能睁。

羊肝散

【来源】《医宗金鉴》卷五十二。

【组成】青羊肝（去筋膜，切韭叶厚片）一具 人参 羌活 白术（土炒） 蛤粉各等分

【用法】上为细末，令匀听用。将药置荷叶上，如钱厚一层，铺肝一层包固，外以新青布包裹蒸熟，任儿食之。如不食者，及夏月恐腐坏，则晒干为末，早、晚白汤调服。服完再合，以好为度。

【主治】小儿疳热上攻于眼，故发时痒涩赤烂，眼胞肿疼，白睛生翳，渐渐遮满，不时流泪，羞明闭目，日久不愈。

【加减】若热者，减人参。

鸡肝药

【来源】《种福堂公选良方》卷四。

【组成】滑石六钱（水飞） 雄黄二钱 朱砂三钱（水飞，忌见火） 冰片三分 石决明一两半（煅） 海螵蛸四钱（煅去壳） 炉甘石六钱（童便煅七次） 赤石脂三钱（煅）

【用法】上为末。每用鸡肝一具，入药末五分，陈酒、米泔各半盏，饭上蒸熟食之。

【功用】开瞖复明。

【主治】《寿世新编》：小儿疳积攻眼，已成外障瞖膜。

消疳无价散

【来源】《种福堂公选良方》卷四。

【组成】石决明一两半（煅过） 芦甘石五钱（童便煅） 滑石五钱 雄黄二钱 朱砂五钱 冰片五分 海螵蛸五钱（煅，去壳）

【用法】上为细末。每服三分或五六七分，用不落水鸡肝，竹刀切片，上开下连，掺药在内，将箬包好，入砂罐，米泔半碗，重汤煮熟，连汤食尽。眼盲者，服四五肝即愈。

【主治】小儿疳积，疳眼。

退翳鸡肝散

【来源】《仙拈集》卷三。

【组成】夜明砂 雄黄 威灵仙 谷精草 蛤粉各一钱

【用法】上为末。每用鸡肝一具，入药末五分，掺肝内，入砂锅内煮服。

【主治】小儿疳，肝脏积热损目。

退翳猪肝散

【来源】《仙拈集》卷三。

【组成】密蒙花 谷精草 蝉退（去足翅） 望月砂各一两

【用法】上为末。雄猪肝一个，竹刀剖开，将药末掺入砂锅蒸熟，食肝尽，一料全愈。

【主治】疳症、痘症坏目。

消疳退翳羊肝散

【来源】《仙拈集》卷三引《汇集》。

【组成】白术 苍术 莪术 水红花子各一钱

【用法】上为末。用羊肝一具，以竹刀切片，勿断，将药末掺内合定，饭锅上蒸熟食之。

【主治】疳癖瘫眼。

消疳退翳鸡肝散

【来源】《仙拈集》卷三。

【组成】肉果二个　使君子五个　胡黄连　芦荟各一钱

【用法】上为末。鸡肝一具，酒少许，同捣烂去滓，入前药末调匀，蒸熟食之。吃二三服立愈。

【主治】小儿肚大泄泻，面黄肌瘦，眼目障翳。

消疳退翳猪肝散

【来源】《仙拈集》卷三。

【组成】木鳖子　苍术　三棱　槟榔　远志各一钱半　木贼　蝉蜕各一钱　黄连　大黄　莪术各五分

【用法】上为末。用健猪肝一具，以皮消洗去血水，用竹刀切相连薄片，掺药在内，放砂锅内蒸熟，与儿食。如不肯食，焙干，或拌干饭内，或入面饼内令食。

【主治】疳癖，并痘症壅眼。

鸡肝散

【来源】《医级》卷八。

【组成】决明子（晒燥，为极细末，勿见火）　骟鸡肝（生者，不落水）

【用法】将鸡肝捣烂，和决明末，小儿每服一钱，大者二钱，同酒酿一杯，饭上蒸服。

【主治】小儿疳积害眼，及一切童稚翳障。

五疳保童丸

【来源】《橡村治验》。

【组成】使君子肉一两　广陈皮五钱　峡曲（炒焦）一两　胡黄连五钱　夜明砂（淘净）六钱　芦荟二钱　人参五钱　茯苓一两　五谷虫八钱（炒）　京三棱（醋炒）四钱　虾蟆二只（酒洗炙黄）　如无人参，土炒白术代之

【用法】上为末，荷叶水跌为丸，如黍米大。研碎冲服亦可。

【主治】潮热人瘦，肤错发稀，雀目生膜，项生核，或吐或泻，或吃泥土、生米等。

发蒙丸

【来源】《眼科锦囊》卷四。

【组成】黄连　神曲各五钱　阿魏　胡黄连各三钱　鸡肝十具　芦荟二钱半

【用法】上蒸熟为丸，如梧桐子大。每服三分。

【主治】小儿疳眼盲瞎者。

鸡子散

【来源】《眼科锦囊》卷四。

【组成】人参　白术　茯苓各一钱　甘草五分　木鳖子二钱

【用法】上为末。与鸡卵同煮食之。

【主治】小儿疳眼，生昏翳者。

逐虫丸

【来源】《眼科锦囊》卷四。

【组成】水银（生者）十钱　锡粉二十钱　硫黄五钱　大黄五十钱

【用法】先混和汞、锡二味，次加硫黄、大黄二物，调匀糊为丸，如梧桐子大。每服二丸，鹧鸪菜汤送下。

【功用】杀虫，下粘液。

【主治】疳眼及烂眼。

消疳煎

【来源】《眼科锦囊》卷四。

【组成】茯苓　百合　海人草各大　石膏　牛膝各中　甘草小

【用法】水煎，时时服用。

【主治】小儿疳眼。

鳗鲡黑散

【来源】《眼科锦囊》卷四。

【组成】乌一羽（去内脏者）

【用法】严寒之时，浸于粪坑中，约三十日而取出，以清水洗净之，加车前子一钱，红花十钱，同烧灰存性，为末，和鳗鲡服之。

【主治】小儿疳伤眼。

鼹鼠丸

【来源】《眼科锦囊》卷四。

【组成】鼹鼠一头（烧存性者） 轻粉五分 巴豆四分 海人草一钱

【用法】糊丸服。

【主治】小儿疳眼难治者及翳膜。

鸡肝散

【来源】《良方集腋》卷上。

【组成】鸡肝一个（不落水，竹刀切片） 牡蛎粉八分 辰砂少许（水飞，末）

【用法】上药拌匀，掺入肝上，饭锅上蒸熟食之。如此十次，翳障退尽矣。

【主治】小儿疳膨食积，虫气上攻，至晚不能视物，目生翳障。

【宜忌】忌食茶汤、油腻。

鸡肝散

【来源】《集验良方》卷五。

【组成】猪牙皂荚（煅令烟尽，存性）

【用法】上为末。以生鸡肝一个，男雄女雌，将皂荚末入内，以金银扁簪用青布擦热，搅肝，簪冷再擦热搅之，其肝化如水样，量投砂糖入内，与儿食之。重者二服即效。

【主治】小儿肚大眼蒙，一切疳症。

鸡肝散

【来源】《丸散膏丹集成》引《验方新编》。

【组成】炉甘石（制）六钱 赤石脂 滑石（飞） 胡黄连各五钱 辰砂四钱 青黛三钱 石决明（煅）一两

【用法】上为极细末。每服五分，用雄鸡肝（不落水者）一具，竹刀破开，将药末放入，煮熟食之。轻者一二服，重者三四服，可愈。

【功用】平肝健脾，明目去障，止泻进食。

【主治】小儿疳积，腹大泄泻，面黄肌瘦，肝火上攻，目珠生翳。

凤衣散

【来源】《治疹全书》卷下。

【组成】凤凰衣（炒） 手指甲（炒）共二钱 蝉脱（去头足） 胎发（烧）各三钱 麝香三分

【用法】上为末。吹鼻中，左眼患，吹右鼻；右眼患，吹左鼻。

【主治】眼疳。疹后因潮不尽，热毒上攻于目，其证有五：入肝，两目迎风流泪，怕日羞明；入肺，白睛赤肿，胬肉攀睛；入心，两眦翻花，赤肿溃烂；入肾，瞳神内陷，视物不见；入脾，胞肿如桃，外囊瘀赤者。

消疳散

【来源】《不知医必要》卷三。

【组成】雄黄二分 石决明（煅）一钱五分 海螵蛸（煅，去壳）五分 真辰砂一分 滑石五分 炉甘石（童便泡一日一夜，烧透，以能浮水为度）五分

【用法】上为细末，加冰片五厘再研。量儿大小，或三四分，或五六分，用不落水鸡肝一副，竹刀切破，上开下连，掺药在内，线扎好，加淘米水入砂罐煮熟，连汤食尽。

【主治】疳积眼。

宣肺散结饮

【来源】《张皆春眼科证治》。

【组成】桑皮9克 桔梗6克 酒黄芩 赤芍各9克 牡丹皮6克

【功用】清宣肺气，活瘀散结。

【主治】金疳。白睛上出现一个或数个突起的灰白色小泡，周围绕以赤丝，往往反复发作。

【加减】若小泡溃后不敛，此为正虚邪实，方中桑皮改炙桑皮，以免泻之过重，再加麦门冬9克以养阴润肺；若丝脉从两眦而来，可加生地9克，木通3克，以清心中之邪热；若赤脉从下方上冲而来，可加天花粉9克，茅根15克，以清胃火；

若小泡位于风轮边缘，可加当归 9 克，补益肝血，以防肺邪侵入，或加青葙子 3 克，清肝中之邪热，以防二火相并，损伤风轮。

【方论】方中桔梗宣肺散结，桑皮降肺气，酒黄芩清肺热，这样一宣、一降、一清，肺中郁热均能祛除；更有赤芍、牡丹皮活血凉血，疏通络脉以退目中赤丝。

【验案】金疳　苟某某，男，18 岁。1972 年 3 月 10 日就诊。右目涩痛流泪 10 余天，结眵羞明。检查：患眼大眦赤胀，赤脉从眦部射出，白睛内侧有一灰白色小泡，周围有赤丝缠绕，且兼溲赤，脉数，舌红。此为金疳。为心肺二经邪热上攻所致。治以宣肺散结饮加生地 9 克，木通 6 克，服药 3 剂而愈，未再复发。

四十五、小儿疳水

小儿疳水，是指小儿因疳疾而全身虚肿，皮色㿠白而有光亮，小便量少等病情。本病成因多为疳积日久，外脾胃受伤不能运化水湿，外溢肌肤所致，治宜健脾利水。《普济方》："甘遂槟榔散，主治：小儿积水、疳水。"

槐子方

【来源】《普济方》卷三八〇引《本草》。
【组成】乌牛胆　槐子
【用法】以乌牛胆酿槐子。服之。
【功用】明目。
【主治】疳湿。

槟榔丸

【来源】《小儿卫生总微论方》卷十四。
【组成】槟榔　木香各二钱　青皮　姜黄各一两　罗卜子（炒）　牵牛子（各取末）七钱半
【用法】上为末，糊为丸，如黍米大。每服三十丸，食后生姜汤送下。
【主治】小儿疳气腹胀，四肢肿满，气急喘闷，小便不利。

槟榔丸

【来源】《杨氏家藏方》卷十八。
【组成】青橘皮（去白，巴豆肉五枚同炒，去巴豆不用）　槟榔　罗卜子　香附子（炒香）　木香各

一分　黑牵牛半两（微炒）
【用法】上为细末，生姜自然汁煮面糊为丸，如黍米大。每服十丸，温米饮送下，不拘时候。
【主治】小儿疳气腹胀，胸膈痞闷，喘息不安。

牵牛丸

【来源】《永类钤方》卷二十一。
【组成】黑牵牛　白牵牛（各半生半炒，取末）　青皮　陈皮各等分
【用法】上为末，糊为丸。三岁每服三十丸，米汤送下。小肿常服自消。
【主治】疳气，头面浮，四肢肿。

水宝散

【来源】《普济方》卷三八六。
【组成】童子青橘皮　珠子甘遂（微炒）各等分
【用法】上为末。三岁一钱，食前用麦蘖煎汤点腊茶清调下。通利为效。
【主治】小儿疳水，通身虚肿，状如熟李者。
【宜忌】忌咸酸食三五日。

甘遂槟榔散

【来源】《普济方》卷三八六。
【组成】甘遂　青皮（去白）　陈皮（去白）　槟榔一钱（生用）
【用法】上为末。紫苏木瓜汤点下；脚肿，木瓜

汤下。

【主治】小儿积水、疳水。

【宜忌】忌服甘草药。

海蛤散

【来源】《普济方》卷三八六。

【组成】泽泻 海蛤 防己各一分 萝卜子三十粒

【用法】上为末。三岁每服一钱，酒调下，连进二服。小便利，即效。

【主治】小儿疳水，肿满气急。

四十六、童子痨

童子痨，指代有三。首为小儿痨证，又称"肺痨"，临床见咳嗽体瘦，干咳无痰，两颧嫩红，手足心热，潮热盗汗。《慎柔五书》："肺痨热，瘦损，有虫在肺，令人咳逆气喘。"成因多由小儿素体虚弱，先天禀赋不足，或后天喂养失当，复感染痨虫时疫所致。次为童痨，指未婚女子因气滞血结，冲任失润所致经水来而复止，以面黄肌瘦，骨蒸内热为主要临床表现。《女科切要》："面黄肌瘦，内热，是童痨。"成因于情志郁结，气郁血凝，阻于冲任胞宫。又为痨症的俗名。《笔花医镜》中说："痨者，干也，久热伤阴，津液干涸之症，俗名童子痨。"

人参芎归散

【来源】《仁斋直指小儿方论》卷三。

【组成】北参 当归 远志（浸，取肉，姜制，焙）北前胡 柴胡 地骨皮 防风 北梗 枳壳（制）半夏曲各一钱半 川芎 茯苓 赤芍药 麦门冬（去心）各二钱 甘草三钱（焙）

【用法】上锉细。每服二钱，水一小盏，加生姜三片，紫苏三四叶，煎服。发疮者，兼服猪肚黄连丸，别作小丸，米饮常服二十丸。

【主治】儿童虚劳，烘热潮热，或遍身疮。

御沟金水方

【来源】《遵生八笺》卷十八。

【组成】山上无垢净泥黄土

【用法】用黄篾箩八个，要二尺高，将土装入八个箩内，磁钵八个盛住，取童便七桶，倾入七箩土内，淋下，上以井花水催下，共倾在一箩土内，如淋少，再用清水催前七箩淋下水，又加上一箩，待他一夜净淋下水三五碗，以磁瓶盛住，外以井水养之。但遇此症，待口中作渴，要茶汤吃之时，将此水半杯服之即安，至重不消三次即愈。

【主治】男女烧骨痨，干血痨，童子痨，昼夜不退热，至紧不肯服药者。

加味养血汤

【来源】《幼科直言》卷五。

【组成】黄耆 当归 白芍（炒）白茯苓 沙参 苡仁 百合 甘草 白术（炒）麦冬

【用法】莲米五枚（去皮心）为引，水煎服。

【主治】童子痨。咳嗽吐痰，面青唇白，骨蒸发热。

青白散

【来源】《惠直堂方》卷二。

【组成】人中白（在露天者，不拘多少，炭火煅过）

【用法】用布包放青靛缸内浸七日，取起晒干为末。每服三钱，蜜汤送下。

【主治】痰火及童子痨。

人红丸

【来源】《济世养生集》卷一。

【组成】人龙（即蛔虫）二十一条（童便洗净，瓦上焙干，勿令色黑，研末） 红枣（不破皮）三十个（饭上蒸熟，去皮核） 萝卜子一钱五分（炒，研末） 大熟地五钱（煮烂，杵膏） 真藕粉五钱（研） 真川连六分（酒拌炒，研末）

【用法】上将红枣肉、熟地膏和诸药末，捣匀为丸，如梧桐子大。每以白滚汤送下。逐日加增二丸，加至二十一丸为止，以后不必再加。服一料全愈。

【主治】

1.《济世养生集》：童子劳怯。

2.《中国医学大辞典》：童子虚劳咳嗽，吐血烧热。大人亦治。

益阴养荣膏

【来源】《古方汇精》卷四。

【组成】蜜刺海参 大淡菜 建莲肉 南枣各八两

【用法】文武火熬，须昼夜不断火，候成膏，去滓。每早用一大匙，开水化下，服尽一料即愈。

【主治】童子瘵。初起发热咳嗽，阴虚盗汗，脾胃不香，遗精咯血。

四十七、小儿脾胃虚弱

小儿脾胃虚弱，临床症见面色少华、懒言气短、纳少腹胀、形体偏瘦、大便溏薄或夹不消化食物、舌淡苔薄白。本病成因于饮食喂养不当，劳累过度及素体不足，或其他急慢性疾患耗伤脾气，脾胃虚弱，运化无力。治宜补运兼施。

桂心橘皮汤

【来源】《备急千金要方》卷五。

【组成】桂心半两 橘皮三两 成择薤五两 黍米五合 人参半两

【用法】上锉。以水七升先煮药，煎取二升，次下薤、米，米熟药成，稍稍服之。

【主治】小儿五六日不食，气逆。

【方论】《千金方衍义》：桂心、人参、黍米俱温理胃气虚寒之药，兼橘皮以发越参、米补益之性，更加成择之薤专泄胸中逆上之滞气也。

草豆蔻散

【来源】《太平圣惠方》卷八十五。

【组成】草豆蔻一分（去皮） 木香一分 五味子一分 人参一分（去芦头） 白茯苓一分 诃黎勒皮半两 陈橘皮一分（汤浸，去白瓤，焙） 甘草半两（炙微赤，锉）

【用法】上为粗散。每服一钱，以水一小盏，煎至五分，去滓，稍热服，不拘时候。

【主治】小儿吐利，兼胸胁胀满。

伏翼散

【来源】《太平圣惠方》卷八十八。

【组成】伏翼（烧为灰）

【用法】上为细末。每服半钱，以粥饮调下，一日四至五次。若炙令香熟，嚼之哺儿亦效。

【主治】小儿生十余月后，母又有娠，令儿精神不爽，身体萎瘁，名为鬼病。

加减四君子汤

【来源】《医方类聚》卷二四三引《太平惠民和济局方》。

【组成】白茯苓（去皮） 人参（去芦） 白术各一两 甘草（炙）半两

【用法】上为末。每服一钱，盐汤调服；或锉，加生姜、大枣水煎尤妙，常服。

【功用】和胃调心，怡神养气。

【主治】小儿诸疾。

【加减】调气，加山药；吐泻腹痛烦渴，加黄耆、白扁豆、藿香、干葛；和气，加生姜；心神不定，加辰砂、枣子；心忪心烦，心神不定，加茯神；惊啼，手足瘛疭，睡卧不安，加全蝎、钩藤、白附子；脾虚胃弱，生风多困，加半夏曲、没食子、冬瓜仁；发渴，加干葛、木瓜、枇杷叶（去毛）；烦渴，加黄耆；胃冷，呕吐涎味，加丁香；呕逆，加藿香；脾胃不和，倍加白术、姜、枣；脾困，加人参、木香、缩砂仁；脾弱腹胀，不思饮食，加扁豆、粟米；伤食，加炒神曲；胸满喘急，加白豆蔻；涎嗽，加杏仁、桑白皮、半夏曲；风壅邪热，加生姜、荆芥；经络蕴热，头面生疮，加瓜根、桔梗；有寒及遇天寒发热，去瓜蒌根、桔梗；疮疹已出未出，大便闭涩，发渴，加瓜、桔；劳热往来，加川芎；盗汗，加陈浮麦；虚汗多，夜喘，加犀角、麦门冬；小腑赤涩，加麦门冬；大腑闭，去白术，加陈皮；温中和气止泻，加陈皮、枣子；吐逆、四肢厥逆，脑门低陷，加藿香、丁香；吐利过多，脾胃虚乏，欲生风候，加白附子；泄泻，加陈皮、制朴、姜、枣；大腑泻痢，加炒罂粟；赤痢，加赤芍药、当归、粟米；白痢，加炮姜、粟米；脏腑滑泄，加煨诃子肉。

醒脾散

【来源】《幼幼新书》卷八引《朱氏家传》。

【组成】天南星一两　大麦芽　白附子　良姜（用水煮天南星，煮干，只用南星，去良姜。以水一盏煮干，焙）各一两　草果子（去皮，用面裹，煨香）二两

【用法】上为末。每服半钱，用冬瓜子煎汤调，不去瓜子服。

【主治】小儿脾积冷多困。

醒脾散

【来源】《幼幼新书》（人卫本）卷二十一引《茅先生方》。

【组成】木香（用湿纸裹，热灰内煨）　白茯苓　白术（湿纸裹，热灰内煨，令纸干为度）　人参　草果子（去皮）　甘草（炙）　陈橘皮（去瓤）　紫苏子各等分

《幼幼新书》古籍本有厚朴。

【用法】上为末。每服一钱，水六分盏，加生姜一

片，枣子半个，同煎四分，通口服。

【功用】调理小儿众病。

竹叶散

【来源】《鸡峰普济方》卷二十四。

【组成】苦竹笋叶不以多少

【用法】上烧灰，为细末。食后入蜜少许调服。

【主治】小儿倒嵌不发。

温脾散

【来源】《活幼口议》卷二十。

【组成】四圣汤加黑附子　枳壳　吴茱萸　麦蘖　细辛

【用法】上为散。不拘时候服。

【主治】小儿脾虚肌瘦，神困，面无颜色，食不克化，肠胃久寒、吐逆无时。

健脾丸

【来源】《痘疹传心录》卷十七。

【组成】人参二两　白术四两　茯苓　山药　扁豆　苍术　芍药　陈皮各二两　甘草　砂仁　木香各五钱　黄连一两　楂肉二两

【用法】上为末。沙糖汤调米汤化下。

　　本方方名，据剂型当作"健脾散"。

【主治】小儿脾虚身热。

补中益气汤

【来源】《幼幼集成》卷六。

【组成】人参　漂白术　北柴胡　绿升麻　广陈皮　上薄桂　当归身　南木香　炙甘草

【用法】生姜、大枣为引，水煎服。

【主治】痘后脾虚，寒热似疟，非真疟。

【加减】虚甚者，加熟附子。

小儿参术健脾丸

【来源】《部颁标准》。

【组成】党参 90g　白术（土炒）60g　甘草（蜜

炙）30g　芡实（麸炒）60g　白扁豆（土炒）60g　山药（麸炒）60g　莲子肉（土炒）90g　陈皮 45g　山楂（清炒）60g　六神曲（麸炒）60g　麦芽（清炒）60g　茯苓 45g　薏苡仁（土炒）90g

【用法】制成大蜜丸，每丸重 3g，密封。口服，每次 1 丸，1 日 2 次，3 岁以下小儿酌减。

【功用】开胃，健脾，止泻。

【主治】小儿脾胃虚弱，消化不良，面黄肌瘦，精神不振。

肥儿糖浆

【来源】《部颁标准》。

【组成】山药 3.5g　芡实 3.5g　莲子 3.5g　北沙参 3.5g　薏苡仁（炒）3.5g　白扁豆（炒）3.5g　山楂 3.5g　白术（炒）1.7g　麦芽（焦）2.6g　茯苓 2.6g

【用法】制成糖浆，密封，置阴凉处。口服，每次 5～10ml，1 日 3 次。

【功用】小儿滋补剂。

【主治】小儿脾胃虚弱，不思饮食，面黄肌瘦，精神不振。

神困倦。

婴儿散胶囊

【来源】《部颁标准》。

【组成】白扁豆（炒）100g　鸡内金（炒）30g　川贝母 2g　山药（炒）30g　木香 30g　白术（炒）30g　碳酸氢钠 30g　牛黄 0.06g

【用法】制成胶囊，每粒重 0.32g，密封。口服，1 岁以内每次 1 粒，1 至 3 岁每次 2～4 粒，1 日 2 次。

【功用】健脾，消食，止泻。

【主治】消化不良，乳食不进，腹痛腹泻。

猕猴桃颗粒

【来源】《部颁标准》。

【组成】猕猴桃

【用法】制成颗粒，每袋装（或每块重）15g，密封，置阴凉处。开水冲服，每次 15～30g，1 日 3 次。

【功用】调中理气，增进食欲，促进消化。

【主治】消化不良，食欲不振，改善儿童营养不良的辅助治疗。

四十八、小儿乳癖

小儿乳癖，又称奶癖，临床症见面黄腹大，腹痛上至心下，横连少腹，摸之无物，肌肤渐弱，腹部青筋暴露，多睡目涩，寒热往来，呕吐咳嗽等。《圣济总录》："小儿脾胃气弱，保养不慎，则令三焦不调，乳饮不化，聚而成痰，流于胁下，寒气乘之，遂成癖聚，久而不消，横连小腹，上至心下，按之苦痛，肌肤渐瘦，面色青黄，多睡目涩，寒热往来，呕吐咳嗽，故为之乳癖，世呼为奶癖是也。"《小儿卫生总微论方》："癖者，邪僻也，所居在胁下；癥者，正证也，所居在腹中。其因乳得者名曰乳癖症，俗云奶癖者是也。"均指出本病成因乃小儿脾胃气弱，喂养不慎，饮乳不化，损伤脾胃，聚而成痰。肝气横逆，痰流胁下，气血瘀阻所致。治疗宜健脾和胃，消积散癖。

人参丸

【来源】《太平圣惠方》卷八十八。

【组成】人参半两（去芦头）　生姜半两（切，炒干）　桂心半两　赤茯苓半两　白术半两　枳壳半两（麸炒微黄，去瓤）　木香半两　当归半两（锉，微炒）　槟榔半两　京三棱半两（微煨，锉）　鳖甲半两（涂醋炙令黄，去裙襕）　川大黄半两（锉碎，微炒）

【用法】上为末，炼蜜为丸，如绿豆大。每一岁儿服三丸，以粥饮化下，一日三次。

【主治】小儿乳癖，手脚心热，面色青黄，不下乳食，日渐羸瘦。

大黄丸

【来源】《太平圣惠方》卷八十八。

【组成】川大黄半两（锉碎，微炒） 诃黎勒皮半两 桔梗一分（去芦头） 乌梅肉一分（微炒） 川朴消三分 陈橘皮一分（汤浸，去白瓤，焙） 木香一分 郁李仁三分（汤浸，去皮，微炒）

【用法】上为末，炼蜜为丸，如绿豆大。一岁儿，每服五丸，以粥饮研下，晚后再服。

【主治】小儿乳癖，胁下坚硬，大便难，小便赤。

木香丸

【来源】《太平圣惠方》卷八十八。

【组成】木香一分 京三棱一分（微炒，锉） 牵牛子半两（微炒） 人参一分（去芦头） 青橘皮一分（汤浸，去白瓤，焙） 草豆蔻半两（去皮） 槟榔一分 赤茯苓一分 郁李仁一两（汤浸，去皮，微炒）

【用法】上为末，以醋煮面糊为丸，如麻子大。每服三丸，以粥饮送下。

【主治】小儿乳癖不消，心腹胀满。

化癖丸

【来源】《太平圣惠方》卷八十八。

【别名】化癖丹（《鸡峰普济方》卷九）。

【组成】巴豆霜半两 腻粉一钱 硇砂一字 雄雀粪一分 黄鹰粪一分 朱砂一钱（细研）

【用法】上为末，用糯米饭为丸，如黍米粒大。一岁儿每服二丸，空心煎皂荚仁汤送下。取下恶物为度。

【主治】小儿乳癖，结块久不消化，诸药无效。

朱砂丸

【来源】《太平圣惠方》卷八十八。

【组成】朱砂半两（细研，水飞过） 龙脑一钱（细研） 雄黄一钱半（细研） 寒水石一钱（细研） 腻粉一钱 槟榔一钱（末）

【用法】上为末，炼蜜为丸，如绿豆大。二三岁儿

每服三丸，以生姜汤送下，一日二次。

【主治】小儿乳癖，壮热体瘦。

京三棱散

【来源】《太平圣惠方》卷八十八。

【别名】三棱散（《普济方》卷三九二）。

【组成】京三棱半两（微煨，锉） 枳壳一分（麸炒微黄，去瓤） 川大黄半两（锉碎，微炒） 鳖甲半两（涂醋炙令黄，去裙襕） 槟榔半两 赤茯苓半两

【用法】上为散。每服一钱，以水一小盏，煎至五分，去滓，分为二服，一日三四次，逐下恶物为效。

【主治】小儿乳癖结实，或有滞恶，停积不散，令儿日渐羸瘦，面色萎黄，春夏多发，不欲乳食。

枳壳丸

【来源】《太平圣惠方》卷八十八。

【别名】调中丸（《圣济总录》卷一七五）。

【组成】枳壳半两（麸炒微黄，去瓤） 木香半两 人参三分（去芦头） 赤茯苓半两 川大黄一两（锉碎，微炒） 柴胡三分（去苗） 桂心一分

【用法】上为末，炼蜜为丸，如绿豆大。每服三丸，以温水化破服之，一日三次。

【主治】小儿乳癖，呕吐，腹胀实热。

腻粉丸

【来源】《太平圣惠方》卷八十八。

【组成】腻粉一钱 雄雀粪一分（微炒）

【用法】上都研令匀，以枣瓤和丸，如粟米大。每服一丸，以新汲水送下。取下粘滞恶物为效。

【主治】小儿乳癖。胁下结块不消者。

鳖甲丸

【来源】《太平圣惠方》卷八十八。

【组成】鳖甲半两（涂醋，炙令黄，去裙襕） 川大黄一两（锉碎，微炒） 人参一分（去芦头） 槟榔一两 赤茯苓一分 白术一分 枳壳

一分（麸炒微黄，去瓤）　木香二分　当归一分（锉，微炒）　桂心一分　京三棱半两（微煨，锉）

【用法】上为末，炼蜜为丸，如绿豆大。每服三丸，以粥饮研下，每日二次。以利为度。

【主治】小儿乳癖。面色黄瘁，食乳微少，日渐羸瘦。

烧青丸

【来源】《博济方》卷四。

【别名】瑞白丸（《小儿卫生总微论方》卷十一）、炼青丸（《圣济总录》卷一七六）。

【组成】轻粉二钱　玄精石一分　粉霜一钱　硇砂一钱　白面三两

【用法】上为细末，滴水和为饼子，以文武火烧熟为度，再研，滴水和为丸，如黄米大。每服七丸，浆水送下，三岁以下，服五丸。

【主治】小儿奶癖、食癖，每至午后时作寒热，微有咳嗽，胁肋癖硬。

【宜忌】《小儿卫生总微论方》：忌一切生冷油腻毒物。

比金丸

【来源】《圣济总录》卷七十二。

【组成】没药（研）一钱　五灵脂（研）半两　皂荚（不蛀者，去皮子，酥炙，捣末）三钱　白丁香（雄者，研）　硇砂（研）　乳香（研）各一钱半　巴豆一百粒（去皮心膜，不出油，烂研）

【用法】上为细末，用大枣十个（去核），刮巴豆膏入枣内，线缠了，慢火炙熟，去线捣烂，与前项药末合匀，和捣成剂，丸如绿豆大。大人腑实者五丸，虚者三丸；小儿芥子大，一岁三丸，五七岁以上七丸，十岁以上十丸。取积，用烧皂子浓煎汤放冷送下；利胸膈，用枣一个，烂嚼裹药干咽，不得嚼药，并临卧服，急患不拘时候。

【功用】利胸膈，除积滞。

【主治】久积伏滞成块。妇人血癖血块，及产后败血不行，儿枕刺痛，小儿奶癖。

二香散

【来源】《圣济总录》卷一七六。

【组成】白丁香（直者）四十九粒　丁香二十一枚（为末）　石燕子一枚（捣，研）　硫黄（研）三钱　腻粉（炒）一钱匕（研）　密陀僧（研）　硇砂（研）各三钱

【用法】上为细散。每服一岁半钱匕，二岁一钱匕，十岁以上二钱匕，用面汤调下。如左肋下病，卧左边；如右肋下病，卧右边，至晓取下癖积是验。

【主治】小儿乳癖。

大黄丸

【来源】《圣济总录》卷一七六。

【组成】大黄（锉，炒）一两　丹砂（研）　人参　枳壳（去瓤，麸炒）　白茯苓（去黑皮）各一分半　柴胡（去苗）　桂（去粗皮）半分　木香一分

【用法】上为末，炼蜜为丸，如绿豆大。每服五丸，乳汁送下，一日三次。大者加至二十丸。

【功用】宣下胎下宿物。

【主治】小儿初生至百日周晬，腹内有气，冲心喉；及壮热头疼，呕逆腹痛，寒热乳癖。

化癖丸

【来源】《圣济总录》卷一七六。

【组成】生姜（切片子，晒干为末）　丹砂（研）各二钱　巴豆霜一字　硇砂（研）　白滑石（捣研）各二钱

【用法】上为末。粟米饭为丸，如黄米大。每服二丸，奶食后临卧薄荷汤送下。

【主治】小儿乳癖，肌瘦寒热，胁下鞭痛。

水银丸

【来源】《圣济总录》卷一七六。

【组成】水银一钱　硫黄二钱（同研）　密陀僧二钱（捣研）　腻粉三钱　巴豆二粒（去皮膜心，研，出油尽）　硇砂（研）半钱

原书文瑞楼本有石燕子二钱。

【用法】上为末，白面糊为丸，如黄米大。每服三丸，奶食后、临卧煎槐叶汤送下。

【主治】小儿乳癖，胁肋坚硬，喘粗，时作疼痛。

圣饼子

【来源】《圣济总录》卷一七六。

【组成】石燕子（末）二钱　粉霜三钱　腻粉　硇粉（研）各二钱　延胡索一分（为末）　鹰屎白（研）一钱　白面四钱　丹砂（研）一钱

【用法】上药用鸡子清为丸，如鸡头子大。作饼子，煻灰火内微烧过。每服半饼子，米饮化下。

【主治】小儿虚中挟积，乳癖。

如神散

【来源】《圣济总录》卷一七六。

【组成】独头蒜一颗（研）　楼葱一寸（研）　腻粉半钱　凌霄花（末）一钱

【用法】上为末。调涂胁肋上硬处，用醋面饼子贴盖之，候口内闻蒜气，急用温汤洗去。

【主治】小儿乳癖，攻胁肋紧痛。

妙应丸

【来源】《圣济总录》卷一七六。

【别名】万应丸。

【组成】槟榔（锉）二枚　陈橘皮（汤浸去白，焙）　青橘皮（汤浸去白，焙）各半两　木香　黄连（去须炒）　蓬莪术（煨，锉）　桂（去粗皮）各一分

【用法】上为末，每抄一钱匕，入巴豆一粒（去皮心膜，醋煮令黑色），并杏仁一粒（去皮尖），灯上烧作黑灰，同研令细，与药末再合研令匀，用白面糊为丸，如粟米大。每服二丸，食后生姜汤送下。

【主治】小儿乳癖、积聚。按之苦痛，肌肤渐瘦，面色青黄；小儿阴阳气不顺，虚痞胀满，呕逆腹痛，成癥瘕痞结。

青灵丸

【来源】《圣济总录》卷一七六。

【组成】粉霜　丹砂（研）　腻粉各一钱　水银二钱（用铅少许，结沙子）　麝香（研）半钱　青黛二钱　巴豆三十粒（去皮心膜，出油尽，研）

【用法】上药各为细末，再同和匀，用面糊为丸，如黄米大。每服五丸至七丸，薄荷汤送下，新水亦得。

【主治】小儿乳癖。

软金丸

【来源】《圣济总录》卷一七六。

【组成】腻粉二钱　蓬砂（研）皂子大　硇砂（研）半皂子大　黄连（去须）半钱　太阴玄精石（研）半钱　黄鹰屎半钱　巴豆一枚（半生，半烧）　粉霜半钱

【用法】上为末，再同研匀，枣肉和，用面剂裹，文武火中煨，以面熟为度，去面取药，为丸如黄米大。每服一二丸，甘草薄荷汤送下。

【主治】小儿虚积乳癖。

金花散

【来源】《圣济总录》卷一七六。

【组成】白丁香（直者，微炒）七十粒　丁香二十五粒（二味为末）　密陀僧（研）　硫黄（研）　黄鹰屎白（研）各半两

【用法】上为末。每服三岁以下一字匕，三岁以上半钱至一钱匕，并用奶汁调下，临卧服。至来日，取下青黑稠粘物即愈；未尽，不过再服。

【主治】小儿乳癖。

牵牛丸

【来源】《圣济总录》卷一七六。

【组成】白牵牛（末）二钱　粉霜一钱　腻粉三钱　硇砂（研）一钱半　黄鹰屎（末）一钱　白丁香（为末）一钱　延胡索大者七枚（为末）　石燕子（捣研）一枚　白滑石（末）一钱　没药（研）一钱　白面五钱

【用法】上为细末，拌和匀，滴水和作饼子，先于火上炙干，次入灰火煨熟为度，放冷细研，更入硫黄一钱，同研匀，滴水和为丸，如绿豆大。看儿大小，每服三丸至五丸，临睡煎柳枝、干柿汤送下。

【主治】小儿奶癣，腹胁紧硬，时作寒热。

积气散

【来源】《圣济总录》卷一七六。

【组成】粉霜（研）一钱半　京三棱（为末）七钱　诃黎勒皮（为末）四钱　硫黄（研）一钱半　密陀僧（研）五钱　白丁香（研）二钱

【用法】上为散，再同研匀。每服一钱匕，用生姜浆水调下后，于五更服青灵丸。

【主治】小儿乳癣。

消癣丸

【来源】《圣济总录》卷一七六。

【组成】牵牛子一两（半生，半炒）　皂荚（肥者）三挺（烧令烟尽为度）　巴豆（去皮心，研出油）夏秋半两春冬一两

【用法】上药除巴豆外，为末，后入巴豆，再同研匀，用粟米饭为丸，如绿豆大。每服三丸，橘皮汤送下。如常服，为丸如粟米大。每服三丸，茶送下。

【主治】小儿乳癣积块。

硫黄散

【来源】《圣济总录》卷一七六。

【组成】硫黄（研）　蜜陀僧（别研）　腻粉（研）　诃黎勒皮（为末）各一钱

【用法】上相合令匀。每服一钱匕，奶汁调下。

【主治】小儿乳癣。

滴水丸

【来源】《圣济总录》卷一七六。

【组成】黄柏（去粗皮，锉）　轻粉（研）　丹砂（研）　天南星（炮）　半夏（生姜汁浸一宿，汤

洗去滑，焙）各一钱　巴豆十粒（去心皮，出油尽）　水银（结沙子）半皂子大

【用法】上为末，再同研匀，滴水为丸，如绿豆大。每服二丸或三丸，煎生姜葱白汤送下。

【主治】小儿乳癣。

小红丸

【来源】《小儿药证直诀》卷下。

【组成】天南星（末）一两（生）　朱砂半两（研）　巴豆一钱（取霜）
　　　　本方为原书"三圣丸"之第二方。

【用法】上为末，姜汁面糊为丸，如黍米大。百日者一丸，一岁者二丸，随乳下。小儿一岁以内，常服极妙。

【功用】化痰涎，宽膈，消乳癣，化惊风。

【主治】

　　1.《小儿药证直诀》：乳癣、惊风、食痫、诸疳。

　　2.《鸡峰普济方》：风热。

【方论】《小儿药证直诀类证释义》：南星以除痰；朱砂以镇惊；巴豆以除癣。

小青丸

【来源】《小儿药证直诀》卷下。

【组成】青黛一钱　牵牛末三钱　腻粉一钱
　　　　本方为原书"三圣丸"之第一方。

【用法】上为末，面糊为丸，如黍米大。百日者一丸，一岁者二丸，随乳送下。小儿一岁以内，常服极妙。

【功用】化痰涎，宽膈，消乳癣，化惊风。

【主治】

　　1.《小儿药证直诀》：痰涎、乳癣、惊风、食痫、诸疳。

　　2.《鸡峰普济方》：热。

【方论】《小儿药证直诀类证释义》：腻粉治痰涎积滞；加青黛以熄肝风；牵牛以化乳癣而除疳。

小黄丸

【来源】《小儿药证直诀》卷下。

【组成】半夏（生末）一分　巴豆霜一字　黄柏末

一字

本方为原书"三圣丸"之第三方。

【用法】上为末，姜汁面糊为丸，如黍米大。百日者一丸，一岁者二丸，随乳送下。

【功用】化痰涎，宽膈，消乳癖，化惊风。

【主治】

1.《小儿药证直诀》：痰涎、乳癖、惊风、食痫、诸疳。

2.《鸡峰普济方》：热秘。

【方论】《小儿药证直诀类证释义》：半夏以化痰；黄柏以清热；巴豆以攻癖。

烧青丸

【来源】《小儿药证直诀》卷下。

【组成】轻粉 粉霜 硇砂各一钱 白面二钱 玄精石一分 白丁香一字 定粉一钱 龙脑半字

【用法】上为细末，滴水和为一饼，以文武火烧熟勿焦，再为末，研如粉面，滴水和丸，如黄米大。每服七丸，浆水化下，三岁以下服五丸，量儿大小，加减服之。

【主治】乳癖。

消坚丸

【来源】《小儿药证直诀》卷下。

【组成】硇砂末 巴豆霜 轻粉各一钱 水银砂子两皂子大 细墨少许 黄明胶（末）五钱

【用法】上为末，面糊为丸，如麻子大。食后倒流水送下，一岁一丸。

【功用】

1.《小儿药证直诀》：消乳癖，去积。

2.《普济方》引《全婴方》：消痰退热。

【主治】痰热膈实；乳癖。

水银丸

【来源】《幼幼新书》卷二十二引《吉氏家传》。

【组成】水银（结砂子）一钱 硇砂 白丁香各半钱 轻粉 脑子各少许 香墨 鹰条 巴豆（醋煮令干） 青黛（罗过） 黄明胶（用蚌粉炒黄色） 百草霜各一钱

【用法】上为末，滴水为丸，如绿豆大。每服三五丸，用薄荷汤送下。

【主治】奶癖积热，发痼。

青皮丸

【来源】《幼幼新书》卷二十二引《庄氏家传》。

【组成】青皮不拘多少（去白，干用）

【用法】上为细末，猪胆汁为丸，如绿豆大。每服五丸、七丸，汤送下，一日三次。

【主治】小儿奶癖，痼瘦尽。

软银丸

【来源】《幼幼新书》引《婴童宝鉴》。

【组成】水银（结成砂子） 白丁香末 腻粉各一钱 鹰条末一钱匕 巴豆二十一个（去膜研，略去油） 续随子四十九个（去壳）

【用法】上为末研匀，枣肉为丸，如绿豆大。一岁儿每服一丸，温水送下。

【主治】小儿奶癖。

三棱散

【来源】《幼幼新书》卷二十二引张涣方。

【组成】京三棱（炮，锉碎） 赤茯苓 当归（洗，焙干） 鳖甲（涂醋炙令黄，去裙襕）各一两 白术 枳壳（麸炒，去瓤） 木香各半两

【用法】上为细散。每服一钱，水一盏，加生姜七片，煎至五分，去滓放温，时时与服。

【主治】小儿乳癖，结实不愈。

万灵丹

【来源】《幼幼新书》卷二十二引张涣方。

【组成】肉桂 川黄连 蓬莪术各一两 肉豆蔻 槟榔 陈皮（去白） 木香 丁香各半两 巴豆 杏仁（麸炒，并灯上烧）各二七个

【用法】上为末，滴水为丸，如黍米大。未周晬一丸，十岁上七丸，冷姜汤送下。

【主治】脾胃久不和，挟积及乳癖，温热药皆不效者。

褐丸子

【来源】《幼幼新书》卷二十六引张涣方。

【组成】萝卜子一两半（炒）黑牵牛一两（炒）胡椒一分半 木香一两 蓬莪术（湿纸裹，煨）各半两

【用法】上为细末，面糊为丸，如粟米大。每服二十丸，仙人骨汤送下。

【主治】小儿疳气，腹胀如鼓，及奶癖、食癖。

如圣散

【来源】《幼幼新书》卷二十二引《赵氏家传》。

【组成】大丁香二十一个 密陀僧半两 粉霜一字半 舶上硫黄二钱半 硇砂一钱 白丁香四十个（全者）

【用法】上为末。每服半钱，冷面汤调下，日一服。正午时见效。三岁以上每服半钱；三岁以下每服一字。

本方原名如圣丸，与剂型不符，据《普济方》改。

【主治】小儿奶癖。发寒热，肌瘦，不思饮食，渐渐黄瘦，欲成疳气。

水银丸

【来源】《普济方》卷三九二引《幼幼新书》。

【组成】三出丸（研末）五匕

【用法】铜钱入水银、艾，同研令匀，星尽为度，醋面糊为丸，如绿豆大，朱砂为衣。每服三五丸，乳食后金钱薄荷汤送下。

【主治】小儿啼叫不止，乳母便将奶喂，因怒气未定，为涎所裹，乳滞胸膈，面色萎黄，或时发热吐逆。

小进食丸

【来源】《鸡峰普济方》卷二十三。

【组成】代赭 当归 朱砂 枳壳 木香各半两 麝香一分 巴豆霜半分

【用法】上为细末，入研药令匀，煮面糊为丸，如麻子大。一岁一丸，食后温米饮送下。量虚实加减。

【主治】乳食不消，心腹胀满，壮热喘粗，呕吐痰逆，肠鸣泄泻，米谷完出，或下利赤白，腹痛后重，及食癖乳癖，痃气痞结。

神砂丸

【来源】《鸡峰普济方》卷二十四。

【别名】神妙丸（《小儿卫生总微论方》卷十三）。

【组成】辰砂 腻粉各一两 定粉半两 粉霜一钱半 白丁香半字 麝香少许

方中麝香用量原缺，据《小儿卫生总微论方》补。

【用法】上为末，粟米饭为丸，如绿豆大，捏作饼子，慢火内微炮令紫色。每服一丸，食后粟米饮化下。微利为度。

【功用】《小儿卫生总微论方》。取虚中积滞，化痰涎乳癖。

【主治】小儿伏惊，积滞在内，痰涎内壅，及奶癖。

圣饼子

【来源】《小儿卫生总微论方》卷十二。

【组成】粉霜一钱 硇砂一钱 腻粉五个 石燕子一个（火煅）玄胡索三个（去皮）巴豆霜一钱

【用法】上为细末，入生面一大钱拌匀，滴水和剂，分十二处，捻作饼子，用刀上煿熟。每服一饼，煎皂子汤送下。

【主治】小儿乳癖疳瘦。

丁香散

【来源】《小儿卫生总微论方》卷十三。

【组成】黑丁香七个 密陀僧 硫黄 白丁香各一分 肉豆蔻一个（面裹，煨，去面）

【用法】上为细末。每服半钱，乳食前温水饮调下。

【主治】小儿乳癖。

丁香散

【来源】《小儿卫生总微论方》卷十三。

【组成】舶上硫黄一枣大 丁香二十一个 密陀僧一枣大

【用法】上为细末。量大小，临卧以荆芥汤调下。来日下黑物，乃病故也，永不再发。

【主治】小儿奶癣。

丁香饼子

【来源】《小儿卫生总微论方》卷十三。

【组成】大丁香二钱 密陀僧二钱（研） 木香一钱半 硫黄一钱半 白丁香一钱（拣直两头尖者） 硇砂半钱（研） 甘草一钱半（炙） 麝香少许

【用法】上为细末，汤浸蒸饼为丸，如绿豆大，捻作饼子。每服二饼，乳食前用乳香、生姜汤送下。

【主治】小儿乳癣。

小真珠丸

【来源】《小儿卫生总微论方》卷十三。

【组成】木香 白丁香（直者） 丁香各半钱 滑石末二钱 巴豆十四个（去皮膜，水浸一宿，研细烂） 轻粉半钱（留少许为衣）

【用法】上为细末，以湿纸裹陈米饭烧，取中间软者为丸，如麻子大。一岁儿一丸，炮皂子汤放温送下；挟风热秘涩难动者，先服凉药一服；乳癣者，量虚实加减丸数；隔日临时更服。

【功用】磨化积滞。

【主治】小儿宿食凝滞不消，乳癣积聚，大小便秘涩，腹胀气痞。

神应散

【来源】《小儿卫生总微论方》卷十三。

【组成】硫黄（栗子大）一块 硼砂（栗子大）一块 诃子一个（去核） 密陀僧（栗子大）一块

【用法】上为细末。每服半钱，乳汁调下。服了时，就有癣处卧少时，当取下黑物效。

【主治】小儿乳癣。

蒜贴膏

【来源】《小儿卫生总微论方》卷十三。

【组成】石燕子（煅） 半夏各等分

【用法】上为末，用蒜一头杵烂，摊在旧绯绢帛子上，比儿患处大小，剪作靥子，掺药上，贴患处；候病儿口鼻中蒜气时，揭去帛子。作效，更不得吃药。

【主治】乳癣。

二丁丸

【来源】《普济方》卷三九二引《全婴方》。

【组成】丁香半钱 白丁香一两 密陀僧 轻粉各一钱

【用法】上为末，面糊为丸，如小豆大。三岁五丸，水送下。恶物下为效。

【主治】小儿乳癣，在两胁下，或左或右，状如狗舌，面黄腹大，潮热多渴。

香蜜散

【来源】《杨氏家藏方》卷十九。

【组成】石燕子一枚 丁香 腻粉（别研） 密陀僧各半两 木鳖子（去壳）一两

【用法】上为细末。每服一钱，乳食前温米饮调下。

【主治】小儿乳癣不消，心腹胀硬。

牛黄通膈丸

【来源】《儒门事亲》卷十二。

【组成】黑牵牛 大黄 木通各半两（各另取末）

【用法】上为细末，水为丸，如黍粒大。每服量儿大小，三五十丸或百丸，食后温水送下。

【主治】

1.《儒门事亲》：小儿奶癣，身热吐下，腹满，不进乳者。

2.《普济方》引《经验良方》：大人、小儿风痰喘咳，积聚诸病，水气浮肿。

广茂化癖丸

【来源】《卫生宝鉴》卷十九。

【组成】朱砂（研，水飞）　当归（砂）　代赭石（醋烧淬）　枳壳（麸炒）　广茂（炮）　京三棱（炮）各半两　麝香（研）巴豆霜各一分　木香一分

【用法】上为末，入药研匀，面糊为丸，如麻子大。一岁儿二丸，食后温米汤送下。量虚实大小加减。

【主治】乳食不消，心腹胀满，壮热喘粗，呕吐痰涎，肠鸣泄利，米谷不化完出，下痢赤白，腹痛里重；及食癖、乳癖、痃气、痞气。

沉香槟榔丸

【来源】《活幼心书》卷下。

【组成】沉香　槟榔　檀香　南木香　丁皮　三棱（炮，锉）　莪术（炮，锉）　神曲（炒）谷芽（洗，焙）　厚朴（去粗皮锉碎，每一斤用生姜一斤薄片，切烂杵拌匀，酿一宿，慢火炒干用）　苍术（米泔水浸一宿，去粗皮，滤干，锉片，用火炒至微黄色）　使君子肉（锉，以屋瓦焙干）　青皮（去白）　陈皮（去白）　缩砂仁　益智仁　净香附　枳壳（水浸润，去壳，锉片，麦麸炒微黄）　良姜（锉，用东壁土炒）各半两　粉草（炙）一两半

【用法】上除沉香、槟榔、檀香、木香、丁皮不过火，余十五味锉，焙，仍同沉香等为末，水煮面糊为丸，如麻仁大。每服三十丸至五十丸，以温米清汤送下，不拘时候。儿小者不能吞咽，炼蜜为丸，如芡实大。每服一丸或二丸，以温汤化服。

【功用】和脾助胃，进食清神，宽胸快膈，顺气调中，悦颜色，壮筋骨。

【主治】

1.《活幼心书》：面带痿黄，肌肤瘦弱，过食生果，停寒在里，乳癖腹胀作痛，及吐利疰肿，愈后诸疳虫积。

2.《幼科折衷》：痃痛。

褐丸子

【来源】《活幼口议》卷十七。

【组成】萝卜子二两（微炒）　陈皮（去白）青皮（去白）各一两　京三棱（炮）一两　黑牵牛一两半（半炒半生，煿尤佳）　蓬莪术（炮）一两　胡椒半两　木香一分

【用法】上为细末，面糊为丸，如麻子大。每服三五十丸，煎萝卜汤送下。

【主治】小儿阴阳不和，脏腑怯弱，乳食不消，心腹胀满，呕逆气急；或肠鸣泄泻频并，腹中冷痛，食癥乳癖，痃气痞结，积聚肠胃，或秘或利，头面肿满。

凉惊丸

【来源】《田氏保婴集》。

【组成】大黄半两（煨）　黄连半两　龙胆　防风　川芎　薄荷叶各二钱半

【用法】上为细末，面糊为丸，如粟米大，青黛为衣。每服三五丸，加至二十丸，温水送下。

【主治】小儿惊热，疳瘦，乳癖。

木香导气丸

【来源】《痘麻绀珠》卷下。

【组成】木香　槟榔　青皮　广术　黄连各五钱　黄柏一两半　香附三两　大黄一两半　枳壳一两　黑牵牛四两（取头末）

【用法】上为细末，滴水为丸，如梧桐子大。每服五十丸，温水送下，不拘时候。

【主治】心火上盛，肾水下虚，气血壅滞，肢体憔悴，面色萎黄，胸膈痞闷，妇人经候不调，小儿疳疾乳癖。

二丁丸

【来源】《医学纲目》卷三十八。

【组成】白丁香半两　丁香　密陀僧各一两　韶粉一钱　硫黄三钱

【用法】上为细末，面糊为丸，如小豆大。三岁儿十丸，日晡米饮下。饮乳者，乳汁下。次日当取

下恶物，热即随退。

【主治】

1.《医学纲目》：小儿乳癖。

2.《证治准绳·幼科》：食癖，疳热。

【加减】加黄莺屎一钱，尤妙。

神仙快活丸

【来源】《普济方》卷二十五。

【组成】桂花二钱　木香　丁香　青皮　陈皮各一分　官桂二分　荜澄茄一分　肉果一分　砂仁四钱　良姜五分　白果一钱　白芷二分　甘松四分　广三棱四分　檀香一分　沉香一分　茯苓六分　香附子五分　麝香一分　益智六分　大椒十个　红豆四个　藿香一两

【用法】上为细末，甘草膏子为丸，捻作丁香饼子。

【主治】脾胃不和，气不升降，腹胀肠鸣，反胃吐食，呕吐酸水，不思饮食，心腹痞闷，水谷不消，渐成泄痢，酒食所伤，小儿奶癖。

青金丹

【来源】《普济方》卷三八〇。

【组成】定粉　龙脑　白丁香（加麝香用之佳）

【主治】乳癖。

白芷散

【来源】《普济方》卷三九二。

【组成】白芷　硫黄　密陀僧各半两　母丁香　白丁香各三七粒

【用法】上为末。每服半钱，煎面汤调下，未发时一服，取下黑物，不用服补药。发时一服。如用补，只煎醋石榴皮汤与吃，一日二次。逐日下黑物为效。

【主治】小儿疟癖，虚中积及奶癖。

【宜忌】忌鸡、鱼、果子。乳母亦忌。

青黛三圣丸

【来源】《普济方》卷三九二。

【组成】青黛一分　牵牛末二分　腻粉一钱

【用法】上为末，面糊为丸。米饮下。

【主治】小儿痰涎隔实奶癖。

四十九、小儿癖证

小儿癖证，临床症见两胁下疼痛不适，摸之无物，或伴面黄肌瘦，倦怠无力，或生潮热、寒热等。《小儿卫生总微论方》："癖癥者，其始因脾胃虚冷，乳食不化而成伤，不为早治，停滞留结，乃成癖癥也。癖者，邪僻也，所居在胁下；癥者，正证也，所居在腹中。其因乳得者名曰乳癖症，俗云奶癖者是也；其因食得者名曰食癖症；其因水浆得者名曰水癖症；若因按之或因转动时自有声响者，此乃水癖症；是以癖症皆因所作也。"《婴童类萃》："乳者，奶也。哺者，食也。乳后不可与食，食后不可与乳。小儿，曰芽儿者，犹草初生之芽。脾胃怯弱，乳食易伤，难以消化，初

得成积，久则成癖。"《活幼口议·议胀》："癖者，阴证，缘小儿脾胃不和，阴阳二气交错，冷热相制，皆由积之所致。"《寿世保元·积癖》："夫癖块者，婴儿饮食失调，三焦关络，以致停滞肠胃，不得宣通，初得为积，久则气血与痰裹积，塞于腹胁，及疟家纵饮生冷浆水，亦能成之。其症作痛，有时面黄肌瘦，倦怠无力，或生潮热、寒热是也。"

各家论述表明，本病成因多为饮食不节，脾胃气弱，保养不慎，则令三焦不调，乳饮不化，聚而成痰，流于胁下，寒气乘之所致。治疗宜消坚散结、和脾益胃为主。

牛黄双丸

【来源】《备急千金要方》卷五。

【组成】牛黄 太山甘遂各半两 真朱六铢 杏仁 芍药 黄芩各一两 巴豆十八铢

【用法】上为末，炼蜜为丸，如麻子大。一岁儿饮服二丸。

【主治】小儿结实，乳食不消，心腹痛。

芒消紫丸

【来源】《备急千金要方》卷五。

【别名】芒消丸（《普济方》卷三八六）。

【组成】芒消 大黄各四两 半夏二两 代赭一两 甘遂二两 巴豆二百枚 杏仁一百二十枚

　　方中甘遂，《普济方》作甘草。

【用法】上为末，别捣巴豆、杏仁治如膏，旋纳药末，捣三千杵，令相和合，强者纳少蜜为丸，如胡豆大。百日儿服一丸，过百日至一岁服二丸，随儿大小，以意为度。当候儿大便，中药出为愈。若不出，更服如初。

【主治】小儿宿食、癖气、痰饮，往来寒热，不欲食，消瘦。

【方论】《千金方衍义》：牛黄丸为膏粱者设，芒消紫丸为藜藿者设。方中芒消以代真珠之涤热；大黄、甘遂以代牛黄之荡实；半夏以代附子之破结，在粗厉之子，原无藉于峻温也。

芫花丸

【来源】《备急千金要方》卷五。

【组成】芫花一两 大黄 雄黄各二两半 黄芩一两

【用法】上为末，炼蜜为丸，如粟米大。三岁儿至一岁以下，每服一丸，纳入喉中，令母与乳。若长服消病者，当以意消息与服之，与乳哺相避。

【主治】小儿心下痞，痰癖结聚，腹大胀满，身体壮热，不欲哺乳。

牛黄丸

【来源】《幼幼新书》卷十二引《婴孺方》。

【组成】牛黄 玄参 干姜各二分 苦参 丹参 桔梗 甘草（炙） 人参各四分 甘遂（炒） 沙参（炙）各五分 蟅虫十四个 大黄十二分 蜀椒四分（汗） 巴豆一百粒（净，炒，研） 葶苈一合半（炒）

【用法】上为末，炼蜜为丸，如小豆大。每服二丸，饮送下。

【主治】少小痰实结癖，或腹内坚强，惊痫百病。

鸡骨鳖甲丸

【来源】《幼幼新书》卷二十二引《婴孺方》。

【组成】宿乌鸡（胸膈骨）一具（酒浸一宿，炙黄） 鳖甲（炙） 蜀漆 柴胡 桔梗 人参各四分 芍药 大黄 黄芩 杏仁各五分 枳实一分半（炒） 防葵（切） 白术各三分 蟅虫五个（炙）

【用法】上为末，炼蜜为丸，如豆大。四五岁儿每服二丸，一日二次。

【主治】小儿羸瘦，腹中有癖，两胁坚满，时痛，食不生肌。

茴香散

【来源】《幼幼新书》卷十引《形证论》。

【组成】茴香（炒） 芸苔子各半钱 田螺壳二钱 甘草三寸（炙） 川楝子一分（用肉）

【用法】上为末。每服半钱，煎沉香汤调下；木香汤亦得。

【主治】癖气。小儿生下五个月以上至七岁，有结癖在腹成块，如梅核大，来去，或似卵大，常叫疼痛不住，在脐下痛者。

牛黄散

【来源】《太平圣惠方》卷八十五。

【组成】牛黄一分（细研） 川大黄三分（锉碎，微炒） 柴胡一分半（去苗） 细辛一分 黄芩一分 当归一分（锉，微炒） 甘草一分（炙微赤，锉） 蚱蝉三枚（微炒） 防风一分（去芦头） 蛴螬三分（微炙）

【用法】上为细散。每服一钱，以水一小盏，煎至五分,去滓温服,不拘时候。

【主治】小儿未满百日,聚口吐沫,此欲作痫候,腹内有冷热癖实。

大紫双丸

【来源】《太平圣惠方》卷八十八。

【组成】代赭半两(细研) 朱砂半两(细研,水飞过) 犀角屑半两 麝香一分(细研) 杏仁半两(汤浸,去皮尖双仁,麸炒微黄) 当归三分(锉,微炒) 牛黄一分(细研) 川大黄三分(锉碎,微炒) 巴豆一分(去皮心,研,纸裹压去油) 鳖甲三分(涂醋,炙令黄,去裙襕)

【用法】上为末,入研了药,更研令匀,炼蜜为丸,如麻子大,每服二丸,以粥饮送下,惊风天吊,荆芥、薄荷汤送下。以利下恶物为效。

【主治】小儿腹中癖气不散,肌肉瘦瘁;或多心烦,不能饮食,食即吐逆;或大小便闭涩,及天吊惊风。

小紫双丸

【来源】《太平圣惠方》卷八十八。

【组成】代赭一两(细研) 丹砂半两(细研,水飞过) 川大黄一两(锉碎,微炒) 木香半两 犀角屑半两 当归半两(锉,微炒) 杏仁半两(汤浸,去皮尖双仁,麸炒微黄) 巴豆一分(去皮心研,纸裹压去油)

【用法】上为末,入研了药,更研令匀,炼蜜为丸,如绿豆大。三岁以上,每服二丸,空心以温水送下。更量儿大小,以意加减。取下恶物为效。

【主治】小儿宿食不化,积成癖气,两肋妨闷,气急不能下食,腹大胀硬。

防葵丸

【来源】《太平圣惠方》卷八十八。

【组成】防葵一两 人参半两 诃黎勒皮半两 川大黄三分(锉碎,微炒) 桑菌半两 郁李仁半两(汤浸,去皮尖,微炒)

【用法】上为末,炼蜜为丸,如麻子大。每服五丸,以温酒送下,一日二次。

【主治】小儿癖气,久不消散。

芫花丸

【来源】《太平圣惠方》卷八十八。

【组成】芫花半两(醋拌,炒令干) 雄黄一分(细研) 川大黄半两(锉碎,微炒) 鳖甲半两(涂醋,炙令黄,去裙襕) 京三棱一分(微煨,锉) 桃仁半两(汤浸,去皮尖双仁,炒微黄)

【用法】上为末,炼蜜为丸,如粟米大。三岁儿,每服三丸,空心以生姜汤送下。

【主治】小儿癖气坚硬,瘦瘁不欲饮食。

诃黎勒丸

【来源】《太平圣惠方》卷八十八。

【组成】诃黎勒皮半两 大麦蘖一分(炒令微黄) 柴胡半两(去苗) 芎䓖一两 川大黄半两(锉碎,微炒) 赤茯苓一分 鳖甲半两(涂醋炙令黄,去裙襕) 枳壳一分(麸炒微黄,去瓤) 桂心一分 赤芍药半两 干姜一分(炮裂,锉) 厚朴半两(去粗皮,涂生姜汁,炙令香熟)

【用法】上为末,炼蜜为丸,如绿豆大。每服五丸,以粥饮送下,一日三次。

【主治】小儿癖气,壮热瘦瘁,不欲乳食。

鸡骨丸

【来源】《太平圣惠方》卷八十八。

【组成】乌鸡骨一具(汤浸,炙令微黄) 川大黄一两(锉碎,微炒) 枳实半两(麸炒微黄) 鳖甲一两(涂醋炙令黄,去裙襕) 泽泻一两 柴胡一两(去苗) 桔梗一两(去芦头) 人参一两(去芦头) 赤芍药一两 黄芩一两 防葵三分 䗪虫五枚(微炒令黄) 杏仁三分(汤浸,去皮尖双仁,麸炒微黄)

【用法】上为末,炼蜜为丸,如绿豆大。四五岁儿,每服十丸,以粥饮送下,一日二次。

【主治】小儿羸瘦,腹内有癖气,胁下坚满,时有腹痛,虽食不成肌肉。

保童丸

【来源】《太平圣惠方》卷八十八。

【组成】真珠末一分　牛黄一分（研细）　麝香一分（研细）　光明砂半两（研细，水飞过）　虎睛一对（酒浸，炙令微黄）　甘遂半分（煨令微黄）　赤芍药半两　赤茯苓半两　杏仁半两（汤浸，去皮尖双仁，麸炒微黄）　甘草一分（炙微赤，锉）　巴豆五枚（去皮心，研，纸裹压去油）

【用法】上为末，都研令匀，炼蜜为丸，如麻子大。三四岁儿，每服二丸，以荆芥汤送下。

【主治】小儿尸疰，癖积惊痫，无辜，天行急黄。

前胡丸

【来源】《太平圣惠方》卷八十八。

【组成】前胡半两（去芦头）　赤芍药半两　桔梗半两（去芦头）　赤茯苓半两　鳖甲一两（涂醋炙令黄，去裙襴）　枳壳半两（麸炒微黄，去瓤）　川大黄半两（锉碎，微炒）　郁李仁半两（汤浸，去皮，微炒）　当归半两（锉，微炒）

【用法】上为末，炼蜜为丸，如绿豆大。三岁儿每服五丸，空心以粥饮送下。

【主治】小儿癖气腹痛。

鳖甲丸

【来源】《太平圣惠方》卷八十八。

【组成】鳖甲一两（涂醋，炙令黄，去裙襴）　川大黄一两（锉碎，微炒）　人参一分（去芦头）　赤茯苓一分　柴胡三分（去苗）　槟榔半两　当归一分（锉，微炒）　桂心一分　京三棱半两（微煨，锉）　生姜半两（切作片子，焙干）　白术一分　木香一分

【用法】上为末，炼蜜为丸，如绿豆大。三岁儿每服五丸，空心以粥饮研下。当下诸恶物为效。

【主治】小儿癖气。手脚心热，面色萎黄，不思饮食，日渐羸瘦。

木香丸

【来源】《圣济总录》卷一七六。

【组成】木香　茯神（去木）　人参　白术　枳壳（去瓤，麸炒）　当归（切，炒）　京三棱（煨，锉）　知母（焙）各一两　鳖甲（醋炙，去裙襴）三分　大黄（锉，炒）　生姜（切，焙）　槟榔（煨，锉）　桂（去粗皮）各一分

【用法】上为末，炼蜜为丸，如麻子大。一二百日儿，每服一丸；二三岁儿，二丸至三丸，并空腹、日晚米饮送下。微利下恶物为度。

【主治】小儿癖气，手脚心热，面色黄，不下食，日渐羸瘦，往往复卧，久不治变成恶病，入夏即泻痢。

木香丸

【来源】《圣济总录》卷一七六。

【组成】木香一分　白槟榔（锉）三分　大黄（蒸，焙，锉）　枳实（麸炒）各三分　附子（炮裂，去皮脐）　干姜（炮）各半分　朴消一两

【用法】上为末，炼蜜为丸，如绿豆子大。每服三丸至五丸，空腹温汤送下。

【主治】小儿气癖，上下左右，移动不常。

芍药丸

【来源】《圣济总录》卷一七六。

【组成】芍药　大黄（锉，炒）　鳖甲（醋炙，去裙襴）　麻仁（研）各三分　防葵　陈曲（炒）　白术各一分

【用法】上为末，炼蜜为丸，如绿豆大。一岁儿每服三丸，三岁至五岁五丸，并温熟水送下，一日二次。

【主治】小儿食癖，本于肠胃气弱，吃食不化，结聚不散，腹中隐隐成块，按之即痛。

牡丹粥

【来源】《圣济总录》卷一九〇。

【组成】牡丹叶　漏芦（去芦头）　决明子各一两半　雄猪肝（去筋膜，切，研）二两

【用法】上四味。以水三升，煎牡丹叶等三味，去滓取一升半，入猪肝及入粳米二合，煮如常粥，空腹食之，随儿大小加减。

【主治】小儿癖瘕病。

大戟饼子

【来源】《幼幼新书》卷二十二引丁时发方。

【组成】大戟半两（匀切作片子，以好醋浸一宿，取出焙干，为末）

【用法】用药末一钱，好面一钱，滴水为丸，捻作饼子，如小钱大，厚三分，鏊上煿熟。米饮嚼下一饼。小儿减服。

【主治】小儿食癖，胁下有一小块，饮食不生肌肉。

二丁散

【来源】《幼幼新书》卷二十二引王兑方。

【组成】拣丁香　白丁香　没石子各二钱　硫黄　密陀僧各三钱

【用法】上为细末，研匀。每服一字至半钱，空心、临卧白汤调下，一日二次。以消为度。

【主治】诸癖不消，腹痛，乍寒乍热，泄泻无时，多渴，黄瘦，或下痢，腹胁有块如掌，癖侧石硬。

大腹子汤

【来源】《幼幼新书》卷二十二引张涣方。

【组成】大腹皮一两　槟榔　枳壳（麸炒）赤芍药　人参　知母　陈皮（去白）各半两　甘遂（煨）一分

【用法】上为细末。每服一钱，水一小盏，煎五分，去滓温服。

【主治】癥癖腹满，小便不利。

褐丸子

【来源】《幼幼新书》卷二十六引张涣方。

【组成】萝卜子一两半（炒）　黑牵牛一两（炒）　胡椒一分半　木香一两　蓬莪术（湿纸裹，煨）各半两

【用法】上为细末，面糊为丸，如粟米大。每服二十丸，仙人骨汤送下。

【主治】小儿疳气，腹胀如鼓，及奶癖、食癖。

芸苔散

【来源】《幼幼新书》卷十引《茅先生方》。

【组成】芸苔子（炒）　蓬莪术（炮）　茴香（炒）　青橘皮（去白）　甘草（炙）各一两　木香一分

【用法】上为末。每服半钱至一钱，盐、热酒调下。

【主治】小儿腹结癖，成块来去，或卵大，常叫疼，脐下痛。

益儿丸

【来源】《鸡峰普济方》卷二十三。

【别名】调中丸。

【组成】人参　白术　茯苓　柴胡　当归　陈皮　白芍药各半两　鳖甲　山棱　干姜各一分

【用法】上为细末，米煮面糊为丸，如麻子大。每服三五十丸，空心米饮送下。

【功用】化癖，进食长肌。

【主治】荣卫不和，肌体清瘦，或发寒热，面色萎黄。

胎积丸

【来源】《小儿卫生总微论方》卷一。

【组成】白丁香二十一个　轻粉半钱　滑石半钱　乳香半钱　巴豆三十个（针串灯上，烧焦微存性）

【用法】上为末，面糊为丸，如黍米大。每服一二丸，看虚实大小与服，用柳心七个煎汤放温送下。连一二服，粪下恶物是效。亦令乳母服和气药调养饲儿。若儿服药后吐不止，大便不通，面黑气喘者死。

【主治】小儿血癖。

大腹汤

【来源】《小儿卫生总微论方》卷十三。

【组成】大腹皮一两（锉，炒）槟榔半两　枳壳（麸炒，去瓤）半两　人参（去芦）半两　知母半两　陈皮半两（去白）　甘遂一分（慢火煨

令黄）

【用法】上为细末。每服一钱，水一小盏，煎至五分，去滓，放温服，不拘时候。

【主治】癥癖腹胀，小便不利。

代赭丸

【来源】《仁斋直指小儿方论》卷三。

【组成】代赭石（研细） 川大黄各半两 木香 五灵脂 朱砂 鳖甲（醋炙黄） 桃仁（浸，去皮，焙） 辣桂各一分 巴豆肉（去油）半分

【用法】上为细末，糕糊为丸，如麻子大，风干。每服五丸，姜汤送下。

【主治】小儿腹中结癖块痛。

六味三棱丸

【来源】《类编朱氏集验方》卷十一。

【组成】莪术（煨，锉） 三棱（煨） 神曲（炒） 麦蘖（炒） 青皮 陈皮各等分

【用法】上为细末，水煮清糊为丸。熟水送下。

【主治】五六个月小儿未吃谷食，有癖积者。

广莪化癖丸

【来源】《卫生宝鉴》卷十九。

【组成】朱砂（研，水飞） 当归（砂） 代赭石（醋烧淬） 枳壳（麸炒） 广莪（炮） 京三棱（炮）各半两 麝香（研） 巴豆霜各一分 木香一分

【用法】上为末，入药研匀，面糊为丸，如麻子大。一岁儿二丸，食后温米汤送下。量虚实大小加减。

【主治】乳食不消，心腹胀满，壮热喘粗，呕吐痰涎，肠鸣泄利，米谷不化完出，下痢赤白，腹痛里重；及食癖、乳癖、疝气、癖气。

广莪溃坚丸

【来源】《卫生宝鉴》卷十九。

【组成】木香 青皮 陈皮 广莪 乌梅 京三棱各一两 大椒 巴豆（去心膜）各半两

【用法】上为末，面糊为丸，如麻子大。每服五七丸，食远温米汤饮送下。量儿大小为丸，加减服。

【主治】小儿癖积，腹胁满，发热，咳嗽喘促，不思饮食。

鳖甲猪肚丸

【来源】《卫生宝鉴》卷十九。

【组成】柴胡一两 黄连 鳖甲（九肋者，醋煮黄色）各七钱 枳实（麸炒） 木香 青皮各半两 干青蒿七钱

【用法】上为末，以豮猪肚一个（去脂），盛药蒸熟，同捣和为丸，如梧桐子大。每服一二十丸，食后煎人参汤送下。

【主治】小儿癖积发热。

三棱煎丸

【来源】《活幼口议》卷十七。

【别名】化积丸、消痞丸。

【组成】京三棱 蓬莪术（并炮）各半两 芫花一分 鳖甲（去裙，米醋炙令焦）半两 淡豆豉二钱 巴豆二十一粒（去壳） 川当归半两 杏仁（去皮尖）一分（炒令赤）

【用法】上前六味一处，以米醋一碗，煮令干，仍就炒起，更细锉，焙为末；次入当归末，又入杏仁、巴豆、淡豆豉和匀，水煮面糊为丸，如麻子大。每服二十丸，生姜汤送下。

【功用】破气行血，和脾开胃。

【主治】婴孩小儿食伤生冷、粘腻、热毒等物，脾胃积滞，久不克化，肚热脚冷，痞癖寒热；及疗癥瘕，中脘膨胀，上膈气壅，心腹不得宣通；诸积滞，食不化。

人参萝卜饮

【来源】《活幼口议》卷二十。

【组成】白术 苦梗 甘草（炙） 人参 麦门冬子（去心）各等分

【用法】上为末。每服一大钱匕，取生萝卜汁半盏，煎至半，候冷与服。

【主治】小儿痞癖，因食砒药丸子，作渴烦躁，头面浮肿，腹肚紧张，喘促，坐卧不得，肌体羸瘦困乏，寒热尚在。

化癖丸

【来源】《活幼心书》卷下。

【组成】南木香　陈皮（去白）　莪术（去毛，炒）　三棱（炮，锉）　青皮（巴豆九粒，去壳膜心，微炒）　枳壳（水浸润去壳，锉片，麦麸炒微黄）　槟榔各半两　白术　丁香各二钱　细墨（烧存性）四钱

【用法】上除木香、槟榔、丁香不过火，余七味焙，同前三味为末，面糊为丸，如麻子大。每服十五丸至二十一丸，空心清米汤送下；有寒热往来，以柴胡饮间服。

【主治】癖结气块，在两胁之间，日久不化，乍寒乍热，脏腑不调，米谷不消，哽气喘促，胸腹满闷及丁奚哺露。

【宜忌】忌油腻生冷饮食。

化癖丸

【来源】《普济方》卷三九一引《保婴方》。

【组成】京三棱（煨，锉）一两　石三棱　鸡爪三棱　广术（煨，锉）　木香　茯苓（去皮）各半两　枳壳（麸炒，去瓤）三钱半　槟榔　青皮（去白）　荜澄茄　荜茇各三钱　硇砂（另研）二钱半　枳实（麸炒，去瓤，生）一两　陈皮（去白）　黑牵牛（四两取头末）一两　青礞石半两（另研）　香附子（炒）一两　大黄（另取末）一两半

【用法】上药除大黄末外，为细末，用米醋醋二升，入大黄末同熬成膏子为丸，如黄米大。每服二十丸，渐加至三四十丸，空心、临卧乳汁送下，或温米汤亦可，一日二次。

【功用】消化癖积，宽胸顺气，美进乳食。

【主治】小儿胁下癖积坚硬，面色萎黄，烦躁发热，口燥咽干，肌肉消瘦，不进乳食，心腹胀满，胸膈不利。

六神丸

【来源】《普济方》卷三九一引《保婴方》。

【组成】芦荟三钱　大槟榔半两　血竭（别研）半两　使君子（另捣极细）　肉豆蔻各半两（面裹烧熟，去面不用）　京三棱一两

【用法】上除京三棱外，为细末，用乌鸡一个，去肚肠净，将京三棱装在肚内，缝合煮熟为度。不用鸡肉，只用京三棱切作片子，晒干，同前药一处为细末，枣肉为丸，如黄米大。每服三五十丸，空心、食前温米饮汤送下，一日二次；或熬皂角子汤送下亦可。

【主治】小儿久患脾癖，面黄肌瘦，肚大腹胀；或有瘦虫，服诸药不效者。

【宜忌】忌一切肉、硬冷等物。

牛黄丸

【来源】《普济方》三七八。

【组成】牛黄　芒消　甘草（炙）　人参各四分　甘遂（炒）　沙参各五分　䗪虫十四枚　大黄十二分　蜀椒四分（去汗）　巴豆百枚（去皮心，炒黄，别研入）　葶苈一合半（炒）　真珠（末）二分

【用法】上为末，炼蜜为丸，如小豆大。每服二丸，米饮送下。

【主治】少小癖实，惊痫百病。

芦荟丸

【来源】《普济方》卷三九一。

【组成】木香　肉果　丁香各五钱（三味面裹烧）　芦荟一两　使君子　诃子各五钱

【用法】上为细末，煮枣肉为丸，如绿豆大。每服二十丸，空心白汤送下，一日二次。

【主治】小儿脾癖。

挺脾散

【来源】《普济方》卷三九一。

【组成】石燕一对（醋蘸七次）　白丁香一两　定粉三钱　人参二钱　诃子一对　丁香半钱　轻粉

五钱 陀僧二两 舶上硫黄五钱

【用法】上为极细末。每服一钱，早晨米汤调下，食乳汁小儿，即用乳汁面汤亦可。三岁服一字，五岁服一钱，量小儿大小加减，大者每二日一次，小者三日一次。

【主治】小儿脾癖。

消癖丸

【来源】《普济方》卷三九一。

【组成】木香 人参 白术 白茯苓 当归各三分 枳壳（煨） 陈皮（去白） 三棱（炮） 莪术（炮） 桃仁（炒，去皮） 麦芽（生） 香附子（炒，去苗）各三两 川楝肉三个 豆蔻（煨）三个 缩砂仁一两 腻粉（炒）一钱 全蝎三钱 代赭石三钱（火煅，醋淬） 丁香二钱 白豆蔻肉一钱 阿胶三钱（炒） 五灵脂一钱 半夏（生） 南星（生）各三钱 白姜（炮）三钱 巴豆三钱（去油） 大曲饼五钱 厚朴三钱（姜制）

【用法】上为末。用甘遂、芫花各三钱（醋浸一宿，焙，为末）入前药内。又将硇砂三钱（水澄去泥土）瓦茶瓶上盏内熬成膏子，再入芫、遂、醋，同膏子煮面糊为丸，如粟米大，朱砂为衣。空心肉汁吞下。

【主治】小儿癖气。

【宜忌】一切药内有甘草者不可服，忌三日。

太碧丹

【来源】《普济方》卷三九二。

【组成】光明砂二钱 滑石 腻粉 舶上硫黄 鹰粪各一钱 小巴豆七粒（斑者，去心膜，水浸一宿，淘二七度，研如泥，去油）

【用法】上为末，同研匀，入巴豆膏浸煎，红米饭为丸，如绿豆大，青黛为衣。半岁一丸，一岁二丸，量儿大小加减用之。四季服之，春、冬煨皂角汤，秋、夏煎萝卜汤送下；如惊，煎金钱薄荷汤送下。

【主治】小儿水癖食癖，五积果子毒等腹中诸疾。并治五积、奶不消。

枳壳汤

【来源】《普济方》卷三九三。

【组成】枳壳（去瓤，炒） 青皮（去瓤） 木香 丁香 当归 缩砂仁 陈皮（去白）各等分

【用法】上为细末。烧盐汤调下。

【功用】宽中进食。

【主治】小儿脾胃不和，癖积胀满。

月蟾丸

【来源】《袖珍方》卷四。

【组成】木香 人参 黄耆 当归 桔梗 黄连 三棱（炮） 蓬术 鳖甲（炙酥） 夜明砂 绿矾 枳实 虾蟆（烧存性）三分 使君子 苦楝根皮 诃子各一两

【用法】上为末，丸如绿豆大。小儿每服三四十丸，食前米饮送下；大人丸如梧桐子大，空心服五七十丸。

【主治】小儿脾癖癥瘕。

【宜忌】忌食生冷、杂果子、发脾之物。

【加减】大人癥瘕，减虾蟆、黄连。

七香丸

【来源】《婴童百问》卷五。

【组成】木香一钱五分 丁香一钱五分 八角茴香（炒）一钱五分 枳壳一钱 三棱一钱 青皮一钱 蓬莪术一钱（细切，用巴豆七粒，去壳同炒赤色，不用巴豆）

【用法】上为细末，煮糊为丸，如黍米大。每用三十丸，空心米饮下。

【主治】小儿因伤积，结成癖块，其症如肠澼之疾，便利无度，滑不成粪，似痢非痢。

烧丹丸

【来源】《幼科类萃》卷十九。

【组成】玄精石（烧赤） 轻粉各一钱 粉霜 硼砂各半钱

【用法】上先将硼砂研细，入三味研匀，更入寒食面一钱研匀，滴水和成饼，再用面煨了，慢火内

煨黄，取出去面，将药饼再研为细末，滴水和丸，如黄米大。一岁五丸，二岁十丸，夜卧以温浆水送下，至天明取下恶物是效，如不下，渐加丸数，如奶癖未消尽，隔三两日又一服，癖消尽为度。

【主治】

1.《幼科类萃》：小儿食癖、乳癖，每日午后发寒热，咳嗽，胁下结硬。

2.《东医宝鉴·内景篇》：胎惊发痫。

【验案】痫《东医宝鉴·内景篇》：一少女患痫，遇阴雨及惊则作声似羊鸣，口吐涎沫，知其胎受惊也，其病深痼难治，先予烧丹丸，继以四物汤入黄连，随时令加减，且令淡味以助药功，半年而愈。

小儿癖积丸

【来源】《丹溪心法除余》卷二十二。

【组成】三棱　莪术　阿魏　芦荟　白术　陈皮各二钱　水红花子（炒）三钱　大黄三钱

【用法】上为细末，枣肉捣为丸，如绿豆大。每服三十丸，空心米饮送下。

【主治】小儿积聚癖块。

小儿癖积膏

【来源】《丹溪心法附余》卷二十二。

【组成】水红花子（炒）二钱　大黄　朴消　山栀子　石灰各一钱　酒酵鸡蛋大一块

【用法】上药为膏。青绵布摊贴，再用汤瓶热熨，用手帕勒之。三日后揭起，肉黑如墨，是其效也。

【主治】小儿积聚癖块。

挝癖散

【来源】《医学入门》卷六。

【组成】海蛤粉　黄丹　硫黄各等分

【用法】初伏日修合为末，用醋调成膏，摊瓦盆内晒干，再研为末。一岁儿服一分，空心米饮下。取下癖积如蓝汁为验。

【主治】小儿癖积。

保婴百中膏

【来源】《古今医鉴》。

【组成】沥青二斤半　威灵仙一两　蓖麻子一百二十枚（去壳，研）　黄蜡二两　乳香一两（另研）　没药一两（另研）　真麻油（夏）二两（春秋三两，冬四两）　木鳖子（去壳）二十八斤（切碎，研）

【用法】上先将沥青同威灵仙下锅熬化，以槐柳枝搅匀，须慢慢滴入水中，不粘手、拔如金丝状方可。如硬，再旋加油少许；如软，加沥青。试得如法，却下乳香、没药末，起锅在灰上，再用柳条搅数百次，又以粗布滤膏，在水盆内拔扯如金丝，频换水浸二日，却用小铫盛顿。如落马坠车，于破伤疼痛处，火上炙热，贴透骨肉为验。连换热水数次浴之，则热血聚处即消。小儿疳癖贴患处，泻痢贴肚上，咳嗽贴背心上。

【主治】小儿疳癖泻痢，咳嗽，不肯服药；及治跌扑伤损，手足肩背，并寒湿脚气，疼痛不可忍者。

一提金

【来源】《古今医鉴》卷十三。

【组成】阿魏（炙）二钱　血竭一钱　雄黄一钱　朱砂一钱　乳香一钱　没药一钱　没香五分　木香五分　天竺黄五分　芦荟五分　穿山甲七片（炒成煅）　全蝎一钱　木鳖子七个

【用法】上为细末。每用五分，鸡子一个，小顶取破，将药入内，纸裹蒸熟，空心食之。

【主治】小儿癖疾。

五黄丸

【来源】《古今医鉴》卷十三引刘继州方。

【组成】牛黄一分　芦荟二分　阿魏二分　天竺黄一分　雄黄一钱　胡黄连二分　蜈蚣二条（去头尾）

【用法】上为细末，黄蜡五钱，铁勺化开为丸，如绿豆大。每服五七丸，黄酒送下。或将黄蜡煎鸡子，入药于内，嚼吃亦可。

【功用】退热。

【主治】水儿癖疾发热。

乌金丸

【来源】《古今医鉴》卷十三。

【组成】牛黄二钱 芦荟三钱 琥珀五钱 胡黄连五钱 人参六钱 白术（乳汁炒）六钱 黄连七钱 槟榔七钱 三棱（醋煮）七钱 莪术（醋煮）七钱 地骨皮七钱 水红花子（炒）七钱 百草霜三钱 伏龙肝三钱

【用法】上为细末，糯米糊为丸，如绿豆大。每服三十丸，陈皮酒送下。

【主治】小儿癖块发热。

玄武膏

【来源】《古今医鉴》卷十三。

【组成】大黄一两 栀子一两 硇砂一钱 木鳖子一两 硼砂一钱 雄黄一钱（以上共为细末） 皮消一撮 油核桃二个 大蒜（去皮）五片 白花菜（晒干）四钱 黑狗脑子一个

【用法】好烧酒一钟，将前六味药末掺入后药内，同捣为饼。每用一饼，贴癖上，用热汤瓶熨饼上，如冷再换热瓶熨之，后用布帛扎住，贴二三日去药，再停一二日，再换一饼，依前方用。

【功用】退热。

【主治】小儿癖疾。

【宜忌】忌生冷、油腻、发物。

阿魏丸

【来源】《古今医鉴》卷十三引鲍思斋方。

【组成】白术五两（用酥油炒三两，土炒二两） 苍术三两（米泔水浸二日，去皮，再用芝麻二两同浸，磨下，取粉晒干） 半夏（姜制）一两 白茯苓（去皮）一两 陈皮一两 黄连（酒炒）二两 山楂（去核）一两 麦芽（炒）一两 枳实（面炒）二两 萝卜子（炒）二两 当归二两 红花一两 楮实子（炒）二两 牛黄一钱 水红花子（炒）三两 小桃红子（炒）三两 芦荟一两 阿魏一两 酥油二两 人中白（火煅）五钱 黄蜡三两（二味同化入药末内） 桃仁（去皮）一两 海带二两 紫菜三两 干碱（炒）二两 三棱（煨）一两 莪术

（煨）一两 胡黄连一两 沉香一两

【用法】炼蜜为丸，如梧桐子大。每服二三十丸，水红花子煎汤送下；白汤、黄酒亦可。

【主治】小儿癖疾。

妙灵散

【来源】《古今医鉴》卷十三引杨见亭方。

【组成】阿魏（筶炙）一钱 芦荟二钱半 大黄一钱 天竺黄一钱 雷丸二钱半（甘草水浸半日，去皮，炒） 胡黄连二钱 蜈蚣二条（大者一钱，红足者佳，瓦上焙，去头足，地上出火毒） 干漆五钱（砂锅慢火炒，放地上去火毒）

【用法】上为细末，用蜜水拌匀，置碗内，或小瓶内，以猪尿泡封口，悬锅内重汤煮，半炷香为度，埋土中一宿，次日取出。每服九厘，茶、酒或米汤送下。

【主治】小儿癖疾，脉沉细者。

清香散

【来源】《古今医鉴》卷十三。

【组成】乳香 没药 轻粉（炒） 孩儿茶 象牙（焙黄） 象皮（炒灰） 红褐（烧灰） 海巴（焙干） 珍珠（焙黄）各等分

【用法】上为细末。搽患处。

本方原名清香丸，与剂型不符，据《万病回春》改。

【功用】止痛生肌。

【主治】小儿癖疾，生牙疳，溃烂臭秽。

绿袍散

【来源】《古今医鉴》卷十三。

【组成】红枣五枚（去核，每一枣入人言一分，火煅存性） 黄柏五分 青黛三分 穿山甲五分（烧存性）

【用法】上为极细末，和匀。搽患处。

【主治】小儿疳癖，牙根臭烂，牙齿脱落，皮肉破坏。

香蟾丸

【来源】《幼科发挥》卷三。

【组成】木香 人参 黄耆 当归 桔梗 三棱 莪术 鳖甲 绿矾 枳实 使君子 楝根皮 诃子各一两 干蟾七钱五分 黄连一两

【用法】上为末，为丸如绿豆大。每服三四十丸，水饮送下。

【主治】小儿癖积。

猪肝散

【来源】《仁术便览》卷三。

【组成】猪肝一具（不用铁器，竹刀劈破，米泔水洗净） 苍术五钱（米泔浸一日夜，切，晒，为末） 白术三钱（为末） 牡蛎（火煅）二钱

【用法】三味一处，合黄蜡五钱化开，入药末在猪肝内，搅匀，倾在青布内包住，两脚踏在地下，冷定，取出为末。每用三钱，入猪肝内，新布包，砂锅中米泔水煮食之。一方用苍术、白术、栀子、黄连、水红花子各等分，为末，入猪肝，如上法煮食。

【主治】小儿癖积。

贴癖膏

【来源】《仁术便览》卷四。

【组成】穿山甲五钱 木鳖仁十五个 全蝎五钱 斑蝥二钱 川乌五钱 巴豆仁一两半 胆矾二钱 阿魏三钱 蟾酥二钱 轻粉二钱 番硇二钱 芦荟二钱 血竭二钱 蜈蚣五条 古石灰三钱 糊盐一钱 真麝五分

【用法】净油半斤，飞丹四两，熬用。

【主治】小儿癖疾。

千金消癖丸

【来源】《万病回春》卷七。

【组成】芦荟 阿魏（另为糊） 青黛 木香 厚朴（姜炒） 槟榔 阿皮（去白瓤）各一钱 麦芽（炒）四钱 使君子（去壳） 胡黄连 山楂肉 香附（水浸） 三棱（醋炒） 莪术（煨，醋炒）各二钱 水红花子（微炒） 神曲（炒）各四钱 人参（去芦） 茯苓（去皮） 白术（去芦）各三钱 甘草（炙）一钱

【用法】上为末，将阿魏一钱，白水和面打糊为丸，如绿豆大。每服四五十丸，米饮、白汤送下。

【主治】小儿癖疾、积块。

克坚膏

【来源】《万病回春》卷七。

【组成】木鳖子 川山甲 川乌 甘遂 甘草 当归各八钱

【用法】先用真香油一斤入锅内，将前药熬成灰，滤去滓，再慢火熬，滴水不散，方下黄丹八两，熬滴水成珠；再用芦荟、阿魏、硼砂、皮消、水红花子各五钱，硇砂三钱，麝香一钱，为细末，入内搅匀不熬，摊为膏药。贴时先用皮消水洗皮肤，以膏贴癖。二三日后，觉肚内疾作疼。四五日发痒，粪后有脓血之物是其验也。

【主治】小儿癖块，发热羸瘦。

抓癖膏

【来源】《万病回春》卷七引李沧溪方。

【组成】香油半斤 桐油半斤 生猪脑子半斤 男子血余（灰水洗净）不拘多少 桃仁四两 白蜡四钱（上俱下锅内，文武火熬的脑子尽，用布绢滤去滓，次下飞过黄丹十四两，熬成膏，待温） 胡黄连 香白芷 苏木 红花 三棱 莪术各三钱 当归尾 硇砂各五钱 麝香一钱半（各为细末，照分两重罗）

【用法】将药末入前膏内搅匀收贮，勿令泄气。如有积块，先用皮消煎水洗患处令净，次用生姜擦之，方用绢帛摊药贴上；贴后，用热鞋底炙热熨之五七十遍，觉内热方可。

【主治】小儿癖疾。

益儿饼

【来源】《万病回春》卷七。

【组成】白术（去芦）四钱 槟榔一钱半 木香一钱 神曲（炒）二钱半 山楂肉 使君子（去

壳） 水红花子各五钱

【用法】上为末，入黄蜡、面、水和作煎饼吃。

【主治】小儿癖疾。

千金不换挝痞膏

【来源】《鲁府禁方》卷三。

【组成】血竭一钱半 乳香（另研） 没药各二钱（另研） 阿魏二钱 大黄 雄黄 米壳 巴豆（去油） 人言各三钱 川山甲三斤（炙） 芥子五钱（另研） 鸽粪（醋烹） 皮消 野葡萄（根皮，炒干） 凤仙草 蓖麻子各五钱（炒黄）

【用法】上为末，用小黄米做成粉子，炒糊四两研细，用陈醋和成膏。贴患处，每贴加麝香五分，独蒜一头（捣十下），红绢一方，将药摊上，如干用醋润之，三炷香尽去药，三日一次。

【主治】小儿癖疾，并男妇一切积块。

贴癖神应膏

【来源】《鲁府禁方》卷三。

【组成】皮砂 山栀子 蜂蜜 酒糟 猪脂 水萝卜皮各一两半 硇砂一钱半 鸡子清二个 大葱一根 水红花子二钱 阿魏五分

【用法】上各为细末，捣葱同鸡青，相和诸药，摊布上。贴患处，或用油纸裹住，频频润之。如今日午时贴起，至来日午时去之再贴，甚者不过三五次。

【主治】小儿癖疾。

神仙化癖丸

【来源】《鲁府禁方》卷三。

【组成】芦荟 青黛 木香 厚朴（姜炒） 陈皮（去白） 槟榔各一钱 使君子（去壳） 胡黄连 山楂肉 香附（水浸） 三棱（煨，醋炒） 莪术（煨，醋炒）各二钱 人参 白术各三钱 水红花子 神曲（炒） 麦芽（炒）各四钱 阿魏（为糊）一钱 甘草（炙）六分

【用法】上为末，将阿魏一钱以水研开，和面糊为丸，如绿豆大。每服四五十丸，米饮、白汤任下。

【主治】小儿癖疾。

抑肝扶脾散

【来源】《寿世保元》卷八。

【组成】人参五分 白术六分 茯苓八分 陈皮六分 青皮（僵蚕炒）六分 龙胆草（酒洗）八分 白芥子（炒）八分 柴胡三分 山楂八分 神曲（炒）六分 黄连（姜炒）一钱 胡黄连三分 甘草三分

【用法】上锉一剂。加生姜三片，大枣一个，水煎，温服。

【主治】小儿癖积，日久不消，元气虚弱，脾胃亏损，肌肉消削，肚大青筋，发热口干，肚腹胀满。

明目化癖丹

【来源】《寿世保元》卷八。

【组成】牛黄一分 片脑一分 熊胆一分 麝香三厘 乳香三厘

【用法】上为细末，先将乳汁于铜勺内，炭火上滚黄色，下前药，急取出搅匀，于油单纸上，丸如米粒大。每用一丸，卧时点入大眼角内，合眼自化，男左女右。第一丸头上汗出至胸前，第二丸汗至脐上，第三丸汗至脐下，再点二三丸，腹痛下脓血，自愈。

【主治】小儿癖疾，发热及眼矇。

威灵仙丸

【来源】《幼科指掌》卷三。

【组成】灵仙

【用法】上为末，炼蜜为丸，如弹子大。红绢袋盛一丸，同精猪肉四两煮烂，去药吃肉。积癖从大便下，以知为度。

【主治】小儿癖积。

茯苓汤

【来源】《医部全录》卷四四二。

【组成】茯苓 川芎 鳖甲（炙） 枳壳（炙） 芍药各二分 柴胡四分

【用法】上锉。以水一大升三合，煎至三合，空心为二服，去如人行五六里再服。

【主治】小儿闪癖，身体壮热，频服冷药，冷气漫心成癖，下焦又冷，肠结，大便难。

【宜忌】忌苋子。

绿云膏

【来源】《集验良方》卷六。

【组成】没药八分　乳香八分　珍珠五分　琥珀五分　片子松香一两三钱　铜绿一钱五分　象牙五分　黄蜡八分　硼砂五分　蓖麻子五十粒

【用法】共和一处，用铁捶打千下，瓷器收贮。用温水泡软贴之。不见火。

【主治】小儿癣疾，一切疮毒。

五十、小儿惊风

小儿惊风，又称"惊厥"，俗名"抽风"，是指小儿病中出现抽搐、昏迷为主要特征的病情。《东医宝鉴》说："小儿疾之最危者，无越惊风之证。"《幼科释谜·惊风》也说："小儿之病，最重惟惊。"惊风的症状可概括为八候，即搐、搦、颤、掣、反、引、窜、视。由于惊风的发病有急有缓，证候表现有虚有实，有寒有热，故临证常将惊风分为急惊风和慢惊风。凡起病急暴，属阳属实者，统称急惊风；凡病势缓慢，属阴属虚者，统称慢惊风。本病西医学称小儿惊厥。

荆术散

【来源】《永类钤方》卷二十引《集验方》。

【别名】冲和散。

【组成】荆芥穗　赤芍各一两　制苍术二两　甘草半两（炒）

【用法】上为细末。每服一二钱。伤风伤寒，壮热咳嗽，鼻塞声重，生姜、葱白汤送下；伤风潮热，或变蒸发热，薄荷汤送下；风热伤肺，鼻涕气粗，紫苏汤送下；暴卒急惊风热，宜疏风散调下；久病后急慢惊风，宜保婴全蝎散调下；发汗，去节麻黄汤调下；盗汗、自汗，牡蛎、浮麦汤调下；丹毒风热，煎四顺饮汤调下；眼暴赤热肿，煎羌活、黄芩、生地黄汤调下；口舌腮项热肿生疮，煎防风牛蒡子汤调下；咽喉肿痛，重舌，煎升麻、枳壳、大黄、防风、薄荷汤调下。

【功用】疏风顺气。

【主治】小儿一切热证，伤风伤寒，壮热咳嗽，鼻塞声重；伤风潮热，或变蒸发热；风热伤肺，鼻涕气粗；急慢惊风；自汗，盗汗；丹毒风热，眼暴赤热肿，口舌腮项热肿生疮，咽喉肿痛，重舌。

牛黄散

【来源】《幼幼新书》卷十引《水鉴》。

【组成】郁金二个（裹炮）　甘草二钱　巴豆（去油）三七粒　半夏七个（姜汁煮）　白附子（生，去皮）　雄黄　朱砂　犀角　干蝎（炙）各一钱

　　本方名牛黄散，但方中无牛黄，疑脱。

【用法】上为末。入麝，每服一字，薄荷汤调下。

【功用】压惊、镇心。

【主治】惊风。

龙脑膏

【来源】《幼幼新书》卷八引《仙人水鉴》。

【组成】生白龙脑半钱　腻粉一分　石脑油少许　水银一分（好酥一块如枣大，同研细）　白附子（炮）一钱　天南星（炮）二钱

【用法】上为末，面糊少许，研令熟，瓷器盛，不透风，为丸如绿豆大。一二岁每服一丸，金银薄荷汤送下；乳香汤亦得。

【主治】小儿惊风搐搦。

青虚丸

【来源】《幼幼新书》卷十九引《仙人水鉴》。

【组成】没药 青黛 铅白霜 连珠紫甘遂（微炒）腻粉各三钱 生龙脑二钱 水银（半两，黑铅半两，如常法结成砂子，每用三皂子大）

【用法】上为末，水煮薄荷为丸，如梧桐子大。每服一丸至二丸，热极，以麦门冬、龙脑冷热水化下；大燥，生揉薄荷自然汁，入龙脑化下；伏一切暑毒，新汲水入龙脑化下；小儿惊风，金银薄荷冷汤入龙脑化下。

【功用】伏一切暑毒，镇心祛邪，定恍惚。

【主治】小儿阳实，惊风涎盛，膈不利，暑毒。

睡惊丸

【来源】《幼幼新书》卷九引《仙人水鉴》。

【组成】天南星一个（大者，酒浸，杵为末）乳香 水银（结成砂子）琥珀末各一钱 牛黄 白龙脑各半钱 青黛三钱

【用法】上为细末，入石脑油和为丸，如红豆大。每服一丸，薄荷汤化服。后睡觉顿安。大人伤风，用茶嚼下亦可。

【主治】小儿急慢惊风，大人伤风。

五物甘草生摩膏

【来源】《备急千金要方》卷五。

【别名】生甘草膏（《太平圣惠方》卷八十三）。

【组成】甘草 防风各一两 白术二十铢 雷丸二两半 桔梗二十铢

【用法】上锉，以不中水猪肪一斤，煎为膏，以煎药，微火上煎之，消息视稠浊，膏成去滓。取如弹丸大一枚，炙手以摩儿百过，寒者更热，热者更寒。小儿虽无病，早起常以膏摩囟上及手足心，甚辟寒风。

【主治】小儿新生，肌肤幼弱，喜为风邪所中，身体壮热；或中大风，手足惊掣。

【方论】《千金方衍义》卷五：生摩膏摩儿囟门手足，以拒风寒，仅用前方中雷丸一味入于防风、白术、甘草、桔梗剂中以实皮腠肌肉，故但取猪肪熬膏，无藉苦酒之峻收也，炙手时摩，不特可以杜风，并杜惊掣之患。

金虎汤

【来源】《备急千金要方》卷五。

【别名】金骨汤（《圣济总录》卷一六七）。

【组成】金一斤 虎头骨一枚

【用法】以水三升，煮为汤。浴。

【功用】辟恶气。

【主治】小儿惊。

虎头骨汤

【来源】《外台秘要》卷三十五引《崔氏方》。

【组成】虎头骨五两 苦参四两 白芷三两

【用法】上切。以水一斗煮为汤，纳猪胆汁少许，适寒温浴儿。

【功用】辟除恶气，兼令儿不惊，不患诸疮疥。

龙骨散

【来源】方出《外台秘要》卷十五引《深师方》，名见《普济方》卷三七八。

【组成】龙骨 大黄 干姜各四两 牡蛎三两（熬）滑石 赤石脂 白石脂 桂心 甘草（炙）各三两

【用法】上药治下筛，韦囊盛。大人三指撮，以井花水二升，煮三沸，药成。适寒温，大人每服一升，未满百日儿每服一合。未能饮者，绵裹箸头纳汤中，着小儿口中，以当乳汁。热多者每日服四次。

【功用】除热。

【主治】大人风，少小惊痫瘈疭，日数十发，医所不能疗者。

【宜忌】忌海藻、菘菜。生葱。

至圣散

【来源】《元和纪用经》。

【别名】夺命散（《幼幼新书》卷九引《谭氏殊圣》）。

【组成】紧小干蝎四十九枚（每一蝎，以四叶薄荷包合，绵线系之，火炙焦去线）

【用法】上为末。金银汤调三豆许大，三岁倍之，

量大小加至半匕；以麝香、牛黄少许调服益佳。

【主治】

1.《元和纪用经》：小儿阴阳痫，手足抽掣，病后虚风，百种惊生恶证。

2.《幼幼新书》引《谭氏殊圣》：小儿急慢惊风，牙关紧急，眼睛上视，胃中胀，时发气。

牛黄丸

【来源】《颅囟经》卷上。

【组成】牛黄　龙脑　马牙消　铁焰粉各一分

【用法】上为细末，炼蜜为丸，如梧桐子大。每服一丸，乳食前热水调破灌下。

【主治】小儿胎惊，及痫或心热。

十二味人参汤

【来源】《永乐大典》卷九七五引《婴孺方》。

【组成】人参　当归　甘草（炙）　桂心各二分　黄芩　龙骨各四分　蛇脱皮一寸（炙）　雄黄六株　蛲螂七个（炙，自死者）　桑螵蛸　雀甕各五个（炙）　露蜂房一个（炙）

【用法】水五升，煮取一升，去滓服。若捣下筛，服半方寸匕。不吐下，纳牛黄，（炙）儿不能服，以乳汁和丸，每日四五服。

【主治】少小惊，手足皆动，周身及面目皆青，休作往来。

石斛酒

【来源】《幼幼新书》卷十三引《婴孺方》。

【组成】石斛二分　牛黄　蜀椒（汗）　白术　细辛各四分　秦艽　紫石英　当归　干姜各八分　防风　杜仲　桂心　人参　黄耆　甘草（炙）各六分　独活十分　附子（炮）　地黄　防己各五分（一本无此，有白鲜皮六分）　麦门冬七分

【用法】绢袋盛，清酒五升半浸，泥器口，春、夏五日，秋、冬十日。初服半合，一日三次。稍加，以知为度。

【功用】镇心止惊。

【主治】风挛，两脚疼痛。

金匮银屑镇心丸

【来源】《幼幼新书》卷七引《婴孺方》。

【组成】银屑　虎骨　城门上鸡头（炙黄）　细辛　雄黄各一分　独活　磁石（飞）各半分

【用法】上为末，炼蜜为丸，如梧桐子大。儿生百日，绛纱盛系，男左女右；十日以上儿惊者，左右臂俱系之；亦可涂手足心。

【功用】镇心。

【主治】小儿喜惊啼，脏气不足，或邪气所动。

备急丸

【来源】《丹溪心法附余》卷二十二引《应验方》。

【组成】地龙数条（五月五日取）

【用法】上用竹刀分中截作两段，看地龙跳得急者、慢者各另一处研烂，用朱砂末同研，和匀得所，丸如小绿豆大。急惊用急跳者，慢惊用慢跳者，用金钱薄荷汤送下。

【主治】小儿急慢惊风。

羌活膏

【来源】《幼幼新书》卷十一引《石壁经》。

【组成】羌活　人参　桂心　防风各半钱　蝎　朱砂　硫黄　茯苓　木香各一钱　脑　麝各少许

【用法】上为末，炼蜜为膏。加金银箔各十片滚研，薄荷汤送下。

【主治】小儿惊风，三发成痫。

羚羊角汤

【来源】《幼幼新书》卷八引《石壁经》。

【组成】子芩　羚羊角屑各等分

【用法】上为粗末。每服二钱，以水一盏，煎至五分，去滓，分作二服。如未解，再煎。

【主治】小儿惊风，渐热有积。

附子散

【来源】《太平圣惠方》卷二十二。

【组成】附子一两（酒浸过，炮裂，去皮脐）　白

附子一两（生用） 白僵蚕一两（生用） 天南星一两（生用） 海桐皮一两 狼毒半两（以醋煮半日，细切，晒干） 麝香一分（细研） 半夏一两（汤洗七遍去滑） 干姜半两（炮裂）

【用法】上为细散。加麝香，都研令匀。每服二钱，以热豆淋酒调下，良久再服，必吐涎出，相次以热葱酒一盏投之。盖覆令有汗为效。

【主治】急风。面青口噤，心膈有涎不可出者。

金箔散

【来源】《太平圣惠方》卷二十。

【组成】金箔五十片（细研） 银箔五十片（细研） 铁粉二两（细研） 人参一两（去芦头） 龙齿一两半 琥珀一两（细研） 犀角屑一两 茯神一两半 酸枣仁一两（微炒） 防风三分（去芦头） 葳蕤三分 麦门冬一两半（去心，焙） 玄参三分 露蜂房三分（炙微黄） 牛黄半两（细研）

【用法】上为细散。入牛黄、金箔、银箔，更研令匀。每服一钱，以薄荷酒调下，不拘时候。

【主治】风惊，手足颤掉，精神错乱。

龙齿散

【来源】《太平圣惠方》卷八十二。

【别名】龙齿汤（《圣济总录》卷一六八）。

【组成】龙齿一分 川大黄半两（锉碎，微炒） 栀子仁一分 朴消三分 枳壳一分（麸炒微黄，去瓤） 甘草一分（炙微赤，锉）

【用法】上为粗散。每服一钱，以水一小盏，煎至五分，去滓温服。

【主治】小儿百日以来，结实壮热兼惊。

朱砂散

【来源】《太平圣惠方》卷八十二。

【组成】朱砂一分 龙齿一分 消石一分

【用法】上为细散。每服一字，煎竹叶汤放温调下；如二岁以上儿，每服半钱。

【主治】小儿不吃乳，眼目不开，手足牵挽，此是惊风。

虎睛丸

【来源】《太平圣惠方》卷八十二。

【别名】虎睛牛黄丸（《圣济总录》卷一六八）。

【组成】虎睛一对（酒浸，微炙，取仁） 牛黄一分 麝香一分 雄黄一分 朱砂一分

【用法】上为细末，炼蜜为丸，如绿豆大。每服五丸，乳汁研下，随儿大小，以意加减。

【主治】小儿蓐内及百日以来，壮热多惊。

雄黄丸

【来源】《太平圣惠方》卷八十二。

【组成】雄黄一两 虎头骨三分（微炙） 麝香一分 猴孙头骨三分（微炙） 白龙脑一分 大蛇头一枚（微炙） 乳香一分 降真香一两（末） 煎香一两 白胶香一两 鬼臼一两（去毛，为末）

【用法】上为细末，用熟枣肉和丸，如弹子大。初在儿前先烧一丸，次用绿绢袋子，带一丸于身上。小儿从初养下，便与乳母带之。

【功用】辟一切惊忤之气。

【主治】小儿诸般惊叫颤瘈。

人参散

【来源】《太平圣惠方》卷八十三。

【组成】人参一分（去芦头） 天竹黄一分（研细） 甘草半两（炙微赤，锉） 钩藤一分 牛黄半分（研细）

【用法】上为细散。每服半钱，不计时候，煎竹叶汤调下。

【主治】小儿烦热多惊。

土瓜丸

【来源】《太平圣惠方》卷八十三。

【组成】土瓜根五两

【用法】上为末，以粳米饭和丸，如麻子大。每服三丸，以薄荷、生姜汤送下。

【功用】解心热，止虚惊。

【主治】小儿心热多惊。

牛黄丸

【来源】《太平圣惠方》卷八十三。

【组成】牛黄一分（细研） 干蝎一分（微炒） 防风一分（去芦头） 犀角屑半两 麝香一分（细研） 铅霜一分（细研） 天麻半两 天竹黄半两（细研） 白附子半两（炮裂） 乌蛇肉半两（炙令黄） 天南星一分（炮裂） 腻粉一钱 朱砂半两（细研，水飞过）

【用法】上为末，入研了药令匀，炼蜜为丸，如绿豆大。每服三丸，用温薄荷酒研下。

【主治】小儿中风，手足搐搦，及惊风。

牛黄丸

【来源】《太平圣惠方》卷八十三。

【组成】牛黄（细研） 天竹黄（细研） 雄黄（细研） 龙脑（细研） 犀角屑 麝香（细研） 水银（入少枣肉研令星尽） 干蝎（微炒） 附子（炮裂，去皮脐）各一分 朱砂（细研，水飞过） 天麻 白僵蚕（微炒） 蝉壳（微炒） 桑螵蛸（微炒） 羚羊角屑 香附子 白附子（炮裂） 羌活 独活 蔓荆子 麻黄（去根节） 野狐肝（微炙）各半两 乌蛇一两（酒浸，去皮骨，炙令微黄）

【用法】上为末，入研了药，同研令匀，炼蜜为丸，如麻子大。每服三丸，以薄荷酒研下。不拘时候。

【主治】小儿中风，痉，牙关紧急，项背强直，及一切惊痫。

牛黄丸

【来源】《太平圣惠方》卷八十三。

【组成】牛黄一钱（细研） 朱砂半两（细研，水飞过） 犀角屑 天竹黄（细研） 白附子（炮裂） 茯神 黄连（去须，微炒） 羚羊角屑 防风（去芦头） 玄参 枳壳（麸炒微黄，去瓤） 甘菊花 人参（去芦头） 黄耆（锉） 甘草（炙微赤，锉） 黄芩

【用法】上为末，入研了药，都研令匀，炼蜜为丸，如绿豆大。每服五丸，以淡竹叶汤研下，一

日三四次。

【主治】小儿惊悸壮热，黄瘦发竖。

镇心铅霜散

【来源】《太平圣惠方》卷八十三。

【组成】铅霜一分（细研） 天竹黄一分（细研） 朱砂二钱（细研） 柏子仁 白附子（炮裂） 牛黄（细研） 龙脑（细研） 麝香（细研）各一钱

【用法】上为细散，入研了药，都研令匀。每服半钱，以荆芥、薄荷汤调下，一日三四次。

【主治】小儿心肺风热，多惊者。

石膏散

【来源】《太平圣惠方》卷八十五。

【组成】石膏一两（细研） 蚱蝉二枚（微炙） 柴胡一两半（去苗） 川升麻三分 钩藤三分 子芩一两 知母一两 栀子仁半两 龙齿一分 赤芍药半两 麻黄三分（去根节） 葛根一两（锉） 甘草一分（炙微赤，锉） 川大黄一两（锉碎，微炒）

【用法】上为粗散。每服一钱，以水一小盏，煎至五分，去滓，加竹沥一合，更煎一二沸，温服。

【主治】小儿一岁至四岁，壮热，大惊发痫。

坠惊散

【来源】方出《太平圣惠方》卷八十五，名见《普济方》卷三七四。

【组成】天竺黄 马牙消 铅霜

【用法】上为末。每服半钱，用热水调下。

【主治】小儿惊热。

虎睛丸

【来源】《太平圣惠方》卷八十五。

【组成】虎睛一对（酒浸，炙微黄） 天麻一分 干蝎一分（微炒） 乌蛇肉一分（炙微黄） 羌活一分 独活一分 僵蚕一分（微炒） 麝香一分（细研）

【用法】上为末，面糊为丸，如绿豆大。每服三丸，薄荷汤研下，不拘时候。

【主治】小儿胎风及惊风。

虎睛丸

【来源】《太平圣惠方》卷八十五。

【组成】虎睛一对（微炙，取仁）　牛黄一分（微研）　真珠末一分　朱砂一分（细研）　甘遂一分（煨黄）　赤芍药一分　赤茯苓一分　甘草一分（炙微赤，锉）　牡蛎一分（炒黄）　麝香半分（细研）　犀角屑半两　巴豆半两（去皮心，纸裹压去油）　杏仁一分（汤浸，去皮尖双仁，麸炒微黄）

本方甘遂，原作"甘草"，据《普济方》改。

【用法】上为末，糯米饭为丸，如绿豆大。每服二丸，荆芥汤送下，量儿大小，以意加减。

【主治】小儿食痫，及惊风百病。

备急涂顶膏

【来源】《太平圣惠方》卷八十五。

【组成】川乌头末一钱　芸苔子末三钱

【用法】上取新汲水调。涂、贴在顶上。

【主治】小儿天吊。

铁粉丸

【来源】《太平圣惠方》卷八十五。

【组成】铁粉一两　猪粪一两（烧灰）　朱砂半两（细研，水飞过）　麝香一两（细研）　蛇黄一两（以火煅后，甘草水浸三五遍，捣研作末）　端午日犬胆（一作大蟾）一枚（生姜汁浸，炙令黄焦，为末）

【用法】上为末，糯米饭为丸，如麻子大。一二岁儿每服三丸，三四岁儿每服五丸，用金银汤送下，人参汤送下亦得，每日三四次。

【主治】小儿惊热。

铁粉丸

【来源】《太平圣惠方》卷八十五。

【组成】铁粉半两（细研）　牛黄一分（细研）　朱砂一分（细研）　黄芩一分　犀角屑一分　川大黄一分（锉碎，微炒）　人参一分（去芦头）　甘草一分（炙微赤，锉）　金箔三十片（细研）　银箔三十片（细研）

【用法】上为末，都研令匀，炼蜜为丸，如绿豆大。每服三丸，以薄荷汤研破送服，不拘时候。

【功用】化涎，除烦渴。

【主治】小儿惊热。

铁粉丸

【来源】《太平圣惠方》卷八十五。

【组成】铁粉三分　朱砂半两（细研，水飞过）　青黛三分（细研）　茯神三分　羚羊角屑三分　蛇蜕皮一条　麝香半分（细研）

【用法】上为散，粟米饭为丸，如绿豆大。每服五丸，以粥饮送下，不拘时候。

【主治】小儿惊热，心神烦闷，多啼。

铅丹丸

【来源】《太平圣惠方》卷八十五。

【组成】铅丹半两　朱砂半两（细研，水飞过）　铁粉半两　细辛一分　独活一分　牛黄一分（细研）　雄黄一分（细研）　蜣螂五枚（微炙）　露蜂房一分（炙黄）　人参一分（去芦头）　汉防己一分　蛇蜕皮五寸（炙黄）　桂心二分　甘草一分（炙微赤，锉）　鸡头一枚（去毛，炙令黄）　赤茯苓一两　川椒一分（去目及闭口者，微炒去汗用）

【用法】上为末，炼蜜为丸，如绿豆大。每服五丸，以粥饮送下。

【主治】小儿惊痫复发，眩闷倒蹶。

蚱蝉散

【来源】《太平圣惠方》卷八十五。

【组成】蚱蝉一分（微炒）　干蝎七枚（生用）　牛黄一分（细研）　雄黄一分（细研）

【用法】上为细散。每服一字，以薄荷汤调下，不拘时候。

【主治】小儿天钓，眼目搐上，筋脉急。

蚱蝉散

【来源】《太平圣惠方》卷八十五。

【别名】蚱蝉汤（《圣济总录》卷一七一）。

【组成】蚱蝉三分（微炒） 黄芩半两 赤芍药三分 细辛半两 钩藤半两 蛇蜕皮五寸（炙令黄色） 黄耆半两（锉） 甘草半两（炙微赤，锉） 牛黄一分（细研） 麝香一分（细研） 川大黄一两（锉碎，微炒）

【用法】上为粗散。每服一钱，以水一小盏，煎至五分，去滓温服。

【主治】小儿初生百日内发痫。

犀角散

【来源】《太平圣惠方》卷八十五。

【组成】犀角屑半两 人参半两（去芦头） 茯神半两 龙齿一两 麦门冬一两（去心，焙） 黄芩半两 甘草半两（炙微赤，锉）

【用法】上为粗散。每服一钱，以水一小盏，煎至五分，去滓，入生地黄汁半合，不拘时候服。

【主治】小儿惊热，睡卧不安，筋脉抽掣。

露蜂房丸

【来源】《太平圣惠方》卷八十五。

【组成】露蜂房半分（炒令黄色） 蚕蛾半两（微炒） 天浆子三十个（微炒） 腻粉一分 天南星半分（炮裂） 朱砂半两（研细，水飞过） 干蝎一分（微炒） 牛黄（研细） 水银一分（以枣肉研令星尽）

【用法】上为末，都研令匀，以炼蜜和丸，如绿豆大。每服五丸，煎槐、柳、薄荷汤送下，不拘时候。

【主治】小儿胎中久积风热，发歇手足搐搦，多惊不睡。

牛黄丸

【来源】《太平圣惠方》卷八十八。

【组成】牛黄一分（细研） 大戟一分 朱砂一分（细研） 麝香一分（细研） 枳壳一分（麸炒微黄，去瓤） 当归半两（锉，微炒） 鳖甲半两（涂醋，炙令黄，去裙襕） 川大黄半两（锉，微炒） 巴豆霜半分

【用法】上为末，都研令匀，炼蜜为丸，如黄米大。每服三丸，以粥饮送下。

【主治】小儿百病，及一切难治之疾。

虎睛丸

【来源】《太平圣惠方》卷八十八。

【组成】虎睛仁一对（微炙） 牛黄一分（细研） 真珠末一分 犀角屑半两 杏仁一分（汤浸，去皮尖双仁，麸炒微黄） 巴豆霜三分 吴蓝半两 赤芍药半两 桔梗一分（去芦头） 汉防己一分 牵牛子半两（微炒） 牡蛎半两（烧为灰） 鳖甲半两（涂醋，炙令黄，去裙襕）

【用法】上为末，炼蜜为丸，如绿豆大。每服二丸，温水送下。

【主治】小儿百病，寒热，鬼气，癥癖，羸瘦，诸痫，惊痫，腹胀喘促，痰结胸中满闷。

羚羊角丸

【来源】《太平圣惠方》卷八十九。

【组成】羚羊角屑 虎胫骨（涂醋，炙令黄） 生干地黄 酸枣仁（微炒） 白茯苓各半两 桂心 防风（去芦头） 当归（锉，微炒） 黄耆各一分

【用法】上为末，炼蜜为丸，如绿豆大。每服五丸，食前用温酒研下。

【功用】益肝肾。

【主治】

1.《太平圣惠方》：小儿骨气虚，筋脉弱，五六岁不能行者。

2.《幼科指掌》：小儿天钓，身热啼叫，目睛上视，四肢反张，囟门突壅，手纹青红针形，两颊腮红，唇口焦燥，仰面号哭，鼻塞肚痛，口渴身热，小便燥涩，牙关抽掣者。

绿云丹

【来源】《证类本草》卷五引《经验方》。

【组成】铜青不拘分两

【用法】上为细末，用醋调面糊为丸，如鸡头子大。每有中者，才觉便用薄荷酒磨下一丸。须臾便吐，其涎如胶，令人以手拔之，候吐罢。

【主治】小儿风涎。

坠涎散

【来源】方出《证类本草》卷十一引《经验方》，名见《本草纲目》卷十七。

【组成】天南星一个（重一两）

【用法】换酒浸七伏时取出，安新瓦上，周围炭火炙干裂，置于湿地去火毒，用瓷器盒盛之，冷，为末，用朱砂一分（研），同拌。每服半钱，荆芥汤调下。每日空心、午时进一二服。

【功用】坠涎。

【主治】小儿惊风。

金花散

【来源】《博济方》卷二。

【组成】绿豆粉四两　雄黄三分　甘草末七钱　朴消五钱　甜消五钱　白豆蔻半两　生脑子半钱　麝香半钱

【用法】上为末，旋滴生蜜少许，研令匀，入瓷器内收贮。每服半钱，用薄荷水调下。

【主治】心肺积热，咽喉不利，口舌生疮，心胸烦闷，痰涎并多；及小儿惊风。

小朱砂丸

【来源】《博济方》卷四。

【别名】小丹砂丸（《圣济总录》卷一六九）。

【组成】朱砂一钱（研细）　巴豆三十粒（去皮膜，出油尽）　半夏（汤洗七遍，研为末，炒）二大钱　杏仁五枚（去皮尖）

【用法】上为细末，以面糊为丸，如绿豆大。二岁只服一丸，荆芥、薄荷汤送下。三岁加一丸，五岁服三丸。

【功用】镇心脏，化痰涎。

【主治】
　　1.《博济方》：小儿惊积。
　　2.《小儿卫生总微论方》：急惊发搐痰壅。

双丸子

【来源】《博济方》卷四。

【组成】天麻（轻炙）　天南星（炮）　蚕蛾　生犀（末）　朱砂（另研）　羚羊角（末）　藿香叶　白檀香　蝎梢（须是锋全者）　乌蛇（酒浸，去皮骨，轻炙）　零陵香一钱　天雄（尖）　麝香各半两　牛黄一分　雄黄一钱　狐肝一具（水煮，薄切，焙干，另杵）　乌鸦一只（去嘴爪肠肚，于瓦罐内烧为灰，另研，罗入诸药末内）

【用法】上药并拣择净，分两称足，依法修制，捣细，研令匀，炼蜜和，硬软得所，却于石上捶三百下，用垍器盛。每服二丸，大人白豆大，小儿绿豆大，薄荷汤送下，卒患并三服；瘫痪中风，用腻粉三大钱，水调，同药化下；小儿惊风，金银薄荷汤送下；妇人血风，并产前产后中风，手足弯曲，当归、红花酒送下；伤寒，每服三五丸，豆淋酒送下。

【主治】小儿瘫痪，一切风痰伤寒，小儿惊风等。

延寿散

【来源】《博济方》卷四。

【别名】鸡舌香散（《普济方》卷三七四引《全婴方》）。

【组成】鸡舌香（大者）三枚　朱砂半钱　五灵脂一钱半　黄耆一钱半

【用法】上为细末。每服半钱，用研糯米泔调下；若孩子小，只服一字。

【主治】小儿惊搐不定，或因惊风已经取下，此病再作，气粗喘促。

安神丸

【来源】《博济方》卷四。

【组成】使君子两枚（以面裹于慢火中煨，候面熟为度，去面用之）　水银一钱（结砂子）　香细墨一钱　芦荟一钱　真熊胆一钱　辰砂一钱　腊茶

一钱　天竺黄半钱　青黛半钱　蝎梢三七个　乳香一钱　龙脑一钱　轻粉二钱　寒食面一钱半

【用法】上为细末，滴水和为丸，如绿豆大。每服一丸，薄荷蜜水化下；如小儿稍觉惊者，化半丸。

【功用】化涎镇神。

【主治】小儿惊风搐搦。

辰砂丸

【来源】《博济方》卷四。

【组成】辰砂一两　定粉半钱　粉霜一钱半　腻粉一钱　麝香少许　白丁香半字

　　方中白丁香，《普济方》作"乳香"。

【用法】上为细末，用粟米饭为丸，如绿豆大，捻作饼子，慢火内微炮令紫色。每服一丸，用粟米饭饮化下，微利为度。

【主治】小儿壮热，惊，积在内壅并痰涎，及奶癖取虚，中积转惊。

灵砂丹

【来源】《博济方》卷四。

【组成】朱砂半两　大附子（炮）　青皮　杏仁（去皮尖）各一两　巴豆（以水五升，慢火煮三十沸）春、冬一百个，秋、夏用五十枚（一方有面姜一两，炮）

【用法】先将巴豆以水五升，煮令油出水尽为度，细研，与众药末和，以粳米饭为丸，如豌豆大，小儿吊风，桃柳枝一握煎汤送下；小儿肚胀，石榴汤送下。小儿及患人相度虚实加减服。

《普济方》：血痢，生姜汤下；痔漏肠风，胡荽汤下；大风痰，栀子汤下；心痛，热酒下；疏利滞气，陈皮汤下；疟疾，醋汤下；肺病及一切劳疾，桃柳皮各一握煎汤下；大小便秘，灯心汤下；腰脚风，葱姜汤下；霍乱，木瓜汤下；血气，当归汤下；发汗，麻黄汤下；腰疾，生姜汤下；怀胎气冲心，酒下；一切风，防风汤下；阴毒伤寒，热酒下；吐泻，黄连汤下；虫咬心，冷水下；宿食不消，白汤下；头痛不止，白汤下；痞气膨胀，茶下；疝癖气，丁香汤下；五劳七伤，枳实汤下；口疮，枣汤下；脚气上攻心胸，热汤下；心痛打损，酒下；伤酒伤食，各随汤下；败血不散，米饮下；

难产，黄叶汤下；小便涩，大黄汤下；肺气咳嗽，杏仁汤下；眼昏黑花，黑豆汤下；牙疼，茱萸汤下；小儿腹胀，石榴汤下；乍寒乍热，桃心汤下；怀胎不安，芎䓖汤下；口吐酸水，诃子汤下；产前泻痢，艾叶汤下；小儿五疳、乳汁下；腹痛肋疼，芍药汤下。

【功用】《普济方》：消酒食，疏利滞气，发汗。

【主治】

　　1.《博济方》：众疾及小儿癎风。

　　2.《普济方》：血痢，痔漏肠风，大风痰，心痛，疟疾，肺病，及一切劳疾，腰痛膝疼，水泻，怀胎气冲心，一切风，阴毒伤寒，吐泻，虫咬心，宿食不消，头痛不止、痞气膨胀，疝癖气，五劳七伤，口疮、脚气上攻心胸，心痛，打损，伤酒，伤食，败血不散，难产，小便涩，肺气咳嗽，眼昏黑花，牙痛，小儿腹胀，乍寒乍热，怀胎不安。口吐酸水，产前泻利，小儿五疳，腹痛肋疼。

金化散

【来源】《博济方》卷四。

【别名】金花散（《幼幼新书》卷十六引《家宝》）。

【组成】川大黄（湿纸裹，煨）　干葛　甘草（炙）　川甜消（别研细）各等分

【用法】上为细末。每服半钱，水一盏，煎至六分，食后温服。

【功用】化痰利膈。

【主治】小儿惊热。

神效龙脑膏

【来源】《博济方》卷四。

【别名】龙脑膏（《普济方》卷三七四引《全婴方》）。

【组成】生龙脑一钱（研）　腻粉一分　水银半两（用腊茶半钱，好酥一块如枣大，以水银一处揩磨调和，杀研之）　天南星二钱（洗，去皮脐，湿纸裹，熟灰内煨，研）　石脑油（冬用）一两（夏用一分）

【用法】上为末，以石脑油和丸，如绿豆大。一至四岁，每服一至二丸，煎乳香汤送下，不得化破，服后三五顿食久，取下恶物痰涎即效。

【主治】小儿惊风搐搦，痰塞在心，戴眼直视，或眼不开，口噤，四肢或冷或热，大便或秘或泄。

桃红丸

【来源】《博济方》卷四。

【组成】绿矾一两半　赤脚乌半两

【用法】上为细末，面糊为丸，如绿豆大。每服三丸，用温米饮送下，次吃补虚丸。

【功用】坠涎安虫。

【主治】小儿脾胃虚弱，风邪中人所致的慢惊风。

钱汤丸

【来源】《博济方》卷四。

【组成】猪牙皂角灰一钱　朱砂一钱　天南星末半钱　滑石末一钱　轻粉一钱（好者）　巴豆二十四粒（去皮尖）

【用法】上为极细末，以寒食面为糊和丸，如绿豆大。每服一岁二岁二丸，三岁三丸，临卧煎钱汤送下。

【主治】小儿惊积壮热。

铅白霜丸

【来源】《博济方》卷四。

【组成】铅白霜半两　朱砂　马牙消　人参　天竺黄各半两　山栀子一两　甘草半两（炙）

【用法】上为末，炼蜜为丸，如梧桐子大。每服一丸，冷熟蜜汤化下。

【主治】小儿惊风，伤寒四五日未得汗，摇头扑手，上窜，多啼叫，不睡，吃水无休。

紫霜散

【来源】《博济方》卷四。

【组成】朱砂一两半（好者）　铁粉半钱　铅霜一钱　天竺黄一钱　龙脑半钱（以上五味并同细研）　甘草一钱（炙）　人参一分　使君子一钱（面裹，煨）

方中朱砂，《普济方》作硼砂。

【用法】上后三味，先研为细末，却入前五味，同为极细末，和匀后，以银器或新瓷器内贮之。每服一字，蜜水调下。

【功用】镇心脏，安神魂。

【主治】小儿惊涎壅热，睡中惊搐惊叫。

褊银丸

【来源】《幼幼新书》卷九引《博济方》。

【别名】水银扁丸子（《太平惠民和济局方》卷十）。

【组成】水银一两　黑铅一分（同结砂子）　川巴豆（去皮、心，醋煮令黄色，研）一两　黄明胶一片（慢火炙令黄）　百草霜二两（研）　香墨一寸（研）　腻粉（研）　干蝎（全整者）　铅白霜（研）　青黛（研）　牛黄（研）各一分

【用法】上药除合研药外，细杵，罗为末，再一处细研千百下，用粟米饭为丸，如绿豆大，捻褊。每服五至七丸，干柿汤送下；薄荷汤亦得。更酌儿大小、肥瘦、虚实加减与服之，唯利下青粘滑涎为效。

【功用】常服解心肺痰壅不利。

【主治】

1.《幼幼新书》引《博济方》：小儿急慢惊风，涎潮发搐。

2.《太平惠民和济局方》：小儿惊风壮热，涎盛喘粗，或发搐搦，目睛上视，及乳哺不节，胸满呕逆，精神迷闷，发痫瘛疭。

镇心丸

【来源】《普济方》卷三七五引《博济方》。

【组成】金银箔各三十片　牛黄一钱（研）　茯神半两（去皮）　铁粉半两（研）　龙脑一钱（研）　防葵半两　人参半两　雄黄一分（研）　朱砂半两（研）　犀角一分（锉）　大黄一分（蒸）　龙齿一钱

【用法】上为细末，炼蜜为丸，如小芡实大。看儿大小，薄荷汤化下。

【功用】化痰理惊。

【主治】小儿急慢惊风，搐搦不定，中焦痪疾；大人心神不定，多忪怔。

小黑膏

【来源】《苏沈良方》卷十。

【别名】小黑散（《圣济总录》卷一七一）。

【组成】天南星一枚（大者，烧通赤，入小瓶内，湿纸密口，令火灭，取刮之中心存白处，如皂角子大为度，须烧数枚，择其中度可用者）乌头一枚 薄荷一握 玄参五钱

【用法】上为末，蜜和。每服豆许大，葱白汤下，频服。

【主治】

1.《苏沈良方》：小儿伤寒风痫，伤风发热。

2.《永乐大典》引《孙氏仁存活法秘方》：伤风发搐，及慢惊脾风，鼻流清涕，及伤寒风痫。

【加减】筋缓急，加乳香，同葱白煎汤下。

黑神丸

【来源】《苏沈良方》卷十。

【别名】醉惊丸（《苏沈良方》卷十）。黑丸（《幼幼新书》）

【组成】腻粉一钱半 墨 白面 芦荟（炙）各一钱 麝香 龙脑 牛黄 青黛 使君子（去壳，面裹煨熟）各五分

【用法】面糊为丸，如梧桐子大。每服半丸，薄荷汤研下。要利即服一丸。

【主治】小儿急惊风、慢惊风。

寒水石散

【来源】《苏沈良方》卷十。

【组成】寒水石 滑石（水研如泔，扬去粗者，存细者，沥干更研无声乃止）各三两 甘草粉一两（生）

【用法】量儿大小，皆与一服，热月，冷水下；寒月，温水下。加龙脑更良。

【功用】行小肠，去心热。

【主治】小儿因惊，心气不行，郁而生涎，逆为大疾，及心热不可安卧。

防风导赤散

【来源】《观聚方要补》卷十引《太平惠民和济局方》。

【组成】导赤散加防风

【用法】《类编朱氏集验方》：上锉。每服三钱，水一盏，竹叶少许同煎。

【主治】小儿初惊。

牛黄清心丸

【来源】《太平惠民和济局方》卷一。

【别名】大牛黄清心丸（《古今医统大全》卷八十八）。牛黄丸（《医便》卷五）

【组成】白芍药 麦门冬（去心）黄芩 当归（去苗）防风（去苗）白术各一两半 柴胡 桔梗 芎䓖 白茯苓（去皮）杏仁（去皮尖双仁，麸炒黄，别研）各一两二钱半 神曲（研）蒲黄（炒）人参（去芦）各二两半 羚羊角（末）麝香（研）龙脑（研）各一两 肉桂（去粗皮）大豆黄卷（碎，炒）阿胶（碎，炒）各一两七钱半 白蔹 干姜（炮）各七钱半 牛黄（研）一两二钱 犀角（末）二两 雄黄（研，飞）八钱 干山药七两 甘草（锉，炒）五两 金箔一千二百箔（四百箔为衣）大枣一百枚（蒸熟，去皮核，研成膏）

【用法】上除枣、杏仁、金箔、二角末及牛黄、雄黄、龙脑、麝香四味外，共为细末，入余药和匀，用炼蜜与枣膏为丸，每两作十丸，金箔为衣。每服一丸，温水化下，食后服；小儿惊痫，酌量多少，竹叶汤温温化下。

【主治】

1.《太平惠民和济局方》：诸风缓纵不随，语言謇涩，心忪健忘，恍惚去来，头目眩冒，胸中烦郁，痰涎壅塞，精神昏愦。又治心气不足，神志不定，惊恐怕怖，悲忧惨戚，虚烦少睡，喜怒无时，或发狂颠，神情昏乱。

2.《古今医鉴》：小儿五痫天吊，急慢惊风，潮热发搐，头目仰视，或发痘疹，郁结不出，惊过昏迷，一切怪病。

【方论】《续医说》：《和剂局方》皆名医所集，可谓精矣，其间差舛者亦有之，且如牛黄清心丸一

方，用药二十九味，药性寒热交错，殊不可晓。昔见老医云，此方止是黄芩、麝香、龙脑、羚羊角、牛黄、犀角、雄黄、蒲黄、金箔九味而已，自干山药以后二十一味乃《太平惠民和济局方》补虚门中山芋丸，当时不知何故，误作一方。以上载周密《癸辛杂志》，余始得此说，甚未以为然，及考诸方书，果信二方之合而为一也。

惊气丸

【来源】《太平惠民和济局方》卷一（吴直阁增诸家名方）。

【组成】紫苏子（炒）一两 橘红 南木香 附子（生，去皮脐） 麻黄（去根节） 花蛇（酒浸，炙，去皮骨） 白僵蚕（微炒） 南星（洗，浸，薄切，姜汁浸一宿） 天麻（去苗）各半两 朱砂（研）一分半（为衣） 干蝎（去尾针，微炒）一分

【用法】上为末，入研脑、麝少许，同研极细，炼蜜为丸，如龙眼大。每服一粒，用金银薄荷汤化下，温酒亦得。

【主治】惊忧积气，心受风邪，发则牙关紧急，涎潮昏塞，醒则精神若痴。

【验案】

1.惊气 戊申年军中一人犯法，褫衣将受刃，得释，神失如痴，与一粒服讫而寐，及觉，疾已失。

2.失心 江东提辖张载阳妻避寇，失心数年，授此方，不终剂而愈。

妙香丸

【来源】《太平惠民和济局方》卷六。

【组成】巴豆三百一十五粒（去皮心膜，炒熟，研如面油） 牛黄（研） 龙脑（研） 腻粉（研） 麝香（研）各三两 辰砂（飞，研）九两 金箔（研）九十箔

【用法】上为末，炼黄蜡六两，入白沙蜜三分，同炼令匀，为丸，每两作三十丸。如治潮热、积热、伤寒结胸发黄，狂走躁热，口干面赤，大小便不通，煎大黄，炙甘草汤送下一丸；毒利下血，煎黄连汤调腻粉少许送下；如患酒毒、食毒、茶毒、气毒、风痰伏痞、吐逆等，并用腻粉、龙脑、米饮送下；中毒吐血、闷乱烦躁欲死者，用生人血送下，立愈；小儿百病，惊痫，急慢惊风，涎潮搐搦，用龙脑、腻粉、蜜汤送下绿豆大二丸；诸积食积热，颊赤烦躁，睡卧不宁，惊哭泻利，并用金银薄荷汤送下，更量岁数加减；如大人及妇人因病伤寒时疾，阴阳气交结，伏毒气胃中，喘躁眼赤，潮发不定，再经日数七、八日已下至半月日未安，医不能明其证候，脉息交乱者，可服一丸，或分作三丸亦可，并用龙脑、腻粉、米饮调半盏送下，此一服，取转下一切恶毒涎，并药丸泻下。如要却收，水洗净，以油单子裹，埋入地中，五日取出，可再与。大人、小儿依法服一丸，救三人即不堪使。如要药速行，即用针刺一眼子，冷水浸少时服之，即效更速。

【功用】

1.《太平惠民和济局方》：解五毒。

2.《证治准绳·幼科》：安神，通关，辟恶气。

【主治】时疾伤寒，阴阳气交结，伏毒气胃中，喘躁眼赤，潮发不定；潮热，积热，伤寒结胸发黄，狂走躁热，口干面赤，大小便不通，毒利下血；酒毒、食毒、茶毒、气毒、风痰伏痞，吐逆；中毒吐血，闷乱烦躁欲死者；小儿百病，惊痫，急慢惊风，涎潮抽搐，诸积食积热，颊赤烦躁，睡卧不宁，惊哭泻利等。

【验案】烦躁 《医学纲目》引丹溪：一女子二十余岁，在室素强健，六月间发烦闷，困惫不食，发时欲入井，六脉皆沉细而弱数，两月后微渴，众以为病暑，治不效，四五日加呕而人瘦，手心极热，喜在阴处，渐成伏脉，时妄语，急予《太平惠民和济局方》妙香丸，如桐子大，以井水下一丸，半日许大便，药已出，病无退减，遂以麝香水洗药，以针穿三窍，次日以凉水送下，半日许大便，下稠痰数升，是夜得睡，困顿伏枕，旬日而愈。

青解毒丸

【来源】《太平惠民和济局方》卷八（吴直阁增诸家名方）。

【组成】寒水石（研） 石膏（研）各十六两 青黛八两

【用法】上为细末，入青黛和匀，蒸饼七个为丸，

如鸡头子大。每服一丸，食后新汲水化下；或细嚼生姜水下亦得。三岁儿可服半粒。

【主治】五脏积热，毒气上攻，胸膈烦闷，咽喉肿痛，赤眼痛肿，头面发热，唇口干燥，两颊生疮，精神恍惚，心忪闷乱，坐卧不宁，及伤暑毒，面赤身热，心躁烦渴，饮食不下。并治小儿惊风潮热，痰涎壅塞。

八珍丹

【来源】《太平惠民和济局方》卷十。

【组成】甘草（炒）　天麻（去芦）　朱砂（研飞）　天南星（牛胆制）各五两　牛黄（研）一分　腻粉（研）　雄黄（飞）各一两一分　天浆子（微炒）三百五十个　银箔七十片（为末）

【用法】上为细末，入研药匀，炼蜜为丸，如豌豆大，以银箔为衣。一岁儿每服一丸，薄荷汤化下，奶食后服。疾证未退，可再服之。

【主治】小儿惊风壮热，精神昏愦，呕吐痰涎，惊悸恍惚，或发瘛疭，目睛上视。

软金丹

【来源】《太平惠民和济局方》卷十。

【别名】软金丸（《圣济总录》卷一六九）。

【组成】使君子（炒，为末）　香墨（烧研）　青黛（细研）　麝香（细研）　腻粉（研）各一分　胡黄连（为末）一分　寒食面七钱半　天浆子七个（炒为末）

【用法】上合研匀。以白面糊为丸，如小豆大。每服一丸，煎金银薄荷汤化下。五岁以上可服二丸，更量大小、虚实加减。不拘时候。

【功用】《幼幼新书》引《庄氏家传》：治惊疳，下积聚。

【主治】

　　1.《太平惠民和济局方》：小儿惊风壮热，多睡惊掣，精神昏溃，痰涎壅塞。手足抽搐，目睛上视，项背强硬，牙关紧急。

　　2.《圣济总录》：小儿急惊，手足搐搦，目睛直视。小儿惊疳，壮热羸瘦。

　　3.《幼幼新书》引《庄氏家传》：惊疳积聚。

　　4.《永乐大典》引《庄氏家传》：小儿急慢惊风。

大惊丸

【来源】《太平惠民和济局方》卷十。

【别名】罢惊丸（《御药院方》卷十一）。

【组成】蛇黄（火煅，醋淬九次，研，飞）二钱　青礞石（研）一钱　朱砂（研，飞）三钱　虾蟆灰　雄黄各一钱　铁粉（研）二钱半

【用法】上为末，水浸蒸饼为丸，如梧桐子大。每服一丸，煎薄荷水磨剪刀股化下，一日二三次。

【功用】治惊化涎。

【主治】小儿惊风诸痫，壮热昏愦，神志恍惚，痰涎壅塞；或发搐搦，目睛直视。

大天南星丸

【来源】《太平惠民和济局方》卷十。

【别名】天南星丸（《圣济总录》卷一七一）。

【组成】龙脑（研）　牛黄（研）　乳香（研）各一钱　天南星（牛胆制者）半两　人参　天麻（去芦）　防风（去芦）各一分　朱砂（研）三钱　干蝎十四个（汤浸润，去土，微炒，为末）　麝香（研）一钱半

【用法】上为末，炼蜜为丸，如大鸡头子大。每服一丸，荆芥、薄荷汤化下，不拘时候。

【主治】小儿急慢惊风，涎潮发搐，目睛上视，口眼相引，牙关紧急，背脊强直，精神昏塞，连日不省。

比金丸

【来源】《太平惠民和济局方》卷十。

【别名】小青丸（《普济方》卷三七四）。

【组成】滑石　腻粉（研）各十五两　青黛（研）二两半　天南星（炮）十二两半　巴豆七百个（去皮，取霜）

【用法】上为细末，以面糊为丸，如麻子大。每服一岁一丸，薄荷温水送下；如急惊风，头热足冷，口噤面青，筋脉抽掣，上膈顽涎，疾状甚者，加一二丸，煎桃符汤送下；小儿疮疹后余毒不解，宜与服，食后。

【功用】疏利下蕴毒热涎。

【主治】小儿惊风体热，喘粗涎嗽，心忪颊赤，大

小便不利，夜卧不稳。

天麻防风丸

【来源】《太平惠民和济局方》卷十。

【别名】天麻煎丸（《御药院方》卷十一）、琥珀丸（《普济方》卷三七三）。

【组成】白僵蚕（去丝嘴，炒）干蝎（炒）各半两 天麻（去苗）防风（去苗）人参各一两 朱砂（研，飞）雄黄（研）麝香（研）甘草（炙）各一分 牛黄一钱

【用法】上为细末，炼蜜为丸，如梧桐子大。每服一丸至二丸，薄荷汤化下，不拘时候。

【主治】小儿一切惊风，身体壮热，多睡惊悸，手足抽掣，精神昏愦，痰涎不利，及风温邪热。

太一银朱丹

【来源】《太平惠民和济局方》卷十。

【别名】太乙银朱丹（《普济方》卷三七三引《幼幼新书》）。

【组成】黑铅三两（炼十遍，与水银结砂子，分为小块，同甘草水煮半日，候冷，取出研，去草不用）水银（结砂子）铁粉各三两 甘草（同铅煮）十两 天南星（炮，为末）三分 朱砂（飞研）半两 腻粉（研）一两

【用法】上为末，以面糊为丸，如麻子大。每一岁儿服一丸，乳食后用薄荷、蜜汤送下。微利为度，未利再服。

【主治】小儿惊风发热，涎盛发痫，手足搐搦，目睛上视；及风壅痰实，心膈满闷，呕吐痰涎，大便秘涩。

牛黄丸

【来源】《太平惠民和济局方》卷十。

【组成】蛤粉（研，飞）二百两 牙消（枯，研）朱砂（研，飞）各十两 人参二十五两 雄黄（研，飞）七十五两 龙脑（研）四两 甘草（火监）五十两 金箔 银箔各二百片（为衣）牛黄二两（别研）

【用法】上为细末，炼蜜搜和，每一两八钱作二十丸，以金箔、银箔为衣。一岁儿每服如绿豆大，薄荷温水化下，食后量岁数临时加减服之。

本方原名牛黄膏，与剂型不符，据《普济方》改。

【功用】治惊化涎，凉膈镇心，祛邪热，止痰嗽。

牛黄膏

【来源】《太平惠民和济局方》卷十。

【组成】蛤粉（研飞）二百两 牙消（枯研）朱砂（研飞）各十两 人参二十五两 雄黄（研飞）七十五两 龙脑（研）四两 甘草（火监）五十两 金箔 银箔各二百片（为衣）牛黄二两（别研）

【用法】上为细末，炼蜜搜和，每一两八钱作二十丸，以金箔、银箔为衣。一岁儿每服如绿豆大，食后薄荷温水化下。

【功用】治惊化涎，凉膈镇心，祛邪热，止痰嗽。

辰砂茯神膏

【来源】《太平惠民和济局方》卷十（续添诸局经验秘方）。

【组成】酸枣仁（净，去壳）代赭石（烧，醋淬，研）乳香（炙，别研）各一两 茯神（去木）一两半 朱砂（研，飞）半两 麝香（研）一钱

【用法】上为细末，炼蜜为丸，如鸡头子大。每服一丸，用金银薄荷汤送下。

【功用】常服镇心、安神、定志。

【主治】小儿急慢惊风，潮涎搐搦，手足抽掣，心膈烦躁，及惊啼，睡不宁贴，腹中绞痛。

虎睛丸

【来源】《太平惠民和济局方》卷十。

【组成】茯神（去木）天麻（去苗）腻粉（研）天竺黄（研）胡黄连各五两 朱砂（研，飞）二两 麝香（研）白附子（炮）天南星（炮）各三两 青黛（研）七两 使君子一百个 天浆子（微炒）四十个

本方名虎睛丸，但方中无虎睛，疑脱。

【用法】上为细末，面糊为丸，如梧桐子大。一岁儿每服一丸，乳食后薄荷汤化下。

【主治】小儿惊风壮热，痰涎窒滞，精神昏愦，睡多惊啼，或发搐搦，目睛直视。

金箔镇心丸

【来源】《太平惠民和济局方》卷十。

【组成】紫河车（用黑豆煮软，切作片，焙干）二十五两　山药一百五十两　牙消（枯）十五两　甘草（爁）人参（去芦）茯苓（去皮）各五十两　朱砂（研，飞）一百两　龙脑（研）十两　麝香（研）五两　金箔一千二百箔（为衣）

【用法】上为细末，炼蜜为丸，每一两半作五十丸，以金箔为衣。每服一丸，薄荷汤化下，含化亦得，食后临卧服。

【功用】安镇心神，散败邪热，凉咽膈，止惊啼。

【主治】小儿风壅痰热，心神不宁，惊悸烦渴，唇焦颊赤，夜卧不安，谵语狂妄。

定命丹

【来源】《太平惠民和济局方》卷十。

【别名】定命丸（《圣济总录》卷一七二）。

【组成】青黛（研）半钱　蟾酥（干者，酒浸一宿）一钱　干蝎（全者，微炒）七个　麝香（研）一字　白附子（炮，为末）半分　天南星（炮，为末）一分（一本不用天南星）

【用法】上为细末，以粟米粥为丸，如绿豆大，别以青黛为衣。每服一丸，荆芥、薄荷汤送下，后困睡无疑。但有病人，先化半丸，滴入鼻中，嚏喷者必愈。

【主治】小儿急慢惊风，天钓撮口，潮发搐搦，奶痫壮热，昏塞不省。

蛇头丸

【来源】《太平惠民和济局方》卷十（续添诸局经验秘方）。

【组成】蛇含石十个（煅三度，醋淬，却用甘草汤煮，出酸气，研，飞，为细末）　铁腻粉二两　五灵脂（酒浸，去砂）　神砂（研）　蝎梢　白附子（炮）郁金（炮）各二两　龙脑（别研）半两　麝香（研）一两　花蛇头十个（酒浸，去骨，用齿并肉）

【用法】上为细末，面糊为丸，如鸡头大。每服一丸，薄荷自然汁磨，以井花水化开，量儿大小加减与服。

【主治】小儿急慢惊风，手足抽掣，眼睛直视，角弓反张，证候危急者。

睡惊丹

【来源】《太平惠民和济局方》卷十（绍兴续添方）。

【别名】睡惊丸（《小儿卫生总微论方》卷六）。

【组成】蛇黄（火煅红，米醋淬五遍，再将醋煮干为度）　天南星（碾为粉，用薄荷汁为饼，炙熟）　茯苓（去皮）　铁粉（重罗）　使君子仁各半斤　脑子（别研）半两　麝香（别研）一两　银箔（研）　金箔（研）各一百片

【用法】上为末，糯米糊为丸，如皂荚子大，朱砂为衣。每服一丸，五岁儿分二服，三岁以下儿分三、四服，薄荷汤磨下，更量岁数加减。

【功用】安神镇心，定惊控痰。

【主治】

1.《太平惠民和济局方》：小儿惊邪，风热痰壅，咽膈不利，夜卧不安，睡中啼哭，惊风搐搦。

2.《易简方论》：因惊者泄泻，其色必青。

镇心至宝丹

【来源】《太平惠民和济局方》卷十（续添诸局经验秘方）。

【组成】天南星（煨）　白附子（炮）　雄黄（研）　干蝎各半两　白僵蚕（去丝嘴，炒）郁金各一两　龙脑（研）　麝香（研）各二钱五分　辰砂（研）一分　腻粉二钱　滑石末二两

【用法】上为细末，炼蜜为丸，如皂荚子大，金、银箔为衣。每服一丸，食后、临卧薄荷汤送下。

【功用】常服镇心神，凉咽膈。

【主治】小儿惊风搐搦，壮热涎多，鱼口鸦声，眼睛直视。

珠黄散

【来源】《中国医学大辞典》引《太平惠民和济

局方》。

【组成】珍珠（豆腐制）三钱　西黄一钱

【用法】上为极细末，无声为度，密贮勿泄气。每用少许吹入患处。

《医级》：小儿痰痉，以灯心调服二三分。

【功用】

1.《中国医学大辞典》引《太平惠民和济局方》：化毒去腐，清热生肌。

2.《饲鹤亭集方》：平疳化痰，清咽利膈，止痛。

【主治】

1.《中国医学大辞典》引《太平惠民和济局方》：咽喉肿痛腐烂，牙疳口疮，梅毒上攻，蒂丁腐去，小儿痘瘄后余毒未消，口舌破碎。

2.《医级》：风痰火毒，喉痹，及小儿痰搐惊风。

【宜忌】《全国中药成药处方集》（天津方）：忌烟、酒及辛辣食物。

牛黄散

【来源】《永乐大典》卷九七五引《灵苑方》。

【组成】牛黄　犀角屑　羚羊角屑　雄黄　人参　硼砂　铁粉　铅霜　郁金　腻粉　辰砂各一分　北矾一两半　片脑　麝香各半分　金箔五十片　天南星（去皮心，锉如骰子大，入牛黄胆内悬东北方上百日，令干取）三两（未干则晒令干，如急要用，捣天南星末，胆汁和为饼子，晒干用）

【用法】上为末。常服一字，小儿半字，薄荷汤调下。中风涎甚及心疾，每服一钱，小儿一字，薄荷自然汁调下。如中风吐涎，临时加腻粉半钱同服。

【功用】化风涎，益精神，开心志，镇惊消疾。

【主治】积年心恙，诸痫风癫，谬忘昏乱及小儿惊风。

朱砂散

【来源】《永乐大典》卷九七五引《灵苑方》。

【别名】丹砂散（《圣济总录》卷一七一）。

【组成】朱砂（拣去石，研）　白附子各二钱　附子一个（去皮脐）　天南星（去脐）　天麻　干蝎（全者）　半夏（汤洗七遍，去滑为度）各一钱

【用法】上各细锉，晒干，为极细散；次入朱砂末，再研合令匀，以瓷罐收之。二岁以下每服半字，四五岁以下每服一字强，六七岁半钱，十三五岁加至一钱。如是退一切惊热、风热、咳嗽，喉中壅隘，并宜食后用蜜和熟水调下；一切风不问急慢，咬齿拗项，翻眼气粗，手足搐搦，并用冷茶清调下。服良久，膈上有风涎则吐之，不尔汗出立愈；亦有寻时并定也。有猛发一上者，良久再进一服。疾定后更加牛黄少许，和前药用薄荷蜜水调下，一日三次。若要为丸子，用薄荷、生姜汁、蜜、酒煮面糊为丸，如绿豆大，每服五丸，用薄荷汤送下。

【功用】压惊，安魂定魄，镇心脏，退风热。

【主治】一切惊风，不问急慢，咬齿拗项，翻眼气粗，手足搐搦。

【宜忌】忌动风毒物。

朱砂丹

【来源】《幼幼新书》卷八引《灵苑方》。

【组成】巴豆霜　干蝎　天南星　朱砂（别研）各一钱　木鳖子一个（炮，去壳，研为末）

【用法】上为末，用蒸饼心研合为丸，如绿豆大。每一岁二丸，用桃白皮煎汤令温吞下。

【主治】小儿急慢惊风，夜啼，虚积痰毒。

桃红散

【来源】《幼幼新书》卷八引《灵苑方》。

【组成】半夏（四两，用水浸，每日一度换水，从夏至前五日，浸至立秋后五日即止，待自成粉，晒干，用细罗子罗去粗者不用，细者取）二两　龙脑（研）　朱砂（研）各一钱　石膏（细研，以水飞过用）一两半

【用法】上一处拌合，再研令匀。每服一字，用生姜熟水调下。

【功用】压惊，治风化涎，解伤寒，退惊热。

【主治】惊热。

归命丹

【来源】《幼幼新书》卷十引《灵苑方》。

【别名】神穴丹（原书同卷）、归命丸、神穴丸（《圣济总录》卷六）。

【组成】蛇黄四两（紫色者佳，用火煅令通赤，取出以纸衬地上出火毒，一宿杵罗为末，更入乳钵研如面）　朱砂半两　铁粉一两　獭猪粪二两（野放小硬干者，用饼子固济，烧烟尽为度，勿令白过，恐药少力，候冷，研令细）　麝一钱（研）

【用法】上药都入乳钵内同研极细，糯米粥为丸，如芡实大，挑漆盘于日内晒之。一切风，薄荷酒磨下一丸，小儿半丸；疳热，用冷水磨下一丸，分作四服；大人、小儿中风口噤，反张涎满者，灌下一丸，立醒；小儿被惊及发热，并以薄荷磨少许便安。端午及甲午日合；急用不拘。

【主治】感厥急风，心邪痫疾，小儿天钓、惊风及疳热。

透关散

【来源】《幼幼新书》卷十引《灵苑方》。

【组成】朱砂　水银（同朱砂研如铁色，无星为度）　龙脑　腻粉各一钱　牛黄少许

【用法】上为细末。分作三服，用煎薄荷汤调下，取出恶物，五七日后更一服，一月更一服；小儿每服一字，薄荷汤调下；口噤者，拗开灌下。

【主治】卒中，感厥，诸痫，小儿惊风，涎满口噤。

雄朱丹

【来源】《幼幼新书》卷十引《灵苑方》。

【组成】雄黄　朱砂　麝　腻粉各半两　白附子　半夏（汤洗七次）　天南星（炮）　川乌头　附子（各生去皮脐）　干蝎　羌活　天麻　川芎　肉桂（去粗皮）　白僵蚕　木香　白鲜皮　乌蛇　花蛇（酒制，炙）各一两　巴豆（净肉薄荷汁煮五、七十沸，去油）

【用法】上为末，米粥为丸，如绿豆大。茶、酒下三丸，常服；冷气，姜汤送下；宿食不消，橘皮汤送下；大小便不通，甘草豆淋酒送下；急风，薄荷酒送下；瘫痪，豆淋酒送下；酒食伤，生姜汤送下；风气，茴香酒送下；血气，荆芥酒或醋汤送下；大肠秘涩，生姜汤送下；白痢，椒汤送下；风眼，淡竹叶汤送下，坐间便退；头风，槐枝汤送下；风疹，蜜酒送下；赤白痢，二宜汤送下；头痛伤寒，盐汤送下；赤痢，甘草汤送下；小儿疳，米饮送下；风眼，古井水煎淡竹叶汤送下；小儿惊风，薄荷乳汁送下。

【主治】小儿惊风，及冷气，宿食不消，大小便不通，急风，瘫痪，酒食伤，风气、血气，大肠秘涩，白痢、赤痢、赤白痢，风眼，头风，风疹，头痛伤寒，疳积。

三解散

【来源】《幼幼新书》卷十九引《灵苑方》。

【组成】川大黄（炒）　芍药　甘草（炙）　干蝎　白僵蚕　桔梗　人参　郁金各一分　白附子　防风　黄芩各半两

【用法】上为散。壮热吐泻，防风、麦芽汤调一字至一钱；只身热，甘草、柳枝汤调；不退热，蜜牛蒡子、薄荷汤调；吐泻不止，用肉豆蔻三个，面裹煨，研细末，裹面和杵，丸如绿豆大，饭汤吞五七丸，立止。

【主治】惊风，内外热，心胸烦闷，不思饮食，吐逆不止及诸般风热。

抱龙丸

【来源】《小儿斑疹备急方论》。

【别名】牛黄抱龙丸（《明医杂著》卷六）。

【组成】天南星（锉开，里白者，生为末，腊月内取黄牛胆汁和为剂，却入胆内阴干，再为末）半斤　天竺黄二两（别研）　朱砂二钱、研，水飞）　雄黄半两（研，水飞）　麝香一钱（别研）　牛黄一字（别研）

《痘疹世医心法》有"金箔"。

【用法】上为极细末，甘草水为丸，如鸡头子大，窨干，二岁儿每服一丸，竹叶或薄荷汤化下，不拘时候。

【主治】一切风热，中暑惊悸，疮疹欲出，多睡，咳嗽涎盛，面赤，手足冷，发温壮，睡中惊，搐搦不宁，脉洪数，头痛，呕吐，小便赤黄。

钩藤大黄汤

【来源】《伤寒总病论》卷五。

【组成】钩藤皮　当归　甘草（炙）　芍药各半两　大黄三分

【用法】上为粗末。每服三钱，水一盏，煎至六分，温服。以利为度，难利者，间服茵陈丸。

【主治】小儿伤寒不解，发惊妄语，狂躁潮热；以及小儿伤食，作惊发痫，不吃乳食，发热啼哭。

天麻丸

【来源】《圣济总录》卷六。

【组成】天麻　地榆　木香　防风（去叉）　乌头（去皮，生用）　丁香各半两　丹砂二钱（研）　麝香（研）　龙脑（研）　牛黄各一钱半（研）　自然铜半两（火煅红，以米醋浸，又煅，凡十余次，水洗去灰，研）

【用法】上药除丹砂、自然铜、麝香、龙脑、牛黄别研外，六味焙干，为细末，同前药拌匀，炼蜜为丸，捣治得所，新瓦合盛贮，旋丸，大人如樱桃大，小儿如豆大加减。每服一丸，日午、晚后用薄荷熟水嚼下。

【主治】丈夫妇人卒中恶风，热涎潮壅，手足麻痹，齿噤不开，语言不得；或暴风搏于腠理，浑身壮热，头目昏眩，心躁烦热；小儿急、慢惊风。

缓颊散

【来源】《圣济总录》卷六。

【组成】天南星一枚（重半两者，用酒同生姜自然汁浸四十九日，切破，焙干）　半夏（亦如天南星浸，切，焙干）　乌头（炮裂，去皮脐）　芎䓖　白附子（炮）　防风（去叉）　雄黄（研）　丹砂（研）各半两　牛黄（研）　麝香（研）各一分

【用法】上药前六味为细末，入雄黄以下四味，同研匀。每服半钱，温酒调下；如小儿急慢惊风，薄荷汤调下一字。

【主治】中风口噤，及妇人洗头中风，牙关紧急，小儿急慢惊风。

龙脑煎

【来源】《圣济总录》卷十四。

【组成】龙脑（研）　蝎梢（炒）　水银（研）　麝香（研）　腻粉（研）　丹砂（研）　天南星（薄荷汁浸一宿，切，炒）　白附子（炮裂）各等分

【用法】上为末，用石脑油和为煎。每服一皂子大，食后、临卧薄荷汤化下。

【主治】惊风心膈生涎。

地黄煎丸

【来源】《圣济总录》卷十四。

【组成】生地黄汁六升　生天门冬汁五合　牛髓五合　生姜汁七合　牛酥五合　白蜜五合　醇酒二升　枣肉膏（去核）五合（以上八味，先煎地黄汁并酒，五分减二分，次下天门冬汁、姜汁，煎二十沸，次下牛髓、酥、蜜、枣膏，煎如稀糖，次下后散药）　黄耆（锉）　石斛（去根）　人参　山芋　茯神（去木）　柏子仁（别捣研）　山茱萸　桂（去粗皮）　五味子　防风（去叉）　枸杞子　枳壳（去瓤，麸炒）　厚朴（去粗皮，生姜汁炙，锉）　白术各半两　干姜（炮）半两　赤石脂（别捣研）　甘草（炙，锉）各一两　远志（去心）　细辛（去苗叶）各一分

【用法】上除前八味外，捣研为末，入前煎中搅匀，于银器中重汤煎至可丸，即丸如梧桐子大。每服三十丸，空心、早食后温酒送下，一日二次。

【主治】风惊邪，心虚，冷热不调，左肋下有气，发即妨胀不能食。

安神散

【来源】《圣济总录》卷十四。

【组成】丹砂（研）　铁粉（研）各半两　白茯苓（去黑皮，为末）一钱

【用法】上为极细末。每服半钱匕，鹅梨汁调下；磨刀水亦得。

【主治】惊邪。

桃花散

【来源】《圣济总录》卷十四。

【组成】麻黄（去根节） 天南星（炮） 白附子（炮） 附子（炮裂，去皮脐） 乌头（炮裂，去皮脐）各一两 丹砂（研） 麝香（研）各一两 干蝎（去土，生用）一两

【用法】上为散。每服半钱匕，薄荷温酒调下；一切风，用葱酒调下；小儿每服一字匕，薄荷蜜水调下。

【主治】一切风惊。

银液汤

【来源】《圣济总录》卷十四。

【组成】山泽银一斤（水煮取液） 龙齿二两 生地黄（切，焙）半两 防己（锉） 羚羊角（镑） 远志（去心）各二两 人参（去芦头） 独活（去芦头） 甘草（炙，锉） 桂（去粗皮）各一两半 细辛（去苗叶）一两 白茯苓（去黑皮）二两半 杏仁（汤浸，去皮尖双仁，炒）十枚

【用法】上除银液外，余为粗末。每服五钱匕，以银液二盏，煮取八分，去滓，入竹沥少许，搅匀，温服，空心、午时、夜卧各一次。

【主治】小儿风惊，恐怖不安，或发痫吐沫。

【加减】热多，去桂，加钩藤二两。

镇心追风散

【来源】《圣济总录》卷十四。

【别名】追风散（《普济方》卷一○三）。

【组成】干蝎（去土，首尾全者，去爪，生用）四枚 附子（炮裂，去皮脐） 乌头（生，去皮脐） 白附子（生） 天南星（生）各一分 丹砂（研）一钱半 麝香（研）半钱 龙脑（研）半钱 半夏（生姜汁浸一宿，切，焙）一分

【用法】上为散，入研了药，再同研令匀细，入瓷合中盛。每服半字、渐加至一字，煨葱白酒调下，一日二三服。

【功用】分涎利膈，安神定志。

【主治】小儿惊风。

牛黄竹沥散

【来源】《圣济总录》卷一六七。

【组成】牛黄（研）一分 淡竹沥半合

【用法】上二味；一二岁儿每服牛黄一字匕，三四岁儿每服半钱，用淡竹沥调下，一日三次。

【主治】
1.《圣济总录》：小儿胎风热，撮口发噤。
2.《普济方》：心热发惊。

蜈蚣丸

【来源】方出《圣济总录》卷一六七，名见《普济方》卷三六○。

【组成】赤足蜈蚣一条 棘刚子五枚

【用法】上烧成灰，饭和为丸，如麻子大。每服三至五丸，乳汁送下。

【主治】小儿撮口。

人参汤

【来源】《圣济总录》卷一六八。

【组成】人参 白茯苓（去黑皮） 甘草（炙，锉） 大黄（煨，锉） 芍药 钩藤 当归（焙）各半两

【用法】上为粗末。每服一钱匕，水八分，加竹叶五片，煎至五分，去滓温服。

【主治】小儿风热多惊。

天竺黄散

【来源】《圣济总录》卷一六八。

【组成】天竺黄 蝉蜕 白僵蚕（炒） 山栀子仁 甘草（炙） 郁金各等分

【用法】上为散。每服一钱匕，熟水调下；三岁儿可半钱，未晬儿一字。

《普济方》：上为末，每服半钱，金银薄荷煎汤下。

【功用】《普济方》：退惊涎。

【主治】
1.《圣济总录》：小儿风热惊风。
2.《普济方》：小儿伤寒。

丹砂丸

【来源】《圣济总录》卷一六八。

【组成】丹砂（研，水飞过） 柴胡（去苗） 铁粉（研） 麦门冬（去心，焙） 白茯苓（去黑皮）各半两 天竺黄（研） 人参 黄耆（锉） 黄芩（去黑心） 甘草（炙，锉）各一分 牛黄（研） 麝香（研）各一钱

【用法】上为末，炼蜜为丸，如绿豆大。每服五丸，煎竹叶汤化下。

【主治】小儿风热多惊。

抱龙丸

【来源】《圣济总录》卷一六八。

【组成】腊月黄牛胆一枚 天南星（炮去皮脐，捣为细末，填满胆中，紧系，通风处阴干。去胆皮取药，每一两入后药） 金银箔（小者）各十片 丹砂一钱半 龙脑 麝香各一字

方中黄牛胆，《普济方》作"猪胆"。

【用法】上为极细末，炼蜜为丸，如鸡头子大。每服一丸，竹叶水化下，岁数小者半丸。

【功用】凉心压惊。

【主治】小儿风热壅毒，关膈滞塞。

祛热汤

【来源】《圣济总录》卷一六八。

【组成】大黄（锉，炒） 朴消 甘草（炙） 龙齿各一分 枳壳（去瓤，麸炒）一两

【用法】上为粗末。每服半钱匕，以水半盏，煎至三分，去滓放温，时服一分，一日三次。乳母服之亦妙。

【主治】小儿百日以来，结实壮热兼惊。

大黄甘草饮

【来源】《圣济总录》卷一六九。

【组成】大黄（锉，炒） 甘草（炙，锉） 芍药各半两 当归（切，焙）一两

【用法】上锉，如麻豆大。以水三盏，浸一宿，煎取一盏澄清。儿生三日，与一蚬壳许，余量儿大

小加减服。若一服得快利，即不须再服。

【主治】小儿惊热。

牛黄丸

【来源】《圣济总录》卷一六九。

【组成】牛黄一钱（研） 丹砂（研）二钱 水银（用铅结成沙子）鸡头许 蝎梢二七枚（去土，炒，为末） 天南星一枚（如钱许大者，为末） 腻粉二钱 金箔五片 麝香一钱（细研）

【用法】上为末，煮枣肉为丸，如芥子大。每服三丸至五丸，金银薄荷汤送下。

【主治】小儿惊风，眠睡不稳。

丹砂散

【来源】《圣济总录》卷一六九。

【组成】丹砂一钱（研） 腻粉一钱 蜈蚣一条（酒浸，炙） 蝎梢四十九枚（炒）

【用法】上为细散。每服一字匕，薄荷汁调下。

【主治】小儿惊搐。

金箔丸

【来源】《圣济总录》卷一六九。

【组成】金箔四十九片 丹砂（研） 水银沙子 麝香（研） 腻粉（研）各一钱 牛黄（研） 青黛（研） 犀角末 白僵蚕（炒） 蝉蜕（去土） 麻黄（去根节） 白附子（炒） 天麻（酒浸，炙） 天南星（炮，酒浸，焙）各一分

【用法】上为末，再同研匀细，生蜜为丸，如梧桐子大，或如鸡头子大。每服以一丸分三服，煎人参、薄荷汤化下，不拘时候。

【主治】小儿惊风壮热，时气疮疹，摇头弄舌，咳吐目涩，多睡涎嗽；兼治寒邪发热，及下利脓血。

铁粉煎

【来源】《圣济总录》卷一六九。

【组成】铁粉（研） 丹砂（研） 水银砂子 马牙

消（研） 龙脑（研）各一钱 天竺黄（研） 寒食面各一分 轻粉（研）半钱 真珠末二钱 槟榔二枚（为末） 麝香（研） 丁香末各一钱 恶实一分（微炒，为末）

【用法】上为末，以生蜜少许调如膏。每服一小皂子大，用金银薄荷汤化下。

【功用】利膈镇心。

【主治】小儿惊热，心神躁闷，胸膈不利，痰涎呕逆。

犀角散

【来源】《圣济总录》卷一六九。

【组成】犀角（镑）半两 牛黄（研）一钱 青黛（研） 熊胆（研）各一分

【用法】上为散，再和匀。每服一字匕，乳汁调下，一日二次。

【主治】小儿多惊，身体壮热，吐乳不止。

犀角饼子

【来源】《圣济总录》卷一六九。

【组成】犀角（镑） 真珠末 丹砂（研） 蓬砂（研） 粉霜（研） 腻粉 青黛 水银（与黑铅结成沙子）各一分 龙脑（研） 麝香（研）各半钱

【用法】上为末，再同研匀，用山药煮糊为丸，如皂子大，捏作饼子。每服半饼，食后临卧薄荷汤化下。

【功用】凉膈化痰。

【主治】小儿惊热。

蝎梢散

【来源】《圣济总录》卷一六九。

【组成】蝎梢七枚 乌头尖七枚 半夏一枚（浆水煮过） 丹砂（研）半字 附子（生，去皮脐）一分

【用法】上为细散。每服一字，煎柳枝汤送下。

【主治】小儿急慢惊风。

大镇心丸

【来源】《圣济总录》卷一七〇。

【组成】生犀角（镑末）一两 羚羊角（镑末） 龟甲（镑末） 赤箭各半两 牛黄（研） 茯神（去土） 远志（去心） 真珠末（研） 人参 桂（去粗皮）天竺黄（研） 蛇蜕皮（炙令焦黄） 龙脑（研）各一分 铁粉（研）一两 麝香（研） 菖蒲各半两 丹砂（研）半分 金箔（研） 银箔（研）各五十片

【用法】上为末，炼蜜为丸，如梧桐子大。每服一丸至二丸，食后、临卧薄荷汤化下。

【功用】退惊风，化痰壅，壮心气，益精神。

【主治】小儿精神不爽，寝寐多悸，心忪恐悸，四肢战掉，举动欲倒，状类暗风，或烦躁多啼。

代赭丸

【来源】《圣济总录》卷一七〇。

【组成】代赭（生用）半两 铁粉（研） 丹砂（研） 白附子各一钱 麝香（研） 龙脑（研）各一字

【用法】上为细末，炼蜜为丸，如樱桃大。量儿大小加减，薄荷汤化下。

【主治】小儿惊啼，手足搐搦。

钓藤煎

【来源】《圣济总录》卷一七〇。

【组成】钓藤 防风（去叉） 芎䓖 天麻（酒浸，切，焙） 麻黄（去根节）各一分 荆芥穗 蝉蜕（去土） 蝎梢（炒）各半两 白僵蚕十四枚（炒） 薄荷心二十六枚（酒浸，焙） 龙脑 麝香各一字（研）

【用法】上为细末，炼蜜和成煎。每服皂子大，荆芥、紫参煎汤化下。

【主治】小儿虚风。

黄芩散

【来源】《圣济总录》卷一七〇。

【组成】黄芩（去黑心） 人参各一分

【用法】上为散。每服一字匕，以竹叶汤调下，不拘时候。

【主治】小儿心热，惊啼。

吐涎散

【来源】《圣济总录》卷一七一。

【组成】腻粉一两　猪牙皂荚末一分

【用法】上为细末。每服半钱，生油一橡斗，水半盏，同调匀，分二服，以吐为度。

【主治】时发惊风，变成痫疾。

香耆散

【来源】《圣济总录》卷一七一。

【组成】鸡舌香（研）一钱　黄耆（锉）一分　丹砂（研）二钱　五灵脂半钱

【用法】上为散。每服半钱匕，陈米饮调下。

【主治】小儿惊痫，风痫掣动，定后再作。

保和丸

【来源】《圣济总录》卷一七一。

【组成】丹砂（研）一钱　蝎梢二七个　雄黄（研）二钱　芦荟（研）　熊胆（研）各半钱　蛇蜕（烧灰）一钱　瓜蒂二七枚　蟾酥一皂子大（汤浸）　腻粉（研）　龙脑（研）　麝香（研）　牛黄（研）各半钱

【用法】上为末，用浸蟾酥并面糊为丸，如黍米大。每服用倒流水先化一丸，滴鼻内，良久嚏讫，即用薄荷水送下一丸。

【主治】小儿惊痫，身热，手足瘛疭，目睛上视，状如中风。

软金丸

【来源】《圣济总录》卷一七一。

【组成】白僵蚕（炒，大者）一两（为末）　青黛　牛黄（研）各半两　天麻（为末）一分　金箔十片（别研）　龙脑（研）　麝香（研）各一分　丹砂（光明者）二钱（研，水飞）　腻粉一钱

【用法】上为细末，炼蜜为丸，如鸡头大，别用青黛细末滚为衣。每服三岁一丸，食后、临卧用金银薄荷汤化下。

【主治】小儿一百二十种惊风痫病，潮发瘛疭。

柴胡煎

【来源】《圣济总录》卷一七一。

【组成】柴胡（去苗）　升麻　栀子仁　芍药各三分　钓藤一分　凝水石（研）　黄芩（去黑心）　知母（切，焙）各一两　生葛汁一合　甘草（炙）一分　蜜二合　淡竹叶（细锉）三握　杏仁（汤浸，去皮尖双仁，炒，别研）半两

【用法】上十味为粗末。以水三升，入银石铫内，文武火煎至一升，绵滤去滓，再入锅内，下蜜并葛汁、杏仁等，煎如饧，以瓷器盛。百日儿每服如绿豆大，一岁儿如杏仁大，温浆水化破服，每日三次。

【主治】小儿频惊，壮热欲作痫。

天浆子散

【来源】《圣济总录》卷一七二。

【组成】天浆子　蝎梢　犀角屑　丹砂（研）　雄黄（研）　附子（炮裂，去皮脐）　天南星（炮）　白附子　半夏（汤洗去滑，与生姜汁同捣，捏着饼子，晒干）　水银（黑铅结成沙子）　乳香（研）　白花蛇（酒浸，炙，用肉）　白僵蚕（炒）各一分　腻粉　牛黄（研）各一钱　麝香一字　金箔　银箔各三片

【用法】上药除别研外，捣罗为散，入研药和匀。每服一字，薄荷汤调下，一日三次。

【主治】小儿天钓，惊风。

再生散

【来源】《圣济总录》卷一七二。

【组成】乌蛇（酒炙，取肉）　天麻　天南星（炮）　干蝎（炒）各一分　麝香（研）一钱匕　腻粉半钱匕（研）　丹砂（研）二钱　牛黄（研）　白附各一钱

【用法】上九味，除别研外，为散，入研药和匀。每服半钱匕，金银汤调下，早晚各一次。

【主治】小儿天钓惊风，潮搐，项筋紧强，手足厥冷。

青黛丸

【来源】《圣济总录》卷一七二。

【组成】青黛（研）　天竺黄（研）　干蛤蟆一枚（黄泥裹，烧赤，去泥，研）　干蜗牛壳（洗，炒，研）　黄连（去须）　地龙（炒）　人参　钩藤（炙）　龙胆各一分　芦荟（研）　熊胆（研）各半两　牛黄（研）　麝香（研）　雄黄（研）　丹砂（研）各一钱　夜明砂　胡黄连各三分

【用法】上七味为末，与十味研者和匀，以烧饭为丸，如麻子大。一岁每服一丸至二丸，粥饮送下。一岁以上，以意加减。

【主治】小儿天钓客忤，五疳八痢，十二惊痫。

胡黄连丸

【来源】《圣济总录》卷一七二。

【组成】胡黄连半两　木香　蛤蚧（酥炙）各一分　蜗牛子（去壳）二七个　人参　雄黄（研）各半两　牛黄（研）　丹砂（研）各一分　干地龙（炒）三分　青黛（研）　干蟾（烧灰）　黄连（去须）　槟榔（锉）　当归（切，焙）　天麻　犀角（镑）　干蝎（炒）　蝉蜕（炙）　芦荟（研）　羌活（去芦头）　独活（去芦头）　芜荑仁　麝香（研）　驴胎耳（炙）各一分　蛴螬（炙）五个　赤石脂（研）　代赭（捣研）各半两　猪牙皂荚二挺（炙，去皮子，别捣研）

【用法】上为末，猪胆汁和丸，如黍米大。每服二三丸，空心用温米饮下。

【主治】小儿一切疳泻，惊风天钓。

雄黄散

【来源】《圣济总录》卷一七二。

【组成】雄黄（研）　牛黄（研）　蚱蝉各一两　干蝎七枚（去土炒）

【用法】上研为散。一二岁儿每服一字匕，薄荷汤调下，三四岁半钱匕，空心、日午、临卧各一服。

【主治】小儿惊风，天钓急风。

蟾酥丸

【来源】《圣济总录》卷一七二。

【组成】蟾酥　麝香（研）　犀角（镑）　牛黄（研）　丹砂（研）　芦荟（研）　天竺黄各半两　益智（去皮）十个　青黛（研）半两　干蜗牛五个（全者）　白花蛇一寸（去皮骨，炙）

【用法】上为末，用獭猪胆汁为丸，如米粒大，丹砂为衣。每服五丸至七丸，煎薄荷汤送下；惊风，用剪刀股研，薄荷汤送下；慢惊风，煎荆芥汤送下；疳气，麝香汤送下；惊风搐搦，目睛上视，煎金银酒化下。

【功用】利胸膈，坠涎，压心脏积热，顺气，进奶食。

【主治】小儿疳渴不止，及急慢惊风，胸膈有涎，天钓疳风。

月蟾丸

【来源】《圣济总录》卷一七三。

【组成】干蟾（大者，端午取）一枚　蛇蜕皮（大者）一条　谷精草二两（三味同入一瓶子内，以盐泥固济，烧灰）　胡黄连　甜瓜蒂　丁香各一分　熊胆（研）　芦荟（研）　天竺黄（研）　牛黄（研）　丹砂（研）　龙脑（研）　麝香（研）　雄黄（研）各一分　青黛（研）半两

【用法】上为末，再研匀，用獭猪胆汁煮面糊为丸，如绿豆大。每服三五丸，米泔送下。后以桃、柳汤浴儿，着青衣盖。

【主治】小儿五疳，眼鼻多痒，寒热往来，腹脏不调，或泻脓血，肌体瘦弱，饮食不化，多困少力，眼涩饶睡；兼治惊风。

龙齿汤

【来源】《圣济总录》卷一七七。

【组成】龙齿　大黄（锉，炒）各一分　枳壳（大者）一枚（去瓤，麸炒黄）　朴消　甘草（炙，锉）各一分

【用法】上为粗末。每服一钱匕，水半盏，煎至三分，去滓，食前温服，一日二次。

【主治】小儿百日以来，痰实壮热兼惊。

大青膏

【来源】《小儿药证直诀》卷下。

【组成】天麻（末）一钱　白附子（末，生）一钱五分　青黛（研）一钱　蝎尾（去毒，生，末）　乌梢蛇肉（酒浸，焙干取末）各一钱　朱砂（研）　天竺黄（研）

【用法】上同再研细，生蜜和成膏。每服半皂子大至一皂子大，月中儿粳米大，同牛黄膏、温薄荷水一处化服。五岁以上，同甘露散服之。

周学海按："聚珍本"蝎尾、蛇梢肉各五分，有麝香（研），同朱砂、竺黄各一字匕。方末附录云：净阎氏集《宝生信效方》内小儿诸方，言皆得于汝人钱氏，其间大青膏无天麻，有大青生研一分，其余药味，分料和制，如此皆同。其方下证治云：治小儿伤风，其候伸欠顿闷，口中气热，恶风脉浮，比此为详，只用薄荷汤下。

【功用】《小儿药证直诀》：发散。

【主治】

1.《小儿药证直诀》：小儿伤风后发搐。口中气出热，呵欠顿闷，手足动摇。小儿生本怯者，多此病也；小儿热盛生风，欲为惊搐，血气未实，不能胜邪，故发搐。

2.《御药院方》：小儿外伤寒，其候伸欠顿闷，口中气热，或怕畏人，恶风脉浮者。

3.《医宗金鉴》：小儿心肝热盛，偶被惊邪所触，因而神气溃乱，遂成痫证，发时吐舌急叫，面色乍红乍白，惊惕不安，如人将捕之状。

【验案】伤风发搐　李司户孙病，生百日，发搐三五次。请众医治，作天钓或作胎惊痫，皆无应者。后钱用大青膏如小豆许，作一服发之，复与涂囟法封之，及浴法，三日而愈。何以然？婴儿初生，肌骨嫩怯，被风伤之，子不能任，故发搐。频发者，轻也。何者？客风在内，每遇不任即搐。搐稀者是内脏发病，不可救也。搐频者，宜散风冷，故用大青膏。不可多服，盖儿至小，易虚易实，多即生热，止一服而已，更当封浴，无不效者。

小青丸

【来源】《小儿药证直诀》卷下。

【组成】青黛一钱　牵牛末三钱　腻粉一钱

本方为原书"三圣丸"之第一方。

【用法】上为末，面糊为丸，如黍米大。百日者一丸，一岁者二丸，随乳送下。小儿一岁以内，常服极妙。

【功用】化痰涎，宽膈，消乳癖，化惊风。

【主治】

1.《小儿药证直诀》：痰涎、乳癖、惊风、食痫、诸疳。

2.《鸡峰普济方》：热。

【方论】《小儿药证直诀类证释义》：腻粉治痰涎积滞；加青黛以熄肝风；牵牛以化乳癖而除疳。

小黄丸

【来源】《小儿药证直诀》卷下。

【组成】半夏（生末）一分　巴豆霜一字　黄柏末一字

本方为原书"三圣丸"之第三方。

【用法】上为末，姜汁面糊为丸，如黍米大。百日者一丸，一岁者二丸，随乳送下。

【功用】化痰涎，宽膈，消乳癖，化惊风。

【主治】

1.《小儿药证直诀》：痰涎、乳癖、惊风、食痫、诸疳。

2.《鸡峰普济方》：热秘。

【方论】《小儿药证直诀类证释义》：半夏以化痰；黄柏以清热；巴豆以攻癖。

龙脑散

【来源】《小儿药证直诀》卷下。

【组成】大黄（蒸）　甘草　半夏（汤洗，薄切，用姜汁浸一宿，焙干，炒）　金星石　禹余粮　不灰木　青蛤粉　银星石　寒水石各等分

【用法】上为细末，研入龙脑一字，再研匀。每服一字至五分，新水调下。

【功用】通解诸毒。

【主治】小儿急慢惊风。

【加减】治药毒吐血，加甘松枝三两，藿香叶末一钱，金芽石一分，减大黄一半。

安神丸

【来源】《小儿药证直诀》卷下。

【组成】马牙消　白茯苓　麦门冬　干山药　甘草　寒水石（研）各五钱　龙脑一字（研）朱砂一两（研）

【用法】上为末，炼蜜为丸，如鸡头子大。每服半丸，以沙糖水化下，不拘时候。

【功用】

1.《小儿药证直诀》：补心。

2.《世医得效方》：定惊。

3.《幼科释谜》：泻火。

【主治】

1.《小儿药证直诀》：小儿面黄颊赤，身壮热；心虚肝热，神志恍惚。

2.《世医得效方》：小儿因惊吐奶，面色青。

3.《卫生宝鉴》：小儿心虚疳热，面黄颊赤，壮热惊啼。

4.《症因脉治》：痰迷心窍。

5.《幼科释谜》：小儿血气虚而急惊者。

辰砂丸

【来源】《小儿药证直诀》卷下。

【别名】辰砂丹（《普济方》卷三七四）。

【组成】辰砂（别研）　水银砂子各一分　天麻　牛黄各五分　脑　麝（别研）各五分　生犀末　白僵蚕（酒炒）　蝉壳（去足）　干蝎（去毒，炒）　麻黄（去节）　生南星（汤浸七次，焙，切）各一分

【用法】上为末，再研匀，炼蜜为丸，如绿豆大，朱砂为衣。每服一二丸，或五七丸，食后薄荷汤送下。

【主治】小儿惊风，涎盛潮作，及胃热吐逆不止。

利惊丸

【来源】《小儿药证直诀》卷下。

【组成】青黛　轻粉各一钱　牵牛末五钱　天竺黄二钱

【用法】上为末，白面糊丸，如小豆大。每服二十丸，薄荷汤送下。一法炼蜜为丸，如芡实大；每服一粒，化下。

【主治】

1.《小儿药证直诀》：小儿急惊风。

2.《世医得效方》：急惊身热，面赤引饮，口中气热，大小便黄赤，抽掣。

软金丹

【来源】《小儿药证直诀》卷下。

【别名】软金丸（《幼科指掌》卷二）。

【组成】天竹黄　轻粉各二两　青黛一钱　黑牵牛（取头末）　半夏（用生姜三钱同捣成曲，焙干，再为细末）各三分

【用法】上为末，熟蜜剂为膏。每服半皂子大至一皂子大，食后薄荷水化下。

《幼科指掌》：天竺黄三钱、轻粉一钱、半夏五钱、青黛一钱、黑牵牛七钱，炼蜜为丸，薄荷汤送下。

【主治】惊热痰盛，壅嗽膈实。

泻青丸

【来源】《小儿药证直诀》卷下。

【别名】凉肝丸（《世医得效方》卷十一）、泻肝丸（《普济方》卷三六二）。

【组成】当归（去芦头，切，焙秤）　龙脑（焙，秤）　川芎　山栀子仁　川大黄（湿纸裹煨）　羌活　防风（去芦头，切，焙，秤）各等分

【用法】上为末。炼蜜为丸，如鸡头大。每服半丸至一丸，煎竹叶汤同沙糖温水送下。

本方改为汤剂，名"泻青汤"（《痘疹一贯》卷六）。改为散剂，名"泻肝散"（《赤水玄珠全集》卷二十八）。

【功用】

1.《世医得效方》：解热疏风。

2.《春脚集》：清心平肝，疏风凉血，截风定搐。

3.《谦斋医学讲稿》：搜风散火。

【主治】

1.《小儿药证直诀》：肝热搐搦，脉洪实。

2.《云岐子保命集》：中风自汗，昏冒发热，不恶寒，不能安卧，此是风热烦躁。

3.《斑论萃英》：斑后风热毒，翳膜气晕遮睛。

4.《云岐子保命集》：小儿热结于内，腹胀，壮热，大便赤黄，烦躁闷乱者。

5.《婴童百问》：小儿赤眼多泪，睛疼心燥，并热翳、急惊发搐。

6.《外科枢要》：肝经实热，瘰疬肿痛，寒热，或胁乳作痛，大便秘结。

7.《赤水玄珠全集》：妇人经水不断，适逢出痘，发热昏沉，言语狂妄。

8.《证治准绳·疡医》：痛疽，目斜视上，黑睛紧小，白睛青赤，肝挟火邪。

【宜忌】《医方集解》：必壮实之人，方可施用。

【方论】

1.《医方考》：少阳之经行乎两胁，风热相干，故不能安卧。此方名曰泻青，泻肝胆也。龙胆草味苦而厚，故入厥阴而泻肝；少阳火实者，头角必痛，故佐以川芎；少阳火郁者，必生烦躁，故佐以栀子；肝者将军之官，风淫火炽，势不容易治，故又夺以大黄；用当归者，培其血，而不使其为风热所燥也；复用乎羌活、防风者，二物皆升散之品，此火郁发之，木郁达之之意。乃上下分消其风热，皆所以泻之也。

2.《医方集解》：此足厥阴、少阳药也。肝者将军之官，风淫火炽，不易平也。龙胆、大黄，苦寒味厚，沉阴下行，直入厥阴而散泻之，所以抑其怒而折之使下也。羌活气雄，防风善散，故能搜肝风而散肝火，所以从其性而升之于上也。少阳火郁多烦躁，栀子能散三焦郁火，而使邪热从小便下行。少阳火实多头痛目赤，川芎能上行头目而逐风邪；且川芎、当归乃血分之药，能养肝血而润肝燥，又皆血中气药，辛能散而温能和，兼以培之也。一泻、一散、一补，同为平肝之剂，故曰泻青。惟肝常有余，散之即所以补之，以木喜条达故也。

3.《删补名医方论》：龙胆草直入肝经，以泻其火，佐栀子、大黄，使其所泻之火，从大小便而出，是治火之标也。肝主风，风能生火，治肝不治风，非其治也。故用羌活、防风散肝之风，即所以散肝之火，是治火之本也。肝之情欲散，故用川芎之辛以散之。肝之质喜滋，故用当归之濡以润之。是于泻肝之中，寓有养肝之意。泻肝者，泻肝之病也；养肝者，悦肝之神也。

4.《医方论》：肝性至刚，宜柔而不宜伐。此方但泻肝经之郁火则可，若以之治惊恐筋痿等证，吾未见其有济也。若去大黄，加芍药、丹皮等类，为庶几耳。

5.《小儿药证直诀笺正》：此方专为肝胆实火而设。方名泻青，自当以泄热降火为主。龙脑、栀子、大黄，当为君药，而芎、归、羌、防，温升太过，宁非煽其焰而助其威？盖古人误认内动之肝风，作为外来邪风，皆有非散不可之意，终是晋、唐相承之大误，此必不可随波逐流，治讹袭谬者。

6.《中国医学大辞典》：此治肝胆实火之剂也。肝胆之热，多由于郁，郁则火炽于内而不得泄，则诸证生矣。方中以羌活、防风散其外，当归、川芎疏其中，然后以龙胆草直清火邪，导以山栀、大黄，使从大小便而出，俾疏散与清泄合用，则肝胆之邪自去。

7.《谦斋医学讲稿》：本方主治肝火烦躁不寐，易惊多怒，目赤肿痛等证。方内用龙胆、山栀、大黄苦寒泻热，当归、川芎、羌活、防风养血祛风，兼能发越郁火。按泻青丸和龙胆泻肝汤、当归龙荟丸三方同用于肝火实证，同为苦寒直折法，而泻火之力以当归龙荟丸为最强，龙胆泻肝次之，泻青较弱。三方的特点是，龙胆泻肝兼利小便，当归龙荟能通大便，泻青具有搜风散火而无通利二便的作用。

8.《黑龙江中医药》（1986，3：24）：泻青丸是钱乙为治小儿肝经实火而创制的方剂。肝为刚脏，在志为怒主藏魂，以血为体，以气为用，主人体生发之气。但小儿真阴未充，柔不济刚，若有邪热，每因其肝经郁热而现多怒易惊、不能安卧等肝经实火之证，故钱氏自拟泻青丸旨在清肝泻火。方中以苦寒的龙胆草直泻肝火为主药；辅以等量的大黄、山栀子协龙胆草泻肝胆实火，导热下行从二便分消。但因肝经郁热易致肝失生发之性，且又恐苦寒太过而加入辛温之防风、羌活为佐，一可以其辛而行火郁发之之性，而更利于小儿生发之气，二又以其温而防苦寒直折；最后钱氏依据治肝病当谨守以血为体、以气为用的生理特点，佐以当归补血以养肝体；川芎疏肝以理肝用，诸药共奏清肝泻火之用。对肝郁火结，证见目赤肿痛、烦躁易怒、不能安卧、尿赤便秘者，确可收清热泻火、养肝散郁之效。

9.《河南中医》（1987，6：30）：后世引用此方，将龙脑皆改作龙胆草。有的方书虽载有龙脑，但在方解时将龙脑又改成了龙胆草；更有甚者，竟说：龙脑即龙胆草。龙脑与龙胆草实属两种不同科属的药物。龙脑即冰片，为龙脑树之树脂。其气味辛苦微寒无毒，辛香走窜，善散郁火，能通诸窍，故常用治目疾喉痹、小儿惊热等证。龙胆草属草本科植物，药用其根茎，味苦，大寒无毒，因入肝胆二经，故常用以泻肝胆之实火，且苦寒下降，又有除下焦湿热之邪。两药一用其树脂，一用其根茎；其性味归经各不相同，其功效与主治也各有所异，所以说龙脑不是龙脑草。本方原治肝热搐搦，脉洪实，是由肝火郁结所致。钱乙选用大黄泄热从大便下行；用栀子泻三焦郁火，导热从小便而解；用羌活、防风升上以解肝郁；用当归、川芎润养肝血以条达肝气；用龙脑者，乃取其味辛而散以治肝火之郁也。龙脑善散郁火；又性寒，寒能清热；又芳香通诸窍以止搐搦。诸药合用，共奏清肝泻火，散热开窍之功。

【验案】

1. 惊风 《续名医类案》：罗田令治朱女，未周岁，病惊风，方用泻青丸，服之而搐转甚。盖喉间有痰，药末颇粗，为顽痰裹住，粘滞不行之故。乃煎作汤，用薄绵纸滤去滓，一服而愈。

2. 小儿发热 《四川中医》（1987，7：47）：应用本方加减：羌活、川芎、防风各 3～6g，大黄 4～6g，栀子 10～12g，胆草 10g；若扁桃体肿大，加蚤休或青黛；水煎，凉服，每 2 小时服 1 次，大便通，日 2～3 次后即停服；治疗小儿发热 62 例。结果：62 例中 1 天半以内退热者占 73.1%。

3. 单纯疱疹性角膜炎 《陕西中医》（2005，5：37）：用泻青丸治疗单纯疱疹性角膜炎 50 例。结果：治愈 57 只眼，好转 3 只眼，无效 1 只眼，总有效率 98.36%。治愈时间最短 13 天，最长 47 天，平均 31 天。

栝楼汤

【来源】《小儿药证直诀》卷下。

【别名】栝楼散（《奇效良方》卷六十五）。

【组成】栝楼根二钱　白甘遂一钱

【用法】上用慢火炒焦黄色，研匀。每服一字，煎

麝香、薄荷汤调下，不拘时候。

【主治】

1.《小儿药证直诀》：小儿慢惊。

2.《普济方》：癖结胀满。

3.《医方类聚》引《疮疹方》：小儿斑疹作搐。

【方论】《小儿药证直诀类证释义》：白甘遂即蚤休，苦寒降泄，清热解痉，主治惊痫，摇头弄舌，胎风，手足抽搐等证，专用此一味，以治胎风，可见白甘遂是一味主痉的专药，钱氏用此加栝楼根治慢惊，是佐以润肺滑痰，解渴生津，使润而能收，猛而能缓，从二药性味分析，本方适用于小儿高热、惊风抽搐，但方前明言治慢惊，是谓治标之意。

涂囟法

【来源】《小儿药证直诀》卷下。

【别名】涂囟麝香散（《御药院方》卷十一）。

【组成】麝香一字　薄荷叶半字　蝎尾（去毒，为末）半钱　蜈蚣末　牛黄末　青黛末各一字

【用法】上同研，用熟枣肉剂为膏，新绵上涂匀。贴囟上，四方可出一指许。火上炙手频熨。百日内外小儿可用。

【主治】《御药院方》：小儿百日内发搐。

银砂丸

【来源】《小儿药证直诀》卷下。

【别名】梨汁饼子。

【组成】水银（结砂子）三皂子大　辰砂（研）二钱　蝎尾（去毒，为末）　硼砂　霜粉（各研）　轻粉　郁李仁（去皮，焙，为末）　白牵牛　铁粉　好腊茶各三钱

【用法】上为细末，熬梨汁为膏，为丸如绿豆大。每服一丸至三丸，食后龙脑水化下。

【主治】小儿涎盛，膈热实，痰嗽，惊风，积，潮热，及大人风涎等。

剪刀股丸

【来源】《小儿药证直诀》卷下。

【组成】朱砂　天竺黄（各研）　白僵蚕（去头足，

炒） 蝎（去毒，炒） 干蟾（去四足并肠，洗，炙焦黄，为末） 蝉壳（去剑） 五灵脂（去黄者，为末）各一分 牛黄 龙脑（并研）各一字 麝香（研）五分 蛇黄五钱（烧赤，醋淬三五次，放水研飞）

【用法】上为末，共二两四钱，东流水煮，白面糊为丸，如梧桐子大。每服一丸，剪刀环头研，食后薄荷汤化下。

【主治】小儿惊风，久经宣利而生惊。

【加减】慢惊，即去龙脑。

蝉花散

【来源】《小儿药证直诀》卷下。

【组成】蝉花和壳 白僵蚕（直者，酒炒熟） 甘草（炙）各一分 延胡索半分

【用法】上为末。每服一岁一字，四五岁半钱，食后蝉壳汤下。

【主治】惊风夜啼，咬牙，咳嗽，及疗咽喉壅痛。

麝蟾丸

【来源】《小儿药证直诀》卷下。

【组成】大干蟾二钱（烧，另研） 铁粉三钱 朱砂 青礞石（末） 雄黄（末） 蛇黄（烧，取末）各二钱匕 龙脑一字 麝香一钱匕

【用法】上为末，水浸，蒸饼为丸，如桐子大，朱砂为衣。每服半丸至一丸，薄荷水送下，不拘时候。

【主治】小儿惊涎潮搐。

凉惊丸

【来源】《小儿药证直诀·附方》。

【别名】梨汁饼子。

【组成】硼砂（研） 粉霜（研） 郁李仁（去皮，焙干，为末） 轻粉 铁粉（研） 白牵牛末各一钱 好腊茶三钱 （一本无白牵牛末）

【用法】上为细末，熬梨膏为丸，如绿豆大。每服一丸至三丸，食后以龙脑水化下。

【主治】小儿惊风，大人风涎。

全蝎散

【来源】《阎氏小儿方论》。

【组成】全蝎（去毒，炒） 僵蚕（直者，炒） 甘草 赤芍药 桂枝（不见火） 麻黄（去节） 川芎 黄芩（去心）各三钱 天麻六钱 大天南星（汤浸七次，去皮脐，切，焙）三钱

【用法】上为粗末。每服三钱，水一盏半，加生姜七片，煎七分，温服无时，量大小与之，一日三四次。

【主治】小儿惊风；中风口眼喎斜，语不正，手足偏废不举。

【宜忌】忌羊肉。

起死轻骨膏

【来源】《幼幼新书》（古籍本）卷十三引《保生信效方》。

【别名】起死轻骨丹（原书人卫本）、起死神应丹（《儒门事亲》卷十五）。

【组成】麻黄（去根节）五斤（河水二石熬成膏） 桑白皮（土下者佳） 川芎 白芷 苍术（去皮） 甘松（只用腿子）各二两 苦参三两半

【用法】上为细末，麻黄膏为丸，如弹子大。每服一丸，温酒一盏，研化顿服之。临卧取汗，五七日间再服，手足当轻快。小儿惊风量与之；卒中涎潮，分利涎后用之。

【主治】中风瘫痪，四肢不随，风痹，及小儿惊风。

生珠膏

【来源】《医方大成》卷十引《幼幼方》。

【组成】天麻一分 朱砂二钱 僵蚕 白附子（煨） 花蛇（酒浸，炙干）各二钱 全蝎二十一个 黑附子一钱（炮） 麝香半字 蜈蚣一条（酒浸） 南星一钱半（煨）

【用法】上为末，和匀，炼蜜为丸，如鸡头子大。每服一丸，金银薄荷汤化下。

【主治】急慢惊风。

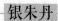

银朱丹

【来源】《永乐大典》卷九八一引《医方妙选》。

【组成】干蝎一分（研） 天浆子一分（微炒） 露蜂房一分（微炒。上三味捣罗为细末） 朱砂半两（细研，水飞） 水银一分（同结为砂子，细研） 牛黄一钱（细研） 麝香一钱（细研）

【用法】上为细末，用白面糊为丸，如黍米大。每服五粒，乳后煎金银薄荷汤送下。

【主治】

1.《永乐大典》引《医方妙选》：胎痫，昏困涎盛。

2.《普济方》：小儿急慢惊风，抽搐不定，涎壅不通。

大青丹

【来源】《普济方》卷三七三引《医方妙选》。

【组成】蝎梢一分 白附子一分 白僵蚕一分 干虾蟆二个（烧灰） 木香一分 槟榔一分（以上捣罗为细末，次入） 青黛一分（研） 续随子一分（研）

方中青黛、续随子二药之后原无"研"字。据《永乐大典》补。

【用法】上拌匀，用糯米饭为丸，如黍米大。每服十粒，点麝香、薄荷汤下。

【主治】小儿惊风潮发，荏苒不愈。

天麻防风丸

【来源】《普济方》卷三七三引《医方妙选》。

【组成】防风 天麻 人参各一两 白僵蚕 干全蝎 白附子 甘草各半两 朱砂一两（研） 牛黄一钱 麝香（研）二钱半

【用法】前七味为细末，与后三药研匀，炼蜜为丸，如皂角子大。每服一粒，用薄荷汤化下。

【功用】祛风镇惊。

己风丹

【来源】《普济方》卷三七四引《医方妙选》。

【组成】天竺黄一两（研） 防风一两 钩藤一两 白僵蚕半两 干全蝎半两 白附子半两

【用法】上为细末，炼蜜为丸，如鸡头子大。每服一丸至二丸，点麝香、荆芥汤化下。

【功用】祛风退惊。

白僵蚕丹

【来源】《普济方》卷三七四引《医方妙选》。

【组成】白僵蚕一两（炒） 干全蝎二十一个 白附子半两 天麻半两 半夏半两（汤浸七次，以捣罗为细末） 朱砂半两（水飞） 金箔十片（研） 腻粉一钱（研）

【用法】上同拌匀，用枣肉为丸，如黍米大。每服七丸至十丸，点麝香、荆芥汤送下。

【主治】惊风潮搐生涎，上喘急。

桃花散

【来源】《永乐大典》卷九七五引《吉氏家传》。

【组成】朱砂一钱 蝎梢四十九个 腻粉一钱 天竺黄 马牙消各一两 片脑 麝香各少许

【用法】上为末。每服半钱，薄荷、金银汤调下。

【主治】小儿急慢惊风，诸般惊，五心热。

桃红散

【来源】《幼幼新书》卷八引《吉氏家传》。

【组成】天南星末 白附子末 朱砂各一钱 全蝎二十个 麝香少许

【用法】上为细末。每服一字，金银薄荷汤调下。

【功用】取积。

【主治】小儿惊风。

蚱蜢散

【来源】《幼幼新书》卷八引《吉氏家传》。

【组成】蚱蜢（生） 白僵蚕各半两 白附子（生） 朱砂各一钱 甘草一分（生） 麝香 脑各少许 羌活半钱

【用法】上为末。每服半钱或一钱，金银薄花汤化下；或有丹毒赤肿，以芸苔菜汤调下。

【主治】小儿诸惊气，风热犹未退，脸赤，唇红者。

【宜忌】忌猪肉、豉汁、动风物。

一字散

【来源】《幼幼新书》卷九引《吉氏家传》。

【组成】雄黄（研）朱砂（研）各一钱 川乌（生）藜芦各半钱

【用法】上为末，后入朱砂。急慢惊风，磨刀水下一字。

【主治】小儿急慢惊风。

三黄散

【来源】《幼幼新书》卷九引《吉氏家传》。

【组成】郁金（大者三个）巴豆三粒 皂角七条

【用法】郁金，大者三个，以一个破作二边，用巴豆一粒去壳入在郁金内，用线系定。用水一盏，皂角七条截断，同郁金煮干为度，去皂角。又用一个如前入巴豆一粒，只以湿纸裹，入火炮，候纸干取出。又以一个生用，并巴豆一个亦生，通前共生熟三枚。先以郁金焙干为末，后以巴豆三粒入钵内研，入郁金令匀。每服一字，小儿半字，用冷茶调下。

【主治】小儿急慢惊风，喉中有涎。

通顶散

【来源】《幼幼新书》卷九引《吉氏家传》。

【组成】藜芦不拘多少

【用法】上为细末。用竹管吹少许入左右鼻。

【主治】急慢惊风，眼目上视，手足搐搦，牙关不开。

分金散

【来源】《幼幼新书》卷十引《吉氏家传》。

【组成】硼砂 马牙消各半钱 脑 麝各一字 人参 甘草（炙）各半两

【用法】上为细末。每服一字。

【主治】四时惊风。

【加减】惊风发动如羊眼，喉内无涎，添用脑、

麝，冷水下一字。

牛黄丸

【来源】《幼幼新书》卷十引《吉氏家传》。

【组成】牛黄 雄黄 银粉 朱砂各一钱 全蝎一个 巴豆三粒

【用法】上为细末，用蒸饼心为丸，如绿豆大。每服三丸，薄荷汤送下，惊叫夜啼，煎灯心、石莲心汤送下。

【功用】镇心。

【主治】小儿惊风，惊叫夜啼。

牛黄膏

【来源】《幼幼新书》卷十引《吉氏家传》。

【组成】雄黄 天竺黄 甘草（炙）白茯苓 龙脑 郁金 朱砂各等分

本方名牛黄膏，但方中无牛黄，疑脱。

【用法】上为末，生蜜为丸，如皂子大。一岁一丸，看大小，薄荷汤化下。

本方方名，据剂型，当作"牛黄丸"。

【主治】惊风。

白霜丸

【来源】《幼幼新书》卷十引《吉氏家传》。

【别名】铅白霜丸（《普济方》卷三七四）。

【组成】铅白霜 人参 茯苓各半钱 麝香少许。

【用法】上为末，炼蜜为丸，如青豆大。每服五丸，以薄荷汤送下。

【功用】镇心惊。

圣饼子

【来源】《幼幼新书》卷十引《吉氏家传》。

【组成】天南星（去皮生用）白附子 五灵脂 全蝎（并生）各半两 蝉退（生）青黛各一钱 麝香半钱

【用法】上为末，用好醋一大盏煮煎成膏，入药末拌和为丸，如梧桐子大，捏成饼子。如未满月一饼，二岁以下二饼，看大小加减，煎金钱薄荷汤

化下。被盖,鼻上汗出方效。

【主治】小儿发惊。

朱砂膏

【来源】《幼幼新书》卷十引《吉氏家传》。

【别名】朱砂丸(《永乐大典》卷九七五)。

【组成】朱砂　马牙消　甜消　甘草(炙)各一钱　硼砂半钱　脑　麝各少许

【用法】上为末,炼蜜为丸,如梧桐子大。看大小,薄荷汤送下一丸或半丸。

【主治】惊。

朱砂膏

【来源】《幼幼新书》卷十引《吉氏家传》。

【组成】附子一个(重五钱半,平正紧实者,生,去皮脐,取半两,不须用太大者)　天南星一个(去皮脐,不得用小者)　半夏(取中形圆正好者,汤洗七次,去滑,焙干,生用)　天麻(明净好者,去两头,取中心,切)　琥珀(研)各二钱半　全蝎一分(生)　赤足蜈蚣(去头尾足,炙,取二寸)　白僵蚕　朱砂(光明者,研如粉)各半两　麝香一分(净,研)

【用法】上为细末,入研者朱砂、琥珀、麝香同研匀,炼蜜放冷为膏,密器收。每患用少许生姜自然汁化药一皂大,次用温酒调下;小儿生姜、薄荷汤化下豆大。

【主治】一切惊风,诸痫,暗风,破伤,惊涎,心气不足,或久伏惊气,尸厥发即昏昧,涎壅;及因惊亡魂失魄,举动惊怕,梦魇,或歌哭不避亲疏,狂走不宁,中风缓弱顽痹,小儿慢惊风。

珍珠丸

【来源】《幼幼新书》卷十引《吉氏家传》。

【组成】北寒水石(硬尖者)

【用法】细研如粉,以雪水浸三宿,又研,以水澄下脚为度,再研取五钱,为细末,倾出纸上,摊一宿,收入瓷合内。每服一字,以鸡子清为丸,仍以鸡子清磨下。

【功用】镇心。

【主治】惊风。

【宜忌】大热方可服。

桃红丸

【来源】《幼幼新书》卷十引《吉氏家传》。

【组成】石燕一分　燕白粪　白附子　朱砂各一钱　轻粉半钱　黄连半两　巴豆八粒(油煎)

【用法】上为末,粟米饭为丸,如梧桐子大。一岁一丸,惊风,薄荷汤送下;惊积,腻粉汤送下;䐬䐔,密佗僧酒煎下。

【主治】诸惊。

紫霜丸

【来源】《幼幼新书》卷十引《吉氏家传》。

【组成】紫霜　天竺黄　甘草(炙)　茯苓　朱砂各半分　龙脑少许

　　方中紫霜,《普济方》作紫粉。

【用法】上为细末,炼蜜为丸,如皂子大。一岁半丸,用薄荷汤化下。

【主治】惊风。

镇心丸

【来源】《幼幼新书》卷十引《吉氏家传》。

【组成】朱砂　犀角(末)　升麻　大黄各半两

【用法】上为细末,炼蜜为丸,如绿豆大。每服三丸,薄荷汤送下。

【主治】小儿惊风。

镇心丸

【来源】《幼幼新书》卷十引《吉氏家传》。

【组成】半夏十个(大者)　硼砂　朱砂各一钱(为末)

【用法】上将半夏以刀切开,将硼砂等末纳入,用好瓦一片安半夏,却将好醋滴在硼砂等内,久炙取干,研烂,用粟米糊为丸,如梧桐子大。每服五七丸,金银薄荷汤送下。

　　本方原名镇惊散,与剂型不符,据《普济方》改。

【功用】镇惊坠涎。

【主治】小儿惊风。

镇心真珠丸

【来源】《幼幼新书》卷十引《吉氏家传》。
【组成】北寒水石（硬尖者，细研如粉，以雪水浸三宿，又研，以水澄下脚为度，再研）五钱
【用法】上为细末，倾出纸上摊一宿，收入瓷合内。每服一字，以鸡子清为丸，仍以鸡子清磨下。
【主治】惊风大热者。

狼毒丸

【来源】《幼幼新书》卷二十六引《吉氏家传》。
【组成】狼毒（酒浸，焙）白附子 大附子（炙）天麻 防风 羌活各一分 朱砂 地龙（去土）各一钱 麝香一分
【用法】上为细末，酒糊为丸，如梧桐子大。每服七丸至十五丸，用黑豆薄荷汤，入酒一滴吞下。
【主治】小儿胆热肝风，天柱倒折。

生银丸

【来源】《幼幼新书》卷四十引《吉氏家传》。
【组成】生银矿半两（火煅醋淬七次）水银砂 京墨（煅）全蝎十四个（薄荷叶裹煨，炙）生犀屑 真珠末 麝香 板青（青黛洗下者）轻粉 朱砂各半钱 龙脑一钱 粉霜半钱 天南星（一枚去脐，为末）一钱
【用法】上为末，薄荷叶煮面糊为丸，如鸡头子大。每服一丸，金银薄荷汤下。
【主治】小儿急慢惊风，浑身掣搦，目睛上视，喉内涎响，手足瘛疭，见人怕怖。

朱砂丸

【来源】《幼幼新书》卷八引《庄氏家传》。
【组成】朱砂 雄黄各二字 麝香一字 槟榔一分 大南星末 白附子各一字 蝎梢七个 巴豆霜五个（水浸，研出油、瓦上泣尽）
【用法】上为末，煮面糊为丸，如粟米大。一岁二丸，常服、荆芥汤送下；浑身热亦可服三五丸。

【主治】小儿五惊积。

定命丸

【来源】《幼幼新书》卷八引《庄氏家传》。
【组成】蝎七个 芦荟 熊胆 龙脑各半钱 瓜蒂七个 蟾酥一皂大（汤浸）腻粉 牛黄各二钱 麝一钱 朱砂 蛇蜕（烧）雄黄各一钱
【用法】上为末，薄面糊为丸，如黍米大。一岁每服一丸，临卧金银花、薄荷汤送下。有惊，用倒流水化二丸，滴鼻孔良久取嚏，搐定，人行一二里更化二丸，灌。
【主治】小儿急慢惊搐搦。

四味散惊丸

【来源】《幼幼新书》卷九引《庄氏家传》。
【组成】腻粉 滑石 青黛 乳香各等分
【用法】上为细末，滴水为丸，如麻子大。一岁一丸，金银薄荷汤送下。
【主治】急慢惊风。

虎睛丸

【来源】《幼幼新书》卷九引《庄氏家传》。
【组成】朱砂一分（别研）铅白霜 白僵蚕末 真珠末各一钱 轻粉 牛黄 犀角屑 青黛 乳香 胡黄连 白附子 香墨（烧）各一钱 脑 麝各半钱
本方名虎睛丸，但方中无虎睛，疑脱。
【用法】上为极细末，糯米饭为丸，如梧桐子大。每服一丸，若急惊，以薄荷汤蜜水化下；若慢惊，用乳香薄荷汤化下；若心神烦躁，膈实喘粗，用轻粉龙脑水化下；若痫，用薄荷自然汁、金银汤化下；若天钓惊，以荆芥薄荷煎汤化下；若常服，一丸分作四丸，薄荷汤化下。
【主治】小儿急慢惊风，涎实壮热。

金箔丸

【来源】《幼幼新书》卷九引《庄氏家传》。
【组成】金箔 银箔 蟾各十片 龙脑 川消 铅

霜　腻粉　粉霜　晚蚕蛾　天竺黄　白附子末　朱砂　胡黄连各一分

【用法】上为末，粳米饭为丸，如绿豆大。每服三丸至四丸；如有急惊风，化破三丸至五丸，薄荷汤送下。

【功用】镇心脏。

【主治】小儿急慢惊。

睡惊丸

【来源】《幼幼新书》卷九引《庄氏家传》。

【组成】水银（砂子）　朱砂（水飞）　牛黄（研）　雄黄（研）　麝香（研）　脑子（研）　芦荟（研）　轻粉（研）　天麻（末）　螺青各一钱　天南星（末）半钱　天竺黄（末）　川大黄（末）各三钱　石脑油少许

【用法】上为末，炼蜜为丸，如鸡头子大。每服一丸，薄荷汤化下。睡是应。

【主治】小儿急慢惊风。

七宝散

【来源】《幼幼新书》卷十引《庄氏家传》。

【组成】朱砂　生犀　牛黄　珍珠　脑　麝各一钱　金箔五片

【用法】上为末。每服半钱，薄荷水调下。

【功用】退惊，化涎。

【主治】小儿惊风。

蝉壳丸

【来源】《幼幼新书》卷十九引《庄氏家传》。

【组成】蝉壳　麝香　天南星各半分　朱砂二分　蝎一个（首足全）

【用法】上为末，烂饭为丸，如粟米大。每服五七丸，熟水送下。

【主治】小儿积热诸疾，初冬孩子壅热涎嗽。

磨刀丸

【来源】《幼幼新书》卷二十二引《庄氏家传》。

【组成】全蝎七个　朱砂一钱　粉霜二钱　半夏

（洗净）七个

【用法】上为末，巴豆十四个，细研，蜜浸蒸饼心，麝少许，为丸如绿豆大。一岁服一丸，磨刀水送下。量加减，吐泻不妨，即用惊药调理。

【主治】小儿久困，惊积滞食，急慢惊风，卒乳不下，躁热吐泻，多叫不睡。

【宜忌】不得吃和气散，恐动惊气。

夺命散

【来源】《幼幼新书》卷九引《茅先生方》。

【组成】铜青　朱砂各二钱　腻粉半钱　蝎尾（去刺）十四个　麝香少许

【用法】上为末。每服一字半钱，用薄荷、腊茶清调下。

【功用】吐下风涎。

【主治】小儿急慢惊风，天钓，脐风，客忤，卒死，撮口，鹅口，木舌，喉痹，胙腮。

搐鼻散

【来源】《幼幼新书》卷十引《茅先生方》。

【组成】瓜蒂一钱　细辛半钱

【用法】上为末。每用半字，吹入鼻中取嚏。打喷嚏，候眼开，便服大青丹取下积热，并下惊涎，后调气。

【主治】小儿惊风四十八候。

金朱饮子

【来源】《幼幼新书》卷五引《惠眼观证》。

【组成】川郁金（锉碎，皂荚水煮干，细者如胆肚极佳）　天竺黄　甘草（炙）　牙消（别研）各半两　朱砂一分（研）　蝉壳十四个（水浸，去土）　麝香少许

【用法】上为末。每服半钱至一钱，以蜂糖熟水调下。

【功用】除烦退热。

【主治】小儿惊风，壮热，伤寒伏热，上焦虚热，重舌，口鼻生疮疹，致赤眼。

鲊汤丸

【来源】《幼幼新书》卷九引《惠眼观证》。

【组成】龙脑 麝香各一字 青黛（炒，末）三钱半 白丁香（炒，末）三钱 水银 轻粉 天南星 滑石（炒，末）各二钱 巴豆三十六粒（浸，去皮，烂研，用纸裹，去油再研）

【用法】上药合和令匀，入巴豆霜内，一向研三四百下，又倾出研脑、麝香，方入前药都研，复倾出研饭少许。如硬，入水数滴令匀烂，方却用药为丸，如绿豆大。一岁每服十五丸，二岁二十丸，三四岁下二十五丸，五六岁下三十二丸，余更随大小、虚实加减。下疳虫攒心，用皂子二十一个（炮过）捶损煎汤送下；赤白泻痢，小鱼鲊煎汤送下；其余候，并以葱白煎汤送下，一更时吃，至天明通下青白粘涎。候众人食时，先以淡粥补之，次进匀气散。如患急惊，只以此药捶碎下，亦吐涎来。或慢惊至第二日、第三日，补实脾气，下此药压涎亦得，不拘时候。

【功用】下涎。

【主治】急慢惊风，伤寒呕逆，壮热，大小便闭塞，腹胀虚膨，渴水，疳虫攒心，赤白滞痢，惊膈，霍乱吐泻，脾风等疾。

【宜忌】忌生硬食二日；涎末下，不得吃水。

大黄散

【来源】《幼幼新书》卷十引《惠眼观证》。

【组成】大黄 芍药各等分

【用法】上为末。猪胆汁调，贴囟。

【主治】惊风。

大惊丸

【来源】《幼幼新书》卷十引《惠眼观证》。

【组成】白附子二钱 朱砂一分（研）片脑 麝香各半字 白僵蚕半两（与附子并用麦麸炒，麸黄赤，去麸不用）金银箔各五片

【用法】上分出一半朱砂，入前二味，同金、银箔研匀，入面糊为丸，将所留出来朱砂为衣。一丸分作两服，蜂糖、薄荷熟水磨下；如大惊疾发作，一丸只作一服。

【主治】小儿惊气狂躁，及涎牵响，一切惊疾。

大青丸

【来源】《永乐大典》卷九七八引《聚宝方》。

【组成】天麻 水银（另研）朱砂 天南星（炮）铁粉 白附子 硇砂 好墨 僵蚕各一钱 金箔五片 银箔七片 轻粉半钱 黑附子 全蝎（麸炒）粉霜各二钱 半夏十八个（姜浸）脑子 麝香 雄黄（酒煮）各三钱 蜈蚣一条（盐汤洗去土）

本方名大青丸，但方中无大青。疑脱。

【用法】上为末，酒糊为丸，如梧桐子大。每服一丸，薄荷、蜜水磨下。急慢惊痫等疾，量大小用。如寻常潮热、惊热、风热温壮，或变蒸，一丸可作两服。

【主治】小儿急慢惊痫。

【宜忌】伤寒不得用。

乌犀膏

【来源】《永乐大典》卷九七八引《聚宝方》。

【组成】枣子三个（去核，每个入巴豆三粒，针刺上烧过存性）硇砂三钱 轻粉一钱匕 朱砂（飞）香墨（烧）各一钱 粉霜半钱匕 甘遂半钱（煨）水银砂二钱

【用法】上为末，炼蜜为膏。每服如豆大，薄荷水化下。看虚实，非时勿服。

【功用】行风下涎。

【主治】小儿急慢惊风。

玉蕊丸

【来源】《永乐大典》卷九七八引《聚宝方》。

【组成】天南星（去皮脐）半夏（去脐）白僵蚕（直者）各半两 定粉一钱 腻粉 水银各半钱（同腻粉研匀）

【用法】上为末，研匀，糯米粥为丸，如梧桐子大。头风加脑风，头旋目晕涎溢，用薄荷腊茶嚼下二丸；如要利，加至五丸；急风，薄荷酒嚼下十丸，以利为度；妇人血风，荆芥酒下二丸；小儿急慢惊风，金银薄荷糯米煎汤化下一丸至二丸。

【主治】小儿急慢惊风。

生姜丸

【来源】《幼幼新书》卷九引《聚宝方》。

【组成】蜈蚣一条（酒浸一宿） 干蝎（全者）七个 蚕蛾十个 白僵蚕（直者） 朱砂各一分（研） 天南星 白附子 麝香（当门子）各一个 薄荷心七个 龙脑（研） 水银（结沙子）各一钱 棘冈子二十个（炒）

【用法】上为细末，研令匀，以石脑子油和为膏，单子裹。每服一粒，如黍米大，冷水调下，须发前服。一二服必效。

【主治】小儿虚风，急慢惊搐搦，项筋紧强，手足逆冷，腰背拘急。

青金丹

【来源】《幼幼新书》卷九引《聚宝方》。

【组成】使君子二枚（白面一匙，和作饼子，通裹，烧面熟，去面取之） 芦荟一分（研） 青黛 麝香各一钱 腻粉 白面各三钱 蝎梢十四个

【用法】上为末，香墨水为丸，作三十丸。每服一丸，薄荷汤化下。

【主治】小儿急、慢惊风。

虎睛丸

【来源】《幼幼新书》卷九引《聚宝方》。

【组成】虎睛一只（酒炙，取仁） 青黛三分 棘冈子肉二十个 朱砂（研） 粉霜 轻粉各一钱 牛黄一字 香好墨（烧）一钱 麝香 熊胆各半钱 半夏七枚（汤洗七度，为末）

【用法】上为末，汤浸蟾酥为丸，如梧桐子大。三岁以下每服一丸，五岁至十岁每服二儿，常惊者加半丸，金银薄荷汤研下。

【主治】小儿急慢惊风，搐搦不安，吊上睛。

金箔膏

【来源】《幼幼新书》卷九引《聚宝方》。

【组成】金箔二十二片 赤足蜈蚣（全者）一条 铁粉 白花蛇各三两（醋浸一宿，取肉，焙） 水银（锡结砂子） 朱砂（研） 白附子 轻粉 白僵蚕（直者） 乳香（研）各一分 半夏（生姜汁浸一宿，焙干）半两 瓜蒂四十九枚 麝香一钱（研）

【用法】上为末，石脑油为膏。每服绿豆大一粒，煎金银薄荷汤化下。牙关不开，增一粒，揩之自开。

【主治】小儿急慢惊风。

定命丹

【来源】《幼幼新书》卷九引《聚宝方》。

【组成】生龙脑 真麝香各二钱半 桃柳心各七个 蟾酥一皂大

【用法】上为细末，端午日为丸，如黄粟米大。小儿急惊天钓，用中指点水四滴，研一丸，注在二鼻窍中，三嚏以上即效，如三嚏以下，不在医限。慢惊，用浓煎桃、柳枝汤浑头洗浴，不得揩干，生衣裹之，用药如前。

【主治】小儿急慢惊风。

蛇头丸

【来源】《幼幼新书》卷九引《聚宝方》。

【组成】蜈蚣（姜汗炙干） 花蛇头（酒浸一宿，焙干，碎）各二十枚 全蝎十两（净） 天南星十个（姜汁煮一宿，焙） 铅白霜（拣净）四十两 铁粉三十两 蛇黄石八十两（醋煮七次，飞研） 腻粉二两（研） 脑子（细研） 真珠（末，水飞）各五两 麝香（研） 百草霜（研）各三两 朱砂（研，飞） 血竭（细研） 芦荟（研）各一两 白附子五十两（炮裂） 雄黄一两半（醋煮，水飞，焙干）

【用法】上为末。三家粽子为丸，如鸡头大。初生婴孩可服半丸，周岁以上可服一粒，不拘时候，并用薄荷汤化下。

【主治】小儿急慢惊风，目睛上视，啮齿弄舌，面青口噤，背强啼叫，咽膈涎声，神昏不语，及内钓诸痫，腹内泄泻，夜卧时惊，潮热气喘。

辰砂散

【来源】《幼幼新书》卷十引《聚宝方》。

【组成】硇砂半分 红芍药 铅白霜各一分半 琥珀（研） 珍珠（不钻者为末）各一分

【用法】上为末。每服一字，金银薄荷汤调下。

方中硇砂，据方名当作"辰砂"。

【主治】小儿伤冷，聚积惊风，日久变成内钓，时人不识，呼为祟。

红龙散

【来源】《幼幼新书》卷八引《谭氏殊圣》。

【组成】龙脑少许 朱砂半钱 龙齿二钱 天南星五钱（先须水浸七日，逐日换水，日满取出，切片，晒干，为末） 铅白霜三钱

【用法】上为极细末。每服一字，葱白、金银煎汤送下。连吃三两服，候惊汗出为妙。

【主治】小儿急慢惊风及四时伤寒，浑身壮热，唇口焦干，两目翻露，手足搐搦。

【宜忌】忌一切毒物。

宝寿散

【来源】《幼幼新书》卷八引《谭氏殊圣方》。

【别名】金砂散。

【组成】雄黄 茯苓 人参 马牙消各一分 朱砂（研，水飞过）半两

【用法】上为末。熟水下半钱；一岁以下一字。

【主治】诸风惊涎发搐。

琥珀散

【来源】《幼幼新书》卷八引《谭氏殊圣方》。

【组成】琥珀末 真珠末各一分 朱砂 铅白霜各半分 红芍药一分半

【用法】上为末。每服一字，煎金银薄荷汤调下，不拘时候。

【主治】

1.《幼幼新书》引《谭氏殊圣方》：小儿多睡，不吃乳食，四肢无力。

2.《小儿卫生总微论方》：天钓，惊风发搐。

麝朱散

【来源】《幼幼新书》卷九引《谭氏殊圣》。

【组成】麝香一字 朱砂二钱（细研） 赤头蜈蚣一条 蝎梢七个 棘彪子七个（须是棘枝上者，炒，焙干，用肉，不用壳）

【用法】上为末。每服半钱，煎金银薄荷汤下。

【主治】小儿急慢惊风。

辰砂膏

【来源】《幼幼新书》卷十引《谭氏殊圣》。

【别名】保命丸（《普济方》卷三十四）。

【组成】辰砂（光明有墙壁者，研极细）一两 酸枣仁（微炒，为末） 乳香（光莹者，细研）各半两

【用法】上同研成膏。每服两大豆许，煎人参汤送化下，不拘时候。

【主治】小儿惊风，手足动摇，精神不爽，一切惊邪，狂叫不宁。

青黛丸

【来源】《幼幼新书》卷十引《谭氏殊圣》。

【组成】青黛一钱 巴豆五粒（去皮心，纸内去尽油） 龙脑三钱 水银一豆大 硫黄半钱（细研）

《永乐大典》引《谭氏殊圣》有黑铅少许，朱砂、腻粉各一分。

【用法】上为末，粟米饭为丸，如黍米大。三岁以上，每服五丸，三岁以下三丸，金银、薄荷汤送下。

【功用】化涎。

【主治】小儿惊风。

八仙散

【来源】《医方大成》卷九引《婴孩妙诀》。

【组成】天麻 白附子 花蛇肉 防风（去芦） 南星 半夏曲 冬瓜子 金蝎各等分

【用法】上锉。每服一钱，水半盏，加生姜，大枣、薄荷，水煎服。

【主治】慢惊虚风。

【加减】加川乌尤妙。

粉霜丸

【来源】《永乐大典》卷九八〇引丁时发方。

【组成】粉霜　真珠末各半两　朱砂　半夏（姜汁浸）各一分　白附子一个（炒）　蝎十四个（全者）　水银一分（结砂）　脑　麝各少许

【用法】上为末，蒸饼心为丸，如卜子大。每服三丸，淡姜汤送下。

【主治】小儿惊风，久积涎生。

银砂丸

【来源】《永乐大典》卷九七五引《刘氏家传》。

【组成】水银（结砂子）三皂子大　辰砂二钱（研）　蝎尾（去毒，为末）　白术一钱（切薄片子，蜜贴涂，纸衬铫，慢火炒）　甘草半钱（半生半熟）　蝎二个（全用，龙脑、薄荷叶裹系定，竹夹炙，候薄荷焦，去之，只用蝎。如无薄荷，用干者同炒令焦用）

【用法】上为末。惊，金银薄荷汤下；和气，止泻痢，米汤饮送下。

【主治】涎盛膈热，实痰嗽惊，风积潮热。

软青膏

【来源】《永乐大典》卷九七八引《刘氏家传》。

【组成】青黛二钱　轻粉二大钱匕　天南星（炮，末）一钱　麝香一大钱匕　水银（用银结砂子）二皂子大　乳香三皂角子大　蝎梢十四个（全）

【用法】上为末，用石脑子油和为膏，以油单纸裹。有患服一丸，如绿豆大，薄荷水化下；重者，不过再服，与薏苡散间服。

【主治】小儿急慢惊风，搐搦发病，并一切惊积坠涎。

乳香散

【来源】《永乐大典》卷九七五引《保生论》。

【组成】甘遂　乳香（各为末）各一钱匕

【用法】上为细末。每服半钱或一字，童子小便送下。

【主治】小儿惊风涎溢，闷绝暴死。

朱砂丹

【来源】《幼幼新书》卷八引丁时发方。

【组成】朱砂　铁粉　干蝎　天麻（酒浸）　半夏（汤浸十遍，炮，焙干）　白姜　白附子各一分　金箔十四片

【用法】上为细末，蒸枣肉为丹。每服一饼或半饼，荆芥、薄荷汤送下。

【功用】定抽搦。

【主治】小儿惊风；上喘咳嗽。

惺惺散

【来源】《幼幼新书》卷八引丁时发方。

【组成】白附子（炮）一个　全蝎三十个　轻粉二钱匕　僵蚕（直）三个　白姜（皂子大）二块　铅白霜一钱匕　蝉退（全）七个

【用法】上为末。每服一字，或半钱，荆芥、薄荷汤调服。

【主治】乳儿搐搦渐频，见母摇头转背惊呼，发时唇眼动，面还土色。

红绵散

【来源】《幼幼新书》卷九引丁时发方。

【组成】天麻（炮）麻黄（去节）各一分　全蝎　破故纸各一钱

【用法】上为末。每用半钱，水六分，红绵少许，煎至四分，温服。

【主治】小儿急、慢惊风，痫疾，吐泻不定。

荆芥丹

【来源】《幼幼新书》卷九引丁时发方。

【组成】水银　青黛（炒）各二钱　铅一钱（用水银结砂子）　天南星（炮）　荆芥各三钱　蝎一钱半　朱砂　乳香（炒，研）各半钱

【主治】小儿一切急慢惊风，夜卧多啼。

圣枣丸

【来源】《幼幼新书》卷十引丁时发方。

【组成】木香 丁香 硇砂 粉霜 轻粉 干漆 芫花 青橘皮 朱砂 巴豆霜各二钱

【用法】上为末，枣肉为丸，如豌豆大。每服三丸，用枣汤吞下。

《永乐大典》：枣肉为丸，薄荷汤下。

【主治】小儿惊风，痫疾。

垂柳散

【来源】《幼幼新书》卷九引丁安中方。

【组成】大黄（炮熟） 郁金（皂角水煮五七沸，焙干） 甘草（炙） 黄芩（洗） 全蝎（去土） 白附子（炮） 防风（洗） 桔梗（洗） 白僵蚕（直者） 雄黄（研）各一分 胡黄连一钱

【用法】上为细末。每服一少半钱，用垂杨柳煎汤，入蜜调下。

【主治】小儿惊风，搐弱涎潮，及风热上壅，咽喉肿痛。

七宝丹

【来源】《幼幼新书》卷九引《万全方》。

【组成】牛黄（研） 真珠（末，研） 铅霜各一钱 腻粉 朱粉（研入，留一半为衣）各二钱 白附子 天麻 蝎尾（炒）各一分 巴豆十一粒（去皮心膜，纸裹压去油） 水银三钱（入黑铅少许，火上熔，结砂子入）

【用法】上为末，研匀，煮枣肉研为丸，如粟米大，以朱砂为衣。每服三丸，荆芥汤送下。

【功用】化痰镇心。

【主治】小儿急慢惊风。

银朱丸

【来源】《幼幼新书》卷十引《万全方》。

【别名】白银丹（《普济方》卷三七二）。

【组成】水银一两（煮青州枣二十枚，同研水银星尽） 朱砂（研，作衣） 干蝎（生） 牛黄（研入） 麝香（研）各一分 天南星（半炮，半生） 白僵蚕 白附子（各生用） 铅霜（研入）各半两

【用法】上除水银膏及牛黄、麝香、铅霜三味，研令如粉，余四味为末，都研令匀，用水银膏为丸，如黍米大。一二岁儿每服三丸，用薄荷汤送下；至三四岁每服五丸。

【主治】小儿天吊，多惊搐搦，眼忽戴上，吐逆，夜啼，遍身如火，面色青黄，不食乳哺，并无情绪。

茯神散

【来源】《幼幼新书》卷十九引《万全方》。

【组成】茯神 人参 天竺黄（研） 钩藤各一分 牛黄半分（研入） 郁金 甘草（炙）各半两

【用法】上为末。每服半钱，煎竹叶汤调下。

【主治】小儿烦热多惊。

黑虎子惊药

【来源】《永乐大典》卷九七八引《王氏手集》。

【组成】天麻 蝎尾 京墨 白附子 龙脑 麝香各一钱 真珠（末）半两 金银箔各十片

【用法】上为细末，以白面十钱，滴井花水调作薄生糊，为丸如芡实大、或樱桃大。每服一丸，薄荷汤化下。

【主治】急慢惊风，天钓似痫者。

大惊丸

【来源】《幼幼新书》卷八引《王氏手集》。

【组成】蛇含一个 天麻半两 乳香一分 犀角屑半钱 真珠末一钱 蝎梢四十九个 白附子二个 莲心四十九个

【用法】上为细末，粟米糉为丸，如小鸡头子大，金、银箔为衣。薄荷汤磨下；甚者煎乳香汤送下。

【主治】小儿惊风搐搦。

辰砂丹

【来源】《幼幼新书》卷八引《王氏手集》。

【组成】朱砂 天麻 南星（炮） 僵蚕 白芷各

一钱　牛黄　脑　麝各少许

【用法】上为末，粳米饭糊为丸，如梧桐子大。每服一丸，金银薄荷汤送下。

【主治】小儿惊风，夜啼，搐搦潮发。

辰砂饼子

【来源】《幼幼新书》卷八引《王氏手集》。

【组成】朱砂一分（留少许为衣）　胆星（腊月用牛胆一枚，天南星末填满，于风中悬干）　天麻　甘草（炙）　白附子各半两　蝎梢二十一个　梅花脑子一字

【用法】上为末，稀面糊为丸，如梧桐子大，捻作饼子，朱砂为衣。每服一丸至两丸，薄荷汤化下。

【主治】小儿惊风，潮热涎盛，咳嗽吐逆，躁闷烦渴，疮疹不快，心胸不利，睡卧不安，惊怖大啼，虚风目涩，四肢不收。

立效散

【来源】《幼幼新书》卷九引《王氏手集》。

【组成】藿香　蝎（略炒）各二两　麻黄（去节）一两　细辛半两

【用法】上为末。每服一字半钱至一钱，藿香汤调下。或先服至圣丸，次服此药。

【主治】小儿急慢惊风。

钓藤散

【来源】《幼幼新书》卷九引《王氏手集》。

【组成】钓藤　人参　白茯苓　川芎　蝎（炙）　白僵蚕（炒）　甘草（炙）各二钱　羌活　黄芩　天南星　半夏（二味姜制）

　　方中羌活、黄芩、天南星、半夏用量原缺。

【用法】上为细末。每服半钱，用金银薄荷煎汤调下。

【主治】小儿虚风化涎，牙关紧，急慢惊风。

主胜丸

【来源】《幼幼新书》卷十引《王氏手集》。

【组成】蜈蚣三条　饭瓮儿虫　全蝎各七个　粉

霜　朱砂　硫黄　水银各一钱　白面三钱

【用法】上为细末，炼蜜为丸，如梧桐子大。每服一丸，看虚实加减。

【主治】小儿一切惊。

瑞红散

【来源】《幼幼新书》卷十引《王氏手集》。

【组成】朱砂一分　蝎梢三十条　僵蚕三十个（直者）

【用法】上为末。每服一字、半钱，薄荷金银汤调下。逐日可常服之。

【主治】小儿诸惊。

睡惊丸

【来源】《幼幼新书》卷十引《王氏手集》。

【组成】牛黄　犀角　龙脑　铅白霜　白附子　蝎梢　人参　茯苓　珍珠末　腻粉各半两　朱砂一钱　金银箔各五片　麝香一字

【用法】上为细末，汤浸蒸饼为丸，如绿豆大。每服二丸，小儿每服一丸，以人参、茯苓煎汤吞下。

【主治】大人小儿一切惊。

睡惊丸

【来源】《幼幼新书》卷二十七引《王氏手集》。

【组成】半夏（末，制）　乳香　犀角（末）各一钱

【用法】上为末，用生姜自然汁煮面糊为丸，如绿豆大。每服七丸至十丸，夜卧薄荷水化服。

【功用】《普济方》：化痰涎，镇心神。

【主治】发热，惊悸，吐逆。

夺命散

【来源】《幼幼新书》卷八引毛彬方。

【组成】赤头蜈蚣一条（去足，生用）　瓜蒂　藜芦（去须葱头者）各一分

【用法】上为细末。每发搐，笔管子抄一字吹入鼻中。

【主治】小儿惊风，涎潮搐搦，眼上不下，喘急，

急慢风搐。

玩月散

【来源】《幼幼新书》卷八引《凤髓经》。

【组成】独角仙一个（用利刀对中切作二片，轻粉拌和，炙令干） 大全蝎一个（酒浸软，利刀对中切为二片，轻粉拌和，炙令干）

【用法】上右边蝎共右边角仙同为细末，入细辛末匕半钱，麝一豆大，研匀成药，左边蝎、角仙同前法。上书左右二字，记认男左女右用起。此药搐鼻，目睛便下，搐搦便定。才搐鼻如嚏喷可治，不尔死。

【主治】小儿惊风搐搦，眼目上视。

金华散

【来源】《幼幼新书》卷八引《凤髓经》。

【组成】郁金（皂角水煮） 天竺黄各一钱 牙消（煅） 甘草（炒）各一分 朱砂一钱半

【用法】上为细末。每服半钱或一字，薄荷蜜水调下。

【主治】小儿一切惊风，积实潮热。

牛黄丸

【来源】《幼幼新书》卷九引《孔氏家传》

【组成】牛黄 片龙脑 熊胆 雄黄（水磨）各半钱 麒麟竭 朱砂 木香各一钱 蟾酥 麝各一字

【用法】上为细末，新粟米饭为丸，如小豆大。常服三丸，急病五丸，男左女右，新汲水磨灌鼻内。

【主治】阳证惊风。

芦荟丸

【来源】《幼幼新书》卷二十四引《左氏家传》。

【组成】芦荟 胡黄连 牛黄 天竺黄 草龙胆 茯苓各半两 脑 麝 人参 川大黄 雄黄各一分 生犀（屑）二分

【用法】上为末，炼蜜为丸，如绿豆大。每服三丸，薄荷汤送下，温酒亦得，化下亦无妨。

【主治】小儿惊风五痫。

变涎丸

【来源】《幼幼新书》卷八引《四十八候》。

【组成】牙消一钱 硼砂 南星 粉霜各半钱 半夏十个 朱砂一分（醋面裹） 巴豆不拘多少（同半夏、朱砂入水煮，去豆，为膏用）

【用法】上为末，皂角膏为丸，如绿豆大。每服七粒，取下惊涎。

【功用】补气。

青龙膏

【来源】《幼幼新书》卷八引丘松年方。

【组成】全蝎七枚（微炒） 白附子（炮裂） 人参 白茯苓 水银砂子各一钱 防风 天麻 独活 螺青各二钱

【用法】上除螺青、水银砂子外为细末，次研入一处令匀，炼蜜为丸，如梧桐子大。每服一丸，煎金银、薄荷汤化下。

本方方名，据剂型当作"青龙丸"

【主治】惊风潮热，昏困，涎盛。

乳香丸

【来源】《幼幼新书》卷八引丘松年方。

【组成】白附子 白僵蚕 天南星（姜制） 半夏（姜制） 琥珀 全蝎（薄荷汁浸一宿，焙干）各二钱 白术 人参各一钱 乌蛇（酒浸取肉）半两 真珠 朱砂各半两 脑 麝各一字（别研）

【用法】上为细末，面糊为丸，如梧桐子大。每服一丸，人参、葱白汤化下，不拘时候。

【主治】惊风潮搐。

【主治】惊虚。

天麻丸

【来源】《幼幼新书》卷十引《朱氏家传》。

【组成】天麻 全蝎（炒） 天南星（炮，去皮） 白僵蚕（直者，炒）各等分

【用法】上为细末，酒糊为丸，如大麻子大。每服

一岁十丸，加至十五丸，荆芥汤送下。

【主治】小儿诸惊。

镇心丸

【来源】《幼幼新书》卷八引《刘氏家传》。

【组成】朱砂　雄黄（通明者，研）各一钱　全蝎（生，为末）七个　麝香　龙脑各半字　巴豆七粒（以纸出油尽成霜，同众药和匀，出油了，取十二字）

【用法】上研匀，水糊为丸，如粟米大，阴干。每岁一丸，随年数、金银薄荷汤送下，不拘时候。常服二丸。

【功用】退壮热，逐恶涎。

【主治】小儿惊风，热积惊泻，痰涎壅滞，咳嗽。

朱砂膏

【来源】《幼幼新书》卷九引《刘氏家传》。

【组成】桃仁（汤浸二遍，去皮尖，麸炒干）一两（研烂）　真红花头半两（焙，末之）　朱砂（研）　滴乳（研）各三钱

【用法】上为细末，入麝香一钱，又研，炼蜜为丸。每服一丸，如鸡头子大，煎薄荷汤半盏，化破和滓服；人参汤或茶调，或含化。

【主治】小儿急慢惊风，大人风狂，躁热风痫，伤寒中风，舌强风涎。

软红丸

【来源】《幼幼新书》卷九引《刘氏家传》。

【别名】红丸（《永乐大典》卷九七八）

【组成】朱砂（飞研）　龙脑（别研）各一分　半夏（汤浸，煮洗七遍，焙）　黄蜡各三钱　粉霜二钱　水银一钱（入金箔三片，结沙子）　牛黄　腻粉各半钱　蝎梢四十九个（微炒）

【用法】上为极细末，先炼蜡去滓，入油三五点，离火纳诸药，和搅令匀成剂。有病旋为丸，如黍粒大。半岁儿可服二丸至三丸，荆芥、薄荷汤送下。

【主治】小儿急慢惊风，惊痫涎潮，搐搦直视，牙关紧，项背强，喘咳多睡，发热不时。

保生丹

【来源】《幼幼新书》卷九引《刘氏家传》。

【别名】保生丸（《杨氏家藏方》卷十七）、延寿睡惊丸（《普济方》卷三七四）。

【组成】天南星（炮）　白附子（炮）　朱砂（别研）　麝香（别研）各半两　蛇黄四个（辰地上煅铁色者，用楮叶研自然汁涂却，火煅全赤，用生甘草水洒出火毒，研令极细）

【用法】上用端午三家粽子尖为丸，如梧桐子大。每服一丸，用淡竹沥磨下；治丈夫、妇人一切疾，每次二丸，薄荷酒嚼下。

【主治】小儿急慢惊风。

白附丸

【来源】《幼幼新书》卷十引《刘氏家传》。

【别名】真珠膏、人参丸（原书同卷引《张氏家传》）。

【组成】白附子（生）二个　天南星（炮）半两　全蝎三七枚　人参二钱　白僵蚕（麸炒）二七个　朱砂一钱　脑　麝　乳香各少许

【用法】上为末，炼蜜为丸，如芡实大。每服一丸，卧时金银薄荷汤送下。

【主治】

1.《幼幼新书》引《刘氏家传》：小儿因惊，或风涎盛，手足欲动之疾。

2.《幼幼新书》引《张氏家传》：惊风，天钓眼睛，搐掣手脚。涎潮心舍，叫唤不应，并夹惊伤寒、惊痫。

朱砂散

【来源】《幼幼新书》卷十引《刘氏家传》。

【组成】朱砂　白茯苓　人参　山药各等分　甘草减半（半生半熟）

【用法】上为末。每服量大小下一字，或半钱或三字，惊，金银薄荷汤调下；和气，米饮调下；热，竹茹煎汤调下。

【功用】和气。

【主治】小儿惊热。

红散子

【来源】《幼幼新书》卷十引《刘氏家传》。

【组成】川天南星二两（以面裹炮，面熟为度）　桔梗　大防风　白芷　干蝎（使糯米、炒焦为度）各半两　麝香半铢　灵砂一分　脑子一铢　甘草一两（生熟各半）

【用法】上为细末，次入麝香、脑子、灵砂，乳钵内细研，拌匀。每服一钱，食后、临卧金银汤点吃。

【功用】常服压惊。

【主治】小儿壮热发惊，痰壅，脚手心热，烦躁夜啼。天钓风亦可常服。

羌活膏

【来源】《幼幼新书》卷十引《刘氏家传》。

【组成】羌活　独活　人参　白茯苓　肉桂　木香　防风各三钱　水银　硫黄　全蝎各二钱　金银箔各三十片　麝香一钱

【用法】上为细末，蜜和为膏。每服一黄豆大，薄荷汤化下。

【主治】小儿急慢惊风，或吐泻后脾胃虚，传作慢脾。

金箔镇心丸

【来源】《幼幼新书》卷十引《刘氏家传》。

【组成】白附子一分　白僵蚕半两（直者，用麸炒赤色，去麸）　朱砂一钱（研）　脑　麝各少许　金银箔各十片　牛黄半钱

【用法】上为细末，水面糊为丸，如小豆大，留朱砂一半为衣。每服一丸或半丸，煎薄荷汤化下，临卧服。过一百日，后四五日间服半丸甚妙。

【功用】镇心醒脾。

【主治】小儿一切惊气，夜睡不稳，喉中涎声，梦中狂叫，精神躁闷。

睡应丹

【来源】《幼幼新书》卷十引《刘氏家传》。

【别名】瑞应丹（《永乐大典》卷九七五。）

【组成】京墨　天南星　白附子　朱砂　雄黄（各末）各一钱　金箔二片　脑　麝各少许　青黛（末）半钱　全蝎一枚　轻粉三钱

【用法】上为末，煮糊为丸。壮热，金银薄荷汤化下；如微微吐逆，手足冷，吃食进退，睡中忽叫二三声，此乃心脏惊气不散，金箔汤下三五丸，卧时更煎人参汤下一服；或时时泻青物，煎木瓜汤下五七丸。

【主治】诸惊。

睡惊丸

【来源】《幼幼新书》卷十引《刘氏家传》。

【别名】青金丹（《普济本事方》卷十）。

【组成】使君子五个（灯上烧成灰）　金箔五片　银箔三片　脑　麝各少许　腻粉半钱　香京墨似枣尖大

【用法】上为末，生面糊为丸，如豌豆大。每服一丸，温熟水或薄荷水化破下。膈上有涎即吐出，腹中有积滞即泻出，如虾蟆青苔之类，大段惊风，一切不须三服必效。如小儿有疾即灌，良久便睡；如睡惊常服，一丸分两服，小儿则间日可服半丸。

【功用】《本事方释义》：安土熄风。

【主治】

　　1.《幼幼新书》引《刘氏家传》：小儿一切惊。

　　2.《普济本事方》：小儿一切惊疳，食积，风痫。

【方论】《本事方释义》：使君子肉气味甘温，入足太阴、阳明；香墨气味甘温，入足少阴、厥阴；金银箔气味辛平，入手太阴、足厥阴；腻粉气味甘寒，入足厥阴、阳明；麝香气味辛温入手足少阴、厥阴；薄荷汤送引药入经络也。小儿惊疳、食积、风痫之症，皆由中宫气馁，以致肝风内动，此药能安土熄风，故用之良验也。

睡惊丸

【来源】《幼幼新书》卷十引《刘氏家传》。

【组成】粉霜　京墨（烧过）　芦荟各半钱　天南星一钱（汤浸，去皮脐）　巴豆二粒（去油）　使君子四个（去尖，麸炒黄）

【用法】上入脑、麝少许，滴水为丸，如梧桐子大。一岁儿每服半丸，三岁以上一丸，量儿大小，

金银薄荷汤化下。

【主治】小儿惊风，浑身壮热。

睡惊十宝丹

【来源】《幼幼新书》卷十引《刘氏家传》。

【组成】朱砂 轻粉 芦荟 青黛 京墨 寒食面 脑 麝各等分 使君子量加一倍（煨） 金箔十片

【用法】上为末，以寒食面煮糊为丸，如虎睛丸大，金箔为衣。临卧量大小，薄荷汤化下。

【主治】一切惊病。

小朱砂丸

【来源】《幼幼新书》卷十九引《刘氏家传》。

【组成】朱砂一两 胆星 人参 茯苓 珍珠 半夏（姜制）各半两 龙脑 麝香各少许

【用法】蒸饼为丸，如黍米大。每服四五丸，金银汤送下，不拘时候。

【功用】

1.《幼幼新书》引《刘氏家传》：化风痰，安神。

2.《全国中药成药处方集》（沈阳方）：镇惊化痰。

【主治】

1.《幼幼新书》引《刘氏家传》：小儿睡眠多惊。

2.《全国中药成药处方集》（沈阳方）：痰涎壅塞，身热面赤，急惊风症；咳嗽失眠，心跳怔忡，痰厥昏睡。

【宜忌】《全国中药成药处方集》（沈阳方）：忌食辣物。

防风散

【来源】《幼幼新书》卷十九引《刘氏家传》。

【组成】防风（去芦头） 甘草（炙草） 柴胡（去苗） 连翘 山栀子各等分

【用法】上为粗末。每服一钱，水五分，煎三分，去滓温服。一岁儿一服可分四次；三岁儿可作二服饮之。

【主治】小儿五脏积热、惊风，头面赤热，口舌生疮，好饮冷。

羌活膏

【来源】《幼幼新书》卷十三引庄氏方。

【组成】川羌活 防风各一两 川芎 荆芥穗 蝎梢（酒浸三日，焙干） 天麻（酒浸三日，焙） 人参 白术 白茯苓各半两

【用法】上为末，枣肉或蜜为丸，如樱桃大，朱砂为衣。每服一丸，薄荷汤化下。

【主治】小儿虚风，及吐泻后精神昏困。

天麻神妙丸

【来源】《永乐大典》卷九七五引《吴氏家传》。

【组成】天麻 僵蚕（各酒浸一宿） 蝎（炒） 轻粉 白附子（米泔浸一宿）各等分

【用法】上为末，炼蜜为丸，如绿豆大，入朱砂、麝为衣。每服一丸，薄荷汤送下。

【主治】惊风。

神妙丸

【来源】《幼幼新书》卷九引《吴氏家传》。

【组成】蛇退（全，纹细者，瓦上烧灰）半钱 人参（紧实者）一钱 麝半钱 天南星（去皮脐，生）五钱

【用法】上面糊为丸，如绿豆大。每服二十丸，麝香米饮下，日午夜各一服。

【主治】小儿急慢惊风。

蛇头丸

【来源】《幼幼新书》卷十引《吴氏家传》。

【组成】花蛇头连身长一尺（酒浸一宿，去骨） 铅白霜 朱砂 铁焰粉 乳香各一分（研） 天麻 白附子各一分（末） 脑 麝各半钱 蛇含二两（火煅通赤，淬于蜜中，令细碎，捣罗为末，水淘去黑汁土，取一两再研令极细）

【用法】上为末，端正陈年小半夏糊为丸，如鸡头大。每服半丸，薄荷汤化下。

【功用】镇心安神，退风痫，定抽搦，化痰。

【主治】惊。

七宝丹

【来源】《幼幼新书》卷二十六引《吴氏家传》。

【组成】青皮（去瓤） 干姜（麸炒） 木香（面裹，炮赤） 巴豆（净肉，米醋一碗煮干，水洗去油） 肉豆蔻（生） 槟榔 肉桂（去粗皮，不见火）各一两 硇砂半两（汤澄，慢火熬如煎盐，纸盖，收飞者）

【用法】上为细末，面糊为丸，如梧桐子大，朱砂为衣。空心服一至三丸，欲消食，食后服；酒食伤，诸般积，胸膈不快，或腹痛，姜汤送下；中酒，葱姜汤送下；心痛，炒姜汤送下；妇人血气，当归酒送下；泻肚，陈米饮送下；赤痢，甘草汤送下；白痢，干姜汤送下；脾泄泻，煨姜一块细嚼，汤咽；心腹胀满，浑身倦怠，温酒送下；转筋霍乱，紫苏、藿香汤送下；中毒药，五倍子、雄黄汤送下；大小便不通，桐木根汤送下；吐逆，檀香汤送下；膈上食毒虚痰，姜、蜜酒送下；头风，腊茶清送下；小儿急慢惊风，金银薄荷汤送下；疳蛔，石榴汤送下。

【主治】小儿蛔疳；及饮食所伤，呕吐泄泻，腹痛腹胀，霍乱痢疾，急慢惊风。

大黄丸

【来源】《幼幼新书》卷八引张涣方。

【组成】白附子 全蝎（炒）各三分 乌蛇（酒浸取肉） 天麻（酒浸，焙） 白僵蚕（直者，麸炒黄） 朱砂各一两 麝 雄黄 牛黄 真珠 脑子各一分 金箔三十片 天南星（水浸三日，日换，慢火煮一伏时，切，焙，麸炒）一两

【用法】研一两日，炼蜜为丸，如鸡头子大。每服一丸，荆芥茶汤化服。

【主治】惊风潮搐，背强牙疼，发搐不时。

乌金膏

【来源】《幼幼新书》卷八引张涣方。

【别名】黑龙膏（《普济方》卷三七五引《全婴方》）。

【组成】乌梢蛇一条（肉酒浸一宿，焙） 蚕纸一张（烧） 蝉壳 全蝎 朱砂（飞）各半两 金箔二十片 龙脑 麝各半钱

【用法】上为细末，研匀，蜜和如皂子大。每服一粒，人参、薄荷汤化下。

【主治】

1.《幼幼新书》引张涣：胎痫潮发。

2.《普济方》引《全婴方》：小儿急慢惊风，潮搐频并。

铁粉散

【来源】《幼幼新书》卷八引张涣方。

【组成】铁粉半两（研） 郁金（研） 牛黄（研） 真珠末（别研） 胡黄连（取末）各一分

【用法】上为细末。每服一字，温蜜汤调下。

【主治】胎惊惊风，面赤口干，大便不利。

青金膏

【来源】《幼幼新书》卷九引张涣方。

【别名】青龙膏（《普济方》卷三七一引《全婴方》）。

【组成】白附子 乌蛇梢肉（酒浸一宿，焙干） 干蝎梢 天麻 青黛（研）各一分 川附子一枚（炮，去皮脐） 麝香 天竺黄各（研）一钱

【用法】上先将乌蛇梢肉等五味为细末，次入青黛、麝香、天竺黄三味拌匀，炼蜜成膏，如皂子大。煎人参、薄荷汤化下。

【主治】

1.《幼幼新书》引张涣方：吐利生风，变成慢惊。

2.《普济方》引《全婴方》：急慢惊风，身体强，涎潮昏塞。

双金散

【来源】《幼幼新书》卷十引张涣方。

【组成】蜈蚣一个（去头足尾，酥涂炙，面南竹刀当脊分两半，记左右，研） 麝香一钱（分左右，研）

方中蜈蚣用量原缺，据《御药院方》补。

【用法】上用右边药吹左鼻内，右亦如之，用药不可多。若眼未全下更添，眦小以意量度，其眼随手便下，即止。

【主治】天钓惊风，目久不下；或眼睛吊上只见白睛，兼角弓反张，更不能出声者。

琥珀丹

【来源】《幼幼新书》卷十引张涣方。

【组成】琥珀　南星（腊月牛胆酿者）　天麻　朱砂（细研，水飞）各一两　白僵蚕　白附子　香白芷各半两（为细末）　龙脑（研）一钱

【用法】上为细末，炼蜜为丸，如芡实大。每服一丸，人参薄荷汤化下。

【功用】安心神，镇惊邪。

【主治】小儿一切惊风。

金泥膏

【来源】《幼幼新书》卷十四引张涣方。

【组成】菖蒲（一寸九节者用）　远志（去心）　钩藤各一两　人参（去芦头）　龙胆草　甘草（炙）各半两（上为细末）　水银一分　牛黄（别研）　麝（研）各一钱　金箔二十片

【用法】将水银研如泥，与诸药一处拌匀，用蜜半斤，酥四两，用银锅或石锅中，先入水二升，除出金泥，酥、蜜外，先入诸药，慢火熬至一升，新绵滤去滓，方再下酥，蜜、金泥搅匀，用柳枝不住手搅，熬成膏，用瓷盒盛。每服一豆大，薄荷汤化下。

【主治】伤寒邪热乘心，兼发惊病。

走马夺命散

【来源】《永乐大典》卷九七八引《张氏家传》。

【组成】白附子　黑附子　天南星　半夏

【用法】上为末，并生使。大人每服半钱，小儿半字，葱茶调下。

【主治】小儿急慢惊风及破伤风，大人中风不语。

羌活膏

【来源】《幼幼新书》卷八引《张氏家传》。

【组成】牛膝　羌活　蝎梢　防风　天麻　人参　干木瓜（老者）　当归　紫苏根（焙）　麝香

各一分　白附子　朱砂各半钱

【用法】上药除麝香外，细锉，酒浸一宿，来日慢火焙，捣为细末，入麝香令匀，沙糖和为膏。常服一皂子大；如筋急作搐，及疮子瘈疭，每服龙眼大，浓煎荆芥汤化下。先搐鼻，后下药，不嚏难治。

【功用】宽筋定搐。

【主治】小儿肝经壅，目直视，手足拳挛，伸舒立地不得。

夺命丹

【来源】《幼幼新书》卷九引《张氏家传》。

【别名】通天再造丹。

【组成】真牛黄　蟾酥　辰砂　天麻　麝香（真者）　乌蛇（真者）各一分　青黛　甜葶苈（微炒）各半两　独角仙一枚（去足，使羽翼）　桑螵蛸　夜行将军（蝎也）各十枚　真脑子少许

【用法】上为细末，用獭猪胆汁为丸，如黄米粒大。急慢惊风、天钓，用新汲水煎薄荷、金银汤化下一丸。如小儿病极，药不下，滴鼻中，喷嚏，立灌下。

【主治】小儿急慢惊风。

朱砂饼子

【来源】《幼幼新书》卷九引《张氏家传》。

【组成】天南星（炮）　白附子　白僵蚕（洗）各一钱　白花蛇三钱（去皮骨）

【用法】上为末，用天麻末、白面少许，煮糊为丸，如梧桐子大。每服一饼子，朱砂为衣，用金银薄荷汤化下，不拘时候。

【主治】小儿急慢惊风。

皂矾丸

【来源】《幼幼新书》卷九引《张氏家传》。

【组成】北矾一两半（如无，用南矾，枯）　半夏（姜汁浸一宿，焙）　天南星（切，浓皂角水浸一宿，慢火熬干、焙）　白僵蚕（直，一半醋浸一宿，一半生用）各半两

【用法】上为末，姜汁糊为丸，如梧桐子大。每服十至二十粒，淡姜汤送下。如喉痹热痛，含化，

嚼烂，薄荷新汲水冲下；甚者，用皂角水及茶脚研一二十粒灌下；小儿急慢惊风，用皂角水研揩齿。常服，临卧姜汤送下。

【功用】去风痰，利胸次。常服无痰疾。

【主治】小儿急慢惊风涎。

贴凹散

【来源】《幼幼新书》（古籍本）卷九引《张氏家传》。

【别名】神效贴凹散（原书人卫本）。

【组成】石燕二个（烧红醋淬干为度） 艾心叶七个 朱砂皂子大 蓖麻子七粒

【用法】上为末。每用一钱，薄荷汁调贴山根上凹中。睡着候鼻尖汗出安。

【主治】急慢惊风。

神仙丸

【来源】《幼幼新书》卷九引《张氏家传》。

【组成】朱砂六钱（用五钱，以一钱为衣） 人参 沉香 全蝎（微炒） 白僵蚕（微炒） 天麻（炙）各半两 天南星一个（重三两者，炮） 川芎一两 附子一个（重六钱者，炮） 五灵脂一两（只用八钱） 乳香一钱半 蜈蚣二条（酒浸，和蛇头一处浸） 白花蛇头 乌蛇头各一个（连皮骨，酒浸三四宿） 花蛇七钱（项后由七寸以后和皮骨一二两，取七钱净肉，连蛇头一处浸） 牛黄 麝香 脑子 没药 血竭 硇砂（细研）各一钱 雄雀一个（去肠胃，纳硇砂，用盐泥固济，文武火煅）

【用法】上为末，以绝好酒为丸，如弹子大。治大人中风瘫痪，每服半丸，早晨用酒磨下；小儿急慢惊风，每丸分为四服，以薄荷酒磨下。

【主治】小儿急慢惊风；兼治中风瘫痪。

黑神丸

【来源】《幼幼新书》卷九引《张氏家传》。

【组成】乌头 草乌（并炮，去皮） 芎藭 香白芷 白僵蚕 羌活 甘草 灵脂（净洗）各一两（修事洗净，一处焙，研为末） 好墨一寸（同药

为末） 麝香一字

【用法】上为细末，用糯米二两研为末，煮糊为丸，如此○大，阴干。药使如后：头风，茶汤嚼下一丸；伤寒，生姜、葱、茶嚼下一丸；身上生疮，蜜酒嚼下一丸；肠风痔疾，煎胡桃酒嚼下一丸；妇人血气、血风，当归汤嚼下一丸；小儿惊风，薄荷水磨下，每一丸为两服；头痛，菊花酒嚼下一丸；老人常服以好酒嚼下一丸。

【主治】头风，小儿惊风，伤寒，身上生疮，肠风痔疾，妇人血气、血风。

嚏惊丸

【来源】《幼幼新书》卷九引《张氏家传》。

【组成】牛黄 芦荟 熊胆各三皂子大 生蟾酥十个 朱砂两皂子大 龙脑 麝香各半皂子大 雄黄五钱 全蝎半两（轻炒） 白矾（枯过） 防风（焙） 荆芥穗各一两

【用法】上除脑、麝外，一处为细末，然后别研脑、麝细，入前药内，再研，用蟾酥，少添数粒粳米饭和匀为丸，如芥子大。每服一丸，用倒流水化药，如小儿手足牵搐，灌鼻内，良久打嚏即愈；如未定，再灌之；三次不嚏，恶候也，别用药治之。如疮疹倒靥，及疮平黑色斑出，急用鸡子壳盛酒半壳、生猪血半壳，合盛一壳，用药二三丸化在内，火灰内暖热温，时时服之。重午日取酥合药。

【主治】小儿急慢惊风。

朱砂丸

【来源】《幼幼新书》卷十引《张氏家传》。

【组成】朱砂（细研，急水飞过，熟灰池渗干尤佳） 白僵蚕（择去丝，取直者，洗过，焙干） 新罗白附子（以湿纸煨裹，候令纸干，取出油，切成片子，焙干） 天南星（炮裂，去皮脐，切成片子）各半两 麝香半钱（研入，和匀） 干蝎一两（铫子内慢火炒，令极热，不可太过）

【用法】上药各为末，面糊为丸，如粟米大。每服十丸，用煎金银薄荷汤吞下，如遇惊取下后，且以此药服一二服，无不效；或有虚汗，用麻黄根煎汤下。

【功用】镇心，压惊，坠涎。

注唇膏

【来源】《幼幼新书》卷十引《张氏家传》。

【组成】白僵蚕一两（去头足，直者，生，为末，以姜汁和为饼子，于火上炙干，又再为末，复以汁为饼子，干为度）朱砂二钱（细研，用水一碗浸淘三遍，去黄色，倾纸上候干，研如粉细）

【用法】上为末，炼蜜为膏，入瓷盒子内贮。每用如鸡头大，三岁只可一丸；如三岁以上，更分用之，饮汤熟水化下。常服无疳积，诸癖疾患。

【主治】小儿常服，永不生风痰症，心无惊，多红润，唇脸如丹。

琥珀丸

【来源】《幼幼新书》卷十引《张氏家传》。

【组成】天麻 人参 防风各一两 甘草 干蝎（全者，炒）僵蚕各半两 牛黄一钱 朱砂 麝香 雄黄各二钱半

【用法】上为细末，炼蜜为丸，如梧桐子大。二三岁每服一丸，薄荷汤化下。

【主治】惊风温壮，咳嗽涎壅，一切惊热。

蝎梢散

【来源】《幼幼新书》卷十三引《张氏家传》。

【组成】人参三钱 僵蚕（直）一分 全蝎十四个 辰砂 麝各一分

【用法】上为细末。每服一字，金银薄荷汤调服。

【主治】小儿胎风，天钓，客忤，急慢惊风，往来潮搐，涎盛喘逆，哽气不安。

【加减】如慢惊，即入白附子末一分。

大牛黄丸

【来源】《幼幼新书》卷十九引《张氏家传》。

【组成】牛黄 生脑子各半两 朱砂（研）一两半 天南星（浆水浸，火煮透，切，焙）乌蛇（酒浸，取肉）白僵蚕（炒）天麻 人参各一两 干全蝎 白附子（各炒）水磨雄黄 生犀

（镑）各三分 麝香一分

【用法】上除研者药外，为细末。后入研者，合和匀，炼蜜为丸，如鸡头子大。每服一丸至二丸，细嚼，食后、临卧人参、薄荷汤送下；或化亦得。

【功用】镇心化涎。

【主治】小儿风壅痰实，头痛目弦，怔忡恶心，神昏语涩，颈顶拘急，手足麻痹；风热上盛，眠睡不宁，颊赤涎潮，欲变惊痫。

【宜忌】有风涎，食后最宜常服。

镇心丸

【来源】《幼幼新书》卷十引茅先生方。

【组成】朱砂（别研）白附子 白僵蚕（酒洗）蝉蜕（去翅足净洗）茯神（去皮）各半两 全蝎一分（去尾丁）片脑 麝香各随意加入

【用法】上为末，拌合薄荷自然汁为丸，如豌豆大，银朱拌脑、麝为衣。每服一丸，用金银薄荷汤磨下。

【主治】小儿诸惊。

回阳散

【来源】《幼幼新书》卷十四引茅先生方。

【组成】苍术一两（米泔浸一宿）甘草（炙）白术（炮）陈皮（去白）各半两 木香 大附子（炮，去皮）各一钱

【用法】上为末。每服一钱，空心盐汤点下。可夹伤寒药，更看形候。

【主治】夹惊伤寒。

麦汤散

【来源】《幼幼新书》卷十四引《茅先生方》。

【组成】知母 人参 茯苓 杏仁（去白）肉桂 石膏 滑石 甜葶苈 甘草（炙）地骨皮各等分 麻黄（去节）加一两

【用法】上为末。每服一钱，麦煎汤调下。

【主治】小儿伤寒夹惊。

麝香膏

【来源】《幼幼新书》卷八引《备用》。

【组成】麝香 乳香 青黛各半两 防风 朱砂 龙胆各三钱 甘草（炙）四两 龙脑 腻粉各一钱匕 天南星（炮） 墨（炮）各半钱

【用法】研蜜成膏。二岁儿服半皂子大，薄荷汤化下。

【主治】

　　1.《幼幼新书》：诸风惊涎热发搐。

　　2.《普济方》：小儿急慢惊风。

朱砂散

【来源】《幼幼新书》卷八引郑愈方。

【组成】白僵蚕七个 脑麝各一字 天南星一个 朱砂二钱 轻粉一钱匕。

【用法】上为末。每服半钱或一字，以金银薄荷汤调下。

【功用】小儿常服理惊毒。

【主治】小儿惊搐。

睡惊丸

【来源】《幼幼新书》卷八引郑愈方。

【组成】龙脑半钱 朱砂二钱 京墨 青黛 芦荟各二钱半 使君子七个 腻粉二钱 牛黄一字 麝香半字 干蝎三个 金银箔各五片（为衣）

【用法】上为末，以寒食面糊为丸，如梧桐子大，金银箔为衣。二岁、五岁以上二丸，薄荷汤化下。

【功用】取下惊涎。

【主治】

　　1.《幼幼新书》：小儿惊风耽睡。

　　2.《小儿卫生总微论方》：慢惊身热，瘛疭昏愦。

匀气散

【来源】《幼幼新书》卷九引郑愈方。

【组成】丁香七七个 白术 青皮 甘草（炙）各一分 豆蔻一个

【用法】上为末。每服半钱，用白汤点服。

【主治】小儿急慢惊风。

救生一字散

【来源】《幼幼新书》卷九引郑愈方。

【别名】一字散（《永乐大典》卷九七八）。

【组成】干蝎四十九个（脚手头全，不用肚，为细末） 蜈蚣一条（全者，不用中节，为细末） 雄黄半钱（研细为末） 脑 麝各少许（研为细末）

【用法】上为细末。每服一字，用湿生虫七个研汁，薄荷汤少许同调匀与服，不拘时候。

【主治】小儿急慢惊风，搐搦，涎盛，目睛直视。

【宜忌】忌一切毒物。

【验案】慢惊 绍兴己巳春，长沙排岸王忠翊幼子，忽患慢惊，手足时搐，身冷汗出，四肢皆若绵带，诊其脉极微细，其家以谓必死矣。但胸前微暖，口中微气，为不忍弃尔。其郑愈忽投此药，至午间已少醒，至夜精神渐出，不三日而平矣。

回命散

【来源】《幼幼新书》卷十引郑愈方。

【别名】开关圣散（《仁斋直指小儿方论》卷一）、圣散子（《普济方》卷三七四）、开关如圣散（《婴童百问》卷二）、开关左右散（《医林纂要探源》卷九）。

【组成】蜈蚣一条（赤者，中分为两处） 蝎一个（亦中分为两处，各记左右）

【用法】上药左者与左，右者与右，各作两处为末，左右吊眼，各将药吹入左右鼻中。

【主治】惊风吊眼。

抚惊丸

【来源】《幼幼新书》卷十引郑愈方。

【组成】青黛 茯神各二两 天麻四两 蝎半两

【用法】上为末，炼蜜为丸，如鸡头子大。薄荷汤化下。

【主治】小儿一切惊风。

珍珠丸

【来源】《幼幼新书》卷十引郑愈方。

【别名】白丸子。

【组成】脑 麝各一字 粉霜 腻粉各一钱

【用法】上研为细末,用糯米汁为丸,如芥子大。每服三丸,糯米汤送下。

【主治】小儿惊风。

茯神膏

【来源】《幼幼新书》卷十引郑愈方。

【组成】蝎梢 茯神各半两 白僵蚕一两 朱砂一钱

【用法】上为末,炼蜜为膏。每服一皂子大,煎金银薄荷汤化下。

【主治】小儿惊风。

神仙夺命散

【来源】《幼幼新书》卷十引郑愈方。

【组成】人中白一两 麝香一钱 蜈蚣(全者)一条 盆消二钱

【用法】上为细末。每用少许,搐鼻。

【主治】小儿惊风吊眼。

神圣当归散

【来源】《幼幼新书》卷十引郑愈方。

【组成】当归 甘草 滑石 通草各一分 大黄 芍药各二钱

【用法】上为细末。每服二钱,水一盏,生姜三片,薄荷五叶,灯心少许,同煎至五分,小儿分数服,大人作一服。

【主治】惊风痫病,咽喉有涎,四肢壮热,大小便秘涩,兼心神乱者。

蝎梢丸

【来源】《幼幼新书》卷十引郑愈方。

【组成】蝎梢 朱砂(飞,半为衣) 僵蚕各一分 天麻 芎藭 羌活 半夏(洗七次,姜制) 当归 胆星 麝各半两

【用法】上为末,糯米粥为丸,如芡实大。每服一丸,荆芥汤化下,口噤先擦牙。

【主治】小儿惊风生涎,时发壮热手足搐动,卧不安稳,牙关紧急。

夺命散

【来源】《幼幼新书》卷十二引郑愈方。

【组成】蜈蚣(赤者)一条 轻粉 朱砂 麝香 白附子 牛黄各一分 水银(用枣肉少许研,不见星)一钱 蟾酥半钱 天南星一个(去心) 真珠(末)一字 巴豆霜三个(去油)

【用法】上为末,枣肉为丸。每服三丸,薄荷汤送下;口噤不开,研灌入鼻中;心烦壮热,荆芥汤送下。

本方方名,据剂型当作"夺命丸"。

【主治】惊风痫病,眼目翻视,牙关噤急,口内无气,唇赤。

无惜散

【来源】《幼幼新书》卷十四引郑愈方。

【组成】浮萍(紫背者)一钱 犀角屑半钱 钩藤钩三七个

【用法】上为末。每服半钱,蜜水调下。连服三次,出汗为度,后常服亦佳。

【主治】夹惊伤寒。

天竺黄散

【来源】《幼幼新书》卷十九引郑愈方。

【组成】天竺黄 郁金各二钱 甘草(炙)三钱 朱砂 麝香各少许(别研) 山栀子仁十个 干葛 全蝎(炙) 马牙消各一分 僵蚕(炒)七个 蝉蜕三七个(洗,去尾头足)

【用法】上为末,入朱砂,麝香和匀,再匀。每服一字,薄荷蜜水调下;夜啼不止,灯心汤下。

【主治】惊风潮热,身体温壮,兼治夜啼。

铁刷散

【来源】《幼幼新书》卷九引相滂方。

【组成】好黄丹末不以多少

【用法】用花叶纸三重包,以线系,又用生绢两重裹了,紧扎定,长江水浸七日,一日一换,数足

漉控，稍干，于重五日用炭火三斤一煅，药上有珠子为度，去火，吹去灰，研为末。每服一字或半钱，浓煎薄荷汤化下。

其药须是频用手指研，灌方得。

【主治】小儿急慢惊风，潮搐上视，不省人事。

铁粉散

【来源】《幼幼新书》卷九引《胡氏家传》。

【组成】铁粉二钱 荆芥穗 薄荷 天南星（常法制） 全蝎各一钱 脑子 麝香各半钱

【用法】上为细末。每服一字，用鹅梨汁调下。

【主治】小儿急慢惊风，搐搦，目视上，不省人事，大小肠不通利。

赤龙丹

【来源】《永乐大典》卷九七八引《赵氏家传》。

【组成】牛黄 龙胆各一钱 犀角（末） 腊茶 大黄（绵文者，切作片子，湿纸煨熟，焙干） 五灵脂（水飞，研细，焙干）各半两 麝香一钱半 朱砂一两（细研，一半入药，一半为衣）

【用法】上为末，滴水为丸，如梧桐子大。每服一丸，磨刀水化下。

【主治】小儿急慢惊风。

天麻防风丸

【来源】《幼幼新书》卷九引《赵氏家传》。

【别名】防风丸（《永乐大典》卷九七八）。

【组成】大天麻 防风 人参各半两 干蝎（全者，炒） 白僵蚕各二钱半 甘草（微炒） 朱砂（研） 雄黄 麝香各一钱 牛黄 天南星（切作片子，酒浸三日）各半钱 白附子一钱（炮裂）

【用法】上为细末，炼蜜为丸，如梧桐子大。每服二丸，薄荷汤化下，不拘时候。

【功用】退风温邪热，疗惊悸。

【主治】小儿急慢惊风，筋脉跳掣，精神昏闷，涎不利。

羌活膏

【来源】《幼幼新书》卷九引《赵氏家传》。

【组成】羌活 独活 天麻（炙） 川芎 人参 茯苓各一两 直僵蚕（炒） 薄荷各半两 全蝎一分 防风一两半

【用法】上为细末，炼蜜为膏。每服一皂子大，荆芥、乳香煎汤化下。

【主治】小儿胃虚生风，变成阴痫，戛齿肉蠕，目涩饶睡；及伤风壮热，寒壅风热，鼻塞呵欠，精神不爽。

朱砂膏

【来源】《幼幼新书》卷十九引《赵氏家传》。

【组成】朱砂 人参各二钱 蝎梢二十一个 白僵蚕（酒浸，焙干） 天仙子（好酒少许炒熟）各一分 大天南星一个（先用酸虀汁洗去滑，火炮裂，先为细末，生姜汁和作饼子，火炙令黄色，凡如此三次）

【用法】上为末，炼蜜为膏。每服皂儿大，薄荷汤送下。

【主治】小儿惊风潮热，神志不宁，惊惕怔悸，夜卧不安，狂语惊啼；久服凉药过多，脾胃虚寒，阴极似阳，颊赤神昏，引饮烦躁，不进乳食。

桃奴丸

【来源】《幼幼新书》卷十二引《养生必用》。

【组成】桃枭七枚（别为末） 桃仁十四枚（去皮尖，炒，别研） 安息香一两（以无灰酒斟酌多少，研，飞去砂石，银器中入上二味，慢火熬成膏） 生玳瑁（镑过，杵为细末）一两 琥珀三分（别研） 雄黄（用桃叶煮，水研飞）三分 辰砂（研飞）半两 黑犀（石上以水磨，澄去水，取末）半两 脑 麝各一分（别研）

【用法】上为细末，以前膏为丸，如鸡头大，阴干，密器封，安静室。每服一丸，食后、临卧以人参汤送下。

【主治】小儿心气虚，有热，恍惚不常，言语错乱，尸疰客忤，魇梦不祥，惊痫。

睡红散

【来源】《幼幼新书》卷九引《家宝》。

【组成】乌蛇（项下七寸，用酒浸一宿，去皮骨，炙黄色）一钱 青黛二钱 蝎稍十个（炒） 牛黄 硼砂 脑子 水银砂子 真珠末各半钱 麝香一字 金银箔各一十片 乌蛇尾（酒浸一宿，去皮骨，炙黄色） 蛇黄（入火内烧令红，于米醋浸入，煅，如此三度） 京墨（烧烟尽） 天南星末（用生姜汁浸） 半夏末（用生姜汁浸一宿）各一钱

【用法】上牛黄、麝香、硼砂、脑子、金银箔先研极匀，次入水银砂子再研，将余药捣罗为末，一处研匀。每服婴孩半字，半岁一字，一二岁半钱，二三岁一钱，以意加减，金银薄荷汤调下。如一服搐定，即用调胃气观音散二三服；如小儿再作气粗发搐，宜进鸡舌香散二三服。

【主治】婴孩、小儿急慢惊风，手足搐弱，目瞪，口眼相引。

天茄散

【来源】《幼幼新书》卷十引《家宝》。

【组成】茄种（见霜者，焙） 附子（炮，净）各半两 羌活（焙）一分

【用法】上为末。五七岁半钱量，加麝，酒调服，一日三次。愈止。

【主治】小儿惊退，汗不溜，筋不舒，不能行。

乳香丸

【来源】《幼幼新书》卷十引《家宝》。

【组成】乳香一钱 蝎稍二七个 没药半钱 沉香一钱半

【用法】上为末，炼蜜为丸，如黍米大。每服一岁五丸，乳香汤送下。

原书治惊风内钓，用桃符丸后却进本方。

【主治】小儿惊风内钓，腹痛不可忍者。

归魂散

【来源】《幼幼新书》卷十一引《家宝》。

【组成】蝎梢一钱半（炒） 蜈蚣（赤脚者）半条（炙） 水银粉 麝脑各一字 花蛇肉（酒浸，炙黄色）一钱 天南星（切碎，用生姜自然汁浸一宿，令为末）半钱 川乌头尖七个（生）

【用法】上为末。每服婴孩半字或一字，二三岁一字以上，四五岁半钱，金银薄荷汤调下。

【主治】

1.《幼幼新书》：婴孩小儿惊、痫、忤，手足瘛疭，头项强直，状似角弓。

2.《小儿卫生总微论方》：中风，腰背反折，如角弓之状。

薄荷散

【来源】《幼幼新书》卷十四引《家宝》。

【别名】薄荷汤（《婴童百问》卷四）。

【组成】杜薄荷半两（去粗梗，取嫩者） 羌活 全蝎（炒） 麻黄（去节） 僵蚕（直者，去丝，炒） 天竺黄各一分 甘草半分（炙） 白附子半钱

【用法】上为末。每服婴孩一字，二三岁半钱，四五岁一钱，以水一药注或半银盏，煎十数沸服。

【主治】婴孩小儿夹食伤寒，又治夹惊伤寒，温壮等。

罢搐丸

【来源】《幼幼新书》卷九引陶善化方。

【组成】黑附子 白茯苓 蝎 白附子 僵蚕 天南星各一两 人参二钱 花蛇一钱 天麻七钱 乌蛇四钱 朱砂六钱 青黛四两 脑麝各少许 水银（与黑铅各等分，一处火上熔结成砂子）一分

【用法】上用石脑油为丸，如鸡头子大。每用一丸，急惊风，金银薄荷汤送下；慢惊风，烧青竹沥油化下。

【主治】小儿急慢惊风，天钓。

【加减】慢惊，去水银砂子、龙脑。

软金丹

【来源】《幼幼新书·拾遗》。

【组成】白附子（小大）三个　蝎尾七个　金汞沙子豌豆大　朱砂　铝白霜　粉霜　青黛各一钱　枯矾一钱半　腻粉二钱　巴豆二十个（研，新瓦上去油）

【用法】上为末，天南星一个（破），浆水煮烂，和前药为丸，如梧桐子大。每服半丸至一丸，荆芥、龙脑汤磨下，取下惊涎。

【主治】惊风，积。

开胃散

【来源】《鸡峰普济方》卷十八。

【组成】天南星一个重半两者（酒同生姜汁浸四十九日，切破，曝晒干用）　半夏　川乌头　白附子　芎䓖　防风　雄黄　朱砂各半两　牛黄　麝香各一分

【用法】上为细末。每服半钱，酒送下；小儿急慢惊风，每服一字，薄荷汤调下。

【主治】妇人洗头风及牙关紧急；小儿急慢惊风。

红散子

【来源】《鸡峰普济方》卷二十二。

【组成】蝎一分　防风　桔梗　茯苓　甘草各一两　白芷半两　天南星　麝香一铢　龙脑少许　朱砂一分

【用法】上为细末。每服半钱，食后薄荷汤调下。

【主治】风疾惊搐。

二神散

【来源】《鸡峰普济方》卷二十四。

【组成】天将子二个　朱砂　轻粉各一分　蝎梢五个　巴豆二个

【用法】上为细末，奶汁为丸，如麻子大。一岁一丸，薄荷水送下。

【主治】小儿急慢惊风。

大枣膏

【来源】《鸡峰普济方》卷二十四。

【组成】大枣一个（蒸熟用）　巴豆三个（去皮，烧存性用）

【用法】上研成膏，如麻子大，一岁一丸，食后浓煎荆芥汤送下。吐利之后，其疾便愈。

【主治】急慢惊风。

桃红散

【来源】《鸡峰普济方》卷二十四。

【组成】天南星三两（用白矾半两，甘草、生姜各一两，切片，河水六升，同煮水尽，去生姜、甘草，将天南星，焙干令用）甘草　紫河车各半两　白附子　白僵蚕各一分　蝉壳三钱

【用法】上旋入脑、麝少许。一岁儿一字，食后、临卧时以荆芥、薄荷汤调下。

【主治】小儿惊热，伤风喘嗽，潮热，及斑疮未出者。

茯神散

【来源】《普济本事方》卷二。

【组成】茯神（去木）　熟干地黄（酒洒，九蒸九晒，焙干）　白芍药　川芎　当归（洗，去芦，薄切，焙干）　白茯苓（去皮）　桔梗（炒）远志（去心，洗，锉，炒令黄色）　人参（去芦）各一两

【用法】上为细末。每服二钱，水一盏，加灯心、大枣，同煎至七分，不拘时候服。

【主治】因惊语言颠错，不能服温药。

【方论】《本事方释义》：茯神气味甘平，入手少阴；茯苓气味同而淡渗，入足阳明；桔梗气味苦辛平，入手太阴；远志气味辛温，入手、足少阴；人参气味甘温，入脾胃；芎、归、芍、地，乃四物汤，养血药也。此因惊致病，心主血，肝藏血，血既得养，神魂安入而惊自定，再佐以灯心之微苦以清心，枣之和缓以和荣，则高年戎马之惊，自然精神复而病却矣。

扁银丸

【来源】《普济本事方》卷十。

【别名】褊银丸（《医学纲目》卷三十六）。

【组成】青黛三大钱　水银一皂角子大（同黑铅

炒，结成沙子） 寒食面 黄明胶（炒令焦，为末）各二钱 轻粉（炒）五钱 雄黄（水飞） 粉霜 朱砂各一钱（水飞） 巴豆二十一个（去皮膜油） 脑 麝各少许

【用法】上为细末，滴水为丸，如麻子大，捏令扁，晒干，瓷合盛。一岁一丸，随意加减，煎皂子汤送下，不得化破。

【主治】小儿急慢惊风积痼。

白龙丸

【来源】《扁鹊心书·神方》。

【组成】天南星四两（以生姜四两同捣成饼） 川乌 甘草 藁本 甘松 白芷 桂心各二两 海桐皮一两 石膏二两（煅，研极细）

【用法】上为末，糯米糊为丸，如弹子大，石膏为衣。每服大人一丸，小儿半丸，茶清送下；若治伤寒，姜、葱汤送下，出汗。

【主治】风邪，言语不遂，面如虫行，手足麻木，头旋眼晕，及伤风伤寒，头痛拘急，小儿急慢惊风，大人风抽失音。

抑青饼

【来源】《扁鹊心书·神方》。

【组成】防风 薄荷 桔梗（炒）各一两 甘草（炙） 青黛（净）各五钱 冰片四分

【用法】上为末，炼蜜为丸，如芡实大，或捏作饼。生姜汤送下。

【功用】清膈化痰，降热火。

【主治】小儿惊风。

蜜犀丸

【来源】《扁鹊心书·神方》。

【组成】槐角（炒）四两 当归 川乌 元参（炒）二两 麻黄 茯苓（乳拌） 防风 薄荷 甘草各一两 猪牙皂角（去皮弦子，炒）五钱 冰片五分（另研）

【用法】先以前十味为末，后入冰片和匀，炼蜜为丸，如樱桃大。每服一丸，小儿半丸，细嚼茶清送下。

【主治】半身不遂，口眼㖞斜，语言不利，小儿惊风发搐。

牛黄散

【来源】《续本事方》卷二。

【组成】朱砂一钱 麝香一字 脑子（真者）半两 水银一钱 牛黄一字 狗黄一字 雄黄一字 零香半两

【用法】上为末，将前四味为末顿一处，后四味末放一处，临时和匀。每服一字或半钱，薄荷汤入金银箔同调下。如用取涎，入江子二粒去油，药二钱和匀，可服半字，薄荷、茶清调下。

【功用】退热取涎。

【主治】小儿惊风。

保命丹

【来源】《续本事方》卷十。

【组成】虎睛一对（将瓦上安之，以瓦盖定，慢火逼干） 箭头朱砂半两 蜈蚣二条（去头尾、赤脚者） 麝半钱 全蝎半钱 天麻一分

【用法】上为细末，炼蜜为丸，如鸡头子大。瓦罐贮之，又入脑、麝窨定。每服三丸，急惊风，薄荷蜜汤化下；慢惊风，薄荷汤化下。

【主治】小儿急慢惊风，四肢逆冷，眼张口噤，流涎不止。

人参牛黄散

【来源】《小儿卫生总微论方》卷三。

【组成】人参 牛黄各等分

【用法】上为末。以薄荷水调下。

【主治】小儿惊热如火；亦治温壮。

一字散

【来源】《小儿卫生总微论方》卷五。

【组成】大天南星半两（微炮裂） 蝉壳（去土）一分（微炒） 干蝎一分 僵蚕（去丝嘴）一分

【用法】上为细末，次入荞麦面一分。用酸石榴一个，去瓤、子，留壳，将诸药入在内，盐泥封裹，

于灶内慢火烧至泥干燥为度，取出，再研极细。每服一字，温酒调下，不拘时候。

【功用】退风爽神。

【主治】

    1.《卫生总微》：小儿天钓眼上。

    2.《永乐大典》引《仁存方》：小儿惊风，神困不醒。

天麻膏

【来源】《小儿卫生总微论方》卷五。

【组成】全蝎一分　牛黄一钱（研）　白附子四钱　天麻二钱　雄黄四钱（研，水飞）　诃子（去核）六钱　白术二钱　藿香叶（去土）四钱　白豆蔻仁三钱　缩砂仁三钱　白僵蚕（去丝嘴）四钱（炒）

【用法】上为细末，炼蜜为丸，如鸡头子大。每服一丸，煎薄荷汤化下，甚者两丸；泄泻者，煎冬瓜子汤下；呕吐者，煎丁香汤化下，并不拘时候。

【主治】小儿急慢惊风，及慢脾风，搐搦瘛疭，昏塞牙噤，一切恶候，及吐泻等疾。

乌蛇散

【来源】《小儿卫生总微论方》卷五。

【组成】乌蛇肉（酒浸，去皮骨）三钱　赤足蜈蚣二条（去头足，醋浸，炙黄）　全蝎二钱（去毒）　天麻半两　白茯苓半两　黑附子半两（炮裂，去皮脐）　麝香少许　白附子一分（炮）

【用法】上为细末。每服半钱，用旧断井索煎汤调下，不拘时候，如急用无断井索，煎荆芥汤代之。

【主治】小儿急慢惊风，搐如弓者。

甲灰丸

【来源】《小儿卫生总微论方》卷五。

【组成】手指甲（小儿父母者）

【用法】烧灰研细，面糊为丸，如麻子大。每服一丸，井花水化下，不拘时候。

【主治】小儿生下便喜多惊。

生摩膏

【来源】《小儿卫生总微论方》卷五。

【组成】甘草　防风（去芦并叉枝）各一两　白术二十铢　雷丸二钱半　桔梗（去芦）二十铢

【用法】上锉。以猪脂肪一斤，煎油入药，微火上煎之良久，视稠浊得所，膏成，乃去滓为丸，如弹子大。每服一粒，炙手摩儿百遍，寒者更热，热者更寒。小儿无病，早起常以摩囟上及手足心，甚辟风寒之邪。

【主治】新生儿肌肤幼弱，为风邪所中，身体壮热，手足惊掣。

夺命大青金丹

【来源】《小儿卫生总微论方》卷五引马儿栗家方。

【组成】天竺黄一斤（末）　墨二铤（不计大小，亦不得使尽）　麝香一钱（研）　朱砂一钱（研，水飞）　水银半两　锡半两

【用法】上于铫内先熔锡化，入水银结砂子，乳钵内研开，次入诸药末研匀细，方用浓墨水为丸，如弹子大。以灰顿盆内铺纸，于纸上布药挹干。十岁儿一粒，分三四服，七八岁儿作四服，五六岁儿分六服，三四岁儿分十服，一二岁儿分十六服，新生百晬儿分三十服，并微利。常服者须隔旬日服一服，小儿风热发痫，潮搐涎盛嗽喘，并临时加减，如吐泻后生风，服亦不妨。此药性温，宜少服，并用汤化下，如煎汤不可犯铁器。

【主治】小儿诸惊。

朱金汤

【来源】《小儿卫生总微论方》卷五。

【组成】代赭石（火煅，醋淬十次）

【用法】上为细末，水飞过，晒干。每服半钱或一钱，煎真金汤调下，连进三服，不拘时候。儿脚胫上有赤斑点出者，不可治也。

【主治】小儿急慢惊风，吊眼撮口，搐搦不定，壮热困重。

朱砂散

【来源】《小儿卫生总微论方》卷五。

【别名】阳痫散（《仁斋直指小儿方论》卷二）、阳痫防风散（《普济方》卷三七六）。

【组成】朱砂一分（研，水飞） 腻粉半钱 麝香半钱（研） 芦荟二钱（别研） 胡黄连一钱 蝎梢七个 白附子二钱 金箔七片 僵蚕十个（去丝嘴，炒） 赤足蜈蚣一条（炙） 甘草二钱（炙）

【用法】上为细末。二岁以上儿半钱，以下者一字，三岁以上者一钱，金银薄荷汤调下，不拘时候。如口噤不开，灌入鼻中。

【主治】
1.《小儿卫生总微论方》：急惊、发搐。
2.《三因极一病证方论》：小儿发痫阳证，身热面赤，而发搐搦，上视，牙关紧硬。

安胃丸

【来源】《小儿卫生总微论方》卷五。

【组成】好青州白丸子三十粒 好金液丹三十粒 全蝎一枚（去刺） 麝香少许

【用法】上为细末，以糯米饭和为丸，如黍米大。每服三二十丸，煎萝卜糯米汤送下，不拘时候。

【主治】小儿急慢惊风，吐泻不止，危不可治。

如圣散

【来源】《小儿卫生总微论方》卷五。

【组成】白附子二钱 僵蚕（炒，去丝嘴）一钱 全蝎二钱（中者，用面炒，去足，留身尾甲） 人参（去芦）二钱 草乌半两（炮，去皮） 牙消二钱 丁香一钱（不见火） 腻粉半钱 天竺黄一钱 天南星（米泔浸一宿，焙干）二钱 龙齿二钱 郁金一钱 脑 麝各少许

【用法】上为细末。十岁以下儿每服半钱，以上者每服一钱，冷薄荷汤调下。如儿惊结，大小便不通，连进二三服，不拘时候。

【主治】小儿急慢惊风，吊眼撮口，搐搦不定，壮热困重。

青金丹

【来源】《小儿卫生总微论方》卷五。

【组成】雄黄（末）一钱 朱砂（末）一钱 铁粉二钱 乳香（末）一钱 南星（末）二钱 蝎（微炒）二钱 轻粉 青黛各三钱 麝香一字 花头蛇一条（酒浸一宿，取肉，焙）

【用法】上为末，以梨汁和剂，分三等丸之：如黍米、麻子、绿豆大。量儿大小与之一丸，薄荷水送下，煎金银汤亦得，无梨汁用薄荷汁，不拘时候。

【主治】急慢惊风。

软金丹

【来源】《小儿卫生总微论方》卷五。

【别名】圣力丹。

【组成】牛黄（别研） 丹砂（研，水飞） 雄黄（研，水飞） 生犀（锉末，研细） 天麻 僵蚕（去丝嘴） 半夏（汤洗七次，为曲） 蝉壳（去土，汤洗净，焙） 南木香 使君子（取肉）各一分 肉豆蔻（面裹煨） 香墨各一分半天 南星（炮裂） 白附子（炮裂）各一钱 腻粉一钱 水银（三钱半，用黑铅三钱半，结沙子用）半两 白花蛇 乌蛇（二蛇取项后粗处肉）各一两（酒浸一宿，去皮骨，晒干，不见火） 螺青一两二钱 麝香一钱（研） 龙脑半钱（研） 附子一枚（炮裂，去皮脐，虚者用之） 蜈蚣（中者）二条（生用，须赤足佳） 全蝎三十个 天浆虫二十五个（去壳） 大槟榔二个 丁香一钱半 蟾酥三皂子大 金箔 银箔各十五片

【用法】上为末，逐件旋入，研之细匀，用不蛀皂英一挺（刮去皮弦），以好酒半斤，浸一宿，挼柔取汁，去滓，入石脑油三钱，银器内文武火煎十数沸放冷，别炼蜜少许投内，和诸药得所。大者丸如枣大，小者丸如皂子大，别以金银箔为衣。每服一丸，金银薄荷汤化下。涎实者用水银丸化下，小儿量大小与，不拘时候。

【主治】小儿急慢惊风，三痫瘛疭，头项动摇，目睛上视，或牵斜偏搐，背脊强直，或反折如弓，口噤牙紧，或屈指如数，或温壮连绵，或服凉药过多，内生虚风，或因伤寒变搐发渴，或因吐利生风为痫，一切诸证，乳食不进，昏冒不省，但不喘急者；又治大人卒中风病，涎潮不省。

参苓散

【来源】《小儿卫生总微论方》卷五。

【组成】人参（去芦） 茯苓（去黑皮）各半两 甘草一分（炙）

【用法】上为末。每服一钱，空腹温汤调下。

【主治】小儿忽作惊状，目上视，手足强，未可服惊药，宜先与此服之。

南朱膏

【来源】《小儿卫生总微论方》卷五。

【组成】大天南星二两

【用法】上为末，用腊月黄牛胆取汁和之，却入胆中，如胆汁少许，量可用之，窨干为细末，入朱砂末一钱，麝香少许，煎甘草膏子和剂，丸如鸡头子大，每一岁半丸，熟水化下，不拘时候；如一胆盛南星末不尽，用二胆亦得。

【主治】急慢惊风，吊眼撮口，搐搦不定，壮热困重。

南星汤

【来源】《小儿卫生总微论方》卷五。

【组成】大天南星一枚（重四钱者）

【用法】上为细末，用浆水一碗，冬瓜子四十九粒，同煎至一盏，去滓，取清汁半盏，分三服。病愈，以四君子汤补之。一方每用南星末一钱上下，以水半盏，浆水半盏，或齑汁亦得，入生姜三片，冬瓜子数粒，煎至半盏以下，分二服，尤治慢惊，服之无时。

【主治】小儿急慢惊风，吊眼撮口，搐搦不定，壮热困重。

茯神散

【来源】《小儿卫生总微论方》卷五。

【组成】茯神（去心内木） 龙齿（研细） 牛黄（别研） 犀角屑各半两 寒水石一两 石膏（研，飞）一两 川大黄一钱

【用法】上为粗末。每服一钱，水一盏，煎至五分，去滓，入竹沥半合，更煎一两沸，量大小与服，不拘时候。

【主治】小儿烦热心悸，手足摇动，欲发惊痫。

保寿散

【来源】《小儿卫生总微论方》卷五。

【组成】雄黄（研细，水飞） 茯苓（去黑皮） 人参（去芦）各一分 朱砂半两（研飞） 牙消一钱

【用法】上为细末。每用半钱，热水调下，一岁用一字，不拘时候。

【主治】小儿惊痫偏搐。

罢搐丸

【来源】《小儿卫生总微论方》卷五。

【组成】水银二钱 黑铅二钱（同水银结砂子） 天麻半两（去苗） 花蛇肉（酒浸，炙，取肉）半两 人参（去芦）半两 天南星半两（炮） 白附子半两 干蝎半两（去毒） 朱砂半两（水飞） 青黛一分 脑子 麝香各少许

【用法】上为细末，石脑油为丸，如小麻子大。每服一丸，薄荷汤化下，不拘时候。

【主治】小儿急慢惊发搐，牙关噤，身反张。

消惊膏

【来源】《小儿卫生总微论方》卷五。

【组成】龙脑半钱 朱砂（研，水飞） 天南星 白附子（生末） 天麻（末） 蝎梢（末） 半夏（汤洗净，生为末）各二钱 水银（结砂子） 腻粉各一钱

【用法】上为细末，用石脑油盏内重汤煮过，搜和药末为丸，如黑豆大。每服一二丸，薄荷汤化下，不拘时候。

【功用】截除惊痫，安镇心神，定宁搐搦，利膈脘，去壅滞。

【主治】小儿风热涎盛，惊痫搐搦。

雄朱丹

【来源】《小儿卫生总微论方》卷五。

【组成】雄黄（水飞） 朱砂（水飞）各等分

【用法】上为细末，用白项曲蟮一条，放药中令缠涂，以竹篦子刮下，丸如芥子大。每服三丸，金银薄荷汤送下，服之无时。曲蟮却须放了，不可坏死。

【主治】小儿急慢惊。

麝香饼子

【来源】《小儿卫生总微论方》卷五。

【别名】除风膏。

【组成】乌梢蛇一对（酒浸一宿，取肉） 蝎梢半两 白附子一两（炮） 天南星一两（炮） 白僵蚕一两（炒去丝嘴） 乳香半两（研） 朱砂一两（研，水飞） 天浆子四十九个（去壳） 麝香一钱（研） 金箔十片

【用法】上为细末，炼蜜和丸，如梧桐子大。捏扁作饼子。用金银荆芥汤化服。大小加减。不拘时候。

　　本方以麦饭和丸，名"麦饭膏"。

【主治】小儿急慢惊风，吊眼撮口，搐搦不定，壮热困重。

小镇心丸

【来源】《小儿卫生总微论方》卷六。

【组成】朱砂（火飞） 铁粉 京墨各一两 脑子 麝香各一字

【用法】上为细末，陈米饭为丸，如绿豆大。每服二三丸，荆芥汤化下，不拘时候。

【主治】诸惊，咬牙不宁，大便色青。

夺命丹

【来源】《小儿卫生总微论方》卷六。

【组成】朱砂半钱（研，水飞） 麝香（研） 麒麟竭（研）各半钱 牛黄（研） 龙脑（研） 没药（研） 熊胆（研） 粉霜一钱（研） 青黛三钱（研） 使君子十个（去壳，面裹煨熟，为末）

【用法】上为细末，取井花水滴水为丸，如豌豆大。每服一丸，以薄荷自然汁半蚬壳许化开，入温汤半茶脚调匀服之。若诸疳泻利不止，或惊热涎盛，吊眼发搐者，以三丸化下。

【主治】一切诸般惊风，天钓，暗风痫病，胎惊，发搐，上视，身直背强；及五疳肌瘦赢瘠，肚大脚细，发稀馋渴；便利脓血，水谷不化，洞泄下注；并温壮身热，口疮烦躁，叫啼。

神授至圣保命丹

【来源】《小儿卫生总微论方》卷六。

【别名】至圣保命丹（《仁斋直指小儿方论》卷二）、保命丸（《婴童百问》卷三）、神效保命丸（《中国医学大辞典》）。

【组成】全蝎十四个（青色者） 朱砂（水飞）二钱（好者） 麝香半钱 防风（去芦并叉枝）一钱 金箔十片（研） 天麻二钱 白僵蚕（去丝嘴，直者）一钱 白附子二钱（好者） 天南星一钱 蝉壳（去土泥）二钱

【用法】上为细末，粳米饭为丸，如樱桃大，以朱砂为衣。每服初生儿半丸，周晬儿一丸，三五岁有急候者二丸，五七岁至十岁常服只一丸，乳汁或薄荷水化下。

【功用】镇心神，退惊痫，安魂定魄，祛风逐邪，化涎消痰。

【主治】一切惊痫、风瘈、中风，并胎惊内吊，腹肚坚硬，夜啼发热，急慢惊风，恶候困重，上视搐搦，角弓反张，倒仆不省，昏愦闷乱。

附子散

【来源】《小儿卫生总微论方》卷十。

【组成】白附子（炮） 南星（炮）各半两 黑附子（炮，去皮脐）一分

【用法】上为末。每服一钱，以水一盏，加生姜二片同煎，仍不住手搅，煎至半小盏，分三服。甚效。

【主治】小儿虚风呵欠，吐逆涎盛。

惺惺散

【来源】《小儿卫生总微论方》卷十。

【组成】天麻半钱 全蝎半钱（炒） 糯米一钱（微炒） 甘草一钱（炙） 木香一钱（炮） 白扁豆一钱（炮） 山药一钱（焙） 茯苓一钱（微

炒）人参一钱

【用法】上为末。婴孩每服一字；二三岁儿每服半钱，水半银盏以下，枣半个，煎三五沸。温服。

【主治】小儿伤风挟惊，下泻日久，脾困不食；及恐作脾风发痫。

辰砂安惊丸

【来源】《洪氏集验方》卷五引张采助方。

【组成】天麻一分 川芎二钱 防风半两（洗，去芦头） 甘草一两（炙） 白附子一分 人参半两（洗） 茯神半两 朱砂二钱（一半入药，一半为衣）

【用法】上为细末，炼蜜为丸，如鸡头大。每服一丸至两丸，用薄荷、荆芥煎汤化下。

【功用】镇心。

【主治】风热涎盛，身体拘急，睡中不稳。

羌活丸

【来源】《洪氏集验方》卷五。

【组成】羌活半两 荆芥穗半两 白术二钱 甘草半两 白附子二钱 桔梗（去芦头，洗）半两 白茯苓二钱 川芎二钱 防风二钱（去芦头） 朱砂二钱（一半入药，一半为衣）

【用法】上为细末，炼蜜为丸，如皂角子大。每服一丸至二丸，用薄荷汤化下；如痰盛，加腊茶汤送下。

本方原名"羌活膏"，与剂型不符，据《类编朱氏集验方》改。

【功用】散风热，化痰安惊。

圣蚕丸

【来源】《永乐大典》卷九七五引《小儿保生要方》。

【组成】白僵蚕（直者微炒） 天南星（浆水煮五七沸） 防风（去芦） 半夏（先洗净，用浆水煮五七沸） 白附子（浆水煮五七沸） 人参各一两 霍香半两（去尘土）

【用法】上为极细末，寒食面打薄糊为丸，如麻子大。周岁儿每服五七丸至十丸，用生姜、薄荷汤送下，不拘时候；两三岁儿，可服十五丸，余当

以意加减。

【主治】小儿诸般生风，壮热，精神恍惚，痰涎壅塞，目睛上视，睡卧不安，头痛颊赤，多惊恐，肢体倦，不喜乳食。

奇特六神丹

【来源】《永乐大典》卷九七八引《小儿保生要方》。

【组成】辰砂一钱（研） 蝎梢（去尖）一钱 白僵蚕（直者）一钱（浴净，姜汁浸，微炙） 蜈蚣一条（大者，去头足，刮去腹中物，酒浸，炙香） 真麝一字 甘草 半夏一钱（陈者，刮去脐，滚汤洗七次） 人参（去芦，洗，切，焙）一钱 霍香（去尖）一钱

【用法】上为极细末，炼蜜为丸，如鸡头子大。实及周岁儿，每服一丸，薄荷汤化下；或三、二周，未及周者，可以意加减。若疾势已危者，不可守此例也。

【功用】安神养魄，去风邪，定嗽喘，利膈正气。

【主治】小儿急慢惊风，涎潮气壅。

神芎丸

【来源】《宣明论方》卷四。

【别名】加减三黄丸（《痘麻绀珠》卷下）、神芎导水丸（《医学纲目》卷四引《痘麻绀珠》）、导水丸（《保命歌括》卷四）。

【组成】大黄 黄芩各二两 牵牛 滑石各四两 黄连 薄荷 川芎各半两

【用法】上为细末，滴水为丸，如小豆大。始用十丸至十五丸，每服加十丸，温水送下，冷水下亦得，一日三次；或炼蜜为丸愈佳，以利为度。若热甚须急下者，便服四五十丸，未利再服，以意消息。三五岁小儿，丸如麻子大。此药至善，常服二三十丸，不利脏腑，但有益无损。

【功用】

1.《宣明论方》：常服保养，除痰饮，消酒食，清头目，利咽膈，宣通结滞，强神健体，耐伤省病，推陈致新。

2.《医学六要·治法汇》：清利三焦，宣通郁结。

【主治】

1.《宣明论方》：一切头目眩晕，风热杂病，

闷壅塞，神气不和，及小儿积热，惊风潮搐。

2.《御药院方》：肾水真阴本虚，心火狂阳积甚，以致风热壅滞，头目昏眩，肢体麻痹，皮肤瘙痒，筋脉拘倦，胸膈痞闷；或鼻塞鼽衄，口舌生疮，咽嗌不利，牙齿疳蚀；或遍身多生疮疥，或睡语咬牙，惊惕虚汗；或健忘心忪，烦躁多渴；或大小便涩滞，烦热腹满；或酒过积毒；或劳役过度，一切劳损，神狂气乱，心志不宁，口苦咽干，饮食减少，变生风热诸疾，虚羸困倦，或酒病瘦悴；或脾肾阴虚，风热燥郁，色黑齿槁，身瘦耳焦；或热中烦满，饥不欲食；或瘅成消中，善食而瘦，或消渴多饮而数小便。

【宜忌】

1.《宣明论方》：脏腑滑泄，重寒脉迟，妇人经病，产后血下不止者，及孕妇不宜服。

2.《保命歌括》：非气脉实热甚者，不可轻服，常服宜少不宜多。

【验案】梦遗《金匮翼》：一中年梦遗，与涩药不效，改与神芎丸下之，后与猪苓丸遂愈。

桂苓甘露散

【来源】《宣明论方》卷六。

【别名】桂苓白术散（原书同卷）、桂苓甘露饮（《伤寒直格》卷下）。

【组成】茯苓一两（去皮）甘草二两（炙）白术半两 泽泻一两 桂半两（去皮）石膏二两 寒水石二两 滑石四两 猪苓半两（一方不用猪苓）

【用法】上为末。每服三钱，温汤调下，新水亦得，生姜汤尤良。小儿每服一钱。

【主治】

1.《宣明论方》：伤寒中暑，湿热内甚，头痛，口干烦渴，小便赤涩，大便急痛，霍乱吐下，腹满痛闷，及小儿吐泻、惊风。

2.《证治宝鉴》：伤暑吐血；痢疾。

牛黄神金丸

【来源】《宣明论方》卷十。

【别名】牛黄神金丹（《普济方》卷一七四）。

【组成】轻粉 粉霜 硇砂（以上别秤）雄黄（研）朱砂 信砒 巴豆（去皮）各一钱 黄丹 蜡三钱

【用法】上先研粉霜，次旋入硇砂研细，下雄黄、朱砂、信砒再研，再下丹粉研匀；别研巴豆烂为油，与前药研匀，近火上炙，控热别研，蜡软入药，匀搓作剂为丸，如小豆大，小儿黍米麻子大。每服一丸，新水送下；或止吐泻痢疾，调甘露散或益元散亦得。

【功用】宽膈消食。

【主治】

1.《宣明论方》：大人、小儿呕吐泻痢，无问久新，赤白诸色，或渴或不渴，小便涩或不涩。并小儿惊，疳积痃癖坚积，腹满硬痛，作发往来。

2.《普济方》：小儿气喘痰涎，寒热疟疾。

神圣代针散

【来源】《宣明论方》卷十三。

【组成】乳香 没药 当归 香白芷 川芎各半两 元青一两（去足翅）

【用法】上为细末。每服一字，病甚者半钱，先点好茶一盏，次掺药末在茶上，不得吹搅，立地细细急呷之。

【主治】

1.《宣明论方》：心惊欲死者。小肠气搐，得如角弓，膀胱肿硬；一切气刺虚痛，并妇人血癖、血迷、血晕、血刺、血冲心，胎衣不下，难产，一切痛疾。

2.《医方类聚》引《经验良方》：一切厥心痛，小肠疝气，痛不可忍。

【宜忌】《医方类聚》引《经验良方》：孕妇勿服。

龙脑地黄膏

【来源】《宣明论方》卷十四。

【组成】川大黄（别捣）甘草（横纹者，别捣）麝香一钱（别研）雄黄（水窟者）一分（别研）生脑子一钱（别研）

【用法】上五味，各修制了，再入乳钵内同研细，炼蜜为膏，油单裹。用时旋丸如皂子大，煎薄荷汤化下；如小儿、大人睡惊，及心神恍惚，煎金银汤下一丸；常服，新汲水下。

【功用】解暑毒。

【主治】小儿急慢惊风，涎痰上潮心胸，天吊惊，缠喉风；小儿胸膈不利，一切热毒。

【加减】如有大人阳毒伤寒，加轻粉二匣子、龙脑少许，水化下一丸，如杏核大。

朱砂丸

【来源】《宣明论方》卷十四。

【别名】朱砂定惊丸（《摄生众妙方》卷十）。

【组成】朱砂　天南星　巴豆霜各一钱

【用法】上为末，面糊为丸，如黍粒大。看病虚实大小，每服二丸；或天钓戴上眼，每服四五丸，薄荷水送下。

【功用】取惊积。

【主治】小儿急慢惊风，及风热生涎，咽喉不利。

郁金散

【来源】《宣明论方》卷十四。

【别名】一捻金散（《普济方》卷三七五）。

【组成】郁金一枚（大者）　巴豆七个（去皮，不出油）

【用法】上为细末。每服一字，煎竹叶汤放温下。把药抄盏唇上放，以汤冲下喉咽为妙。

【主治】小儿急慢惊风。

定命散

【来源】《宣明论方》卷十四。

【组成】藜芦　川芎　郁金各等分

【用法】上为细末。搐鼻中。如哭可医。

【主治】小儿天钓、惊风，不能哭泣。

珍珠丸

【来源】《宣明论方》卷十四。

【组成】巴豆霜　腻粉各二钱　滑石二钱　天南星一钱半　蝎梢二十四个　续随子二十四个（去皮）　粉霜一钱半

【用法】上为极细末，以糯米粥为丸，如黄米大。小儿一岁以下，每服一至三丸，十五岁每服五丸

至十丸，点茶汤送下；荆芥汤亦得。量虚实加减。

【主治】小儿虚中积热，惊痫等疾。

碧云散

【来源】《宣明论方》卷十四。

【组成】胆矾（研）半两　铜青（研）一分　粉霜　轻粉各一钱

【用法】上为细末。每服一字，薄荷汤送下；中风，浆水送下；如吐多不定，煎葱白汤送下。

【主治】小儿惊风有涎。

蛇黄丹

【来源】《三因极一病证方论》卷九。

【组成】蛇含四枚（建盏内煅红，以楮树汁一碗淬干）　天南星（炮）　白附子　辰砂（别研）　麝香（别研）各半两

【用法】上为末，糯米糊为丸，如梧桐子大。每服一丸，温汤磨化，量大小与服；大人细呷三五丸，温酒米汤任下。

【主治】五脏六腑诸风癫痫，瘈纵，吐涎沫，不识人；及小儿急慢惊风。

太乙散

【来源】《永乐大典》卷九七八引《全婴方》。

【别名】太一散（《御药院方》卷十一）。

【组成】天浆子二十一个（炒）　蝎二十一个　防风　天麻　朱砂各半两

【用法】上入麝香一钱为末。三岁一字，乳汁调下。

【主治】小儿急慢惊风，发搐不定，并胎痫。

全蝎散

【来源】《永乐大典》卷九七八引《全婴方》。

【组成】蛇头一个（酒浸）　蜈蚣一条（酥炙）　蝎一钱　草乌一个（去皮尖）　麻黄（去节）一钱　朱砂一钱半　龙脑　麝香各一字

【用法】上为末。一岁一字，薄荷汤、酒调下。

【主治】小儿急慢惊风，潮作不定，心肺中风。

寿星丸

【来源】《永乐大典》卷九七八引《全婴方》。

【组成】蛇含石一分　石燕（并火煅，酒淬三五次）　代赭石　朱砂　铁粉　雄黄各一钱　五灵脂　乳香　川乌（去皮，炮）　天浆子二十七个（炒）　乌蛇肉（酒浸，炙，去骨）一钱　蛇皮（炙）　蛇头一个（酒浸，炙）　僵蚕（皂角水浸一夕，焙，微炒）　蝉蜕　天麻　蜂房（炒）　蜈蚣（大赤足者）　全蝎各二钱（新薄荷自然汁浸一宿，焙，微炒）　白附子　南星（姜汁浸一夕，微炒，牛胆拌炒）　羌活　川芎　麝香各一钱　脑子半钱

方中僵蚕、蝉蜕、天麻、蜂房用量原缺。

【用法】上为末，糊丸鸡头子大，金箔为衣。三岁每服一丸，薄荷入酒少许磨，或作散亦得。灌药一服，得睡即效。

【主治】小儿急慢惊风，荏苒经日，诸般痫病，累易医者无效，但是恶候，不问阴阳。

【加减】如吐泻之后，加附子（炮去皮，随轻重入药）。

香金丸

【来源】《永乐大典》卷九七八引《全婴方》。

【组成】天麻　雄黄　蝎各半两　白附子　大川乌（炮，去皮）　铁粉　青黛　南星（炮）各一分　麝半钱　石燕（醋煅）一分　朱砂一分

【用法】上为末，面糊为丸，如鸡头子大。三岁一丸，薄荷汤磨下。

【主治】小儿急慢惊风，来去不定，涎鸣昏瞀。

保安散

【来源】《永乐大典》卷九七八引《全婴方》。

【组成】蝎尾一钱半（炒）　蜈蚣一条（炙）轻粉　麝香　龙脑各一字　川乌尖七个（生）南星半钱（姜汁浸一夕）　花蛇肉一钱（酒浸，炙）

【用法】上为末。一岁一字，薄荷汤调下。

本方原名"保安丸"，与剂型不符，据《奇效良方》改。

【主治】小儿急慢惊风，诸痫涎盛，头颈强直

如弓。

保命丹

【来源】《永乐大典》卷九七八引《全婴方》。

【组成】牛黄　辰砂各二钱　麝香半钱　脑子　乳香　五灵脂　铁粉　代赭石各一钱　全蝎一钱半　蜈蚣一条　附子（炮）　僵蚕（炒）　蛇含石（煅，醋淬三次）各半两

【用法】上为末，白面糊为丸，如鸡头子大。三岁儿一丸，薄荷汤磨下。病退常服，永除根。

【主治】小儿急慢惊风，潮作不定，涎盛气急，精神不爽。

神应丸

【来源】《永乐大典》卷九七八引《全婴方》。

【组成】真牛黄　麝香　轻粉各半两　金银箔各一百片　磁石　石绿　朱砂　蛇含石（火煅，醋淬七次）　粉霜　雄黄各一两　石燕二个（火煅，醋淬七次）

【用法】上为末，酒糊为丸，如梧桐子大。一岁一丸，薄荷汤化下，入酒少许尤妙；痫病，薄荷自然汁和酒化下。

【主治】小儿急慢惊风及卒中并五种痫疾，或发直目直视，面如桃花，口眼俱闭，或即俱开，喉中作声，汗出如油，惊风下泄，时泻黑色。

蛇头丸

【来源】《永乐大典》卷九七八引《全婴方》。

【组成】蛇头一个（炙）　蜈蚣三条（赤足者）　朱砂三钱　铅白霜　轻粉各二钱　龙脑　麝香各一钱　铁液粉　百草霜各半两　蛇含石一两（醋淬）（一方加蝎一分，又一方加附子半两去皮、尖，血竭一分）

【用法】上为末，糯米糊为丸，如鸡头大。三岁半丸，薄荷汤磨下。

【主治】小儿急慢惊风，涎盛痰塞，搐搦来去，不问阴阳，但是惊候。

琥珀散

【来源】《永乐大典》卷九七八引《全婴方》。

【组成】辰砂一钱半 琥珀 牛黄 僵蚕（炒，去丝、嘴） 南星（水浸，夏三日，春秋五日，冬七日，牛胆中制尤佳） 全蝎（去毒） 白附子 代赭石 天麻 乳香 蝉蜕各一钱 麝香半钱 脑子一字

【用法】上为末，三岁半字，薄荷汤调下。

【功用】《赤水玄珠全集》：安心定志。

本方原名"琥珀丸"，与剂型不符，据《袖珍小儿方》改。

【主治】小儿急慢惊风，涎潮昏冒，目睛搐搦，惊吊腹疼，及疮痘，小儿惊哭，眠卧不安，惊痫时复发作。

【加减】慢惊，加附子。

麝香饼

【来源】《永乐大典》卷九七八引《全婴方》。

【组成】麝香 蝎尾（去毒） 蜈蚣两条（赤足者，酒浸，酥炙） 南星（炮） 川芎（炮，去皮尖） 白花蛇（酒浸一夕，去骨皮，焙）各半两 乳香 铁粉朱砂 牛黄各一钱

【用法】上为末，酒煮为丸，如鸡头子大，拍作饼子。三岁一饼，用人参薄荷汤化下。

【主治】小儿急慢惊风，进退不定，荏苒经日，午静乍动，呕吐痰涎，潮搐甚者。

防风丸

【来源】《永类钤方》卷二十引《全婴方》。

【组成】天麻 防风 人参 川芎各一两 全蝎 甘草 僵蚕各一两半 朱砂 雄黄 牛胆 南星各一分

【用法】上为末，炼蜜为丸，如鸡头子大。每服一丸，薄荷汤化下。

【主治】小儿惊风痰热，神昏惊悸。

吐风散

【来源】《普济方》卷三七〇引《全婴方》。

【组成】全蝎一个（炒） 瓜蒂一个（炒） 赤小豆三十粒

【用法】上为末。一岁一字，温米汤调下，未吐再服。

【主治】

1.《普济方》引《全婴方》：小儿急卒中风，口噤不开，不省人事。

2.《寿世保元》：小儿急慢惊风，发热口噤，不省人事，手心伏热，痰涎咳嗽，上壅喘急。

皂角膏

【来源】《普济方》卷三七三引《全婴方》。

【组成】皂角（去皮）

【用法】上为末，水调慢火熬成膏。左㖞贴右，右㖞贴左，才正急洗去。如大热，先以驱风膏；若大便如常，服续命汤。

【主治】小儿惊风。中风，口眼㖞斜，语言不正，手足偏废不举。

一醉散

【来源】《普济方》卷三七五引《全婴方》。

【组成】辰砂 乳香各半两 酸枣仁（炒，去皮）半两 全蝎三钱

【用法】上为末。三岁儿半钱，好酒调下，尽醉服之。睡着忌勿惊动，自觉即安。

【主治】小儿急、慢惊风，潮发进退，并十岁儿，风狂胡走，挥扬手足。大人风狂亦效。

龙骨散

【来源】《普济方》卷三七五引《全婴方》。

【组成】天浆子三十一粒（炒） 蜈蚣一条（炙） 蝎尾（去钩子） 乌蛇肉（酒浸，焙） 朱砂各一钱 脑子一分 麝香一分

【用法】上为末。三岁一字，薄荷煎汤调下。

夺命散

【来源】《普济方》卷三七五引《全婴方》。

【组成】白附子 黑附子 （炮，去皮） 南星

（炮）　天麻　防风　半夏（泡七次）　麻黄（去节）　朱砂　全蝎（新薄荷叶裹，生姜汁蘸炙三两度黄色）各一钱

【用法】上入麝香半钱，为末。三岁半钱，薄荷、姜汁更同酒泡汤调下。

【主治】小儿急慢惊风。

【加减】急惊，加朱砂、轻粉。

全蝎散

【来源】《普济方》卷三七五引《全婴方》。

【组成】蝎尾一钱半（炒）　蜈蚣一条（炙）　麝香一字　脑子一字　川乌尖七个（生）　南星半钱（姜汁浸）　花蛇肉（酒浸，炙）一钱

【用法】上为细末。一岁一字，薄荷汤调下。

【主治】小儿急慢惊风，诸痫涎盛，头颈强直如弓。

问命丹

【来源】《普济方》卷三十五引《全婴方》。

【组成】踯躅花半两　蝎尾一分　麝香半字（加龙脑半字尤佳）

【用法】上为末。少许，吹入鼻中。

【主治】小儿急慢惊风，诸药无效，神昏恶候。及脑痛头疼。

红日散

【来源】《普济方》卷三七五引《全婴方》。

【组成】天浆子（二十个）一钱半　僵蚕半两　全蝎三钱　麝香一字　朱砂一钱

【用法】上为细末。二岁一字，日三服，煎麻黄汤调下。汗出是效。

【主治】小儿急慢惊风，潮作涎盛，进退不定。

保安膏

【来源】《普济方》卷三七五引《全婴方》。

【组成】蛇头一个（酒浸）　蜈蚣一条（酥炙）　全蝎一钱　草乌一个（去皮尖）　麻黄（去节）一钱　朱砂一钱半　脑子　麝香各一字

【用法】上为末。每服一钱，薄荷汤酒调下。

【主治】小儿急慢惊风，潮作不定，心肺中风。

探生散

【来源】《普济方》卷三七五引《全婴方》。

【组成】没药　雄黄各一钱　乳香半钱　麝香一字

【用法】上为细末。用少许吹鼻。以此定死生，如眼泪、鼻涕俱出者，可治。

【主治】小儿急慢惊风，诸药无效者。

缓风散

【来源】《普济方》卷三七五引《全婴方》。

【组成】自然铜　蜈蚣　全蝎　地龙　僵蚕各等分

【用法】上为末。竹管一个，上钻孔四十九个，先入半自然铜在筒内，次入蜈蚣一层，全蝎一层，地龙一层，僵蚕一层，自然铜一层盖面实填，油单纸封闭，皂角水煮百十沸，焙干为末，每服三岁半钱，麝香酒调下。

【主治】小儿急慢惊风，正搐被人持捉，风涎流滞，气血不通，遂成曲戾不随。

睡安散

【来源】《普济方》卷三七五引《全婴方》。

【组成】辰砂　乳香　血竭各一钱　麝香半钱　人参　酸枣仁（炒）　南星（炮）　白附子各半两　全蝎二十一个　蜈蚣一条（酥炙黄，酒浸一宿）

【用法】上为末。二岁一字，薄荷汁好酒煎沸调下。得睡是效。

【主治】小儿急慢惊风，潮搐不定，不得安睡。

蝎霜散

【来源】《普济方》卷三七五引《全婴方》。

【组成】全蝎（薄荷叶裹，线扎炙，薄荷叶焦为度）　粉霜　轻粉各等分

【用法】上为末。一岁服一字，薄荷汁调下。良久吐利为痊。如慢惊首尾，先以少许神宝丹。

【主治】小儿急慢惊风，涎潮喉中有声。

【宜忌】急惊勿用。

麝朱丹

【来源】《普济方》卷三七五引《全婴方》。
【组成】朱砂二钱　轻粉一钱　地龙一条（安瓷合内，朱砂掺在身上令遍，合一宿取出，上刮身上红用）　麝香一字
【用法】上为末。一岁一字，生薄荷自然汁调下。良久取下黑黄涎。
【主治】小儿急慢惊风，眼上，涎鸣，发搐来去。

千金散

【来源】《杨氏家藏方》卷十七。
【组成】白花蛇头一枚（焙干）　麻黄二十四茎（去节，新瓦上焙黄色）
【用法】上为细末。如急惊，入研细脑子少许，温汤调药一字，送下长生丸；如慢惊，用温汤调药一字送下，不拘时候。
【主治】小儿急慢惊风。

雄仙丹

【来源】《杨氏家藏方》卷一。
【别名】神仙丹（《普济方》卷九十三）。
【组成】雄雀一只（去皮毛，用黄泥固济令干，以文武火煅令香熟）　白花蛇（酒浸，去皮骨，取肉）　乌蛇（酒浸，去皮骨，取肉）　肉桂（去粗皮）　川芎各一两　当归　草薢　藿香叶（去土）　天南星（炮）　蔓荆子　槟榔　菊花　牛膝（酒浸一宿）　犀角屑　白附子（炮）　全蝎（炒）　白僵蚕（炒，去丝嘴）　真珠末　朱砂（别研）　龙脑（别研）　麝香（别研）各半两　地龙（去土，炒）防己　蝉蜕（去土）　天麻（去苗）　牛蒡子（炒）　人参（去芦头）　防风（去芦头）　藁本（去土）　独活（去芦头）　白茯苓（去皮）　羌活（去芦头）　麻黄（去根节）　干姜（炮）　踯躅花　香白芷各二钱半
【用法】上为末，同研拌匀，炼蜜为丸，每一两作十五丸，别研朱砂为衣。每服一丸，温酒化下；小儿一丸分四服，用金银薄荷汤化下，不拘时候。

【主治】一切中风，左瘫右痪，半身不遂，口眼㖞斜，卒暴中风，目瞪嚼舌，牙关紧急，不省人事，涎如锯声；及小儿一切惊搐。

天南星丸

【来源】《杨氏家藏方》卷十七。
【组成】全蝎（去毒，微炒）　白附子（炮）　五灵脂（去砂石）　蝉蜕（去土）　天南星（炮）各等分
【用法】上为细末，煮米醋旋滴为丸，每一两作四十丸，阴干。每服半丸至一丸，煎生姜、荆芥汤磨下，不拘时候。
【主治】小儿急、慢惊风，涎盛搐搦，呕吐涎沫，神昏贪睡。

水仙散

【来源】《杨氏家藏方》卷十七。
【组成】水仙子（虾蟆子是也）　瓜蒂各半钱　踯躅花　鹅不食草各三钱　蝎梢（去毒）半两（微炒）　蜈蚣一条（炙焦）　麝香一字（别研）　脑子半字（别研）
【用法】上为细末。每用半米粒大，吹入鼻中。得嚏为度。
【主治】小儿急慢惊风，神昏不省。

白附子丸

【来源】《杨氏家藏方》卷十七。
【组成】白附子（微炮）　天麻　半夏（汤洗七遍）　朱砂（研细，水飞）各半两　白僵蚕一两（炒，去丝嘴）　全蝎二十一枚（去毒，微炒）　腻粉一分（别研）　麝香一钱（别研）　金箔十片（别研）
【用法】上药将白附子等五味研为细末，次入研者药，一处拌匀，煮枣肉为丸，如黍米大。每服十丸，煎荆芥汤送下，不拘时候。
【主治】小儿急慢惊风，潮热生涎，上气喘急。

至圣保命丸

【来源】《杨氏家藏方》卷十七。

【组成】全蝎十四枚（去毒，炒） 朱砂（别研） 天麻 白附子（炮） 蝉蜕各二钱 麝香半钱（别研） 防风（去芦头） 白僵蚕（炒去丝嘴）各一钱 金箔十片（临时研入）

【用法】上为细末，用粳米饭和丸，每一两作四十丸，别用朱砂为衣。初生儿，每服半丸，乳汁化下。周岁儿，服一丸，薄荷汤化下。不拘时候。

【主治】小儿胎惊内吊，腹肚坚硬，眠睡不安，夜多啼哭，及急慢惊风，目睛上视，手足抽掣，不省人事。

利惊丸

【来源】《杨氏家藏方》卷十七。

【组成】朱砂（别研） 阿魏（湿纸裹，汤上熏令软） 乳香（研）各一钱 蝎梢七枚（去毒，微炒） 蜈蚣一条（炙黄） 巴豆六个（去皮，水浸三日）

【用法】上为细末，次入阿魏、巴豆，同研成膏，如未成即用重汤煮之，旋丸如黍米大。一岁儿每服三丸，浓煎萝卜子汤送下，不拘时候。利下涎即效。

【主治】小儿急慢惊风，涎壅，吐咽不下，神志昏愦，目瞪搐搦。

灵砂救命丹

【来源】《杨氏家藏方》卷十七。

【组成】五灵脂一两（米醋浸化，去沙石，慢火熬成膏） 羌活（去芦头）半两 蔓陀罗花四枚 天麻（酒浸，焙干） 乌蛇尾（酒浸，取肉焙干） 滑石（别研） 钩藤 白附子（炮） 防风（去芦头） 零陵香 天南星（炮）各二钱 白僵蚕（炒，去丝嘴） 全蝎（去毒） 刚子（去壳取虫） 蝉蜕各十枚 麝香一钱（别研） 朱砂（别研） 血竭（别研） 乳香（别研）各半钱

【用法】上为细末，次入研药和匀，用前五灵脂膏子为丸，每一两作四十粒。每服一粒，急惊加龙脑少许，煎薄荷汤磨化下；慢惊加麝香少许，煎荆芥汤磨化，入酒三两点同调下，不拘时候。

【主治】小儿急、慢惊风，身热涎盛，目睛上视，牙关紧急，频发搐搦，或吐利生风，手足瘈疭，

哕气神昏。

保安丸

【来源】《杨氏家藏方》卷十七。

【组成】附子半两（炮，去皮脐） 白附子（炮） 天麻 全蝎（去毒，微炒） 蔓荆子 防风（去芦头） 羌活（去芦头） 川芎 肉桂（去粗皮） 白僵蚕（炒，去丝嘴） 当归（洗，焙）各一两 麻黄（去根节）一分 乌蛇（酒浸，去骨取肉，焙干）半两 乳香一分（别研）

【用法】上为细末，次入乳香，研匀，炼蜜为丸，每一两作四十丸。每服一丸，煎荆芥汤化下，不拘时候。

【主治】小儿诸风惊痫，潮发搐搦，口眼牵引，项背强直，精神昏困，痰涎壅塞，嗳气喘急，目睛斜视，一切虚风。

神圣丸

【来源】《杨氏家藏方》卷十七。

【组成】乌蛇头（醋浸一宿，炙黄） 蛇黄（火煅，醋淬三遍） 白僵蚕（炒，去丝嘴） 防风（去芦头） 天麻各一两 五灵脂半两 代赭石半两（火煅，醋淬三遍） 全蝎一钱（去毒，微炒） 麝香一分（别研） 朱砂一钱（别研）

【用法】上为细末，糯米煮糊为丸，每一两作四十丸，金箔为衣。一岁一丸，分三服，薄荷汤磨下；急惊，用磨刀水磨下；慢惊，煎荆芥汤磨下，不拘时候。

【主治】小儿急慢惊风，胸膈涎盛，口眼牵引，手足搐搦。

通关散

【来源】《杨氏家藏方》卷十七。

【组成】蜈蚣一条（干者，葱汁浸一日一夜，焙干） 麝香一字（别研） 草乌头尖十四枚（薄荷、生姜自然汁浸一日一夜，焙干）

【用法】上为细末。每潮搐时，用一米粒大吹入鼻中，男左女右。

【主治】小儿急慢惊风，搐搦潮作。

蛇黄丸

【来源】《杨氏家藏方》卷十七。

【组成】人参（去芦头） 朱砂（别研） 蛇黄（火煅令赤，醋淬七次，别研） 半夏（汤洗七遍去滑） 天南星（炮） 茯神（去木）各半两 铁粉二钱半（别研） 麝香半钱（别研）

【用法】上为细末，次入研者药和匀，煮面糊为丸，如黍米大。每服十丸，乳食后生姜汤送下。

【主治】小儿急、慢惊风，涎壅惊悸，作痫疾。

琥珀真珠丸

【来源】《杨氏家藏方》卷十七。

【组成】巴豆七枚（取霜） 附子尖十四枚（半生，半炮） 半夏十枚（半生，半炮） 白花蛇头一枚（酒浸，焙干） 白僵蚕十四枚（一半生，一半用薄荷叶裹炙焦，去薄荷不用） 白附子二枚（半生，半炮） 全蝎十四枚（一半生，一半用薄荷叶裹炙令黄，去薄荷） 天南星三钱（半生，半炮） 羌活（去芦头） 白鲜皮 琥珀（别研） 天麻 真珠末（别研） 朱砂（别研） 龙齿（火煅）各一钱 雄黄半钱（别研） 麝香一字（别研）

【用法】上为细末，以猪心血同薄荷自然汁煮面糊为丸，如萝卜子大。每服十丸，煎人参汤送下，不拘时候。

【主治】小儿急慢惊风，涎留心经，上逆作吐，目睛直视，手足搐搦，及风痫瘛疭，涎潮昏塞，嚼舌摇头，作声狂叫。

葱涎丸

【来源】《杨氏家藏方》卷十七。

【组成】蚰蜒（大者）七条 天南星一分（生为细末，掺在蚰蜒身上，用竹篦子刮下，不用蚰蜒） 蜈蚣一条（涂酥，炙黄） 全蝎七枚（去毒，用薄荷叶裹，慢火炙了，去薄荷） 巴豆五枚（取霜）

【用法】上为细末，生葱涎为丸，如黍米大，用朱砂为衣。每服五丸，壁尘汤送下，不拘时候。

【主治】小儿急慢惊风，涎潮搐搦，项背反折。

蝴蝶散

【来源】《杨氏家藏方》卷十七。

【组成】白附子一枚（炮裂） 天麻（去苗，蜜炙） 全蝎（去毒，炒焦） 白僵蚕（炒，去丝嘴） 天南星（炮） 人参（去芦头） 附子（炮，去皮脐尖）各二钱 钩藤 朱砂（别研） 甘草各一钱 脑子一字（别研） 麝香一字（别研）

【用法】上为细末，次入脑子、麝香研匀。半岁儿每服一字，周岁儿服半钱，用薄荷、荆芥汤调下，不拘时候。

【主治】小儿急、慢惊风，身热涎盛，频发搐搦，神志昏愦。

醉红散

【来源】《杨氏家藏方》卷十七。

【组成】蜈蚣一条（炙） 白僵蚕（炒，去丝嘴） 全蝎（去毒）各七枚 香白芷 朱砂（别研）各一钱 天仙子一字 曼陀罗花七枚 天南星一枚（大者，作合子，将天南星碎末塞之，用无灰酒浸一宿，湿纸裹，入地坑内，盖合坑口，用炭火二斤煅，时取开用酒浇之，候火尽取出，焙干）

【用法】上为细末。每服一字，病甚者服半钱，急惊，薄荷自然汁调下；慢惊，荆芥汤入酒三五点同调下，不拘时候。

【主治】小儿急慢惊风，潮搐涎盛，口眼偏斜，精神昏闷。

噎惊丸

【来源】《杨氏家藏方》卷十七。

【组成】螳螂一枚（大者，去足翅，入朱砂一钱半同研） 蛸螂三枚（去头足翅，入雄黄一钱半同研） 蜈蚣一条（大者，入朱砂一钱半同研） 石龙子一枚（入朱砂一钱半同研；如无，以活蝎代；更无，以蝎梢四十九枚，不去毒。以上四味逐旋收，用油纸裹，窨干，入后药） 真珠末半钱 麝香一钱（别研） 龙脑一钱（别研） 白花蛇头（酒浸，焙干，取末）半钱 瓜蒂七枚（取末） 细辛末半钱 蟾酥一分

【用法】上为细末，取孩儿乳汁和为丸，如萝卜子大。每用一丸，以奶汁磨化，滴鼻中，得嚏立愈；次用薄荷汤化下五七丸，不拘时候。

【主治】小儿急慢惊风，搐搦不定，头项反折，神志昏塞。

天麻丸

【来源】《传信适用方》卷四。

【组成】天麻一钱　白附子二钱　大附子（炮，去皮脐）一钱　赤脚蜈蚣一钱　白花蛇项肉一钱　羌活一钱　麻黄半两（捶碎，水煎，去滓，熬成膏）

【用法】上为末，以麻黄膏搜为丸，如梧桐子大。每服一丸，薄荷汤酒磨化咽下。

原书追风散用法项称：先用追风散吐出风涎，然后服本方。

【主治】小儿因惊中风，角弓反张，及慢脾风。

乌蛇散

【来源】《永乐大典》卷九七六引《卫生家宝》。

【组成】乌蛇三寸（炙，去皮骨）　鼠粪（新者）五十粒　皂角一挺（不蚛者）

【用法】上用新瓦上煅存性，加麝香少许，为末。金银汤调服少许。

【主治】小儿惊痫，并急慢惊。

银白散

【来源】《永乐大典》卷九七六引《卫生家宝》。

【组成】白术一两（细锉，以一合绿豆炒香，去豆）　干山药一两　白附子半钱（文武火上炮令黄，地上去火毒）　人参一两　直僵蚕一分（洗去灰，微炒，勿令焦）　白茯苓一两半　木香一分（湿纸裹煨）　黄耆一两　白扁豆一两（微炒黄）　川升麻一分（洗过，生，焙干）　糯粟米半两（炒黄）　天麻半两（锉如棋子大，面炒黄）　甘草一分（锉，炒令焦）　藿香半两（去土，生用）

【用法】上为末，以好瓷罐盛，遇有患，依汤使用之。常服，米饮送下，小儿半钱，岁数以上加减用；慢惊抽搐，用麝香饭饮送下，日进六服；急惊定后，用陈米饮送下；惊吐不止，陈米饮送下；天柱倒，行步脚软，浓米饮送下；夹惊伤寒，发搐者，薄荷、葱白汤送下；疳气，腹急多渴者，百合汤送下；赤白痢，不思乳食者，生姜三片，大枣五个，陈米一合，煎饮送下；吃食不知饥饱，不长肌肉，麦芽一把炒姜汤送下；暴泻，紫苏、木瓜汤送下；形神脱改，言不正，及大人吐泻，藿香汤送下二钱。

【主治】小儿惊风。

朱麝丹

【来源】《永乐大典》卷九七八引《卫生家宝》。

【组成】朱砂一钱　全蝎一钱　蜈蚣一条（全者）　麝香　当门子半钱

【用法】上为末，枣肉为丸，捏如钱眼大。每服半饼或一饼，麝香酒化下。

【主治】小儿急慢惊风。

定命丹

【来源】《旅舍》。

【别名】定生丹（《永乐大典》卷九七八引《卫生家宝》）。

【组成】天麻　青黛各一分半　天南星（炮）　腻粉各一两半　朱砂（研）　白附子（炮）各半两　麝香二字　蝎尾十四个（炮）

【用法】上为细末，以烧粟米饭为丸，如绿豆大。每服一丸，薄荷汤化下。急惊者，水化，滴入鼻中，嚏即搐定。

【主治】小儿急慢惊风，天钓、脐风，撮口搐搦，奶痫壮热。

蝎梢饼子

【来源】《永乐大典》卷九七八引《卫生家宝》。

【别名】乳麝丸（《仁斋直指小儿方论》卷二）。

【组成】全蜈蚣一条（赤脚者）　蝎梢半两　麝香三钱（别研）　白花蛇肉半两（酒浸，去皮骨净）　乳香半两（别研）　朱砂半两（别研）　天南星半两（煨熟）　白僵蚕半两（生用）

【用法】上为细末，入三味别研药和匀，酒糊为丸，捏作饼子。每服一饼，煎人参或金银薄荷汤送下，不拘时候。

【主治】小儿急慢惊风，热极生风。

天竺黄丸

【来源】《普济方》卷三七三引《卫生家宝》。

【组成】天竺黄三钱 蛇肉一分（酒浸，坼肉，如有花蛇肉更妙） 全蝎一分（略炒） 金箔十片 人参一分 铁粉一分 朱砂二分 牛黄一钱（真正者） 蜈蚣一条（赤足者，略炙） 麝香一字 脑子半字 天麻一分

【用法】上为末，用酒煮天麻糊为丸，如萝卜子大。每服十粒或十五粒，临卧用薄荷汤送下，如涎盛不能吞丸子，即用薄荷汤化开服之。

【主治】小儿惊风。

保童丸

【来源】《普济方》卷三七三引《卫生家宝》。

【组成】天南星一个（重一两，为末，用薄荷捣汁作饼子，阴干） 远志一两（去心） 全蝎一钱 天麻三钱半 石莲心一钱 甘草二钱（生用） 茯神一钱 朱砂二钱 麝香半分

【用法】上为末，加猪心内血七个，研在众药内，以山药打糊为丸，如鸡头子大，朱砂、麝香为衣。每服一粒，薄荷汤化下。

【主治】小儿惊风，诸痫。

奋半散

【来源】《普济方》卷三七三引《卫生家宝》。

【组成】半夏二两 厚朴二两

【用法】用浆水一斗，煮一复时，去厚朴，只用半夏为细末，入真生脑子少许和药。每服周岁半钱，腊茶清调下，一日二次。久服不妨。不是风候，不入脑子。

【功用】去涎去风。

【主治】惊风，涎潮搐搦。

一字散

【来源】《普济方》卷三七四引《卫生家宝》。

【别名】蜈蚣蝎梢散。

【组成】全蝎（褐色者）一个 赤脚蜈蚣一条（并新瓦焙） 朱砂半钱 脑少许 麝少许（一方无脑）

【用法】上为末。每服一字，薄荷汤调下。先以些少，用管子吹入鼻中。自然通窍。

【功用】截风定搐。

【主治】婴孩惊风。

牛黄散

【来源】《普济方》卷三七四引《卫生家宝》。

【组成】雄黄一钱（研极细） 地龙半钱（布裹，捶去土，新瓦上焙干）

本方名牛黄散，但方中无牛黄，疑脱。

【用法】上为末。周岁每服半钱以下，薄荷酒调下。服一捻金，再作可进此药，一日二服，不可多服。要快，用细赤地龙一条，和酒研入糊。

服一捻金，再作，可服此药。要快，用细赤地龙一条，和酒研如糊。

【主治】惊风搐搦，心经伏涎，不作声，闷绝，身体强直。

全蝎散

【来源】《普济方》卷三七四引《卫生家宝》。

【组成】全蝎七个（生薄荷、麻黄不拘多少，外以线缠缚定，再用半夏末少许、生姜自然汁同浸少时，向火上炙；如干，又入姜汁内浸，再炙，以姜汁尽为度，焙干为末，却入后药） 附子尖三个 麝香一字 真脑子一字

【用法】上为细末，同前药拌匀。煎金银薄荷汤调下；小儿半钱，量岁数虚实，加减服之。

【主治】小儿惊风。

防附汤

【来源】《普济方》卷三七四引《卫生家宝》。

【组成】防风一分 僵蚕一分（炮） 白附子一分

（炮）川芎二分　荆芥一分　雄黄一钱　全蝎七个（瓦焙干）　朱砂一钱　麝香少许

【用法】上为细末。每服半钱，用好茶清调下；小儿惊风，用冬瓜子汤调下，一日二次。

【主治】小儿惊风，及一切头风。

羌活膏

【来源】《普济方》卷三七四引《卫生家宝》。

【组成】羌活　五灵脂　荆芥穗（末）　青黛　蝉壳　龙脑　薄荷　白僵蚕　茯苓各一钱　轻粉半钱　天南星半钱（灰，炒赤色）

【用法】上为末，炼蜜为膏。每服每周岁一杨梅核大，薄荷汤化下，一日三次。与牛黄散相间服。

【主治】小儿惊风。

育婴丸

【来源】《普济方》卷三七四引《卫生家宝》。

【组成】京墨末不拘多少

【用法】入鸡冠血拌和为丸，如绿豆大。每服二三丸，用生姜薄荷汤送下，不拘时候。

【主治】小儿惊风。

六神丹

【来源】《普济方》卷三七五引《卫生家宝》。

【组成】白僵蚕（直者）一钱（浴净，姜汁浸，微炒）　辰砂一钱（研）　蜈蚣（大者）一条（去头足，刮去腹中物，酒浸，炙香）　蝎梢一钱（去尖）　半夏（陈者）一钱（刮去脐，沸汤洗七次）　真麝香一字　甘草一钱（炙匀）　人参一钱（去芦，洗，切，焙）　藿香叶一钱（去尘土）

【用法】上为细末，炼蜜为丸，如鸡头子大。周岁儿每服一丸，薄荷汤化下；二三周及一周者，以意加减。

【功用】安神养魄，去风邪，定嗽喘，利膈。

【主治】小儿急慢惊风，涎潮气壅。

朱砂膏

【来源】《普济方》卷三七五引《卫生家宝》。

【组成】朱砂一钱　蜗牛五个　轻粉一钱

【用法】上为末，炼蜜为膏。每服，周岁一黑豆大，薄荷汁调下，一日三次，与蕲半散相间，或间惺惺散亦得，不退，服羌活膏与蕲半散，蜗牛连壳用，先用瓦糁黄丹，将蜗牛在上，连瓦将在火上焙干。

【主治】急慢惊风形候，一般皆治。

夺命丹

【来源】《永乐大典》卷九七八引《野夫多效方》。

【组成】朱砂　蝎梢（去毒用）各一钱　牛黄　轻粉　水银（锡少许，结砂子）各半钱　麝香　梅花龙脑各一字　青黛二钱　天南星（慢火炮裂，中心取二块）皂角子大

【用法】上先将南星净乳钵内研如粉，次入蝎梢又研细，后入前药一处研极细，用石脑油为丸，如樱桃大。三岁以上儿服一丸，三岁以下服半丸，煎薄荷汤化磨开与服。只一丸，逐下惊涎见效。

【主治】小儿急慢惊风，涎喘壮热，手足搐搦。

夺命丹

【来源】《易简方论》。

【组成】南星（炮）一分　蟾酥一分（酒浸一宿）　干蝎七枚（炒）　白附子半分（炮）　麝香一字（研）　青黛半分（研）

【用法】以粟米粥为丸，如绿豆大，以青黛为衣。每服一丸，荆芥、薄荷汤化下。

【主治】急惊风。

万金丹

【来源】《是斋百一选方》卷十九。

【组成】朱砂一钱　轻粉一小盅　全蝎一个（微去梢）　雀儿饭瓮三个（其状如雀卵，树刺上有之，去壳取肉，生用。候前三味研细，方入同研）

【用法】上为细末，以男儿乳汁为丸，如鸡头子大。半周半丸，一周一丸，一岁加一丸，至三丸止，用金银薄荷汤化下。眼药后必昏睡，虽终日亦不可惊觉，自醒即无事，其惊涎随大便出，然药性微冷，若慢惊宜少服。

【主治】小儿急慢惊风。

夺命散

【来源】《是斋百一选方》卷十九。
【组成】全蝎二十七个　蛇含石（醋淬七遍）　铁孕粉　丁头大赭石各一两
【用法】上为细末。薄荷汤调下。
【主治】小儿急慢惊风。
【加减】如身热，入朱砂末少许。

辰砂蝎梢膏

【来源】《是斋百一选方》卷十九。
【组成】辰砂（研）　青黛（研）　天竺黄（研）各一钱　全蝎五枚　天麻一分　麝香（研）一字　龙脑半钱（研）　白附子一钱半（生用）　金箔二十片
【用法】上为末，以生姜、蜜和成膏。每服一皂子或两皂子大，量儿大小加减，用生姜或薄荷汤研化下。
【主治】小儿急慢惊风。

抱龙丸

【来源】《是斋百一选方》卷十九。
【别名】人参丸（《普济方》卷三七三）。
【组成】人参　雄黄（飞）各一两　郁金　白茯苓　藿香叶　甘草各二两　山药四两　朱砂二两（一半为衣）　全蝎半两　麝香　脑子各一钱
【用法】上为细末，炼蜜和成剂，每一两分作六丸，朱砂为衣，十丸用金箔一片。小儿一丸分作四服，薄荷汤化下。
【主治】小儿惊。

雄黄散

【来源】方出《是斋百一选方》卷十九，名见《普济方》卷三七五。
【组成】白矾（生用）　雄黄各等分
【用法】上研细，蜡柜为丸，如粟米或绿豆大，以麝香朱砂养之。量儿大小与服，取青绿物，自大

便出即愈。
【主治】小儿急慢惊风。

水银丸

【来源】《医方类聚》卷二五八引《保童秘要》。
【组成】水银一两　腊茶末二钱
【用法】上入鹅梨汁同研如泥，为丸如绿豆大。每服一二丸至五丸，用金银薄荷汤送下。
【主治】小儿急慢惊风。

朱砂丸

【来源】《医方类聚》卷二五八引《保童秘要》。
【组成】朱砂一钱　麝香一钱　干蝎四个（全者）　豆豉四十九粒　巴豆七个
【用法】上为细末，面糊为丸，如绿豆大。每服一丸，金银薄荷汤送下；伤冷，葱汤送下；吐逆，丁香汤送下。
【主治】惊。

郁金散

【来源】《医方类聚》卷二五八引《保童秘要》。
【组成】郁金一两（浆水一升煮，水尽为度）　甘草（猪胆涂，炙）　马牙消　天竹黄各半两　朱砂一分
【用法】上为末。每服半钱，薄荷汤调下。
【功用】去积热。
【主治】小儿惊风。

虎睛丸

【来源】《医方类聚》卷二五八引《保童秘要》。
【组成】虎睛一个（净洗，细锉，慢火焙干）　蝎尾三七个　白花蛇一两（酒浸一宿，去骨皮，焙令黄色，称取半两）　郁金（锉）　大黄　天南星（生）各一分　半夏（生）　白附子　天麻各半分
【用法】上为末，先用好巴豆，去皮壳心膜，以冷水浸，秋冬五日，春夏二日，逐日换水，取出研如糊，称一分，下前药研匀，蜜丸，如小豆大。一岁一丸，冷葱茶清送下。吐泻为妙。

【主治】小儿惊风。

荆芥丸

【来源】《医方类聚》卷二五八引《保童秘要》。

【组成】浮萍　荆芥子（净择洗）各等分

【用法】上为末，用水为丸，如芥子大。每服一丸。

【主治】小儿急慢惊风，出汗者。

通玄千金丹

【来源】《医方类聚》卷二六六引《保童秘要》。

【组成】青黛二钱（细研）　熊胆（汤化破）　蛇皮灰　腻粉　芦荟各一钱　蝉壳三个（去足）　瓜蒂二十个　田父头一个（炙）　麝香半钱　蟾酥二个　獭猪胆一个

【用法】上为末，纳熊胆、腻粉、麝香、蟾酥于乳钵内别研，与前药相和，以猪胆浸蒸饼为丸，如黄米大。每服一丸，如惊风，先取半丸，温水化破，滴入鼻中，余半丸，以薄荷温水研入口中；如疳气状貌多端者，粥饮送下，甚者不过三五服；若变成寒热，薄荷温水送下；蛔蛪心，苦楝子煎汤送下；久患疳痢，陈米饮送下。

【主治】小儿惊风，疳积，疳痢。

黄散子

【来源】《医方类聚》卷二五八引《保童秘要》。

【组成】天南星（大者）三个（杵末，以水于铫子内煎出花味，以匙挑于纸上，摊干用）　天麻　鬼箭（洗去尘土，不用茎）　黑附子（轻炮，去皮脐）　麻黄（去节）　麝香　牛黄（并研）　干蝎梢各一分

【用法】上为末，更一处细研如粉。临发时用槐皮煎酒，并取母两边乳汁，同调下一字。汗出神验。

【主治】小儿惊风搐搦。

银液丹

【来源】《医方类聚》卷二五一引《保童秘要》。

【组成】麝一百文　水银（铅结为砂）　轻粉各一钱　青黛半钱　郁金一个（为细末）　生朱少许

（为衣）　巴豆十个（去皮，麸炒黄，不出油）

【用法】上先研巴豆细，入诸药令匀，以枣肉为丸，如梧桐子大。每一岁一丸，薄荷汤送下。

【主治】小儿夜多惊，或泻痢，不思食。

镇心丸

【来源】《医方类聚》卷二五八引《保童秘要》。

【组成】叶子青　朱砂　麝香　磨刀石（新瓦上磨取）各等分

【用法】上为末，用荆芥水为丸，如芡实大。每服一丸，用荆芥、薄荷汤磨下。

【功用】镇心坠涎。

【主治】小儿惊风。

大朱砂丸

【来源】《魏氏家藏方》卷十。

【组成】朱砂（别研）　人参（去芦）　石菖蒲　远志（去心）　麦门冬（去心）　甘草（炙）　茯神（去木）各半两　酸枣仁（去皮，炒，别研）　全蝎（石灰炒，去毒）　杏仁（去皮尖）各一分　麝香少许（别研）

【用法】上为末，炼蜜为丸，如鸡头子大。每服半丸，煎木香、麦门冬汤化下。

【主治】小儿心气不足，不省人事，多恐惧。

龙脑丸

【来源】《魏氏家藏方》卷十。

【组成】铅白霜一钱　绛矾一钱半（生）　朱砂（别研）　天南星（姜汁浸三日）各半钱

【用法】上为细末，水浸蒸饼为丸，如梧桐子大。每服一丸，薄荷汤送下，一月小儿服半丸。

【功用】坠痰。

【主治】小儿惊风。

安神丸

【来源】《魏氏家藏方》卷十。

【组成】琥珀（如无，以茯神代之）　人参（去芦）　远志（去心）　天麻　花蛇肉（酒浸，去

骨）　白附子（炮）　麻黄（去节）　羌活　大川乌头（炮，去皮脐）　蝉蜕（洗去土，并去白筋）　南木香（不见火）　真珠末　白僵蚕（直者，炒去丝）　全蝎（生姜汁炙）各半两　朱砂二钱（别研）　金银箔各三十片（别研）　麝香一钱（别研）

【用法】上为细末，炼蜜为丸，如龙眼大，朱砂为衣。一丸作四服，用薄荷汤送下。

【功用】镇心脏热，化痰涎。

【主治】小儿惊疾。

红绵散

【来源】《魏氏家藏方》卷十。

【组成】全蝎（焙，去毒）　大麻（细锉，用好酒浸一宿，焙干）　天南星（炮，大者，取净）各半两　麻黄七钱（去节）　人参（去芦）一分（洗净，焙）　白附子二只（炮）　朱砂五钱（好者，入诸药杵和）

【用法】上为细末。一二岁每服用小半钱，三四岁每服一小钱，水用一灯盏，四岁用水小半盏，用白绵约一皂子大同煎，候绵色转红为度，却去绵不用，只服药汁。如发或惊搐紧，无时与服；如夹惊伤风，一日二服，申时临卧进两服，须臾即愈。

【主治】小儿夹惊伤风，浑身壮热，睡卧多惊，眼目上视，潮搐不定；并治一切惊风。

把搐膏

【来源】《魏氏家藏方》卷十。

【组成】藿香叶三钱（去土）　天南星（炮）　白附子（炮）　麻黄（去节）　天麻各二钱　白僵蚕一钱半（直者，炒去丝）　蝎梢十个（去毒）　龙脑　麝香各少许　蜈蚣一条

【用法】上为末，炼蜜为丸，如鸡头大。每服一丸，葱白汤化下。

【主治】小儿一切惊风。

斩邪丹

【来源】《魏氏家藏方》卷十。

【组成】郁李仁　青黛各三两七钱　蝎梢一两（炒）　麝香一钱二分半　巴豆霜二两（去壳皮，研如粉，于新瓦上去尽油）

【用法】上为细末，酒煮面糊为丸，如黍米大。初生儿每服一粒，二岁者五粒，三岁者十粒，用钓藤、桃条煎汤送下。如无钓藤，只用桃条亦得。

【主治】小儿胎惊积在内，时发肚疼，叫啼不出，身体发热，腹内虚鸣，小便不通，冷热腹痛，眠睡不稳，正睡多惊。

【宜忌】忌生冷、油腻等物。

星香汤

【来源】《魏氏家藏方》卷十。

【组成】天南星（极大，半两以上者尤佳）　藿香叶　生姜各半两

【用法】用水一大碗，煎干取出，独取天南星为末，去藿香叶、生姜不用。每服一钱，入冬瓜子少许，同煎一盏至半盏服之。

【功用】止吐泻，截惊。

【主治】小儿吐或兼泻，或独泻、惊风。

真珠丸

【来源】《魏氏家藏方》卷十。

【组成】真珠末　生附子尖　川乌头尖　蝎梢　蛇含石（煅）　半夏曲各等分

【用法】上为细末，粟米糊为丸，如黍米大。半岁小儿每服五丸，周岁十丸，三岁十丸加至十五丸。昏困，冬瓜子煎汤送下；惊搐，金银花薄荷汤送下；夜卧不安，薄荷汤送下；夜啼，乳香汤送下；肠急，五皮汤送下。

【主治】小儿诸惊疾。

截风生胃汤

【来源】《魏氏家藏方》卷十。

【组成】天南星一个（须半两以上重者，慢火炮熟，细锉）　好人参不拘多少（焙干，细锉）

【用法】上各用一钱半，水一盏，加生姜二小片，大枣一枚，冬瓜子仁十四粒，慢火同煎，取浓汁，每服作三二次吃，仍先尝过，恐麻儿口，用注儿

灌下。

【主治】小儿禀受气弱，脏腑泄泻，乳奶不化，或泻清水，乃惊证之渐者。

镇惊丸

【来源】《魏氏家藏方》卷十。

【组成】天麻　天南星（炮）蝉壳　防风（去芦）朱砂（别研）僵蚕（直者，微炒去丝）各一分　全蝎十四个（去毒）雄黄（别研）白附子（炮）麝香（别研）各一分　金箔　银箔各二十片

【用法】上为细末，乳汁为丸，如梧桐子大。每服一二丸，薄荷汤送下。

【主治】小儿惊风。

万应丹

【来源】《普济方》卷三七五引《兰室秘藏》。

【组成】青蒿节　红云　雪

《本草纲目》："青蒿蠹虫"条下载有本方，方源为《保婴集》，查《兰室秘藏》与《保婴集》，均未见此方。方中"青蒿节"及"青蒿上物"，《本草纲目》作"青蒿蠹虫"；"红云"，《本草纲目》作"朱砂"；"雪"，《本草纲目》点校本云："当是紫雪之类"。

【用法】七月二十五日取青蒿上物，与后二物研和为丸，如梧桐子大。每服，半岁、一岁者一丸，二岁二丸，三岁三丸，乳汁磨下。

【主治】小儿急、慢惊风。

黄耆汤

【来源】《兰室秘藏》卷下。

【别名】调元汤（《痘疹心法》卷二十三）、参耆饮（《证治准绳·幼科》卷四）、保元汤（《仁斋直指小儿方论》卷五）。

【组成】黄耆二钱　人参一钱　炙甘草五分

【用法】上锉。作一服，水一大盏，煎至半盏，去滓，食远服。加白芍药尤妙。

《仁斋直指小儿方论》用水一盏半，生姜一片，煎至五分，不拘时服。

【功用】《仁斋直指小儿方论》：内固外护，扶阳助气。

【主治】

1.《兰室秘藏》：小儿惊风。

2.《证治准绳·幼科》：小儿虚弱痘证。元气虚弱，精神倦怠，肌肉柔慢，面青㿠白，饮食少进，睡卧宁静而不振者，不分已出未出者。

【宜忌】《痘疹心法》：气壮实者不宜。

【方论】

1.《兰室秘藏》：此三味皆甘温能补元气，甘能泻火，《内经》云：热淫于内，以甘泻之，以酸收之。白芍药酸寒，寒能泻火，酸味能泻肝而大补肺金，所补得金土之位大旺，火虚风木何由而来克土，然后泻风之邪。

2.《仁斋直指小儿方论》：人参、黄耆、甘草性味甘温，专补中气而能泻火，故虚火非此不去也。三味之剂借以治痘，以人参为君，黄耆为臣，甘草为佐，上下相济，治虽异而道则同。予尝计其药性之功，用黄耆能固表，人参能固内，甘草能解毒，究其治痘之宜治，必须此三味之神品。

3.《医方论》：气血并补，敛阴生津，极为有力。惟方既有五味，不必再加乌梅。

4.《医方集解》：此手足太阴药也。黄芪、人参补气，熟地、芍药补血，乌梅、五味敛耗生津，天冬、麦冬泻火补水，茯苓淡以利湿，甘草甘以和中，湿去气运，则脾和而思食，津生而燥退矣。

延寿丹

【来源】《普济方》卷三七五引《兰室秘藏》。

【组成】天南星　白附子　蛇黄　辰锦生朱　当门子

【用法】上为细末，和匀，糯米粉糊为丸，如鸡头子大。周岁儿每服一丸，婴儿半丸，薄荷汤浸软磨化，乳后服。药性温平，伤寒疹痘俱不妨碍。

【主治】小儿急慢惊风，胃受惊气，腹痛，盘肠内吊，鸦声邪叫，角弓反张，眼或视上，手足搐搦，痰涎潮壅塞不通，或一切心神烦闷，睡卧不安。

不惊丸

【来源】《小儿病源方论》卷三。

【组成】枳壳（去瓤，麸炒）淡豆豉

【用法】上为末。每服一字，病甚者服半钱，急惊

者，薄荷自然汁调下；慢惊者，荆芥汤入酒三五点调下。一日三次，不拘时候。

【主治】小儿因惊气而吐逆作搐，痰涎壅塞，手足掣疭，眼睛斜视。

醉红散

【来源】《小儿病源方论》卷三。

【组成】天南星一枚（大者，酒浸湿纸裹煨熟，焙干）　蜈蚣一条（酒炙）　白僵蚕（去丝嘴）　全蝎（去毒）各七枚　天仙子一字　朱砂（别研）　紫菀　杏仁　龙骨　防风　龙胆草　蝉衣　百合　牛黄（别研）　白芷　麝香各一钱　升麻三钱　大黄（煨）四钱　酥一两　蜜三两

【用法】上药先将牛黄、麝香、朱砂各研为末，除酥、蜜外，余共为末，用水一升，入银锅内煎至三合，以新绵滤去滓，再入锅内，入牛黄、朱砂、麝香末及酥、蜜，以柳篦不住手搅，慢火熬如稠饧为止，入瓷合内盛，密盖收之。周岁儿每服一鸡头实大，沸汤化下，一日二三次。

【主治】小儿急慢惊风，潮搐涎盛，口眼偏斜，精神昏闷。

夺命金丹

【来源】《简易方》引黄医传秘方（见《医方类聚》卷二五八）。

【组成】天南星（为末，用腊月黄牛胆汁拌和，入于胆内，挂当风处阴干，百日可用）　天竺黄　天麻　防风（去芦）　白附子（炮）　白僵蚕（炒，去丝嘴）　朱砂（另研）各一两　蝉蜕（去土）半两　麝香二钱（另研）　天浆子（炒）二十一个　赤足蜈蚣一条（脊上开路，入麝香一钱于内，却用纸裹，焙干用）　牛黄半钱　蝎梢四十九枚（炒）　干蟾一枚（炙黄，去足）

【用法】上为细末，用东流水煮白面糊为丸，如鸡头子大，金箔为衣。每服先下白末子（即《太平惠民和剂局方》青州白丸子研为末）半钱，薄荷汤送下，后用生姜自然汁磨化下一粒，不拘时候。

【主治】小儿急慢惊风，无药可理者。

夺命散

【来源】《医方大成》卷十引汤氏方。

【别名】礞石散（《仁斋直指小儿方论》卷二）、霹雳散（《普济方》卷三七四）、夺命丹（《古今医统大全》卷四十九）、青礞石散（《种福堂公选良方》卷四）。

【组成】青礞石一两（入臼窝内，同焰消一两用白炭火煅令通红，须消尽为度，候药冷如金色取出）

【用法】上为细末。急惊风痰发热者，薄荷自然汁入蜜调服；慢惊脾虚者，有以青州白丸子再碾，煎稀糊入熟蜜调下。

【功用】《仁斋直指小儿方论》：利痰。

【主治】

1.《医方大成》引汤氏方：急慢惊风，痰潮壅滞塞于喉间，命在须臾。

2.《普济方》：风疾癫痫。

3.《救急选方》：卒暴中风，痰涎壅塞，牙关紧急，目上视等危证。

密陀僧散

【来源】《仁斋直指方论》卷十一引《夷坚志》。

【别名】密陀僧一物散（《医方考》卷五）

【组成】密陀僧（研极细）

【用法】每服一大钱匕，无热者，用热酒调下；有热者，沸汤泡麝香调下。

【主治】《医方类聚》：大惊入心，痰血窒塞，瘖不能言，亦治瘖风。

【方论】《医方考》：盖此物镇重而燥，重故可以镇心，燥故可以劫其惊痰。

【验案】失音　《医方考》：有人伐薪山间，为狼所逐，喑不能言，一医授以此方，茶调服，瞬愈。又一军人采藤于谷，为恶蛇所逢，趋归，证状亦同，以此方与之亦愈。

天麻苏合香丸

【来源】《仁斋直指小儿方论》卷一。

【组成】天麻防风丸　苏合香丸各等分

【用法】加生姜、大枣，煎汤调下。

【功用】和胃助气。

【主治】小儿惊风。

开牙散

【来源】《仁斋直指小儿方论》卷一。

【组成】华阴细辛　南星　朴消各一钱　麝半钱　蝎梢五条

【用法】上为末。以少许用乌梅肉揉和擦牙，兼用细辛、皂角、荆芥末吹入鼻中。

【功用】通关定惊。

木通散

【来源】《仁斋直指小儿方论》卷一。

【组成】山栀二钱　大黄（湿纸煨）　羌活　木通　赤茯苓　甘草各一钱

【用法】上为末。每服一字，紫苏煎汤调下。

【功用】泻肝风，降心火，利惊热。

【主治】

　　1.《普济方》：小儿惊烦，吐泻心闷。

　　2.《奇效良方》：小儿肝心有热，惊悸。

压惊丸

【来源】《仁斋直指小儿方论》卷一。

【组成】紫石英　代赭石　蛇黄（各烧红、米醋淬）　铁粉（筛过净者）各二钱　朱砂　龙齿　白附（焙）　远志肉（姜汁浸，炒）各一钱

【用法】上为极细末，稀面糊为丸，如梧桐子大。每服一丸，金银煎汤调下。

【功用】定心镇痰。

【主治】诸惊虚惕。

至宝丸

【来源】《仁斋直指小儿方论》卷一。

【组成】螺青半两　京墨四钱　巴豆（去油）一钱　北五灵脂二钱半　轻粉　脑各半钱　使君子十四个（连壳煨取肉）　麝一字　飞白面三钱

【用法】上为末，水为丸，如梧桐子大。每服一丸，水研送下。

【主治】小儿惊风痰热。

朱砂丸

【来源】《仁斋直指小儿方论》卷一。

【组成】朱砂　马牙消各二钱　川灵脂　芦荟各一钱半　麝半钱　脑一字

【用法】上为细末，甘草膏为丸，如绿豆大，金薄为衣。每服一丸，薄荷汤调下。

　　本方原名朱砂膏，与剂型不符，据《永乐大典》改。

【主治】惊风痰盛。

全蝎散

【来源】《仁斋直指小儿方论》卷一。

【组成】全蝎七枚（各用紫苏叶包，涂蜜炙；重包，又涂蜜炙）

【用法】上为细末。每服一字，姜汁入蜜搜和含化。

【功用】通窍豁痰。

【主治】小儿惊风不语。

安惊丸

【来源】《仁斋直指小儿方论》卷一引建阳刘参议方。

【组成】远志肉（姜汁浸，焙）　净铁粉　朱砂　人参　茯神各半两　全蝎二十一个（焙）　南星（中者）一个（姜汁浸一宿，切细，焙）　白附子（略炮）二钱半　花蛇头（酒浸肉，焙）　麝半钱

【用法】上为末，炼蜜为丸，如梧桐子大。每服一丸，菖蒲、灯心煎汤调下。

【主治】诸惊风痫，或犬声异物，惊忤打坠，不省人事。

防风汤

【来源】《仁斋直指小儿方论》卷一。

【别名】防风散（《袖珍小儿方》卷二）。

【组成】羌活　防风　枳实各半两　川芎　甘草（炒）　大黄（湿纸煨）各二钱半

【用法】上锉末。每服三字，加生姜、大枣，水

煎服。

【主治】小儿惊风，风热痰壅，大便不通。

芦荟散

【来源】《仁斋直指小儿方论》卷一。

【组成】全蝎五个（焙） 巴霜一字 轻粉半钱 芦荟 南星（炮） 朱砂各一钱 川郁金一分（皂角水煮，焙干） 脑 麝香各一字

【用法】上为末。每服一字，煎金银、薄荷汤调下。

【主治】惊风，痰盛发搐。

利惊丸

【来源】《仁斋直指小儿方论》卷一。

【组成】龙胆草 防风 青黛 芦荟 南星（炮） 钩藤各二钱 牙消 铁粉各一钱 脑麝各少许

【用法】上为末，面糊为丸，如麻子大。每服二丸，煎金银汤下。

【功用】利惊，下痰，消热。

【主治】小儿惊风。

羌活膏

【来源】《仁斋直指小儿方论》卷一。

【组成】天麻 赤茯苓各半两 羌活 防风各二钱半 人参 全蝎 朱砂（研） 明硫黄 水银各一钱

【用法】硫黄、水银同研如泥，次以七味末夹和，炼蜜为丸，如皂子大。每服一粒，薄荷汤调下。

【主治】小儿惊风痰涎。

青金丸

【来源】《仁斋直指小儿方论》卷一。

【组成】巴霜（巴豆去油净尽如霜者）一字 青黛 南星（炮）各一钱 轻粉半钱 滑石二钱 全蝎一钱（焙）

【用法】上为末，面糊为丸，如麻子大。每服一丸，薄荷汤点茶清送下。

【功用】《活幼口议》：去痰退热。

【主治】风痰壅盛，惊重。

定心丸

【来源】《仁斋直指小儿方论》卷一。

【组成】茯神 白附子（炮） 南星（炮）各三钱 人参 远志肉（姜汁炒） 蝎梢各一钱半 直僵蚕十四个（炒） 乳香三字

【用法】上为末，牛胆汁为丸，如梧桐子大。每服一丸，金银煎汤调下。

【主治】小儿惊风。

定志丸

【来源】《仁斋直指小儿方论》卷一。

【组成】琥珀 茯神 远志（姜制，焙） 人参 白附子（炮） 天麻 天门冬 酸枣仁 甘草（炙）各等分

【用法】上为末，炼蜜为丸，如皂子大，朱砂为衣。每服一丸，灯心、薄荷汤调下。

【主治】小儿惊风已退，神志未定。

参砂膏

【来源】《仁斋直指小儿方论》卷一。

【组成】朱砂 人参 南星（炮） 茯神 远志肉（姜汁浸，焙） 天麻 白附子 僵蚕（炒）各等分 硼砂半倍 麝香少许

【用法】上为末，炼蜜为膏，如梧桐子大，金箔为衣。每服一丸，麦门冬汤调下。

【功用】通心气，除膈热，去痰壅。

【主治】小儿惊风。

枳壳散

【来源】《仁斋直指小儿方论》卷一。

【组成】小柴胡汤加枳壳 防风

【功用】利风热，解血热。

【主治】小儿惊风，虚中壅实。

茯神丸

【来源】《仁斋直指小儿方论》卷一。

【组成】南星 胡黄连 天麻 茯神各三钱 青黛 牙消 朱砂各二钱 麝香一字

【用法】上为末，粟米糊为丸，如梧桐子大。每服一丸，石菖蒲、荆芥煎汤调下。

【主治】壮热发惊，痰壅直视。

独活汤

【来源】《仁斋直指小儿方论》卷一。

【组成】羌活 独活各一分 槟榔 天麻 麻黄（去节） 甘草（炙）各半分

【用法】上锉散。每服半钱，水煎服。于内加南星末蜜调，可贴囟用。

【功用】发散风邪。

【主治】胎惊。

消惊丸

【来源】《仁斋直指小儿方论》卷一。

【组成】人参 天麻 茯苓 朱砂 全蝎（焙） 直僵蚕（炒） 羚羊角 犀角各一钱 牛胆酿南星四钱 麝少许

【用法】上为末，炼蜜为丸，如梧桐子大。每服一丸，菖蒲煎汤调下。

【功用】《古今医统大全》：镇心，利痰，解热。

【主治】诸惊。

揭风汤

【来源】《仁斋直指小儿方论》卷一。

【组成】青黛 芦荟 全蝎各一分 南星半两（为末，水调作饼，包裹前全蝎，煨令赤色） 朱砂一钱半 牙消 轻粉各三字

【用法】上为末。每服一字，煎金银薄荷汤调下。

【功用】利下痰热。

【主治】小儿惊风。

截风丸

【来源】《仁斋直指小儿方论》卷一。

【别名】截风丹（《活幼口议》卷十二）。

【组成】天麻 直僵蚕（炒） 南星（炮）各二钱 麝少许 赤蜈蚣一条（大者，酒浸，炙） 白附子（炮） 防风 朱砂 全蝎（焙）各一钱

【用法】上为末，炼蜜为丸，如梧桐子大。每服一丸，薄荷汤送下。

【主治】小儿惊风痰搐。

嚏惊散

【来源】《仁斋直指小儿方论》卷一。

【别名】嚏关散（《婴童百问》卷二）。

【组成】半夏（生）一钱 皂角半钱

【用法】上为末。每用一豆许，用管子吹入鼻。立醒。

【功用】通关定惊。

【主治】《古今医统大全》：小儿一切惊风，不省人事，牙关紧闭者。

七珍丸

【来源】《仁斋直指小儿方论》卷二。

【别名】七珍丹（《普济方》）

【组成】细辛 川灵脂 直僵蚕（炒）各一钱半 白附子一钱 朱砂半钱 全蝎四个（焙）

【用法】上为末，用大南星生为末，煮糊为丸，如麻子大。每服五丸，姜汤送下。

【主治】诸风，顽痰壅盛。

木香丸

【来源】《仁斋直指小儿方论》卷二。

【组成】没药 木香 舶上茴香（炒） 钩藤等分 全蝎 乳香各半两

【用法】上先将乳香、没药别研，次入诸药末和毕，取大蒜少许研细为丸，如梧桐子大，晒干。每服二丸，钩藤汤送下。

【主治】惊风内瘹，肚痛惊啼。

太一万金丹

【来源】《仁斋直指小儿方论》卷二。

【组成】代赭石（煅，醋淬） 全蝎（焙） 朱砂 琥珀各一钱 南星（湿纸煨） 白附子（生） 防风 乌蛇肉（酒浸，炙） 天麻各一钱 麝一字

【用法】上为末，粟米糊丸，如梧桐子大。每服一丸，急惊，薄荷汤调下；初传慢惊尚有阳证，用人参汤调下。

【主治】惊风痰热。

太一保生丹

【来源】《仁斋直指小儿方论》卷二。

【别名】太乙保生丹（《奇效良方》卷六十四）、保生锭子（《保婴撮要》卷四）。

【组成】全蝎（青者）十四个 白附子（生） 直僵蚕 牛胆南星 蝉壳 琥珀各二钱 麝半钱 防风 朱砂各一钱

【用法】上为末，粟米糊为丸，如梧桐子大，金箔为衣。每服一丸，薄荷汤调下。

【主治】
1.《仁斋直指小儿方论》：慢惊尚有阳证者。
2.《奇效良方》：小儿急慢惊风，痰热喘嗽。

乳香丸

【来源】《仁斋直指小儿方论》卷二。

【组成】乳香半钱 没药 沉香各一钱 蝎梢十四个 鸡心槟榔一钱半

【用法】上为末，炼蜜为丸，如梧桐子大。每服二丸，菖蒲、钩藤煎汤调下。

【主治】惊风内瘹，腹痛惊啼。

南星醒神散

【来源】《仁斋直指小儿方论》卷二。

【组成】天南星（不去皮，切片） 生姜（切片）

【用法】上用竹串一条，以南星并姜相间插定，次用轻粉些少，掺于南星、生姜片间，风干为末。每服一字，薄荷、紫苏泡汤调下。大人服半钱。或吐、或汗、或下，即病气出也。

【主治】小儿惊风痰热。

星苏散

【来源】《仁斋直指小儿方论》卷二。

【别名】南星散（《袖珍小儿方》卷三）。

【组成】天南星（略炮，锉散）

【用法】每服三字。以生姜四片，紫苏五叶，煎取其半，却入雄猪胆汁少许，温服。

【主治】小儿诸风，口噤不语。

星香散

【来源】《仁斋直指小儿方论》卷二。

【组成】南星（圆白者）一钱半 木香 橘红各半钱 全蝎一枚

【用法】上锉细。加生姜四片，慢火煎熟。灌下。大便出涎即愈。

【主治】小儿急慢惊风，搐搦，窜视，涎潮。

神圣丸

【来源】《仁斋直指小儿方论》卷二。

【组成】乌蛇肉（米醋浸，炙） 直僵蚕（炒）防风 天麻 南星（牛胆制）各半两 五灵脂 代赭石（煅，醋淬）各二钱半 全蝎（焙） 朱砂各一钱

【用法】上为末，粟米糊为丸，如梧桐子大，每服一丸，急惊，荆芥汤送下；慢惊，生姜汤送下。

【主治】惊风，痰盛搐搦，口眼牵引。

礞石丸

【来源】《仁斋直指小儿方论》卷二。

【组成】青礞石（捣碎）一两，焰消半两（同礞石入甘锅内，用炭火煅令通红，候冷）

【用法】上为末，雪糕薄糊为丸，如绿豆大。每服二丸，急风，薄荷、荆芥泡汤调下；慢风、慢脾风，用南木香煎汤调下。

【功用】利痰。

【主治】急慢脾风。

【方论】礞石、焰消、古文钱辈，虽能利痰，然其性非胃家所好，须以木香佐之。

百枝膏

【来源】《普济方》卷三七二引《仁斋直指小儿方论》。

【组成】人参 防风 天麻 茯神各一钱半 酸枣仁 琥珀 石菖蒲各一钱 麝香少许 白附子一钱

【用法】上为细末，炼蜜为丸，如皂角大。每服二丸，麦门冬汤调下。

　　本方方名，据剂型当作"百枝丸"。

【功用】安心宁神。

【主治】小儿惊风。

甘露散

【来源】《类编朱氏集验方》卷十一。

【组成】寒水石 石膏 防风 荆芥 薄荷 甘草

【用法】上为末。每服半钱，用井花水调下，或薄荷汤调下。

【主治】惊风，潮热不退。

防风天麻散

【来源】《类编朱氏集验方》卷十一。

【组成】防风 天麻 川芎 白芷 甘草 川乌一个（炮） 麻黄（去节）各等分

【用法】上为细末。葱蜜汤调下，薄荷汤亦可。

【功用】《普济方》：祛风镇惊。

【主治】

　　1.《类编朱氏集验方》：惊风，头疼。

　　2.《普济方》：伤寒夹惊。

【加减】惊搐，加全蝎一个，乌蛇肉尾、白附子、麝香各少许，羌活煎汤下；伤风，加零陵香、羌活。

羌活膏

【来源】《类编朱氏集验方》卷十一。

【组成】羌活 防风 川芎 茯神（去木）各二钱 茯苓 白术 白附子（炮） 僵蚕（姜汁炒）各一钱 全蝎半钱

【用法】上为末，炼蜜为丸。每服紫豆大，麦门冬、薄荷汤化下。

【功用】定惊。

【主治】小儿惊风。

桃花散

【来源】《类编朱氏集验方》卷十一。

【别名】桃黄散（《普济方》卷三十四）

【组成】天竺黄 白茯苓 朱砂 脑 麝

【用法】上为末。每服一字，薄荷汤下，一日二次。

【主治】惊风，潮热烦闷。

蜈蚣丸

【来源】《类编朱氏集验方》卷十一。

【组成】白附子 天南星 赤脚蜈蚣 防风 半夏《普济方》诸药各等分

【用法】上锉。在地上掘一小窍，用炭火煅炼约半日，一日尤好，地脉透热，入黄子醋在窍，至八分满，随倾诸药煮之；再用瓷碗一只快捷盖住，以泥封四围，至次日相对方取出，焙干为末，以别猪心血同炼蜜为丸，不拘丸子大小。量儿大小投药，薄荷汤送下。

【主治】小儿惊风。

太一散

【来源】《御药院方》卷一。

【别名】太乙散（《普济方》卷一一五）。

【组成】独活（去芦头）一两半 续断 杜仲（炒去丝） 肉桂（去皮） 牛膝（酒浸一宿） 黑附子（炮，去皮脐） 白茯苓（去黑皮） 人参（去芦头） 防风（去芦头） 白芍药 当归（去芦头）各一两 川芎 熟干地黄 秦艽（去芦头土） 甘草（锉，炒）各一两半 细辛（去苗叶土头节）一两

【用法】上为粗末。每服三钱，水一大盏，煎至七分，去滓温服，不拘时候。

【主治】阳明经虚，风邪客入，令人口眼喎斜，麻木不仁；及惊风痫痓，手足搐搦，不省人事。

七味羌活膏

【来源】《御药院方》卷十一。

【组成】羌活　独活　乌蛇肉（酒浸一宿，焙）各一两　天麻　全蝎　白僵蚕　人参各半两

【用法】上为细末，炼蜜为丸，如皂角子大，每两作五十丸。每服一丸，煎荆芥汤化下。

《普济方》：煎荆芥、薄荷汤化下；一方麝香、荆芥汤化下。

【主治】小儿急慢惊风，壮热发搐。

大水银珠丹

【来源】《御药院方》卷十一。

【组成】黑铅（炼十遍）三两（与水银结砂子，分为小块，同甘草十两，水煮半日，候冷，取甘草细研）　水银三两　铁粉三两　朱砂（飞）半两　腻粉（研）一两　天南星（炮，为末）三分

【用法】上为细末，面糊为丸，如麻子大。每一岁儿服一丸，乳食后用薄荷、蜜汤送下。以利为度，未利再服。

【主治】小儿惊风，壮热，涎多发痫，手足搐搦，目睛上视，及风蕴痰实，心膈满闷，呕吐痰涎。

五味天浆子散

【来源】《御药院方》卷十一。

【组成】天浆子一钱　朱砂末一钱半　龙脑一钱　蜈蚣十条（炙）　干蝎十个（炒）

【用法】上为细末。每服一字，煎薄荷汤调下，不拘时候。

【主治】小儿急、慢惊风。

全蝎散

【来源】《御药院方》卷十一。

【组成】全蝎十一个　朱砂（研）　干胭脂各一钱　薄荷四钱

【用法】上为细末。每服半钱，乳汁调下。

【主治】小儿急慢惊风，搐掣瘈疭，痰实壅塞，胸膈不利。

珍珠丸

【来源】《御药院方》卷十一。

【组成】珍珠末　朱砂　雄黄　轻粉　蝎梢各一钱

【用法】上为细末，粳米饭和为丸，如粟米大。每服二十丸，薄荷汤送下，不拘时候。

【功用】治风化痰。

【主治】《普济方》：惊风发搐。

洗浴菖蒲汤

【来源】《御药院方》卷十一。

【组成】菖蒲三两（一寸九节者）　防风　荆芥穗各二两　石膏　梅根各一两

【用法】上为粗末。每用五匙，水三碗，煎三五沸，适寒温，浴儿，先洗头面，次浴身体。

【功用】散风截痫。

【主治】小儿诸疾。

聚宝膏

【来源】《御药院方》卷十一。

【组成】朱砂二两　犀角屑　西琥珀　玳瑁各一分　南硼砂　龙脑各一钱　牛黄　麝香各半钱　人参　茯苓各三分　紫河车二两　甘草（生）一两　银箔五片（研）　茯神一分　珍珠一分

【用法】上为细末，炼蜜和丸，如鸡头子大，每两作三十丸。每服半丸，煎薄荷叶汤化下，乳后常服。

【功用】安魂定魄，治惊宁神，响音声，利咽嗌，解诸毒，凉上焦，疗惊搐。

【主治】小儿一切惊风，壮热涎多，精神昏愦，目睛上视，手足搐搦，饶睡多惊。

一字散

【来源】《永乐大典》卷九七六引《施圆端效方》。

【组成】麻黄　白芷　天南星（炮熟）　白附子

【用法】上为末。荆芥汤下。

【主治】小儿惊风，感风。

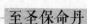

至圣保命丹

【来源】《永乐大典》卷九七八引《施圆端效方》。

【组成】防风一两　白附子　天南星（炮）　白僵蚕　朱砂　雄黄　甘草（炒）各半两　麝香一字　金箔一片　全蝎十四个（去毒）

【用法】上为细末，糯米粥为丸，一两作四十丸；或炼蜜为丸，如樱桃大。每服一丸，薄荷汤化下，不拘时候。

【功用】镇心安神。

【主治】小儿一切急慢惊风，潮搐反张，涎痰壅塞；及一切风寒伤表证。

化风丹

【来源】《医方类聚》卷二十四引《施圆端效方》。

【组成】防风二两　羌活　独活各一两　麻黄（去根节）　白芷三钱　川芎　桂枝　川乌（炮，去皮脐）　藁本（去土）　茯苓（去皮）　白附子　全蝎（去毒）　甘草（炒）　皂角（烧存性）各半两

【用法】上为细末，水浸蒸饼为丸，如弹子大，阴干。每服一丸，细嚼，温酒送下，一日三次。涎堵，薄荷酒送下；破伤，豆淋酒送下；伤风，葱白酒送下；妇人血风，当归酒送下；小儿惊风，人参薄荷酒送下。

【主治】一切中风，半身不遂，语言謇涩，神昏错乱，洗头破伤，血风惊风。

至宝丹

【来源】《卫生宝鉴》卷八。

【组成】辰砂　生犀　玳瑁　雄黄　琥珀　人参各五两　牛黄二两半　麝香　龙脑各一两二钱半　天南星二两半（水煮软，切片）　银箔二百五十片（入药）　金箔二百五十片（半入药，半为衣）　安息香五两（用酒半升，熬成膏）　龙齿二两（水飞）

【用法】上为末，用安息香膏，重汤煮烊搜剂，旋丸如梧桐子大。每服三丸至五丸，小儿一两丸，人参汤送下。

【主治】

1.《卫生宝鉴》：风中脏。

2.《普济方》：卒中风，急不语，中恶气、卒中诸物毒，暗风，卒中热疫毒，阴阳二毒、岚瘴毒，误中水毒，产后血晕，口鼻血出，恶血攻心，若烦躁、心肺积热，霍乱吐利，风注转筋，大肠风涩，神魂恍惚，头目昏眩，眠睡不安，唇口焦干，伤寒狂语，小儿急惊风，热卒中，皮瘙痒客忤不得眠睡，烦躁惊风搐搦。

天麻散

【来源】《卫生宝鉴》卷十九。

【别名】定命饮子（《活幼口议》卷十九）。

【组成】半夏七钱　老生姜　白茯苓（去皮）　白术各三钱　甘草（炙）三钱　天麻二钱半

【用法】上锉，用水一盏，瓷器内同煮至水干，焙为末。每服一钱半，大人三钱，生姜、枣汤调下，不拘时候。

【主治】小儿急慢惊风。大人中风涎盛，半身不遂，言语难，不省人事。

立应散

【来源】《医垒元戎》。

【组成】麝香少许　蝎梢二钱　金头蜈蚣（分开晒干）

【用法】上为细末。鼻内搐，随左右用之。

【主治】急慢惊风。

真珠天麻丸

【来源】《活幼口议》卷十三。

【组成】天南星（炮）　天麻　白附子（炮）各一钱　腻粉半钱　巴霜一字　芜荑（炒）　全蝎（面炒）　滑石各一钱半

【用法】上为末，面糊为丸，如麻子大。初生患儿三日三丸，五日五丸，七日七丸，茶清送下。

【功用】

1.《活幼口议》：下惊风，祛痰热。

2.《普济方》引《永类钤方》：疏利，截风定搐。

【主治】

1.《活幼口议》：急惊风、吊肠、锁肚，撮口。

2.《普济方》引《永类钤方》：郁结腹胀，青

筋阻乳。

暖金丹

【来源】《活幼口议》卷十三。

【组成】天麻一分　白花蛇（炙，取肉）二钱（如无，乌梢蛇代用）　全蝎二十一个（酒炒）　蜈蚣（赤脚者）二条（炙，去毒）　白附子（炮）一分　白僵蚕二钱（去丝，炒）　黑附子尖三枚　牛黄一分（如无，以黄牛胆代之，加用）　天南星（炮）半两　辰砂（另研）半两　麝一钱

【用法】上为末，炼蜜为丸，如皂子大。煎金银薄荷汤磨化下。

【主治】婴孩小儿急惊八候四证，未全脱去，尚存风热痰涎，其惊风证候，欲再发作。

大效疏风散

【来源】《活幼口议》卷十八。

【组成】锦纹大黄（紧实者）三钱　鸡心槟榔二钱　旧陈橘皮（去白）二钱　朴消一钱　黑牵牛一分（半熟）

【用法】上为末，每二岁儿服半钱，三岁一钱匕，先用生蜜调就，次煎薄荷汤点服，不拘时候。

【主治】婴孩小儿，惊、热、风、痰四证，结聚于胸膈之间，令儿昏困沉重，关窍不通，诸脉气闭，所以默默，欲食不食，欲起不起，倦伏不知。

小牛黄丸

【来源】《活幼口议》卷二十。

【组成】干葛（截，炒，取末）一两　甘草（炙）一钱　黄芩（去心与浮皮）一分　防风半两　麝半字　山栀子半两（去皮，取仁）

　　本方名小牛黄丸，但方中无牛黄，疑脱。

【用法】上为细末，加麝香和匀，炼蜜为丸，如皂子大。常服薄荷汤化下。

【主治】小儿膈热，痰涎稠盛，心神不宁，睡不安稳，烦躁怔忪，四体作热；惊风痰热。

一字金

【来源】《活幼心书》卷下。

【组成】僵蚕（去丝）　威灵仙（去芦）各四钱　明白矾（生用）二钱　细辛（去叶）一钱　甘草（生用）二钱半

【用法】上锉，焙，为末。每服一字至半钱，姜汁、沸汤调和，以指抹入牙关内。治卒中，急慢惊证，口噤不开，用盐梅汤调擦上下牙根二处。

【主治】初生婴儿，七日之外，欲成脐风撮口；及卒中，急慢惊风，牙关紧急，痰涎上壅。

天麻饮

【来源】《活幼心书》卷下。

【组成】天麻（明亮者）　川乌（炮制，去皮）各七钱

【用法】上锉。每服二钱，水一盏，加生姜三片，慢火煎若稀糊，不拘时候，勤与温服。

【主治】诸般风搐，不省人事。

不惊丹

【来源】《活幼心书》卷下。

【组成】枳壳（去瓤，麸炒微黄）一两　淡豆豉（焙干）　茯神（去皮木根）　南星各半两　蝎梢五十尾（去尖毒）　净芜荑二钱半（先入乳钵内，极细研烂）

【用法】上除芜荑外，余五味焙为末，再同芜荑乳钵内杵匀，醋煮糯米粉糊为丸。周岁内婴孩粟谷大，每服三十丸至五十丸，乳汁送下；三岁以上者麻仁大，每服五十丸及六十丸，温米清汤送下，候一时得吃乳食。

【功用】疏风顺气，和脾胃，进饮食。

【主治】因惊气而吐逆作搐，痰涎壅塞，手足掣缩，目睛斜视。

朱砂膏

【来源】《活幼心书》卷下。

【组成】朱砂（水飞）五钱　牙消　硼砂　玄明粉各二钱半　麝香一字　金箔　银箔各十五贴　白附子　枳壳各三钱　川芎　粉草各四钱　人参（去芦）　黄芩　薄荷叶各二钱

【用法】上前七味入乳钵杵匀，后七味锉焙为末，

仍入钵中同前药和，炼蜜为丸，如芡实大。每服一丸至二丸，用麦门冬熟水化服，不拘时候。

【主治】小儿五心烦热，喉痰壅盛，惊风搐搦，渴饮无时，睡中不宁，见人烦躁，口疮糜烂。

顺搐散

【来源】《活幼心书》卷下。

【组成】枳壳　钩藤（去钩）　荆芥　羌活　防风（去芦）　甘草各半两

【用法】上锉。每服二钱，以水一盏，加顺切生姜三片，煎七分，温服，不拘时候。或入薄荷同煎服。

【主治】小儿惊风，男右女左搐不顺者。

宽气饮

【来源】《活幼心书》卷下。

【组成】枳壳（水浸，去瓤，麸炒微黄）　枳实（制同上）各一两　人参（去芦）　甘草（炙）各半两

【用法】上锉，焙为末，每服半钱至一钱，净汤调服，不拘时候；惊风发搐，姜汁、葱汤调服；热极者，入宽热饮，薄荷蜜汤调下；或麦门汤亦可。

【功用】通利关节，消痰逐水，进美饮食。

【主治】胸膈痞结，气逆不和，不思饮食，精神昏倦；及蓄气成搐，传变成急慢惊风者。

琥珀抱龙丸

【来源】《活幼心书》卷下。

【别名】抱龙丸（《婴童百问》卷三）、万金不换抱龙丹（《良朋汇集》卷四）。

【组成】真琥珀　天竺黄　檀香（细锉）　人参（去芦）　白茯苓（去皮）各一两半　粉草三两（去节）　枳壳（水浸润，去壳，锉片，麦麸炒微黄）　枳实（去瓤，锉片，麦麸炒微黄）各一两　朱砂五两（水飞，先以磁石引去铁屑，次用水乳钵内细杵，取浮者飞过，净器中澄清，去上余水，如此法一般精制作，见朱砂尽干用）　山药（去黑皮）一斤（锉作小块，慢火炒令热透，候冷用）　南星一两（锉碎，用腊月黄牛胆酿，经一

夏用）　金箔百片（去护纸，取见成药一两，同在乳钵内极细杵，仍和匀前药末用）

【用法】上前十二味，除朱砂、金箔不入研，内余十味，檀香不过火，外九味或晒或焙，同研为末，和匀朱砂、金箔，每一两重，取新汲井水一两重，入乳钵内略杵匀，随手丸此样大一粒，阴干，晴霁略晒，日色燥甚则揿折，宜顿放当风处，取其自干。用葱汤化服，不拘时候，或薄荷汤送下；痰壅嗽甚，淡姜汤送下；痘疮见形有惊，温净汤送下；心悸不安，灯心汤送下；暑天迷闷，麦门冬熟水送下；百日内婴孩，每丸分三次投；二岁以上者只一丸或二丸。常用瓦瓶入麝香同贮，毋使散泄气味。

【功用】祛风化痰，镇心解热，和脾胃，益精神。

【主治】

1.《活幼心书》：小儿诸惊；四时感冒风寒、温疫邪热，致烦躁不宁，痰嗽气急；疮疹欲出发搐。

2.《医宗金鉴》：小儿急惊之后，余热尚在者。

【方论】

1.《活幼心书》：抱龙之义，抱者，保也；龙者，肝也。肝应东方青龙木，木生火，所谓生我者父母也。肝为母，心为子，母安则子安，况心藏神，肝藏魂，神魂既定，惊从何生？故曰抱龙丸。

2.《广嗣纪要》：抱者，养也；龙者，纯阳之象也。《易》曰：震为龙，一阳初生，乃少阳之气。震为乙木，内应守肝。小儿初生，纯阳之体，肝常有余，故立此方。以抱龙名者，所以保养阳气，使不致于暴泄，滋益阴精，令得制乎炎光也。

雄黄散

【来源】《活幼心书》卷下。

【组成】雄黄（红亮者）二钱半　白药（去黑皮）　川乌头（炮裂，去皮脐）　草乌（炮裂，去皮）　天麻（明亮者）　川芎各半两

【用法】上除雄黄外，余五味锉焙，同雄黄为末。惊风痰壅，每服半钱或一钱，用姜汁、茶清调下；发汗，水、姜、葱、薄荷同煎，并投三服，取效。

【主治】暴中急慢惊风，齁齁痰涎满口，及雨浸闭汗不通，或凉或热，坐卧生烦。

黑虎丹

【来源】《活幼心书》卷下。

【组成】草乌一两（去黑皮，生用） 川乌（去黑皮，生用） 甘草各七钱半 麻黄（不去根节） 甘松 熟干地黄（净洗） 藿香叶 白芷 油烟墨（烧存性） 猪牙皂荚 川芎 当归 何首乌 南星（生用） 僵蚕（去丝） 赤小豆 羌活 白胶香 木鳖子（去油）各半两

【用法】上锉，或焙，或晒，为细末，糯米粉煮糊为丸，如麻仁大；儿小者，丸作粟壳大。每服三十丸至五十丸，或七十丸，稍空心用淡姜汤送下。

【主治】小儿诸般风证。

截惊丸

【来源】《活幼心书》卷下。

【组成】龙胆草（去芦） 防风（去芦） 青黛 钩藤（和钩） 净黄连 牛黄 甘草 朱砂末（水飞）各五钱 薄荷叶二钱半 麝香半钱

【用法】上除牛黄、麝香外，余八味锉晒，或焙为末，仍同前二味乳钵内杵匀，炼蜜为丸，如芡实大。每用一丸至二丸，温汤或茶清化服。

【主治】小儿惊风搐搦，烦躁有热，两目上视，口噤牙关。

镇惊丸

【来源】《活幼心书》卷下。

【组成】人参（去芦）三钱 粉草（半生半炙） 茯神（去皮木根） 僵蚕（去丝） 枳壳（去瓤，麸炒）各五钱 白附子 南星（锉碎，腊月黄牛胆汁酿经一夏） 白茯苓（去皮） 硼砂 牙消 朱砂（水飞）各二钱半 全蝎（去毒）十尾 麝香一字

【用法】上将牙消、硼砂、麝香、朱砂用乳钵乳细，余药为末，入乳钵内与前四味和匀，用糯米粉水煮糊为丸，如梧桐子大，以银朱为衣。每服三五丸或七丸，急惊用茶清磨下；慢惊用生姜、附子煎汤温服。

【功用】常服宁心镇惊，疏风顺气。

【主治】急慢惊风，风痰上壅，手足抽掣，口眼㖞斜，烦躁生嗔，精神昏闷。

霹雳散

【来源】《活幼心书》卷下。

【组成】猪牙皂角三钱 细辛 川芎 白芷各二钱 蹢躅一钱半

【用法】上为末。每以少许，用大灯心三寸长，蘸点鼻内。得喷嚏为验。

　　本方药物不可焙，焙则不应。

【主治】急慢惊风，不省人事。

钓藤饮

【来源】《医方大成》卷十引汤氏方。

【别名】钩藤饮（《医宗金鉴》卷五十）、钓藤散（《丹溪心法附余》）。

【组成】钓藤 人参（去芦） 犀角屑各半两 甘草（炙）半分 全蝎 天麻各一分

　　《医宗金鉴》有羚羊角，无犀角。

【用法】上为末。每服一钱，水半盏，煎至一半，温服。

【主治】小儿天吊潮热。

真珠散

【来源】《医方大成》卷十引汤氏方。

【组成】真珠末 海螵蛸 滑石各一钱 茯苓 人参 白附子各二钱 甘草 全蝎各半钱 朱砂一钱 脑子 麝香各半钱 金银箔三片

【用法】上为末。每服半钱，灯心麦门冬煎汤，入蜜少许调下。

【功用】《普济方》引《医方大成》：辟惊邪，顺经安神舍。

【主治】

　　1.《医方大成》引《汤氏方》：小儿客忤，惊风，痰热，心烦恍惚，睡卧惊跳，时或咬牙，啼叫不已，小便赤色，或吐黄沫。

　　2.《普济方》引《医方大成》：鬼注，心舍不宁，精神不定，心常怔忡，五心烦热，有汗煎啼，面赤舌白，呵发烦渴。

蝎乌汤

【来源】《医方大成》卷十引汤氏方。

【组成】川乌一两（去皮脐，生用） 全蝎十个（去梢后毒）

【用法】上加生姜七片，水煎去滓。分作三服。

【主治】惊风。手足搐搦，涎潮上壅。

安惊丸

【来源】《增补内经拾遗》卷四引《田氏保婴集》。

【组成】辰砂（另研）五分 汞粉（另研）五分

【用法】上用青蒿节间虫为丸，如粟米大。一岁一丸，乳送下。

【主治】急慢惊风。

青蒿丸

【来源】方出《本草纲目》卷四十一引《田氏保婴集》，名见《怡堂散记》。

【组成】青蒿虫（捣）十条 朱砂 汞粉各五分。
　　方中青蒿虫用量原缺，据《怡堂散记》补。

【用法】上为丸，如粟粒大。一岁服一丸，乳汁送下。

【主治】
　　1.《本草纲目》：急慢惊风。
　　2.《怡堂散记》：心胞肝胆痰热生惊。

【宜忌】《怡堂散记》：邪未入脏，不可轻投。

【方论】《怡堂散记》：青蒿节内虫能入脏而清热；朱砂、铅粉入心胞，坠痰。病入心胞肝胆者，用之效。

凉惊丸

【来源】《田氏保婴集》。

【组成】大黄半两（煨） 黄连半两 龙胆 防风 川芎 薄荷叶各二钱半

【用法】上为细末，面糊为丸，如粟米大，青黛为衣。每服三五丸，加至二十丸，温水送下。

【主治】小儿惊热，疳瘦，乳癖。

利痰丸

【来源】《普济方》卷三七引《如宜方》。

【组成】明矾（枯）甘草（炙） 南星 滑石 白附子各半两 巴豆（去油，成霜）三钱

【用法】上为末，面糊为丸，如苏子大。桑白皮汤下；或金钱薄荷汤下。

【主治】小儿惊风，热痰盛，作搐搦。

万金丸

【来源】《普济方》卷三七四引《瑞竹堂方》。

【别名】万金丹、如圣丸。

【组成】蒿节内虫（七月初五日或十五日取） 辰砂 轻粉 麝香少许（一方不用）

【用法】上先以辰砂、轻粉为末，入蒿虫研匀，入麝香，丸如黍米大，每服半岁、一岁儿一丸，二岁二丸，三岁三丸，乳汁送下；或冷水亦得。一方男取女乳，女取男乳。

【主治】慢惊风，急惊风。

万金丹

【来源】《医方类聚》卷二五九引《瑞竹堂方》。

【组成】朱砂五钱（别研） 麝香二钱半（别研） 珍珠半钱 白僵蚕十个（炒） 琥珀一钱（明者） 全蝎十个（去尾，火炙） 脑子（别研） 犀角（镑） 干胭脂上三味不以多少 天南星一钱 钩藤五钱 巴豆五粒（去皮油）

【用法】上为细末，用薄荷汤打糊为丸，如麻子大。一岁小儿服十八丸，急惊，薄荷汤送下；慢惊，煎地龙汤送下。

【主治】小儿急慢惊风。

狐肉羹

【来源】《饮膳正要》卷二。

【组成】狐肉不以多少及五脏

【用法】上件如常法入五味煮，令烂熟。空心食之。
　　《万方类纂》：入豉汁煮熟，入五味作羹，或作粥食；羊骨汁、鲫鱼代豉汁亦妙。

【主治】

1.《饮膳正要》：惊风，癫痫，神情恍惚，言语错谬，歌笑无度。

2.《万方类纂》：五脏积冷，蛊毒，寒热诸病。

牛黄膏

【来源】《永乐大典》卷九七六引《保婴集验名方》。

【组成】人参（去芦）五钱 甘草（炙）五钱 蛤粉（水飞）七钱 龙脑（另研）半钱 雄黄（水飞）七钱半 寒水石（煅）五钱 牙消（枯）一钱 朱砂（水飞）五钱

【用法】上将人参、甘草为细末，入飞研药令匀，炼蜜为丸，每两作三十丸。每一岁儿服半丸，煎薄荷汤化，不拘时候。

【主治】小儿惊风咳嗽，痰涎壅塞，咽膈不利，精神昏愦。

全蝎散

【来源】《永类钤方》卷二十引《保婴方》。

【组成】全蝎二十四个（新薄荷叶包，以竹夹住，于慢火上炙数次；或干薄荷，酒浸开，包炙亦可） 僵蚕半两（炒，去丝嘴，用薄荷依法炙） 南星一两（取末，以生姜一两，切片，新薄荷叶二两，同捣和，捏作饼，晒干。如急惊，不用南星，加大黄） 大黄一两（煨。若慢惊，不用大黄，加制南星） 白附子（炮）三钱 防风（去芦，又） 天麻 甘草（炙） 朱砂（水飞） 川芎各半两

【用法】上为末。一岁儿服一字；二岁儿服半钱，薄荷汤调下，量大小岁数加减。身热发搐，煎后火府散下；慢惊吐泻后发搐，生姜汤调下；急惊搐，煎火府散加大黄汤调下。

【主治】急慢惊风，发搐。

真方五色丸

【来源】《普济方》卷三九一引《保婴方》。

【别名】真方五色丸子（《永类钤方》卷二十）、五色丸（《诚书》卷十）。

【组成】

青丸子：青黛（别研） 天南星（生姜制）各半两 巴豆霜半钱

红丸子：朱砂（水飞） 半夏（汤洗七次，生姜制）各半两 巴豆霜半钱

白丸子：白附子（生） 寒水石（煅）各半两 巴豆霜半钱

黑丸子：五灵脂（炒） 全蝎（炒）各半两 巴豆霜半钱

黄丸子：大黄（煨） 郁金各半两 巴豆霜半钱

【用法】上件前五色药，各另为细末，入巴豆霜半钱，同研令匀，水面糊为丸，如粟米大。每一岁服五丸，二三岁儿十丸至十五丸，乳汁送下；五六岁如麻子大，每服十五丸至二十丸，温生姜汤送下；急惊风，煎金银薄荷汤送下；慢惊风，熬生姜全蝎汤送下，食后、临卧日进二服，不拘时候。

【主治】小儿一切所伤，痰涎壅塞，胸膈不利，乳食不消，变生癖积，胁肋片硬，按之疼痛，及一切急慢惊风，发搐。

驱风膏

【来源】《永类钤方》卷二十引郑瑞友方。

【别名】驱风丸（《普济方》卷三七三）。

【组成】辰砂 蝎尾 当归 龙胆草 川芎 山栀仁 大黄 羌活 防风 甘草各一钱

【用法】上为末，入麝香一字，炼沙糖为丸，如鸡头子大。三岁三丸，薄荷竹叶蜜汤化下。

【主治】小儿肝风，筋脉拘急，面红目青，眼上惊搐及胎风。

钩藤饮

【来源】《世医得效方》卷十一。

【别名】钩藤饮（《普济方》卷三七三）。

【组成】麻黄（去节） 粉草各三钱 蝉蜕五个（去足翼） 升麻三钱 龙胆草二钱 川芎 天竺黄 钩藤 羌活 独活 防风各三钱

【用法】上为散。每服二钱，入竹叶三片、薄荷三片，水煎，温服，不拘时候。

【主治】小儿一切惊风，潮搐，眼视昏迷，以及惊风变易诸症。

蛇头丸

【来源】《世医得效方》卷十一。

【组成】花蛇头（酒浸，去皮骨）五钱　全蝎十五个（去毒）　紫粉五钱　生麝香半钱　五灵脂五钱　朱砂三钱　真郁金　沉香　白附子各五钱　金银箔各五片　蛇含石二两（沙窝煅令赤，浓煎甘草汤淬，以手捻得酥为度方可用）。一方加防风、白蚕、南星、天麻各五钱，片脑子半分

【用法】上为末，炼蜜为丸，如小指头大。每服大者一丸，小者半丸，慢惊，冬瓜仁煎汤下；搐搦，鸡冠血、薄荷；急惊，斑竹叶、薄荷；化涎，桑白皮汤；退潮热，薄荷、磨刀水；止嗽，五味子、杏仁；夜啼，灯心、灶心土、蝉退，浓磨灌下。

【功用】截风。

【主治】搐搦不已，惊狂迷闷，角弓反张，或昏沉啮齿，双目直视，频唤不省，变为痫证。

【宜忌】此药却不可多进，更须以疏风药相间调理。凡服此药，亦须先以木香、乌药、枳实、槟榔磨少许灌之却服，庶使关节通透，药无不到。

蝉退散

【来源】《世医得效方》卷十一。

【组成】蝉退六十个（去土足翅）　荆芥穗一两　甘草半两（蜜炙）　大黄半两（纸裹煨）　黄芩半两（生用）　蝎梢五十个（去毒）

【用法】上为散。每服二钱，水一盏，加白茅根煎，温服。夜啼蝉退，疹疮紫草。得利止。

【主治】惊风天钓，心热夜啼，惊痫。

蝎麝白丸子

【来源】《世医得效方》卷十三。

【组成】半夏七两　川乌一两　白附子二两　天南星三两　天麻一两　全蝎五钱　防风一两　生麝香五分

【用法】上为末，姜汁糯米糊丸，如梧桐子大。每服一二十丸，淡姜汤送下，不拘时候；瘫痪风，温酒送下，一日三服；小儿惊风，薄荷汤送下。

【功用】除风化痰。

【主治】男子妇人半身不遂，手足顽麻，口眼㖞斜，痰涎壅塞；及小儿惊风，大人头风，洗脑风，妇人血风。

夺命散

【来源】《中国医学大辞典》引《世医得效方》。

【组成】天南星（炮）一两　白附子　天麻各三钱　辰砂（另研）二钱五分　黑附子（炮，去皮脐）　防风　半夏各五钱　全蝎（去毒）七枚　蜈蚣（炙）一条　麝香五分　僵蚕（炒）少许

【用法】上为末。三岁儿每服五分，薄荷生姜自然汁加好酒、沸汤各少许调下。

【主治】小儿急慢惊风。

【加减】急惊，去黑附子，加轻粉、脑子各少许；慢惊，去僵蚕。

平肝汤

【来源】方出《丹溪心法》卷五，名见《医部全录》卷四三一。

【组成】人参　茯苓　白芍（酒炒）　白术

【用法】上锉。加生姜，水煎服。

【主治】小儿惊而有热。

【加减】夏月加黄连、生甘草、竹叶。

神圣牛黄夺命散

【来源】《丹溪心法》卷五。

【组成】槟榔半两　木香三钱　大黄二两（面裹煨熟，为末）　白牵牛一两（一半炒，一半生用）　黑牵牛（粗末，一半生用，一半炒）

方中黑牵牛用量原缺。

【用法】上为细末，入轻粉少许。每服三钱，蜜浆水调下，不拘时候。微利为度。

【主治】小儿惊风，惊而有热者。

黑龙丸

【来源】《丹溪心法》卷五。

【别名】大黑龙丸（《证治准绳·幼科》卷二）。

【组成】牛胆南星 青礞石（焰消等分，煅）各一两 天竺黄 青黛各半两 芦荟二钱半 辰砂三钱 僵蚕半钱 蜈蚣一钱半（烧存性）

【用法】上为末，甘草煎膏为丸，如芡实大。每服一二丸。急惊，煎生姜、蜜、薄荷汤送下；慢惊，煎桔梗、白术汤送下。

【主治】小儿急慢惊风。

千金抱龙丸

【来源】《墨宝斋集验方》。

【别名】十全抱龙丸（《医学启蒙》卷三）。

【组成】天竺黄（真者）五钱 蜡琥珀七钱 胆南星一两（姜汁炒） 枳壳一两（麸炒） 白茯神一两 生甘草一两 干山药（炒）二两 辰砂一两 白硼砂一两 明雄黄三钱 麝香五分（水调入药） 沉香五钱

【用法】上为末，蒸饼和炼蜜为丸，如芡实大，金箔为衣，阴干，略照过，小瓷罐贮，黄蜡封口，久留不泄气。每服一丸，薄荷汤化下；若遇惊风，姜汤送下。

【主治】老幼一切惊风痰证。

利惊丸

【来源】《玉机微义》卷五十。

【组成】南星 半夏各四钱（为末，并以生姜汁和作饼子，晒干） 真珠（新白者）二钱 巴豆（去油净）一钱 朱砂四钱 轻粉 麝各半钱 脑子半钱 白颈蚯蚓一条（用刀截断首尾，两头齐跳者用之，去土秤）二钱

【用法】上为末，面糊为丸，如黍米大。每一岁儿服一丸，灯心汤送下。

【主治】小儿风热丹毒，急慢哑惊。

保生锭子

【来源】《玉机微义》卷五十。

【组成】蛇含石四两（火煅醋淬十数次，研为极细末） 南星一两（先泡，细切，再炒） 白附子（去皮）一两 朱砂三钱（另研极细） 麝一钱

【用法】上为细末，用糯米粉煮作饼，捣和前药令匀，作锭子。临用以薄荷汤磨汁，服一二口。

【主治】急慢惊风。

朱砂丸

【来源】《永乐大典》卷九七六引袁当时《大方》。

【组成】腊月牛胆南星末二两 朱砂二钱（水飞） 麝香一钱 甘草（炒）半两

【用法】上为细末，水为丸，如粟米大。一岁小儿一丸，热汤磨化下。

【主治】惊风搐搦，目睛上视，涎盛不省人事。

鸡清散

【来源】《永乐大典》卷九七六引袁当时《大方》。

【组成】赤足蜈蚣一条（姜汁浸一夕，炙黄） 马牙消（别研）一钱 僵蚕（直者）一钱（炒，去丝） 白附（别末）一钱 定粉（别研） 石膏一钱半（煅为末） 蝎尾十四个（去毒）

【用法】上为细末。每服一字，大儿半钱，鸡子清调，连进三服，人参、茯苓汤送下。

【主治】小儿惊风。

星香散

【来源】《永乐大典》卷九七六引《卫生至宝》。

【组成】南星七钱半 木香 防风 甘草各二钱半 僵蚕（去丝嘴，炒） 蝎梢各半两

【用法】上锉。每服二钱，加生姜五片，水一大盏，煎服。

【主治】小儿惊风。

黄白丹

【来源】《永乐大典》卷九七六引《卫生至宝》。

【组成】雄黄 白矾（生）各等分

【用法】上为细末，黄蜡熔化入药为丸，如绿豆大或黍米大，以麝香、朱砂养之。量大小服，取青绿物自大便出愈。

【主治】小儿惊风。

真珠散

【来源】《永乐大典》卷九七六引《仁存方》。

【组成】朱砂一分　真珠末二钱　雄黄一分　全蝎一钱　蝉蜕七个

【用法】上为末。每服一字至半钱，煎金银薄荷汤调下，竹沥调下尤好。

【功用】化痰退热。

【主治】惊风发搐。

鸡舌香散

【来源】《永乐大典》卷九七六引《宝庆方》。

【组成】鸡舌香一钱（焙）　黄耆一分（用蜜炙）　辰砂二钱　五灵脂半钱

【用法】上为末。每服婴孩一字，二三岁半钱，三五岁一钱，糯米饮调下，不拘时候。

【主治】婴孩、小儿惊风搐搦，用药却退，再被惊着，仍要发搐。

青金丸

【来源】《永乐大典》卷九七六引《经验普济加减方》。

【组成】腻粉　滑石各一两　天南星八钱（炮）　巴豆五十个（取霜）　青黛二钱半

【用法】上为细末，白面糊丸，如麻子大。每服三五丸，薄荷汤送下；至十丸桃心汤送下，微宣取效；恶证，每服十五丸，水送下。

【主治】小儿惊风体热，喘大涎嗽，心忪颊赤，大小便不利，夜卧不宁。

护命丹

【来源】《永乐大典》卷九七八引《经验普济加减方》。

【组成】天南星　白矾（枯）三钱　干蝎三钱　轻粉一钱　朱砂一钱（研）　雄黄一钱（研）　巴豆霜一钱

【用法】上为细末，水浸蒸饼为丸，如绿豆大。每服五七丸，金银薄荷汤送下。或吐泻汗，效。

【主治】小儿急慢惊风，天吊搐搦，痰涎喘促，五

疳腹胀，精神昏愦，恍惚不宁，呕哕吐逆，头发稀疏，肚上青筋，脏腑不和，痢下不稳，乳食难进。

金箔丹砂散

【来源】《永乐大典》卷九七六引《经济小儿保命方书》。

【组成】人参一钱　白术　甘草　茯苓各一钱　犀角　南硼砂各一钱　白药子　牙消　甜消各半钱　龙脑　麝香（任意使）

【用法】上为末，以盒收之。每服半钱一字，用金银麦门冬汤调下；或薄荷汤亦得。无病小儿三五日一服，永无诸疾。

【主治】小儿一切惊候。

黄金散

【来源】《永乐大典》卷九七六引《经济小儿保命方书》。

【组成】人参一钱　防风一钱　辰砂一钱　川郁金一钱　硼砂半钱　酸枣仁一钱　白附子半钱（炮）　雄黄半钱

【用法】上为细末。每服一钱匕，薄荷汤调下。

【主治】惊后余热未退，间能惊跃紧搐，潮疾气促，烦躁啼哭。

黑子散

【来源】《永乐大典》卷九七八引《济急捷用单方》。

【组成】猪牙皂角不拘多少

【用法】烧为炭，烧时令带性不得过，为末，加麝香少许。每服一字，金银薄荷汤调下。

【主治】小儿急慢惊风。

麝香青饼子

【来源】《永乐大典》卷九七八引《烟霞圣效方》。

【组成】青黛（水飞）一两　天麻半两　全蝎四钱　麝香半钱　白附子四钱

【用法】上为细末，水和为丸，如桐子大，铲作子。每服一二饼，薄荷汤化下。

【主治】小儿急慢惊风。

银白丹

【来源】《医林方》引《妙选方》（见《医方类聚》卷二六〇）。

【组成】天南星半两（一半生，一半炒） 白僵蚕半两 全蝎一分 白附子一分 牛黄半分 麝香半分 粉霜半分 朱砂半分 大枣二三枚（蒸）

【用法】上为细末，与枣泥同为丸，如黍米大。每服五丸至十丸，薄荷汤送下。

【主治】小儿一切惊风。

【宜忌】此药不可多服，二服者恐小儿后却生疮肿。

镇惊丸

【来源】《医方类聚》卷二五八引《修月鲁般经》。

【组成】蛇含石二钱（煅淬） 代赭石二钱（煅淬） 青礞石（煅，醋淬）三钱 全蝎（炒） 五灵脂 滴乳香（研） 白附子（略煨）各二钱 朱砂（别研） 没药各一钱 巴豆十粒（去油，存性）

【用法】上为末，猪心血为丸，如绿豆大。每服五七丸；小儿服如芥子大，一岁者每服三粒，薄荷汤临卧时送下。

【主治】小儿急慢惊风，夜啼不安，或被吓发热，或吐乳；亦治男子妇人心痫。

保婴桃红散

【来源】《急救仙方》。

【组成】川乌 白附子各五钱（生用） 大南星 陈半夏各二钱（生用）

【用法】上锉，以井花水拌湿，瓦器中浸之，日晒夜露，春五、夏三、秋七、冬十日，一日一换新水，日足，晒干为末。以好大粒朱砂五钱，另研为细末，和如桃红色为度。急惊用薄荷、灯心、金银环同煎汤送下；慢惊用全蝎、钩藤同煎汤送下；呕泻用生姜、葱白煎汤送下；腹痛淡生姜汤送下；咳嗽米饮加醋呷下；或桑白皮煎汤送下；胎惊夜啼及觉腹中有虫，用苦楝根皮煎汤送下；

伤风咳嗽，用生姜、葱白汤送下；疟疾，用生姜、葱白汤送下，后用生姜汤调末子服尤佳。

【主治】小儿急慢惊风，腹痛呕泻，胎惊夜啼，伤风咳嗽等。

天真丸

【来源】《普济方》卷九十四引《仁存方》。

【组成】南星（炮） 白附子（生） 川乌（生，去皮）各二两 半夏五两（泡） 全蝎一两（炒） 乌蛇肉半两（炒） 白僵蚕（去嘴足）一两（炒） 花蛇肉半两 麝香半钱 朱砂三钱

【用法】上为末，姜汁糊为丸，如梧桐子大。每服二三十丸，温酒送下，不拘时候。

【主治】中风，半身不遂，手足顽麻，口眼㖞斜，痰涎壅塞；小儿惊风，大人头风，妇人血风，及一切风。

九龙定风针

【来源】《普济方》卷三七二引《仁存方》。

【组成】蜈蚣一条（酥炙） 硼砂一钱 铅白霜一钱 雄黄一钱 乳香一钱 醋茶末一钱 天竺黄一钱 全蝎一钱 甘草一钱

【用法】上为末，研和匀，用瓷盒盛，放地上五日。每服一字至半钱，奶汁调下；急慢惊风，薄荷自然汁调下。

【主治】小儿惊风发热，涎盛喉内鸣。

乌犀丸

【来源】《普济方》卷三七三引《仁存方》。

【组成】薄荷叶一两 乌药一两（烧存性） 京墨三钱 硼砂三钱 麝香一钱 朱砂一钱 玄精石一钱 猪牙皂角一两（烧存性）

【用法】上为末，炼蜜为丸，如龙眼大。每服一丸，薄荷汤化下。入梨汁一滴尤好。

【功用】化痰退热。

【主治】小儿惊风发搐。

防风丹

【来源】《普济方》卷三七四引《仁存方》。

【组成】全蝎　白附子

【用法】上为末，蜜为丸，如龙眼大。每服一丸，用麝香、荆芥汤送下。

【主治】小儿惊风，神困不睡。

辰砂膏

【来源】《普济方》卷三七四引《仁存方》。

【组成】南星一两（同半夏用白矾水浸二十一日，换晒干，又换浸，焙干）　半夏一两　全蝎十二个（炒）　天麻半两　朱砂二钱

【用法】上为末，炼蜜为丸，如龙眼大。每服一丸，薄荷汤化下。

【主治】小儿惊风痰搐，伤风咳嗽。

珍珠散

【来源】《普济方》卷三七四引《仁存方》。

【组成】朱砂一分　珍珠末二钱　雄黄一分　全蝎一钱　蝉退七个

【用法】上为末。每服一字至半钱，煎金银薄荷汤送下，竹沥调尤好。

【功用】化痰退热。

【主治】惊风发搐。

控心丸

【来源】《普济方》卷三七四引《仁存方》。

【组成】天南星一个（炮末）　干薄荷末一钱　大活地龙九条（入南星末令卷涎出尽，取星末用）

【用法】上用白面少许为丸，如麻子大。每服五丸，薄荷汤化下。

【主治】惊风发热，涎盛，喉内鸣。

生朱膏

【来源】《普济方》卷三七五引《医方集要》。

【组成】天麻一分　朱砂二钱　僵蚕　白附子（煨）　全蝎二十一个　黑附子一钱（炮）　麝香半字　蜈蚣一条（酒浸）　南星一钱半（煨）　花蛇（酒浸，炙干）各二钱

【用法】上为末，和匀，炼蜜为丸，如鸡头子大。

每服一丸，用金银薄荷汤化下。

【主治】急慢惊风。

无忧散

【来源】《普济方》卷三七五引《典药方》。

【组成】朴消　青黛各等分

【用法】上为极细末。慢惊每服二钱，急惊三钱，白汤调下。

【主治】小儿惊风。

观音妙济散

【来源】《普济方》卷三七五引《典药方》。

【组成】僵蚕（直者，去嘴生用）　全蝎（全用）　轻粉各等分　生朱砂少许

【用法】上为末。每服一钱，用乳汁，男用女乳，女用男乳，或薄荷汤调下。

【主治】小儿急、慢惊风。

【加减】下利三五行，减轻粉，用后药调前药，再服；不利，加轻粉，后加金箔、琥珀、珍珠末各等分，入前药调服。

朱砂散

【来源】《普济方》卷三六一引《傅氏活婴方》。

【组成】朱砂　天竺黄　牛黄　铅霜　麝香　甘草　铁孕粉各等分

【用法】上为末。薄荷汤调下。

【主治】胎风惊搐，心神惊悸，眼目直视。

青金丹

【来源】《普济方》卷三七四引《傅氏活婴方》。

【组成】轻粉　天南星　滑石　青黛各一字　巴豆十粒（去心皮油膜）　全蝎十个　辰砂一字　蝉蜕七个（炒）　夜明砂半钱（炒）　天浆子一钱（炒）　白附子一钱　麝香少许

【用法】上为细末，面糊为丸，如麻子大。每服二十丸。如不利，更加金银薄荷汤下；疰腮或痰甚，葱白汤下；肺壅，杏仁汤下。如不语，急与服之，风痰退愈。

【主治】婴孩惊风身热，手足搐搦，喉中涎鸣，心中不快，睡卧不安，面赤咳嗽，口眼㖞斜，不省人事，或天吊角弓反张。

茯苓散

【来源】《普济方》卷三七四引《傅氏活婴方》。

【组成】茯苓 牙消 雄黄 朱砂各半两

【用法】上为末。金银薄荷汤调下。

【主治】惊风偏搐。

宽热散

【来源】《普济方》卷三七四引《傅氏活婴方》。

【组成】枳壳一两 大黄二两 朴消（研） 甘草半两（炙）

【用法】上为末，用锡盒藏之。每服一字，薄荷七叶煎汤送下。

【主治】小儿惊风潮热，客忤疳积。

蝎红散

【来源】《普济方》卷三七四引《傅氏活婴方》。

【组成】南星（炮） 全蝎 朱砂 腻粉 脑子

【用法】上为末。金银薄荷汤送下。

【主治】小儿惊风，顽痰上视。

慈救丹

【来源】《普济方》卷三七五引《典药方》。

【组成】朱砂二钱（先研） 全蝎（不去毒，文武火微焙净，次下乳钵）三钱 江子（不去油，去心膜，大白者，三下乳钵）十四粒 麝香（当门子，四下乳钵，候研至无声则可用）一钱

【用法】上研细，煮面块为丸，如麻子大，阴干。一岁一丸，验岁数服，急惊，薄荷汤送下；慢惊，曲蟮泥泡汤送下；候一茶时，调无忧散服。若卖与人，必与两服，服后忽吐，再吃一服，不吐则泻，其病退则休服此药，服后或吐或泻，其病愈矣。

【主治】急慢惊风。

乳香丸

【来源】《普济方》卷三七五引《傅氏活婴方》。

【组成】乳香 龙脑 牛黄 朱砂 麝香 南星 天麻 人参 防风 全蝎 甘草 茯苓

【用法】上为末，用蜜为丸，如鸡头子大。荆芥汤送下。

【主治】急慢惊风，顽痰壅上，目睛上视。

雄黄散

【来源】《普济方》卷三七五引《傅氏活婴方》。

【组成】天麻 蝉退 南星 桂心 半夏（姜汁制） 白附子 雄黄 麝香 天竺黄 腻粉 全蝎各等分

【用法】上为末，用枣肉为丸，如绿豆大。薄荷汤送下。

【主治】小儿急慢惊风，手足搐搦，壮热口噤，不省人事。

风药圣饼子

【来源】《医学纲目》卷十。

【组成】川乌（生） 草乌 麻黄（去节）各二两 苍术 何首乌 白附子 白僵蚕 川芎各五钱 防风 干姜各二钱半 雄黄四钱六分 藿香 荆芥各二钱半

【用法】上为末，醋糊为丸，如梧桐子大，捏作饼子。嚼碎，食后茶汤送下。

【主治】半身不遂，手足顽麻，口眼㖞斜，痰涎壅盛，及一切风，他药不效者；小儿惊风，大人头风，妇人血风。

镇惊丸

【来源】《医学纲目》卷三十六。

【组成】琥珀二钱半 青黛半两 辰砂二钱半 天竺黄二两 天麻一两 真珠母二钱半 芦荟 柴胡各半两 青皮 甘草各二钱半 胆星二两 雄黄一钱半 乳香一两 青礞石（煅）半两

【用法】上为末，甘草膏为丸，如芡实大。慢惊参术汤送下；急惊薄荷姜蜜汤送下。

【主治】急慢惊风。

茯神汤

【来源】《普济方》卷一〇二。
【组成】茯神五两 甘草（炙）桂心各一两 龙骨 麦门冬（去心）防风 牡蛎（熬）远志（去心）各三两 大枣二十个（擘）
【用法】上切。以水八升，煮取二升，分为三服，一日二次。
【主治】惊劳失志。
【宜忌】忌海藻、菘菜、生葱、酢物。

寒水石散

【来源】《普济方》卷二五五。
【组成】寒水石 石膏 磁石 滑石各三斤（捣为细末，用水一石，煮至四升四斗，去滓，入后药）元参一斤（洗，焙，锉）羚羊角五两 升麻五两 丁香一两 木香半两 甘草八两（以上六味捣为末，入药汁中，再煮取一斗五升，去滓，顷入下二味药）朴消（精者）二斤 消石二斤（好者，以上二味入前药汁中微火煎，不住手将柳木篦搅，候有七八斤许，投在木盆中半日久，候欲凝，却入下二味）朱砂二两（细研）麝香（当门子）一两二钱（乳细，以上二味入前药汁中拌匀，调令全）
【用法】上为末，同研令匀。每服一钱或二钱，冷水调下，大人小儿仔细加减，食后服。
【主治】脚气毒遍内外，壮热不解，口中生疮，狂走毒厉；及解中诸热药毒，邪热、卒黄等；及蛊毒，鬼魅，野道热毒；又治小儿惊痫热病。

鱼胆丸

【来源】《普济方》卷二五六。
【组成】鸡爪黄连四两（去毛）龙胆草二两 苦参一两半 当归一两（洗）
【用法】上以水四碗，浸一夕，各入锅内，慢火浓熬至半碗，滤去滓，再入银器内熬浓，就火上入硼砂、麝、脑各少许，用好真者。
【主治】一切病，不问年深日近者；及小儿惊风。

【验案】眼疾 阮吉苦患眼，日久不愈，误以此小儿惊风药点在眼内，顿然闪开，渐觉光明。

钩藤膏

【来源】《普济方》卷三六一。
【组成】乳香（用灯心研末）五灵脂 没药 当归各一钱 麝香一字
【用法】上为末，炼蜜为丸，如豌豆大。一百日内儿每服一丸，煎钩藤汤化下，饥服。
【主治】小儿内钓夜啼，仰身叫哭，唇面青冷。

立效丸

【来源】《普济方》卷二七二。
【组成】蟾酥一钱 朱砂二口 龙脑一字 麝香五分
【用法】上为细末，用头首孩儿乳汁为丸，如黄米大。每服二丸，痈肿，温酒送下；鼻衄，芥子汤送下；心痛、小肠气，茴香汤送下；小便不通，雄鼠粪煎汤送下；泻血、咳嗽，生姜汤送下；小儿惊风，沙糖水送下；白痢，干姜汤送下；伤食，随所伤物送下；小儿泻，芝麻煎汤送下；走注疼痛，茶送下；噎食，米汤送下；小儿热风，薄荷汤送下；遍身疼痛，醋汤送下；人着鬼祟，桃李汤送下；浑身黄肿，木瓜汤送下；大小便不通，墨水送下；产后遍身疼痛，温酒乳香汤送下；产后发寒热，蜜水送下；产后发寒，煎金银花汤送下；胎死不下，童便、荆芥汤送下；经络不行，酒煎当归散汤送下；鼻衄不止，口噙水揾一丸；心痛，醋汤送下；脐下虚冷，温酒送下；浑身虚肿，气不通，酒送下；脐下水气，煎葶苈汤送下；若四肢冷，背强，空心酒送下三四丸，如人行四五里，再服四五丸，然后吃盐葱白粥后，盖覆出汗。脾胃虚弱，煎枳壳汤送下；血山崩，火烧蚕子灰，冷水送下；血迷，煎血见愁汤送下，或温酒丁香汤送下。
【主治】痈肿，鼻衄，心痛，小肠气，小便不通，泻血，咳嗽，小儿惊风，白痢，伤食，小儿泻，走疼走痛，噎食，小儿热风，遍身疼痛，人着鬼祟，浑身黄肿，大小便不通，产后发寒热，胎死不下，经络不行，鼻衄不止，心疼，脐下虚冷，浑身虚肿，脐下水气，四肢冷，背强，脾胃虚弱，血山崩，血迷。

没石子丸

【来源】《普济方》卷三六一。

【组成】木香　螺粉（烧）　草乌头（生用，去皮尖）

【用法】上为末。醋煮糊为丸，如黍米大。每服十丸，以淡醋吞下。

【主治】小儿惊风内钓，腹痛不可忍。

沉香饮

【来源】《普济方》卷三六一。

【组成】沉香　木香（炮）　当归（去芦）　白术　甘草（炙）　肉桂（去皮）　枳壳（麸炒）　五味子　赤芍药各等分

【用法】上锉。半岁儿抄半钱，水、酒各半盏，煎至五分，去滓，饥服。

【主治】小儿惊气入腹，内钓，壮热肚疼；并受胎气怯弱，冷气伤脾，腹𪖪啼叫，状若鬼祟，腹胀面青。

虎睛丸

【来源】《普济方》卷三六一。

【组成】青黛一钱　全蝎五个　朱砂半钱　麝香　脑子各一字许　白附半钱　水银半钱（炒，研）　僵蚕半字　蝉蜕七个（去大足）　铁华粉少许
　　　本方名虎睛丸，但方中无虎睛，疑脱。

【用法】上为末，用半夏末煮糊为丸，如鸡头子大。一岁儿每服半丸，三五日进一服，薄荷汤研化。

远志膏

【来源】《普济方》卷三六七。

【组成】羚羊角　羌活　防风　朱砂　白附　天麻　蝎梢　麝香　牛黄　独活　金箔　茯苓　远志（去心）　僵蚕（炒）　蝉退　人参各等分

【用法】上为末，炼蜜为丸，如皂角子大。煎薄荷汤送下。

【主治】小儿中风失音，腰背项直。

花蛇丸

【来源】《普济方》卷三六七。

【组成】僵蚕（炒）　白附子　南星　朱砂　全蝎　花蛇肉（酒浸，炙十次，去骨）各等分

【用法】上为末，烂饭为丸，如粟米大。麝香汤送下。

【主治】中风项强天钓，惊风痫疾。

龙肤散

【来源】《普济方》卷三六八。

【组成】天南星（牛胆制者）八钱　雄黄　甘草各半钱　天竺黄二钱　朱砂　麝香各一钱

【用法】上为末。每服一字，薄荷汤调下；中暑烦闷，雪水调下。

【主治】小儿伤寒瘟疫，身热昏睡气粗，风热痰实壅嗽，惊风潮搐，中暑冒闷。

胜金散

【来源】《普济方》卷三六八。

【组成】天南星一两　白附子半两　雄黄二钱

【用法】上为末。每服一钱，水一盏，葱白三寸，同煎三分，作三度，予一匙服。

【主治】小儿伤寒热惊风，麻豆疮疹潮热。

紫散子

【来源】《普济方》卷三六八。

【组成】天麻一两　川芎半两　铁粉三分（土色者）　硼砂一钱

【用法】上为末，入脑、麝各少许同研。每服半钱，金钱、薄荷汤下。并二服，汗自出。

【功用】通利发汗。

【主治】伤寒夹惊。

薄荷散

【来源】《普济方》卷三六九。

【组成】薄荷叶一两　蝎一分　天南星半两（灰炒

通黄赤色）

【用法】上为细末。周岁儿每服半钱，连根葱白煎汤下，不拘时候。若只伤风，并进二服，立愈。

【主治】小儿伤风伤寒，肢体壮热，手足冷，呻吟惊悸，睡卧不安。

参苓散

【来源】《普济方》卷三七〇。

【组成】人参一钱 茯神一钱 麻黄（去节）半两 白术二钱 干葛一钱半 白芍药一钱 升麻一钱 甘草二钱

【用法】上为末。每服半钱，水五分盏，薄荷一叶，同煮三分服。

【功用】镇心，化痰涎。

【主治】小儿患惊风，伤寒咳嗽，身热胸膈不快，睡卧不安，或疹痘不能匀遍。

【加减】如热盛，再与青金丹、桃柳条七寸，煮汤下。微利相间服。

牛黄膏

【来源】《普济方》卷三七二。

【组成】白附子 蝎 郁金 雄黄各一分 蝉蜕六十个 腻粉半钱 巴豆肉一分（水浸一宿）

【用法】上为极细末，入脑、麝各少许，炼蜜为丸。每服皂子大，薄荷冷水送下。

【主治】惊风天钓。

抵圣丹

【来源】《普济方》卷三七二。

【组成】锡惵脂一两（细研，水飞，淘去黑水令尽） 牛黄 铅霜 熊胆各一分（并细研） 麝香 蟾酥一钱（研）

【用法】上为末，粳米饭为丸，如黍米大。每服五丸至七丸，新汲水送下。

【主治】天钓，胸膈不利，乳食不下，急惊风。

涂囟法

【来源】《普济方》卷三七二。

【别名】涂顶膏（《奇效良方》卷六十四）。

【组成】草乌（炮） 芸苔子各等分

本方用乌头（生用，去皮脐）、芸苔子各二钱

【用法】上为末，用新汲井水调。涂囟顶上。

《奇效良方》上为末，每用一钱，新汲水调敷儿顶上。

【主治】小儿天钓惊风。

大圣夺命金丹

【来源】《普济方》卷三七三。

【组成】天麻（炮） 全蝎（去毒） 防风（去芦） 羌活 天南星（大者） 白附子（炮） 茯神 白僵蚕（炒） 川芎 远志肉 桔梗（去芦） 石菖蒲 半夏（生） 人参（去芦） 白术 白茯苓（去皮） 乌蛇尾（酒浸，炙）各五钱 酸枣仁（炒） 荆芥穗 北细辛各五分 大川乌（炮焦） 粉草三钱 大赤足蜈蚣一条（薄荷汁浸，焙。以上除全蝎、蛇尾、蜈蚣外，余药各制，同研细为末，入全蝎三味、沉香三钱，如法研细，方入下药） 辰砂三钱 龙脑三钱 珍珠三钱 金箔三十片 银箔四十片 真琥珀三钱 麝香一钱 雄黄一钱

【用法】上为细末，姜汁面糊为丸，朱砂为衣。金钱薄荷汤研化服；惊风牙关不开，搐鼻不嚏，以上药搐鼻，开关。如欲存久，宜安暖处，常加晒焙，免失药味。

【主治】婴孩急慢惊风，癫痫天钓，客忤物忤，中恶；及初生脐风撮口，胎惊胎痫，牙关紧急，惊风痰热，搐搦掣颤，反引窜视，昏闷不醒。

万金丸

【来源】《普济方》卷三七三。

【组成】镇心丸十丸 天麻防风丸十五丸 牛黄清心丸十丸 抱龙丸十丸加麝香半两 龙脑半钱 朱砂（水飞为衣）

【用法】上一处为丸，如粟米大。每服三丸，十岁以上五丸，以下者二三丸，薄荷汤送下。

【主治】小儿惊风。

仙方牛黄丸

【来源】《普济方》卷三七三。

【别名】牛黄丸（《袖珍小儿方》卷三）。

【组成】白花蛇（酒浸，取肉） 天麻 全蝎 白附子 真川乌一只（重半两，生者，去皮脐） 薄荷叶各半两（以上六味，先为细末，次入） 雄黄半两 辰砂三钱 牛黄一钱 麝香一钱 脑子半钱（皆别研）

【用法】上一处和匀，麻黄去根二两，酒一升，煎麻黄至一盏，去麻黄，用酒熬药得所，为丸如芡实大，密器盛之。一丸作五服，煎金钱薄荷汤磨化。

【功用】发散惊邪。

【主治】小儿惊风，中风，五痫天钓，客忤潮涎灌膈。

至圣夺命丹

【来源】《普济方》卷三七三。

【组成】人参（去芦）五钱 白术三钱 天麻（炮）三钱 南星五钱（姜制） 全蝎（去毒）三钱 防风（去芦）三钱 羌活三钱 北细辛（去叶）三钱 独活三钱 荆芥穗三钱 茯神三钱 川乌（炒去皮）三钱 半夏（汤泡）五钱 僵蚕（炒）三钱 酸枣仁（炒） 远志肉 川芎 白附子（炒） 川白芷 桔梗（去芦） 甘草 石菖蒲各三钱 蝉蜕十四个（各制，碾为末，去土） 雄黄一钱 金箔二十片 银箔三十片 麝香一钱（上四味乳钵内研） 白茯苓（去皮）三钱

【用法】上合和令匀，姜汁面糊为丸，朱砂为衣。临用研化，金银薄荷汤送下；搐不止，鸡冠血送下。

【主治】惊风重者。急慢惊风，风痫中恶，客忤恍惚，口眼㖞斜，痰壅搐搦。

全蝎饼

【来源】《普济方》卷三七三。

【组成】全蝎十四个（去毒，薄荷汁浸，炙） 白僵蚕五钱 酸枣仁（炒） 茯神天花粉 苦梗（去芦） 天麻（炮） 远志肉 羌活 甘草各三钱

【用法】上为末，糊丸作饼子，朱砂为衣。金钱薄荷汤送下。

【功用】镇心去惊，安神定志。

【主治】惊之轻者。

防风丸

【来源】《普济方》卷三七三引《鲍氏方》。

【组成】全蝎半两（略炒） 白附子（炮） 天麻 白茯苓 僵蚕 甘草 防风各一两

【用法】上为末，蜜为丸，如鸡头子大，朱砂为衣。每服半丸至一丸。

【主治】小儿风痰壅盛，惊风已成或未成者。

【加减】热加知母，寒加附子。

救生散

【来源】《普济方》卷三七三。

【组成】猪牙皂角（略炮） 南星（生） 半夏（生） 川乌（炮） 草乌（炮） 天麻（炮） 羌活 荆芥穗 防风（去芦） 僵蚕（炒） 北细辛（去土） 全蝎 北薄荷（少用）

【用法】上为细末，入麝香、雄黄末拌匀，厚纸收用。搐鼻用竹管盛药，吹入鼻中；开关用生姜汁调擦牙关。

【主治】小儿惊风。

截惊丸

【来源】《普济方》卷三七三。

【组成】全蝎一钱（去毒） 天麻一钱 白附子一钱 南星一钱 防风二钱 蝉壳一钱 僵蚕二钱（去丝） 朱砂二钱（另研） 麝香半钱（另研） 蛇含石一两（好醋火淬七次）

【用法】上为末，用五月五日五家棕子为丸；作锭亦得。薄荷汤磨化下。

【主治】小儿一切惊风。

小蜘蟉丸

【来源】《普济方》卷三七四。

【组成】蜘蟉（蝎雄是） 白附子 朵粉 朱

砂 青黛 香墨 金箔 青柳条 细茶 麝香 防风 羌活 珍珠 白矾 天麻 茯神 远志 山药各等分

【用法】上为末，枣肉、木瓜同捣烂饭为丸，剪作锭子，朱砂为衣。周岁一二丸，金钱薄荷汤送下；或麝香汤送下。

【主治】一切惊风，手足摇动，心神恐悸，卧睡不安。

不惊丸

【来源】《普济方》卷三七四引宿州陈氏方。

【组成】枳壳（去瓤，麸炒黄，取末）一两 淡豆豉七钱（有盐者不用） 芜荑仁三钱半 蝎梢十二尾（炙，去毒）

【用法】上为细末，醋糊为丸，如麻子大。每服百丸，乳汁送下；清水饮亦得。

【主治】小儿因惊气而吐逆作搐，痰涎壅塞，手足掣缩，眼睛斜视。

牛黄丸

【来源】《普济方》三七四。

【组成】天南星二两 腊日牛胆一枚（黄牛者良） 朱砂一钱 麝香少许

【用法】用天南星为末，取牛胆汁和之，却入胆内阴干，为细末。入研朱砂、麝香，煎甘草水为丸，如鸡头子大，一岁每服半丸，热水送下，不拘时候，一日二次。

【主治】小儿惊风涎盛。

宁心散

【来源】《普济方》卷三七四。

【组成】辰砂（光明有墙壁者，研极细）一两 酸枣仁（微炒，为末） 乳香（光莹者，细研）各半两

【用法】上为末。小麦煎汤调下。

【主治】小儿惊风，手足动摇，精神不爽，一切惊邪，狂叫不宁，发热。

宁神膏

【来源】《普济方》卷三七四。

【组成】茯神 朱砂各一两 麦门冬（去心）半两 麝香一分

【用法】上为细末，炼蜜为小饼子。每服一饼，临睡同薄荷汤化服，一夜一服。

【主治】小儿初惊，服防风导赤散其搐止者。

夺命散

【来源】《普济方》卷三七四引《保生集》。

【组成】赤脚蜈蚣一条（去足，生用） 瓜蒂 藜芦 葱白（去须）一分
　　　方中瓜蒂、藜芦用量原缺。

【用法】上为末。每发搐，用一字吹鼻中。

【主治】小儿惊风，涎潮搐搦，眼上不下，喘急，急慢惊风。

安惊保命丹

【来源】《普济方》卷三七四。

【组成】脑子一片 朱砂一粒 全蝎一个（去尾足） 僵蚕一个

【用法】上为细末。用奶乳调服之。

【主治】小儿惊风。

辰砂丸

【来源】《普济方》卷三七四引《保生集》。

【组成】人参一两 茯苓半两 防风半两 山药 甘草半两 黄耆三钱 牙消三钱 麝香三钱 朱砂一两
　　　方中山药用量原缺。

【用法】上为末，炼蜜为丸。每服一丸，薄荷汤化下。

【主治】惊证呕逆，乳食不下，夜卧不宁。

辰砂妙圣丸

【来源】《普济方》卷三七四。

【组成】麝香 川芎 羌活 天麻 当归 胆酿南星 半夏（汤洗七次，煮一伏时）各半钱 蝎蛸 僵蚕 辰砂一钱半（一半入药，一半为衣）

【用法】上为末，拌匀，糯米清糊为丸，如鸡头

子大。每服一丸，荆芥汤化下；如噤口，用药擦牙上。

【主治】小儿惊风生涎，时作搐搦，壮热惊掣，夜卧不安，牙关紧急。

金箔丸

【来源】《普济方》卷三七四。

【组成】麻黄半两　羌活三钱　僵蚕三钱（炒）　南星二钱（炮）　防风二钱　蝉蜕三十个（去头足）　朱砂三钱　麝香一钱　人参半两　茯苓半两　茯神二钱　全蝎半两　山药三钱　远志（去心）半钱　金箔十片　银箔十片

【用法】上为末。砂、脑、麝别研入药，炼蜜为丸，如指头大。每用一丸，临睡薄荷汤送下；痰多，皂角子汤化下。

【主治】一切惊风。

神仙聚宝丹

【来源】《普济方》卷三七四引《保集方》。

【组成】全蝎二三个　珍珠三钱　朱砂五钱　防风五钱　天麻五钱　蚕五钱　白附子五钱　半夏三钱　南星三钱半　蝉壳三钱（法治）　麝香一钱　金箔十五片

【用法】上为末，用粟米粥为丸，如鸡头子大。每服一丸，用薄荷汤磨化下；惊风痰实，加南星末同研化下；惊风内钓，用钩藤汤化下。

【主治】小儿一切惊风内钓，腹肚紧硬，夜啼发热，目睛上视，手足搐搦，角弓反张，忽然倒地，不省人事，及急慢惊风。

神妙防风散

【来源】《普济方》卷三七四引《保生集》。

【组成】防风一钱　细辛二钱　僵蚕二钱　白附子一钱（火炮）　朱砂一钱　地龙三钱（灰炮）　荆芥一钱　木香一钱　全蝎三钱（火焙）　蝉壳一钱　蜈蚣三钱（火炮）　天麻一钱　麝香一钱　甘草二钱　白芷一钱　辰砂二钱　人参一钱　金箔少许　轻粉少许

【用法】上为细末。每服一字，用灯芯煎汤调下；

有痰，生姜汤送下。

【主治】小儿一切惊风搐搦，诸般恶候。

琥珀珍珠散

【来源】《普济方》卷三七四引《保生集》。

【组成】全蝎　僵蚕　朱砂　轻粉各等分

【用法】上为末。每服一字，用奶乳调下。

【主治】婴孩惊风。

蚰蜒丸

【来源】《普济方》卷三七四。

【组成】茯苓　茯神　山药　天麻　僵蚕（炒）　蝉蜕　防风　羌活　人参　白附　远志（去心）　川芎　白芷　荆芥　全蝎　赭石粉　草　琥珀　珍珠　朱砂　脑子　麝香　金箔　牛黄（别研）　蚤休（酒浸）各等分

【用法】上为末，用木瓜蒸糊为丸，剪作锭子，如粟米样，朱砂为衣。如惊时，麝香汤送下；如寻常，薄荷、钩藤汤送下。

【主治】婴孩一切惊风，心神惊悸，梦中伴啼、嘻笑，潮热，上盛变蒸，惊热目青，风丹火灼，手足抽掣，搐搦无时，情性憔悴。

揾鼻药

【来源】《普济方》卷三七四。

【组成】蜈蚣一条（赤脚全头者）　蝎梢四尾　僵蚕七个（直者，去嘴，生用）

【用法】上为细末。用鹅毛管吹入鼻中，取嚏。

【主治】小儿惊风。

睡应丸

【来源】《普济方》卷三七四。

【组成】南星　白附子　青黛　朱砂各一钱　雄黄一钱　轻粉一字　全蝎一个　金箔三片　脑子　麝香各少许　巴豆七粒（去壳膜油）

【用法】上为末，用生姜汁糊为丸，铁盐粉为衣。每服七丸，荆芥汤送下；如常服，木瓜汤送下；如惊风，麝香汤送下。

【主治】小儿惊吐渐止得睡。

滚痰丸

【来源】《普济方》卷三七四。

【组成】江子　半夏　朱砂　腻粉　雄黄　郁金（或加南星尤妙）各等分

【用法】上为末，饭为丸，如麻子大。每服七丸，用薄荷汤送下。量大小加减服之，利痰涎为度，未利再服。

【主治】小儿喉中涎响，手足瘛疭，目睛上视，即急慢惊风证。

撩痰散

【来源】《普济方》卷三七四。

【组成】川乌尖（生）　附子尖（生）　南星尖（生）　半夏（生）　蝎梢各一钱

【用法】上为末。鹅翎点醋蘸药，搅喉引痰出。

【主治】婴孩惊风。

镇肝丸

【来源】《普济方》卷三七四。

【组成】全蝎一枚　麝香少许　酸枣仁一钱　脑子一分　辰砂一钱

【用法】上为细末，猪心血为丸，如菜子大。每服七丸，灯心汤送下。

【主治】小儿失心，惊气风证。

问命散

【来源】《普济方》卷三七五引《保生集》。

【组成】蜈蚣一条　僵蚕一条（比如蜈蚣长）

【用法】上为细末。男左女右，搐一字。

【主治】小儿急慢惊风，发搐。

保生汤

【来源】方出《旅舍》，名见《普济方》卷三七五。

【组成】蛇蜕皮一分　牛黄（研）一钱

【用法】上以水一盏，先煎蛇皮至五分，去滓，调

牛黄顿服。五岁以上倍服。

【主治】小儿急慢惊风，手足搐搦，日数十发，摇头弄舌，百治不效，垂困。

天王补心丸

【来源】《普济方》卷三七五。

【组成】朱砂（半衣）　半夏（浸十日，换水十遍，每换水搅一次）　人参　南木香各三钱　琥珀　杏仁（炒黄色，却以汤泡，去皮尖）　麝香　青木香　槟榔　葶苈子（炒黄色）各一钱　江子七粒（去皮，去油）

【用法】上各为细末，面糊为丸，如萝卜子大，朱砂为衣。每服一岁五七丸，三岁二十七丸；虚者减丸数，壮者加丸数；荆芥汤送下。

本方制成蜜丸，加金箔为衣，名"金箔镇心丸"（原书同卷）。

【主治】小儿急慢惊风。

加味至宝丹

【来源】《普济方》卷三七五。

【组成】鸡素一个（乌骨者尤妙，去净）　牛胆膏半两　天南星（取心）三钱　血竭三钱（如无以獭猪心血代之）　马牙消二钱半　硼砂一钱　蝎梢九个　枯矾二钱半　脑子　麝香少许（以上为细末，入鸡素内扎了，用碗蒸一饭久，取出悬挂，却入后药）　至宝丹二两　沉香　木香各一钱　白芷梢一钱半　猪牙皂角三条（去皮弦）

【用法】上为末，夏加花蜘蛛十个，和前药糊为丸，如苏合香丸大，朱砂、金箔为衣。每服一丸，薄荷汤磨服。

【主治】小儿急慢凉风。

至圣保命丹

【来源】《普济方》卷三七五引《保生集方》。

【组成】全蝎五两　南星十两　蚯蚓屎十两　朱砂一两　轻粉二钱　岸螺蛳二百个

【用法】上为末，糕糊为丸，如鸡头子大。每服一丸，用薄荷汤化下。

【主治】小儿急慢惊风。

辰砂乳香丸

【来源】《普济方》卷三七五。

【别名】镇惊安神丸。

【组成】半夏（泡） 乳香 朱砂（各研）各等分

【用法】上药各为细末，面糊为丸。每服十丸，乳食后温薄荷汤送下。

【主治】小儿惊痫胎风，壮热瘈疭，弄舌摇头，眠睡不稳，目睛上视，口眼牵引，痰实咳嗽，咬齿谵语。

青金丹

【来源】《普济方》卷三七五。

【组成】黄连半钱 黄柏二钱（生） 青黛二钱 巴豆十四粒（去皮心油膜，别研） 全蝎二枚

【用法】上为细末，面糊为丸，如黍米大，作饼子。金银、薄荷汤化服。

【主治】小儿急慢惊风。

南星丸

【来源】《普济方》卷三七五。

【组成】蛇含石一分 石燕（并火煅，酒淬三五次） 代赭石 朱砂 铁粉 雄黄（各一钱） 五灵脂 乳香 川乌（去皮，炮） 天浆子二十七粒（炒） 乌蛇肉（酒浸，炙，去骨）一钱 蛇皮（炙） 蛇头一个（酒浸，炙） 僵蚕（皂角水浸一夕，微炒） 蝉蜕 天麻 蜂房（炒） 蜈蚣（大赤足者）二钱 全蝎二钱（新薄荷自然汁浸一宿，焙，微炒） 白附子 南星（姜汁浸一夕，牛胆拌炒） 羌活 川芎 麝香各一钱 脑子半钱

【用法】上为末，糊为丸，如鸡头子大，金箔为衣。三岁一丸，薄荷汤入酒少许，磨化服；或作散亦可。灌药一服，得睡即效。

【主治】小儿急慢惊风，经久诸般痫病，累医无效，但是恶候，不问阴阳。

【加减】如吐泻后，加附子（炮，去皮，随轻重入药）。

神应散

【来源】《普济方》卷三七五引苏东坡方。

【组成】雄黄二两 朱砂一钱 全蝎七个（去毒） 蜈蚣一条（炙） 僵蚕一个（直者，炒）

【用法】上为细末。每用半钱，薄荷汤调服。

【主治】小儿急慢惊风。

镇心丸

【来源】《普济方》卷三七五。

【组成】乌鸟屎（又名燕子屎，新瓦焙干） 京香墨（醋煅） 虎睛 麻黄 豆豉 牛黄 黄蜡 麝香少许 珍珠 地龙（活者，全） 干蝎十个（炒） 南星（作薄片，用童便浸三日，焙） 防风 白鲜皮 猢狲骨 朱砂 风化消（除麝、蝎外）各等分

【用法】上为细末，用水飞过，用银圈杵作饼子，以麝香、朱砂为衣。每服一钱，卧时用井水磨服，时病身热，疮疖热毒，用姜汁磨服。

【主治】小儿诸风，急慢惊痫。

铁弹丸

【来源】《普济方》卷三七六。

【组成】五灵脂四两 川乌豆二两（去皮） 生乌犀 乳香 没药一两 牛黄 麝香一钱
方中生乌犀、乳香、牛黄用量原缺。

【用法】上为末，腊月、重午日井花水为丸，如弹子大。每服一丸，用牙咬破，荆芥汤送下。

【主治】一切惊痫。

茯苓汤

【来源】《普济方》卷三七八。

【组成】茯苓二分 蚱蝉三个（炙） 雀瓮二个（炙） 蛇蜕皮半分 铁精 芍药 麻黄（去节） 黄耆 柴胡 当归 人参各一分

【用法】上切。以水三升，先煮麻黄十沸，去沫，纳诸药，煮一升五合，分为四服，百日儿一日服尽。

【主治】少小滞实不去，内有热，摇头弄舌，欲作痫。

茯苓汤

【来源】《普济方》卷三七八。

【组成】茯苓 黄芩 钩藤 大黄各一分

【用法】上切。以水一升，煮三合，为三服或五服。多者加黄芩一分；生三七以后者，加大黄一分。

【主治】儿生七日后，有热欲作痫。

辰砂散

【来源】《普济方》卷三八四。

【组成】朱砂 郁金 全蝎 雄黄 僵蚕 白附子 甘草各一两 脑子 麝香各一钱

【用法】上为末。三岁服一字，薄荷汤调下。

【主治】小儿惊热发搐，卧睡不安。

独圣丸

【来源】《普济方》卷三八四。

【组成】黄连一钱

【用法】上以水一盏，煎数沸，服下。即省人事。

【主治】小儿惊眩，不省人事。

睡惊丸

【来源】《普济方》卷三八四。

【组成】代赭石 蛇黄半两（淬） 铁粉南星（姜汁炮，浸七次） 金星石 银精石各三钱 黄连 麝香各一钱

【用法】上为末，加脑子半钱，炼蜜为丸，如鸡头子大。每服一丸，煎薄荷汤送下。

【主治】小儿惊热，夜啼，精神恍惚，睡卧不安，涎嗽心躁。

镇惊锭

【来源】《普济方》卷三八四。

【组成】全蝎（炙）四分 僵蚕三分 朱砂三分 牛黄 冰片 黄连各四分 天麻 胆星 甘草各二分

【用法】上为细末。每服六七厘，灯心、薄荷加金器煎汤送服。

【主治】小儿内热发惊。

天竺黄散

【来源】《普济方》卷三八五。

【组成】瓜根 甘草 郁金 天竺黄 连翘 防风 牙消（别研）各等分

【用法】上为末。每服一钱，潮热，灯心、茅根煎汤下；急惊，竹叶汤下。

【功用】退潮热，理惊。

【主治】小儿惊风、潮热，唇红面赤，烦躁焦啼。

红龙散

【来源】《普济方》卷三八五。

【组成】牙消一分（瓷盒子内固济，火煅通赤，先掘一地坑子，以甘草水洗令湿，纸衬药入坑子内一宿，取出研末） 朱砂（研）一钱 干蝎七个（微炒） 龙脑半钱

【用法】上为细末。每服半钱或一字，参苓汤调下。惊热者，冷水调下；热甚者，冷水研生地龙汁调下。

【主治】小儿壮热不解，及惊风热。

轻粉散

【来源】《普济方》卷三八五。

【组成】天南星 半夏 滑石各一钱 巴豆霜一字

【用法】上为细末，轻粉半钱为末，面糊为丸，如粟米大。每服一岁三丸，三岁七丸，用葱汤送下。

本方方名，据剂型当作"轻粉丸"。

【主治】小儿壮热惊风。

真珠丸

【来源】《普济方》卷三九二。

【组成】滑石三分 天南星二钱 腻粉一钱 巴豆七粒（去皮，纸裹，压去油）

【用法】上为细末，以糯粥为丸，如黄米大。每服一丸至三丸，若腹内有癥积，临卧时炮皂角子煎汤送下；惊着，用葱白汤送下；若有涎吐逆，用

丁香母一个煎汤送下。

【功用】止吐逆，疏脏腑。

【主治】惊风，腹内有癥积。

镇心丸

【来源】《普济方》卷三九二。

【组成】丁香半分　天竺黄　石膏各一分　生犀（末）一钱　牛黄少许

【用法】上为末，炼蜜为丸，如绿豆大。每服二粒，春、夏枳壳汤下；秋、冬茯苓汤送下。

【主治】小儿当心硬，或两胁胀硬不适。

定生丸

【来源】《普济方》卷三九四。

【组成】半夏一两　胡椒半两（同炒）　蝎尾半钱　干姜二钱

【用法】上为末，姜汁为丸，如小豆大。三岁儿每服三十丸，乳食前姜汤送下。

【功用】化痰，和胃气。

【主治】小儿吐逆不定，久必生风。

睡惊丸

【来源】《普济方》卷四〇一。

【组成】青黛　硼砂　脑子　麝香　山药　茯苓　甘草　金箔

【用法】上为末，炼蜜为丸，如皂角子大，朱砂为衣。临眠以薄荷汤化下。

【主治】小儿客忤惊热，夜啼烦躁，搐搦口噤，上视，或冷或热，痰涎壅盛。

辰砂保命丹

【来源】《袖珍方》卷四。

【组成】麝香一钱　南星（炒）　白附子（炮）　朱砂各五钱　蛇含石四两（煅七次，用米醋淬后用瓦焙干）

【用法】上为末，用重午粽尖为锭，用金箔为衣。若急惊，薄荷汤送下；慢惊、风惊，荆芥汤化下；热惊，薄荷汤化下。

【主治】急慢惊风。

柴胡加大黄汤

【来源】《袖珍小儿方》卷二。

【别名】柴胡饮子（《伤寒大白》卷二）。

【组成】柴胡一两　黄芩　人参　半夏　甘草各一钱　生姜三钱半　大黄（量虚实加之）

【用法】上锉散。每服三字，加枣子，水煎服。

【主治】小儿惊风，痰热。

镇心丸

【来源】《袖珍小儿方》卷二。

【组成】桔梗　山药　山栀　甘草各等分

【用法】上为末，炼蜜为丸，如樱桃大，金银箔为衣。每服一丸，薄荷汤送下。

【功用】安心镇惊。

【主治】小儿惊风。

天麻定喘饮

【来源】《袖珍小儿方》卷四。

【组成】天麻　防风　甘草　人参　桔梗　白术　川芎　半夏各等分

【用法】上锉散。每服二钱，加生姜三片，麦冬十四粒，同煎，食后服。

【主治】小儿喘嗽惊风。

【加减】有热，去白术，加芍药、枳壳。

金箔镇心丸

【来源】《补要袖珍小儿方》卷二。

【组成】雄黄　辰砂　天竺黄各一钱　茯苓　南星（牛胆制）　人参各二钱　山药一钱　牛黄　麝香各五分　金箔五片

【用法】上为末，炼蜜为丸，如梧桐子大。以金箔为衣。每服一丸，用钩藤、薄荷、灯心煎汤送下。

【功用】定志安心。

【主治】风痰壅盛，发热，心神恍惚，急惊搐搦。

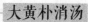

大黄朴消汤

【来源】《奇效良方》卷六十四。

【组成】川大黄（蒸）　甘草（生）　朴消各一两

【用法】上锉。每服二钱，水半盏，入蜜少许，煎至三分，不拘时候。

【主治】小儿惊热涎风，前后不通。

太乙金丹

【来源】《奇效良方》卷六十四。

【组成】全蝎四十九个　防风　白附子（炮）　僵蚕（炒）　天麻　朱砂　牛胆南星　天竺黄各一两　蝉蜕五钱　麝香二钱　牛黄一钱五分　天浆子（炒）二十一个　干蟾一枚（炙，去足）　赤脚蜈蚣一条（当脊上开一路，入麝香于内令满，用纸裹，阴干用）

【用法】上为细末，炼蜜为丸，如芡实大，用金箔为衣。每服半丸，用金银薄荷汤化服，不拘时候。

【主治】小儿急慢惊风，胎惊，天吊。

牛黄膏

【来源】《奇效良方》卷六十四。

【组成】绿豆粉二两　牛黄一钱（另研）　脑子少许　甜消三钱　甘草末半钱　硼砂二分半一方　朱砂半钱

【用法】上为末，和匀，炼蜜为丸，如芡实大，金箔为衣。每服一丸或半丸，薄荷汤磨化服，不拘时候。

【功用】治惊化痰，祛邪热，止涎嗽。

夺命丹

【来源】《奇效良方》卷六十四。

【组成】人参（去芦）　南星（姜制）　半夏（炮）　独活　荆芥穗　远志肉　川芎　酸枣仁（炒）　白附子（炒）　川白芷　桔梗　甘草　石菖蒲各五钱　白茯苓　白术　天麻（炮）　全蝎（去毒）　防风（去芦）　羌活　茯神　川乌（炮，去皮）　僵蚕（炒）　细辛（去叶）各三钱　蝉蜕十四个（去泥）　辰砂　雄黄　麝香各一钱　金箔

二十片　银箔三十片（五味乳钵研）

【用法】上为细末，以生姜汁打面糊为丸，如芡实大，以朱砂为衣。每服半丸或一丸，用金银、薄荷汤化下，不拘时候。

【主治】急慢惊风，胎风风痫，客忤物忤，目睛斜视，痰壅搐搦等证。

朱砂膏

【来源】《奇效良方》卷六十四。

【组成】朱砂（另研）　白僵蚕（炒去丝嘴）　白附子（湿纸裹，煨，焙干）　天南星（炮）各半两　干蝎一两（铫内炒令熟，不可太过）

【用法】上件入麝香半钱，共为细末，面糊为丸，如粟米大，朱砂为衣。每服十丸，煎金银薄荷汤送下；如盗汗，煎麻黄根汤送下，不拘时候。

【功用】镇心脏，压惊化痰，坠涎除风。

红绵丹

【来源】《奇效良方》卷六十四。

【组成】蝎梢（炙黄）　辰砂各二钱半　牛黄一钱（另研）　赤足蜈蚣一条（酒浸，炙黄）　天南星（姜汁浸泡）　冰片　麝香各二分半　蛇含石（火缎，醋淬）半两

【用法】上为末，米糊为丸，如鸡头子大，金箔为衣。量儿大小，一岁半粒，薄荷汤磨化服，不拘时候。

【主治】小儿急、慢惊风，手足抽搦，目直涎壅，壮热气粗，及胎痫中风。

钓藤饮子

【来源】《奇效良方》卷六十四。

【别名】钩藤饮（《医宗金鉴》卷七十八）。

【组成】钓藤五分（炒）　麻黄（去节）　甘草（炙）各三分　天麻　川芎　防风　人参各七分　全蝎（炒，去毒）五个　僵蚕（炒）七个

【用法】上作一服。用水一钟，加生姜三片，煎至五分，温服，不拘时候。

【主治】小儿惊风天吊，卒然惊悸，眼目翻腾。

搐鼻开关药

【来源】《奇效良方》卷六十四。

【组成】皂角（煨，去皮） 北细辛 南星（生用） 半夏（生用）各等分 麝香少许

【用法】上为极细末。每用少许，以竹管盛药，吹入鼻中。牙关紧，用乌梅煎浓汁，调和药末，擦入两牙关内。搐而嚏者可医，不嚏者难治。

【主治】惊风。

镇惊丸

【来源】《奇效良方》卷六十四。

【组成】辰砂 铁粉 京墨各一两 片脑 麝香各一字

【用法】上为末，面糊为丸，如梧桐子大。每服三四丸，用荆芥汤送下，不拘时候。

【主治】小儿惊风咬牙，心神不宁。

秘传泻肝汤

【来源】《松崖医径》卷下。

【组成】川芎 白芍药（炒） 半夏（汤泡） 白茯苓各八分 当归（酒洗） 柴胡 橘红 枳壳（炒） 天麻各六分 黄连（酒炒） 甘草（生）各四分 薄荷三分

【用法】上切细。用水一盏，加生姜三片，煎服。

【主治】小儿肝经火旺有余，目睛动摇，痰气上升，或壮热惊搐，面色红，脉有力，脾胃无伤者。

秘传镇惊丸

【来源】《松崖医径》卷下。

【组成】天竺黄（另研） 人参 茯神 南星（姜制）各半两 酸枣仁（炒） 麦门冬（去心） 归身（酒洗） 生地黄（酒洗） 赤芍药（煨）各三钱 薄荷 木通（去皮） 黄连（姜汁炒） 山栀仁（炒） 辰砂（另研，水飞） 牛黄（另研） 龙骨（火煨）各二钱 青黛（另研）一钱

【用法】上为细末，炼蜜为丸，如绿豆大。每服三十丸，淡姜汤送下。

【功用】安心神，养气血。惊退后和平预防之剂。

秘传加味四物汤

【来源】《松崖医径》卷下。

【组成】当归 川芎 熟地黄 白芍药 白术 人参 甘草 猪苓 泽泻

【用法】上细切。用水二盏，煎一盏，去滓服。

【主治】心惊。

定命散

【来源】《婴童百问》卷一引《活幼方》。

【组成】蝉蜕十四个（去嘴脚） 全蝎十四个（去毒）

【用法】上为细末，加轻粉少许和匀。每服少许，乳前用乳汁调下。

【主治】初生儿口噤不开。

七宝洗心散

【来源】《婴童百问》卷二。

【组成】生地黄 荆芥穗 防风 甘草 黄芩 羌活 赤芍药各等分

【用法】上为末，入辰砂减半，加当归尤妙。每服一钱，空心、食前灯心、薄荷汤调下。

【主治】小儿烦热生疮；兼治惊风。

防风丹

【来源】《婴童百问》卷二。

【组成】羌活 防风 枳实 川芎 甘草（炒） 大黄（湿纸裹煨）各一钱半

【用法】上锉。每服三字，加生姜、大枣，水煎服。

【主治】小儿惊风，风热痰壅，大便不通。

【加减】或加赤芍药。

宽热散

【来源】《婴童百问》卷二。

【组成】石膏 黄芩 甘草 赤芍药 葛根各二钱半 麻黄（去节） 柴胡半两

【用法】上锉散。三岁儿，每服二钱，水一小盏，

生姜少许，葱白三寸，豆豉一撮，煎汤冲服。

【主治】小儿惊风。

全蝎散

【来源】《婴童百问》卷三。

【组成】全蝎（大者）七个（薄荷叶包，炙黄色为度）　僵蚕三个（炒）　辰砂　麝香各少许

【用法】上为末。石榴皮煎汤调下。

【功用】大能定搐。

【主治】急慢风。

通关散

【来源】《婴童百问》卷四。

【组成】南星（炮）一钱　麝香一字　猪牙皂角（略烧存性）二钱　赤蜈蚣（炙）一条　直僵蚕（炒，去丝嘴）一钱

【用法】上为末。以手点姜汁蘸药少许擦牙，或用物引药滴入口中二三点，涎出自开。

【主治】小儿痰塞中脘，留滞百窍以致惊风搐搦，关窍不通。

天麻定喘汤

【来源】《婴童百问》卷六。

【别名】天麻定喘饮（《保婴撮要》卷六）。

【组成】天麻一两　防风一两　羌活一两　甘草一两　人参半两　桔梗一两　白术半两　川芎半两　半夏曲一两

【用法】上锉。每服二钱，水一盏，加麦门冬十四个，煎至七分，食后服。

【主治】小儿喘嗽、惊风。

【加减】有热，去白术，加芍药，枳壳。

牛黄膏

【来源】《婴童百问》卷六。

【组成】蝎尾四十九枚　巴豆（去壳）一枚半（不去油）　梅花脑半字　辰砂（研）二钱　郁金三钱（以皂角水煮过）　牛黄少许　麝香一字

　　一方加粉霜二钱，名朱砂膏。

【用法】上为末。周岁服半字，三四岁一字，用蜜熟水一二分调匀灌下；或薄荷汤亦可。仍观孩儿身体肥瘦，脏腑虚实，及病势轻重，则加减药。服药后良久，压下痰涎，疏去风气，当宣泻两三行，其泻出如鸡子白是应效，或胸膈痰涎壅盛痞满，服此药宜吐风痰，亦为美也。

【主治】小儿天钓惊风。热极，胸膈久积惊涎，忽被风邪所触，手足搐搦，面唇红赤，咽喉痰响，浑身头额壮热，唤问不知，不省人事，或只左手左脚偏搐，或只右手右脚偏搐，或只唇口眼鼻颤搐，多肚腹紧胀。

【宜忌】不得针灸。或有是疾服药稍退，忌两日不可见风。

保寿散

【来源】《婴童百问》卷十。

【组成】白茯苓　新罗参　川雄黄　牙消甘草（炙）各一两　片脑　麝香　牛黄各少许（无亦得）

【用法】上为细末，入锡合内收之。一岁儿半钱，二三岁儿一钱，并薄荷汤调之；金银薄荷汤尤好。

【主治】小儿惊热、潮热、风热、虚热、头额温壮，百日夜间多啼，伤湿鼻流清涕，喉咽时时清涕，夜多睡卧不稳，或手足口舌生小热毒疮，或因吃着、喜怒、乳食，胸膈不快，时复吐呕乳，忽因人物所惊，日夜间手足心热，痰壅咳嗽，兼患天吊急惊风。

人参羌活散

【来源】《万氏家抄方》卷五。

【组成】柴胡　天麻　前胡　人参　枳壳　茯神　羌活　桔梗　陈皮　防风　僵蚕　甘草

【用法】水煎，入姜汁、竹沥服。

【功用】截风定搐，豁痰安神。

【主治】诸风。

【加减】痰盛，加南星；泻加泽泻、诃子；大便结，加皂角；昏迷，加黄连；壮热，加黄芩；嗽，加杏仁；天吊，加钩藤；心跳，加当归；胸闷加枳壳；目连眴动及肝风，加青皮、黄连。

宁神丹

【来源】《万氏家抄方》卷五。

【组成】胆星一两　天竹黄八钱　僵蚕（炒）五钱　全蝎（炙）四钱　钩藤四钱　明天麻五钱　山药四钱　琥珀　珍珠各三钱　牛黄二钱　雄黄　麝香各一钱五分

【用法】上为细末，甘草煎膏为丸，如芡实大，辰砂为衣。每服一丸，薄荷汤送下；慢脾风，四君子汤送下。

【主治】小儿急慢惊风。

青黛丸

【来源】《万氏家抄方》卷五。

【组成】胆星五钱　茯神五钱　天竺黄三钱　柴胡二钱　明天麻三钱　防风二钱半　全蝎（洗，炙）二钱　青皮二钱　朱砂（水飞）二钱　金箔十片　麝香一钱

【用法】上为细末，炼蜜为丸，如芡实大，青黛为衣，金箔裹之。薄荷汤送下。

【主治】小儿惊风发热。

金箔镇心丸

【来源】《万氏家抄方》卷五。

【别名】金箔镇心丹（《摄生众妙方》卷十）。

【组成】全蝎十个（洗，炙，去毒）　天麻　防风（去芦）　羌活（去芦）　牛黄　赤茯苓（去皮）　犀角　甘草　麝香　辰砂各一钱（水飞）　金箔二十片

【用法】上为细末，炼蜜为丸，如芡实大。薄荷、灯心汤送下。

【功用】解热退惊、安神，除烦躁，止夜啼。

【主治】惊风。

珍珠丸

【来源】《万氏家抄方》卷五。

【组成】天花粉三钱　僵蚕（炒去丝）二钱　珍珠（豆腐内煮半日）三钱　人参三钱　胆星四钱　雄黄二钱　辰砂五钱（水飞一半为衣）　琥

珀二钱　礞石（煅）三钱　犀角三钱　麝香五分　牛黄七分　甘草一钱　冰片二分

【用法】上为细末，竹沥为丸，如芡实大，朱砂为衣。薄荷汤送下。

【主治】小儿急慢惊风，痰涎壅盛，癫狂谵妄。

星石降痰丸

【来源】《万氏家抄方》卷五。

【组成】青礞石二两（焰消四两，将礞石捶碎，拌匀，装瓷瓶内，以瓦盖之，盐泥封固一寸厚，大火煅过，放地上一宿，取出研末）　南星二两（掘地坑敲实，炭火烧红，将米醋二碗泼下，随下南星，以瓦盆盖之，四旁用泥封固，次日取出，为末）　辰砂一两（水飞）　沉香一两　滑石一两（甘草水煮过）　猪牙皂角（去皮净）　瓜蒌仁　贝母各七钱　黄芩　枯矾　荆芥穗各五钱

【用法】上为末，生姜汁炼蜜为丸，如龙眼核大。白汤化下。

【主治】小儿惊风，痰壅喘急。

保惊丸

【来源】《万氏家抄方》卷五。

【组成】明天麻一两　白附子五钱　防风八钱　蝉蜕八钱　荆芥一两　胆星一两五钱　半夏（法制者）八钱　白术一两　茯苓（去皮）一两　川芎八钱　粉草四钱　僵蚕（炒）五钱　土朱五钱　羌活八钱　当归五钱　全蝎（洗，炙）三钱　牙皂（去皮筋）　人参各四钱　山药一两　雄黄三钱　麝香二钱

【用法】上为末，米糊为丸，如龙眼肉大，朱砂为衣。惊风，薄荷汤送下；冷吐泻，干姜豆蔻汤送下；热吐泻，木瓜汤送下；焦躁不宁，桃、橘叶各七片，炒葱姜煎汤送下；温疟，用一丸遍身擦过，灯心薄荷汤服一丸；夜啼，灯心柿蒂汤送下；受惊粪青，薄荷汤送下。

【主治】小儿诸惊。

保和锭子

【来源】《万氏家抄方》卷五引钱氏方。

【组成】辰砂（水飞） 人参 茯苓（去皮） 茯神（去皮木） 山药 赤石脂（煅七次，醋淬七次） 乳香各二钱半 礞石（消煅金色）一钱 牛黄 僵蚕 五灵脂 麝香各五分

【用法】上为末，糯米糊为锭。薄荷汤磨服。

【主治】小儿急慢惊风。

天一丸

【来源】《韩氏医通》卷下。

【别名】天乙丸（《医学入门》卷八）、天一水串（《串雅内编》卷三）。

【组成】灯心十斤（以米粉浆染，晒干研末，入水澄之，浮者为灯心，取出，又晒干入药，用二两五钱。而沉者为米粉，不用） 赤白茯苓（去皮，兼用茯神去木）五两 滑石（水飞过）五两 猪苓（去皮）二两 泽泻（去须）三两 人参一斤（去芦，切片，煎浓汤，去滓漉净，炼汤成膏，如糖饴）

【用法】上药灯心等五味，各为细末，以人参膏和成丸，如龙眼大，朱砂为衣，贴金箔。每用一丸，任病换引。

【功用】

1.《韩氏医通》：通利水道。

2.《医学入门》：清心利便，散火。

3.《北京市中药成方选集》：健脾利水，理脾止泄。

【主治】

1.《医学入门》：小儿瘟热丹毒，惊风痰热，变蒸发热及呕吐泻痢。

2.《串雅内编》：孕妇难产不下者。

3.《重订通俗伤寒论》：痰胀，腹胀喘肿已减者。

4.《北京市中药成方选集》：小儿脾胃不和，肚腹胀满，呕吐泄泻，心烦口渴，小水不利。

使君子丸

【来源】《幼科类萃》卷四。

【组成】使君子肉一两 陈皮 厚朴各五钱半（姜制）

【用法】上为末，炼蜜为丸，如皂子大。每服三岁一丸，二岁以下服半丸，米汤化下。

【主治】惊风。

黄芩四物汤

【来源】《幼科类萃》卷二十一。

【组成】当归 地黄 川芎 赤芍药各等分 黄芩方中黄芩用量原缺。

【用法】上水一小盏，煎至六分，温服。

【主治】小儿惊丹。

牛黄丸

【来源】《扶寿精方》。

【组成】朱砂（水飞） 轻粉 牛黄各一分 僵蚕三个 全蝎一个

【用法】上为末，桑虫捣烂为丸，如梧桐子大，金箔为衣。每服一丸，薄荷汤送下。如无虫，以人乳为丸，至服时寻虫与丸同研，凉水灌下。

【主治】小儿惊风。

辰砂丸

【来源】《扶寿精方》。

【组成】辰砂一钱（另研） 巴豆（以纸去油，如霜）一钱 牛胆南星（炮，细末）一钱

【用法】面糊为丸，如黍米大。每服三五丸，量儿大小虚实加减，薄荷汤送下。

【主治】小儿惊积、食积及急慢惊风。

抱龙丸

【来源】《扶寿精方》。

【组成】南星（汤泡，去皮脐，锉片，微炒，为末，入黑黄牛胆中，悬风处阴干，春夏五钱，秋冬六钱） 白茯苓（去皮） 山药各三钱 天竺黄 雄黄（水飞，另研） 琥珀（猪胆浸一宿，火焙，研）各一钱五分 麝香一分 朱砂（水飞，乃研，为衣）

【用法】上为细末，腊月取雪，新坛盛，埋土中，合药取一碗，甘草三钱，煎汁为丸；如无雪水，新汲水亦可，和匀如芡实大，阴干。葱头、薄荷汤送调。痰嗽，姜汤送下；痘疹见形，白汤送下；

惊不安，灯心汤送下。

【主治】小心惊悸，痰嗽，痘疹。

紫金锭

【来源】《扶寿精方》。

【别名】紫金锭子（《寿世保元》卷八）。

【组成】人参 白茯苓 白茯神 白术 山药 乳香（笋叶夹火上炙过，研） 赤石脂（火煅，醋淬七次） 辰砂各三钱 麝香一钱 金箔

【用法】上为细末，金箔为衣。金钱薄荷汤磨一锭服之。

【主治】急慢惊风。

玉饼子

【来源】《丹溪心法附余》卷二十二。

【组成】半夏（大者）十二个 巴豆五十个（去壳，另研） 滑石 寒食面各一两（一方有轻粉）

【用法】上为末，滴水为丸，如绿豆大，捏作饼，每作五七饼，或八九饼，或十一二饼。生姜汤送下。

【主治】小儿吐泻惊疳，乳食不消，肚胀潮热，咳嗽，急慢惊风及痢疾。

灵应丹

【来源】《丹溪心法附余》卷一。

【组成】麻黄五斤（去根节，锉一寸，取河水五斗，以无油腻锅煮至一斗已来，漉去麻黄，冷定，用细罗子滤去滓，取清者，锅内再熬成膏，熬时要勤搅，勿令着底焦了） 白芷 桑白皮 苍术 甘松 浮萍各二两 川芎 苦参各三两

【用法】上为细末，以麻黄膏为丸，如弹子大。每服一丸，温酒化下，临卧服，隔二、三日再服。手足即时轻快。

【主治】卒中风邪，涎潮不利；小儿惊风；瘫痪；四肢不举；风痹。

青珠丸

【来源】《丹溪心法附余》卷二十二。

【组成】天麻 半夏 南星 白附子 川乌各一钱 干蝎（头尾全）七枚 僵蚕七枚 青黛一钱 羌活二钱 朱砂一钱（为衣）

【用法】上用研入巴豆七粒，去油，研匀，面糊为丸，如黍米大。每服五丸，金钱薄荷汤送下。

【主治】急慢惊风，痰热往来。

真珠天麻丸

【来源】《丹溪心法附余》卷二十二。

【组成】天南星（炮） 天麻（泡） 白附子（泡）各一钱 巴豆霜十七个 全蝎（炮） 滑石二钱半 防风 半夏（姜汁炒）各一钱
　　　方中全蝎用量原缺。

【用法】上为细末，面糊为丸，如小豆大，百草霜为衣。每服五六十丸，淡姜汤送下。

【主治】惊风痰热壅盛及撮口。

日月丹

【来源】《丹溪治法心要》卷八。

【组成】朱砂一两 轻粉一两 蜈蚣一条

【用法】上为末，青蒿节内虫为丸，如黍米大。每服一岁一丸，乳汁送下。

【主治】小儿急慢惊风。

镇惊丸

【来源】《丹溪治法心要》卷八。

【组成】珍珠一钱 琥珀三钱 金箔十片 胆星五钱 牛黄二钱 麝香五分 天竺黄 雄黄各三钱 辰砂三钱半

【用法】上为末，姜汁糊丸，如梧桐子大。每服六丸，薄荷、姜、蜜汤送下。

【功用】宁神退热，化痰止嗽。

【主治】小儿急慢惊风。

牛黄清心丸

【来源】《痘疹心法》卷二十二。

【别名】万氏牛黄清心丸（《景岳全书》卷六十二）、万氏牛黄丸（《医方简义》卷三）、牛黄

丸（《证治宝鉴》卷五）。

【组成】黄连（生）五钱　黄芩　山栀仁各三钱　郁金二钱　辰砂一钱半　牛黄二分半

【用法】上为细末，腊雪调面糊为丸，如黍米大。每服七八丸，灯心汤送下。

【功用】《中医方剂学讲义》：清热解毒，开窍安神。

【主治】

1.《痘疹心法》：痘疹心热神昏。

2.《痘科类编》：惊搐、口眼㖞斜，手足搐逆，随作随止者。

3.《成方便读》：温邪内陷，热入心胞，痰涎壅塞，神昏谵语，发厥发晕，牙关紧闭。

【方论】

1.《绛雪园古方选注》：温热入于心胞络，邪在里矣，草木之香仅能达表，不能透里，必借牛黄幽香物性，乃能内透胞络，与神明相合，然尤在佐使之品配合咸宜。万氏用芩、连、山栀以泻心火，郁金以通心气，辰砂以镇心神，合之牛黄相使之妙。是丸调入犀角、羚羊角、金汁、甘草或人中黄、连翘、薄荷等汤剂中，定建奇功。

2.《成方便读》：牛黄芳香，气清之品，轻灵之物，直入心胞，辟邪而解秽。然温邪内陷之证，必有粘腻秽浊之气，留恋于膈间，故以郁金芳香辛苦，散气行血，直达病所，为之先声；而后芩、连苦寒性燥者，祛逐上焦之湿热；黑栀清上而导下，以除不尽之邪；辰砂色赤气寒，内含真汞，清心热，护心阴，安神明，镇君主，辟邪解毒，两者兼优。丸以蒸饼者，取其化滞耳。

3.《中国医学百科全书·方剂学》：方中牛黄清心解毒、豁痰开窍为君；以黄连、黄芩、山栀清热泻火为臣，助牛黄清心解毒；郁金芳香开闭，朱砂寒凉重镇，用以开窍安神，共为佐使。

宁神汤

【来源】《痘疹心法》卷二十二。

【组成】人参　当归身　生地黄　麦门冬各一钱　山栀仁　甘草（炙）黄连（炒）各五钱　石菖蒲三分　辰砂（末）一分

【用法】上锉细。加灯心半钱，水一盏，煎七分，去滓，调辰砂末搅匀，食后温服。

【功用】《痘疹传心录》：养血安神。

【主治】

1.《痘疹心法》：疮疹收靥之后，真气虚弱，火邪内攻，发惊者。

2.《景岳全书》：心虚火盛，热躁惊搐。

牛黄抱龙丸

【来源】《摄生众妙方》卷十。

【组成】胆星八钱　雄黄一钱五分　辰砂一钱二分　僵蚕三分　钩藤一两五钱　人参一钱五分　天竺黄二钱五分　茯苓一钱五分

【用法】上为末；另将牛黄二分，麝香五分，同研极细，入前药末内，又精研；俟将甘草四两（锉碎），用水二大碗，煎成膏一盏，入药末内为丸，如芡实大，金箔为衣，阴干藏之，勿令泄气。每服一丸，用薄荷汤磨服，小儿作二三次服。

【主治】一切急慢惊风及风热风痫。

金蟾丹

【来源】《摄生众妙方》卷十。

【组成】珍珠三分　牛胆南星二钱　全蝎一钱（去头足）僵蚕一钱五分（炒）辰砂八分（为衣）蟾酥一分　金银箔一分　木香七分　槟榔一钱　黑牵牛五分　甘草一钱　豆粉一钱

【用法】上为末，凉水捣为丸，如龙眼大，金银箔为衣。每服一丸，姜汤化下。

【主治】小儿诸惊风。

保生锭

【来源】《摄生众妙方》卷十。

【组成】牛黄三钱　天竺黄　辰砂各一两　雄黄三钱　麝香五分　片脑五分　琥珀一两　珍珠五钱　赭石三钱（火煅七次）蛇含石三钱（火煅七次）金银箔各四帖　天麻　防风　甘草　茯神（去皮）人参各三钱　僵蚕　血竭各五钱　远志三钱（去心）陈皮　牛胆　南星各一两

【用法】上为细末，用粉米糊为锭，辰砂为衣。用薄荷汤化下。

【功用】镇惊安神宁心。

【主治】小儿急慢惊风，痰涎壅盛，胎惊内钓，多啼，夜间恍惚不宁，久患癫痫，咳嗽发热，夏月中暑发搐。

辟风锭子

【来源】《摄生众妙方》卷十。
【组成】全蝎二十个（生用） 牛胆南星（腊月用肥泽无病犍牛胆一个，将南星入内，悬高处四十九日后取出，各晒干，收用）七钱 防风 白附子各五钱 干生姜三钱 川乌 天麻 川芎 白芷 人参各五钱 牛黄三钱 辰砂一两 麝香二钱 片脑三钱 薄荷 木香 白术各五钱 白僵蚕二十个（生用）（一方加天竺黄五钱）
【用法】上为极细末，用麻黄一斤，甘草半斤，蜂蜜二两，煎作膏，令稀稠得宜，将前药末和匀为锭，金箔为衣。急惊风，手足搐搦，用金银磨汤化下；慢惊风，四肢不收，昏昏如眠，不省人事，淡姜汤化下，各量儿大小虚实，或半分、一分、二分、三分，斟酌与服；大人破伤诸风，温酒下。
【主治】小儿急慢惊风；大人诸风，破伤风。

大青膏

【来源】《保婴撮要》卷一。
【组成】天麻 青黛各一钱 白附子（煨） 乌蛇（酒浸，取肉，焙） 蝎尾各五分 天竺黄 麝香各一字
【用法】上为末，生蜜为丸，如豆大。每服半丸，薄荷汤化下。
【主治】伤风痰热发搐。

参术柴苓汤

【来源】《保婴撮要》卷三。
【组成】人参 白术 茯苓 陈皮各一钱 柴胡 升麻各七分 山栀（炒）八分 钩藤钩一钱 甘草（炒）五分
【用法】每次一二钱，加生姜、大枣，水煎服。
【主治】肝经风热，脾土受克，其证善怒，睡中抽搐，遍身作痒，饮食少思；或疮疡脾气虚弱，肝气内动，肢体抽动。

祛风保安丸

【来源】《保婴撮要》卷三。
【组成】川乌（去皮尖）二钱半（生用） 五灵脂半两
【用法】上为末，猪心血为丸，如梧桐子大。每服一二丸，姜汤化下。
【主治】诸风久远者。

神妙夺命丹

【来源】《保婴撮要》卷三。
【组成】青蒿节内虫（七月内取）
【用法】上药入朱砂、麝香为丸，如麻子大。每服三五丸，生姜汤送下。
【主治】小儿惊风。

世传通关散

【来源】《保婴撮要》卷五。
【组成】大南星一个（炮）
【用法】上为末。每服二分，猪胆汁调下，便能言语。
【主治】小儿惊风愈后，声哑不能言者。

世传密陀僧散

【来源】《保婴撮要》卷十。
【组成】密陀僧（研极细末如粉）
【用法】每服一钱七分，茶清调下。
【主治】惊气入心络，不能语者。

龙虎寿生丹

【来源】《古今医统大全》卷八十八。
【组成】全蝎（去毒，炒）十四个 天麻（煨）二钱 僵蚕（去嘴，炒） 辰砂（水飞） 胆南星 白附子（炮） 白花蛇肉（酒浸，去骨）各一钱 防风二钱 代赭石（醋煅七次） 铁华粉各半钱 龙脑一字 麝香一字
【用法】上为细末，炼蜜为丸，如芡实大，金箔为衣。用薄荷煎汤研化，不拘时候服。

【主治】小儿急慢惊风。

辰砂全蝎散

【来源】《古今医统大全》卷八十八。

【组成】辰砂（飞）半钱　全蝎（去毒，炙）二十枚　硼砂　龙脑　麝香各一字

【用法】上为极细末。用乳母唾调，涂口唇里及牙齿上，或用猪乳少许调入口内。

【主治】小儿初生口噤。

参胡温胆汤

【来源】《医学入门》卷四。

【组成】陈皮　半夏　茯苓　枳实　人参各一钱　竹茹　香附　麦门冬　柴胡　桔梗各八分　甘草三分　生姜三片　大枣二个

【用法】水煎，温服。

【主治】

　　1.《医学入门》：心胆虚怯，触事易惊，梦寝不安，气郁生痰，变生诸症，或短气悸乏，或复自汗，四肢浮肿，饮食无味，烦躁不安。

　　2.《杂病源流犀烛》：痰火。

秘传牛黄清心丸

【来源】《医便》卷四。

【组成】天麻四两　防风二两（去芦）　牛胆南星二两半　僵蚕（炒）　全蝎各二两半　白附子（生用）　干天罗（即丝瓜）五钱　川乌五钱　远志（去心）二两　川山甲（蛤粉炒）三两　蝉退二两（去土）　䗪虫（不拘多少）　辰砂（天葵煮）一两　雄黄一两（二味另研）　犀角（镑细）五钱　蜈蚣三钱　蟾酥五分（另研）　沉香三钱　细辛五钱　龙齿五钱　琥珀二钱（另研）　珍珠三钱（另研）　天竺黄三钱　蛤蚧一对　金银箔各十帖

【用法】上药各制净，为末；外用荆芥一斤，麻黄一斤，木通一斤，皂角半斤，甘草四两，苍耳子四两，六味熬膏，入真酥合油，炼蜜为丸，如茨实大，金银箔为衣，蜡封。随症调引用。

【主治】小儿惊风，大人中风、中痰、中气、一切风痰。

定魄丸

【来源】《医学入门》卷六。

【组成】人参　琥珀　茯苓　远志　朱砂　天麻　菖蒲　天门冬　酸枣仁　甘草各等分

【用法】上为末，炼蜜为丸，如皂子大，朱砂为衣。每服一丸，灯心、薄荷煎汤化下。

【主治】小儿惊风已退，神魂胆志未定者。

保命丹

【来源】《医学入门》卷六。

【组成】全蝎十四个　防风　南星　蝉退　僵蚕　天麻　琥珀各二钱　白附子　辰砂各一钱　麝香五分（一方加羌活）

【用法】上为末，粳米饭为丸，如皂子大，金箔十片为衣。初生儿半丸，乳汁化下；十岁以上儿二丸，钩藤、灯心煎汤或薄荷、金银煎汤化下；如天钓，加犀角、天浆子，雄猪胆汁为丸，井水调化一丸，入鼻内令嚏，次以钩藤煎汤调服。

【功用】安神化痰。

【主治】初生儿脐风撮口，夜啼，胎惊，内钓，肚腹坚硬，目窜上视，手足搐搦，角弓反张，痰涎壅盛，一切急惊及慢惊尚有阳症者。

【加减】有热，加牛黄、片脑。

大温惊丸

【来源】《医学入门》卷八。

【组成】人参　茯苓　白术　辰砂　麦门冬　木香　代赭石各五钱　甘草　酸枣仁各一两　僵蚕　桔梗各钱半　全蝎五个　金银箔各六片

【用法】上为末，炼蜜为丸，如绿豆大。量小儿大小服之。

【主治】急惊潮热，慢惊夜啼，搐搦，心热烦躁。

【加减】急惊潮热，加薄荷、竹茹；慢惊，加冬瓜仁，夜啼，加灶心土，搐搦，加防风；伤风，加荆芥；痘疹，加蝉蜕；常服用金银花、薄荷，俱煎汤下；治心热烦躁夜啼，常用安神定志去惊药；如惊风已退，神志未定者，加琥珀、远志。

白玉饼

【来源】《医学入门》卷八。

【组成】白附子 南星 滑石 轻粉各一钱 巴霜十九粒

【用法】上为末，面糊为丸，如绿豆大，捏作饼。每服三岁一丸，五岁二丸，葱汤化下。

【主治】小儿腹中有癖，但饮乳嗽而生痰，及急慢惊风，痫痉，潮搐壮热，痰涎壅盛。

加减红绵散

【来源】《医学入门》卷八。

【组成】天麻 麻黄 全蝎 荆芥 蝉退 紫草 薄荷各等分

【用法】加葱，水煎，温服。

【主治】小儿痘感风寒，发热惊搐。

化风丹

【来源】《古今医鉴》卷二。

【组成】天南星（牛胆制过）二钱 天麻（煨）防风（去芦）荆芥穗 羌活 独活（去芦）人参（去芦）细辛 川芎各一钱 木香五分

【用法】上为细末，炼蜜为丸，如芡实大，朱砂为衣。薄荷泡汤研化服。因气忿，用紫苏汤化下；如牙关口噤，用少许擦牙即开。

【主治】一切中风痰厥风痫，牙关紧急，不省人事，及小儿惊风搐搦，角弓反张，发热痰嗽喘促。

琥珀定智丸

【来源】《古今医鉴》卷八引刘尚书方。

【别名】琥珀定志丸（《万病回春》卷四）。

【组成】南星半斤（先将地作坑，用炭十斤在坑内烧红，去灰净，用好酒十余斤倾在坑内，大瓦盆盖覆，周围以炭火拥定，勿令泄气，次日取出，为末）真琥珀一两（皂角水洗去油）大朱砂二两（公猪心割开，入内，用线缚住，悬胎煮酒二碗）干人乳（用人乳数碗，入瓦盘内，莫搅动，四围晒干刮一处，干则再刮。乳干以姜汁拌晒用）好拣参（去芦）三两 白茯苓（去皮）三两 白茯神（去皮木）三两 石菖蒲二两（猪胆汁炒）远志（水泡过，去心）二两（猪胆煮过，晒干，再用姜汁制）

方中干人乳用量原缺。

【用法】上为末，炼蜜为丸，如梧桐子大。每服五七十丸，每夜卧时盐汤送下。

【功用】补心生血，定魄安魂，扶肝壮胆，管辖神魂。

【主治】惊战虚弱，气乏之病。

牛黄抱龙丸

【来源】《古今医鉴》卷十三。

【组成】南星（为末，腊月纳牛胆中，阴干，百日取研）一两 天竺黄五钱 雄黄二钱 辰砂二钱半 麝香一钱 珍珠一钱 琥珀一两 牛黄五分 金箔十片（为衣）

【用法】上为细末，水煮甘草膏和为丸，如芡实大，金箔为衣。每三岁儿服一丸，五岁儿服二丸，十岁儿服三五丸，滚水待温，磨化服；惊风，薄荷汤磨化下。

【功用】镇惊安神，宁心定智，除诸热，住痰涎，止嗽定喘。

【主治】小儿急慢惊风，痰嗽潮搐，及伤风瘟疫，身热昏睡，气粗风热，痰实壅嗽喘急，一切发热，并痘疹首尾。

保幼化风丹

【来源】《古今医鉴》卷十三。

【组成】南星 半夏 川乌 白附子各一两（水洗净）郁金五钱

【用法】上为末，装入腊月黄牛胆内，阴干，百日取出，研为末。每一两加入雄黄、朱砂、硼砂、焰消各一钱，片脑、麝香各少许，共为末，炼蜜为丸，如豌豆大。灯草、薄荷汤研化下。

【功用】祛风痰，散惊热。

【主治】小儿惊风，四证八候。小儿有热，热盛生痰，痰盛生惊，惊盛发抽。又盛则牙关紧急，而八候生焉。搐、搦、掣、颤、反、引、窜、视是也。搐者，两手伸缩；搦者，十指开、合；掣者，势如相扑；颤，头偏不正；反者，仰向后；引者，臂若开弓；窜者，目直似怒；视者，睛露不活。是谓八候也。其四证者，即惊、风、痰、热是也。

紫金锭子

【来源】《古今医鉴》卷十三。

【组成】人参 白术 白茯苓 茯神 赤石脂（醋煅七次）辰砂各二钱半 麝香五分 牛黄五分 僵蚕五分 青礞石（煅）一钱 五灵脂五分

【用法】上为末，糯米糊为丸，如弹子大，金箔为衣。每服一丸，薄荷汤磨化下。

【主治】急慢惊风。

混元丹

【来源】《古今医鉴》卷十四。

【组成】黄耆一钱（蜜炙）人参（去芦）一钱 缩砂（去皮）二钱 白茯神（去心皮）二钱半 益智（去壳）六钱 莪术（火煨）三钱 山药（姜汁炒）二钱半 远志（甘草水泡，去心）一钱半 桔梗一钱 香附一两（蜜水煮过）甘松八钱半 牛黄一分 麝香三厘 金箔十片 滑石六两（用牡丹皮五两煎，去水、丹，煮水干为度。滑石用青色者佳，如无，用白者）辰砂一两（用甘草一两，水煮半日，去甘草不用）粉草一两（半生半煨）木香一钱 白茯苓（去皮）二钱半

【用法】上为细末，炼蜜为丸，如小雀卵大，金箔为衣。每服一丸，米汤研化服；惊风，薄荷汤研化服。

【功用】养元气，和脾胃，清火退热，化痰理嗽，定喘安神，镇惊却风，止泻消积，化痞止汗，消胀，利小便。

【主治】小儿百病。

抱龙丸

【来源】《片玉心书》卷五。

【组成】牛胆南星五钱（腊月取牛胆一个，将南星去皮脐，研为末，放于牛胆中，阴干备用）天竺黄 辰砂各一钱 琥珀三分 牛黄二分 麝香半分 珍珠三分 白檀香三分 枳实 枳壳各三分

【用法】上为末，山药打糊为丸，如黄豆大，金箔为衣。潮热，灯心汤化下；惊风，薄荷汤送下；咳嗽，白开水送下。

【主治】形实壮热，昏睡气粗，或痰盛壅嗽，惊风抽搐。

三黄泻心丸

【来源】《幼科发挥》卷二。

【别名】三黄五色丸。

【组成】黄连 黄芩 大黄各等分

【用法】上为末，雪水为丸，如麻子大，均分作五分用衣，一分朱砂衣，一分青黛衣，一分雄黄衣，一分轻粉衣，一分芦荟衣。温水送下。

【功用】利诸惊热。

至圣保命丹

【来源】《幼科发挥》卷二。

【别名】紫金锭子。

【组成】胆星 僵蚕 白附子各一钱 全蝎十四枚 天麻 防风各一钱 辰砂（水飞）一钱半 麝香一字 珍珠五分 琥珀三分 金箔二十片

【用法】上为末，粟米为丸，分为二十锭，金箔为衣。每一锭薄荷叶煎汤磨服。

【主治】小儿惊风、客忤。

辰砂膏

【来源】《幼科发挥》卷二。

【组成】朱砂（飞）一钱 牙消二钱五分 雄黄（飞）二钱五分 麝二字 金箔十五片 银箔十五片 白附子三钱 枳壳（炒）三钱 川芎四钱 白茯苓四钱 人参二钱 黄连二钱 远志二钱

【用法】除前六味另碾，后七味共为末，和匀，炼蜜为丸，如芡实大。每服一丸，麦门冬煎汤化下。

【功用】通心气。

【主治】惊风，精神溃乱，魂魄飞扬，气逆痰聚。

凉惊丸

【来源】《幼科发挥》卷二。

【别名】金花丸。

【组成】黄柏 黄连 黄芩 山栀仁各等分 朱砂（水飞）减半（一本有龙胆草）

【用法】上为细末，腊雪水为丸，如麻子大。薄荷汤送下。

【主治】小儿诸热惊风。

泻肝汤

【来源】《幼科发挥》卷四。

【组成】车前 木通 生地 归尾 山栀 黄芩 龙胆草 甘草各等分

【用法】水煎服。

【主治】《幼科铁镜》：肝热，面色青，目直视，或惊或转筋，或两手寻衣捻物，或多怒者。

加减穹合汤

【来源】《育婴家秘》卷二。

【别名】加减芎活汤（原书汉阳忠信堂本）。

【组成】人参 柴胡 黄芩 杏仁（去尖） 麻黄（不去根、芦）一分 甘草 川芎 葛根 升麻 羌活 当归 防风 石膏

　　方中除麻黄外，余药用量原缺。

【用法】上为细末。钩藤汤调服。

【功用】泻肝散风。

【主治】肝风角弓反张，似天钓，似痉痓者。

加减升麻葛根汤

【来源】《育婴家秘》卷二。

【组成】桔梗 干葛 升麻 川芎 赤芍 归尾 羌活 柴胡 甘草各等分

【用法】井水煎服。

【主治】小儿惊丹，先搐而后发丹瘤者。

发散醒醒散

【来源】《育婴家秘》卷二。

【组成】人参 白术 白茯苓 炙甘草 桔梗 天花粉各等分 细辛减半（一方加防风、川芎各等分）

【用法】水煎，薄荷叶为引。微汗妙。

【主治】小儿惊风，睡而不醒，醒而喜睡者。

沉香丸

【来源】《育婴家秘》卷二。

【组成】人参五分 白术 陈皮（去白） 枳壳（麸炒） 桔梗 青礞石（消煅金色）各一两 炙甘草 沉香各五分 朱砂（水飞）一钱 黄连一钱半

【用法】神曲糊为丸，如黍米大。以麦门冬煎汤送下。

【主治】小儿惊风客忤，神昏不食。

乳香膏

【来源】《育婴家秘》卷二。

【组成】乳香五分 沉香一钱

【用法】上为极细末，蜜为丸，如梧桐子大。每服二丸，用石菖蒲、钩藤煎汤送下。

　　本方方名，据剂型，当作"乳香丸"。

【主治】内钓似痫，此肝病受寒气所致。腹痛多啼，唇黑囊肿，伛偻反张，眼内有红筋斑黑。

钩藤丸

【来源】《育婴家秘》卷二。

【组成】钩藤 白茯苓各五分 天麻 防风 朱砂（水飞） 蝉退 羌活 独活 青皮 炙甘草各二分半

【用法】上除朱砂另研外，余药为末，水煎，调朱砂末服。

　　本方方名，据剂型当作"钩藤散"。

【主治】小儿惊风内钓。

家传凉惊丸

【来源】《育婴家秘》卷三。

【组成】黄连（净） 黄芩（去腐） 山栀仁 黄柏

各等分 朱砂 雄黄（俱飞）减半

【用法】上为极细末，和匀，雪水煮面糊为丸，如黍米大。一岁儿，每服十五丸，渐加至五十丸，薄荷汤送下。

【功用】退热解毒，镇惊安神。

【主治】小儿五脏热盛动风者。

宣风散

【来源】《育婴家秘》卷三。

【组成】槟榔二个 草果仁 陈皮各半两 黑牵牛（生、熟各半）二两 枳实五枚 大黄一两

【用法】上为细末。每服半钱，蜜汤调服。

【主治】伤食发热，惊风。

辟邪丸

【来源】《育婴家秘》卷二。

【组成】人参 白茯苓 炙甘草 使君子肉 夜明粉 干蟾灰各一钱 沉香五分 雄黄（水飞） 朱砂（飞）各一钱 黄连一钱五分 麝香少许

【用法】上为末，猪胆汁和粟米糊为丸，如黍米大。每服二十一丸至三十五丸，米饮送下。

【主治】惊风，邪祟似痫。

人参羌活散

【来源】《痘疹金镜录》卷首。

【组成】柴胡 独活 天麻 前胡 人参 地骨皮 川芎 枳壳 茯神 羌活 桔梗 陈皮 防风 僵蚕 甘草 蝉蜕

【用法】加姜汁、竹沥，水煎服。

【功用】截风定搐，豁痰安神。

【主治】小儿惊风。

【加减】痰盛，加南星；泻者，加诃子、泽泻；大便结，加皂角子；昏迷不省，加黄连；壮热，加黄芩；嗽，加杏仁；天吊，加钩藤；心跳，加当归；目连眶瞤动，肝风盛也，加青皮、黄连；胸膈不宽者，加枳实。

辰砂抱龙丸

【来源】《痘疹金镜录》卷一。

【组成】天竺黄四钱（需要嫩白者） 牛胆星一两 朱砂四钱（一半为衣） 天麻五钱 雄黄（秋冬三钱、春减半、夏二钱） 麝香三分（痘疹中不用） 防风三钱 甘草三钱

【用法】上为细末，炼蜜为丸，如芡实大，雪水糊丸尤佳，姜汤或薄荷汤磨服。

【功用】利惊疏风，豁痰清热。

【主治】伤寒伤风，咳嗽生痰，喘急，昏沉，发热，鼻流清涕，或吐泻、风暑十种热症，睡中惊掣，痧疹瘢疮；胎风、胎惊、胎热。急慢惊风，慢脾风。

【加减】痘疹时行，加天花粉四钱。

金箔镇心丸

【来源】《痘疹金镜录》卷一。

【组成】雄黄五钱 朱砂三钱 天竺黄五钱 胆星一两 茯神五钱 防风三钱 全蝎十四个（去尖） 僵蚕二十条（炒去丝） 白附三钱 牛黄一钱（另研） 真麝香一钱（另研） 山药三钱 蝉蜕十四个 片脑二钱 金箔五十片

【用法】上为细末，大米糊为丸，金箔为衣。

【功用】截风定搐，化痰，镇心安神。

【主治】急慢惊风，慢脾胎惊，天吊。

搐鼻散

【来源】《痘疹金镜录》卷一。

【组成】半夏 细辛各一钱 荆芥七分 牙皂三钱 麝香一分

【用法】上为细末。纸条蘸药取嚏。

【主治】小儿惊风。

保命丹

【来源】《赤水玄珠全集》卷二十八。

【组成】天麻 郁金 全蝎（去尾）各五钱 防风 甘草各三钱 青黛三钱 白附子（炒） 僵蚕（姜汁炒） 薄荷各五钱 大半夏（炒，滚汤浸，晒干；又用姜汁浸，晒干，又炒） 南星（制同上）各一两 辰砂（飞）五钱（为衣） 麝香五分 钓藤 牛黄各二钱 蝉退 茯神 桔梗各

五钱

方中甘草、薄荷、牛黄后原均脱"各"字,据《证治准绳·幼科》补。

【用法】上为末,炼蜜为丸,如芡实大。每服一丸,灯心汤送下。

【主治】小儿惊风发热。

青龙散

【来源】《万病回春》卷二。

【组成】川乌 南星 定粉 半夏 僵蚕 川芎 熟地黄 草乌各四钱 蚯蚓 白芷各二钱 白附子二钱五分

【用法】上俱生用,火上隔纸微炒,为细末。每服二钱或六厘,小儿二厘,临卧黄酒调下。初服有汗,再服无汗。如前证候,先服乌药顺气散。

【主治】男子诸风,口眼㖞斜,左瘫右痪,半身不遂,语言謇涩,口流涎水,及妇人产后诸风,小儿急慢惊风。

【宜忌】不可见风,戒色欲、厚味一月。

千金散

【来源】《万病回春》卷七。

【别名】牛黄千金散(《北京市中药成方选集》)。

【组成】全蝎(炙) 僵蚕各三分 朱砂四分 牛黄六厘 冰片 黄连 天麻各四分 胆星 甘草各二分

【用法】上为末。每用五七厘,薄荷、灯心、金银煎汤调下,不拘时候。

【主治】小儿一切痰喘,急慢惊风,虽至死,但能开口灌下,无不活者。

牛黄镇惊丸

【来源】《万病回春》卷七。

【组成】麦门冬(去心) 当归身(酒洗) 生地黄(酒洗) 赤芍药(煨) 薄荷 木通(去皮) 黄连(姜汁炒) 山(炒) 辰砂(另研,水飞) 牛黄(另研) 龙骨(火煅) 天竺黄(另研)各二钱 青黛(另研)一钱

【用法】上为细末,炼蜜为丸,如绿豆大。每服

二三十丸,淡姜汤送下。

【功用】安心神,养气血,惊后调理。

羌活膏

【来源】《万病回春》卷七。

【组成】人参 白术 独活 前胡 川芎 桔梗 羌活 天麻各五钱 薄荷三钱 地骨皮二钱 甘草二钱

【用法】上为细末,炼蜜为丸,如芡实大。每服一丸,姜汤研化下。

【主治】小儿风寒,外感惊风,内积发热,喘促,咳嗽痰涎,潮热搐搦,并痘疹初作。

灵砂丸

【来源】《万病回春》卷七。

【组成】南星(泡) 半夏(泡) 巴豆(去壳、酒煮干二次)各五钱 全蝎 朱砂(一半入药,一半为衣)各三钱 姜蚕(炒)七分 轻粉少许

【用法】上为末,水为丸,如黍米大。每服三丸,如惊风,金银汤送下,其余姜汤送下。

【主治】小儿风痰惊积至危笃者。

青金锭

【来源】《遵生八笺》卷十八。

【组成】玄胡索三钱 麝香一分 青黛六厘 牙皂十四枚(火煨)

【用法】上为极细末,清水调做锭,重五分,阴干听用。将此药一锭,取井花水凉水磨化,用棉纸蘸药汁滴入鼻孔进喉内。痰响,取出风痰,一刻得生。

【主治】男女中风痰厥,牙关紧闭,不得开口,难以进药,并双鹅喉闭,不能言,及小儿惊风,痰迷不省。

牛黄散

【来源】《鲁府禁方》卷一。

【组成】牛黄一分 辰砂半分 白牵牛头末二分

【用法】上为末,作一服,小儿减半。痰厥,温香

油调下；急慢惊风，黄酒入蜜少许送下。

【主治】中风痰厥，不省人事；小儿急慢惊风。

大红末子

【来源】《鲁府禁方》卷三。

【组成】乌药顺气散一贴　朱砂五钱

【用法】上为细末。量大小与服，黄酒或米汤下，多则一钱或几分。

【主治】小儿发热惊风，及痘疹诸疾。

金箔镇心丸

【来源】《鲁府禁方》卷三。

【组成】朱砂　马牙消　片脑　麝香各一钱　甘草二两三钱三分　人参五钱五分　白茯苓六钱六分　紫苏一两

【用法】上为细末，炼蜜为丸，如龙眼大，金箔为衣。每服一丸，薄荷汤化下，不拘时候。

【主治】风痰，胸膈积热，心神恍惚，急慢惊风。

保命丹

【来源】《鲁府禁方》卷三。

【组成】朱砂　郁金　天麻各一钱　防风　粉草　僵蚕（炒去丝）　白附子　青黛　薄荷　南星（制同下）　半夏（用生姜汁浸二日，锉碎）各二钱　麝香少许　全蝎（去尾尖）一钱

【用法】上为末，炼蜜为丸，如皂角子大。每服一丸，灯心、薄荷汤送下。

【主治】惊风发热痰嗽。

保童丹

【来源】《鲁府禁方》卷三。

【组成】陈枳壳五对（大者，去瓤；用巴豆七粒去壳，入内，十字缚定，好醋反复煮软；去巴豆，切片，焙干，余醋留煮糊）　三棱　莪术各五钱（煨）　金箔十片　朱砂二钱（另研）

【用法】上为细末，以前醋面糊为丸，如绿豆大，朱砂为衣。小儿未及周岁一丸，以上三丸，三岁以下七丸，用薄荷、灯心、金银环同煎汤送下。

如不能吞者，磨化与服。

【主治】小儿急慢惊风，痰涎咳嗽喘满，不进乳食，虫疳积热膨胀。

牛黄抱龙丸

【来源】《痘疹传心录》卷十五。

【组成】胆星八钱　雄黄一钱五分　朱砂一钱五分　僵蚕一钱　人参一钱五分　茯神一钱五分　牛黄三分　天竺黄二钱五分　麝香五分　天麻三钱　钩藤五钱

【用法】上为末，甘草膏为丸，如芡实大，朱砂为衣。薄荷汤化下。

【主治】惊风。

牛黄镇惊丸

【来源】《痘疹传心录》卷十五。

【组成】天竺黄四钱　雄黄二钱　胆星六钱　朱砂三钱　犀角尖一钱　麝香六分　牛黄七分　冰片一分五厘　代赭石一钱　珍珠一钱　铁孕粉一分

【用法】上为末，甘草、钩藤煎膏为丸，如绿豆大，金箔为衣。薄荷汤磨化下。

【主治】惊风。

辰砂饼

【来源】《痘疹传心录》卷十七。

【组成】蛤蟆胆不拘多少

【用法】用辰砂和为一块。用刀刮下半分或一分，薄荷汤化下。

【主治】小儿惊风。

姜半散

【来源】《痘疹传心录》卷十七。

【组成】半夏二两（姜制，锉如豆大）　生姜（去皮，切，如绿豆大）一两　肉桂（去皮）二钱

【用法】上姜、半共炒令香熟，下桂再炒，微有香气，取出去桂，以皮纸摊地上，出火气，为末。每周二钱，水一盏，煎半盏，陆续服。

【主治】惊风，吐不止，将成慢惊者。

神归汤

【来源】《痘疹传心录》卷十七。
【组成】人参 麦门冬 茯神 当归 甘草
【用法】水煎服。
【主治】小儿心气不足，烦躁多惊。

探生散

【来源】《痘疹传心录》卷十七。
【组成】牙皂三钱 细辛 川芎 白芷各二钱 躅踯花一钱五分 麝香少许
【用法】上为末，用灯心蘸药，点入鼻内。得嚏可治。
【主治】小儿惊风重者。

黑牛黄丸

【来源】《痘疹传心录》卷十七。
【组成】羚羊角 牛黄各一钱 天竺黄一钱八分 朱砂 胆星各二钱 珍珠七分 雄黄各一钱八分 麝香七分 京墨（煅存性）一钱 犀角七分 冰片二分 琥珀一钱 金箔五十张
【用法】上为末，用钩藤、甘草各三两煎成膏，为丸，带润，称四分重一丸，黄蜡固。薄荷汤化下。
【主治】小儿急慢惊风，痰涎壅盛。

利惊丹

【来源】《慈幼新书》卷七。
【组成】防风 胆星各一两 天麻 大黄各八钱 巴霜三钱 枳壳 礞石各五钱 甘草二钱
【用法】矾红为衣，丸如碎芥子大。量儿大小服之。
【主治】小儿惊风。

桑虫丸

【来源】《慈幼新书》卷七。
【组成】桑虫一条（捣烂） 麝香 朱砂各五厘
【用法】上为丸，如绿豆大。每服二三丸，薄荷汤送下。

【主治】小儿惊风时，不省人事。

蒿虫丸

【来源】《慈幼新书》卷七。
【组成】朱砂 轻粉各一钱
【用法】上为细末，取青蒿节内虫（须七月初旬取，迟则生翅飞去）同研，丸如麻子大，晒干，瓷罐收贮。每服一岁一丸，人乳汁调化下。
【主治】小儿惊风。

保生锭子

【来源】《增补内经拾遗》卷四。
【组成】人参 白术 白茯苓 白芍各一两 甘草 牛黄各二钱 全蝎二十二个（去毒） 白僵蚕二十四个 黑牵牛十六个 南星（当年者）二十个 白附子十二个 辰砂（另研）二两 代赭石（火煅，水飞） 青礞石（火煅，水飞） 蛇含石（火煅，用米醋淬四十九次）各四两
【用法】上为细末，糕糊为锭，用火烘干，瓷罐盛之。仍用好麝香同置一处熏之。所用锭印，须用象牙刻者方妙。
【主治】急慢惊风。

黄土汤

【来源】《增补内经拾遗》卷四引钱仲阳方。
【组成】黄土适量
【用法】煎汤，饮之。
【主治】小儿急惊、慢惊。
【验案】《钱仲阳传》：元丰中，皇子仪国公病瘛疭，国医未能治。长公主朝，因言钱乙起草野，有异能。立召入，进黄土汤而愈。神宗皇帝召见褒谕，且问黄土汤所以愈疾状，乙对曰：以土制水，木得其平，则风自止；且诸医所治垂愈，小臣适当其愈。天子悦其对，擢太医丞，赐紫衣金鱼。

牛涎方

【来源】《证治准绳·幼科》卷一。
【组成】牛口沫

【用法】涂小儿口及额上。

【主治】小儿口噤。

劫风膏

【来源】《证治准绳·幼科》卷一。

【组成】威灵仙（去芦）一两半（锉细，焙，研为末）

【用法】上用皂荚三两去皮弦，捶损，挪温水一碗绢滤过，慢火熬若稀糊，入醇醋半两，再熬三五沸，去火候冷，用前药末停分乳钵内杵匀，为丸如芡实大。先用盐梅肉擦牙根，次以此膏一丸或二丸，温白汤浓调，抹入左右牙关内即开，续进别药。熬时得瓦器为上，银器尤佳。及解风痰壅盛，淡姜汤调化，不拘时候少与含咽；咽喉肿痛，温茶清或薄荷汤调下。

【主治】小儿急慢惊搐，脐风撮口，牙关紧闭，痰涎壅盛，咽喉肿痛。

青金丸

【来源】《证治准绳·幼科》卷一。

【组成】人参（去芦） 天麻（煨） 茯神（去皮木） 白附子（炮） 牛胆南星（炒）各二钱 甘草（炙）一钱半 青黛一钱 朱砂（水飞）半钱 麝香一字

【用法】上为极细末，炼蜜为丸，如梧桐子大。用钩藤、皂荚子煎汤研化服，不拘时候。

【功用】

　　1.《证治准绳·幼科》：解散胎热，化痰涎，镇惊邪。

　　2.《寿世保元》：解散风邪，利惊，顺气。

【主治】胎惊。

比金丸

【来源】《证治准绳·幼科》卷二。

【组成】南星 半夏各四钱（为末，并以生姜汁和作饼子，晒干） 真珠（新白者）二钱 巴豆（去油净）一钱 朱砂四钱 轻粉 麝香各半钱 真郁金末三钱

【用法】上各为末，和匀，飞罗面打糊为丸，如黍

米大。每一岁儿一丸，灯心汤送下。

【主治】小儿风热丹毒，急慢哑惊。

琥珀抱龙丸

【来源】《证治准绳·幼科》卷二。

【组成】琥珀（二钱半包在精猪肉内煨过，取出，研末）二钱 牛胆南星一两六钱（腊月用牛胆作成者妙） 僵蚕二钱（炒） 雄黄 辰砂 人参 白茯苓各三钱 天竺黄五钱 钩藤（全用钩子）一两五钱 真正牛黄五分 真麝香一钱

【用法】上为极细末。用粉甘草八两（锉碎），以水四大碗，熬膏二盏，入药末为丸，每一丸五分重，金箔为衣，外用黄蜡包之，一料二百丸。周岁小儿服一丸，未及者半丸，连进一二丸。发热咳嗽作搐，痰喘惊悸，生姜薄荷汤送下；时行痘疹，发热呕吐惊跳，白汤送下；伤风发热咳嗽，鼻塞惊哭，葱汤送下；因着惊发热，睡卧不宁，灯心汤送下；夏月发热呕吐，麦门冬汤送下；因母发热过乳，温热不宁，甘草汤送下；脾胃不和，头热，黄瘦，懒食，砂仁汤送下。

【功用】《医述》：祛风化痰，镇心解热。

【主治】小儿急慢惊风，发热咳嗽作搐，痰喘惊悸，时行痘疹，发热呕吐，惊跳；伤风发热咳嗽，鼻塞惊哭；著惊发热，睡卧不宁；夏月发热呕吐；因母发热过乳，温热不宁；脾胃不和，头热黄瘦。

【宜忌】忌食鱼腥、生冷。食乳者，乳母同忌。

琥珀抱龙丸

【来源】《证治准绳·幼科》卷二。

【组成】琥珀一两五钱（研） 牛黄一钱（研） 人参 檀香 白茯苓各一两半 朱砂（研） 珍珠各五钱（研） 枳壳 枳实 牛胆 南星 天竺黄各一两 山药十两 甘草三两（以上各为细末） 金箔四百片 蜂蜜二斤 黄蜡二十五斤

【用法】上药一料五百丸，每丸五分重。初生数月者，每丸作四次服，或三分之一，或半丸；数岁者，每服一丸，葱白煎汤或薄荷汤送下，不拘时服；痰壅咳甚，生姜汤送下；痘疹见形有惊，白汤送下；心悸不安，灯心汤送下。

【功用】驱风化痰，镇心解热，安魂定惊，和脾健

胃，添益精神。

【主治】小儿诸惊；四时感冒，瘟疫邪热，烦躁不宁，痰嗽气急；疮疹欲出发搐。

辰砂六一散

【来源】《证治准绳·幼科》卷四。

【组成】桂府滑石（水飞过）六两（净） 大甘草（去皮，为末）一两 制辰砂三钱

【用法】上为细末。用防风、荆芥、薄荷、天麻煎汤，候冷调下。

【主治】小儿狂言，发搐，惊闷。

茯神汤

【来源】《证治准绳·幼科》卷四。

【组成】生地 当归 甘草 白芍药 茯神 远志 桔梗

【用法】加灯草、生姜，水煎服。

【主治】霜桥印迹。小儿未痘之前，火烙脸赤，眼睛直竖，手足撒搐，口燥谵语，惊厥屡次，不数日而痘随形焉。

【宜忌】禁用朱砂、金石。

流金丸

【来源】《墨宝斋集验方》卷上。

【组成】枝子仁（炒黑）五两 白石膏四两 牙皂（煨，去弦）二两 枳壳（炒）二两 生矾二两 礞石（煅）二两 陈皮三两 木香五钱 锦纹大黄（酒浸一宿，切片，九蒸九晒，每蒸一炷香，晒干）六两 香附（童便浸一宿，晒干，炒）三两五钱 胆南星（炒）二两 贝母四两（去心）

【用法】上为细末，炼蜜为丸，如梧桐子大，朱砂五钱研末为衣。每服四十丸，薄荷姜汤送下。

【主治】一切痰火痰厥，中风瘫痪，小儿急惊。

朱粉散

【来源】《东医宝鉴·杂病篇》卷十一。

【组成】朱砂一粒 轻粉一片 僵蚕七个 蝎三个

【用法】上先将蚕、蝎微炒燥，取出待冷，同砂、

粉研为细末。却以母乳汁调抹于儿口内。

【主治】急慢惊风。

太乙混元丹

【来源】《寿世保元》卷八。

【组成】紫河车（晒干）三钱 白梅花三钱 辰砂一两（甘草一两，水煮半日，去甘草） 滑石六两（用丹皮二两，水煎，去丹皮，煮水干为度） 香附米一两（蜜水煮透） 粉草二钱 甘松四钱 莪术（火煅）三钱 砂仁（去皮）三钱 益智（去壳）六钱 山药（姜汁炒）二钱半 人参（去芦）一钱 黄耆（蜜炙）一钱 白茯苓三钱 白茯神（去皮木）二钱半 远志（甘草泡，去心）一钱半 桔梗（去芦）一钱 木香一钱 麝香三分 牛黄二分 天竺黄一钱（一方无混元衣、梅花）

【用法】上为细末，炼蜜为丸，如龙眼大，金箔为衣。每服量大小加减。中风痰厥，不省人事，生姜汤研下；伤寒夹惊发热，生姜、葱汤研下，宜出汗；停食呕吐腹胀，大便酸臭，生姜汤送下；霍乱，紫苏、木瓜汤送下；泄泻，米汤送下；赤白痢，除仓米汤送下；咳嗽喘急，麻黄、杏仁汤送下；积聚腹痛，姜汤送下；虫痛，苦楝根汤送下；疝气偏坠，大小茴香汤送下；夜啼不止，灯草灰汤送下；急惊搐搦，薄荷汤送下；慢惊，人参、白术汤送下；大便下血，槐花、陈仓米汤送下；小便不通，车前子汤送下；夜出盗汗，浮小麦汤送下；发热，金钱薄荷汤送下；痘疹不出，升麻汤送下；中暑烦渴，灯心汤送下；疳热身瘦肚大，手足细，或淋或泻，或肿或胀，或喘或嗽，陈仓米汤送下。

【主治】中风痰厥，伤寒发热，霍乱吐泻，停食积聚，惊风搐搦，痘疹疳热等。

至圣保命丹

【来源】《寿世保元》卷八。

【组成】南星（炮去皮，用白矾水浸一宿，再出晒干，再用生姜水浸一宿，晒干再炒） 半夏（同上制） 薄荷 青黛各一两 全蝎（去尾尖） 天麻 白附子（略炒） 僵蚕（姜汁炒） 防风 郁

金　甘草各五钱　麝香少许　朱砂五钱

【用法】上为末，炼蜜为丸，朱砂为衣，如芡实大。每服一丸，灯心、薄荷汤化下。

【主治】小儿胎惊内吊，肚腹坚硬，目睛上视，手足搐搦，角弓反张，痰热咳嗽，一切急慢惊风。

神仙救苦丹

【来源】《寿世保元》卷八引益藩方。

【组成】白附子五钱（山东者佳）　天竺黄二钱　全蝎二钱　胆星一两　僵蚕（炒）一两　肉豆蔻五钱　诃子（面包煨，去核）五钱　麝香一分　射干五钱　蒲公英五钱　朱砂一钱　雄黄二钱　川黄连二钱

【用法】上为细末，煎膏为丸，如龙眼大，金箔为衣。滚水化下；如痘初出，葱白汤送下。

【主治】痘初起，三五日热不出，又泻又嗽，喉咙痛，腰痛，或痘或惊，惊风泄泻，咳嗽痰喘。

吕祖一枝梅

【来源】《外科正宗》卷四。

【别名】一枝梅（《同寿录》卷尾）。

【组成】朱砂三钱　银朱一钱五分　五灵脂三钱　麝香二分　蓖麻仁五分　雄黄　巴豆仁各五钱（不去油）

【用法】上药各为细末，于端午日净室中午时共研，加油胭脂为膏，瓷盒收藏。临用豆大一丸捏饼，贴印堂中。

用药芡实大一饼，贴印堂之中，点官香一支，香尽去药，以后一时许，药处有红斑晕色肿起飞散，谓红霞捧日，病虽危笃，其人不死；如贴药处，一时后无肿无红，皮肉照旧不变，谓白云漫野，病虽轻浅，终归冥路。

【主治】大人男妇、小儿新久诸病，生死难定之间；小儿急慢惊风，一切老幼痢疾。

人参羌活散

【来源】《治痘全书》卷十三。

【组成】羌活　独活　川芎　桔梗　蝉蜕　前胡　柴胡　甘草　天麻　荆芥　防风　地骨皮　薄荷　三叶　黄芩　枳壳　紫草　牛蒡子　茯苓　人参

【主治】疹痘。痰甚发热，谵语昏迷，惊搐。

【加减】小儿惊风热盛，涎潮，牙关紧急者，去蝉蜕、荆芥。

抱龙丸

【来源】《治痘全书》卷十三。

【组成】天竺黄一两　胆南星五钱　人参二钱　辰砂三钱（水飞七次）　雄黄三钱　珍珠三钱　琥珀三钱　檀香二钱　木香一钱　沉香一钱　麝香二钱五分　金箔二十叶

【用法】上为末，甘草汁为丸，如大豆大。每服一丸，婴儿半丸。

【主治】小心惊风潮搐，四时瘟疫，身热昏睡，痰涎壅盛，风热喘嗽，烦躁不宁，并痘疹欲出先惊搐，及蛊毒、中暑。

【方论】《医方考》：明者可以安神，故用琥珀、珍珠；重者可以去怯，故用辰砂、金箔；气窜可以利窍，故用雄黄、沉、檀、木、麝；甘温可以固元，故用人参；辛燥可使开痰，故用南星；寒凉可使清热，故用竺黄。

天麻防风丸

【来源】《明医指掌》卷十。

【组成】天麻　防风　人参各一两　胆星二两　雄黄三钱（另研）　甘草（炙）　全蝎（薄荷汤煮数沸，焙干）　僵蚕（炒，去丝嘴）各五钱

【用法】上为末，炼蜜为丸，如弹子大，朱砂、金箔为衣。每服一丸，薄荷、灯心、姜汤送下。

【主治】一切惊风。

【加减】如惊重，加牛黄半分。

牛黄丸

【来源】《明医指掌》卷十。

【组成】全蝎　僵蚕　天麻　羌活　防风各等分　胆星二倍　天竺黄次之　雄黄加倍　牛黄　冰片　麝香各一字

【用法】上药各为细末，研匀，炼蜜为丸，重一钱

二分。朱砂、金箔为衣，薄荷、灯心姜汤调下。

【主治】一切惊风，肺胀喘急，痰涎灌膈，手足搐搦，目窜口㖞，角弓反张，闷乱癫痫，呵欠昏愦；亦治大人中风。

泻青丸

【来源】《明医指掌》卷十。

【别名】镇肝丸。

【组成】当归　川芎　山栀　大黄　羌活　防风　胆草　生地　竹叶　琥珀　天竺黄各等分
　　本方加朱砂，名"驱风膏"（原书同卷）

【用法】上为末，炼蜜为丸，如鸡头子大。砂糖汤送下。

【主治】肝热惊风，目窜或暴赤，抽搐。

珠珀丸

【来源】《明医指掌》卷十。

【组成】牛黄一钱　天竺黄　琥珀各五钱　雄黄四钱　冰片二分半　胆星二两　青礞石（消煅如金色者）一两　细珠子一钱五分（一方有枳壳，微炒，一两，生黄芩二两）

【用法】上药各为极细末，炼蜜为丸，重一钱二分，朱砂、金箔为衣。薄荷、灯心汤送下。

【主治】惊风痰涎，热嗽不出声，上下不能升降。

化痰丸

【来源】《景岳全书》卷六十二。

【组成】胆星　半夏（制）　礞石（制）　枳实各二两　麝香三分

【用法】上为末，姜汁糊为丸，如绿豆大，朱砂为衣。姜汤研化量送。

【主治】惊搐，喉内痰响。

抱龙丸

【来源】《简明医彀》卷六。

【组成】南星（腊月牛胆，制多次佳）四两　天竺黄（另研）一两　朱砂（水飞）　雄黄（飞）各五钱　甘草七钱　麝香五分（未出痘不必加）　牛黄

（陕西，千层）　琥珀各五分

【用法】上和匀，取腊雪水或早首汲井水，另煎甘草汁为丸，如芡实大。每服一丸，临睡薄荷汤化下，病急多服。伤风感寒，姜、葱、紫苏汤下，取汗。大人每服三五丸。如风痰，用竹沥入姜汁数匙化服，姜汤亦可。惊后调理，初生至长，微有不快，即宜服。

【主治】小儿伤风、寒、暑发热，变蒸，惊风痰壅，喘急咳嗽；及大人风痰。

镇惊造命丹

【来源】《简明医彀》卷六。

【组成】蛇含石（微火煨熟，炭火煅红，醋淬七次，研细水飞，澄去水，晒干研细）四两　代赭石（如上煅研）　辰砂（水飞）　青礞石（煅金色，水飞，重研）　南星（牛胆制）　茯神各五钱　僵蚕（洗，炒）　蝉退（去土）　白附子　使君子　天麻（各末）三钱　牛黄（陕西）七分　麝香五分　冰片三分

【用法】上研匀，炼蜜和丸，金箔为衣。大人每服二钱　小儿一钱　婴儿三五分，灯心、薄荷汤化服；金银煎汤尤好。

【主治】小儿胎惊，急慢惊风，癫痫不省人事，目直上视，惊风痰壅，睡中惊跳，夜卧不安，啼哭不止，客忤内钓，一切惊疾，奇形怪状，不能辨名者；及大人因惊忧劳损，卧不安寝，怔忡恍惚，恐怖癫狂；妇人产后不语，昏愦啼笑。

抱龙丸

【来源】《卫生后方》。

【组成】大南星一个（重一两以上者，更清水浸，剖开作二片，中间剜一小孔，内藏巴豆肉三个，合成，线扎定，外用）　防风　荆芥　薄荷各一两子大，朱砂为衣。每服一丸，用淡姜汤磨下。

【主治】小儿实证惊风。

仙授立刻回生丹

【来源】《丹台玉案》卷二。

【组成】牛黄（真西者）一两　胆星（制过九次

者）一两二钱　铅霜二钱（用出山铅十斤，打寸许方牌，以线穿，悬之于大瓷钵内，下以烧酒六斤，好醋二斤，上另以一钵覆之，外用盐泥封固，炖在锅内热水中，五日取开，扫下即成铅霜矣）橘红（广皮去白）一两五钱　蛇含石（醋煅七次）五钱　麝香三钱　枳实（用小者，麸炒）一两　沉香一两（忌火）　真金箔三十片　朱砂（研极细）三钱

【用法】 上药各为极细末，以竹沥加老姜汁为丸，分作七十二丸，朱砂、金箔为衣，外加蜡封之。每服一丸去蜡，姜汤调下。

【主治】 一切中风，不拘脏腑，中痰，中气，不省人事，垂危；及一切急慢惊风。

【验案】 辛未年秋，姚叔祥先生七旬有二，忽然中倒，不省人事，便遗出，痰壅上，声如鼾睡，手措眼合，投下一丸，少顷即醒。

除烦清心丸

【来源】《丹台玉案》卷五。

【组成】 知母　黄连　天冬各一两　麦冬一两五钱　朱砂三钱

【用法】 上为末，荷汁汤为丸，朱砂为衣。每服二钱，空心以白滚汤送下。

【主治】 胆怯心惊，烦躁口苦。

至宝汤

【来源】《丹台玉案》卷六。

【组成】 天麻　胆星　白附子　陈皮各五分　僵蚕　钩藤　白术　白茯苓各三分　甘草一分

【用法】 加生姜二片，不拘时煎服。

【主治】 一切惊风。

抱龙丸

【来源】《丹台玉案》卷六

【组成】 胆星　琥珀　雄黄　朱砂各五分　天竺黄　全蝎各六钱　麝香一钱　甘草二两（煎膏）

【用法】 上为末，甘草膏为丸，如芡实大。每服一丸，生姜汤化下。

【主治】 惊风发搐，或风痰身热。

保婴秘效散

【来源】《丹台玉案》卷六。

【组成】 牛黄一钱　胆星　琥珀　珍珠各一钱五分　滑石　茯神　远志各二钱　麝香　朱砂各六分　大黄（九蒸九晒）五钱

【用法】 上为末。每服四、五分，灯心汤调下。

【主治】 小儿急慢惊风，或胎惊，脐风撮口，天吊夜啼。

秘宝万灵丹

【来源】《丹台玉案》卷六。

【组成】 牛黄　朱砂　礞石（消煅）　蛇含石各五钱（煅，醋淬）　僵蚕　全蝎　胆星　半夏（姜制）　茯神各一两　麝香三钱　金箔　银箔各八十片　皂角　麦门冬各一两五钱（煎膏）

【用法】 上为末，以皂角、麦冬膏为丸，如樱桃大，金银箔为衣。每服一丸，以姜汤化下。

【主治】 急慢惊风，慢脾风，垂危者。

镇惊丹

【来源】《丹台玉案》卷六。

【组成】 南星（姜汁炒）　防风　枳实（麸炒）　天麻（甘草水浸，煨）　半夏（姜制）　桔梗各二两四钱　熟大黄（九蒸九晒）　生大黄　礞石（生用）各一两　巴豆霜（去油净）二钱　辰砂　雄黄各四钱

【用法】 上为末，炼蜜为丸，如粟米大。每服三四分，姜汤送下；有风寒，葱汤送下。

【主治】 小儿急慢惊风，发喘痰盛或咳嗽；及痰迷心窍，不能言语。

人参羌活散

【来源】《幼科折衷》。

【组成】 人参　羌活　赤芍　赤茯苓　柴胡　前胡　独活　川芎　桔梗　甘草　苍术　枳壳

【主治】 伤寒发热，热极生风，发搐。

小儿太极丸

【来源】《瘟疫论》卷下。

【别名】太极丸（《幼幼集成》卷二）。

【组成】天竺黄五钱 胆星五钱 大黄三钱 麝香三分 冰片三分 僵蚕三钱

【用法】上为细末，端午日午时修合，糯米饭捣为丸，如芡实大，朱砂为衣。凡遇疫证，每服一丸，姜汤化下。

【主治】小儿时疫，挨延失治，即便二目上吊，不时惊搐，肢体发痉，十指钩曲，甚至角弓反射。

神砂抱龙丸

【来源】《医灯续焰》卷十六。

【组成】胆星四两 朱砂（水飞）五钱 麝香五分 雄黄二钱五分 天竺黄一两（一方加金箔十张）

【用法】上为极细末，甘草膏和丸，朱砂为衣。

【主治】小儿惊风，风寒痰喘。

五雷丹

【来源】《诚书》卷八。

【组成】蛇含石（醋煅七次） 南星（炮，去脐） 白附子（炮） 辰砂 麝香 青礞石 天麻（煨） 牛黄 天竺黄 羌活 茯苓 防风各二钱半 全蝎 僵蚕（炒） 川乌（炮） 郁金 雄黄各一钱 龙脑七分半 金箔二十片

【用法】上为末，甘草熬成膏，搜和印锭。薄荷汤送下。

【主治】小儿急慢惊风。

太乙保生丹

【来源】《诚书》卷八。

【组成】人参 防风 天麻（煨） 蝎梢（去毒） 龙脑（煅） 茯神 甘草（炙） 枣仁（去皮，炒） 朱砂（飞）各一钱 麝香一字

【用法】上为末，饭心为丸。麦门冬汤或钩藤汤送下。

【主治】惊风痰热。

至圣宁心丹

【来源】《诚书》卷八。

【组成】代赭石（醋煅七次） 全蝎（去毒，炒） 白附子（生） 朱砂 琥珀 南星（去皮脐，煨） 防风 乌蛇（酒浸，炙） 天麻（煨）各一钱 麝一字

【用法】上为末，饭心为丸，麦门冬汤送下。

【主治】小儿惊、风、痰、热四证。

全生锭

【来源】《诚书》卷八。

【组成】人参 辰砂（飞） 白术 茯苓 茯神 五灵脂（水飞） 赤石脂（煅） 山药各二钱半 乳香五钱 麝香一钱 金箔二十五片

【用法】上为末，白米饭心印锭，金箔为衣。薄荷汤磨化下。

【主治】小儿胎惊风，热丹毒。

全蝎散

【来源】《诚书》卷八。

【组成】全蝎十二个（用新薄荷叶夹缚，慢火炙五次，酒浸开） 僵蚕二钱半（炒，用新薄荷叶缚，慢火炙五次，酒浸开） 南星（去脐，炮七次，切片，加姜一两、薄荷五叶捣成饼） 防风 天麻（煨） 琥珀 甘草（炙） 辰砂（飞） 川芎 附子（炮）各二钱半

【用法】上为末。一岁一字，二岁半钱，薄荷汤调下。

【功用】化痰截惊。

安神丸

【来源】《诚书》卷八。

【组成】人参 天麻（煨） 防风 山药 地黄（炒） 炙甘草各二钱 琥珀一钱 全蝎（去毒）二十个 僵蚕（炒） 朱砂各一钱半 金箔十片

【用法】上为末，将金箔研匀，饭为丸，朱砂为衣。伏龙肝汤送下。

【功用】镇惊安神除风。

寿生丹

【来源】《诚书》卷八。

【组成】人参　天麻（煨）　防风各五钱　僵蚕（炒）　蝉蜕　全蝎（炒）各三钱　雄黄　胆星各五分　牛黄　甘草（炙）　独角仙（去足头）各一钱　白花蛇肉（酒煮熟）一钱半　辰砂　麝各一钱二分半　代赭石（醋煅七次）一钱半

【用法】上为末，蜜为丸，金箔为衣。薄荷汤送下。

【主治】小儿急慢惊风危笃证。

【加减】慢惊，加附子、半夏曲各一钱半。

驱风膏

【来源】《诚书》卷八。

【组成】防风　琥珀　白附子（炮）　辰砂　天麻（煨）　甘草（炙）　全蝎梢（去毒）各二钱　铁粉　真珠各一钱　麝香五分

【用法】上为末，炼蜜为丸。钩藤汤送下。

【功用】祛风除热，消痰舒筋。

【主治】急慢惊风。

【加减】去真珠、铁粉、麝香，加胆星，名"保命散"。

金液丹

【来源】《诚书》卷八。

【组成】僵蚕（制）　防风　牛黄　羌活　川芎　茯神　白术　茯苓　全蝎　附子（炮）　胆星　天麻（煨）　甘草（炙）各一钱　麦冬（去心）二钱　贝母（去心）　薄荷各五分

【用法】上加水三碗，煎百沸，炼蜜成珠收膏。灯心调送下。

【主治】急慢惊风。

参苓白术散

【来源】《诚书》卷八。

【组成】人参　白术（炒）　茯苓　甘草　陈皮　厚朴　肉桂　泽泻　诃子肉　扁豆（炒）　肉豆蔻（面裹煨）

【用法】上为末，米汤调服。

【主治】小儿惊风。久吐、久泻、久痢、久热之后，目陷无神，唇燥烦渴，厥，掌中热。

保命丸

【来源】《诚书》卷八。

【组成】犀角　琥珀　甘草（炙）　人参各二钱　天麻（煨）　茯神各三钱　全蝎（制）十二个　僵蚕　朱砂　防风各一钱　麝一字

【用法】上为末，白米饭为丸。麦冬汤送下。

【功用】安神定魄，止啼镇惊。

琥珀丸

【来源】《诚书》卷八。

【组成】辰砂　琥珀　僵蚕（去嘴，炒）　牛黄　南星（牛胆制）　全蝎（去毒，炒）　白附子（炮）　乳香　代赭石（醋煅七次）　天麻（煨）　蝉蜕各一钱　白术（土炒）　麝香各五分　龙脑一字

【用法】上为末，蜜丸。薄荷汤下。

《慈航集》：上为细末，炼蜜为丸，如梧桐子大。每服一二丸，薄荷、钩藤汤化下。

【主治】小儿急慢惊风，痰涎潮热，昏冒目瞪，内吊搐搦，反张腹疼，及疮痘，夜啼不安。

紫金锭

【来源】《诚书》卷八。

【组成】羌活（去芦）　白附子（炮）　防风（去芦）　天竺黄各五钱　西牛黄七分　胆南星　大黄（煨）　枳实（麸炒）　黄连（姜汁炒）　僵蚕（炒去丝）　天麻（煨）各二两　白术（土炒）　青礞石（煅）各六钱　雄黄　川芎各二钱　茯神（去木）一两　全蝎（去毒）一两半　冰片　麝香各五分　辰砂二两（水飞）

【用法】上为末，甘草煎汁，打糊为锭，焙干，金箔为衣。或灯心汤，或薄荷汤磨化下。

【主治】急慢惊风四证八候。

天麻膏

【来源】《诚书》卷十三。

【组成】防风　天麻　人参各一分　甘草（炙）白僵蚕　全蝎　白附子各五钱

【用法】上先为末，再入朱砂（飞）一钱，牛黄一分，麝香一钱，和匀，炼蜜为大丸。薄荷汤磨化下。

本方名天麻膏，据剂型当作"天麻丸"。

【功用】祛风镇惊。

天竺黄丸

【来源】《外科大成》卷二。

【组成】南星　半夏各二两　天花粉　贝母各一两

本方名天竺黄丸，但方中无天竺黄，疑脱。

【用法】合一处，用姜汤煮过，炙干为末，炼蜜为丸。用灯心汤送下。

【主治】小儿身热咳嗽，气喘痰壅，并急慢惊风；瘰疬，痰咳。

牛黄丸

【来源】《痧胀玉衡》卷下。

【别名】土五（《痧症全书》卷下）、四十五号蒙象方（《杂病源流犀烛》卷二十一）。

【组成】胆星　天竺黄各三钱　雄黄五分　朱砂五分　牛黄　麝香各四分

【用法】上为末，甘草水为丸，如梧桐子大。每服二丸，淡生姜汤稍冷送下。

【主治】

1.《痧胀玉衡》：痧胀痰涎喘息。

2.《杂病源流犀烛》：小儿夹惊痧。小儿一时痰涎壅盛，气急不语，眼目上翻，手足发搐，肚腹胀满。

保赤定惊丹

【来源】《辨证录》卷十四。

【组成】人参三两　白术半斤　茯苓三钱　半夏一两　广木香三钱　柴胡一两　槟榔五钱　荆芥（炒黑）五钱　白芍三两　山楂一两　枳壳一

两　麦芽五钱　神曲一两　甘草一两　干姜一两　麦冬（去心）一两　石菖蒲五钱　薄荷叶五钱

【用法】上药各为细末，炼蜜为丸，如龙眼大。凡遇急慢惊症，以人参三钱煎汤，泡开一丸送下，无不全活。

【主治】小儿惊风。

活儿丹

【来源】《辨证录》卷十四。

【组成】人参三钱　白术一钱　甘草一分　茯苓二钱　陈皮一分　巴戟天一钱　白芍一钱　柴胡二分　当归五分　山楂五分　神曲三分

【用法】水煎服。

【功用】健脾开胃，平肝解郁。

【主治】小儿惊、疳、吐、泻。

清凉饮子

【来源】《冯氏锦囊·杂症》卷四。

【组成】人参　川芎　防风　当归尾　赤芍药　大黄（面裹，煨）甘草

【用法】上加灯心七茎，麦门冬（去心）七粒，水煎服，不拘时候。

【主治】小儿血气壅盛，脏腑生热，烦赤多涕，五心烦热，咽喉闭痛，乳哺不时，寒温无度，潮热往来，睡卧不安，手足振掉，欲生风候。

抱龙丸

【来源】《医部全录》卷四三二引《幼幼近编》。

【组成】胆星一两　天竺黄七钱　辰砂　雄黄各五钱　直僵蚕　全蝎（去盐）钓藤　天麻各五钱半　牛黄　麝香各一钱　珍珠三钱（一方有琥珀）

【用法】甘草膏为丸，如芡实大。每服一丸，薄荷汤送下。

【主治】小儿惊风，伤风，惊骇，惊动，痰热诸疾，风痰，惊痰。

祛痰镇惊丸

【来源】《医部全录》卷四三二引《幼幼近编》。

【组成】牛胆南星一两　竺黄　僵蚕各五钱　珍珠　全蝎（去毒）各一钱　琥珀二钱　朱砂三钱　麝香三分　真金三帖　（一方有牛黄二钱）

【用法】炼蜜为丸，如芡实大。薄荷、姜、蜜汤送下。

【功用】镇惊宁神，退热化痰。

【主治】急惊风。

疏风养荣汤

【来源】《医学传灯》卷上。

【组成】白芍　当归　生地　柴胡　防风　薄荷　麦冬　地骨皮　山栀

【用法】水煎服。

【主治】痘疹轻者，微寒微热，脉细微数，愈而复发，此因湿中生热，热极生风。

凉惊丸

【来源】《幼科指掌》卷四。

【组成】川芎四钱　大黄五钱　羌活　防风　钩藤　薄荷各一钱　朱砂（为衣）

【用法】炼蜜为丸，如梧桐子大。每服十四丸，蜜汤送下。

【主治】小儿惊痫发搐。

六厘散

【来源】《良朋汇集》卷四。

【组成】南星一两（用羌活、生姜同煮，无白心为度）　半夏一两（如南星制）　黄耆一两（蜜炙）　姜黄八钱　朱砂一钱　胡黄连二钱五分　麝香一分　冰片半分

【用法】上为细末，瓷瓶收固，勿见日色，勿近暖处。每用六厘，急惊风，用羌活、荆芥汤下；慢惊，用姜、枣汤下；饮食不消，用山楂、麦芽汤下。

【主治】小儿急慢惊风，痰涎壅盛。

保命丹

【来源】《良朋汇集》卷六。

【组成】大个无油南星二两（煨）　硼砂六钱（净）　白僵蚕二两（姜汁浸炒）　茯神（去皮）六钱　蝉退（去头足翅，净）一两　白矾一两（火枯）　天龙四条（酒煮，即蜈蚣也）　麝香一钱　全蝎（去尾毒，净用）三两（糯米炒黄为度，去米）　远志（去骨，净肉）一两（用甘草一节同煮过，去甘草）　猪牙皂角二两（打碎，煎浓汁）　大粒朱砂五钱（另研，为衣）

【用法】上先将南星煨，以皂角汁淬十数次，余皂角汁留煮米糊；以前药俱为末，为丸如龙眼大，以朱砂为衣，阴干。每用一丸，以薄荷、灯心、金银环子同煎，汤浸磨化，临时以火上顿温与服。

【主治】小儿急慢惊风，痰涎壅盛，牙关紧急，角弓反张，睡中惊跳，哭泣叫喊，偏搐斜目，面青脸赤，两眼直视，手足搐搦，天钓客忤，摇头上窜，一切风痰。

牛黄紫金丹

【来源】《良朋汇集》卷八。

【组成】天麻（微炒）　僵蚕（纸包，灰炮半熟）　丹皮各一钱五分　天竺黄　白附子（切片，微炒）各二钱　全蝎三钱（去足，热水洗，去盐毒，微炒）　胆南星五钱　胡黄连一钱（生）　地骨皮（去粗皮）一钱半（炒）　朱砂五分　牛黄四分　麝香二分　大赤金二十五张

【用法】上药各为极细末，和匀，炼蜜为丸，如大黑豆大。婴儿一丸，小儿二丸，童子三丸，若十一二岁以上俱服四丸，用箸研烂，薄荷汤调下，不拘时服。

【主治】小儿急慢惊风，发热迷睡，咳嗽痰涎，啼哭不已，或面青黄黑白，手足拘挛，目直上视翻白，久积不愈，内生邪热。

【宜忌】忌荤腥、油腻、生冷。

抱龙丸

【来源】《痘疹一贯》卷二。

【组成】琥珀三分　人参六分　白苓一钱　白附一钱　朱砂五分　牛黄三分　全蝎七分（去毒）　僵蚕七分（炒）　胆星一钱　黄连一钱　胡连一钱　甘草五分　黄芩一钱　麝香一分半　紫檀五

分　天麻六分

【用法】上为末，金箔十张为衣。薄荷，金银汤送下。

【主治】小儿惊风。

【宜忌】痘症忌麝香。

小儿转灵丹

【来源】《灵药秘方》卷下。

【组成】制灵砂　芦荟各一两　制朱砂　洛阳花各五钱

【用法】上为细末，炼蜜为丸，如绿豆大，金箔为衣。每服三丸，男子遗精白浊，每清晨用灯心莲肉汤送下；小儿急惊，木香研细末，姜汁竹茹汤调匀化下，以痰降为度；小儿急慢惊，人参、白术、当归、陈胆星、半夏、竹沥、姜汁化下；老人中风，防风通圣散煎汤送下，如类中虚症，独参汤送下；结胸，大、小柴胡汤送下；伤寒有汗者，桂枝汤送下；阴症，附子、人参、肉桂、炮姜汤送下；痰嗽，半夏、茯苓汤送下；痰喘，当归、竹沥汤送下，虚喘加人参；脚气，防风、当归、木瓜、牛膝、羌活、秦艽汤送下；麻木不仁，黄耆、天麻汤送下；诸般疼痛，乳香、没药汤送下；黄疸，炒山栀、茵陈汤送下；诸虫积，桃仁、楝树根（朝南者）煎汤送下；耳病耳聋耳痛，黄柏、生地、石菖蒲汤送下；口破及痛烂等证，山豆根、黄芩、骨皮汤送下；三焦烦热作渴，人参、白术、麦冬、知母汤送下；赤淋白带，二陈汤送下；诸般肿毒，人参、麝香汤送下；癫症，蜈蚣、乳香、没药汤送下；中风不语，握拳咬牙，闭目不省人事者，人参、黄耆、白术、附子各五分，川乌四分，甘草少许，竹沥、姜汁三匙，大枣二个煎汤灌之，俟苏醒后再用竹沥、姜汁汤送下；中风不醒，服前药后更进三丸，再用顺气散数剂，相其虚实调理。

【主治】遗精白浊，小儿急慢惊风，老人中风，伤寒有汗，结胸，阴症，痰嗽痰喘，脚气麻木不仁，诸般疼痛，黄疸，虫积，耳聋耳痛，口破痛烂，三焦烦热作渴，赤淋白带，诸般肿痛，癫症，痢疾，疟疾。

加味逍遥散

【来源】《幼科直言》卷四。

【组成】白术（炒）　白芍（炒）　白茯苓　陈皮　甘草　当归　薄荷　全蝎（洗净）　僵蚕（炒）

【用法】生姜为引。

【主治】小儿一种似慢惊非慢惊之症。

抱龙丸

【来源】《幼科直言》卷四。

【组成】赤芍药三钱　贝母五钱（去心）　僵蚕一两　防风二两　天麻五钱　钩藤一两　薄荷一两　枳壳一两　桔梗一两　胆星二两　陈皮一两　《绦囊撮要》有茯神、天竺黄，无僵蚕。

【用法】上为细末，炼蜜为丸，如龙眼核大，朱砂为衣。每服一丸，白滚水化下；有外感，即用姜汤化下。

【主治】小儿着惊吓，伤心肝二经，唇青，四肢摇动。

凉肝散

【来源】《幼科直言》卷四。

【组成】石膏（煅）　贝母　胆星　天麻　陈皮　甘草　枳壳　桔梗　红花　花粉

【用法】生姜皮为引。兼服牛黄丸。

【主治】小儿热盛，烦躁作渴，抽搐。

清气化痰汤

【来源】《幼科直言》卷四。

【组成】枳壳　大黄　栀子　花粉　黄芩　薄荷　牛蒡子　天麻　杏仁（炒，去皮尖）

【用法】竹叶为引，水煎服。

【主治】惊搐，体壮气实，气凑痰喘，大便闭塞。

钩藤饮子

【来源】《灵验良方汇编》卷三。

【组成】钩藤钩　防风　独活　天麻　天竺黄　羌

活　川芎各一钱　升麻　甘草（炙）　龙胆草　麻黄各五分　蝉退五个（去头足）

【用法】加生姜二片，大枣一枚，水煎服。

【主治】一切惊风潮搐，目视昏迷。

抱龙丸

【来源】《绛雪园古方选注》卷下。

【组成】琥珀五钱　辰砂三钱　雄黄七钱（香麻油煎十二时，再用水萝卜汁煮）　胆星二两一钱　僵蚕四钱（炒，去嘴足）　全蝎三钱（研末，用石榴一枚剜空，以无灰酒调末填入盖定，坐文火上徐徐搅动成膏，取出冷用）　牛黄一钱　麝香五分　天竺黄七钱　赤茯苓一两

本方加人参、草河车，名"人参抱龙丸"（《饲鹤亭集方》）。

【用法】上药各为末，蒸饼为丸，金箔为衣。灯心、薄荷汤送下。

【功用】熄风化痰，镇惊发音，保守肝魂。

【主治】肝惊魂升，搐搦不语。

【方论】僵蚕、全蝎、薄荷辛以散肝风，天竺黄、胆星苦辛以泄风痰，辰砂、琥珀安五脏、镇魂魄，雄黄搜肝胆之伏风，麝香利骨髓之伏痰，金箔佐辰砂可镇胎惊，竺黄佐牛黄可发音声，赤苓、灯心可止夜啼。集肝经之药复方，初无深义。一方加人参二钱五分，培植正气以御肝风；草河车三钱五分（即蚤休草，切片，黑穞豆制），能伏牛黄、丹砂之毒，并可治惊祛风，二味却有妙义，当纂入方中。

七宝丹

【来源】《惠直堂方》卷四。

【组成】胆南星五钱　麝香二分五厘　天竺黄　山药各三钱　钩藤　羌活各三钱　全蝎一钱　琥珀　珊瑚各三分　牛黄二分

【用法】上为细末，炼蜜为丸，如梧桐子大，辰砂、金箔为衣。急慢惊风，薄荷汤送下；感冒风寒发热，姜、葱汤送下；内伤饮食生冷，清茶送下；心腹痛，霍乱吐泻，淡姜汤送下；伏暑伤热，积聚身热，清汤送下；大小便闭，灯心汤送下；泄泻，米饮送下；夜啼，灯草、薄荷汤送下，量

年纪大小，一丸半丸，不拘时候。

【主治】小儿急慢惊风。

抱青丸

【来源】《惠直堂方》卷四。

【组成】雄精　辰砂　琥珀屑各二钱　竹沥霜五钱　明天麻七钱（面煨）　胆星一两（九制）　珍珠五分　金箔一百张　麝香五分

【用法】上为细末，甘草熬膏为丸，如芡实大，朱砂为衣。每服一丸，薄荷、灯心汤送下。

【主治】小儿惊风，痰嗽口臭，喉肿，痰涎壅盛，厥逆癫痫，一切风火等症，及大人痰火症。

金氏七宝丹

【来源】《惠直堂方》卷四。

【组成】蛇含石六两　代赭石六两（上以银罐盛贮，炭火内烧红，陈米醋淬，其细者自沉醋底，粗者捞起再煅再淬，以完为度，研极细末）　大南星四两（姜汁煮透）　白附子五钱　麝香一钱五分　朱砂五钱（为衣）　金银箔不拘多少（亦同为衣）

【用法】上为细末，于端午正午时用米粽入白捣烂为丸，如芡实大。用微火烘燥，瓦瓶盛之，密封勿泄气；以生姜一片，薄荷一团，竹叶七片，灯草一团为引服。

【主治】小儿急慢惊风，伤风，疳病，食积，风痰，气喘，夜啼。

【宜忌】药性惟镇心却痰，一味坠下，凡痘疹盛行时不宜遽进。

活络丸

【来源】《惠直堂方》卷四。

【组成】川牛黄一分　辰砂五分　蜈蚣一大条（炙）　全蝎（全者）三个（酒洗，炒）　麝香少许　胆矾三分　巴豆五粒（水一碗煮干）　僵蚕五条（水洗，炒）　轻粉三分　焰硝二分

【用法】上为细末，用牙皂煎汤，糯米粉打成糊为丸，如绿豆大。每服七丸，葱白煎汤送下。以利为度。

【主治】小儿脐风撮口，急慢惊风，痰胶满口，牙关紧急，角弓反张。

蟾酥丸

【来源】《惠直堂方》卷四。

【组成】雄黄　朱砂　黄连　乳香各二分四厘　冰片一分三厘　麝香一分三厘

【用法】上为末，虾蟆胆五六个滴取汁，和药为丸，如芡实大。每服一丸，薄荷汤送下。

【主治】小儿急慢惊风。

砂雪丸

【来源】方出《外科全生集》卷二，名见《仙拈集》卷三。

【别名】仙传砂雪丸（《沈氏经验方》卷下）。

【组成】辰砂　轻粉各一钱　僵蚕七条　全蝎三个

【用法】上为细末，用青蒿节内虫，捣和为丸，如绿豆大。每服一丸，研细，人乳调服。

【主治】急慢惊风。

哑惊丹

【来源】《外科全生集》卷二。

【组成】天竺黄二钱　麝香　犀黄各四分　雄黄一钱　琥珀六分　僵蚕一钱　陈胆星四钱

【用法】上药各为末，用甘草、钩藤钩煎膏为丸，朱砂一钱为衣，外加赤金，每料匀作四十丸。每服一丸，研，用灯心炭四钱，薄荷汤送下。

【主治】

1.《外科全生集》：哑惊。

2.《丸散膏丹集成》：小儿哑惊风，痰壅发热喘促，及急慢惊风，搐搦痉厥。

天保丸

【来源】《种痘新书》卷三。

【组成】羌活　前胡　法夏　陈皮　柴胡　赤芍　茯苓　川芎　枳壳　厚朴　桔梗　苍术　升麻　干葛　甘草　苏合油各等分

【用法】上为细末，以苏合油调匀，米糊为丸，如

龙眼核大，用辰砂为衣。量儿大小与之。

【功用】发表松肌。

【主治】小儿一切伤寒，潮热，咳嗽，惊风，痘疹初热。

【加减】痘后伤寒，加生者、当归，煎水磨服；有泄泻，兼四加丸同服；腹痛，兼消平丸同服。

定心丸

【来源】《种痘新书》卷三。

【组成】滑石（飞过）六分　甘草一两　牛蒡　木通　车前各六钱　唇砂五钱

【用法】先将辰砂另乳，再将诸药研末，后入辰砂乳匀，辰砂不拘多少，总以药色红赤为度。

【功用】利膀胱，泻君火，镇心，解热。

【主治】小儿痘疮，心惊发搐。

镇惊丸

【来源】《种痘新书》卷三。

【组成】天竹黄　胆星　朱砂各四钱　天麻五钱　防风三钱　甘草二钱　僵蚕（炒）　全蝎（去足）各三钱　花粉四钱　礞石（青色，煅过而成金色者）六钱　琥珀　神砂二钱

【用法】共为末，朱砂、神砂二味，将一半入药一半为衣作丸，如龙眼大。以灯心磨金银汤送下。

【主治】痘前惊风发搐者。

抱龙丸

【来源】《种痘新书》卷十二。

【组成】胆南星（用南星入乌牛胆内，吊于风处阴干，又换一牛胆，连换七胆，阴干，不可见日）五钱　天竺黄（内中有节者）五钱　雄黄（明红者）三钱　朱砂（大者）四钱　青礞石（用消和匀，入银锅炒过，煅出尽金色者方可用，研作灰尘）六钱　天麻四钱　花粉五钱　僵虫三钱　防风四钱　甘草二钱　琥珀五钱（有此固佳，无此亦可）

【用法】上为末。米糊为丸，如龙眼核大。用灯心汤磨银器化下。

【主治】痘。一切惊风发搐。

神砂益元散

【来源】《种痘新书》卷十二。

【组成】滑石（飞过）六两　甘草（为末）一两　神砂　木通　车前　牛子各五钱

【用法】上为末，将神砂另乳成灰尘，然后与诸药末和匀同研。以灯心汤调服。

【主治】痘，壮热发惊搐，狂言谵语。

蟾酥丸

【来源】《种痘新书》卷十二。

【组成】蟾酥二分　牛黄三分　人牙一个　雄黄三分　珍珠三分　朱砂五分　生蝎五分　僵虫五分

【用法】上为细末，米糊为丸。人参汤送下。

【主治】痘惊风及一切不起之症。

通关散

【来源】《医宗金鉴》卷五十一。

【组成】半夏（生）　皂角　细辛　薄荷各等分

【用法】上为细末。用笔管吹入鼻内少许。

【主治】小儿痰壅气塞，壅结胸中，发为惊风抽搐，神气昏愦。

镇惊丸

【来源】《吴氏医方汇稿》卷二。

【组成】川连（去须）一钱　黄芩（生）一钱　天麻一钱　胆星一钱　大黄（生熟）各一钱　礞石（煅）五分　生甘草五分

【用法】上为细末，面糊为丸，如黄豆大，朱砂为衣。每服一二丸，薄荷、灯心汤送下。加犀角，羚羊角更效。

【主治】小儿受惊，大便青色。

兑金丸

【来源】《种福堂公选良方》卷四。

【别名】五色兑金丸（《饲鹤亭集方》）。

【组成】白丑（黄者）二两（去壳，磨极细，头末）　大黄二两　川连三钱　雄黄二两　胆星五钱　神曲五钱　黑丑（黑者）二两（去壳，磨极细，头末）　虾蟆（极大者）一具（须要黄者，用银罐入内，用油盏盖住，铁丝扎好，外用炭火煅出黑烟，至黄烟出为度，放地上冷透出火毒，擘开如墨黑者良，如小者用两具，五月五日午时煅）　青黛一两　石膏一两　滑石一两　胡连三钱　神曲五钱

【用法】上药生研为末，水为丸，如米糁大。每岁各一丸，匀服，早晚各一次。

【主治】

　　1.《种福堂公选良方》：小儿百病。

　　2.《饲鹤亭集方》：小儿五疳食积，急慢惊风，腹膨泄泻，虫痛血结，大便五色，小便如泔，头痛身热，面黄体瘦，发落毛焦，眼生翳膜，好食泥炭生物，腹痛痞块。

【宜忌】《饲鹤亭集方》：忌生冷，油腻、鱼腥、面、豆等物。

秘传抱龙丸

【来源】《种福堂公选良方》卷四。

【组成】赤芍一钱　川贝母一钱七分　防风五钱　桔梗三钱　明天麻一钱七分　钩藤三钱三分　枳壳三钱　薄荷叶三钱　胆星七钱　陈皮三钱　天竺黄三钱　茯神二钱

【用法】上为细末，炼蜜为丸，如芡实大，朱砂为衣。每服一丸，以滚汤送下；有外邪者，姜汤送下。

【主治】小儿着惊，唇青四肢摇动，起卧不安。

十全抱龙丸

【来源】《仙拈集》卷三。

【组成】天竺黄　辰砂　胆星　枳壳　生甘草　白茯苓　硼砂　沉香　雄黄各五钱　琥珀七钱

【用法】蒸饼为丸，如芡实大，金箔为衣，阴干收贮。每服一丸或半丸，薄荷汤送下。

【主治】小儿一切惊风潮热，心神不宁，咳嗽痰喘。

千金散

【来源】《仙拈集》卷三。

【组成】牛黄 冰片 琥珀各五厘 甘草一分 全蝎 僵蚕 黄连各半分 朱砂 天麻 胆星各二分

【用法】上为极细末，贮瓷瓶，黄蜡封口。用薄荷、金银物煎汤，调五七厘，不拘时候温服。但能灌下，虽将死亦活。

【主治】小儿一切痰喘，脐风撮口，急慢惊风。

天青膏

【来源】《仙拈集》卷三。

【组成】青黛 天麻各一钱 白附子一钱半 麝香二分 天竺黄一钱半 全蝎 乌梢蛇（酒浸，去骨，瓦上焙干）各五分

【用法】上为末，密调为膏，密贮于瓷器中。大儿服一分，小儿服半分，薄荷汤下。

【主治】小儿急、慢惊风，咳嗽喘急。

赤金锭

【来源】《仙拈集》卷三。

【组成】防风 薄荷 雄黄 天竺黄各六钱 天麻 全蝎 白附 钩藤 乳香 朱砂各五钱 胆星一两二钱 琥珀一钱 麝香 冰片各一钱五分

【用法】上为极细末。神曲一两打糊成锭，金箔为衣。每用一锭或半锭，淡姜汤磨服。

【主治】小儿急慢惊风。

定惊散

【来源】《仙拈集》卷三。

【组成】乌梅肉 朱砂各三分 麝香三厘

【用法】上为细末。母乳调灌。

【主治】小儿急慢惊风，痰厥。

防风导赤散

【来源】《医林纂要探源》卷九。

【组成】生地黄 木通 防风 甘草 黄芩 赤芍 羌活各等分

【用法】每服三钱，加竹叶三片、灯心草三茎，水煎服。

【主治】小儿初见惊搐之证，而热尚浅者。

【加减】热不甚者，去黄芩、赤芍、羌活。

【方论】生地黄滋肾水以济心火，木通泻心火于小肠，防风宣达肝木之气，甘草和中缓肝，黄芩保肺清肺气，赤芍敛肝靖血热，羌活助防风以达肝气，且祛外风，竹叶达肝气，灯心草降心火于下极。

还魂丹

【来源】《串雅外编》卷二。

【组成】蜈蚣二寸 麝香一分 白芷 天麻各四两 黄花子二钱

【用法】上为末。吹鼻。即苏。

【主治】小儿急、慢惊风。

秘授万灵一粒九转还丹

【来源】《疡医大全》卷七。

【别名】万灵一粒九转还丹（《中国医学大辞典》）。

【组成】真鸦片三两（冬研夏炖） 犀牛黄 真麝香各一钱二分（去毛） 百草霜九钱

【用法】上为细末，然后将白米饭二两四钱，研如糊，再下前四味，再研匀和丸，每丸重三厘，朱砂为衣，入大封筒内封固，放在翻转脚炉盖内，将包扎好草纸盖好，微微炭火烘三炷香，每炷香摇动炉盖三次，三三见九，名曰九转还丹，香完移过炉盖，待冷拆封，入瓷瓶内听用。大人每服一丸，小儿八九岁一丸作二次服，四五六七岁一丸作三次服，三岁未周一丸作四次服。

无论大人小儿，倘误多服，以浓茶饮之即解。

【主治】伤寒头痛发热，阴症身冷自汗，中风口眼歪斜，小儿急慢惊风，产后瘀血作痛，妇女经水不调，赤带，霍乱吐泻，痰结头痛，痢疾，蛊胀，久嗽，各种疼痛，痈疽，疔疮。

【宜忌】孕妇忌服。

夺命丹

【来源】《疡医大全》卷三十三。

【组成】西牛黄 青黛 甘草各一钱 郁金 明天麻 白僵蚕 白附子 全蝎（去头足） 茯神 蝉蜕（去头足） 陈胆星各二钱 钩藤钩 桔梗 朱砂各五分

【用法】上为细末，炼蜜为丸，如芡实大，金箔三十张为衣。每服一丸，金银花煎汤调下。

【主治】小儿风搐痰气，急慢二惊。

太乙紫金锭

【来源】《同寿录》卷一。

【别名】玉枢丹。

【组成】红芽大戟三两五钱 千金子（去油，净霜）二两四钱 草河车三两二钱（净粉） 朱砂（飞净）四两 腰面雄黄四两 毛慈姑（去皮净，切片）四两 五倍子三两五钱（又名文蛤） 麝香（净肉）三钱

【用法】上各为细末，加冰片二钱，同研极细粉，用小汤圆捣烂和匀，印锭。山岚瘴气，暑行触秽，及空心感触秽恶，用少许噙嚼，则邪毒不侵；绞肠腹痛，霍乱吐泻，姜汤磨服；中风卒倒，不省人事，痰涎壅盛，牙关紧急，姜汤磨服；咽闭喉风，薄荷汤磨服；膨胀噎膈，麦芽汤磨服；中蛊毒及诸药毒，饮食河豚、恶菌、死畜等肉，滚水磨服，得吐利即解；痈疽发背，无名疔肿，一切恶毒、恶疮，无灰酒磨服取汗，再用凉水磨涂患处；一切疟，温酒磨服；一切蛇、蝎、疯犬并毒虫所伤，无灰酒磨服，再用凉水磨敷患处；中阴阳二毒，狂言烦闷，躁乱不宁，凉水磨服；白痢，姜汤磨服；赤痢，凉水磨服；小儿痰涎壅盛，急慢惊风，薄荷汤磨服；常佩在身，能祛邪辟秽。

【功用】祛邪辟秽。

【主治】瘴疟暑恶，霍乱腹痛，中风痰盛，喉闭噎膈，无名疔肿，赤白下痢，小儿惊风等。

【宜忌】痈疽已溃及孕妇忌服。

牛黄抱龙丸

【来源】《同寿录》卷三。

【组成】冰片 麝香 真西牛黄各一钱五分 雄黄 琥珀 姜虫 羌活 白附 防风 天麻 全虫梢各九钱 真天竺黄 川贝各三两

【用法】上为极细末，加胆星三两，用钩藤、甘草熬汁拌药，量加炼蜜为丸，如芡实大。每服一丸。如感寒，生姜紫苏汤化服；感热，薄荷汤；惊搐，灯心汤；一切诸病，俱灯心、薄荷汤送下。

【主治】小儿急慢惊风，身热昏睡，痰涎壅盛，喘嗽气粗，抽搐上视，一切伤风发热，瘟疫蛊毒。

【宜忌】忌煎炒、辛热、糟醋、面食、油腻、生冷、酸、甜、腥膻、发气等物。

琥珀抱龙丸

【来源】《同寿录》卷三。

【组成】胆南星（陈者）四两 钩藤四两 真西牛黄一钱 真天竺黄一两 雄黄（飞过）五钱 朱砂（水飞）五钱 珍珠一钱 麝香一钱 真西琥珀

【用法】上为极细末，炼蜜为丸，每丸重五分，金箔为衣。

【主治】小儿急慢惊风，痰搐。

全蝎散

【来源】《医部全录》卷四○九。

【组成】全蝎二十四个 僵蚕二十四个 白附子一钱 南星一两 甘草 天麻 朱砂各二钱半 川芎一钱半

【用法】上为末。姜汤调下；热甚，加薄荷汤调下。

【功用】下儿之痰。

乳黄散

【来源】《医部全录》卷四三○。

【组成】滴乳一钱（另研） 天竺黄一钱半 雄黄（另研） 腊茶 枯矾各一钱 炙甘草 荆芥穗（炒） 绿豆一百粒（半生半炒） 赤脚蜈蚣一条（酒浸，炙）

【用法】上为细末。每服半钱，煎人参、薄荷汤调下。

【功用】解利风热。

【主治】小儿天钓，壮热，翻眼，手足搐掣，头目反仰。由乳母过食热物蕴毒，痰滞经络，兼挟风邪所致。

术苓汤

【来源】《医部全录》卷四三一。

【组成】白术二钱　茯苓一钱

【用法】上煎汤。入竹沥，热下龙荟丸三十丸，保和丸二十丸。

【主治】小儿惊，因脾虚肝乘之，手足搐动，四肢恶寒而食少。

安睡散

【来源】《医部全录》卷四三一。

【组成】辰砂（研，水飞）　乳香　血竭各一钱（并细研）　麝香半钱（研）　人参　酸枣仁（炒）　南星（炒）　白附各五钱　蜈蚣一条（酥炙，黄酒浸一宿）　全蝎二十一枚

【用法】上为末。一岁一字，薄荷汁好酒煎沸调下。

【主治】小儿急慢惊风潮搐，不得安睡。

天竺丸

【来源】《医部全录》卷四三二。

【组成】天竺黄　明天麻　钓藤钩各五钱　枣仁　麦冬各二两　人参　远志　白芍药（酒洗）　天冬（去心）各一两　茯神一两半　橘红七钱

【用法】上为末，炼蜜为丸，如弹子大，水飞朱砂为衣。每服一丸，灯心汤送下。

【主治】小儿痫证，或惊风不止。

通关散

【来源】《医部全录》卷四三二。

【组成】南星（泡）　石菖蒲各等分

【用法】上为末。以獭胆汁调下。即能言语。

【主治】小儿惊风已退，但声哑无音者。

保命散

【来源】《兰台轨范》卷八。

【别名】保命丹（《良方汇录》卷下）。

【组成】珍珠　牛黄各三分　琥珀五分　胆星　白附子　蝉退（炙）　天虫　茯苓　皂角　防风　茯神各二钱　天竺黄（研）　橘红　甘草　薄荷　朱砂各一钱　天麻三钱　全蝎二十个（酒洗，焙）　礞石三钱（煅）　冰片　麝香各三分

【用法】上为末，和匀。每服一二分。或用神曲糊丸，如麻子大。每服一二十丸，以钩藤一钱，薄荷三分，泡汤送下。

【主治】一切急惊、慢惊，痰涎涌塞，手足抽搐，目直神昏，夜啼昼倦，吐乳泻白，种种恶症。

斑龙丸

【来源】《文堂集验方》卷三。

【组成】天竺黄　辰砂　胆星（姜汁炒）　枳壳　茯神　硼砂各一两　琥珀七钱　山药二两　沉香　雄黄各五钱　麝香三分

【用法】上为极细末，甘草一斤，煮浓汁为丸，如芡实大，金箔为衣，阴干，收贮瓷器内。每服一丸，薄荷或灯心汤送下。

【主治】小儿一切内热潮热，神昏不宁，咳嗽痰涎，及惊风惊搐。

琥珀散

【来源】《幼科释迷》。

【组成】辰砂一钱半　琥珀　牛黄　姜蚕　胆星　白附子　全蝎　代赭石　天麻　枳壳　乳香各一钱

【用法】上为末。每次一二分，白汤调下。

【主治】小儿急慢惊，涎潮昏冒，目瞪惊搐，内钓腹痛。

金药

【来源】《小儿诸热辨》。

【组成】丹参五钱　茯神五钱　龙齿三钱　琥珀三钱　辰砂二钱　橘红四钱　半夏四钱　天麻五钱　石菖蒲二钱

【用法】上为末，炼蜜为丸，重三分，金箔为衣。

【主治】小儿受惊，气散神浮，发热；其热必夜甚，外无表证，内无停滞，但见额上及眉宇间赤

色，印堂青色睡中惊，烦躁不宁。

【方论】心主惊，丹参、茯神宁心；惊则气散，龙齿摄之；惊则神浮，砂、珀镇心，心虚则风痰乘之而入，橘、半、天、菖，所以去风痰，正气自收，邪气自散，心得以宁。

泻青丸

【来源】《许氏幼科七种·热辨》。

【组成】柴胡　天麻　当归　赤芍　黑山栀　车前　羚羊角

【用法】炼蜜为丸，青黛为衣。

【主治】热久烁其血，不能营养经络，风乃内动作搐，内酿积热者。

【方论】柴胡、天麻疏肝滞，当归、赤芍养肝血，栀、羚、青黛、车前泻其蕴热也。

透涎丹

【来源】《小儿诸热辨》。

【组成】橘红　半夏　防风　僵蚕　天麻　胆星　石菖蒲各等分

【用法】上为末，或少加牛黄、辰砂、竹沥，姜汁为丸。以淡姜汤送服。

【主治】百日乳儿初受惊风，痰涎入于心胞。

解肌汤

【来源】《小儿诸热辨》。

【组成】羌活　柴胡　葛根　防风　荆芥（份两量儿大小）

【主治】小儿风搐初起而轻者。

【加减】风盛抽掣，加天麻、钩藤；痰涎壅盛，加橘红、半夏；鼻塞，加葱白；指冷，加生姜；吐乳，加麦芽。

【方论】羌活太阳，柴胡少阳，葛根阳明，荆、防随所应而至，以开腠理者也。此一方为发表之总剂也。

珠黄散

【来源】《温证指归》卷三。

【组成】珍珠二分　牛黄二分　川贝六分　辰砂二分

【主治】小儿突然惊搐不醒，少定又惊，或一连数十次者，舌干、舌赤、舌黑，头重不立者。

定惊神丹

【来源】《慈航集》卷下。

【组成】朱砂五钱（水飞）　轻粉五钱　麝香三分　大黄三钱

【用法】上为细末，青蒿虫研烂为丸，金箔为衣。每服三分。

【主治】小儿急慢惊风。

六合定中丸

【来源】《古方汇精》卷一。

【组成】藿香叶　苏叶各六两　厚朴（姜汁炒）　枳壳各三两　木香（另研细末）　生甘草　檀香（另研细末）　柴胡各二两　羌活　银花叶　赤茯苓　木瓜各四两

【用法】上药各为细末，炼蜜为丸，朱砂为衣，每丸重二钱。大人每服一丸，小儿半丸。中暑，用陈皮、青蒿各八分，小儿各五分煎汤化下；霍乱吐泻转筋，百沸汤兑新汲水，和匀化下；感冒头疼发热，用连皮姜三片煎汤化下；痢疾腹泻，开水化，温服；一切疟疾，不论远年近日，用向东桃枝一寸，带皮生姜三片，煎汤化下；胃口不开，饮食少进，开水化下；四时瘟疫，春、冬用姜一片，夏、秋用黑豆一钱、甘草五分煎汤化下；时气发斑，风热痧疹，俱用薄荷汤送下；小儿吐乳发热，山楂二分、灯心一分煎汤送下；男妇心胃寒疼，吴茱萸四分煎汤送下；饮食伤者，莱菔子二分煎汤送下。

【主治】中暑霍乱，吐泻转筋，感冒头疼，痢疾疟疾，四时瘟疫，时气发斑，风热痧疹，心胃寒疼，小儿惊风。

妙灵丹

【来源】《古方汇精》卷一。

【组成】麝香　蟾酥　雄黄　母丁香　朱砂各五

钱　真茅术一两（米泔浸透，剖去皮净，研末）

【用法】上方宜于午月午日修制，各药取净细末，用真麦烧酒，将蟾酥泡透，搅粘，入群药和丸，如芥子大，阴干，朱砂为衣。治各种急痧，用七丸，轻用五丸，生姜汤送下；治胃疼，用四五丸；治男妇阴症，用二十一丸；治伤寒时气，用七丸；治肚疼，用七丸，以上俱生姜汤送下；喉痹，用五丸，未愈，再五丸；喉风，用五丸，未愈，再五丸，以上俱薄荷汤送下；小儿急慢惊风，一岁一丸，淡姜汤送下。

【主治】各种急痧，胃疼，男妇阴症，伤寒时气，肚疼，喉痹，喉风，小儿急慢惊风。

清惊散

【来源】《重庆堂随笔》卷上。

【组成】陈胆星九分　朱砂一分

【用法】上研细。以竹沥半小杯、生姜汁一小匙和匀，再用麦冬一钱，橘红八分，薄荷尖一分，煎汤调服。

【主治】小儿痉厥，瘛疭。

急构饮

【来源】《观聚方要补》卷十。

【组成】积雪草　蕺菜（并生用）　青黛

【用法】上先杵积雪草、蕺菜，绞取汁各半合，入青黛五分拌匀。数灌之。

【主治】惊风，瘀毒冲胸上窜，搐搦不已。

【加减】加牛黄亦良。

参连汤

【来源】《痘科辨要》。

【组成】沙参二分　黄连五分

【用法】上为散。以沸汤煮散服。

【主治】发热疑似之际，发惊搐者。

痰顶

【来源】《串雅补》卷一。

【组成】乌梅五枚（去核，焙干）　制半夏三

钱　大黄三钱

【用法】上焙为细末，炼蜜为丸，如龙眼大。每服一丸，滚汤化服。无论一切痰症，皆可吐出。

【主治】痰症；小儿惊风。

白虎抱龙丸

【来源】《串雅补》卷四。

【组成】寒水石（生、熟）各四两　石膏（生、熟）各四两

【用法】上为细末，生甘草熬膏为丸，如芡实大，朱砂为衣。每服一丸，白汤化下。

【主治】小儿惊风发热，泄泻夜啼，不乳不食，牙疳口糜。

镇惊散

【来源】《眼科锦囊》卷四。

【组成】鹿角霜二钱　铁锈五分　龙脑二分

【用法】上为末。白汤送下。

【主治】小儿惊风，二目直视。

可保立苏汤

【来源】《医林改错》卷下。

【组成】黄耆一两五钱（生）　党参三钱　白术二钱　甘草二钱　当归二钱　白芍二钱　枣仁二钱（炒）　山萸一钱　枸杞子二钱　故纸一钱　核桃一个（连皮打碎）

【用法】水煎服。

此方分两，指四岁小儿而言。若两岁，分两可以减半；若一岁，分两可用三分之一；若两三个月，分两可用四分之一，又不必拘于付数。

【主治】小儿因伤寒、瘟疫，或痘疹、吐泻等症，病久气虚，四肢抽搐，项背后反，两目天吊，口流涎沫，昏沉不省人事。

灵宝如意万应神效痧药

【来源】《集验良方》卷二。

【组成】真藿香梗三两　檀香末六钱　真茅山术六两　真蟾酥六钱　顶上沉香　明雄黄　麝香　木

香 漂净朱砂 丁香各六钱

【用法】上研末为丸。用时先将药数粒研末，吹入鼻内后，大人服三十粒，小儿减半，开水送下。

【主治】一切感冒风寒、中暑、山岚瘴气；九种气疼；痰迷心窍；各种痧症；小儿急、慢惊风。

【宜忌】孕妇忌服。

秘制抱龙丸

【来源】《华氏医方汇编》卷三。

【组成】犀黄三钱 腰黄（飞） 僵蚕（炒） 蝉衣（去头足） 白附子（姜汁炮，炒） 天麻（粗纸湿包，煨） 防风 枳壳（面炒） 茯神 陈胆星 劈砂（研，飞）各一两 全蝎（去头足，泡盐，晒）五十二只 薄荷（晒干）三钱 甘草五钱 当门子一钱

【用法】上各为细末，以甘草、陈皮五钱煎汤化胆星为丸，如芡实大，先以雄黄为衣，晒干，再上朱砂为衣，香气不泄。

【主治】小儿惊风噤口，痰喘咳嗽。

抱龙丸

【来源】《良方续录》卷下。

【组成】陈胆星（熔化） 天麻（煨） 白附片（泡） 辰砂（水飞） 僵蚕（炒去嘴） 钩藤各二两五分 薄荷（晒） 防风 天竺黄各三钱 乳香（去油） 全蝎（酒浸，去翅足、腹内物净，再用酒洗，焙）各一钱五分 蝉蜕（去翅足，焙，净末）二钱 西黄 冰片 琥珀各五分 雄黄（水飞）四钱

【用法】上为细末，用六神曲二两为末打糊，先将熔化胆星拌药，酌量加糊为丸，金箔为衣，每重五分，阴干收贮。每服一岁内半丸，一岁外一丸，二岁以上二三丸，开水化下。

【主治】小儿急慢惊风。

回天再造丸

【来源】《经验百病内外方》。

【组成】真蕲蛇（去皮骨并头尾各三寸，酒浸，炙取净末）四两 两头尖（系草药，出在乌鲁木齐，非鼠粪也，如不得真者，以白附子代之，其

性相似，制过用）二两 真山羊血五钱 北细辛一两 龟版一两（醋炙） 乌药一两 黄耆二两（蜜炙） 母丁香一两（去油） 乳香一两（瓦焙去油） 麻黄二两 甘草二两 青皮一两 熟地二两 犀角八钱 没药一两（焙去油） 赤芍一两 羌活一两 白芷二两 虎胫骨一对（醋炙） 血竭八钱（另研） 全蝎二两五钱（去毒） 防风二两 天麻二两 熟附子一两 当归二两 骨碎补一两（去皮） 香附一两（去净皮毛） 玄参二两（酒炒） 首乌二两（制） 川大黄二两 威灵仙二两五钱 葛根二两五钱 沉香一两（不见火） 白蔻仁二两 藿香二两 冬白术一两（土炒） 红曲八钱 川草薢二两 西牛黄二钱五分 草蔻仁二两 川连二两 茯苓二两 姜黄二两（片子） 僵蚕一两 松香五钱（煮过） 川芎二两 广三七一两 桑寄生一两五钱 冰片二钱五分 当门麝五钱 辰砂一两（飞净） 桂心二两 天竺黄一两 地龙五钱（去土） 穿山甲二两（前后四足各用五钱，麻油浸）

【用法】上药必须地道，炮制必须如法，为细末，择天月二德日，于净室内炼蜜为丸。每丸重一钱，金箔为衣，外用蜡壳包裹。牙关紧闭，不可用铜铁器撬开，恐伤牙及唇舌，并恐惊其心，用乌梅一二个分开，塞左右腮擦之自然开矣。

【主治】真中、类中，痰迷厥气，左瘫右痪，半身不遂，口眼㖞斜，腰腿疼痛，手足麻木，筋骨拘挛，步履艰难。及小儿急慢惊风，诸般危急之症。

【宜忌】此丸力大势猛，未及双周岁者，筋骨柔软，究非所宜，非十分险重者勿服。孕妇忌服。

【加减】如左边疼痛，不能运动用四物汤（当归、生地、川芎、白芍）；如右边疼痛，不能运动，用四君子汤（人参、茯苓、白术、甘草、朝东桑枝）；如两边疼痛，则两方并用，其桑枝只用三钱，俱空心服。凡服此药后，神气清爽，渐思饮食。间有一二处屈伸不利，此系热痰留于关节，须用豨莶草二钱，防风一钱，归身一钱，白芥子一钱，红花八分，煎汤，以新白布拧热药水擦摸，一日二三次，便能运动如常。

人参抱龙丸

【来源】《医方歌括》。

【组成】飞金 朱砂 黄柏 胆星 天竹黄 檀香 乌药 甘草 茯苓 人参

【主治】因虚发搐。

牛黄抱龙丸

【来源】《医方歌括》。

【组成】全蝎 僵蚕 琥珀 赤茯苓 辰砂 麝香 雄黄 胆星 天竺黄 金箔

【功用】熄风化痰，镇惊。

【主治】肝受惊。

辰砂抱龙丸

【来源】《医方歌括》。

【组成】金箔 麝香 雄黄 胆星 天竺黄 辰砂

【主治】惊风入心。

定惊膏

【来源】《理瀹骈文》。

【组成】羌活 防风 川芎 当归 龙胆草 栀子 蝎梢 生甘草 薄荷 竹叶 黄连 麦冬 胆南星 赤苓 朱砂 雄黄 木通 生地

【用法】上为末，为丸。临用生姜汁化开，擦胸。

【功用】清气。

【主治】肝风惊搐，并胎风。

胆星丸

【来源】《理瀹骈文》。

【组成】陈胆星一两五钱 犀角 羚角各一两 生龙齿七钱 白芥子五钱 辰砂一钱

【用法】陈米汤为丸，金箔为衣。临用以一丸搽胸背，并敷脐。

【主治】小儿痰迷不醒，口流涎沫，手足拘挛。

天竺黄汤

【来源】《麻症集成》卷四。

【组成】天竺黄 郁金 僵蚕 胆星 黑栀 蝉退 甘草

【主治】风痰惊。

如圣散

【来源】《麻症集成》卷四。

【组成】羌活 黄芩 防风 当归 明麻 麻黄 竹沥 荆芥 甘草 僵蚕

【主治】项强面赤头摇，口噤，角弓反张。

秦艽汤

【来源】《麻症集成》卷四。

【组成】秦艽 知母 黄芩 防风 僵蚕 尖生 当归 元红 苏荷 甘草

【主治】手足不能运掉，舌大不语，口开手撒，头摇目合，鼻干吐沫。

珍珠琥珀散

【来源】《医门八法》卷四。

【组成】珍珠 琥珀 牛黄各五分

【用法】上为细末。每服一字，土蜂窠煎汤为引。

【主治】小儿久咳成风，痰壅气闭。

镇肝汤

【来源】《医方简义》卷四。

【组成】煅龙骨二钱 石菖蒲五分 枣仁（炒）一钱 石决明（生）八钱 琥珀一钱 青黛五分（冲） 煅磁石一钱 姜半夏一钱五分

【用法】上加竹茹一团，水煎服。

【主治】木旺致惊，兼小儿惊风。

【加减】四肢逆冷，加桂枝四分，姜汁一匙冲服。

补气养血汤

【来源】《揣摩有得集》。

【组成】生耆三钱 潞参一钱半 白术一钱半（土炒） 归身一钱半（土炒） 白芍一钱（炒） 枣仁一钱半（炒） 冬虫草一钱 附子片五分 上元桂五分（去皮，研） 蔻米五分（研） 炮姜五分 法夏一钱 橘红五分 降香三分 炙草八分

【用法】核桃一个（带皮打碎）为引。

【主治】小儿气虚血瘀之慢惊、急惊。

惊搐散

【来源】《揣摩有得集》。

【组成】潞参一钱半　白术一钱（土炒）　茯神一钱　蔻米五分（研）　法夏一钱　枣仁一钱（炒）　归身一钱　川芎五分（炒）　冬虫草五分　橘红三分　炙草五分　大枣一枚（烧黑，去核）

【用法】水煎服。

【主治】小儿急惊慢惊，口眼歪斜，手足发搐，天吊痰喘，证属脾胃虚寒，气血双亏者。

秘传抱龙丸

【来源】《寿世新编》。

【组成】白附子二两（炮）　胆星一两（姜炒）　羌活一两　僵蚕一两（炒，去嘴）　前胡一两　橘红一两五钱　天竺黄二两　天麻一两（纸包，煨）　青皮一两（醋炒）　全蝎一两（米炒）　黄芩（生）八钱　花粉二两　生黄连五钱　南薄荷一两　真琥珀三钱　盏沉香一钱　抱茯神一两　双钩藤一两

【用法】上为细末，炼蜜为丸，如芡实大，朱砂为衣。每服一丸，重则二丸，开水化下。

【主治】小儿惊风发搐，咳嗽痰喘，舌赤唇干，口渴便短，手足抽掣，痰涎壅盛，一切惊痫风热。

【宜忌】面青，唇舌淡白，小便清利者不可服。

抱龙丸

【来源】《青囊秘传》。

【组成】西牛黄　明雄　朱砂　远志各二钱　茯神　胆星各一两　天竺黄五钱

【用法】上为末，将胆星酒化为丸，如弹子大服。

【主治】痰迷心窍，不时昏晕，妄见妄闻，痫发，及小儿急慢惊风。

十全抱龙丸

【来源】《饲鹤亭集方》。

【组成】琥珀七钱　茯苓　山药　枳壳　月石　竺黄　甘草　辰砂各一两　腰黄　胆星　沉香各五钱　原麝五分

【用法】上为末，炼蜜为丸，如芡实大，金箔为衣，蜡壳封固。每服一丸，钩藤或薄荷、灯心汤送下。

【主治】小儿内热，潮热，神志不安，咳嗽痰喘，急慢惊风，夜啼发搐，呕吐乳食。

太乙紫金锭

【来源】《饲鹤亭集方》。

【组成】毛慈姑四两　文蛤二两　大戟三两　千金霜二两　雄黄四钱　朱砂一两　麝香四钱　丁香四钱　冰片二钱

【用法】糯米糊打成锭，每重一分。

【主治】四时疫疠，山岚瘴气，霍乱吐泻，肚腹疼痛，牙关紧急，癫狂迷乱，及小儿惊风，疔毒。

【宜忌】孕妇忌服。

夺命丹

【来源】《饲鹤亭集方》。

【组成】西牛黄　雄黄　天虫（焙）　全蝎（去毒）　明天麻各五分　珍珠粉二分　血珀　原麝各三分　天竺黄　蜈蚣（制）各一分　防风（酒炒）　白芷各二分半　蝉退（焙）一分半　青礞石一钱二分　陈胆星二钱　辰砂一钱

【用法】上为细末，用粉甘草浓汁量加炼蜜为丸，金箔为衣。每服一丸，钩藤、薄荷汤化下。

【主治】惊风。

秘制珍珠丸

【来源】《饲鹤亭集方》。

【组成】珍珠　竺黄各五钱　琥珀　银胡　犀黄　木香　雷丸各五分　南星四钱　胡连一钱五分　槟榔七钱　鸡内金一两　金箔五十叶

【用法】炼蜜为丸，辰砂为衣。七岁以下每岁一丸，惊风加倍，男妇大人量症轻重，至三十丸为则，每日三次。

【主治】小儿急慢惊风，痰迷心窍，夜卧惊悸，烦躁不安。

【宜忌】忌食生冷、鱼腥、油面、诸蛋。孕妇

忌服。

秘授儿科万病回春丹

【来源】《饲鹤亭集方》。

【组成】犀黄 麝香 冰片各三钱 雄黄 白附子 天麻 全蝎 天虫 羌活 防风 辰砂各一两二钱 蛇含石三两 胆星 钩藤各八两 川贝 竺黄 甘草各四两

【用法】炼蜜为丸，金箔为衣，每蜡丸内五粒。数月小儿至一二岁每服一粒，三四岁每服三粒，十岁以五粒为度，急慢惊风，发搐瘛疭，伤寒邪热，瘫疹烦躁，痰喘气急，五疳痰厥，痰涎壅滞，钩藤薄荷汤送下；夜啼，吐乳腹痛，开水送下，饮乳小儿即化搽乳上，令其吮服，更便；新久疟疾，寒热往来，临夜发热，用河井水各半，煎柴胡、黄芩汤送下；赤痢，山楂、地榆汤送下；白痢，陈皮、山楂汤送下。水泻，茯苓、山楂汤送下；此丹功同造化，凡遇小儿，稍不自在，即掐碎一粒，安放脐内，再将万应如意膏盖之，轻病若失矣。治大人痰涎壅聚，每服十粒，姜汤送下。

【主治】小儿急慢惊风，发搐瘛疭；伤寒邪热，瘫疹烦躁，痰喘气急，五疳痰厥，痰涎壅滞；夜啼，吐乳腹痛；新久疟疾，寒热往来，临夜发热；赤痢、白痢，水泻。

诸葛武侯行军散

【来源】《饲鹤亭集方》。

【组成】珍珠二钱 犀黄一钱 麝香一钱 冰片一钱二分 腰黄二钱 银消二分 姜粉四分 金箔二十张

【用法】上共为末。急用搐鼻取嚏，或用清水调服一分。

【功用】开窍解毒。

【主治】四时六淫之气，山岚瘴毒之邪，骤然中人，痰凝气闭，关阻窍室，阴阳交乱，以致头眩眼黑，绞肠痧痛，肢冷神昏，霍乱泄泻；及小儿急慢惊风，骤然闭厥。

【宜忌】孕妇忌用。

琥珀抱龙丸

【来源】《饲鹤亭集方》。

【组成】琥珀七钱 麝香一钱 腰黄四钱 天虫 川贝 沉香各五钱 茯苓 枳壳 竺黄 胆星 甘草 辰砂各一两

【用法】上炼蜜为丸，辰砂为衣。每服一丸，薄荷汤化下。

【主治】小儿邪热，风痰壅盛，烦躁惊悸，关窍不利，惊风厥闭。

霹雳锭

【来源】《外科方外奇方》卷三。

【组成】牙皂一百四十个（火煨） 延胡索二两（生晒，研） 飞青黛六分 麝香一钱

【用法】上为细末，水和成锭，每重二三分，晒干收贮，勿令泄气。如遇牙关紧闭，即从鼻孔灌入，药下即开。每服一锭，重者加服小锭，磨汁冲服。

【主治】喉风，喉痹风，双单乳蛾，斑痧，小儿惊风。

小儿急惊丸

【来源】《内外验方秘传》。

【组成】制半夏一两 芦荟六钱 青黛九钱 煅龙齿二两 川贝母一两 全蝎一两 钩藤二两 黄芩一两二钱 柴胡八钱 枳壳一两 天竺黄一两 橘红一两 陈胆星一两 僵蚕一两 薄荷八钱 丹皮一两五钱 石菖蒲一两五钱 飞滑石二两五钱 天麻一两 连翘二两

【用法】上为末，以竹茹入两煎汁为丸，如龙眼大，加金箔为衣。每服一丸，用灯草三分泡开水送下。

【主治】风热化火生风，扰动肝木，欲成惊象。

定惊至宝丹

【来源】《经验各种秘方辑要》。

【组成】树上鸣蝉（中伏前一日采，取全翅足，用纸包扎，挂于有风之处，不可浸雨，待至次年五月五日午时修合）一个 朱砂五分 麝香五厘

【用法】上为末，用瓷瓶密封，勿令泄气。用时以少许点舌尖上。一二次即愈。

【主治】小儿惊风。

【方论】蝉感风露之气以生，身轻音朗，得金气之发扬者，其蜕又象人身皮壳之属肺经，故性能驱风热，定魂魄，义取金克木也；朱砂入心镇怯；麝香辟邪通络。点舌尖者，心之外候也。孩提纯阳多热，最易化风，风火相煽，惊从内生。此方定惊之至宝，保赤之灵丹，故赐其名曰定惊至宝丹。

仙传惊风丸

【来源】《经验奇方》卷上。

【组成】雌雄蚰蜒各一百只（须至立冬日向稻田内提取，放瓦片上文火焙干，研细末） 麻黄五分 真琥珀五分 顶朱砂三分

【用法】上药各为细末，和匀再研，清水和为丸，每丸约重五分。临用时取一丸，研细末，用钩藤煎汤调送。服下一二丸即愈。

【主治】幼孩各项惊风。

除痰清热保幼化风丹

【来源】《清太医院配方》。

【组成】羌活 独活 天麻 甘草 防风各二两 黄芩 荆芥穗 全蝎各一两 人参 川芎各五钱 胆南星三两

【用法】上为细末，炼蜜为丸，朱砂为衣，每丸重一钱。每服一丸，白开水化下；惊风，薄荷煎汤化下；伤食，山楂煎汤化下；夜啼，灯草煎汤化下；痰嗽，梨汤化下，一日二次。

【主治】小儿惊风潮热，痰涎壅盛，吐乳吐痰，消化不良，大便燥热，睡卧不安。

定风丹

【来源】《医学衷中参西录》上册。

【组成】生明乳香三钱 生明没药三钱 朱砂一钱 全蜈蚣（大者）一条 全蝎一钱

【用法】上为细末。每服分许，小儿哺乳时置其口中，乳汁送下，每日约五次。

能因证制宜，再煮汤剂以送服此丹，则尤效。

【主治】初生小儿绵风，其状逐日抽掣，绵绵不已，亦不甚剧。

【验案】绵风 献县刘姓之婴孩，抽绵风不已，夜半询访，知病危急，适有按小儿风证方所制定风丹，与以少许，服之立止，永未再犯。

五香丸

【来源】《人己良方·小儿科》。

【组成】枳壳二钱 干姜五钱 香附三钱 防风三钱 丁香五钱 苍术二钱 南星五钱（姜制） 附子五钱 白术三钱 川芎五钱 厚朴五钱 天麻五钱 前胡三钱 荆芥三钱 茯苓三钱 陈皮五钱 苏叶三钱 木香五钱 朱砂二钱 荜拔五钱 乳香五钱 沉香五钱 良姜二钱 白芷五钱 砂仁五钱 玉桂五钱 羌活五钱 独活五钱 冰片三分 麝香三分 薄荷三钱 白豆蔻五钱 檀香五钱 北细辛五钱 僵蚕五钱

【用法】上为细末，用蜜为丸，每丸重一钱，用蜡壳封固，勿令泄气。每服一丸便效。中风、中寒、中湿、慢惊、伤寒、疟疾、妇人产后血晕昏迷、手足厥冷，俱用姜汤送下；水肿，姜皮汤送下；霍乱，呕吐，用姜炒米汤送下；伤寒，姜葱汤送下；泄泻，炒米汤送下；中风不语，姜皮汤送下；急惊，薄荷汤送下；腹满，大腹皮汤送下；筋骨疼痛，威灵仙汤送下；瘀血腹痛，苏木汤送下；痰喘，陈皮汤送下；虫积，苦楝根汤送下。

【功用】祛风痰，除风湿。

【主治】腹痛吐泻，中风，中寒，中热，伤风，头痛身热；小儿惊风痰盛，大人中风失语；泄泻呕吐，霍乱腹痛，内伤生冷，肚腹胀，不思饮食；筋骨疼痛；慢脾阴症；手足厥冷；水气浮肿；妇人产后感冒风寒，瘀血肚痛，血迷不醒。

至宝丹

【来源】《人己良方·小儿科》引霍文林秘方。

【组成】人参五钱 木香二钱半 砂仁一两五钱 白茯苓一两五钱 香附五两（童便制） 桔梗一两 黄耆二两（蜜炙） 淮山药一两（酒蒸） 莪术二两（醋制） 甘松一两五钱（洗去

泥，研末，另包）　琥珀五钱（另研）　山楂肉五钱　朱砂五钱　远志一两（制）　益智仁一两三钱　滑石六钱（水飞过）　甘草一两（蜜炙）　珍珠四钱（另研包）

【用法】上为细末，炼蜜为丸，每个重一钱。一岁服半丸，三四岁服一丸，看病深浅服之。疝气偏坠，大小茴香汤送下；大便出血，槐花、苍术汤送下；中风痰厥，不省人事，生姜汤送下；咳嗽喘急，麻黄、杏仁汤送下；小便不通，车前子汤送下；霍乱，紫苏、木瓜汤送下；夜出盗汗，浮小麦汤送下；咳嗽痰喘，陈皮汤送下；夜啼不止，灯心、姜汤送下；泄泻，炒黄色米汤送下；慢惊风，人参、白术汤送下；急惊搐搦，薄荷汤送下；痘疹不出，升麻汤送下；发热，金银薄荷汤送下；虫积，苦楝根煎水送下；伤寒挟惊发热，姜、葱汤送下；汗出为妙；停食呕吐腹胀，大便酸臭，积聚腹痛，生姜汤送下；疳症身瘦，腹大而手足细小者，陈仓米汤送下；或淋、或肿、或胀，赤白痢症，俱用陈仓米汤送下。

【功用】止渴止痢、健脾消食积，退身热。

回春丹

【来源】《谢利恒家用良方》。

【别名】小儿万病回春丹（《丸散膏丹集成》）、万病回春丹（《全国中药成药处方集》福州方）、小儿回春丹（《上海市中药成药制剂规范》）。

【组成】川贝母一两　制白附子三钱　雄黄三钱　天竺黄一两　防风三钱　羌活三钱　天麻三钱　陈胆星二两　制僵蚕三钱　全蝎三钱（酒洗）　蛇含石八钱（煅）　朱砂三钱　冰片　麝香各一钱五分　西牛黄一钱

【用法】上为细末，以甘草一两，钩藤二两，煎浓汤，炼蜜为丸，如花椒大，外用蜡壳封固，每匣五粒。小儿一岁一粒，二岁二粒，三四岁三粒，打碎，钩藤麦芽汤化下；乳汁及开水亦可。或研碎搽乳头令儿吮之，腹痛者，打碎一粒，贴脐中。

【主治】小儿急惊、慢惊，发搐瘛疭，内外天钓，伤寒邪热，斑疹烦躁，痰喘气急，五痫痰厥，大便不通，小便溺血，及一切昏闷之症。

万应保赤丹

【来源】《中国医学大辞典》。

【组成】巴豆霜三钱　胆星一两　神曲一两五钱

【用法】上为末，神曲打糊为丸，如小绿豆大，朱砂一两为衣。每服二三丸，熟汤化下。可略加白糖，或吞服亦可。

【功用】下痰化滞，开窍安神。

【主治】小儿急慢惊风，痫证痉疾，寒热泻痢，痰涎壅滞，腹痛胃呆，大便酸臭；并治大人痰热积聚，痰饮气急。

【宜忌】《丸散膏丹集成》：只宜于寒湿痰滞，身体壮实之小儿。体虚有热而无积滞者忌服。近多为散用之，慎勿多服。

青麟丸

【来源】《中国医学大辞典》。

【别名】二十四制青麟丸（《丸散膏丹集成》）。

【组成】绵纹大黄二十斤

【用法】先用嫩藕汁蒸透，晒干，后用牡丹皮、地骨皮、甘蔗汁、泽泻、薄荷、韭菜、赤茯苓、石斛、黄柏、侧柏、玄参、连翘、木通、当归、知母、车前、猪苓、广皮、生地、贝母、甘草、薏苡仁、青盐，逐味照前法煎汤制，九蒸九晒，晒干，研为细末，再用陈酒泛丸。每服二三钱，熟汤送下。如火毒甚者，俱从小便出，或色深黄，不必疑忌。舌麻（一作糜）口碎，目赤鼻疮，唇肿喉闭，齿痛耳聋头痛，时疫暑热，火郁呛咳，甘桔汤送下，灯芯汤亦可；吐血、齿血、溺血、便血、遗精、淋浊，灯芯汤送下；肺痈、肠痈、痰火昏狂，如醉如痴者，灯芯汤送下；胸闷脘胀，气阻噎膈，肝胃气痛，大小便闭者，香附汤送下；湿热黄疸；癥气疟疾，水肿臌胀，食积腹痛，大腹皮汤送下；痢疾初起，里急后重不爽，赤痢，焦槐米汤送下，白痢，淡姜汤送下；从高坠下，损伤蓄血于内，不思饮食者，童便送下，苏木汤亦可；妇女经痛，经事不调，产后恶露不尽，瘀血作痛，痰扰头晕，气闷呕恶，发热腹痛便秘者，益母汤送下；妇女赤白带下，骨蒸发热，地骨皮汤送下；小儿惊风，疳臌食积，形瘦内热，薄荷、麦芽（炒）煎汤送下。

方中贝母,《全国中药成药处方集》(上海方)作"川萆薢"。

【功用】去五脏湿热秽毒。

【主治】舌麻(一作糜)口碎,目赤鼻疮,唇肿喉闭,齿痛耳聋头痛,时疫暑热,火郁呛咳;吐血、齿血、溺血、便血、遗精、淋浊;肺痈、肠痈、痰火昏狂,如醉如痴者;胸闷脘胀,气阻噎膈,肝胃气痛,大小便闭者;湿热黄疸,瘴气疟疾,水肿臌胀,食积腹痛,痢疾初起,里急后重不爽;从高坠下,损伤蓄血于内,不思饮食者,妇女经痛,经事不调,产后恶露不尽,瘀血作痛,痰扰头晕,气闷呕恶,发热腹痛便秘者;妇女赤白带下,骨蒸发热;小儿惊风,疳臌食积,形瘦内热。

【宜忌】《全国中药成药处方集》(上海方):忌刺激性食物。

珍珠子丸

【来源】《中国医学大辞典》。

【组成】珍珠一钱 胡黄连二钱 槟榔 牛黄 天竺黄 天南星(制)各五钱 银柴胡 白雷丸 西琥珀 广木香各三钱 鸡内金十具 赤金箔二十张

【用法】上为细末,陈米煎汤泛丸,如芥子大。七岁以下,每服一丸,熟汤送下,惊风加倍。男女大小量病轻重加减,以三十丸为则,每日三次。

【主治】小儿急慢惊风,痰迷心窍,夜卧惊悸,烦躁不宁。

【宜忌】忌食生冷、腥气、油腻、面、蛋等物。

珠黄琥珀丸

【来源】《中国医学大辞典》。

【组成】珍珠粉一钱五分 天竺黄五钱 腰黄三钱 犀黄八分 西琥珀七钱 生甘草 枳壳 朱砂(飞) 胆星 硼砂 白茯苓各一两 山药二两 全虫六钱 麝香五分 沉香五钱

【用法】生晒,研末,炼蜜为丸,每重五分,朱砂、金箔为衣,蜡壳封固。每服一丸,薄荷汤化下;小儿,金银花汤送下。

【主治】风痰癫痫,小儿牙关紧闭,痰嗽上壅,气喘甚急,及急惊胎痫、脐风。

天全散

【来源】《温氏经验良方》。

【组成】天南星一个 全蝎一个

【用法】上为细末。每用少许,以父母津唾调成稀膏,涂于囟上(俗呼为头信子)。移时惊止,不用再涂。否则再涂一二次。

【主治】小儿急、慢惊风。

百效丸

【来源】《经验奇效良方》。

【组成】贝母二钱 川厚朴二钱 血竭一钱五分 柴胡二钱 上肉桂一钱五分 巴豆(去油)二钱 玄参二钱 肉豆蔻一钱五分 知母二钱 真麝香一分 冰片一分 神金十张 辰砂二钱

【用法】上为细末,炼蜜为丸,如梧桐子大,以辰砂为衣,宜盛瓷瓶,不可泄气。未满周岁每服三丸,周岁以上每服五丸,用葱白一寸,灯心七根,煎汤将丸溶化,加白糖少许,温服。

【功用】《全国中药成药处方集》(天津方):消积理滞,镇惊化痰。

【主治】

1.《经验奇效良方》:小儿急慢惊风,痰喘气促,寒火结胸,大小便闭塞,一切食积痰疟,及发斑出疹,热毒内陷等证。

2.《全国中药成药处方集》(天津方):小儿寒热凝结,停食宿水,腹疼腹胀,红白痢疾。

保赤万应散

【来源】《经验奇效良方》。

【别名】万应散。

【组成】南星一两 神曲一两五钱 巴豆霜六钱(去净毒油) 辰砂二两 硼砂五钱

【用法】上为极细末。小儿每服三四厘,多不过六厘;大人每服六七厘,多不过一分。小儿急慢惊风,急用白糖滚水调服。

【功用】宽胸膈,消乳癖,化积食。

【主治】小儿食水寒热百病,初发寒热往来,一时惊痫,或哭泣呕吐,或急躁烦闷,不思饮食,昼夜不安，或累年痞积；以及小儿急慢惊风，痰涎壅盛，泻痢；兼治男妇老幼痰热积聚，胸膈胀满，不思饮食，三焦火盛，胃气腹痛。

五炁朝元紫霞丹

【来源】《外科十三方考》引《红蓼山馆经效方》。

【组成】南铅　北铅　雌黄　雄黄各二两　倭硫黄五钱

【用法】先将雌、雄、硫三味研细，再入南北二铅熬化，候冷，打成二盏，入前药在内，上覆一盏，入阳城罐内，石膏、盐泥封固，上仰一铁盏，入八方炉中，先文后武火升之，盏内添水勿令干，候线香五炷，其药即升于盏上，候冷，绢埋三日，取出研细，用大红枣蒸熟，去皮核，捣如泥，与药等分为丸，如粟米大。大人每服三分，小儿半分。

【主治】一切诸风痰疾，反胃、哮嗽、齁喘老痰、瘘管，诸痿痹，虫积、阴毒，小儿急、慢惊风。

【加减】冷齁，加桂心、附片、白蔻各一两；湿齁，加白茯苓、白术各一两；气齁，加广木香、沉香、家苏子各五钱；水齁，加芫花（姜汁和醋炒黑）三分，甜葶苈子一两，苡仁二两；痰齁，加法半夏、尖贝母各二两，橘红一两；食齁，加炒神曲、小枳实各五钱；火齁，加石膏、生桑皮、马兜铃各五钱；虫齁，加百部、榧子、槟榔各六钱；虚齁，加阿胶珠、北五味、沉香各三钱；盐齁，加苍术、猪苓、甘草各三钱。

牛黄清宫丸

【来源】《天津市固有成方统一配本》。

【组成】玄参一两四钱　连翘二两　栀子三两四钱　麦门冬三两四钱　广郁金二两　甘草三两四钱　花粉三两四钱　地黄二两　大黄三两四钱　犀角三两四钱　麝香三分四厘　冰片七钱　牛黄三分四厘　明雄黄三两七钱　朱砂二两七钱

【用法】先将明雄黄研为细末，犀角锉研为细末，朱砂研为极细末，麝香、牛黄、冰片分别研为细末，再将玄参等十二味轧为细末，炼蜜为丸。每服一丸，日服二至三次，温开水送下。小儿酌减。

【功用】清热解毒，止渴生津。

【主治】热入心包，身热神昏，头痛眩晕，口舌干燥，谵语狂妄及小儿热惊风。

【宜忌】孕妇忌服。

小儿回春丹

【来源】《中药成方配本》。

【组成】西牛黄二分　珠粉五分　天竺黄二钱　胆星二钱　煅青礞石二钱　川贝二钱　制半夏二钱　制南星三钱　黄连二钱　胡黄连二钱　九节菖蒲三钱　麝香二分　飞朱砂二钱

【用法】各取净末和匀，用钩藤二钱，薄荷二钱煎汤去滓，炼蜜为丸，分做四百粒，每粒约干重六厘，每蜡丸装五粒。周岁以下，服二粒至三粒；周岁以上，服五粒；或用二粒研末贴脐。

【功用】清热化痰。

【主治】小儿急惊，痰热蒙蔽，神昏气喘，烦躁发热等症。

牛黄抱龙丸

【来源】《中药成方配本》。

【组成】西牛黄三钱　麝香一钱　冰片一钱　天竺黄一两六钱　胆星七两　生甘草五两　全蝎一两三钱　飞朱砂六钱五分

【用法】上药除胆星外，各取净末和匀，用胆星研末，一半和入，一半化糊打和为丸，分做四百粒，每粒约干重四分，蜡壳封固。每用一丸，开水化服；重症加倍。

【功用】祛风痰，定惊厥。

【主治】小儿风痰壅盛，发热喘促，惊风痉厥。

钓筋药

【来源】《中药成方配本》。

【别名】吊筋药。

【组成】红山栀十六两　白芥子四两　红花二两　桃仁五两　苦杏仁四两

【用法】上药除白芥子另研和入外，其余共研粗末，约成末二十九两。每用五钱，用高粱酒、面粉、鸡蛋白调敷患处，或扎足心。

【功用】舒筋活络。

【主治】闪气屈筋；兼治小儿惊风。

【宜忌】不可内服。

琥珀抱龙丸

【来源】《中药成方配本》。

【组成】琥珀五钱　全蝎三钱　僵蚕四钱　胆星二两一钱　天竺黄七钱　飞腰黄七钱　飞朱砂三钱　麝香五分　茯苓一两　川贝五钱

【用法】上各取净末和匀，用胆星化糊为丸，分做一百六十粒，每粒约干重四分，蜡壳封固。每用一丸，开水化服，重症加倍。

【功用】化痰定惊。

【主治】小儿发热惊惕，痰壅痉厥。

镇惊丸

【来源】《中药成方配本》（苏州方）。

【组成】琥珀五钱　飞朱砂一两　煅青礞石五钱　珠粉一钱五分　天竺黄一两　胆星一两　白附子三钱　天麻五钱　全蝎三钱　僵蚕一两　天花粉一两　水飞寒水石一两　西牛黄五分　飞腰黄五钱　麝香一钱　生甘草三两

【用法】上各取净末和匀，将甘草煎汁，去滓，同白蜜二两炼熟，化水泛丸，约成丸九百五十粒，金箔四百五十张为衣。每服三至五粒开水化服，每日二次。

【功用】祛风痰，镇惊搐。

【主治】小儿惊风，痰喘搐搦。

小儿七珍丹

【来源】《北京市中药成方选集》。

【组成】胆南星二十两　天麻三十两　半夏曲三十两　滑石六十两　寒食曲六十两　全蝎三十两　巴豆霜七两五钱（含油量不得超过百分之十）

【用法】先将胆南星、天麻等六味研为细末，过罗；取巴豆霜研细，陆续兑入上细末，和匀，用冷开水泛为小丸，朱砂为衣，每十六两干丸药用朱砂粉八钱，纸袋包装，每袋一百粒。四五岁服二十丸，十岁服四十丸，白开水化服。

【功用】清热败毒，镇惊安神。

【主治】急热惊风，痰涎壅盛，感冒风寒，呕吐泄泻。

【宜忌】痘疹及久泻脾虚忌服。

至圣保元丹

【来源】《北京市中药成方选集》。

【组成】胆南星三两五钱　防风三两五钱　羌活三两五钱　茯苓二两　僵蚕（炒）二两　甘草二两　天竺黄二两　橘皮二两　麻黄二两五钱　钩藤二两五钱　薄荷二两五钱　天麻三两　猪牙皂二两五钱　全蝎四两（如活的用八十个）共为细末过罗。每三十七两五钱细末兑：琥珀二两　牛黄四钱　冰片二钱　朱砂一两六钱　麝香四钱

【用法】上药研细过罗，混和均匀，炼蜜为丸，重五分，蜡皮封固。每服一丸，日服二次，温开水送下，三岁以下小儿酌情递减。

【功用】解热镇惊，祛风化痰。

【主治】小儿感冒发烧，咳嗽痰盛，气促作喘，急热惊风，手足抽搐，项背强直。

百效散

【来源】《北京市中药成方选集》。

【组成】大黄八两　牙皂二两　当归四两　全蝎一两　黄土五钱　神曲（炒）四两　天麻四两　僵蚕（炒）二两　赤金一百五十张　朱砂四两

【用法】上为细末，袋装，每袋六厘。每服一袋，温开水送下，一日二次。

【功用】清热化滞，镇惊安神。

【主治】食滞火盛，急热惊风，呕吐乳食，红白痢疾。

百岁铁娃丹

【来源】《北京市中药成方选集》。

【组成】当归二两　枳实（炒）一两　神曲（炒）一两　山楂一两　全蝎一两　麦芽（炒）一两

【用法】上为细末。每三十五两细末兑入牛黄二两，朱砂二十两，豆霜二钱五分，共为极细末，混合均匀，袋装，每袋重五厘。每服五厘，温开

水冲下。

【功用】消化积聚，消热祛风。

【主治】小儿停食停乳，积滞不化，腹膨胀满，大便秘结，急热惊风。

妙灵丹

【来源】《北京市中药成方选集》。

【组成】天竺黄七两　胆南星七两　生石膏七两　僵蚕（炒）七两　桔梗二两　连翘四两　金银花四两　薄荷二两　贝母二两　桑叶二两　黄芩二两　杏仁（去皮，炒）二两　生地四两　甘草一两　蝉蜕一两　钩藤一两

【用法】上为细末，每五十五两细粉兑：麝香六钱，冰片六钱，朱砂二两，研细，混合均匀，炼蜜为丸，重五分，蜡皮封固。每服一丸，每日二次，温开水送下。三岁以下小儿酌减。

【功用】清热镇惊，祛风化痰。

【主治】小儿发热，痰涎壅盛，惊悸不安，咳嗽气促。

保婴育生丸

【来源】《北京市中药成方选集》。

【组成】银花五钱　连翘五钱　橘红五钱　贝母五钱　僵蚕（炒）三钱　竺黄三钱　天麻三钱　法半夏三钱　防风三钱　胆星三钱　钩藤三钱　焦三仙一两　黄芩四钱　甘草五钱　芥穗二钱　薄荷二钱　活蝎子十二个　桑叶五钱（上除活蝎外，为末）　雄黄五钱　琥珀四钱　冰片二钱　麝香一钱

【用法】上和匀，炼蜜为丸，重五分，朱砂为衣，蜡皮封固。每服一丸，温开水送下，一日二次，三岁以下者酌减。

【功用】清热退烧，化痰消滞。

【主治】小儿外感风寒，停食发烧，咳嗽痰盛，急热惊风。

珠黄散

【来源】《北京市中药成方选集》。

【组成】大黄三两　牵牛（炒）二两（共研为细粉，过罗，每五两细粉兑）　牛黄一钱六分　朱砂三两　麝香四分　珍珠（粉）五分

【用法】上为细散，混和均匀，瓶装，重四分。每服二分，温开水送下。三岁以下小儿酌减。

【功用】清热安神，导滞。

【主治】小儿热盛，停食停乳，大便干燥，惊风抽搐。

珠黄保生丹

【来源】《北京市中药成方选集》。

【别名】珠黄宝生丹（《全国中药成药处方集》（北京方））。

【组成】僵蚕（炒）四两　防风四两　花粉四两　钩藤四两　天麻四两　竺黄四两　玄参（去芦）四两　黄芩四两　栀子（炒）四两　桔梗四两　胆星一两五钱　生石膏一两五钱　羌活一两五钱　薄荷一两五钱　牙皂一两　全蝎五钱　甘草四两（前诸药共为细末，每五十一两五钱细末兑）　朱砂一两　冰片一两　羚羊粉一两　犀角粉五钱　牛黄五钱　珍珠（豆腐炙）三钱　麝香三钱（共研细末）

【用法】上药混合均匀，炼蜜为丸，重五分，金衣三十六片，蜡皮封固。每服一丸，温开水送下，一日二次，周岁小儿酌减。

【功用】清热退烧，祛风化痰。

【主治】小儿内热火盛，头痛身烧，咳嗽痰喘，惊风抽搐。

琥珀抱龙丸

【来源】《北京市中药成方选集》。

【组成】甘草五钱　天竺黄一两二钱　防风一两二钱　天麻一两五钱　茯苓一两五钱　羌活一两五钱　川贝母一两五钱　白附子（炙）一两五钱　蝉退一两五钱　胆星一两五钱　桔梗一两五钱　全蝎九钱　僵蚕（炒）九钱　钩藤九钱　人参（去芦）九钱（以上共为细粉，过罗）　牛黄五钱　珍珠（豆腐炙）五钱　琥珀一两　明雄黄六钱　朱砂六钱　麝香九钱

【用法】上为细末，炼蜜为丸，重五分，金衣三十六开，蜡皮封固。每服一丸，温开水送下，

一日二次。

【功用】清热化痰，镇惊安神。

【主治】内热痰盛，咳嗽喘促，惊吓失魂，惊风抽搐。

珍珠丸

【来源】《江苏省中药成药标准暂行规定汇编》第一册。

【组成】鸡内金五钱　轻粉八分　巴豆霜八分　六神曲九两　枳实（炒）三钱　珍珠一钱　牛黄八分　黄连二钱　陈胆星三钱　天竺黄三钱　川贝母三钱　半夏（制）三钱　桔梗三钱　僵蚕三钱　全蝎三钱　雄黄三钱　玄参三钱　夏枯草五钱

【用法】珍珠、牛黄、轻粉另研极细，余药共轧为细粉，混合再研，过罗，用冷开水泛为小丸，另取朱砂细粉一两六钱为衣。一岁每服二粒，每增一岁增加一粒，十岁以上者十粒为度，日服二次，温开水送下。

【功用】化痰，消积，镇惊。

【主治】热结痰多引起的咳嗽喘急，腹部膨胀，疳积，虫积，及惊风抽搐。

【宜忌】忌食生冷及不易消化之物。

金黄抱龙丸

【来源】《全国中药成药处方集》（禹县方）。

【组成】牛黄三钱　天竺黄三两　明天麻　川羌　胆星　川贝　白附子　全蝎　蝉蜕　僵蚕　钩藤各一两八钱　明矾　朱砂各一两二钱　防风二两　甘草一两　桔梗二两四钱　茯苓一两八钱

【用法】上为细末，炼蜜为丸。每丸重五分，三岁服一丸，薄荷汤送下。

【主治】惊风搐搦，口噤喘嗽，脐风惊痫，胎毒痰热。

【宜忌】慢惊风忌服。

保儿安丸

【来源】《全国中药成药处方集》（禹县方）。

【组成】朱砂　明雄　全蝎　薄荷　明天麻　天竺黄　黄连　大黄　栀子　半夏　胆南星各一钱

【用法】上为细末，水泛为丸，朱砂为衣，如小米大。小儿一日服十二丸，三岁服六十丸。

【主治】小儿胃肠积热，惊风抽搐，夜睡不安，大便闭结。

【宜忌】小儿慢惊忌服。

保幼化风丹

【来源】《全国中药成药处方集》（兰州方）。

【组成】胆星二钱　羌活　独活　天麻各一钱　钩藤五钱　橘络　半夏各二钱　全蝎　党参各一钱　黄芩　甘草各二钱

【用法】上为细末，炼蜜为丸，每丸一钱重，朱砂为衣。小儿五岁内服一丸，三岁内服半丸，白开水送下。

【功用】解热散风，止嗽化痰。

【主治】小儿受风，咳嗽呕吐，消化不良，小便黄赤，急热惊风。

【宜忌】忌食生冷。

保幼化风丹

【来源】《全国中药成药处方集》（禹县方）。

【组成】胆星　党参　明天麻　独活　全蝎　川芎　细辛　羌活　防风　荆芥　黄芩　生甘草各五钱

【用法】上为细末，炼蜜为丸，朱砂为衣，每丸重五分。三岁服一丸，薄荷、灯心汤送下。

【主治】小儿惊风，痰涎壅盛，吐乳吐痰，咳嗽痰喘。

【宜忌】慢惊风忌用。

保幼再生丹

【来源】《全国中药成药处方集》（北京方）。

【组成】防风　天麻　天竺黄　贝母　桑叶各一两二钱　胆南星　薄荷　茯苓　钩藤各一两　橘红　甘草　桔梗各八钱　僵蚕　远志各四钱　羌活六钱　活蝎二十个（上共为细粉，兑入）琥珀八钱　犀角　羚羊角　牛黄　麝香各一钱　冰片

四钱　珍珠五分

【用法】上药和匀，炼蜜为丸，每丸重五分，朱砂为衣，蜡皮封固。每服一丸，温开水送下，一日二次。小儿三岁以下者酌情递减。

【功用】解热化痰，镇惊安神。

【主治】小儿感冒，咳嗽痰盛，憎寒壮热，惊风抽搐。

保赤万应散

【来源】《全国中药成药处方集》（杭州方）。

【别名】万应保赤散。

【组成】朱砂一两　胆星一两　巴豆霜三钱　六神曲一两五钱

【用法】上为细末。每次三厘至五厘，温开水送服。

【功用】下痰化积，开窍安神。

【主治】食积痰多，腹胀，小儿痫症疳痰，虫积腹痛，胃呆腹胀，大便酸臭，气急痰壅，状类惊风。

保婴夺命丹

【来源】《全国中药成药处方集》（大同方）。

【组成】姜半夏　天南星各一钱半　全蝎一钱　明雄黄　天竺黄各五分　朱砂一钱　牛黄二分　川黄连一钱　僵蚕一钱半　煅礞石一钱　明天麻一钱半　琥珀毛　橘红　钩藤　锦纹大黄各一钱　麝香五厘　冰片三分　紫赤金十张　川贝母一钱半

【用法】上每一分作一丸，绵纸包，蜡固封。一岁以内婴儿分二次服；一岁以外一次服。

【主治】感受时疫，痰涎壅盛，咳嗽呕吐，手足抽搐，胸膈膨胀，憎寒壮热，天吊急惊风。

保婴镇惊丸

【来源】《全国中药成药处方集》（天津方）。

【组成】大黄一两五钱　甘草一两　朱砂面三钱

【用法】上为细末，炼蜜为丸，每丸五分重，蜡皮或蜡纸筒封固。每次服一丸，周岁小儿酌减，白开水化服。

【功用】清热、镇惊、导滞。

【主治】小儿急热惊风，实热目赤，口疮，便燥，小便赤黄。

保婴镇惊散

【来源】《全国中药成药处方集》（济南方）。

【组成】僵蚕五钱　朱砂四钱　胆星二钱　天竺黄三钱　川贝母二钱　雄黄一钱五分　金箔十张　法夏　琥珀各二钱　甘草一钱五分

【用法】上为细末。周岁以下每服一分，周岁以上酌增，白开水送下。

【主治】小儿急热惊风，痰涎壅盛。

【宜忌】脾虚泄泻忌服。

急慢惊风丸

【来源】《全国中药成药处方集》（福州方）。

【组成】茯苓二两　黑胡连一两　酒大黄　川黄连各八钱　原麝香三分　牛黄二钱　天麻五钱　全蝉蜕一钱　羚羊角四钱　梅片一钱五分　朱砂五钱　川贝一两　天竺黄　法夏　葶苈　僵虫各五钱　灯心灰三钱　金礞石四钱

【用法】上为细末，竹沥汁为丸，赤金为衣。

【主治】小儿惊风，气促，咳嗽不宣，或牙关紧闭。

珠珀保婴丹

【来源】《全国中药成药处方集》（哈尔滨方）。

【别名】保婴丹

【组成】东牛黄五分　天竺黄二钱五分　山参一钱　礞石二钱　东珍珠　明雄黄　油桂各一钱　半夏二钱　台麝五分　犀牛角　粉草各二钱　南星一钱　梅片五分　川贝母二钱五分（去心）　前胡二钱　川羌二钱五分　血琥珀三钱　僵蚕一钱　防风二钱　蜈蚣二条　辰砂三钱　全蝎四个　天麻二钱五分　纹军三钱

【用法】牛黄、珍珠、麝香、辰砂、琥珀均各另研，余药碾为细面，一处调匀。周岁小儿每服一分，二岁至五岁每服二分，六岁至八岁每服三分，灯心、竹叶、薄荷、鲜姜为引。

【功用】清火定风。

【主治】小儿急惊风症，痰火内蕴，外感风邪，卒然暴惊，壮热抖战，角弓反张，痰壅气塞，四肢搐搦，口眼㖞斜，面青口噤。

【宜忌】忌食辛辣、生冷、油腻等物，乳母亦忌。

珠黄琥珀抱龙丸

【来源】《全国中药成药处方集》（济南方）。

【组成】牛黄 珍珠 甘草各五钱 琥珀一两 天竺黄 防风各一两二钱 天麻 茯神 川羌 川贝 白附子 蝉退 胆星 桔梗各一两半

【用法】上为细末，炼蜜为丸，重三分，朱砂为衣。周岁小儿，每服一丸，白开水送下，一日二次。

【功用】镇惊安神。

【主治】急热惊风，痰涎抽搐。

脐风散

【来源】《全国中药成药处方集》（天津方）。

【组成】牙皂 淡全蝎各二两 大黄四两 当归六钱

【用法】上为细末，兑入：牛黄一钱，朱砂面十一两，净巴豆霜二钱，共为细末，每包二厘重，装袋。每次一包，乳汁化服。

【功用】消积化食；预防惊风、脐风（脐带风、四六风、撮口风）。

【主治】脐风、惊风，宿食停水，呕吐涎沫，腹胀腹痛。

脐风散

【来源】《全国中药成药处方集》（大同方）。

【组成】全蝎 僵蚕 胆星 明天麻 姜半夏 川芎 雄黄各五钱 朱砂 甘草 天竺黄各三钱

【用法】上为细末。

【主治】脐风，惊风。

救惊丸

【来源】《全国中药成药处方集》（沈阳方）。

【组成】薄荷三钱 僵蚕三钱 胆星四钱 白附子

二钱 防风三钱 明天麻三钱 法夏四钱 全蝎（去钩）三钱 青黛四钱 甘草三钱 天竺黄三钱 钩藤三钱 麝香八分 片砂二钱 个牛黄五分 珍珠五分 琥珀二钱

【用法】上为细末，炼蜜为丸，三分五厘重，蜡皮封固。每服一丸，白开水送下。

【功用】定惊止痫，防止痉挛。

【主治】惊风内热，痉挛抽搐，五痫热厥。

惊风七厘散

【来源】《全国中药成药处方集》（福州方）。

【组成】川连一两 薄荷四钱 竹黄七钱 川贝二两 防风四钱 牛黄一钱 天麻五钱 羌活四钱 麝香二分 僵蚕一两 藿香五钱 冰片五分 蝉蜕 雄黄各五钱 胆星 朱砂各八钱 栀子五钱 全蝎二钱

【用法】上为末。炼蜜为丸，枣式，金衣，每粒重一钱，蜡封。

本方方名，据剂型当作"惊风七厘丸"。

【主治】小儿胎毒，痰热，气粗喘息，夜啼不宁。

琥珀镇惊丸

【来源】《全国中药成药处方集》（西安方）。

【组成】胆星八钱 竺黄五钱 雄黄 辰砂各四钱 麝香一钱 琥珀 全虫各二钱 僵虫三钱 天麻二钱 梅片一钱

【用法】上为细末，炼蜜为丸。小儿服半丸，四五岁服一丸，大人服二丸。

【主治】小儿惊风，痰涎壅塞，天吊，牙关紧闭，昏迷不醒。

镇惊膏

【来源】《全国中药成药处方集》（天津方）。

【组成】大黄十两 钩藤 薄荷各二两 淡全蝎三两 天竺黄 甘草各五两 胆星 七爪橘红各二两

【用法】上药熬汁去滓过滤，将汁炼至滴毛头纸上，背面不阴为度；每斤青蒿兑蜜二斤熬收膏，每斤膏兑朱砂末一两三钱，搅匀装瓶，每瓶装药一钱。一岁以内儿每服半瓶，二岁以上者，每次服一瓶，白开水冲服。

【功用】散风，解热，镇惊。

【主治】小儿急热惊风，咳嗽，呕吐痰涎，昏迷不醒，面红身热，惊痫抽动，烦躁口渴，大小便秘。

绿 雪

【来源】《赵炳南临床经验集》。

【组成】生寒水石四十八两　滑石四十八两　生石膏四十八两　青木香五两　玄参（去芦）十六两　沉香五两　升麻十六两　丁香一两　甘草八两　菖蒲五两　元明粉一百六十两　火消三十二两

【用法】每六两药粉兑研水牛角（面）一钱，青黛五钱，朱砂八钱。每服五分至一钱，温开水送下。

【功用】清热镇惊，降温开窍。

镇惊片

【来源】《山东省药品标准》。

【组成】大黄 200 克　竹黄 100 克　钩藤 40 克　甘草 100 克　薄荷 40 克　胆南星 40 克　全蝎 60 克　橘红 40 克　朱砂 34.9 克

【用法】将朱砂研极细粉，取大黄量的 20%，竹黄量的 50%，及全蝎尾，粉碎过筛，混匀。将钩藤、甘草、橘红、胆星、全蝎身及大黄、竹黄的剩余部分，照煎煮法提取两次，首次 2 小时，第二次 1 小时 30 分，合并提取液澄清过滤，蒸发至比重 1.(90° 测)。将细粉与稠膏相合，制成颗粒，加入薄荷油 0.2 毫升，薄荷脑 0.2 克，混匀，压片即得，每片重 0.3 克。未满 1 岁服 1 片；二岁以上服 2 片。

【主治】小儿惊风，高热抽搐，咳嗽呕吐，烦躁不安。

小儿惊风散

【来源】《中国药典》。

【组成】全蝎 130 克　僵蚕（炒）224 克　雄黄 40 克　朱砂 60 克　甘草 60 克

【用法】上药雄黄、朱砂分别水飞或粉碎成极细末；其余全蝎等三味粉碎成细末，与上述粉末配

研，过筛混匀。口服，周岁小儿每次 1.5 克，1 日 2 次。周岁以内酌减。

【功用】镇惊熄风。

【主治】小儿惊风，抽搐神昏。

小儿清热片

【来源】《中国药典》。

【组成】黄柏 117.6g　灯心草 23.5g　栀子 117.6g　钩藤 47g　雄黄 47g　黄连 70.6g　朱砂 23.5　龙胆 47g　黄芩 117.6g　大黄 47g　薄荷油 0.47g

【用法】上药制成 1000 片，包糖衣即得。口服，每次 2～3 片，1 日 1～2 次，周岁以内小儿酌减。

【功用】清热解毒，祛风镇惊。

【主治】小儿风热，烦躁抽搐，发热口疮，小便短赤，大便不利。

八宝镇惊丸

【来源】《部颁标准》。

【组成】薄荷 20g　天南星 20g　猪牙皂 10g　茯苓 20g　木香 15g　雄黄 5g　钩藤 20g　细辛 10g　法半夏 20g　僵蚕 20g　琥珀 5g　白附子 20g　天竺黄 10g　朱砂 30g　防风 20g　山药 50g　胆南星 20g　前胡 15g　牛黄 2g　白术 20g　蝉蜕 10g　天麻 20g　白芍 20g　冰片 3g　广藿香 20g　甘草 15g

【用法】制成大蜜丸，每丸重 3g，密封。口服，每次 1 丸，1 日 2～3 次，周岁以内酌减。

【功用】退热安神，祛痰镇惊。

【主治】小儿惊风或感冒发烧，痰涎壅盛，咳嗽气喘，烦躁不安。

千金散

【来源】《部颁标准》。

【组成】全蝎 120g　僵蚕 120g　牛黄 24g　朱砂 160g　冰片 20g　黄连 160g　胆南星 80g　天麻 160g　甘草 80g

【用法】制成散剂，密封，防潮。口服，每次 0.6～0.9g，1 日 2～3 次，3 岁以内小儿酌减。

【功用】清热解毒，镇痉定惊。

【主治】小儿惊风高热，手足抽搐，痰涎壅盛，神

昏谵语。

广羚散

【来源】《部颁标准》。

【组成】胆南星 100g 黄连 100g 栀子 100g 黄芩 100g 天竺黄 60g 天麻 60g 全蝎 60g 钩藤 60g 琥珀 60g 雄黄 40g 朱砂 20g 牛黄 20g 羚羊角 10g 广角 10g 冰片 20g 麝香 2g

【用法】制成散剂，每袋装 0.5g，密封。口服，1 岁每次 0.5g，1 日 2 次，1 岁以下酌减。

【功用】清热解毒，镇惊息风。

【主治】小儿高热惊风，神昏抽搐。

小儿抗惊片

【来源】《部颁标准》。

【组成】朱砂 134g 天竺黄 134g 胆南星 134g 巴豆霜 134g 全蝎（去钩）67g 天麻 67g 蜈蚣（去头足焙）27 条

【用法】制成片剂，密封。口服，每次 1 片，1 日 2 次。

【功用】平肝熄风，镇惊解抽。

【主治】急慢惊风，撮口天吊，痰壅中满，液啼不宁，便青。

小儿良友散

【来源】《部颁标准》。

【组成】薄荷 75g 天麻 75g 钩藤 75g 全蝎 75g 僵蚕（麸炒）75g 蝉蜕 75g 天竺黄 100g 朱砂 100g 牛黄 10g 雄黄 75g 琥珀 100g

【用法】制成粉末，每包装 0.15g，密封。口服，不满 6 个月每次 1/2 包，1 岁每次 1 包，2 岁每次 2 包，3 岁每次 3 包，4 岁以上每次 4 包，早晚各服 1 次。

【功用】镇惊，祛风，化痰。

【主治】急热惊风，痰喘咳嗽，痰涎壅盛。

【宜忌】忌食辛辣、油腻食物。

小儿奇应丸

【来源】《部颁标准》。

【组成】雄黄 150g 朱砂 120g 天竺黄 120g 胆南星 100g 天麻 100g 僵蚕（麸炒）120g 冰片 80g 黄连 100g 雷丸 150g 牛黄 20g 琥珀 120g 桔梗 100g 蟾酥（酒制）30g 鸡内金（炒）100g

【用法】水泛为丸，每瓶装 0.5g（约 80 粒），密闭，防潮。口服，1 岁小儿每次 7 丸，2 至 3 岁 10 丸，4 至 6 岁 15～20 丸，7 至 9 岁 30 丸，10 岁以上 40 丸，不满周岁酌减，1 日 3 次。

【功用】解热定惊，化痰止咳，消食杀虫。

【主治】小儿惊风发热，咳嗽多痰，食积，虫积。

小儿抽风散

【来源】《部颁标准》。

【组成】蜈蚣 15g 全蝎 60g 蝉蜕 60g 僵蚕（麸炒）60g 半夏（制）60g 天南星（制）60g 厚朴（姜制）36g 橘红 60g 枳壳（麸炒）60g 甘草 30g 朱砂 15g 土鳖虫 60g 钩藤 30g 薄荷 30g

【用法】制成散剂，每袋装 1g，密封。口服，1 至 2 岁每次 0.3～0.6g，3 至 5 岁每次 0.9～1.0g，1 日 2 次。

【功用】清热祛风，镇惊安神。

【主治】小儿惊风，四肢抽搐，口眼歪斜。

小儿急惊散

【来源】《部颁标准》。

【组成】天麻 60g 钩藤 80g 全蝎 60g 僵蚕（麸炒）80g 天竺黄 60g 半夏（制）60g 猪牙皂 40g 防风 60g 羌活 60g 薄荷 40g 蓼大青叶 50g 连翘 60g 天花粉 80g 板蓝根 50g 甘草 60g 冰片 40g 朱砂 120g 珍珠 10g 羚羊角 20g 麝香 16g 人工牛黄 40g 琥珀 40g 雄黄 60g

【用法】制成散剂，每瓶 0.6g，密封。口服，每次 0.3g，1 日 2～3 次，周岁以内小儿酌减。

【功用】清热镇惊，祛风化痰。

【主治】小儿脏腑积热，清浊不分引起急热惊风，手足抽搐，目直天吊，痰涎壅盛，身热咳嗽，气促作喘，烦躁口渴。

【宜忌】忌食辛辣食物。

小儿惊安丸

【来源】《部颁标准》。

【组成】牛黄 15g 麝香 18g 天竺黄 60g 僵蚕 90g 全蝎（酒洗，去头尾足）90g 天麻 90g 朱砂 39g 升麻 90g 天花粉 150g 葶苈子 90g 防风 15g 葛根 150g 麻黄 60g 冰片 15g 茯苓 90g 黄连 90g 琥珀 60g

【用法】制成包衣水丸，每 10 丸重 0.3g，密闭，防潮。口服，每次 10～20 丸，1 日 1～2 次，3 岁以下小儿酌减。

【功用】镇惊安神，豁痰清热。

【主治】小儿惊风，痰涎壅盛，气促不安。

小儿惊风七厘散

【来源】《部颁标准》。

【组成】牛黄 24g 麝香 12g 雄黄 30g 天竺黄 18g 琥珀 60g 蝉蜕 18g 全蝎 18g 僵蚕（姜炙）18g 胆南星 39g 天麻（姜汁吸）33g 钩藤 33g 白附子（制）39g 紫苏叶 18g 法半夏（砂炒）51g 薄荷 18g 羌活 18g 独活 33g 白术（麸炒）33g 山药（麸炒）33g 白芍（酒炙）33g 陈皮 18g 天花粉 33g 黄连 13.5g 厚朴（姜炙）33g 黄芩（酒炙）33g 栀子（炒）9g 猪牙皂 33g 龙齿（煅）15g 茯苓 33g 甘草 33g 冰片 60g 朱砂 75g 芒硝 30g

【用法】制成散剂，每瓶装 0.2g。密封。口服，1 岁以内每次半瓶，1 岁以上每次 1 瓶。

【功用】祛风化痰，解热镇惊。

【主治】小儿外感风邪，惊风抽搐，咳吐痰涎，食滞呕吐，腹痛泄泻。

【宜忌】麻疹及慢惊风忌用。

牛黄抱龙片

【来源】《部颁标准》。

【组成】牛黄 8g 麝香 4g 朱砂 30g 雄黄 50g 琥珀 50g 全蝎 30g 天竺黄 70g 胆南星 200g 僵蚕（炒）60g 茯苓 100g

【用法】制成片剂，密封。口服，每次 2 片，1 日 1～2 次，周岁以内酌减。

【功用】清热镇惊，祛风化痰。

【主治】小儿风痰壅盛，高热神昏，惊风抽搐。

龙脑安神丸

【来源】《部颁标准》。

【组成】人参 40g 麦冬 40g 胆南星 40g 地骨皮 40g 甘草 40g 郁金 60g 钩藤 60g 全蝎 40g 茯苓 60g 桑白皮 20g 朱砂 4g 牛黄 10g 广角 20g 麝香 2g 芒硝 4g 冰片 6g

【用法】制成大蜜丸，每丸重 5g，密封。口服，1 次 1 丸，每日 2 次。

【功用】清热解毒，镇惊开窍。

【主治】高热惊风，中风昏迷，狂症。

【宜忌】孕妇忌服。

白益镇惊丸

【来源】《部颁标准》。

【组成】人参 100g 天竺黄 100g 茯苓 100g 天南星 100g 酸枣仁（炒）60g 当归 60g 地黄 60g 麦冬 60g 赤芍 60g 黄连 40g 薄荷 40g 栀子（炒）40g 牛黄 40g 龙骨（煅）40g 朱砂 40g 青黛 20g 关木通 40g

【用法】制成水蜜丸，每丸重 1g，密闭，防潮。打碎后用温开水化服，每次 1 丸，1 日 2 次。

【功用】养血安神。

【主治】小儿热病体虚，痰鸣气促，抽搐时作，将成慢惊。

回春丹

【来源】《部颁标准》。

【组成】麝香 16g 牛黄 16g 天麻（制）50g 全蝎（制）50g 僵蚕（制）50g 川贝母 50g 半夏（制）50g 钩藤 320g 胆南星 80g 木香 50g 豆蔻 50g 檀香 50g 陈皮 50g 沉香 50g 枳壳 50g 甘草 35g 天竺黄 50g 清宁 80g 朱砂 50g

【用法】水泛为丸，每 10 丸重 1g，密闭，防潮。口服，周岁以内小儿每次 1 丸，2 岁每次 2 丸，3 至 4 岁每次 3 丸，5 岁以上每次 4～6 丸，1 日 2 次。

　　清宁的处方及制法：大黄 360g，麦芽 12g，槐花 12g，桃叶 12g，黑豆 12g，白术 12g，车前子 12g，侧柏叶 12g，厚朴 12g，半夏（制）12g，绿豆 12g，陈皮 12g，黄芩 12g，附（制）12g，桑枝 12g，以上 15 味，大黄粉碎成细粉；其余槐花等 14 味，加水煎煮 4 小时，滤过，滤液浓缩成 6000ml，放冷，加入大黄粉末，白酒 48g，搅匀，低温干燥，即得。

【功用】清热定惊，驱风祛痰。

【主治】小儿惊风，感冒发热，呕吐腹泻，咳嗽气喘。

保婴散

【来源】《部颁标准》。

【组成】胆南星 127g　钩藤 77g　牛黄 57g　冰片 57g　僵蚕（姜制）77g　全蝎（制）93g　珍珠 53g　麝香 40g　白附子（姜醋制）57g　天麻（姜制）77g　蝉蜕（去头足）57g　琥珀 70g　防风 77g　天竺黄 53g　朱砂 70g

【用法】制成散剂，每瓶装 0.3g，密封。口服，每次 1～2 瓶，10 天内婴儿减半。

【功用】除痰定惊，清热解毒。

【主治】小儿惊风，痰涎壅盛。

保婴夺命散

【来源】《部颁标准》。

【组成】川贝母 60g　大黄 40g　全蝎 60g　琥珀 60g　僵蚕（麸炒）60g　牛黄 12g　冰片 8g　天麻 80g　黄连 40g　胆南星 40g　甘草 40g

【用法】制成粉末，每袋装 0.6g，密封。口服，每次 0.3～0.6g，1 日 1～2 次。

【功用】化积，镇惊熄风，清热豁痰。

【主治】小儿急热惊风，四肢抽搐，痰涎壅盛，发热咳嗽。

保婴镇惊丸

【来源】《部颁标准》。

【组成】大黄 300g　甘草 200g　朱砂 60g

【用法】制成大蜜丸，每丸重 1.5g，密封。口服，每次 1 丸，1 日 1 次，周岁以内酌减。

【功用】清热，镇惊，导滞。

【主治】急热惊风或伴有实热痰盛，目赤口疮，大便燥结，小便赤。

【宜忌】病退即止，不可久服。

娃娃宁

【来源】《部颁标准》。

【组成】白术 90g　天竺黄 60g　茯苓 90g　楝蚕（炒）45g　钩藤 60g　甘草 15g　薄荷 60g　朱砂 1.5g　党参 60g　琥珀 105g

【用法】制成散剂。6 个月～1 周岁每次 1 包，6 个月以下小儿酌减，1 日 2～3 次。

【功用】解热镇惊，祛风止痛。

【主治】感冒发热，惊风痉挛，呕吐，绿便，脾胃虚弱等。

【宜忌】忌食辛辣物。

金粟丹

【来源】《部颁标准》。

【组成】胆南星 200g　僵蚕（炒）100g　全蝎（漂）100g　关白附（制）100g　赭石（煅飞）100g　麝香 2g　天麻（姜汁炒）200g　冰片 3g　乳香（制）200g

【用法】水泛为丸，每丸重 0.3g，密闭，防潮。口服，每次 1～2 丸，1 日 1～2 次。

【功用】疏风化痰，镇惊熄风。

【主治】小儿风痰抽搐。

济生万应锭

【来源】《部颁标准》。

【组成】黄连 50g　牛黄 10g　麝香 2g　熟大黄 100g　儿茶 30g　没药（炒）50g　防风 100g　胆南星 50g　胡黄连 100g　天麻 50g　乳香（炒）50g　香墨 100g　天竺黄 50g　僵蚕（炒）50g　建曲 100g　冰片 5g

【用法】制成锭剂，每 10 粒重 3g，密封。打碎后口服，成人每次 3～5 粒，小儿每次 1～2 粒，3 岁以下酌减，1 日 2 次，外用醋调敷患处。

【功用】清热解毒，解表散风，化痰止咳，消食和中。

【主治】小儿外感，惊风抽搐，发热咳喘，疮疡肿毒，食积胀痛，呕吐泻痢，不思乳食，热结便秘。

【宜忌】孕妇忌服。

珠珀保婴散

【来源】《部颁标准》。

【组成】珍珠 30g 麝香 24g 牛黄 32g 冰片 32g 琥珀 40g 朱砂 80g 天麻 45g 全蝎 54g 僵蚕（麸炒）45g 胆南星 72g 天竺黄 32g 防风 45g 钩藤 45g 白附子 32g 蝉蜕 32g

【用法】制成粉末，每袋装 0.3g，密封。口服，1 至 2 岁每次 1 袋，1 日 1～2 次，周岁以内小儿酌减。

【功用】镇惊，祛风，化痰。

【主治】小儿惊风初起，手足抽搐，痰涎壅盛。

【宜忌】忌油腻及生冷食物。

盐蛇散

【来源】《部颁标准》。

【组成】盐蛇（炭）312g 蛇胆汁 18g 地龙（炭）468g 珍珠 12g 牛黄 12g 麝香 12g 冰片 12g 陈皮（蒸）180g 琥珀 180g 朱砂 180g

【用法】制成散剂，每瓶装 0.8g，密封。口服。小儿 6 个月以内每次 0.4g，半岁至 1 岁 1.6g，1 岁以上 3.2g，1 日 1～2 次。

【功用】定惊解痉，清热除痰。

【主治】小儿惊风，痰涎壅盛。

铁娃散

【来源】《部颁标准》。

【组成】枳实 30g 全蝎 30g 当归 60g 六神曲（麸炒）30g 麦芽（炒）30g 山楂（炒）30g 巴豆霜 1.5g 牛黄 12g 朱砂 120g

【用法】制成散剂，每袋装 0.15g，密封。口服，每次 0.15g，1 日 1 次，周岁以内小儿酌减。

【功用】清热化滞。

【主治】小儿内热，停食停乳引起的腹胀身热，呕吐痰涎，四肢抽搐，大便秘结。

救急散

【来源】《部颁标准》。

【组成】天南星（矾炙）240g 僵蚕（麸炒）72g 白附子（矾炙）60g 天竺黄 60g 天麻 96g 荆芥穗 60g 薄荷 240g 牛蒡子（炒）120g 柴胡 60g 葛根 120g 川乌（制）60g 桔梗 18g 陈皮 180g 木香 60g 黄芩 240g 黄连 6g 大黄 180g 莲子心 60g 玄参 180g 西河柳 120g 滑石 120g 雄黄 147g 麝香 22g 冰片 220g 牛黄 22g 朱砂 441g

【用法】制成散剂，每瓶装 1.5g，密封。口服，每次 0.75g，1 日 2 次，周岁以内小儿酌减。

【功用】解表清热，镇惊化痰。

【主治】内热食滞，外感风寒引起的身烧口渴，咳嗽痰盛，咽喉肿痛，惊风抽搐，夜卧不安，隐疹不出。

婴宁散

【来源】《部颁标准》。

【组成】胆南星 465g 关白附（制）93g 蝉蜕 116g 甘草 47g 钩藤 116g 薄荷叶 70g 天竺黄 116g 天花粉 186g 天麻（制）116g 木香 116g 全蝎（泡）93g 白芷 70g 僵蚕（制）93g 金礞石（煅）116g 石菖蒲 70g 牛黄 37g 防风 116g 麝香 37g 雄黄 140g 冰片 55g 远志（制）93g 珍珠 31g 茯苓 116g 琥珀 215g 沉香 47g 朱砂 354g

【用法】制成散剂，每瓶 0.3g，密封。口服，每次 0.3g，重症者 0.6g，10 天内婴儿每次服 0.15g，1 日 2 次。

【功用】驱风除痰，定惊开窍。

【主治】小儿惊风，痰涎壅盛，夜啼惊跳。

婴儿安片

【来源】《部颁标准》。

【组成】鸡内金（醋炒）150g 清半夏 100g 川贝母 100g 天竺黄 100g 陈皮 100g 钩藤 100g 天麻 100g 朱砂 100g 琥珀 150g

【用法】制成片剂，每片重 0.32g（相当原药材 0.3g），密封。口服，不满 1 岁每次 1/2 片，1 岁至

3 岁每次 1 片,4 岁至 7 岁每次 2 片,8 岁至 12 岁每次 3 片,每晚服 1 次。

【功用】祛风镇惊,消食,化痰,退热。

【主治】小儿发热,咳嗽,食水不化,痰热惊风。

【宜忌】忌食生冷、油腻物。

惊风丸

【来源】《部颁标准》。

【组成】僵蚕(麸炒)100g 天麻 200g 苍术(米泔水制)75g 大黄 75g 白芷 75g 雄黄 25g 胆南星 50g 天竺黄 50g 蟾酥 7.5g 细辛 20g 全蝎 50g 朱砂 35g

【用法】水泛为丸,每 160 丸重 1g,密闭,防潮。口服,初生儿每次 5 丸,2~3 个月小儿每次 10 丸,4~5 个月小儿每次 15 丸,周岁小儿每次 20 丸,1 日 1~2 次。

【功用】清热,镇惊,祛风,化痰。

【主治】小儿惊风,四肢抽搐,牙关紧闭,痰盛气促。

惊风散

【来源】《部颁标准》。

【组成】朱砂 150g 雄黄 450g 天竺黄 300g 全蝎(去勾)40g 钩藤 300g 巴豆霜 250g 倒爬虫 4g

【用法】制成散剂,每袋装 0.3g,密封,防潮。用温开水调服,每次 0.3g,1 日 2 次,3 岁以下小儿酌减。

【功用】镇惊,化痞,消食。

【主治】小儿急惊风,手足抽搐,宿食积痞,腹胀。

惊风七厘散

【来源】《部颁标准》。

【组成】天麻(姜制)64g 白附子(姜制)64g 胆南星 64g 天竺黄 32g 钩藤 64g 全蝎(制)64g 蝉蜕 64g 僵蚕(姜制)64g 牛黄 15.9g 麝香 4.84g 冰片 12.25g

【用法】制成散剂,每瓶装 0.4g,密封。口服,未

满周岁小儿每次半瓶,1 周岁每 1 次 1 瓶,1 日 1 次。

【功用】定惊清热,祛风除痰。

【主治】小儿惊风,痰涎壅盛,咳嗽气喘,食滞呕吐,腹痛泄泻。

羚黄宝儿丸

【来源】《部颁标准》。

【组成】麝香 0.05g 黄连 1g 羚羊角 0.5g 甘草 1.05g 冰片 0.07g 人参 1.88g 人工牛黄 0.1g 猪胆膏 0.2g 丁香 0.15g

【用法】制成包衣微丸,每瓶装 60 丸,密封,置阴凉处。口服,1 至 2 岁小儿每次 10 丸,2 至 5 岁每次 20 丸,周岁以内小儿在医生指导下服用,1 日 2~3 次,饭前半小时用温水送服,婴儿将药丸研碎,用开水调服。

【功用】清热熄风,除痰定惊,开窍醒神。

【主治】小儿发热,惊哭夜啼,痰热咳嗽,泄泻,脾胃虚弱及消化不良等症。

清热镇惊散

【来源】《部颁标准》。

【组成】全蝎 150g 珍珠 30g 冰片 50g 钩藤 150g 胆南星 80g 雄黄 50g 黄连 100g 薄荷 50g 白附子(制)50g 栀子 100g 甘草 50g 防风 50g 天麻 50g 琥珀 50g 青黛 50g 水牛角浓缩粉 50g

【用法】制成散剂,每袋装 1g,密闭,防潮。口服,每次 1g,1 日 2 次,周岁以下儿童酌减。

【功用】清热解痉,镇惊熄风。

【主治】小儿高热急惊,烦躁不安,气促痰壅,手足抽搐。

琥珀化痰镇惊丸

【来源】《部颁标准》。

【组成】琥珀 70g 麝香 10g 雄黄 40g 僵蚕(麸炒)50g 川贝母 50g 沉香 50g 茯苓 100g 天竺黄 100g 胆南星 100g 枳壳 100g 朱砂 100g 甘草 100g

【用法】制成大蜜丸,每丸重 4.5g,密封。口服,每次 1 丸,3 岁以下小儿酌减。

【功用】清热化痰，镇惊安神。

【主治】内热痰盛，惊风抽搐，咳嗽气短，烦躁不安。

猴枣牛黄散

【来源】《部颁标准》。

【组成】猴枣 126g　猪牙皂 289g　牛黄 210g　细辛 289g　珍珠（水飞）253g　川贝母（蛇胆汁制）420g　琥珀（水飞）232g　石菖蒲 235g　朱砂（水飞）126g　草豆蔻 289g　麝香 25.3g　硝石 168g　冰片 25g　白矾（煅）189g　甘草 576g　全蝎（制）301g

【用法】制成散剂，每瓶装 0.36g，密封。口服，1 岁以上每次 0.36g，未满周岁每次 0.18g，1 日 2 次。

【功用】除痰镇惊，通窍。

【主治】小儿惊风，痰涎壅盛。

精制猴枣散

【来源】《部颁标准》。

【组成】猴枣 400g　天竺黄 300g　川贝母 200g　沉香 100g　羚羊角 100g　硼砂（煅）100g　麝香 40g　青礞石（煅）100g

【用法】制成散剂，每瓶装 0.3g，密封，防潮。口服，每次 0.3 克，或遵医嘱。

【功用】清热，化痰，镇惊。

【主治】小儿惊风，痰涎壅盛，气喘痰鸣，烦躁不宁。

镇惊散

【来源】《部颁标准》。

【组成】胆南星 625g　甘草 313g　半夏（制）219g　广藿香 313g　天麻（姜制）500g　防风 125g　钩藤 188g　僵蚕（姜制）188g　白术（炒）375g　细辛 94g　薄荷 125g　白附子（姜醋制）94g　茯苓 313g　麝香 14.1g　全蝎（制）125g　冰片 28g　檀香 313g　琥珀（水飞）35g　石菖蒲 157g　羚羊角 7.9g　天竺黄 625g　朱砂（水飞）

113g　山药（炒）375g　猪牙皂 94g

【用法】制成散剂，每瓶装 0.45g，密封。口服，小儿每次 1 瓶，2 个月的婴儿每次半瓶，1 日 2 次。

【功用】驱风，清热，除痰，镇惊。

【主治】小儿惊风发热，痰涎壅盛。

麝香奇应丸

【来源】《部颁标准》。

【组成】麝香 10g　冰片 40g　大黄 400g　胡黄连 30g　香墨 300g　儿茶 200g　熊胆 20g　玄明粉 40g

【用法】制成糊丸，每 10 丸重 3g，密封。打碎后口服，成人每次 3～5 丸，小儿每次 1～2 丸，3 岁以下酌减，1 日 1～2 次。外用，用醋调敷患处。

【功用】清热解毒，镇惊。

【主治】小儿痰热惊风，烦热神昏，咽喉肿痛，无名肿毒。

【宜忌】孕妇忌服。

熊胆胶囊

【来源】《部颁标准》。

【组成】熊胆或熊胆粉

【用法】制成胶囊剂，每粒装0.25g（含熊胆粉0.05g），密封，避光，置阴凉干燥处。口服，1 次 2～3 粒，每日 3 次。

【功用】清热，平肝，明目。

【主治】惊风抽搐，咽喉肿痛。

羚羊角胶囊

【来源】《新药转正标准》。

【组成】羚羊角

【用法】制成胶囊。口服，1 次 0.3～0.6g，每日 1 次。

【功用】平肝熄风，清肝明目，散血解毒。

【主治】高热惊痫，神昏痉厥，子痫抽搐，癫痫发狂，头痛眩晕，目赤翳障，瘟毒发斑，痈肿疮毒。

五十一、急惊风

急惊风，临床以突然高热惊厥，烦躁不安，面红唇赤，痰壅气促，牙关紧急，继而四肢抽搐，神识昏迷，头项强硬，甚则角弓反张，涕泪皆无，或时发时止，或持续不止特征。《太平圣惠方》："夫小儿急惊风者，由气血不和，夙有实热，为风邪所乘，干于心络之所致也"。本病成因多为内热炽盛，外加风邪郁闭，痰凝气滞，热极生风所致。本病治疗急用食指重掐患儿人中、合谷，或配合印堂、涌泉；并针刺中冲、少商，或合谷、太冲。同时用嚏惊散吹鼻取嚏，随即灌服苏合香丸或至宝丹等，以助开窍醒神。结合病情，辨证施治，镇肝熄风，清心涤痰为其大法。

夺命丹

【来源】《医方类聚》卷二六〇引《新效方》。

【组成】川郁金八钱（湿纸裹煨）　生辰砂二钱　巴豆二十四粒（去心膜油令尽）　麝香一钱

【用法】上为末，面糊为丸，如芡实大，用前辰砂更加金箔为衣。每服三丸，灯心汤化下。

【主治】小儿急惊，大人痫病。

【加减】若作寻常惊药锭子，减巴豆一半，加蛇含石。

水银膏

【来源】《幼幼新书》卷十引《仙人水鉴》。

【别名】银液丸〔《小儿药证直诀》卷下（聚珍本）〕

【组成】水银半两（用石脑油研如泥）　白天南星（生、末）　白附子（生、末）各一钱　白龙脑（生）　腻粉各一钱　蝎梢二十一个（研）

【用法】上为末，研如泥，候次日于乳钵内取出，为丸如绿豆大。每服一至二丸，薄荷汤送下。

【主治】

1.《幼幼新书》引《仙人水鉴》：惊风。

2.《小儿药证直诀》：惊热膈实，呕吐，上盛涎热。

万金散

【来源】《普济方》卷三七〇引《备急千金要方》。

【组成】生砂　轻粉　蜈蚣一条（全者）各等分

【用法】上为末，用阴阳乳汁为丸，如绿豆大，每岁一丸，逐旋加减，乳汁送下。

本方方名，据剂型当作"万金丸"。

【主治】小儿急惊。

生金汤

【来源】《幼幼新书》卷十引《婴孺方》。

【组成】生金黑豆大（无生，熟亦得）　茯神　干姜各一分　甘草（炙）二分

【用法】水一升，煮五合，一服一枣大，日五夜三。

【主治】小儿生七日后，忽患口鼻青，微惊，胸中冷，视物高。

钓藤散

【来源】《幼幼新书》卷九引《石壁经》。

【组成】钓藤　天竺黄　犀角屑　蝉退　甘遂（煨）　甘草（炙）各等分

【用法】上为末。每服半钱，金银薄荷煎汤调下，一日四次。

【主治】小儿急惊风。

蚰蜒散

【来源】《太平圣惠方》卷二十二。

【组成】蚰蜒一两（微炒）　白附子一两（炮裂）　独活一两　槐螵蛸一两（微炒）　白僵蚕半两（微炒）　天南星半两（炮裂）　腻粉半两　天麻一两　桂心一两

【用法】上为细散。每服一钱，以温酒调下，不拘时候。

【主治】急风。四肢搐搦，口面㖞戾，不知人事。

干蝎丸

【来源】《太平圣惠方》卷八十五。

【组成】干蝎一分（微炒） 真珠末一钱 虎睛一对（酒浸，微炙） 铅霜一分（细研） 腊月紫驴护肝一分（细切，炒令焦黄）

【用法】上为末，用鸱枭脑髓和丸，如麻子大。每服一丸，以乳汁送下，不拘时候。二岁以上加丸服之。

【主治】小儿急惊风，搐搦口噤。

天麻丸

【来源】《太平圣惠方》卷八十五。

【组成】天麻一两 雄黄一分（细研） 乌蛇肉一分 蝉壳一分 干蝎一分 麝香一分（细研） 天竹黄一分（细研） 桂心一分 天南星一分 白芷一分 白附子一分 腻粉一分 半夏一分（酒浸七遍去滑）

【用法】上药并生用为末，都研令匀，煮枣肉为丸，如绿豆大。每服三丸，以薄荷酒送下，不拘时候。

【主治】小儿急惊风，四肢抽掣拘急，壮热，或则口噤。

天南星丸

【来源】《太平圣惠方》卷八十五。

【组成】天南星一分（炮裂） 朱砂一分（细研） 水银一分（以少枣肉，研令星尽） 麝香一钱（细研） 金箔二七片（细研） 银箔二七片（细研） 巴豆三枚（去皮心，研，纸裹压去油）

【用法】上药捣罗天南星为末，都研令匀，炼蜜为丸，如黍米大。一岁儿，每服一丸，以暖水送下。取下恶物为效。二岁以上，加丸服之。

【主治】小儿急惊风，痰涎壅毒，壮热腹胀。

牛黄丸

【来源】《太平圣惠方》卷八十五。

【组成】牛黄一分（细研） 麝香一分（细研） 干蝎一分（微炒） 晚蚕蛾一分（微炒） 蜣蜋三枚（微炙） 蚱蝉三枚（微炙，去翅足） 波斯青黛一分（研入）

【用法】上为末，以糯米饭为丸，如麻子大。一二岁儿每服三丸，用薄荷汤送下；三四岁儿每服五丸，不拘时候。

【主治】小儿急惊风，壮热，筋脉拘急，腰背强硬，时发搐搦。

牛黄丸

【来源】《太平圣惠方》卷八十五。

【组成】牛黄一分（细研） 朱砂半两（细研，水飞过） 天浆子三七枚（内有物者） 蜘蛛一分（微炒） 腻粉一分 半夏一分（汤洗七遍去滑） 天南星一分（炮裂） 麝香一分（细研）

【用法】上为末，研入牛黄等令匀，用烧粟米饭为丸，如黍米大。每服五丸，以荆芥汤送下，不拘时候。

【功用】化涎镇心。

【主治】小儿急惊风。

水银丸

【来源】《太平圣惠方》八十五。

【组成】水银一分（入少枣肉研令星尽） 腻粉一分 天南星一分（炮裂） 干蝎一分（微炒）

【用法】上为末，同研令匀，用枣肉为丸，如黍米大。每服五丸，煎乳香汤送下，不拘时候。

【主治】小儿急惊风，心胸痰涎壅闷，口噤，手足抽掣。

水银丸

【来源】《太平圣惠方》卷八十五。

【组成】水银二分（以少枣肉研令星尽） 天南星一分（生用） 蟾蜍（蜘蛛）半两（生用，去足）

【用法】上为末，以枣肉为丸，如绿豆大。每服两丸，以薄荷汤送下，不拘时候。

【功用】化顽涎，利胸膈。

【主治】小儿急惊风。

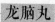

龙脑丸

【来源】《太平圣惠方》卷八十五。

【组成】龙脑（细研） 雄黄（细研） 芦荟（细研） 丁香 牛黄（细研） 木香 犀角屑 铅霜（细研） 天浆子 胡黄连 蝎尾（微炒） 白花蛇（酒浸，去皮骨，炙微黄）各一分 蟾酥半分（研入）

【用法】上为末，炼蜜为丸，如梧桐子大。每服三丸，以桃仁汤研下。

【主治】小儿急惊风，身热口噤，四肢挛搐。

白附子丸

【来源】《太平圣惠方》卷八十五。

【组成】白附子一分（炮裂） 白僵蚕一分（微炒） 乌蛇三分（酒拌，炙令黄，细研） 干蝎半两（微炒） 麝香一分（细研） 朱砂半两（细研，水飞过） 甜葶苈一分（隔纸炒令紫色） 青黛半两（细研） 蟾酥半钱 蜣螂一分（微炒，去翅足） 天浆子三七枚（内有物者）

【用法】上为末，以猪胆汁为丸，如绿豆大。每服一丸，以冷水研，滴入鼻中，候嚏一两声，便以温水研三丸服之，或吐出粘涎。得睡便愈。

【主治】小儿急惊风，手足抽掣。

白鲜皮散

【来源】《太平圣惠方》卷八十五。

【组成】白鲜皮三分 黄芩三分 川升麻三分 地骨皮三分 钩藤三分 犀角屑三分 麦门冬一两（去心，焙） 胡黄连三分 龙齿一两 甘草一两（炙微赤，锉）

【用法】上为粗散。每服一钱，以水一盏，煎至五分，去滓，入牛黄末一字，温服。

【主治】小儿百日以来，至三四岁，发热痫瘛，身体如火。

百灵丸

【来源】《太平圣惠方》卷八十五。

【组成】黑铅一分 水银一分（二味同结作砂子，细研） 天南星一分（炮裂） 白附子一分（炮裂） 干蝎一分（微炒） 天麻一分 蝉壳一分（微炒） 麝香一钱（细研） 牛黄一分（细研）

【用法】上为末，糯米饭为丸，如黍米大。每服二丸，温酒送下，不拘时候。

【功用】化涎，除搐搦。

【主治】小儿急惊风。

朱砂丸

【来源】《太平圣惠方》卷八十五。

【组成】朱砂一分（细研） 犀角屑一分 铅霜一分（研入） 天南星一分（炮裂） 半夏一分（汤洗七遍，去滑） 白附子一分（炮裂） 细辛一分 桂心一分 白僵蚕一分（微炒） 干蝎一分（微炒） 乌蛇三分（酒浸，去皮骨，炙令黄） 巴豆七枚（去皮心，研，纸裹，压去油）

【用法】上为末，一半用无灰酒一中盏熬为膏，入其余药同为丸，如绿豆大。每服二丸，用生姜自然汁少许，入竹沥一合，暖令温送下。

【主治】小儿急惊风，痰涎口噤，手足抽掣。

朱砂丸

【来源】《太平圣惠方》卷八十五。

【组成】朱砂一分 豉三百粒 皂荚一寸（炙黄焦） 砒霜一分 巴豆十五粒（去皮心，研，纸裹，压去油）

【用法】先研朱砂、砒霜为粉，次入豉、巴豆都令细，以枣肉为丸，如黍米大。一二岁儿，每服一丸，以温水送下。服后得吐泻为效。

【主治】小儿急惊风，兼去心间涎。

红丸子

【来源】《太平圣惠方》卷八十五。

【别名】鹤顶丹（《圣济总录》卷一六九）、朱粉丹（《小儿卫生总微论方》卷五）、鹤顶丸、桃符丸（《普济方》卷三七〇）。

【组成】朱砂半两（细研，水飞） 蝎尾半两（微炒） 腻粉一分 巴豆五枚（去皮心，纸裹压去油）

【用法】上为末，用面糊和为丸，如黍米大。每服二丸，以桃仁汤送下，不拘时候。

【主治】小儿急惊风，壮热吐涎。

坏涎丸

【来源】《太平圣惠方》卷八十五。

【组成】雄黄一分（细研） 朱砂一分（细研） 水银一分（以少枣肉研令星尽） 铅霜一分 甘草半分（末）

【用法】上为细末，以糯米饭为丸，如黍米大。每服二丸，以梨汁送下。以涎尽为度。

【主治】小儿急惊风，喉中涎，吐不出，咽不下。

返魂丸子

【来源】《太平圣惠方》卷八十五。

【组成】独角仙二个（去翅足，于瓷盒内烧，勿令烟出，研为末） 白僵蚕半两（麸微炒） 牛黄半两（细研） 白附子半两（炮裂） 天南星半两（炮裂） 青黛半两（研入） 干姜半两（炮裂） 甜葶苈半两（炒令紫色） 乌蛇肉半两（炙令黄） 朱砂半两（细研、水飞过）

【用法】上为末，用猪胆汁并蟾酥如豇豆大，和为丸，如粟米大。先以酒化一丸，滴在鼻中，即以酒或水送下二丸。若不嚏，则不再下药。

【主治】小儿急惊风。

青黛丸

【来源】《太平圣惠方》卷八十五。

【组成】青黛一分 甘遂末一钱 腻粉一钱 龙脑一钱 蟾酥一分 麝香一钱 半夏一分（汤洗七遍，焙干，麸炒黄色，为末）

【用法】上为细末，用汤化蟾酥为丸，如粟米大。每服二丸，以薄荷汤送下。微泻是效，未泻再服。

【功用】化痰涎，定搐搦，利脏腑。

【主治】小儿急惊风。

青黛丸

【来源】《太平圣惠方》卷八十五。

【组成】青黛一分（细研） 蛇头一枚（涂酥炙令黄） 半夏（汤洗七遍去滑） 白僵蚕一两（微炒） 蟾酥三片（如柳叶大，铁器上焙）

【用法】上为末，以酒糊为丸，如绿豆大。每服三丸，以薄荷汤化下，不拘时候。

【主治】小儿急惊风。

虎睛丸

【来源】《太平圣惠方》卷八十五。

【组成】虎睛一对（酒浸，炙令干，先捣末） 牛黄一分（细研） 青黛一分（细研） 麝香半分（细研） 腻粉一分 干蝎七枚（微炒）

【用法】上为细末，用蟾酥半钱，以新汲水少许浸化如面糊，搜前药末为丸，如麻子大。初生及月内，每服一丸，以乳汁化下；百日以上儿，每服二丸；足一岁儿，每服三丸，薄荷汤送下。

【主治】

1.《太平圣惠方》：小儿急惊风，客忤邪气，发热，搐搦，涎聚上壅。

2.《普济方》：胎风。

定生丸

【来源】《太平圣惠方》卷八十五。

【组成】雀儿饭瓮十个（内有物者） 蟾头一两（涂酥炙令焦黄） 猪牙皂荚一分（去皮，涂酥炙令焦黄，去子） 天麻一分 藜芦半分（去芦头） 乌蛇半两（酒浸，去皮骨，炙令黄） 干蝎一分（微炒） 瓜蒂一分 天南星一分（炮裂） 青黛一分（研细） 朱砂一分（研细） 龙脑一分（研细） 雄黄一分（研细） 麝香一分（研细） 腻粉一分 曲头棘针一分 蜣螂一分（微炒，去翅足） 熊胆一分 牛黄一分（研细） 半夏半分（汤洗七遍去滑）

【用法】上为末，以猪胆汁为丸，如绿豆大。每用一丸，以温生姜汤研，灌在鼻内，得嚏后，以生姜、薄荷汤下三丸。

【主治】小儿急惊风，遍身壮热，筋脉不和，手足抽掣，口噤面青，痰涎壅滞，及疳气所攻，肌体瘦弱。

定命丹

【来源】《太平圣惠方》卷八十五。

【组成】蟾酥豇豆大　桑螵蛸一个　独角仙半钱（去皮翅足）　牛黄半两（研细）　天浆子七个　犀角屑半两　雄黄半两（研细）　朱砂半两（研细，水飞过）　天竺黄半两（研细）　麝香一分（研细）　青黛半两（研细）　天南星半两　白附子半两　干蝎梢一分　腻粉一分　龙胆半两（去苗）

【用法】上药并生用，为末，以猪胆汁为丸，如黄米粒大。先以温水化破一丸，吹鼻内，得嚏五七声，即以薄荷水送服二丸。

【主治】小儿急惊风。

追风丸

【来源】《太平圣惠方》卷八十五。

【别名】追风丹（《普济方》卷三七四引《十便良方》）。

【组成】川乌头一两（炮裂，去皮脐）　干蝎一分（微炒）　白僵蚕一分（微炒）　白附子半分（炮裂）　干姜半分（炮裂，锉）　天南星半两（炮裂）

【用法】上为末，煮槐胶为丸，如黍粒大。每服五丸，以温酒送下，不拘时候。

【主治】

1.《太平圣惠方》：小儿急惊风甚者。

2.《普济方》引《十便良方》：小儿惊风，潮热至困者。

宣风丸

【来源】《太平圣惠方》卷八十五。

【别名】祛风丹（《普济方》卷三七四）。

【组成】巴豆七枚（去皮心，研，纸裹压去油）　腻粉一分（研入）　川乌头一分（炮裂，去皮脐）　白附子一分（炮裂）　天南星一分（炮裂）

【用法】上为末，入巴豆、腻粉同研令匀，以枣肉为丸，如粟米大。每服二丸，以薄荷汤送下，不拘时候。

【主治】小儿急惊风，头热足冷，口噤面青，筋脉抽掣，多痰涎，疾状甚者。

神效蝎尾散

【来源】《太平圣惠方》卷八十五。

【别名】蝎尾散（《幼幼新书》卷九）。

【组成】蝎尾二十一枚（生用）　白附子尖二十枚（生用）　腻粉一钱（研入）　附子尖二七枚（生用）　半夏底七枚（汤洗去滑）　天南星底七枚（生用）　乌头尖七枚（去皮，生用）

【用法】上为细散。每服半字，以薄荷汤调下。若儿在百日内者，一字可分为四服。如要作丸，即以枣肉为丸，如绿豆大，每服一丸，以马蔺草汤送下。

【主治】小儿急惊风。

真珠丸

【来源】《太平圣惠方》卷八十五。

【别名】珍珠丸（《普济方》卷三七〇）。

【组成】真珠末半两　白附子半两（末）　天南星半两（炮裂）　滑石末一分　腻粉一分　巴豆三十枚（去皮，水浸三日，取出晒干，研如膏）

【用法】上为末，以糯米饭为丸，如黄米大。百日以上儿服一丸，一岁两丸，三四岁三丸，葱白汤送下。

【主治】小儿急惊风，多发搐搦，或夹食腹痛，面色变青，或大小便不通。

救生丹

【来源】《太平圣惠方》卷八十五。

【组成】龙脑一钱　朱砂　雄黄　牛黄　芦荟　胡黄连末　麝香　铅霜　天竹黄　曾青　真珠末各一钱　金箔五十片　银箔五十片　犀角屑一钱　干蝎末一钱　雀儿饭瓮三七枚（内有物者）

【用法】上为末，五月五日合和，用大活蟾十枚，子眉间各取酥少许，同研令匀，入饭和丸，如弹子大。着瓷碗内，用黄梢活蝎四十九枚，着碗内，令药弹丸触蝎毒，蜇入药，候毒尽，放蝎，然后重研药弹令匀，为丸如绿豆大，每服一丸，以薄荷汤先研，滴在鼻内，男左女右，候嚏，即以薄荷酒服两丸，不拘时候。

【主治】小儿急惊风，四肢搐搦，多涎沫，身热如火，心神惊悸，发歇不定。

续随子丸

【来源】《太平圣惠方》卷八十五。

【组成】续随子一分（去皮，别研）　青黛一分　芦荟一分　胡黄连末一分　麝香一分

【用法】上为细末，以糯米饭为丸，如梧桐子大。每服一丸，以薄荷汤或温水化破服下，不拘时候。未愈再服。

【主治】小儿急惊风，壮热烦乱，大便结涩。

雄黄丸

【来源】《太平圣惠方》卷八十五。

【组成】雄黄一分　铅霜半分　蟾酥半钱　乳香一分　朱砂一分　熊胆半分　牛黄一分　蝎梢半分（微炒）　麝香半分　白矾灰半分

【用法】上为细末，以糯米饭和丸，如绿豆大。每服三丸，以温水化服，不拘时候。

【主治】小儿急惊风，四肢抽掣，牙关紧急，头热足寒。

雄黄丸

【来源】《太平圣惠方》卷八十五。

【组成】雄黄一钱（细研）　麝香一钱（细研）　牛黄一钱（细研）　朱砂一钱（细研）　腻粉二钱　巴豆七枚（去皮心研，纸裹压去油）　半夏二钱（汤洗七遍去滑）　天浆子十枚（内有物者）　水银一钱（用枣肉研令星尽）

【用法】上为末，入水银膏同研令匀，炼蜜和丸，如黍米大。每服二丸，以温酒下，不拘时候。

【主治】小儿急惊风，牙关紧急，筋脉抽掣，腰背强硬，口内多涎。

犀角丸

【来源】《太平圣惠方》卷八十五。

【组成】犀角屑一分　牛黄一分（细研）　麝香一分（细研）　龙脑一分（细研）　天南星一分　水银一分　天麻一分　天竹黄一分（细研）　白附子一分（炮裂）　桂心一分　蝉壳一分　干蝎一分　乌蛇肉一分　铅霜一分　硫黄一分（与水银结砂子，细研）

【用法】上为末，同研令匀，炼蜜为丸，如绿豆大。每服三丸，以薄荷汤送下，不拘时候。

【主治】小儿急惊风，遍身壮热，心多惊悸，睡卧不安，手足跳掣，胸膈多涎。

蓝叶散

【来源】《太平圣惠方》卷八十五。

【组成】蓝叶半两　人参半两（去芦头）　知母半两　钩藤三分　玄参三分　川升麻三分　葛根三分（锉）　子芩一分　犀角屑一分　射干一分

【用法】上为细散。三五岁儿，以竹沥半合，调半钱服，一日三次。

【主治】小儿头额体背俱热，大便秘涩，眼赤心闷，乍睡乍惊，精神昏浊，与人不相主，当欲作痫状。

碧霞丹

【来源】《太平圣惠方》卷八十五。

【组成】硫黄半分　腻粉一钱　青黛一分　巴豆七粒（研去油）

《普济方》引本方有朱砂一分。

【用法】上研令细，用软饭和丸，如黍米大。每服二丸，以薄荷汤送下，不拘时候。

【主治】

　　1.《太平圣惠方》：小儿急惊风。

　　2.《普济方》：小儿膈实涎盛者。

鹤寿丹

【来源】《太平圣惠方》卷八十五。

【别名】天浆子丸（《普济方》卷三七）。

【组成】天浆子七枚（内有物者，微炒）　蝉蜕二七枚　牛黄一钱（细研）　青黛一钱（细研）　地龙三条（微炒）　蟾酥一钱（研入）　朱砂半两（细研，水飞过）　防风半两（去芦头）　蚕纸一张（烧灰）　麝香一钱（细研）　乌蛇半两（酒浸，去皮骨，炙令黄）

《普济方》有半夏。

【用法】上为末，炼蜜为丸，如黍米大。每服三丸，以新汲水研下，不拘时候。

【主治】小儿急惊风，口噤，手足抽掣，眼目直视，多吐涎沫，四肢壮热。

擅圣丸

【来源】《太平圣惠方》卷八十五。

【别名】抵圣丸（《普济方》卷三七〇）。

【组成】白附子一分 白僵蚕二分 赤箭一分 半夏一分 天南星一分 腻粉半分（研入） 蜴螂一分 乌蛇肉半两

【用法】上药并生用为末，用酒、薄荷汁各半盏，同熬膏为丸，如绿豆大。每服三丸，以温酒送下，不拘时候。

【主治】小儿急惊风，搐搦不止。

擅圣丸

【来源】《太平圣惠方》卷八十五。

【别名】抵圣丸（《普济方》卷三七〇）。

【组成】水银半两 麝香半两 天南星半两（生用）

【用法】捣天南星为末，次入水银，又以石脑油同捣，硬软得所，又入麝香为丸，如绿豆大。每服一丸，以薄荷汤化破送下，不拘时候。

【主治】小儿急惊风搐搦。

蟾酥丸

【来源】《太平圣惠方》卷八十五。

【组成】蟾酥半钱（研入） 干蝎一分（微炒） 白附子一分（炮裂） 龙脑半钱（细研） 麝香半钱（细研） 朱砂二钱（细研） 青黛一钱（细研）

【用法】上为末，都研令匀，以猪胆汁和丸，如绿豆大。先用奶汁化破一丸，滴在鼻内，良久如嚏得数声，即便以薄荷汁下一丸。不嚏者难治。

【主治】小儿急惊风，口噤搐搦，多涎，闷乱。

至宝丹

【来源】《灵苑方》引郑感方（见《苏沈良方》卷五）。

【别名】至宝膏（《幼幼新书》卷八）。

【组成】生乌犀 生玳瑁 琥珀 朱砂 雄黄各一两 牛黄一分 龙脑一分 麝香一分 安息香一两半（酒浸，重汤煮令化，滤去滓，约取一两净） 金银箔各五十片

【用法】上为丸，如皂角子大。每服一丸，人参汤送下，小儿量减；血病，生姜、小便化下。

《太平惠民和济局方》：将生犀、玳瑁为细末，入余药研匀，将安息香膏重汤煮凝成后，入诸药中和搜成剂，盛不津器中，并旋丸如梧桐子大。每用三丸至五丸，疗小儿诸痫急惊心热，每二岁儿服二丸，均用人参汤化下。

本方改为散剂，犀角改用水牛角浓缩粉，不用金银箔，名"局方至宝散"（《中国药典》）。

【功用】《方剂学》：清热开窍，化浊解毒。

【主治】《灵苑方》引郑感方：心热血凝，心胆虚弱，喜惊多涎，眠中惊魇，小儿惊热，女子忧劳，血滞血厥，产后心虚怔忪。

人参羌活散

【来源】《太平惠民和济局方》卷十。

【别名】羌活散（《幼幼新书》卷十九引《孔氏家传》）、惺惺散（《普济方》卷四〇三）、人参羌活汤（《婴童百问》卷二）。

【组成】柴胡（去苗） 独活（去芦） 羌活（去苗）各二两 人参（去芦） 芎藭 枳壳（去瓤，麸炒） 茯苓（去皮） 甘草（炙）各一两 桔梗 前胡 天麻（酒浸，炙）各一两 地骨皮（去土）各两

【用法】上为散。每服一钱，水七分盏，入薄荷少许，煎至五分，去滓温服，不拘时候。

【功用】《普济方》：散风邪，除风热。

【主治】

1.《太平惠民和济局方》：小儿寒邪温病，时疫疮疹，头痛体痛，壮热多睡，及潮热烦渴，痰实咳嗽。

2.《普济方》：初作急惊；小儿疹痘，因服热药，多发而不透，身体头面两目皆肿，连日风搐，奋身硬直。

水银丸

【来源】《传家秘宝》卷三。

【组成】水银（焙，砂子）一分　半夏一两（浆水煮过）　腻粉半两　龙脑一钱　巴豆一分（去皮，不出油，研成膏）

【用法】上药将半夏杵为散，研匀，以稠面粉糊为丸，或用石脑油为丸，如绿豆大；或作小丸，如粟米大。每服一丸至三五丸。量虚实加减。

【主治】涎积，并小儿风涎壅盛。

防风丸

【来源】《圣济总录》卷六。

【组成】防风（去叉）　白僵蚕（炒）　干蝎（酒炒）　白附子（炮）　五灵脂（研）　丹砂（研）　羌活（去芦头）　天麻　天浆子（去壳，入药末，研）各一分　牛黄（研）一钱

【用法】上为细末，拌匀，糯米煮糊为丸，如麻子大。每次五丸，加至七丸，薄荷酒送下；或口噤，研化灌下。小儿急惊风，每次二丸至三丸，荆芥、薄荷汤送下。

【主治】中急风，及小儿急惊风。

蛜蝌散

【来源】《圣济总录》卷六。

【组成】干蝎（炒）　白附子（炮）　附子（炮裂，去皮脐）　天南星（汤浸令软，锉作小块子，以生姜自然汁炒）各半两

【用法】上为散。每服一钱匕，生姜汁调下。

【主治】中急风。

巨圣散

【来源】《圣济总录》卷一六九。

【组成】大黄　乳香（研）各二钱　麝香（研）半钱匕　丹砂（研）一钱　腻粉二钱匕（研）　雄黄（研）半钱　蝎梢（炒）　白附子（炮）各一钱

【用法】上为散。每服一字或半钱匕，薄荷汤调下。更量儿大小加减服。

【主治】小儿急惊，手足瘛疭，咽膈涎盛。

中分散

【来源】《圣济总录》卷一六九。

【组成】螳螂一个（中分）　蜥蜴一个（中分）　赤足蜈蚣一条（中分）

【用法】上三味，各随左右一边，同为细末。右治女子，左治男子。有患急惊抽搐者，每用一剜耳，吹入鼻内。搐左即左定，搐右即右定。

【功用】定搐。

【主治】小儿急惊。

牛黄丸

【来源】《圣济总录》卷一六九。

【组成】牛黄（研）　蚱蝉（微炒）　天南星（炮，捣）　腻粉（研）　半夏（汤洗七遍，焙）　麝香（细研）各一分　天浆子三七枚　丹砂（研）半两

【用法】上为末，烧粟米饭为丸，如黍米大。每服三五丸，荆芥汤送下，不拘时候。

【功用】化涎，镇心神。

【主治】小儿急惊。

水银丸

【来源】《圣济总录》卷一六九。

【组成】水银半两（用黑铅一分结砂子）　巴豆五十粒（去皮心膜，去油）　腻粉一钱（研）　半夏（生，为末）半分　龙脑（研）半钱

【用法】上为末，入石脑油慢研如膏，旋丸如绿豆大，用油单密收。每服量儿大小，一岁儿二丸，煎金银薄荷汤送下，须臾利下稠涎，惊搐立定，更不须服。

【主治】小儿急惊，涎潮昏塞，发搐不定。

龙齿散

【来源】《圣济总录》卷一六九。

【组成】龙齿二钱　丹砂半分　铅白霜三钱　天南星（水浸七日，逐日换水，薄切晒干为末）五钱　龙脑少许

【用法】上为散。每服一字匕，葱白、金银汤调

下。三服后汗出立愈。

【主治】小儿急惊风，及四时伤寒，浑身壮热，唇口焦干，两目翻露，搐搦昏迷。

龙脑水银丸

【来源】《圣济总录》卷一六九。

【组成】龙脑（研）　麝香（研）各一字　猪牙皂荚（炙）　甘遂各一分　腻粉（研）一钱　青黛（研）　水银（结沙子）各二钱　巴豆（去皮心膜，研）七粒（不出油）

【用法】上为末，面糊为丸，如麻子大。一岁一丸，用薄荷汤送下。

【功用】宣转风热。

【主治】小儿急惊。

白虎丸

【来源】《圣济总录》卷一六九。

【组成】青黛　麝香　白牵牛（末）　甘遂（末）　寒食面　大黄（末）各三钱　腻粉　龙脑　粉霜各一钱

【用法】上为细末，滴水为丸，如鸡头子大。每服半丸至一丸，磨刀水化下。量大小加减，微利为度。

【主治】小儿急惊，及天钓客忤。

白花蛇丸

【来源】《圣济总录》卷一六九。

【组成】白花蛇头一枚（自开口者，生用）　干蝎（全者，炒）半两　牛黄（研）　龙脑（研）各半分　丹砂（研）一分　麝香（研）一钱半

【用法】上为细末，炼蜜和为剂。每服旋丸，如绿豆大，薄荷温水化下。

【主治】小儿急惊，体热涎壅，四肢拘急，筋脉牵掣。

必胜散

【来源】《圣济总录》卷一六九。

【组成】天南星（炮）　轻粉（研）　甘遂　全蝎（炒）各一分　巴豆（去皮心膜出油）七粒　丹砂（研）一钱　麝香（研）半钱

【用法】上为散。每服一字匕，要吐泻，酒调下；取涎，薄荷汤调下。未周晬儿减之。

【主治】小儿急惊风。

圣红散

【来源】《圣济总录》卷一六九。

【组成】天南星一个（重一两者，先炮裂，用好酒浸，每日换酒，浸四日后，用大蝎七枚同蒸阴干，去蝎，用天南星）　丹砂半两（细研，与天南星同研令匀）

【用法】上为散，每服一字匕，薄荷汤放冷调下。

【主治】小儿急惊，搐搦不定。

佛手散

【来源】《圣济总录》卷一六九。

【组成】天南星一枚（重一两者，用新薄荷一束捣碎同水浸七日七夜，取出切作片子，晒干）　丹砂（研）半钱　蜈蚣（赤足，全者）一枚　腻粉（炒，研）二钱匕

【用法】上为散。每服一字匕，薄荷熟水调下。一岁以上，渐加至半钱匕。欲作丸，用枣肉为丸，如莱菔子大。一岁十丸；一岁以上，加至十五丸，亦用薄荷熟水送下。

【主治】小儿急惊。

青金丸

【来源】《圣济总录》卷一六九。

【组成】龙脑　腻粉　青黛　乳香　天南星各一钱　铅白霜　粉霜　定粉各半钱　蝎梢（微炒）　天浆子各七枚

【用法】上为末，石脑油和成剂，旋丸如黑豆大。每服一丸至二丸，薄荷水化下。

【主治】小儿急惊搐搦。

软红丸

【来源】《圣济总录》卷一六九。

【组成】丹砂（研） 腻粉各一分（研） 龙脑半钱（研） 蝎梢一钱（捣末） 水银二钱（结沙子） 半夏三七枚（汤洗七遍，焙干，捣末） 硇砂（研） 粉霜各一钱半（研） 巴豆五十粒（去皮心膜，不出油，研）

【用法】上为末，炼黄蜡一两，入熟油少许，同药末研匀为膏，为丸如绿豆大。每服二丸至三丸，量儿大小虚实，龙脑、腻粉水送下。

【主治】小儿急惊，身热涎壅，拘急牵掣，口噤上视。

银朱丸

【来源】《圣济总录》卷一六九。

【组成】水银（结砂子，半皂子大） 甘遂二钱（捣） 丹砂（研） 轻粉各一钱 龙脑半钱（研）

【用法】上为细末，炼蜜为丸。每服如半皂子大，煎薄荷汤送下。

【主治】小儿急惊风。

剪刀股丸

【来源】《圣济总录》卷一六九。

【组成】大戟（浆水一盏略煎） 石燕子（捣研） 粉霜（研）各二钱 棘刚子（连肉）四十二枚 蝎梢二十一枚（全者炒） 芦荟一钱（研） 乳香（研） 青黛（研）各二钱 龙脑（研） 牛黄（研）各半钱

【用法】上为细末，用汤浸雪糕为丸，如梧桐子大。每服一丸，用剪刀股研破，浓煎薄荷水化下；如口噤，即斡开灌之。

【主治】小儿急惊，涎盛，搐搦。

碧霞丸

【来源】《圣济总录》卷一六九。

【组成】巴豆（去皮心膜，研出油尽）三十粒 硫黄（研） 乳香（研）各一钱 腻粉（炒）二钱匕 青黛（研）半钱

【用法】上药研细和匀，用糯米饭为丸，如绿豆大。每服二岁二丸，冷薄荷汤送下；急惊风，用棘刚子、新薄荷汤研下。

【主治】小儿急惊。

小惺惺丸

【来源】《小儿药证直诀》卷下。

【组成】母猪粪（腊月取，烧存性） 辰砂（水研飞） 脑 麝各二钱 牛黄一钱（另别研） 蛇黄（西山者，烧赤，醋淬三次，水研飞，干用）半两

【用法】东流水作面糊为丸，如梧桐子大，朱砂为衣。每服二丸，钥匙研破，食后温水化下。小儿才生，便宜服一丸，除胎中百疾。

【功用】解毒。

【主治】急惊，风痫，潮热，及诸疾虚烦，药毒上攻，躁渴。

金箔丸

【来源】《小儿药证直诀》卷下。

【组成】金箔二十片 天南星（锉，炒） 白附子（炮） 防风（去芦须，焙） 半夏（汤浸七次，切，焙干秤）各半两 雄黄 辰砂各一分 生犀末半分 牛黄 脑 麝各半分（以上六物研）

【用法】上为细末，姜汁面糊为丸，如麻子大。每服三五丸至一二十丸，人参汤送下，不拘时候。

【主治】急惊涎盛。

【加减】如治慢惊，去龙脑。

软红膏

【来源】《普济方》卷三七四引《医方妙选》。

【组成】天南星一两（生用） 朱砂半两 水银一分（用真石蜡油半盏同研细） 干蝎梢四十九个

【用法】上药入龙脑。麝香各一钱，再研枣肉，和于石臼中，捣三五百下，硬软得所成膏，如皂子大。每服一粒，煎薄荷汤化下。

【主治】

1.《普济方》：小儿潮搐，涎盛者。

2.《小儿卫生总微论方》：急惊潮搐涎盛。

天南星丸

【来源】《幼幼新书》卷十五引《小儿形证论》。

【组成】天南星（去皮）一个　朱砂一钱　蝎半钱　轻粉少许

【用法】上为末，酒面糊为丸，如绿豆大。每服七粒，薄荷汤送下，一日二次。

【主治】急惊风，因赤体或浴，或变蒸，遂停留不去；因滞潮热。

乌犀膏

【来源】《幼幼新书》卷八引《吉氏家传》。

【组成】京墨（煅）　水银砂　犀角　轻粉　牛皮胶（蚌粉炒）　粉霜各一钱　朱砂一钱半　滑石　白附子一钱匕　麝香少许　巴豆三十个（针穿，灯上烧存性）

【用法】上为细末，炼蜜为膏。每服如枣子大，或半豆大，薄荷冷汤送下。

【主治】急惊，风热涎积，一切惊积。

绵煎散

【来源】《幼幼新书》卷十四引《吉氏家传》。

【组成】麻黄（去节）一两　天麻　紫苏　南星（油煎赤）　僵蚕各半两

【用法】上为末。水一盏，药半钱，绵一片，同薄荷煎汤调服。睡时更煎铁刷散。无惊，二日进二服效。

【功用】退热。

【主治】小儿伤寒，惊风壮热，面热，沉困头痛，不进饮食。

牛黄散

【来源】《幼幼新书》卷三十五引《聚宝》。

【组成】牛黄　朱砂　蜗牛肉　干蝎　白僵蚕（直）　天麻　白附子　乳香　麝各一分　生龙脑一钱　螳螂翅（七月采）五分

【用法】上为末。每服一字，薄荷水调下；初生儿浴后，以乳少许调涂口中。

【主治】初生至二三岁，一切风热，发赤白瘤，走痒四肢。

睡惊膏

【来源】《幼幼新书》卷九引《惠眼观证》。

【组成】赤脚蜈蚣一条　轻粉四匣子　巴豆七粒（不出油）　汞（用四个枣结）二钱　白附子（尖）四十个　蝎梢十四个　青黛二钱　麝香少许（研）

【用法】上为末，于汞枣肉内都研匀。每服一皂子大，薄荷汤磨下。如小儿近七岁，气盛涎多，须加倍服之。

【主治】急惊，或中惊后涎盛。

弄舌散

【来源】《永乐大典》卷九七五引《保生论》。

【组成】蛇皮一分（炙）　牛黄　朱砂各一钱　麝香一字

【用法】上为末。每服一字，薄荷汤调下。

【主治】小儿急惊弄舌。

定命散

【来源】《幼幼新书》卷九引《刘氏家传》。

【组成】郁金（大者，生）二个　蝎梢七个　全蝎一个　腻粉（炒）一钱　朱砂一钱　麝香少许　巴豆七个（去油）

【用法】上为末。未满岁，每服一字，金银、薄荷汤调下；冷水亦得。药后吐涎，暖处睡，盖卧汗出，良久泻一二次愈。

【主治】小儿急惊、痫疾，手足抽，缩眼，倒奶不下。

虎睛丹

【来源】《幼幼新书》卷九引张涣方。

【别名】虎睛丸（《普济方》卷三七三）。

【组成】虎睛一对（酒浸一宿，微炙，为末）　干蝎　粉霜（细研）　青黛（研）　续随子（研）　真珠（末，研）各一分　麝香一钱（研）
《普济方》麝香用一分。

【用法】上为细末，软粳米饭为丸，如黍米大。每服五丸至七丸，薄荷汤送下，更量大小加减。

【主治】小儿急惊，心膈夹痰。

金箔膏

【来源】《幼幼新书》卷九引张涣方。

【组成】金箔十片（别研） 水银一分（以枣肉少许研令星尽） 铅霜 水磨雄黄（细研） 干蝎（取末） 朱砂（细研，水飞）各一分

【用法】上为细末。取鹅梨汁为丸，如绿豆大。每服二粒至三粒，麝香汤化下。

【主治】急惊，大便不通。

急风膏

【来源】《幼幼新书》卷九引张涣方。

【组成】好朱砂半两（细研，水飞，焙干） 天浆子（炒，为末） 干全蝎（为末）各二七个 腻粉一钱 青黛一钱（别研）

【用法】上药都拌匀，入脑子半钱，研细，用软饭和成膏。如皂子大，每服一粒，煎人参荆芥汤化下。

【功用】

1.《幼幼新书》：截急惊风，利胸膈。

2.《小儿卫生总微论方》：清心神，截欲发已发惊痫。

银箔丹

【来源】《幼幼新书》卷九引张涣方。

【组成】银箔十片（别研） 续随子（去皮） 青黛 芦荟（各别研） 胡黄连（末）各一分 麝香（末）一钱

【用法】上为细末，以糯米饭为丸，如绿豆大。每服一粒至二粒，煎薄荷汤送下。

【主治】急惊伏热潮发者。

水银丸

【来源】《幼幼新书》卷九引郑愈方。

【组成】水银 砂子 黄柏 黄芩各半钱 风化

朴消 天南星（炮） 青黛各一钱 全蝎十四个（焙）

【用法】上为细末，入砂子，浸蒸饼为丸，如米大。一岁服二丸，温薄荷汤送下，不拘时候。

【主治】小儿急惊。

桃红散

【来源】《幼幼新书》卷九引郑愈方。

【组成】大天南星一个（去心，入朱砂二钱在南星内，用南星封口，上面再用生姜自然汁和面饼子裹，慢火内炒热，取出） 蝎一个（全者） 蜈蚣一条（二味用酒少许，煮干，焙）

【用法】上为末。每服一字，用金银薄荷汤调下。

【主治】小儿急惊风。

七宝牛黄丸

【来源】《幼幼新书·拾遗方》。

【组成】朱砂 粉霜 轻粉各一钱 牛黄半钱 脑 麝各一字

《小儿卫生总微论方》有雄黄。

【用法】上为末，糯米糊为丸，如梧桐子大。每服二三岁半丸，四五岁一丸，煎金银薄荷汤磨下；月内小儿一丸分四服，百日内一丸分三服。量儿大小壮怯及病轻重加减。

【主治】《小儿卫生总微论方》：小儿急惊，目睛上视，手足发搐。

黄铤子

【来源】《鸡峰普济方》卷二十三。

【组成】干蝎一钱一字 牛黄 麝香各半钱 甘草一钱一字 天麻一分 防风 人参各一两 白僵蚕一钱一字

【用法】上除研者药外，为细末后，合研匀，炼蜜和作铤子。每服一岁以下儿服一豌豆大，食后、临卧时煎人参、竹叶汤化下。

【主治】小儿风壅急热。

牛黄丸

【来源】《小儿卫生总微论方》卷五。

【组成】牛黄一钱　牛胆制天南星末一钱　滴乳香末一钱（研）　人参（去芦）一分　天麻一分（去苗）　防风（去芦叉枝）一分　白僵蚕（炒，去丝嘴）一分　茯神（去心内木）一分　朱砂三钱（研，水飞）　麝香一分　全蝎一分　脑子少许

【用法】上为细末，炼蜜为丸，如鸡头子大。每服一丸，荆芥、薄荷汤化下，不拘时候。

【主治】急慢惊，发搐痰壅，及吐泻生风。

牛黄散

【来源】《小儿卫生总微论方》卷五。

【组成】干全蝎七个　巴豆二枚（去皮）　轻粉五分　雄黄二钱（水飞）　川郁金一分（锉，用皂荚半挺揉汁煮过，炒至干用）　朱砂一钱（水飞）

　　本方名牛黄散，但方中无牛黄，疑脱。

【用法】上为细末，入脑、麝各少许。每用一字，薄荷汤送下。或得吐泻、或得睡汗皆愈。如牙关噤，即先用药掺开，然后服之。

【主治】急惊搐搦，壮热，膈痰壅盛。

四圣散

【来源】《小儿卫生总微论方》卷五。

【组成】天浆子一枚（去壳）　朱砂二豆许（研，水飞）　全蝎一枚　麝香一小豆大

【用法】上同研膏。每服少许，薄荷温水化下，不拘时候。

【主治】一岁至五六岁儿，急惊潮搐。

白金散

【来源】《小儿卫生总微论方》卷五。

【组成】天南星一两（大者，破之）　朴消两半　白矾一钱　甘草半两

【用法】上为粗末，用水五盏，慢火一处煮水尽为度，焙干，为细末，加朱砂末一钱拌匀。每用半钱，煎金银薄荷汤放温调下，不拘时候。

【主治】急惊发搐。

至圣膏

【来源】《小儿卫生总微论方》卷五。

【组成】朱砂一分（水飞）　天南星（腊月牛胆制）半两　铁粉一分（水研）　蝎梢十四个　续随子（去皮）四十九个　脑麝各少许

【用法】上为细末，炼蜜为丸，如绿豆大。每服一丸，薄荷温汤化下，不拘时候。

【主治】急惊发搐，手拳紧，多睡啼叫，烦热膈实。

【加减】如涎多，加轻粉半钱。

蜘蛛散

【来源】《小儿卫生总微论方》卷五。

【组成】全蝎（中紧实者，去尾尖上毒，炒焦）

【用法】上为末。每服一钱，浓煎防风汤调下。

【主治】小儿急惊风潮搐。

蝎梢丸

【来源】《小儿卫生总微论方》卷十三。

【组成】黑铅二钱（以水银二钱结砂子）　轻粉二钱　粉霜二钱　天南星一分　木香四钱　白丁香四钱（炒）　青黛二钱　全蝎二钱（去毒）　乳香一钱　巴豆霜半钱　滑石二钱　麝香半钱　脑子半钱

【用法】上为细末，面糊为丸，如黍米大。每服五七丸，乳汁或米饮送下。

【主治】小儿乳食所伤，痰涎壅滞，诸般积聚，急惊食痫。

金肺散

【来源】《宣明论方》卷十四。

【组成】锡灰一钱　汉防己二钱　郁金一钱半　砒黄二钱　半夏一钱半（汤洗七次）

【用法】上为细末。每服半钱，小儿加减，食后煎猪肉汤调下，一日二次。

【主治】小儿诸般喘嗽，急惊风。

珍珠丸

【来源】《丹溪心法附余》卷二十二引《全婴方》。

【组成】白附子一钱（泡） 滑石一钱 巴豆十五粒（去油） 轻粉一钱 天南星一钱（制）（一方有蝎尾半钱）

【用法】上为末，面糊为丸，如绿豆大。三岁每服一二丸，葱白汤送下。

【主治】小儿急惊风发搐，涎潮壮热及痰嗽壅塞，肚腹胀硬。

比惊丸

【来源】《普济方》卷三七〇引《全婴方》。

【别名】比金丸（原书卷四〇四）、桃符丸（《中国医学大辞典》）。

【组成】轻粉 滑石各一钱半 南星一钱一字 青黛半钱

【用法】上为末，糊为丸，如小豆大。一岁二丸，薄荷汤送下。如急惊头热足冷，口噤面青，筋抽脉掣，上膈顽痰，瘈疭壮盛者，加一丸，煎桃皮（一名桃符，即桃木皮），作汤送下。

【功用】疏流蕴积涎热。

【主治】小儿急惊壮热，喘粗涎盛，颊赤，大小便不利，及疮痘余毒不解。

太白散

【来源】《普济方》卷三七〇引《全婴方》。

【组成】粉霜二钱 轻粉 白牵牛（炒）各一钱

【用法】上为末。每服一字，薄荷汤调下。吐痰效。

【主治】小儿急惊，搐搦涎盛。

碧云散

【来源】《普济方》卷三七〇引《全婴方》。

【组成】石绿四钱 轻粉一钱

【用法】上为末。每服一字，薄荷汤入酒少许同调下。良久先吐后利。

【主治】小儿急惊风；卒中，涎潮气粗，不省人事。

碧霞丹

【来源】《普济方》卷三七〇引《全婴方》。

【组成】石绿一两 胆矾半两 白矾 轻粉各一钱

【用法】上为末，面糊丸，如鸡头子大。五岁每服一丸，生油化下，吐涎立效。

【主治】小儿急中卒风，牙关紧急，不省人事。

夺命散

【来源】《杨氏家藏方》卷一。

【组成】甜葶苈 香白芷 天南星 半夏（汤洗去滑） 巴豆（去壳不去油，并生用）各等分

【用法】上为细末。每服半钱，用生姜自然汁一呷调下，小儿用半字。须臾，利下恶涎或吐涎立效。中风闭目不语，牙关紧急，汤剂灌不下者，此药辄能治之。

【主治】卒暴中风，涎潮气闭，手足瘫痪，项背反张，牙关紧急，眼目上视，不省人事；并破伤风，搐搦潮作；小儿急惊风，膈实涎极。

朱砂铁粉散

【来源】《杨氏家藏方》卷十六。

【组成】朱砂一钱（别研） 铁粉二钱（别研） 腻粉半钱（别研）

【用法】上为末。半岁儿每服一字，一岁儿服半钱，煎薄荷汤调下，不拘时候。

【主治】小儿身体壮热，急惊搐搦，涎潮壅塞，闷乱不醒。

天竺黄散

【来源】《杨氏家藏方》卷十七。

【组成】天竺黄 蝉蜕（去土） 山栀子仁（微炒） 甘草（微炒） 郁金 白僵蚕（炒去丝嘴） 龙齿各等分

【用法】上为细末。每服半钱，煎薄荷汤调下，不拘时候。

【主治】小儿心经蕴热，急惊搐搦，神志恍惚，睡卧不安。

百枝膏

【来源】《杨氏家藏方》卷十七。

【组成】人参（去芦头）防风（去芦头）天麻各一两　麦门冬（汤浸，去心，焙干）白附子（炮）白僵蚕（炒去丝嘴）羌活（去芦头）石菖蒲各半两　朱砂二钱（别研）麝香一钱（别研）

【用法】除朱、麝外，同为细末，后入朱、麝研匀，炼蜜为丸，每一两分作四十丸。每服一丸，食后、临卧煎荆芥汤放温化下。
　　本方方名，据剂型当作"百枝丸"。

【功用】常服安心神，镇惊悸。

【主治】小儿禀赋怯弱，易感惊邪，心神恍惚，睡眠不安。

至宝散

【来源】《杨氏家藏方》卷十七。

【组成】虎睛一对（酒浸，微炙）牛黄（别研）铁粉（别研）犀角屑　白附子（炮）天竺黄　人参（去芦头）各二钱半　青黛（细研）朱砂（别研）大黄各半两　细松烟墨一两（烧烟尽，地上出火毒）龙脑一钱（别研）麝香一分（别研）

【用法】上为细末，次入研者药，和匀。如百日儿，每服一字；周岁儿，半钱，煎葱白、薄荷汤调下。或涎盛，咽喉肿痛，更加研细龙脑半钱，煎薄荷汤调下。不拘时候。

【功用】解潮搐，清神志。

【主治】小儿气血不和，素有实热，复因外受风邪，遂致急惊，涎盛，目睛直视，身热，大便多秘。

梨汁饼子

【来源】《杨氏家藏方》卷十七。

【组成】朱砂（别研）粉霜（别研）马牙消（别研）各二钱　水银　硫黄各二钱（与水银结砂子）牛黄（别研）龙脑（别研）麝香（别研）各半钱　铁粉半两（别研）天南星二两（为末，牛胆汁和，却入在胆内，线系于通风处挂，干用）

【用法】上为细末，煮面糊为丸，如梧桐子大，捏作饼子。每服一饼子，梨汁化下，不拘时候。

【主治】小儿急惊壮热，涎盛膈实，目睛上视，手足抽搐，一切惊热，涎潮。

麝香青金丸

【来源】《杨氏家藏方》卷十七。

【组成】天麻半两　白附子三钱（炮）蝎梢（去毒，微炒）青黛各二钱　乌蛇（酒浸取肉焙干）四钱　麝香（别研）朱砂（别研）天竺黄各一钱

【用法】上为细末，次入研者麝香、朱砂研匀，炼蜜为丸，每一两作四十丸。乳食空服一丸，煎人参、薄荷汤化下。

【主治】小儿肝脏有风，呵欠顿闷，神昏不爽，口中气热，急惊搐搦，胸满气短。

金箔如锦丸

【来源】《杨氏家藏方》卷十九。

【组成】金箔七片（别研）芦荟（别研）朱砂（别研）各二钱　轻粉半钱（别研）全蝎七枚（去毒，炒焦）蜈蚣一条（炙黄）胡黄连　天南星（炮，制）半夏（炮）各三钱

【用法】上为细末，次入前四味研者药一处研匀，煮糯米粉糊和丸，每一两作四十丸，晒干，勿用火焙。每服一丸，煎金银薄荷汤磨化送下，不拘时候。

【主治】小儿急惊，壮热，手足搐搦，大便秘，小便涩，潮发无度，神精不省。

灵神膏

【来源】《东医宝鉴·杂病篇》卷十一引《集验》。

【组成】赤茯神　朱砂各一两　麦门冬五钱　麝香二钱半

【用法】上为末，蜜和作小饼子。每一饼临睡前以薄荷汤化下。

【主治】小儿急惊风。

霍香散

【来源】《医方类聚》卷二五八引《保童秘要》。

【组成】白附子（炮） 霍香 桑螵蛸 僵蚕（去足，令净）各一分 腻粉二十文

【用法】上为末，同研匀。每服一字，薄荷暖酒调下。

【主治】急惊风，夜间惊啼，不得睡，或呕逆。

青金丸

【来源】《魏氏家藏方》卷二。

【组成】南硼砂（黄色者）半两 川甜消（并别研） 天南星（炮） 真郁金各一分 片脑（别研） 麝香（别研）各少许

【用法】上为细末，炼蜜为丸，如梧桐子大。每服一丸，含化，以人参汤漱下。

【主治】痰涎潮盛，咳嗽，及小儿急惊风。

夺命散

【来源】《儒门事亲》卷十五。

【别名】牛黄夺命散（《田氏保婴集》）、牛黄散（《幼科发挥》卷二）、无价散（《万方类纂》卷五）。

【组成】槟榔 大黄 黑牵牛 白牵牛各等分（皆各半生半熟用之）

【用法】上为细末。蜜水调服。

【主治】

1.《儒门事亲》：小儿胸膈喘满。

2.《卫生宝鉴》引《杨氏极济方》：肺胀喘满，胸高气急，两胁扇动，陷下作坑，两鼻窍张，闷乱嗽渴，声嘎不鸣，痰涎潮塞。

3.《普济方》：小儿急惊风搐。

【宜忌】《普济方》：切忌不得于胸腹上灸之。

牛黄丸

【来源】《小儿病源》卷三。

【组成】牛黄一钱 天竺黄二钱 郁金三钱（真如蝉肚者） 栀子仁四钱

【用法】上为末，和匀，炼蜜为丸，如黍米大。一

周儿每服三十丸，薄荷汤送下。

【主治】小儿心经积热，两腮红如胭脂，手足常热，唇口干燥；亦治急惊。

定命丹

【来源】《仁斋直指小儿方论》卷一。

【组成】全蝎七个 天麻 南星（炮） 白附各二钱半 朱砂 青黛各一钱半 轻粉 麝各半钱 脑一字

【用法】上为末，粟米糊为丸，如绿豆大。每服一丸，荆芥、薄荷汤调下。可先研半丸，吹入鼻中。

【功用】通利痰热。

【主治】小儿急惊，天钓，撮口。

定搐散

【来源】《仁斋直指小儿方论》卷一。

【组成】赤蜈蚣（大者）一条（酒浸，炙） 麻黄（去节） 南星（炮） 白附子 真僵蚕（炒） 羌活 代赭石（煅，醋淬七次） 蝎梢 川姜黄各一钱 麝半钱 朱砂一钱

【用法】上为末。每服一字，荆芥、紫苏煎汤调下。

【功用】定搐。

【主治】

1.《仁斋直指小儿方论》：小儿急惊风。

2.《古今医统大全》：小儿急慢惊搐。

【加减】如搐不止，加乌蛇肉。

羚羊角汤

【来源】《仁斋直指小儿方论》卷一。

【组成】羚羊角半分 蝉壳半分 茯神（去心） 麦门冬 柴胡 地骨皮各一分 黄芩 甘草（炒）各半分

方中羚羊角、黄芩用量原缺，前者据《普济方》补，后者据《婴童百问》补。

【用法】上锉散。每服一钱，加生姜、大枣，水煎服。

【主治】小儿诸惊壮热。

擒风汤

【来源】《仁斋直指小儿方论》卷一。

【组成】白附 僵蚕 全蝎各一钱（焙） 赤蜈蚣一个（去足，酒研生葱、生薄荷浸一宿；焙干） 川姜黄 炮南星 麻黄（去节） 羌活各一钱 牙消半钱

【用法】上为末。每服一字，薄荷汤调下。

【功用】定搐。

【主治】小儿急惊。

虎蝎丸

【来源】《仁斋直指小儿方论》卷二。

【组成】虎睛一对（酒炙） 全蝎（炒） 天麻 防风 南星（煨） 直僵蚕（炒） 乌蛇肉（酒浸，焙）各一分 麝一钱

【用法】上为末，面糊为丸，如梧桐子大。每服一丸，薄荷汤调下。

【主治】小儿急惊，上视搐搦，胎风涎潮。

急风散

【来源】《仁斋直指方论》卷三。

【组成】朱砂一字 轻粉一点 巴豆（去油如霜）些儿 全蝎一枚 蝉壳二枚（去土）

【用法】上为末，都拌匀。大人尽剂，用薄荷泡汤调下；小儿分半，用乳汁调下。

【功用】吐痰，泻毒物。

贺兰先生解毒丸

【来源】《御药院方》卷七。

【别名】保命丹、化毒丹。

【组成】贯仲 茯苓 黄药子 蓝根 干葛 地黄 雄大豆 甘草 滑石 缩砂仁 阴地厥 薄荷各三两（好者用） 土马鬃 绿豆粉 益智 寒水石 山豆根 紫河车 马勃 草龙胆 白僵蚕 百药煎 山栀子 大黄各一两

【用法】上为细末，蜜水浸蒸饼为丸，如弹子大。每服一丸，细嚼，新水送下；小儿一丸分作四服，煎薄荷汤放冷磨下；小儿急惊，磨刀水下。此药长宜将带备急，若夏月频服，使诸疾不生。

【功用】善解诸毒。

【主治】药毒，酒毒，山岚瘴毒，果毒，肉毒，面食鱼菜痰，冬月丹毒，夏月暑毒，伤风后余热，小儿疮疹后毒，及喉闭之患，小儿急惊。

镇肝丸

【来源】《卫生宝鉴》卷十九。

【组成】当归 天竺黄（研） 生地黄 川芎 竹叶 龙胆草（去芦） 防风 川大黄（煨） 川羌活各等分

【用法】上为末，炼蜜为丸，如鸡头大。小儿每服二丸，大人每服三五丸，用冰糖水化下，不拘时候。次服天麻散。

【主治】肝经风热所致小儿急惊风，目直上视，抽搐，昏乱不省人事。

却风散

【来源】《活幼口议》卷十三。

【组成】天南星四个（炮，去皮，为末） 巴豆四个（出油如霜） 大半夏十个（用甘草水煮熟，切，焙为细末） 白僵蚕（去丝炒） 全蝎（炒）二钱（去尾）

【用法】上药都拌匀。每服一字许，煎金银薄荷汤调下。

【主治】婴孩小儿急惊风，方作搐搦，热盛涎潮。

揭风汤

【来源】《活幼口议》卷十三。

【组成】全蝎（去毒、面炒）一分 天南星一两（为末，水调作剂，包裹蝎，煨令赤色，蝎不用炒亦得） 天麻一分 朱砂一分（合研） 轻粉半钱 脑子一字 麝一字

【用法】上为末，和匀。每服半钱，煎金银薄荷汤调下。以通为度。

【主治】婴孩小儿急惊风方作，搐搦，热盛涎潮。

牛黄散

【来源】《医方类聚》卷二五九引《活幼口议》。

【组成】全蝎六个（炒）　巴霜一字　轻粉半钱　雄黄三钱　朱砂一钱　川郁金一分（皂角水煮熟，焙干再炒）　麝脑各一字

本方名牛黄散，但方中无牛黄，疑脱。

【用法】上为末，和匀。每服一字半钱，煎金银薄荷汤调下。

【主治】婴孩小儿急惊风，脚手搐动，八候俱作。

防风汤

【来源】《活幼心书》卷下。

【组成】防风（去芦）　川芎　大黄　白芷　黄芩　甘草各半两　细辛（去叶）二钱　薄荷叶二钱半

《奇效良方》有茯苓，无大黄。

【用法】上为末。每服一钱，用温汤调下，不拘时候。

【主治】小儿急惊后，余热未退，时复手足抽掣，心悸不宁；及风邪中入肺经，两目视人开眨不常。

金星丸

【来源】《医方大成》卷十引《汤氏方》。

【组成】郁金末　雄黄各一分　腻粉半钱　巴豆七个（去油心膜）

【用法】上为末，醋糊为丸，如黍米大。每服一岁二丸，薄荷汤、腊茶清送下。

【主治】

1.《医方大成》：急惊壮热，上壅痰涎，大便不通。

2.《证治准绳·幼科》：风热结聚，喉内痰鸣，喘粗咳嗽，面红腮肿，咽膈壅塞，发热狂躁，多渴。

小青丸

【来源】《永类钤方》卷二十。

【组成】轻粉　滑石各半钱　南星一钱一字　蝎梢半钱

【用法】上为末，烯糊为丸，如小豆大。一岁二丸，薄荷汤调下。

【主治】急惊壮热，喘粗痰嗽，大小便不利。

定搐散

【来源】《永类钤方》卷二十。

【组成】天麻　白附（炮）　南星（炮）各半两　蝎梢（炒）一分　朱砂一钱　代赭石一两（米醋淬煅七次）　雄黄　乳香各一钱　白花蛇头一分（酒炙）　赤脚蜈蚣一条（酒炙）　龙脑　麝香各一字

【用法】上为细末。每服半钱，金银薄荷汤送下；或炼蜜为丸，调服亦佳。

【主治】小儿急惊，四证八候并作。

大青膏

【来源】《世医得效方》卷十一。

【别名】大青丹（《普济方》卷三七三）。

【组成】大青叶一钱　天麻一钱　白附子一钱半　蝎梢半钱（去毒）　朱砂一字　青黛一钱　天竺黄一字　麝香一字　乌蛇肉（酒浸，焙）半钱

【用法】上为末，炼蜜为丸，如梧桐子大。每服一钱，薄荷、斑竹叶煎汤送下。

【主治】

1.《世医得效方》：小儿急惊，筋脉抽搐。

2.《普济方》：热盛生风，欲成惊搐，血气未实，不能胜邪，故发搐也，涎盛眠卧不安。

小通圣散

【来源】《世医得效方》卷十三。

【组成】当归　薄荷　羌活　防风　栀子　粉草　大黄　川芎　防己　桔梗各一两

【用法】上锉散。每服四钱，水一盏半，加灯心二十茎；青竹叶七片煎，食后服；小儿急惊，可服二钱。

【主治】风热上攻，目赤头痛咽疼，齿牙两颊肿满，口干烦躁，筋脉挛急；小儿急惊；醉酒。

天霜散

【来源】《玉机微义》卷五十。

【组成】辰砂　粉霜　轻粉　南星（炮）各半两　蝎尾　白附子　藿香叶各一钱

【用法】上为末。一岁半字，薄荷汤调下，茶亦得，未吐再服。

【主治】小儿急中卒风，并急惊口噤，搐搦涎盛，昏塞不语。

利惊丸

【来源】《永乐大典》卷九七六引《经济小儿保命方书》。

【组成】天南星（炮裂，取末）一钱　巴豆（去油尽，取粉）半分　全蝎二个　白附子（炮）半钱　滑石半钱

【用法】上为细末，以水滴面为丸，如麻子大，以辰砂为衣。每服量大小加减，用薄荷汤吞下。俟下恶物痰积，用黄金散调理。

【主治】小儿五脏蕴积作热，暴发惊证，手足摇动，目睛上视，腹肚壮热，大便秘涩。

牛黄散

【来源】《普济方》卷三六一引《傅氏活婴方》。

【组成】天麻　牛黄　犀角　蝉蜕　甘草　天竺黄　胡黄连各等分

【用法】上为散。每服一字，薄荷煎汤调下。

【主治】胎风手足搐弱，口眼㖞斜。

红绵散

【来源】《普济方》卷三七〇引《傅氏治婴》。

【组成】天麻　人参　白附子　苏木　防风　羌活　荆芥　麻黄（去节）全蝎（炒）僵蚕　红花　紫草　茯苓　朱砂　麝香　南星　甘草

【用法】上为散。每服一钱，加薄荷，金、银环，用绵子裹定同煎，以绵红为度。

【主治】小儿急惊初作，潮热发搐，手足搐捉，口眼斜，手身反张。

小黑龙丸

【来源】《医学纲目》卷三十六。

【组成】青礞石（煅）一两　青黛一钱　芦荟一钱半　胆星一两

【用法】上为极细末，甘草汤为丸，如鸡头子大。每服一丸，姜、蜜、薄荷汤送下。

【主治】小儿急惊轻症，痰多者。

天附散

【来源】《普济方》卷三六七。

【组成】天麻一两　附子半两　防风一两　甘草半两

【用法】上为末。以熟汤调服。

【主治】小儿一切风疾。

【加减】若急惊，加朱砂、龙脑少许，煎薄荷汤下。

小青丸

【来源】《普济方》卷三七〇。

【组成】轻粉一钱半　滑石一钱半　南星一钱一字　蝎尾半钱　青黛半钱

【用法】上为末，为丸如小豆大。二岁五丸，薄荷汤送下；或作散尤佳。如疾实气喘，吐泻出痰，立效。

【主治】小儿急惊，涎盛咳嗽痰实，气粗发热。

天竺黄散

【来源】《普济方》卷三七〇。

【组成】天竺黄（真者）二钱　天南星（炮）二钱　草乌（尖面者，炮）一分　马牙消二钱　丁香一钱（不见火）腻粉半钱　龙脑（真者）二钱　川郁金一钱　白僵蚕（去丝，炒）二钱　脑子半字　麝香半字

【用法】上为末，和脑、麝。每服半钱许，煎金钱薄荷汤调下。才通即便涎下。次用益神丸、清心丸，兼参苓散与服。

凡儿所患惊风，前人用药截风定搐不住，热壮候存者，当用下却痰涎，已下热退，风搐既定，即与和平调顺胃气，安神定志，不可更下热药，其候再作，依前又搐搦，此方亦非常服，直下痰涎，妙不可述。痰既下，且惊风自然而息，分服太过，恐利动脏腑。

【主治】小儿急惊风候，搐搦发作，常方疗治不

堪者。

五福丸

【来源】《普济方》卷三七〇。

【组成】生蚯蚓一条（研烂） 五福化毒丹一丸

【用法】上同研如泥，煎薄荷汤少许，调化旋灌。

【主治】小儿急惊风。

青金丸

【来源】《普济方》卷三七〇。

【组成】当归（去芦头） 川芎 山栀子仁 川大黄（纸裹，煨）各等分 （一方加附子）

【用法】上为末，面糊为丸，如麻子大。每一岁五丸，二岁七丸，三岁九丸，大小加减，薄荷茶清送下。以通为度。

【功用】去痰退热。

【主治】婴孩儿急惊风，痰涎壅盛。

青饼子

【来源】《普济方》卷三七〇。

【组成】棘刚子十四枚（去壳，取虫子，微炒） 青黛（另研） 滑石（研） 荆芥穗各五分

【用法】上为细末，水和令匀，丸如梧桐子大，捏作饼子，青黛为衣。每服一饼子，煎薄荷汤化下，不拘时候。

【主治】小儿内积实热，外冒风邪，遂作急惊，遍身壮热，筋脉抽搐，涎潮壅盛，目睛上视，牙关紧急，大小便秘。

青黛丸

【来源】《普济方》卷三七〇。

【组成】青黛一分（细研） 蛇头一枚（涂酥，炙令黄） 半夏半两（汤洗七次去滑） 白僵蚕一两（微炒） 巴豆三枚（去皮心，研，纸裹去油）

【用法】上为末，酒糊为丸，如绿豆大。每服三丸，以薄荷汤化下，不拘时候。

【主治】小儿急惊风。

珍珠天麻丸

【来源】《普济方》卷三七〇。

【别名】真珠天麻丸（《袖珍小儿方》卷二）。

【组成】天南星（炮） 天麻 白附子（炮）各一钱 腻粉半钱 巴霜一字 芜荑（炮炒） 全蝎 滑石各一钱半

【用法】上为末，水煮细面糊为丸，如绿豆大。每服一岁五丸，二岁十丸，随大小加减，薄荷汤点茶送下。以通为度。

【主治】急惊风，痰热壅盛，吊肠锁肚撮口。

益神定志丸

【来源】《普济方》卷三七〇。

【组成】人参 茯神（去心） 远志（去心） 白茯苓 白附子（炮） 天麻 天门冬（去心） 麦门冬 羌活 甘草（炙）各等分

【用法】上为细末，炼蜜为丸，如皂角子大，朱砂为衣。灯心、薄荷汤化下。

【功用】益神清心，调脉定志。

【主治】婴孩急惊风，发作已过，神不安稳，恍惚怯人，怔忡烦悸，闷郁不爽。

蝎尾散

【来源】《普济方》卷三七〇。

【组成】蝎尾二七枚（生用） 白附子二七枚（生用） 黑铅一钱 水银一钱（二味同结砂子） 附子尖二七枚（生用） 半夏七枚（汤洗，去滑） 天南星底七枚（生用） 乌头尖七枚（去皮，生用）

【用法】上为细散。每服半字，以薄荷汤调下。若儿在百日内，一字可分四次服。如作丸以枣肉和丸，如绿豆大，以马蔺草汤送下一丸。

【主治】小儿急惊风。

调中汤

【来源】《普济方》卷三七一。

【组成】人参 白茯苓 川白芷 白术 石莲肉 龙脑 麝香 芦荟 熊胆 腻粉各半钱

（研）　胡黄连　使君子　青黛（研）各一钱　香墨半两（研）

【用法】上胡黄连、使君子为末，余研极细，滴水和丸，如梧桐子大。每服二丸，煎金钱薄荷汤磨下。经宿取恶物，便安。

【功用】和胃气，止吐泻，温中正气。

【主治】小儿急惊。

僵蚕散

【来源】《普济方》卷三七二。

【组成】白僵蚕一枚（微炒）　蚰蜒一枚（微炒）　莨菪子一枚（微炒令黄）

【用法】上为细散。用温酒调，注入口中。令睡，汗出即愈。如睡多，不用惊起。如一二岁患，急即顿服之，稍慢即分三次服。

【主治】小儿天瘹，及急惊风搐搦。

南星丸

【来源】《普济方》卷三七四。

【组成】南星半钱（泡）　天麻半钱（浸酒一宿）　全蝎半钱（麸炒）　朱砂　麝香各少许

【用法】上为末，面糊为丸。每服七丸，用金钱薄荷汤送下。

【主治】小儿急惊壮热，痰潮，喉中响，咬齿牙，大便多日不便。

木通汤

【来源】《普济方》卷三七八。

【别名】木通散（《奇效良方》卷六十四）。

【组成】木通　石菖蒲　防风（去芦头）　枳壳　全蝎（焙）　僵蚕（焙）　甘草　木香　南星

【用法】上锉。加猪心二片，或紫苏、生姜，水煎服。

【功用】《奇效良方》：通心气，祛风邪。

【主治】

1.《普济方》：小儿痫愈不能语。

2.《奇效良方》：小儿急惊初发，及血滞于心，心窍不通，语言不出者。

牛黄丸

【来源】《普济方》卷三八四。

【组成】牛黄一钱　天竺黄二钱（真者香腻，假者骨灰）　郁金三钱（真者，不用姜黄）　大栀子仁四钱

【用法】上药除牛黄、天竺黄二味别研外，将二味为细末，再同和匀，炼蜜为丸，如黍米大。每服三十丸，乳汁送下，三岁薄荷汤送下，不拘时服。

【主治】小儿心惊积热，两腮红如涂脂，手足常热，唇口干燥，上焦热壅。

天麻苏合香丸

【来源】《婴童百问》卷二。

【组成】天麻　防风　人参　辰砂　雄黄　麝香　甘草（炙）各一分　全蝎（炒）　僵蚕（炒）各半两　牛黄少许　南星一钱　苏合油一盏

【用法】上为末，炼蜜为丸，如梧桐子大。每服一丸，薄荷汤送下。

【功用】和气助胃。

【主治】急惊，下之后。

参苓白术散

【来源】《婴童百问》卷二。

【别名】和中散。

【组成】扁豆（炒）　人参　茯苓　白术（土炒）　甘草（炙）　山药各二钱　米仁　砂仁　莲肉　桔梗各一钱　天麻　藿香各五分

【用法】上为末，每服二钱，枣汤送下。

【功用】急惊下后，和气助胃。

珍珠丸

【来源】《婴童百问》卷二。

【组成】白附子　滑石　轻粉各一钱　巴豆十五粒（去油）　全蝎半钱

【用法】上为末，糊丸如小豆大。三岁每服一丸、二丸，葱汤送下。

【主治】小儿急惊风，涎潮壮热，痰气上壅。

夺命丹

【来源】《医学正传》卷八。

【组成】南星 半夏各四钱（为末，以生姜汁捏和作饼子，焙干） 珍珠（新白者，研）二钱 巴豆（去油净）一钱 朱砂四钱 金箔 银箔各十片 轻粉 麝香各五分

【用法】上为细末，面糊为丸，如黍米大。每一岁儿一丸，灯心汤化下。

【主治】急惊不省人事，目定直视，牙关不开，唇白或黑者。

金枣化痰丸

【来源】《活人心统》卷一。

【组成】朱砂二分半 麝香八分 水银二分

【用法】先用巴豆五十粒（去壳）水浸七日，去油心，每日换水一次，后用大青枣五十个（去皮）晒半干，去核，每枣一个入巴豆一粒，面包煨焦黄色，搓枣熟为度；取出巴豆，纸包油去尽，方可与枣肉同捣极烂，入水银，方入前末再研匀为丸，如龙眼核大。大人一丸，小儿半丸，姜汤或茶送下。痰上则吐，痰下则泻，不可多服。

【主治】中风不语，小儿急惊风。

五仙丹

【来源】《古今医统大全》卷八十八。

【组成】天麻四钱（酒浸一宿） 全蝎（水洗，去头足，瓦上烙干）四钱 白附子钱半 辰砂一钱 巴霜四分

【用法】上为细末。每服二分半，姜汤加炼蜜一匙调服；为丸磨化服亦可。

【主治】小儿急惊痰壅。

金枣化痰丸

【来源】《古今医统大全》卷八十八。

【组成】天麻七钱 胆南星 半夏（制）二钱 白附子 全蝎各一钱 轻粉一钱 朱砂二钱半 雄黄一钱 麝香三分 珍珠五分 枳实一钱半 硼砂一钱 金箔二十片（为衣） 槐角七钱 金枣

三十三个

【用法】上为细末。将枣去核，用巴豆二十粒，入枣内面包煨熟，去巴豆不用；将枣肉同药末捣匀为丸，重一分。浓煎薄荷汤化下。

【主治】小儿急惊，痰壅。

仙传救急惊神方

【来源】《医便》。

【别名】仙传神效方（《良朋汇集》卷三）、急惊散（《仙拈集》卷三）、仙传急惊散（《串雅内编》卷一）。

【组成】生白石膏（研末）十两 辰砂（研末）五钱

【用法】二味和匀。每服大人三钱，小儿一岁至三岁一钱，四岁至七岁一钱五分，八岁至十二岁二钱，十三岁至十六岁二钱五分，用生蜜调下。

【主治】

1.《医便》：小儿急惊风；及大人中风、中痰。

2.《良朋汇集》：大人气性风，羊羔风。

金枣丸

【来源】《慎斋遗书》卷十。

【组成】天麻三钱（米炒） 枳壳（酒炒） 牛黄各一钱 劈砂 块雄黄 槐角各二钱 麝香七分 胆星三钱 半夏（姜制）三钱 皂角（酒炒）一分

【用法】上为末，用枣肉二两，巴豆六粒，同火煨；煨熟去巴豆，用枣捣为丸，如黄豆大，朱砂为衣。随证用汤化下一丸。

【主治】急惊，脉刚急。

琥珀丸

【来源】《慎斋遗书》卷十。

【组成】天竺黄 僵蚕 雄黄 钩藤 天麻 柏子仁 益智各五钱 珍珠 琥珀 胆星（姜汁炒） 牛黄各一钱 麝香五分 全蝎（去头足）二十个 竹节白附子（大者）三钱 冰片三分 蜈蚣一条 犍猪爪四枚

【用法】上为末，炼蜜为丸，金箔十张为衣。每服一丸，随证用汤化下。

591

【主治】小儿急惊，脉刚急。

五色丸

【来源】《片玉心书》卷四。

【组成】黄芩二钱 大黄二钱 黄连二钱

【用法】上为末，分作五份，滴水为丸。一份青黛为衣，名青丸子；一份朱砂为衣，名红丸子；一份轻粉为衣，名白丸子；一份皂角烧灰存性研末为衣，名黑丸子；一份雄黄为衣，名黄丸子。陈皮、麦芽汤送下。

【主治】急惊风，因伤饮食而成者，其症发过略醒，醒多啼哭，须臾复发，不思乳食。

利痰丸

【来源】《片玉心书》卷四。

【组成】南星（牛胆者）二钱 枳壳（麸炒）二钱 陈皮（去白）一钱 大黄二钱 牵牛（头末）二钱

【用法】上为末，皂角煮水为丸。灯心汤吞下。

【功用】顺气开痰。

【主治】小儿急惊风，曾因恐怖而成惊者，其症发过即如常，无他症者。

定喘汤

【来源】《片玉心书》卷四。

【组成】陈皮（去白） 南星（制） 栀子仁 软石膏 杏仁泥 薄荷叶 赤茯苓

【用法】上锉细。水煎，加竹沥服之。

【主治】小儿急惊风，痰气喘急者。

神老丹

【来源】《幼科指南》卷上。

【组成】牛黄二钱 钩藤（去藤用钩）二钱 全蝎二钱 僵蚕（炒）二钱 雄黄三钱 朱砂二钱 珍珠二钱 梧桐二钱 桑寄生二钱 胆星三钱 琥珀二钱 冰片少许

【用法】上为末，粟米糊为锭，金箔为衣。薄荷、竹叶、灯心汤送下。同服安神丸。

【主治】小儿急惊风病退后，昏睡不醒，心脾二经之邪未除者。

凉惊丸

【来源】《幼科指南》卷上。

【组成】川黄连五钱 黄芩五钱 山栀五钱 黄柏二钱 郁金三钱 大黄二钱 胆草三钱 雄黄二钱 辰砂二钱

【用法】上为细末，米糊为丸，如黍米大。用竹叶、灯心汤送下；惊风，薄荷灯心汤送下；丹毒、麻疹，升麻汤送下；衄血，茅花汤送下；口疮，竹叶薄荷汤送下。

【功用】退五脏热，泻肝火，解胎毒。

【主治】小儿急惊，胎热，丹毒，斑疹，衄血，口疮，小便黄，大便秘。

夺命散

【来源】《痘疹金镜录》卷上。

【组成】赤脚蜈蚣半条（去头足，炙焦） 麝少许

【用法】上为末。猪乳调服。

【主治】小儿急惊风及撮口。

保生锭子

【来源】《痘疹金镜录》卷上。

【组成】胆星 白附子 辰砂（水飞）各一两 麝香二钱 天麻 防风 全蝎 羌活各五钱 蛇含石（煅七次，水飞）四两

【用法】上为末，大米糊作锭子，金箔为衣。每用半锭，薄荷汤送下。

【主治】急惊风，痰涎壅盛或抽搐。

真珠丸

【来源】《痘疹金镜录》卷上。

【组成】南星（泡） 天麻 白附子（泡）各一钱 腻粉五钱 巴霜一匙 芫黄（炒） 全蝎（面煨） 滑石各二钱半

【用法】面糊为丸，如麻子大。患得一日一丸，至七日七丸，薄荷汤送下。

【主治】小儿急惊风及撮口。

五仙丹

【来源】《赤水玄珠全集》卷二十五。

【组成】天麻（酒浸）四钱　全蝎（洗去头足，新瓦焙干）四钱　白附子　辰砂　珍珠　青礞石（煨）各三钱　巴霜二粒　金银箔各十片

【用法】上为末。姜三片，蜜一匙，煎汤调服一字。

【主治】急惊风，身热面赤，口噤，息粗，抽搐易作易止。

败毒散

【来源】《万病回春》卷七。

【组成】人参　羌活　独活　柴胡　前胡　茯苓（去皮）　桔梗（去芦）　川芎　枳壳（去瓤，炒）　天麻　全蝎（去毒）　僵蚕（炒）　白附子（煨）　地骨皮各等分　甘草减半

【用法】上锉一剂。加生姜三片，水煎服。

【主治】急惊风初起，发热，手足搐搦，上宫天吊，角弓反张，并一切感冒风寒，头疼发热，咳嗽喘息，鼻塞声重，及疮疹欲出发搐。

天麻汤

【来源】《痘疹传心录》卷十五。

【组成】天麻　橘红　南星　白茯苓　甘草　防风　木通　天花粉　薄荷　僵蚕　钩藤　白附子

【用法】加生姜三片，水煎服。

【主治】急惊痰搐。

加味导赤散

【来源】《证治准绳·幼科》卷二。

【组成】生地黄　木通　防风　甘草　山栀子　薄荷叶　麦门冬

【用法】加灯心、竹叶，水煎服。

【主治】小儿急惊风。

加味地黄丸

【来源】《证治准绳·幼科》卷二。

【组成】地黄八两　山药　山茱萸各四两　泽泻　牡丹皮　茯苓各三两　羌活　防风各二两

【用法】上为末，炼蜜为丸，如梧桐子大。量儿大小，加减服之。

【主治】小儿急惊风。

辰砂丸

【来源】方出《证治准绳·幼科》卷二，名见《医部全录》卷四三一。

【组成】全蝎四十九个（微炒黄）　辰砂半两（研极细，和匀）

【用法】取蚯蚓十条，洗净，入小瓶内，以温火扮蚯蚓化为水，为丸如胡椒大。每服三丸，用顺流水化下。

【主治】小儿急慢惊风。

加味败毒散

【来源】《寿世保元》卷八。

【组成】羌活　独活　前胡　柴胡　白茯苓（去皮）　人参　枳壳（去瓤，麸炒）　桔梗　天麻　全蝎　僵蚕　白附子　地骨皮　川芎　甘草

【用法】上作一剂。加生姜三片，水煎，热服。

【主治】小儿急惊风，初起发热，手足搐搦，眼上视；并一切感冒风寒，咳嗽鼻塞声重，头疼发热，及痘疹欲搐发搐，并时行瘟疫。

南极寿星汤

【来源】《寿世保元》卷八。

【组成】胆星　防风　白附子　蝉退　薄荷　甘草

【用法】上锉。水煎服。

【主治】小儿急惊搐搦，眼翻口噤，摇头，天吊，痰嗽喘热。

加减凉膈散

【来源】《痘疹活幼至宝》卷终。

【组成】连翘　片芩　山栀仁（炒）　枳实（炒）　前胡各五分　大黄（酒炒）一钱　薄荷　甘草各二分

【用法】水一钟，煎五分，三岁以下者，分二三次服之。微利一二次痰热自退，若已通利，则不必尽剂。

【主治】急惊风服清热镇惊汤未愈者。

清热镇惊汤

【来源】《痘疹活幼至宝》卷终。

【组成】连翘（去心蒂，研碎）　柴胡　地骨皮　龙胆草　钩藤　黄连　山栀仁（炒黑）　片芩（酒炒）　麦冬（去心）　木通　赤芩（去皮）　车前子　陈枳实（炒）各四分　甘草　薄荷各二分　滑石末八分　灯心一团　淡竹叶三片

【用法】上以水一茶钟半，煎至七分，温服。小儿分作数次服。

【主治】小儿急惊风。

抑青丸

【来源】《景岳全书》卷六十二引钱氏方。

【组成】羌活　川芎　当归　防风　龙胆草各等分

【用法】上为末，炼蜜为丸，如芡实大。每服一二丸，竹叶汤入砂糖化下。

【主治】小儿肝热急惊搐搦。

利惊丸

【来源】《简明医彀》卷六。

【组成】龙胆草　青黛（画家用者）　防风各三钱　钩藤二钱　黄连一钱　牛黄　麝香　冰片各二分（黛、牛、麝、冰研细末）

【用法】上为末，入四味和匀，神曲糊丸，如黍米大。每服三十丸，金银薄荷煎汤送下。

【主治】小儿急惊搐搦，热在筋脉，脉浮数洪紧，虎口纹青紫相半者。

加味凉膈散

【来源】《痘科类编释意》卷四。

【组成】连翘　片芩　山栀仁（炒）　枳实（炒）　前胡各五分　大黄（酒炒）一钱　薄荷　甘草各二分

【用法】水一钟，煎五分，二岁以下者，分二三次服。服之微利一二次，痰热自退，若已通利，不必尽剂。

【主治】小儿急惊风。

截风散

【来源】《幼科金针》卷上。

【组成】天麻　白附子（泡，去皮）　半夏（制）　钩藤　茯神　胆星　僵蚕（炒，去丝）　石菖蒲　全蝎（净，炒）　黄芩

【用法】水煎，加竹沥、姜汁、沉香磨汁，调牛黄同服。

【主治】小儿急惊风。

宁神膏

【来源】《诚书》卷八。

【组成】人参　茯苓　川芎　羌活　天麻（煨）　防风　甘草（炙）各二钱　朱砂五分　麝一字

【用法】上为末，炼蜜为丸。麦冬汤送下。

　　本方方名，据剂型，当作"宁神丸"。

【功用】镇心，退热，定惊。

小牛黄丸

【来源】《医宗说约》卷五。

【别名】牛黄丸（《医宗金鉴》卷五十一）。

【组成】黑白丑（研末）各七钱五分　大黄一两五钱　胆星五钱　枳实（炒）五钱　半夏（姜汁炒）五钱　牙皂三钱

　　本方名小牛黄丸，但方中无牛黄疑脱。

【用法】上为极细末，炼蜜为丸，丸重一钱二分。周岁者一丸，三周岁者二丸，生姜汤化下。追虫，糖水送下。

【功用】消痰逐积，追虫消食，清热定惊，除膨消胀。

【主治】

1.《医宗说约》：大便不通，按腹中便痛；急惊、痢疾初起。

2.《医宗金鉴》：急惊风，因痰盛所致。

泻肝汤

【来源】《嵩崖尊生全书》（锦章本）卷十五。

【别名】泻青汤（原书三堂本）

【组成】当归 胆草（酒炒） 川芎 防风 羌活 山栀 柴胡 钩藤 生甘草各五分 薄荷二分

【主治】小儿肝经病实热，急惊叫哭，目直面青。

【加减】壮盛或便实，必加炒大黄五分；若兼搐，是心火盛，加生地、黄连、黄芩、木通各五分。

抑肝导赤散

【来源】《嵩崖尊生全书》卷十五。

【组成】泻赤汤加胆星 贝母 苏子各四分

【主治】小儿急惊愈后有痰者。

泻赤汤

【来源】《嵩崖尊生全书》卷十五。

【组成】柴胡 甘草各五分 川芎六分 当归 白术 茯苓 钩藤各八分 羌活四分 生地 木通各五分

【主治】小儿急惊，肝经病实热，叫哭，目直面青，服泻肝汤愈后者。

加味天麻散

【来源】《医部全录》卷四三二引《幼幼近编》。

【组成】天麻 柴胡 僵蚕 半夏 南星 白茯苓 白术 黄连 钩藤 枳实 生甘草

【主治】小儿急惊初起，悸动有痰。

利惊丸

【来源】《医部全录》卷四三二引《幼幼近编》。

【组成】半夏 天南星各五钱（姜制） 滑石 蛤粉（煅） 朱砂各三钱 雄黄五钱 巴豆一钱 麝香 轻粉各三分

【用法】饭为丸，如梧桐子大。每服十丸，用姜汤送下。

【主治】小儿急惊，并脐风撮口。

通关散

【来源】《幼科指掌》卷四。

【组成】牙皂 细辛 藜芦 川乌尖 石菖蒲 雄黄各等分 麝香少许

【用法】上为末。吹鼻。取嚏即醒，无嚏不治。

【主治】小儿急惊。

牛黄丸

【来源】《幼科直言》卷四。

【组成】羌活一两 连翘五钱 陈胆星一两 甘草五钱 花粉五钱 黄芩八钱（炒） 牛蒡子三钱 薄荷三钱 天麻三钱 枳壳五钱 全蝎五钱（去尖及子） 僵蚕五钱 牛黄五分

【用法】上为细末，炼蜜为丸，重五分。有风邪，用生姜汤化下；如内热，用竹叶汤化下。

【主治】痰多急惊，肺间郁热，唇红作渴，及久伤风，顿咳气喘。

醒风汤

【来源】《幼科直言》卷四。

【组成】天麻 胆星 薄荷 防风 羌活 枳壳 白僵蚕 钩藤 石菖蒲 红花 甘草 全蝎（洗净，去尾尖）

【用法】生姜为引，水煎服。兼服牛黄镇惊锭子。

【主治】急惊有风、有食、有痰者。

蚱蜢汤

【来源】《灵验良方汇编》卷三。

【组成】蚱蜢（每年应白露时辰收来，阴干。若放在空床数日，而摘于帐上者尤妙。）

【用法】每服三个，用滚水半钟，重汤煎服。立效。

【主治】小儿急惊风。

白虎散

【来源】《惠直堂方》卷一。

【组成】生石膏十两　辰砂五钱

【用法】上为细末，和匀。大人每服三钱，小儿一岁至三岁一钱，四岁至七岁一钱五分，八岁至十二岁二钱，十三岁至十六岁二钱五分，俱用生蜜调下。

【主治】中风；兼治小儿急惊。

至宝丹

【来源】《医宗金鉴》卷五十一。

【组成】麻黄　防风　荆芥　薄荷　当归　赤芍　大黄　芒消　川芎　黄芩　桔梗　连翘（去心）　白术（土炒）　栀子　石膏（煅）　甘草（生）　滑石　全蝎（去毒）　细辛　天麻　白附子　羌活　僵蚕（炒）　川连　独活　黄柏各等分

【用法】上为细末，炼蜜为丸，每丸重五分。量儿大小与之，生姜汤化下。

【主治】急惊风属火郁生风者。

羌活散

【来源】《医宗金鉴》卷五十一。

【组成】羌活　防风　川芎　薄荷　天麻　僵蚕（炒）　甘草（生）　川黄连　柴胡　前胡　枳壳（麸炒）　桔梗

【用法】生姜为引，水煎服。

【功用】散风清热。

【主治】小儿风热而致急惊风，病不甚者。

清热化痰汤

【来源】《医宗金鉴》卷五十一。

【组成】橘红　麦冬（去心）　半夏（姜制）　赤苓　黄芩　竹茹　甘草（生）　川连　枳壳（麸炒）　桔梗　胆星

【用法】引用生姜、灯心，水煎服。

【主治】小儿急惊风，痰兼热者。

清热镇惊汤

【来源】《医宗金鉴》卷五十一。

【组成】柴胡　薄荷　麦冬（去心）　栀子　川黄连　龙胆草　茯神　钩藤钩　甘草（生）　木通

【用法】引加灯心、竹叶，水煎，调朱砂末服。

【主治】急惊风，暴发壮热，烦急，面红唇赤，痰壅气促，牙关噤急，二便闭涩，脉洪数者。

四物钩藤汤

【来源】《医方一盘珠》卷八。

【组成】当归　川芎　白芍　生地　钩藤

【主治】急惊，目动筋挛，木旺血虚者。

调胃汤

【来源】《医方一盘珠》卷八。

【组成】茯苓　扁豆　白术　半夏　广皮　人参　甘草各五分

【功用】调理胃气。

【主治】小儿急惊风，惊已定者。

黄金丸

【来源】《医方一盘珠》卷八。

【组成】明雄黄　胆星　川郁金　玄明粉　熟大黄各五钱（古方用巴豆，恐其性火烈，故以玄明粉、大黄易之）

【用法】共为细末，浓煎薄荷、钩藤汤为丸，每丸重四分。

【主治】小儿急热急惊，热痰结胸。

白银汤

【来源】《医林纂要探源》卷九。

【组成】纹银不拘多少（或用银器一件亦可）　薄荷　灯草

【用法】水煎服。

【主治】小儿微有惊风，夜啼，体热不安。

小牛黄丸

【来源】《医部全录》卷四三二。

【组成】胆星　朱砂各一两　巴霜五钱

　　　　本方名小牛黄丸，但方中无牛黄，疑脱。

【用法】面糊同牙皂膏为丸，如梧桐子大。每服三丸。

【主治】急惊风，痰盛。

加减利惊丸

【来源】《医部全录》卷四三二。

【组成】牵牛末一两　花青五钱　巴霜二钱半

【用法】面糊为丸，如豆大。每服二三丸，白汤送下。

【功用】下痰。

【主治】急惊痰甚。

宁神膏

【来源】《幼科释谜》卷六。

【组成】人参半两　茯神二两　葛根　甘草　五味子　知母　花粉各三钱

【用法】另将生地浸一夜，捣烂，绞取汁一碗，熬膏。入药末，至可丸，每服二三十丸，枣汤送下。

【主治】急惊风服导赤散加地黄、防风，其搐止者。

镇惊丸

【来源】《采艾编翼》卷二。

【组成】朱砂（飞）一钱半　白茯苓二钱半　白附子二钱半　胆星二钱半　淮山药（微炒）二钱半　白术（土炒）一钱　蝉蜕（去头足）五分

【用法】合研末，放饭上蒸熟，另下麝香一钱半，炼蜜为丸，每丸重七分，薄荷汤送下。

【主治】小儿急惊。

牛黄镇惊丸

【来源】《痘科辨要》卷十。

【组成】天竺黄　胆星　白芍　青皮　黄芩　黄连　薄荷　桔梗　牛黄　槟榔　甘草　大黄　天麻　陈皮　防风各等分

【用法】上为末，炼蜜为丸。生姜汁送下。

【主治】小儿一切急惊风，身体壮热，多睡，惊悸，手足搐逆，痰涎不利，人事不醒。

暑风饮子

【来源】《医述》卷十四。

【组成】防风　柴胡　香薷　连翘　赤苓　半夏　钩藤钩　石膏　扁莱叶　甘草

【主治】暑风急惊。

【加减】风胜，加羌活；热胜，舌如杨梅，加黄连；小便不利，加木通；人事昏迷，加鲜菖蒲。

利火降痰汤

【来源】《笔花医镜》卷三。

【组成】黄连八分　连翘一钱五分　山栀　滑石各二钱　木通　黄芩　枳实　瓜蒌霜　车前各一钱　钩藤四钱　柴胡六分　甘草三分

【主治】小儿急惊风之轻者。

清热养血汤

【来源】《笔花医镜》卷三。

【组成】细生地三钱　丹参一钱五分　黑山栀　青蒿　丹皮各一钱　赤芍八分　生甘草五分

【主治】小儿急惊风，痰火闭症醒后。

至宝丹

【来源】《集验良方，续补》引程琢斋方。

【别名】小牛黄丸。

【组成】犀牛黄三分（另研）　天麻三钱　麝香一分（去毛净，另研）　桔梗三钱　僵蚕三钱　橘红三钱　全蝎一钱（洗淡，酒炒）　生半夏二钱　蝉衣二钱　广郁金二钱　茯神三钱　苏薄荷四钱　远志三钱（去心）　枳壳五钱　甘草一钱

【用法】上药晒研，各为细末，称准分两，和匀，共研极细，另加钩藤钩一两煎汁，再加黑沙糖五钱煎水，滤净，捣为丸，如芡实大，一料约

一百五十丸，漂净朱砂为衣，外滚赤金箔三十张。

【主治】小儿一切风寒发热，痰滞停食及急惊风。

太乙保生丹

【来源】《华氏医方汇编》卷三。

【组成】羚羊角一两（煎浓汤，拌诸药，晒研，如磨更妙）　蝉衣　牛蒡　白附子（竹沥、姜汁各钱半，拌、晒、研）　橘红　僵蚕（漂淡）　天麻（制）各三钱　桔梗　生南星（竹沥、姜汁各一钱，拌、晒、研）　全蝎（漂洗）各四钱　牙皂　蟾酥（酒蒸化，合星、附拌晒，研）各一钱　当门子一钱五分　蜣螂十二只（去足翅，生合）　车前　天竺黄　茯神各五钱

【用法】上为细末，用粳米饭一钟，姜汁五钱，竹沥一两，化糊为丸，如梧桐子大，朱砂三钱为衣。每服一丸，重证二三丸。

【主治】小儿急惊，由外感风邪传之，化热化痰，动风动火所致者。

抱龙丸

【来源】《卫生鸿宝》卷三引计元让方。

【组成】胆星（九套）一两　天竺黄五钱　辰砂（水飞）二钱　雄黄（用水莱菔煮，飞）一钱　麝香一分

【用法】上为细末，另用麻黄、款冬花、甘草各五钱，煎汤去滓，慢火熬成膏，和末药为丸，如芡实大。每服一丸，薄荷汤化下。

【主治】急惊癫痫，痰涎壅盛，胎惊内钓，咳嗽喘急，搐搦惊悸。

【方论】蒋仲芳曰：镇惊化痰，安神开窍，制抱龙之义也。然恐病轻药重，朱、雄过于镇坠，麝香引惊入窍。此方之妙，佐之以膏，麝香得麻黄之辛散，窍内之惊尽出；朱、雄得甘草之和缓，镇坠之性和平，咳嗽痰喘，不治悉愈，其方则同，其效远胜矣。

龙胆泻肝汤

【来源】《治疹全书》卷下。

【组成】胆草　山栀（炒）　知母（盐水炒）　黄连（酒炒）　甘草　柴胡　牛蒡　天冬　黄芩　麦冬　元参

【功用】泻肝化痰。

【主治】疹后余毒蕴蓄于肝，又因跌打惊恐，致令热盛生风，风痰壅聚，发搐，目直口噤，身热口渴，发过面色如常，良久复作，此急惊风，属肝木风邪有余之证。

生地丹参汤

【来源】《不知医必要》卷三。

【组成】生地一钱五分　丹参一钱　青蒿七分　白芍（酒炒）八分　丹皮五分　桔梗六分　竹叶四分　甘草三分

【功用】清热养血。

【主治】急惊初愈者。

利火降痰汤

【来源】《不知医必要》卷三。

【组成】柴胡八分　黄芩七分　陈皮六分　天竹黄一钱五分　钩藤二钱　连翘一钱　木通七分　细甘草四分

【主治】小儿急惊，壮热痰壅，昏闷不醒，搐搦颤动。

镇风汤

【来源】《医学衷中参西录》上册。

【组成】钩藤钩三钱　羚羊角一钱（另炖，兑服）　龙胆草二钱　青黛二钱　清半夏二钱　生赭石二钱（轧细）　茯神二钱　僵蚕二钱　薄荷叶一钱　朱砂二分（研细，送服）

【用法】以磨浓生铁锈水煎服。

【主治】小儿急惊风。其风猝然而得，四肢搐搦，身挺颈疼，神昏面热，或目睛上窜，或痰涎上壅，或牙关紧闭，或热汗淋漓。

沉香饼

【来源】《人己良方》。

【组成】砂仁　香附各三钱　沉香一钱半　丁

香 青皮 木香 陈皮 薄荷 明矾 天麻各二钱 郁金 百药煎各二钱半 核桃二个 莲肉十粒 麝香二分

【用法】上为细末，以大枣肉十枚，共捣为饼。以姜末汤送下。

【主治】小儿急惊风，吐乳泄泻，脐风天钓，惊痫痰喘，食少咳嗽。

牛黄抱龙丸

【来源】《鳞爪集》卷二。

【组成】牛黄三钱 茯苓九钱 天麻九钱 川芎九钱 天竺黄一两二钱 胆星九钱 白附九钱 全蝎九钱 蝉衣九钱 防风一两二钱 钩尖九钱 雄黄六钱 朱砂六钱 僵蚕九钱 人参六钱 珍珠四钱 琥珀八钱 大梅八分 麝香八分

【用法】上为末，炒米糊为丸，每丸重五分。每服一丸，薄荷、灯心汤任下。

【功用】祛风化痰，镇心益精。

【主治】急惊风。

琥珀抱龙丸

【来源】《鳞爪集》卷二。

【组成】琥珀七钱 天竺黄一两 胆星一两 甘草一两 麝香一钱 月石一两 沉香一钱 淮山药一两 枳壳一两 腰黄五钱 辰砂一两 茯苓一两

【用法】上为细末，将胆星化烊，加曲糊为丸，重五分，朱砂为衣。每服一丸。

【功用】祛风化痰，清热定神。

【主治】小儿急惊风之症，身热面赤，牙关紧闭，痰涎壅塞，小便短赤，神识不清。

【宜忌】慢惊忌用。

抱龙丸

【来源】《家庭治病新书》。

【组成】琥珀七钱 枳壳 生甘 怀山药 胆星 茯苓 月石各一两 雄黄 天竺黄 沉香各五钱 辰砂三钱 麝香五分

【用法】上为细末，炼蜜为丸，每重一钱，金箔为衣，蜡护。

【主治】小儿急惊，搐搦，痰嗽口噤者。

金弹丸

【来源】《经目屡验良方》。

【组成】牛黄 珍珠各四分 琥珀 川郁金 半夏 射干 礞石（火消煅）各二钱 朱砂（水飞） 明雄黄各一钱 陈胆星 川贝母 天竺黄 巴豆（去壳净）各四钱 甘草 生姜各三钱 冰片 麝香各一分

【用法】上为细末，炼白蜜为丸，每粒重三分，金箔为衣，或熔蜡为丸，护之更妙。

【主治】小儿急惊，结胸。

小儿急惊粉

【来源】《北京市中药成方选集》。

【组成】薄荷四两 天麻六两 僵蚕（炒）六两 竺黄六两 全蝎六两 黄芩六两 大黄六两 胆星六两 山羊血六两 莲子心十两 牛黄一两 朱砂十两 熊胆九两 犀角五两 珍珠（豆腐炙）一两 冰片一两

【用法】上为细末，过罗，装瓶，重二分。每瓶分早、晚二次服之，温开水送下。三岁以下小儿酌情递减。

【功用】清热镇惊，化痰祛风。

【主治】小儿急热惊风，痰涎壅盛，目直天钓，四肢抽搐。

化风丹

【来源】《北京市中药成方选集》。

【组成】黄连二十两 橘红二十两 僵蚕（炒）十两 胆南星四十两 枳实（炒）四十两 大黄一百六十两 黄芩八十两 沉香十两 钩藤十两

【用法】上为细末，过罗，炼蜜为丸，重五分，朱砂为衣。每服一丸，一日二次，温开水送下；三岁以下小儿酌减。

【功用】清热通便，祛风豁痰。

【主治】小儿急热惊风，痰涎壅盛，咳嗽气促，大便干燥。

牛黄抱龙丸

【来源】《北京市中药成方选集》。

【组成】胆南星一两　茯苓五钱　全蝎一钱五分　僵蚕（炒）三钱　天竺黄三钱五分（上五味，共为细粉过罗，每二两三钱细粉兑）牛黄四分　琥珀二钱五分　雄黄二钱五分　朱砂一钱五分　麝香二分

【用法】上为极细末，混和均匀，炼蜜为丸，重五分，朱砂为衣，蜡皮封固。每服一丸，一日二次，温开水送下。三岁以下酌情递减。

【功用】清热镇惊，祛风化痰。

【主治】小儿急热惊风，痰涎壅盛，身热嗽喘，昏睡神迷。

牛黄镇惊丸

【来源】《北京市中药成方选集》。

【组成】胆南星五钱　天麻一两　白附子（炙）五钱　僵蚕五钱　薄荷叶五钱　防风一两　钩藤五钱　天竺黄五钱　法半夏五钱　甘草二两　全蝎一两五钱（上十一味共研为细粉，过罗）牛黄四钱　珍珠（豆腐制）五钱　琥珀三钱　明雄黄五钱　朱砂五钱　麝香二钱　冰片二钱

【用法】将牛黄、珍珠等七味研细，加入上列胆星等细末，混合均匀，炼蜜为丸。重五分，以三十六开金箔为衣，蜡皮封固。每服一丸，每日一至三次，温开水送下。三岁以下小儿酌减。

【功用】镇惊安神，豁痰祛风。

【主治】小儿惊风，高热抽搐，牙关紧闭，烦躁不安。

育婴丸

【来源】《北京市中药成方选集》。

【组成】茯苓二两　法半夏二两　天麻二两　胆星一两二钱　僵蚕（炒）一两二钱　全蝎三十个　白附子（炙）一两　钩藤一两二钱　薄荷一两二钱　防风一两二钱　羌活八钱　猪苓一两　厚朴（炙）一两　前胡八钱　白术（炒）一两　黄芩八钱　黄连八钱　藿香八钱　砂仁八钱　甘草二两

【用法】上为细末，加麝香一钱、冰片一两、朱

砂一两，混合均匀，炼蜜为丸，重五分，金衣三十六开，蜡皮封固。每服一丸，温开水送下，一日二次。

【功用】清热镇惊，熄风化痰。

【主治】小儿急热惊风，四时感冒，咳嗽呕吐，痰喘气促，头痛身烧。

定搐化风锭

【来源】《北京市中药成方选集》。

【组成】活蝎子四十个　桔梗三钱　黄连三钱　蝉蜕五钱　甘草三钱　防风五钱　羌活五钱　大黄五钱　僵蚕五钱　法半夏五钱　麻黄五分

【用法】先将药料串碎，再将活蝎子用烧酒渍，放在碾上串碎。用药末将活蝎子搜净，取下晒干。再进行粉碎，研细粉过罗合匀。每细粉十两兑：朱砂粉五两，牛黄一钱五分，麝香一钱五分，冰片五钱。以上合匀研细，炼蜜为丸，重五分，满金衣九开，蜡皮封固，包棉纸。小儿周岁内每次服半丸，周岁至五岁每次服一丸，温开水送下。

【功用】镇惊化痰。

【主治】急热惊风，痰涎壅盛，神志不宁，咳嗽发烧。

【宜忌】《全国中药成药处方集》：忌食油腻之物。

急惊丸

【来源】《北京市中药成方选集》。

【组成】天竺黄一两　天麻一两　僵蚕（炒）一两　钩藤一两　薄荷一两　茯苓二两　胆星八钱　朱砂五钱　犀角（粉）一钱　羚羊（粉）一钱　冰片一钱　牛黄五分　麝香五分

【用法】上为细末，过罗，炼蜜为丸，重五分，金衣三十六开，蜡皮封固。每服一丸，一日二次，温开水送下，周岁内小儿酌减。

【功用】清热镇惊，化痰祛风。

【主治】小儿急热惊风，目直天吊，痰涎气促，四肢抽搐。

凉惊丸

【来源】《北京市中药成方选集》。

【组成】黄柏一两　大黄一两　黄连一两　栀子（炒）一两　胆草一两　黄芩一两　生地一两　菊花一两　雄黄一两

【用法】上为细末，炼蜜为丸，重一钱，朱砂为衣，蜡皮封固。每服一丸，温开水送下，周岁以下酌减。

【功用】清热镇惊，消痰化滞。

【主治】小儿急热惊风，咳嗽痰盛，停乳伤食，大便干燥。

开关散

【来源】《全国中药成药处方集》（济南方）。

【组成】硼砂　丁香　麻黄　大黄　当归　广木香　粉甘草　上沉香　橘红各二钱　豆霜六钱　牛黄二钱　麝香二钱　上梅片二钱　朱砂六钱

【用法】上为细末，用瓷瓶收贮。大人每服四分，小儿一分，黄酒冲服；开水亦可。

【主治】中风不语，痰迷心窍，不省人事；小儿急惊风、羊痫风等。

【宜忌】忌食辛辣、油腻、荤腥等物。

太乙紫金片

【来源】《全国中药成药处方集》（杭州方）。

【组成】茅慈菇　五倍子（捶破，拣去虫土，刮净毛）各二两　千金子霜一两　红毛大戟一两五钱　麝香三钱　梅冰片三钱　苏合油一两

【用法】上各取净粉，加糯米糊捶成薄片，洒金（或用京墨），切而用之。每服三至八分，小儿酌减，凉开水化服。

【功用】芳香通窍，辟秽解毒。

【主治】霍乱痧胀，山岚瘴气，中暑昏厥，水土不服，喉风中毒，中风诸痫，小儿急惊风，以及暑湿瘟疫，秽浊熏蒸，神识昏乱危急诸症。

朱珀镇惊散

【来源】《全国中药成药处方集》（济南方）。

【组成】僵蚕三钱　天麻　全蝎　木通　犀角　薄荷　大黄　蝉蜕　柴胡　粉草　枳实　槟榔　赤芍　川连　天竺黄　菖蒲　川贝　羌活　钩藤　橘红　前胡各一钱　胆星　生地各一钱五分　灯心　梅片各五分　辰砂五钱　麝香　牛黄各一分　琥珀二钱

【用法】上为细末，瓶装，重量三分。每服一瓶，未满周岁者减半。

【主治】小儿急惊痰厥，口眼歪斜，痰喘咳嗽，口舌生疮，五心潮热等症。

全蝎散

【来源】《全国中药成药处方集》（吉林方）。

【组成】朱砂　半夏各七分　天麻　巴豆霜各二钱七分　南星　全蝎　川军各七分　黄连二钱七分

【用法】上为细末，用绢罗筛至极细。每服一分，用白水送下。

【功用】镇惊解抽，通便泻下。

【主治】小儿急热惊风，中风。

【宜忌】小儿久病，虚弱已极者，切不可用。否则恐有耗元气，兼伤胃肠之弊。

如意丸

【来源】《全国中药成药处方集》（南昌方）。

【组成】天麻　钩藤　僵蚕各二两　蝉衣一两　麻黄五钱　细辛三钱　桂枝一两　琥珀一两五钱　沙参一两　薄荷六钱　槟榔一两　胡黄连　雄黄（飞）各五钱　川贝母　枳壳　胆南星各一两五钱　广沉香各一两　全蝎三钱　法夏　杏仁各一两五钱　白附子八钱　防风　天竺黄各一两五钱　使君子一两　蟾酥五钱　牵牛子一两　熟大黄二两　冰片一钱六分　西牛黄　芥子各五钱　广陈皮一两五钱　麝香一钱六分　云黄连五钱　朱砂（水飞）十两五钱

【用法】上为极细末，水泛为丸，如芥子大，朱砂为衣。四个月内小儿，每服二粒至五粒；五个月至一岁，每服五粒至七粒；一岁至二岁服十粒；三岁至五岁，每服十五粒；五岁至十岁，每服二十粒，根据病情轻重，每日服一次或三次，温开水化服。幼儿服此药时，宜先检视口腔，如牙龈上发现粟粒形水泡，即以软绸开水洗净，去其恶血，然后服此丸药。

【主治】小儿夜啼，发热惊恐，痰喘气促，及急惊风，手足搐搦，角弓反张。

【宜忌】体弱儿童忌服。

保安镇惊丸

【来源】《全国中药成药处方集》（济南方）。

【组成】薄荷三钱　焦山楂五钱　白豆蔻二钱　车前子二钱　广陈皮一钱五分　槟榔四钱　钩藤四钱　牛黄三分　泽泻三钱　草豆蔻二钱　砂仁二钱　甘草一钱　神曲二钱　灯心一钱　胆草一钱　蝉蜕二钱　黄连一钱　天竺黄一钱　僵蚕一钱

【用法】上为细末，炼蜜为丸，每丸重一钱，朱砂一钱四分为衣。每服一丸，白开水送下。

【主治】小儿急惊风，五积六聚，面黄肌瘦，膨闷胀饱，水泻不止。

保赤万应散

【来源】《全国中药成药处方集》（济南方）。

【组成】雄黄六钱　犀角一钱　琥珀四钱　牛黄一钱　茯神五钱　金箔五十张　广木香五钱　远志二钱　党参一两　天竺黄五钱　全蝎四钱　沉香二钱　僵蚕四钱　甘草二钱　礞石五钱　蝉蜕四钱　菖蒲二钱　朱砂　天麻各五钱　防风四钱　麝香　冰片各三分　胆星二钱

【用法】上为细末，每包一分。每服一包，重者二包，白开水或钩藤煎汤送下。

【主治】小儿急热惊风，痰涎壅盛。

神香苏合丸

【来源】《全国中药成药处方集》（杭州方）。

【组成】苏合香油二两　金银香一两　公丁香　广木香　贡沉香　生香附　犀角尖　飞朱砂各二两　滴乳香（制）一两　生于术二两　梅冰片　麝香各五钱

【用法】上为细末，将金银香酒烊化成膏，和苏合香油，加炼白蜜打丸，每丸潮重五分，蜡壳封固。每服一丸，小儿酌减。中风昏迷，用薄荷汤化服；霍乱吐泻，用淡姜汤化服；惊风抽搐，用钩藤灯心汤化服，或用开水化服亦可。若瘟疫流行时，绢袋盛佩胸际，可避秽毒。

【功用】避秽开窍，祛痰行气。

【主治】小儿急惊，抽搐吐乳，目窜上视，牙关紧闭，痰涎潮壅，危急诸症。并治男妇中风痰厥，昏迷僵仆，寒证气闭，霍乱吐泻，时气瘴疟。

【实验】

1. 对心肌梗死的影响　《中国现代应用药学》（2000，2：99）：研究表明：口服神香苏合丸可显著降低狗急性心肌梗死及其诱导心电图ST-T的抬高程度，并缩小心肌梗死范围。

2. 对冠脉流量及心肌耗氧的影响　《中国现代应用药学》（2000，3：183）：研究表明：口服神香苏合丸及麝香保心丸可增加狗的冠脉流量，对心肌耗氧的影响不明显。提示神香苏合丸对心肌缺血具有保护作用。

救惊散

【来源】《全国中药成药处方集》（沈阳方）。

【组成】洋参二钱　钩藤四钱　僵蚕五钱　全蝎三钱　朱砂二钱　天麻一钱半　胆星三钱　黄连五钱　粉草二钱　大黄六钱　榔片三分　牛黄四分　冰片三分　牵牛六钱　琥珀三钱

【用法】上为极细末，瓷瓶收贮，勿令泄气。周岁儿每服一分，白开水送下。

【功用】镇痉清热，安神定志。

【主治】急惊痰火，感风食伤，发热头痛，四肢抽搦，手足厥逆，两目直视，咳嗽腹胀，气促痰壅，惊悸神昏，呕吐泄泻。

【宜忌】忌辛辣生冷。

琥珀抱龙丸

【来源】《全国中药成药处方集》（济南方）。

【组成】牛黄　琥珀各二钱五分　雄黄五分　胆星一两　赤苓五钱　全蝎　朱砂各一钱五分　白僵蚕三钱　天竺黄三钱五分　麝香二分

【用法】上为细末，炼蜜为丸，五分重。每服一丸，白水送下。

【主治】急热惊风，痰喘气粗，四肢抽搐，昏迷不醒。

【宜忌】忌辛辣、油腻等食物。

琥珀镇惊丸

【来源】《全国中药成药处方集》（抚顺方）。

【组成】琥珀三钱　胆星五钱　竺黄　茯神　钩藤各五钱　地龙　犀角各二钱　制军三钱　朱砂　麝香各一钱　冰片五分　雄黄三钱　苏珠二分　薄荷一钱

【用法】上为细末，炼蜜为丸，重三分五厘，蜡皮封。小儿一岁以下每服半丸，二岁至四岁每服一丸，薄荷姜汤送下。

【功用】清凉，镇痉，化痰。

【主治】小儿急痫；小儿目触异物、耳闻异声，发为惊悸抽搐；或热度太高，壮热神昏，牙关紧闭，二目天吊，角弓反张，痰鸣气喘，抽搐厥逆。

【宜忌】大便泄泻，元气衰弱者禁用。

紫金丹

【来源】《全国中药成药处方集》（吉林方）。

【组成】天麻一钱五分　胆星五钱　僵蚕　丹皮各一钱五分　竺黄　白附各二钱　全蝎三钱　胡连一钱　骨皮一钱五分　朱砂五分　牛黄四分　麝香二分

【用法】上除牛黄、麝香、朱砂另研外，余均为细末，陆续调合一处，炼蜜为丸，二分一厘重，或三分五厘重，大赤金为衣。绵纸包裹，蜡皮封固。每服一丸，病重二丸，鲜姜、薄荷、桑叶、菊花为引。

【功用】镇惊、疏风、涤痰、解表。

【主治】小儿急惊，壮热烦渴，痰壅气促，牙关紧闭，四肢搐搦；汗出当风，发为痉风，壮热无汗，角弓反张，身热足寒，颈项强急，面赤目赤，头摇直视，口噤神昏；并主风痰，咳嗽痰喘，痰鸣气促；感冒寒凉，发热畏冷，头痛体痛。

【宜忌】忌生冷、油腻。

猴枣散

【来源】方出《上海市中药成药制剂规范》，名见《古今名方》。

【组成】猴枣 12 克　羚羊角　月石　沉香　青礞石各 3 克　川贝母　天竹黄各 6 克　麝香 1.2 克

【用法】上为末，混匀。每服 0.3～0.6 克，开水送下。

【功用】清热化痰，镇痉开窍。

【主治】小儿急惊风，四肢抽搐，痰多气急，发热烦躁，喉间痰鸣。

【验案】小儿喘促 《中国中西医结合杂志》（1998，11：595）：用中药猴枣散（猴枣、川贝、猪牙皂、牛黄、细辛、石菖蒲、草豆蔻、麝香、全蝎、珍珠、琥珀、甘草，每支 0.36 克）配合西药博利康尼治疗小儿喘促 68 例。结果：治疗组完全缓解（喘促消失，两肺内哮鸣音消失，呼气延长消失）26 例，显效 34 例，总有效率为 88%；对照组 50 例，单用西药，总有效率为 60%。两组比较差异显著（$P < 0.05$）。

儿科七厘散

【来源】《部颁标准》。

【组成】牛黄 13.32g　麝香 13.32g　全蝎（姜、葱水制）116g　僵蚕 187g　珍珠 8.9g　朱砂 116g　琥珀 222g　钩藤 187g　天麻（姜汁制）116g　防风 116g　白附子（制）187g　蝉蜕 116g　天竺黄 222g　硝石 116g　雄黄 116g　薄荷 116g　牛膝 187g　甘草 116g　冰片 160g

【用法】制成散剂，每瓶装 0.26g，密封。口服，1 岁以下 1 次 1～2 瓶，1 岁以上 1 次 1 瓶，每日 1 次。

【功用】清热镇惊，祛风化痰。

【主治】小儿急热惊风，感冒发热，痰涎壅盛。

儿童回春丸

【来源】《部颁标准》。

【组成】黄连 25g　水牛角浓缩粉 50g　羚羊角 25g　人中白（煅）25g　淡豆豉 25g　大青叶 50g　荆芥 50g　羌活 50g　葛根 50g　地黄 50g　川木通 50g　赤芍 50g　黄芩 50g　前胡 75g　玄参 75g　桔梗 75g　柴胡 37.5g　西河柳 37.5g　升麻 20g　牛蒡子（炒）75g

【用法】水泛为丸，每管装 5 丸，重 0.9g，密封。口服，1 岁以下婴儿服 1 丸，1～2 岁服 2 丸，3～4 岁服 3 丸,5～7 岁服 5 丸,每日 2～3 次。

本方制成颗粒,名"儿童回春颗粒"。

【功用】清热解毒,透表豁痰。

【主治】急惊风,伤寒发热,临夜发烧,小便带血,麻疹隐现不出而引起身热咳嗽、赤痢、水泻、食积、腹痛。

九龙化风丸

【来源】《部颁标准》。

【组成】大黄 75g　桔梗 45g　细辛 60g　常山(酒炙)45g　天麻 18g　地龙(砂炒)6g　白附子(姜炙)28g　羌活 36g　薄荷 36g　防风 36g　枳壳(炒)36g　冰片 1g　巴豆霜 12g　猪牙皂 45g　僵蚕(炒)45g　全蝎(漂)18g　胆南星 18g　麻黄 36g　朱砂 7g　麝香 0.84g

【用法】制成大蜜丸,每丸重 2.2g,密闭,防潮,防蛀。口服,周岁以内小儿 1 次半丸,2 至 3 岁 1 次 1 丸,4 至 5 岁 1 次 1.5 丸,5 至 10 岁 1 次 2 丸,成人 1 次 3 丸,每日 2 次。癫痫应在发病前服用。

【功用】镇痉熄风,开窍豁痰。

【主治】小儿急惊风,癫痫,热病抽搐,时气瘴疟。

【宜忌】小儿慢惊风及孕妇忌用,体弱者慎用。

小儿回春丸

【来源】《部颁标准》。

【组成】全蝎 30g　朱砂 30g　蛇含石(醋煅)80g　天竺黄 100g　川贝母 100g　胆南星 200g　人工牛黄 10g　白附子(制)30g　天麻 30g　僵蚕(麸炒)30g　雄黄 30g　防风 30g　羌活 30g　麝香 15g　冰片 15g　甘草 100g　钩藤 200g

【用法】以上十七味,除人工牛黄、冰片、麝香、朱砂外,将甘草、钩藤加水煎煮 2 次,合并煎液,滤过。其余全蝎等 11 味粉碎成细粉,过筛,混匀,除留部分粉末包内衣外,其余粉末用上述煎液,泛丸,阴干至适度;人工牛黄、冰片、麝香分别研成细粉,与上述剩余的粉末配研后,包内衣;朱砂水飞成极细粉,包外衣,打光,每 5 丸重 3g,密闭,防潮。饭前用开水化服,1～2 岁每次服 2 丸,3～4 岁每次服 3 丸,10 岁以上服 5 丸,1 日 1～3 次。

【功用】熄风镇惊,化痰止咳。

【主治】小儿急惊抽搐,痰涎壅盛,神昏气喘,烦躁发热等。

小儿惊风片

【来源】《部颁标准》。

【组成】琥珀 1000g　防风 500g　楝蚕(麸炒)500g　天麻 500g　川贝母 1000g　胆南星 500g　关白附(制)500g　天竺黄 1000g　全蝎 500g　朱砂 1180g　冰片 30g　麝香 500g　甘草 200g　钩藤 3000g

【用法】制成片剂,密封。每次 2 片,1 日 2 次,温开水化服。

【功用】镇惊息风,解热化痰。

【主治】小儿急热惊风,身热面赤,烦躁不宁,四肢抽搐,目窜口噤,痰涎壅盛,昏迷不醒。

小儿镇惊丸

【来源】《部颁标准》。

【组成】甘草 399g　胆南星 159.7g　枳壳 399g　朱砂 399g　天竺黄 558.7g　茯苓 399g　全蝎(制)159.7g　蝉蜕 399g　僵蚕(制)399g　琥珀 399g　硝石 79.7g　白附子(制)159.7g

【用法】制成大蜜丸,每丸重 2.5g,密封。口服,1～2 岁每次 1 丸,1 岁以下小儿每次半丸,1 日 1～2 次。

【功用】镇惊解热。

【主治】小儿急热惊风,痰涎壅盛。

小儿镇惊散

【来源】《部颁标准》。

【组成】甘草 399g　胆南星 159.7g　枳壳 399g　朱砂 399g　天竺黄 558.7g　茯苓 399g　全蝎(制)159.7g　蝉蜕 399g　僵蚕(制)399g　琥珀 399g　硝石 79.7g　白附子(制)159.7g

【用法】制成散剂,每瓶装 0.55g,密封,防潮。口服,1～2 岁每次 2 瓶,1 岁以下小儿每次 1 瓶,1 日 1～2 次。

【功用】镇惊解热。

【主治】小儿急热惊风,痰涎壅盛。

小儿牛黄清心散

【来源】《部颁标准》。

【组成】天麻 80g 胆南星 64g 黄连 1210g 赤芍 64g 大黄 120g 全蝎 64g 水牛角浓缩粉 80g 僵蚕（麸炒）80g 牛黄 8g 琥珀 20g 雄黄 60g 冰片 20g 朱砂 80g 金礞石（煅）80g

【用法】制成粉末，每袋装 0.6g。密闭，防潮。口服，周岁以内每次 1/2 袋，1 至 3 岁每次 1 袋，3 岁以上酌增，1 日 1～2 次。

【功用】清热化痰，镇惊止痉。

【主治】小儿内热，急惊痰喘，四肢抽搐，神志昏迷。

【宜忌】风寒感冒，痘疹期间引起的内热发烧忌服。

育婴丸

【来源】《部颁标准》。

【组成】天竺黄 50g 朱砂 25g 僵蚕 10g 薄荷 60g 黄连 100g 血竭 10g 雄黄 35g 山药 100g 全蝎 10g 牛黄 20g 麝香 20g 胆南星 100g 钩藤 20g

【用法】水泛为丸，每 200 丸重 1g，密闭，防潮。口服，周岁以内 1 次 2～3 丸，每日 2 次，周岁以上，每岁加 2 丸。

【功用】清热镇惊。

【主治】小儿急热惊风，痰喘咳嗽，发热头痛，恶心吐乳。

定搐化风丸

【来源】《部颁标准》。

【组成】全蝎 300g 僵蚕（麸炒）150g 蝉蜕 150g 防风 150g 羌活 150g 麻黄 15g 桔梗 80g 半夏（制）150g 黄连 90g 大黄 160g 甘草 90g 人工牛黄 10g 朱砂 50g 麝香 1.5g 冰片 10g

【用法】制成大蜜丸，每丸重 1.5g，密封。薄荷、钩藤汤送服，1 次 1 丸，每日 2 次，周岁以内小儿酌减。

【功用】清热镇惊，散风化痰。

【主治】小儿脏腑积热，关窍闭塞引起急热惊风，痰涎壅盛，昏睡，神志不清，牙关紧闭，四肢抽搐，颈项强直，二目直视。

麝香丸

【来源】《部颁标准》。

【组成】山慈菇 90g 红大戟 90g 五倍子 45g 浮石 60g 蟾酥 3g 麝香 9g 千金子霜 45g 冰片 12g 熊胆 9g 牛胆膏 36g 雄黄 9g 朱砂 12g

【用法】水泛为丸，每 30 丸重 1g，密闭，防潮。口服，1 次 15～20 丸，小儿 3 岁以内 1 次 4 丸，4 至 6 岁 1 次 8 丸，7 至 10 岁 1 次 10 丸，每日 3～4 次。

【功用】清热解毒，镇痉止痛。

【主治】小儿急惊，发热抽搐，咽喉肿痛，痈疽疮疡，乳痈，痄腮。

【宜忌】孕妇忌服。

五十二、慢惊风

慢惊风，又名慢脾风、天吊风，临床症见抽搐缓慢无力，时发时止。一般体温不高，面色淡黄，或青白相间；多合目昏睡，或睡时露睛；神情倦怠，懒言少语；大便色青；或下利清谷；脉来沉缓，或沉迟无力。《太平圣惠方》："夫小儿慢惊风者，由乳哺不调，脏腑壅滞，内有积热，为风邪所伤，入舍于心之所致也。"多由气血不足，肝盛脾虚所致。往往在一些严重的慢性疾患的后期，正气虚弱的情况下出现此证。治疗应注意扶助正气，调理肝脾为主，佐以清心涤痰。

术附汤

【来源】《金匮要略》卷上（附方）引《近效方》。

【别名】白术附子汤（《鸡峰普济方》卷五）。

【组成】白术二两　附子一枚半（炮，去皮）甘草一两（炙）

【用法】上锉。每服五钱匕，加生姜五片，大枣一枚，水一盏半，煎七分，去滓温服。

【功用】暖肌，补中，益精气。

【主治】

1.《金匮要略》（附方引《近效方》）：风虚头重眩苦极，不知食味。

2.《济生方》：中湿脉细，自汗体重。

3.《古今医统大全》：小儿身冷，泄泻，慢惊。

白术麻黄散

【来源】《幼幼新书》卷九引《石壁经》。

【组成】白术（炮）干葛各一分　麻黄（去节）半两

【用法】上为末。每服半钱，荆芥汤送下。服后忌冲风，须有汗如水出，再进一二服。

【主治】小儿慢惊将发。

琥珀散

【来源】《幼幼新书》卷九引《石壁经》。

【组成】上色朱砂　真珠末　芍药　铅白霜各等分

【用法】上为末。每服半钱，薄荷汤调下。

【主治】小儿三十六种慢惊将发。

解表散

【来源】《幼幼新书》卷九引《石壁经》。

【组成】荆芥　杏仁（去皮尖，或炒黄色，别研）各半两　京芎二钱　麻黄（去节）防风　甘草（炙）各半两　赤茯苓半两或三钱半

【用法】上为末。每服一钱，加葱白三寸，生姜三片，水一盏，煎三、五沸，连进二服。汗出避风。如常服，每服半钱，葱汤调下。

【主治】小儿慢惊。

丁香丸

【来源】《太平圣惠方》卷八十五。

【组成】母丁香半钱　胡黄连半分　芦荟半分（细研）雄黄半分（细研）朱砂一分（细研）牛黄半分（细研）麝香一分（细研）蝎梢一分（微炒）青黛一分（细研）腻粉半分　白附子一分（炮裂）天竺黄一分（细研）铅霜半分（细研）

【用法】上为末，取五月五日粽子尖为丸，如绿豆大。每服二三丸，粥饮送下，不拘时候。

【主治】小儿慢惊风，兼有疳气，壮热，乳哺减少。

七圣丹

【来源】《太平圣惠方》卷八十五。

【别名】延生丹（《太平圣惠方》卷八十五）、七神丹（《小儿卫生总微论方》卷五）、七圣散（《普济方》卷三七一）。

【组成】朱砂一分（细研）牛黄一分（细研）麝香一钱（细研）蝎尾七枚（微炒）白僵蚕七枚（微炒）羌活一分　天南星半两（炮裂）

【用法】上为末，用枣肉为丸，如绿豆大。每服三丸，以薄荷汤送下，不拘时候。

【主治】小儿慢惊风，面青口噤，四肢拘急；小儿慢惊，发歇搐搦，喉内多涎。

万灵丹

【来源】《太平圣惠方》卷八十五。

【组成】牛黄一钱（细研）麝香半钱（细研）熊胆半钱（研入）腻粉半钱（研入）干蝎半钱（微炒）朱砂一分（细研）巴豆二枚（去皮心，细研）木香半钱　白附子三枚（炮裂）蝉壳七枚（微炒）

【用法】上为末，都研令匀，炼蜜为丸，如黍米大。每服三丸，以薄荷、荆芥汤送下。

【主治】

1.《太平圣惠方》：小儿慢惊风，多涎，腹胀，发歇搐搦。

2.《普济方》：潮热发渴。

比金丸

【来源】《太平圣惠方》卷八十五。

【组成】牛黄一钱（细研） 麝香一钱（细研） 乌犀角屑一分 朱砂一分（细研） 乌蛇肉一分（炙令黄） 干蝎一分（微炒） 雄黄一钱（细研） 水银一分 金箔二十一片 银箔二十一片（上三味，同研为砂子） 雀儿饭瓮三十枚（内有物者，微炒） 天南星一分（炮裂） 羚羊角屑一分

【用法】上为末，都研令匀，炼蜜和丸，如绿豆大。每服三丸，以薄荷汁送下，不拘时候。

【主治】小儿慢惊风，胸膈多涎，迷闷口噤，发歇搐搦，纵睡多惊。

天麻丸

【来源】《太平圣惠方》卷八十五。

【组成】天麻一两 干蝎一两（生） 白僵蚕一两（生用） 防风一两（去芦头） 甘草一分（炙微赤，锉） 白附子一两（生用） 朱砂一分（细研） 雄黄一分 牛黄一分 麝香一分

【用法】上为末，研入朱砂等四味令匀，炼蜜为丸，如绿豆大。每服三丸，以薄荷汤化破服之，不拘时候。

【主治】小儿慢惊风热，筋脉跳掣，精神昏闷，风涎不利。

天竺黄丸

【来源】《太平圣惠方》卷八十五。

【组成】天竺黄一分（细研） 牛黄一分（细研） 麝香一分（细研） 龙脑半分（细研） 木香半两 丁香半两 雄蚕蛾十四枚 雄黄半分（细研） 胡黄连半分 朱砂一分（细研） 金箔十四片（细研） 腻粉半分 熊胆半分 芦荟半分（细研） 犀角屑半分

【用法】上为末，都研令匀，炼蜜为丸，如绿豆大。每服三丸，以粥饮送下，不拘时候。

【主治】小儿慢惊风，搐搦。

天竺黄散

【来源】《太平圣惠方》卷八十五。

【组成】天竺黄半两（细研） 川大黄三分（锉细，微炒） 天麻半两 柏枝半两（微炙） 蝉壳一分（微炒） 白附子一分（炮裂） 郁金半两 干蝎一分（微炙）

【用法】上为细散。每服一字，以乳汁调下，不拘时候。

【主治】小儿慢惊风，体热搐搦。

天浆子丸

【来源】《太平圣惠方》卷八十五。

【组成】天浆子二七枚（麸炒令黄，去壳） 蝉壳二七枚（微炙） 棘刺三七枚（微炒） 蚕纸二张（烧灰） 防风一两（去芦头） 朱砂一分（细研） 麝香一分（细研）

【用法】上为末，都研令匀，炼蜜为丸，如麻子大。一二岁儿，每服五丸，连夜三服。

【主治】小儿慢惊风，发歇不定。

天南星煎丸

【来源】《太平圣惠方》卷八十五。

【组成】天南星一两（细锉，以水二盏，微火煎至半盏，去滓重煎如膏，丸诸药末） 白附子半两（炮裂） 天麻一两
　　《普济方》有干蝎。

【用法】上为末，以天南星煎为丸，如绿豆大。每服三五岁儿二丸，五六岁儿三丸，以薄荷汤送下，一日二次。

【主治】小儿慢惊风。

五灵脂丸

【来源】《太平圣惠方》卷八十五。

【组成】五灵脂一两 附子一两（炮制，去皮脐） 天南星一两（生用） 干蝎一两（生用） 蝉壳半两（生用）

【用法】上为末，以酽醋二大盏，药末一两同煎成膏，入余药末为丸，如绿豆大。未满月儿，以奶汁化破一丸服；二岁以下二丸；渐大以意加之。鼻上汗出为效。

【主治】小儿慢惊风，四肢搐搦。

牛黄丸

【来源】《太平圣惠方》卷八十五。

【组成】牛黄半两（细研）　天竹黄半两（细研）　犀角屑半两　芎藭一分　人参一分（去芦头）　白茯苓一分　麝香一钱　龙脑半钱（细研）　胡黄连半两　丁香一分　钩藤一分　龙齿一分（细研）

【用法】上为末，用水蜜为儿，如绿豆大。每服三丸，粥饮送下。

【主治】小儿慢惊风，发歇不止。

牛黄丸

【来源】《太平圣惠方》卷八十五。

【组成】牛黄一分（细研）　甘草一分（炙微赤，锉）　陈橘皮一分（汤浸，去白瓤，焙）　黄连一分（去须）　天南星一分（炮裂）　白附子一分（炮裂）　附子一分（炮裂，去皮脐）　干蝎一分（微炒）　半夏二分（汤洗七遍去滑）　犀角屑一分　水银半两（烧枣瓤一处，别研令星尽）　金箔二十片（细研）　硫黄半两（细研）　硇砂一分（细研）　朱砂一分（细研）　麝香半分（细研）　巴豆十枚（去心皮壳，别研，压去油）

【用法】上为末，都研令匀，以面糊为丸，如黍米大。每服二三丸至五丸，以甘草、薄荷汤送下。

【主治】小儿慢惊风，及风涎积聚。

牛黄散

【来源】《太平圣惠方》卷八十五。

【组成】牛黄一分　麝香一分　雄黄一分　熊胆半分　芦荟一分　朱砂半两（细研，水飞过）　天竹黄一分　夜明沙一分（细研，微炒）　犀角末一分　胡黄连末一分　白僵蚕一分（末）　干蝎一分半（末）

【用法】上为细散。每服半钱，以薄荷汤调下。兼用少许吹入鼻中良。

【主治】小儿慢惊风，壮热心烦，发歇搐搦。

乌犀丸

【来源】《太平圣惠方》卷八十五。

【组成】乌犀角屑一分　羚羊角屑一分　麝香一分（细研）　芦荟一分（细研）　胡黄连一分（细研）　雄黄一分（细研）　朱砂一分（细研）　丁香一分　牛黄一分（细研）　龙脑一钱（细研）　天南星一两（用酒一升，煮尽为度，切破晒干）　半夏一分（浆水一升，煮尽为度，切破晒干）

【用法】上为末，入研了药，更研令匀，铫子纳火上，化石脑油为丸，如绿豆大。每服一丸，以温酒化下不拘时候；金银薄荷汤化下亦得。

【主治】小儿慢惊风，搐搦吐涎。

乌犀散

【来源】《太平圣惠方》卷八十五。

【组成】乌犀角屑一分　独角仙三枚（微炙，去翅足）　驴胎耳一分（烧灰）　雀儿饭瓮五枚　干蟾一分（烧灰）　白僵蚕二分（微炒）　朱砂一分（细研）　雄黄一分（细研）　丁香一分　蚕纸一张（出子者，烧）　麝香一分（细研）　牛黄一分（细研）　羌活半两　青黛一分（细研）　天竹黄一分（细研）

　　方中干蟾，《普济方》作"干蝎"。

【用法】上为细散，都研令匀。每服半钱，以温水调下，不拘时候。

【主治】小儿慢惊风，或发即戴眼向上，手足搐搦。

水银丸

【来源】《太平圣惠方》卷八十五。

【组成】水银半两（入黑铅半两结为砂子，细研）　天南星一分（炮裂）　铅霜一分（细研）　朱砂一分（细研）　雄黄一分（细研）　天竹黄一分（细研）　犀角屑一分　麝香半分（细研）　牛黄半分（细研）　龙脑半分（细研）　马牙消一分（细研）　金箔三十片（细研）　白附子一分（炮裂）　干蝎一分（微炒）　腻粉半分

【用法】上为末，入诸药同研令匀，用雀儿饭内虫十枚炼蜜同研为丸，如绿豆大。每服三丸，以薄荷汤化下，不拘时候。

【主治】小儿慢惊风，面青口噤，吐涎，脚冷身热，频频搐搦。

正液丹

【来源】《太平圣惠方》卷八十五。

【别名】玉液丹（《普济方》卷三七一）。

【组成】白附子一分（生用） 赤箭一分 白僵蚕一分（生用） 腻粉一分

【用法】上为末，入腻粉同研令匀，炼蜜为丸，如麻子大。一二岁每服三丸，三四岁每服五丸，以熟水送下，一日二三次。

【主治】小儿慢惊风，及天吊，热疳，心胸惊悸。

龙齿丸

【来源】《太平圣惠方》卷八十五。

【组成】龙齿一分 麝香一钱（细研） 朱砂一分（细研） 白芥子一分（微炒） 阿魏一钱（面裹煨，面熟为度） 水银一分 金箔二十片 银箔二十片（以上三味细研为砂子）

【用法】上为末，都研令匀，以炼蜜为丸，如黍米大。每服三丸，以温酒送下。

【主治】小儿慢惊风，壮热，手足拘急。

龙脑丸

【来源】《太平圣惠方》卷八十五。

【组成】龙脑一分（细研） 丁香一分（末） 朱砂一分（细研） 麝香一分（细研） 蟾酥半分（研入） 牛黄一分（细研） 犀角末一分 雄黄一分（细研） 天竺黄一分（细研）

【用法】上为末，用猪胆一枚，别入黄连末一分，入在猪胆内，系却，以浆水一碗，入铫子内煮尽取出，与药末和丸，如黍米大。一二岁儿每次一丸，以温水送下。欲吃，先用一丸研破，吹入鼻内。得嚏为效。

【主治】小儿慢惊风及疳热。

龙脑散

【来源】《太平圣惠方》卷八十五。

【组成】龙脑半两（细研） 雄黄一分（细研） 麝香一分（细研） 芦荟一分（细研） 胡黄连一分 青黛一分（细研） 木香一分 丁香一分 牛黄一分（细研） 天竺黄一分（细研） 熊胆一分 犀角屑一分 干蝎一分（生用） 腻粉一分 朱砂一分（细研）

【用法】上为细散，同研令匀。每服半钱，不拘时候，薄荷汤调下。

【主治】小儿慢惊风，心胸痰涎上攻，咽喉如哑，身体壮热，筋脉拘急，或时发渴抽搐。

白僵蚕散

【来源】《太平圣惠方》卷八十五。

【组成】白僵蚕一分（微炒） 蝉壳一分（微炒） 芦荟一分（细研） 蝎尾一分（微炒） 白附子一分（微炒，炮裂） 五灵脂一分 蟾头一枚（涂酥，炙令焦黄） 朱砂一分（细研） 牛黄半分（细研） 麝香半分（细研） 雄黄一分（细研） 壁宫子二枚（涂酥，炙令黄）

【用法】上为细散，入研了药令匀。每服半钱，以薄荷汤调下，不拘时候。

【主治】小儿慢惊风，壮热，四肢拘急，痰涎壅滞，发歇不定。

回生丹

【来源】《太平圣惠方》卷八十五。

【组成】天麻一分 白附子一分（炮裂） 白僵蚕一分（微炒） 桃胶一分 天南星一分（炮裂）

【用法】上为末，烂饭为丸，如黍米大。每服三丸，用温薄荷酒送下。

【主治】小儿慢惊风，痰涎壅闷，发歇搐搦。

朱砂丸

【来源】《太平圣惠方》卷八十五。

【组成】朱砂半两（细研，水飞过） 牛黄一分（细研） 麝香半两（细研） 天麻半两 天南星半两（炮裂） 干蝎半两（微炒） 白附子半两（炮裂） 干姜半两（炮裂，锉） 巴豆半两（去心皮，研，压去油）

【用法】上为末，炼蜜为丸，如黍米大。每服一丸，以奶汁送下；荆芥汤送下亦得。

【主治】小儿慢惊风，四肢拘急，心胸痰滞，身体壮热。

朱砂丸

【来源】《太平圣惠方》卷八十五。

【组成】朱砂半两（细研，水飞过） 雄黄半两（细研） 牛黄一分（细研） 龙脑一分（细研） 干蝎半两（微炒） 腻粉一分 水银半两（以铅一分，结为砂子） 硇砂一分（细研）

【用法】先研水银砂子令细，即与诸药同研，入枣肉为丸，如绿豆大。每服百日以上小儿一丸，一岁儿两丸，二三岁儿三丸，以薄荷汤送下。取下粘涎恶物为效。

【主治】小儿慢惊风，抽搐，发歇不定，喉中涎聚，时作声，渐觉虚赢，不下乳食，眼涩多睡。

朱砂散

【来源】《太平圣惠方》卷八十五。

【组成】朱砂一分（细研） 牛黄一分（细研） 麝香一分（细研） 干蝎十四枚（微炒） 雀儿饭瓮二七枚（麸炒令黄，去壳）

【用法】上为细散。每服半钱，以乳汁调下，薄荷汤调下亦得，不拘时候。

【主治】小儿一腊后月内，忽中慢惊风，及无辜之候。

如圣丸

【来源】《太平圣惠方》卷八十五。

【组成】牛黄二钱（细研） 犀角屑一分 朱砂一分（细研） 雄黄一分 麝香一钱（细研） 人参一分（去芦头） 白茯苓一分 龙齿一分（细研） 钩藤一分 羌活一分 蝉壳二七枚（微炒） 甘草半分（炙微赤，锉）

【用法】上为末，入研了药，同研令匀，以枣肉和丸，如绿豆大。每服三丸，煎犀角汤送下，不拘时候。

【主治】小儿慢惊风。精神昏迷，痰涎逆上，咽喉中作声，有时口噤，发歇搐搦。

返魂丹

【来源】《太平圣惠方》卷八十五。

【组成】蝙蝠一个（去翼脂肚，炙令焦黄） 人中白一分（细研） 干蝎一分（微炒） 麝香一钱（细研）

【用法】上为细散，入人中白等、同研令匀，炼蜜为丸，如绿豆大。每服三丸，以乳汁研下。

【主治】小儿慢惊风，及天钓夜啼。

青黛丸

【来源】《太平圣惠方》卷八十五。

【组成】青黛一分（细研） 牛黄一分（细研） 朱砂半两（细研，水飞过） 蜗牛一分（炒令黄） 乌蛇一两（酒浸，去皮骨，炙令黄） 干蝎二七枚（微炒） 胡黄连一分 白僵蚕一分（微炒） 白附子一分（炮裂） 麝香一钱（细研） 狗胆二枚（取汁） 蟾酥二片（如柳叶大，铁上焙焦）

【用法】上为末，入狗胆汁，与糯米饭为丸，如黄米粒大。一二岁儿，每服三丸，以薄荷汤送下，一日三次。三四岁儿服五丸。

【主治】小儿慢惊风，体热多涎，发歇搐搦。

保生丹

【来源】《太平圣惠方》卷八十五。

【组成】朱砂半两（研细，水飞过） 天麻半两 白附子半两（炮制） 白僵蚕半两（微炒） 干姜一分（炮制，锉） 干蝎半两（头尾全者，微炒） 牛黄一分（研细） 麝香一分（研细）

【用法】上为末，入朱砂等同研令匀，炼蜜为丸，如麻子大。每服三丸，以金银汤送下，不拘时候。

【主治】小儿慢惊风，多涎昏闷，或口噤搐搦，发歇无时。

保命丸

【来源】《太平圣惠方》卷八十五。

【别名】保命丹。

【组成】牛黄一分（研细） 干蝎一分（微炒） 白

僵蚕一分（微炒） 蝉壳一分（微炒） 天麻一分 白附子一分（炮裂） 蟾酥半分（研入） 犀角屑一分 天南星一分（炮裂） 青黛一分（研细） 朱砂一分（研细） 麝香一分（研细） 天浆子一分（麸炒令黄，去壳）

【用法】上为末，用獖猪胆汁为丸，如绿豆大。每服三丸，用薄荷汤送下，不拘时候。又以水化二丸滴入鼻中，令连连嚏后再服。

【主治】小儿慢惊风及天钓惊热，心胸痰壅，攻咽喉作呀声，发歇多惊，不得眠卧。

真珠丸

【来源】《太平圣惠方》卷八十五。

【别名】珍珠丸（《普济方》卷三七○）。

【组成】真珠一分 牛黄一分 朱砂一分 雄黄一分 腻粉一分

【用法】上为细末，用粳米饭为丸，如黄米大。一二岁儿每服三丸，以薄荷汤送下，一日三次。

【功用】坠涎。

【主治】小儿慢惊风。

黄连丸

【来源】《太平圣惠方》卷八十五。

【组成】黄连一分（末） 青黛一分 麝香一分 朱砂一分（细研） 巴豆霜半分

【用法】上为细末，猪胆汁为丸，如黍米大。每服三丸，以薄荷汤送下。

【主治】小儿慢惊风，心胸痰涎，腹内壅闷，或搐搦。

犀角丸

【来源】《太平圣惠方》卷八十五。

【组成】犀角屑一分 蝉壳二十枚（微炙） 乌蛇半两（酒浸，去皮骨，炙令黄） 牛黄一分（细研） 青黛一分（细研） 天浆子六十枚（麸炒，去壳） 地龙一分（微炒） 蟾酥半钱（铁器上焙过，研） 朱砂半两（细研，水飞过） 防风半两（去芦头） 蚕纸一张（烧灰） 麝香一分（细研）

【用法】上为末，入研了药令匀，炼蜜为丸，如黍米大。每服二丸，以温荆芥汤送下；先研一丸，著新汲水化，滴在鼻中。得嚏为效。

【主治】小儿慢惊风，搐搦烦热。

犀角散

【来源】《太平圣惠方》卷八十五。

【组成】犀角屑一分 天麻一分 白附子一分（炮裂） 干蝎一分（微炒） 朱砂半两（细研，水飞过） 腻粉半分 麝香一分 牛黄一分（细研） 晚蚕蛾半分

【用法】上为细散。每服半钱，煎龙胆汤放温调下，不拘时候。

【主治】小儿慢惊风。心神烦热，多惊体瘦。四肢抽掣。

麝香丸

【来源】《太平圣惠方》卷八十五。

【别名】天浆子丸。

【组成】麝香一分（细研） 牛黄半两（细研） 白附子半两（炮裂） 犀角屑三分 半夏一分（汤浸七遍，去滑） 蟾酥（如柳叶大）二片（于铁器上焙） 猪胆一枚（干者） 天浆子十枚（麸炒令黄，去壳）

【用法】上为末，用面糊为丸，如黍米大。一二岁儿，每服五丸，未愈频服。原书天浆子丸：将末用面糊入胆汁同和为丸，如黄米大，每服三丸，以薄荷汤送下。

【主治】小儿慢惊风，上膈多涎，精神昏闷；小儿急惊风。

麝香散

【来源】《太平圣惠方》卷八十五。

【组成】麝香一分（细研） 腻粉一分 牛黄一分（细研） 干蝎一分 白附子一分（炮裂）

【用法】上为细散。每服一字，以薄荷汁调下。不拘时候。

【主治】小儿慢惊风及天钓。

铅霜散

【来源】《太平圣惠方》卷八十九。

【组成】铅霜（细研）　牛黄（细研）　半夏（汤浸七遍去滑）　龙脑（细研）各半两　白附子（炮裂）　马牙消　防风（去芦头）　朱砂（细研）　天竹黄（细研）　犀角屑　细辛　黄芩　甘草（炙微赤，锉）各一分

【用法】上为细散，入研了药令匀。每服一字，用姜蜜温水调下，不拘时候。

【主治】小儿脾风多涎，心胸壅闷，不下乳食，昏昏多睡。

牛黄朱砂丸

【来源】《博济方》卷四。

【组成】牛黄半钱　朱砂一钱　蝎梢二七个　麝香半两　黑附子尖三个　雄黄少许　巴豆一粒（灯上烧令焦，剥去皮用肉）

【用法】上为细末，以蒜蒸饼和为丸，如萝卜子大。每服一丸，浓煎荆芥汤送下。以衣被盖，少时汗出可愈。天钓搐搦，开口不得者，用苦柳草、蒜入盐同拌，涂药一丸在儿后心上，以前蒸蒜下饼子盖之，用手帛子系定后，更用一丸化破，入麝香少许，以煎汤下之。觉口内蒜气，浑身汗出立愈。

【主治】小儿慢惊风，搐搦，及天钓似痫者。

如圣青金丸

【来源】《博济方》卷四。

【别名】青金丸（《圣济总录》卷一七〇）、青金丹、睡惊丸（《普济方》卷三七三引《全婴方》）、如圣青金丹（《幼幼新书》卷九）。

【组成】龙脑一钱　麝香一分　香墨一钱半　腻粉一钱　白面三钱　使君子二个（以白面裹，慢火煨令熟）　金箔　银箔各十片（如无，少用）　青黛二钱

《圣济总录》有芦荟。

【用法】上为细末，滴井水为丸，如鸡头子大。慢惊风，每服一丸，薄荷水化下。服讫，须臾便睡，睡立愈，后更服二三服。如些须小惊者，及急惊，

只服半丸以下；慢惊，取下清涎为效。

《圣济总录》：治慢惊，三岁以上服一丸，以下服半丸。

《普济方》：若吐泻成惊者，先与神宝丹一二服，次用此药，涎下后再与神宝丹；若只吐不泻，便服此药，涎下后再与神宝丹少许。

【功用】定搐搦，疗疳病，坠痰涎，镇心神。

【主治】小儿体热，忽发吐逆，夜惊啼，荏苒不解，或秘或泄，变成慢惊，或为疳疾。

补虚丸

【来源】《博济方》卷四。

【组成】新罗白附子一两（汤洗去皮）　大半夏一两

【用法】上药各用白汤浸三日，每日换水三度，取出焙干为末，以生姜自然汁，着二钱姜末，面糊为丸，如绿豆大。每服三丸，温粟米饮送下。

【功用】坠涎，安虫。

【主治】小儿久患脾胃虚弱，风邪中人，而致慢惊。

睡惊丸

【来源】《博济方》卷四。

【组成】白龙脑　朱砂各一钱（末）　香墨（末）　青黛（末）　芦荟（末）各一钱　腻粉一钱　使君子二个

【用法】以寒食面糊为丸，如梧桐子大。每服一丸，用薄荷水化下。

【主治】小儿慢惊风，身体壮热，手足微瘛。

天南星丸

【来源】《太平惠民和剂局方》卷一。

【组成】天南星一斤（每个重一两上下者，用温汤浸洗，刮去里外浮皮并虚软处，令净。用法：酒浸一宿，用桑柴蒸，不住添热汤，令釜满，甑内气猛，更不住洒洒，常令药润，七伏时满，取出，用铜刀切开一个大者，嚼少许，不麻舌为熟，未即再炊，候熟，用铜刀切细，焙干）　辰砂（研飞）二两（一半为衣）　丁香　麝香（研）各一

两 龙脑（研）一两半

【用法】上为细末，入研药匀，炼蜜并酒搜和为丸，每两作五十丸，以朱砂末为衣。每服一丸，烂嚼，浓煎生姜汤送下，不拘时候。

【功用】治风化痰，精神爽气，利胸膈；消酒毒，酒后含化，除烦渴，止呕逆。

【主治】

1.《太平惠民和济局方》：痰逆恶心，中酒呕吐。

2.《圣济总录》：风痰胸膈烦满，头目昏眩。

3.《仁斋直指小儿方论》：慢惊痰壅，身热。

救命麝香饼子

【来源】《传家秘宝》卷下。

【别名】麝香饼子（《圣济总录》卷一七〇）。

【组成】麝香（真者）一大钱 定粉二钱（上紧者） 腻粉（真者）三大钱

【用法】上为细末，用上好香墨汁为丸，如扁豆大。每服一饼子，薄荷汤化下。

【主治】小儿慢惊风，涎厄喉咽，服诸药转取得虚，死在须臾。

丁香丸

【来源】《圣济总录》卷一七〇。

【组成】丁香一分（为末） 半夏三枚（汤洗十遍，焙干，为末） 水银 铅各一分（二味结砂子） 蝎梢四十九枚（炒，为末）

【用法】上为细末，用熟枣肉为丸，如绿豆大。每服五丸至七丸，用荆芥、薄荷汤送下；大人虚风痰涎，丸如梧桐子大，一服七丸至十丸。

【主治】小儿慢惊风，吐逆不定，胃虚生涎，多惊饶睡；大人虚风痰涎。

干蝎散

【来源】《圣济总录》卷一七〇。

【组成】干蝎五枚（全者，炒） 细辛（去苗叶） 乳香（研）各一分 青黛（研） 白附子（炮）各半两

【用法】上为细散。每服半钱匕，煎冬瓜子汤调下，不拘时候。

【主治】小儿慢惊风。

龙脑丸

【来源】《圣济总录》卷一七〇。

【组成】龙脑 麝香 芦荟 熊胆 腻粉各半钱（研） 胡黄连 使君子 青黛（研）各一钱 香墨半两（研）

【用法】上药捣罗胡黄连、使君子为末，余研极细，滴水为丸，如梧桐子大，每服二丸，煎金银薄荷汤磨下。经宿取恶物便安。

【主治】小儿慢惊风，潮发。

芦荟散

【来源】《圣济总录》卷一七〇。

【组成】芦荟（研） 龙骨 雄黄（研） 麝香（研）各半分 胡黄连 青黛（研） 木香 丁香 牛黄（研） 天竺黄 熊胆（研） 干蝎（炒） 腻粉（研） 丹砂（研） 犀角（镑） 附子（炮裂，去皮脐） 人参 沉香各一分

【用法】上为散。每服半钱匕，薄荷汤调下。

【主治】小儿慢惊风，胸膈痰涎，咽喉壅塞，身体壮热，筋脉拘急，时或发渴。

羌活丸

【来源】《圣济总录》卷一七〇。

【组成】羌活一两 白僵蚕（炒）半两（二味捣末） 硫黄水银各一分（二味结沙子，研）

【用法】上为细末，炼蜜为丸，如豌豆大。四五岁每服二丸；三岁以下一丸，煎金银、荆芥、薄荷汤化下。

【主治】小儿慢惊虚困，痰涎不利。

羌活煎

【来源】《圣济总录》卷一七〇。

【组成】羌活（去芦头） 防风（去叉） 桂（去粗皮） 独活（去芦头） 人参各一分 白附子半两 干蝎（全者，炒） 白僵蚕（炒）各一钱 水银 硫黄（研）各二钱（一方无白僵蚕，有茯苓

一分）

【用法】上十味，前八味为末，次熔硫黄成汁，次入水银为沙子，放冷细研，入众药末，用枣肉、蜜和成煎。每服一大豆许，煎防风汤化下；紫参人参汤亦得。

【主治】小儿慢惊风，兼内外俱虚。

干葛天麻散

【来源】《圣济总录》卷一七〇。

【组成】干葛（全者）十枚（炒）　蔓陀罗七朵　天麻　乳香（研）　天南星（炮）　丹砂（研）各一分

【用法】上为细散。每服半钱匕，薄荷汤调下，不拘时候。

【主治】小儿慢惊风。

天麻丸

【来源】《圣济总录》卷一七〇。

【组成】天麻　白僵蚕（炒）　干蝎（去土，炒）　白附子各二钱　牛黄（研）　丹砂（研）　麝香（研）各半钱　雄黄（研）一钱

【用法】上为末，炼蜜为丸，如鸡头子大。每服一丸，薄荷汤化下。

【主治】小儿慢惊，神识昏塞，时发时省，手足搐搦，目睛直视。

天竺黄散

【来源】《圣济总录》卷一七〇。

【组成】天竺黄　人参　胡黄连　使君子（炮）各一分　半夏三枚（生姜汁浸，炒）　藿香半分　丹砂（研）　麝香（研）各半钱　蝎梢（炒）　甘草（炙）各一分

【用法】上十味，将八味捣为细散，入丹砂、麝香研匀。每服一字，冷蜜汤调下；熟水亦得。

【主治】小儿慢惊风，久不愈。

天浆子散

【来源】《圣济总录》卷一七〇。

【别名】三味天浆子散（《御药院方》卷十一）。

【组成】天浆子　白僵蚕（炒）　干蝎（炒）各三枚

【用法】上为散。每服一字匕，煎麻黄汤调下，一日三次，不拘时候。汗出为效。

【主治】小儿慢惊风。

归魂丸

【来源】《圣济总录》卷一七〇。

【组成】金箔十五片（研）　丹砂（研）　腻粉（研）　牛黄（研）　青黛（研）　白僵蚕（炒）　蝉壳（去土）　白附子（炮）　干蝎（全者，炒）　防风（去叉）　犀角（镑）　天南星（炮）各一分　天麻半两　棘刚子十二枚

【用法】上为细末，炼蜜为丸，如梧桐子大。每服一丸，薄荷汤化下，奶食后临睡服。

【主治】小儿慢惊风，摇头闭目。

再生丸

【来源】《圣济总录》卷一七〇。

【组成】蜈蚣一条（酒浸一宿，炙）　干蝎（全者）七枚（炒）　蚕蛾十枚（炒）　白僵蚕（直者，炒）　丹砂（研）各一分　天南星（炮）　白附子（炮）　麝香当门子各一枚　薄荷心七枚　龙脑（研）　水银（锡结沙子）各一钱　棘刚子二十枚（炒）

【用法】上为细末，以石脑油和剂，油单裹，每服旋作一丸，如黍米大。冷水化下。须发前服，三服必效。后服睡脾散。

【主治】小儿虚风慢惊，搐搦，项筋紧强，手足逆冷，腰背拘急。

回魂煎

【来源】《圣济总录》卷一七〇。

【组成】天南星一枚重三钱者（烧地坑子令赤，用醋泼，下天南星，以碗子合定，勿透气，去皮脐，取二钱）　白附子三枚（生用）　乌蛇四寸（用酒浸，去皮骨，炙）　蜈蚣一条（酒炙）　棘刚子三十枚　干蝎全者七枚（炒）　水银沙子两皂子

大 丹砂 腻粉各一分 麝香 犀角末 乳香各
一钱 金薄三片（共炒于一处研） 牛黄 龙脑各
半钱（研）

【用法】上为细末，用石脑油为膏，旋丸如豌豆
大。每服一丸，薄荷汤化下。

本方方名，据剂型当作"回魂丸"。

【主治】小儿慢惊风。

乳香丸

【来源】《圣济总录》卷一七〇。

【组成】乳香（盏子内熔过，研）半钱 胡粉一钱

【用法】上为细末，用白颈蚯蚓生捏去土，烂研和
就为丸，如麻子大。每服七丸至十丸，煎葱白汤
送下。

【主治】小儿慢惊风，心神闷乱，烦懊不安，筋脉
拘急，胃虚虫动，反折啼叫。

桃红散

【来源】《圣济总录》卷一七〇。

【组成】天南星（炮） 乌头（炮裂，去皮脐） 白
附子（炮） 天麻各半两 干蝎（微炒）二十一
枚 丹砂（研）一分

【用法】上为细散。每服一字，或半钱匕，旋入牛
黄、龙脑各少许，煎麻黄汤调下，一日三次。

【主治】小儿慢惊风，手足瘈疭，神情如醉。

罢搐煎

【来源】《圣济总录》卷一七〇。

【组成】丹砂（研） 水银 天南星（炮） 腻粉
（研） 薄荷 白附子（炮） 干蝎（全者，炒）
各一分

【用法】上为细末，用石脑油和成煎。每服一大豆
许，薄荷汤化下。

【主治】慢惊。

麻黄散

【来源】《圣济总录》卷一七〇。

【组成】麻黄七节（以儿中指节比） 薄荷（全者）

七叶 干蝎（全者）一枚

【用法】上药各炒黄色，合为细散。每服半钱匕，
温薄荷水调下。服后略以衣被盖之，汗出立愈。

【主治】小儿慢惊风，因转泻虚极，多睡善欠。

琥珀丸

【来源】《圣济总录》卷一七〇。

【组成】琥珀 犀角末各一钱 真珠末 天南星
（酒浸，麸炒）各二钱 牛黄 龙脑（研） 麝香
（研）各一字 丹砂（研）一分 干蝎七枚（全
者，炒）

【用法】上为细末，炼蜜为丸，如鸡头实大。每服
一丸，煎菊花汤送下。

【主治】小儿慢惊风。

紫霜散

【来源】《圣济总录》卷一七〇。

【组成】白花蛇（酒浸一宿，去皮骨，炙）一
两 铁粉半两（研） 丹砂（研） 白附子
（炮） 蝎梢各一分 麝香一钱（研）

【用法】上为细散。每服半钱匕，薄荷汤调下，不
拘时候。

【主治】小儿慢惊风，潮发搐搦，项筋紧强。

睡脾散

【来源】《圣济总录》卷一七〇。

【组成】桑螵蛸四枚 干薄荷叶 干蝎（全者，
炒） 人参 干山药 天南星（炮） 半夏（生姜
汁浸透，切，焙）各一分

【用法】上为细散。每服半钱匕，麝香粟米饮
调下。

【主治】小儿慢惊风。

通圣饼

【来源】《圣济总录》卷一七一。

【组成】天麻 使君子（去皮） 白僵蚕（炒） 白
附子（炮） 天南星各一分（炮） 乳香（研） 青
黛 蝎梢（炒） 腻粉 水银各一钱 黑铅半钱

（与水银结沙子） 麝香（研） 龙脑（研）各半钱 无食子一对

【用法】上为末，白面糊为丸，如梧桐子大，捏作饼子。每服一饼子，食后及临睡用薄荷煎汤化开送下。

【主治】小儿慢惊，风痫涎盛，咽喉不利，手足搐搦，目睛直视。

龙脑散

【来源】《圣济总录》卷一七二。

【组成】龙脑（研） 麝香（研） 白附子（微炮） 牛黄（研） 天麻 白僵蚕（直者，炒） 干蝎（炒） 乌蛇肉（酒浸，焙）各一分 麻黄（去节）半两 天南星（微炒）二钱

【用法】上药除龙脑、麝香、牛黄同研令匀外，余捣碎不罗，用新水一盏浸一复时，冬月浸两复时，生绢滤药汁，和寒食白面为丸，如大皂子大，阴干，捣罗为散，入前三味，再同研匀。每服一字匕，薄荷汤调下。

【功用】化涎解热。

【主治】小儿胎风，及慢惊眼涩多睡。

回生散

【来源】方出《小儿药证直诀》卷下，名见《医学纲目》卷三十六。

【别名】南星散（《普济方》卷三九五）。

【组成】大天南星一个（重八九钱以上者良）

【用法】用地坑子一个，深三寸许，用炭火五斤，烧通赤，入好酒半盏在内，然后入天南星，却用炭火三二条，盖却坑子，候南星微裂，取出剉碎，再炒匀熟，不可稍生，候冷，为细末。每服五分或一字，食前浓煎生姜防风汤调下，不拘时候。

【主治】小儿吐泻或误服冷药，脾虚生风，因成慢惊。

豆卷散

【来源】《小儿药证直诀》卷下。

【别名】大黄豆卷散（《幼科发挥》卷三）。

【组成】大豆黄卷（水浸黑豆生芽，晒干） 板兰根 贯中 甘草（炙）各一两

【用法】上为细末。每服半钱至一钱，水煎去滓服；甚者三钱，浆水内入油数点煎服，不拘时候。

【主治】小儿慢惊，用性太温及热药治之，惊未退而别生热症者；或病愈而致热症者；或反为急惊者；又治吐虫。

羌活膏

【来源】《小儿药证直诀》卷下。

【别名】羌活丸（《永乐大典》卷九八〇引《大方》）。

【组成】羌活（去芦头） 川芎 人参（去芦头） 赤茯苓（去皮） 白附子（炮）各半两 天麻一两 白僵蚕（酒浸，炒黄） 干蝎（去毒，炒） 白花蛇（酒浸，取肉焙干）各一分 川附子（炮，去皮脐） 防风（去芦头，切，焙） 麻黄（去节，秤）各三钱 豆蔻肉 鸡舌香（即母丁香） 藿香叶 木香各二钱 轻粉一钱 珍珠 麝香 牛黄各一钱 龙脑半字 雄黄 辰砂各一分（上七味各别研入）

【用法】上为细末，炼蜜和剂，旋丸如大豆大。每服一二丸，食前薄荷汤或麦冬汤温化下，不拘时候。

【主治】小儿脾胃虚，肝气热盛生风，或取转过，或吐泻后为慢惊，亦治伤寒。

【宜忌】实热、惊急勿服。

钩藤饮子

【来源】《小儿药证直诀》卷下。

【别名】钩藤饮（《普济方》卷三七一引《全婴方》）、钩藤散（《婴童百问》卷三）、钩藤钩饮（《兰台轨范》卷八）、钓藤饮（《幼幼新书》）、钓藤饮子（《证治准绳·幼科》）。

【组成】钩藤三分 蝉壳 防风（去芦头，切） 人参（去芦头，切） 麻黄（去节，秤） 白僵蚕（炒黄） 天麻 蝎尾（去毒，炒）各半两 甘草（炙） 川芎各一分 麝香一分（别研入）

【用法】上为细末。每服二钱，以水一盏，煎至六分，温服，不拘时候。

【主治】吐利，脾胃虚风慢惊。

【加减】寒多，加附子末半钱。

宣风散

【来源】《小儿药证直诀》卷下。

【组成】槟榔二个 陈皮 甘草各半两 牵牛四两（半生半熟）

【用法】上为细末。三二岁儿，每服五分，蜜汤调下；三岁以上每服一钱，食前服。

【功用】

1.《普剂方》：疏导风热，逐脾间风。

2.《景岳全书》：治湿痰，去积滞，通秘结，攻里实。

【主治】

1.《小儿药证直诀》：小儿慢惊。

2.《普剂方》：小儿疮痘盛出，身体热，烦渴，腹胀气喘，大小便涩，面赤闷乱；及气肿水肿，风肿积肿；又治风热筋脉挛缩作痛，及痘疮二三日，疮痂不焦欲死者。

3.《婴童百问》：风痰壅盛，或大便紧涩，肚急，诸般疳气，肚急惊风痰潮，及热症便秘。

4.《幼幼集成》：小儿梦中咬牙。

【方论】《医林纂要探源》：此方为痘疹毒气壅盛乎中，故通利之。槟榔、陈皮、甘草调其升降，而君以牵牛，使下达而中上亦平也。然非壅盛之甚，未可猛用。

梓朴散

【来源】《小儿药证直诀》卷下。

【组成】半夏一钱（汤洗七次，姜汁浸半日，晒干） 梓州厚朴一两（细锉）

【用法】上用米泔三升，同浸一百刻水尽为度，如百刻水未尽，加火熬干，去厚朴，只将半夏研为细末。每服半字至一字，薄荷汤调下，不拘时候。

【功用】

1.《普济方》：去涎去风。

2.《中国医学大辞典》：化痰通气。

【主治】小儿吐泻或误服冷药，脾虚生风，因成慢惊。

麝香丸

【来源】《小儿药证直诀》卷下。

【组成】草龙胆 胡黄连各半两 木香 蝉壳（去剑为末，干） 芦荟（去砂） 熊胆 青黛各一钱 轻粉 脑麝 牛黄各一钱（并别研） 瓜蒂二十一个（为末）

【用法】上猪胆为丸，如梧桐子及绿豆大。惊疳脏腑或秘或泻，清米饮或温水送下小丸五、七粒至一、二十粒；疳眼，猪肝汤送下；疳渴，拨猪汤或猪肉汤送下；惊风发搐，眼上，薄荷汤化下一丸，更水研一丸滴鼻中；牙根疮、口疮，研贴；虫痛，苦楝子或白芜荑汤送下；百日内小儿，大小便不通，水研封脐中；虫候，加干漆、好麝香各少许，并入生油一两点，温水化下。大凡病急则研碎，缓则浸化。

【主治】

1.《小儿药证直诀》：小儿慢惊、疳病；牙根疮，口疮；虫痛；急惊痰热。

2.《小儿卫生总微论方》：诸痫。

【宜忌】小儿虚极慢惊者勿服。

天王散

【来源】《本草纲目》卷十七引《钱乙小儿方》。

【组成】天南星一个（重八九钱者，去脐，黄土坑深三寸，炭火五斤，煅赤，入好酒半盏，安南星在内，仍架炭三条在上，候发裂取锉，再炒熟为末，用五钱） 天麻（煨熟，研末）一钱 麝香一字

【用法】上和匀。三岁小儿用半钱，以生姜、防风煎汤调下。

【主治】小儿吐泻，或误服冷药，脾虚生风痰慢惊，及久嗽恶心。

熏陆香丸

【来源】《御药院方》卷十一引《九籥卫生方》。

【组成】血竭半两 乳香二钱半

【用法】上同研细，火上炙干，滴水为丸，如酸枣大。每服一丸，薄荷酒化下，不拘时候；如夏月婴儿患上证，为细末，薄荷人参汤调下，不拘

时候。

【功用】安神魂，益心气。

【主治】小儿虚风慢惊，潮搐瘛疭。

术附汤

【来源】《医方大成》卷十引《幼幼方》。

【组成】大附子一个（炮） 白术一两（煨） 木香半两 肉豆蔻一枚（面煨） 甘草半两

方中木香、甘草用量原缺，据《普济方》补。

【用法】上锉。每服二钱，水半盏，加生姜三片，大枣一枚，煎服。

【主治】慢脾风，身弓发直，吐乳贪睡，汗流不已。

螵蛸膏

【来源】《幼幼新书》卷九引《医方妙选》。

【别名】蝎梢膏（《普济方》卷三七一）。

【组成】真桑螵蛸七个（炒微黄） 天麻半两 白僵蚕（拣直者，微炒） 蝎梢 麻黄（去根节）各一分（上为细末，次用） 朱砂半两（细研，水飞） 乳香一分（研） 硼砂（研） 麝香各一钱 龙脑半钱

【用法】上药都一处拌匀，炼蜜和成膏，如芡实大，用金箔裹之。每服一粒，煎荆芥、薄荷汤化下。

【主治】慢惊久不愈。

夺命散

【来源】《永乐大典》卷九八〇引《婴孩妙诀》。

【组成】川乌尖 附子尖各七个（生用，去皮） 蝎梢七枚 石绿少许

【用法】上为末。用软鸡翅上药入喉中，逐旋惹出，频用帕子拭之。

【主治】小儿慢惊。

甘胆汤

【来源】《幼幼新书》卷十引《小儿形证论》。

【组成】甘草一截（以猪胆涂炙）

【用法】上为末。每服半钱，米泔调下。

【主治】慢肝风，羞日，目肿出血。

万安散

【来源】《幼幼新书》卷九引《吉氏家传》。

【组成】全蝎七个（姜汁浸） 朱砂半钱 麻黄（细直者）一钱（姜汁浸） 生薄荷叶七片（裹蝎，麻黄系，箸夹炙黄；无，干者姜汁浸开） 厚朴二钱（姜制） 白术一钱（水七分，银石器熬水尽，切，焙）

【用法】上各为细末，入朱砂细研。新生儿半钱，周晬以上一钱，量儿大小加减，金银薄荷汤送下，每日三次。

【主治】慢惊、慢脾风。

牛黄散

【来源】《幼幼新书》卷九引《吉氏家传》。

【组成】牛黄二钱 朱砂 雄黄各一钱 天南星一个（姜水二盏同煮） 金银箔各五片 轻粉一钱匕 麝一字

【用法】上为细末。每服一字，薄荷汤调下。

【功用】化涎。

【主治】慢惊风。

牛黄膏

【来源】《幼幼新书》卷九引《吉氏家传》。

【组成】牛黄半字 棘冈子七十个（去壳） 生朱砂半钱 轻粉一钱匕

【用法】上为末，用棘冈子肉研为膏，丸如芥子大。每服三丸，芥菜汤送下。

【主治】慢惊风。

辰砂散

【来源】《幼幼新书》卷九引《吉氏家传》。

【组成】蛇黄一个（火内煅，醋淬，用一钱为末） 白鸡粪 鼠屎 白丁香各一钱（烧为末）

【用法】上都入乳钵内为散。每服半钱，麝香汤调下，三岁以上，麝香酒调下。不过三次，涎必下，

若涎不下，难治。

【主治】小儿慢惊风，喉内有涎。

醒脾散

【来源】《幼幼新书》卷九引《吉氏家传》。

【组成】厚朴一两（细锉，用水一盏，硇砂一豆许煮，取出，焙干，称一钱） 草果子一个（面裹煨，去皮及面） 人参 茯苓各一钱 甘草（炙） 陈皮（去白）各半钱 白豆蔻一个

【用法】上为末。每服半钱，冬瓜子煎汤调下；枣汤亦得。

【主治】小儿吐泻，传成慢惊。

朱砂散

【来源】《幼幼新书》卷十引《吉氏家传》。

【组成】朱砂 天麻各一钱 僵蚕七个 天南星一个 白花蛇（项下肉皂子大一块） 麝少许 蜈蚣一条

【用法】上为细末。每服一字，薄荷汤送下。

【主治】慢脾风。

活脾散

【来源】《幼幼新书》卷十引《吉氏家传》。

【组成】天南星（去皮） 半夏 白附子各等分

【用法】上为末。每服半钱或一钱，小者一字，用冬瓜子七粒，薄荷一片，酒少许或入水少许，同煎服。

本方改为丸剂，名"活脾丸"。（见《魏氏家藏方》）。

【主治】小儿脾困成慢惊风。

软金丹

【来源】《幼幼新书》卷九引《庄氏家传》。

【组成】胡黄连 青黛 芦荟 香墨各一钱 腻粉半钱 使君子五个 天浆子三个 麝一字

【用法】上为末，炼蜜为丸，如鸡头大。每服一丸，薄荷汤化下。

【主治】慢惊，有虚积。

小续命丸

【来源】《幼幼新书》卷十引《庄氏家传》。

【别名】附硫丸（《活幼口议》卷十五）。

【组成】附子（尖）一枚 硫黄枣许大 蝎梢七枚

【用法】上为末，生姜、面糊为丸，如黄米大。每服十丸至百丸。量儿加减。

【主治】慢脾风；小儿久泻尪羸。

黑 散

【来源】《幼幼新书》卷十引《庄氏家传》。

【别名】黑散子（原书同卷人卫本）。

【组成】干姜半两 甘草一分

【用法】上入瓷盒内，用火煅存性，为末，煅须恰好，过则力太缓，不及则性太烈。每服一钱或半钱，浓煎乌梅汤调下，临时更看男女大小加减服之。

【主治】慢脾风，目垂面白。

甘乳散

【来源】《幼幼新书》卷九引《惠眼观证》。

【组成】白附子 川乌头（并烧存性）各一钱（先各以一两，可烧得二钱） 朱砂 硼砂各一钱 脑 麝各少许

【用法】上为末。每服一钱至二钱，薄荷汤调下。

【功用】定搐。

【主治】慢惊风。

没石散

【来源】《幼幼新书》卷十引《惠眼观证》。

【组成】没石子二个 朱砂三钱 滑石（研） 白矾 丁香各二钱 半夏一两 生姜三两（捶烂，同浸水一碗，将半夏擘碎，又以水同煮干，取出，以面一钱，乳钵内捶烂，搜作饼子，炙熟为末）

《普济方》有人参一分。

【用法】上为末。每服半钱，以冬瓜子煎汤调下，不拘时候。

本方改为丸剂，名没石子丸（见《普济方》卷三九五）。

【功用】

1.《幼幼新书》引《惠眼观证》：醒脾。

2.《普济方》：大健小儿脾胃。

【主治】

1.《幼幼新书》引《惠眼观证》：慢脾候。

2.《普济方》：小儿吐泻，不进乳食，诸病后虚弱，精神昏慢，全不入食，吐呕生痰，渐成慢脾候。

夺命散

【来源】《永乐大典》卷九八○引《婴孩妙诀》。

【组成】 川乌尖　附子尖各七个（生用，去皮）　蝎梢七枚　石绿少许

【用法】 上为末。用软鸡翅上药入喉中，逐旋惹出，频用帕子拭之。

【主治】 小儿慢惊。

乌蝎汤

【来源】 方出《医学纲目》卷三十六引《婴孩妙诀》，名见《医部全录》卷四三一。

【组成】 真川乌一枚（去皮，生用）　全蝎各等分

【用法】 上锉。分二服，水二盏，加生姜十片，煎半盏，旋旋滴入口中。

【主治】 小儿慢惊。

搐鼻散

【来源】《幼幼新书》卷九引丁安中方。

【组成】 赤脚蜈蚣一条

【用法】 用温汤浸软，竹刀纵切分左右两边；次用螳螂一个，亦分左右，将螳螂、蜈蚣左右各焙干，研为细末。男发搐用左边药末，搐于左鼻内；女发搐用右边药，搐于右鼻内；如两手搐，用左右药搐左右鼻内。

【主治】 小儿急慢惊风，搐搦不醒。

睡惊丸

【来源】《幼幼新书》卷九引丁时发方。

【组成】 青黛三钱　僵蚕　乳香　天南星各半钱　蝎十四个　硼砂　芦荟各一钱半　使君子七个　轻粉　朱砂各一钱　龙脑　薄荷一分　京墨少许　巴豆三个脑　麝各少许

【用法】 上为末，炼蜜为丸。看儿大小，金银煎汤化下。

【主治】 小儿慢惊风。夜啼多热，口沫涎生。

熊胆丸

【来源】《幼幼新书》卷九引《万全方》。

【组成】 熊胆　五灵脂（别杵为末，飞过）　附子（去皮）　天南星　干蝎（三味生用）各半两　蝉壳（去头足，生用）一分

【用法】 上为末。以百沸汤化熊胆、五灵脂二味，入银器中熬成膏，和入余药末，为丸如绿豆大。每服未满月儿一丸，二岁以下二丸，渐大，以意加之，以乳汁化下。汗出为效。

【主治】 小儿慢惊风，四肢搐搦。

神白散

【来源】《幼幼新书》卷八引《凤髓经》。

【组成】 神曲（炙）　人参　茯苓　藿香叶　甘草（炒）　黄耆（蜜炙）各一分　白附子（炮）一钱　大附子一个（炮，去皮尖）

【用法】 上为细末。每服半钱，以紫苏汤调下。

【主治】 小儿脾困冷泻，多睡不醒，呕逆，心闷乱，喉内生涎。

脾风膏

【来源】《幼幼新书》卷九引《孔氏家传》。

【组成】 天麻（酒浸一宿，切，焙，为末）　朱砂（别研）　人参（末）　川芎（末）各一钱　干蝎梢（炒，为末）　白僵蚕（直者，炒，为末）各三七个　牛黄　龙脑（各别研）一字　麝香（别研）半钱

【用法】 上为末，炼蜜为膏。每服半皂子大，荆芥、葱汤化下。

【主治】 小儿一切伤风及慢惊。

睡惊丸

【来源】《幼幼新书》卷九引《孔氏家传》。

【组成】白附子（末） 蝉壳（末）各一钱匕 天麻（末） 朱砂（末） 大附子（炮裂，去皮脐，为末） 青黛（末） 天南星（以白矾汤浸一宿，焙干，为末） 雄黄（末） 全蝎（去尖毒，为末）各半钱匕 麝香（别研）半字匕 脑子一字匕（别研入药）

【用法】上为末，入飞罗面少许，滴冷水为丸，如米粒大。每服一丸，以薄荷汤磨破化下。

【主治】小儿慢惊风。

神曲饼子

【来源】《幼幼新书》卷十引《孔氏家传》。

【别名】丙丁膏（《幼幼新书》卷十引《孔氏家传》）、丙丁散（《小儿卫生总微论方》卷五）。

【组成】天南星 乌蛇各三钱 天麻 麻黄（去节）各半两 全蝎一分半 白附子三钱半 白僵蚕四钱 大附子一枚（炮裂，去皮脐）

【用法】上为末，水一升，浸三日，布滤去滓，寒食面一斗和匀，踏作片子，用楮叶罨七日，取出，用纸袋吊起，十四日可用。丙日作曲，丁日治药。治小儿吐泻过后，精神困顿多睡，不吃乳食，四肢逆冷，欲变惊，以神曲四两，龙、麝少许，每服量多少，以温水调下；若已变痫，哭声如鸦，面色青黄，手足瘛疭，咽中不利，加朱砂、龙、麝并曲服之；变痫滑利，即以蜜丸曲末鸡头大，温水化下。

【主治】吐泻过后，精神困顿多睡，不吃乳食，四肢逆冷，欲变惊，或已变痫，哭声如鸦，面色青黄，手足瘛疭，咽中不利，或变痫滑利。

醒脾散

【来源】《幼幼新书》卷二十七引《孔氏家传》。

【组成】人参 天南星各等分（各碾）

【用法】上为末。旋抄，每服二味各半钱，加冬瓜子三七粒，水一盏半，煎两茶脚许，通口服，不拘时候。胃气生为度。大人亦可服，须倍煎之，以知为度。

【主治】小儿因吐，胃虚生风，胃气欲脱。

醒脾散

【来源】《幼幼新书》卷十引《四十八候》。

【组成】南星一个（去皮脐，用朱砂入在南星脐内令满，以面裹煨，火炮令黄，作散） 白术一分

【用法】上为末。每服半钱，更入麝香少许，煎冬瓜子汤调下。

【主治】慢脾风。

醒脾散

【来源】《幼幼新书》卷九引丘松年方。

【组成】大天南星一两（每一个锉作五大块，用生姜一两切作片，厚朴一两锉碎，水三升煮，令南星透，拣去厚朴，生姜，只用南星，薄切，焙干） 冬瓜子一百二十粒 白茯苓半两

【用法】上为细末。每服一钱，水半盏，加生姜一片，煎至三分，温服；或用蝉壳煎汤调下亦得。

【主治】小儿慢惊脾困，及大患后全不进乳食。

蝎梢膏

【来源】《幼幼新书》卷十引《朱氏家传》。

【组成】蝎梢（不以多少，为细末，新好者）一两

【用法】上用石榴一枚，开作瓮子，去子，以无灰酒半盏调蝎末，入石榴，以盖盖定，坐文武火上时时搅动，熬膏，取出冷定。每服一钱，金银薄荷汤调服。

【主治】小儿久病后，或吐泻生惊，转成慢脾风者。

【宜忌】急惊勿服。

丁香饼子丸

【来源】方出《幼幼新书》卷十引《刘氏家传》，名见《普济方》卷三七二。

【组成】丁香五十粒 藿香一分 木香 韶粉 大附子（炮）各棋子大或各一钱

【用法】上为末，姜汁搜饼，如芡实大，水煮软服。急用散，加大枣一个，水煎服。

【主治】小儿吐泻生慢脾，及久泻胃虚。

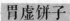

胃虚饼子

【来源】《幼幼新书》卷十引《刘氏家传》。

【组成】丁香五十粒 藿香叶一分 木香 韶粉 大附子（炮）各一棋子大（一云各二钱）

【用法】上为末，搅匀，生姜自然汁作饼子。用粗灯盏内煮软，化开服。或要急用，作散子，大枣一枚，煎服。

【主治】小儿吐泻后生慢脾风，或久泻者。

酒煎附子四神丹

【来源】《幼幼新书》卷九引李安仁方。

【别名】四神附子煎（《传信适用方》卷二）、沉酒煎附子四神丹、四神附子丹（《普济方》卷二二五）。

【组成】水窟雄黄 雌黄 辰砂 透明硫黄各半斤（上别研水飞过，渗干，再同研匀。用烧药盒子一个，看大小用。临时先以牡丹根皮，烧烟熏盒子，令酽烟气黑黄色，入前四物在内，约留药盒子口下及一指，以醋调腊茶作饼子盖定，与盒子口缝平，用赤石脂泥固济盒子，用盒盖子盖之，令严，却用纸筋盐泥通裹盒子，固济约厚一寸，放令极干。初用炭火烧热，次加少火烧合通赤，常约令火五斤以来，渐渐添火气，小却添至五斤以来，照顾勿令炭厚薄不一，可添至三秤得济，去火渐令冷，入在地坑内，深一尺以上，用好黄土盖之。候三日取出，打破盒子，取药研细，约三十两。别入）胡椒末 荜茇末各七两 真赤石脂末三两 好官桂心末六两 附子（及六钱以上者，炮，去皮脐，取末）十二两

【用法】上以好法酒一斗，熬至三升，然后入附子末为糊，和前药为丸，如鸡头子大，留少酒膏，恐药干。候干，轻病每服一丸，重病二丸至三丸，空心食前米饮汤送下；温酒、盐汤亦得。小儿吐泻慢惊，研一丸，米饮灌下。

【功用】升降阴阳，顺正祛邪，消风冷痰涎，散结伏滞气，通利关节，破瘀败凝涩奔冲失经之血，接助真气，生续脉息，补肾经不足，和膀胱小肠，秘精固气，定喘止逆，压烦燥，养胃气。

【主治】小儿慢惊，一切虚冷之疾。五脏亏损，下虚上壅，胸中痰饮，脐腹冷积，奔豚气冲，上下循环，攻刺疼痛，脾寒冷汗，中风瘫痪，精神昏乱，霍乱吐泻，手足逆冷，阴毒伤寒，四肢厥逆，形寒恶风，向暗睡卧，乍寒乍乱。妇人产后诸疾，血气逆潮，迷闷欲绝，赤白带下，崩漏不止。

【宜忌】如有固冷陈寒，宜常久服饵。如病安愈，不得多服。

【加减】如觉热渴，即加木香、桂末一钱，同和服之。

寸金散

【来源】《幼幼新书》卷九引张涣方。

【组成】蛇头一个（酒浸，焙干） 干全蝎 麻黄（去根节）各一钱 赤头蜈蚣一条（酥炙） 草乌头一枚（炮，削去皮）

【用法】上为细末。每服一字，入龙脑半字，同温酒调下。

【主治】小儿吐利后生慢惊风，及心肺中风。

乌梢丹

【来源】《幼幼新书》卷九引张涣方。

【别名】乌龙丹（《普济方》卷三七五引《全婴方》）。

【组成】乌梢蛇二两（水浸，去皮骨） 天麻 白附子 干全蝎 人参 半夏（汤洗七次） 川附（炮裂） 天南星（炮） 防风各一两 天浆子二十一个（微炒）

【用法】上锉。酒浸二宿，焙，罗；雄黄、辰砂各一两研飞，焙，同上药拌入麝香二钱，生龙脑一钱，研匀，糯米饭为丸，如黍米大。每服七丸至十五丸，金银薄荷汤送下。

【主治】慢惊吐泻后生风及心肺中风。

宁眠散

【来源】《幼幼新书》卷九引张涣方。

【组成】天南星（炮裂）人参（去芦头） 白附子各半两 干蝎二十一个 干赤头蜈蚣一条（酒浸，酥炙微黄）

【用法】上为细末。次用乳香、血竭各研一分，同诸药拌匀。每服一字至半钱，用好酒少许，浸薄

荷煎汤调下。每儿潮搐，服之得眠是验，次用辰砂膏相兼服之。

【主治】小儿慢惊潮搐，不得安卧。

辰砂膏

【来源】《幼幼新书》卷九引张涣方。

【组成】大附子一个（重六七钱以上者，炮，去皮脐，当顶刻一孔，入粉霜、硇砂霜各半钱孔窍中，却用取下附子末填满窍子，用木炭火烧存性）天南星半两（炮裂）蝎梢 羌活各一分 朱砂（飞）半两

【用法】上为细末，炼蜜成膏，如鸡头子大。每服一粒至二粒，点麝香、薄荷汤入酒三二点同送下。

【主治】小儿慢惊潮搐，昏困甚者。

妙圣散

【来源】《幼幼新书》卷九引张涣方。

【组成】干赤头蜈蚣一条（葱汁浸一日一夜，焙干）草乌头尖十四个（薄荷、生姜自然汁浸一日一夜，焙干，同为细末）麝香一钱 龙脑半钱（以上二味各研细，入前药拌匀）

【用法】上为末，拌匀。每用半字，以笔管吹入儿两鼻中。候两手定，方可兼服诸惊风药。

【主治】小儿慢惊风久不愈，两手搐搦不定。

麝香饼子

【来源】《幼幼新书》卷九引张涣方。

【组成】川乌头（炮去皮脐）天南星（炮）干蝎梢 白花蛇（酒浸一宿，去皮骨，焙干）各半两 干赤头蜈蚣二条（酒浸酥，炙黄。以上并捣，罗为细末，次用）朱砂（细研，水飞）铁粉 乳香 牛黄（并细研）各一分 好真麝香半两（另研）

【用法】上一处研细，拌匀，酒煮白面糊，候冷，和为饼子，如芡实大。每服一粒至二粒，煎人参薄荷汤化下。

【主治】

1.《幼幼新书》引张涣方：慢惊，因吐痢生风，及心肺中风。

2.《小儿卫生总微论方》：小儿吐泻之后，脾虚生风，目睛斜视，背脊强硬，手足瘛疭，及心肺中风，昏塞不省。

羌活膏

【来源】《幼幼新书》卷九引《张氏家传》。

【组成】羌活 独活 人参 茯苓 防风 官桂 干蝎（全）硫黄 水银各半两 麝香少许

【用法】上为末，后将硫黄桃内镕汁，入水银细研，入药再研，炼蜜为膏。每服一皂子大，荆芥汤化下。

【主治】小儿慢惊虚风。

钓藤饮

【来源】《幼幼新书》（古籍本）卷十引《张氏家传》。

【别名】钩藤饮子（原书人卫本作）。

【组成】钓藤 防风 麝 麻黄（净）各一分 蝎梢 蝉壳各半分

【用法】上为细末。每服一字至一钱，量儿大小加减，用薄荷煎汤，入醋一滴，调匀服。

【主治】小儿吐泻，体虚发搐，遂作慢脾风，鱼口，目直视，睡不醒，或目不开。

【宜忌】乳母需忌口，不得再惊。

【加减】如四肢梢冷，入附子三二片、薄荷一叶，水五分，煎至二分，趁热连进二三服。

蝎附散

【来源】方出《幼幼新书》卷十引《张氏家传》，名见《魏氏家藏方》卷十。

【组成】大附子一钱（炮，去皮脐）大全蝎七个 大白附子三个（炮）天麻二钱

【用法】上为细末。每服半钱，浓煎冬瓜子汤调下。

【功用】醒脾，去虚风。

回阳大附散

【来源】《幼幼新书》卷九引茅先生方。

【组成】大附子（炮）人参 前胡 桔梗各半

两　木香一分

【用法】上为末。每服半钱，生姜汤调下。

【功用】退伏热

【主治】慢惊，下涎后伏热。

睡惊膏

【来源】《幼幼新书》卷九引茅先生方。

【组成】青黛末（好者）半钱（次者一钱匕）　全蝎二七个　川巴豆七片（汤浸，去皮心膜，又用冷水浸一宿，纸揩干）　轻粉半钱　水银一钱

【用法】上以枣肉四个，研杀水银星尽，入前药，都为末，研成膏。周岁儿每用米粒大，看儿大小加减用之，用童子小便和酒，磨此药灌下。如儿牙噤，口不开，却将药三二滴，滴入鼻中，其口自开，便灌下药，不久，通下涎来，便依形候，看病用药。

【主治】小儿慢惊风。

一醉膏

【来源】《幼幼新书》卷十引茅先生方。

【组成】花蛇鼻　蝎尾　天南星心　川乌脐　大附子侧　白附子耳　蜈蚣虫肚各半钱

【用法】上药生用，使枣肉五十个，和前药研成地块子，以脑、麝滴水和丸。每服一丸，用薄荷自然汁磨化下，后通下一服。

【主治】小儿慢脾风。

活脾散

【来源】《幼幼新书》卷十引茅先生方。

【组成】羊粪三十一个（焙）　丁香一百粒　胡椒五十粒

【用法】上为末。每服半钱，用六十年东日照处壁土煎汤调下。

【主治】小儿慢脾惊风。

醒脾散

【来源】《幼幼新书》卷十引《茅先生方》。

【组成】马芹子　白僵蚕　丁香各等分

【用法】上为末。每服一钱，用炙橘皮汤调下。

【主治】小儿慢脾风。

安心丸

【来源】《幼幼新书》卷九引郑愈方。

【组成】附子一两（炮裂，去皮脐）　全蝎半两（炒）

【用法】上为末，面糊为丸，如黄米大，朱砂为衣。每服二十丸，米饮送下。

【主治】小儿慢惊。

救生散

【来源】《幼幼新书》卷九引郑愈方。

【组成】全蝎七个（用薄荷七叶，逐个裹了，以生姜自然汁浸麻黄七条，候稍干，系叶上，串上，炙令焦黄色）　白术（涂蜜炙黄）一钱　厚朴一片（甘草三寸，水一盏，煮七沸，取厚朴一钱）　人参　附子（炮，去皮脐）各一钱

【用法】上为末。每服半钱至一钱，煎青水茄汤调下；或炼蜜为丸，如黄米大，饮汤送下。

【主治】小儿吐痢，成慢惊风。

虚风汤

【来源】《幼幼新书》卷九引郑愈方。

【组成】黑附子（炮，去皮脐）　天南星（大者，生去皮）各一个　白附子七个

【用法】上为末。每服半钱，水一盏，入蝎梢一个，同煎至六分，微热服。

【主治】小儿慢惊风。

睡红散

【来源】《幼幼新书》卷九引郑愈方。

【组成】赤头蜈蚣一条（去足）　曼陀罗子一个　天南星二个（只取心，如指头大两块）　乳香一块（如指头大）　土狗子（去头足）　全蝎各七个　朱砂一钱脑　麝各少许

【用法】上为末。每服一大钱，分二百服，用金银薄荷汤调下。

【主治】小儿慢惊。

六神汤

【来源】《幼幼新书》卷八引《赵氏家传》。
【别名】二三君子汤（《杂病广要》引《卫生家宝》）。
【组成】人参 白术 白茯苓 干山药 绵黄耆（炙，刮去皮，细锉）各一两 甘草（炙）半两
【用法】上为细末。每服半钱，白汤点下。
【功用】养气，补虚，进食。
【主治】小儿因病气弱，或因吐泻，胃虚生风，精神沉困，不思饮食，时时欲吐。

竹沥膏

【来源】《幼幼新书》卷二十八引《家宝》。
【组成】白术一分（蜜炒） 大附子（去皮脐，炮）一钱 全蝎七个（每个用七叶薄荷裹，汤泡麻黄，令软缠定，慢火炙黄色） 犀角（镑末）一钱 厚朴（用甘草水煮，焙干）一分
【用法】上为末，竹沥为膏，旋丸。婴孩每服一黑豆大，二三岁一皂子大，四五岁龙眼核大，以意加减，薄荷汤化下。
【主治】
　　1.《幼幼新书》引《家宝》：婴孩久泻，久患脾虚，发搐变作慢惊风，或作慢脾风等。
　　2.《袖珍方》引汤氏方：小儿诸痫。

山茱萸丸

【来源】《证治准绳·幼科》卷二引《养生必用》。
【组成】山茱萸二两 熟地黄 牡丹皮 牛膝 茯苓 泽泻各一两 鹿茸半两
【用法】上为末，炼蜜为丸，如梧桐子大。每服二十丸，食后盐汤送下。
【主治】小儿眼白多，多属虚。

黄铤子

【来源】《鸡峰普济方》卷二十三。
【别名】麝香牛黄丸。

【组成】天麻 防风 人参各一两 干蝎（全者） 白僵蚕半两 甘草 朱砂 雄黄 麝香各一分 牛黄一分（一方加白附子半两，火炮）方中干蝎用量原缺。
【用法】上为细末，炼蜜为丸，作铤子。量儿大小加减，不以时薄荷汤下；未过百日孩儿，只与小豆大一丸作一服，人参汤化下。或为丸，梧桐子大，每服一二丸。
【主治】小儿慢惊。

救生散

【来源】《鸡峰普济方》卷二十三。
【组成】厚朴（去粗皮，用甘草五寸拍破，水二碗，慢火煮令水减半，去甘草不用，只取厚朴干）一钱 白术（片切，蜜炙黄色用）一钱 人参一两 陈皮 五味子 紫菀 干姜 杏仁各三分 桂心 甘草各半两
【用法】上为末。每服二钱，水一盏，入生姜三片，大枣一个，煎至七分，去滓，食后温服。
【主治】小儿吐泻后，壮热多睡，困倦，眼目上视，时发惊悸，手足瘛疭。

佛茄花散

【来源】《鸡峰普济方》卷二十四。
【组成】金头蜈蚣 蝎梢 佛茄花（蔓陀罗花） 白附子各等分 龙脑少许
【用法】上为极细末。三岁儿用半字，三岁以上一字，薄荷水调，手按左鼻搐右，按右搐左，立止，少顷汗如雨，困睡勿惊起，永不发。
【主治】小儿慢惊。

人参散

【来源】《普济本事方》卷十。
【别名】惺惺散（《普济方》卷三七二）。
【组成】人参（去芦） 冬瓜仁各半两 天南星一两（切片，用浆水、姜汁煮，略存性）
【用法】上为细末。每服一钱，水半盏，煎二三分，温服。

【主治】
　　1.《普济本事方》：脾风多困。
　　2.《普济方》：慢脾风，多困神昏，痰盛，潮热；并伤寒咳嗽，或吐逆惊风，曾吐利再发者。

醒脾丸

【来源】《普济本事方》卷十。
【组成】厚朴（去粗皮，姜汁炙）　白术　舶上硫黄　天麻（去芦）各半两　全蝎（去毒）　防风（去叉股）　官桂（去粗皮，不见火）各一分　人参（去芦）五钱
【用法】上为细末，酒浸蒸饼为丸，如鸡头子大。每服一丸，捶碎，温米饮送下。
【主治】小儿慢脾风，因吐利后虚困昏睡，欲生风痫。

醒脾丸

【来源】《普济本事方》卷十。
【组成】全蝎二个（青薄荷叶裹煨）　白术（指面大）二块　麻黄长五寸十五条（去节）
【用法】上为细末，每服二岁以下服一字，三岁以上半钱，薄荷汤调下。量儿大小加减服。
【主治】小儿慢脾风，因吐利后虚困昏睡，欲生风痫。
【方论】《本事方释义》：全蝎气味甘平，入足厥阴；白术气味甘温微苦，入足太阴；麻黄气味辛温，入足太阳；薄荷汤送药亦是升阳之意。慢脾风因吐利后脾阳下陷，非风药不能升其阳，非守中不能扶其正，故专用甘温、辛温之品。

大青膏

【来源】《扁鹊心书·神方》。
【组成】乌蛇（去头尾，酒浸，炙）　全蝎十枚（去头足）　蜈蚣五条（去头足，炙）　钟乳粉（真者，煅，研极细末，水飞净）五钱　青黛　丁香　木香　川附子（制）各五钱　白附子（面包，煨熟）一两
【用法】上为末，炼蜜为丸，如龙眼大。每服一丸，滚水送下，连进二服，立愈。甚者灸中脘五十壮。
【主治】小儿吐泻后成慢惊，脾虚发搐，或斑疹后发搐者。

人参散

【来源】方出《续本事方》卷一，名见《普济方》卷二二四。
【组成】人参　桂（去皮，不见火）　茯苓　黄耆　熟干地黄　川芎　甘草　川当归各等分
　　《普济方》有白术。
【用法】上为末。每服二大钱，水一盏，加生姜三片，枣子二枚，同煎至七分，空心服。老少皆可服。
【主治】
　　1.《普济本事方》：脾风多困。
　　2.《普济方》：慢脾风，多困神昏，痰盛，潮热；并伤寒咳嗽，或吐逆惊风，曾吐利再发者。

大金散

【来源】《小儿卫生总微论方》卷五。
【组成】辰砂（水飞）五钱　真铁粉一钱　轻粉一钱　金箔一大片
【用法】上为细末，分作九服。如遇病人，将一服分二处，每一半用童便并酒共半盏，煎三四沸，放冷，调药一半送下必救丹。如行五里许，再一服。约半日后，便下惊痰恶积便安。如已经取转虚者，即用井花水调大金散下必救丹。须认是慢惊者，方可与服，立见其效。气虽绝，心头温者，灌下药即醒。
【主治】阴痫，慢惊，瘛疭。

大天南星散

【来源】《小儿卫生总微论方》卷五。
【组成】天南星一枚（重八九钱至一两）
【用法】先撅一地坑，深三寸许，用炭火五斤，烧通赤，去火，入好酒半盏在内，然后入天南星，却用炭火三两条，盖却坑子，候南星微裂，取出锉碎，再炒令匀熟，不可稍生，放冷，为细末。每服一字或半钱，浓煎生姜、防风汤调下，不拘

时候。

【主治】吐泻，或服泻药过度，脾虚生风，为慢惊，或作脾风，危急之候。

天雄膏

【来源】《小儿卫生总微论方》卷五。

【组成】赤头蜈蚣一条（日晒干，却用好酒半盏，滴润，炙令脆） 天雄一钱（慢火煅存性，研） 白附子一钱（切，焙） 朱砂半钱（研，水飞） 细辛（去苗）一钱 轻粉半钱 雄黄半钱（水飞） 白术一钱（焙） 郁金一钱 半夏一钱（洗净，生姜汁浸一宿，又洗，切，焙干）

【用法】上为细末，入脑、麝各少许，炼蜜为丸，如鸡头子大。每服一丸，薄荷汤化下，不拘时候。

本方名天雄膏，据剂型当作"天雄丸"。

【功用】安神魂，定心气。

【主治】小儿虚风慢惊，发搐瘛疭。

天麻钩藤汤

【来源】《小儿卫生总微论方》卷五。

【组成】钩藤三分 天麻 蝉蜕（去土） 防风（去芦叉枝，切） 人参（去芦） 麻黄（去根节） 僵蚕（去丝嘴，炒黄） 蝎尾（去毒，炒）各半两 甘草（炙） 芎䓖各一分 麝香一钱（研）

【用法】上为细末。每用二钱，水一盏，煎至六分，量大小与服，不拘时候。

【主治】因吐利，脾胃虚而生风，变慢惊。

【加减】冷多，面青，唇白，四肢冷，入附子末半钱。

牛黄丸

【来源】《小儿卫生总微论方》卷五。

【组成】牛黄一钱 牛胆制天南星末一钱 滴乳香末一钱（研） 人参（去芦）一分 天麻一分（去苗） 防风（去芦叉枝）一分 白僵蚕（炒，去丝嘴）一分 茯神（去心内木）一分 朱砂三钱（研，水飞） 麝香一分 全蝎一分 脑子少许

【用法】上为细末，炼蜜为丸，如鸡头子大。每服

一丸，荆芥、薄荷汤化下，不拘时候。

【主治】急慢惊，发搐痰壅，及吐泻生风。

生银散

【来源】《小儿卫生总微论方》卷五。

【组成】生银末半钱（细研） 蛇黄三分（煅，醋淬七次） 黑铅一钱（水磨） 天南星七钱（炮） 磁石一钱（煅，醋淬十次） 铁花粉二钱 朱砂一钱（水飞） 麝香一钱

【用法】上为细末。每服一字，煎犀角屑汤调下；如儿沉困者，用薄荷、乳汁调下。汗出为效。

【主治】慢惊乍静乍动，手足瘛疭，时发时止。

圣脾散

【来源】《小儿卫生总微论方》卷五。

【组成】香附子（炒去皮毛）一合 小黑豆一合（炒） 甘草半分

【用法】上为细末。每服半钱，饭饮调下。不拘时候。

【主治】慢脾风。

如神散

【来源】《小儿卫生总微论方》卷五。

【组成】蜈蚣一条（全者，酒炙黄） 蝎十四个（全者，微炒） 辰砂一钱（水飞）

【用法】上为细末。百日儿一字，荆芥汤调下，渐大，以意加之，不拘时候。

【功用】安神魂，定心气。

【主治】虚风慢惊，发搐瘛疭。

辰砂散

【来源】《小儿卫生总微论方》卷五引《保生》。

【别名】附子散（《小儿卫生总微论方》卷五）。

【组成】大附子一枚（重九钱，上者，生用，去皮脐） 天南星二钱（生用） 半夏（沸汤洗七次）二钱 白附子一钱半 朱砂二钱（研，水飞） 麝香一钱（研）

【用法】上为末。每服一字，薄荷汤调下，不拘

时候。

【主治】小儿慢惊风，身冷，瘛疭昏困。

蚬壳膏

【来源】《小儿卫生总微论方》卷五。

【组成】蝼蛄一个（去头翅足）　麝香　轻粉各黄米许

【用法】上为极细末。以新水少许就之，用蚬壳灌之。

【主治】小儿阴痫，慢惊瘛疭。

银白散

【来源】《小儿卫生总微论方》卷五。

【组成】大天南星一个（重一两者，换酒浸，七伏时取出，置新瓦上，周围以炭火炙令干裂，顿于地上，去火毒，用瓷器合之，候冷取出）

【用法】上为末，入朱砂细末一分拌匀。每服半钱，荆芥汤送下，早晨、午前各一次。

【功用】涤涎，醒脾去风。

【主治】吐泻生风，发慢惊。

银白散

【来源】《小儿卫生总微论方》卷五。

【组成】天南星末（生姜自然汁和剂，捻作饼子，炙黄）　白附子末（薄荷自然汁和剂，捻作饼子，炙黄）

【用法】上为细末。每服半钱或一钱，煎冬瓜子汤调下。

【主治】小儿慢脾惊风，危困者。

喝起散

【来源】《小儿卫生总微论方》卷五。

【组成】半夏一两（汤洗七次，为末）　生姜四两（研取汁，和半夏末拌作饼，如稀，入少面）　朱砂（水飞）　滑石　白矾（生）各一分　没石子三个

【用法】上为细末。每服一字，煎冬瓜汤调下，不拘时候。如一服醒，便止后服。

【主治】小儿因吐泻生风，变慢惊，或作慢脾风。

犀角散

【来源】《小儿卫生总微论方》卷五。

【组成】犀角屑一钱　白术二两（水煮）　甘草半两（炙）　橘皮半两（去白）

【用法】上为细末。每服半钱，水一盏，入金银薄荷煎至七分，温服，连进三服，不拘时候。

【主治】小儿吐泻，变慢惊，发瘛疭。

滚涎膏

【来源】《小儿卫生总微论方》卷五。

【组成】龙脑一字　朱砂一钱半（末）　蓬砂末三钱　马牙消五钱　铅霜二钱　水银二钱（结砂子）　牛黄一字　麝香一字

【用法】上同研，自然成膏，为丸如杨梅核大，每服一丸，梨汁化下，不拘时候。

【主治】慢惊风，潮搐无时。

虚风丸

【来源】《洪氏集验方》卷三。

【组成】麝一钱　五灵脂（为末，银器内炒烟尽为度）一两　白附子（真大者，炮裂）半两　天南星（大者，炮去皮脐）一两　乌蛇（用顶后肉，去皮，酒浸一宿，干称）一两　蟾头一个（大者，炭火烧烟将尽，取出不令成灰）　赤脚蜈蚣三条（全者，酒浸一宿，焙干）

【用法】上除麝香外，为细末，绝细，再入麝香同研匀，以醇酒作糊为丸，如梧桐子大。每服一丸或二丸，以人参汤、麝香汤嚼下；或温酒亦得，不拘时候。

【主治】大人小儿一切风虚昏眩，神志不爽，心气不宁，手足搐跳，睡卧不稳；小儿慢惊。

阴痫方

【来源】《三因极一病证方论》卷十八。

【别名】阴痫散（《仁斋直指小儿方论》卷二）、阴痫附子散（《普济方》卷三七六）。

【组成】黑附子（生，去皮脐） 生天南星 半夏各二钱 白附子一钱半

【用法】上为细末，井花水浸七日，每日换水，浸讫控干，入朱砂二钱，麝香一钱拌匀。每服一字，薄荷汤调下。

【功用】《仁斋直指小儿方论》：祛风豁痰，回阳正胃。

【主治】

1.《三因极一病证方论》：小儿发病阴证。因吐泻或只吐不泻，日渐困，面色白，脾虚；或冷而发惊，不甚搐搦，微微目上视，手足微动者。

2.《普济方》：唇青面黑，四肢逆冷。

清脾饮

【来源】《永类钤方》卷二十引《全婴方》。

【组成】人参 白附 南星（炮） 制半夏 全蝎 僵蚕 白术 川芎 羌活 甘草各等分

【用法】上为饮子。三岁一钱，以水半盏，加生姜三片、冬瓜仁三七粒煎服，不拘时候。

【主治】小儿慢惊尚有阳证，或因吐泻，多困不醒，欲生风者。

一醉膏

【来源】《普济方》卷三七一引《全婴方》。

【组成】乳香 天麻各二钱 麝香一字 安息香 全蝎 蜈蚣各二钱 附子（炮） 麻黄（去节） 酸枣仁（炒，去皮）各四钱

【用法】上为末，法酒同蜜熬熟为丸，如鸡头子大。每服一丸，酒化下。尽醉灌之，得睡是效。

本方方名，据剂型当作一醉丸。

【主治】小儿慢惊潮搐，神昏不得睡；亦治大病后及擒捉风涎流滞，手足不随。

五灵脂丸

【来源】《普济方》卷三七一引《全婴方》。

【组成】蝉蜕一分 附子（炮，去皮脐） 五灵脂 南星（姜汁浸一宿，焙） 干蝎各半两 麝香一字

【用法】上为末，酸酢一盏，药末半两，同熬成

膏，次入余药，拌麝香和为丸，如鸡头子大。三岁一丸，乳汁化下；金钱薄荷汤服亦得。鼻上出汗为效。

【主治】小儿吐泻之后，变为慢惊，发歇不定。

交泰丹

【来源】《普济方》卷三七一引《全婴方》。

【组成】黑铅一两 硫黄 水银各三钱 天浆子二十一个 蜈蚣一条 朱砂 附子（炮，去皮脐） 铁液粉各二钱 全蝎 蛇肉（酒浸，去骨）各一钱 麝香半钱 槐 柳枝各二寸（细细锉，同铅入銚子炭灰上煅，别将槐柳枝各一茎不住手打，旋入硫黄，冷，次入水银煎为沙子为度，地上出火气）

【用法】上为末，姜汁煮糊为丸，如绿豆大。每服三丸，食前米饮汤送下。如病热速，炼蜜和丸，如鸡头子大一丸，薄荷汤化下。

【功用】镇坠。

【主治】小儿因吐泻之后，变成慢惊，累服热药，上热下冷，涎鸣气粗，服药虽多，止在膈上，不入中，此药治虚阳潮上，发搐来去。

安神膏

【来源】《普济方》卷三七一引《全婴方》。

【组成】朱砂二钱 全蝎 人参 白茯苓 天麻 附子（炮） 川芎 乳香各一钱 麝香一字 坯子半钱（一方加琥珀）

【用法】上为末，炼蜜为丸，如鸡头子大。每服一丸，薄荷汤送下。

【主治】小儿心虚多惊，恍惚不宁，腹痛便青；及吐泻之后，欲生慢惊。

辰砂丸

【来源】《普济方》卷三七一引《全婴方》。

【组成】蝎尾二十一个 牛黄 麝香各半两 附子二个（尖） 雄黄少许 朱砂一钱 巴豆七个（好者，灯上烧令黄焦，去皮用肉）

【用法】上为末，寒食日蒸饼为丸，如小豆大，须是端午日合。一岁一丸，荆芥汤送下。衣被盖少

时，汗出。如天钓搐搦，开口不得者，便用蒜入盐同捣，涂药一丸在儿后心上，以前蒜作饼盖之，以帛系定，更后服一丸，化破入麝香少许，以前汤送下。觉口内蒜气，浑身汗出者大效。

【主治】小儿慢惊风搐搦及天钓痫病。

神宝丹

【来源】《普济方》卷三七一引《全婴方》。

【组成】附子（米泔水一盏，生姜半两，研浸三日，次用蛤粉炒制，去皮脐）半两 羌活 朱砂 蝎尾半两 南星二个（各重一两，去皮脐，锉棋子片，酸浆一碗，生姜一分，切片子，煮酸浆水浸，去姜，焙干）半两（牛胆中南星尤妙） 麝香 乳香各一分

【用法】上为末，炼蜜和丸，如鸡头实大。三岁者每服半丸，食前薄荷汤化下。

【主治】小儿或先吐后泻，或先泻后吐，或泻吐俱发之后，变成慢惊者；小儿惊泻，便青腹痛。

续命汤

【来源】《普济方》卷三七一引《全婴方》。

【别名】宽筋汤（原书同卷）、小续命汤（《玉机微义》卷五十）。

【组成】麻黄（去节，泡）半两 防风一分半 芍药 附子（生） 人参 川芎 白术 防己各一两 黄芩一分 桂枝一分 甘草各半两

【用法】上为粗末。每服一钱，水半盏，加生姜三片，大枣十个，煎三分，去滓，食前服。加麝香、蝎尤妙。

【主治】慢惊虚风。小儿吐泻之后，因虚生风，瘛疭神昏，涎盛不利。

【加减】有汗者，去麻黄。

长生丸

【来源】《杨氏家藏方》卷十六。

【组成】蜈蚣二条 全蝎十枚（去毒） 天南星三钱（以上三味用生姜自然汁半盏，入瓷器中慢火熬尽，取出焙干） 棘刚子十枚（去壳，取虫生用，同前药末研匀，如收下干者，碾为末用）

【用法】上为细末，汤浸雪糕为丸，如芥子大。周岁儿每服十丸，两岁儿服十五丸，用千金散作汤使送下。

【主治】小儿慢惊风，目睛斜视，项背强直，牙关紧急。

五铢散

【来源】《杨氏家藏方》卷十七。

【组成】人参（去芦头） 白茯苓（去皮） 青黛（别研） 地龙（去土，炒） 白附子（炮） 全蝎（去毒，炒）各半两 天南星一两（炮裂） 附子（炮、去皮脐）二两 蜈蚣一条（炙黄） 麝香（别研） 乳香（别研）各半钱 古文钱一钱（火炙，醋淬直候破碎，研细）

【用法】上为细末。每服半钱，用蜜和膏子，以生姜汁并酒两三点同调下，不拘时候。

【主治】小儿慢惊风，口噤不语，乍静乍发，昏塞如醉。

加减定命丹

【来源】《杨氏家藏方》卷十七。

【组成】蟾酥（酒浸一宿） 牛黄（别研） 朱砂（别研） 甘草（炙黄） 胡黄连 麝香（别研） 使君子肉 犀角屑 当归（洗焙） 天麻 细松烟墨（烧灰烟尽，地上出火毒） 羌活（去芦头）各一字 全蝎二枚（去毒，微炒） 棘刚子五枚（去壳取虫，微炒） 半夏（汤浸洗七遍） 天南星（牛胆制者） 附子（炮，去皮脐） 虎骨（蘸酒醋炙） 乌蛇（酒浸一宿，取肉炙干） 干姜（炮） 丁香 沉香 肉桂（去粗皮） 人参（去芦头） 白茯苓（去皮） 肉豆蔻（面裹煨熟） 白术各一钱

【用法】上为细末，煮粟米粥为丸，如黍米大，青黛为衣。每服十丸，荆芥汤送下，不拘时候。

【主治】小儿慢惊，瘛疭，目睛斜视，身体强硬，昏塞如醉；及治胎风成痫，发歇不定，荏苒经时。

香蚕散

【来源】《杨氏家藏方》卷十七。

【组成】白附子一两（炮） 天麻 全蝎（去毒，微炒） 白僵蚕（炒去丝嘴） 天南星（炮裂） 人参（去芦头） 附子（炮，去皮脐）各二钱 甘草（炙黄） 朱砂（别研） 钩藤各一钱 脑子一字（别研） 麝香一字（别研）

【用法】上为细末。半岁儿每服一字，一岁儿服半钱，煎荆芥汤调下，不拘时候。

【主治】小儿慢惊，涎盛口噤，昏塞，项背强直，手足搐搦，进退不定，睡卧多惊。

崔瓮散

【来源】《杨氏家藏方》卷十七。

【组成】棘刚子十枚（取虫，微炒） 全蝎三十枚（去毒，炒） 蓖麻子二十枚（去皮，研） 石榴一枚（大者去却子，盛前三味在内，用黄泥裹作球，慢火炙干，烧赤，候闻药气透出，红熟，候冷，取出去泥，细研，次入后药） 白僵蚕（炒去丝嘴） 天南星（炮） 半夏（汤洗七遍去滑） 白附子（炮）各一分 乳香一钱（别研）

【用法】后四味为细末，次入乳香并烧者药同研匀。半岁儿每服一字，一岁儿服半钱，煎荆芥汤入酒二三点同调下，不拘时候。

【主治】小儿慢惊潮搐，口眼相引，目睛上视，头项偃折，痰涎壅闭，神志昏愦。

截惊丸

【来源】《杨氏家藏方》卷十七。

【组成】乌蛇头一枚（酒浸，焙干） 蜈蚣一条（涂酥，炙焦） 全蝎一钱（去毒，微炒） 川乌头一分（炮，去皮脐） 麻黄（去根节）一钱 麝香半钱（别研）

【用法】上为细末，次入麝香研匀。半岁儿，每服一字；周岁儿，每服半钱，煎荆芥汤调下，不拘时候。

【主治】小儿慢惊潮搐，目睛斜视，口眼牵引，牙关紧急，胎风胎痫。

蝎附散

【来源】《杨氏家藏方》卷十七。

【组成】天南星一枚（重二两者，捶碎） 附子一枚（重七钱者，捶碎，上二味用生姜四两取汁，入好酒一盏，于银石器中同煮令汁尽，焙干为末） 白附子七枚（炮裂） 全蝎七枚（去毒，微炒） 辰砂半两（别研） 代赭石二两（火煅，研细）

【用法】上为细末，入脑子、麝香各一钱，研匀。每服一字，用酸浆水半盏，入麻油两滴，冬瓜子三粒，同煎三五沸，放冷，取一茶脚许调服，候少时再服一服；如无酸浆水并冬瓜子，只用薄荷汤调亦得，不拘时候。

【主治】小儿吐泻日久，或大病后生风，时发搐搦，目睛斜视，手足瘛疭，冒闷昏塞，身体强硬，角弓反张。

麝香饼子

【来源】《杨氏家藏方》卷十七。

【组成】全蝎二十一个（每一个用薄荷二叶束定，先以生姜汁浸软麻黄，逐个以麻黄缠定，却蘸姜汁于慢火上炙，令麻黄黄色，又蘸姜汁炙，如此三遍，焙干） 乳香（别研） 朱砂（别研） 雄黄（别研） 白花蛇（酒浸，取肉，焙干） 天南星（炮制，入生姜汁内浸一宿，切，焙干） 乌蛇（酒浸取肉，焙干） 白僵蚕（炒去丝嘴） 附子一个（去皮脐尖，取末）各三钱 麝香半钱（别研）

【用法】上为细末，次入研者药和匀，别用天南星末一两，调生姜汁煮糊，与前药为丸，如梧桐子大，捏作饼子，略见日色，阴干。每服一饼子，煎荆芥汤化下，不拘时候。

【主治】小儿吐泻之后，内虚生风，已成慢惊，涎潮搐搦，头项反折，神情昏困。

麝香六神膏

【来源】《杨氏家藏方》卷十七。

【组成】麝香一字（别研） 白花蛇头一个（酒浸一宿） 蜈蚣一条（涂酥，炙焦） 乌蛇尾五寸（酒浸一宿） 全蝎十个（去毒，炒焦） 棘刚子七个（去壳取虫，微炒）

【用法】右上为细末，炼蜜为丸，每一两作四十丸。每服一丸，煎人参、麻黄汤化下，不拘时候。

【主治】小儿慢惊潮作，口噤不语，手足瘛疭，发歇无时。

银白散

【来源】《杨氏家藏方》卷十八。

【组成】人参（去芦头）　白茯苓（去皮）　白术　山药　天麻　全蝎（去毒，微炒）　白扁豆（炒）各一两　甘草一分（炙）

【用法】上锉。每服二钱，加水六分盏，生姜一片，大枣一枚，同煎至三分，去滓温服，乳食空。

【主治】小儿泻之后，脾胃虚弱，食睡露睛，渐生虚风。

醒脾散

【来源】《杨氏家藏方》卷十八。

【别名】心脾散（《普济方》卷三七三）。

【组成】人参（去芦头）　白术　白扁豆（炒）　白附子（炮）　天麻　酸枣仁（生用）各等分

【用法】上为细末。每服半钱，乳食前煎生姜、枣汤调下。

【主治】小儿脾困昏睡，面色青白，内生虚风，不进乳食。

乌蛇丸

【来源】《传信适用方》卷四引徐和需方。

【组成】乌蛇一两（酒浸一宿）　天浆子三十个（去壳）　天麻半两　干蝎一分　天南星半两（炮）　白附子半两　川附子一两（炮）　防风半两　半夏半两（洗七次用。以上并酒浸七日，焙干，为细末，入后药）　牛黄　朱砂　麝香　雄黄各一钱

【用法】上为末，以糯粥为丸，如黄米大。每服十丸，煎荆芥汤送下，不拘时候。以风搐止为度。

【主治】小儿慢惊风。

蝉蜕饮

【来源】《永乐大典》卷九八〇引《卫生家宝》。

【组成】钓藤钩子三分　川芎　白僵蚕（去嘴，炒）　蝉蜕（去足）各半两　蛇皮（炙）　蜣螂五枚（炙，去头翅足）　附子（炮，去皮尖）

【用法】上为末。每服二钱，水一盏，煎至六分，去滓，分三次温服。

【主治】小儿吐利后，脏虚慢惊，手足时瘛疭多睡，眼上视，乳食不进。

【加减】急惊有热证，去附子不用。

神效方

【来源】《永乐大典》卷九八〇引《野夫多效方》。

【组成】大天南星一个

【用法】上用好酒一大盏，碗内浸四十九日取出，后用活蝎四十九个，用竹荚子夹定，教蝎独蜇天南星，令蝎无力动，便换一个蝎又蜇，用四十九个蝎都蜇遍天南星。不用蝎，将南星别干，碗内放定，上用纸数重，封定碗口，用绵紧定纸，放碗在屋梁上阴多时，约自然干取下，不得见日气，研为细末。每服一字或半钱，煎荆芥汤调下，每日三次，不拘时候。

【主治】小儿慢惊风，手足搐搦，诸药不效。

小天南星丸

【来源】《永乐大典》卷九八〇引《十便良方》。

【组成】天南星一两（细锉，水二盏，微火熬至半盏，去滓，重熬成膏和药）　白附子半两　天麻一两　全蝎一两

【用法】上为散，入膏内为丸，如绿豆大。三四岁儿服二丸，五六岁三丸，薄荷汤送下，一日二次。

【主治】小儿慢惊风。

青金丸

【来源】《是斋百一选方》卷十九。

【别名】二神丹（《续易简》卷五）。

【组成】青州白丸子　金液丹各等分

【用法】上为细末，面糊为丸，如黍米大。每服二十丸至三十丸，姜汤送下。

【主治】小儿慢惊。

乌犀膏

【来源】《魏氏家藏方》卷十。

【组成】川乌头　天南星各三个（各极大者，并烧存性，内如皂子白星为度）　玄参末　薄荷末各五钱

【用法】上为细末，炼蜜为丸，如鸡头子大。每服一丸，小儿半丸，薄荷汤送下；筋力缓急，乳香、葱白汤送下。

　　本方方名，按剂型当作"乌犀丸"。

【主治】小儿伤风寒邪，诸痫惊风，手足瘛疭，渐成慢惊风，痰涎壅滞，眼目上视，冒冷，浑身壮热。

曲香散

【来源】《魏氏家藏方》卷十。

【组成】赤曲　藿香叶各半两（去土）　丁香（不见火）　肉豆蔻（面裹煨）各二钱

【用法】上为细末。每服一钱，一岁小孩半钱，煎香楠木汤调下。

【功用】止吐。

【主治】小儿慢惊，皆因吐泻所致。

安全散

【来源】《魏氏家藏方》卷十。

【组成】人参（去芦）一钱（焙）　白术（炒）　白附子（炮）　南星（姜汁一碗煮干切片，炒）　天麻（炮）　辰砂（别研）　当归（焙，去芦）　乳香（别研）　没药（别研）　吊藤（勾子者，焙）　白僵蚕（直者，炒去丝）　全蝎（去毒）　白茯苓（去皮，焙）　羌活（焙）　防风（去芦，焙）　川芎（焙）　甘草（炙）各一两　麝香半钱

【用法】上为细末。每服一钱，水一小盏，加薄荷、生姜、大枣，煎至六分，或只用薄荷汤调下。

【主治】慢惊后，余未退，精神不爽。

蝎附散

【来源】《魏氏家藏方》卷十。

【组成】全蝎七个（用龙脑薄荷裹，麻黄缚之，酒浸，炙干，去麻黄、薄荷不用）　人参一钱（去芦，蒸过）　白术一钱（蜜炙黄）　附子（六钱重者，去皮脐）一钱　梓朴（五钱重，甘草水煮焙干，甘草不用）一钱

【用法】上为末。每服半钱，竹茹汤调下。一日之间须数服为妙。

【主治】小儿吐泻既久，已成惊证，手足搐搦，口眼牵斜。

【宜忌】急惊切不可服。

南附汤

【来源】《续易简》卷五。

【组成】天南星　生附子各一钱　全蝎三个或一只（不剪）

【用法】上锉散，作一剂，水一大盏，生姜七片，煎至半盏去滓，逐旋温服，不拘时候。

【主治】

　　1.《续易简方论》：慢脾风。小儿泄泻，虚脱生风，及服冷药过多者。

　　2.《世医得效方》：小儿阴证惊痫，体冷强直，手足微动，昏睡不醒，口噤涎流，或声或嘿。

芎蝎散

【来源】《小儿病源方论》卷三。

【组成】川芎　荜茇各一两　蝎梢（去毒尖）一钱（焙）　细辛（去苗）　半夏（酒浸一宿，汤洗七次，焙干）各二钱

【用法】上为细末。一周儿每服抄一小铜钱，热汤调，稍热空心服。若痰满胸喉中，眼珠斜视，速与服。或痰气壅塞，不能咽药，用一指于儿喉龋腭中探宛，就斡去寒痰冷涎，气稍得通，以药灌之。目上直视，眸不转睛者，难救。

【主治】小儿脑髓风，囟颅开解，皮肉筋脉急胀，脑骨缝青筋起，面少血色，或腹中气响，时便青白色沫，或呕吐痰涎，欲成慢惊风搐，足胫冷者，或大人气上冲胸满，头面肿痒。

补脾益真汤

【来源】《小儿病源》卷三。

【组成】木香　当归　人参　黄耆　丁香　诃子肉　陈皮　厚朴（姜制）　甘草（炙）　肉豆蔻（面裹，煨）　草果　茯苓　白术　官桂　半夏（汤泡七次，姜汁制）　附子（炮）各等分　全蝎（去毒，微炒）每一服用一个

【用法】上锉，每服三钱。水一盏半、加生姜二片，大枣一枚，煎至六分，去滓，肚饥稍热服。服讫，心腹揉动，以助药力。候一时久，吃乳食。

【主治】小儿胎禀怯弱，外实里虚，因呕吐乳奶，粪便青色而成慢惊风。气逆涎潮，眼珠直视，四肢抽掣，或因变蒸客忤而作，或因持拘惊吓而作，或因误服镇心寒凉药而作。

【加减】渴者，去附子、丁香、肉豆蔻，加茯苓、人参；泻者，加丁香、诃子肉；呕吐者，加丁香、半夏、陈皮；腹痛者，加厚朴、良姜；腹胀者，加厚朴、丁香、前胡、枳壳；咳嗽，加前胡、五味子，去附子、官桂、草果、肉豆蔻；痰喘，加前胡、枳壳、赤茯苓，去附子、丁香、豆蔻、草果；足冷，加附子、丁香、厚朴；气逆不下，加前胡、枳壳，去当归、附子、肉豆蔻；恶风自汗，加官桂、黄耆。

胡氏双金丸

【来源】《医方类聚》卷二五一引《简易方》

【别名】双金丸（《普济方》卷三九五）。

【组成】金液丹　青州白丸子各等分

【用法】上为细末，面糊和丸，如黍米大。每服五十丸，米饮下。

【主治】小儿泄泻不止，胸膈痰喘，吐逆，欲生风证。

【验案】小儿慢惊风　渠家小儿，自五月患脏腑，至七月不止，遂作慢惊候，以此药投一服，徐用白粥压下即愈，再六七服遂安。

银白散

【来源】《仁斋直指小儿方论》卷一。

【组成】石莲肉　白扁豆（制）　茯苓各一分　人参　天麻　白附（炮）　全蝎（制）　木香（炒）　甘草（炒）　藿香各半分　陈米（炒香）三钱

【用法】上为末。每服一钱，加姜钱一片，入冬瓜子仁七粒同煎；或用陈米饮送下。

【功用】助胃祛风。

【主治】小儿呕吐作慢惊者。

七宝妙砂丹

【来源】《仁斋直指小儿方论》卷二。

【别名】孔方兄饮（《增补内经拾遗》卷四）。

【组成】开元通宝钱（背后上下有两月片者，其色淡黑，颇小）一个

【用法】放铁匙头，于炭火内烧，少顷，四围上下各出黄白珠子，将出候冷，倾入盏中。只作一服，南木香煎汤送下，人参煎汤亦得。

【功用】利痰。

【主治】慢惊、慢脾。

川乌散

【来源】《仁斋直指小儿方论》卷二。

【组成】真川乌（生）一分　全蝎　木香各半分

【用法】上为末。每服三字，加生姜四片，煎取其半，旋滴入口中。

【功用】驱风回阳。

【主治】慢脾风。

【加减】呕吐者，加丁香。

木香汤

【来源】《仁斋直指小儿方论》卷二。

【组成】南星（湿纸煨）　白附子（焙）　天麻　木香　橘皮　白茯苓　石莲肉各一分　黄耆　白术　石菖蒲　甘草（炙）各半分

【用法】上为粗末。每服半钱，加生姜、大枣，水煎服。

【主治】慢风、慢脾。

乌沉汤

【来源】《仁斋直指小儿方论》卷二。

【组成】天麻二钱　人参　真川乌（生）　全蝎（焙）　南星（炮）　木香　沉香各一钱　甘草

（炒）半钱

【用法】上锉散。每服三字，加生姜三片，慢火煎，取其半与之。

【功用】驱风助胃。

【主治】小儿慢惊风。

乌蝎四君子汤

【来源】《仁斋直指小儿方论》卷二。

【组成】四君子汤加川乌（生）　全蝎（焙）各少许

【用法】上为末。每服半钱，加生姜、大枣，水煎服。如再服，即去川乌。

【主治】小儿慢惊。

四圣散

【来源】《仁斋直指小儿方论》卷二。

【组成】全蝎七个　白僵蚕十四个　大南星七钱半　真川乌三钱三分（并生用）

【用法】上将南星为末，水调作饼，裹蚕、蝎、川乌，外用湿纸重包，放火灰中煨令赤色，顿地上一伏时，为末。每服一字，煎金银汤，点好茶清少许调下。若有窜视、搐搦证状，以少许用管吹入鼻中。

【主治】慢惊，痰滞虚热。

生附四君子汤

【来源】《仁斋直指小儿方论》卷二。

【别名】加味四君子汤（《普济方》卷三七二）。

【组成】四君子汤加生附子末四分之一

【用法】每服半钱，加生姜五片，慢火熟煎，以匙送下。

【功用】助胃回阳。

【主治】慢脾风。

【加减】厥逆者，生附子末对加。

白僵蚕丸

【来源】《仁斋直指小儿方论》卷二。

【组成】胆星二钱　僵蚕（炒）　地龙　全蝎

（焙）　五灵脂各一钱

【用法】上为末，水煮生半夏糊为丸，如麻子大。每服五丸，生姜汤送下。

【功用】截风。

【主治】

　　1.《仁斋直指小儿方论》：慢脾，阳气未甚脱者。

　　2.《活幼口议》：慢脾风，痰涎潮盛不化。

辰砂膏

【来源】《仁斋直指小儿方论》卷二。

【组成】黑附子一枚（八钱重者，去皮脐，顶上刻一孔，入辰砂末一钱，重用附子末塞之，以炭火三斤烧存性为度）　南星（炮）半两　白附子（炮）　川五灵脂　蝎蛸各一分

【用法】上为末，炼蜜为丸，如梧桐子大。每服一丸，生姜汁泡汤送下。

　　本方方名，据剂型当作"辰砂丸"。

【主治】慢脾冷痰壅滞，手足冷而微搐。

助胃膏

【来源】《仁斋直指小儿方论》卷二。

【组成】人参　白术　石莲肉各二钱　丁香　檀香　舶上茴香（炒）　白豆蔻　木香　甘草（炙）各一钱

【用法】上为末，粟米糊为丸，如梧桐子大。每服一丸，陈米饮送下。脾困不醒，用冬瓜仁子煎汤送下。

【主治】慢惊风吐泻，不进乳食。

快脾散

【来源】《仁斋直指小儿方论》卷二。

【组成】大南星一两（锉如棋子块，用生姜一两切，川厚朴一两锉碎，水三升同煮，令南星透，去姜、朴，只用南星，切，焙）　白茯苓半两　木香　人参　天麻各二钱半　全蝎七个（焙）

【用法】上为末。每服半钱，甘草、生姜煎汤调下。

【功用】和胃祛风。

【主治】小儿慢惊，脾困不食。

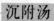

沉附汤

【来源】《仁斋直指小儿方论》卷二。

【组成】沉香　丁香　木香　黑附子（炮）白附子（焙）全蝎（焙）藿香　天麻各等分

【用法】上为末。每服半钱，以炙甘草、生姜煎汤调下。

【主治】小儿慢脾风，厥冷吐泻。

【加减】身温，去附子。

沉香散

【来源】《仁斋直指小儿方论》卷二。

【组成】茯苓二钱　沉香　丁香　木香　藿香　川厚朴（制）甘草（炙）各一钱

【用法】上为末。每服一字，米饮调下。

【功用】生胃气，止吐泻。

【主治】小儿慢惊。

灵脂丸

【来源】《仁斋直指小儿方论》卷二。

【组成】五灵脂（香润者）白附子（略炮）木香　直僵蚕（炒）各一分　全蝎（焙）半分　朱砂一钱　大南星（湿纸炮）半两

【用法】上为末，米醋煮生半夏糊为丸，如麻子大。每服三丸，姜汤送下。

【主治】小儿慢惊，痰盛抽搐。

定命饮

【来源】《仁斋直指小儿方论》卷二。

【组成】圆白半夏（生）茯苓　木香　老生姜（切片，干）各一分　白术　甘草（炙）各半分

【用法】上为末。每服半钱，生姜、大枣煎汤调下。

【主治】小儿慢惊，吐泻困重，欲传慢脾者。

南星散

【来源】《仁斋直指小儿方论》卷二。

【别名】南星饮（《普济方》卷三七四）、天南星散（《婴童百问》卷二）。

【组成】南星（重八九钱以上者）一个（就地上作小坑，深七八寸，火炭五斤，烧通红，以好米醋半盏，洒入坑中，即纳南星于内，次以火炭条密盖之，又用盆盖其上，一伏时取出，洗净，切，焙）

【用法】上为末，入琥珀、全蝎末各一钱。每服半钱，煎生姜、防风汤调下。如大便取下恶物，急与和胃之剂。

【功用】驱风豁痰。

【主治】慢惊发痫。

星香全蝎散

【来源】《仁斋直指小儿方论》卷二。

【别名】全蝎散（《普济方》卷三七三）、星香散（《婴童百问》卷二）。

【组成】南星（湿纸煨）二钱　木香　人参　橘红各一钱　全蝎（炙）三个　甘草（炙）半钱

【用法】上为细末。每服一钱，加紫苏、生姜、大枣，以水浓煎，旋以匙送下。

【主治】小儿慢惊风，昏迷痰搐。

【加减】有热，加防风。

香饼子

【来源】《仁斋直指小儿方论》卷二。

【组成】全蝎十四个（姜汁浸）麻黄（缠匝，慢火炙干，又蘸姜汁，又炙，凡三次）花蛇肉　乌蛇肉（并酒浸，焙）直僵蚕（炒）各一分　白附子（焙）人参　天麻　防风各一钱　乳香半钱　麝一字

【用法】上为末，用南星末煮糊为丸，如梧桐子大，捏作饼，晒干。每服一饼，薄生姜汤调下。

【主治】慢惊初传，涎潮昏搐。

神保既济丹

【来源】《仁斋直指小儿方论》卷二。

【组成】硫黄　焰消　五灵脂　青皮　陈皮　半夏曲（炒）各等分

【用法】上将硫、消夹研，用瓷器熔汁，倾出，候

冷再研细，旋入诸药末拌和，粟米糊为丸，如麻子大。每服三丸，食前米饮送下。

【功用】分阴阳，平冷热，定吐泻，豁痰涎。

【主治】小儿慢惊。

黑附汤

【来源】《仁斋直指小儿方论》卷二。

【别名】黑附子汤（《证治准绳·幼科》卷二）。

【组成】附子（炮，去皮）三钱　木香一钱半　白附子一钱　甘草（炙）半钱

【用法】上为散，每服三字，加生姜五片，煎取其半，以匙送下。若手足暖而苏省，即止后剂。

【主治】

1.《仁斋直指小儿方论》：小儿慢脾风盛，四肢厥冷。

2.《世医得效方》：慢脾风。阴气极盛，胃气极虚，面青额汗，舌短头低，眼合不开，睡中摇头吐舌，频呕腥臭，噤口咬牙，手足微搐不收，或身冷，或身温而四肢冷，其脉沉微。

温白丸

【来源】《仁斋直指小儿方论》卷二。

【组成】人参　防风　白附子（生）　直僵蚕　全蝎（并焙）各一钱　南星（烫七次，焙干）　天麻各二钱

【用法】上为末，飞白面糊丸，如梧桐子大，每服一丸，姜汤送下。

【功用】驱风豁痰定惊。

【主治】《幼科证治大全》：小儿吐泻久病转成慢惊，身冷瘈疭。

聚宝丹

【来源】《仁斋直指小儿方论》卷二。

【别名】聚宝丸（《婴童百问》卷三）。

【组成】人参　茯神　琥珀　天麻　直僵蚕（炒）　防风　南星（炮）　白附子（生）　全蝎（炙）　乌蛇肉（酒浸，焙）各一钱　朱砂五分　麝香少许

【用法】上为末，炼蜜和丸，如梧桐子大。每服一

丸，菖蒲汤调下。

【主治】小儿慢惊风。

蝉蝎散

【来源】《仁斋直指小儿方论》卷二。

【别名】全蝎散（《婴童百问》卷三）。

【组成】全蝎七个（去尾尖）　蝉壳二十一个　甘草二钱半（炙）　大南星一个（炮香）

【用法】上为末。每服半钱，加生姜、大枣，水煎服。

【主治】慢惊。

蝎附散

【来源】《仁斋直指小儿方论》卷二。

【组成】全蝎七个　附子（炮）二钱　南星（炮）　白附子（炮）　木香各一钱

【用法】上为末。每服半钱，加姜四片，慢火熟煎。旋服。

【功用】回阳气，豁风痰。

【主治】慢脾风。

醒脾散

【来源】《仁斋直指小儿方论》卷二。

【组成】全蝎（焙）半钱　白附子（炮）　天麻（焙）　甘草（炙）　人参　白茯苓　石菖蒲（细节者）　木香　石莲肉　白术各一钱

《幼科折衷》有干姜、半夏；《幼科指掌》有陈皮、藿香、半夏。

【用法】上为末。每服三字，加生姜、大枣，水煎服。

【主治】

1.《仁斋直指小儿方论》：小儿吐泻，脾困不食。

2.《普济方》：痰作惊风。

【加减】有热者，去木香。

蟾蝎散

【来源】《仁斋直指小儿方论》卷二。

【组成】大干蟾一个（酥涂，炙黄）　直僵蚕　蝉

壳 蝎尾（各焙） 白附子（微炮） 五灵脂 芦荟 琥珀各一分 朱砂一钱 麝香半钱

【用法】上为末。每服半钱，防风煎汤调下。

【主治】小儿慢惊，身热痰滞。

醒脾散

【来源】《类编朱氏集验方》卷十一。

【组成】肉豆蔻 槟榔各一个 胡椒二十四粒 茯苓二钱 木香 藿香各一钱

【用法】上为末。每一钱，用水一盏煎，温服。

【主治】小儿慢惊，吐泻不止。

玉柱杖散

【来源】《御药院方》卷十一。

【别名】玉枝散（《普济方》卷三七五）。

【组成】全蝎七个 薄荷十四叶 麻黄七条

【用法】上药以温汤浴润，以两叶裹蝎一个，用川麻黄一条缚定，炒至焦黑，次入白术半两（生姜自然汁浸透，焙干），同为末。每服半钱，煎丁香柿蒂汤调下，不拘时候。

【主治】急慢惊风，发不时省。

安神丹

【来源】《御药院方》卷十一。

【组成】朱砂二钱半 南乳香半两 酸枣仁（炒，去皮）一两 人参二钱半 远志（去心）一钱半

【用法】上为细末，炼蜜为丸，如榛子大，每两作三十丸，金箔为衣。每服一丸，人参汤化下。

【主治】小儿心神不宁，困卧多睡，及痰涎壅塞，恍惚不定。

通圣饼子

【来源】《御药院方》卷十一。

【组成】天麻 使君子（去皮） 白僵蚕（炒） 白附子（炮） 天南星（炮）各一分 乳香 青黛 蝎梢（炒） 腻粉 水银各一钱 黑铅半钱（与水银结沙子） 麝香 脑子各半钱 无食子一对（去皮）

【用法】上为细末，面糊为丸，如梧桐子大，捏作饼子。每服一饼子，食后、临睡用薄荷汤化下。

【主治】小儿慢惊，风痫涎多，咽喉不利，手足搐搦。

白龙丸

【来源】《医方类聚》卷二十四引《施圆端效方》。

【组成】白附子 明天麻 藁本（去土） 缩砂仁 荆芥穗 川羌活 细辛（去叶） 川独活 薄荷叶 藿香叶 麻黄（去根节） 甘松（去土）各一两 葛根 防风 白芷 川芎 桔梗 香附子（炒） 甘草（炒） 川乌（生，去皮） 石膏各二两 寒水石（烧）一斤半

【用法】上为细末，鹅梨汁为丸，每两作十丸，别用水石粉为衣，阴干。每服一丸，食后细嚼，茶、酒任下，一日两次。嗽，含化；伤风，葱白酒送下；小儿，薄荷酒送下。难衣，用绿豆粉飞过，与水石粉同匀衣之妙。

【主治】男子妇人，卒暴中风，口眼㖞斜，神昏涎堵，筋脉拘急，肢体顽痹，头目旋运，呕逆恶心，皮肤瘙痒，偏正头疼，暗风倒仆，男子肾风，妇人血风，伤风咳嗽，声重，鼻渊，小儿慢惊，吐泻霍乱，手足厥冷，湿风瘫病，瘰疬潮搐，昏乱不省，一切诸风。

乳香丸

【来源】《医方类聚》卷二四五引《施圆端效方》。

【组成】橡斗一对（纳黄丹满，烧存性） 肉豆蔻 丁香 乳香各半钱 定粉二钱 巴豆霜一钱

【用法】上为细末，熔蜡三钱，入油六点和成，旋丸如黍米大。每服五七丸，冷水送下。

【主治】小儿吐泻不定，或为慢惊。

观音全蝎散

【来源】《活幼口议》卷十四引东汉王氏方。

【别名】观音散（《活幼口议》卷十四）、全蝎散（《永乐大典》卷九八一引《如宜方》）、全蝎观音散（《古今医统大全》卷八十九）。

【组成】黄耆一两 人参一分 木香一两 炙

草　石莲肉（炒）　扁豆（炒）　白茯苓各一两　白芷　全蝎　防风　羌活各一两　天麻二两

【用法】上为末。每服半钱或一钱，用大枣半个，水一小盏，煎至半盏，不拘时候服。

《古今医统大全》：上为末，每服二钱，用生姜、大枣汤调服或煎服。

【功用】清神固气，补虚益脉，开胃止吐，生胃气，截风定搐。

【主治】

1.《活幼口议》：小儿因吐而传为慢惊风者。

2.《医宗金鉴》：频吐清涎，身体发热，心神烦躁，睡卧不宁。

保命丹

【来源】《活幼口议》卷十四。

【组成】白茯苓　朱砂（研）　白附子（炮）　牛黄（如无，以制者加用之）　天南星（炮）各一钱　全蝎（炒）半两　天麻（炒）一钱半　甘草（炙）一钱　硼砂一钱　脑子麝各半字

【用法】上为末，和匀，薄面糊为丸，如鸡头子大。每服一丸，金银薄荷汤化下。

【功用】却惊安神，化痰定搐。

【主治】婴孩小儿急惊风候转慢惊者。

醒脾散

【来源】《活幼口议》卷十四。

【别名】吉州醒脾散（《奇效良方》卷六十四）。

【组成】木香（炮）一钱　全蝎（炒）半钱　天麻（炒）一钱　人参一分　白茯苓一钱　白术（炒）一钱　甘草（炙）一钱　白僵蚕（炒）一钱　白附子（炮）一钱

【用法】上为末。每服半钱，大者加服，水少许，加枣子同煎至五七沸，通口服，不拘时候。

【主治】婴孩小儿吐泻不止，痰作惊风，脾困昏沉，默默不食。

七宝妙砂丹

【来源】《活幼口议》卷十五。

【别名】七宝辰砂丹（《保婴撮要》卷三）。

【组成】开元通宝铜钱一文（钱背上下有两月子者，钱色淡黑，颇小，只一个月子者不用）

【用法】将钱顿铁匙头，于炭火内烧，霎时，四维上下各出黄白珠子，遍舷都是，将出候冷，倾放茶盏中，入朱砂末少许，只作一服。煎金银薄荷汤送下。须审慢脾已传末传之理，其儿眼开末合，尚在慢惊，脚手不冷之时，未可便与回阳，且与此丹一二服；眼合沉困，阴证极盛者，方可回阳。

【功用】坠下小儿虚痰。

【主治】

1.《活幼口议》：婴孩小儿慢惊风及慢脾，神情昏困，膈上有虚痰不得化。

2.《保婴撮要》：风痰。

黑附汤

【来源】《活幼口议》卷十五。

【组成】黑附子（炮，取末）二钱　白术一钱　南星（炮）一钱　甘草（炙）一钱　半夏一钱（汤洗七次）

【用法】上锉。每服二钱，水一小盏，加生姜三小片，大枣一个，煎至一半，去滓，通口以匙挑与服。所觉手足暖，其候渐省苏，即止之。

【主治】小儿慢脾痰盛，四肢逆冷。

日生汤

【来源】《活幼心书》卷下。

【组成】北南星一两（锉破，瓦器盛，东壁土同醋煮少时，滤干，切片，焙）　人参（去芦）　冬瓜子仁（打碎）各五钱

方中人参、冬瓜子仁用量原缺，据《证治准绳·幼科》补。

【用法】上锉，每服二钱，水一盏半，加生姜三片，慢火煎七分，候温，无时少与缓服。投之急必吐。

【主治】吐泻痢后，将传慢惊慢脾，神昏脉弱，饮食不进，睡露扬睛，昼轻夜重。

六柱散

【来源】《活幼心书》卷下。

【组成】人参（去芦） 白茯苓（去皮） 熟附子 南木香 肉豆蔻 白术各半两

【用法】上锉。每服二钱，水一盏，加生姜二片，大枣一个，煎七分，不拘时候温服。

【主治】小儿吐痢泄泻，胃虚脾慢，手足俱冷，六脉沉微。

安神散

【来源】《活幼心书》卷下。

【组成】人参（去芦） 白茯苓（去皮） 半夏（汤煮透，滤，仍锉，焙干） 甘草（炙） 陈皮（去白） 枳实（去瓤，锉片，麦麸炒微黄）各五钱

【用法】上锉。每服二钱，水一盏，加生姜二片，大枣一枚，竹茹小团，煎七分，不拘时候温服。

【主治】吐泻诸病后，心虚烦闷，触物易惊，气郁生涎，涎与气搏，睡不得宁。

【加减】有微热微渴，加麦门冬（去心）。

固真汤

【来源】《活幼心书》卷下。

【组成】人参（去芦） 附子（汤浸，炮裂去皮） 白茯苓（去皮） 白术各二钱半 山药（去黑皮） 黄耆（蜜泡涂，炙） 肉桂（去粗皮） 甘草（湿纸裹，煨透）各三钱

【用法】上锉。每服二钱，水一盏，加生姜三片，大枣一枚，煎七分，空心温服。

【主治】

1.《活幼心书》：小儿吐泻痢后，胃虚脾慢，四肢口鼻寒冷，沉困不省人事。

2.《幼科铁镜》：小儿阴痫。身无烧热，手足青冷，口噤惊啼，吐舌摇头，面色黯晦，或从夜发，病在五脏骨髓者。

3.《医宗金鉴》：慢脾风，闭目摇头，面唇青黯，额汗昏睡，四肢厥冷，舌短声哑，频呕清水。

【验案】慢惊 《幼科铁镜》：余幼女于壬寅冬，麻症有失经理，冷泻成慢，眼闭不开约十余日，幸吮乳不辍，面上宝色有存。予用固真汤加附子五分，服三剂，眼一开，顷又闭，揣之药力未及，连服十剂愈。

六味回阳饮

【来源】《活幼心法》卷末。

【别名】回阳饮（《中国医学大辞典》）。

【组成】附子一钱 炮姜一钱 党参 当归各三钱 肉桂三钱 炙甘草一钱

【用法】加胡椒末三分，灶心土水澄清煎药服。

【功用】大补元阳。

【主治】小儿气血本虚，痘疮自塌，或误服凉药，呕吐泄泻，将成慢惊者。

乌头丸

【来源】《普济方》卷三七一引《医方集成》。

【组成】大川乌头（去皮脐，生用） 全蝎各等分

【用法】上锉。每服半两，水两大碗，生姜五十片，煎至三四分，去滓，逐旋以药注灌之。

本方方名，据剂型当作"乌头汤"。

【主治】小儿慢惊，百药不效者，及惊风手足搐搦，涎潮上壅。

醒脾散

【来源】《医方大成》卷十引汤氏方。

【别名】吉州醒脾散（《袖珍方》卷四）。

【组成】人参（去芦） 橘红 甘草（炙） 白术 白茯苓 木香各一分 全蝎各半两 半夏曲 白附子四个（炮） 南星 陈仓米二百粒

《普济方》有川乌。

【用法】上为末。每服一钱，水半盏，加生姜一片，大枣一枚，煎服。

【主治】《永类铃方》：吐泻不止，痰作惊风，脾困不食。

人参温脾散

【来源】《永乐大典》卷九八一引《方便集》。

【组成】人参 白茯令 白术（炙） 肉豆蔻（面裹煨） 木香 黄耆（锉） 白附子 藿香 陈皮（汤浸，去白，焙干） 白附子 藿香，陈皮（汤浸，去白，焙干） 白僵蚕（直者佳） 防风 羌活 冬瓜子仁（微炒，取仁） 山药 芎藭

各半两 北南星半两（每个破作四分，同醋涂黄土煮，内一点黄豆大白为度，洗去泥用） 甘草一钱（炙微赤）

【用法】上为细末。三岁儿每用一钱，水一盏，加生姜三片，淮枣一个，煎至五分，去滓温服，不拘时候。

【功用】温调脾胃。

【主治】小儿慢脾风，脾虚胃冷，作吐泻。

丁附汤

【来源】《世医得效方》卷十一。

【组成】大附子（生或炮，去皮脐）

【用法】上锉散。每服一钱，水一大盏，加生姜五片，丁香五粒，煎五分，量大小予之。

【主治】小儿吐泻虚脱，成慢惊风。

防风丸

【来源】《世医得效方》卷十一。

【组成】天麻 防风 人参各一两 全蝎（去毒）七个 僵蚕（炒断丝） 粉草各五钱 朱砂 雄黄各三钱半 麝香半钱

【用法】上炼蜜为丸，如小指头大。用人参汤化服一丸，不拘时候。冬瓜仁汤尤妙。

【主治】慢惊不省，手足微动，眼上视，昏睡。

观音散

【来源】《世医得效方》卷十一。

【组成】人参 白术（纸裹，煨） 扁豆（炒）各二钱半 白茯苓 冬瓜子仁 酸枣仁（去皮，蚌粉炒） 甘草（炙）各半两 藿香 枳壳（去瓤）各二钱半 紫苏叶少许 木香（不见火） 石莲肉（去心） 嫩黄耆各半两

【用法】上为末。每服一钱，乌梅汤、冬瓜子仁汤或陈米汤调皆可。

【主治】小儿慢惊；或胃气不和，脾困，下泻过多，不思饮食，乳食不化，精神昏慢，四肢困冷。

南星饮

【来源】《世医得效方》卷十一。

【组成】天南星三个（炒赤令熟） 冬瓜子仁 白扁豆各一两

【用法】上为末。每服一钱，用生姜二片，防风少许，煎汤调服。

【主治】小儿慢惊，宣利过多，脾困眼慢涎盛，四肢不举，不思饮食。

蚯蚓丸

【来源】《永乐大典》卷九十八引《大方》。

【组成】蚯蚓一条（活者，去泥尽，入腻粉少许）

【用法】上药焙干研细，糊为丸，如麻子大。每服三丸，薄荷汤送下。

【主治】慢惊风。

硫黄散

【来源】《永乐大典》卷九八〇引《大方》。

【组成】大附子一个（炮，去皮） 全蝎七个（去毒） 硫黄（枣子大）一块

【用法】上为细末，姜汁糊丸，如绿豆大。一岁儿每服一丸，米饮汤送下。

【主治】小儿慢惊。

济生散

【来源】《永乐大典》卷九八一引《大方》。

【组成】厚朴（去粗皮，用甘草五寸拍破，水二碗，文火煮令水减半，去甘草不用，只用厚朴干末）一钱 白术（片切，蜜炙黄色）一钱 人参一两 陈皮（去白） 五味 紫菀 干姜（炮） 杏仁各七钱半（去皮尖双仁） 肉桂（去粗皮） 甘草（炙）各半两

【用法】上为细末。每服三钱，水一盏，加生姜三片，枣子一个，煎至七分，食前温服。

【主治】吐泻后，壮热多睡，眼目上视，时发惊悸，手足瘈疭，成慢脾风者。

神术散

【来源】《永乐大典》卷九八〇引《卫生至宝》。

【组成】白术五钱（以木炭火蜜煮至焦，取出洗净，切片，焙） 天麻 白附子各二钱半 蝎梢三七个

【用法】上为末。量大小米饮调下。

【主治】小儿因吐泻，胃虚生风，作惊痫状。

丁沉散

【来源】《永乐大典》卷九八一引《仁存方》。

【组成】丁香 沉香 人参 白茯苓 白术（炒） 白扁豆（炒）各等分

【用法】上为末。每服半钱，饭饮调下。看大小加减。

【主治】小儿慢脾惊风，似搐而不搐，似睡而四肢与口中气温，合睡露睛，或啼哭如鸦声。

太白再生丸

【来源】《永乐大典》卷九八一引《仁存方》。

【组成】阳起石（煅，酒淬） 生硫黄 南星 大附子（炮，去皮脐）各等分

【用法】上为末，蒸饼为丸，如绿豆大。每服五丸至七丸，陈米饮送下。

【主治】小儿慢脾惊风，似搐不搐，口中气温，合睡露睛，啼哭如鸦声。

羌活钩藤散

【来源】《普济方》卷三七一引《傅氏活婴》。

【组成】钩藤二钱 蝉蜕三钱（洗） 防风三钱 人参一钱 天麻一钱 蝎梢半钱 川芎一钱 麝香一字

【用法】上为细末。每服一钱，用薄荷汤调服，温茶清调亦得，不拘时候。与宣风散、八仙散相间服。

【主治】慢惊风。

神效散

【来源】方出《医学纲目》卷三十六，名见《东医宝鉴·杂病篇》卷十一。

【组成】丁香一粒 蝎一个 辰砂一字 人血一点

【用法】上为末。男用男左手中指血，女用女右手中指血，蘸末擦唇上。

【主治】小儿慢惊风。

撩痰方

【来源】《医学纲目》卷三十六。

【组成】川乌尖 白附尖各七个（去皮，生用） 蝎梢七枚 石绿少许

【用法】上为末，一处和匀。用软鸡翎蘸药入喉中，频以帕子拭之。

【主治】慢惊风。

天麻四君子汤

【来源】《普济方》卷三六一。

【组成】人参 白术 白茯苓 天麻 甘草各二钱

【用法】上为末。每服半钱，热汤点服。慢惊体弱者，冬瓜仁、枣子汤点服。

【主治】

　　1.《普济方》：小儿变蒸，吐乳泄泻，慢惊体弱。

　　2.《伤寒大白》：气虚眩运。

蝎附散

【来源】《普济方》卷三六六。

【组成】南星一枚（重二两，打碎） 附子一枚（重七钱，生，去皮脐，锉）

【用法】上用生姜四两取汁，入好酒一盏，于银石器中同煎令汁尽，焙干，为末服。

【主治】小儿吐泻既久，或大病后生风，时发搐搦，目睛斜视。

实脾散

【来源】《普济方》卷三七一。

【组成】人参 白术 白茯苓 缩砂仁各五钱 丁香二钱 木香（炮）二钱 麦芽 石莲肉 曲饼 陈皮（去白） 山药 良姜（油炒） 青皮（去白） 冬瓜仁各五钱 肉豆蔻三个（煨） 薏

苡（姜炒）三钱　香附子（炒去毛）三分　扁豆（姜炒）三钱　甘草（炙）三钱　陈米一撮（炒）

【用法】上为细末。常服，枣汤调，或米汤烧盐调服。

【主治】小儿脾胃虚冷，吐痢不止，不进乳食，慢惊慢脾等证；及治痘证下痢，不能收涩者。

理中汤

【来源】《普济方》卷三七一。

【组成】人参（去芦）　白术　白僵蚕（炒）　甘草（炙）各等分

【用法】上为末，加生姜、大枣，水煎服。

【主治】小儿慢惊虚困，痰涎不利。

【加减】手足厥冷，加附子、炮姜回阳。

缓惊红饼子

【来源】《普济方》卷三七一。

【组成】山药　茯苓　乳香　赤石脂　白术　全蝎　甘草各等分（一方用五灵脂）

【用法】上为细末，炼蜜为丸，如饼子服。

【主治】慢惊。

摩化龙脑丸

【来源】《普济方》卷三七一。

【组成】水银一分　金箔二十片　银箔二十片（三味细研为子）

【用法】上为末，令匀，炼蜜为丸，如黍米大。每服三丸，以温酒送下。

【主治】小儿慢惊风，潮痰发。

大白再生丸

【来源】《普济方》卷三七二。

【组成】阳起石（煅，浸酒酿）　生硫黄　南星（炮）　大附子（炮，去皮脐）等分

【用法】上为末，用蒸饼为丸，如绿豆大。每服五至七丸，陈米饮送下。

【主治】小儿慢脾惊风，常似睡，四肢与口中气温，合睡露睛，或啼泣如鸦声。

黑子散

【来源】《普济方》卷三七二。

【组成】干姜半两　甘草一分

【用法】上同放一瓷盒子内，用火煅存性为末（煅须确好，过则力慢，不及则性太烈）。每服一钱或半钱，浓煎乌梅汤调下。须是目垂面白，慢脾形候，即与服。

【主治】小儿慢脾风。

蝎梢丸

【来源】《普济方》卷三七四。

【组成】全蝎（微炒）　白附子（煨制）各半两　半夏一两（切片，姜汁制，焙干）　通明硫黄一两

【用法】上为末，姜汁糊丸，如麻子大。每服三十丸，荆芥汤送下。

【主治】小儿胎气虚弱，吐利生风，昏困嗜卧，潮搐。

醒脾散

【来源】《普济方》卷三九四。

【组成】大天南星一个（重二钱以上者）　朱砂一块（如黄豆大）

【用法】以天南星（热汤浸七次）开脐，入朱砂，用净薄纸湿裹，开地穴，深四寸，方围八寸，药仰安穴内，地上以黄泥饼盖，用泥固济，以炭火于地上烧，候火尽冷后，取研为细末，入脑、麝少许。每服一字至半钱，煎金钱薄荷汤下。

【功用】醒脾，止吐泻。

【主治】小儿脾胃气滞，吐食，并一切慢惊风，危困多睡。

羌活膏

【来源】《普济方》卷三九五。

【组成】羌活　独活（各去芦头）　人参（切）　白茯苓（去皮，切）　天麻（炙）　干蝎　青黛（研）各一分　龙脑　麝香各半钱（研）　水银　硫黄各一钱（结砂子）（一方有丁香，无龙脑、青黛）

【用法】上为末，炼蜜为丸，如皂子大，捻作饼子。五七岁每服三饼，三二岁二饼，一岁半饼至一饼。如发热，煎荆芥汤下，或乳香汤下；手足厥冷，人参姜汤下。冬末春初最宜频服。

【主治】小儿吐利不止，烦渴闷乱，欲成脾风，手足微搐，但非时发热，不能辨认证候；小儿因惊发热，涎嗽，累经利动；或因伤乳食，吐泻后，气虚弱，精神昏倦，减乳食，手足厥冷，脉息微细，渐成慢惊。

消风散

【来源】《普济方》卷三九五。

【组成】人参　茯苓　甘草　紫苏叶　木瓜　泽泻　香薷　半夏曲　白扁豆（炒）　陈皮　乌梅肉　厚朴（炒）各四钱

【用法】上为末。每服一钱，加生姜、大枣，水煎服。

【主治】小儿吐泻生风。

【加减】多困，加朱、麝。

白鹤丹

【来源】《永乐大典》卷九八〇引《凤髓经》。

【组成】白花蛇肉半两（酒浸，去皮，炙黄焦）　白附子（生用）二个　僵蚕（去丝）　天南星（去皮，红酒煮）　天麻轻粉

　　　　方中僵蚕、天南星、天麻、轻粉用量原缺。

【用法】上为末，法酒煮面糊为丸，如黍米大。薄荷汤入酒一滴化下。

【主治】小儿慢脾风不醒，四肢冷，不食呕逆，渐生风疾。

惺惺散

【来源】《医方类聚》卷二五八引王氏方。

【组成】人参　茯苓　木香（焙）　天麻　白扁豆（制）　陈米（炒）　全蝎（焙）各等分

【用法】上为末。每服半钱，加生姜、大枣，水煎服。

【主治】小儿脾困内虚，吐泻慢惊。

大醒脾散

【来源】《奇效良方》卷六十四。

【组成】人参　茯苓　木香（炮）　全蝎（焙）　南星（炮）　白术　陈皮　石莲肉　甘草（炙）　丁香　砂仁　白附子（炮）各等分　陈仓米一撮（炒）

【用法】上锉散。每服三钱，用水一盏，加生姜三片，大枣一枚，煎至五分，不拘时候服。

【主治】慢脾风内虚，昏闷不醒。

观音全蝎散

【来源】《奇效良方》卷六十四。

【组成】全蝎二十一个　天麻（炮）　防风（去芦）　羌活各半钱　川白芷　甘草（炙）　扁豆（姜制）　黄耆（蜜炙）各三钱　砂仁　赤茯苓各五钱

【用法】上为末。每服一钱，用冬瓜仁煎汤，不拘时候调服。

【主治】小儿外感风寒，内伤脾胃，致吐泻不止，遂成慢惊。

实脾散

【来源】《奇效良方》卷六十四。

【组成】人参　白术　茯苓　肉豆蔻（煨）　薏苡仁　山药各五分　砂仁　神曲（炒）　麦芽　扁豆　陈皮　冬瓜仁　甘草（炙）各三分　木香　丁香各二分　石莲肉（炒，去心）七个　陈皮四十九粒

【用法】上药作一服。用水一钟，加生姜三片，大枣一个，煎至五分，食前服。

【主治】小儿脾胃虚冷，吐泻不止，不进乳食，慢惊慢脾等证，及治下痢。

定命饮

【来源】《婴童百问》卷二。

【组成】半夏　茯苓　木香　生姜各一钱　白术　甘草（炙）　天麻各五分

【用法】上为末。每服半钱，生姜、大枣煎汤

调下。

【主治】

1.《婴童百问》：慢惊。

2.《赤水玄珠全集》：慢惊吐泻困沉，欲传慢脾。

银白散

【来源】《婴童百问》卷二。

【组成】糯米（炒）二两 扁豆（蒸）二两 藿香一分 白术（炒）二分 丁香二钱 甘草（炙）三钱

【用法】上为末。紫苏、米饮送下。

【功用】止吐泻，壮胃气。

【主治】

1.《婴童百问》：婴童慢惊。

2.《证治准绳·幼科》：胃虚吐泻。

朱君散

【来源】《婴童百问》卷七。

【组成】人参（去芦）一两 白术（炒）一两 白茯苓一两 甘草（炙）一两 辰砂（水飞）半两 灯心三钱 钩藤半两 麝香半钱

【用法】上为细末。每服一钱，用白汤送下，不拘时服。

【主治】小儿吐泻后，有惊症，并粪清者。

参术半夏汤

【来源】方出《医学正传》卷八，名见《东医宝鉴·杂病篇》卷十一。

【组成】人参 白术各一钱 茯苓 陈皮各五分 甘草 薄荷各二分 半夏 天麻各七分 细辛三分 全蝎（去毒，炒）一个

【用法】上细切，作一服。加生姜三片，水一盏，煎至七分服，子母俱服。

【主治】小儿慢惊风。

安神镇惊丸

【来源】《万氏家抄方》卷五。

【组成】人参（去芦） 白术（炒） 白茯苓（去皮） 明天麻 胆星 橘红 麦门冬各五钱（去心） 甘草（炙）一钱 桔梗 僵蚕（炙）各二钱 木香一钱半 辰砂二钱（水飞） 全蝎十个（洗，炙） 麝香一钱 酸枣仁五钱（炒）

【用法】上为细末，炼蜜为丸，如芡实大。每服一丸，惊风，薄荷汤送下；伤风，荆芥汤送下；夜啼，灯心汤送下；搐搦，防风汤送下；慢惊，冬瓜子仁汤送下；常服，薄荷、银花汤送下。

【主治】小儿脾胃虚弱，风痰壅塞，昏睡不醒，惊悸搐搦。

醒脾饮

【来源】《万氏家抄方》卷五。

【组成】人参 白术 橘红 白附子 甘草（炙） 茯苓 石菖蒲 藿香 天麻 木香 干姜（炙） 莲肉

【用法】上用陈米百粒，加生姜，大枣，水煎服。

【主治】慢惊，慢脾风。

【加减】泻，加诃子；不出声，倍加石菖蒲；搐，加全蝎，蝉蜕；浑身厥冷，加制附子。

温补羌活丸

【来源】《幼科类萃》卷四。

【组成】羌活 川芎 人参 白附子 赤茯苓各半两 天麻一两 僵蚕（炒） 干葛（炒） 白花蛇（酒浸，焙）各一分 川附子（炮） 防风 麻黄各三钱 肉豆蔻 母丁香 藿香叶 沉香 木香各二钱 轻粉 真珠末 牛黄各一钱半 龙脑半字 麝香一字 雄黄 辰砂各二分（以上七味各另研）

【用法】上为末，熟蜜剂旋丸，如大豆大。每服一二丸，食前薄荷汤或麦门冬汤送下。

【主治】小儿吐泻失治，脾肺俱虚，致被肝木所乘，变为慢惊。

安神镇惊丸

【来源】《保婴撮要》卷三。

【别名】百益镇惊丸（《全国中药成药处方集》（杭

州方)）。

【组成】天竺黄（另研）　人参　茯神　南星（姜制）各五钱　酸枣仁（炒）　麦门冬　当归（酒炒）　生地黄（酒洗）　赤芍药（炒）各三钱　薄荷　木通　黄连（姜汁炒）　山栀（炒）　辰砂（另研）　牛黄（另研）　龙骨（煅）各二钱　青黛一钱（另研）

【用法】上为末，炼蜜为丸，如绿豆大。每服三五丸，淡姜汤送下。

【功用】

1.《保婴撮要》：安心神，养气血。

2.《全国中药成药处方集》（杭州方）：扶元安神，开膈祛痰。

【主治】

1.《保婴撮要》：小儿惊退后。

2.《全国中药成药处方集》（杭州方）：小儿禀赋本虚，感风停食，早进凉药，伤其脾胃，以及病后元虚，将成慢惊，抽搐时作，痰鸣气促，神倦露睛，危险之症。

黑附子汤

【来源】《保婴撮要》卷三。

【组成】附子（炒，去皮）三钱　木香　人参各一钱五分　白附子一钱　甘草（炙）五分

【用法】上为散。每服三钱，加生姜五片，水煎服。若手足既温，即止后服。

【主治】慢脾风四肢厥冷。

醒风汤

【来源】《古今医统大全》卷八十八。

【组成】天麻（炮）　防风　人参　白附子（炮）　全蝎（去毒，炒）　僵蚕（去嘴，炒）　天南星　甘草（炙）

【用法】上锉。加生姜三片，冬瓜仁三十粒，同煎，不拘时候服。

【主治】小儿吐泻后胃虚生风，手足搐搦惊悸。

金箔镇心丸

【来源】《周慎斋遗书》卷十。

【组成】人参　茯苓　紫河车　琥珀各一钱　甘草五分　朱砂　珍珠各一钱

【用法】炼蜜为丸，金箔为衣。

【主治】慢惊，惊痫。

乌蝎散

【来源】《医学入门》卷六。

【组成】人参　白术　茯苓　甘草　川乌　全蝎　南星各一分

【用法】加生姜、大枣，水煎服。如再服，即去川乌。

【主治】小儿已传慢惊，外无八候，但吐泻不止者。

加味术附汤

【来源】《医学入门》卷六。

【组成】附子　白术各一两　肉豆蔻一个　木香　甘草各五钱

【用法】每服二钱，加生姜、大枣，水煎服。

【功用】温寒燥湿，行气健脾。

【主治】小儿吐泻后脾虚，变成慢惊，身弓发直，吐乳贪睡，汗多。

硫附丸

【来源】《医学入门》卷六。

【组成】生附子尖二个　蝎梢七个　熟硫黄一钱

【用法】上为末，生姜汁为丸，如绿豆大。每服十丸，米饮送下。

【功用】助胃回阳。

【主治】厥冷，兼治慢脾风，肢冷。

转惊丸

【来源】《医学入门》卷八。

【组成】人参　防风　白附子　僵蚕　全蝎各一钱　南星　天麻各二钱

【主治】小儿脾气虚弱，泄泻瘦怯，冷疳洞泄，及吐泻久病，转成慢惊，身冷瘈疭。

大补汤

【来源】《片玉心书》卷五。

【组成】当归 人参 黄耆 白芍 生地 甘草（炙）白术 白茯苓 川芎

【用法】熟附子一片，浮小麦一撮为引，水煎服。

【主治】

    1.《片玉心书》：慢惊危症，自汗遍身俱有，其冷如冰。

    2.《种痘新书》：痘疹气血两虚者。

观音散

【来源】《幼科发挥》卷二。

【组成】全蝎（去毒，炒）十个 天麻（煨）防风 白芷 黄耆 甘草 白茯苓各二钱五分 人参二钱 扁豆（姜汁炒）一钱五分

【用法】上为末。枣汤调下。

【主治】慢惊风。

调元汤

【来源】《幼科指南》卷上。

【组成】黄耆一钱 人参五分 炙草二分半 白芍五分

【用法】水煎服。

【主治】小儿吐泻大病之后，浑身壮热，欲成慢惊风者。

温脾饮

【来源】《痘疹金镜录》卷一。

【组成】人参 白术 茯苓 厚朴 橘红 甘草 半夏 藿香 天麻 木香 干姜 莲肉

【用法】上加生姜、大枣、陈米百粒，用水同煎服。

【主治】小儿慢脾风。

【加减】言语不出者，加石菖蒲；泻者，加诃子；浑身厥冷，加附子；搐者，加全蝎、蝉蜕。

保安四圣饼

【来源】《赤水玄珠全集》卷二十六。

【组成】人参 白术 茯苓各一两 炙甘草 南星（炮）白附子各五钱 代赭石（煅，醋淬）一两 蛇含石（煅）二钱

【用法】上为末，端阳日粽捣为饼，计重一钱。每服一饼，吐，生姜汤送下；泻，米饮送下；惊，薄荷汤送下；疳，米泔水送下。

【主治】吐、泻、惊、疳；吐泻日久，恐传慢惊。

新安金药

【来源】《慈幼新书》卷七。

【组成】胆星 天麻各一两 天竺黄 山栀仁各四钱 大黄 甘草 朱砂各三钱 雄黄 天花粉 当归 麻黄 硼砂 羌活 川芎 防风各五钱 龙胆草一两二钱 麝香二钱

【用法】上为细末，炼蜜为丸，如芡实大，金箔为衣。僵蚕、贝母、钩藤煎汤送下。

【主治】小儿慢惊，惊时不省人事。

健胃开涎散

【来源】《慈幼新书》卷九。

【别名】健土开涎散（《辨证录》卷九）。

【组成】茯苓三钱 白术 苡仁各二钱 人参 花粉各五分 陈皮 干姜各二分 砂仁一粒。

【主治】小儿气逆痰壅，经脉闭塞，手足厥冷，如慢惊者。

加味和中散

【来源】《寿世保元》卷八。

【组成】人参 白术（去芦）各一钱 白茯苓（去皮用）陈皮各五分 半夏七分 全蝎（炒）五分 天麻七分 细辛三分 薄荷三分 甘草二分

【用法】上锉一剂。加生姜、大枣，水煎服。乳母亦宜服之。

【主治】小儿慢惊风。

加味大醒脾散

【来源】《寿世保元》卷八。

【组成】人参 白术（去芦，炒） 白茯苓（去皮） 橘红 丁香 南星（炮） 全蝎（去毒，炒） 天麻（煨） 白附子（煨） 山药（炒） 木香 石莲肉（去壳） 石菖蒲 肉豆蔻 砂仁 甘草

【主治】小儿慢脾风，内虚，昏迷不醒。

加味四君子汤

【来源】《寿世保元》卷八。

【组成】人参三分 白茯苓三分 苍术三分 炮干姜四分 白术（炒）六分 制附子一分 羌活一分 炙甘草四分

【用法】上锉。加生姜三片，大枣一枚，水煎服。

【主治】慢脾风，涎痰壅滞。

回生锭

【来源】《寿世保元》卷八。

【组成】人参五钱 白术（去芦油）一两 白茯苓（去皮） 怀山药 桔梗各一两 甘草三钱 胆星五钱 赤石脂（煨）五钱 辰砂二钱 乳香二钱五分 礞石（煨金色）三钱 牛黄一钱 麝香一钱

【用法】上为末，捣匀，印作锭子，金箔为衣，阴干。每服三五分，薄荷汤化下。

【主治】小儿慢惊慢脾。

温中补脾汤

【来源】《痘疹活幼至宝》卷终。

【组成】白术（去皮，炒）一钱二分 制半夏七分 蜜炙黄耆 人参各八分 白茯苓 白蔻仁 干姜（炒） 砂仁各五分 官桂 陈皮 白芍（酒炒） 炙甘草各四分

【用法】上加生姜一片，大枣一枚，用水二钟，煎八分，温服；儿小者，分数次服。

【主治】慢脾风。成于吐泻久疟之后，身冷面白，不甚搐搦，口鼻中气寒，大小便清利，昏睡露睛，微微上视，筋脉拘挛者。

【加减】虚寒甚者，加熟附子五分。

琥珀丸

【来源】《先醒斋医学广笔记》卷三。

【组成】琥珀三钱 天竺黄二钱 人参三钱 茯神二钱 粉甘草三钱 朱砂一钱五分 山药一两 胆星二钱 莲肉三钱

【用法】上炼蜜为丸，朱砂为衣。每服一钱，人参、圆眼汤送下。

【主治】慢惊，兼治小儿一切虚证。

【验案】小儿善哭 华虚舟五郎，尪甚善哭，周岁中，每哭即气绝，绝而苏，一饭时许矣；至三岁外，其病日深，哭而绝，绝而苏，甚至经时，初或一月一发，后则频发，有日再发者。投以此药，人参、桂圆汤下数丸，遂愈。

参附汤

【来源】《婴童类萃》卷上。

【组成】大附子 人参各一钱 丁香五粒

【用法】加生姜五片，水煎服。

【主治】元气虚脱，将成慢惊。

定吐饮

【来源】《幼科折衷》卷上。

【组成】半夏 生姜 薄荷 藿香（一方无藿香）

【主治】小儿慢惊，吐不止。

星附六君子汤

【来源】《医门法律》卷五。

【组成】六君子汤加南星 附子

【主治】
1.《医门法律》：痰饮。
2.《医方一盘珠》：慢惊风。

回生丹

【来源】《诚书》卷八。

【组成】天麻 防风 白附子（炮） 雄黄（飞） 辰砂（飞） 人参各三钱 冰片 麝香各五分 僵蚕（炒） 茯苓 木香各四钱 桂七

分　肉豆蔻（制）一钱　半夏曲五钱

【用法】上为末，甘草汁打糊为丸。灯心汤送下。

【主治】急慢惊风。

益黄散

【来源】《诚书》卷八。

【组成】人参（去芦）　白扁豆（去皮，炒）　黄耆各一钱　茯苓一钱半　神曲（炒）二钱　石莲肉（炒）一分　白芷　木香　甘草各五分　藿香叶三叶

【用法】加大枣，水煎服。

【主治】呕逆吐泻，不进饮食，久则羸弱，将成慢惊。

调中汤

【来源】《诚书》卷八。

【组成】人参　白术　茯苓　甘草（炙）　白芷　藿香　石莲子（去心）　天麻（煨）　橘皮　木香　半夏曲　白扁豆（姜汁、炒）各五分

【用法】上加生姜、大枣，水煎服。

【功用】和脾胃，止吐泻，正气温中。

【主治】小儿慢惊。

醒风天麻汤

【来源】《诚书》卷八。

【组成】天麻（煨）　防风　人参　附子（炮）　全蝎（制）　僵蚕（炒）　甘草　南星（制）

【用法】加生姜、冬瓜仁，水煎服。

【主治】体弱，吐泻后脾胃虚。

安儿至宝汤

【来源】《辨证录》卷十四。

【组成】人参五钱　白术五钱　茯苓三钱　巴戟天三钱　附子一钱　麦芽一钱　枳壳三分　槟榔三钱　车前子二钱　白豆蔻三钱　扁豆二钱　萝卜子一钱

【用法】水煎服。

【主治】小儿脾胃虚寒，上吐下泻，眼目上视，死

亡顷刻，其状宛似慢惊风。

【方论】此方全在用参、附之多，所以能夺命于将危，以人参能回阳于既绝，附子能续阴于已亡也；然非群药佐之，则阴阳不能分清浊，而积秽亦不能祛除耳，故用参、术以补气，少少祛除，自能奏功。

续气汤

【来源】《辨证录》卷十四。

【组成】人参一两　白术一两　巴戟天五钱　肉桂一钱　生枣仁三钱　远志二钱　茯苓五钱　干姜三分　附子三分　半夏一钱

【用法】水煎服。一剂安，二剂更安，三剂痊愈。

【功用】补火生土，补土止惊。

【主治】小儿吐泻之后，角弓反张，时而惊悸抽搐。

木香散

【来源】《冯氏锦囊·杂证》卷五。

【组成】木香　甘草（炒黄）　肉果（面裹煨，粗纸打去油）　诃子肉（炒黄）各五钱　苍术（炒黄）　泽泻（炒）　厚朴（姜汁拌炒）　茯苓（焙）　干姜（炒深黄）　车前子（焙）　广皮（炒）　白术（土炒）　木通（焙）各一两　猪苓（炒）二两　肉桂（去皮，不见火）三钱

【用法】上为末。生姜炒、砂仁汤调下。

【主治】久泻脾虚，及变慢脾风候。

乌蝎六君子汤

【来源】《张氏医通》卷十六。

【组成】六君子汤加川乌　蝎尾　神曲

【用法】面糊为丸服。

　　本方方名，据剂型当作"乌蝎六君子丸"。

【主治】小儿慢脾风，内钓。

加味术附汤

【来源】《医部全录》卷四三二引《幼幼近编》。

【组成】人参　白术（炒）　茯苓　甘草（炙）　肉

果（煨） 附子（炮）（一方加木香）

【用法】每服三钱，加生姜、大枣，水煎服。

【主治】小儿慢惊吐泻身凉，或因脏寒洞泄。

加味回阳散

【来源】《医部全录》卷四三二引《幼幼近编》。

【组成】人参 白术 山药 茯苓 甘草 附子 赤石脂（煅） 僵蚕 全蝎

【用法】每服二钱，姜汤调下。

【主治】小儿慢惊面青，四肢逆冷，泄泻不止。

星附散

【来源】《医部全录》卷四三二引《幼幼近编》。

【组成】人参 防风 全蝎 僵蚕 蕲蛇胆 星 白附子 蝉蜕 白茯苓 琥珀 朱砂各一分 麝香 冰片各半厘 牛黄半分

【用法】虾蟆胆汁调药抹口中，用蚌汁灌之。

【主治】小儿慢惊。

加味补中汤

【来源】《幼科直言》卷四。

【组成】人参 白术（炒） 黄耆 当归 肉桂 白芍（炒） 木香 升麻 柴胡 陈皮 甘草

【用法】加煨姜一片，大枣一枚，水煎服。

【主治】小儿虚极，或泻成慢惊，手足厥逆。

一捻金

【来源】《惠直堂方》卷四。

【组成】人参 槟榔各三分 黑丑 白丑各二分 木香一分 生大黄一分

【用法】上为末。蜜水调，每饮一匙，桑白皮汤下。

【主治】马脾风，肺胀喘满，胸高气急，两胁扇动，陷下作坑，鼻窍张扇，咳嗽声哑，痰涎潮塞，身生油斑，状如瘖子。

回生丹

【来源】《惠直堂方》卷四。

【组成】附子（童便制） 人参各五钱 天麻一钱 紫河车二钱 全蝎一钱五分（炒） 山药三钱（炒） 朱砂一钱 珍珠五分 天竺黄 钩藤各二钱五分 琥珀 牛黄各五分 茯苓二钱 金箔十贴

【用法】上为细末。一岁服一分，麻油、老酒下。

【主治】小儿慢脾风。

柴芍六君子汤

【来源】《医宗金鉴》卷五十一。

【组成】人参 白术（土炒） 茯苓 陈皮 半夏（姜制） 甘草（炙） 柴胡 白芍（炒） 钩藤钩

【用法】加生姜、大枣，水煎服。

【主治】慢惊。脾虚肝旺，风痰盛者。

【验案】

1. 眼睑瞤动 《湖南中医学院学报》（1989，4：209）：瞿某，男，8岁。双目上眼睑不自主跳动，时作眨眼状，历时3个月。发作较剧时1分钟达20余次，父母劝阻不能罢，打骂不能止，苦于不能自制。伴见色萎形瘦，纳差，神疲懒动，咳嗽吐痰，舌淡红，苔白微腻，脉虚。证属土虚木贼，肝风内动之候。治当健脾化痰，柔肝止风。予柴芍六君子汤加天麻6克，僵蚕5克。服药2剂，眼睑跳动即现好转，精神稍佳，仍纳差，守原方加鸡内金6克，又4剂。服后精神振，胃纳增，眼睑跳动恢复正常。

2. 慢惊风 《湖南中医学院学报》（1989，4：209）：欧某，女，18个月。阵发性抽搐2月余。始则10日半月1次，最近日发2～3次，多方诊治，疗效不好。惊风发作则手呈鸡爪，目上视，面呈青色，不省人事。须臾自止。症见面色苍白，头发稀疏而直立，纳呆，舌淡，指纹浅红。证属脾虚血少，木失滋荣，肝风内动。方以柴芍六君子汤加僵蚕3克，天麻6克，全蝎2克。服上方2剂惊风止，4剂胃纳增，后去虫药，守原方复进3剂，追访至年底，惊风未再发，神态颇佳。

清心涤痰汤

【来源】《医宗金鉴》卷五十一。

【组成】竹茹 橘红 半夏（姜制） 茯苓 枳实（麸炒） 甘草（生） 麦冬（去心） 枣仁

（炒）　人参　菖蒲　南星　川黄连

【用法】引用生姜，水煎服。

【主治】急惊后脾虚多痰，神虚气弱，慢惊夹热或夹痰，身热心烦，口溢涎。

温中补脾汤

【来源】《医宗金鉴》卷五十一。

【组成】人参　黄耆（蜜炙）　白术（土炒）　干姜　附子（制）　半夏（姜制）　陈皮　茯苓　砂仁　肉桂（去粗皮，研）　白芍（炒焦）　甘草（炙）　丁香

【用法】煨姜为引，水煎服。

【功用】大补脾土，生胃回阳。

【主治】慢脾风。缘吐泻既久，脾气大伤，以致土虚不能生金，金弱不能制木，肝木强盛，惟脾是克，故曰脾风。其证闭目摇头，面唇青暗，额汗昏睡，四肢厥冷，舌短声哑，频呕清水。

醒脾汤

【来源】《医宗金鉴》卷五十一。

【组成】人参　白术（土炒）　茯苓　天麻　半夏（姜制）　橘红　全蝎（去毒）　僵蚕（炒）　甘草（炙）　木香　仓米　胆南星

【用法】生姜为引，水煎服。

【主治】慢惊风，气虚而挟痰者；阴痫之轻者，手足厥冷，偃卧拘急，面色青白，口吐痰沫，声音微小，脉来沉细。

缓肝理脾汤

【来源】《医宗金鉴》卷五十七。

【组成】广桂枝　人参　白茯苓　白芍药（炒）　白术（土炒）　陈皮　山药（炒）　扁豆（炒，研）　甘草（炙）

【用法】煨姜、大枣为引，水煎服。

【主治】慢惊风。

助胃丸

【来源】《医方一盘珠》卷八。

【组成】人参五分　白术（土炒）　白茯苓各一钱　公丁香五分　砂仁三分　广木香（不见火）二分　肉蔻一个（煨）　肉桂五分　藿香一钱　陈皮一钱　淮山药一钱

【用法】上为细末。炼蜜为丸。

【主治】小儿慢惊，脾肾亏虚。

洪氏大红丸

【来源】《医方一盘珠》卷八。

【组成】天麻（姜水炒）　姜虫（姜水炒）　竺黄　白附（姜水炒）　胆星（九套者佳）　全虫（水洗净，去足，焙干）　明雄黄各三钱　白术（土炒）　茯神（去皮者）　志肉（去骨，甘草水炒）　甘草　黄耆（蜜炒）各五钱　好辰砂二钱（为末，水飞过）

【用法】上为细末，炼蜜为丸，金箔为衣，每丸重八分。生姜水送下。

【主治】小儿病后体虚微热，及慢脾等症。

慢惊饮

【来源】《仙拈集》卷三。

【组成】人参一钱　黄耆二钱　白芍八分　甘草五分　生姜一片　葱一寸

【用法】水煎服。

【主治】慢惊风。

慢脾散

【来源】《仙拈集》卷三。

【组成】白术　半夏　白附　全蝎　甘草各五分　人参　南星　茯苓各七分　木香二分　姜一片

【用法】水煎服。

【主治】小儿吐泻不止，作慢脾风，睡困昏沉，默默不食。

逐寒荡惊汤

【来源】《福幼编》。

【组成】胡椒一钱（研）　炮姜一钱　肉桂一钱　丁

香十粒（打）

【用法】上四味，用灶心土三两，煮水澄极清，煎药大半茶杯，频频灌之。一二剂后呕吐渐止，即其验也。再服加味理中地黄汤。

【功用】开寒痰，宽胸膈，止呕吐，荡惊邪，回元气。

【主治】小儿气体本虚或久病不愈，或痘疹后，或误服凉药，泄泻呕吐，转为慢惊，清热败风，愈治愈危者。

【方论】

1.《卫生鸿宝》：凡因风热不退，及吐泻而成者，总属阴虚阳越，必成慢惊，非感寒可比，故不宜发散，治当培元固本，引火归元，先用辛热冲开寒痰，再进温补。用椒、姜者，补土所以敌木也。

2.《成方便读》：夫慢惊一证，无不皆从久虚而来。小儿为稚阳之体，元气未充，虚则生寒，以致生气日索，阴气日甚。斯时也，若仅以区区温补之剂，缓不济事。故以炮姜、肉桂、丁香等破阴回阳，以复下焦之生气；但寒痰之在上膈者，格拒汤药，呕不能下，故以胡椒之大辛大热者，冲开寒痰，而以伏龙肝散逆和中，自不致呕而不纳。药力直行中下，以建大功。

【验案】慢惊 《医学衷中参西录》：族侄荫霖六岁时，曾患此证。饮食下咽，胸膈格拒，须臾吐出。如此数日，昏睡露睛，身渐发热。投以逐寒荡惊汤原方，尽剂未吐。欲接服加味理中地黄汤，其吐又作。恍悟此药取之乡间小药坊，其胡椒必陈。且只用一钱，其力亦小。遂于食料铺中，买胡椒二钱，炮姜、肉桂、丁香，仍按原方，煎服一剂。而寒痰开豁，可以受食。继服加味理中地黄汤，一剂而愈。

加味异功散

【来源】《会约医镜》卷十九。

【组成】人参 白术二钱 茯苓一钱半 甘草（炙）一钱 当归二钱 陈皮（去白）一钱 钩藤钩钱半（此味后入，过煎无力）

【功用】补脾胃。

【主治】小儿慢惊风证。脾胃虚弱，肝木所胜，外虚热而内真寒。

【加减】如不应，加半夏一钱半，炮姜一钱，白蔻

八分，木香四分，或再加附子一钱半。

急救回春散

【来源】《古方汇精》卷四。

【组成】远志 白僵蚕 制附子 天麻 干姜 朱砂各八分 白芥子 制胆星 黑甘草各一钱 冰片一分 西黄五厘

【用法】上为极细末，都拌匀。每服二分，用金银器并党参、白术各一钱，真橘红五分，煎汤送下，三服取效。

【主治】小儿慢惊、慢脾风证。

慢脾散

【来源】《采艾编翼》卷二。

【组成】白术一两 老米一合

【用法】拌山间净色黄土浸一宿，次早去石泥不用，新瓦焙干为末。每服五分，粥或滚水下。

【主治】慢惊。

必消散

【来源】《医学从众录》卷八。

【组成】五木大杨树上木耳菌

【用法】拭净，净瓦上炙焦存性，为细末。每服三钱，砂糖调陈酒送下。即消。

【主治】妇人乳肿，不论内外。

四将军散

【来源】《痘疹选要》。

【组成】大黄 槟榔 葶苈 牵牛

【用法】各味论儿之大小轻重施之。

【主治】痘后马脾风。

自制保赤扶元散

【来源】《喉科心法》卷下。

【组成】人参须一钱五分（另炖冲） 熟枣仁一钱五分 益智仁一钱（煨，盐水炒） 炒白芍一钱五分（酒炒） 真于术一钱五分 白茯苓三钱

【用法】糯稻根须六钱，陈皮一钱为引。

【主治】幼孩腹中水泻不止，完谷不化，脾肾两虚，关闸滑脱，内风欲动，将成慢惊。

人参天麻汤

【来源】《治疹全书》卷下。

【组成】人参 天麻 白术 陈皮 半夏 僵蚕 钩藤 防风 厚朴 全蝎

【用法】先用皂角末取嚏，次以雄黄解毒丸开其喉；如不开者，以艾炷灸颊车各三壮，又以醋调胆矾末，鹅毛蘸探之；或将指甲剪净，令蘸矾末探之，俟开声出，即是生机，内服本方。

【功用】和中保元，平肝补脾。

【主治】疹后服凉药太过，脾气不足，中气虚衰，变成慢惊风。其证牙关紧急，痰涎壅盛，目直上视，手足搐搦，发无休止；及小儿诸病后成慢惊者。

雄黄解毒丸

【来源】《治疹全书》卷下。

【组成】雄黄 玉金各二钱五分 巴豆十四粒（去油） 枯凡二钱五分 皂角一钱 麝香八分

【用法】共为细末，醋打飞罗面糊为丸，芡实大，以针穿孔，如念佛珠，阴干。每服一丸，以线穿好，续于箸上，令小儿仰卧，箸置于口外，将药入于喉中，听其自化，痰出立苏；如化三丸，痰不出者，艾灸颊车各三炷，即以好醋调胆矾末探之。

【主治】小儿疹后服凉药太过，脾气不足，中气虚衰，变成慢惊，牙关紧急，痰涎壅盛，目直上视，手足搐搦，发无休止者；及小儿急惊风，大人中风，喉风等。

附桂地黄汤

【来源】《不知医必要》卷三。

【组成】熟地三钱 白芍（酒炒）一钱五分 附子（制）六分 泽泻（盐水炒） 党参（去芦，米炒）各一钱 肉桂（去皮，另炖）二分

【主治】慢惊，口燥舌焦，阴症似阳者。

加减桂枝汤

【来源】《揣摩有得集》。

【组成】桂枝钱半 白芍一钱（炒） 制草一钱 蔻米五分（研） 扁豆一钱半（炒）

【用法】生姜一片，大枣一枚为引。

【主治】小儿感冒风寒，吐泻慢惊，鼻塞，手稍带凉。

面色白瘦散

【来源】《揣摩有得集》。

【组成】小米锅巴四两 蔻米五钱（研） 砂仁五钱（炒） 莲肉二两（炒） 扁豆一两（炒）

【用法】上为细末，用红糖和成块。每服二钱，每天早、晚开水送下。

【主治】小儿气虚体弱，脾寒之甚，火不生土，脾肺不足，白兼青色，或慢惊。

至圣丹

【来源】《家庭治病新书》。

【组成】全蝎十六只 蝉退 天麻 制白附子 辰砂 僵蚕 制南星各一钱 麝香五分 防风二钱

【用法】上为细末，蜜为丸，金箔为衣。

【主治】小儿吐泻或久痢后，胃虚脾慢，四肢口鼻气冷，沉困不醒者。

慢惊丸

【来源】《天津市固有成方统一配本》。

【组成】人参三钱 白术（麸炒）三钱 橘皮三钱 甘草（炙）一钱 茯苓三钱 山茱萸（酒蒸）二钱 炮姜三钱 肉豆蔻（煨）二钱 防风三钱 天南星（制）二钱 白芍一钱 天麻二钱 当归二钱 肉桂一钱

【用法】山茱萸单放，将人参等13味共轧为细粉，取部分细粉与山茱萸同轧碎，干燥后，轧为细粉，再与其余细粉陆续配轧，和匀，过80～100目细罗，炼蜜为丸，每丸重一钱（含药量约四分五厘）。每服一丸，周岁内酌减，温开水送下，一日二次。

【功用】扶阳祛寒，健脾止泻。

【主治】脾胃阳虚引起的慢脾惊风，面色青黄，昏睡神衰，天吊鼻搐，四肢厥冷。

混元丹

【来源】《北京市中药成方选集》。

【组成】紫河车二十两　竺黄十两　甘草一百两　白梅花三十两　滑石六百两　丹皮二百两　甘松四十两　花粉一百两　莪术（炙）三十两　砂仁三十两　益智仁六十两　人参（去芦）十两　木香十两　黄耆十两　山药二十两　香附（炙）一百两　桔梗十两　茯苓五十两　远志（炙，去心）二十五两

【用法】上为细粉，炼蜜为丸，每丸重一钱，朱砂为衣。每服一丸，一日三次，温开水送下。

【功用】理气健脾，利湿止泻。

【主治】小儿先天不足，脾胃虚弱，慢惊抽搐，久泄不止。

慢惊丸

【来源】《北京市中药成方选集》。

【组成】白术（炒）三钱　人参（去芦）三钱　肉桂（去粗皮）三钱　川附子三钱　枸杞子三钱　泽泻四钱　熟地四钱　丁香一钱　甘草二钱（以上共研为细粉过罗）　麝香五分

【用法】上为细末，混合均匀，炼蜜为丸，重五分，蜡皮封固。每服一丸，周岁以内小儿酌减，温开水送下，一日二次。

【功用】扶阳祛寒，温脾止泄。

【主治】小儿吐泄日久，慢脾惊风，面色青白，昏睡神短，天吊鼻泵，四肢厥冷。

妙效丹

【来源】《全国中药成药处方集》（沈阳方）。

【组成】明雄　蝎尾　煅赭石　杏仁　朱砂各二钱　豆霜五分

【用法】先将砂石之品研细，一丹兑蝎尾、杏仁、豆霜，均以枣肉为小丸。每服二分。

【功用】镇惊止痉，调胃通便。

【主治】慢惊风症，咳嗽喘息，五疳停食，夜啼腹胀，呕吐泻痢，咽喉不利，口流热涎。

【宜忌】脾胃虚弱者忌服。

五十三、小儿惊痫

　　小儿惊痫，临床症见突然高热惊厥，烦躁不安，面红唇赤，痰壅气促，牙关紧急，继而四肢抽搐，神识昏迷，头项强硬，其则角弓反张，涕泪皆无。或时发时止，或持续不止。《诸病源候论》："惊痫者，起于惊怖大啼，精神伤动，气脉不定，因惊而作成痫也。"《小儿卫生总微论方》："小儿惊痫，轻者，但身热面赤，睡眠不安，惊惕上窜，不发搐者，此名惊也；重者，上视身强，手足拳，发搐者，此名痫也。"

　　本病成因多为小儿肌肤薄弱，卫外不固，若冬春之季，寒温不调，气候骤变，感受风寒或风热之邪，邪袭肌表或从口鼻而入，郁而化热，热极而生风；或是元气薄弱，真阴不足，易受暑邪，暑为阳邪，化火最速，传变急骤，内陷厥阴，引动肝风；暑多挟湿，湿蕴热蒸，化为痰浊，蒙蔽心窍，痰动则风生；若感受疫疠之气，则起病急骤，化热化火，逆传心包，火极动风；或因饮食不洁，湿热疫毒蕴结肠腑，内陷心肝，扰乱神明，而致痢下秽臭，高热昏厥，抽风不止。

　　本病治疗，以清热、豁痰、镇惊、熄风为基本法则。热甚者应先清热，痰壅者给予豁痰，惊重者治以镇惊，风盛者急施熄风。施治中，既要顾及熄风镇惊，又不可忽视原发病的治疗，分清主次，治标与治本并举。本病相当于现代医学的小儿惊厥。

风引汤

【来源】《金匮要略》卷上。

【别名】紫石煮散（《备急千金要方》卷十四）、紫石汤（《外台秘要》卷十五引《崔氏方》）、引风汤（《御药院方》卷十一）、紫石散（《普济方》卷一〇〇）、癫痫汤（《普济方》卷三七八）。

【组成】大黄　干姜　龙骨各四两　桂枝三两　甘草　牡蛎各二两　寒水石　滑石　赤石脂　白石脂　紫石英　石膏各六两

【用法】上为粗末，以韦囊盛之。取三指撮，井花水三升，煮三沸，温服一升。

《备急千金要方》：大人顿服，未百日儿服一合，未能者，绵沾著口中，热多者日四五服。

【功用】

1.《金匮要略》：除热瘫痫。

2.《外台秘要》引《崔氏方》：除热镇心。

【主治】《备急千金要方》：大人风引，小儿惊痫瘛疭，日数十发，医所不药者。

【宜忌】《外台秘要》引《崔氏方》：忌海藻、菘菜、生葱。

马齿矾丸

【来源】《备急千金要方》卷五。

【别名】马齿矾石丸（《圣济总录》一七一）。

【组成】马齿矾一斤

【用法】上药烧半日，以枣膏和为丸，如梧桐子大。大人服二丸，一日三次；小儿以意减之。以腹内温为度。

【主治】小儿胎寒噎啼，惊痫腹胀，不嗜食，大便青黄。并大人虚冷内冷，或有实不可吐下。

【方论】《千金方衍义》：皂矾煅赤，最散气血结滞。

丹参赤膏

【来源】《备急千金要方》卷五。

【别名】除热丹参摩膏（《太平圣惠方》卷八十五）。

【组成】丹参　雷丸各二两

【用法】上锉，以苦酒半升，浸二药一宿，以成炼猪肪一斤，煎三上三下，去滓，膏成。以摩心下，

冬、夏可用。

【功用】除热。

【主治】

1.《备急千金要方》：少小心腹热。

2.《太平圣惠方》：小儿惊痫。

龙胆汤

【来源】《备急千金要方》卷五。

【别名】龙胆散（《太平圣惠方》卷八十二）。

【组成】龙胆　钩藤皮　柴胡　黄芩　桔梗　芍药　茯苓（一方作茯神）　甘草各六铢　蜣螂二枚　大黄一两

【用法】上锉。以水一升，煮取五合。服之如后节度。药有虚实，虚药宜足数合水，儿生一日至七日，分一合为三服；儿生八日至十五日，分一合半为三服；儿生十六日至二十日，分二合为三服；儿生二十日至三十日，分三合为三服；儿生三十日至四十日，尽以五合为三服。若日月长大者，以次依此为例，十岁以下小儿皆服之。皆得下即止，勿复服也。

《仁斋直指小儿方论》：为末。每服一钱，北枣煎服；或加防风，麦门冬以导心热，黄芩减半用。

【功用】《医宗金鉴》：清热舒利。

【主治】

1.《备急千金要方》：婴儿出腹，血脉盛实，寒热温壮，四肢惊掣，发热，大吐哯者。若已能进哺，中食实不消，壮热及变蒸不解，中客人鬼气，并诸惊痫。

2.《仁斋直指小儿方论》：胎惊，月内气盛发热。脐风，撮口壮热。

3.《世医得效方》：小儿魃病，下利，寒热去来，毫毛鬖发不悦泽，及妇人有儿，未能行时，复有孕，使儿饮此乳，亦作此病。

4.《医宗金鉴》：噤口，舌上生疮如黍米状，吮乳不得，啼声渐小，因胎热所致者。

【方论】《千金方衍义》：龙胆苦寒，专祛肝旺实热；钩藤、柴胡、黄芩、芍药皆清理二家之匡佐；蜣螂一味，方中罕用，考之《本经》，为小儿惊痫、瘛疭之专药，为药中健卒，得大黄为内应，何惮惮丸不克耶；茯苓、甘草用以留中安辑邦畿，尤不可缺。

镇心丸

【来源】《备急千金要方》卷五。

【组成】银屑十二铢 水银二十铢 牛黄六铢 大黄六分 茯苓三分 茯神 远志 防己 白蔹 雄黄 人参 芍药各二分 防葵 铁精 紫石英 真朱各四分（一方无牛黄）

【用法】先将水银和银屑研如泥，别治诸药，和丸如麻子大。三岁儿每服二丸，随儿大小增之。

【功用】镇心气。

【主治】小心惊痫百病。

五痫煎

【来源】《外台秘要》卷三十五引《广济方》。

【组成】钩藤二分 知母 子芩各四分 甘草（炙） 升麻 沙参各三分 寒水石六分 蚱蝉一枚（去翅，炙） 蛴螬三枚（炙）

【用法】上为末，以好蜜和薄泔，着铜钵于沸汤上调之，搅不停手，如饴糖煎成，稍稍别出少许。一日儿啖之一枚，枣核大，日夜五六，过服不妨。五六日儿啖之三枚，一百日儿啖四枚，二百日儿至三百日儿啖五枚，三岁儿啖七枚，以意量之。

【主治】小儿惊痫，体羸不堪。

除热方

【来源】《外台秘要》卷十五引《深师方》。

【组成】龙骨 大黄 干姜各四两 牡蛎三两（熬） 滑石 赤石脂 白石脂 桂心 甘草（炙）各三两

【用法】上为末，韦囊盛。大人三指撮，以井华水二升，煮三沸，药成，适寒温，大人服一升，未满百日服一合，未能饮者，绵裹箸头纳汤中，著小儿口中以当乳汁；热多者，一日四次。

【主治】大人风及小儿惊痫、瘛疭，日数十发。

【宜忌】忌海藻、菘菜、生葱。

虎睛丸

【来源】《颅囟经》卷上。

【组成】虎睛一只 栀子仁 茯苓各二分 牛黄少许 人参一分 钩藤 大黄各四分 犀角末一分 黄芩一分 蛇蜕七寸（烧灰）

【用法】上为末，炼蜜为丸，如黍米大。随年丸数，轻者一服，重者三服，空心热水送下，奶汁下亦得。

【主治】小儿二十四种惊痫，壮热，手脚抽掣，呕吐，夜啼，眼肿。

【宜忌】乳母忌一切生冷。油腻、毒物。

镇心银屑丸

【来源】《幼幼新书》卷十一引《婴孺方》。

【组成】银屑 黄耆 大黄 鳖甲（炙） 甘草（炙）各四分 细辛 桂心各二分 柴胡 黄芩 人参 芍药各三分 葵子三分 牛黄一分

【用法】上为末，炼蜜为丸，如大豆大。常服。

【主治】痫瘈，虑有余疾。

八味人参浴汤

【来源】《幼幼新书》卷十二引《婴孺方》。

【组成】人参 牡蛎 雷丸各半升 沙参 苦参 玄参 丹参各一升 大黄三升

【用法】水三斗，苇薪煮三沸，停后煮小沸，度一斗许，去滓，先以三指染药汁注儿口二七次，大染手，湿吻、额、腹、背，以后如炊物温之再浴，度尽七升。一日一浴，甚者三浴。

【主治】伤寒、温病惊痫。

【宜忌】无见风，浴时避日及阴。

牛黄酒

【来源】《幼幼新书》卷十二引《婴孺方》。

【组成】牛黄 钟乳（研）各八分 麻黄（去节） 秦艽 人参各六分 桂心七分 龙角 白术 甘草 当归 细辛各五分 杏仁四分 蜀椒三分（汗） 蛴螬九枚（炙）

【用法】上切，入绢袋中，酒五升浸之。随时月数服半合，一日三次。

【主治】少小惊痫经年，小劳辄发。

紫芝丸

【来源】《幼幼新书》卷三十九引《婴孺方》。

【组成】紫芝 胡黄连 当归 羚羊角 赤石脂 人参 马齿（炙）各一分 川椒 杏仁 蚱蝉 乌蛇 雀瓮（并炒） 蜂房 丹参 干姜 芍药 龙骨 细辛 黄连 芎藭各二分 丹砂（熬十上下） 牛黄各五分 东门上鸡头（炙）一枚（一方有蜣螂、桂心各三分）

【用法】上为末，乳汁为丸，如豆大。一岁儿每服二丸，食前服，一日三次。不知，加。

【主治】小儿百病惊痫。

乌蛇丸

【来源】《太平圣惠方》卷八十三。

【别名】乌梢丹（《普济方》卷三六七）。

【组成】乌蛇一两（酒浸，去皮骨，炙令微黄） 天浆子二十枚（去壳） 天麻半两 天南星半两（炮裂） 干蝎一分（微炒） 白附子半两（炮裂） 附子一两（炮裂，去皮脐） 防风半两（去芦头） 半夏半两（汤洗七遍，去滑。以上九味，都以酒浸七日后，取出焙干，捣罗为末） 牛黄 龙脑 麝香 朱砂 雄黄各一分（以上五味，同研如粉）

【用法】上为末，用糯米饭为丸，如黍米大。每服三丸，用薄荷汤送下。

【主治】小儿中风痉，及天钓惊痫，一切诸风。

乌犀丸

【来源】《太平圣惠方》卷八十三。

【组成】乌犀角屑 天南星（炮裂） 白附子（炮裂） 干蝎（微炒） 天麻各一分 白花蛇半两（酒浸，去皮骨，炙令微黄）

【用法】上为末，以无灰酒一小盏，同入银器内，煎令稠；入牛黄（细研）、麝香（细研）、腻粉、龙脑（细研）、水银（用小枣瓤研令星尽）各一分，朱砂半两（细研，水飞过），虎睛一对（酒浸，微炙），都研为末，入前药煎为丸，如麻子大。每服三丸，用竹沥送下，不拘时候。

【主治】小儿中风痉，及惊痫诸风，手足搐搦不定。

蛇黄丸

【来源】《太平圣惠方》卷八十四。

【组成】蛇黄三枚（大者；细研） 麝香半分（细研） 银箔三十片（细研） 郁金三分（为末） 金箔五十片（细研）

【用法】上为末，以粳米饭为丸，如绿豆大。每服三丸，用磨刀水煎一两沸送下。

【主治】小儿惊痫。

牛黄散

【来源】《太平圣惠方》卷八十五。

【组成】牛黄一分（细研） 钩藤一两半 石膏一两半（细研） 甘草一两（炙微赤，锉） 蛇蜕皮半分（炙令黄色） 白蔹一两

【用法】上为散。每服一钱，以水一小盏，煎至五分，去滓，入牛黄一字，不拘时候，量儿大小，加减温服。

【主治】小儿二十四种诸惊痫、眼口牵掣，嚼舌反拗。

牛黄散

【来源】《太平圣惠方》卷八十五。

【组成】牛黄一分（细研） 赤芍药一分 露蜂房一分 黄芩一分 人参一分（去芦头） 葛根一分（锉） 甘草一分（炙微赤，锉） 蚱蝉一分（微炒，去翅足） 芎藭一分 川芒消一分 蜣螂一分（微炙） 桂心一分 当归半两（锉，微炒） 石膏半两 蛇蜕皮五寸（炙黄） 川大黄半两（锉碎，微炒） 杏仁一分（汤浸，去皮尖双仁，麸炒微黄）

【用法】上为散。每服一钱，水一大盏，煎至五分，去滓温服。

【主治】小儿惊痫，发无时候。

牛黄散

【来源】《太平圣惠方》卷八十五。

【组成】牛黄一分　马牙消三分　铁粉三分　龙齿三分

【用法】上为细散。每服半钱，乳食后以熟水调下。

【主治】小儿惊痫，壮热心躁，发歇不定。

龙脑丸

【来源】《太平圣惠方》卷八十五。

【组成】龙脑半分（细研）　朱砂一两（细研，水飞过）　铅霜半两（细研）　铁粉二两（细研）　人参三分（去芦头）　龙齿二两（细研）

【用法】上为末，入研了药，同研令匀，炼蜜为丸，如麻子大。每服五丸，以粥饮送下，不拘时候。

【主治】小儿惊痫烦热，眠卧不安。

白鲜皮散

【来源】《太平圣惠方》卷八十五。

【组成】白鲜皮一两　犀角屑三分　钩藤一两　子芩三分　龙齿一两　蚱蝉半两（去翅足，微炒）

【用法】上为粗散。每服一钱，以水一小盏，加淡竹叶七片，煎至五分，去滓服之。

【主治】小儿惊痫，邪气发即吐涎，迷闷难醒。

至宝丸

【来源】《太平圣惠方》卷八十五。

【组成】金银箔各五十片（细研）　川升麻一两　子芩一两　犀角屑一两　蜣螂三枚（去翅足，微炒）　栀子仁一两　龙齿二两（细研）　铁粉二两（细研）　麦门冬一两半（去心，焙）　川大黄一两（锉碎，微炒）　朱砂一两（细研，水飞过）

【用法】上为末，入研了药，同研令匀，炼蜜为丸，如麻子大。每服五丸，煎竹叶汤研下。

【主治】小儿惊痫，频发不定。

朱砂丸

【来源】《太平圣惠方》卷八十五。

【组成】朱砂一分（细研）　牛黄一分（细研）　干蝎一分（微炒）　腻粉一钱　蚕蛾一分（微炒）　铅霜一分（细研）　麝香半钱（细研）　龙脑半钱（细研）　天浆子二七枚（内有物者；微炒）

【用法】上为末，炼蜜为丸，如黍米大。每服五丸，以薄荷汤化下。

【主治】小儿心肺积热，发惊痫，烦闷吐逆，心神昏迷，痰涎壅滞。

虎睛丸

【来源】《太平圣惠方》卷八十五。

【组成】虎睛一对（微炙，细研）　牛黄半两（细研）　栀子仁半两　白茯苓半两　人参一两（去芦头）　黄芩一两　生犀角屑一分　蛇蜕皮一分（微炙）　钩藤一两　川大黄一两（锉碎，微炒）

【用法】上为末，细研令匀，炼蜜为丸，如梧桐子大。一二岁儿每服一丸；三四岁儿每服二丸，以熟水研破送下，粥饮送下亦可。

【主治】小儿二十四种惊痫，壮热，手足抽掣，呕逆，夜啼，睡卧不安，惊痫。

虎睛丸

【来源】《太平圣惠方》卷八十五。

【组成】虎睛一对（微炙，细研）　牛黄一分（细研）　人参半两（去芦头）　白茯苓一分　川大黄一分（锉碎，微炒）　蛇蜕皮五寸（微炙）

【用法】上为末，炼蜜为丸，如绿豆大。一二岁儿，每服二丸，以乳汁化服；三四岁儿，每服五丸，薄荷汤化服。

【主治】小儿二十四种惊痫，壮热，手足抽掣，呕吐夜啼，睡卧不安。

虎睛丸

【来源】《太平圣惠方》卷八十五。

【组成】虎睛一对（细研）　牛黄一分　麝香一分（细研）　川升麻半两　钩藤半两　甘草半两（炙微赤，锉）　犀角屑半两　天竹黄二分（细研）　栀子仁半两　川大黄一两（锉碎，微炒）　蚱蝉三枚（去翅足，微炒）　蜣螂三枚（去翅足，微炒）　蛇蜕皮五寸（烧灰）

《圣济总录》有桂，无甘草、天竺黄。

【用法】上为末，炼蜜为丸，如绿豆大。三岁儿每服三丸，粥饮研下，量儿大小，以意加减。

【主治】

1.《太平圣惠方》：小儿惊痫邪气，皮肉壮热，呕吐心烦，不得安睡。

2.《圣济总录》：小儿下痢五色。

钩藤散

【来源】《太平圣惠方》卷八十五。

【组成】钩藤半两 犀角屑一分 牛黄一分（研细） 虎睛一对（微炙） 防风一分（去芦头） 栀子仁半两 石膏半两（研细，水飞过） 蚱蝉一枚（微炙） 独活一分 人参一分（去芦头）

【用法】上为细散。每服一钱，水一中盏，煎至五分，去滓，分为二服，如人行二三里进一服。

【主治】小儿四五岁，忽患惊痫。

钩藤散

【来源】《太平圣惠方》卷八十五。

【组成】钩藤三分 白茯苓三分 黄芩三分 川升麻三分 白鲜皮三分 龙齿一两 玄参一两 石膏一两 寒水石二两

【用法】上为粗散。每服一钱，以水一小盏，煎至五分，去滓，加竹沥半合，搅令匀，重煎一两沸，分温二服。

【主治】小儿忽得惊痫，壮热口燥。

钩藤散

【来源】《太平圣惠方》卷八十五。

【组成】钩藤半两 龙齿一两 石膏三分 栀子仁一分 子芩半分 川大黄半两（锉碎，微炒） 麦门冬三分（去心，焙）

【用法】上为粗散。每服一钱，以水一小盏，煎至五分，去滓温服，不拘时候。

【主治】小儿惊痫，仰目嚼舌，精神昏闷。

钩藤煎

【来源】《太平圣惠方》卷八十五。

【组成】钩藤一分 子芩半两 知母半两 寒水石三分 川升麻半两 沙参一两（去芦头） 蚱蝉二枚（去翅足，微炒） 蛒螂二枚（去翅足，炒微黄） 甘草半两（炙微赤，锉）

【用法】上为末，加蜜五两，以慢火煎炼为膏。每以熟水调一杏仁大服。一日三次。

【主治】小儿惊痫，体热羸瘦。

真珠丸

【来源】《太平圣惠方》卷八十五。

【组成】真珠一分（末） 天竹黄一分（细研） 朱砂一分（细研） 代赭半两 雄黄半两（细研） 蛒螂半两（微炒） 麝香半两（细研） 巴豆十粒（用油煎令褐色，与杏仁研） 杏仁半两（汤浸，去皮尖双仁，麸炒微黄）

【用法】上为末，炼蜜为丸，如绿豆大。每服二丸，以生姜汤送下。

【功用】化奶食，坠涎，利大肠。

【主治】小儿食痫。

铅霜丸

【来源】《太平圣惠方》卷八十五。

【组成】铅霜半两（细研） 铁粉一两（细研） 朱砂一两（细研，水飞过） 麝香半分（细研） 马牙消半两 人参三分（去芦头） 羌活一分 芎䓖一分 白茯苓一分 牛黄一分（细研） 干蝎一分（微炒） 龙胆一分（去芦头） 川大黄三分（锉碎，微炒）

【用法】上为末，入研了药同研令匀，炼蜜为丸，如绿豆大。每服五丸，以荆芥、薄荷汤送下，不拘时候。

【主治】小儿惊痫发热，搐搦不定。

蚱蝉煎

【来源】《太平圣惠方》卷八十五。

【组成】蚱蝉三枚（去翅足，微炒） 麻黄一分（去根节） 钩藤一分 柴胡半两（去苗） 白芍药半两 石膏一两 子芩一两 知母半两 龙齿一两 犀角屑半两 沙参半两（去芦头） 甘草半两（炙微赤，锉） 蛇蜕皮五寸（烧灰） 生姜汁 牛黄一分（细研） 蜜一两 生地黄汁五合 杏仁半两（汤浸，去皮尖双仁，研如膏）

【用法】蛇蜕皮以上，并细锉；先以水二大盏，煎至一盏，去滓；入竹沥一小盏，又煎五七沸，纳杏仁、蜜、姜汁、地黄汁，以慢火煎，搅不停手，约十余沸，放冷，于瓷盒中盛，入牛黄搅令匀。每一合，分为三服。

【主治】小儿惊痫，频频发动，经久不愈，肌体瘦弱。

蛇蜕皮散

【来源】《太平圣惠方》卷八十五。

【组成】蛇蜕皮五寸（炙黄） 蚱蝉十枚（去翅足，微炙） 蜣螂三枚（去翅足，微炙） 麻黄半两（去根节） 人参三分（去芦头） 甘草半两（炙微赤，锉） 细辛半两 川大黄一两（锉碎，微炒） 黄耆半两（锉） 当归半两（锉，微炒）

【用法】上为散。每服一钱，以水一小盏，煎至五分，去滓，入牛黄二豆许，搅令匀，温服。

【主治】小儿惊痫，发作不定。

麻黄拭体汤

【来源】《太平圣惠方》卷八十五。

【组成】麻黄三两（去根节） 葛根半两 郁金一两 蛇蜕皮一条 雷丸三两 石膏五两（末）

【用法】上锉细。用水七升，煎取一升，去滓，以软布浸，拭儿身上即效。

【主治】小儿惊痫，连发不醒，体羸反张，不堪服药者。

紫石英散

【来源】《太平圣惠方》卷八十五。

【组成】紫石英一两 寒水石一两 龙骨半两 牡蛎粉半两 滑石一两 赤石脂半两 蓝叶一分 川大黄一两（锉碎，微炒） 石膏一两 白石脂半两 桂心半两 甘草半两（炙微赤，锉）

【用法】上为散。每服一钱，以水一小盏，煎至五分，去滓温服。

【主治】小儿风热惊痫，手足瘈缩，日数发者。

寒水石散

【来源】《太平圣惠方》卷八十五。

【组成】寒水石半两 紫石英半两 石膏半两 龙齿一两 贝齿半两

【用法】上捣碎。以水二大盏，煎至一盏，去滓，量儿大小加减服之。

【主治】小儿惊痫，四肢抽掣，及反张，目睛上视，色青大叫，声不转者。

犀角丸

【来源】《太平圣惠方》卷八十五。

【组成】犀角屑半两 天竹黄半两（细研） 朱砂一两（细研，水飞过） 天麻半两 白附子半两（炮裂） 铅霜半两（细研）

【用法】上为末，入研了药令匀，以软饭为丸，如绿豆大。每服五丸，煎竹叶汤研下。

【主治】小儿惊痫，多涎，体热。

犀角丸

【来源】《太平圣惠方》卷八十五。

【别名】万金犀角丸（《普济方》卷三七八）。

【组成】犀角屑半两 朱砂一分（细研） 天竹黄一分（细研） 麝香半两（细研） 牛黄一分（细研） 天南星半两（炮裂） 干蝎半分（微炒）

【用法】上为末，水浸蒸饼为丸，如绿豆大。每服三丸，以薄荷汤送下，一日三四次。

【主治】小儿惊痫，壮热，心神不定。

犀角煎

【来源】《太平圣惠方》卷八十五。

【组成】犀角屑一两 子芩三分 知母一两 川升麻一两 人参三分（去芦头） 蚱蝉二枚（去翅足，微炒） 蛇蜕皮三寸（微炙） 柴胡半两（去苗） 钩藤三分 甘草半两（炙微赤，锉）

【用法】上为末。用水二盏，入银锅中，以文火煎取六分，去滓，入蜜二合，竹沥一大盏，再煎如汤。每服半钱，以温水调下。

【主治】小儿发惊痫，体瘦烦热。

镇心丸

【来源】《太平圣惠方》卷八十五。

【组成】金箔五十片（细研） 银箔五十片（细研） 水银半两（以小枣肉研令星尽） 牛黄一分（细研） 川大黄三分（锉碎，微炒） 远志一分（去心） 防葵半两 汉防己一分 白蔹一分 铁粉半两（细研） 紫石英半两（细研，水飞） 真珠末半两 雄黄半两（细研） 人参半两（去芦头） 白芍药半两 茯神三分

【用法】上为末，入金银等都研令匀，炼蜜为丸，如绿豆大。每服三丸，以薄荷汤送下，一日三次。

【主治】小儿惊痫。

牛黄丸

【来源】《太平圣惠方》卷八十八。

【组成】牛黄半两（细研） 麝香半两（细研） 光明砂一两（细研，水飞过） 真珠末一分 甘遂一分（煨令微黄） 虎睛仁二枚（细研） 赤芍药一分 赤茯苓三两 杏仁一两（汤浸，去皮尖双仁，麸炒微黄） 巴豆霜一分 牡蛎一分（烧为灰）

【用法】上为末，都研令匀，炼蜜为丸，蓐中儿，如粟米大；三百日儿，如黍米大；一二岁如麻子仁大；三四岁如麻子大；五岁以上，如绿豆大。每服二丸，平旦以粥饮送下。至小食时，不吐利，更服一丸，仍与少许汤饮投之。当下诸恶物为效。

【主治】小儿百病，惊痫，魍魉，三十六种无辜，痞子，疳湿，闪癖，天行，急黄，赤眼。

龙胆散

【来源】《太平圣惠方》卷八十八。

【别名】龙胆汤（《圣济总录》卷一六七）。

【组成】龙胆一分（去芦头） 钩藤一分 柴胡一分（去苗） 黄芩一分 桔梗一分（去芦头） 赤芍药一分 茯神一分 甘草一分（炙微赤，锉） 蜣螂二枚（去翅足，微炒） 川大黄一

两（锉碎，微炒） 人参一分（去芦头）当归一分（锉，微炒）

【用法】上为粗散。每服一钱，以水一小盏，煎至五分，去滓，分为二服，一日三四次。

【主治】小儿百病，变蒸，客忤，惊痫，壮热不解。

延寿丹

【来源】《博济方》卷四。

【组成】辰锦砂 腻粉 铁熁粉 白附子各二两 蛇黄（用醋浸少时，以大火煅过） 大附子（炮）各九两 天南星（生，净洗） 羌活 巴豆（捶碎，用新水浸，逐日换水，七日后以纸裹压去油） 牛膝（酒浸，焙） 蝎梢各三两 生金 生银（各别研）一分 麝香 真牛黄（各另研）一两一分

【用法】上为细末。以蜜和粟米饮搜和为丸，如鸡豆大。每中恶风疼缓及五般痫疾，薄荷酒磨下一丸，老人半丸；小儿惊痫，十岁以上一丸分四服，四岁以下一丸分五服，新生孩儿一丸分七服，并用蜜水磨下；如患缠喉风，壅塞气息不通，将绝者，急化一丸，生姜薄荷酒送下。

【主治】小儿惊痫，及大人卒中恶风，涎潮昏重，口眼喝斜；缠喉风，壅塞气息不通，将绝者。

【宜忌】如中风者，发直，面如桃花色，口眼俱闭，喉中作声，汗出如油及汗出不流，多要下泄或泻血者，并是恶候，更不用服；如口噤眼开者，药下立愈。

辰朱虎睛丸

【来源】《永乐大典》卷九八一引《灵苑方》。

【组成】辰锦朱砂 白茯苓 黄芩 山栀子仁 人参各一两 虎睛一对（用仁） 牛黄 脑 麝 犀角屑各一分 钩藤 大黄（用湿纸裹煨）各四两

【用法】上为细末，炼蜜为丸，如鸡头子大。每服一至二丸，用金银汤送下，人参汤亦得。

【功用】压惊悸，镇心脏。

【主治】小儿惊痫。

太一丸

【来源】《圣济总录》卷十四。

【别名】益智太乙丸（《普济方》卷一〇二）。

【组成】金箔一分（同丹砂研） 真珠一分（研） 丹砂（研）一两半（同金箔研令匀） 玳瑁（镑）二两 阿胶（炙令燥）一两 龙脑（研）半两 雄黄（研） 琥珀（捣研）各一两 麝香（研） 牛黄（研）各半两 安息香二两（酒研，滤去砂，入银石器中，更用蜜二两于重汤内熬成膏）

【用法】上药除安息香外，各细捣研讫，再同研令匀细。候熬安息香膏稀稠得所，即将前药入在膏内，不住以槐枝搅令得所，可丸即丸，如梧桐子大。每服一丸细嚼，人参汤送下；如卒中，用童子小便化下三丸；如中风，用酒化下五丸；小儿风痰及惊痫，以薄荷汤化下半丸。

【功用】化痰益智。

【主治】风惊邪，及一切风，舌强语涩，昏迷恍惚。

竹沥饮

【来源】《圣济总录》卷一三九。

【别名】竹沥汤（《医部全录》卷四二一）、竹沥水（《全国中药成药处方集》天津方）。

【组成】竹沥三升

【用法】上药先温暖，分作五六服。发口灌之。

【功用】《全国中药成药处方集》（天津方）：清肺热，化痰。

【主治】

　　1.《圣济总录》：伤折不能慎避，令人中风，发痉口噤，若已觉中风颈项强直，身中拘急者。

　　2.《小儿卫生总微论方》：小儿惊热如火，温壮。

　　3.《松峰说疫》：瘟疫烦躁。

　　4.《全国中药成药处方集》（天津方）：痰热咳嗽，湿热头眩。

【宜忌】《全国中药成药处方集》（天津方）：虚寒性咳嗽忌服。

丹砂丸

【来源】《圣济总录》卷一六九。

【组成】丹砂 粉霜 腻粉各一分 生龙脑一钱

【用法】上为极细末，以软粳米饭为丸，如绿豆大。一岁一丸，甘草汤送下。

【主治】小儿惊热，多涎身热，痰疟，久痢吐乳，或午后发热，惊痫等疾。

二砂散

【来源】《圣济总录》卷一七一。

【组成】夜明砂（研）一钱 丹砂（研）一钱 蝎梢（炒）七枚 轻粉（研）半钱

【用法】上为散。每服半钱，童便并酒各少许调下。

【主治】小儿惊痫。

人参丸

【来源】《圣济总录》卷一七一。

【组成】人参 牛黄 细辛（去苗叶）各半两 蚱蝉（去翅足，炙）七枚 大黄（湿纸裹煨，锉）一两 芍药 当归（切，焙）各半两 蛇蜕（炙）三寸 甘草（炙，锉）三分 栝楼根 防风（去叉）各半两 巴豆（去皮心膜，别研如膏）三十粒 麝香（研）半两

【用法】上药除巴豆、牛黄、麝香外，捣罗为末，研匀，炼蜜为丸，如麻子大。初生至百日儿，每服二丸；一岁至五岁儿，每服三五丸，并用薄荷汤化下。若儿惊惕及客忤，温壮发热，腹满，增丸数服之。以快利为度。

【主治】小儿诸般痫，惊惕瘛疭，及中客忤。

人参汤

【来源】《圣济总录》卷一七一。

【组成】人参一两 木通（锉） 黄芩（去黑心） 升麻各半两 龙齿（研）三分 犀角（镑，炒） 赤茯苓（去黑皮，锉） 铁粉（研）各半两 蜣螂（去足，炙）十枚 钩藤半两 蚱蝉（去翅足，炙）二七枚

第一章 常见病证

【用法】上为粗末。三四岁儿，每服一钱匕，水一小盏，煎至五分，加竹沥少许，更煎三两沸，去滓，分为三服，一日三次。

【主治】小儿邪热，惊痫口噤。

万病丸

【来源】《圣济总录》卷一七一。

【组成】雄黄（研） 丹砂（研） 麝香（研） 龙脑（研） 芦荟（研） 木香 槟榔（锉）各一分 牛黄（研）半两 胡黄连一分 青黛（研）半两 巴豆（去皮心膜，研出油尽） 桂（去粗皮） 人参各一分

【用法】上为末，炼蜜为丸，如小豆大。每服一丸至二丸，温水送下。

【主治】小儿惊痫，乳癖。

牛黄散

【来源】《圣济总录》卷一七一。

【组成】牛黄（研）一分 人参半两 大黄（锉，炒） 当归（切，焙） 芍药 甘草（炙，锉）各一两

【用法】上为散。每服一钱匕，以水七分，煎取三分，去滓温服。量儿大小加减。微利为度。

【主治】小儿惊痫，腹中乳癖。

乌蛇牛黄散

【来源】《圣济总录》卷一七一。

【组成】乌蛇（项下七寸，酒浸一宿，去皮骨，炙）一钱 青黛（研）二钱 蝎梢（炒）十枚 牛黄（研）半钱 麝香（研）一字 蓬砂（研） 龙脑（研） 水银沙子各半钱 乌蛇尾（酒浸一宿，去皮骨，炙）一钱 金箔 银箔（并研）各十片 蛇黄（煅，醋淬三遍） 墨（烧） 天南星（用生姜同捣作饼子，焙干） 半夏（用生姜同捣作饼子，焙干）各一钱

【用法】上为散。每服半钱匕，金银薄荷汤调下。

【主治】小儿惊痫，风痫，手足瘈疭，口眼相引。

丹砂牛黄丸

【来源】《圣济总录》卷一七一。

【组成】丹砂（研） 雄黄（研）各半两 牛黄（研） 干蝎（炒） 龙脑（研） 轻粉 水银（沙子） 硇砂（研过，水飞）各一分

【用法】上为末，枣肉为丸，如粟米大。每服三丸至五丸，薄荷汤送下。

【主治】小儿惊痫。

归魂丸

【来源】《圣济总录》卷一七一。

【组成】使君子两枚（以面裹，于慢火中煨，候面黄为度，去面不用） 水银（结砂子） 香墨 芦荟 熊胆（研） 腊茶（研） 乳香（研） 龙脑（研）各一钱 蝎梢三七枚（炒） 天竺黄（研） 青黛（研） 丹砂（研）各半钱 轻粉二钱 寒食面一钱半

【用法】上为细末，滴水为丸，如绿豆大。每服一丸，薄荷蜜水化下；如小儿稍觉惊着，化半丸与吃。

【主治】小儿惊痫搐搦，涎潮昏塞。

芍药丸

【来源】《圣济总录》卷一七一。

【组成】芍药 铁粉（研）各三分 蚱蝉（去翅足，炙）四枚 当归（切，焙）三分 大黄（锉，炒）一两 石膏（碎）三分 桂（去粗皮）半两 人参一两一分银屑（研） 芎藭 龙骨（研） 细辛（去苗叶） 黄芩（去黑心）各半两 牛黄（研）一分

【用法】上为末，炼蜜为丸，如麻子大。每服三丸，米饮送下，一日三次。

【功用】
　　1.《圣济总录》：常服除热痰。
　　2.《普济方》：止惊，常服除热痰。

【主治】小儿诸痫及惊。

安神散

【来源】《圣济总录》卷一七一。

【组成】蝎梢（炒）一钱半　蜈蚣（赤脚全者）一条　轻粉一字　乌头尖（生用）七个　天南星（用生姜同捣作饼子，焙干称）半钱　麝香　龙脑（研）各一字

【用法】上为散。每服一字匕，金银薄荷汤调下。

【主治】小儿惊痫，手足瘈疭，头项强硬，状如角弓。

青金煎

【来源】《圣济总录》卷一七一。

【组成】天南星（牛胆内渍者）半两　马牙消（研）　天竺黄（研）各一分　青黛（研）一两　龙齿（研）　蝉蜕（去土，为末）各半两　铅白霜（研）　硼砂（研）各一分　甘草（生，末）三分　麝香（研）一钱　龙脑（研）　牛黄（研）各半钱

【用法】上为细末，炼蜜和为膏，瓷盒内收。每服一小鸡头子大，薄荷水化下。

【主治】小儿惊痫积热，痰涎咳嗽。

钩藤子芩汤

【来源】《圣济总录》卷一七一。

【组成】钩藤　黄芩　沙参各三分　知母（焙）　升麻　犀角（镑）各一两　蚱蝉二枚（炙，去翅头足）　蛇蜕皮三寸（炙）　柴胡（去苗）　甘草（炙，锉）　白术各半两

【用法】上为粗末。以水二升，煎取六合，去滓，入蜜二合，竹沥三合，再炼如饧，每服一钱匕，微微与服。

【主治】小儿惊痫体虚者。

褊银丸

【来源】《圣济总录》卷一七一。

【组成】天南星（炮）半钱　青黛（研）一钱　蝎梢（炒）四十枚　粉霜（研）　水银　滑石各一钱　半夏七枚（用生姜汁煮）　龙脑（研）　麝香（研）各半字　腻粉（研）半钱

【用法】上为末，用水浸炊饼为丸，如梧桐子大，捏作饼子。每服一至二饼，薄荷汤化下。

【主治】小儿惊痫，涎盛，搐搦不定。

镇心丸

【来源】《圣济总录》卷一七一。

【组成】银箔（研）一百片　蛜䗱三枚（去头足，炙）　大黄（锉，炒）　丹砂（研）各一两半　升麻　黄芩（去黑心）　犀角（屑）　山栀子仁　龙齿　麦门冬（去心，焙）　铁粉各一两

【用法】上为末，炼蜜为丸，如梧桐子大。每服一丸，三至五岁，每服二丸至三丸，七至十岁，每服五丸，大人每服十五，儿童乳后新汲水研灌之，大人食后温浆水送下。

【主治】小儿惊痫。

断痫丸

【来源】《圣济总录》卷一七二。

【别名】断痫丹［《婴童宝鉴》引汤氏方（见《袖珍方》卷四）］。

【组成】蛇蜕（微炙）三寸　蝉蜕（去土，炒）四枚　黄耆（锉）　细辛（去苗叶）　钩藤钩子　甘草（炙，锉）各半两　牛黄（研）半钱

【用法】上为末，再同和匀，煮面糊为丸，如小豆大。百晬内小儿服三二丸，二三岁儿十丸至十五丸，人参汤送下，不拘时候。

【主治】小儿胎风久为惊痫，时发时愈。

葛根汤

【来源】《圣济总录》卷一七二。

【组成】葛根（锉，微炒）　麻黄（去节）　羌活（去芦头）　甘草（炙，锉）　枳壳（去瓤，麸炒）各半两　杏仁（汤浸，去皮尖双仁，炒）一分　升麻　黄芩（去黑心）　大黄（锉，炒）各一两　柴胡（去苗）　芍药各三分　钩藤一分　蛇蜕（微炙）三寸　蚱蝉二枚（去翅，微炒）　石膏（碎）一两半

【用法】上为粗末。每服一钱匕，以水半盏，煎至三分，入竹沥少许，更煎一两沸，去滓，分三次温服。

【主治】小儿初生，至百晬前后，惊痫连发不醒，

及胎中感风，体冷面青，筋急反张。

当归丸

【来源】《圣济总录》卷一七七。

【组成】当归（切，焙）半两 蜀椒（去目及闭口者，炒出汗）一分 附子一个（炮裂，去皮脐） 杏仁十二个（汤浸，去皮尖双仁，麸炒） 狼毒（锉，炒）半分 巴豆二十个（去皮心，研烂，出油尽） 豉（微炒） 细辛（去苗叶）各一分

【用法】上为末，炼蜜和杵，以瓷器盛之，每用旋丸。未满百日儿，服如麻子大一丸，温水送下，一二岁儿二丸，早晨只一服。以利为度。

【主治】小儿胎寒，躽啼惊痫，虚胀不嗜食，大便青或夹脓；并治诸痫证。

野狐肉方

【来源】《圣济总录》卷一八八。

【组成】野狐肉一斤（及五脏料，治如食法）

【用法】上一味，于豉汁中作羹，调以五味。食之。或作粥、臛、炙、蒸并得，或以羊骨或鲫鱼汁替豉汁亦得，然不如用豉汁，病人吐出清涎为效。

【主治】惊痫、风痫，神情恍惚，言语错谬，歌笑无度，兼五脏积冷，蛊毒寒热。

蛇黄丸

【来源】《小儿药证直诀》卷下。

【组成】蛇黄（真者）三个（火煅，醋淬） 郁金七分（一处为末） 麝香一字

【用法】上为末，饭为丸，如梧桐子大。每服一二丸，煎金银磨刀水化下。

【主治】惊痫。

镇心丸

【来源】《小儿药证直诀》卷下。

【组成】朱砂 龙齿 牛黄各一钱 铁粉 琥珀 人参 茯苓 防风各二钱 全蝎七个（焙）

【用法】上为末，炼蜜为丸，如梧桐子大。每服一丸，薄荷汤送下。

【功用】《普济方》：化痰镇心。

【主治】小儿心热惊痫。

万病太乙归魂散

【来源】《幼幼新书》卷十引《吉氏家传》。

【组成】五灵脂（生） 木鳖肉 粉霜 朱砂各一分 腻粉一钱 巴豆二十五个（生） 川乌（取心）一小块如枣大

【用法】上为细末。每服一字，蛤粉冷水调下。

【主治】惊，久积，惊痫诸疾。

太一归魂散

【来源】《幼幼新书》卷十引《吉氏家传》。

【组成】五灵脂（生） 木鳖肉 粉霜 朱砂各一分 腻粉一钱 巴豆二十五个（生） 川乌（取心）一小块如枣大。

【用法】上为细末。每服一字，蛤粉冷水调下。

【主治】久积，惊痫诸疾。

薏苡仁散

【来源】《幼幼新书》卷九引《刘氏家传》。

【组成】薏苡仁 桑寄生 白僵蚕 蝎梢 人参各一钱 龙脑 麝香各少许

【用法】上为末。每服一字，煎荆芥汤调下。

【主治】小儿惊痫。

安神汤

【来源】《幼幼新书》卷十二引张涣方。

【别名】安神散（《御药院方》卷十一）。

【组成】白茯苓二两 甘草 犀角各一分 人参 远志 菖蒲 白鲜皮各一两 石膏半两

【用法】上为末。每服一钱，水小盏，入麦门冬，煎五分，去滓温服。

【功用】《御药院方》：截痫，安心神。

【主治】惊痫。

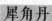

犀角丹

【来源】《幼幼新书》卷十二引张涣方。

【组成】犀角屑　天南星（微炒）各一两　干蝎半两（上为细末。次用）　朱砂半两（细研，水飞）　牛黄一分（研）　麝香一钱（研）

【用法】上拌匀，水浸蒸饼为丸，如黍米大。每服十五丸，煎人参汤送下。

【主治】小儿惊痫闷乱。

蝉壳散

【来源】《幼幼新书》卷十二引张涣方。

【组成】蝉壳　人参（去芦头）各半两　黄芩　茯神　川升麻各一分（共为细末）　牛黄一分（研）　天竺黄（研）　牡蛎（研）各一钱

【用法】上同研匀。每服半钱，荆芥、薄荷汤调下。

【主治】诸痫挟热。

镇心膏

【来源】《幼幼新书》卷十二引张涣方。

【组成】远志一两（去心）　汉防己　人参（去芦头）　川大黄（微炮）　茯神各半两（上为细末，次用）　好朱砂一两（细研，水飞）　龙脑一钱（细研）　水磨雄黄一分　金箔三十片　银箔二十片

【用法】上为细末，炼蜜成膏。每服一皂子大，乳后薄荷汤送下。

【主治】小儿惊痫，及痫发挟热者。

夺命丹

【来源】《幼幼新书》卷九引易忠信方。

【组成】乳香（研）　琥珀（研）　天南星　防风　白僵蚕（洗，炒）　麝香肉（别研）　茯神各一分　酸枣仁（去皮，炒）　远志（去心）各一两　芸苔子（炒）半钱　蝉壳（洗净）四钱　全蝎（炒）半两　天麻（酒浸）八钱　白附子三钱　天浆子二十一个　蜈蚣二条（炙）　木鳖子肉二钱（研）

【用法】上为细末，水煮面糊为丸，如梧桐子大。每服量大小加减一二丸，金银薄荷汤磨化下。

【主治】小儿急慢惊痫，手足掣搐、拘挛，上视，昏睡不省，角弓偏喎，不时语涩，行步不能，一切风证。

【加减】如急惊盛，加龙脑少许同磨；如慢惊，即加附子少许同磨化下。

蚰蜒丸

【来源】《幼幼新书》卷十二引《赵氏家传》。

【组成】全蝎（微炒）　白僵蚕　雄黄（研）　白附子（炮）　天麻（锉碎）　朱砂　麝香（各细研）　天南星（湿纸裹，炮）　半夏（汤浸五七次，去黑脐，生姜三分，取汁煮令尽，焙干）各一分　乌梢蛇（尾穿一百足钱者佳，于项后粗处取）七寸（酒浸七日，去皮骨，慢火炙黄）

【用法】上为细末，生姜汁煮糊为丸，如黍米大。三岁以下每服七丸，五岁以下十丸，五岁以上十五丸，荆芥汤送下，不拘时候；大人丸如绿豆大，每服二十丸，荆芥汤茶送下。如急用，即以二十丸研碎，荆芥、生姜浓煎汤化下。

【主治】小儿因吐泻后虚风，眼涩多睡，潮搐惊痫；及丈夫、妇人一切虚风，头旋眼黑，恶心吐逆，筋脉紧缓，手足麻木，身体疼痛，精神不爽。

鸡舌香丸

【来源】《幼幼新书》卷十二引《养生必用》。

【别名】鸡舌香煎（《鸡峰普济方》卷二十）。

【组成】鸡舌香（用母丁香）　墨（略烧）　麝香　牛黄（并别研）　犀角（末）　铁铧粉各一分半　枣五枚（烧存性）　荆三棱（末）一钱　乌梅肉（焙干）一分　巴豆（大者）十五枚（去皮心膜，浆水煮三五十沸，再入麸炒，令赤色，别研）

【用法】上为末，煮面糊为丸，如黄米大。每服三五丸，渐加至七丸至十丸，食后煎人参汤送下。

【主治】忧恚、逆冲、痞结等气，胸管窒塞、噎闷，脏腑积聚，欲作癥瘕；酒食毒，痰癖，呕逆，有妨食饮。及小儿惊痫，客忤，泄利。

太一丹

【来源】《幼幼新书》卷三十九引《养生必用》。

【别名】太乙丹（《小儿卫生总微论方》卷五）。

【组成】丙丁膏 曲一两 朱砂 雄黄少许 琥珀 甘草末各二钱

【用法】炼蜜为丸，如鸡头大服。

《太平惠民和济局方》：每服一丸，温水化下，不拘时候。

【主治】

1.《太平惠民和济局方》：小儿诸风惊痫，潮发搐搦，口眼相引，项背强直，精神昏困，痰涎不利，及一切虚风。

2.《幼幼新书》引《孔氏家传》：小儿百病。

蚱蝉汤

【来源】《幼幼新书》（拾遗）。

【组成】蚱蝉三个（净炙） 石膏 柴胡各八分 子芩 升麻 知母 栀子仁各六分 龙齿 蛇蜕（炙）各四分 麻黄（去节） 甘草（炙）各二分 生葛二分 大黄十分 钩藤皮一分半

【用法】上药加水三升半，竹沥一升二合，煎服。

【主治】小儿壮热惊痫。

蛇黄丸

【来源】《婴童百问》卷二引《养生必用》。

【组成】蛇黄一枚（火煅，醋淬） 青礞石 辰砂 雄黄各二钱 铁铧粉四钱（研极细）

【用法】上为末，化蒸饼为丸，如麻子大。用金银剪刀股汤，五岁以上吞下，幼儿化下。

【主治】小儿惊痫，有热者。

寸金散

【来源】《鸡峰普济方》卷二十四。

【组成】蝉壳 紫河车 白术 芎藭各等分

【用法】上为细末。每服半钱，米饮调下。

【主治】小儿未满百日，惊痫，胎风抽搐。

镇心丹

【来源】《小儿卫生总微论方》卷三引胡御带方。

【组成】铁粉一分 蛇黄一两（煅，醋淬七次） 代赭石半两（煅，醋淬十次） 马屁勃半两 麝香一分（别研）

【用法】上为细末，炼蜜为丸，如小豆大。每服一粒，食后磨剪刀环水化下。

【主治】小儿风热惊热，眠睡不安及惊痫发搐。

牛黄散

【来源】《小儿卫生总微论方》卷五。

【别名】清心散（《普济方》卷三七四引《仁存方》）。

【组成】牛黄半两（细研） 朱砂一分（研，水飞） 麝香一分（别研） 蝎梢一分（末） 天竺黄一分（研） 钩藤一枚（末）

【用法】上同拌，研匀。每用一字，新汲水调下，不拘时候。

【功用】清心凉膈，截惊痫。

【主治】

1.《小儿卫生总微论方》：惊痫欲发、已发者。

2.《普济方》：天钓。

双剑金

【来源】《小儿卫生总微论方》卷五。

【组成】赤足蜈蚣一条 紫色大螳螂一个

【用法】上晒至干，以利刀当脊分切作两畔，各逐左右，别研为细末，不得交错，各用贴子盛之，于贴子上号记左右。遇其病人，每用一字许，鼻内任搐之。左治左，右治右。俱搐者，任右则右住，任左则左住，左右任皆住。

【主治】惊痫偏搐。

金银丹

【来源】《小儿卫生总微论方》卷五。

【组成】羌活（去芦） 人参（去芦） 茯苓 川芎 山药 南星 蛇黄（火煅，醋淬七次，别研）各一两 蜈蚣三分（炙） 脑子一钱 乳香

一分　全蝎一分　雄黄（水飞）一分　蝉壳（去土）　僵蚕（炒，去丝嘴）　铁粉各半两　麝香一钱　朱砂半两（为衣）

【用法】上为细末，面糊为丸，作二三等丸子。随大小量丸数服，不拘时候。

【功用】安神定志，解烦热，化痰涎。

【主治】惊痫发搐。

镇惊丸

【来源】《小儿卫生总微论方》卷五。

【组成】茯神（去皮及心内木）　人参（去芦）　防葵　铁粉（研）　朱砂（研，水飞）各半两　雄黄（研，水飞）　犀角屑　龙齿（别研）　大黄（蒸）各一分　牛黄（研）　龙脑（研）各一分　金银箔各三十片

【用法】上为细末，炼蜜为丸，如小芡实大。每服半丸或一丸，薄荷汤化服，不拘时候。

【主治】惊痫发搐，中焦壅热痰盛。

蟾酥丹

【来源】《小儿卫生总微论方》卷五。

【组成】蟾酥一分　珍珠末一分　甘遂一分（慢火煨黄）　牡蛎粉一分　犀角末一分　巴豆七个（去皮心，出油尽）　杏仁一分（麸炒，去皮尖，细研）　麝香一分（研）

【用法】上研，细糯米饭为丸，如黍米大。乳食前服三丸，煎荆芥汤放温送下。

【主治】食痫毒盛，汤药不下。

人参茯神汤

【来源】《小儿卫生总微论方》卷六。

【组成】羚羊角屑　人参（去芦）　茯神（锉，去心木）各一两　天门冬（去心）　白鲜皮各半两　天竺黄　甘草各一分

【用法】上为末。每服一钱，水一盏，加生姜二片，薄荷三叶，同煎至半盏，去滓温服，不拘时候。

【主治】诸痫发搐，精神昏愦。

青金定命丹

【来源】《小儿卫生总微论方》卷六。

【组成】水银（研膏）　辰砂（水飞）　全蝎（小者）　天南星（生）　犀角屑各八分　天麻　白附子（烧存性）　白僵蚕（去丝嘴，直者）各一两　青黛半两　麝香二钱

【用法】上为细末，先煮熟枣肉，与水银研膏，至无星为度，然后和药末，如硬，更入枣肉，候得所，即为丸，如鸡头子大。每服一丸，薄荷温汤送下，不拘时候。

【主治】诸惊痫，抽掣，瘛疭。

神授至圣保命丹

【来源】《小儿卫生总微论方》卷六。

【别名】至圣保命丹（《仁斋直指小儿方论》卷二）、保命丸（《婴童百问》卷三）、神效保命丸（《中国医学大辞典》）。

【组成】全蝎十四个（青色者）　朱砂（水飞）二钱（好者）　麝香半钱　防风（去芦并叉枝）一钱　金箔十片（研）　天麻二钱　白僵蚕（去丝嘴，直者）一钱　白附子二钱（好者）　天南星一钱　蝉壳（去土泥）二钱

【用法】上为细末，粳米饭为丸，如樱桃大，以朱砂为衣。每服初生儿半丸，周晬儿一丸，三五岁有急候者二丸，五七岁至十岁常服只一丸，乳汁或薄荷水化下。

【功用】镇心神，退惊痫，安魂定魄，祛风逐邪，化涎消痰。

【主治】一切惊痫、风痉、中风，并胎惊内吊，腹肚坚硬，夜啼发热，急慢惊风，恶候困重，上视搐掣，角弓反张，倒仆不省，昏愦闷乱。

绛朱丹

【来源】《小儿卫生总微论方》卷六。

【组成】南星二两（炮）　半夏三两（汤洗七次去滑）　白矾（枯）一两半　滑石二两（火煅通赤）　铅霜半两（研）

【用法】上为末，糊为丸，如麻子大，朱砂为衣。每服十丸，乳食前以生姜汤送下。

【主治】惊痫涎痰，咳嗽喘满。

分肢散

【来源】《宣明论方》卷十四。

【组成】巴豆半两（不出油） 川大黄一两 朴消半两

【用法】大黄为末，后入巴豆霜、朴消，一处细研，用油贴起。每服半钱，热茶下，吐下顽涎立愈。如小儿胸喉惊钓等，先服龙脑地黄膏一服，次服此药一字，茶送下；上吐下泻，以吐利得快为效。大人半钱，小儿一字。看虚实加减，只是一两服见效，不宜频服。如吐泻不定，以葱白汤立止。

【主治】小儿卒风，大人口眼㖞斜，风涎裹心，惊痫天吊，走马喉闭，急惊，一切风热。

四圣散

【来源】《杨氏家藏方》卷二。

【组成】白矾 川甜消 盆消 寒水石各等分

【用法】上件入坩锅子内，揭口，用炭火煅令烟尽，取出候冷，为细末。每服一钱，食后新汲水调下，一日三次。

【主治】心经蕴蓄，惊热成痫，潮作热盛，膈实涎多，大便秘涩，及寻常上焦壅盛，膈热痰多。

惺神散

【来源】《杨氏家藏方》卷二。

【组成】雄鸱枭一枚

【用法】上以瓦罐盛，黄泥固济，用炭火煅红为度，取出研细。分四服，入麝香少许，温酒送下，不拘时候。如不饮酒，以熟水调下亦得。十岁以上可作六服。

【主治】惊痫潮作，仆地无知觉，口吐涎沫。

牛黄保胜丸

【来源】《永乐大典》卷九七六引《卫生家宝》。

【组成】天麻一两（明亮者） 白附子一两（米泔浸一宿） 丁香一分 南木香半两 牛黄半两 黄

耆一两 地榆半两（洗净） 麝香一两 犀角末一分 大附子一两（生姜半两，不蛀枣子二个，水一大碗，用慢火煎附子，水尽去皮，切）

【用法】上为末，炼蜜为丸，如梧桐子大。每服一丸，用薄荷汤化下。身热急惊不可服。

【主治】小儿惊痫众疾。

牛黄膏

【来源】《普济方》卷三七四引《卫生家宝》。

【组成】郁金一钱 天南星一钱 粉霜一钱 巴豆七粒（连壳）

【用法】上为末，面糊为丸，如芥子大。周岁每服四丸，薄荷汤送下，一日二次，食后、临卧时服。

凡小儿惊涎未可与巴豆、粉霜等药，恐虚劫脾，转不好治。涎积不退，却进此药。

【功用】镇惊化涎。

乌犀膏

【来源】《魏氏家藏方》卷十。

【组成】川乌头 天南星各三个（各极大者，并烧存性，内如皂子白星为度） 玄参末 薄荷末各五钱

【用法】上为细末，炼蜜为丸，如鸡头子大。每服一丸，小儿半丸，薄荷汤送下；筋力缓急，乳香、葱白汤送下。

本方方名，按剂型当作"乌犀丸"。

【主治】小儿伤风寒邪，诸痫惊风，手足瘈疭，渐成慢惊风，痰涎壅滞，眼目上视，冒冷，浑身壮热。

三痫丹

【来源】《东医宝鉴·杂病篇》卷十一引钱乙方。

【别名】全蝎五痫丸（《仁斋直指小儿方论》卷二）、五痫丹（《医部全录》卷四三二）。

【组成】蜈蚣一条 牛胆南星二钱 全蝎 防风 白附子 远志 芦荟 延胡索 辰砂各一钱 麝香一字 金银箔各三片

【用法】上为末，糊为丸，如梧桐子大，金箔为衣。每服一丸，以薄荷汤化下。

《仁斋直指小儿方论》：每服一丸，菖蒲、紫苏煎汤调下。

【主治】急惊为痫。

全蝎散

【来源】《仁斋直指小儿方论》卷一。

【组成】全蝎一个（焙）　琥珀　朱砂各少许

【用法】上为末。每服一字，麦门冬煎汤调下。

【主治】诸惊胎痫。

七宝镇心丸

【来源】《仁斋直指小儿方论》卷二。

【组成】远志肉（姜制，焙）　雄黄　铁粉　琥珀各二钱　朱砂一钱　金银箔二十片　麝少许

【用法】上为末，枣肉为丸，如梧桐子大。每服一丸，去心麦门冬煎汤送下。

【主治】小儿惊痫心热。

比金丸

【来源】《仁斋直指小儿方论》卷二。

【组成】人参　琥珀　白茯苓　远志肉（姜制，焙）　朱砂　天麻　石菖蒲（细节者）　川芎　南星（姜汁浸）各二钱　麝一字　青黛一钱

【用法】上为末，炼蜜为丸，如梧桐子大。每服一丸，金银煎汤泡薄荷调下。

本方原名比金膏，与剂型不符，据《婴童百问》改。

【主治】小儿惊痫。

虎睛丸

【来源】《仁斋直指小儿方论》卷二。

【组成】虎睛（细研）　远志（姜制，焙）　犀角　大黄（湿纸煨）　石菖蒲　麦门冬各一分　蜕螂（去足翅，炒）三枚

【用法】上为末，粟米糊为丸，如梧桐子大。每服一丸，竹叶煎汤调下；或金银煎汤调下。

【主治】小儿惊痫，邪气入心。

清神散

【来源】《仁斋直指小儿方论》卷二。

【组成】犀角　远志肉（姜制，焙）　白鲜皮　石菖蒲　半夏（制）各一分　茯神半两　大黄（焙）　人参　甘草（炒）各一钱半

【用法】上为末。每服三字，去心麦门冬煎汤调下。

本方原名"清神汤"，与剂型不符，据《奇效良方》改。

【主治】小儿惊痫。

蝎虎散

【来源】《仁斋直指小儿方论》卷二。

【组成】褐色生蝎一个（连血细研）

【用法】上入朱砂末并麝少许，同研，薄荷调作一服。继以二陈汤与之。

【主治】小儿惊痫。

镇惊丸

【来源】《仁斋直指小儿方论》卷三。

【组成】紫石英（烧，醋淬，研）　铁粉　远志肉（姜制、焙）　茯神　人参　琥珀　滑石　南星（炮）　蛇黄（煅，醋淬）各一分　龙齿　熊胆半分　轻粉三字

【用法】上为细末，炼蜜为丸，如梧桐子大。朱砂为衣，每服一丸，金银汤调下；或用猪乳调，拭入口中。

【主治】小儿惊痫。

五味麝香饼子

【来源】《御药院方》卷十一。

【组成】麝香半钱（研）　青黛三钱（研）　全蝎（去毒、生用）十五枚　蜈蚣一对（生用）　石膏（飞，研细）一两

【用法】上为细末，研匀，汤浸油饼为丸，如梧桐子大，捏作饼子。每服五七饼子，金银薄荷水化下。

【主治】小儿惊风、发痫，目睛斜视，胸膈多痰，

搐搦不定，神昏不醒；及变蒸温壮不解。

沉香天麻汤

【来源】《卫生宝鉴》卷九。

【组成】沉香　川乌（炮，去皮）　益智各二钱　甘草一钱半（炙）　姜屑一钱半　独活四钱　羌活五钱　天麻　黑附子（炮，去皮）　半夏（泡）　防风各三钱　当归一钱半

　　方中姜屑，《玉机微义》作"僵蚕"。

【用法】上锉。每服五钱，水二盏，加生姜三片，煎一盏，食前温服。

　　本方改为丸剂，名"沉香天麻丸"（《医林纂要探源》卷九）。

【主治】

　　1.《卫生宝鉴》：小儿惊痫。

　　2.《赤水玄珠全集》：小儿恐惧发搐，痰涎有声，目多白睛，项背强急，行步动作，神思如痴，脉沉弦而急。

【宜忌】忌生冷、硬物，寒处坐卧。

【方论】

　　1.《卫生宝鉴》：《素问举痛论》云："恐则气下，精竭而上焦闭"又曰："从下上者，引而去之"。以羌活、独活苦温，味之薄者，阴中之阳，引气上行，又入太阳之经为引用，故以为君；天麻、防风辛温以散之，当归、甘草辛甘温以补气血不足，又养胃气，故以为臣；黑附、川乌、益智大辛温，行阳退阴，又治客寒伤胃；肾主五液，入脾为涎，以生姜、半夏燥湿化痰；《十剂》云：重可去怯。以沉香辛温体重清气去怯安神，故以为使，气味相合，升阳补胃，恐怯之气，自得而平矣。

　　2.《医林纂要探源》：附子、川乌、益智仁、当归、生姜以大补肝肾，滋养气血以祛其内寒；二活、防风、天麻以捍其外忤；半夏、沉香以通阴阳上下之气而顺之，僵蚕以理之；虚甚者，加人参可也。

牛黄清心凉膈丸

【来源】《医方类聚》卷二五九引《活幼口议》。

【别名】牛黄清心丸（《永类钤方》卷二十）。

【组成】天南星　半夏　白附子　川乌各一两（并洗）　川郁金半两

【用法】上为粗末，用黄色牛胆两枚大者，倾出碗中和药，却用竹片子压开胆口，以竹叶挑入，灌令胆满，药尽为度，如胆汁少，以二三枚汁并之，麻绳缚住，悬挂当风处一月，日干，去膜收汁，每修合时，添入下项药：马牙消、朱砂、雄黄、硼砂、脑、麝。上胆药一两，四味各一钱，脑、麝约之，细面煮稀糊为丸，如麻子大。一岁每服十丸，二岁倍加，煎金银、薄荷汤送下。

【功用】和益脏腑，平调营卫，顺助血脉，去风化痰，散惊解热。

【主治】婴孩小儿，凡有四证八候，其经络身体等间忽觉神不安稳，或有痰涎，或向火加棉，里外有热。

比金丹

【来源】《活幼口议》卷十五。

【组成】人参　白茯苓　远志（去心）　山药　辰砂　天麻各一分　石菖蒲　川芎　甘草（炙）各一分　天南星（炮）二钱（生姜汁制）　麝一字

【用法】上为细末，炼蜜为丸，如皂子大。每服一粒，煎金银薄荷汤化下。

【功用】化痰和气，镇心神，安魂魄，通关窍，顺经络，使荣卫常顺，调脏腑充和。

【主治】小儿风热惊痫。

小惊丸

【来源】《世医得效方》卷十一。

【组成】郁金（皂角水浸，煮）二个　黄连　牙消　木香（不见火）　藿香　龙胆草各五钱　全蝎（去毒）六个

【用法】上为末，糊为丸，用雄黄、朱砂、麝香、金银箔为衣服。常服金银薄荷并酌量用。

【功用】凉惊。

【主治】阳证惊痫，心热，恍惚惊悸，四体抽掣，潮热昏迷，乍热乍醒，或为惊怪所触而致。

【加减】风瘈，是惊热重，加麻仁、蝉退、防风；白痢，加白姜、罂粟壳；赤痢，加甘草、乌梅；潮热，加桃、柳枝；镇惊，加薄荷、灯心；吐，加藿香；泻，加木瓜、陈米；夜啼，加灯心、薄荷、灶心土；精神不爽，加冬瓜子仁；大便不通，

加枳壳、大黄、朴消；盘肠钓气，加钩藤，天钓亦可；嗽，加乌梅、桑白皮；吐不止，加丁香，未效，加黄荆叶。

三痫丸

【来源】《丹溪心法》卷四。

【组成】荆芥穗二两　白矾一两（半生半枯）

【用法】上为末，面糊为丸，如黍米大，朱砂为衣。每服二十丸，生姜汤送下。

【主治】小儿惊痫。

清凉饮子

【来源】《普济方》卷三八四引《仁存方》。

【组成】大黄（炮）　连翘（生）　芍药（生）　当归（微炒）　防风（去芦）　甘草（炙）　山栀（取去仁）各等分

【用法】上锉。每服一大钱，以水半盏，煎至三分，去滓服，不拘时候。

【主治】小儿由将养乖节，或犯寒暑，乳哺失时，乍伤饥饱，致令血气不调，脾胃不和，或致发热，欲变惊痫。小儿血气脆弱，以至羸困。及小儿变蒸、客忤、惊痫壮热，痰涎壅盛，躁闷烦渴，颈项结热，头面生疮疖。

小惊药

【来源】《普济方》卷三七四引《傅氏活婴方》。

【组成】茯苓　茯神　山药　防风　羌活　蝉蜕　远志（去心）　僵蚕（炒）　白芷　白附子　荆芥　川芎　赭石　铁朵粉　朱砂　金箔　麻黄（去节）　甘草

【用法】上为末，木瓜蒸过，和烂饭捣为丸，如粟米大。每服一丸，薄荷、金银环汤浸化，或钩藤、木瓜、皂角汤送下。

【功用】下痰疏风。

守宫膏

【来源】《普济方》卷一〇〇。

【组成】守宫一个（即蝎虎也）　珍珠　麝香　脑子

【用法】上用守宫一个，以铁铃定剪子取去四足爪，连血细研，入珍珠、麝香、脑子各一字许，研细，薄荷汤作一服。先须用夺命散逐下痰涎，或用吐法，次服本方。

【主治】久年惊痫，心血不足。

断痫丹

【来源】《普济方》卷一〇〇。

【组成】黄耆三钱（蜜炙）　防风二钱　钩藤三钱　细辛（去土）三钱　甘草二钱　蝉蜕二钱　露蜂房二钱　石菖蒲三钱　桂心（去粗皮）二钱　远志（去心）二钱　人参二钱　杏仁二钱半（去皮尖）　半夏（泡）三钱　天南星（泡）三钱

【用法】上为细末，炼蜜为丸，如梧桐子大，用朱砂、麝香少许为衣。每服二十丸，煎枣汤送下，一日二服，临卧一服。

【主治】因惊成痫，愈而复作，连绵不除。

二气蝎梢散

【来源】《普济方》卷三七五。

【组成】青州白丸子半两　阴阳硫黄（系生熟者）各绿豆大　蝎二个（全者，不得用火焙，要晒干。一法用蝎梢）

【用法】上为细末。每一岁至五岁半钱，六岁至十岁一平钱，用无灰好酒下；若惊发作，用无灰酒下一大钱。病深者过十服。

【主治】小儿惊痫。

【宜忌】忌动风物。小儿奶母亦忌口。

子芩散

【来源】《普济方》卷三七五。

【组成】升麻　子芩　犀角屑各三分　大黄六分

【用法】水二升半，煮一升二合，候温渐与服。微利三两行。

【主治】惊痫发热。

【宜忌】忌面、猪、鱼、醋物。

葛散子

【来源】《普济方》卷三七五。

【组成】葛（炒） 雄黄 甘草（炙）各六分 当归三两（好者）

【用法】上为末。取一小豆大，乳汁和令咽之，一日三四次。

【主治】婴儿惊痫瘈疭，一日一夜百余发者。

镇心丸

【来源】《普济方》卷三七五。

【组成】乌鸟屎（又名燕子屎，新瓦焙干） 京香墨（醋煅） 虎睛 麻黄 豆豉 牛黄 黄蜡 麝香少许 珍珠 地龙（活者，全） 干蝎十个（炒） 南星（作薄片，用童便浸三日，焙） 防风 白鲜皮 猢狲骨 朱砂 风化消（除麝、蝎外）各等分

【用法】上为细末，用水飞过，用银圈杵作饼子，以麝香、朱砂为衣。每服一钱，卧时用井水磨服，时病身热，疮疖热毒，用姜汁磨服。

【主治】小儿诸风，急慢惊痫。

煎金饮

【来源】《普济方》卷三七六。

【别名】代赭石散。

【组成】代赭石

【用法】以代赭石为细末，水飞极细，晒干。每服半钱或一钱，用真金煎汤调下，连进三服。

【主治】小儿不拘阴阳证发痫者。

天竺黄散

【来源】《普济方》卷三七八。

【组成】天竺黄一两（研） 牡蛎粉 白芍药 犀角屑 白附子 天麻 干蝎 人参（去芦头）各半两

【用法】上为末。每服一钱，水七分，加生姜、薄荷各少许，煎至四分，去滓温服。

【主治】惊痫啼叫。

天南星丸

【来源】《普济方》卷三七八。

【组成】天南星四两（汤浸，去皮脐） 齐州半夏二两

【用法】上焙干，以生薄荷叶五升，捣取自然汁一大碗浸药，焙，直候汁尽，捣罗为末，炼蜜为丸，如梧桐子大。每服五丸至十丸，生姜、薄荷汤吞下。小儿丸如黍米大，每服七丸至十丸，惊风，金钱薄荷汤送下；心脏壅热，荆芥、薄荷汤吞下，食后临卧服。

【主治】男子妇女上膈痰壅，头目昏眩，咽喉肿痛；小儿惊痫潮热，一切涎积。

牛黄豚血汤

【来源】《普济方》卷三七八。

【组成】豚血 牛黄 当归 大黄 人参各四分 蛴螂 蚱蝉各三枚（炙） 川芎 黄芩各八分 葛根十二分 鼠屎四两 蛇蜕五寸 露蜂房八分

【用法】以酒五升，煮取四升，去滓，一岁儿服二合，三岁儿服三合，日三夜二。

【主治】小儿惊痫，瘈缩不止。

百病汤

【来源】《普济方》卷三七八。

【组成】黄耆 黄芩 钩藤各一分 蚱蝉三分（炙） 甘草二分（炙） 蛇蜕皮一寸（炙） 牛黄三铢

【用法】以水一升半，煮取六合，百日儿服半合，二岁服三合。取利为度，有汗则以粉扑之。

【主治】小儿惊痫胀满，瘈缩吐见。

百病钦丹丸

【来源】《普济方》卷三七八。

【组成】铅丹 朱砂（细研，水飞过） 铁粉 牛黄 雄黄（各细研） 细辛 独活 露蜂房（炙黄） 人参（去芦头） 汉防己 桂心 甘草 川椒（去目及闭口者，微炒去汗）各一分 蛴螂五

枚（微炙） 蛇蜕皮五寸（炙黄） 鸡头一枚（炙赤，锉） 赤茯苓一两

【用法】上为末，炼蜜为丸，如绿豆大。每服五丸，粥饮送下。

【主治】小儿惊痫复发，眩闷倒蹶，或汤火不避。

当归汤

【来源】《普济方》卷三七八。

【组成】当归二分 豚卵一双（切细）（一本大枣二十个，大者）

【用法】以醇酒三升，煮取一升，为二服。儿小即用一卵。

【主治】少小惊痫壮热，中风四肢掣疭，舌吐沫。

竹沥汤

【来源】《普济方》卷三七八。

【组成】钩藤 茯神 黄芩 升麻 白鲜皮 沙参各二两 龙齿二两 蚱蝉七枚（去翅，炙，研，汤成纳之） 石膏八两 寒水石六两（研） 甘竹沥二升（汤热纳之）

【用法】以水九升，煮取三升，分三次温服，相去六七里久。

【主治】小儿暴得惊痫。

【宜忌】忌酸物。

防病牛黄汤

【来源】《普济方》卷三七八。

【组成】牛黄 芍药 杏仁（炒，去皮尖） 蛴螬 蜂房 黄芩 人参 葛根 甘草（炙） 蚱蝉（炙） 芒消 川芎 桂心各一分 大黄三分 当归三分 石膏四分（碎）（一方有生姜三分，无芒消）

【用法】上细切。取豚五脏及卵，以水一斗，煮脏卵得三升，去滓澄清，纳诸药，煮取一升三合，去滓入芒消，烊尽，每服一合，日三夜一，临卧，末牛黄纳汤中。

【主治】少小心惊，又治痫发，众医不复治者。

红丸子

【来源】《普济方》卷三七八。

【组成】白矾一二枚（出火毒） 半夏一分（炮） 雄黄一钱三分半 朱砂二钱二分半

【用法】上为末，用生姜自然汁煮面糊为丸，如绿豆大，以一半朱砂为衣。每服二十丸。以痰尽为度。

【功用】化痰。

【主治】一切惊痫。

虎睛丸

【来源】《普济方》卷三七八。

【组成】丹砂（研）一两 虎睛一对（研） 牛黄（研） 麝香（研） 犀角（末）各一两 钩藤四两 白茯苓（去黑皮，锉） 黄芩（去黑心） 人参 栀子仁各一两 大黄（湿纸裹，煨熟，锉）二两

【用法】上为末，炼蜜为丸，如鸡头子大。每服一丸，五岁儿每服二丸，煎金银汤化下，人参汤亦得，量儿大小加减。

【功用】压惊，镇心脏。

【主治】小儿诸惊痫。

蛇蜕丹

【来源】《普济方》卷三七八。

【组成】蛇蜕皮五寸（烧灰） 麝香 牛黄 腻粉 天竺黄（各细研） 钩藤（取末）各一钱 虎睛一对 蜣螂三枚（去翅足，微炒，取末）

【用法】上为末，炼蜜为丸，如黍粟大。每服七至十丸，麦门冬（去心）煎汤送下。

【主治】惊痫涎盛。

蛇蜕皮丸

【来源】《普济方》卷三七八。

【组成】蛇蜕（炙） 细辛 黄芩 蜣螂（炙，用自飞者） 牛黄各一分 大黄五分

【用法】上为末。如小豆大，每服三丸，不知稍增之，一日三次。

【功用】除热。

【主治】小儿惊痫。

清心丸

【来源】《普济方》卷三七八。

【组成】牛黄三钱 脑子 雄黄各二钱 麝香一钱 川芎 茯苓 柴胡 桔梗各四两 蒲黄 芍药各二两 犀角（屑） 白术 黄芩 黑豆（炒） 阿胶（炒）各半两 麦门冬（去心）半两 杏仁（去皮尖）半两 人参 神曲（炒）各三钱 肉桂（去皮）一分 羚羊角一两 干姜（炮）一分 山药一两三分 甘草一两半 金箔三百片

【用法】上为末，炼蜜为丸，如鸡头子大，金箔为衣。每服一丸，竹叶汤化下。

【主治】小儿惊痫潮搐，精神昏慢，痰涎流溢，并虚实烦躁，头疼恶心，风眩不语，呕吐倦怠。

羚羊角丸

【来源】《普济方》卷三七八。

【组成】钩藤 防葵 人参 羚羊角屑 茯苓 远志（去心） 汉防己各八分 麦门冬（去心） 龙齿（研）各十一分 铁精六分 杏仁十分（去皮尖，别炒，研入）

【用法】上为末，炼蜜为丸，如大豆大。白饮送下三十丸，渐加至五六十丸。常服大佳。

【主治】小儿风热惊痫，每发吐沫。

【宜忌】忌猪肉及醋。

雄珠散

【来源】《普济方》卷三七八。

【组成】朱砂 雄黄 真珠（末） 硼砂 水银 铅各半两（先将铅在铫子内煮熔，便放水银转拨成沙子，泻出放冷即用） 全蝎 白附子各三钱 脑 麝（随意入）

【用法】上各研，一处为末。每服一字或半钱，荆芥、薄荷汤入蜜少许调服。

【主治】小儿惊痫。

紫永膏

【来源】《普济方》卷三七八。

【组成】紫永一钱（枣肉五个，研成泥，然后再入诸药） 朱砂（末）二钱 蝎尾肉七个 黑附子尖一个 生姜一块（去皮） 腻粉五钱 生天南星（心中末）一钱

　　方中紫永，疑为"紫汞"之误。

【用法】上研为膏。每服鸡头大，薄荷汤化开，微取下涎。

【主治】小儿惊痫，手足瘛疭，身热眼上。

压热抱龙丸

【来源】《普济方》卷三八五。

【组成】天南星一两（切作片子，用雪水一碗，甘草一两匙，碎，煮软，切，焙） 雄黄一钱（水飞过，研细） 朱砂一钱（用乳钵研细） 牛黄半钱（研为末） 天竺黄二钱（研为末） 麝香一字（研入诸药，拌和）

【用法】上药和匀，滴雪水为丸，如鸡头子大。每服一岁以上一丸，三岁左右一丸半，日、午、临卧用薄荷汤化下。

【主治】小儿风热，痰盛惊痫搐搦，五心烦热，睡卧不宁，精神不悦。

乌蛇散

【来源】《永乐大典》卷九七六引《卫生家宝》。

【组成】乌蛇三寸（炙，去皮骨） 鼠粪（新者）五十粒 皂角一挺（不蛀者）

【用法】上用新瓦上煅存性，加麝香少许，为末。金银汤调服少许。

【主治】小儿惊痫，并急慢惊。

清神汤

【来源】《婴童百问》卷二。

【组成】犀角 远志（姜制，去心） 白鲜皮 人参 石菖蒲 甘草（炙）各一钱

【用法】上为末。每服一钱，去心麦门冬煎汤调下。

【主治】

1.《婴童百问》：小儿惊痫。

2.《景岳全书》：心虚血热惊痫。

猪乳膏

【来源】《古今医统大全》卷八十八。

【组成】全蝎一个（焙） 琥珀一分 朱砂少许

方中琥珀用量原缺，据《简明医彀》补。本方名"猪乳膏"，但方中无猪乳，疑脱。

【用法】上为末。每服一字，麦门冬煎汤调下。

《简明医彀》本方用法：加猪乳妙。

【主治】小儿诸惊胎痫。

小凉惊丸

【来源】《医学入门》卷八。

【组成】郁金二个（用皂角水浸） 黄连 牙消 木香 藿香 龙胆草各五钱 全蝎六个

【用法】上为末，面糊为丸，如麻子大，雄黄、麝香、朱砂、金银箔为衣。每服五十丸，风痰惊热，用麻仁、防风、蝉退；潮热，桃、柳枝；镇惊，薄荷、灯心；夜啼，灯心、薄荷、灶心土；盘肠、钓气、天钓，钩藤；吐，藿香；泻，木瓜、陈皮；白痢，白姜、粟壳；赤痢，甘草、乌梅；大便闭，枳壳、消、黄；咳嗽，乌梅、桑白皮；吐不止，丁香，未效，黄荆叶；精神不爽，冬瓜仁，常服，金银薄荷，俱煎汤送下。

【主治】惊热恍惚，四肢制掣，潮热昏迷，乍热乍醒，或为惊怪所触而致，阳证惊痫。

育魂丹

【来源】《古今医鉴》卷七。

【组成】胆星六钱 半夏（制）六钱 茯神六钱 黄连（炒）六钱 远志（水泡）六钱 白术（炒）六钱 枣仁（炒）六钱 柏子仁（炒）六钱 干山药一两 竹茹五钱 白附（煨）五钱 天麻（酒洗）五钱 陈皮三钱 全蝎三钱二分 川芎五钱 犀角（镑）三钱五分 枳实（炒）一钱 辰砂二钱二分 牛黄二钱二分 羚羊角三钱五分 白矾（生用）三钱 麝香一钱 飞金

二十四贴

【用法】上为细末，竹沥打甘草膏为丸，如芡实大。空心淡姜汤送下，或用薄荷汤调下。

【主治】

1.《古今医鉴》：一切惊痫、癫邪等证。

2.《东医宝鉴·内景篇》：怔忡惊怕恐惧之疾。

开关散

【来源】方出《本草纲目》卷二十九，名见《济阳纲目》卷一。

【组成】乌梅肉

【用法】揩擦牙龈，涎出即开。

【主治】中风、惊痫、喉痹、痰厥僵仆，牙关紧闭者。

安神散

【来源】《幼科发挥》卷上。

【组成】天水散二两三钱加朱砂末（水飞）五钱

【用法】巳、午时煎灯草汤调服。

【功用】镇神。

【主治】小儿惊后成痫。

断痫丸

【来源】《幼科发挥》卷二。

【组成】枳实 黄连 半夏 白茯苓各等分 石膏折半 朱砂（飞）又折半

【用法】上为末，神曲糊为丸，如芡实大，朱砂为衣。每服一丸，用獖猪心一个，切开，入药在内，线扎定，放瓦罐中煮熟，取出猪心和药食之，以汤送下。

【主治】小儿惊病成痫，一月之间发二三次。

加减当归龙荟丸

【来源】《育婴家秘》卷四。

【组成】当归（酒洗，晒干）一钱 人参 川芎各一钱 胆草（酒浸） 山栀仁各五分 青皮 芦荟各七分 甘草 柴胡各一钱 半夏（大者）三个（泡七次，切，生姜自然汁浸时，又以白矾水

洗之）

【用法】上为末，水煮神曲糊丸，如粟米大。每服二十五丸，寅、卯时淡竹叶汤送下。

【功用】平肝补脾。

【主治】小儿暑疟惊痫。

利痰散子

【来源】《慈幼新书》卷九。

【组成】白丑五钱　槟榔八分　茵陈　木香各五分

【用法】上为末。每服一钱，白汤送下。

【主治】小儿惊痫、寒热、痘疹诸疾，兼痰而生他病者。

青黛丸

【来源】《慈幼新书》卷九。

【组成】橘红　杏仁　枳实　黄芩　茯苓　白附子各二钱　栝楼霜　半夏　胆星各三钱　大黄（蒸）　礞石　百部　麻黄各一钱　皂角一条

【用法】姜汁为丸，如芡实大，青黛为衣。滚水化服。

【主治】小儿惊痫，寒热痘疹。

安神丸

【来源】《医部全录》卷四三引《幼科全书》。

【组成】黄连（去根须）　石菖蒲　远志（去心）　当归身　麦门冬（去心）　山栀仁（炒）各二钱　茯神八钱

【用法】上为末，粟米糊和猪心血为丸，朱砂为衣。灯心汤送下。

【主治】小儿惊痫。

神鬼丹

【来源】《医部全录》卷四三〇引《幼科全书》。

【组成】雄黄　桑寄生　天竺黄　钓藤钩各三钱　全蝎（去足）　牛胆　南星　梧桐泪　僵蚕（炒）　朱砂各二钱　珍珠　牛黄　琥珀各一钱　冰片少许

【用法】上为末，用粟米粉糊为饼，金箔为衣，薄

荷、灯心、竹叶汤送下。

【主治】小儿惊痫。

牛黄豁痰丸

【来源】《简明医彀》卷四。

【组成】胆星　天竺黄　熟大黄　黄芩（枯）各五钱　贝母　黑丑（头末）　玄明粉　白附子　天麻各三钱　雄黄　朱砂　礞石（俱水飞）各钱半　沉香一钱　牛黄五分　麝香三分　冰片二分

【用法】上药各为极细末，炼蜜为丸，如弹子大，金箔为衣。小儿每服一丸，用竹沥入生姜自然汁一匙调，或金银煎汤，或灯心姜汤化下。危笃者多服，痰下即安，痰不下难治。

【主治】中风颠狂，惊痫僵仆，不省人事。痰涎壅盛，牙关紧急，男妇老幼一切痰盛喘满。

八宝丹

【来源】《幼科金针》卷上。

【组成】狗宝三钱（如无，九节菖蒲代之）　鲤鱼胆九枚（犀角可代用之）　全蝎一钱五分（去毒，炙）　牛黄一钱五分　虎睛一对　琥珀五钱　珍珠五钱　沉香一两（镑末）

【用法】为末蜜丸，量儿大小作丸，辰砂为衣。薄荷汤化服。

【主治】小儿惊痫重症，已发声音。

枳壳汤

【来源】《诚书》卷八。

【组成】槟榔　枳壳　防风　橘皮　木通　紫苏　赤芍药

【用法】加生姜，水煎服。

【主治】惊痫陡作。

青黛丸

【来源】《医部全录》卷四三二引《幼幼近编》。

【组成】白附子五钱　南星　天麻　天竺黄各一两半　巴霜一钱半　青黛二两

【用法】炼蜜为丸服。

【主治】小儿惊痫。

定志消痰丸

【来源】《幼科指掌》卷四。

【组成】石菖蒲二两 茯神 胆星 天麻 陈皮 半夏各一两（用矾二两，同半夏煮，去矾不用） 全蝎八钱 远志肉 续断 甘草各五钱 雄黄 朱砂 硼砂 滑石各三钱 川乌 白附子各三钱 苍术 荆芥 薄荷各一钱

【用法】上为末，炼蜜为丸，朱砂为衣。生姜汤送下。

【主治】小儿惊痫。

养神散

【来源】《痘疹一贯》卷六。

【组成】人参（去芦） 白术（土炒） 白茯苓 石菖蒲 远志（去心，甘草水煎） 枣仁（炒） 甘草（炒）各等分

【用法】上为细末。每服三五分或七八分，用滚水调服。

【主治】小儿惊痫愈后。

镇惊丸

【来源】《医宗金鉴》卷五十一。

【组成】茯神 麦冬各五钱（去心） 辰砂 远志（去心） 石菖蒲 枣仁各三钱（炒） 牛黄一钱半 川黄连三钱（生） 珍珠二钱 胆星五钱 钩藤钩五钱 天竺黄五钱 犀角三钱 甘草二钱（生）

【用法】上共研细末，炼蜜为丸，每丸重五分。量儿大小与之，用淡姜汤送下。

【主治】小儿惊痫。

紫金锭

【来源】《活人方》卷七。

【组成】煅紫蛇含石八钱 煅红青礞石七钱五分 朱砂七钱五分 胆星五钱 白附子二钱五分 牛黄二钱 冰片二分五厘 僵蚕二钱五分 天麻二钱五分 蝉蜕二钱五分 琥珀二钱五分 使君子二钱五分 麝香一钱 钩藤七钱五分 天竺黄二钱

【用法】五月五日粽子尖捣烂和匀即成方锭，以便磨用。滚汤磨汁饮，不拘时候。

【主治】心家气血不足，偶因异类惊触，神明恍惚，痰涎流入心室而成惊痫者。

天南星散

【来源】《医林纂要探源》卷九。

【组成】天南星一个（重九钱以上者。就地作小坎，深入八寸许，炭火烧通红，以真米醋半盏，洒入坎中，即纳南星于内，又以火炭密盖之，更用盆盖其上，一饭时取出，洗净，切，焙）

【用法】上为末。或一钱，或五分，如风痫、肝痫，用生姜四片，紫苏五叶，同煎，加猪胆汁少许和服；如惊多及心痫，用琥珀（研）一钱，全蝎一钱，石菖蒲五分，同生姜汤调末服；如乳滞及脾痫，用巴豆霜少许，杏仁三粒，同和，以人参汤调末服；如痰涌肺痫，用皂角末少许，沙参汤调末服；如肾痫僵直，用乌蛇干肉一钱，附子制熟者一片，同炮姜汤调末服。

【功用】祛风豁痰。

【主治】惊痫。

八仙丹

【来源】《串雅内编》卷一。

【组成】巴霜一钱 朱砂五分 郁金五分 乳香二分 没药三分 沉香五分 木香四分 雄黄六分

【用法】上药为末，滴水为丸，如粟米大。每服二三丸，惊痫抽搐，赤金汤送下；潮热变蒸，灯心汤送下；伤风、伤寒，姜汤送下；痰涎壅塞，姜汁、竹沥汤送下；食积肚痛，山楂、麦芽汤送下；痢疾、泄泻，姜汁冲开水送下。

【主治】小儿百病，惊痫抽搐，潮热变蒸，伤风伤寒，痰涎壅塞，食积肚痛，痢疾，泄泻。

【宜忌】此方以巴霜为君，体质热者忌服。

抱龙丸

【来源】《集验良方》卷五。

【组成】白附子（炮）一两　胆星（姜炒）一两　羌活一两　僵蚕（炒，去嘴）一两　前胡一两　橘红二两　天竺黄二两　天麻一两（纸包煨）青皮（醋炒）一两　全蝎（米炒）一两　黄芩（生）一两　花粉二两　生黄连一两　薄荷一两

【用法】炼蜜为丸，辰砂为衣，重五分。

【主治】小儿一切积热惊痫。

八宝丹

【来源】《寿世新编》卷上。

【组成】九转胆星五钱　川羌活五钱　北全蝎五钱（酒洗，炒，去足）僵蚕五钱（姜汁炒）双钩藤（净末）八钱　雄黄二钱　天麻八钱（煨）白附子三钱（煨）怀山药五钱　白茯神五钱　远志肉五钱（甘草水洗）真麝香五分　石菖蒲二钱　大梅片五分　真琥珀三钱　珍珠一钱五分（豆腐内煮过，研末，水飞）真牛黄一钱　金箔五分　枳实三钱（炒）

【用法】上为末，用竹沥调和，少加姜汁为丸，如小疬药大。一二岁者服三五粒，三四岁或五粒或七粒。

【主治】一切风痰发闭，惊风发搐，昏沉谵语，不知人事，危在顷刻。

婴娲至宝丹

【来源】《饲鹤亭集方》。

【别名】小牛黄丸。

【组成】川连（猪胆汁拌炒）菖蒲各一钱五分　天麻（煨）天虫（炒）橘红　茯神　远志　胆星　荆芥各三钱　桔梗　蝉退　半夏　郁金　防风各二钱　全蝎　甘草各一钱　薄荷四钱　枳壳　酒军各五钱　石决明（煅）七钱

【用法】共为末，用钩藤一两五钱煎汤，加赤糖五钱，熬稠为丸，每料匀分一百五十丸，辰砂金箔为衣。每服一丸，寒症淡姜汤、热症勾藤、薄荷汤化服。

【主治】小儿风热惊痫，厥逆。

万应丸

【来源】《人己良方》。

【组成】人参三分　白术四分半　茯苓六分半　甘草六分半　当归六分　川芎三分七厘　白芍九分　熟地三分六厘　半夏六分　柴胡六分　黄芩三分六厘　黄连三分七厘　地骨皮三分半　知母六分　桔梗七分　陈皮三分半　防风六分　薄荷六分　麻黄八分　枳壳五分　羌活九分　独活四分　藁本六分　石膏三分半　细辛九分　天麻六分　肉桂三分半　木香六分　僵蚕三分　全蝎十个（去头足）小茴六分　菟丝子四分　甘菊三分　杜仲六分　蔓荆子三分半　生地三分半　朱砂五分

【用法】上为细末，炼蜜为丸，重一钱整。百病俱用姜汤送下；咳嗽有痰，薄荷汤送下；寒，用姜汤送下；水泻，姜米汤送下；泻黄色，滚水送下；白滞腹痛，姜艾汤送下；麻疹后，作呕食及翻胃，淡姜汤送下。

【主治】小儿一岁之中或月内诸症：脐风、天吊，惊痫，惊搐，外感风邪，头痛发热，痰涌咳嗽，疹子，麻子，痘疮，身热泄泻，痢疾，吐乳，呕逆。大人亦可用。

太平丸

【来源】《全国中药成药处方集》（沈阳方）。

【组成】胆南星　木香　细辛　羌活　硼砂　冰片　酒化蟾酥各二钱　沉香　檀香　香橼　白芷各一两　佛手二两

【用法】除冰片、蟾酥另研外，余则共碾极细末，水泛小丸。每服五分，白开水送下。

【功用】活络止痛。

【主治】风寒时疫，胃肠疼痛，四时痧胀；小儿惊痫，胸膈不开，痰迷晕厥，一切时疫。

【宜忌】忌生冷食物；孕妇忌服。

竹沥膏

【来源】《全国中药成药处方集》（福州方）。

【组成】天竺黄三两　鲜瓜蒌十六两　朱砂五钱　枳壳　桔梗　胆星　川贝　川连各三两　九

节菖蒲七钱　鲜竹沥八两

【用法】共煎成膏服。

【主治】痰火上炎，痰迷心窍，以及中风气喘，小儿惊风发痫。

保婴散

【来源】《全国中药成药处方集》（沈阳方）。

【组成】蝉蜕五钱　钩藤二钱　菖蒲　生栀　天麻　黄连　川贝各五钱　薄荷二钱　橘红五钱　僵蚕　粉草各二钱　胆星四钱　牛黄一分　梅片三分　朱砂五分

【用法】上为极细末。周岁以下小儿每服一分，周岁以上酌加，最多三分，白开水送下。

【功用】清肺镇惊，解热化痰。

【主治】小儿惊痫，抽搐痰鸣，发热喘促，口唇焦裂，喉痛舌肿，热毒发斑，疹后热盛，肺火咳嗽。

五十四、小儿惊热

小儿惊热，是指小儿惊搐时遍身发热。《仁斋小儿方论》："惊热者，内蕴实热，郁勃发惊，甚则搐掣，变而痫耳。"临床常见颜面有时发青，身上有汗，夜间烦躁多惊，心悸不宁。本病因热而生惊或因惊而生热，皆由心、肝经内热所致。治宜清热泻火。

牛黄丸

【来源】《颅囟经》卷上。

【组成】牛黄（研）　大黄　独活各一分　升麻　琥珀（炙，别研）　绿豆粉　大麻仁（别研）各半两

【用法】上为细末，炼蜜为丸，如梧桐子大。每服一丸，空心热水送下，顿服之，食后再服一丸。至十岁，加金银箔各五片。

【主治】孩子惊热入心，疑成痫疾，面色不定，啼哭不出，潮热无度，不吃乳食，大段眼翻露白，手足逆冷，呼唤不应。

【宜忌】忌五辛发物。

镇惊膏

【来源】《全国中药成药处方集》（天津方）。

【组成】大黄十两　钩藤　薄荷各二两　淡全蝎三两　天竺黄　甘草各五两　胆星　七爪橘红各二两

【用法】上药熬汁去滓过滤，将汁炼至滴毛头纸上，背面不阴为度；每斤青蒿兑蜜二斤熬收膏，每斤膏兑朱砂末一两三钱，搅匀装瓶，每瓶装药一钱。一岁以内儿每服半瓶，二岁以上者，每次服一瓶，白开水冲服。

【功用】散风，解热，镇惊。

【主治】小儿急热惊风，咳嗽，呕吐痰涎，昏迷不醒，面红身热，惊痫抽动，烦躁口渴，大小便秘。

【宜忌】忌炙煿毒物。

消热定惊煎

【来源】《幼幼新书》卷十一引《婴孺方》。

【组成】柴胡　升麻　栀子仁　芍药各七分　子芩　知母各八分　寒水石十二分　竹叶（切）一升　甘草二分（炙）　杏仁六分（去皮）

【用法】上以水四升七合，煮取一升半，绞去滓，纳蜜、葛汁，文武火煎，搅勿住手，至一升二合。一月内及初满月儿，一合为三服，中间进乳；出月，一服半合；五、六十日儿，一服一合；百日儿亦一合；出一百日，服一合半；一、二岁二合；日二夜一，冬温服之。

【主治】小儿惊热，欲发痫。

赤茯苓散

【来源】《太平圣惠方》卷八十三。

【组成】赤茯苓　龙齿　黄芩　甘草（炙微赤，锉）　钩藤　玄参　石膏各半两　川升麻三分　麦门冬一两（去心，焙）

【用法】上为粗散。每服一钱，以水一小盏，加竹叶七片，煎至五分，去滓服。

【主治】小儿心热多惊，睡中狂语，烦闷。

犀角散

【来源】《太平圣惠方》卷八十三。

【组成】犀角屑　川升麻　黄芩　柴胡（去苗）各三分　茯神　川大黄（微炒）　钩藤　麦门冬（去心，焙）　甘草（炙微赤，锉）各半两

【用法】上为粗散。每服一钱，以水一小盏，煎至五分，去滓温服。

【主治】小儿心脏壅热，夜卧狂语，及手足多掣。

犀角散

【来源】《太平圣惠方》卷八十三。

【组成】犀角屑　茯神　人参（去芦头）　天竺黄（细研）　朱砂（细研）　川升麻　麦门冬（去心，焙）　葛根（锉）　子芩　黄耆（锉）　羚羊角屑　赤芍药　甘草（炙微赤，锉）各一分　柴胡（去苗）　龙齿（细研）各半两

【用法】上为细散，入研了药令匀。每服半钱，以温水调下。

【主治】小儿心热，不睡多惊，狂语。

犀角散

【来源】《太平圣惠方》卷八十三。

【组成】犀角末半两　青黛一分　代赭一分　朱砂一分　蛇蜕皮灰一钱

【用法】上为散。每服半钱，以温水调下。

【主治】小儿烦热，昏闷多睡。

川消散

【来源】《太平圣惠方》卷八十五。

【组成】川消半两

【用法】上为细散。每服半钱，以鸡子清调下。

【主治】小儿惊热。

天竺黄散

【来源】《太平圣惠方》卷八十五。

【组成】天竺黄一两（细研）　甘草一两（炙微赤，锉）　川大黄一两（锉碎，微炒）　腻粉一分　马牙消一两　蒲黄半两　藿香一分

【用法】上为细末。每服半钱，以热水调下，不拘时候。

【主治】小儿惊热烦闷。

牛黄丸

【来源】《太平圣惠方》卷八十五。

【组成】牛黄一分　白龙骨（脑）一分　乌犀末半两　朱砂半两（细研，水飞过）　干蝎末一分　黄芩末半两

【用法】上为末，以粟米饭为丸，如麻子大。一二岁儿每服三丸，三四岁每服五丸，以温水送下，日三次，夜一次。

【主治】小儿以满月至百日以来，五脏多热，夜间惊搐。

牛黄丸

【来源】《太平圣惠方》卷八十五。

【组成】牛黄一分（细研）　川大黄半两　蝉壳一分（微炒）　子芩半两　龙齿半两（细研）

【用法】上为末，炼蜜为丸，如麻子大。每服三丸，煎金银薄荷汤送下，不拘时候。

【主治】小儿惊热，发歇不定。

牛黄散

【来源】《太平圣惠方》卷八十五。

【别名】雄黄散（《普济方》卷三八四）。

【组成】牛黄一两（细研）　麝香半分（细研）　雄黄一分（细研）　龙脑半分（细研）　朱砂一分（细研）　虎睛仁一对（细研）　子芩一分　栀子仁一分　人参一分（去芦头）　川大黄一分（锉碎，微炒）　肉桂一分（去皱皮）　甘草一分（炙

微赤，锉）

【用法】上为细散，入研了药，更研令匀。每服半钱，以薄荷汤调下，不拘时候。

【主治】小儿惊热，客忤烦闷。

龙齿散

【来源】《太平圣惠方》卷八十五

【组成】龙齿一分（细研）　芦荟一分（细研）　朱砂一分（细研）　黄连一分（去须）　赤石脂一分　铁粉一分　牡蛎一分（烧为粉）

【用法】上为细散，都研令匀。每服一字，不拘时候，以温水调下。

【主治】

1.《太平圣惠方》：小儿惊热，下泻不定，兼渴。

2.《普济方》：下痢烦满。

龙齿散

【来源】《太平圣惠方》卷八十五。

【组成】龙齿一两（细研）　犀角屑一两　茯神一两　人参一两（去芦头）　牛黄一分（细研）　蝉壳一分（微炒）　赤石脂一两　黄芩三分　牡蛎粉三分　川升麻三分

【用法】上为细散。每服半钱，不拘时候。以荆芥、薄荷汤调下。

【主治】小儿惊热，心神烦乱，手足缩掣不定。

龙脑散

【来源】《太平圣惠方》卷八十五。

【组成】龙脑半钱（细研）　麝香半钱（细研）　甘草一分（炙微赤，锉）　牛蒡子一分（微炒）　栀子仁一分　牛黄半分（细研）　马牙消一分（细研）郁金一分

【用法】上为细散。每服半钱，不拘时候，以温薄荷汤调下。

【主治】小儿惊热，心烦不得睡卧。

朱砂丸

【来源】《太平圣惠方》卷八十五。

【组成】朱砂半分　腻粉半分　麝香半分　雄黄半两　巴豆七粒（去皮心，研，纸裹，压去油）

【用法】上为末，炼蜜为丸，如黍粒大。每服一丸，以温荆芥汤送下。三岁以上，加丸数服之。

【主治】小儿惊热，乳食积聚不消。

朱砂散

【来源】《太平圣惠方》卷八十五。

【组成】朱砂半两（细研，水飞过）　远志一分（去心，为末）　马牙消一分　腻粉一分　牛黄一分　龙脑半分　麝香半分　铁粉半两

【用法】上为细末。每服半钱，以冷水调下，不拘时候。

【主治】小儿惊热，心神烦闷。

延龄散

【来源】《太平圣惠方》卷八十五。

【组成】钩藤一两　消石半两　甘草一分（炙微赤，锉）

【用法】上为细散。每服半钱，以温水调下，一日三四次。

【主治】小儿惊热。

青黛丸

【来源】《太平圣惠方》卷八十五。

【别名】疏膈丸（《小儿病源》卷三）。

【组成】青黛一分（细研）　蛤蟆一个（炙令黄色）　木香一分　槟榔一颗（大者）　麝香一分（细研）　续随子二分

【用法】上为末，入研了药令匀，用糯米饭为丸，如绿豆大。每服一丸，以温水化破服之，其水于银铫子内煎。

【主治】小儿惊热，喘粗腹胀，有食壅滞不消。

【宜忌】不得犯铁器。

虎睛散

【来源】《太平圣惠方》卷八十五。

【组成】虎睛一对（酒浸，炙令微黄）　芦荟一

分（细研） 朱砂一分（细研） 黄连一分（去须） 赤石脂一分 铁粉一分 牡蛎粉一分

【用法】上为细散。每服半钱，暖水调下，不拘时候。

【主治】小儿惊热，烦躁不得眠卧。

胡黄连散

【来源】《太平圣惠方》卷八十五。

【组成】胡黄连一分 牛黄一分（细研） 麝香半分（细研） 犀角屑一分 朱砂半两（细研，水飞过）

【用法】上为细散。用乳汁调下一字，二岁以上，用温水调下半钱，不拘时候。

【主治】小儿惊热不退。

茯神散

【来源】《太平圣惠方》卷八十五。

【组成】茯神三分 白鲜皮半两 羚羊角屑半两 钩藤三分 甘草三分（炙微赤，锉） 川升麻三分 石膏二两 龙齿一两 犀角屑三分 蚱蝉三枚（微炒，去翅足）

【用法】上为粗散。每服一钱，以水一小盏，煎至五分，去滓温服。

【主治】小儿热痫，皮肉壮热，烦躁头痛。

茯神散

【来源】《太平圣惠方》卷八十五。

【组成】茯神半两 龙齿半两（细研） 寒水石一两 川升麻半两 石膏一两（细研，水飞过） 犀角屑半两 牛黄半分（细研）

【用法】上为细散。每服半钱，以竹沥调下，不拘时候。

【主治】小儿惊热烦躁，手足抽掣，心悸。

钩藤散

【来源】《太平圣惠方》卷八十五。

【组成】钩藤 蝉壳（微炒） 马牙消 黄连（去须） 甘草（炙微赤，锉） 川大黄（锉碎，微

炒） 天竹黄（细研）各等分

【用法】上为细散。每服半钱，以水一小盏，煎至五分，去滓温服，不拘时候。

【主治】小儿惊热。

真珠丸

【来源】《太平圣惠方》卷八十五。

【别名】珍珠丸（《普济方》卷三八四）。

【组成】真珠末一分 牛黄一分 雄黄一分 犀角末半两 龙齿一分 麝香二钱 金箔三十片 银箔二十片 朱砂半两（细研，水飞过）

【用法】上为末，以糯米饭为丸，如绿豆大。每服三丸，煎金银汤送下，不拘时候。

【主治】小儿惊热，口干烦闷，眠卧不安，及变蒸诸疾。

真珠丸

【来源】《太平圣惠方》卷八十五。

【别名】珍珠丸（《普济方》卷三八四）。

【组成】真珠一分 天竹黄一分 朱砂一分 雄黄半两 麝香半两 丁头代赭半两 杏仁三十枚（汤浸，去皮尖双仁，麸炒微黄） 巴豆十粒（去皮，用油煎令褐色，与杏仁同研）

【用法】上为细末，炼蜜为丸，如绿豆大。每服一丸，生姜汤送下。三岁以上，加丸数服之。

【功用】化聚滞奶食，坠涎，利大肠。

【主治】小儿惊热。

铅霜丸

【来源】《太平圣惠方》卷八十五。

【组成】铅霜半分 滑石一分 腻粉一分 真珠末一分 巴豆霜半分 麝香一分 光明砂一分

【用法】上为细末，蒸饼为丸，如粟米大。一岁每服一丸，以薄荷汤送下。

【主治】小儿惊热，心神忪悸，痰涎壅滞。

铅霜丸

【来源】《太平圣惠方》卷八十五。

【组成】铅霜半两（细研） 人参半两（去芦头） 茯神半两 麝香一分（细研） 朱砂半两（细研，水飞过）

【用法】上为末，炼蜜为丸，如绿豆大。每服五丸，以薄荷汤送下，不拘时候。

【功用】镇心神。

【主治】小儿惊热。

蛇蜕皮散

【来源】《太平圣惠方》卷八十五。

【组成】蛇蜕皮五寸（烧灰） 细辛半两 钩藤半两 黄耆半两（锉） 川大黄一两（锉碎，微炒） 蚱蝉四枚（微炙，去翅足） 甘草半两（炙微赤，锉） 铅霜半两（细研）

【用法】上为细散。每服一钱，以水一小盏，煎至五分，去滓，入牛黄末一字，放温，量儿大小，临时加减服之。

【主治】小儿风痫，及一切惊热。

镇心丸

【来源】《太平圣惠方》卷八十五。

【组成】牛黄一分（细研） 犀角屑半两 金箔三十片（细研） 银箔三十片（细研） 川大黄半两（锉碎，微炒） 茯神半两 子芩半两 马牙消半两（细研） 麝香一分（细研） 朱砂半两（细研，水飞过） 天竺黄半两（细研） 龙齿一两（细研）

【用法】上为末，都研令匀，炼蜜为丸，如绿豆大。每服三丸，以竹沥研下，不拘时候。

【主治】小儿惊热，烦躁，多渴少睡。

镇心犀角丸

【来源】《太平圣惠方》卷八十五。

【组成】犀角屑半两 蚺蛇胆一分 川升麻半两 子芩半两 龙齿半两（细研） 铁粉半两（细研） 牛黄一分（细研） 麝香半两（细研）

【用法】上为末，都研令匀，用软饭和丸，如绿豆大。每服五丸，以粥饮送下。

【主治】小儿惊热。

保童丸

【来源】《太平圣惠方》卷八十六。

【组成】青黛（研细） 干蟾头（炙微焦黄） 黄连（去须） 芦荟（研细） 熊胆（研入）各半两 夜明砂（微炒） 蜗牛壳（微炒） 使君子 地龙（微炒） 牛黄（研细） 蝉壳（微炒）各一分 龙脑一钱（研细） 朱砂一钱（研细） 麝香一钱（研细）

【用法】上为末，入研了药令匀，以糯米饭为丸，如绿豆大。每服五丸，以粥饮送下。

【主治】小儿五疳、惊热。

真珠丸

【来源】《博济方》卷四。

【组成】天南星（为末）一钱 巴豆二十四枚（去心膜，以水浸一宿，研末，不出油用）

【用法】先研巴豆令熟，次下南星，以糯米粥为丸，如绿豆大，随儿年龄服之。泻痢，米饮送下；取食，葱汤送下；惊悸，薄荷荆芥汤送下。

【主治】小儿惊热有痰，及多温肚，夜卧不稳，吃食过多。

真珠丸

【来源】《幼幼新书》卷八引《博济方》。

【别名】珍珠丸（《医方类聚》卷二四六引《新效方》）。

【组成】天南星 半夏 腻粉 滑石各一钱 巴豆二十四粒（去心膜，水浸一宿）

【用法】研巴豆熟，次入众药，糯米粥为丸，如绿豆大。随年岁服，泻痢，米汤送下；取食，葱汤送下，膈上有食即吐，在中脘泻；惊悸，薄荷荆芥汤送下。

【主治】

1.《幼幼新书》引《博济方》：治惊热有痰，及多温肚，痰卧不稳，吃食过多。

2.《幼幼新书》：五脏烦满，及惊风痰涎积滞疳积。

辰砂丸

【来源】《苏沈良方》卷十。

【组成】辰砂　粉霜　腻粉各一分　生龙脑一钱

【用法】上为末，软糯米饭为丸，如绿豆大。一岁一丸，大人七丸，甘草汤送下。

【主治】小儿惊热，多涎痰，疟，久痢，吐乳，午后发热，惊痫。

牛黄膏

【来源】《幼幼新书》卷八引《灵苑方》。

【组成】牛黄一分　朱砂　雄黄　黄芩　山栀仁　栝楼根　白药子　甘草（炙）　天竺黄各半两　马牙消　郁金（皂角水浸三宿，煮软、切，焙干）　川大黄（饭上蒸三次）各一两　麝脑子各一钱

【用法】上为末，白沙蜜炼熟，捣为锭。服一黑豆许，金银薄荷汤送下。

【主治】类惊积热，心闷烦躁，赤眼口疮，壮热，大小便秘，或生疮癣，咳嗽顽涎，睡卧惊叫，手足搐搦，急慢惊风，渴、泻。

镇心散

【来源】《圣济总录》卷十六。

【组成】丹砂（研）二钱　犀角（镑）一字　人参三钱　白茯苓（去黑皮）三钱　牛黄（研）一字　麝香（研）三字

【用法】上为细散，入研者三味，再研匀。每服半钱匕，或一字匕，薄荷汤调下。

【主治】小儿惊热，神乱形跃。

龙脑散

【来源】《圣济总录》卷一六八。

【组成】龙脑（研）半钱　马牙消一分（入合子内固济，火煅通赤，先掘一地坑子，甘草水泼冷，湿纸衬药入坑子内，荫一宿，取研）　丹砂（研）一钱　干蝎（微炒，研）七枚

【用法】上为细散。每服半钱匕或一字，煎人参、茯苓汤调下。惊热者，冷水下；热其者，冷水研生地龙汁调下。

【主治】小儿壮热不解，及惊热风热。

小天南星丸

【来源】《圣济总录》卷一六九。

【组成】天南星（牛胆内柜者，研）　人参　赤茯苓（去黑皮）　珍珠末（研）　半夏（用生姜半两，同以水煮一二百沸，取出焙干）各半两　丹砂（研）一两　麝香（研）　龙脑（研）各一钱

【用法】上为末，水浸炊饼心为丸，如黍米大。每服四丸至五丸，煎金银薄荷汤送下，不拘时候。

【功用】镇心安神。

【主治】小儿惊热，风壅涎嗽。

天竺黄散

【来源】《圣济总录》卷一六九。

【组成】天竺黄一分　大黄（湿纸裹，煨）半两　丹砂（研）半钱　马牙消（研）一分　郁金三分（一分生，一分炮，一分用水一碗煮尽一半，取生焙干）

【用法】上为散。每服半钱匕，薄荷自然汁入蜜，熟水调下，临卧服；如大人着热，每服一钱匕，新汲水调下。

【功用】凉心脏。

【主治】小儿一切惊热。

天竺黄散

【来源】《圣济总录》卷一六九。

【组成】天竺黄（研）　郁金（锉）　犀角（镑屑）　黄芩（去黑心）各一分　龙脑（研）一钱　人参　甘草（炙）各半两

【用法】上为细散。每服半钱匕，乳食后生姜蜜水调下。

【主治】小儿惊热，手足掣缩，精神妄乱。

牛黄丸

【来源】《圣济总录》卷一六九。

【组成】牛黄（研）一分　丹砂（研）　雄黄（研）

各半两 马牙消（研）一两 麝香（研） 龙脑（研）各一钱 大黄（饭上炊三遍）一两 黄芩（去黑心） 山栀子仁 栝楼根（锉） 白药子 甘草（炙） 天竺黄（研）各半两 郁金（皂荚水浸三宿，煮软，切作片，焙干）一两

【用法】上为末，再同研匀，炼蜜和成挺子。每服旋丸一黑豆许，用金银薄荷煎汤化下。

【主治】小儿挟热多惊，心神烦躁，赤眼口疮，遍身壮热，大小便多秘，或生疮癣，咳嗽多涎，睡卧惊叫，手足搐搦，急慢惊风，渴泻。

丹砂丸

【来源】《圣济总录》卷一六九。

【组成】丹砂（研） 马牙消（研） 龙脑（研） 甘草（生为末）各一分 牛黄（研）半钱 麝香（研）一字

【用法】上为细末，炼蜜和为剂。每服旋丸小豆大，薄荷汤化下。

【功用】利膈坠痰涎。

【主治】小儿惊热。

丹砂丸

【来源】《圣济总录》卷一六九。

【组成】丹砂（研） 麝香（研） 铁粉各半两 马牙消（研） 远志（去心，焙，为末） 牛黄（研） 腻粉各一分 龙脑（研）半钱

【用法】上为细末，再同研匀，炼蜜为丸，如梧桐子大。每服一丸，薄荷汤化下。加至二丸。

【功用】镇心。

【主治】小儿惊热，涎化热。

丹砂丸

【来源】《圣济总录》卷一六九。

【组成】丹砂 粉霜 腻粉各一分 生龙脑一钱

【用法】上为极细末，以软粳米饭为丸，如绿豆大。一岁一丸，甘草汤送下。

【主治】小儿惊热，多涎身热，痰疟，久痢吐乳，或午后发热，惊痫等疾。

丹砂饼子

【来源】《圣济总录》卷一六九。

【组成】丹砂（研）三钱 牛黄（研） 龙脑（研） 真珠末（研） 白附子 犀角（镑） 麝香（研）各一钱 天麻四钱 人参 天南星（酒浸三宿，切，焙）各一分 干蝎（全者，去土，炒）十枚

【用法】上为细末，石脑油为丸，如梧桐子大，捏作饼子。每服一饼子，薄荷汤化下，不拘时候，量儿大小加减。

【功用】化痰涎，安心神。

【主治】小儿惊热。

丹砂虎睛丸

【来源】《圣济总录》卷一六九。

【组成】丹砂（研）一两 虎睛（微炙）一对 牛黄（研） 龙脑（研）各一钱半 麝香（研）一钱 犀角（屑） 人参 白茯苓（去黑皮） 山栀子仁 黄芩（去黑心）各一两 大黄（湿纸裹，煨熟） 钩藤各四两

【用法】上为末，再同和匀，炼蜜为丸，如梧桐子大。每服半丸，金银汤化下。

【功用】镇心化涎。压惊镇心脏。

【主治】小儿惊热。

赤茯苓汤

【来源】《圣济总录》卷一六九。

【组成】赤茯苓（去黑皮） 凝水石（研）各一分 龙齿（研）半两 石膏（碎）一两 麦门冬（去心，焙） 升麻各三分

【用法】上为粗散。一二岁儿，每服半钱匕，水三分，竹沥三分，同煎至三分，去滓温服，早晨、晚后各一次。

【主治】小儿惊热，神气不安，手足掣缩。

青金丹

【来源】《圣济总录》卷一六九。

【组成】青黛四两 甘草（生，取末）二两 蝉蜕

（取末）一两　麝香（研）一分　牛黄（研）龙脑（研）各一钱半　丹砂（研）一分　龙齿（为末）　天竺黄（为末）各半两

【用法】上为细末，用胶饴为丸，如鸡头子大。每一丸分作四服，小儿惊啼，薄荷汤研服，兼涂顶及手足心；大人烦躁，每服一丸，新汲水化下。

【功用】安和脏腑，镇心祛毒，安魂定魄，调畅三焦，解除烦热。

【主治】小儿惊热不安；大人烦躁。

钩藤饮

【来源】《圣济总录》卷一六九。

【组成】钩藤三分　蚱蝉（去头足翅，炙）二枚　犀角屑（微炒）　麦门冬（去心，焙）　升麻各半两　石膏（捣碎）三分　柴胡（去苗）半两　甘草（微炙）一分

【用法】上为粗末。每服二钱匕，水一小盏，煎至六分，去滓，下竹沥半合，重煎三五沸，分温三服。空心、午后、夜卧各一次。

【主治】小儿惊热，睡眠不稳。

雄朱膏

【来源】《圣济总录》卷一六九。

【组成】丹砂（研）　马牙消（研）　龙脑（研）　甘草（生为末）各一分　牛黄（研）半钱　麝香（研）一字　雄黄一字　寒水石（末）二钱

【用法】上为细末，炼蜜和为剂。每服旋丸小豆大，薄荷汤化下。

【功用】利膈，坠痰涎。

【主治】小儿惊热。

雄黄散

【来源】《圣济总录》卷一六九。

【组成】雄黄（研）一分　龙脑（研）半钱　麝香（研）半钱　丹砂（研）　黄芩（去黑心）　山栀子　人参　犀角屑　大黄（锉，炒）　桂（去粗皮）　甘草（炙）　牛黄（研）各半两　虎睛（微炙）一只

【用法】上为散，再同研匀。一二岁儿每服半钱匕，三四岁儿每服一钱匕，并用薄荷汤调下，早晨、午后各一次。

【主治】小儿惊热，神志不安。

蝎梢丸

【来源】《圣济总录》卷一六九。

【组成】蝎梢（微炒）一钱　白附子（炮）半两　天南星（炮）一分　夜明砂（微炒）半两　白僵蚕（直者，炒）七枚　腻粉（研）一钱　青黛（研）一皂子大　龙脑（研）麝香（研）各半钱

【用法】上为末，再同研匀，面糊为丸，如芡实大。每服一丸，临卧薄荷汤化下。

【主治】小儿惊热，心神不宁，时发瘈疭。

镇心丸

【来源】《圣济总录》卷一六九。

【组成】人参末　白茯苓（去黑皮，为末）　山芋（末）　凝水石（煅，研）　寒食面各一两　甘草（末）三分　麝香（研）半钱　龙脑（研）半钱　甜消（研）二钱　丹砂（研）二两半

【用法】上为极细末，炼蜜为丸，如鸡头子大。每服半丸至一丸，食后临卧煎金银薄荷汤化下。

【功用】压惊坠涎，安神定魄。

【主治】小儿惊热，手足潮搐，咬牙直视。

凝水石散

【来源】《圣济总录》卷一六九。

【组成】凝水石　滑石（水研令如泔浆，荡取细者，沥干，更研无声乃止）各二两　甘草（生末）一两

【用法】上药研令匀。每服半钱匕，量儿大小加减，热月冷水调下，寒月温水调下；凡被惊及心热，卧不安，皆与一服，加龙脑更良。

【功用】行小肠，去心热，儿自少惊，亦不成疾。

【主治】小儿惊热，身体温壮，小便涩少。

天竺黄散

【来源】《圣济总录》卷一七〇。

【组成】天竺黄（研）半两　郁金（浆水煮）一分　粉霜（研）一分　铅白霜（研）一分　山栀子仁半两

【用法】上为散。一二岁儿，每服半钱匕，用新汲水调服；三四岁儿，每服一钱匕，一日二次，早晨、日晚各一。

【主治】小儿惊热，筋脉抽掣，夜卧惊悸，四肢烦热。

清神散

【来源】《圣济总录》卷一七〇。

【组成】牛黄（研）　天竺黄（研）　铅白霜（研）　郁金　麦门冬（去心，焙）　甘草（炙）各一分　人参半两

【用法】上为细散。每服半钱匕，乳食后人参汤放冷调下。

【主治】小儿惊热啼叫，睡卧不安。

代赭丸

【来源】《圣济总录》卷一七五。

【组成】代赭（捣研）一两　丹砂（别研）四香（别研）　犀角（镑）各一分　大黄（锉，炒）　牛黄（研）各三分　当归（切，焙）　鳖甲（酥炙，去裙襕）　巴豆（去皮心，出尽油，别研）　枳壳（去瓤麸）各半两

【用法】上为散。入巴豆再同研匀，炼蜜和捣一二百杵为丸，如麻子大。二三岁儿，空腹熟水下二丸；四五岁儿以上，量大小加之。

【主治】小儿惊热腹胀，宿食不消，积年瘦弱。

牛黄丸

【来源】《小儿药证直诀》卷下。

【别名】三味牛黄丸（《景岳全书》卷六十二）。

【组成】雄黄（研，水飞）　天竺黄各二钱　牵牛末一钱

【用法】上同再研，面糊为丸，如粟米大。每服三丸至五丸，食后薄荷汤送下。常服尤佳，大者加丸数。

【主治】

1.《小儿药证直诀》：小儿疳积。

2.《景岳全书》：惊热。

牛黄膏

【来源】《小儿药证直诀》卷下。

【别名】雄黄膏（《医学纲目》）。

【组成】雄黄小枣大（用独茎萝卜根水并醋，共大盏煮尽）　甘草末　甜消各三钱　朱砂半钱匕　龙脑一钱匕　寒水石（研细）五钱匕

【用法】上为末，蜜和为剂。每服半皂子大，食后薄荷汤温化送下。

【主治】

1.《小儿药证直诀》：小儿惊热。

2.《医学纲目》：小儿伤风温壮热引饮。

镇心丸

【来源】《小儿药证直诀》（附方）。

【组成】甜消（白者）　人参（去芦头）　甘草（炙，取末）　寒水石（烧）各一两　干山药（白者）　白茯苓各二两　朱砂一两　龙脑　麝香各一钱（后三味并研碎）

【用法】上为末，炼蜜为丸，如芡实大，如要红色，入顶好胭脂二钱。每服半丸至二丸，食后温水化下。

本方用薄荷汤化下，名"眠膏"（《普济方》卷三八四）。

【功用】凉心经。

【主治】

1.《小儿药证直诀》：小儿惊热痰盛。

2.《普济方》：惊热痰盛，及心神恍惚，睡卧不安。

牛黄散

【来源】《幼幼新书》卷十九引《婴童宝鉴》。

【组成】牛黄一字　麝半字　朱砂二钱　甘草（炙）一钱　马牙消　天竺黄各一分　郁金半两（浆水浸透，焙）

【用法】上为散。每服半钱，用薄荷汤调服。
【主治】惊热潮热。

朱砂膏

【来源】《幼幼新书》卷八引《惠眼观证》。
【组成】朱砂（好者，别研） 硼砂（通飞者，研）各半两 甘草（炙）一分 牙消一两半（煅过，少分生，别研） 麝香（研） 龙脑（研）各一字
【用法】上先研朱砂四五百转，又别研硼砂同前数，入诸药再研，出，方研脑子，再入诸药末，滚合滴水，研成膏，摊一宿以油纸单内。每服皂子大，更加减吃。若更滚涎，用鸡子清化下；常服甘草汤。
【主治】襁褓内牙儿等，因惊风后，余涎响。及初生下，患鹅口重舌腭，心热夜啼，发病搐搦，项背强直，痰涎壅并目带上翻，进退无时。

钓藤散

【来源】《幼幼新书》卷十九引《聚宝方》（古籍本）。
【别名】钩藤散（原书人卫本）。
【组成】钓藤一两 史君子 白僵蚕（直） 干蝎各七个 人参 白茯苓 甘草（炙） 红芍药 当归 天麻 川大黄各一分
【用法】上为末。每服一钱，入竹叶少许、大豆二十一粒，煎至七分，温服，不拘时候。
【主治】小儿风热，惊热，疳热，潮热。

镇心丸

【来源】《幼幼新书》卷十九引《聚宝方》。
【组成】朱砂 铁粉（飞） 天竺黄 钓藤各半两 麝一分
【用法】上为细末，生蜜为丸，如小豆大。每服一丸，薄荷汤化下。
【主治】小儿心热涎生，眠睡不安。

郁金散

【来源】《幼幼新书》卷八引《万全方》。
【组成】郁金 天竹黄 马牙消 铅霜各半两 龙脑一分
【用法】上为末。每服半钱，以热水调下。

雄朱丸

【来源】《幼幼新书》卷八引《王氏手集》。
【组成】天麻半两 防风 全蝎（炒） 僵蚕（炒）各二分 甘草（炙） 牛黄 麝各半钱 雄黄 朱砂各一钱
【用法】上为末，炼蜜为丸，如芡实大。每服半丸，煎皂儿汤化下。
【主治】风邪惊热躁闷。

辰砂膏

【来源】《幼幼新书》卷八引《孔氏家传》。
【组成】天南星（炮熟） 辰砂（研）各一分 蝎蛸 僵蚕（炒，研） 乳香（研）各一钱 麝香（研）半钱
【用法】上为末，炼蜜少许，和剂蜜不欲多。每服量度多少，乳后煎金银汤或熟水化下。
【功用】压惊化涎，理嗽利膈，退风热。
【主治】小儿惊热。

蚰蜒丸

【来源】《幼幼新书》卷八引《张氏家传》。
【组成】全蝎一两（炒香熟） 地龙（去土，净）半两（炒香熟）
【用法】上为细末，酒糊为丸，如豌豆大，朱砂为衣。随儿大小加减丸数，荆芥汤送下。
【主治】小儿惊热；及大人小儿诸病，发搐，天钓。

朱砂膏

【来源】《幼幼新书》卷八引郑愈方。
【组成】朱砂 人参 茯苓各二钱 蝎梢七个 硼砂一钱 牛黄 脑 麝各少许 金银箔各七片
【用法】上为末，入乳钵研，炼蜜为膏，如梧桐子大。每服一饼，食后温薄荷汤送下。
【功用】压惊镇心，化风涎，除温壮，益小儿，利

荣卫，散膈热。

【主治】小儿惊热至甚。

龙齿散

【来源】《小儿卫生总微论方》卷三。

【组成】龙齿

【用法】上为末。调服；或以烂龙角研浓汁，每服一二合。

【主治】小儿惊热如火；温壮。

朱砂丸

【来源】《魏氏家藏方》卷十。

【组成】黄牛胆一枚　天南星　朱砂三钱　麝香一钱

【用法】将天南星研末，入牛胆内，悬透风处四十九日，取合时再用朱砂、麝香同南星末研细，以牛胆皮子煎汤为丸，如鸡头子大。每服五丸，用新汲水嚼下；薄荷汤亦得。

【主治】伤寒及小儿惊热。

胆星丸

【来源】《仁斋直指小儿方论》卷一。

【组成】牛胆南星半两　朱砂　防风各二钱　麝一字

【用法】上药用腊月黄牛胆汁和南星末作饼子，挂当风处四十九日，和药末研细，浸牛胆皮汤为丸，如梧桐子大。每服一丸，井花水调下。

【功用】镇心压惊，利痰解热。

【主治】小儿惊热。

祛风羌活散

【来源】《仁斋直指小儿方论》卷一。

【别名】羌活散（《类编朱氏集验方》卷十一）、祛风羌活汤（《丹溪心法附余》卷二十二）。

【组成】羌活　粉草　天麻（生）　茯苓　川芎各二钱　荆芥穗　白僵蚕（炒）　白术　白附子（炮）各一钱　桔梗二钱半　防风一钱半　全蝎（去皮，炒）半钱　朱砂五分　天南星一字（炮熟）

【用法】上为末。薄荷汤调下。

【功用】败风邪，止惊搐，退肌热。

【主治】小儿惊热。

银枣汤

【来源】《仁斋直指小儿方论》卷一。

【别名】银杏汤（《袖珍小儿方》卷二）。

【组成】麦门冬　地骨皮　远志肉（姜制）　人参　茯苓　防风　甘草（焙）各二钱　大黄（湿纸煨）二钱

【用法】上为末。每服半钱，水煎服。

【主治】小儿惊热，潮热。

清心丸

【来源】《仁斋直指小儿方论》卷一。

【别名】小儿清心丸（《东医宝鉴·杂病篇》卷十一）。

【组成】人参　茯神　防风　朱砂　柴胡各二钱　金箔三十片

【用法】上为末，炼蜜为丸，如梧桐子大。每服一丸，竹沥调下。

【主治】惊热烦躁。

清宁散

【来源】《仁斋直指小儿方论》卷一。

【组成】桑白皮（炒）　葶苈（炒）　赤茯苓　车前子　栀子仁各等分　甘草（炙）减半

【用法】上为末。每服半钱，加生姜、大枣，水煎服。

【功用】利小便。

【主治】

1.《仁斋直指小儿方论》：小儿惊热出于心肺。

2.《育婴家秘》：咳嗽心肺有热。

导赤散

【来源】《活幼心书》卷下。

【组成】生干地黄（净洗）　木通（去皮节）各一两　黄芩　赤茯苓（去皮）各二钱半　甘草三钱

【用法】上锉。每服二钱，水一盏，加竹叶三皮，煎七分，不拘时候温服。或加麦门冬（去心）同煎。

【主治】小儿心经壅热，烦躁睡语，或时复上窜咬牙，小便黄涩，久则成惊，触物易动。

红轮散

【来源】《永类钤方》卷二十。

【组成】牙消　寒水石（般）各二两　麝香半钱　脑子半钱　朱砂二两　甘草一两（炙）

【用法】上为末。周岁儿一字，薄荷汤调下。

【主治】小儿惊热夜啼，涎壅心燥；并治中暑昏冒。

朱砂膏

【来源】《世医得效方》卷十五。

【组成】朱砂　硼砂　焰消各一钱半　金箔　银箔各五片　寒水石五钱　脑子一字　石膏五钱　粉草三钱

【用法】上为末。每服二钱，麦门冬二十粒去心煎汤送下。

【主治】心脏惊热至甚，不省人事。

导赤散

【来源】《医学纲目》卷三十六引汤氏方。

【组成】赤芍药　羌活　防风各半两　大黄　甘草各一钱

【用法】上为末。灯心、黑豆煎，食后服。

【主治】小儿心热，小便赤，眼目赤肿。

天竺散

【来源】《普济方》卷三八四。

【组成】天竺黄　僵蚕（炒）　山栀子　蝉退　连翘　郁金（水煮）　甘草各二钱

【用法】上为末。临晚以薄荷汤下；食后亦可。

【主治】小儿惊热焦啼。

天竺黄散

【来源】《普济方》卷三八四。

【别名】牙消散。

【组成】天竺黄　马牙消　铅霜各半两

【用法】上为细散。每服半钱，以熟水调下，不拘时候。

【主治】惊热。

天南星散

【来源】《普济方》卷三八四。

【组成】蝎七个　人参三钱　蛇退三钱　天南星（取心为末）一钱

【用法】上为末，薄荷、蜜汤下。

【主治】小儿惊热。

牛黄丸

【来源】《普济方》卷三八四。

【组成】牛黄小枣大（用研罗卜根水并醋一大盏煮尽）　甘草末　甜消各三钱　朱砂半钱　龙脑一钱　寒水石五钱（细研）

【用法】上为末，炼蜜为丸，如皂子大，食后薄荷汤化下。

【主治】惊热。

白丸子

【来源】《普济方》卷三八四。

【组成】白附子　南星　半夏各一两（并生用）　天麻　僵蚕　全蝎　川乌头（去皮尖）五钱

【用法】上药生为末，姜汁面糊为丸。生姜汤送下。

　　方中白附子、南星、半夏，《诚书》均炮制。

【主治】

　　1.《普济方》：惊热。

　　2.《诚书》：惊风，中风痰盛。

朱砂丸

【来源】《普济方》卷三八四。

【组成】寒水石二两　甘草一两　马牙消四两　朱砂一分

【用法】上为极细末，次入脑、麝香各三分，炼蜜为丸，如龙眼大，用瓷罐盛之。每服一丸或半丸，薄荷汤候冷调下。

【主治】小儿惊热。

朱砂膏

【来源】《普济方》卷三八四。

【组成】朱砂 硼砂 粉霜 牙消 脑子 麝香各一钱

【用法】上研成膏，候干。每服三匙，薄荷汤下，麝香亦得；如喉中涎鸣，生姜汤下。

【主治】惊热焦啼，烦躁口干。

乌犀膏

【来源】《普济方》卷四〇八。

【组成】玄参 荆芥 大黄各等分

【用法】上为末，炼蜜为丸，如指头大。每服一丸，薄荷汤送下。

本方方名，据剂型当作"乌犀丸"。

【主治】小儿一切惊热疮疾。

宁眠膏

【来源】《奇效良方》卷六十四。

【组成】甜消 人参 朱砂各一两 茯苓 山药各二两 甘草（炙） 寒水石（煅）各五钱

【用法】上为末，炼蜜为丸，如芡实大。每服一丸，薄荷汤送下，不拘时候。

【主治】小儿惊热，心神恍惚，谵语，睡卧不稳。

五福化毒丹

【来源】《摄生众妙方》卷十。

【组成】生地黄五两 天门冬二两 玄参三两 甘草一两 硼砂五两 青黛五钱 麦门冬二两

【用法】上为末，炼蜜为丸，如鸡头子大。每服半丸，灯心汤化下。

【主治】小儿惊热，一切胎毒，口舌生疮肿胀，木舌重舌，牙根肿。

宁眠膏

【来源】《诚书》卷八。

【组成】甜消 人参 辰砂 茯苓 山药各一两 甘草（炙） 寒水石（煅）各二钱半 龙脑一分 麝五分

【用法】上为末，加坏胭脂一钱，炼蜜为丸。薄荷汤送下。

本方方名，据剂型当作"宁神丸"。

【主治】小儿惊热痰盛，心神恍惚。

清心凉膈丸

【来源】《医部全录》卷四三二引《幼幼近编》。

【组成】南星 半夏 白附各一两 郁金 川乌各三钱

【用法】上为末，黄牛胆汁拌匀，仍入胆内，扎口高悬，透风阴干，陈久更妙。临用，每两入青黛、焰消、硼砂、明矾、雄黄、辰砂各一钱，片脑一分，面糊为丸，如黍米大。姜汤送下。

【主治】小儿惊搐弄舌，痰喘。

全蝎散

【来源】《医部全录》卷四二〇引初虞世方。

【组成】全蝎 天南星（取心为末）一钱 人参三钱 蛇蜕三钱

方中全蝎用量原缺。

【用法】上为末。蜜汤调下；或薄荷加蜜汤调下。

【主治】小儿惊热。

静灵口服液

【来源】《新药转正标准》

【组成】熟地黄 山药 茯苓 牡丹皮 泽泻 远志 龙骨 女贞子等

【用法】制成口服液。口服，3～5岁每次半瓶，6～14岁每次1瓶，1日2次，14岁以上，每次1瓶，1日3次。

【功用】滋阴潜阳，宁神益智

【主治】儿童多动症，见有注意力涣散，多动多语，冲动任性，学习困难，舌质红，脉细数等肾阴不足，肝阳偏旺者。

【宜忌】忌辛辣刺激食物，外感发烧暂停服用，表

症愈后可继服。

五十五、小儿天钓

小儿天钓，又名天钓惊风、天吊惊风。《活幼心书》："天钓者，初得时顿顿呵欠，眼忽下泪，身热脉浮洪实，是风痰壅聚，上贯心包，致经络闭而不通，目睛翻视，颈项强仰，两手掣转向后，大哭如怒，脚曲腰直，发热痰鸣，爪甲皆青，状如鬼祟，名曰天钓。"《婴童百问》："天钓阳，内钓阴。天钓者，壮热惊悸，眼目翻腾，手足抽掣，或啼或笑，喜怒不常，甚者爪甲皆青如祟之状。盖由乳母酒肉过度，烦毒之气入乳乳儿，遂使心肺生热，痰郁气滞，加之外挟风邪，致有此耳。治法解利风热则愈。"临床症见高热惊厥，头目仰视，颈项强直，喉中痰鸣，手足搐搦等。本病多因哺乳不当，胃肠积乳，外感风热，蕴集上焦所致。治疗宜清热涤痰，平肝熄风。

一字散

【来源】《太平圣惠方》卷八十五。

【组成】天南星一分（泡裂）壁鱼儿十枚 荞面一分（研入）半夏七枚（生用）酸石榴壳一颗

【用法】上为末，入在石榴壳内，以盐泥封裹，于灶下慢火烧，以泥干燥为度，取出去壳，焙干，捣细罗为散。如孩儿小，即用钱上一字，以乳汁调灌之。一岁以上，即用酒调一字服之。当得汁出为效矣。

【主治】小儿天钓，四肢拘急，时复搐搦，喉内多涎，夜卧惊厥。

天麻丸

【来源】《太平圣惠方》卷八十五。

【组成】天麻一分 朱砂一分（细研）白芥子一分（细研，微炒）龙齿一分（细研）麝香半分（细研）铅霜一分（细研）天浆子二十个 天

竹黄一分（细研）

【用法】上为末，炼蜜为丸，如黄米大。每服一丸，以薄荷酒研下。稍急者，加至三丸或五丸，不拘时候。

【主治】小儿天钓，眼目翻上，手足抽掣，发歇不定。

天南星丸

【来源】《太平圣惠方》卷八十五。

【别名】南星丸（《普济方》卷三七二）。

【组成】天南星一分 天雄一分 白附子一分 半夏一分（汤洗七遍，去滑）水银一分（于桃子内先熔黑锡半分，后下水银，结为砂子，细研）

【用法】上药生用为末，用槐胶为丸，如黄米大。一岁一丸，二岁二丸，以温薄荷酒送下，不拘时候。

【主治】小儿天钓，口噤戴目，手足抽搐不定。

牛黄丸

【来源】《太平圣惠方》卷八十五。

【组成】牛黄一分 朱砂一分 麝香半分 蜗牛十枚（去壳）蟾酥半分 钩藤一分（末）

【用法】上为细末，以糯米饭为丸，如黍米大。先以水化破二丸，滴在鼻中，即以温水更下三丸，不拘时候。

【主治】小儿天钓。

牛黄散

【来源】《太平圣惠方》卷八十五。

【组成】牛黄半分（细研）木香一分 羌活半两 白僵蚕半两（生用）朱砂半两（细研，水飞

过） 干蝎半两（生用） 乳香一颗如粟子大 独活半两

【用法】上为细散，都研令匀。每服一字，以干槐枝煎汤调下，不拘时候。

【主治】小儿天钓，眼目喎斜，手足惊掣，发歇不定。

水银丸

【来源】《太平圣惠方》卷八十五。

【组成】水银一两（煮青州枣肉二十颗，同研水银星尽） 天南星半两（炮半，生使半） 牛黄一分 白僵蚕半两（生用） 干蝎一分（生用） 麝香一分 白附子半两（生用） 铅霜半两

【用法】上药除水银膏，牛黄、麝香、铅霜三味研令如粉，余四味捣罗为末，都研令匀，用水银膏为丸，如黍米大。一二岁儿，每服三丸，三四岁儿，每服五丸，用薄荷汤送下，不拘时候。

【主治】小儿天钓，多惊搐搦，眼忽戴上，吐逆夜啼，遍身如火，面色青黄，不食乳哺，并无情绪。

正液丹

【来源】《太平圣惠方》卷八十五。

【别名】玉液丹（《普济方》卷三七一）。

【组成】白附子一分（生用） 赤箭一分 白僵蚕一分（生用） 腻粉一分

【用法】上为末，入腻粉同研令匀，炼蜜为丸，如麻子大。一二岁每服三丸，三四岁每服五丸，以熟水送下，一日二三次。

【主治】小儿慢惊风，及天吊，热疳，心胸惊悸。

龙齿散

【来源】《太平圣惠方》卷八十五。

【别名】龙齿饮（《圣济总录》卷一七二）。

【组成】龙齿半两（细研） 钩藤半两 白茯苓半两 蝉壳二七枚（微炒） 黄丹一分 甘草一分（炙微赤，锉） 铁粉一分（细研） 朱砂一分（细研） 川大黄一分（锉碎，微炒）

【用法】上为末，入研了药令匀。每服一钱，以水一小盏，煎至六分，不拘时候温服。

【主治】小儿天钓，手脚掣动，眼目不定，有时笑啼或嗔怒，爪甲皆青。

白僵蚕散

【来源】《太平圣惠方》卷八十五。

【组成】白僵蚕二枚（微炒） 蚰蜒一枚（微炒） 莨菪子十粒（炒令黄）

【用法】上为细散。用温酒调，注入口中。令睡，汗出即愈，如睡多不用惊起。如一二岁儿患急，即顿服之；稍慢，即分为三服。

【主治】小儿天钓，及急惊风搐搦。

玄参丸

【来源】《太平圣惠方》卷八十五。

【组成】玄参半两 干蝎一分（微炒） 水银半两

【用法】上为末，以枣瓢研水银星尽，纳少炼蜜，入药末，为丸如绿豆大。三岁以下，每服三丸，用薄荷汤研破服之；三岁以上，即加丸数服之。

【主治】小儿天钓，惊风搐搦，牙关紧闭，口吐涎。

朱砂丸

【来源】《太平圣惠方》卷八十五。

【组成】朱砂一分（细研） 麝香半分（细研） 干蝎二七枚（微炒） 白僵蚕一分（微炒） 胡黄连一分 熊胆一分 牛黄半分（细研）

【用法】上为末，以粟米饭为丸，如绿豆大。每服三丸，以金银汤送下，不拘时候。

【主治】小儿天钓，心神烦乱，抽搐不定。

返魂丹

【来源】《太平圣惠方》卷八十五。

【组成】蝙蝠一个（去翼脂肚，炙令焦黄） 人中白一分（细研） 干蝎一分（微炒） 麝香一钱（细研）

【用法】上为细散，入人中白等、同研令匀，炼蜜为丸，如绿豆大。每服三丸，以乳汁研下。

【主治】小儿慢惊风，及天钓夜啼。

钩藤丸

【来源】《太平圣惠方》卷八十五。

【组成】钩藤半两 天竹黄一分（研细） 牛黄一分（研细） 胡黄连半两 天麻一分 白附子一分（炮裂） 干蝎一分（微炒） 朱砂一分（研细） 米粉一分 麝香半分（研细）

【用法】上为末，用槐胶为丸，如绿豆大。于囟门上津调摩一丸，荆芥汤送下一丸。二岁以上加之。

【主治】小儿天钓，身体壮热，筋脉拘急，时时抽掣。

保生丸

【来源】《太平圣惠方》卷八十五。

【组成】巴豆七枚（生用，去皮心） 天南星一枚（炮裂） 蜘蛛五枚（生用）

【用法】上药于晴朗初夜，在北极下露之一宿，明旦为末；取豉四十九粒，口内含不语，脱去皮，烂研为丸，如黍米大。以温水送下。

【主治】小儿天钓，脏腑壅滞，壮热搐搦。

保生定命丹

【来源】《太平圣惠方》卷八十五。

【组成】光明砂一两（研细，水飞过） 腻粉一分 金箔四十片 牛黄一分 龙脑一分 麝香一分 水银一两（煮枣肉研令星尽）

【用法】上为末，入水银更研令匀，用粟米饭为丸，如麻子大。一二岁儿每服三丸，三四岁儿每服五丸，用新汲水研破服之，不拘时候。

【主治】小儿天钓，四肢抽掣，眼目戴上，精神恍惚，皮肤干燥，身体似火，夜卧不安，心中躁烦，热渴不止。

腻粉丸

【来源】《太平圣惠方》卷八十五。

【组成】腻粉半分 巴豆霜半分 郁金一分（末） 地龙一分（末） 麝香半分（细研） 马牙消一分

【用法】上都研令细，以糯米饭和丸，如绿豆大。

一岁一丸，以薄荷汤送下；三岁以上即服三丸。

【主治】小儿天钓。脏腑风热壅滞，四肢抽掣，大小便不利。

蝉壳丸

【来源】《太平圣惠方》卷八十五。

【组成】蝉壳一分（微炒） 乌蛇一两（酒浸，去皮骨，炙令黄） 青黛一分（细研） 白僵蚕一分（微炒） 麝香一分（细研） 白附子一分（炮裂） 獭猪胆一枚 蟾酥一分 蜈蚣三枚（微炒） 蚰蜒一分（微炒）

【用法】上为末。以软饭入猪胆汁同为丸，如黍米大。先将一丸，用奶汁研破，滴在鼻中，候嚏，即以薄荷汤送服三丸。三岁以上，加丸服之。

【主治】小儿天瘹，身体发热，口内多涎，筋拘急，时发惊掣。

擅圣归命丹

【来源】《太平圣惠方》卷八十五

【组成】锡悋脂一两（细研，水淘黑水令尽） 牛黄半分 水银一分（以少枣瓤研令星尽） 麝香三分

【用法】上为细末，用软粳米饭为丸，如黍米大。每服二丸，以新汲水送下，不拘时候。

【主治】小儿天钓，多涎，及搐搦不定。

归命丹

【来源】《幼幼新书》卷十引《灵苑方》。

【别名】神穴丹（原书同卷）、归命丸、神穴丸（《圣济总录》卷六）。

【组成】蛇黄四两（紫色者佳，用火煅令通赤，取出以纸衬地上出火毒，一宿杵罗为末，更入乳钵研如面） 朱砂半两 铁粉一两 獭猪粪二两（野放小硬干者，用饼子固济，烧烟尽为度，勿令白过，恐药少力，候冷，研令细） 麝一钱（研）

【用法】上药都入乳钵内同研极细，糯米粥为丸，如芡实大，挑漆盘于日内晒之。一切风，薄荷酒磨下一丸，小儿半丸；疳热，用冷水磨下一丸，分作四服；大人、小儿中风口噤，反张涎满者，

灌下一丸，立醒；小儿被惊及发热，并以薄荷磨少许便安。端午及甲午日合；急用不拘。

【主治】感厥急风，心邪痫疾，小儿天钓、惊风及疳热。

丹砂丸

【来源】《圣济总录》卷一七一。

【组成】丹砂　雄黄各一钱　蝎梢二七枚（炒）　牛黄半两　麝香半两　附子尖三枚（炮去皮，为末）　巴豆一粒（灯上燎焦，去皮用肉）

【用法】上为细末，以水浸寒食蒸饼为丸，如莱菔子大。每服一丸，浓煎荆芥汤送下。以衣被盖少时，出汗即愈。

【主治】小儿风痫搐搦，及天钓惊风。

天南星散

【来源】《圣济总录》卷一七二。

【别名】南星散（《普济方》卷三七二）。

【组成】天南星（大者）一枚（掘地作坑，安砖子一片，先用火烧赤后，放天南星于热砖上，用酒半升，倾天南星上，即以盏子覆之，候冷，锉）

【用法】上为散。每服一字，温酒调下；二岁以下，以乳汁调。

【主治】小儿天钓。

天浆子散

【来源】《圣济总录》卷一七二。

【组成】天浆子　蝎梢　犀角屑　丹砂（研）　雄黄（研）　附子（炮裂，去皮脐）　天南星（炮）　白附子　半夏（汤洗去滑，与生姜汁同捣，捏着饼子，晒干）　水银（黑铅结成沙子）　乳香（研）　白花蛇（酒浸，炙，用肉）　白僵蚕（炒）各一分　腻粉　牛黄（研）各一钱　麝香一字　金箔　银箔各三片

【用法】上药除别研外，捣罗为散，入研药和匀。每服一字，薄荷汤调下，一日三次。

【主治】小儿天钓，惊风。

赤灵丸

【来源】《圣济总录》一七二。

【组成】丹砂（研，水飞过）　人参（为末）各一两　酸枣仁（研）二两　乳香（研）半两　白面二钱

【用法】上为末，用生蜜和膏，入新竹筒内，以油纸封扎定，坐饭甑上炊，候饭熟为度，分作三十丸。每一丸分四服，薄荷汤化下。

【主治】小儿天钓痫病，急慢诸风。

僵蚕散

【来源】《圣济总录》卷一七二。

【组成】白僵蚕（炒）　马牙消（研）　郁金　干蝎（去土，炒）各半两

【用法】上为散。每服一字匕，乳汁调服，甚者半钱匕，不拘时候。

【主治】小儿天钓。

琥珀散

【来源】《幼幼新书》卷八引《谭氏殊圣方》。

【组成】琥珀末　真珠末各一分　朱砂　铅白霜各半分　红芍药一分半

【用法】上为末。每服一字，煎金银薄荷汤调下，不拘时候。

【主治】

1.《幼幼新书》引《谭氏殊圣方》：小儿多睡，不吃乳食，四肢无力。

2.《小儿卫生总微论方》：天钓，惊风发搐。

一字散

【来源】《小儿卫生总微论方》卷五。

【组成】大天南星半两（微炮裂）　蝉壳（去土）一分（微炒）　干蝎一分　僵蚕（去丝嘴）一分

【用法】上为细末，次入荞麦面一分。用酸石榴一个，去瓤、子，留壳，将诸药入在内，盐泥封裹，于灶内慢火烧至泥干燥为度，取出，再研极细。每服一字，温酒调下，不拘时候。

【功用】退风爽神。

【主治】

1.《卫生总微》：小儿天钓眼上。

2.《永乐大典》引《仁存方》：小儿惊风，神困不醒。

牛黄散

【来源】《小儿卫生总微论方》卷五。

【别名】清心散（《普济方》卷三七四引《仁存方》）。

【组成】牛黄半两（细研） 朱砂一分（研，水飞） 麝香一分（别研） 蝎梢一分（末） 天竺黄一分（研） 钩藤一枚（末）

【用法】上同拌，研匀。每用一字，新汲水调下，不拘时候。

【功用】清心凉膈，截惊痫。

【主治】

1.《小儿卫生总微论方》：惊痫欲发、已发者。

2.《普济方》：天钓。

蠹鱼膏

【来源】《小儿卫生总微论方》卷五。

【组成】壁鱼儿（干者）十个（湿者）五个

【用法】用乳汁相和研烂，再入乳汁少许灌之。

【主治】小儿天钓，目睛上视，手足唇口搐掣。

分肢散

【来源】《宣明论方》卷十四。

【组成】巴豆半两（不出油） 川大黄一两 朴消半两

【用法】大黄为末，后入巴豆霜、朴消，一处细研，用油贴起。每服半钱，热茶下，吐下顽涎立愈。如小儿胸喉惊钓等，先服龙脑地黄膏一服，次服此药一字，茶送下；上吐下泻，以吐利得快为效。大人半钱，小儿一字。看虚实加减，只是一两服见效，不宜频服。如吐泻不定，以葱白汤立止。

【主治】小儿卒风，大人口眼㖞斜，风涎裹心，惊痫天吊，走马喉闭，急惊，一切风热。

钩藤饮

【来源】《仁斋直指小儿方论》卷二。

【别名】钩藤散（《普济方》卷三七二）。

【组成】钩藤 白茯苓各半两 大黄（湿纸裹煨）二钱半 防风 朱砂 蝉壳 羌活 独活 青皮 甘草（炙）各二钱半

【用法】上为粗末，每服一钱，加生姜、大枣，水煎服。

【主治】小儿天钓。

保命丹

【来源】《仁斋直指小儿方论》卷二。

【组成】全蝎（焙） 蝉壳 直僵蚕（微炒） 天麻 犀角 天浆子（有子者） 白附子 南星（炮） 青黛 朱砂 川姜黄各等分 麝少许

【用法】上为末，雄猪胆汁为丸，如绿豆大。先将井水调开一丸，入鼻令嚏；次以钩藤煎汤调服。

【主治】

1.《仁斋直指小儿方论》：天钓。

2.《普济方》：惊风。

九龙控涎丹

【来源】《医方大成》卷十引汤氏方。

【别名】九龙控心散（《普济方》卷三七二）。

【组成】滴乳香一钱（别研） 天竺黄二钱半 雄黄（别研） 腊茶 白矾（煅）各一钱 甘草（炙） 荆芥穗（炒）各二钱 绿豆一百粒（半生半炒） 赤足蜈蚣一条（酒浸，炙）

【用法】上为末。每服半钱至一钱，煎人参汤、薄荷汤送下。

【主治】小儿蕴热，痰塞经络，头目仰视，名为天吊者。

牛黄膏

【来源】《普济方》卷三七二。

【组成】白附子 蝎 郁金 雄黄各一分 蝉蜕六十个 腻粉半钱 巴豆肉一分（水浸一宿）

【用法】上为极细末，入脑、麝各少许，炼蜜为丸。每服皂子大，薄荷冷水送下。

【主治】惊风天钓。

归命丹

【来源】《普济方》卷三七二。

【别名】保命丹《本草纲目》卷八。

【组成】水银一分（以小枣肉研，令星尽）　牛黄　麝香各半分　锡悋脂一两（细研，水淘黑水令尽）

【用法】上为细末，用软粳米饭为丸，如黍米大。每服二丸，以新汲水送下，不拘时候。

【主治】小儿天钓多涎，及搐搦不定。

保命丹

【来源】《普济方》卷三七二。

【别名】保命丸。

【组成】牛黄　朱砂（颖块上茅者）　羌活　木香各一分　麝香四铢　巴豆（和皮醋炙十沸，去皮，不出油使）三个　附子（火炮去皮）半个　蝎梢五十个（生薄荷四个碎切同炒，令炒干，去薄荷不用）

【用法】上先将蝎梢、附子、羌活三味为末，再将众药于乳钵内研如飞尘，以蒸饼为丸，如绿豆大。浓煎薄荷汤送下一丸。盖衣被得汗，便效。

【主治】小儿天钓，心胸痰壅，攻咽喉作呀声，发歇多惊，不得眠卧。

僵蚕散

【来源】《普济方》卷三七二。

【组成】白僵蚕一枚（微炒）　蟷螂一枚（微炒）　莨菪子一枚（微炒令黄）

【用法】上为细散。用温酒调，注入口中。令睡，汗出即愈。如睡多，不用惊起。如一二岁患，急即顿服之，稍慢即分三次服。

【主治】小儿天瘹，及急惊风搐搦。

异香散

【来源】《婴童百问》卷五。

【别名】异功散（《保婴撮要》卷五）。

【组成】透明没药

【用法】上为末。每服一钱匕，以生姜汤调下。

【主治】小儿诸般钓症，角弓反张，胸高脐凸。

牛黄膏

【来源】《婴童百问》卷六。

【组成】蝎尾四十九枚　巴豆（去壳）一枚半（不去油）　梅花脑半字　辰砂（研）二钱　郁金三钱（以皂角水煮过）　牛黄少许　麝香一字

【用法】上为末。周岁服半字，三四岁一字，用蜜熟水一二分调匀灌下；或薄荷汤亦可。仍观孩儿身体肥瘦，脏腑虚实，及病势轻重，则加减药。服药后良久，压下痰涎，疎去风气，当宣泻两三行，其泻出如鸡子白是应效，或胸膈痰涎壅盛痞满，服此药宜吐风痰，亦为美也。

【主治】小儿天钓惊风。热极，胸膈久积惊涎，忽被风邪所触，手足搐搦，面唇红赤，咽喉痰响，浑身头额壮热，唤问不知，不省人事，或只左手左脚偏搐，或只右手右脚偏搐，或只唇口眼鼻颤搐，多肚腹紧胀。

【宜忌】不得针灸。或有是疾服药稍退，忌两日不可见风。

【加减】一方加粉霜二钱，名朱砂膏。

钩藤饮

【来源】《万氏家抄方》卷五。

【组成】全蝎（炙）　蝉蜕　僵蚕（炒）　明天麻　犀角　胆星　青黛　辰砂各八分

【用法】上为末，猪胆汁为丸，如绿豆大。井花水调一丸，入鼻令嚏，次以钩藤汤调六丸服。

本方方名，据剂型当作"钩藤丸"。

【主治】小儿天钓，壮热惊怖，眼目反张，手足抽掣。

一味异功散

【来源】《保婴撮要》卷二十。

【组成】透明没药

【用法】上为末。姜汤调下。

【主治】小儿诸般钓症，角弓反张，胸膈脐凸。

天竺黄散

【来源】《古今医统大全》卷八十八。

【组成】天竺黄 腊茶 甘草（炙）各二钱 全蝎（生薄荷叶裹，煨炙）七个 绿豆（半生半熟，炒）四十粒 荆芥穗 雄黄（水飞） 枯矾各五分

【用法】上为细末。每服半钱，人参煎汤调服。

【主治】小儿天钓，目睛钓上，四肢瘈疭。

四磨汤

【来源】《痘疹金镜录》卷一。

【组成】槟榔 木香 枳壳 乌药

【用法】用姜汤各磨服。

【功用】行气行痰。

【主治】天吊，风痰壅滞发惊。

神效沉香丸

【来源】《先醒斋医学广笔记》卷二。

【别名】聚宝丸。

【组成】真沉香二钱 真麝香八分 血竭一钱五分 乳香一钱五分 缩砂仁二钱 木香二钱 玄胡索一钱 没药五分

【用法】上为细末，糯米糊为丸，如弹子大，用辰砂一钱五分为衣。烧酒磨服。男妇腹疼及诸气作痛，产后气血攻心，用陈酒磨服；如热气痛，葱汤嚼下；小儿天吊作痛，啼叫不已，葱汤磨服。

【主治】男子胃脘寒痰结阻，翻胃呕吐，饮食不通；男妇腹痛，诸气作痛，产后气血攻心；小儿天吊作痛，啼叫不已。

代赭扶脾汤

【来源】《幼科金针》卷上。

【组成】人参一钱 白术一钱 茯苓一钱 代赭石一钱五分（酒淬七次） 炙甘草三钱 钩藤五钱 天麻一钱 远志一钱（甘草汤煮） 胆星一钱

【用法】加金、银物各一件，河水煎服。

先服钩藤散祛其积热，复以本方服之，以扶土镇木。

【主治】小儿脾虚，致患天钓，手足抽掣，两目上窜，颧面唇口肌肉皆跳，杯茶时候即止，仍复无恙，哭笑乳卧犹昔，但甚者日夜四五十次。

保生锭

【来源】《诚书》卷八。

【组成】蛇含石（醋煅七次） 代赭石（醋煅七次）各一两 僵蚕（制） 全蝎（制） 半夏曲 天竺黄 白附子（炮） 犀角（镑） 羚羊角（镑） 天麻（煨）各一钱 黄连（炒）五钱 人参二钱半 麝五分 胆星一钱二分半

【用法】上为末，糯米糊为锭，薄荷汤磨化下。

【主治】小儿盘肠内钓，叫号反弓，直视搐搦，痰壅客忤不食。

神益汤

【来源】《诚书》卷十六。

【组成】桔梗 天竺黄 木通 橘红 前胡 羌活各五分 石菖蒲二分 枣仁八分 杏仁（制）七分

【用法】水煎服。

【主治】小儿内吊胎惊。

人参羌活汤

【来源】《幼科指掌》卷三。

【组成】人参 羌活 川芎 防风 荆芥 干葛 白附子 陈皮 半夏 天麻 桔梗 木通 蝉蜕 滑石 泽泻 甘草

【用法】用长流水二盅，煎汤饮。

【主治】小儿天钓，身热啼叫，目睛上视，四肢翻张，囟门突壅，手纹青红、针形，两颊腮红，唇口焦燥，仰面号哭，鼻塞肚痛，口渴身热，小儿燥涩，牙关手掣。

全蝎散

【来源】《医部全录》卷四三〇。

【组成】钩藤 人参各半分 全蝎 天麻各一

分　犀角甘草（炙）各半分

【用法】上为末。每服一钱半，水半钟，煎五分，温服。

【主治】小儿天钓，潮热。

五十六、小儿内钓

小儿内钓，亦称盘肠内钓，是指腑内抽掣腹中剧痛的病情。《婴童百问》："天钓阳，内钓阴。内钓者，腹痛多啼，唇黑囊肿，伛偻反张，眼内有红筋斑血，盖寒气壅结，兼惊风而得之。经云：内钓胸高，时复渐安，眼尾红脉见是也。此乃胎中有风有惊，故有此证，先是五内抽掣，极痛狂叫，或泄泻缩脚，忍疼啼叫，内证一过，外证抽掣又来，内外交攻，极难调理。"治宜行气活血，熄风止痛。

当归茱萸汤

【来源】《幼科发挥》卷二。

【组成】当归　吴茱萸（炮，焙干）　小茴香（炒）　甘草　木香

【主治】小儿内钓。肝受寒，小腹痛，大叫哭，目直视，但不搐。

安息香膏

【来源】《幼幼新书》卷十引《庄氏家传》。

【组成】安息香　桃仁（麸炒）　蓬莪术（湿纸裹煨）　史君子（焙）各半两　干蝎一分　阿魏一钱　茴香（炒）三钱

【用法】阿魏、安息香，酒少许，汤内蒸，去土沙，入余药末研，炼蜜为膏，如皂子大。以姜薄荷汤化下。

本方改为丸剂，名"安息香丸"（《仁斋直指小儿方论》卷二。）

【主治】气钓，内钓，虫痛，外疝，心腹痛。

钩藤膏

【来源】《阎氏小儿方论》。

【别名】钩藤膏（《幼幼新书》卷十引汉东王先生方）、钩藤汤（《嵩崖尊生全书》卷十五）。

【组成】没药（研）　好乳香（水中坐乳钵研细称）　木香　姜黄各四钱　木鳖仁十二个

【用法】先将后三味为细末，次研入上二味，炼蜜和成剂收之。每一岁儿可服半皂角子大，煎钩藤汤化下，不拘时候。次服魏香散。

【主治】

1.《阎氏小儿方论》：小儿盘肠内钓，腹中极痛，干啼后偃。

2.《太平惠民和济局方》（淳祐新添方）：小儿胎寒胃冷，肚腹绞痛，夜间啼哭，呕吐乳食，大便泻青，状若惊搐，时有冷汗。

芎归散

【来源】《仁斋直指小儿方论》卷二。

【组成】官桂　当归　川芎　香附各一分　川白姜　木香　甘草（炒）各半分

【用法】上为末。每服半钱，水煎，乳食前服。

【主治】小儿内钓，胎寒腹痛，躽啼。

钩藤膏

【来源】《活幼心书》卷下。

【别名】钩藤丸（《幼科折衷》卷下）。

【组成】钩藤（和钩）　玄胡索　当归（酒洗）　粉草（炙）　乳香各五钱　肉桂（去粗皮）二钱　麝香一字

【用法】前四味焙干，桂不过火，同为末。乳香箬叶裹，熨斗盛火熨透，候冷，入乳钵同麝香研细，后入前药末，再和匀，炼蜜为丸，如芡实大。每用一丸至二丸，空心白汤化服。

【主治】

1.《活幼心书》：百日内婴孩唇面青冷，腹痛

夜啼，及周岁以上者盘肠内钓，诸疝气疾。

2.《幼科折衷》：小儿阴囊肿。

止痛丸

【来源】《普济方》卷三六一。

【组成】木鳖子肉　胡椒各等分

【用法】上为细末，用黑豆末、醋作糊丸，如绿豆大。每服三四丸，荆芥汤送下。

【主治】婴孩内癀。

钩藤膏

【来源】《普济方》卷三六一。

【组成】乳香（用灯心研末）　五灵脂　没药　当归各一钱　麝香一字

【用法】上为末，炼蜜为丸，如豌豆大。一百日内儿每服一丸，煎钩藤汤化下，饥服。

【主治】小儿内钓夜啼，仰身叫哭，唇面青冷。

钩藤丸

【来源】《育婴家秘》卷二。

【组成】钩藤　白茯苓各五分　天麻　防风　朱砂（水飞）　蝉退　羌活　独活　青皮　炙甘草各二分半

【用法】上除朱砂另研外，余药为末，水煎，调朱砂末服。

本方方名，据剂型当作"钩藤散"。

【主治】小儿惊风内钓。

钩藤膏

【来源】《痘疹传心录》卷十五。

【组成】没药　乳香　木香　僵蚕各四钱

【用法】上为末，炼蜜为丸，如豆大。钩藤汤化下。

【主治】盘肠内钓。

乌蝎六君子汤

【来源】《张氏医通》卷十六。

【组成】六君子汤加川乌　蝎尾　神曲

【用法】面糊为丸服。

本方方名，据剂型当作"乌蝎六君子丸"。

【主治】小儿慢脾风，内钓。

钩藤汤

【来源】《幼科指掌》卷三。

【组成】钩藤　枳壳　延胡各五分　甘草三分

【用法】水半钟，煎二分服。

【主治】小儿盘肠内钓，啼哭，两手足上撒，或弯身如虾者。

钩藤膏

【来源】《幼科指掌》卷三。

【组成】钩藤　木香　槟榔　姜黄片子　五灵脂　乳香　没药　缩砂仁

【用法】上为末，炼蜜为丸。每服三五钱，钩藤汤送下。

【主治】小儿内钓腹痛，咬奶多啼，唇乌如囊，腰曲头垂，四肢、额上有汗，面白黄惨，眼内红筋，斑斑血丝，脚冷肚胀，哭声细小，关纹隐隐不明，眼慢流涎者。

五十七、小儿手足拘挛

小儿手足拘挛，临床症见手足拘急挛缩，难以伸展，四肢活动受限。本病多因素体羸弱，血气不荣，筋骨力弱，而为风邪所乘，搏于经络，则筋脉缩急所致。

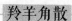

羚羊角散

【来源】《太平圣惠方》卷八十九。

【组成】羚羊角屑 羌活 五加皮 白鲜皮 桂心各一分 麻黄半两（去根节） 甘草半分（炙微赤，锉）

【用法】上为粗散。每服一钱，以水一小盏，煎至五分，去滓温服，不拘时候。

【主治】风邪滞气所客，荣卫不通，令小儿手不展。

薏苡仁散

【来源】《太平圣惠方》卷八十九。

【组成】薏苡仁三分 当归一分（锉，微炒） 秦艽一分（去苗） 防风半两（去芦头） 酸枣仁半两（微炒） 桂心一分 甘草半两（炙微赤，锉）

【用法】上为粗散。每服一钱，以水一小盏，煎至五分，去滓，量儿大小分减服之，不拘时候。

【主治】小儿在胎之时，其母脏腑气虚，为风冷所乘，儿生之后，肝气不足，致筋脉挛缩，不得伸展，故令手拳不展。

薏苡仁丸

【来源】《小儿卫生总微论方》卷十九。

【别名】薏苡丸（《世医得效方》卷十二）、薏苡丹（《普济方》卷四〇一引《古方妙选》）。

【组成】薏苡仁一两（汤浸，洗净，去皮） 当归（去芦）一两（洗，焙干） 秦艽（去苗）一

两 防风（去芦叉枝）一两 羌活（去芦）一两 酸枣仁（去皮）一两

《奇效良方》有牡丹皮，无秦艽。

【用法】上为细末，炼蜜为丸，如鸡头子大。每服一丸，麝香、荆芥汤化下。儿大增之。

【主治】

1.《小儿卫生总微论方》：小儿手拳不能展开。

2.《世医得效方》：禀受肝气虚弱致两膝挛缩，两手伸展无力。

薏苡散

【来源】《普济方》卷三七四引《全婴方》。

【组成】薏苡仁三分 当归 桂心各一两 酸枣仁（去皮，炒） 甘草 防风 秦艽（去苗）各半两

【用法】上为末。每服三岁一钱，水半盏，煎至三分，去滓服，不拘时候。

【主治】小儿因肝气不足，内伤风邪，惊风及诸病之后，手拳不展。

续命汤

【来源】《证治准绳·幼科》卷二。

【组成】麻黄 人参 黄芩 川芎 芍药 甘草（炙） 防风 杏仁（炒去皮尖） 官桂（去皮） 防己 附子（炮裂，去皮脐）各等分

【用法】上锉。每服二钱，水一钟，加生姜三片，煎至五分，不拘时候服。

【主治】小儿手足拘挛，不能屈伸。

五十八、小儿痫证

小儿痫证，又称小儿癫痫、小儿巅疾，俗称"羊癫风"。本病早见于《五十二病方·婴儿病痫方》："婴儿病痫方，取雷尾三果，冶，以猪煎膏和之。"《诸病源候论》："痫者，小儿病也。十岁以上为癫，十岁以下为痫。"临床症见突然昏仆，口吐涎沫，肢体抽搐，移时苏醒，醒后如常，反复发作。本病多因小儿形神未定，或突遭惊恐，或外感风邪，或伤于饮食积滞，或痰热内挠，或在母体受惊等所致，治疗宜培补为本，豁痰降火为标，具体应根据病因病机及临床表现分辨气血阴阳的盛衰及不同证候，采用不同治法。本病西医学亦称癫痫，多数原因不明，称原发性癫痫；继发于外伤、感染、中毒、肿瘤、代谢紊乱和先天畸形者为症状性癫痫。

白鱼酒

【来源】方出《外台秘要》卷十五引《救急方》，名见《本草纲目》卷四十一。

【组成】衣中白鱼七枚　竹茹一握

【用法】以酒一升，煎取二合，顿服之。

【主治】小儿痫疾。

猪肾当归散

【来源】方出《太平圣惠方》卷八十二，名见《普济方》卷三六一。

【组成】猪肾一具（薄切，去脂膜）　当归二两（锉，微炒）

【用法】当归粗捣，与猪肾相和，以清酒一升，煮至七合，去滓。每服杏仁大，日三次，夜一次。

【主治】小儿痫病。五十日以来，胎寒腹痛，激烈而惊，聚唾弄舌，躽啼上视。

大黄膏

【来源】《太平圣惠方》卷八十四。

【组成】川大黄三分　雄黄二分　丹参一分　黄芩一分　生商陆一两　雷丸半两　猪脂一斤　附子半两（去皮脐，生用）

【用法】上为末，以猪脂先入锅中，以文火熬令熔，以绵滤过，然后下药，煎令七上七下，去滓，细研雄黄下膏中，搅令至凝，于瓷器中盛。每用少许，热炙手，摩儿囟门及掌中、背、胁，皆使遍讫，以蛤粉粉之。

【主治】小儿诸痫。

虎睛丸

【来源】《太平圣惠方》卷八十五。

【组成】虎睛一对（酒浸，微炙）　牛黄半两（细研）　麝香一分（细研）　钩藤半两　犀角屑三分　茯神半两　人参半两（去芦头）　朱砂一两（细研，水飞过）　川大黄一两（锉碎，微炒）

【用法】上为末，炼蜜为丸，如绿豆大。一岁儿，每服一丸，金银汤化服，每日三次；儿稍大，加丸数服之。

【主治】小儿热痫，摇头吐舌，四肢抽掣，心神惊悸。

当归汤

【来源】《圣济总录》卷一七一。

【组成】当归（切，焙）　龙骨（研）各半分　甘草（炙）三分　大黄（锉，炒）　芍药　干姜（炮）　石膏（碎）　桂（去粗皮）　赤石脂　黄芩（去黑心）　细辛（去苗叶）各一分

【用法】上为粗末。五岁儿，每服一钱匕，水一小盏，入枣二个（擘），同煎至五分，去滓，分二次温服，一日三次。

【主治】小儿诸痫。

【加减】服后泻者，加赤石脂一分；若有热惊者，加黄芩（去黑心）半两。

麻黄汤

【来源】《圣济总录》卷一七一。

【组成】麻黄（去节）一两一分　钩藤（锉）一两　杏仁（去皮尖双仁，炒）　赤芍药　当归（锉，炒）　桂（去粗皮）　秦艽（去苗土）各三分　大黄（蒸三度，晒干，锉）　石膏（捶碎）各一两半

【用法】上为粗末。每服三钱匕，以水一盏煎，去滓，取六分，食后温服。

【主治】小儿六七岁，发痫壮热。

钩藤饮子

【来源】《永乐大典》卷九八〇引《养生必用》。

【别名】钩藤饮（《旅舍》）、钩藤饮子（《小儿卫生总微论方》卷五）、蝉壳饮（《普济方》卷三七一引《卫生家宝》）。

【组成】钩藤钩子三分　白僵蚕（去丝嘴，炒）　川芎　蝉蜕（去头翅足，炙）　蛇蜕（炙）　甘草（炙）各一分　蜣螂（去头翅足，炙）三枚

【用法】上为末。每服二钱，水一盏，加生姜五片，煎至七分，去滓，量儿大小，分作三四次灌下。若是阴痫，加附子（炮，去皮脐）指面大一

块，依前法水煎，温服，日三夜二。

【主治】小儿阴痫，多睡，手足冷，时瘛疭，目直视，乳食不进。

大惊丸

【来源】《幼幼新书》卷十引《养生必用》。

【组成】雄黄　青礞石　辰砂　蛇黄各一钱匕　铁华粉三钱匕

【用法】上为末，水浸蒸饼为丸，如梧桐子大。薄荷煎磨刀水化一丸服。利即止药，未知再服。

【功用】宣利热毒涎。

【主治】

1.《幼幼新书》引《养生必用》：小儿热毒涎，并潮搐搦。

2.《普济方》：痫疾。

定心膏

【来源】《小儿卫生总微论方》卷五。

【组成】生葛根（取汁）半合（如无生者，干葛锉细，水浸一宿，慢火熬取汁）　竹沥半合（依法旋取）　大麻仁一分（三味同研）　绿豆粉一两（别研）　朱砂半两（研，飞）　牛黄一钱（研）　麝香一钱（研）

【用法】上药同和如稀粥，更入少许绿豆粉相拌得

所，石臼中杵三二百下成膏，为丸，如鸡头子大。每服一丸，煎人参汤化下。不拘时候。

【功用】安心神，截惊痫。

【主治】小儿诸热，惊痫欲发。

榴梅散

【来源】《小儿卫生总微论方》卷五。

【组成】大石榴一枚　全蝎五个

【用法】将石榴割顶去子，剜作瓮，入全蝎在内，却以顶盖之，纸筋捶黄泥封裹了，先用微火炙干，渐加大火煅通赤，良久去火，放冷去泥，取其中焦者，细研为散。每服半钱，乳调下。搐者服之便定，不会服者灌之。儿稍大，用防风汤调下，不拘时候。

【主治】小儿风痫。

铁粉丹

【来源】《小儿卫生总微论方》卷六。

【组成】铁粉一两（研）　朱砂半两（研，飞）　牛黄一分（研）　干蟾一只（生姜自然汁浸一时，炙焦，为末）　蝎梢七个

【用法】上为细末，糯米饭为丸，如黍米大。每服三五丸，煎人参汤送下，不拘时候。

【主治】小儿诸痫搐搦，包络有涎，胸膈不利。

五十九、小儿水肿

小儿水肿，临床以症见体内水液潴留，泛溢肌肤，引起面目、四肢甚至全身浮肿，小便短少为特点。根据其临床表现分为阳水和阴水。

本病外因为感受风邪、水湿或疮毒入侵，内因是肺、脾、肾三脏功能失调。治疗以通利水道为基本法则。阳水属实，应以祛邪为主，常用发汗利尿，清热解毒；阴水属虚，常用扶正祛邪，健脾宣肺，温阳利水。

泽漆茱萸汤

【来源】《备急千金要方》卷十五。

【别名】泽漆汤（《圣济总录》卷七十八）。

【组成】泽漆　海藻　青木香各二分　吴茱萸三分　茯苓　白术　桔梗　芍药　当归各五分　大黄一分

《圣济总录》有犀角。

【用法】上锉。以水四升，煮取一升半，二百日至一岁儿一服二合半，一岁以上至二岁一服四合。

【功用】《千金方衍义》：破水逐积，温理中土，祛邪养正。

【主治】小儿夏月暴寒，寒入胃则暴下如水，四肢被寒所折则壮热，经日热不除，经月许日，变通身虚满腹痛，脉微细。

狸豆根汤

【来源】《太平圣惠方》卷八十八。

【组成】狸豆根半两　车前草半两　葵子半两　桑根白皮（锉）半合　赤小豆半合

【用法】上锉细。每取一分，以水一小盏，煎至五分，分为二服，每日三四次。

【主治】小儿水气肿满，小便涩。

槟榔散

【来源】《太平圣惠方》卷八十八。

【组成】槟榔半两　川大黄半两（锉碎，微炒）　牵牛子半两（微炒）　甜葶苈半两（隔纸炒令紫色）

【用法】上为细散。每服半钱，以温水调下，一日二三服。量稍大增之，以利为效。

【主治】小儿水气，肿满喘促，坐卧不安。

泽漆丸

【来源】《圣济总录》卷一七四。

【别名】甘遂丸（《普济方》卷三八六）。

【组成】泽漆叶　葶苈（纸上炒）各半两　甘遂（炒）　黄芩（去黑心）　郁李仁（汤浸去皮尖，炒，研）　芍药　猪苓（去黑皮）　杏仁（汤浸，去皮尖双仁，炒，研）　车前子各三分　鳖甲（去裙襕，醋炙）　柴胡（去苗）各半两

【用法】上为末，炼蜜为丸，如绿豆大。五六岁儿每服五丸，以温水送下。

【主治】小儿水肿腹大，诸疗不愈者。

槟榔丸

【来源】《普济方》卷三八六。

【组成】黑牵牛三两（炒）　青木香　青皮　防风　槟榔各一两

【用法】上为末，面糊为丸，如芥子大。每服二十丸，桑白皮汤送下。

【主治】小儿遍身浮肿。

六十、小儿肺炎喘嗽

肺炎喘嗽，临床以发热、咳嗽、痰壅、气急、鼻煽为主要症状，重者涕泪俱闭、面色苍白发绀。病名首见于《麻科活人全书》，该书叙述麻疹出现"喘而无涕，兼之鼻煽"症状时，称为"肺炎喘嗽"。

本病成因可分内、外二端。外因主要是感受风邪，小儿寒温失调，风邪外袭而为病，风邪多挟热或挟寒为患，其中以风热为多见；内因如先天禀赋不足，或后天喂养失宜，久病不愈，病后失调，则致正气虚弱，卫外不固，腠理不密，而易为外邪所中。

本病治疗，以宣肺平喘，清热化痰为主。若痰多壅盛者，首先降气涤痰；喘憋严重者，治以平喘利气；气滞血瘀者，治以活血化瘀；病久气阴耗伤者，治以补气养阴，扶正达邪；出现变证者，随证施治。因本病易于化热，病初风寒闭肺，治方中宜适当加入清热药。肺与大肠相表里，壮热炽盛时宜早用通腑药，致腑通热泄。病之后期，阴虚肺燥，余邪留恋，用药宜甘寒，避免用滋腻之品。本病包括西医学所称支气管肺炎、间质性肺炎、大叶性肺炎等。

麻黄杏仁甘草石膏汤

【来源】《伤寒论》。

【组成】麻黄四两（去节）　杏仁五十个（去皮尖）　甘草二两（炙）　石膏半斤（碎，绵裹）

【用法】上以水七升煮麻黄，减二升，去上沫，纳诸药，煮取二升，去滓，温服一升。

【功用】

1.《伤寒论讲义》：清宣肺热。

2.《方剂学》：辛凉宣泄，清肺平喘。

【主治】《伤寒论》：伤寒发汗后，汗出而喘，无大热者。

【宜忌】《古今名医方论》：脉浮弱、沉紧、沉细，恶寒恶风，汗出而不渴者，禁用。

【验案】小儿肺炎　《上海中医药杂志》（1959,2：23）：用麻杏石甘汤治疗小儿肺炎 30 例，病人表现为发热、气喘咳嗽、咽痛、咽部充血、肺部可闻干性啰音等症状，用本方治疗，痊愈 26 例，显效 1 例，好转 3 例，有效率 100%，笔者认为本方具有降温、消炎、化痰、扩张支气管、缓解痉挛等作用。

麻石加味汤

【来源】《临证医案医方》。

【组成】麻黄 1 克　生石膏 9 克（先煎）　杏仁 4.5 克　甘草 1.5 克　牛蒡子 6 克　炙化橘红 6 克　川贝母 3 克（以上为三岁小儿用量）

【功用】清热解表，化痰定喘。

【主治】小儿细菌性肺炎，高热喘促，咳嗽痰鸣，躁烦不安。

葶苈五子汤

【来源】《临证医案医方》。

【组成】葶苈子 3g　牛蒡子 6g　炙苏子 4.5g　炒杏仁 6g　莱菔子 6g　川贝母 4.5g　炙橘红 6g　大枣 5 枚（去核）

【用法】上为粗末。水煎约 60 毫升，分 3 次温服。此为 1 岁小儿用量。

【功用】化痰定喘，降气止咳。

【主治】小儿肺炎（病毒性肺炎），痰鸣，喘咳，腹胀。

【方论】方中葶苈子降肺气，利肺水，化痰定喘；苏子、莱菔子、杏仁降气祛痰，止咳定喘；牛蒡子散风热，利咽喉，化痰止咳；川贝母、化橘红润肺止咳，理气化痰。共奏化痰、定喘、降气、止咳之功。

益气化痰汤

【来源】《中医研究》（1991,3：37）。

【组成】党参　太子参　茯苓　白术　麦冬　款冬花　炙南星　山楂　神曲各 10g　黄芪 30g　丹参　鱼腥草各 15g　川贝　甘草各 6g

【用法】水煎浓煎成约 80ml 备用，为 1 日量，1～3 岁者每次 8～12ml，4～7 岁者每次 15～20ml，每日 3～4 次口服。

【主治】小儿迁延性肺炎。

【验案】小儿迁延性肺炎　《中医研究》（1991,3：37）：治疗小儿迁延性肺炎 56 例，均为门诊病人，男 30 例，女 26 例；年龄最大 7 岁，最小 11 个月；病程最长 2 个月，最短 1 个月。结果：痊愈 45 例，好转 8 例，无效 3 例，治愈率为 80.4%，总有效率为 94.6%。

清肺活血汤

【来源】《辽宁中医杂志》（1993,9：33）。

【组成】鱼腥草 8g　酒黄芩 5g　光桃仁 3g　紫丹参 5g　光杏仁 4g　桑白皮 6g　浙贝母 5g　桔梗 3g　广地龙 4g　葶苈子　白芥子　莱菔子各 3g

【用法】发热加生石膏 15g，痰多加天竺黄、法半夏；便秘加制大黄；便溏加炒白术、茯苓。上药用清水 300ml，煎取 100ml，每日 1 剂，分 3 次服完。6 个月至 2 岁内患儿药量减半，分次服完。

【主治】小儿肺炎。

【验案】小儿肺炎　《辽宁中医杂志》（1993,9：33）：治疗小儿肺炎 102 例，男 58 例，女 44 例；1 岁以内 16 例，1～3 岁 69 例，3～7 岁 14 例，7 岁以上 3 例；病程最短 7 天，最长 20 天。结果：治愈（症状消失，肺部啰音消失，肺部 X 光检查炎性阴影消失）92 例，占 90.1%；有效（症状基本消失，肺部啰音稍闻及，肺部 X 光检查炎性阴影消失）8 例，占 7.84%；无效（症状未消失，肺部啰音未消失，肺部 X 光检查炎性阴影未消失）2 例，占 1.96%；总有效率为 98.03%。体征消失时间大多为 7～10 天。

小儿麻甘冲剂

【来源】《部颁标准》。

【组成】麻黄 100g 黄芩 100g 紫苏子 100g 甘草 150g 桑白皮 150g 苦杏仁 150g 地骨皮 250g 石膏 400g

【用法】制成冲剂，每袋装 10g，密封。口服，小儿 1 岁以下 1 次 0.8g,1 至 3 岁 1 次 1.6g,4 岁以上 1 次 2.5g，每日 4 次。

【功用】平喘止咳，利咽祛痰。

【主治】小儿肺炎喘咳，咽喉炎症。

第二章

时行疾病

一、麻疹

麻疹，又名瘄、麻证、瘄子、痧子、肤证、糠疮、稃疮、痧、痧疹，是指由外感麻毒时邪引起的一种急性出疹性时行疾病，因其疹点如麻粒大，故名麻疹。临床以发热，咳嗽，流涕，眼泪汪汪，全身布发红色斑丘疹及早期口腔两颊黏膜出现麻疹黏膜斑为特征。《小儿药证直诀》曰："面燥腮赤，目亦赤，呵欠烦闷，乍凉乍热，咳嗽，喷嚏，手足稍冷，夜卧惊悸多睡，并疮疹征，此天行之病也。"《证治准绳·幼科》记载："麻疹初出，全类伤风，发热咳嗽，鼻塞面肿，涕唾稠黏，全是肺经之证。"清代出现很多麻疹专著，如：《麻科活人全书》《麻疹集成》《麻疹备要方论》《麻疹阐注》。

本病成因为感受麻毒时邪。麻毒时邪从口鼻吸入，侵犯肺脾。肺主皮毛，属表，开窍于鼻，司呼吸。毒邪犯肺，早期邪郁肺卫，宣发失司，临床表现为发热、咳嗽、喷嚏、流涕等，类似伤风感冒，此为初热期。脾主肌肉和四末，麻毒入于气分，正气与毒邪抗争，邪气外泄，皮疹透发于全身，达于四末，疹点出齐，此为见形期。疹透之后，毒随疹泄，麻疹逐渐收没，热去津伤，进入收没期。这是麻疹顺证的病机演变规律。麻疹以外透为顺，内传为逆。若正虚不能托邪外出，或因邪盛化火内陷，均可导致麻疹透发不顺，形成逆证。如麻毒内归，或它邪乘机袭肺，灼津炼液为痰，痰热壅盛，肺气闭郁，则形成邪毒闭肺证；麻毒循经上攻咽喉，疫毒壅阻，咽喉不利，而致邪毒攻喉证；若麻毒炽盛，内陷厥阴，蒙蔽心包，引动肝风，则可形成邪陷心肝证；少数患儿血分毒热炽盛，皮肤出现紫红色斑丘疹，融合成片；若患儿正气不足，麻毒内陷，正不胜邪，陌气外脱，可出现内闭外脱之险证。此外，麻毒移于大肠，可引起协热下利；毒结阳明，可出现口疮、牙疳；迫血妄行，可导致鼻衄、吐血、便血等证。

本病治疗以驱邪透达于外为原则。透疹宜取清凉、辛凉透邪解热，不可过用苦寒之品，以免伤正而外邪内陷。还要按其不同阶段辨证论治，一般初热期以透表为主，见形期以凉解为主，收没期以养阴为主，同时注意透发防耗伤津液，清解勿过于寒凉，养阴忌滋腻留邪。若是已成逆证，治在祛邪安正。麻毒闭肺，宣肺化痰解毒；热毒攻喉，利咽下痰解毒；邪陷心肝，平肝熄风开窍；若现心阳虚衰之险证时，当急予温阳扶正固脱。

桂枝加葛根汤

【来源】《伤寒论》。

【组成】葛根四两　麻黄三两（去节）　芍药二

两　生姜三两（切）　甘草二两（炙）　大枣十二枚（擘）　桂枝三两（去皮）

【用法】以水一斗，先煮麻黄、葛根减二升，去上沫，纳诸药，煮取三升，去滓，温服一升。覆取微似汗，不须啜粥。余如桂枝法将息及禁忌。

【功用】

1.《医方集解》：发汗解肌。

2.《伤寒论讲义》：解肌祛风，升津舒经。

【主治】

1.《伤寒论》：太阳病，项背强几几，反汗出恶风。

2.《症因脉治》：寒疟，寒伤阳明，寒多热少，有汗。

3.《伤寒论方解》：麻疹初期，疹初见未齐，见桂枝汤证者；痢疾初期，或胃肠病兼见桂枝汤证者。

【宜忌】《外台秘要》引《深师方》：忌生葱、海藻、菘菜。

【验案】荨麻疹　《江苏医学·中医分册》（1979，4：44）：李某某，女，37岁。患荨麻疹数年，每日必发，疹出如粟，逢汗出遇风时加重，病发则全身肌腠不舒。经多种方法治疗，效果始终未能满意，虽为小疾，但病情发作时，瘙痒难忍，心中作烦，颇影响工作与休息。该患为肌腠疏泄，玄府不固，风邪侵入肌肤，又善行而数变，故窜之毛窍瘙痒难忍；阳气外泄，故又汗出恶风，经气不舒。方拟桂枝加葛根汤，再加防风15克，共服20余剂，基本告愈。

消毒散

【来源】《小儿卫生总微论方》卷八引《备急千金要方》。

【别名】消毒饮（《保婴撮要》卷十七）、荆防消毒饮（《痘疹仁端录》卷四）。

【组成】牛蒡子二两（炒，纸衬）　甘草半两（锉，炒）　荆芥穗一两　防风一两

【用法】上为粗末。每服一大钱，水一盏，煎至五分，去滓温服。

【主治】

1.《小儿卫生总微论方》：痘疹已未出，咽喉肿痛。

2.《保婴撮要》：痘疮，大便不通。

3.《医学正传》：疮发身痛。

4.《寿世保元》：麻疹既出，一日而又没者，为风寒所冲，麻毒内攻。

5.《痘疹仁端录》：痘后将发痈毒。

【宜忌】下利者，不可与服。

【方论】《医方考》：牛蒡子疏喉中风壅之痰，荆芥穗清膈间风壅之热，生甘草缓喉中风壅之气，乃防风者，散诸风不去之邪也。

七物升麻丸

【来源】《本草图经》引《王方庆岭南方》（见《证类本草》卷六）。

【组成】升麻　犀角　黄芩　朴消　栀子　大黄各二两　豉二升（微炒）

【用法】上为散，炼蜜为丸。觉四肢大热，大便难，即服三十丸，取微利为知；若四肢小热，于食前服二十丸。

【主治】

1.《本草图经》引《王方庆岭南方》：服乳石后觉四肢热，大便难。

2.《麻科活人全书》：麻疹伏而不出。

白母丁散

【来源】《小儿卫生总微论方》卷八。

【组成】白丁香

【用法】上为末，加麝香少许，研匀。每服一字，米饮调下。

【主治】疮疹黑黡，发抽危困。

蝉蜕膏

【来源】《杨氏家藏方》卷十九。

【别名】蝉退膏（《婴童百问》卷十）。

【组成】蝉蜕（去土）　当归（汤洗，焙）　防风（去芦头）　甘草（炙）　川芎　荆芥穗　升麻各等分

【用法】上为细末，炼蜜为丸，每一两作四十丸。每服一丸，煎荆芥汤化下，不拘时候。

【功用】御风邪，辟恶气，透肌表，快疮疹。

消风散

【来源】《儒门事亲》卷十二。

【组成】川芎　羌活（去芦）　人参（去芦）　白茯苓（去皮）　白僵蚕（炒）　蝉壳（炒）各一两　陈皮（去白）　厚朴（去粗皮，姜制）各一两

【用法】上为细末。每服二钱，茶清调下。

【主治】

　　1.《儒门事亲》：诸风掉眩，风痰风厥，涎潮不利，半身不遂，失音不语，留饮飧泄，痰实呕逆旋运，口喝抽搦，僵仆目眩，小儿惊悸狂妄，胃脘当心而痛，上支两胁，咽膈不通，首风沐风，手足挛急。

　　2.《麻科活人全书》：麻疹其状如粟，红垒而起，间有不出，或只头面有，四肢无者。

如圣汤

【来源】《医方类聚》卷二六五引《经验良方》。

【组成】川升麻　赤芍药　甘草三钱半　紫草半两　白术二钱　陈皮一钱半

【用法】上锉。每服三钱，水一盏，煎至六分，温服，不拘时候。

【主治】小儿身热头痛，颊赤面红，呵欠清涕，疮疹已出未出。

生地黄散

【来源】《小儿痘疹方论》。

【组成】生地黄半两　麦门冬（去心）三钱　杏仁　款冬花　陈皮各二钱　甘草二钱半（炙）

【用法】上为粗散。每服三钱，水一大盏，煎至六合，去滓，徐徐温服，不拘时候。

【主治】

　　1.《小儿痘疹方论》：小儿斑疹，身热口干，咳嗽心烦者。

　　2.《麻科活人全书》：麻疹，肺热喘咳。

【方论】原书薛己按：若肺经有热者，宜用此方；若痰气上壅，佐以抱龙丸。

必用四圣散

【来源】《医方大成》卷十引《简易方》。

【别名】必用四神散（《袖珍方》卷四）。

【组成】紫草茸　木通（去节）　甘草　枳壳（去白麸炒）各等分

【用法】上锉。每服二钱，水一盏，煎服。

【主治】小儿疮疹出不快透，及倒压一切恶候。

大连翘汤

【来源】《仁斋直指小儿方论》卷五。

【别名】连翘饮（《世医得效方》卷十一）、连翘汤（《幼科类萃》卷二十八）。

【组成】连翘　瞿麦　荆芥　木通　车前子　赤芍药　当归　防风　柴胡　滑石　蝉蜕　甘草（炒）各一钱　山栀仁　黄芩各半钱

【用法】上锉散。每服一钱，加紫草煎，温服。

【功用】《麻科活人全书》：解里热。

【主治】

　　1.《仁斋直指小儿方论》：疮疹壮热，小便不通。

　　2.《婴童百问》：诸般疮疖，丹毒脐风。

大连翘饮

【来源】《活幼口议》卷十六。

【别名】大连翘饮子。

【组成】连翘　瞿麦穗　滑石　车前子　牛蒡子（炒）　红芍药各一两　山栀　木通　川当归　防风各半两　黄芩（去心）一两半　柴胡（去芦）　甘草（炙）各二两　荆芥穗一两半　蝉蜕（去大脚）一分

【用法】上锉。每服一大钱，水一小盏，煎服。

【功用】解利心经邪热。

【主治】

　　1.《活幼口议》：风热，丹热，疮疹热，余毒热。

　　2.《奇效良方》：小儿上焦壅热，口舌生疮，小便赤涩。

【加减】风热、痰热、变蒸热、肝热、大肠热、瘾疹热，加麦门冬去心煎；丹热、实热、血热、三焦热、小肠热、龙带热，加大黄及灯心煎；疮疹热、麻子热、温气热、已出证热、未出证热，加紫草茸、川当归同煎；余毒热、胎热、肺热、伤寒后余毒热、疮疹后余毒热，加薄荷煎；项上生核作热，疳腮热，痈疖毒热，加大黄、朴消煎。

【方论】《医方考》：是方也，防风、柴胡、蝉蜕解热于表，表有热者，自皮毛汗孔而泄；荆芥、牛蒡解热于上，头目咽喉有热者，从口鼻而泄；滑石、木通、栀子、车前解热于里，里有热者，导之从小便而泄；连翘去诸经之客热；黄芩去诸经之游火；乃甘草者，所以解热于气；而芍药、当归，所以调热于血也。

麦门冬汤

【来源】《活幼心书》卷下。

【组成】麦门冬（去心） 干葛各三钱 人参（去芦） 赤芍药 升麻 赤茯苓（去皮） 甘草各二钱 石膏末五钱

【用法】上锉。每服二钱，水一盏，煎七分，不拘时候温服。

【主治】

1.《活幼心书》：斑疹热毒，头痛烦闷，狂渴妄语。

2.《痘科类编》：麻疹内外热盛，色紫黑者。

【方论】《痘科类编释意》：麦门、人参、甘草、干葛生津润烦，升麻清外热，石膏清内热，赤芍、赤茯苓又能利湿热，此清邪热解烦之剂也。

防风发表汤

【来源】《活幼心法》卷二。

【别名】荆防发表汤（《痘疹定论》卷四）。

【组成】防风五分 干葛八分 红花三分 枳壳（炒）七分 桔梗八分 苏梗六分 川芎五分 荆芥六分 当归六分 陈皮六分 甘草五分 杏仁（炒，去皮尖）一钱 山楂肉二钱

方中苏梗，《痘疹定论》作苏叶。

【用法】引用细葱白半寸，水煎服。

【功用】疏风清热。

【主治】痧疹初起发热，二三日或四五日内未见外证时，或奶疹、风疹。

【加减】冬令天寒，或加蜜水炒麻黄，或加羌活。

二圣散

【来源】《活幼心法》卷七。

【组成】苦参三钱 白僵蚕一钱

【用法】上为细末。吹入。

【主治】痧疹，咽喉肿痛，不拘初起回后。

加味逍遥散

【来源】《活幼心法》卷八。

【组成】白术（米泔水浸，炒） 白芍（酒炒） 薄荷叶 白茯苓 当归身 牡丹皮 陈皮 柴胡 麦门冬 甘草 干葛

【用法】水煎服。

【主治】病后瘦弱，唇白气虚，感时气出痧疹者；或体虚瘦弱，痧出白色，少红活者。

万金散

【来源】《世医得效方》卷十一。

【组成】防风三钱 人参 蝉蜕各二钱

【用法】上为末。萝卜煎汤调下。服了，急用芥子末，白汤调如膏，涂儿脚心，干即再敷。其毒渐渐复出，疮疹依前红活。

【主治】疮疹已出，未能匀遍，色不红润。

浑元散

【来源】《麻疹全书》。

【别名】天元浑元散。

【组成】天麻三钱 地龙（用甘草水洗过，再加滑石粉同炒，去粉用）一钱 人中白一钱 鬼臼一钱五分 神曲一钱 鹜木（即干金木凿柄是也）一钱五分 辟温丹八分。

【用法】大寒节用露天七夕，再要雪压七夕，共研细末，收贮完固。如麻疹初潮不现及抽搐直视，用此钱许。

【主治】麻疹。

归芍调血汤

【来源】《麻疹全书》卷三。

【别名】归芍活血散。

【组成】当归（酒焙）五钱 酒赤芍三钱 酒白芍五钱 川芎五钱 紫草五钱 红花五钱 木香二

钱 血竭二钱

【用法】上为末。每五岁者服一钱，十岁以上者服二钱，酒送下。

【主治】麻色淡白。

补中丸

【来源】《麻疹全书》卷三。

【组成】人参 黄耆 白术 当归 白芷 白芍 川芎 肉桂 麦冬 藿香

【用法】上研末为丸。每服二钱，白汤送下。

【主治】麻疹收后虚寒，呕吐泄泻青色，唇白身冷者。

参贝散

【来源】《麻疹全书》卷三。

【组成】沙参 贝母 桔梗各一钱 西河柳二钱 甘草五分

【功用】清金养肺

【主治】痘后出麻疹。

宣毒解肌汤

【来源】《麻疹全书》卷三。

【组成】葛根 前胡 荆芥穗 牛蒡子 连翘（去子） 蝉蜕各八分 木通七分 赤芍 甘草 灯心（引） 桑白皮（蜜蒸） 贝母（去心，姜汁拌）

【主治】麻疹初起，发热咳嗽，或乍凉乍热，已现麻路；并宜初潮未明是否麻证。

宣毒发表汤

【来源】《麻疹全书》卷四。

【组成】马勃一钱五分 大力子一钱五分 广郁金一钱五分 细辛一钱 条子芩一钱五分 藿香一钱五分 荆芥一钱五分 炒陈皮八分 银花一钱 生姜三片

【用法】水煎服。

【主治】麻疹。

宣毒发表汤

【来源】《麻疹全书》卷四。

【组成】升麻 桔梗 甘草 焦栀 葛根 薄荷 前胡 牛蒡子 防风 苏叶 连翘 杏仁 银花各等分

【用法】水煎服。

【主治】天行时气，发热昏闷。预防麻疹。

【宜忌】气质虚弱不可与此汤。

【加减】渴，加花粉；气逆，去升麻、桔梗，加淡竹；头痛，加蔓荆子；呕吐，去甘草，加陈皮；热甚，加黄芩；初起潮热，除升麻、桔梗、甘草，加紫苏叶、葱白；初潮咳嗽，除升麻、桔梗、甘草，加桑白皮；如潮热轻者，并除淡竹叶；初潮谵语，去升麻、桔梗、甘草，加桂、附、滑石、辰砂末；初潮泄泻，除薄荷、淡竹叶、升麻、桔梗、甘草，加赤茯苓、车前子；初潮大便出血，去淡竹叶、升麻、甘草、桔梗，加生地黄、丹皮，甚者加犀角；初潮小便赤者，除升麻、桔梗、甘草，加泽泻；初潮口鼻出血者，除升麻、桔梗、甘草，加炒栀仁、茅根、生地黄；初潮腹痛，除升麻、桔梗、甘草。

发疹紫草散

【来源】《医方类聚》卷二六四引亢拱辰方。

【别名】发疹紫草散（《普济方》卷四〇四）、紫草散（《明医杂著》卷六）、紫草化毒散（《景岳全书》卷六十三）。

【组成】紫草 甘草 糯米 黄耆

《普济方》本方用量各等分；《明医杂著》用各一钱半。

【用法】上为末。水煎服。

【主治】

1.《医方类聚》引《小儿药证直诀》：麻疹，痘疮黑陷。

2.《明医杂著》：痘疹黑陷，气血虚弱，疮疹不起。

胜金散

【来源】《普济方》卷三六八。

【组成】天南星一两　白附子半两　雄黄二钱

【用法】上为末。每服一钱，水一盏，葱白三寸，同煎三分，作三度，予一匙服。

【主治】小儿伤寒热惊风，麻豆疮疹潮热。

八宝散

【来源】《普济方》卷四〇三。

【组成】白芍药　羌活　升麻　干葛　甘草　防风　抚芎　山果子各等分

【用法】上锉。每服二钱，水一盏，煎至六分，去滓温服。

【主治】小儿疮疹已发或未发者。

栀子升麻汤

【来源】《普济方》卷四〇三。

【组成】升麻　白芍药　干葛　山栀子　蓝叶　甘草各等分

【用法】上为散。灯心同煎服。

【主治】天行麻痘，疮子未出，潮热如火，谵语，小便涩难。

滑石散

【来源】《普济方》卷四〇三。

【别名】玉浆散。

【组成】滑石　甘草（炙）各半两

【用法】上为末。每服一钱半，鸡子清酒少许调下。

【主治】疮疹出不快。

内托散

【来源】《袖珍方》卷三。

【组成】绵黄耆　甘草　金银花　牡蛎（煅，淬二次）各二钱半

【用法】上为末。水一盏，煎七分，入酒一盏，再煎七分，随疮上下，去滓服。

【主治】

　　1.《袖珍方》：痈疽疮疖。

　　2.《痘科类编》：麻未出时，发时面先青黑者，

及一切恶疮。

连翘升麻汤

【来源】《医方类聚》卷二六五引《疮疹方》。

【组成】升麻　葛根　芍药　连翘　甘草各等分

【用法】上为粗末。每服四钱，水一盏半，煎至一盏，温服。

【主治】小儿疮疹。一发便密如针头，形势重者。

桔梗甘草栀子汤

【来源】《医方类聚》卷二六五引《疮疹方》。

【组成】桔梗半两　甘草半两　栀子仁二钱半

【用法】上为粗末。每服三钱，水一盏，煎服。

【主治】疮疹心烦者。

四味鼠粘子汤

【来源】《疮疡经验全书》卷八。

【别名】鼠粘子汤（《幼幼集成》卷六）。

【组成】鼠粘子二两（炒）　甘草（炙）　升麻各一钱五分　射干二钱五分

【用法】上锉。每服三钱，水一大盏，煎六分，温服。

　　《幼幼集成》：灯心为引，水煎热服。

【主治】《幼幼集成》：麻疹咽喉疼痛，饮食艰难。

荆芥散

【来源】《奇效良方》卷六十五。

【组成】荆芥少许

【用法】烂研，用新井水以布帛滤过，入麻油一滴许打匀，令饮之，便不乱闷；麻豆已出，用黄蜡煎青胶（即牛皮胶）饮，即安。

【主治】麻痘子兼瘙痒或瘾疹，大便自通。

【方论】荆芥治血风；以麻油打匀，此滑窍之理；又以黄蜡煎青胶水服则安，此滋血行荣卫，荣卫既顺，麻疹出矣。

秘传百解散

【来源】《松崖医径》卷下。

【组成】人参七钱　甘草（炙）三钱五分　白术　白茯苓各六钱　黄耆（炒）　陈皮（去白）　糯米（炒）各五钱　升麻（炒）二钱　川芎　白芷各三钱　天麻二钱五分　僵蚕（炒）一钱五分　南星（姜制）五分

【用法】上为细末。每服三分，伤风用生姜汤或葱汤，欲出麻疹用生姜汤，热甚用薄荷汤调服。

【主治】小儿感冒风寒，身热咳嗽，欲出瘾疹，并痘后欲出麻疹。

升苏散

【来源】《婴童百问》卷十。

【组成】升麻　葛根　赤芍药　紫苏　茯苓　川芎　甘草各等分

【用法】上锉散。水煎服。

【主治】小儿出疹发热，疑似之间，以此解之。

【加减】呕者，加半夏、茯苓、白芍药、生姜煎。

黄芩知母汤

【来源】《婴童百问》卷十。

【组成】葛根　陈皮　杏仁（去皮尖）　麻黄（去节）　知母　黄芩　甘草各半两

【用法】上为散。每服二钱，水一盏，煎半盏，去滓服。

【主治】小儿五脏邪热，作成麻症，疮色瘢烂，瘾疹如锦纹，或白脓水腥臭不干，心胸闭闷，呕吐清水，身体温壮。

【加减】不呕逆，去陈皮，加芍药。

黄连杏仁汤

【来源】《婴童百问》卷十。

【组成】黄连一两　陈皮　杏仁（去皮尖，炒）　麻黄（去节）　枳壳（去瓤，麸炒）　葛根各半两

【用法】上锉散。每服二钱，水煎服。

【主治】

1.《婴童百问》：孩童受邪热，致生麻痘之症，其疮渐出，咳嗽烦闷，呃逆清水，眼赤，咽喉口舌生疮，作泻。

2.《痘科类编》：麻疹其色变黑者。

【加减】作泻者，加厚朴、甘草。

【方论】《医林纂要探源》：黄连去热毒，厚肠胃，为君；枳壳破结宽中，敛阴降逆；麻黄达邪热于外；葛根升拔阳气，解肌热，清胃热；厚朴以燥积湿。

加减麻黄汤

【来源】《医学集成》卷三。

【组成】麻黄　桂枝　荆芥　防风　羌活　大力　沙参　川芎　赤芍　桔梗　甘草　生姜

【主治】麻疹初起，时令大寒。

加减葛根汤

【来源】《医学集成》卷三。

【组成】葛根　荆芥　防风　羌活　柴胡　前胡　大力　沙参　白芍　桔梗　甘草

【主治】麻疹初起，时令时暖时寒。

清金散

【来源】《医学集成》卷三。

【组成】沙参　赤苓　石膏　知母　麦冬　元参　黄芩　炒栀　骨皮　杏仁　瓜蒌　大力　桔梗　竹心

【主治】麻后咳嗽。

解毒汤

【来源】《医学集成》卷三。

【组成】荆芥　防风　黄芩　黄连　连翘　大力子　犀角　薄荷　大青　人中黄　灯心　芦根

【主治】麻疹已出后没。

十味连翘饮

【来源】《万氏家抄方》卷六。

【组成】山栀　白术　连翘　白芍　防风　荆芥　牛蒡子　车前子　滑石　蝉蜕　木通　桔梗　柴胡　黄芩　甘草

【用法】水煎服。

【主治】瘄后发热，咳嗽，泻弱昏沉。

玄参解毒汤

【来源】《万氏家抄方》卷六。

【别名】玄参解毒散（《痘疹仁端录》卷九）。

【组成】玄参　生地　黄芩　山栀仁（炒）　桔梗　甘草　葛根　荆芥穗

　　　《痘疹仁端录》无京墨。

【用法】水煎，入茅根汁，磨京墨服。

【主治】

1.《万氏家抄方》：痘疹口鼻出血。

2.《片玉痘疹》：痘疹之火，熏蒸于内，迫血妄行，但从鼻出。

3.《种痘新书》：麻焦紫，肺胃实热，黑暗毒盛，衄血，邪火入里者。

加减胃风汤

【来源】《万氏家抄方》卷六。

【组成】黄连（炒）　当归　川芎　白芍（炒）　苍术（炒）　薄荷　黄芩（炙）　防风　荆芥　连翘　地榆　乌梅　槐花　滑石

【用法】水煎服。

【主治】麻后余毒未尽。

竹茹石膏汤

【来源】《万氏家抄方》卷六。

【组成】陈皮　半夏　石膏　茯苓　竹茹

【用法】水煎服。

【主治】麻瘄，吐。

防风败毒饮

【来源】《万氏家抄方》卷六。

【别名】防风败毒散（《片玉痘疹》卷十二）、防风葛根汤（《赤水玄珠全集》卷二十八）。

【组成】升麻　葛根　防风　赤芍　甘草

【用法】水煎服。外用活蚬子不拘多少，以水养五七日，旋取其水洗，用天水散拭之。

【主治】

1.《万氏家抄方》：痘后余毒发瘾疹。

2.《赤水玄珠全集》：痘发瘾疹及麻疹发热。

豆根汤

【来源】《万氏家抄方》卷六。

【组成】麦门冬（去心）　山豆根　桔梗　知母　天花粉　元参　荆芥　射干　连翘　牛蒡子　薄荷

【用法】水煎服。

【主治】瘄后余毒未尽，咳嗽口破。

败毒散

【来源】《万氏家抄方》卷六。

【组成】人参　枳壳　前胡　甘草　陈皮　川芎　薄荷　地骨皮　羌活　独活　柴胡　升麻　麻黄　葛根　连翘　防风

【用法】加生姜三片，水煎服。

【主治】瘄疹大行时，发热，咳嗽，气急，在疑似之间者。

【加减】热甚发厥，加胆星、葶苈、天麻、黄芩，化下抱龙丸。

黄芩汤

【来源】《万氏家抄方》卷六。

【组成】赤芍　黄芩　黄连　生地　木通　枳壳　甘草　归尾　人参

【用法】水煎，调天水散服。

【主治】麻疹下利，里急后重。

清金保肺汤

【来源】《万氏家抄方》卷六。

【组成】麦门冬（去心）　桔梗　天门冬（去心）　黄芩　荆芥　知母　杏仁　天花粉　玄参　牛蒡子　五味子

【用法】加生姜三片，水煎服。

【主治】瘄后余毒未尽，壮热未除，咳嗽气急。

牛蒡甘草汤

【来源】《痘治理辨》卷下。

【组成】牛蒡子（麸炒）一两　甘草（炙）一钱

【用法】上为细末。每服一字或二字，胡荽煎汤调服，不拘时候。

【主治】麻痘初作。

柴胡四物汤

【来源】《痘疹心法》卷二十三。

【组成】柴胡　人参　黄芩　当归身　川芎　生地黄　白芍药　地骨皮　麦门冬　知母　淡竹叶

【用法】上锉细。水一盏，煎七分，去滓，温服，不拘时候。

【主治】

1.《痘疹心法》：疹后余热。

2.《证治准绳·幼科》：疹子收后身有微热，发枯毛竖，肉消骨立，渐渐羸瘦。

3.《幼幼集成》：妇女经血方净，适逢痘疹作热。

4.《麻科活人全书》：麻后余热。

5.《医钞类编》：阳盛阴虚，往来寒热。

加味升麻汤

【来源】《古今医鉴》卷十四。

【组成】升麻五钱　玄参五钱　柴胡五钱　黄芩五钱　干葛四钱　赤芍四钱　独活一钱　甘草二钱

【用法】每挫三四钱，水煎服。

【功用】预防麻疹。

【主治】小儿麻疹初起。

苏葛汤

【来源】《古今医鉴》卷十四。

【组成】紫苏二钱　葛根二钱　甘草二钱　白芍药一钱半　陈皮五分　砂仁五分

【用法】上锉。加葱白、生姜，水煎服。

【主治】麻疹初热未见点。

防风败毒散

【来源】《片玉心书》卷五。

【组成】生地　防风　连翘　升麻　荆芥穗　牛蒡子　玄参　酒柏　人参　桔梗　甘草

【用法】水煎服。

【功用】清热解毒。

【主治】小儿麻痘发热。

知母石膏汤

【来源】《片玉痘疹》卷十三。

【组成】知母　石膏　人参　麦冬　甘草　元参　竹叶

【用法】水煎服。

【主治】麻疹见形，余热不退者。

金花丸

【来源】《片玉痘疹》卷十三。

【别名】金华丸（《麻科活人全书》）。

【组成】栀子　黄芩　黄连　龙胆草　郁金　雄黄

【用法】上为丸。灯心、地骨皮汤送服。

【主治】麻疹身间壮热，余毒留连。

天保采薇汤

【来源】《幼科发挥》。

【组成】羌活　前胡　半夏　陈皮　柴胡　赤芍　白茯苓　川芎　枳壳　厚朴　桔梗　苍术　升麻　葛根　藿香　独活　甘草

【主治】《幼科铁镜》：麻疹发出不快，及不透发；或红点见面，偶挟风邪而隐者；或误除烧热，隐而不见，腹内作痛。

【验案】麻疹《幼科铁镜》：本邑陶一公涯玉之子，麻症发热方两日，医人误为除热，麻伏不出，形状似惊。差役请予治，面色花杂，喘急不嗽，必有内毒。于太阳穴以口涎擦之，皮内隐有红点，知是麻毒内攻，无烧不出，用天保采薇汤，倍加升麻、干葛，一服额上见点，色不红起，面色唇口惨淡无泽，知为内虚，即用固真汤，一服通身发热。陶公惊怖。予曰：麻非热不出。仍服天保采薇汤，一剂，通体透发而愈。

荆防败毒散

【来源】《幼科指南》卷下。

【组成】生地 防风 荆芥 红花（酒洗） 黄芩 连翘 牛蒡子 升麻 玄参 黄柏（酒炒） 桔梗 人参 甘草

【用法】水煎服。

【功用】清热解毒。

【主治】小儿麻疹发热，面燥腮赤，目胞亦赤，呵欠烦闷，乍寒乍热，咳嗽喷嚏，手足稍冷，惊悸多睡。

十全散

【来源】《赤水玄珠全集》卷二十八。

【组成】黄芩 黄连 黄柏 苦参（各酒炒）各一钱 玄胡索三分 硼砂 乳香（制）各二分 孩儿茶 雄黄各五分

【用法】上为细末。每用少许吹喉。

【主治】麻症咽喉肿痛。

升麻泽泻汤

【来源】《赤水玄珠全集》卷二十八。

【组成】猪苓 泽泻 滑石 赤茯苓 甘草 黄连（酒炒） 升麻各等分

　　方中滑石，《原痘要论》作石膏。

【用法】水煎眼。

【主治】麻痘自利。

加味麻黄散

【来源】《赤水玄珠全集》卷二十八。

【别名】加味麻黄汤（《种痘新书》卷十一）。

【组成】升麻（酒洗） 麻黄（酒炒） 人中黄 牛蒡子 蝉退各等分

【主治】

　　1.《赤水玄珠全集》：麻痘发不出。

　　2.《麻症集成》：麻痘形色紫黑，标闭不明，一出即没。

芦荟肥儿丸

【来源】《赤水玄珠全集》卷二十八。

【组成】芦荟 龙胆草 木香 蚵蚾 人参 麦芽（炒） 使君子肉各二钱 槟榔 黄连（酒炒） 白芜黄各三钱 胡黄连五钱

【用法】上为末，猪胆汁糊为丸，如黍米大。每服五六十丸，米饮送下。

【主治】

　　1.《赤水玄珠全集》：麻后发热，日夜不退，肌肉消瘦，骨蒸劳瘵。

　　2.《景岳全书》：疳热。

连翘升麻汤

【来源】《赤水玄珠全集》卷二十八。

【组成】连翘 升麻 黄芩 葛根各一钱 麦门冬（去心）二钱

【用法】水煎服。

【功用】轻其表而凉其内。

【主治】痘一发，密如针头，形势重者。

茅花汤

【来源】《赤水玄珠全集》卷二十八。

【组成】茅花 归头 丹皮 生地 甘草各等分

【用法】水煎服。

【主治】麻痘鼻衄。

清金降火汤

【来源】《赤水玄珠全集》卷二十八。

【组成】当归 白芍 生地 陈皮 贝母 瓜蒌仁 甘草 白芩 枯芩（酒炒） 山栀（炒） 玄参 天冬 麦冬 杏仁 桑白皮 石膏 紫苏梗 酒连各等分

【用法】加生姜一片，水煎服。

【主治】麻后热乘肺金，声哑不出，或咳或喘。

清肺散

【来源】《仁术便览》卷四。

【组成】麻黄一钱半 知母一钱 荆芥一钱 麦冬一钱 菖蒲八分 诃子八分（去核） 天花粉一钱 桔梗一钱

【用法】上以生姜汁、竹沥同水煎服。

【功用】《全国中药成药处方集》（沈阳方）：清肺化痰，散风解表。

【主治】

1.《仁术便览》：疹后肺热，咳嗽声哑。

2.《全国中药成药处方集》：感冒风寒，憎寒壮热，咽干声哑，咳嗽痰多，气滞喘促，胸中闷热，咳痰不出，口干舌燥。

【宜忌】忌鱼类。

养荣汤

【来源】《慈幼新书》卷七。

【组成】川芎 当归 白芍 生地 人参 白术 黄耆 甘草

【用法】水煎服。

【主治】麻疹血虚，疹出色白，按之稍红。

十全散

【来源】《证治准绳·幼科》卷六。

【组成】黄连 黄芩 黄柏各一钱 苦参 孩儿茶 雄黄各五分 硼砂 玄明粉各三分 乳香一分 片脑小许（临时入）

【用法】上为极细末。每用五厘吹喉。

【主治】麻症咽喉肿痛。

白虎合解毒汤

【来源】《证治准绳·幼科》卷六。

【别名】白虎解毒汤（《麻科活人全书》卷二）、白虎合黄连解毒汤（《中国医学大辞典》）。

【组成】石膏（研粗末）四钱 知母 天花粉 黄芩 黄连 山栀仁各一钱 生地黄 麦门冬各二钱

【用法】入淡竹叶十片，水二钟煎一钟，更磨入犀角汁，索汤水则与之。

【主治】

1.《证治准绳·幼科》：麻疹出而胃热渴甚者。

2.《中国医学大辞典》：温热及痘疹后余热，欲成牙疳。

加味金沸草散

【来源】《证治准绳·幼科》卷六。

【组成】旋覆花（去梗） 麻黄（去节，水煮去沫晒干） 前胡（去芦）各七钱 荆芥穗一两 甘草（炙） 半夏（汤泡七次，姜汁拌炒） 赤芍药各五钱 鼠粘子（炒） 浮萍各七钱

【用法】上为末。每服三钱，加生姜二片，薄荷叶三五片，水煎服。

【主治】麻疹初起，咳嗽喷嚏，鼻流清涕，眼胞肿，其泪汪汪，面浮腮赤，或呕恶，或泻利，或手掐眉、目、鼻面等较重者。

茅花汤

【来源】《证治准绳·幼科》卷六。

【组成】茅花 真郁金 生地黄 栀子仁 黄芩

【用法】水煎，调百草霜服。

【主治】小儿麻疹失血。

泻白消毒散

【来源】《证治准绳·幼科》卷六。

【别名】泻白消毒饮（《痘科辨要》卷十）。

【组成】桑白皮 地骨皮（自采鲜者）各三钱 牛蒡子（炒，研） 荆芥穗各一钱半 桔梗 甘草各一钱 浮萍（晒干）二钱

【用法】上为粗末。每服三五钱，水一盏，煎六分，滤清服。

【主治】麻疹初起，咳嗽喷嚏，鼻流清涕，眼胞肿，其泪汪汪，面浮腮赤。

柽叶散

【来源】《证治准绳·幼科》卷六。

【别名】独圣散（《麻科活人全书》卷二）。

【组成】西河柳

【用法】青茂时采叶，晒干，为末。每服一二钱，茅根煎汤调下。

【主治】发热六七日以后，明是疹子却不见出者。

养血化斑汤

【来源】《证治准绳·幼科》卷六。

【组成】当归身 生地黄 红花 蝉蜕 人参各等分

【用法】上为细末。水一盏，生姜一片，煎六分，去滓温服，不拘时候。

【主治】麻疹已出，疹色淡白者。

柴胡橘皮汤

【来源】《证治准绳·幼科》卷六。

【组成】柴胡 橘皮 黄芩 半夏 人参 白茯苓各等分

【用法】上锉细。加竹茹一团，生姜三片，水一盏，煎七分，去滓温服，不拘时候。

【主治】疹子出后，毒邪壅遏，尚未出尽，拂拂发热，烦闷不宁，如蛇在灰，如蚓在尘之状，烦躁呕泄者。

麻黄汤

【来源】《证治准绳·幼科》卷六。

【组成】麻黄（去根节，制过） 升麻 牛蒡子（炒） 蝉壳（洗净，去足翅） 甘草各一钱

【用法】上锉细。加腊茶叶一钱，以水一盏，煎至七分，去滓服。

【功用】托里发表。

【主治】发热六七日以后，明是疹子，却不见出，此皮肤坚厚，腠理闭密，又或为风寒袭之，曾有吐利，故伏而不出。

【加减】烦渴，加石膏末四钱。

加味化斑汤

【来源】《疹科正传》。

【组成】知母 石膏 甘草 麦冬 花粉 滑石 竹叶 粳米 干葛 薄荷 牛蒡

【主治】疹子，咳嗽，口渴，热毒内蒸，津液消烁。

犀角凉膈散

【来源】《疹科正传》。

【组成】连翘 薄荷 黄芩 黑山栀 甘草 朴消

【用法】加犀角汁七茶匙服。

【主治】疹子已出而内热便秘。

十宣散

【来源】《痘疹全书》卷下。

【组成】黄连一钱 黄芩一钱 黄柏一钱 苦参五分 硼砂三分 乳香一分 孩儿茶五分 片脑少许（临时加） 雄黄五分 玄明粉三分

【用法】上为极细末。每用五厘吹之。

【主治】疹子咽肿作痛。

大青汤

【来源】《痘疹全书》卷下。

【组成】元参 大青 桔梗 人中黄 知母 升麻 石膏 栀子仁 木通

【用法】水煎，调烧人屎服之。

【主治】麻疹之出，浑身如锦纹黑斑者。

【加减】便闭者，加酒蒸大黄。

防风解毒汤

【来源】《痘疹全书》卷下

【别名】防风败毒散（《麻科活人全书》卷二）。

【组成】防风 薄荷 荆芥 石膏 知母 桔梗 甘草 牛蒡 连翘 木通 枳壳 淡竹叶
《赤水玄珠全集》有灯心

【用法】《赤水玄珠全集》：诸药各等分，水煎服。

【功用】辛凉透发。

【主治】

1.《痘疹全书》：温暖时出疹。

2.《麻科活人全书》：麻疹初起，发热咳嗽，或乍冷乍热，已现麻路，或初潮未明是否麻证。

【方论】《绛雪园古方选注》：防风、荆芥、薄荷、牛蒡以辛散之；石膏、知母、连翘、淡竹叶辛寒以清之；木通通气，枳壳疏表，桔梗、甘草载引诸药以达肺经。仲淳曰：痧疹不宜依证施治，惟当治肺，使痧疹发出，毒解则了无余蕴矣。

桂枝解毒汤

【来源】《痘疹全书》卷下。

【组成】桂枝　麻黄（酒炒）　赤芍　防风　荆芥　羌活　甘草　桔梗　人参　川芎　牛蒡　生姜

【用法】水煎服。

【主治】

1.《麻疹全书》：麻疹，如值大寒之时。

2.《种痘新书》：麻疹初热，严寒大冻，冷气逼人而出不快。

3.《麻疹集成》：时令大寒，斑疹湿邪内热，头痛咽干。

二仙汤

【来源】《寿世保元》卷八引刘孟门方。

【组成】黄芩（去朽）　白芍药（生用）各等分

【用法】水煎，温服。

【主治】麻疹既出而复没，或出不尽，心慌，哭啼不止，十分危急，死在须臾；或下痢腹痛。

白虎解毒汤

【来源】《寿世保元》卷八。

【组成】石膏　知母　黄连　黄芩　黄柏　栀子　甘草

【用法】上锉。水煎服。

【主治】麻疹已出，谵语烦躁，作渴者。

调元健脾保肺汤

【来源】《痘疹活幼至宝》卷七。

【组成】白茯苓　人参　黄耆　牡丹皮　陈皮　沙参　白芍（酒炒）　甘草　当归　百合　薏苡仁　麦门冬

【主治】痧后面色青白，唇淡气弱，瘦弱成疳疾。

【加减】大便不实，泻白色者，加木香、白术、诃子少许；泻黄色者，加酒炒黄芩、车前子。

天真膏

【来源】《痘疹活幼至宝》卷终。

【组成】生地　麦冬（去心）　元参　知母　沙参　生黄耆　桑皮　生薏苡仁各四两　白茯苓　枣仁（炒）　茯神　当归　丹皮　紫菀　橘红各二两　白术（米泔浸，炒）四两

【用法】长流水浸入砂锅内，桑柴文武火熬成珠，上好白蜜收成，瓷器盛贮。每服三五茶匙，开水调服。

【主治】小儿痧疹后咳嗽，内热不清，心神慌乱，夜卧不安，脾虚或生疮疥。

化毒清表汤

【来源】《痘疹活幼至宝》卷终。

【组成】牛蒡子（制）　连翘　天花粉　地骨皮　黄连　黄芩　山栀（炒）　知母　干葛　元参各八分　桔梗　前胡　木通各六分　甘草　薄荷　防风各三分

【主治】

1.《痘疹活幼至宝》：痧已见形一二日者。

2.《种痘新书》：麻红肿太甚，一齐涌出者。

【加减】口渴，加麦冬（去心）一钱，石膏（煨，研）二钱；大便涩，加酒炒大黄一钱二分。

解毒快斑汤

【来源】《痘疹活幼至宝》卷终。

【组成】连翘七分　牛蒡子（炒研）六分　荆芥七分　防风六分　蝉蜕五个　山楂肉二钱　归尾六分　生地二钱　川芎五分　桔梗　黄芩（酒炒）　干葛　紫草各八分

【用法】水煎服。加观音柳二三分更妙，不可多用。

【主治】痧疹。

消风清燥汤

【来源】《外科正宗》卷四。

【组成】川芎　当归　白芍　生地　防风　黄芩　黄连　天花粉　蝉蜕　苦参　灵仙各一钱　甘草五分

【用法】用水二钟，煎取八分，食远服。

【主治】癞风初起。

解毒汤

【来源】《治痘全书》卷十三。

【组成】防风 羌活 川芎 白芷 柴胡 紫草 蝉蜕 麻黄 姜 葱

【功用】透脓散腐。

【主治】热毒痘疮发不出，麻疹。

竹叶石膏汤

【来源】方出《先醒斋医学广笔记》卷三，名见《绛雪园古方选注》卷下。

【别名】竹叶柳蒡汤《中医方剂学讲义》。

【组成】蝉蜕一钱 鼠粘子（炒，研）一钱五分 荆芥穗一钱 玄参二钱 甘草一钱 麦门冬（去心）三钱 干葛一钱五分 薄荷叶一钱 知母（蜜炙）一钱 西河柳五钱 竹叶三十片（甚者，加石膏五钱，冬米一撮）

【用法】《绛雪园古方选注》：水一钟五分，煎八分，不拘时候服。

【功用】《中医方剂学讲义》：透疹解毒，清泄肺胃。

【主治】痧疹发不出，喘嗽，烦闷，躁乱。

【方论】《绛雪园古方选注》：痧疹热邪壅于肺，逆传于心胞络，喘咳烦闷，躁乱狂越者，非西河柳不能解。仲淳另出心裁，立一汤方，表里施治，盖以客邪犯心肺二经，营卫并伤，非独主于里也。大凡灼热固表无汗，而见诸证者，则有竹叶、石膏之辛凉，解肌发汗；热毒蕴里而见诸证者，则有西河柳之咸温润燥，开结和营，以解天行时热。至于十味佐使之药，不外乎润肺解肌，清营透毒，毋容议也。

虾虎汤

【来源】方出《先醒斋医学广笔记》卷三，名见《麻科活人全书》卷二。

【组成】西河柳一两许 玄参三钱 知母五钱 贝母三钱 麦门冬一两许 石膏一两半 竹叶七十片

【主治】痧疹因食肉饭而成极重者。

【验案】痧疹 贺知忍少子病痧疹，家人不知，尚以肉饭与之。仲淳适至，惊曰：此痧症之极重者，何易视之？遂以本方二剂而痧尽现，遍体皆赤；连进四剂，薄暮矣。知忍曰：儿今无恙乎？仲淳曰：痧虽出尽，烦躁不止，尚不可保。再以石膏三两、知母一两、麦门冬三两，加黄芩、黄连、黄柏各五钱，西河柳一两，竹叶二百片，浓煎饮之，烦躁遂定而愈。

升降散

【来源】《伤暑全书》卷下。

【别名】赔赈散（《伤寒温疫条辨》卷四引《二分晰义》）、温证解毒散（《羊毛瘟症论》卷下）。

【组成】白僵蚕（酒炒）二钱 全蝉蜕（去土）一钱 川大黄（生）四钱 广姜黄（去皮，不用片姜黄）三分

【用法】上为细末，合研匀。病轻者分四次服，每服重一钱八分二厘五毫，用冷黄酒一杯，蜂蜜五钱，调匀冷服，中病即止。病重者与三次服，每服重二钱四分三厘三毫，黄酒一杯半，蜜七钱五分，调匀冷服。最重者分二次服，每服重三钱六分五厘，黄酒二杯，蜜一两，调匀冷服。如一二帖未愈，可再服之，热退即止。

炼蜜为丸，名太极丸。

【主治】

1.《伤暑全书》：凡患瘟疫，未曾服他药，或一二日，或七八日，或至月余未愈者。

2.《伤寒瘟疫条辨》：温病表里三焦大热，其证不可名状者。如头痛眩晕，胸膈胀闷，心腹疼痛，呕哕吐食者；如内烧作渴，上吐下泻，身不发热者；如憎寒壮热，一身骨节疫痛，饮水无度者；如四肢厥冷，身凉如冰，而气喷如火，烦躁不宁者；如身热如火，烦渴引饮，头面卒肿，其大如斗者；如咽喉肿痛，痰涎壅盛，滴水不能下咽者；如遍身红肿，发块如瘤者；如斑疹杂出，有似丹毒风疮者；如胸高胁起胀痛，呕如血汁者；如血从口鼻出，或目出，或牙缝出，

【宜忌】服药后半日不可喝茶、抽烟、进饮食。若不能忌，即不效。

【验案】麻疹 《千家妙方》引赵绍琴医案：孙某某，男，2岁。于1975年3月诊治。患儿发热已4～5天，咳嗽气呛，两目流泪，大便略稀，指纹紫而至气关。两手脉象弦滑而数，舌苔厚，舌质

红。夜寐不安，心烦啼哭。此乃风湿蕴热，又与积滞互阻不化，乃营卫合邪，势将发疹。治宜疏卫凉营，清透升降两解之法，选用升降散加减：蝉衣 3 克、芦根 20 克、钩藤 6 克、僵蚕 3 克、片姜黄 3 克。水煎，代茶频饮。并嘱其不吃荤腥之味。俾药后热解疹透为安。

柴归饮

【来源】《景岳全书》卷五十一。

【组成】当归二三钱　苟药（或生或炒）一钱半　柴胡一钱或一钱半　荆芥穗一钱　炙甘草七分或一钱

《会约医镜》有干葛，无荆芥穗。

【用法】水一钟半煎服；或加生姜三片。

【功用】托毒散邪。

【主治】

　　1.《景岳全书》：痘疮初起，发热未退，无论是痘是邪，疑似之间，无实邪者。

　　2.《会约医镜》：麻疹无实邪者。

【加减】血热，加生地；阴虚，加熟地；气虚脉弱，加人参；虚寒，加炮姜、肉桂；火盛，加黄芩；热渴，加干葛；腹痛，加木香、砂仁；呕恶，加炮姜、陈皮；麻疹，去荆芥，加干葛；阴寒盛而邪不能解，加麻黄、桂枝。

【方论】《成方便读》：以当归和营益血，可导可宣；而以柴胡、荆芥领之出表；然其解散之性，与夫痘疮之出没，诚恐扰乱营阴，故特用白芍以护之；炙甘草取其镇守中州，专资解毒，庶邪尽化而正不伤耳。

透邪煎

【来源】《景岳全书》卷五十一。

【组成】当归二三钱　苟药（酒炒）一二钱　防风七八分　荆芥一钱　炙甘草七分　升麻三分

【用法】水一钟半，煎服。

【功用】疏表达邪。

【主治】

　　1.《景岳全书》：麻疹初热，未出之时；痘疹初热未出者。

　　2.《专治麻痧初编》：体质单弱，痧疹不能透达。

【加减】热甚，脉洪滑，加柴胡一钱。

升麻透斑汤

【来源】《景岳全书》卷六十三。

【组成】升麻　枳壳（麸炒）各五分　柴胡钱半　桔梗　前胡各一钱　干葛　川芎　茯苓各七分　陈皮　半夏　甘草各四分

【用法】上加生姜一片，水一钟，煎五分，作十余次，徐服之。

【主治】疹疮初见红点一日至三日。

承气汤

【来源】《痘科类编》卷三。

【组成】大黄　厚朴　枳实各一钱　甘草五分　芒消一钱

【用法】加生姜三片，水煎，食前服。

【主治】

　　1.《痘科类编释意》：痘疮发热腹痛，大渴烦躁，大便闭，狂妄者；痘疮焦黑，烦渴顿闷，喘促而厥逆，大便不通者。

　　2.《麻疹全书》：胃腑实热，口噤胸满，卧不着席，脚挛急，大便闭结不通。

【方论】此开滞下利之方也。厚朴苦温以去痞，枳实苦寒以泻满，芒消咸寒以润燥软坚，大黄苦寒以泻实去热，甘草甘平调诸药，稍缓其峻急之性。

儿茶散

【来源】《痘科类编》卷三。

【组成】硼砂二钱　孩儿茶五钱

【用法】上为细末。每服一匙，凉水一钟调下。

【主治】麻疹声哑无音者。

化斑汤

【来源】《痘科类编》卷三。

【组成】石膏四钱　知母　元参各一钱五分　甘草一钱　糯米一合

【用法】水一钟半，煎一钟，约米熟为度。

【主治】麻疹火盛，正出色红者；或麻疹正出之时，偶遇大风大寒，或内伤生冷，令麻疹隐隐于皮肤之间，时有时无，欲出不出，如物影之摇动者。

黄连解毒汤

【来源】《痘科类编》卷四。

【组成】黄连 黄芩 黄柏 栀子 生地各等分

《幼幼集成》有牛蒡子。

【用法】水煎服。

【主治】

1.《痘科类编》：麻疹已出，烦躁谵语，热甚昏迷，不省人事者。

2.《幼幼集成》：痘出纯紫赤色，血热气实也。

化毒汤

【来源】《丹台玉案》卷六。

【组成】桂枝 麻黄 赤芍 防风各八分 荆芥 羌活 桔梗 人参 川芎各五分 牛蒡子一钱 生姜三片

【用法】水煎服。

【主治】痧症初起，冬月寒冷。

玄桔汤

【来源】《丹台玉案》卷六。

【组成】玄参 桔梗 牛蒡子 连翘 天花粉 甘草各一钱

【用法】加淡竹叶二十片，水煎服。

《幼科证治大全》引《丹台玉案》：淡竹叶七片，生姜水煎服。

【主治】痧症，咽喉肿痛。

开发腠理汤

【来源】《幼科折衷》。

【组成】荆芥 防风 前胡 桔梗 枳壳 干葛 柴胡 羌活 广皮 甘草 升麻

【用法】水煎服。

【主治】疹子欲出之时，腮红眼赤，壮热憎寒，身体疼痛，呕吐泄泻，咳嗽烦渴。

疏风透肌汤

【来源】《幼科金针》卷上。

【组成】防风 荆芥 羌活 前胡 蝉退 楂肉 桔梗 甘草

【用法】加生姜、葱白，水煎服。外用芫荽煎酒，拭面、头、背。

【主治】小儿乳麻。

龙胆安神丸

【来源】《幼科金针》卷下。

【组成】全当归二钱 龙胆草二钱 黄连二钱 全蝎七只 石菖蒲一钱五分 茯苓一钱五分

【用法】上为末，加猪心血，米糊为丸，如麻子大，朱砂为衣。灯心汤送下。

【主治】小儿疳痨，邪热不清，久嗽不止，肌肉瘦削。

清疳丸

【来源】《幼科金针》卷下。

【组成】胡黄连二钱 川连二钱 龙胆草一钱五分 干蟾头一钱 川芎一钱 陈皮一钱五分 青皮一钱五分（醋炙） 芦荟一钱五分 使君子肉一钱五分

【用法】上为末，神曲为丸。每服七十丸，糯米饮送下。

【主治】小儿麻疹，邪热不清，久嗽不止，肌肉瘦削，便成砂疳。

竹叶石膏汤

【来源】《症因脉治》卷一。

【组成】石膏 知母 麦冬 甘草 竹叶 人参

【用法】《医宗金鉴》：水煎服。

【主治】

1.《症因脉治》：中热症，阳明燥热，发热昏沉，闷乱口噤，烦躁大渴，神识不清，遗尿便赤，外无表症。

2.《医宗金鉴》：麻疹没后烦渴。

养阴汤

【来源】《痘疹仁端录》卷十六。

【组成】川芎　当归　生地　芍药　五味　麦冬　黄芩　桔梗

【功用】养阴。

【主治】麻疹后。

消毒饮

【来源】《痘疹仁端录》卷十六。

【组成】麻黄（蜜、酒拌炒）　黄连　黄芩　黄柏　山栀　蝉退　红花　大黄

【用法】加灯心一钱，竹叶十片，水煎服。

【主治】麻疹欲出不出，壮热烦躁，舌焦唇烂。

【加减】如无舌苔，去大黄，以防后变；咳嗽，加杏仁、桔梗。

疏风散

【来源】《痘疹仁端录》卷十六。

【组成】连翘　防风　荆芥　当归　元参　桔梗　葛根　杏仁　黄芩　薄荷　牛蒡　知母　甘草

【用法】加葱、姜，水煎服。服后微汗为度。

【主治】小儿麻疹，发热咳嗽，气逆作呕，腹痛者。

【宜忌】忌风寒。

牛黄八宝丹

【来源】《救偏琐言·备用良方》。

【组成】牛黄二分　珍珠四分　劈砂五钱（水飞）　川黄连三钱（土炒）　犀角　羚羊角各三钱　雄黄（透明者）五钱　青黛（水澄）三钱　川贝母（炒，净）三钱　冰片二分　琥珀二钱　羌活三钱（炒）　玄参五钱（瓦上焙，或晒燥）　乳香　没药各三钱（共出汗尽）

【用法】上为细末；外将拣净金银花二两、甘菊一两、甘草五钱、胡桃肉二两（击碎）、紫花地丁（连根带叶，理净勿杂青苔，锉断）二两，长流水五碗，砂锅内慢火煎至及半取汁，将渣绞干，

以绵滤清，桑柴火熬膏，入炼熟老蜜盏许，再熬至粘筋，将前末为丸，每丸三分。一岁左右者，日服一丸；三岁左右者，日服二丸，蜜调服。

【主治】

1.《救偏琐言》：不拘已痘末痘，婴儿诸般恶疮恶毒。

2.《杂病源流犀烛》：痧症发斑发狂，浑身赤紫，痧后恶疮毒疡。

养荣汤

【来源】《医家心法》。

【组成】白芍　当归　远志　熟地　五味　肉桂　人参　黄耆　茯苓　白术　陈皮

【用法】姜、枣为引，水煎服。

【功用】补五脏。

【主治】

1.《医家心法》：大虚症。

2.《麻科活人全书》：麻疹脾肺气虚，营血不足，惊悸健忘，寝汗发热，食少无味，体倦肌瘦；女人麻疹初热正出已出之间，适遇经行，阴血重耗，麻后遍体浮肿者。

【宜忌】《麻科活人全书》：此方大补，斟酌用之。

【加减】虚寒甚者，当加附子以治之。

【方论】此方五脏皆补，无乎不到，凡属大虚证，勿论其脉与证，但服此方，其病悉退。

荆芥银花汤

【来源】《痧胀玉衡》卷下。

【别名】竹二（《痧症全书》卷下）、二十六号豫象方（《杂病源流犀烛》卷二十一）。

【组成】荆芥　红花　茜草　丹皮　金银花　赤芍各一钱　香附三分　乌药五分　白蒺藜（去刺，捣末）八分

《痧症全书》有刘寄奴。

【用法】上用水二钟，煎至七分，微温服。

【主治】痧有因于血滞者。

荆芥薄荷汤

【来源】《痧胀玉衡》卷下。

【别名】革一（《痧症全书》卷下），四十九号坤象方（《杂病源流犀烛》卷二十一）。

【组成】白蒺藜（捣去刺，为末） 荆芥（炒黑） 赤芍 薄荷 青皮 陈皮各等分

【用法】水煎，微冷服。

【主治】痧症气血阻塞。

宣木散

【来源】《石室秘录》卷四

【组成】白芍三钱 柴胡二钱 丹皮二钱 玄参三钱 麦冬三钱 荆芥三钱 生地三钱 炒栀子三钱 防风一钱 天花粉三钱

【用法】水煎服。

【功用】散肝木之火。

【主治】火丹，痧疹。

全真一气汤

【来源】《冯氏锦囊·药按》卷二十。

【组成】熟地八钱（如大便不实，焙干用；如阴虚甚者，加倍用） 制麦门冬（去心，恐寒胃气，拌炒米炒黄色，去米用）三钱（肺虚脾弱者少减之） 鸡腿白术（炒深黄色，置地上一宿，出火气，不用土炒。如阴虚而脾不甚虚者，人乳拌透，晒干，炒黄）三钱（如脾虚甚者，用至四五钱） 牛膝（去芦）由二钱加至三钱 五味子由八分至一钱五分 制附子由一钱加至二钱余

【用法】水煎，冲参汤服。人参由二三钱加至四五钱，虚极者一二两，随症任用，另煎冲入前药。如肺脉洪大，元气未虚，竟用前药，不必冲参。

【功用】滋阴救火。

【主治】

1.《冯氏锦囊秘录》：阴分焦燥，上实下虚，上热下寒，阴竭于内，阳越于外，斑疹热极烦躁，上喘下泻。中风大病阴虚发热，吐血喘咳，一切虚劳重症。

2.《会约医镜》：麻疹头面不起，壮热不食，喘促昏沉。

3.《时方歌括》：痘科之逆症。

【宜忌】

1.《冯氏锦囊秘录》：以上六味必先煎好，另煎人参浓汁冲服，则参药虽和，而参力自倍，方能驾驭药力，克成大功。若入剂内同煎，则渗入群药，反增他药之长，而减人参自己之力。

2.《中医杂志》（1963，4：40）：腹痛不大便，即使见高热、神气困倦、唇舌焦燥，亦不宜本方。脾气衰虚，熟地、麦冬少用或不用。治疗麻疹，一般用于麻疹收没期，或麻疹早回者。

【加减】燥涸，则熟地倍之；肺热，则麦冬多用；脾虚，则白术重投；阳虚，则附子多加；元气大虚，则人参大进；气浮气散，则牛膝、五味略多；倘有假阳在上者，去参用之。

【验案】麻疹 余治洪姓郎，未及一周，时当暑月，壮热多日，神气困倦，唇舌焦燥，饮乳作呕，五心身热如烙，脉洪数而弦。问其前服之药，乃发散消导数剂，复疑麻疹，更为托表。余曰：久热伤阴，阴已竭矣，复加托表，阳外越矣，若不急为敛纳，何以续阴阳于垂绝哉？乃用熟地四钱，炒燥麦冬一钱五分，牛膝一钱二分，五味子二分，制附子四钱，煎服一剂而热退，次日更加炒黄白术一钱六分，另煎人参冲服而愈。

门冬甘露饮

【来源】《张氏医通》卷十五。

【组成】麦门冬二钱（去心） 黑参 黄芩 栝楼根 连翘各一钱 生甘草五分 灯心二十茎 竹叶二十片

【用法】水煎，温服。

【主治】麻疹热甚而渴。

甘桔汤

【来源】《张氏医通》卷十五。

【组成】甘草 桔梗 山豆根 黑参 鼠粘子 荆芥等分 麦门冬倍用

【用法】水煎，温服。

【主治】麻疹咽痛，口舌生疮。

除热清肺汤

【来源】《张氏医通》卷十五。

【组成】石膏三钱 黑参 生地黄 赤芍 贝

母　栝楼根各一钱　麦门冬（去心）一钱半　甘草五分

【用法】水煎，温服。

【主治】麻疹尽透，而壮热咳嗽，大便秘结。

射干消毒饮

【来源】《张氏医通》卷十五。

【组成】射干　黑参　连翘　荆芥　鼠粘子各等分　甘草减半

【用法】水煎，温服。

【主治】麻疹咳嗽声瘖，咽喉肿痛。

凉血饮子

【来源】《张氏医通》卷十五。

【组成】生地黄一钱半　黄连五分　黄芩　荆芥　黑参各一钱　红花三分　赤芍　丹皮各八分　木通七分

【用法】水煎，温服。

【主治】麻疹火毒炽盛，紫赤而黯。

清咽滋肺汤

【来源】《张氏医通》卷十五。

【组成】黑参　鼠粘子　荆芥　葳蕤　贝母（去心）　栝楼根　马兜铃　桔梗　麦门冬各等分　甘草减半

【用法】水煎，温服。

【主治】麻后余热，咳嗽声瘖。

清热透肌汤

【来源】《张氏医通》卷十五。

【组成】黑参　石膏　鼠粘子　荆芥　防风　前胡　葛根　杏仁各等分　生甘草减半

【用法】水煎，热服。

【主治】

　　1.《张氏医通》：小儿麻疹未透，热甚而咳。

　　2.《麻证集成》：发热时寒，邪郁于肌肉，留连不散。

葛根解肌汤

【来源】《张氏医通》卷十五。

【组成】葛根　前胡　荆芥　鼠粘子　连翘　赤芍　蝉蜕　木通各等分　生甘草减半

【用法】水煎，热服。

【主治】麻疹初起，发热咳嗽，或乍凉乍热。

升解散

【来源】《嵩崖尊生全书》卷十五。

【组成】升麻　荆芥　黄芩　枳壳　防风各五分　柴胡一钱半　前胡　桔梗各一钱　陈皮四分　茯苓七分　甘草三分

【用法】竹叶煎。

【主治】麻疹，额头上疹渐收，身上稠密。

柴胡枳壳汤

【来源】《嵩崖尊生全书》卷十五。

【组成】柴胡　枳壳　赤苓各七分　大黄一钱　甘草四分

【主治】小儿出疹，腹胀气促。

牛黄八宝丹

【来源】《重订通俗伤寒论》。

【组成】西黄　琥珀　辰砂　梅冰　雄精各一钱　羚角片　明乳香各三钱　犀角片钱半

【用法】各为细末，先用蜜银花、紫花地丁各二两，川贝、川连各三钱，煎胶打糊为丸，每丸重二分。年幼者一丸，长者二丸，鲜石菖蒲叶一钱，灯心三小帚，鲜卷心竹叶三十六支，煎汤调下。

【功用】开窍透毒。

【主治】痧症窍闭者。

清肺饮

【来源】《痘疹定论》卷四。

【组成】桑白皮五分（炙）　地骨皮五分　麦门冬一钱（去心）　柴胡六分　元参八分　桔梗七分　陈皮三分　黄芩七分（酒炒）　石膏一钱

（煅）　天花粉八分　生地黄一钱　木通七分　生
甘草三分

【用法】灯心、淡竹叶为引煎，再磨羚角汁和服。

【主治】疹后咳嗽气粗。

【加减】如肺热极，去陈皮，加丹皮五分、连翘
（去心）六分、牛蒡子（炒研）六分。

加减升麻解毒汤

【来源】《痘疹一贯》卷二。

【组成】升麻　干葛　羌活　人参　柴胡　前
胡　甘草　桔梗　防风　荆芥　牛子　赤芍　连
翘　木通

【用法】水煎服。

【主治】麻疹初热，时暖时寒。

【加减】如口渴，加麦冬、花粉、干葛（多加）；腹
痛，加枳实、木通、山楂；腰膝脚痛，加苍术、
黄柏、羌活、独活、木通；头痛，加藁本、白芷；
呕吐，加白术、二陈汤；惊搐，加木通、薄荷、
灯心、竹沥，发狂乱语，加栀子，辰砂、菖蒲、
木通；泄泻，加白术、茯苓、诃子、肉蔻，肢冷，
加人参、黄芪、干姜、肉桂；衄血，加茅根、黄
芩、栀子、元参；咽痛，加甘草、桔梗、牛子，
射干；咳嗽，加苏叶、陈皮、前胡、枳实；大便
闭，加归尾、大黄、紫草、红花；叫哭，加栀仁、
黄连、木通、麦冬；吐舌弄舌，加黄连、栀子、
防风。

抱龙丸

【来源】《幼科直言》卷三。

【组成】陈胆星四两　钩藤一两　桔梗二两　天麻
二两　升麻五钱　陈皮一两　薄荷一两　僵蚕五
钱　川贝母一两（去心）

【用法】上为极细末，炼蜜为丸，如弹子大，朱砂
为衣。乳孩每服半丸，大者每服一丸，白滚水送
下；若外感风邪，用防风五分煎汤调下；若内热，
用竹叶汤调下。

【主治】痧症不拘前后，痰多咳嗽，有风有热者。

连翘汤

【来源】《痧痘集解》卷六。

【组成】连翘　防风　甘草　荆芥　木通　车
前　山栀　紫草　瞿麦

【主治】麻疹。

三仙散

【来源】《麻科活人全书》卷一。

【组成】红花　牛蒡子（炒）　穿山甲（炒成珠）

【用法】水煎，热服。

【主治】小儿皮肤坚实，而麻难现，用加减参苏
饮，发散不出者。

木通散

【来源】《麻科活人全书》卷一。

【组成】地龙（晒干，烧灰）一钱　通草（焙
焦）　木通（焙干）各五钱

【用法】上为末。每服一钱，用米汤调下。

【主治】麻疹初出，湿热流于四肢，四肢浮肿，服
五皮饮加葶苈不效者。

五皮饮

【来源】《麻科活人全书》卷一。

【组成】大腹皮　茯苓皮　陈皮　五加皮　姜皮

【用法】水煎服。

【主治】麻疹初出，四肢浮肿。

化斑解毒汤

【来源】《麻科活人全书》卷一。

【组成】元参　知母　石膏　牛蒡子　连翘　升
麻　人中黄（火煅，另研）　大黄（酒蒸）　淡
竹叶

【用法】水煎，调人中黄服。

【主治】心经君火盛而毒内攻，以致麻证服发散解
毒之剂，麻不出而发斑。

【加减】本方治上证，当去升麻。

加味导赤散

【来源】《麻科活人全书》卷一。

【组成】薄荷叶四钱　生地黄（酒洗）　木通　元参　车前子　连翘　淡竹叶各七钱　黄连三钱

【用法】灯心、石膏为引。

【功用】利小便，止惊泄，清胃泻火。

【主治】麻证发热，五六日，欲出不出，或作惊候，吐泻交攻；麻证内热不除，不能尽收。

【加减】兼惊者，加辰砂、滑石粉，调服。

加减参苏饮

【来源】《麻科活人全书》卷一。

【组成】紫苏叶　前胡　粉葛　茯苓　枳壳　桔梗　甘草　生姜

【用法】葱白为引，水煎服。

【功用】发散解表，清胃火。

【主治】麻疹初出。

回生消毒散

【来源】《麻科活人全书》卷一。

【别名】消毒散。

【组成】牛蒡子　蟾酥　地龙（即蚯蚓，晒干，去土）各二钱　僵蚕　贝母　防风　荆芥各一钱

【用法】上为末。每服一钱，以淡竹叶煎汤调下。

【主治】麻出而又收，腹胀喘急。

济生散

【来源】《麻科活人全书》卷一。

【组成】紫草茸　梅蕊　凤尾草　郁金各一钱　牛黄一分　川山甲五分　蝉蜕（去头足）一钱

【用法】上为末。每服一钱，麦冬煎汤调下。

【主治】麻疹欲出不出而生杂证。

消毒清肺饮

【来源】《麻科活人全书》卷一。

【组成】防风　荆芥　牛蒡子　连翘　桑皮　知母　贝母　陈皮　赤茯苓　百合　桔梗　甘草

【用法】水煎服。

【主治】麻后喘嗽，鼻如烟煤。

麻黄散

【来源】《麻科活人全书》卷一。

【组成】麻黄（蜜同酒炒黑）　枳壳　赤茯苓　木通　苏叶　前胡　葛根　连翘　牛蒡子　蝉蜕　红花

【用法】上以葱白为引，水煎服。

【主治】腠理闭密，麻证难现。

清宁散

【来源】《麻科活人全书》卷一。

【组成】大黄（酒蒸）一两　羌活　栀仁（炒黑）　川芎　龙胆草　防风　当归（酒洗）各五钱

【用法】上为末。蜜水调下。

【功用】泻心肝。

【主治】麻证服发散解毒药，心经君火盛而毒内攻，麻不出而发斑者。

葛根疏邪汤

【来源】《麻科活人全书》卷一。

【组成】葛根　防风　荆芥　苏叶　牛蒡子　连翘　地骨皮　前胡　赤茯苓　枳壳　木通

【用法】灯心为引，水煎服。

【主治】麻出一日而又收，腹中作胀，喘急。

【加减】麻疹已出而标不红，已现而发热转甚者，或头痛、身痛、烦躁者，加元参、麦冬，或更加连翘、地骨皮亦可。原书用本方治上症，加栝楼仁、石膏、枳实。

三苓散

【来源】《麻科活人全书》卷二。

【组成】茯苓　猪苓各二钱　泽泻三钱

【用法】水煎服。伤暑者，用朱砂、灯心为引。

【主治】麻疹因中气本虚不能透表，皮肤不燥，唇口淡白，二便如常，亦用于伤暑。

【加减】原书用本方治上证，宜以消毒饮去甘草，

合三苓散加连翘、枳壳以分利之。

三黄石膏加柽叶汤

【来源】《麻科活人全书》卷二。

【组成】黄连 黄柏 黄芩各五钱 石膏 麦冬（去心）各三钱 西河柳 知母各一两 淡竹叶二百片

【用法】水煎服。

【主治】麻虽尽出，而烦躁不宁，势尚不可保。

生地芩连汤

【来源】《麻科活人全书》卷二。

【组成】生地黄 黄连 黄芩 连翘 红花 防风 粉葛 栀仁 玄参 木通 石膏 当归 牡丹皮 白芍药

【用法】加灯心为引，水煎服。

【主治】麻疹毒火炽甚，其色紫红，干燥晦暗。

【加减】如大便三四日不通，合河间凉膈散利之。

生地骨皮汤

【来源】《麻科活人全书》卷二。

【组成】地骨皮 生地黄 玄参 麦冬 龙胆草 牛蒡子 连翘 黄芩（酒炒） 栀仁（炒） 赤茯苓 木通 甘草梢

【用法】加灯芯为引，水煎服。

【主治】麻疹收后，越六七日而又复热。

【加减】舌有白苔，加荆芥、防风；舌有黄苔，加酒炒连翘；便闭，加枳壳、火麻仁，闭甚，再加丑牛。

加味三苓散

【来源】《麻科活人全书》卷二。

【组成】猪苓 木通 车前子 赤茯苓各七分 泽泻八分 黄芩（酒炒） 牛蒡子（炒，研）各五分 黄连（酒炒）二分

【用法】灯心五十寸为引，水煎，食后服。

【主治】麻疹出尽或已收之后，内有伏热，大便泻红黄色粪，或泄泻过甚者。

加味人参白虎汤

【来源】《麻科活人全书》卷二。

【组成】人参 知母 熟石膏 葛根 天花粉 麦冬 淡竹叶 甘草

【用法】糯米一撮为引，水煎，以米熟为度。

【功用】生津解毒。

【主治】麻症心火内亢，肺焦胃枯，津液干涸者。

【加减】原书治疗上症，是以本方去人参、甘草、糯米，加连翘、牛蒡子、元参主之。

当归红花饮

【来源】《麻科活人全书》卷二。

【组成】当归（酒炒） 红花 葛根 连翘 牛蒡子 甘草（一书有升麻，一书有生白芍、桔梗）

【主治】麻已出而复收。

苏葛汤

【来源】《麻科活人全书》卷二。

【组成】苏叶 粉葛 木通 玄参 黄连（微炒用） 连翘 防风 黄芩 柴胡 赤芍 甘草

【用法】加葱三根为引，水煎，热服。

【主治】麻疹初热未明证候。

【加减】无汗，加蜜酒炒麻黄；发热太甚者，加牛蒡子（炒）五分；发热太甚不止，加鲜骨皮、生地黄；如热不太甚者，黄连、黄芩俱去之，加枳壳、荆芥穗。

利咽散

【来源】《麻科活人全书》卷二。

【组成】牛蒡子（炒） 元参 防风

【用法】水煎服。

【主治】麻疹咽喉肿痛。

养血汤

【来源】《麻科活人全书》卷二。

【组成】生地黄 当归身 红花 陈皮 甘草

【用法】生姜一片为引，水煎服。

【主治】心血不足，麻出白色。

养阴汤

【来源】《麻科活人全书》卷二。

【组成】熟地黄　牛蒡子（炒，研）各八分　当归　白芍药　麦冬各七分　荆芥三分　川芎　薄荷各二分　元参　连翘各五分

【用法】水煎服。

【功用】养阴配阳。

【主治】麻疹久病，元气虚弱，或烦躁口渴，麻竟不收，凝滞在皮肤间者。

【加减】后剂加黄连二分五厘。麻疹女子经水适来，女子十四岁以后有出麻者，常恐天癸正行，血走气虚而成伏陷，宜去白芍、川芎、熟地黄，加生地黄。

【方论】秉真按：养阴汤，观其配合用量，不仅适应久病虚弱烦渴之证，实为麻疹收后之主方。盖其方用四物滋水以养血，用麦冬、玄参润肺以清心；再加翘、牛，略用荆、薄，兼解余毒，以清肌表；麻后应何证变，总不离此方出入加减，真用化毒清表汤后第一方也。惟麻疹刚收之后，余热犹存；生地黄相宜，熟地黄难用。《医宗金鉴》云：麻疹属阳，热盛则阴分受伤，血为所耗，故收后须以养血为主，可保万全。

宣毒发表汤

【来源】《麻科活人全书》卷二。

【组成】薄荷叶八分　葛根　防风　荆芥穗　连翘　牛蒡子（炒）　木通　枳壳　淡竹叶各一钱　升麻　桔梗　甘草。

【用法】灯心为引，水煎服。

【主治】麻疹发热，欲出未出。

【加减】冬天寒月，可加苏叶八分，又加葱白为引；暑月炎天，可加生黄芩一钱，除升麻、甘草、桔梗不用；初潮无咳者，宜用留白陈皮以甚其咳，有咳切勿再加；初起，往来潮热者，除淡竹叶，免解肤热，致麻难透表；在寒月仍宜加苏叶，葱白以疏表之，初潮潮热太甚者，加赤茯苓、生地黄，并可加生黄芩，不必拘麻初用寒凉毒伏，麻不得出之说，正当用之，以保肺受火克之虞；但春冬寒月，黄芩等分，宜略少耳；初潮无汗，使毒透，切不可遽用胡荽酒霖之法，免助邪火内攻，肺金重受其克，药中略加胡荽作引，稍可；初潮不食，不必治之，盖热毒内蕴，自必不食，热毒一解，自然能食，切勿加进食开胃之药；初潮即见喘促，加黄芩、葶苈、瓜蒌仁，以清肺开胸，或更加姜汁炒白芥子、家苏子、莱菔子以降之；初潮呕吐，加竹茹，柿霜（如无柿霜，用柿饼亦可）；初潮呃逆，加枇杷叶、竹茹；初潮鼻衄，加鲜茅根；初潮即现咽喉痛者，加射干，倍用牛蒡子；初潮即现唇干齿燥、舌苔枯黄、口渴等候，加麦冬、花粉、黄芩，甚则加黄连、黄柏、栀仁等味，以预解之；初潮热甚，大便坚实者，加火麻仁二三钱以润之，用枳实以导之，免至闭塞，而热毒不得发越，致变紫黑；若便不通者，加生黑白丑牛末以利之，如利之不通者，必生气喘鼻扇逆证，即用黄连解毒汤加大黄、牛蒡子、连翘、地骨皮、桑白皮以通之；如兼口渴者，并加麦冬、天花粉；初潮大便溏者，方内之枳壳等分减用，以为开泄之路，庶可免便闭之患；初潮溏泄而有微汗，除薄荷、竹叶，不可兼用止汗止泄之品，以堵其发越之；初潮泄泻者，除枳壳；初潮洞泄者，除枳壳，加猪苓，泽泻，以分利之，不可止泄，以塞其舒畅之机；初潮小便赤者，除薄荷叶，加赤茯苓，或更加车前子以利之；初潮小便不通者，合导赤散，除甘草，加车前子以通之；初潮溺血者，加生地黄、黄连、黄柏、黄芩、栀仁，俱可随意加入，更加牡丹皮以去其滞血，免使留而为殃；冬月寒天，无汗不咳者，量加蜜汁、和酒炒麻黄二三分，其余诸症，不能悉备，宜因所见之证，加减而用，至于等分之轻重，须量人之大小，若月内半周婴儿，只宜以杯许与服，当令乳母代服，使药性流入乳中，儿食母乳，如同服药。

除热清肺汤

【来源】《麻科活人全书》卷二。

【组成】麦冬　黄芩　石膏　玄参　生地黄　贝母　赤茯苓

【功用】清肺金，泻心火。

【主治】
　　1.《麻科活人全书》：麻疹粒头焦者。
　　2.《郑氏勃科保赤金丹》：瘄症初起而多嚏者。
【加减】壮热，加地骨皮、黄连；气粗，加炒葶苈子、栝楼霜；便闭，加当归、火麻仁、枳壳。

清阳汤

【来源】《麻科活人全书》卷二。
【组成】荆芥穗　防风　前胡　连翘　元参各四分　薄荷叶　牛蒡子　枳壳　黄芩　木通　麦冬　淡竹叶各三分　桔梗四分　升麻三分　甘草二分
【用法】加生姜、灯心为引，水煎服。
【主治】患麻之人，误服辛热之药助其邪火，烦渴便闭，致麻不出。
【加减】危笃之极者，上方去升麻、桔梗、甘草。

葛根桂枝汤

【来源】《麻科活人全书》卷二。
【组成】葛根　防风　甘草　桂枝　赤芍　升麻
【用法】上加生姜三片、淡豆豉一钱为引。
【功用】辛热发散。
【主治】麻疹初起，值时令大寒者。

葛根解毒汤

【来源】《麻科活人全书》卷二。
【组成】葛根　荆芥　前胡　牛蒡子　防风　连翘　淡竹叶　人参　柴胡　桔梗　赤芍药　羌活　升麻　甘草
【用法】水煎服。
【功用】辛平发散。
【主治】麻疹，值时令时寒时暖。

犀角红花饮

【来源】《麻科活人全书》卷二。
【组成】犀角（磨汁）　红花　生地　当归尾　丹皮　连翘　牛蒡子　木通　枳壳
【用法】水煎服。

【主治】麻已出而夹斑者。

解毒汤

【来源】《麻科活人全书》卷二。
【组成】黄连　黄芩　栀仁　木通　桔梗（一方有贝母，无桔梗）
【用法】水煎服。
【主治】麻疹热甚，火毒不退，及初出者。

贝母麦冬饮

【来源】《麻科活人全书》卷三。
【组成】贝母　麦冬　薄荷叶　元参　栝楼仁　桔梗　甘草
【用法】水煎服。
【主治】麻疹咳嗽。

玉屏风散

【来源】《麻科活人全书》卷三。
【组成】黄耆（炙炒）一两　大当归六钱　陈糯米一合（炒黄色）
【用法】水煎服。
【主治】麻后气血两虚，汗多，怔忡，神昏。

石膏知母竹叶汤

【来源】《麻科活人全书》卷三。
【组成】石膏五钱至一两　肥知母一钱至二三钱　淡竹叶三片至一百片　麦冬三钱至五钱　薄荷叶三钱　西河柳一两许
【用法】水煎服。

加味二陈汤

【来源】《麻科活人全书》卷三。
【组成】陈皮　半夏　白茯苓　防风　天麻　连翘　甘草
【用法】水煎服。
【主治】麻后有痰。
【加减】麻后有痰而不吐痰者，宜用加味二陈汤去半夏、甘草，加贝母、栝蒌霜主之。

加味三拗汤

【来源】《麻科活人全书》卷三。
【组成】麻黄（不去节）三钱　杏仁（不去皮尖油）二十粒　生甘草　荆芥穗　桔梗
【用法】水煎服。
【主治】春冬寒月，麻症初起，壮热无汗，疹毒内攻，或肚腹胀痛，或发喘促。
【加减】原书用本方治上症，去桔梗、甘草。

加味导赤散

【来源】《麻科活人全书》卷三。
【组成】生地黄（酒洗）一钱五分　川木通　川元参各五分　连翘六分　川黄连六分　薄荷叶四分　淡竹叶七分
【用法】灯心为引，水煎服。
【主治】麻疹将收已收之后，脱肛者。
【加减】若因毒火内迫，大肠枯涩，肺金受伤，不能传送，致成里急后重之症，而病者难忍不耐，用力送气催便，以冀稍松，适肛脱出，去薄荷、淡竹叶，加当归尾、牛蒡子、枯黄芩、枳壳、滑石各八分，丑牛四五分，丹皮四五分，升麻五六分；如兼有潮热者，加鲜地骨皮二三钱；若因久泻而脱肛者，去薄荷、竹叶，加当归身一钱许、川药钱许、升麻六七分。

加味泻白散

【来源】《麻科活人全书》卷三。
【组成】桑白皮　地骨皮　白茯苓　知母　黄芩　人参　甘草
【用法】糯米一百粒为引，水煎，食后服。
【主治】小儿麻症，肺炎喘嗽。
【加减】原书治上症，以本方去人参、甘草。

加味清肺降火汤

【来源】《麻科活人全书》卷三。
【组成】陈皮　枯黄芩　麦冬　桑白皮　生地

黄　贝母　栀仁　瓜蒌仁　天花粉　石膏　葶苈子　地骨皮　苏子（炒）
【用法】灯心二十根为引，水煎服。
【主治】麻出喘急。

加减犀角地黄茅花汤

【来源】《麻科活人全书》卷三。
【组成】犀角（磨汁）　生地黄　茅花　丹皮　枳壳　黄芩　栀仁　连翘　黄连　麦冬　当归尾　甘草
【用法】灯心三十根为引。
【主治】小儿麻疹已出，衄血、失血。

竹茹石膏汤

【来源】《麻科活人全书》卷三。
【组成】竹茹　石膏　黄芩　陈皮　半夏
【用法】水煎服。
【主治】麻疹发热之时，吐利并作。
【加减】吐多者，去半夏，加柿蒂。

竹茹柿蒂汤

【来源】《麻科活人全书》卷三。
【别名】竹茹汤（《医方一盘珠》卷三）。
【组成】竹茹　柿蒂　陈皮　半夏　甘草
【用法】水煎服。
【功用】清火安胃
【主治】麻症实火呃逆。
【加减】因恼怒发呃者，加柴胡、青皮、黄芩；实热痰火发呃逆者，去半夏、甘草，加贝母、石膏。

麦冬清肺汤

【来源】《麻科活人全书》卷三。
【组成】麦冬　知母　贝母　黄芩　杏仁　天花粉　枳壳　陈皮　丹皮　楂肉　桔梗
【用法】水煎服
【主治】麻疹热毒乘肺，咳嗽吐血。
【加减】原书治上证，以本方去楂肉、桔梗，加生地黄。

连石茱萸丸

【来源】《麻科活人全书》卷三。

【组成】黄连（酒炒） 滑石（飞过）各一两 黄芩 干葛 白芍各八分 茱萸一两 升麻七分 甘草四分

【用法】上为末，以山药研粉，作糊合为丸，如梧桐子大。每服三五钱，食远用白汤送下。

【主治】麻疹收后，热毒未曾解尽，有下积滞者。

【加减】原书用本方治上症时去升麻、干葛、甘草、白芍药，加枳壳、山楂肉、麦芽、青皮；方中茱萸，若非阴寒膈寒而挟有热者，亦须除去。

经验敷方

【来源】《麻科活人全书》卷三。

【组成】吴茱萸（炒）一两 葱白十余寸

【用法】上为末，以生姜自然汁和葱白捣和作饼，蒸，温敷胸上。

【主治】麻疹后胸口痰甚。

柽叶葛根汤

【来源】《麻科活人全书》卷三。

【组成】西河柳 前胡 葛根 荆芥穗 贝母 元参 知母 麦冬 甘草

【用法】水煎服。

【主治】麻疹，邪热壅于肺，发热而喘者。

【加减】原书用本方治上症，去甘草。

秘本黄连汤

【来源】《麻科活人全书》卷三。

【组成】黄连 黄柏 黄芩 麦冬 生地黄 当归 生黄耆

【用法】水煎，加入烧蒲扇灰调服。

【主治】麻疹隐暗不透而用升发之剂取其大汗，使毒从汗解而致汗多亡阳者。

猪苓汤

【来源】《麻科活人全书》卷三。

【组成】猪苓 泽泻 赤苓 滑石 阿胶 甘草

【用法】水煎服。

【主治】麻症泄泻。

【加减】麻症初热作泻，减阿胶、甘草，加葛根、连翘、牛蒡子。

清肺汤

【来源】《麻科活人全书》卷三。

【组成】枯黄芩 贝母 桔梗各七分 防风 炙甘草各四分

【用法】水煎服。

【主治】麻后咳甚。

清肺饮

【来源】《麻科活人全书》卷三。

【组成】麦冬 牛蒡子 防风 茯苓 桑白皮 地骨皮 知母 桔梗 甘草

【用法】水煎服。

【主治】麻后传肺胃二经，咳喘急。

清扬饮子

【来源】《麻科活人全书》卷三。

【组成】西河柳五钱 麦冬 元参各二钱 牛蒡子（炒） 葛根各一钱五分 知母（蜜炒） 蝉蜕肚（洗去土） 薄荷叶 荆芥穗 甘草各一钱 淡竹叶三十片

【用法】水煎服。

【主治】麻疹。

清热导滞汤

【来源】《麻科活人全书》卷三。

【组成】黄连（酒炒） 槟榔 黄芩（酒炒） 生白芍 厚朴（姜汁炒） 枳壳（曲炒） 陈皮各七分 青皮 甘草各三分 连翘 牛蒡子（炒、研）各八分 楂肉当归 淡竹叶各一钱 灯心五十寸（引）

【用法】水煎，加犀角末三分，温服。

【主治】麻已出透，身热未全退，毒气流注而成痢。

【加减】原书治上证，去白芍、渣肉、甘草、厚朴，加生地黄、地骨皮、木通主之；红多者，加红花二分，地榆皮、桃仁（酒炒）各八分；闭涩甚者，与里急后重之极者，加酒炒大黄八分。

化毒丹

【来源】《麻科活人全书》卷四。

【组成】薄荷叶 荆芥穗 雄黄 辰砂各二钱 朴消一钱 牙消 硼砂 甘草各二钱五分 桔梗五钱 山豆根一钱五分

【用法】上为细末。以竹管吹入咽中；或以水调服。

【主治】瘄证咽痛不堪。

六仙散

【来源】《麻科活人全书》卷四。

【组成】蚂蚁花（烧灰） 莲肉 薏苡仁各二钱 藕节一两 钗石斛 陈早米（炒）各五钱
　　方中马蚁花，《麻症集成》作"荠菜花"，《治疹全书》作"田蒱花。"

【用法】上为末。每服三钱，米汤送下。

【主治】
　　1.《麻科活人全书》：麻收后，胃虚不纳五谷者。
　　2.《麻症集成》：麻后胃气虚败，吐蛔，脾胃两弱。

生地败毒散

【来源】《麻科活人全书》卷四。

【组成】生地黄一钱五分 丹皮 黄芩（酒炒） 柴胡各七分 牛蒡子（炒） 连翘 天花粉 玄参 金银花 桔梗各八分 薄荷叶 黄柏 赤芍各五分 生甘草（去皮）三分 熟石膏 淡竹叶各一钱

【用法】加灯心五十寸为引，水煎，另以犀角磨汁兑服。

【主治】麻疹后口臭、口疮、唇烂，兼咽喉疼痛者。

加减清肌汤

【来源】《麻科活人全书》卷四。

【组成】柴胡 黄芩 生地黄 当归 地骨皮 茯苓 知母

【用法】淡竹叶七片为引，水煎服。

【主治】麻疹收后，只发热而无他症者。

连翘败毒散

【来源】《麻科活人全书》卷四。

【组成】连翘 防风 牛蒡子 荆芥 木通 赤芍 甘草

【用法】水煎服。

【主治】麻症腹痛。

【加减】若麻症毒重，腹痛烦躁潮热者，去赤芍、甘草；倘腹痛不止，加黄连、麦冬。

连翘清毒饮

【来源】《麻科活人全书》卷四。

【组成】连翘 防风 荆芥 牛蒡子 石膏 赤芍 桔梗 甘草

【用法】水煎服。

【主治】麻后余毒未清，余热未尽者。

【加减】原书用本方治上证，去赤芍、桔梗、甘草，加黄连、黄芩、地骨皮、生地黄。

连翘生地黄汤

【来源】《麻科活人全书》卷四。

【组成】连翘 生地黄 金银花 元参 黄连 荆芥穗 木通 胡麻仁 甘草

【用法】水煎服。

【主治】麻后余毒未尽，生疮不已。

【加减】原书用本方治上证，加何首乌、刺蒺藜、白芷、薄荷。

苦参汤

【来源】《麻科活人全书》卷四。

【组成】苦参 大风子（去壳） 荆芥 防风 白

芷 独活 何首乌（乌豆水煮干） 白附子（乌豆水煮干） 威灵仙 胡麻仁 北全蝎（糯米炒） 僵蚕（姜汁蒸） 白蒺藜（炒，去刺） 牛蒡子（炒） 生姜（一方无独活，又一方有甘草）

【主治】麻后疮。

活命饮

【来源】《麻科活人全书》卷四。

【别名】活命丹。

【组成】当归 独活 杜仲 秦艽 细辛 白茯苓 桑寄生 上肉桂 熟地黄 北防风 川芎 黄耆 甘草 人参

【用法】水煎服。

【主治】麻出即收，忽尔作毒，毒将出或毒出后。

罩胎散

【来源】《麻科活人全书》卷四。

【组成】白术 当归 白芷 白芍 茯苓 柴胡 川芎 阿胶 陈皮 砂仁 甘草

【用法】糯米引，水煎服。

【主治】妊娠出麻，麻收之后。

近效汤

【来源】《麻科活人全书》（附录）。

【组成】大川附（熟附不用） 漂白术（焦术不用） 炙甘草

【用法】生姜三片 红枣四个为引。

【主治】麻疹多服凉剂，变症百出，或神目昏暗，或手足瘛疭，或寒热乍发，或吐泻交作，舌虽黑而有液，唇虽焦而带凉，实热化为虚寒者。

清毒解表汤

【来源】《种痘新书》卷十。

【组成】升麻 防风 荆芥 麻黄 连翘 牛蒡子 桔梗 石膏 知母 黄芩 黄连 虫退 麦冬 甘草

【用法】加无价散，水煎服。

【主治】麻疹眼白赤色，声哑唇肿，心烦口渴，腰

腹疼痛，口鼻出血，人事不清，大小便秘，狂乱不宁，舌苔黄黑，口气腥臭。

大人参白虎汤

【来源】《种痘新书》卷十一。

【组成】人参一钱 石膏四钱 知母一钱五分 加升麻 防风 牛子 炒芩

【主治】毒气本盛，元气又亏，而麻疹出不快者。

化痰清火丸

【来源】《种痘新书》卷十一。

【组成】犀角一两 归尾八钱 连翘一两 赤芍六钱 牛子三钱 生地二两 丹皮一两 川连四钱

【用法】上为细末，炼蜜为丸，如弹子大。竹叶汤下。

【主治】麻出之时，实热不宣，咳嗽气喘，唇红舌赤，热伏于内，烦躁不宁，口鼻出血者。

升麻葛根汤

【来源】《种痘新书》卷十一。

【组成】升麻 干葛 赤芍 甘草 麦冬

【用法】水煎。调益元散服。

【主治】麻退之后，余热未尽，热乘于心，初起烦谵者。

加味升麻汤

【来源】《种痘新书》卷十一。

【组成】升麻 干葛 防风 荆芥 牛蒡 连翘 桔梗 木通 赤芍 甘草 柴胡 黄芩 陈皮 蝉退 玄参

【用法】加葱白，水煎，热服。令取微汗。一二服间，其麻即出。

【主治】麻症初热，为风寒所束，身重鼻塞，肌溱恶寒者。

加味四物汤

【来源】《种痘新书》卷十一。

【组成】当归 川芎 生地 赤芍 丹皮 前胡 干葛 连翘 牛子 红花 甘草
【功用】凉血解毒，滋阴抑阳。
【主治】麻疹毒盛火炽，疹色大红者。

加味四物汤

【来源】《种痘新书》卷十一。
【组成】当归 生地 赤芍 川芎 茵陈 栀子 木通 车前 牛子 连翘 知母 滑石 甘草各等分
【用法】水煎服。
【功用】滋阴降火，利小便，泻热。
【主治】麻疹退后，余毒未尽，而热之甚者，致口鼻出血。

辰砂五苓散

【来源】《种痘新书》卷十一。
【组成】辰砂（另乳） 白术 茯苓 猪苓 泽泻 肉桂 炒苓 黄连（炒）
【用法】上为细末。灯心汤下。
【功用】退心经火邪，利小便。
【主治】麻退之后，余热未尽，热乘于心，日夜烦躁，狂言妄语，人事不清。

辰砂益元散

【来源】《种痘新书》卷十一。
【组成】滑石（飞过）六两 甘草一两 辰砂五钱 木通五钱 车前五钱 黄连二钱
【用法】另将辰砂乳成灰尘，再与诸药末合研匀。灯心汤送下。
【主治】麻退之后，余热未尽，热乘于心，日夜烦躁，狂言妄语，人事不清者。

泻心汤

【来源】《种痘新书》卷十一。
【组成】桑白皮（蜜炙） 地骨皮 甘草 淡竹叶 灯心 天花粉 连翘 玄参 川连 川贝各等分

【用法】水煎服。
【主治】麻疹，咳嗽烦渴。

栀子解毒汤

【来源】《种痘新书》卷十一。
【组成】栀子 黄芩 黄连 石膏 知母 牛子 连翘 升麻 柴胡 防风 赤芍 甘草
【主治】麻疹热毒盛壅，火热熏蒸，肌干肤燥，目赤唇紫，毛发焦竖，烦渴不宁，惊狂颠谵，二便秘结，而出不快者。
【加减】大便秘，加酒大黄；烦燥，加麦冬；嗽甚，加杏仁、桔梗、花粉；惊谵，用镇惊丸；无汗，腠理秘，加大黄，再用紫苏煎水，令热气蒸之，或用酒遍身擦之，然后以被盖片时，其麻即出。

消毒升麻汤

【来源】《种痘新书》卷十一。
【组成】升麻 干葛 荆芥 牛子 赤芍各二钱
【用法】甘草、生姜引。
【主治】麻为风寒所触，已出而复没者。

紫草解毒汤

【来源】《种痘新书》卷十一。
【组成】麻黄 紫草 红豆 穿山甲 人中黄 僵蚕 全蝎 川连 烧人粪 蝉蜕 牛子
【主治】麻色黑者，则热毒尤甚，为九死一生之症。

解毒散

【来源】《种痘新书》卷十一。
【组成】连翘 牛子 知母 玄参 荆芥 前胡 地骨皮 黄芩 山栀 木通 甘草
【主治】麻疹收后，余毒发热。

麦冬清肺饮

【来源】《种痘新书》卷十二。

【组成】牛子（炒） 石膏 马兜铃各等分

【用法】糯米为引，水煎服。

【主治】麻疹咳嗽出血，或呛哽食。

【加减】出血，加栀仁。

泻白散

【来源】《种痘新书》卷十二。

【组成】桑白皮（蜜炙） 地骨皮（去梗） 甘草 淡竹叶二十片 灯心三十根 马兜铃各等分

【用法】上为末服。

【主治】麻疹咳嗽。

化毒清表汤

【来源】《医宗金鉴》卷五十九。

【组成】葛根 薄荷叶 地骨皮 牛蒡子（炒，研） 连翘（去心） 防风 黄芩 黄连 玄参 生知母 木通 生甘草 桔梗

【用法】引用生姜、灯心，水煎服。

【主治】毒热壅遏，麻疹已发而身仍大热者。

加味平胃散

【来源】《医宗金鉴》卷五十九。

【组成】防风 升麻 枳壳（麸炒） 葛根 苍术（炒） 陈皮 厚朴（姜炒） 南山楂 麦芽（炒） 生甘草

【用法】引用生姜、灯心，水煎服。

【功用】消滞解毒。

【主治】小儿麻疹腹痛。食滞凝结，毒气不得宣发于外，故不时曲腰啼叫，两眉频蹙。

加减凉膈散

【来源】《医宗金鉴》卷五十九。

【组成】薄荷叶 生栀子 元参 连翘（去心） 生甘草 苦桔梗 麦冬（去心） 牛蒡子（炒，研） 黄芩

【用法】水煎服。

【主治】疹已发而失音者。

竹茹石膏汤

【来源】《医宗金鉴》卷五十九。

【组成】半夏（姜制） 赤苓 陈皮 竹茹 生甘草 石膏（煅）

【用法】生姜为引，水煎服。

【功用】和中清热。

【主治】麻疹火邪内迫，胃气冲逆，呕吐。

荆防解毒汤

【来源】《医宗金鉴》卷五十九。

【组成】薄荷叶 连翘（去心） 荆芥穗 防风 黄芩 黄连 牛蒡子（炒，研） 大青叶 犀角 人中黄

【用法】用灯心、芦根为引，水煎服。

【主治】麻疹见形三日之后，因调摄不谨，或为风寒所袭，或为邪秽所触，以致毒反内攻，一二日疹即收没，轻则烦渴谵狂，重则神昏闷乱者。

凉膈消毒饮

【来源】《医宗金鉴》卷五十九。

【组成】荆芥穗 防风 连翘（去心） 薄荷叶 黄芩 生栀子 生甘草 牛蒡子（炒，研） 芒消 大黄（生）

【用法】加灯心为引。水煎服。

【主治】疹毒里热壅盛，或疹已发于外，上攻咽喉，轻则肿痛，甚则汤水难下。

清气化毒饮

【来源】《医宗金鉴》卷五十九。

【组成】前胡 桔梗 栝楼仁 连翘（去心） 桑皮（炙） 杏仁（去皮尖，炒） 黄芩 黄连 元参 生甘草 麦冬（去心）

【用法】芦根为引，水煎服。

【主治】麻疹已出，毒气内攻，肺金受克，胸满喘急者。

清金宁嗽汤

【来源】《医宗金鉴》卷五十九。

【组成】橘红 前胡 生甘草 杏仁（去皮尖，炒）桑皮（蜜炙）川连 栝楼仁 桔梗 浙贝母（去心）

【用法】引用生姜、红枣，水煎服。

【主治】麻疹已出，肺为火灼，咳嗽。

三拗汤

【来源】《医方一盘珠》卷九。

【组成】麻黄茸 杏仁 桔梗 荆芥各八分

【用法】水煎服。

【主治】麻疹初发之时喘者。

升麻葛根合人参白虎汤

【来源】《幼幼集成》卷六。

【组成】绿升麻 粉干葛 白芍药 炙甘草 净知母 熟石膏 人参

【用法】加糯米一撮，水煎服。

【功用】凉解热毒。

【主治】麻疹发于炎天暑月，毒为热隔。

甘桔汤

【来源】《幼幼集成》卷六。

【组成】生甘草 芽桔梗 熟石膏 净知母 牛蒡子

【用法】生薄荷叶五片为引，水煎服。

【主治】小儿麻疹，胃火炎肺金，咳嗽面浮，应出不出。

柴胡麦冬散

【来源】《幼幼集成》卷六。

【组成】官拣参 软柴胡 北沙参 大拣冬 润玄参 草龙胆 炙甘草

【用法】灯心一团为引，水煎，热服。

【主治】小儿麻疹收后大热不退，毒未出尽。

黄连解毒合天水散

【来源】《幼幼集成》卷六。

【组成】正雅连 川黄柏 枯黄芩 黑栀仁 飞滑

石 炙甘草

【用法】净水浓煎，空心滚热服。

【主治】麻疹自利，里急后重，欲作痢也。

白虎加元麦青萍汤

【来源】《四圣悬枢》卷四。

【组成】石膏二钱（生）知母二钱 甘草一钱（炙）粳米半杯 元参三钱 浮萍二钱 麦冬二钱

【用法】流水煎至米熟，取半杯热服。覆衣取汗

【功用】清金而发表，绝其传府之源。

【主治】小儿疫疹初起，阳明素旺，烦热燥渴者。

柴芩栝楼芍药汤

【来源】《四圣悬枢》卷四。

【组成】柴胡三钱 黄芩一钱 半夏二钱 甘草一钱（生）生姜二钱 大枣三枚 栝楼根三钱 芍药三钱

【用法】流水煎半杯，热服。

【主治】少阳疹病，目眩耳聋，口苦咽干，胸痛胁痞。

浮萍葛根芍药汤

【来源】《四圣悬枢》卷四。

【别名】青萍葛根芍药汤（《医学金针》卷八）。

【组成】浮萍三钱 葛根三钱 石膏二钱 元参一钱 甘草一钱 生姜二钱 芍药一钱

【用法】流水煎半杯，热服。

【主治】疹病，阳明经证备而泄利者。

调胃承气加芍药地黄汤

【来源】《四圣悬枢》卷四。

【组成】生大黄三钱 生甘草一钱 芒消一钱 芍药二钱 生地三钱

【用法】流水煎半杯，去滓，入芒消煎化，温服。

【主治】小儿疹病阳明府证，烦热谵语便秘。

前喘汤

【来源】《仙拈集》卷三。

【组成】升麻八分 桑皮 栀子 黄芩各三分 桔梗一分半 天冬七分 知母四分半 生姜一片

【用法】水煎服。

【主治】麻疹，七日以前喘急者。

四物滋阴汤

【来源】《医林纂要探源》卷九。

【组成】当归二钱 生地黄一钱（勿用熟） 芍药一钱 川芎五分（宜少用） 牛蒡子八分（咽痛者加重用） 连翘八分（舌生疮者加重用） 干葛八分（热迫下泻者重用） 黄芩八分（口气出热者加重用） 红花五分 柴胡一钱 赤桎柳三茎

【用法】水煎服。

【功用】养阴。

【主治】麻疹暗黑焦枯，热盛不退，阴血受伤。

清金一贯饮

【来源】《痘疹专门》卷下。

【组成】黄芩大三钱至五钱，中二钱至三钱，小八分至一钱半 牛蒡子大二三钱，中一二钱，小一钱 桔梗大二钱，中一钱，小七分 前胡大二三钱，中二钱，小一钱 荆芥穗大一钱半，中一钱，小五分 木通大二钱，中一钱，小五分 青皮大二钱，中一钱，小七分 赤芍大二钱，中一钱，小五分 甘草大六分，中四分，小二分

【用法】水煎服。

【主治】麻疹。

【加减】有郁症，即加大黄大五钱至一两，中三钱至六钱，小一钱至二钱；见点血热，即加生地大八钱至二两，中五钱至一两，小三钱至五钱；大热火盛，即加石膏大八钱至二两，中六钱至一两，小三钱至五钱；三日出齐，加元参大三钱，中二钱，小一钱；粗大，加大黄、蝉蜕五个至十五个；稠密不匀，加大黄、山楂三钱至一两；浑红，加生地、丹皮三钱；艳红，加生地、大黄、丹皮、石膏、元参；干红，加大黄、紫草三钱、生地、桃仁、丹皮三钱；色紫，加大黄、紫草、生地、丹皮、石膏；色艳，加大黄、生地、石膏、紫草；色暗，加大黄、紫草、生地、桃仁；色白，加大黄、紫草、桃仁、归尾一二钱；大泻，加石膏、大黄；舌刺，加石膏、大黄、生地、黄连三钱；大热，加石膏、生地、大黄；肢冷，加大黄、丹皮、石膏；谵语，加大黄、黄连、石膏、犀角三五分；干呕，加大黄、黄连、甘草、滑石；哈舌，加大黄、黄连、石膏、生地；痰迷，加黄连、犀角、川贝母；发喘，加大黄、桑白钱许、石膏、枳实；喉痛，加山豆根、黄连、石膏；口秽，加石膏、大黄；咬牙，加生地、大黄、石膏；喉肿与头肿，加大黄、金银花二三钱、石膏、山豆根；鼻衄，加大黄、山栀三钱、生地、犀角；小便短赤，加黄连、猪苓三钱、滑石；泄泻，加泽泻一二钱、条芩一二钱；大肠逼迫，加大黄、槟榔钱许、滑石；大便不通，加大黄、枳实、滑石；腹痛，加大黄、赤芍、青皮；痢，加大黄、条芩、滑石。

升麻解毒汤

【来源】《杂病源流犀烛》卷二。

【组成】升麻 桔梗 荆芥 连翘 防风 羌活 赤芍 甘草 淡竹叶 牛蒡子

【主治】出疹之时，时寒时暖。

苏葛汤

【来源】《杂病源流犀烛》卷二。

【组成】紫苏 葛根 甘草 赤芍 陈皮 砂仁 前胡 枳壳 生姜 葱白

【主治】麻疹初起，未出两三日前，即憎寒壮热，鼻流清涕，身体疼痛，呕吐泄泻，咳嗽气急，腮红眼赤，干呕恶心，目泪嚏喷。

敛肺汤

【来源】《杂病源流犀烛》卷二。

【组成】北五味三钱 黄芩二钱 麦冬三钱 甘草节五分

【主治】疹收之后，喘急闷乱，头折眼吊，胸膛高陷，角弓反张，目睛直视，唇白面黄，口鼻歪斜，

名曰肺气耗散，正气不归原也。

麻黄散

【来源】《杂病源流犀烛》卷二。

【组成】麻黄（蜜酒炒）　蝉蜕（焙）　升麻（酒炒）　牛蒡子（炒）

【主治】疹子出迟。

清肺解毒汤

【来源】《杂病源流犀烛》卷二引《石氏治疹经验良方》。

【组成】黄芩　陈皮各一钱　麦冬二钱　贝母一钱半　赤苓七分　蜜桑皮　甘草各五分　酒炒黄连七分　蒲公英三钱

【用法】煎好后，再用大黄三钱切片，开水泡一时，澄汁一小杯冲服。

【主治】疹收之后，余毒入肺，胸胀喘急，咳嗽闷乱，狂言谵语，手足动摇。

羚角散

【来源】《杂病源流犀烛》卷二。

【别名】羚羊散。

【组成】羚羊角　甘草　防风　麦冬　元参　知母　黄芩　牛蒡子

【主治】疹子为风寒所冲，毒邪内陷，一日即没者。

地骨皮散

【来源】《痘疹会通》卷五。

【组成】地骨皮　丹皮　生地　知母　黄芩　金钗石斛　北沙参　鳖甲

【用法】水煎服。

【主治】麻疹退清之后，虚热神昏，阴虚血热者。

【加减】如在春、夏，加陈青蒿一钱，其热自退。

升麻解毒汤

【来源】《麻症集成》卷下。

组成续

【组成】甘草　桔梗　干葛　升麻　羌活　荆芥　防风　大力　连翘　人参　竹叶　柴胡　前胡　赤芍

【主治】麻疹乍寒乍暖。

二冬二母汤

【来源】《痘疹会通》卷五。

【组成】知母　浙贝母　天冬　麦冬　桑皮　杏仁　前胡　枳壳　竹茹　甘草　荆芥　银花　望月砂

【用法】水煎服。

【主治】小儿麻疹已退四五日后，咳嗽不止者。

【宜忌】冬月不宜服。

干葛解肌汤

【来源】《痘疹会通》卷五。

【组成】干葛根　防风　薄荷　前胡　桔梗　小甘草　牛蒡子　蝉退　连翘（去心）

【用法】加淡竹叶、西河柳，水煎服。

【主治】麻诊初发热一二日。

内消散

【来源】《痘疹会通》卷五。

【组成】防风　桑皮　牛蒡子　黄芩　荆芥　川连　浙贝　地骨皮　小甘草　西河柳（陈久者良）

【用法】水煎，温服。

【主治】麻子已出复回，头面稀少，发热神昏，至五六日后。

化斑汤

【来源】《痘疹会通》卷五。

【组成】黄柏　黄芩　生地　川连　元参　青黛　知母　生甘草　连翘　花粉　牛蒡子　蝉退

【用法】加淡竹叶煎汤，调益元散服。

【主治】麻子浑身发斑。红斑可治，紫斑即亡，蓝斑胃烂。

牛蒡甘桔汤

【来源】《痘疹会通》卷五。

【组成】炒牛蒡子一钱　桔梗三钱　甘草一钱　山豆根一钱　牛膝一钱　元参一钱

【用法】加灯心为引，水煎服。

【主治】麻子喉咙痛甚，不拘先后。

荆防败毒散

【来源】《痘疹会通》卷五。

【组成】荆芥　防风　薄荷　连翘　甘草　桔梗　蝉蜕　前胡　花粉

【用法】加灯心、竹叶，水煎服。

【主治】麻疹初起。

消障复明散

【来源】《痘疹会通》卷五。

【组成】归尾　生地　赤芍　蝉蜕　连翘　荆芥　防风　龙胆草　草决明　木贼草　谷精草　黄芩各等分

【用法】上为散。灯心煎汤送下。

【主治】麻毒未清，流入肝脾，眼红流泪，起障未消。

麻黄定喘汤

【来源】《痘疹会通》卷五。

【组成】麻黄　杏仁　甘草　蝉蜕　赤芍　前胡　桑皮　瓜蒌霜

【用法】加淡竹叶，水煎服。

【主治】麻疹，严冬腠理不密，虚喘气不清者。

羚羊解毒汤

【来源】《痘疹会通》卷五。

【组成】羚羊角　生地　丹皮　川连　地骨皮　黄芩　花粉　甘草　桑皮　石膏　牛蒡子

【用法】水煎服。

【主治】麻疹焦紫，气喘，昏不知人。

紫草凉血散

【来源】《痘疹会通》卷五。

【组成】紫草　生地　丹皮　川黄连　花粉　黄芩　栀子

【用法】加益元散、淡竹叶，水煎服。

【主治】麻疹干红焦紫。

滋阴养血汤

【来源】《痘疹会通》卷五。

【组成】鳖甲　黄芩　知母　北沙参　麦冬　地骨皮　连翘　枣一枚

【主治】麻后夜热不退，几成赖劳。

【宜忌】此方切不宜乱用，必须审症，真是阴亏方可用，否则恐以假为真，误成赖劳。

加味甘桔汤

【来源】《会约医镜》卷二十。

【组成】连翘　甘草　桔梗　射干　牛蒡子　黄连（酒炒）　黄芩（酒炒）各一钱

【用法】水煎服。外用苦参三钱，僵蚕二钱为末吹之。

【主治】麻疹后余毒喉病。

加味地黄汤

【来源】《会约医镜》卷二十。

【组成】熟地三五钱　枣皮　山药各一钱半　茯苓　丹皮各一钱　泽泻七分　肉桂一钱半　北五味三分

【用法】水煎，温服。

【主治】热盛阴亏，麻疹隐伏，其脉寸强尺弱，不宜表者。

养血托毒汤

【来源】《会约医镜》卷二十。

【组成】当归二钱　白芍（酒炒）一钱半　熟地二钱　茯神一钱　淮山药（炒）一钱半　沙参一钱二分　甘草　生地（酒浸）　丹参各一钱　柏子仁

（炒去油）八分　牛蒡子（炒，研）六分　白莲肉（去心，炒，研）一钱

【用法】水煎频服。

【主治】麻现色白，心血不足，体虚神倦者。

清热活血汤

【来源】《会约医镜》卷二十。

【组成】生地　丹皮各二钱　黄柏　黄连　黄芩（酒炒）各一钱半　侧柏叶　赤芍　牛蒡子（炒，研）各一钱　连翘（去心）　甘草各一钱二分　薄荷叶八分

【用法】水煎，热服。多服速服，黑色退，乃吉。

【主治】麻色焦黑凶症。

【加减】如口渴，加花粉一钱，生石膏二钱，淡竹叶十片，童便半杯；如大便秘燥，加大黄（酒炒）三钱；如小便赤短，加滑石末二钱，药调服，中病即止。

五黄丹

【来源】《羊毛瘟症论》。

【组成】生大黄二两　人中黄五钱　明雄黄五钱　广姜黄三钱　牛黄一钱　朱砂五钱　冰片五分　蝉退壳五钱　僵蚕一两五钱

【用法】上为细末，用黄蜜、陈酒为丸，重二钱一粒。治头面肿大，菊花一钱，薄荷八分，水煎去滓，和丹一粒，连服数次，以消为度；治羊毛温证，石膏一两，水煎去滓，化元明粉一钱，和丹服；治斑疹痧痘、火毒、赤游丹肿等证，石膏一两，犀角（镑屑）一钱，水煎去滓，和丹服；治温疟，寒少热多，青蒿二钱、石膏五钱，水煎去滓，和丹服；治红白毒痢腹痛坠胀，当归二钱、黄芩一钱，水煎去滓，和丹服；治伏热吐血，秋石五分，开水化和丹服；治伏邪胸闷头痛，薄荷一钱，川芎五分，水煎去滓，和丹服；治湿毒、瘰疬、蛊毒、脓疮、疥癣、痈肿疔疮，金银花一钱、甘草一钱，水煎去滓，和丹服；治小儿急惊阻厥，发热神昏，胸闷气喘，痫风抽搐，薄荷一钱，钩藤三钱，水煎去滓，和丹服。

【主治】一切温毒。

升发汤

【来源】《原痘要论》。

【组成】升麻　葛根　苏叶　羌活　赤芍　甘草

【用法】水煎服。

【主治】夏秋之间，感冒风寒，皮肤干燥，毛窍不开，以致疹子不出，甚则内攻，腹胀气喘者。

升发汤

【来源】《原痘要论》。

【组成】薄荷　山楂　大力　桔梗　杏仁　苏子　升麻

【用法】水煎服。

【功用】透疹。

升麻汤

【来源】《原痘要论》。

【组成】升麻　干葛　白芷　甘草　姜　葱

【用法】水煎，热服。

【主治】疹已出而反没者。

寒凉降火汤

【来源】《原痘要论》。

【组成】生地　黄芩　黄连　山栀　石膏　花粉　杏仁　苏子　生甘草

【功用】寒凉降火清润。

【主治】疹因热火抑而不通，口唇破裂，二便不通，昏沉壮热，或身体胀痛，多发喘促，齁䶎痰鸣。

犀角地黄汤

【来源】《原痘要论》。

【组成】犀角　白芍　黑山栀　生地黄　丹皮　黄芩　红花　当归　甘草　藕节

【用法】水煎服。

【主治】

1.《原痘要论》：疹退之后，余热未尽，或热甚而失血者。

2.《麻疹集成》：肺胃实火，血热，嗽血，衄血，阳毒发斑。

泻心散

【来源】《麻科汇编》。
【组成】龙脑 牛黄 朱砂各一钱五分 大黄（生）一两
【用法】上药各为末，和匀再研。每服三钱，凉生姜汤、蜜水送下。
【主治】小儿麻疹，心经邪热，狂言妄语，心神不安。

四虎饮

【来源】《疫痧草》。
【组成】大黄 黄连 犀角 石膏 知母 玄参 生地 青黛 马勃
【用法】水煎服。
【主治】痧点虽透，喉烂极盛，脉象弦数，目赤便闭，神烦舌绛，疫火盛者。

竹叶石膏汤

【来源】《痘科辨要》卷九。
【组成】石膏自一两至五两 知母自一钱至二钱 竹叶三十片或百片 粳米 麦门冬自二钱至五钱 玄参 薄荷各二钱 西河柳一两许（一方加当归五钱）
【用法】水煎服。
【主治】麻疹火郁毒深，邪热壅于胃，乘于肺。疹视色紫赤而如烟火，肌肤干枯暗晦，喘满气急者。

三拗汤

【来源】《麻疹阐注》卷一。
【组成】麻黄 石膏 杏仁
【用法】水煎服。
【主治】风寒外袭，麻毒内攻。

化斑解毒汤

【来源】《麻疹阐注》卷一。
【组成】石膏 升麻 知母 鼠粘子 甘草 玄参 淡竹叶
【主治】麻疹兼发斑，斑色紫黑，热毒甚者。
【加减】大便闭，加大黄。

羚羊泻白散

【来源】《麻疹阐注》卷二。
【组成】生桑皮 地骨皮 甘草 羚羊角
【主治】麻疹已出而喘，鼻干口燥者；麻疹后喘急属实，气壮胸满，身热便闭而无汗者。

安神丸

【来源】《麻疹阐注》卷三。
【组成】黄连 当归 茯神 石菖蒲各一钱 全蝎七只（酒洗）
【用法】上为末，捣猪心血为丸，朱砂为衣。灯心汤送下。
【主治】麻后壮热搐搦。

金龙散

【来源】《格物堂经验良方》。
【组成】金硫黄 龙脑各五厘 沙糖三分
【用法】上为末。分为二服。日数次用之。
【主治】虚痘难发出者；及麻疹难发出者。

二黄丹

【来源】《痘疹选要》。
【组成】雄黄一两 麻黄一两
【用法】上为细末，饮汤为丸。十岁以上者服一钱，十岁以下的服五分。
【主治】闷麻不出，及麻已见，为风寒所闭，或伤冷不透，喘急闷乱。

养营解毒汤

【来源】《痘疹选要》。

【组成】生地　当归　白芍　川芎　丹皮　连翘　丹参　银花　黄芩　知母　木通　灯心

【主治】瘄后血不归经。

蚕茧散

【来源】《瘄疹选要》。

【组成】出蛾蚕茧　枯矾　滑石　黄柏　胡粉　龙骨（煅）各等分

【用法】上为末。用麻油调搽。

【主治】痘、瘄及遍身生疮。

千金散

【来源】《麻疹备要方论》。

【组成】黄柏一钱半（酒炒）　黄芩二钱　玄参五分　硼砂三分　乳香二分　儿茶四分　雄黄五分

【用法】上为细末。每用少许，用竹管吹入喉中。

【主治】麻疹见形，毒火抑郁上焦，咽喉肿痛，不能食者。

甘桔汤

【来源】《麻疹备要方论》。

【组成】甘草　桔梗　连翘　玄参　防风　牛蒡子

【用法】水煎服。

【主治】麻疹，咽喉肿痛，不能食者。

防风消毒饮

【来源】《麻疹备要方论》

【组成】荆芥　防风　牛蒡子　甘草　枳壳　桔梗　石膏　苏叶　百部　马兜铃　葶苈　桑皮
　　《治疹全书》有苏子、麦冬，无苏叶。

【用法】水煎服。

【主治】麻毒内攻，喘促胸突，肚急目闭者，九死一生之症。

如神定喘汤

【来源】《麻疹备要方论》。

【组成】黄芩　川连　栀子仁　桔梗　花粉　赤芩　贝母　牛蒡子　瓜蒌仁　杏仁　麦冬　生石膏

【用法】水煎，冲竹沥一杯服。

【主治】麻疹已出，热实气喘，大便坚结，小便赤涩，热重不退。

羌防内托散

【来源】《麻疹备要方论》。

【组成】羌活　防风　葛根　桔梗　楂肉　地骨皮　蝉退　僵蚕　连翘　甘草

【用法】生姜、大枣为引，水煎服。

【主治】风寒外闭，麻疹欲出不出，热重无汗者。

枣麦四物汤

【来源】《麻疹备要方论》。

【组成】四物汤加麦冬　枣仁　黄连　石菖蒲　淡竹叶　龙胆草　茯神　甘草

【用法】加灯心，水煎服。

【主治】麻疹发搐而见多痰者。

柴连解毒汤

【来源】《麻疹备要方论》。

【组成】柴胡　黄芩　黄连　玄参　知母　贝母　防风　赤芍　连翘　牛蒡子　陈皮　甘草

【用法】水煎服。

【主治】麻出不透，毒未尽出，气因热逼，热极而致目红，发痰作喘。

黄芩橘皮汤

【来源】《麻疹备要方论》。

【组成】黄芩　陈皮　干葛　杏仁　枳实　麻黄　厚朴　甘草

【用法】水煎服。

【主治】麻出夹斑，为蕴毒发斑者。

清热黄芩汤

【来源】《麻疹备要方论》。

【组成】黄芩　赤芍　木通　防风　葛根　桔

梗　楂肉　元参　连翘　蝉蜕　僵蚕　花粉　石膏　地骨皮

【用法】引用灯心，水煎服。

【主治】麻疹。风寒外闭，欲出不出，热重无汗，内外有不可解之势，而见隐影紫色，热甚气喘者。

滋阴凉血汤

【来源】《麻疹备要方论》。

【组成】当归　白芍　川芎　柴胡　葛根　牛蒡子　黄芩　连翘　红花

【用法】水煎服。

【主治】麻疹。

疏风散

【来源】《麻疹备要方论》。

【组成】羌活　当归　白芍　连翘　升麻　苍术　干葛　生地　柴胡　甘草

【用法】水煎服。

【主治】麻疹收没后，生疮，发热不退者。

疏风解毒饮

【来源】《麻疹备要方论》。

【组成】荆芥　牛蒡子　丹皮　元参　贝母　苏叶　黄连　甘草　麦冬

【用法】水煎服。

【主治】麻出毒甚，烦躁不眠，紫滞不红活者。

熟附汤

【来源】《麻疹备要方论》。

【组成】熟地　制附子

【用法】水煎服。

【功用】冲开寒痰，返真阳于内府。

【主治】麻疹。中气虚寒，浮阳外越，有不得终日之势。

七七丹

【来源】《治疹全书》卷上。

【组成】樱桃核四十九粒　葱白七枚

【用法】水二碗，煎八分，温服。取汗。立出。

【主治】麻疹，闷疹不出。

九味前胡汤

【来源】《治疹全书》卷上。

【组成】前胡　防风　枳壳　桔梗　杏仁　红花　当归　荆芥各一钱　山楂一钱

【用法】加笋尖三个，樱桃核三十粒，水煎，温服。仍用熏洗法。

【功用】平调气血。

【主治】疹初出时，头面匀净，淡红滋润，身有微汗，吐泻交作。

三黄石膏汤

【来源】《治疹全书》卷上。

【组成】麻黄　黄芩　黄连　黄柏　石膏　栀子　淡竹叶

【用法】水煎服。

【主治】风寒热毒，郁滞闷疹。

化毒散

【来源】《治疹全书》卷上。

【组成】升麻　紫草　广皮　甘草　柴胡　黄芩

【主治】疹，壮热不出。

升麻葛根汤

【来源】《治疹全书》卷上。

【组成】升麻　干葛　枳壳　桔梗　前胡　苏叶　杏仁　防风

【用法】加葱头三个，水二碗，煎八分，热服取汗。

【主治】疹发热之初，憎寒壮热，喷嚏腮红，身体疼痛，眼光如水，呕吐泄泻，咳嗽气喘，虽未见点，多是疹候。

【加减】头痛，加羌活；身痛，加独活；鼻干，加荆芥；饱闷，加莱菔子；壮热、烦渴，加黄芩；便闭，加山楂；惊悸，加连翘；喉痛，加牛蒡；

喘急，加麻黄；无汗谵语，亦加麻黄。

败毒散

【来源】《治疹全书》卷上。

【组成】麻黄　桔梗　前胡　柴胡　羌活　防风　荆芥　薄荷　天麻　枳壳　川芎　骨皮　葱白

【主治】疹不起。

麻黄夺命汤

【来源】《治疹全书》卷上。

【组成】麻黄（去节）一两　杏仁（去皮尖）六钱　前胡八钱　荆芥穗六钱　穿山甲（炙黄，研末）六钱

【用法】大人作二帖，中人作三帖，小人作四帖。水煎，温服。取汗。

【主治】闷疹，皮里隐。

麻黄葛根汤

【来源】《治疹全书》卷上。

【组成】麻黄　葛根　升麻　柴胡　防风　荆芥　枳壳　杏仁　山楂　麦冬

【用法】水煎服。

【主治】疹不出，喘急妄语，及浑身壮热，足冷，咳嗽呕吐，腹胀不食，鼻流清涕。

火毒加味四物汤

【来源】《治疹全书》卷中。

【组成】生地　川芎　白芍　当归　柴胡　黄芩　葛根　红花　牛蒡　连翘

【主治】疹既出时，其色紫红，干燥晦暗，乃火盛也。

加味升麻汤

【来源】《治疹全书》卷中。

【组成】升麻（痰喘不用）　葛根　枳壳　桔梗　橘红　桑皮　茯神　甘草　杏仁　蒌仁（痰

喘、大便闭者，可用四五钱）

【用法】水煎服。

【主治】麻疹难发者。

【加减】头痛，加川芎；发紫黑斑，磨入犀角二三分；风寒阻闭，加苏叶、麻黄；伤食不食，加山楂；微热而不发，少加桂枝；腹痛，药汁磨槟榔少许；焦紫加红花二三分；表面不起，加僵蚕；发痒，加蝉蜕；疹不起发，风寒甚急者，加全蝎（洗净）；发呕，加藿香；鼻衄，去升麻，加茅花。

加味犀角地黄汤

【来源】《治疹全书》卷中。

【组成】生地　丹皮　白芍　连翘　丹参　防风　川连　柴胡　牛蒡

【用法】上药先煎去滓，再以水磨犀角汁入药煎一沸，温服。

【主治】疹毒热甚，口鼻出血，目赤翳障，呕吐蛔虫，烦躁口渴，口疮牙疳，狂乱谵语，大便秘结，便血粪黑者。

防风胜湿汤

【来源】《治疹全书》卷中。

【组成】防风　川芎　苏叶　前胡　泽泻　陈皮　厚朴　杏仁　腹皮　茯苓

【用法】加葱白二个，水煎服。

【功用】祛风胜湿利水。

【主治】小儿疹出时饮冷形寒，或入水洗浴，或饮水食瓜，脾伤于湿，不能运通水道，致令水邪留滞，疹毒内攻，疹出一时即没，食少腹胀，喘促目闭，四肢软弱，小水不利，其脐凸出寸许，按之虚软有声，举之随手而起。

【加减】疹因风寒不起，加麻黄；因水湿，加苍术。

黄芩知母汤

【来源】《治疹全书》卷中。

【组成】麻黄　前胡　防风　葛根　陈皮　杏仁　牛蒡　黄芩　知母　石膏

【功用】透疹达表，解毒清火。

【主治】疹已出，斑烂如锦，或紫或青或白，脓水腥臭不干，胸膈迷闷，呕吐清水，身体壮热，痰嘶无汗。

【加减】无吐逆，去陈皮，加白芍。

黄连杏仁汤

【来源】《治疹全书》卷中。

【组成】麻黄 葛根 陈皮 枳壳 杏仁 牛蒡 黄连 连翘

【功用】解毒发表清热。

【主治】疹已潮出，感冒风寒，咳嗽烦闷，呕吐清水，目赤咽干，口舌生疮，发热无汗。

麻黄白虎汤

【来源】《治疹全书》卷中。

【组成】麻黄 葛根 苏叶 防风 石膏 知母 杏仁 黄芩

【用法】水煎服。

【主治】疹已出，阳毒热甚，烦躁口渴，齿槁出血，唇焦舌刺，不吐不泻，壮热无汗，鼻孔燥黑，喘急气闷，鼻煽痰嘶者。

麻黄救急汤

【来源】《治疹全书》卷中。

【组成】麻黄 独活 苏叶 防风 前胡 杏仁 桔梗 枳壳 桃仁 红花

【用法】上加葱白一个，樱桃核每岁三粒，水煎服。

【功用】疏解肌表。

【主治】疹正出，忽为风寒所阻，收敛一半，身反发热不退，皮肤外寒内热，寒热交攻，欲出不出，欲入不入，疹色青紫，烦热闷乱，喘急痰壅。

蟾龙锭

【来源】《治疹全书》卷中。

【组成】蟾酥三分 地龙三分 牛蒡三钱 杏仁三钱 防风二钱 僵蚕二钱 穿山甲二钱 紫荆花二钱 麝香二分

【用法】麻黄膏印锭，樱桃核汤送服。

【主治】疹出一日，因风寒阻触，即时收没，胸满腹胀，喘急痰逆，手足厥冷，身凉无汗，神昏迷闷。

牛黄散

【来源】《治疹全书》卷下。

【组成】牛黄二分 青黛一钱 雄黄五分 冰片一分 儿茶二分 硼砂五分 黄柏一钱

【用法】上为末。先用薄荷汤漱咽，后吹入。

【主治】疹后失音，而至不能出声者。

双和汤

【来源】《治疹全书》卷下。

【组成】茯苓 腹皮 泽泻 神曲 陈皮 川芎 防风 前胡 麻黄 杏仁 苏叶 银花

【功用】解毒疏利，理脾清肺。

【主治】疹出而即时收敛不复出者，致令毒攻于内，身温食少，气急腹胀，脐凸出一二寸，按之虚软有声，举之随手而起者。

双解凉膈散

【来源】《治疹全书》卷下。

【组成】麻黄 杏仁 枳壳 薄荷 连翘 黄连 山栀 大黄 方解石

【主治】疹后喘急，胸膈烦热，渴欲饮水，大便闭结，齿槁唇焦，舌苔黄黑。

甘桔防风汤

【来源】《治疹全书》卷下。

【组成】甘草 桔梗 防风 薄荷 荆芥 牛蒡 射干 玄参 连翘 黄芩 银花

【主治】疹后余毒不散，结于咽喉，破烂肿痛者。

荆芥汤

【来源】《治疹全书》卷下。

【组成】荆芥 防风 川芎 乌药 薄荷 藁

本 桔梗 黄芩 苍耳子 石菖蒲

【主治】疹潮时被寒风吹入鼻内，热毒不散，结于肺窍，致鼻塞不闻香臭。

桂枝白芍汤

【来源】《治疹全书》卷下。

【组成】桂枝 白芍 甘草 人参 黄耆

【用法】服药后，身温、汗止者，可治；身冷、脉微，汗不止者，不治。

【主治】出疹因麻黄药太多，或暑月服表药，汗出过多亡阳，表气空虚，邪往凑之，变成中风，冷汗大出，遍身凉，手足冷，身项强掣，角弓反张，不省人事。

麻黄发表汤

【来源】《治疹全书》卷下。

【组成】麻黄 荆芥 防风 甘草 牛蒡 羌活 独活 连翘 杏仁 川芎 银花

【用法】水煎服。

【主治】疹因风早没；遍身生疮。

清肺汤

【来源】《治疹全书》卷下。

【组成】麻黄一钱五分 麦冬二钱 桔梗二钱 知母 荆芥 花粉各一钱 诃子八分 杏仁十四粒 石菖蒲八分

【用法】上水煎，加生姜汁、竹沥各数匙服。

【主治】疹后余毒留滞于肺，咽干声哑者。

清肌化毒汤

【来源】《治疹全书》卷下。

【组成】柴胡 葛根 荆芥 防风 丹皮 山楂 连翘 花粉 白芍 苡仁 黄芩 银花

【用法】水煎服。

【主治】疹出不能敛，血死肌表，色变青黑，久则身热发肿，其青黑之色从外溃烂，脓水淋漓，痛痒不常，甚则目闭，妄言痰喘。

清利四物汤

【来源】《治疹全书》卷下。

【组成】生地 当归 白芍 丹皮 丹参 连翘 黄芩 木通 防风 知母 银花

【用法】加灯心，水煎服。

【主治】疹出三日后不没，余毒内实者。

雄黄丸

【来源】《治疹全书》卷下。

【组成】明雄黄

【用法】上药不拘多少，捣末，饭中蒸七次，为细末，蒸饼为丸，如梧桐子大。每服七丸，酒浆送下。

【主治】闷疹痰喘，因潮不尽者。

温经解毒汤

【来源】《治疹全书》卷下。

【组成】生地 当归 赤芍 川芎 桃仁 红花 独活 山楂 连翘 银花 丹皮

【主治】疹因风阻遏，血留肌表，色变青紫，身凉无汗者。

【加减】恶寒发热，加桂枝。

滋阴解毒汤

【来源】《治疹全书》卷下。

【组成】生地 当归 白芍 丹皮 黄芩 连翘 防风 荆芥 木通 银花

【用法】加淡竹叶七张，灯心二十条，水煎，温服。

【主治】疹收后余邪未清，微发热，头目不清，小便黄少，大便燥结，口渴颊红，手足心热，或夜卧不宁，或口疮咽痛，或咳嗽生痰，或盗汗惊悸；兼治细疮无脓瘙痒。

【加减】发热，加柴胡，地骨皮；自汗盗汗，加黑豆，浮麦；耳痛耳聋，加石菖蒲、牛蒡子；喉音不清，加石菖蒲、牛蒡子、僵蚕；咽痛，加玄参、薄荷、桔梗、牛蒡子；口渴，加天花粉、麦冬；眼赤羞明，加白菊花、决明子；痰喘，加竹沥、姜汁；痰嗽，加杏仁、桑白皮、桔梗、贝母；气急，加杏仁、桑皮、枳实；小便黄涩，加猪苓、泽泻；大便秘结，加牛蒡、蒌仁、知母；腹胀，加大腹皮、枳壳；肉食不消，腹胀者，加山楂；停食，加厚朴、莱菔子；余毒不食，加厚朴、山楂；胃热多食，加黄连；不寐，加黄连、犀角；眼、耳、鼻、舌、唇、齿、汗、溺、咳、咯等血，俱加黄连、犀角、丹参；舌肿，加黄连、蒲黄；伸舌、弄舌、音哑唇燥，加黄连、栀子；面红、唇红、口燥咽干，手足心热，加黄连、麦冬；心烦，亦加黄连、麦冬；余毒泄泻，肛门肿痛，加黄连、车前；疔毒肿痛，或手足臂股，膝胫赤肿热痛，欲发痈疽，加何首乌、紫花地丁草、红花、牛蒡、独活、薄荷；疥疮、瘰疬，加何首乌、苦参。

升麻葛根汤

【来源】《痧喉证治汇言》。
【组成】升麻一钱 葛根一钱 赤芍八分 荆芥钱半 牛蒡三钱（炒研） 桔梗钱半 蝉衣一钱 樱桃核二钱 浮萍草二钱 生甘草四分
【主治】痧疹已出而复没者。

托里举斑汤

【来源】《痧喉证治汇言》。
【组成】升麻一钱 柴胡一钱 当归二钱 白芍一钱（酒炒） 白芷一钱 山甲半钱 防风一钱半（汤泡，炒，研） 浮萍草二钱 炙甘草五分
【主治】痧疹体质单弱，不能透达者，经用透邪煎或柴归饮二汤发之，仍不焮赤者。

明麻散

【来源】《麻症集成》。
【组成】明麻一钱 甲珠四分 麝香四厘 人中黄八分 白附四分
【用法】上为细末。酒冲服。
【主治】麻疹毒气拂郁于内，麻子淹延不出，色紫，毛孔尽闭，皮肤干燥，身热不出。

泻白散

【来源】《麻症集成》（破愚斋本）卷上。
【组成】桑皮 骨皮 花粉 连翘 元参 川连 灯草
【主治】麻疹喘嗽烦渴，毒在心肺，发未尽者。

益元汤

【来源】《麻症集成》。
【组成】川连 知母 洋参 北味 麦冬 黄芩
【主治】麻疹，面赤身热，烦躁，饮水不入口。

二冬清肺饮

【来源】《麻症集成》卷三。
【组成】麦冬 天冬 杏仁 连翘 甘草 川贝 知母 兜铃 力子 栝楼
【用法】加糯米，水煎服。
【主治】麻毒流连，肺虚气逆火郁，上气咳喘，连声不断，胸高肩耸，摇头摆手，衄血。

化斑汤

【来源】《麻症集成》卷三。
【组成】石膏 桔梗 力子 骨皮 知母 连翘 甘草 竹叶
【主治】肺胃实热，火毒内壅，麻子见形发热。
【加减】便结，加大黄。

甘桔牛蒡汤

【来源】《麻症集成》卷三。
【组成】桔梗 甘草 牛蒡 连翘 玄参 川连 栀子 豆根 酒芩 射干
【主治】麻疹咽喉痛，毒火上升，火郁在肺。

玄参地黄汤

【来源】《麻症集成》卷三。
【组成】尖生 玄参 丹皮 黑栀 益母 甘草 炒蒲黄

【用法】加灯心为引，水煎服。

【主治】麻出作热，经水不依期而至。

当归养血汤

【来源】《麻症集成》卷三。

【组成】当归　尖生　鲜斗　川贝　瓜蒌　丹参　麦冬　栀子　云连　甘草

【主治】麻疹血虚心热，烦躁搐搦，热在心脾。

【加减】不食，加麦芽、建曲；便结，加生军。

竹叶石膏汤

【来源】《麻症集成》卷三。

【组成】竹叶　石膏　知母　花粉　麦冬　甘草

【用法】加米，水煎服。

【功用】泻心清肺。

【主治】麻发于心肺，肺虚胃热，口干咳嗽，心烦。

竹茹石膏汤

【来源】《麻症集成》卷三。

【组成】陈皮　石膏　竹茹　茯苓　甘草

【用法】水煎服。

【主治】麻症吐利兼作，或滞下，火邪内迫多吐。

连翘饮

【来源】《麻症集成》卷三。

【组成】酒炒川连　酒炒川柏　连翘　石膏　黑栀　甘草　力子　防风　荆芥　酒芩　当归

【主治】麻疹后发牙疳者。

连贝解毒汤

【来源】《麻症集成》卷三。

【组成】酒炒黄连　酒炒黄芩　酒炒黄柏　连翘　归身　荆芥　川贝　麦冬　力子　银花　丹参

【主治】麻疹心脾虚火，口唇破烂。

败毒汤

【来源】《麻症集成》卷三。

【组成】荆芥　生地　川连　净花　连翘　防风　枯芩　桔梗　甘草　栀子　力子　川柏　元参　竹叶

【功用】清火解毒。

【主治】麻疹表里俱实。

败毒饮

【来源】《麻症集成》卷三。

【组成】酒芩　川连　连翘　川贝　桔梗　栀子　银花　力子　生地　甘草　红花　竹叶

【功用】清火解毒。

【主治】麻疹色白，血分有热。

败毒荆防汤

【来源】《麻症集成》卷三。

【组成】力子　连翘　前胡　桔梗　江壳　银花　荆芥　防风　甘草

【功用】发散托毒。

【主治】麻疹见标。

【加减】肺热、疫热，加黄芩、川连。

降气丸

【来源】《麻症集成》卷三。

【组成】陈皮（盐水煮，焙干）　黄连（酒炒）　黄芩（酒炒）　苏子（炒）　杏仁　蒌仁　甘草

【用法】上为细末，面糊为丸。食后热汤送下。

【主治】麻疹没后肺热，气热喘息。

养血益荣汤

【来源】《麻症集成》卷三。

【组成】人参　当归　红花　赤芍　黄芩　丹参　甘草　力子　连翘

【用法】水煎服。

【主治】血虚麻白，肌瘦色枯。

麻黄栀子汤

【来源】《麻症集成》卷三。

【组成】麻黄 黄芩 石膏 连翘 蝉蜕 黑栀 川连 红花 力子 甘草

【主治】麻疹标闭,火毒内郁,烦躁,或出或不出。

【加减】便结,加大黄。

清金降火汤

【来源】《麻症集成》卷三。

【组成】枯芩 川贝 瓜蒌 麦冬 大力子 黑栀 知母 杏仁 元参 麻黄 石膏 竹叶

【用法】食后服。

【主治】麻症肺热,火邪刑金,喘嗽气促。

七味散

【来源】《麻症集成》卷四。

【组成】洋参 茯苓 归身 木香 藿香 甘草 谷芽

【主治】麻症因服寒凉太过,肺虚不生津液作渴。

三仙散

【来源】《麻症集成》卷四。

【组成】力子 甲珠 天仙子

【用法】上为细末。白汤泡或煎服。

【主治】麻症,毒火相搏,热极闭标,胃窍受郁,狂躁。

三黄石膏汤

【来源】《麻症集成》卷四。

【组成】麻黄 川连 天冬 川柏 力子 犀角 石膏 黄芩 黑栀 知母 连翘 甘草

【主治】麻痘,肺胃表里俱热,狂叫欲走,烦躁而渴,两目如火,六脉洪数。

大橘皮汤

【来源】《麻症集成》卷四。

【组成】赤苓 橘皮 槟榔 茵陈 泽泻 木香 川朴 猪苓

【主治】湿热内攻,心腹胀痛,小便不利,大便泄泻,水肿。

木通散

【来源】《麻症集成》卷四。

【组成】木通 通草 地龙 紫金花

【用法】上为末。米汤下。

【主治】麻疹后,湿热浮肿,流于四肢。

五福化毒丹

【来源】《麻症集成》卷四。

【组成】玄参 尖生 花粉 僵蚕 桔梗 瓜蒌 甘草 天冬 麦冬

【主治】麻症正期,胎热目闭,颊赤喉痹,毒丹红肿。

【加减】便闭,加大黄。

牛黄珍珠散

【来源】《麻症集成》卷四。

【组成】牛黄 珍珠

【主治】痰气壅盛标闭。

升麻葛根汤

【来源】《麻症集成》卷四。

【组成】赤芍 牛子 升麻 葛根 木通 甘草 连翘

【用法】加葱白,水煎服。

【主治】麻症,风邪入胃发热,初出未明,口渴鼻干,不卧,发斑。

【加减】春,加黄芩;夏,加黄芩、石膏;风盛,加消风散。

四顺饮

【来源】《麻症集成》卷四。

【组成】大黄 川芎 枝炭 赤芍 没药 当

归　枳壳　生地　香附　甘草
【主治】麻疹，目有白膜。

玄参解毒散

【来源】《麻症集成》卷四。
【组成】玄参　栀炭　酒芩　尖生　桔梗　甘草　荆芥　知母　竹叶　麦冬
【主治】麻症，肺胃实热，黑晦毒盛，衄血，邪火入里。
【加减】加茅根、京墨，无血不加。

加味甘桔汤

【来源】《麻症集成》卷四。
【组成】甘草　豆根　力子　麦冬　蒌仁　桔梗　元参　连翘　荆芥
【主治】麻症咽喉肿痛不食。

加味四物汤

【来源】《麻症集成》卷四。
【组成】当归　白芍　生地　柴胡　酒芩　干葛　力子　连翘
【主治】麻症后一切血虚。

加味泻白散

【来源】《麻症集成》卷四。
【组成】炙桑皮　骨皮　竹叶　荆芥　力子　甘草　元参　薄荷　木通　赤芍　连翘
【主治】麻疹，眼现红赤不开。

防风通圣散

【来源】《麻症集成》卷四。
【组成】防风　薄荷　力子　麻黄　黑栀　甘草　荆芥　桔梗　连翘　石膏　元参　木通
【用法】加生姜、葱、水煎服。
【主治】麻症表里三焦俱实，昏睡壮热，目赤舌干咽痛。

麦冬汤

【来源】《麻症集成》卷四。
【组成】麦冬　尖生　当归　赤芍　瓜蒌
【主治】麻疹咬牙，阳陷于阴，发渴饮冷。

麦冬甘露饮

【来源】《麻症集成》卷四。
【组成】麦冬　黄芩　元参　花粉　甘草　蒌仁　竹叶
【主治】麻疹肝胃热盛，口渴发疮。

苏葛汤

【来源】《麻症集成》卷四。
【组成】前胡　干葛　紫苏　赤芍　枳壳　防风　力子　连翘　蝉蜕　甘草
【用法】加生姜、葱白，水煎服。
【主治】风寒感触，浑身胀痛，烦扰不宁，而麻疹不得出。

利肺汤

【来源】《麻症集成》卷四。
【组成】茯苓　枳壳　川贝　力子　麦冬　橘红　木香　桔梗　蒌仁　桑皮　甘草　南朴
【主治】麻症湿痰气壅，满闷不食。

利膈汤

【来源】《麻症集成》卷四。
【组成】薄荷　荆芥　力子　元参　瓜蒌　防风　桔梗　连翘　黄芩　甘草
【主治】麻症因于脾肺火热风邪者。

羌活散

【来源】《麻症集成》卷四。
【组成】羌活　甲片　大黄　全蝎　皂刺　乳香　一叶金　白芷梢　甘草
【用法】酒冲服。

【主治】麻疹后余毒壅炽，肢节疼痛，发痛。

补血通幽汤

【来源】《麻症集成》卷四。

【组成】油归 蒸地 蒌仁 麻仁 江壳 杏仁 郁李仁 力子 楂粉 莱菔子

【用法】水煎服。

【主治】麻症气不下，幽门不通下脘，血虚燥。

附子理中汤

【来源】《麻症集成》卷四。

【组成】洋参 焦术 附子 干姜 枳壳

【主治】麻后寒痢而呕，腹痛，厥冷吐蛔，脉沉无力。

金连饮

【来源】《麻症集成》卷四。

【组成】麦冬 玄参 净花 力子 防风 川连 黑栀 甘草 连翘 荆芥 知母

【用法】水煎服。

【主治】麻症壮热寒热，眼赤口疮，心胸躁闷，咽干多渴。

定喘汤

【来源】《麻症集成》卷四。

【组成】炙麻黄 杏仁 桑皮 枯芩 苏子 瓜蒌 葶苈

【主治】麻症气逆膈热，肺热咳嗽。

济生散

【来源】《麻症集成》卷四。

【组成】郁金 蝉蜕 牛黄 麦冬 甲珠 姜蚕 酒洗紫草 梅花蕊 凤尾草

【主治】麻疹，火邪相搏，胃窍受邪，狂乱谵语，吐泻惊候。

养阴抑阳汤

【来源】《麻症集成》卷四。

【组成】尖生 归身 枯芩 骨皮 酒芍 麦冬 川连 柴胡

【用法】水煎服。

【主治】麻症血虚，余毒内扰，发热。

除热清肺汤

【来源】《麻症集成》卷四。

【组成】川贝 杷叶 尖生 瓜蒌 桑皮 麦冬 元参 赤芍 花粉 甘草

【主治】麻疹，风促痰鸣，热邪阻道，不得发越。

柴胡泻肝汤

【来源】《麻症集成》卷四。

【组成】柴胡 川芎 赤芍 胆草 决明 归尾 密蒙 荆芥 尖生 蝉退 甘草

【主治】麻症，毒壅上焦，邪毒入肝，目赤。

凉血饮

【来源】《麻症集成》卷四。

【组成】生地 川连 力子 玄参 赤芍 红花 丹皮 黄芩 连翘 荆芥 木通

【用法】水煎，温服。

【主治】麻疹。火毒炽盛血热，紫赤而黯。

凉膈散

【来源】《麻症集成》卷四。

【组成】连翘 栀炭 苏荷 甘草 黄芩 竹叶 枳壳 力子

【主治】麻疹。火壅血燥，秘结甚，腹胀喘促，溺涩脐突，口疮唇裂；上中二焦火炽，胃热发斑。

【加减】便闭，加大黄、蒌仁。

黄连杏仁汤

【来源】《麻症集成》卷四。

【组成】酒炒黄连　炙麻黄　杏仁　干葛　橘红　甘草　栀子　力子　连翘　木通

【主治】麻疹心肺邪毒壅盛，咳嗽烦躁。

【加减】泄泻，加厚朴。

麻黄汤

【来源】《麻症集成》卷四。

【组成】麻黄　石膏　元红　大力子　荆芥　防风　杏仁　前胡　干葛　川芎　连翘　甘草

【用法】水煎服。

【主治】热邪在表，头痛，骨节痛。

麻杏甘石汤

【来源】《麻症集成》卷四。

【组成】炙麻黄　杏仁　甘草　瓜蒌　力子　石膏　前胡　川贝　竹叶

【主治】麻症发热胀痛，咳嗽连声，寒郁毒以致标闭。

清咽太平饮

【来源】《麻症集成》卷四。

【组成】元参　桔梗　力子　苏荷　犀角　柿霜　连翘　甘草

【用法】水煎服。

【主治】麻症，膈上有火，早间咯血，两颊赤色，咽喉不清。

滋阴地黄丸

【来源】《麻症集成》卷四。

【组成】蒸地　柴胡　天冬　川连　甘草　生地　黄芩　玉竹　知母　当归　江壳

【主治】麻症，血弱气虚，不能养心，目赤。

滋阴地黄汤

【来源】《麻症集成》卷四。

【组成】生地　川连　酒芍　仙斗　玉竹　熟地　天冬　黄芩　羚羊　炙草

【主治】麻后血弱形虚，不能养心，肝木燥实，心火旺盛。

滋阴降火汤

【来源】《麻症集成》卷四。

【组成】尖地　麦冬　川连　归身　力子　知母　川贝　鲜斛　丹参　连翘　赤芍

【主治】麻症。肺胃内郁，心热，血虚火炎。

普济消毒饮

【来源】《麻症集成》卷四。

【组成】黄芩　玄参　姜蚕　力子　甘草　川连　瓜蒌　麦冬　连翘　薄荷

【用法】煎服。

【主治】麻症。目不开，上喘，咽喉不利，口渴舌燥。

犀角豆根汤

【来源】《麻症集成》卷四。

【组成】犀角　元参　麦冬　力子　木通　豆根　桔梗　枯芩　连翘　甘草

【用法】水煎服。

【主治】麻症。上焦火盛，咽喉肿痛。

愈风散

【来源】《麻症集成》卷四。

【组成】力子　防风　蝉蜕　竹叶　僵蚕　紫金花　地龙干

【主治】麻疹。因风寒所触，一出即没，喘急肿满者。

橘皮竹茹汤

【来源】《麻症集成》卷四。

【组成】竹茹　麦冬　建曲　鲜斛　炙草　橘红　沙参　谷芽　茯苓　杷叶

【用法】加生姜，水煎服。

【主治】麻疹。胃虚羸瘦，呕逆不已。

清金降火汤

【来源】《绿槐堂疹症方论》。

【组成】软柴胡一钱　生黄芩三钱　花粉二钱　瓜蒌仁（去油）三钱　生桑皮一钱　生山栀一钱　杏仁十粒　陈皮六分　苏子二钱

【用法】水煎服。

【主治】疹症出到指尖，天庭见红点者。

葱苏饮

【来源】《绿槐堂疹症方论》。

【组成】苏叶二钱　陈皮二钱　大力子三钱　前胡二钱　桔梗二钱　红花五分　川芎二钱　葱白三条

【主治】疹症，面青神慢。

温经辟痧丹

【来源】《急救痧症全集》卷下。

【组成】真川郁金　沉香　木香各一钱　乌药一钱　北细辛五钱

【用法】共研细末，以饭和丸，如芡仁大。每服三四分，砂仁汤温服。一方去细辛，加檀香，五灵脂，莱菔子、砂仁为末，水泛丸，如梧桐子大。每服五分，温茶送下。

【主治】痧症因过饮寒凉，致痧毒阻遏，结伏不出者。

养血清胃汤

【来源】《揣摩有得集》。

【组成】泽兰叶一钱半　归尾一钱　赤芍五分　川芎七分　青皮八分　降香五分　人中黄一钱　白芷五分　僵蚕一钱（炒）　蝉蜕一钱　秦艽一钱　紫草茸六分　连翘六分　骨皮五分　白鲜皮五分　生草五分　三春柳一撮

【用法】水煎服。

【功用】和血调胃。

【主治】小儿一切水痘、麻疹。

【加减】如舌尖上有红点，加莲子心五分。

开豁膜理汤

【来源】《专治麻痧初编》卷三引《痘疹折衷》。

【组成】升麻　葛根　羌活　荆芥　防风　前胡　紫苏　牛蒡子　陈皮　甘草　桔梗　枳壳

【用法】水煎服。

【主治】麻疹。

人参白虎合黄连解毒汤

【来源】《专治麻痧初编》卷四。

【组成】官拣参　净知母　熟石膏　生甘草　正邪连　川黄柏　片黄芩　黑栀仁

【用法】白米一撮为引，水煎，热服。

【主治】麻疹发热，自汗太过。

麻黄汤

【来源】《专治麻痧初编》卷四。

【组成】净麻黄　熟石膏　净蝉蜕　绿升麻　炙甘草

【用法】上加葱白三寸为引，水煎服。

【主治】麻疹六七日，应出不出，或风寒闭塞。

竹叶石膏汤

【来源】《痧疹辑要》卷二。

【组成】竹叶三片　红花三分　生地二钱　煅石膏三钱　花粉八分　陈皮五分　甘草五分　黄连五分（微炒）　僵蚕五条　连翘六分　玄参一钱　牛蒡子六分　桑皮一钱

【主治】痧疹见形二三日，肉色红，出不透快。

【加减】如大便不解，加生大黄二钱；再不通，即加玄明粉二钱，惟热毒重盛者方可。如泻红水，或作烦渴，亦加大黄。

麦门冬清肺汤

【来源】《痧疹辑要》卷二。

【组成】天门冬　麦门冬（各去心）　知母　贝母　杏仁（去皮尖，炒，研）　款冬花　甘草　桔梗　马兜铃　地骨皮各等分

【用法】上锉片。水一盏，煎七分，去滓温服。

【主治】疹后咳嗽不止。

大连翘饮

【来源】《瘄科要略》卷上。

【组成】连翘　粘子　桔梗　知母　花粉　甘草　生地　玄参　山楂　丹皮

【用法】水煎服。

【主治】麻疹余毒未尽透，热退三五日后又复热。

王氏双解散

【来源】《瘄科要略》卷上。

【组成】羚羊角（或用犀角）　石膏　荆芥　防风　川连　蝉衣　粘子　山楂　生甘草

【主治】瘄至四五日，肺胃二火上炽于目，眼白覆大红者。

王氏麻黄汤

【来源】《瘄科要略》卷上。

【组成】麻黄　杏仁　前胡　桔梗　葛根　荆芥　防风　生甘草

【主治】瘄症初发大热，直至出时而壮热不退者。

【加减】舌白，加石膏；舌尖红，加犀角、川连；舌苔黄厚，加大黄、萎仁、元明粉、枳实；点子焦，加紫草。

羚羊泻白散

【来源】《瘄科要略》卷上。

【组成】羚羊角　苦杏仁　广橘红　炒桑皮　生甘草　桔梗　地骨皮　象贝母　炒竹茹

【主治】麻疹肺胃之火积久，吐痰如丝或如块者。

加减银翘散

【来源】《镐京直指医方》。

【组成】连翘三钱　粘子三钱　蝉蜕一钱五分　荆芥二钱　防风一钱五分　前胡一钱五分　薄荷一钱五分　象贝二钱　桔梗一钱　广郁金二钱

【功用】畅肺，导痰，透发。

【主治】冬温、春温、风温、麻瘄，初时恶寒发热，咳嗽胁痛。

【加减】麻瘄，加葛根二钱，炒菔子三钱（杵包）。

清疹汤

【来源】《医学衷中参西录》上册。

【组成】生石膏（捣细）一两　知母六钱　羚羊角二钱　金线重楼（切片）一钱半　薄荷叶二钱　青连翘二钱　蝉退（去足土）一钱半　僵蚕二钱

【用法】上水煎，取清汤一钟半，分二次温服。以服后得微汗为佳。若一次得微汗者，余药仍可再服。若服一次即得大汗者，余药当停服。此药分量，系治七八岁以上者，若七八岁以下者，可随其年之大小，斟酌少用。

【主治】小儿出疹，表里俱热，或烦躁引饮，或喉疼声哑，或喘逆咳嗽。

牛蒡前胡汤

【来源】《喉科家训》卷四。

【组成】牛蒡　前胡　桑叶　白蒺　杏仁　蒌仁　杷叶

【主治】痧后肺胃余风未清。

加减升麻葛根汤

【来源】《喉痧症治概要》。

【组成】川升麻五分　生甘草五分　连翘壳二钱　炙僵蚕三钱　粉葛根一钱半　苦桔梗一钱　金银花三钱　干荷叶一角　薄荷叶八分　京赤芍二钱　净蝉衣八分　陈莱菔三钱

【主治】痧麻虽布，而头面鼻独无，身热泄泻，咽痛不腐之症。

加减麻杏石甘汤

【来源】《喉痧症治概要》。

【组成】净麻黄四分　熟石膏四钱　象贝母三钱　鲜竹叶三十张　光杏仁三钱　射干八分　炙僵

蚕三钱 白莱菔汁一两 生甘草六分 连翘壳二钱 薄荷叶一钱 京元参一钱五分

【主治】痧麻不透，憎寒发热，咽喉肿痛，或内关白腐，或咳嗽气逆之重症。

败毒汤

【来源】《喉痧症治概要》。

【组成】荆芥穗一钱五分 薄荷叶一钱 连翘壳三钱 生蒲黄三钱 熟石膏四钱 炒牛蒡二钱 象贝母三钱 益母草三钱 生甘草六分 京赤芍三钱 炙僵蚕三钱 板蓝根一钱五分

【主治】痧麻未曾透足，项颈结成痧毒，肿硬疼痛，身热无汗。

【加减】肺胃疫毒邪热移于大肠，大便泄泻，去牛蒡、石膏，加葛根、黄芩、黄连；挟食滞，加楂曲之类。

解肌透痧汤

【来源】《喉痧症治概要》。

【组成】荆芥穗一钱五分 净蝉衣八分 嫩射干一钱 生甘草五分 粉葛根二钱 熟牛蒡二钱 轻马勃八分 苦桔梗一钱 前胡一钱五分 连翘壳二钱 炙僵蚕三钱 淡豆豉三钱 鲜竹茹二钱 紫背浮萍三钱

【主治】痧麻初起，恶寒发热，咽喉肿痛，妨于咽饮，遍体疲痛，烦闷泛恶。

【加减】如呕恶甚，舌白腻，加玉枢丹四分冲服。

露颧膏

【来源】《温氏经验良方》。

【组成】酒鬓头泥 芫荽子

【用法】上药用黄酒调为稀膏。涂于两颧。自能发出，俟发出即去之。

【主治】小儿痘疹，凡两颧不发者。

竹叶石膏汤

【来源】《顾氏医径》卷五。

【组成】竹叶 洋参 麦冬 梨皮 绿豆 花

粉 生草 石膏 风斛 知母 蔗汁 黑豆 玉竹 灯心

【主治】痧后烦渴。

荆防解毒散

【来源】《顾氏医径》卷五。

【组成】荆芥 薄荷 连翘 人中黄 灯芯 防风 桑叶 牛蒡 黄芩 大青 银花 芦根

【用法】内服。外用胡荽酒熏洗。

【主治】痧出突没，风寒外袭，邪秽所触，轻则烦燥谵语，重则神昏狂乱。

卫生宝

【来源】《全国中药成药处方集》（抚顺方）。

【组成】天竺黄 钩藤 千金霜各三钱半 琥珀一钱二分 麝香三分 僵蚕三钱半 重楼八钱四分 雄黄二钱半 牛黄八分 茅慈姑七钱一分 朱砂二钱半 文蛤一两一钱 江珠一钱半 大戟一两 红人参一钱半

【用法】上为细末，炼蜜为丸，七分或三分重。每服一丸，小儿服一小丸，白水送下。

本方改为散剂，名"卫生散"（见原书沈阳方）。

【功用】消炎退热，镇静解毒。

【主治】急痫高热，神昏痉搐项强，角弓反张，嗜眠昏睡；猩红热，斑疹伤寒，瘄疹壮热烦渴，神昏谵语，狂躁干渴；急性胃肠炎，吐泻，并治疹后肠炎，毒泻毒痢；疔毒恶疮，毒火内攻，乍寒乍热，搅乱昏迷；咽喉肿痛，咽下困难。

【宜忌】孕妇忌服。四肢厥冷，体温低降之霍乱（虎列拉）、白喉禁用。

小儿回春丹

【来源】《全国中药成药处方集》（北京方）。

【别名】五粒回春丹。

【组成】橘红 胆南星 防风 竹叶 桑叶 金银花 连翘 羌活各三两五钱 茯苓 僵蚕甘草各二两 麻黄 薄荷 蝉蜕 赤芍 川贝 牛蒡子各二两五钱 三春柳 杏仁各一两五钱

【用法】上为细末，兑入牛黄、冰片各四钱，麝香七钱二分，和匀，用糯米六两熬水泛小丸，朱砂为衣，每丸干重约二分，蜡皮封固。每服五丸，鲜芦根煎水送下，温开水亦可，一日二次。小儿三岁以下者酌减。

【功用】清热透表，化毒豁痰。

【主治】小儿热毒过盛，隐疹不出，发热咳嗽，烦躁口渴。

【宜忌】忌风寒，及一切荤食面食。

透毒散

【来源】《全国中药成药处方集》（沈阳方）。

【组成】乌犀角　净芦根　金银花各一两　滑石粉三钱　甘草粉五钱　赤芍药　前胡　牛蒡子各五钱

【用法】上为极细末。小儿一岁以上每服一分，二岁以上每服二分，三岁以上随症酌加，开水送下。

【功用】清热解毒，透疹。

【主治】小儿痧疹初起，寒热往来，咳嗽呕恶，鼻塞流涕，目涩多泪，咽喉肿痛，呼吸气促，壮热口渴，神昏妄言，头痛肢搐，见点即回，或疹含不透，朝出夕退，退后复发，出没无定，痛痒难堪。

【宜忌】忌腥辣及燥性食物。

银翘散

【来源】《全国中药成药处方集》（抚顺方）。

【组成】双花　连翘各四钱　荆芥　杏仁　麦冬　犀角　菊花各二钱　玄参　芦根　黄芩　生地各三钱　薄荷一钱　甘草一钱半

【用法】上为细末。每服二钱，芦根汤送下。

【功用】辛凉解热。

【主治】温热病，感冒发热，口渴，头疼，身痛，喉痛，干呕，及小儿麻疹初期等。

【宜忌】忌辛辣。

清宫丹

【来源】《全国中药成药处方集》（抚顺方）。

【组成】枳壳四钱　寸冬一两　黄芩五钱　法夏四钱　花粉四钱　柴胡四钱　生石膏一两　桔梗五钱　薄荷三钱　朱砂四钱　山栀四钱　郁金四钱　云苓四钱　胆草四钱　羌活三钱　独活三钱　白参四钱　甘草四钱　犀角五钱　雄黄四钱

【用法】上为细末，炼蜜为丸，每丸一钱四分重，蜡皮封。大人每服一大丸，五岁至十岁每服一小丸，二岁以下小儿每服小丸三分之一。用桑叶、薄荷、菊花煎汤送下；白水、茶水亦可。

【功用】清凉解热，透表化毒。

【主治】温热病发疹，感冒发热烦渴，头疼身痛，干呕烦躁，寒热往来；麻疹初期，发热畏寒，隐疹潜伏，应出不出，烦热咳嗽；大头瘟、丹毒、头面红肿，发热畏冷，心烦欲吐，便秘神昏。

【宜忌】孕妇忌服。忌腥辣厚味。

清宫丹

【来源】《全国中药成药处方集》（吉林方）。

【组成】柴胡三钱　蒲黄五钱　枳壳　生石膏各三钱　寸冬五钱　黄芩　郁金　酒杭芍　薄荷　清夏　桔梗各三钱　云黄连二钱　山栀三钱　朱砂二钱　胆草　川羌活　独活各三钱　犀角三钱　粉草　胆星各二钱

【用法】上将朱砂另研，余为细面，一处调匀，炼蜜为丸，大丸一钱四分重，小丸七分重，大赤金为衣，棉纸包裹，蜡皮封。大人每服一大丸，五岁至十岁小儿每服一小丸，二岁以上小儿每服二分之一小丸，周岁以内小儿每服三分之一小丸，用桑叶、菊花、薄荷、鲜姜煎汤为引。

【功用】退热解毒，透汗解表。

【主治】温病，麻疹，大头瘟毒，瘟毒发斑，感冒。

【宜忌】孕妇忌服；忌腥辣厚味。

清疹散

【来源】《全国中药成药处方集》（沈阳方）。

【组成】生石膏　乌犀角　京知母各五钱　全蝉退　白僵蚕　青连翘各四钱　金重楼三钱　薄荷叶四钱　芦根一两　金银花一两

【用法】上为极细末。小儿一岁以上每服一分，三岁以上每服二分，五岁以上每服三分，余类推。白开水送下。

【功用】清热解表，解毒透疹。

【主治】疹毒不透，喉肿音哑，胸高气喘，呼吸急促，腹痛便溏，神昏谵语，四肢热厥，搐搦瘛疭。

【宜忌】忌鱼腥、辣物。

羚翘解毒丸

【来源】《全国中药成药处方集》（沈阳方）。

【组成】薄荷 连翘 芥穗 银花 豆豉 苦梗各一两二钱 牛蒡子八钱 生甘草 竹叶各四钱 血羚羊八分 暹罗角八分

【用法】上为极细面，炼蜜为丸，每丸重二钱，蜡皮封固。每服一丸，白开水送下。

【功用】清瘟解毒退热，清透疹毒，镇惊解热。

【主治】咽喉肿痛，四时感冒，麻疹。

【宜忌】忌食腥辣酸类。

暹逻紫草丸

【来源】《全国中药成药处方集》（吉林方）。

【组成】珍珠二分 朱砂五分 牛黄 梅片 青黛 乳香 没药各三分 玄参五钱 雄黄五分 紫草五钱 羚羊 羌活 琥珀 甘草 暹逻角 桃仁 菊花各三钱 双花 地丁各一两

【用法】先将珍珠、朱砂、梅片、牛黄另研为粉，再将余药一处研细，陆续调匀，炼蜜为丸，丸重三分五厘，大赤金为衣，绵纸包裹，蜡皮封固，贮瓷坛中。三岁以上小儿，每服一丸，七岁以上每服二丸，病重者日夜服三四次。

【功用】宣透痘疹，解毒消热。

【主治】天花欲出，皮里含蓄，身热面赤，两目含泪，耳尻寒凉，烦躁惊啼，天花结痂，余毒不尽，鼻疮口臭，耳脓目烂，牙疳舌腐，痘痂不落，底盘紫黑；麻疹隐伏，欲出不出，毒火反攻，壮热神昏，咽喉肿痛，气喘抬肩，麻疹之后，毒热不退，晡热蒸烧；及胎毒皮肤溃烂，红肿焮痛，一切疮疡火毒。

清肺降火汤

【来源】《麻疹专论》。

【组成】石膏 麦冬 贝母 栝楼仁 地骨皮 生

地各3克 黄芩（炒） 杏仁 桑白皮 栀子（炒）各2.4克 葶苈子（炒） 苏子（炒）各1.5克 灯心草10根

【主治】小儿麻疹喘促。

清咽滋肺汤

【来源】《麻疹专论》。

【组成】荆芥 牛蒡子 前胡各2.4克 贝母（去心） 玄参 麦冬 马兜铃 栝楼仁 桑叶 枇杷叶 沙参 地骨皮各3克 薄荷0.9克

【功用】清热利咽，润肺止咳。

【主治】小儿麻疹后余热未退，咳嗽声瘖。

养阴解毒汤

【来源】《临证医案医方》。

【组成】玄参6克 石斛5克 麦冬9克 紫花地丁5克 金银花5克 连翘5克 山栀1克 竹叶1克

【功用】养阴解毒。

【主治】麻疹退后，阴液耗伤，余毒未净，咽干唇裂，鼻干无涕，手足心热，烦躁，夜间汗出，食欲不振，大便干，小便黄。

透疹四紫汤

【来源】《临证医案医方》。

【组成】紫浮萍1.5克 紫花地丁6克 紫草6克 紫菀3克 桑叶4.5克 苇根6克 蝉蜕3克 连翘4.5克 淡豆豉4.5克 山栀衣4.5克（以上为3岁儿童用量）

【功用】透疹解毒。

【主治】麻疹出疹期，麻疹开始透标或尚未出齐时，发热，躁烦，咳嗽。

解表汤

【来源】《临证医案医方》。

【组成】桑叶4.5克 蝉蜕1.5克 淡豆豉4.5克 苇根6克 薄荷1.5克 菊花3克 连翘4.5克 山栀1.5克 甘草1.5克

【用法】以上为 3 岁儿童用量。

【功用】辛凉解表。

【主治】麻疹前期或风热感冒，发热，鼻塞，流涕，眼泪汪汪，咳嗽，声音嘶哑。

【方论】方中用桑叶、蝉蜕、淡豆豉、薄荷辛凉解表；苇根、菊花、连翘、山栀、甘草清热解表。

牛黄八宝丸

【来源】《山东药品标准》。

【组成】牛黄 20g　羚羊角 30g　水牛角浓缩粉 60g　珍珠 4g　冰片 20g　朱砂 4g　玄参 30g　浙贝母 30g　黄连 30g　羌活 30g　雄黄 50g　乳香（醋炒）30g　没药（醋炒）30g　青黛 20g　紫花地丁 200g　金银花 200g　菊花 200g　甘草 50g　紫草 50g

【用法】制成大蜜丸，每丸重 1.5g，密封。口服，1 至 2 岁 1 次 1/2 丸，每日 1 次；成人 1 次 2 丸，每日 2～3 次。

【功用】清热解毒，凉血活血。

【主治】热毒内闭，烦躁不宁，瘟病发斑，疹后余毒疮疡。

【宜忌】忌食辛辣刺激食物。

小儿羚羊散

【来源】《部颁标准》。

【组成】羚羊角 200g　天竺黄 250g　朱砂 100g　甘草 75g　冰片 125g　金银花 250g　紫草 1500g　连翘 250g　牛蒡子 125g　浮萍 125g　赤芍 75g　西河柳 250g　牛黄 125g　黄连 125g　葛根 125g　川贝母 125g　水牛角浓缩粉 150g

【用法】制成散剂，每包重 1.5g，密封。口服，1 岁 1 次 1/5 包，2 岁 1 次 1/4 包，3 岁 1 次 1/3 包，每日 3 次。

【功用】清热解毒，透疹止咳。

【主治】麻疹隐伏，肺炎高热，嗜睡，咳嗽喘促，咽喉肿痛。

二、水　痘

　　水痘，又称水花、水疮、水疱，外感时行邪毒引起的急性发疹性时行疾病，临床以发热，皮肤分批出现丘疹、疱疹、结痂为特征。因其疱疹内含水液，形态椭圆，状如豆粒，故称水痘。《小儿药证直诀·疮疹候》曰："肝为水疱，以泪出如水，其色青小"，最早提出"水疱"之名。《小儿卫生总微论方·疮疹论》则正式立名"水痘"，"其疮皮薄，如水泡，破即易干者，谓之水痘。"

　　本病多由外感时行邪毒，上犯于肺，下郁于脾而发病，其病在肺脾两经。时行邪毒由口鼻而入，蕴郁于肺，故见发热、流涕、咳嗽等肺卫症状。病邪郁于肺脾，肺主皮毛，脾主肌肉，时邪与内湿相搏，外透于肌表，则发为水痘。若毒邪尚轻，病在卫表者，则疱疹稀疏，点粒分明，全身症状轻浅；少数患儿素体虚弱，感邪较重，邪毒炽盛，内犯气营，可见疱疹稠密，色呈紫红，多伴有壮热口渴；甚者毒热化火，内陷心肝，出现神昏、抽搐。也有邪毒内犯，闭阻于肺，宜肃失司，可见咳嗽、气喘、鼻煽等重症。

　　本病治疗，以清热解毒利湿为基本。轻证以肺卫受邪为主，治以疏风清热解毒，佐以利湿；重证邪炽气营，治以清热凉营，解毒渗湿。对邪毒闭肺，邪陷心肝之变证，当治以开肺化痰，镇惊开窍，清热解毒等法。

麦汤散

【来源】《幼幼新书》卷十五引《家宝》。

【别名】参汤散（《小儿痘疹方论》）、麦煎散（《医方大成》卷十）、地骨皮散（《普济方》卷四零三）、参黄散（《外科启玄》卷十二）、麦汤饮（《痘疹仁端录》卷十一）。

【组成】地骨皮（炒）　甘草（炙）　滑石各半分　麻黄（去节）　人参　知母　羌活　大黄（湿纸裹，煨令熟）　甜葶苈（隔纸炒）各一分

【用法】上为末。婴儿每服一字或半钱，三五岁一钱，水半盏，加小麦七粒或二七粒煎数沸服。

【功用】《小儿痘疹方论》：发表散邪，疏通内热。

【主治】

1.《幼幼新书》引《家宝》：小儿伤寒，咳嗽温壮，水痘。

2.《小儿痘疹方论》：小儿水痘，遍身作痛，壮热烦躁，作渴饮冷，大便秘结，小便涩滞，喘嗽。

过关散

【来源】《普济方》卷四〇三。

【组成】山栀子仁　车前子　木通　甘草　瞿麦　赤茯苓　人参　滑石各一分　大黄一钱　篇蓄半两（取嫩枝叶）

【用法】上为末。入灯心草略煎四五沸服。

【功用】通心经。

【主治】婴孩斑疮、水痘，心躁发渴，及小便赤色，口舌生疮。

参滑散

【来源】《保婴撮要》卷十八。

【组成】地骨皮　麻黄（去节）一分　人参　滑石　大黄（煨）一分　知母　羌活　甜葶苈（炒）一分　甘草（炙）半分

【用法】上为末。每服半钱，水一小盏，加小麦七粒，煎数沸，每服三五匙。不可多服。

【主治】水痘。

小麦汤

【来源】《医学入门》卷六。

【组成】滑石　甘草　地骨皮各一分　人参　麻黄　大黄　知母　羌活　葶苈各二分　小麦七粒

【用法】水煎服。

【主治】水痘似正痘，仍身热二三日而出，初出即如赤小豆大，皮薄痂结，中空圆晕更少，易出易靥，被湿则难结痂，亦不为害，外症病明如水。

加味升麻葛根汤

【来源】《痘疹金镜录》卷上。

【组成】升麻　葛根　芍药　甘草　防风　桔梗　紫苏　苍术　陈皮　枳壳　柴胡

【用法】加生姜，大枣，水煎服。

【主治】斑疹水痘，内有风热者。

【加减】见疹热不退，加黄芩；呕吐，加藿香；泻甚者，去苍术、枳壳；咳嗽有痰，加杏仁，半夏、桑皮；鼻衄，加茅花、生地；谵语，加黄芩。

加减四味升麻汤

【来源】《痘疹金镜录》卷一。

【组成】升麻　葛根　芍药　甘草　防风　桔梗　紫苏　苍术　陈皮　枳壳　柴胡

【用法】加生姜、大枣，水煎服。

【主治】水痘赤痘。

【宜忌】一二服即止，多则过表。

【加减】疹热不退，加黄芩；呕吐，加藿香；泻甚者，去苍术、枳壳，加诃子、肉果；咳嗽有痰，加半夏、桑皮、杏仁、五味；泻痢后内虚，加茯苓、白术；腹痛，加苍术；鼻衄，加茅花、生地；谵语，加黄芩。

加味升麻葛根汤

【来源】《痘疹传心录》卷十九。

【组成】白粉葛一钱　升麻三分　牛蒡子五分（拣净，炒香，研碎）　小川芎七分　苏叶六分　桔梗六分　山楂肉八分　赤芍五分　防风七分（去芦）　甘草二分（生，去皮）　生姜三片

【用法】水煎，热服。取微汗。

【主治】水痘初起，体气壮强者。

麦汤散

【来源】《痘科类编释意》卷三。

【组成】地骨皮（炒）　炙甘草　滑石各一钱　麻黄（去节）　人参　熟地　知母　甜葶苈　羌活各三分

【用法】上为粗末。水一钟，加小麦七粒，煎半

钟，温服。

【主治】小儿水痘。

【宜忌】《慈幼新书》：不宜食姜辣，沐浴冷水。

返阴丹

【来源】《痘科方药集解》卷六。

【组成】黄耆　人参　白芍　生地　银柴胡　元参　银花　黄芩　槐花　屋游

【主治】水痘灌浆时血游。

加味导赤散

【来源】《医宗金鉴》卷五十九。

【组成】生地　木通　生甘草　连翘　黄连　滑石　赤苓　麦冬（去心）

【用法】灯心为引，水煎服。

【功用】除湿热。

【主治】水痘，其形尖圆而大，内含清水，易胀易靥，不作脓浆。

松云散

【来源】《青囊秘传》。

【组成】松皮炭二两　檀香二两　轻粉六钱　黄丹六钱　铜绿六钱　枯矾六钱　黄柏六钱　密陀僧六钱

【用法】上为末。香油调搽。

【主治】肥疮，水痘。

水痘汤

【来源】《临证医案医方》。

【组成】苇根 9 克　桑叶 5 克　蝉蜕 3 克　薄荷 1 克　淡豆豉 5 克　山栀衣 2 克　金银花 6 克　连翘 6 克　紫花地丁 6 克（以上为 3 岁儿童用量）

【功用】透表、清热、解毒。

【主治】水痘初起，发热微痒。

荆防除湿汤

【来源】《首批国家级名老中医效验秘方精选·续集》。

【组成】荆芥 10 克　防风 10 克　刺蒺藜 10 克　黄芩 10 克　白鲜皮 15 克　苦参 10 克　车前子 10 克　藿香 10 克　佩兰 10 克　白茅根 15 克

【用法】每日 1 剂，水煎 2 次，早晚分服。

【功用】透热解表，化湿消疹。

【主治】外感湿热，兼受风邪，发于皮表者。病人发病较急，病位多偏上偏表，皮损多为红斑、丘疹、水泡、风团等，自觉瘙痒，舌质淡红，苔薄白，脉浮滑。常见于水痘、丘疹性荨麻疹及部分荨麻疹、脂溢性皮炎、接触性皮炎等病。

【方论】方中用荆芥、防风、刺蒺藜、黄芩透热疏风；白鲜皮、苦参、车前子清利湿热而止痒；藿香、佩兰芳香化浊，除湿解表；白茅根一味，既可清心透热，又可凉血利湿，且甘寒而不伤正。

【验案】欧某，男，62 岁。四肢躯干出现风团 3 天，色红而剧烈，此起彼伏，伴头痛咽痛，烦倦，口不渴，大便干，舌质淡红苔薄白，脉浮数。诊为荨麻疹，辨证为风热挟湿，侵袭肌肤。拟荆防除湿汤加减：荆芥 10 克，防风 10 克，藿香 10 克，佩兰 10 克，浮萍 10 克，泽泻 10 克，车前子 10 克，黄芩 10 克，射干 10 克，白鲜皮 15 克，白茅根 15 克，3 剂后复诊，皮疹全消，诸症大减，继服两剂，再未复发。

三、痘疮

痘疮，又名痘疹、疮痘、疱疮、豌豆疮。临床以高热，全身起红色丘疹，继而变成疱疹，最后成脓疱为特征。脓疱破溃，十天左右结痂，痂脱后留有瘢痕，俗称"麻子"。《肘后备急方》既有相关记载："比岁有病时行，仍发疮头面及身，须臾周匝，状如火疮，皆戴白浆，随结随生，不即治，剧者多死，治得瘥后，疮瘢紫黑，弥岁方灭，此恶毒之气。"《诸病源候论》指出："表虚里实，热毒内盛，则多发疱疮，重者周布遍身，状如火疮，若根赤头白者，则毒轻；若色紫黑则毒重。其疮形如豌豆，亦名豌豆疮。"文献中也有称水痘为痘疮者，如《幼幼集成》："痘禀先天胎元之毒，遇时行而即发，其证初起，两眼含泪，珠如水晶，鼻气出粗，睡中惊惕，两耳纹现，恶热不恶寒，痘证也。"《寿世保元》："夫痘疮者，乃胎毒之所致也。婴儿在胎之时，感其秽毒之气，藏于脏腑之中，发时有远近之不同耳。若值寒暄不常之候，痘疹由是而发。"

本病为感受疫疠毒邪所致，相当于西医天花，牛痘疫苗的使用，使人类彻底战胜了这一疾病。然而，由于治疗痘疮的方剂，包含了水痘，故对这类方剂，仍当传承。

大青汤

【来源】《外台秘要》卷三引《延年秘录》。

【组成】大青三两　栀子二七枚（擘）　犀角（屑）一两　豉五合

【用法】上切。以水五升，煮取二升，分三次服。

【主治】天行壮热头痛，遍身发疮如豌豆者。

十种疹散

【来源】《外台秘要》卷十五引《深师方》。

【组成】鬼箭　甘草（炙）　白敛　白术　矾石（熬）各一两　防风二两

【用法】上药治下筛，以菜米粉五合极拭身，以粉纳药中捣合。一服五分匕，每日三次。中间进食，不知，增之。

【主治】十种疹。

【宜忌】忌海藻、菘菜、桃、李、雀肉等。

酒调散

【来源】《幼幼新书》卷十八引《玉诀》。

【组成】牛蒡子五钱（炒）　紫草　麻黄（去节）各半钱　臭椿子（去皮，为末）一钱　当门子五粒（末一字）

【用法】每服一字、半钱，以温酒调下。

【主治】小儿疮疹不出。

大青散

【来源】《太平圣惠方》卷十。

【组成】大青　栀子仁　川大黄（锉碎，微炒）　犀角屑　川升麻　甘草（炙微赤，锉）各一两

【用法】上为散。每服五钱，以水一大盏，煎至五分，去滓温服，不拘时候。

【主治】伤寒壮热头痛，遍身发疮如豌豆。

天竺黄散

【来源】《太平圣惠方》卷十。

【组成】天竺黄　川升麻　子芩　茯神　犀角屑　赤芍药　人参（去芦头）　铅霜（研）各半两　麦门冬（去心，焙干）　甘草半两（炙微赤，锉）　栀子仁一分　黄连一分（去须）

【用法】上为细散，入研了药令匀。每服二钱，煎竹叶汤调下，不拘时候。

【主治】伤寒斑疮已出，心脏尚有余热，发歇烦躁。

黄连饮子

【来源】《太平圣惠方》卷十。

【组成】黄连一两（去须）　糯米一合　寒水石三两

【用法】上捣碎。以水二大盏，煎至一盏半，去滓，不拘时候，分二次温服。

【主治】伤寒毒气未散，发豌豆疮。

解肌出汗方

【来源】《太平圣惠方》卷十。

【组成】葛根一两（锉）　石膏二两　麻黄一两（去根节）　黄芩半两　赤芍药半两　桂心半两　甘草半两（炙微赤，锉）

【用法】上为细散。每服二钱，不拘时候以暖酒调下，并三服。衣盖取汗。

【主治】伤寒热毒未解，欲生豌豆疮，发热疼痛。

朴消膏

【来源】《太平圣惠方》卷十四。

【组成】川朴消一两（细研如粉） 猪胆二枚
（用汁）

【用法】上药相和调为膏，用摩疮瘢上勿令动着，
任疮痂自落。

【主治】伤寒，发豌豆疮初愈。

栝楼子膏

【来源】《太平圣惠方》卷十四。

【组成】栝楼子一升（汤浸，擘，取仁，细研如
膏） 白石脂一两（捣罗为末） 麝香一分（细
研） 雄雀粪半两（白色者，细研）

【用法】上为末，用菟丝子苗，研取自然汁调如
膏。夜间先煎葱白汤洗面，后涂药，明旦以暖浆
水洗之。

【主治】伤寒生豌豆疮愈后，瘢痕赤肿不消。

升麻散

【来源】《太平圣惠方》卷十五。

【组成】川升麻 犀角屑 玄参 秦艽（去
苗） 子芩 柴胡（去苗） 杏仁（汤浸，去皮尖
双仁，麸炒微黄） 甘草（炙微赤，锉）各一两

【用法】上为散。每服五钱，以水一中盏，煎至五
分，去滓，不拘时候温服。

【主治】时气表里不解，热毒在脏，致发斑疮。

犀角散

【来源】《太平圣惠方》卷十五。

【组成】犀角屑半两 丁香半两 熏陆香半两 木
香半两 玄参一两 川升麻一两 麝香一分

【用法】上为细散。每服二钱，以水一中盏，煎至
五分，和滓温服，不拘时候。

【主治】时气发豌豆疮。出后疼痛，心神烦闷。

木香散

【来源】《太平圣惠方》卷十八。

【组成】木香一分 豉一合 葱白三茎 麻黄一两
（去根节） 干薄荷一分

【用法】上细锉。以水一大盏半，煎至一盏，去
滓，不拘时候，分二次温服。衣盖取汗。

【主治】热病发疱疮，形如豌豆。

栀子饮子

【来源】《太平圣惠方》卷十八。

【组成】栀子仁一两 瞿麦半两 木通半两
（锉） 苦竹叶半两 黄芩一两 甘草半两（炙微
赤，锉） 豉一合

【用法】上为细末。每服半两，以水一大盏，煎至
五分，去滓温服，不拘时候。

【主治】热病生疱疮，状如豌豆。

葛根散

【来源】《太平圣惠方》卷十八。

【组成】葛根一两（锉） 川升麻一两 犀角屑一
两 知母一两 黄芩一两 甘草一两（炙微赤，
锉） 郁金一两 川大黄一两（锉碎，微炒）

【用法】上为细散。每服二钱，用鸡子一枚取清，
以新汲水半盏，同调药，不拘时候服。

【主治】热病，累经发汗，毒气不尽，攻于头面及
身体，发疮如豆，头白根紫，为毒气盛。

秦艽汤

【来源】方出《太平圣惠方》卷五十八，名见《本
草纲目》卷十三。

【别名】秦艽散（《治痘全书》卷十三）。

【组成】秦艽一两（去苗）

【用法】以水一大盏，煎取七分，去滓，食前分为
二服。

【主治】

1.《太平圣惠方》：小便难，胀满闷。

2.《外科大成》：由草中花蜘蛛螫伤，仍被露
水所搭而致的天蛇疮，肌肤似癞非癞。

3.《治痘全书》：痘六七日，热不退。

大黄散

【来源】《太平圣惠方》卷八十四。

【别名】参黄散（《杨氏家藏方》卷十九）。

【组成】川大黄半两（锉碎，微炒） 黄芩半两 玄参半两

【用法】上为粗散。每服一钱，以水一小盏，煎至五分，去滓温服，量儿大小，分减服之。

【主治】

1.《太平圣惠方》：小儿疹痘疮出尽后。

2.《杨氏家藏方》：小儿疮疹后一切余毒。

大黄散

【来源】《太平圣惠方》卷八十四。

【组成】川大黄半两（锉碎，微炒） 甘草半两（炙微赤，锉） 黄芩半两 枳壳半两（麸炒微黄，去瓤）

【用法】上为粗散。每服一钱，以新汲水调下，三岁以下可服半钱。不拘时候。

【主治】小儿斑疮，大便壅滞，心神烦躁。

生油方

【来源】《太平圣惠方》卷八十四。

【别名】生油汤（《圣济总录》卷一六九）、生油剂（《痘治理辨》）。

【组成】生油一小盏

【用法】上炖如人体温，将熟水一小盏，旋旋倾入油盏内，不住手以杖子打搅，直候入熟水尽，更打令匀如蜜即止。夜卧时，三岁前至百日及一晬内，每服二蚬壳；五岁至七岁，每服三蚬壳；十五岁以前，每服三大蚬壳至半合；直至大人，每服一合至二合。服后良久，令卧少时。服三五服，大小便利，四肢热退，疹痘不生也。

《圣济总录》：扁鹊及仓公用此，谓之神剂。

【主治】小儿脏腑伏于热毒，未成疹痘疾候，四肢微觉有热，食物似减，头发干竖，或时额多微热。

赤茯苓散

【来源】《太平圣惠方》卷八十四。

【别名】赤茯苓汤（《奇效良方》卷六十五）。

【组成】赤茯苓半两 甘草半两（炙微赤，锉） 栀子仁一分 大青半两 川升麻半两 枳壳半两（麸炒微黄，去瓤）

【用法】上为粗散。每服一钱，以水一小盏，加苦竹叶一七片，豉三十粒，煎至五分，去滓，分为三服，一日三四次。

【主治】小儿疹痘疮出后，咳嗽胁痛，吃食不下。

【方论】《奇效良方》：胁痛者，由病后毒气混乱，阻于升降，左右为阴阳之道路，气之所行处，今气滞为胁痛。以枳壳宽肠下气，令气顺胁不痛也；大青、栀子去蕴热；升麻解毒；赤茯苓导心火，利小肠，使火不伤于肺，则不咳耳。

青黛散

【来源】《太平圣惠方》卷八十四。

【组成】青黛半两

【用法】上为细散。每服半钱，磨刀水调下，每日三次。

【主治】小儿斑疮，及疹豆疮，心神烦躁，睡卧不安。

胡荽酒

【来源】《太平圣惠方》卷八十四。

【别名】胡荽散（《普济方》卷四〇三）

【组成】胡荽三两

【用法】上细切。以酒二大盏，煎令沸，沃胡荽，便以物合定，不令气出，候冷去滓，微微从项以下喷背脊及两脚，胸腹令遍，勿喷于面。

【主治】小儿痘疹，欲令速出。

黄柏膏

【来源】《太平圣惠方》卷八十四。

【别名】护目膏（《小儿斑疹备急方论》）。

【组成】黄柏一两 绿豆一两半 甘草四两（生用）

【用法】上为末，再研令细，后以生麻油调如薄

膏。从耳前眼眶并厚涂，一日三五次。上涂面后，可用胡荽酒喷也。早用此方涂于面上，令不生疹痘也，如用此方涂迟，纵出疹痘亦少。

【主治】小儿痘疹。

紫草饮子

【来源】《太平圣惠方》卷八十四。

【别名】紫草茸汁（方出《证类本草》卷八引《经验后方》，名见《小儿卫生总微论方》卷八）、紫草汤（《圣济总录》卷一六九）、紫草饮（《医学入门》卷八）。

【组成】紫草二两

【用法】上锉细，以百沸汤一大盏沃，便以物合定，勿令紫草气出，放令如人体温。量儿大小，温温服半合至一合。服此药，疮子虽出，亦当轻尔。

才觉四肢色候及脉息，虽是疹痘疾，未攻皮毛穴出者，便可以服饵匀和，脏腑疏泄逐下；若疹已结在皮毛穴处，微微似出，即不可疏泄也；或疹出大盛，窦穴脓水者，却可疏利也，或未与疏转。

【主治】凡断乳婴孩童子，患疹痘疾，候初觉，多伤寒，面色与四肢俱赤，壮热头痛，腰背疼，足多厥冷，眼睛黄色，脉息但多洪数，绝大不定，小便赤少，大便多秘。

犀角散

【来源】《太平圣惠方》卷八十四。

【组成】犀角屑一分　龙胆半分（去芦头）　黄耆半两（锉）　川大黄一分（锉碎，微炒）　桑根白皮一分（锉）　钩藤一分　麻黄一分（去根节）　石膏半两　栝楼瓤半两　甘草一分（炙微赤，锉）

【用法】上为粗散。每服一钱，以水一小盏，煎至五分，去滓，分三次温服。疮子退后，浓磨犀角水涂之更良。

【主治】小儿胗痘疮，及赤疮子。

犀角散

【来源】《太平圣惠方》卷九十一。

【别名】犀角汤（《圣济总录》卷一八二）。

【组成】犀角屑三分　川升麻三分　麦门冬三分（去心）　白蒺藜三分（微炒，去刺）　甘草三分（炙微赤，锉）

【用法】上为粗散。每服一钱，以水一小盏，煎至五分，去滓温服。

【主治】小儿风瘙瘾疹，壮热心躁。

解毒必胜散

【来源】《博济方》卷四。

【别名】必胜汤（《圣济总录》卷一六九）、必胜散（《幼幼新书》卷十八）。

【组成】牛蒡子不限多少（炒令熟）

【用法】上为细末。每服一钱，入荆芥二穗，水一盏，同煎至七分，放温与服；如疮疹已出，更与服亦妙。

【主治】疮疱将出，未能匀遍透肌。

猪血膏

【来源】方出《苏沈良方》卷十，名见《普济方》卷四〇四。

【组成】猪血（腊月取，瓶盛，挂风处令干）

【用法】上取半枣大，加龙脑大豆许，温酒调下。潘医加绿豆英粉半枣块同研，病微有，即消；甚则疮发，愈。

【主治】痘疹欲发，及已发而陷伏者。

【宜忌】疮痂不可食鸡鸭卵，食即盲，瞳子如卵色。

【验案】痘疮陷伏　予家小女子病伤寒，但腹痛甚，昼夜号呼，手足厥冷，渐加昏困，形症极恶。时例发疮子，予疑甚，为医以药伏之，先不蓄此药，急就屠家买少生血，时盛暑，血至已败恶，无可奈何，多以龙脑香和灌之，一服遂得少睡，须臾，一身皆疮点乃安。

化毒排脓内补十宣散

【来源】《太平惠民和济局方》卷八（绍兴续添方）。

【组成】黄耆（洗净，寸截，捶破，丝擘，以盐汤润透，用盏盛，姜汤瓶上一炊久焙燥，随众药入碾成细末）一两　人参（洗净，去芦，薄切，焙干，捣用）　当归（温水洗，薄切，焙干）各二两　厚朴（去粗皮，切，姜汁淹一宿，监熟，焙燥，勿用桂朴）　桔梗（洗净，去头尾，薄切，焙燥）　桂心（别研，不见火）　芎藭（净洗，切，焙）　防风（净洗，切，焙）　甘草（生用）　白芷各一两

【用法】上十味，选药贵精，皆取净，晒、焙极燥方称。除桂心外，一处捣罗为细末，入桂令匀。每服自三钱加至五六钱，热酒调下，日夜各数服，以多为妙。服至疮口合，更服尤佳，所以补前损，杜后患也。不饮酒人，浓煎木香汤调下，然不若酒力之胜也；或饮酒不多，能勉强间用酒调，并以木香汤解酒，功效当不减于酒也。未成者速散，已成者速溃，败脓自出，无用手挤，恶肉自去。大抵痈疽才觉便服，倍加数服，服之醉，则其效尤速。

《普济方》：为末，拌匀，木香、紫草汤调下。

【功用】

1.《太平惠民和济局方》（绍兴续添方）：发散风毒，流行经络，排脓止痛，生肌长肉。

2.《普济方》：活血匀气，调胃补虚，内托疮毒。

【主治】

1.《太平惠民和济局方》（绍兴续添方）：一切痈疽疮疖。

2.《普济方》：小儿痘疮，毒根在里，或气血虚弱，或风邪秽毒冲触，使疮毒内陷，伏而不出，出不匀快者。

消毒散

【来源】《太平惠民和济局方》卷十。

【别名】消毒饮（《易简》）、三味消毒散（《疮疡经验全书》卷八）、三味消毒饮（《麻科活人全书》卷二）、解毒三贤饮（《痘医大全》卷三十三）、必胜散（《本草纲目》卷十五）。

【组成】牛蒡子（爁）六两　荆芥穗一两　甘草（炙）二两

【用法】上为粗末。每服一钱，用水一盏，煎七分，去滓，食后温服。

【主治】

1.《太平惠民和济局方》：小儿疮疹已出，未

能匀透，及毒气壅遏，虽出不快，壮热狂躁，咽膈壅塞，睡卧不安，大便秘涩。及大人小儿上膈壅热，咽喉肿痛，胸膈不利。

2.《活幼心书》：小儿急惊风毒，赤紫丹瘤，咽喉肿痛，九道有血妄行及遍身疮疥。

3.《仁术便览》：口舌生疮，牙根臭烂。

【宜忌】若大便利者，不宜服之。

惺惺散

【来源】《太平惠民和济局方》卷十。

【组成】瓜蒌根　人参　细辛（去叶）　茯苓（去皮）　白术　甘草（炙）　桔梗各一两半

【用法】上为末，每服一钱，水一小盏，入薄荷三叶，同煎至四分，温服，不拘时候。如要和气，即入生姜煎服。

【主治】

1.《太平惠民和济局方》：小儿风热疮疹，伤寒时气，头痛壮热，目涩多睡，咳嗽气粗，鼻塞清涕。

2.《阎氏小儿方论》：伤寒时气，风热痰壅，咳嗽及气不和。

神验无比散

【来源】《传家秘宝》卷下。

【别名】无比散（《类证活人书》卷二十一）、救生散（《医方考》卷六）。

【组成】朱砂一两（真好者，先研如粉）　牛黄　麝香　生龙脑　轻粉各一两（细研）

【用法】上为散，瓷盒内密收。小儿每服一字，大人每服半钱，用水银少许，生取小獭猪儿尾上血三二滴同新汲水少许调服。先宁稳得睡，然后取转下如烂鱼肠、蒲桃涎、穗涎、臭秽物便安。小儿奶汁调尤妙。

【主治】小儿痘疮恶候出不快，及黑疮子，一切恶候。

【方论】《医方考》：痘之为物，外感秽气则陷而入，内食秽物则凸而出。故猪血、牛黄、麝香原皆秽物，可以起痘；乃马牙消者，所以攻结毒；朱砂、腻粉者，所以攻结热；冰片则神于行滞而已。是方也，为热毒倒入脏腑，不得已而用之，以少卧时许，取下恶物如鱼脑为吉，然非平剂也。

龙脑膏

【来源】《幼幼新书》卷十八引《灵苑方》。

【别名】龙脑膏子（《类证活人书》卷二十一）、龙脑丸（《圣济总录》卷二十八）。

【组成】龙脑（细研）

【用法】上滴猪心血为丸，如鸡头子大。每服一丸，紫草汤化下。少时心神便定得睡，疮疹发透，依常将息。

《类证活人书》本方用法：若疮子陷伏者，用温酒化下。《赤水玄珠全集》：昏瞀不醒者，井花水下。

【主治】时疾发豌豆，及赤疮子未透，心烦狂躁，气喘妄语，或见鬼神。

桦皮饮子

【来源】方出《证类本草》卷十四引陈藏器方，名见《伤寒总病论》卷四。

【别名】桦皮汤（《奇效良方》卷六十五）。

【组成】桦皮木

《伤寒总病论》本方用桦皮木二两。

【用法】浓煮汁，冷饮。

【主治】豌豆疮。

牛黄散

【来源】《小儿斑疹备急方论》。

【组成】郁金一两　牛黄一钱

【用法】上为末。每二岁儿服半钱，以浆水半盏，煎至三分，和滓温服，一日二次。

【主治】

1.《小儿斑疹备急方论》：疮疹阳毒入胃，便血日夜无节度，腹痛啼哭。

2.《小儿卫生总微论方》：小儿诸热烦躁。

利毒丸

【来源】《小儿斑疹备急方论》。

【组成】大黄半两　黄芩（去心）　青黛各一钱　腻粉（炒）一钱　槟榔　生牵牛（取末）各一钱半　大青一钱　龙脑（研）　朱砂各半钱

（研）

【用法】上为细末，面糊为丸，如黄米大。每二岁儿服八丸，生姜蜜水下，不动再服。

【主治】疮疹欲出前，胃热发温壮，气粗腹满，大小便赤涩，睡中烦渴，口舌干，手足微冷，多睡，时嗽涎，脉实沉大滑数。

玳瑁散

【来源】《小儿斑疹备急方论》。

【组成】生玳瑁（水磨浓汁）一合　獭猪心一个（从中取血一皂子大，同研）

【用法】上以紫草嫩茸浓煎汤调，作一服。

【主治】疮疹热毒内攻，紫黑色，出不快。

调肝散

【来源】《小儿斑疹备急方论》。

【别名】犀角汤（《奇效良方》卷六十五）。

【组成】犀角屑一分　草龙胆半分　黄耆半两（炙锉）　大黄一分（炒过）　桑白皮一分（炙锉）　钩藤钩子一分　麻黄一分（去根节）　石膏（别研）　栝楼实各半两（去瓢皮）　甘草一分（炙）

【用法】上为散。每服二钱，水一盏，煎至五分，去滓温服，不拘时候。

【功用】败肝脏邪热，解散斑疹余毒，令疮疹不入眼目。

【主治】《奇效良方》：小儿疹痘疮及赤疮子，风胜气实，心肝血热，津液内燥，大便不通，毒气上盛，表热未散者。

【方论】《奇效良方》：方中栝楼、大黄治内燥；钩藤、龙胆治风血热；桑白皮、石膏治上焦热；麻黄、黄耆散肌热；犀角、甘草解毒热。

救生散

【来源】《小儿斑疹备急方论》。

【别名】七神散（《小儿卫生总微论方》卷八）。

【组成】獭猪血（腊月内以新瓦罐子盛，挂于屋东山，阴干取末）一两　马牙消一两（研）　硼砂（研）　朱砂（水飞）　牛黄（研）　龙脑（研）　麝香各一钱（别研）

《小儿卫生总微论方》去朱砂

【用法】上为极细末。每二岁儿取一钱，新汲水调下。大便下恶物，疮疱红色为度。不过再服。

【主治】痘疹脓疱，恶候危困，陷下黑色。

紫草散

【来源】《小儿斑疹备急方论》。

【别名】四圣散（《阎氏小儿方论》）、四圣汤（《鸡峰普济方》卷二十四）。

【组成】紫草（去苗）一两　甘草（生用）半两　木通（去根节，细锉）　枳壳（麸炒，去瓤）　黄芪各半两（炙，锉）

【用法】上为细末。每服二钱，水一盏，煎至六分，去滓，温时时呷之。

【主治】伏热在胃经，暴发痘疱疮疹，出不快，一切恶候，小便赤涩，心腹胀满。

黑豆散

【来源】方出《证类本草》卷二十五，名见《治痘全书》卷十四。

【组成】熟煮大豆二三合

　　　方中大豆用量原缺，据《治痘全书》补。

【用法】取汁服之。

【主治】小儿斑疮、豌豆疮。

三豆饮子

【来源】《伤寒总病论》卷四。

【别名】三豆饮（《世医得效方》卷十一）、三豆汤（《医学正传》卷八）、三豆饼子（《古今医统大全》卷九十一）、三豆稀痘丹（《痘疹仁端录》卷十三）、三豆子汤（《仁术便览》卷四）。

【组成】赤小豆　黑豆　绿豆各一升　甘草一两

【用法】净淘，水八升煮熟。逐日空心任性食豆饮汁七日，永不发。预服此则不发。

　　　《医学正传》：三豆淘净，同甘草用雪水八升（无则用长流水）煮豆熟为度，去甘草，将豆晒干，又入汁再浸再晒，汁尽为度，逐日取豆水煮，任意食之。

　　　《古今医统大全》：饮之七日后疮必发快。

【功用】

　　1.《伤寒总病论》：预防痘疹。

　　2.《世医得效方》：活血解毒。

【主治】

　　1.《伤寒总病论》：天行疮痘。

　　2.《古今医统大全》：时行瘟疫。

　　3.《痘疹金镜录》：痘，蕴热烦躁。

五香汤

【来源】《伤寒总病论》卷四。

【组成】麝香半分　木香　丁香　沉香　乳香各一分　芍药　枳实　射干　连翘　黄芩　麻黄　升麻　甘草各半两　大黄一两

【用法】上为粗末。每服四钱，水一盏，加竹沥半盏，煎八分，去滓，下朴消一钱匕和服。以利为度。

【主治】痘疮毒气不出，烦闷，热毒气攻，腰或腹胁痛不可忍，大便不通。

红花汤

【来源】《伤寒总病论》卷四。

【组成】红花子一合（捶碎）

【用法】用水半升，煎百沸，去滓。分减服之。

　　　《证治准绳·幼科》本方用红花或子，随意煎汤饮。

【主治】

　　1.《伤寒总病论》：斑痘疮出不快。

　　2.《证治准绳·幼科》：痘疮作渴。

郁金散

【来源】《伤寒总病论》卷四。

【组成】郁金一枚（甘草一分，水半碗、煮干，去甘草，切片，焙干，为细末）　真脑子（炒）半钱

【用法】上为末。每服一钱匕，以生猪血五七滴，新汲水调下，不过二服，甚者毒气从手足心出，如痛状乃愈。

【主治】斑痘始有白疱，忽搐入腹，渐作紫黑色，无脓，日夜叫，烦乱者。

油饮子

【来源】《伤寒总病论》卷四。

【组成】清油一升

【用法】饮之。

【功用】预防疮痘。

【方论】《伤寒总病论释评》：清油性寒滑肠，可泻热毒，使秽浊之气由肠道下泻。热毒去，疮痘自无由发生。

栀子薤豉汤

【来源】《伤寒总病论》卷四。

【组成】好豉半升　薤白二两　肥栀子十六个

【用法】上用水二升半，煮栀子、薤白将烂，下豉再煮十数沸，去滓，分减服。解下恶物愈。

【主治】疮痘发斑，下利赤黄，或脓血，遍身发热。

葛根石膏汤

【来源】《伤寒总病论》卷四。

【组成】葛根　麻黄各一两　石膏二两　黄芩　芍药　桂枝　甘草各半两

【用法】上为粗末。每服四钱，水一盏半，煎八分，温服。取小汗。

【功用】解肌出汗。

【主治】天行热毒未解，欲生豌豆疮，发热疼痛。

【加减】自汗者，去麻黄。

犀角升麻汤

【来源】《伤寒总病论》卷四。

【组成】麻黄一分半　木香　犀角　升麻　芍药　甘草　杏仁　枳实　雄黄各一分　大黄半两　麝香一钱

【用法】上锉。水二升，煎至一升半，下大黄，再煎取一升，去滓，下雄、麝末沸匀，分作三服，以大便通为度。

【主治】豌豆斑疮不快，表里不解，烦喘，大便秘，气攻腹满。

鳖甲汤

【来源】《伤寒总病论》卷四。

【组成】灯心一把　鳖甲二两

【用法】水一升半，煎六合，去滓，分二次温服。

【主治】温病斑痘烦喘，小便不利。

犀角五香汤

【来源】《伤寒总病论》卷六。

【组成】犀角屑　丁香　乳香　木香各半两　玄参　升麻各一两　麝香一分

【用法】上为末。每服五钱，水一盏，竹沥半盏，煎八分，温服，一日三四次。

【主治】时气，豌豆疮出不快，心神烦闷。

麻黄黄芩汤

【来源】《类证活人书》卷二十。

【组成】麻黄（去节）一两　黄芩　赤芍各半两　甘草（炙）　桂枝（去皮）各一分

【用法】上为细末。每服二钱，暖水调服，每日三次。

【主治】

1.《类证活人书》：小儿伤寒无汗，头痛发热恶寒；兼治天行热气，痘疮不快，烦躁昏愦，或痘出身尚疼热。

2.《玉机微义》：小儿伤寒，头痛，身壮热无汗，鼻塞目涩，小便清。

化毒汤

【来源】《类证活人书》卷二十一。

【别名】四妙汤（《圣济总录》卷一六九）、化斑汤（《儒门事亲》卷十二）、化毒散（《寿世保元》卷八）。

【组成】紫草（嫩者）　升麻　甘草（炙）各半两

【用法】上锉，如麻豆大。以水二盏，糯米五十粒，煎至一盏，去滓温服。

【主治】小儿疮痘已出未出。

活血散

【来源】《类证活人书》卷二十一。

【别名】小活血散(《医学入门》卷八)、止痛活血散(《医方考》卷六)。

【组成】白芍药一钱

【用法】上药用酒调和;止痛用温热水调下。

【功用】活血止痛。

【主治】

1.《类证活人书》:疹子或出不快。

2.《小儿痘疹》:痘疹血虚血热,已出未尽,烦躁不宁,腹痛。

猪尾膏

【来源】《类证活人书》卷二十一。

【别名】水调饮子(方出《阎氏小儿方论》,名见《医方类聚》卷二六四)。

【组成】小猪儿尾尖血(刺血)一二点

【用法】上入生脑子少许同研,新水调服。

《奇效良方》本方用法:用紫草汤化下;烦躁狂闷未省者,以温酒浸服之。《医宗金鉴》本方用法:锁唇痘,以泻黄散合猪尾膏;蛇皮痘,以必胜汤合猪尾膏。

【主治】

1.《类证活人书》:疮子倒靥。

2.《医宗金鉴》:锁唇痘,聚口唇内,肿裂,干黄板硬;蛇皮痘,出似蛇皮,隐隐簇簇漫无拘之,毒重者。

【宜忌】《奇效良方》:兼有他虚寒证见者,不可轻服。

【方论】《奇效良方》:古人用龙脑香凉心血,行荣卫;用猪尾血者,取其常动欲散外也;况有前狂躁证而未省者,以温酒化下,此意欲散而行荣卫故也,皆治热毒太盛者。后人见用猪尾膏,亦名龙脑膏得效,间有虚而陷伏者亦用之,误人甚多,深可怪也。又有当用一字,却用一钱,热少而不能当之,及以为害者亦多。如合用一字者,且与半字,如伤寒作渴甚,能饮一斗者且与五斗,正此之意。

鼠粘子汤

【来源】《类证活人书》卷二十一。

【别名】消毒犀角饮(《太平惠民和济局方》卷六吴直阁增诸家名方)、消毒犀角饮子(《御药院方》卷九)、消毒犀角散(《普济方》卷二七二)、鼠粘汤(《普济方》卷四〇三)、消毒饮子(《明医指掌》卷六)、消毒犀角汤(《丹台玉案》卷三)、鼠粘子散(《医略六书》卷二十)。

【组成】鼠粘子四两(炒香) 甘草一两(炙) 防风半两 荆芥穗二两

【用法】上为末。每服二钱,食后临卧沸汤点服,逐日三服。老幼皆宜服。

【功用】

1.《类证活人书》:利咽膈,化痰涎,止嗽。春、冬间常服免生疮疖。

2.《医略六书》:疏风散热。

【主治】

1.《类证活人书》:小儿疹痘欲出,未能得透皮肤,热气攻咽喉,眼赤心烦者。

2.《太平惠民和济局方》(吴直阁增诸家名方):大人、小儿内蕴邪热,咽膈不利,痰涎壅嗽,眼赤睑肿,腮项结核,痈肿毒聚,遍身风疹,瘴毒赤瘰,及疮疹已出未出,不能快透者。

【方论】《医略六书》:方中防风散风邪以胜湿,荆芥走血分以疏风,甘草缓中泻火,大力子力能疏散风热,以发痧疹也。水煎温服,使风散湿除,则遏热亦外泄而痧疹无不透矣,此疏风散热之剂,为痧疹不出之专方。

二黄汤

【来源】《圣济总录》卷二十八。

【组成】大黄(锉,炒)半两 黄芩(去黑心) 麦门冬(去心,焙) 芍药各一两 甘草(炙,锉)三分 大青半两

【用法】上为粗末。每服五钱匕,水一盏半,煎至八分,去滓温服。

【主治】伤寒天行热病,毒气盛,生豌豆疱疮,烦躁迷闷。

内消散

【来源】《圣济总录》卷二十八。

【组成】墨（烧去烟）一分

【用法】用酒三合，磨令尽。顿饮之。

【主治】伤寒热病，欲生豌豆疮。

化毒汤

【来源】《圣济总录》卷二十八。

【组成】甘草（微炙）一两　黄连（去须，微炒）一分

【用法】上锉，如麻豆大。每服五钱匕，水一盏半，煎至八分，去滓温服，不拘时候。

【主治】伤寒发斑，痘疮欲出。

升麻汤

【来源】《圣济总录》卷二十八。

【组成】升麻半两　大黄（锉，炒）一两　黄连（去须）甘草（炙，锉）各三分　山栀子仁一两

【用法】上为粗末。每服三钱匕，水一盏，煎至七分，去滓温服，一日二次。

【主治】伤寒热盛，发豌豆疮。

竹叶汤

【来源】《圣济总录》卷二十八。

【组成】苦竹叶（切）　小麦各二两　石膏（碎）三两

【用法】上为粗末。每服五钱匕，水一盏半，煎至一盏，去滓温服，不拘时候。

【主治】伤寒时气，发疮如豌豆，烦闷。

牡丹汤

【来源】《圣济总录》卷二十八。

【组成】牡丹皮　山栀子仁　黄芩（去黑心）　大黄（锉，炒）　木香　麻黄（去根节）

【用法】上锉，如麻豆大。每服三钱匕，水一盏，煎至七分，去滓温服。

【主治】伤寒热毒，发疮如豌豆。

参麻汤

【来源】《圣济总录》卷二十八。

【组成】玄参一两　升麻三分　犀角（镑）半两　干蓝叶一两　甘草（炙，锉）三分

【用法】上为粗末。每服五钱匕，水一盏半，加葱白三寸，豉一百粒，同煎至一盏，去滓温服，一日二次。

【主治】伤寒热病生豌豆疮并疱疮，烦闷昏迷。

紫草饮

【来源】《圣济总录》卷二十八。

【组成】紫草（并根，细锉）二两

【用法】上为粗末。每服三钱匕，水一盏，煎至七分，去滓温服，不拘时候。

【主治】伤寒热病，生疱疮，烦躁迷闷。

黑散子

【来源】《圣济总录》卷二十八。

【组成】腊月猪粪

【用法】上以新砂瓶子盛，瓦盖口，炭火烧令通赤，取出安地上出火毒，入乳钵研细。每服二钱匕，空心新汲水调下。服此令疮不出。

【主治】伤寒热病，初出豌豆疮三五个。

犀角汤

【来源】《圣济总录》卷二十八。

【组成】犀角（镑）二两　麻黄（去根节）黄连（去须）各一两半　木香一两

【用法】上为粗末。每服五钱匕、水一盏半，煎至八分，去滓温服。

【主治】伤寒热毒气盛，发疮如豌豆。

丁香散

【来源】《圣济总录》卷一六九。

【组成】丁香　鹿肉（干者）各半两　紫草一分

【用法】上为细散。每服二钱匕，酒一盏，入麝香少许，同煎至半盏，放冷灌之，如人行三二里再

服。立发红色。

【主治】小儿疮疹倒黡黑色，及出不快。

人齿散

【来源】方出《圣济总录》卷一六九，名见《小儿卫生总微论方》卷八。

【别名】退陷散（《医方类聚》卷二六四引《直诀》）、人牙散（《本草纲目》卷五十二引《闻人规痘疹论》）、麝香人齿散（《活幼心书》卷下）。

【组成】人牙五枚

【用法】上药烧存性，加麝香半字，同研为细散。分三服，温酒调下。

【主治】

1.《圣济总录》：小儿斑毒倒黡，发斑。

2.《小儿卫生总微论方》：痘疹黑黡，发搐危困。

人参丸

【来源】《圣济总录》卷一六九。

【组成】人参一分（为末）

【用法】上药用牛李子汁，瓷器内熬成膏，和为丸，如豌豆大。每服一丸，杏胶汤化下，不拘时候。

【主治】小儿疮子黑色。

人参汤

【来源】《圣济总录》卷一六九。

【组成】人参一钱 葡萄苗一分 林檎一枚 木猴梨七枚

【用法】上各锉碎。以水二盏，煎至一盏，去滓放冷，时时令吃。

【主治】小儿痘疮将出。

龙脑散

【来源】《圣济总录》卷一六九。

【组成】龙脑 牛黄 丹砂 地龙（去土取末） 麝香 乳香 雄黄各一钱（研） 鲮鲤甲五片（烧灰） 紫草半两 甘草（生，锉）二两 木猴梨五十枚（切，焙）

【用法】上为散，用猪尾上血拌匀，入在竹筒子内，用油单封裹，线缠定，于深坑子内，调稀猪粪浸二七日，取出净洗。每服一皂子大，龙脑水化下。并三服见效。

【主治】小儿出疮子不透，旋出旋焦者。

四味散

【来源】《圣济总录》卷一六九。

【组成】大鰕（干者，为末） 獭猪干血 恶实 甘草（炙）各等分

【用法】上为散。三岁以下半钱匕，五岁以上一钱匕，煎赤芍药酒调下，不拘时候，日、夜各一服。

【主治】小儿疮疹欲出不快。

发毒散

【来源】《圣济总录》卷一六九。

【组成】地龙（去土） 防风（去叉）各等分 《普济方》有甘草一两

【用法】上为细散。每服一字匕，用酒、水各少许调下，不拘时候。

【主治】小儿疮疹出迟。

再苏散

【来源】《圣济总录》卷一六九。

【组成】白矾（熬令汁枯） 地龙（去土，炒）各一分

【用法】上为细散。每服半钱匕，用猪尾上血一橡斗多，同新水少许调下，不拘时候。

【主治】小儿触着疮子，毒气入里，疮变黑色，须臾不救。

夺命煎

【来源】《圣济总录》卷一六九。

【别名】牛李膏、必胜膏（《小儿药证直诀》卷下）、夺命膏（《幼幼新书》卷十八引《谭氏殊圣方》）、必圣膏（《普济方》卷四三引《谭氏殊圣方》）。

【组成】牛李子（黑熟者）

【用法】上一味，用八月、九月内采，不计多少，沙盆内研，生绢绞其汁，银石器内慢火熬成煎，盛在瓷器内，勿令透风，煎杏胶汤化一皂子大与服，如人行二十里，更进一服，其疮自然红色，毒气便慢，杏胶只于七月内。

【主治】小儿疮疹毒气出不快，及触犯黑色。

【验案】疮疹 《小儿斑疹备急方论》：愚少年病疮疹痘疮，危恶殆极，父母已不忍视，遇今太医丞钱公乙下此药得安。

冲和散

【来源】《圣济总录》卷一六九。

【别名】败毒散（《普济方》卷四〇三）。

【组成】白药子　甘草（炙）各一分　雄黄一钱（醋淬）

【用法】上为散。每服半钱匕，蜜汤调下。

【功用】退热解躁。

【主治】小儿斑痘疮。

败毒汤

【来源】《圣济总录》卷一六九。

【组成】紫草　板蓝根各半两

【用法】上为粗末。每服二钱匕，水八分，煎至五分，去滓，分二次温服。

【主治】小儿斑疮，毒气不快。

定命散

【来源】《圣济总录》卷一六九。

【别名】定命朱砂散（《痘治理辨》）。

【组成】丹砂（研）半两　龙脑（研）　乳香（研）　马牙消（研）　甘草（为末）各二钱

【用法】上为散，用十二月新獭猪血半升同研匀，取青竹筒长二尺，留两头节，开一头作窍，注药在内，黄蜡塞定，以油绢紧裹封，勿令透气，埋地坑中，至一百五日取出，水洗，挂风中四十九日，劈开取药，研为细散。每服半钱匕，新水调下。

【功用】发出毒气。

【主治】小儿疮疹，毒气不出，或出后干黑色。

南朱散

【来源】《圣济总录》卷一六九。

【别名】槐花散（《普济方》卷四〇四）。

【组成】赤豆（炒）　槐花（炒）各二钱　麝香（研）少许

【用法】上为散。每服一字匕，温酒调下。

【主治】
1.《圣济总录》：小儿斑毒不退。
2.《普济方》：婴孩小儿斑疮余热不退。

神效散

【来源】《圣济总录》卷一六九。

【组成】抱鸡子壳内白皮不拘多少

【用法】上以木炭火烧为灰，出火毒，为细末。每服一钱匕，以新汲水调下。

【主治】小儿疮疱，欲出不出，虽出不快，及倒靥者。

神验散

【来源】《圣济总录》卷一六九。

【组成】鲮鲤甲（火炮黄色，全者）二十片　地龙（去土，炒）二十枚　紫草五枚

【用法】上为细散。每服半钱匕，温酒调下。药后用衣盖，即红色出。

【主治】小儿疮子黑色，及出不快。

浮萍丸

【来源】《圣济总录》卷一六九。

【组成】浮萍草（阴干）　晚蚕沙　白薄荷叶各一分

【用法】上为末，用薄荷自然汁煮面糊为丸，如鸡头子大。每服一丸，薄荷汤化下，不拘时候。

【主治】小儿疮子不出，烦闷惊悸。

通神散

【来源】《圣济总录》卷一六九。

【组成】雄黄（通明者，研，水飞）　麝香（用当

门子，为末）各半钱匕

【用法】上为细末，只作一剂。一岁儿作三服，温酒调下。

【主治】小儿疮痘，蓄伏黑陷。

紫雪汤

【来源】《圣济总录》卷一六九。

【组成】紫草茸　地龙（去土）各等分

【用法】上为粗末。每服二钱匕，用水、酒共七分，煎至四分，去滓温服。

【主治】小儿疮疹倒靥。

黑金散

【来源】《圣济总录》卷一六九。

【组成】猪悬蹄甲半两　蛇蜕皮三条　鲮鲤甲一分　猬皮一枚　鸦翅一对　蛤粉一分

【用法】上药都入在藏瓶内，用盐泥固济，烧一宿，为细散。一二岁儿每服半钱匕，猪尾血温汤调下。不出再服。

【主治】小儿疮子黑陷不出。

槐白皮汤

【来源】《圣济总录》卷一六九。

【组成】槐白皮一两　益母草五两

【用法】上以水五升，煎至三升，去滓，浴儿了，更取芸苔菜浓煎汁再浴。作芸苔菜与乳母吃，亦佳。

【主治】小儿未满百日，患痘疮。

解热丸

【来源】《圣济总录》卷一六九。

【组成】甘草（生，锉）　铁粉（研）　青黛（研）各半两

【用法】上为末，再研匀，炼蜜为丸，如芡实大。每服一丸，熟水化下。

【主治】小儿出疮。

玉露散

【来源】《小儿药证直诀》卷下。

【别名】甘露散（原书同卷）、玉露饮（《活幼新书》卷下）、玉露丸（《医学入门》卷六）。

【组成】寒水石（软而微青黑，中有细纹者是）　石膏（坚白而墙壁，手不可折者是好）各半两　甘草（生）一钱

【用法】上为细末。每服一字或半钱、一钱，食后温汤调下。

【主治】

1.《小儿药证直诀》：伤热吐泻，黄瘦。

2.《世医得效方》：暑月出痘疹，烦燥热渴。

【验案】小儿暑热泻　《中医杂志》（1985,5：17）：寒水石、生石膏、滑石各30g，加水200ml煎煮，取两次煎液混合，分数次饮服。轻者24小时服1剂，如腹泻口渴严重者，24小时内可服2～3剂。治疗小儿暑热泻175例，男94例，女81例，年龄2岁以内102例。2～6岁63例，6岁以上10例。病程最短的2小时，最长的18天。结果：痊愈155例，占89%；好转7例，占4%；无效13例，占7%；总有效率93%。

百祥丸

【来源】《小儿药证直诀》卷下。

【别名】南阳丸。

【组成】红芽大戟不拘多少（阴干）

【用法】浆水煮极软，去骨晒干，复纳汁中煮，汁尽焙干为末，水为丸，如粟米大。每服一二十丸（研），赤脂麻汤送下，不拘时候。

【功用】《名家方选》：痘疮初发用之，可预防毒气上迫咽喉。

【主治】

1.《小儿药证直诀》：痘疮倒压黑陷。

2.《普济方》：疮疹倒压黑陷，寒颤噤牙戛齿，身黄紫肿。

3.《景岳全书》：痘疹紫黑干陷，热毒便秘里实等症。

【宜忌】《本草纲目》：不发寒者，不黑者，慎勿下。

生犀散

【来源】《小儿药证直诀·附方》。

【组成】生犀（凡盛物者，皆经蒸煮，不甚用，须生者为佳）不拘多少

【用法】上药于涩器物中，用新水磨浓汁，乳食后，微温饮一茶脚许。

【功用】消毒气，解内热。

【主治】疮疹不快，吐血衄血。

【方论】《小儿药证直诀笺正》：此热甚而痘不能透，火焰上涌，致为血溢，故以清心泄热为主。聚珍本谓消毒气，固亦指痘疹热毒言之，其意可通。

蓝根散

【来源】《阎氏小儿方论》。

【组成】板蓝根一两　甘草三分（锉，炒）

【用法】上同为细末。每服半钱或一钱，食后取雄鸡冠血三两点，同温酒少许同调下。

【主治】疮疹出不快及倒黡。

紫河车散

【来源】《幼幼新书》卷十八引《九瀹卫生》。

【组成】紫河车　茜草根　贯众各一两　芍药　甘草（炙）各半两

　　　　一方加牛蒡子一两

【用法】上为粗末。每服一钱，水七分，加生姜二片，煎四分，去滓温服。

【主治】小儿斑疮，毒气不解，攻咽喉，音声不出，舌颊生疮，渴逆烦闷，潮热面赤。

二圣散

【来源】《幼幼新书》卷十五引《凤髓经》。

【组成】浮萍　香白芷各等分

【用法】上为末。每服半钱或一钱，麝香酒下。

【主治】疹痘欲出不出。

牛蒡散

【来源】《幼幼新书》卷十五引《凤髓经》。

【组成】甘草节　荆芥穗　牛蒡子（略炒）等分

【用法】上为末。每服一钱半，解毒薄荷汤调下；未出紫草汤调下，进数服。

【主治】小儿疹痘不出。

通关匀气托里散

【来源】《幼幼新书》卷十五引《四十八候》。

【组成】人参　麻黄（去节）　甘草节各一分　白术　蔓荆子　紫草各一钱　白茯苓半两　升麻半分

【用法】上为末。疮未出，用好酒调下；疮已出，香熟水调下。

【主治】伤寒变疮疹。

白龙散

【来源】《幼幼新书》卷十八引王兑方。

【组成】乌牛粪不拘多少（晒干，火煅成灰，取心中白者，研令极细）（一方用黄牛粪）

【用法】如用蛤粉相似，用绵扑扑有疮处，不拘时候。敷之便干，更不成瘢痕。

【主治】小儿麻痘疮子，已出太盛，发溃，脓水粘衣着席不能转动，疼痛湿烂。

托痘花蛇散

【来源】方出《幼幼新书》卷十八引《王氏手集》，名见《本草纲目》卷四十三。

【组成】白花蛇（连骨）一两（慢火炙令干，勿令焦）　大丁香二十一粒

【用法】上为末。大人每服一大钱，小儿半钱，以水解淡酒调下。移时身上发热，其疮顿出红活。

【主治】大人、小儿疮子倒黡。

竹叶汤

【来源】《幼幼新书》卷十八引《全生指迷方》。

【别名】竹叶石膏汤（《赤水玄珠全集》卷二十八）。

【组成】石膏四两　知母二两　麦门冬（去心）　甘草（炙）各一两

【用法】上为粗末。每服五钱，水二盏，加竹叶一握，煎至七分，去滓温服。

【主治】

1.《幼幼新书》引《全生指迷方》：小儿痘疹已出未出。

2.《鸡峰普济方》：痘疹虚热虚烦，不恶寒，但烦躁，小便赤色，多渴，成赤斑点。

3.《痘科类编释意》：痘疮痂落后，虚烦不眠者。

犀角饮

【来源】《幼幼新书》（古籍本）卷十八引《全生指迷方》。

【别名】犀角散（《痘治理辨》）、犀角饮子（《幼幼新书》（人卫本）卷十八）

【组成】犀角（镑） 甘草（炙）各半两 防风二两 黄芩一两

【用法】上为粗末。每服五钱，水二盏，煎至一盏，去滓温服。

【主治】痘疹已出未出者。

山栀汤

【来源】《幼幼新书》卷十八引张涣方。

【别名】山栀子汤（《普济方》卷四〇三）

【组成】山栀子仁 白鲜皮 赤芍药 川升麻各一两 寒水石 甘草（炙）各半两

【用法】上为细末。每服一钱，水八分一盏，加紫草、薄荷各少许，煎五分，去滓温服。兼服宣毒膏。

【主治】

1.《幼幼新书》：小儿麸疹及斑毒，状如蚊蚤所啮，毒盛色黑者。

2.《医学入门》：痘疹及斑毒状如蚊咬，毒盛黑色。

川黄散

【来源】《幼幼新书》卷十八引张涣方。

【组成】川大黄（麸炒） 川芎各一两 甘草 黄芩（微炒） 枳壳（麸炒）各半两

【用法】上为末。每用一钱，水一盏，紫草少许，煎五分，温服。

【主治】麸疮、斑疮，大小便不通。

决明丹

【来源】《幼幼新书》卷十八引张涣方。

【别名】决明散（《良朋汇集》卷五）。

【组成】决明子 密蒙花各一两 青葙子 车前子 川黄连 羚羊角（屑者）各半两

【用法】上为细末，煮羊肝一具，切破同诸药为丸，如黍米大。每服十粒，乳食后以荆芥汤送下。

【主治】小儿疹豆疮后毒气入眼。

安斑散

【来源】《幼幼新书》卷十八引张涣方。

【组成】川升麻 赤茯苓 羌活 绵黄耆（锉）各一两（去芦须） 人参 枳壳（麸炒，去瓤） 桔梗 甘草（炙）各半两

【用法】上为末。每服一钱，水一盏，加紫草、薄荷各少许，煎五分，去滓温服。

【功用】《痘治理辨》：凉血解毒，生肌宽肠，导热利小便，快膈。

【主治】

1.《幼幼新书》引张涣方：疮疹。

2.《痘治理辨》：疮痘有热无寒者。

红花子汤

【来源】《幼幼新书》（古籍本）卷十八引张涣方。

【别名】紫草散（《杨氏家藏方》卷十九）、红子汤（《幼幼新书》（人卫本）卷十八）。

【组成】红花子 紫草茸各一两 麻黄（去根节）升麻各半两

【用法】上为细末。每服半钱，煎薄荷汤，入酒一滴，同调下。

【功用】平调疮疹。

【主治】

1.《幼幼新书》：疮疹已出未出。

2.《杨氏家藏方》疮疱已出，色不红润，身热喘急，神志昏困。

败毒牛黄丹

【来源】《幼幼新书》卷十八引张涣方。

【组成】牛黄　川大黄各一两　粉霜　真珠各一分

【用法】上为末，炼蜜为丸，如黍米大。每服十粒，人参汤送下。

【主治】疮疹出定，脓汁不干，大便不通。

宣毒膏

【来源】《幼幼新书》卷十八引张涣方。

【组成】獖猪（腊八日取尾后刺血一升，先用新泥盆盛）　好朱砂（细研，水飞）　拣乳香（细研）各一两　甘草（末）　马牙消各半两　脑　麝各一分（细研）

【用法】上件一处同猪血拌调细匀，用宽旧竹筒一个，底留一节，都入诸药在筒内，用密纸数重，紧垂于大粪坑屋梁上，至清明日取出，晒干，更入脑、麝各一钱，研细匀，滴水为丸，如皂子大。煎人参汤化下。若毒甚，疮毒倒黡服之者，疮疹红活再长，神妙。

【主治】毒盛甚，疮疹已出不快，倒黡。

化斑散

【来源】《幼幼新书》卷十八引《张氏家传》。

【别名】膏母化斑散（原书同卷）、石膏知母化毒散（《奇效良方》卷六十五）。

【组成】石膏（煅）　知母（焙）等分

【用法】汤调一字服；或涂唇上。

【主治】
　　1.《幼幼新书》：疮疹倒黡，头疼、头昏。
　　2.《奇效良方》：小儿疮斑。

夺命散

【来源】《幼幼新书》卷十八引《张氏家传》。

【组成】升麻　糯米　紫草　甘草各半两　木通二钱半

【用法】上为散。每服一大钱，水七分，煎四分，去滓温服。

【主治】小儿疮麻已发未发。

脱壳散

【来源】《幼幼新书》卷十八引《张氏家传》。

【组成】鸡抱出壳子

【用法】于新瓦上焙干，去膜，取壳捣研如粉。用酒调一字，涂儿唇上，含舐；或以酒调涂风池、背上、心前；或热汤调一字吃之。

【主治】小儿斑疮倒撒不出，或脏腑粪血粪黑，头疮，昏睡不醒。

独胜散

【来源】《幼幼新书》卷十八引茅先生方。

【别名】独圣散（《丹溪心法》卷五）、牛蒡僵蚕散（《普济方》卷四〇三）、牛蚕散（《医学入门》卷八）。

【组成】牛蒡子半两　白僵蚕一分

【用法】上为末。每服一大钱，水六分盏，加紫草二七寸，同煎四分，连进三服，其痘便出。

【主治】
　　1.《幼幼新书》引茅先生方：小儿发疹痘。疮疹与伤寒类，头痛憎寒壮热，疑似痫。
　　2.《丹溪心法》：小儿发疮，早微热，晚大热，目黄胁动，手冷，发甚如惊者。

至圣木星饮

【来源】《幼幼新书》卷十八引《赵氏家传》。

【组成】朱砂一分　郁金半两

【用法】上为细末。每用一字或二字，量儿大小入龙脑少许，以新汲水、茶脚少许，同调匀。然后刺獖猪尾，血滴三点子入药汁中令服。不过一二时辰，疮子出便红活，儿无他病。

【主治】小儿疮出不快。

麻黄汤

【来源】《幼幼新书》卷十八引《赵氏家传》。

【别名】麻黄饮（《种痘新书》卷十二）。

【组成】麻黄三十寸（去节）

【用法】上蜜拌，炒令香紫色为度。以水一盏，煎六分服。

【主治】

1.《幼幼新书》引《赵氏家传》：疮疹倒靥。

2.《种痘新书》：痘干枯，倒黑陷。

【验案】斑疮倒靥　李用之子斑疮倒靥，已至危困，投此药一服，疮子便出，其应如神。

通经透关散

【来源】《幼幼新书》（古籍本）卷十五引《家宝》。

【别名】通关散（《小儿卫生总微论方》卷八）、透关散（《幼幼新书》（人卫本）卷十五引《家宝》）。

【组成】地扁竹半两（嫩，焙）　山栀仁（炒）一分半　大黄　木通　车前子（并炒）　滑石　瞿麦（去粗梗）　甘草（炙）各一分

【用法】上为末。婴孩每服一字，二三岁每服半钱，四五岁每服一钱，水半盏，加紫草三寸，煎数沸，温服。

【主治】斑疮水痘，心躁发渴，大小便不通，口舌生疮。

地黄雄黄散

【来源】方出《幼幼新书》卷十八引《疹痘论》，名见《奇效良方》卷六十五。

【别名】地黄雄黄饮（《痘治理辨》）、地黄豆豉汤（《治痘全书》卷三）。

【组成】生地黄四两　淡豆豉四两

【用法】上以猪脂一斤和匀，露一宿，煎至六分，候冷，三分减去一分，去滓；下雄黄末一钱，麝香半钱搅匀，量儿大小饮。若太多反有所损。

【主治】

1.《幼幼新书》引《疹痘论》：小儿瘟毒，痘疮不出。

2.《奇效良方》：冬应寒反热，或被积寒暴发，热毒不得宣泄，而致温毒发斑，疮痘出不快，身斑如锦纹，心闷而咳，但呕清汁者。

化毒散

【来源】《幼幼新书》卷十八引《疹痘论》。

【别名】败毒散（《普济方》卷四〇三）。

【组成】郁金一枚　甘草（炙）一分

【用法】水半碗，同煮水干，去甘草，郁金为末，入生脑子半钱，研匀，生猪血研成膏。每服一钱，薄荷汤化下；二服后，毒从手足心出，愈。

【主治】

1.《幼幼新书》引《疹痘论》：疮疹倒靥。

2.《普济方》：小儿疮痘始出，才有百疱，忽陷入肉，渐渐作紫色无脓，日夜啼哭，烦躁。

甘草散

【来源】《幼幼新书》卷十八引《疹痘论》。

【组成】大甘草不以多少（炙过）

【用法】上为细末。每服一钱或二钱，水一盏，煎至六分，去滓呷之，不拘时候。以少解利热毒即住。若疮出迟，当服紫草饮子（紫草二两）。大人当针两腕砚子骨间，男左女右取之。或灸一壮，亦助发出。疹痘毒气已发，不必用之。

【主治】疮未出及虽出躁渴者。

麻黄汤

【来源】《幼幼新书》卷十八引《疹痘论》。

【别名】杏甘汤（《医学纲目》卷三十七）。

【组成】麻黄　杏仁　桑白皮　甘草（炙）各一分

【用法】上为锉散。每药一两，用水七合，煎至四合，放温服。若脉数有热未退，入竹沥一半代水煎；或咽喉痛并嗽，入麝少许。

【主治】

1.《幼幼新书》引《疹痘论》：小儿疮疹，烦喘甚者。

2.《医学纲目》疮痘，烦喘渴躁。

葛根散

【来源】《幼幼新书》卷十八引《疹痘论》。

【别名】葛根汤（《古今医统大全》卷九十一）。

【组成】干葛　麻黄各一两　石膏二两　黄芩　芍药　桂枝　甘草各半两

【用法】上为散。每服四钱，以水一盏半，煎至八分，温服。

【功用】解肌发汗。

【主治】天行热气，欲发痘疮，作热疼。

【加减】自汗，去麻黄。

抵圣丸

【来源】《幼幼新书》卷十八引《聚宝方》。

【组成】十二月老鸦左翅不拘多少

【用法】风中令干，辰日烧为灰，用中等獭猪嘴上刺血为丸，如鸡头子大。每服一丸，取獭猪尾上血少许，温水同化下。未效，三二时间更一服。

【主治】斑疹不出反入。

化毒汤

【来源】《普济方》卷四〇三引《刘氏家传》。

【别名】紫茸散。

【组成】紫草茸　升麻（少用）　甘草（炙）　陈皮各等分

【用法】上锉。加糯米五十粒，水煎，温服。

【主治】小儿麻痘疮欲出。

捻金散

【来源】《普济本事方》卷十。

【组成】紫草茸　升麻　糯米各半两　甘草一分（炙）

【用法】上为粗末。每服四钱，水一盏，煎至六分，去滓温服；并滓再作一服。

【功用】内消麻痘疮，令疮无瘢痕。

【主治】小儿麻痘疮欲出，浑身壮热，情绪不乐，不思饮食。

人参散

【来源】《小儿卫生总微论方》卷八。

【组成】人参　白术　贯众　甘草（炙）　羌活（去芦）各等分

【用法】上为细末。每服一钱，水一盏，煎至六分，去滓温服，不拘时候。

【功用】令疹稀少。

【主治】疮疹才出。

川芎升麻汤

【来源】《小儿卫生总微论方》卷八。

【组成】川芎　川升麻　当归（去芦，洗净）　白芍药各半两

【用法】上为粗末。每服一钱，水七分盏，煎至五分，去滓温服，不拘时候。

【功用】御风透肌，发疮。

【主治】痘疹已出，未能匀遍，或毒气壅遏，虽出不快。

升麻汤

【来源】《小儿卫生总微论方》卷八。

【组成】川升麻不限多少

【用法】上锉细，水一大盏，煎至七分，取汁，以棉蘸洗拭疮瘢。

【功用】灭瘢消毒。

【主治】疮疹已愈，余毒未解，疮痂虽落，瘢色黯惨，或凹凸肉起。

白母丁散

【来源】《小儿卫生总微论方》卷八。

【组成】白丁香

【用法】上为末，加麝香少许，研匀。每服一字，米饮调下。

【主治】疮疹黑黡，发抽危困。

如圣散

【来源】《小儿卫生总微论方》卷八。

【组成】蛇蜕皮（放灯焰烧）

【用法】先用碗一只在下，才烧焰绝，放在碗内，急用碗一只复之，不令透气，良久揭开，细研为末。每服一字或半钱，用藿香汤调下。

【主治】疮疹已生，反倒黡内陷，舌缩，啼声不出，腹胀肚急，一切恶证。

快斑散

【来源】《小儿卫生总微论方》卷八。

【别名】快斑汤（《治痘全书》卷十四）。

【组成】贯众一两（拣，洗，焙干）　赤芍药一两　甘草半两　川升麻半两　枳壳（麸炒，去瓤）半两

【用法】上为末。每服一钱，水一小盏，加竹叶七片，煎至五分，去滓温服，不拘时候。

【功用】《普济方》：平和疮疹。

【主治】
　　1.《小儿卫生总微论方》：痘疹出快肥红。
　　2.《痘治理辨》：患痘烦渴，咽燥，喘急，大便闭，小便赤涩，口干目赤者。

败毒散

【来源】《小儿卫生总微论方》卷八。

【组成】白芍药　甘草（炙）　雄黄（醋煮，水飞）各一分

【用法】上为末。每服一字或半钱，蜜水调下，不拘时候。

【主治】小儿疮疹热盛，心神烦躁。

神朱散

【来源】《小儿卫生总微论方》卷八。

【组成】赤小豆二钱（炒）　槐花二钱（炒）　麝少许

【用法】上为细末。每服半钱或一字，临卧温酒送下，只一服。微利之。

【功用】解疮疹后余毒。

【主治】小儿疮疹。

神通散

【来源】《小儿卫生总微论方》卷八。

【组成】地龙（紧者，去土，微炒）一两　朱砂一两（别研）　生干地黄一两（为末）

【用法】上同拌匀。每服一字，煎胡荽酒少许，同温汤调下，不拘时候。

【主治】小儿疮疹倒靥，伏陷不出，毒气稍轻，大小便通利者。

莱菔汁

【来源】《小儿卫生总微论方》卷八。

【别名】萝卜汤（《痘治理辨》）。

【组成】开花萝卜

【用法】煎汁，时时与饮。

【主治】疮疹出不快。

【验案】非特异性结肠炎　《中国初级卫生保健》（2005，8：63）：用新鲜萝卜煎煮取汁做保留灌肠，每晚一次，部分病人随证配合应用西药，治疗慢性非特异性结肠炎248例，14日为1疗程，治疗2疗程。结果：痊愈185例，显效23例，有效21例，无效19例，总有效率为92.34%。

浮萍散

【来源】《小儿卫生总微论方》卷八。

【组成】浮萍草

【用法】阴干，为末。每服一二钱，用羊子肝半片，入盆子内，以竹杖子刺碎烂，投水半合，绞取肝汁，调药服之。不甚者，一服便愈；若目已伤者，十服愈。

【主治】小儿疮疹入眼，痛楚不忍，恐伤其目。

猪胆醋

【来源】《小儿卫生总微论方》卷八。

【组成】醋四两　大猪胆一个（取汁用）

【用法】上合煎三四沸。每服半合上下，一日服四五次，不拘时候。

【主治】小儿疮疹内发盛者。

猪血脑子

【来源】《小儿卫生总微论方》卷八。

【组成】生龙脑一字（研细）　猪血（猪尾上取）半蛤蜊壳

【主治】小人痘疹黑紫，倒靥不出。

紫草如圣汤

【来源】《小儿卫生总微论方》卷八。

【别名】如圣紫草汤（《普济方》卷四〇三）、紫草如圣散（《奇效良方》卷六十五）、紫草如圣饮（《治痘全书》卷十四）、紫陈汤（《仙拈集》卷三）。

【组成】紫草（去粗梗）二两　陈橘皮（去白，焙干）一两

【用法】上为末。每服一大钱，水一盏，加葱白二寸，煎至六分，去滓温服，不拘时候。乳儿与乳母兼服之，断乳令自服。

【功用】减毒。

【主治】
　　1.《小儿卫生总微论方》：疮疹才初出。
　　2.《治痘全书》：痰涎惊狂。

【方论】《奇效良方》：妙选方云，疮疹气匀则出快，紫草滑窍，去心腹邪气，陈皮快气，葱白发散，开泄腠理也。

蝉蜕饮子

【来源】《小儿卫生总微论方》卷八。

【别名】蝉蜕一物散（《普济方》卷四〇三）、蝉蜕散（《奇效良方》卷六十五）、蝉退汤（《医学入门》卷八）、蝉蜕一物汤（《证治准绳·幼科》卷六）。

【组成】蝉蜕十枚（去泥土、洗净，碎之）

【用法】用水三大盏，煎至八分，去滓，分二次服。出不快者，带热服之；若出多，要消退者，放冷服。

【主治】
　　1.《小儿卫生总微论方》：痘疮出不快。
　　2.《普济方》：疮疹渐作，身热似伤寒候，只耳脚尖稍冷，或腹痛者。

双解散

【来源】《宣明论方》卷六。

【别名】通气防风散、通解散（《伤寒直格》卷下）。

【组成】益元散七两　防风通圣散七两

【用法】上二药一处相和，搅匀。每服三钱，水一盏半，加葱白五寸，盐豉五十粒，生姜三片，煎至一盏温服。

【功用】
　　1.《宣明论方》：内外双解，宣通气血。
　　2.《玉机微义》：发表攻里。

【主治】
　　1.《宣明论方》：风寒暑湿，饥饱劳役，内外诸邪所伤，无问自汗，汗后杂病，但觉不快，及小儿疮疹。
　　2.《伤寒直格》：伤寒身热头疼，拘倦强痛，无问自汗无汗，憎寒发热，渴与不渴，伤寒疫疠，汗病两感，风气杂病，一切旧病发作；或里热极甚，腹满实痛，烦渴谵妄，下后未愈，或证未全，或中瘴气、马气、羊气及一切秽毒，并漆毒、酒毒、食一切药毒，及坠堕打扑伤损疼痛，或久新风眩头疼，中风偏枯，破伤风，洗头风，风痫病，或妇人产后诸疾，小儿惊风，积热，疮疡疹痘。

【宜忌】《伤寒直格》：孕妇及产后月事经水过多，并泄泻者不宜服。

鼠粘子散

【来源】《三因极一病证方论》卷十六。

【组成】鼠粘子（炒）　丹参　升麻　甘草（炙）干薄荷（炙）各等分

【用法】上锉散。每服三钱，水一盏半，煎至七分，去滓，不拘时候服，小儿量与之。

【主治】伤寒斑疮毒气，咽膈不利，声不出，疼痛。

大和散

【来源】《杨氏家藏方》卷十九。

【组成】熟干地黄（洗）　当归（洗，焙）　人参（去芦头）　地骨皮　赤芍药　甘草（炙）各等分
　　方中熟干地黄，《普济方》作"生地黄"。

【用法】上锉。每服一钱，水半盏，煎至三分，去滓温服，不拘时候。

【主治】
　　1.《杨氏家藏方》：小儿疮疱，及伤寒时气，病后余邪不解，翕翕发热，潮热往来。
　　2.《普济方》：疮痘后，寒热往来，嗜卧，烦躁闷乱。

快斑散

【来源】《杨氏家藏方》卷十九。

【别名】快斑汤（《丹溪心法》卷五）、人参快斑散（《张氏医通》卷十五）。

【组成】紫草茸 蝉蜕（去土） 人参（去芦头） 白芍药各一两 木通 甘草各一分（炙）

　　《仁术便览》有糯米五十粒。

【用法】上锉。每服二钱，水一小盏，煎至五分，去滓温服，不拘时候。

【主治】

　　1.《杨氏家藏方》：小儿疮疱欲出，未能全快。

　　2.《张氏医通》：痘毒盛，起发迟而作痒。

　　3.《医林纂要探源》：气虚而血不和，痘疹见点，或隐或现。

【方论】《医林纂要探源》：人参以补其气，紫草以活其血，蝉蜕以去气分外郁之热湿，白芍以敛血中相火之妄热，木通以舒心分君火之蓄热，甘草以和其中。

活血散

【来源】《杨氏家藏方》卷十九。

【别名】如圣散（《普济方》卷四〇三）。

【组成】赤芍药

【用法】上为细末。每服一钱，煎葡萄酒调下，不拘时候。

【主治】疮疹已出不快。

地黄丸

【来源】《传信适用方》卷三。

【组成】熟干地黄五两 苁蓉（酒浸） 天门冬 石斛 当归 防风 白茯苓 川芎各三两 远志 黄耆 甘草（炙） 芍药各二两 人参 细辛 巴戟各一两

【用法】上为细末，炼蜜为丸，如梧桐子大。每服三十丸，荆芥汤送下。

【功用】常服令人终身不发背。

真武汤

【来源】《伤寒广要》卷十一引《叶氏录验方》。

【组成】苦桔梗 荆芥穗 薄荷叶 紫苏叶 干葛 甘草节 瓜蒌根 牛蒡子各等分

【用法】上为粗末。每服三钱，水一盏，煎至七分，去滓温服，每日三五次，不拘时候。

【主治】四时不正之气，及伤寒未分证候，疮疹欲出未出。

泻肝汤

【来源】《易简方论》卷五。

【别名】泻肝散（《痘疹全书》卷下）。

【组成】羌活 防风 当归 川芎 木通 栀子 黄芩 柴胡 胆草

【用法】水煎服。

【主治】经水未断，适逢出痘，身发壮热，神思昏沉，言语狂妄，如见神鬼，寻衣撮空等。

【加减】便实，加大黄、竹叶。

和解汤

【来源】《是斋百一选方》卷十九。

【别名】和解散（《类编朱氏集验方》卷十一）、和劝汤（《疡医大全》卷三十三）。

【组成】羌活 防风 川芎人参各一两 干葛 川升麻（轻者） 甘草（微炙）各半两

　　《婴童百问》有芍药半两。

【用法】上为粗末。三岁儿每服一钱，水三分盏，加生姜半片，枣子少许，同煎至二分，去滓，不拘时候服。

【功用】《赤水玄珠全集》：解表和中。

【主治】

　　1.《是斋百一选方》：小儿四时感冒寒邪，壮热烦躁，鼻塞多涕，惊悸自汗，肢节疼痛，及麸疮、痘疮已发或未发者。

　　2.《治痘全书》：痘出充满红活，而热不退者；寒战咬牙，口渴，属热者；不泻而渴，寒战，属实者。

十二味异功散

【来源】《陈氏小儿痘疹方论》。

【别名】陈氏异功散（《活幼心书》卷下）、异功散

（《袖珍方》卷四引《集验》）、神应异功散（《外科正宗》卷一）。

【组成】木香三钱半　官桂二钱（去粗皮）　当归三钱半　人参二钱半　茯苓一钱　陈皮　厚朴各二钱半（姜制）　白术二钱　半夏（姜制）一钱　丁香　肉豆蔻各二钱半　附子（泡去皮）一钱半

【用法】上为粗散。每服三钱，水一大盏半，加生姜五片，肥枣三个，煎至六分，去滓，空心温服。三岁儿作三服，五岁儿作两服，一周两岁儿作三五服。

【主治】

1.《陈氏小儿痘疹方论》：痘出不光泽，不起胀，根窠不红，表虚痒塌。

2.《外科正宗》：溃疡阴盛阳虚，发热作渴，手足并冷，脉虚无力，大便自利，至饮沸汤而不知其热者。

【方论】

1.《医方考》：中气有余，气血充满，则痘光泽起发，根窠红活，表无痒塌之患；中气不足，则表亦虚，而诸证作矣。是方也，人参、白术、茯苓、当归所以补胃；附子、肉桂、丁香、豆蔻，所以温胃；半夏、木香、陈皮、厚朴所以调胃。胃，阳明也。陈氏云：阳明主肌肉，胃气充足，则肌肉温暖，自然光泽起胀，而无痒塌之患，亦见道之论也。

2.《绛雪园古方选注》：异功散，治脾胃里虚之方也。证因内虚而变，故方中破滞之味轻，助阳之力大。人参、茯苓和胃，白术、广皮健脾，俾胃暖脾温而营卫无滞，自能升提痘毒，出于皮毛。附子理虚而收战栗，官桂鼓阳气以安塌痒，丁香安胃，木香理脾，半夏破滞化痰，厚朴温胃破滞，肉果温脾止泻，当归活血成浆。表虚里实，独用生姜，里虚表陷，姜、枣并用。

化毒散

【来源】《魏氏家藏方》卷十。

【组成】白芍药

【用法】上为细末。用蒲桃研细，入白汤内，去滓，只用白汤调服一二钱。其痘子即出。若患腹痛，连进二服。若无新蒲桃，以番蒲桃代之亦妙。

【主治】疮痘出不透，倒靥头焦。

威灵龙脑散

【来源】方出《儒门事亲》卷十五，名见《赤水玄珠全集》卷二十八。

【组成】铁脚威灵仙一钱（炒，末）　脑子一分

【用法】上为末。用温水调下服之，取下疮痂为效。

【主治】疮疹黑陷。

紫背荷叶僵蚕散

【来源】《闻人氏痘疹论》卷下。

【别名】荷叶散（《普济方》卷四〇三）、南金散（《奇效良方》卷六十五）、如金散（《痘疹金镜录》卷四）。

【组成】紫背荷叶（霜后塔水紫背者）　白僵蚕各一钱匕（直者炒去丝。小儿半钱）

【用法】上为细末。研胡荽汁和酒送下，米饮亦得。

【主治】疮疹已出而复擩，其势甚危，诸药不效者。

桔梗甘草防风汤

【来源】《小儿痘疹方论》。

【别名】三味桔梗防风汤（《永类钤方》卷二十一）、桔梗防风汤（《普济方》卷三八七引《经验良方》）、甘桔防风汤（《明医杂著》卷六）、三味甘桔汤（《疮疡经验全书》卷八）、甘草防风汤（《麻科活人书》卷四）。

【组成】桔梗（炒）　甘草（炙）　防风各等分

【用法】上为粗散。每服三钱，水一大盏，煎至六分，去滓，徐徐温服，量大小加减。

【主治】

1.《小儿痘疹方论》：小儿痘疹，风热咽喉不利。

2.《普济方》：小儿疹子已出，口舌生疮，咽干壮热，饮水咳嗽，痰涎不利。

二豆饮

【来源】《经验良方》。

【组成】小黑豆一升半　绿豆一升半（淘）　赤小豆二两　甘草节二两

【用法】每日水煮，任意食豆饮汁。痘疹流行时，预服痘自不发，虽出必稀少。

【功用】防痘，稀痘。

七退散

【来源】《医方类聚》二六五引《经验良方》。

【组成】鸡翁脚粗黄皮　鹅脚黄皮　抱鸡子壳　人指爪　蝉蜕　羚羊角　猪后脚悬爪（不点地者）

【用法】上焙干或日干，为细末。煎羌活汤调下。

【主治】痘疮后，眼生翳。

紫草饮子

【来源】《医方类聚》卷二六五引《经验良方》。

【组成】紫草　人参　芍药　蝉蜕　甘草　川山甲（土拌炒）各等分

【用法】上为末。每服一钱，水一盏，煎至七分，作三四次温服。

【主治】小儿痘疮出，被风吹复不见，入皮肤内。

鼠粘子汤

【来源】《医方类聚》卷二六五引《经验良方》。

【别名】消毒饮。

【组成】鼠粘子一两（微炒）　甘草　川升麻　荆芥　防风各二钱半

【用法】上锉。每服三钱，水一盏，煎至六分，量儿大小加减服。

【主治】小儿痘疮收靥者，余毒未散，身热，大便坚实，口舌生疮，咽喉肿痛。

龙蜕饼子

【来源】《续易简方》卷五。

【别名】消毒饼子。

【组成】蛇蜕一条（用麻油点灯，烧存性）

【用法】上为细末，以砂糖拌为饼子。嚼下。

【主治】小儿痘疮，余毒上攻咽喉，语声不出。

紫草汤

【来源】《续易简》卷五。

【组成】紫草茸　紫苏叶　升麻　甘草（炙）各半两

【用法】上为散。水二盏，加糯米五十粒，同煎一盏，温分二服。

【主治】疮疹热盛而发不透者。

黄耆汤

【来源】《兰室秘藏》卷下。

【别名】调元汤（《痘疹世医心法》卷二十三）、参耆饮（《证治准绳·幼科》卷四）、保元汤（《仁斋直指小儿方论》卷五）。

【组成】黄耆二钱　人参一钱　炙甘草五分

【用法】上锉。作一服，水一大盏，煎至半盏，去滓，食远服。加白芍药尤妙。

《仁斋直指小儿方论》引作"保元汤"。用水一盏半，生姜一片，煎至五分，不拘时服。

【功用】《仁斋直指小儿方论》：内固外护，扶阳助气。

【主治】

1.《兰室秘藏》：小儿惊风。

2.《证治准绳·幼科》：小儿虚弱痘证。元气虚弱，精神倦怠，肌肉柔慢，面青㿠白，饮食少进，睡卧宁静而不振者，不分已出未出者。

【宜忌】《痘疹世医心法》：气壮实者不宜。

【方论】

1.《兰室秘藏》：此三味皆甘温能补元气，甘能泻火，《内经》云：热淫于内，以甘泻之，以酸收之。白芍药酸寒，寒能泻火，酸味能泻肝而大补肺金，所补得金土之位大旺，火虚风木何由而来克土，然后泻风之邪。

2.《仁斋直指小儿方论》：人参、黄耆、甘草性味甘温，专补中气而能泻火，故虚火非此不去也。三味之剂借以治痘，以人参为君，黄耆为臣，甘草为佐，上下相济，治虽异而道则同。予尝计其药性之功，用黄耆能固表，人参能固内，甘草能解毒，究其治痘之宜治，必须此三味之神品。

3.《医方论》：气血并补，敛阴生津，极为有力。惟方既有五味，不必再加乌梅。

4.《医方集解》：此手足太阴药也。黄芪、人参补气，熟地、芍药补血，乌梅、五味敛耗生津，天冬、麦冬泻火补水，茯苓淡以利湿，甘草甘以和中，湿去气运，则脾和而思食，津生而燥退矣。

鼠粘子汤

【来源】《兰室秘藏》卷下。

【别名】黍粘子汤（《普济方》卷四〇三）、鼠粘连翘汤（《杏苑生春》卷六）。

【组成】鼠粘子（炒香） 当归身（酒洗） 炙甘草各一钱 柴胡 连翘 黄芪 黄芩各一钱五分 地骨皮二钱

【用法】上锉。每服三钱，水一盏半，煎至一盏，去滓温服。

【主治】小儿瘢疹已出，稠密，身表热。

人参清膈散

【来源】《小儿痘疹方论》。

【组成】人参 柴胡 当归 芍药 知母（炒） 桑白皮 白术（炒） 黄芪（炒） 紫菀 地骨皮 茯苓 甘草 桔梗（炒）各一两 黄芩半两 石膏 滑石各一两半

【用法】上为粗末。每服三钱，水一大盏，加生姜三片，同煎至六分，去滓，不拘时候，徐徐温服。

【功用】解散邪气。

【主治】

1.《小儿痘疹方论》：小儿痘疹，脾肺蕴热，涕唾稠粘，身热鼻干，大便如常，小便黄赤。

2.《普济方》：疮痘靥后，热毒不解，咳嗽痰喘，潮热烦渴，咽膈不利。

【验案】一小儿痘赤壮热，咳嗽痰甚，烦热作渴，用人参清膈散一剂，诸症顿退。日用芹菜汁，旬余而靥。

人参麦门冬散

【来源】《小儿痘疹方论》。

【别名】麦门冬散（原书同卷）、人参门冬饮（《明医杂著》卷六）

【组成】麦门冬一两 人参 甘草（炙） 陈皮 白术半两 厚朴（姜制）各半两

【用法】上为粗散。每服三钱，水一大盏，煎至六分，去滓，徐徐温服，不拘时候。

【主治】

1.《小儿痘疹方论》：痘疮微渴。

2.《仁术便览》：痘疮欲靥已靥之间，身热小渴。

【验案】痘疹 《保婴撮要》一小儿痘疮发热作渴，此痘未出尽，脾胃虚而热也，用人参麦门冬散一剂，痘复出而热渴止。

升均汤

【来源】《小儿痘疹方论》。

【组成】升麻 干葛 芍药（炒） 人参 白术（炒） 甘草 紫草（如无，红花代之） 《明医杂著》有茯苓。

【用法】每服三五钱，加生姜，水煎服。

【主治】痘疮已出不匀，或呕吐、发热、作渴。

丹粉散

【来源】《小儿痘疹方论》。

【组成】轻粉 黄丹各五分 黄连末二钱

【用法】上为末。搽患处。

【主治】痘毒，脓水淋漓。

托里散

【来源】《陈氏小儿痘疹方论》。

【组成】人参 黄芪（炒）各二钱 当归（酒洗） 白术 陈皮 熟地黄 茯苓 芍药（炒）各一钱五分 甘草（炙）五分 《张氏医通》有柴胡。

【用法】每服三五钱，水煎服。

【功用】消肿溃脓。

【主治】

1.《陈氏小儿痘疹方论》：痘毒元气虚弱，或行克伐不能溃散。

2.《景岳全书》：痈毒内虚不能起发。

参芪四圣散

【来源】《小儿痘疹方论》。

【组成】人参　黄耆（炒）　白术（炒）　茯苓　当归　芍药　川芎各五分　紫草（如无，红花代之）　木通　防风各三分　糯米二百粒

【用法】上用水一盏，煎半盏，徐徐服。

【主治】痘疹有热，出至六七日，不能长，不生脓，或作痒。

轻粉散

【来源】《小儿痘疹方论》。

【组成】真轻粉　黄丹各等分

【用法】上为细末。左眼有翳，吹入右耳；右眼有翳，吹入左耳。更以绿豆皮、谷精草、白菊花各一两，为末，每服三钱；干柿一枚，米泔一盏，煎干，将柿去核食之，每日三枚，不拘时候。

【主治】小儿出痘，眼内生翳。

雄黄散

【来源】《小儿痘疹方论》。

【组成】雄黄一钱　铜绿二钱

【用法】上药同研极细，量疮大小干掺。

【主治】小儿因痘疮，牙龈生疳蚀疮。

紫草散

【来源】《小儿痘疹方论》。

【组成】紫草　甘草　黄耆（炙）　糯米各一钱半

【用法】水煎服。

【主治】痘疹黑陷，气血虚弱，疮疹不起。

紫草快斑汤

【来源】《小儿痘疹方论》。

【别名】紫草汤（《证治准绳·幼科》卷四）、紫草快癍散（《证治准绳·幼科》卷六）。

【组成】紫草　人参　白术　茯苓　当归　川芎　芍药　木通　甘草　糯米

【用法】每服二钱，水煎服。

【主治】痘疹血气不足，不能发出，色不红活。

惺惺散

【来源】《小儿痘疹方论》。

【组成】桔梗（炒）　真细辛　人参　甘草　白茯苓　真川芎　白术各一两

【用法】上为粉散。每服三钱，水一大盏，薄荷五叶，生姜三片，同煎至六分，去滓。徐徐温服，不拘时候。

【主治】小儿风热疮疹，时气头痛壮热，目涩多睡，咳嗽喘促。

大连翘汤

【来源】《婴童百问》卷一。

【别名】连翘汤（原书卷四）、大连翘饮（《小儿痘疹方论》附方）。

【组成】连翘　瞿麦　荆芥　木通　当归　防风　赤芍药　柴胡　滑石　蝉蜕　甘草（炙）各一钱　山栀仁　黄芩各五分

【用法】上锉细。每服二钱，加紫草，水煎温服。

【主治】

1.《婴童百问》：小儿疮疹壮热，小便不通，诸般疮疖，丹毒脐风。

2.《外科发挥》：斑疹丹毒瘙痒或作痛；及大人、小儿风邪热毒焮痛或作痒，小便涩。

3.《小儿痘疹方论》（附方）：小儿积热，大小便不利，及痘后余毒不解，肢体患疮或丹瘤，游走不止。

必用四圣散

【来源】《医方大成》卷十引《简易方》。

【别名】必用四神散（《袖珍方》卷四）。

【组成】紫草茸　木通（去节）　甘草　枳壳（去白麸炒）各等分

【用法】上锉。每服二钱，水一盏，煎服。

【主治】小儿疮疹出不快透，及倒压一切恶候。

膈　汤

【来源】《普济方》卷一五一引《资寿方》。

【别名】真汤（原书同卷引《简易方》）。

【组成】苦桔梗　荆芥穗　薄荷叶　干葛　甘草节　栝蒌根　牛蒡子各等分

【用法】上为粗末。每服三钱，水一盏，煎至七分，去滓，日进三五服，不拘时候。

【主治】四时不正之气，及伤寒未分证候，疮疹欲出未出；及脾寒似疟，潮热往来，壮热如蒸，两耳黯，唇青，面色黧黑，口苦舌干，四肢倦怠，饮食无味。

木香理中汤

【来源】《仁斋直指小儿方论》卷五。

【组成】理中汤加木香　甘草　干姜

【主治】小儿疮疹。

加味四圣散

【来源】《仁斋直指小儿方论》卷五。

【组成】紫草茸　木通　南木香　黄耆（微炒）　川芎　甘草各等分

【用法】上为粗末，煎一钱，不拘时候服。

【主治】小儿疮痘出不快，及变陷者。

【加减】大便秘，加枳壳少许；大便如常，加糯米一百粒（糯米解毒，能酿而发之）。

乌梅汤

【来源】《仁斋直指小儿方论》卷五。

【组成】小黑豆　绿豆各一合　乌梅二个

【用法】上锉。新汲水一碗，煎取清汁，旋服。

【主治】小儿疮痘热渴。

甘草散

【来源】《仁斋直指小儿方论》卷五。

【别名】甘草汤（《丹溪心法附余》卷二十三）。

【组成】粉甘草（微炙）　栝楼根各等分

【用法】上为末。煎服一钱。

【主治】疮痘略出，烦渴不止。

加味宣风散

【来源】《仁斋直指小儿方论》卷五。

【组成】宣风散加青皮一分

【用法】每服一钱，蜜汤调下。先下黑粪，次下褐粪，然后以和胃药加陈米与之，良久粪黄，疮自微出；又以竹园胡荽煎酒，敷其身，即得发起。

【主治】肾证疮痘变黑。

【加减】气怯者，外加南木香一钱。

丝瓜汤

【来源】《仁斋直指小儿方论》卷五。

【别名】丝瓜散（《证治准绳·幼科》卷四）。

【组成】丝瓜（连皮）

【用法】烧炭存性，百沸汤调下。

《证治准绳·幼科》本方用法：或以紫草、甘草煎汤调服尤佳；米汤亦可。

【功用】发疮疹最妙。

独圣散

【来源】《仁斋直指小儿方论》卷五。

【别名】独神散（《痘疹金镜录》卷下）。

【组成】穿山甲（汤洗净，炒令焦黄）

【用法】上为末。每服半钱，入麝香少许，南木香煎汤调下；或紫草煎汤，入红酒少许调下。

【主治】

1.《仁斋直指小儿方论》：痘疹陷入。

2.《普济方》：疹疮陷入不发，黑色而气欲绝。

调解散

【来源】《仁斋直指小儿方论》卷五。

【组成】青皮　陈皮　桔梗　枳壳（制）　半夏（制）　川芎　木通　干葛　甘草（炒）紫苏各等分　人参减半

《普济方》有柴胡、紫草。

【用法】上锉散。每用二钱，加生姜、大枣水煎服。

《证治准绳·幼科》本方用法：或以紫草、甘草煎汤调服尤佳；米汤亦可。

【主治】小儿疮痘已发，或为风冷所折，荣卫不和，或为宿食所伤，内气壅遏，以致坚硬。

黄柏膏

【来源】《仁斋直指小儿方论》卷五。

【别名】护目膏（《普济方》卷四〇四）、护眼膏（《医学入门》卷六）。

【组成】黄柏（去粗皮） 新绿豆 红花各一分 甘草（生）半钱

【用法】上为末，麻油调为膏，薄涂眼眶四围，若用胡荽酒，尤先护目。

【主治】疮痘初萌，急以此防眼。

紫草木香汤

【来源】《仁斋直指小儿方论》卷五。

【别名】紫草汤（《医学正传》卷八）、紫草木香散（《治痘全书》卷十四）。

【组成】紫草 木香 茯苓 白术各等分 甘草（炒）少许

【用法】上锉，加糯米煎。

【主治】疮出不快，大便泄利。

【方论】紫草能利大便，木香、白术所以佐之也。

三豆汤

【来源】《类编朱氏集验方》卷七。

【组成】乌豆 赤小豆 绿豆各等分

【用法】浑水服。

《本草纲目拾遗》：每日煮汤，与小儿吃，出痘自稀。如遇痘毒，亦用此汤饮之；捣搽敷上，其毒自消。

【功用】《本草纲目拾遗》：稀痘。

【主治】饮酒太过，衄血、吐血，起则无事，睡则尤甚。

人参散

【来源】《类编朱氏集验方》卷十一。

【组成】麻黄二钱 芍药 荆芥 白茯苓 人参甘草一钱

【用法】上为末。每服半钱，薄荷汤送下。

【主治】疹痘。

升麻散

【来源】《类编朱氏集验方》卷十一。

【别名】升麻汤（《普济方》卷四〇三）。

【组成】山栀子 柴胡 黄芩 赤芍药 甘草 升麻 干葛

【用法】上锉。薄荷汤同煎服。

【主治】发痘出后，一向作热。

瓜蒌散

【来源】《类编朱氏集验方》卷十一。

【组成】瓜蒌 贝母 荆芥

【用法】上为末。水煎，连三服。

【主治】欲出痘疹。

紫草饮

【来源】《类编朱氏集验方》卷十一。

【组成】紫草 北芍药（去芦） 麻黄（去节） 当归 甘草

《世医得效方》本方用量各等分。

【用法】上锉，白水煎服，不拘时候。

【主治】痘疮欲发未发，或未透者。

无价散

【来源】《御药院方》卷十一。

【别名】化毒散（《普济方》卷四〇三引《经验方》）、健效化毒散（《普济方》卷四〇三）、四味万两金丹（《疮疡经验全书》卷四）、万金散（《古今医鉴》卷十四）、四灵无价散（《治痘全书》卷十四）、万两黄金散、四圣散（《救偏琐言·备用良方》）、四粪散（《医学纲目》卷三十七）。

【组成】人粪（烧） 猫粪（烧） 猪粪（烧） 犬粪（烧）各等分少许

《普济方》：本方入麝少许。

【用法】将上四物于腊日早晨日未出盛贮于销一铤银锅子内，用木炭火大笼煅令烟尽白色为度。小儿每用一字，用蜜调服。

【主治】斑疮发出不快，倒靥黑陷，一切恶疮。

鸡冠散

【来源】《医林方》引《施圆端效方》（见《医方类聚》卷二六五）。

【别名】二圣散（《医方类聚》卷二六五引《医林方》）。

【组成】甘草（炒，锉碎）三分　板兰根一两

【用法】上为细末。每服三钱，雄鸡冠刺血五点，滴酒少许，温凉随时服。

【主治】斑疹倒靥，陷伏黑顶不快。

煮萍饮

【来源】《医方类聚》卷二六四引《澹寮方》。

【组成】青萍　紫萍各一握（洗净）

【用法】上煮羹吃三服。

【主治】伤寒，斑疮甚者。

大效点明膏

【来源】《活幼口议》卷十九。

【组成】覆盆根

【用法】净洗，捣取粉，澄滤令细，晒干。每用蜜和，以少许点白丁上，一日二三次，令其自消自散。

【主治】斑疮眼患。

神效透关散

【来源】《活幼口议》卷二十。

【别名】透关散。

【组成】荜澄茄不拘多少

【用法】上为细末。每以少许吹入鼻中，于食后频数吹之。

【主治】小儿斑疮，初作眼患，痛涩羞明怕日，出泪频多；或已觉渐成白翳子。

一匕金

【来源】《活幼心书》卷下。

【组成】穿山甲（汤浸透，取甲锉碎，同热灰铛内慢火炒令黄色）五钱　红色曲（炒）　川乌（一枚，灰火中带焦炮）各二钱半

【用法】上为末，入麝香半字，同在乳钵杵匀。每用一匕，用葱白浓煎汤调下。只投一服或二服。

【主治】豆疮黑陷，或变紫暗色，证在急危者。

中和汤

【来源】《活幼心书》卷下。

【组成】人参（去芦）　厚朴（去粗皮，锉碎，每一斤用生姜一斤，薄片切烂，杵拌匀，酿一宿，慢火炒干用）　当归（酒洗）　防风（去芦）　白芷　肉桂（去粗皮）　桔梗　川芎　白芍药　沉香　檀香　乳香　藿香叶　紫苏叶　黄耆（蜜水涂，炙）　甘草各半两

【用法】上锉，用无灰酒四两重，拌匀晒干，天阴略焙。每服一钱，水一盏，煎七分，温服，不拘时候。

【功用】通和表里，温养脾胃，匀调气血，顺正阴阳，发散风寒，辟除腥秽。善使痘疮易出易收，不致倒靥黑陷，传变危急，并能排脓止痛。常服清神驻颜，明目健脾，真元益固，邪气无干。

【主治】痘疮；遍身痒疥。

豆蔻丸

【来源】《活幼心书》卷下。

【别名】豆蔻饼（《古今医统大全》卷九十一）

【组成】肉豆蔻　南木香　缩砂仁各三钱　白龙骨　诃子肉各五钱　赤石脂　枯白矾各七钱半

【用法】上除木香不过火，余六味锉、焙，仍同木香为末，稠煮面糊为丸，如麻仁大。每服三十丸至五十丸，空心温米清汤送下，或不拘时候。小儿小者，丸粟谷大，下法同前。

【主治】患痘疮，脾虚作泻。

快斑饮

【来源】《活幼心书》卷下。

【组成】麻黄（去节存根）一两半（略以酒浸透一宿，焙干）　红色曲半两　薄桂（去粗皮）　甘草各三钱

【用法】上锉，焙，为末。每服一钱，用温白汤调

服，不拘时候。

【主治】痘疮出不快。

耆归汤

【来源】《活幼心书》卷下。

【组成】黄耆一两（蜜水涂，炙） 当归（酒洗，焙干） 白芍药 川芎各半两 甘草三钱（炙）

【用法】上锉。每服二钱，水一盏，煎七分，温服，不拘时候。

【主治】小儿禀赋素弱，痘疮出不快者；及肝虚目视不明。

黄土散

【来源】《活幼心书》卷下。

【组成】黄土不拘多少（取旷野背阴处深掘为妙）

【用法】上药安地上，炭火煅透，候冷，为干末。用绢或纱兜扑患处，仍服解余毒之药。

【主治】小儿痘疮余毒太甚，遍身溃烂，脓汁不干。

【宜忌】忌动风发热等物。

紫草茸饮

【来源】《活幼心书》卷下。

【组成】紫草茸（无嫩茸，取近芦半寸者代） 人参（去芦） 黄耆（生用） 当归（酒洗，去尾） 白芍药 甘草各半两

【用法】上锉。每服二钱，水一盏，加糯米五十粒，煎七分，温服，不拘时候；或加大枣一枚，去核同煎。

【功用】和益脾胃，催张痘疮，庶使易收，不致传变。

千金内托散

【来源】《活幼心法》卷三。

【组成】人参一钱 当归身 蜜炙黄耆各一钱五分 酒炒白芍 大川芎各六分 官桂 炙甘草 山楂肉各五分 广木香 防风 白芷 厚朴各三分

【用法】加生姜一片，龙眼肉三枚同煎，入好酒和服。或用人乳和药服，于灌脓有利。

【主治】痘色淡白，疮不尖圆，根无红晕，气虚而血缩不成脓者灰陷白陷。

【宜忌】脾胃弱，大便滑泄者，人乳性凉忌用。

栀连二陈汤

【来源】《活幼心法》卷三。

【组成】黄连（姜汁炒） 栀子（姜汁炒）各五分 白茯苓八分 制半夏四分 陈皮（去白） 炙甘草各二分

【用法】生姜一片同煎，缓缓服。吐止即勿服。

【主治】痘症起发灌脓时，毒火上腾，吐而酸苦有声，吐讫反快，痘色红紫者。

补中益气汤

【来源】《活幼心法》卷四。

【组成】人参八分 蜜炙黄耆一钱 白术 当归身各八分 柴胡 升麻 川芎各四分 炙甘草五分 陈皮四分 生姜一片

【用法】水煎，温服。

【主治】痘疹浆足回水，至结痂还元数日，发热稍缓，头热面不甚热，手心脚心热，手背脚背不热，精神困倦，大小便利者，为虚热。

【加减】渴者，加麦门冬一钱，五味子九粒。

建中汤

【来源】《活幼心法》卷四。

【组成】人参二钱 蜜炙黄耆三钱 白术 当归身各一钱五分 大川芎八分 大附子（制） 干姜（炒带黑色） 肉桂 炙甘草各一钱 丁香五分

【用法】加生姜一片，同煎。温服。一服立止，甚者不过二服。

【主治】真气外发而内虚寒，痘收时寒战咬牙者。

参归大补汤

【来源】《活幼心法》卷五。

【别名】参耆大补汤（《痘疹活幼至宝》卷终）。

【组成】人参　当归　蜜炙黄耆各一钱二分　川芎　桔梗　山楂肉各八分　炙甘草八分　防风　白芷　姜炒厚朴　紫草茸各六分　南木香三分

【用法】加生姜一片同煎，温服。

【功用】大补气血，收摄其毒。

【主治】气血虚弱，不能拘摄毒气以成脓，其毒散漫妄行肉分，痘出齐后，面目肿胀，而痘不胀者。

参耆实表汤

【来源】《活幼心法》卷五。

【组成】蜜炙黄耆一钱五分　人参一钱　炙甘草　官桂　防风　白芷各八分　当归　川芎　桔梗　厚朴各六分　广木香三分

【用法】加生姜一片，同煎，温服。外治痘痒，用荆芥穗为末，纸裹紧搓，糊贴纸头，令不散，仍焙干，灯上燃之，却于桌上敲去灰，指定痒痘头，用荆芥火点痒处一下。

【主治】表虚痘症作痒者。

和中汤

【来源】《活幼心法》卷七。

【组成】白术（米泔水浸，炒）八分　白芍（酒炒）六分　当归身七分　陈皮五分　甘草六分　熟半夏六分　柴胡六分　防风六分　白茯苓七分　干葛八分　牡丹皮五分　桔梗七分

【用法】加生姜一片，红枣二个，水二钟，煎服。

【功用】微表，和中安胃。

【主治】痧痘，大吐大泻而后见者。

参术散

【来源】《活幼心法》卷八。

【组成】白术（用里白无油者去芦，刮去皮，炒）一两　人参　白茯苓（去皮）　砂仁　炙甘草（去皮）　薏苡仁（炒熟，拣净）　家莲子（去心，炒）　真神曲（炒）　山楂肉各五钱　肉豆蔻（面裹煨熟，去面切细，用火纸包，打去油净）　诃子（煨，取肉去核）　陈广皮（洗净，去筋膜，晒）各四钱　南木香三钱

【用法】上为细末。每用二钱，清米饮调，食前温

服。儿有不肯服者，入稀粥内和服。

【主治】

　　1.《活幼心法》：小儿脾虚吐泻交作，其泻每日只溏粪一二次，屡作不止。

　　2.《会约医镜》：痘色淡白，脾胃虚寒，大便泄而青白滑利不止者。

大连翘饮

【来源】《活幼心法》卷九。

【组成】连翘　牛蒡　柴胡　当归　赤芍　防风各八分　木通　车前子　荆芥　黄芩　山栀（俱酒炒）　滑石　甘草　蝉蜕各五分

【用法】加生姜一片，同煎服。

【主治】痘症结痂后，余毒犹盛，壮热烦渴，胸腹、手足、头面俱热，大便秘涩，小便赤涩者；又郁热不散；赤肿而成痈者；又痘疮原多溃烂，收结后，仍作热作脓者。

【加减】大便秘者，加酒炒大黄。

六味回阳饮

【来源】《活幼心法》卷末。

【别名】回阳饮（《中国医学大辞典》）。

【组成】附子一钱　炮姜一钱　党参　当归各三钱　肉桂三钱　炙甘草一钱

【用法】加胡椒末三分，灶心土水澄清煎药服。

【功用】大补元阳。

【主治】小儿气血本虚，痘疮自塌，或误服凉药，呕吐泄泻，将成慢惊者。

平和汤

【来源】《活幼心法》卷末。

【组成】人参　当归　桔梗　白芍　紫苏　黄耆各四分　防风　白芷　甘草各三分　官桂　沉香　檀香　乳香　藿香各二分

【用法】加生姜一片，水煎，温服。

【主治】痘症。因邪秽所触，伏陷而出不快，其痘痒者。

归耆汤

【来源】《活幼心法》卷末。

【组成】当归身五钱　蜜炙黄耆三钱　酸枣仁（炒，研）二钱

【用法】水煎服。

【主治】痘疮浆足，身凉而汗不止者。

回生丹

【来源】《活幼心法》卷末。

【组成】丁香九枚　干姜一片

【用法】水煎，热服。

【主治】痘灰白，虚寒吐泻，手足冷。

呕吐敷方

【来源】《活幼心法》卷末。

【组成】白芥子（研末）

【用法】用酒调敷涌泉穴，男左女右，如指头大一块。敷一二时吐止，即去之，久则恐发泡也。

【主治】痘出稀疏，但呕吐不止，药不能进者。

腐草散

【来源】《活幼心法》卷末。

【组成】取多年盖屋覆墙陈草（或晒干，或焙干）

【用法】上为细末。掺之。倘遍身破损，摊席上，令光身坐卧。

【主治】痘疮扒破。

参耆鹿茸汤

【来源】《方剂辞典》引《活幼新法》。

【组成】鹿茸（酒炙，去毛）三钱　黄耆（蜜炙）当归（酒洗）各一钱半　人参一钱二分　附子一枚　龙眼肉三个　生姜一片　甘草（炙）六分

【用法】同煎去滓。入好酒一杯，温服。

【主治】痘初无大热，面色少赤或赤斑，皮肤中隐隐，而经四五日不起出。面色憔悴，似内攻非内攻，此禀受虚症之儿，毒气盛实，不能发表之危症。

通膈丸

【来源】《斑论萃英》。

【组成】大黄　牵牛　木通各等分

【用法】上为细末，滴水为丸，如粟粒大。每服三五十丸，量虚实加减。

【功用】《证治准绳·幼科》：利上下气血。

【主治】

　　1.《斑论萃英》：斑出青干黑陷，身不大热，大小便涩，热在内者。

　　2.《治痘全书》：痘因内伤，腹热足冷，胀满，大小便不利者。

紫草木通汤

【来源】《斑论萃英》。

【别名】紫草木通散（《医学纲目》）。

【组成】紫草　木通　人参　茯苓　粳米各等分　甘草减半

【用法】上为末。水煎服。

【主治】小儿疮疹。

防风汤

【来源】《云岐子保命集》卷下。

【别名】解毒防风汤（《小儿痘疹》）。

【组成】防风一两　地骨皮　黄耆　芍药　枳壳　荆芥穗　牛蒡子各半两

【用法】上为细末，温水调下；或为粗末，煎服二三钱，更妙。

【功用】安里解毒。

【主治】

　　1.《云岐子保命集》：小儿斑疹。

　　2.《小儿痘疹》：小儿痘疮毒气炽盛。

枣变百祥丸

【来源】《云岐子保命集》卷下。

【别名】百祥丸（《张氏医通》卷十五）、金枣仙方（《串雅外编》卷三）。

【组成】大戟（去骨）一两　枣三个（去核）

【用法】用水一碗，煎至水尽为度，去大戟不用，将枣焙干，和剂旋丸。每服从少至多，以利为度。

【主治】

　　1.《云岐子保命集》：斑疹大便秘结。

　　2.《张氏医通》：痘疮黑陷，喘胀便秘。

【方论】《东医宝鉴·杂病篇》：大戟性峻，以枣变者，缓其性也。

真牙汤

【来源】《云岐子保命集》卷下。

【组成】人牙二枚（烧存性）　麝香少许

【用法】上为细末。用紫草、升麻汤调下。

【主治】小儿癍疮黑陷。

地黄丸

【来源】《田氏保婴集》。

【组成】天门冬　麦门冬　玄参各三两　甘草　薄荷叶各一两

【用法】上为细末，熬生地黄汁为丸，如樱桃大。每服一丸，温蜜水化下。

【主治】小儿疮疹，口疮，咽喉肿痛，牙疳臭烂。

防风苍术汤

【来源】《田氏保婴集》。

【组成】防风半两　苍术　石膏各一两　炙甘草半两　川芎　黄芩各二钱半

【用法】上为粗末。每服二钱，加生姜三片，薄荷七叶，水煎，每日二次。

【功用】解表，透斑疹。

【主治】小儿邪热在表，恶风恶寒，疮疹未出者。

大戟散

【来源】《永类钤方》卷二十一。

【组成】红芽大戟

【用法】上为末。三岁儿抄半钱，研脂麻汤调下。

　　此药治戛齿甚妙。或恐有毒性，不敢用，但对证分明，用之不妨。寻常小儿，睡中戛齿者，

肾经风热，是惊风入肾，一服即效，后与惊药，更不复作。仍戛齿寒战属肾水，但温脾土，养肺金，以胜复之。

【主治】痘疮紫黑色陷，寒战噤牙，戛齿，身黄紫肿。

红花汤

【来源】《永类钤方》卷二十一。

【组成】红花子　紫草茸各半两　蝉蜕一分

【用法】上锉。酒、水一中盏，煎，去滓温服。

【主治】小儿疮痘不出。

人齿散

【来源】《世医得效方》卷十一。

【别名】人牙散（《寿世保元》卷八）。

【组成】人齿（烧存性）

【用法】上为末。每个作一服，酒调下。

【主治】疮痘初出光壮，忽然黑陷，心烦性躁，气喘妄语，或见鬼神。

大如圣汤

【来源】《世医得效方》卷十一。

【别名】大如圣饮子（《明医杂著》卷六）。

【组成】桔梗　甘草（生）　牛蒡子（炒）各一两　麦门冬（去心）半两

【用法】上为末。每服二钱，沸汤点，细细呷服，加竹叶五片煎汤，尤炒。

【主治】疮疹毒攻咽喉，肿痛。

木笔花散

【来源】《世医得效方》卷十一。

【别名】辛夷散（《普济方》卷四〇四）。

【组成】木笔花　生麝香　葱白

【用法】上用木笔花研为细末，加生麝香少许，葱白蘸药末入鼻中。数次即通。

【主治】痘疮出后，有余疮生塞鼻中，不能睡卧。

加味四圣散

【万源】《世医得效方》眷十一。

【别名】加味四圣饮（《简明医彀》卷六）。

【组成】紫草茸　木通（去皮节）　南木香　黄耆（炒）　川芎　甘草　人参各等分　蝉蜕（去足翼）十个

【用法】上锉散。每服二钱，水一盏煎，不拘时候温服。

【主治】

1.《世医得效方》：小儿疮痘出不快，及变陷倒靥，小便赤涩，余热不除，一切恶候；或被风吹，复不见，入皮肤内者。

2.《张氏医通》：小儿痘灌浆时，热渴引水或作痒。

【加减】大便秘，加枳壳少许；大便如常，加糯米一百粒（性解毒，能酿而发之）。

加味犀角饮

【来源】《世医得效方》卷十一。

【别名】加味犀角消毒饮（《东医宝鉴杂病篇》卷十一）、加味犀角汤（《种痘新书》卷十二。）

【组成】牛蒡子三两（炒）　荆芥穗五钱　甘草（炙）一两　防风　川升麻各七钱半　犀角三钱　麦门冬（去心）　桔梗（去芦）各五钱

【用法】上锉散，每服二钱，水一盏煎，去滓令温，时时令呷，或频灌之。

【主治】小儿毒气壅遏，壮热心烦，疮疹虽出，未能匀透，口舌生疮，不能吮乳。

【宜忌】大便利，不宜服。

如圣汤

【来源】《世医得效方》卷十一。

【组成】白芍药　川升麻各一两　甘草　紫草各五钱　干葛一两　木通五钱（去皮节）

【用法】上锉散。每服二钱，水一中盏，加生姜二片，葱白二根，山楂子根三寸同煎，热服。

【主治】

1.《世医得效方》：身热如火，头痛，颊赤面红，呵欠，鼻疮，疮疹已出未出时。

2.《景岳全书》：痘疹毒盛不起。

【加减】壮热心烦，加人参，赤茯苓，石膏，麦门冬（去心）。

灵砂酒

【来源】《世医得效方》卷十一。

【组成】灵砂

【用法】以好酒磨化三五粒服。

【主治】疹疮黑陷不起。

败草散

【来源】《世医得效方》卷十一。

【别名】败毒散（《种痘新书》卷十二）。

【组成】多年盖屋烂草或盖墙烂草，不以多少。

【用法】晒干为末。干贴，无痕；若浑身疮破，脓水不绝，粘沾衣服，难以坐卧，可用三二升摊于席上，令儿坐卧，少即干贴。

【功用】

1.《世医得效方》：解疮毒。

2.《种痘新书》：收湿气。

【主治】痘疮过搔成疮，脓血淋漓。

捷效化毒散

【来源】《世医得效方》卷十一。

【组成】人粪　猫粪　猪粪　犬粪各等分

【用法】冬月取上药，于高处黄土窨五日，取出，即用砂锅盛盖，盐泥固济，晒干，于腊月八日烧令通红，取出去火毒，为末，入麝香少许。每日一字，蜜调匀，温汤化下；或挑少许于舌上，用乳汁咽之。此药以毒攻毒，纵然疮出亦少快，无恶证。

【主治】痘疮欲发未发者。

柴胡散

【来源】《世医得效方》卷十六。

【组成】柴胡　黄芩　芍药各半两　甘草一分

【用法】上锉散。每服三钱，水一盏煎服。兼以药坠洗之。

《证治准绳·幼科》：每用三钱，姜二片，水煎服。

【主治】小儿眼胞患斑疮，热气冲透睛中，疼痛泪出，翳如银片，肿涩难开。

透肌汤

【来源】《医学纲目》卷三十七引《世医得效方》。

【组成】紫草　白芍药　升麻　秫米粉（炒）各半两

【主治】痘不透。

犀角大青汤

【来源】《伤寒图歌活人指掌》卷五。

【组成】大青三分　栀子十枚　犀角屑二钱半　豉一撮

【用法】分二服。每服水一盏半，煎至八分，去滓服。

【主治】斑疮出，烦疼。

二陈加枳壳汤

【来源】《丹溪心法》卷五。

【组成】二陈汤加枳壳

《证治准绳·幼科》：枳壳、半夏、茯苓、甘草、陈皮各等分（锉）。

【用法】《证治准绳·幼科》：每用三钱，姜二片，水煎服。

【主治】小儿痘疹，胸腹胀满者。

丝瓜汤

【来源】方出《丹溪心法》卷五，名见《景岳全书》卷六十二。

【组成】丝瓜　升麻　酒芍药　生甘草　黑豆　山楂　赤小豆　犀角

【用法】水煎服。

《景岳全书》本方用各等分，为粗散，每服三钱，水一大盏，煎至六分，不拘时，徐徐温服，量大小加减。

【功用】解痘疮毒。

犀角消毒饮

【来源】《丹溪心法》卷五。

【别名】犀角消毒散（《普济方》卷四〇三）。

【组成】恶实四两（炒）　甘草（炙）一两　防风半两　荆芥穗二两

本方名"犀角消毒饮"，但方中无犀角，疑脱。

【用法】上为末。食后、临睡煎紫草，糯米，园荽子汤调服，一日三次。

【主治】

1.《丹溪心法》：痘疮。

2.《普济方》：小儿内壅邪热，疮出不快。

夺命丹

【来源】《麻疹全书》卷三。

【组成】辰砂（择腰面者，以纱囊盛之，用升麻、麻黄、紫草、连翘四味同入砂罐，以新汲水、桑柴火煮一日夜，取出，将砂细研，仍将药汁去滓，飞，取末待干，听用）二钱　麻黄（连根节，酒蜜拌，炒焦）八分　蝉蜕（洗净，去足）三分　紫草（酒洗）五分　红花子三分　穿山甲（酒洗）五分　真蟾酥三分

【用法】上为细末，用醋酒为丸，分作千粒。周岁者半丸，二岁者一丸，最多者以三丸为止，热酒化服，厚盖取汗，汗出痘随出也。

【主治】风邪倒陷，及痘毒入里。

保和防毒饮

【来源】《麻疹全书》卷三。

【组成】紫草　桔梗　川芎　山楂　木通　人参　红花　生地　甘草　糯米　灯心

【用法】上加生姜，水煎服。

【功用】保和元气，活血解毒，助痘成浆，易痂易落。

【主治】血热痘疹，见点三日后，不易长大粗肌者。

【宜忌】七八日后，浆退身复壮热，禁用此方。

【加减】便涩腹胀，加大腹皮；繁红不润，加当归、蝉退；出不快，加鼠粘子；陷塌，加黄耆；痛，加白芍；不匀，加防风；水泡，加白术、芍

药；嗽，加五味、麦冬；渴，加麦冬。

透斑和中汤

【来源】《麻疹全书》卷三。

【组成】葛根 猪苓 泽泻 茯苓 川芎 升麻各七分 前胡 桔梗各一钱 柴胡五分 陈皮 半夏各七分 甘草三分

【用法】生姜三片为引，水煎，分作数次服。

【主治】疹疮二三日，泄泻。

凉血地黄加人参汤

【来源】《麻疹全书》卷下。

【组成】当归 川芎 白芍 生地黄 人参 升麻 白术 黄芩（酒炒） 甘草

【主治】妇人痘疮发热之时，热入血室，经水先期而来，至四日不止者。

升麻牛蒡子散

【来源】《玉机微义》卷十五引郭氏方。

【组成】升麻 牛蒡子 甘草 桔梗 葛根 玄参 麻黄各一钱 连翘一钱

【用法】上锉。加生姜三片，水二盏，作一服。

【主治】时毒疮疹，发于头面、胸膈之际，脉浮洪在表者。

紫草甘草枳壳汤

【来源】《玉机微义》卷五十。

【别名】紫草茸甘草枳壳汤（《医方类聚》卷二六五引《疮疹方》）。

【组成】四圣散加木通

【主治】疮疹。

忍冬解毒汤

【来源】《救偏琐言·备用良方》。

【别名】木三（《痧书》卷下）、五十九号萃象方（《杂病源流犀烛》卷二十）。

【组成】金银花 土贝母 甘菊 荆芥穗 牛蒡 红花 甘草 木通 连翘 地丁 胡桃

【用法】《痧胀玉衡》本方用法：水煎，温服。

【功用】防余毒窃发。

【主治】

　　1.《救偏锁言·备用良方》：痘痂初退，大局无虞，疤少荣润，热欠清和者。

　　2.《杂病源流犀烛》：痧后余毒留滞肌肉、骨膝间，发为痈疡红肿者。

六一汤

【来源】《医学纲目》卷三十七。

【组成】黄耆六钱 甘草（炙）一钱

【用法】上锉。每服二钱，水六分，入酒二分，同煎至半盏，温服。更加橄榄同煎尤好，加山药亦得。

【功用】专发痘疮之脓。

白术汤

【来源】方出《医学纲目》卷三十七引丹溪，名见《医部全录》卷四九五。

【组成】白术一钱半 黄耆（炙） 当归 陈皮各五分 甘草（炙）少许

【用法】水煎，温服。

【主治】痘疮，疡塌不掩。

回生散

【来源】《医学纲目》卷三十七。

【组成】人牙（烧存性） 麝香少许

【用法】上为细末。每服半钱，用黄耆、白芍药煎汤调下。

【主治】疮疹倒黡黑陷。

连翘散

【来源】《医学纲目》卷三十七。

【组成】连翘 黄芩 瞿麦 木通 滑石 柴胡 荆芥 牛蒡子 防风 羌活 赤芍药 甘草各等分

【用法】每服三钱，水一盏，煎半盏。又入生薄荷尤好。

【主治】小儿疮疹、疖、痘疹余毒作楚，或生于头面，耳疼颊赤，生疮。

麻痘风搐方

【来源】《医学纲目》卷三十七。

【组成】人参　羌活　防风　僵蚕（醋炒）　南星（姜制）　白附子（姜制）　甘草（炙）各等分

【用法】上加生姜三片，水煎服。其搐立止。

【主治】痘疮欲出，身热烦躁，忽发惊搐。

发疹紫草散

【来源】《医方类聚》卷二六四引亢拱辰方。

【别名】发疹紫草散（《普济方》卷四〇四）、紫草散（《明医杂著》卷六）、紫草化毒散（《景岳全书》卷六十三）。

【组成】紫草　甘草　糯米　黄耆

《普济方》本方用量，等分；《明医杂著》用各一钱半。

【用法】上为末。水煎服。

【主治】

1.《医方类聚》引《小儿药证直诀》麻疹，痘疮黑陷。

2.《明医杂著》：痘疹黑陷，气血虚弱，疮疹不起。

连翘防风汤

【来源】《普济方》卷四十三。

【别名】连翘散。

【组成】连翘（去心）　当归　赤芍　防风　木通　滑石（水飞）　牛蒡子（炒，研）　蝉蜕（去足翅）　瞿麦　石膏（煅）　荆芥　生甘草　柴胡　黄芩　紫草　车前子各五分

【用法】清水二盏，加灯心二十根，煎至八分，子与乳母同服。

【主治】小儿痘疹。

清膈汤

【来源】《普济方》卷一四七。

【组成】苦桔梗　荆芥穗　薄荷叶　紫苏叶　甘草节　瓜蒌根　牛蒡子　干葛各等分

【用法】上为粗末。每服三钱，以水一盏，煎至七分，去滓温服，每日三五次，不拘时候。

【主治】四时不正之气及伤寒未分证候，疮疹欲出未出；脾寒疟疾，寒热往来，状如骨蒸，久而耳黯唇青，面色黧黑，口苦舌干，四肢倦怠，饮食无味。

枣叶汤

【来源】《普济方》卷三六九。

【组成】枣叶一两（去细，焙干）　黄芩　柴胡（去苗）　人参（去芦头）　甘草（炙）各一两

【用法】上为细末。每服一钱，水一小盏，加生姜二片，煎至五分，温服。

【主治】小儿伤风，疮疹。

栝楼散

【来源】《普济方》卷四〇一。

【组成】栝楼　贝母　荆芥各等分

【用法】上为末。用紫草同煎，连三服。

【主治】欲出痘疹。

一出控心散

【来源】《普济方》卷四〇三。

【组成】全蝎二十四个　雄黄　麻黄（去节）各一分

【用法】上为细末。用芫荽以酒煎，令温调下。

【主治】小儿斑疮。

大功散

【来源】《普济方》卷四〇三。

【组成】苍术五钱（米泔浸一宿）　陈皮五钱（去白）　防风（去芦）　紫草　荆芥穗各三钱　赤芍药五钱　厚朴（姜制，炒）　柴胡（去芦）　缩砂仁各二钱　川芎五钱　当归（酒浸）二钱　干姜二钱　牛蒡子（炒）二钱　甘草（炙）一钱　黄芩二钱

【用法】上为末。每用田螺靥七个，桃、柳枝各七寸，绿豆汤浸透，取皮半盏，净洗锅，入井水煎熟，去滓，取清汁；再研雄黄末一钱，同入锅内搅匀，取四盏，将药与已出及方受热与未受证者服。

【主治】痘疮未发正发，及未受证者。

牛黄丹

【来源】《普济方》卷四〇三。

【组成】牛黄 川大黄各一两 粉霜 朱砂各一分

【用法】上为末，同研匀，炼蜜为丸，如黍米大。煎人参汤送下。量儿大小为剂。

【主治】小儿疮疹壮热烦渴。

四圣汤

【来源】《普济方》卷四〇三。

【组成】白芍药 升麻各一两 甘草 紫草各五钱 干葛一两 木通五钱（去皮节）

【用法】上锉散。每服二钱，水一中盏，加生姜二片，葱白二根，山楂子根三寸，同煎热服。

【主治】身热如火，头痛颊赤，面红呵欠，鼻疮，疮疹已出未出时。

【加减】壮热心烦，加人参、赤茯苓、石膏、麦门冬（去心）。

玄参升麻汤

【来源】《普济方》卷四〇三。

【组成】玄参（去芦） 升麻 葛根 芍药 甘草（炙）各等分

【用法】上锉。每服五钱，水一大盏，同煎至七分，去滓热服，乳母宜多服。

【功用】小儿触冒，必传疮疹，未发之前预服之。

加减异功散

【来源】《普济方》卷四〇三。

【组成】人参 白术 白茯苓 京芍药 黄耆 当归 桔梗 厚朴 紫草 粉草（炙）各三钱

【用法】上锉。水煎服。

【主治】小儿痘疹。

【加减】初加南木香二钱（恨），肉豆蔻（煨）；再加附子（炮）。随轻重加之。

圣功散

【来源】《普济方》卷四〇三。

【组成】防风 苍术（米泔浸） 荆芥穗 陈皮（去白） 甘草（炙） 川芎 厚朴（姜制） 牛蒡子（炒） 人参（去芦） 川白芷 缩砂仁 柴胡（去芦） 紫草 黄芩 黄耆（盐水炙） 赤芍药 当归（酒浸） 蝉蜕 枳壳（煨） 木通 赤茯苓（去皮） 桔梗各等分 肉桂（去皮） 木香各等分

【用法】上除制外，余药不见火，晒为细末。先用米泔水温调一服，次淡煮獭猪肉，或鲢鱼、田螺、泥鳅撸药与病人，空心食之。无热者，酒调肉撸；有热者，米泔汁调药撸肉食之；如痘不起胀，用常酒饼药与药末等分，酒调，肉撸食之；疮起胀，便去酒药，如前撸食；如大热，大便秘结，加四顺饮撸食；微利，即去四顺饮，如前撸食，空心撸食圣功散，仍食后服神功散，以解热毒。

【功用】解热消毒，匀气活血，调脾敛疮。

【主治】痘疮已出未收。

托里散

【来源】《普济方》卷四〇三。

【组成】黄耆 木香 赤芍药 蝉蜕 肉桂各等分

【用法】水煎服。

【功用】补虚，活血，匀气，发疮，通行血，气倍加。

【主治】婴孩痘疹。

当归散

【来源】《普济方》卷四〇三。

【组成】川当归一两 甘草一分

【用法】上为细末。每服二钱，水一中盏，豆豉十粒，同煎至六分，去滓，量儿大小服。以利动为度。逐日令吃甘草汁，三岁以下，一岁以上，加减服。

【主治】痘疹。

膀胱之府也。

红粉丹

【来源】《普济方》卷四〇三。

【组成】龙脑（细研）一钱 南星（腊月酿牛胆中，百日内阴干者取末）一两 朱砂（细研，水飞） 坯子染胭脂 天竺黄末各一两

【用法】上研匀，炼蜜为丸，如鸡头子大。每服一丸，人参汤化下。

【主治】小儿腑热，出疮疹不匀。

红花升麻饮

【来源】《普济方》卷四〇三。

【组成】升麻 芍药 干葛 红花 苏木 黄芩 麻黄（去节）甘草各等分

【用法】上为散。水煎服。

【主治】小儿疹痘、麻子，潮热焦啼，烦渴，寒凝难出者。

豆蔻丸

【来源】《普济方》卷四〇三。

【组成】肉豆蔻五钱 木香 缩砂三钱 白术 诃子一钱

【用法】上为末，米糊为丸，汤饮送下，量与。

【主治】小儿痘疮。

快毒丹

【来源】《普济方》卷四〇三。

【组成】黑牵牛 南木香（一方用各八分） 肉豆蔻（一方用半两） 青皮各等分（半生半炒，一方用一两半）

【用法】上为末，滴水为丸，如黍米大。每服七丸至十丸，紫草葱汤送下。

【主治】

　　1.《普济方》：疹痘疮，内有邪热，使气不匀，出不快。

　　2.《古今医统大全》：痘疹血气相搏，出不快。

【方论】木香匀气，豆蔻、青皮补脾，牵牛泻肾、

快斑散

【来源】《普济方》卷四〇三。

【组成】紫草茸五钱 陈皮二钱 黄耆三钱 赤芍药五钱 甘草（炙）三钱

【用法】上锉，加糯米百粒煎；三岁以上，每服三钱；以下，一钱。服后疮遍匀四肢，住后服。

【主治】痘疹。

驱毒散

【来源】《普济方》卷四〇三。

【组成】白花蛇（酒浸一宿，炙黄，去骨，为末） 麝香少许

【用法】上为末。三岁一字，酒调下；蝉蜕汤亦得。良久便出。

【主治】小儿疮疹痘出不快。

表解散

【来源】《普济方》卷四〇三。

【组成】白附子 防风 川芎 全蝎 麻黄（去节） 荆芥 红花 当归 蝉蜕 薄荷 羌活 茯苓 甘草 升麻各一分 朱砂（研）半钱 麝香少许

【用法】上为末。每服半钱，金银薄荷汤调下。

【主治】天行水疹，腥臊未出，潮热，麻子。

油 剂

【来源】《普济方》卷四〇三。

【组成】生麻油 童子小便各半盏

【用法】上逐旋夹和，以柳枝频搅，令如蜜。每服二蚬壳许。服毕，令卧少时。但三四服。大小便利，身体热退，即不成疮痘之证。

【主治】小儿方一二岁发热，恐成疮痘。

【宜忌】若形迹已露，不可服。

茯苓汤

【来源】《普济方》卷四〇三。

【组成】白茯苓（去皮）　桔梗（去芦）　天花粉（净）　半夏（汤泡）　甘草

【用法】上锉。生姜、麦门冬煎服。

【主治】痘疮痰盛。

香葛发斑汤

【来源】《普济方》卷四〇三引夏真人家传方。

【组成】紫苏一两半　升麻一两半　干葛二两　香附子一两半　陈皮一两　甘草一两　赤芍药一两　紫草二两

【用法】上锉。每服四钱，重水一大盏，加生姜二片，葱白一根，同煎至七分，去滓温服，滓再煎服，不拘时候。

【主治】小儿四时感冒发热，及痘疮尚未出过者，身发热头疼，或手心冷、耳冷，此痘疮之苗也。宜连进此药数服，痘疮纵出则必少。

【加减】如痘疮已出者，不加紫草，只服前药。

神功散

【来源】《普济方》卷四〇三。

【组成】黄芩　柴胡（去芦）　桔梗（去芦）　防风（去芦）　荆芥穗　陈皮（去白）　赤芍药　牛蒡子（炒）　枳壳（煨，去油）　木通　紫草　赤茯苓　甘草各等分

【用法】上锉。加灯心、白附子、麦门冬，水煎服；若便秘、大热，加煨大黄、糯米，水煎服。微利即止后服。

【功用】清心凉肌，解利热毒，免攻头目咽喉。

【主治】小儿痘疮大热，发狂谵语。

【加减】小热，加竹茹；大热，加北薄荷、山栀子仁、天花粉。

调中散

【来源】《普济方》卷四〇三。

【组成】白茯苓　人参　紫河车　甘草（炙）各等分

【用法】上为细末。每服二钱，水一盏，加生姜三片，大枣二个，煎六分，分三二次服。

【主治】小儿痘疹。

黄耆散

【来源】《普济方》卷四〇三。

【组成】黄耆　柴胡　干葛　甘草（炙）各一钱半

【用法】上为末。每服一钱，薄荷三叶，水五分，煎至三分，空心呷服。

【功用】《证治准绳·幼科》：凉肌肤散热。

【主治】
1.《普济方》：小儿热，疮疹。
2.《证治准绳·幼科》：小儿壮热不退。

黄耆散

【来源】《普济方》卷四〇三。

【组成】嫩黄耆　嫩柴胡　苏木　紫草各等分

【用法】上锉。白水煎服。

【主治】雪天疮疹难出，皮肤温壮，头烧脚冷，呵欠困闷，无时惊悸。

黄耆散

【来源】《普济方》卷四〇三。

【组成】黄耆　柴胡　干葛　甘草　人参各等分（一方无人参，用薄荷叶三叶煎）

【用法】上锉。白水煎服。

【功用】退热调养。

【主治】小儿疮疹，壮热烦渴。

脱齿散

【来源】《普济方》卷四〇三。

【组成】人牙齿（脱落者）不拘多少

【用法】上于瓷瓶内固济，大火煅令通赤，候冷取出，为末。每服半钱，用薄荷酒调下，良久脉平和，毒气散，疮如粟米。一方烧存性，热水调服。

【主治】疮疹不出，百药不中者。

葛根汤

【来源】《普济方》卷四〇三。

【组成】干葛　石膏（煅）　赤芍药　甘草（炙）各五钱　黄芩五钱

【用法】上锉。加葱白、薄荷汤煎，乳后服。或只用水煎。

【功用】解肌发表。

【主治】天时炎热，小儿欲发痘疮。

【加减】无汗，加麻黄；自汗，加桂枝。

紫金散

【来源】《普济方》卷四〇三。

【组成】紫草 蛇蜕皮（炒焦） 牛李子（炒）各半两

【用法】上为粗末。每服一钱，水七分，煎至四分，去滓温服。

【主治】小儿疮疹不快，倒靥。

紫背荷僵蚕散

【来源】《普济方》卷四〇三。

【组成】紫背荷叶（霜后贴水者佳） 直僵蚕（炒去丝） 牛蒡子（炒）各等分

【用法】上为细末。每服一钱，研胡荽汁和酒送下；米饮亦可。

【主治】小儿痘疹。

蝉蜕膏

【来源】《普济方》卷四〇三。

【组成】蝉蜕（去土） 当归 防风 甘草（炙） 川芎 荆芥穗 升麻 陈皮 紫草 赤芍药各等分

【用法】上为末，炼蜜为膏。每一两作四十丸，木香汤下。

【主治】御风邪，辟恶气，透肌肉，发痘疮。

薄荷散

【来源】《普济方》卷四〇三。

【组成】家薄荷叶一两 麻黄（去节） 甘草（炙）各半两

【用法】上为末。加生姜、大枣，水煎服。

【主治】小儿痘疹。

避秽丹

【来源】《普济方》卷四〇三。

【别名】避瘟丹（《仙拈集》卷一）。

【组成】苍术 北细辛 甘松 川芎 乳香 降香

【用法】上为末，水为丸，烈火焚之。

【功用】熏解秽恶。

【主治】痘疹。

麝香膏

【来源】《普济方》卷四〇三。

【别名】麝香猪血丸（《奇效良方》卷六十五）。

【组成】猪心血 麝香少许

【用法】旋取猪心血调麝香少许。涂两手心并口唇上。

【主治】小儿疮疹不透。

千金散

【来源】《普济方》卷四〇四。

【组成】石榴叶不拘多少

【用法】上为散。每服一字，或半钱，温水调下。

【主治】小儿发斑疮。

五味木香丸

【来源】《普济方》卷四〇四。

【组成】木香半两 白龙骨 诃子肉 赤石脂各半两 肉豆蔻二钱半

【用法】上为细末，面糊为丸，如黍米大。一周岁儿每服三五十丸，三岁儿服百丸，温米饮汤送下，一日三次，不拘时候。

【主治】疮疹初出，一日至七日，腹泻一二行者。

牛蒡散

【来源】《普济方》卷四〇四。

【组成】牛蒡子一两（炒） 荆芥二两半 白芷半两 全蝎三钱 甘草三钱（炙） 防风半两

【用法】上为末。水七分，煎服。

【功用】凉膈去痰。

【主治】小儿斑疮，及疹痘未出，一切毒疮，咽喉肿痛。

【宜忌】大便自利者不宜服。

牛黄生金散

【来源】《普济方》卷四〇四。

【组成】虎杖 滑石各一两 甘草二钱半 藿香一钱

　　本方名牛黄生金散，但方中无牛黄，疑脱。

【用法】上为细末。每服一平钱，水八分，煎至三分，去滓，通口服。儿大增之。

【功用】解利疮子。

【主治】小儿痘疹。

乌豆麦门冬汤

【来源】《普济方》卷四〇四。

【组成】乌豆（小者）二两 麦门冬（去心）一两

【用法】用水三升，同煮令乌豆烂熟为度。将药汤放温，时时抄与儿服。乳母吃乌豆、麦门冬；如三五岁儿，可令嚼吃。如乌睛突高者，难治。

【主治】疮痘眼目赤肿，瘾涩疼痛，泪出羞明。

百花膏

【来源】《普济方》卷四〇四。

【组成】白蜜不拘多少

【用法】涂于疮上。或用羊筒骨髓一两，炼入蜜滚三二沸，入轻粉少许，研成膏，瓷盒内盛之，涂于疮上。

【功用】痘痂易落，且无疤痕，亦不臭秽。

【主治】痘疮痒甚，误搔成疮，及疮痂欲落不落者。

全功散

【来源】《普济方》卷四〇四。

【组成】天花粉 防风 黄芩 升麻 羌活 荆芥穗 川芎 牛蒡子（炒） 郁金 紫草 甘草 枳壳 木通 猪苓 赤茯苓 黄连（去须） 缩砂仁 陈皮糯米（炒） 当归 麦门冬（去心）各等分

【用法】水煎服，不拘时候。

【功用】解利余毒。

【主治】痘疮收靥。

灯心散

【来源】《普济方》卷四〇四。

【别名】灯心汤（《奇效良方》卷六十五）。

【组成】灯心一把 鳖甲二两（醋炙黄）

【用法】上锉。水煎服，量儿大小为剂。

【主治】疮疹出后烦喘，小便不利。

芥子膏

【来源】《普济方》卷四〇四。

【组成】白芥子

【用法】上为末，水调，敷足心。热毒归下。

【功用】令疮痘不入眼。

【主治】痘疮。

周天散

【来源】《普济方》卷四〇四。

【别名】何号周天散（《痘疹金镜录》卷四）。

【组成】蝉蜕五钱 地龙一两（去土）

【用法】上为末。小者半钱，大者一钱，乳香汤调服。连二服，疮出即愈。

【主治】小儿疮疹黑陷，项强目直视，腹胀喘急发搐，及一切恶候。

神圣丸

【来源】《普济方》卷四〇四。

【组成】无椒盐蒸饼一个（去皮）

【用法】取腊月活兔儿之血，和蒸饼为丸，如梧桐子大。每服三五丸，以好酒化下，不拘时候。若咽下咽喉，须臾发疮疹红活，大有神效。

【主治】小儿疮疹黑陷倒靥。

倍金散

【来源】《普济方》卷四〇四。

【组成】恶实子（炒）二两 神曲（炒）半两 虎

杜花　山果子（和核）各一两

【用法】上为粗末。每服一钱，水八分，入荆芥七穗，紫草十根，煎至四分，去滓，温服。

【主治】小儿疮疹倒靥黑色。

消毒加味犀角饮

【来源】《普济方》卷四〇四。

【组成】牛蒡子三两（炒）　荆芥穗五钱　甘草（炙）一两　防风　川升麻各七钱半

【用法】上锉散。每服二钱，水一盏煎，去滓令温，时时令呷，或频灌之。

【主治】小儿毒气壅遏，壮热心烦，疮疹虽出，未能匀透，口舌生疮，不能吮奶。

【宜忌】大便不利者，不宜服。

调肝散

【来源】《普济方》卷四〇四。

【组成】犀角（如无，以升麻代之）　大黄（锉炒）　桑白皮　钓藤　甘草（炙）五钱　天花粉　石膏（煅）　黄芩　木通　荆芥　防风　牛蒡子（炒）　紫草　陈皮（去白）　龙胆草（去芦）各二钱

【用法】上锉为末。白水煎，食后温服。

【功用】令痘疮不入目。

【主治】痘疮热毒大盛者。

清肌散

【来源】《普济方》卷四〇四。

【组成】黄柏一两（猪胆炙）　乌贼鱼骨（去硬皮）半两

【用法】上为细末。以腊月猪脂调涂患处。

【主治】痘疮后余毒未除，疮痍湿烂，皮肤未平复者。

解毒丸

【来源】《普济方》卷四〇四。

【组成】雄黄一分　巴豆二十七粒（去油）　郁金一分（一方加半夏一分）

【用法】上为末，白糊为丸，如小豆大。三岁三丸，食前薄荷汤送下；如咳嗽痰喘，食后服。

【功用】解诸药毒。

【主治】小儿疮痘毒胜，身热痛疽，咳嗽有痰，气急，并疮痘正出，伤食肚疼。

蟾宫丸

【来源】《本草纲目》卷五十一引《乾坤秘韫》。

【组成】兔二只（腊月八日刺血于漆盘内）

【用法】以细面炒熟和兔血为丸，如绿豆大。每服三十丸，绿豆汤送下。每一儿食一剂。

【功用】小儿胎毒，遇风寒即发痘疹，服此可免。

仙圣散

【来源】《袖珍方》卷八。

【组成】紫草　木通　甘草　黄耆（炙）　枳壳（炒）

【用法】上锉散。每服二钱，水半盏同煎；或加人参、茯苓、糯米煎。

【主治】痘疮出不快，倒靥，或小便赤色，余热不除。

普济消毒饮

【来源】《袖珍小儿方》卷九。

【组成】麻黄（去节留根）　羌活　防风　升麻　生地　黄柏（酒炒）各五分　川芎　藁本　葛根　苍术　黄芩（酒炒）　生黄芩　柴胡各二分　细辛　红花　苏木　陈皮　白术各一分　甘草　归身各三分　连翘　吴茱萸（炒）各半分　黄连三分

【用法】上作一服。水煎，去滓温服。

【主治】小儿痘疮初发热，及发热头目昏痛，浑身壮热，不问伤风伤食，并时气大热。

升麻加紫草汤

【来源】《医方类聚》卷二六五引《疮疹方》。

【组成】升麻　葛根　芍药　甘草　紫草茸各等分

【用法】上为粗末。每服三钱，水一盏煎，温服。

【主治】疮疹属阳明，出不快，脉长者。

连翘防风汤

【来源】《医方类聚》卷二六五引《疮疹方》。
【组成】连翘　防风　柴胡　甘草各等分
【用法】上为粗末。每服三钱，水一盏煎，温服。
【主治】小儿疮疹，少阳出不快，脉弦者。

荆芥甘草防风汤

【来源】《医方类聚》卷二六五引《疮疹方》。
【别名】荆芥防风甘草汤（《景岳全书》卷六十三）。
【组成】荆芥半两　防风半两　甘草三钱
【用法】上为粗末。每服三钱，水一盏煎，温服。
【功用】解痘毒。
【主治】小儿疮疹，邪在太阳，疹出不快，脉浮者。

桔梗甘草栀子汤

【来源】《医方类聚》卷二六五引《疮疹方》。
【组成】桔梗半两　甘草半两　栀子仁二钱半
【用法】上为粗末。每服三钱，水一盏，煎服。
【主治】疮疹心烦者。

桔梗甘草鼠粘子汤

【来源】《医方类聚》卷二六五引《疮疹方》。
【组成】桔梗　甘草　鼠粘子（微炒）各等分
【用法】上为粗末。水一盏煎，食后温服。
【主治】疮疹，咽膈不利。

神仙透膜汤

【来源】《疮疡经验全书》卷四。
【组成】红曲（酒席中染色者，南货店有之）三钱　红花一钱　人参二钱　穿山甲（炮）二钱　蝉蜕一钱　黄耆一钱五分　白术（土炒）一钱　当归头七分　甘草五分　肉桂五分
【用法】水一钟，加姜、枣各三枚，大米一撮，煎服。
【主治】痘发不起。

疏痘丹

【来源】《疮疡经验全书》卷四。
【组成】活兔（冬月用活兔杀血，大瓷盆内阴干刮下）一两　雄黄二钱　朱砂三钱
【用法】上为细末，用白雄鸡冠上的血和前药为丸，如细绿豆大。待小儿发热时与服六七丸，用白酒浆和砂糖汤送下，则出豆稀矣。
【功用】稀痘。

鼠粘子解毒汤

【来源】《疮疡经验全书》卷四。
【组成】鼠粘子一钱（炒研）　当归　生地　芍药（酒炒）　白术　防风　荆芥　甘草　黄连　升麻　黄芩　木通　红花　小柴胡
【用法】水一钟，加灯心，煎服，大人倍加。
【主治】积热在内，痘经月不能脱痂，眼亦不能开者。

万金不换丹

【来源】《疮疡经验全书》卷八。
【组成】辰砂一两　防风　荆芥　苍术　黄芩各一两
【用法】先将辰砂布包之，悬于砂罐内，次将四味入罐内，用河水注满，煮一昼夜，只将辰砂晒干研末。每用五分，酒十；蜜调亦妙。服至二三钱。
【功用】能保一生不出痘，虽出不多，若有出痘不好者，服此就退。

稀痘散

【来源】《疮疡经验全书》卷八。
【组成】蛆虫（五月五日取屎坑内蛆虫洗净，绢袋盛在风处待干，出痘时取下）
【用法】上为末。砂糖调服。
【功用】稀痘。

疏痘散

【来源】《疮疡经验全书》卷八。

【组成】辰砂一钱　丝瓜蒂三寸七枚　明僵蚕七条（去头，酒炒）　蝉壳七枚（去头足）

【用法】上为末。砂糖白酒浆调服。

【主治】痘疮身体发热者。

四箍散

【来源】《疮疡经验全书》卷九。

【组成】黄柏　川乌　赤小豆各一两　石精黄一钱五分

【用法】上为细末。和匀水调，冬天用蜜调。

【主治】痘毒。

木星饮子

【来源】《奇效良方》卷六十五。

【组成】朱砂一分　郁金半两

【用法】上为细末。每服一字或二字，量大小，入龙脑少许，以新汲水、茶脚少许同调匀，然后刺猪尾血滴三点子入药汁令服。不过一二时辰，疮子出便红活。

【主治】小儿疮疹不出，及出不快。

【方论】本草云：郁金辛寒，主血积下气，生肌止血，破恶血气，尿血，金疮。以意详，疮疹出于心也，由热而出也。朱砂安心，性微寒，以治热也。热有所蕴蓄，则壅瘀而不出，用郁金者，下气消恶血，无壅瘀则出，出而不迟矣。

内补散

【来源】《奇效良方》卷六十五。

【组成】人参　黄耆　白芷　当归　肉桂　桔梗（炒）　川芎　木香　甘草（炙）　防风　厚朴（姜制）　阿胶（炒）　橘皮（去白）各等分

【用法】上为细末。每服一钱，加酒二匙，温汤浸调服之，不拘时候。

【功用】滋养血气，疮毒得出。

【主治】小儿正患疮疹中，或感外寒，或内伤生冷，或服冷药过多，因生吐泻，脾虚血涩，疮疹迟迟不出，肌肤瘦而无血色。

白花蛇散

【来源】《奇效良方》卷六十五。

【别名】助元散、白花散（《治痘全书》卷十四）。

【组成】白花蛇（连骨）一两（火炙令干，勿焦）　大丁香二十一枚

【用法】上为细末。每服一钱，小儿半钱，以水解淡酒调下。如黑靥者服之，移时重红。

【主治】
1.《奇效良方》：大人小儿疮子倒靥。
2.《张氏医通》：痘虚寒白陷。

白芥子散

【来源】《奇效良方》卷六十五。

【组成】白芥子

【用法】上为末。水调敷脚心。

【主治】
1.《奇效良方》：小儿疮疹。
2.《痘治理辨》：痘。

发灰饮

【来源】《奇效良方》卷六十五。

【组成】头发（烧灰存性）

【用法】饮调服之。

【主治】斑疮豌豆。

导赤散

【来源】《奇效良方》卷六十五。

【组成】人参　木通　麦门冬（去心）　生地黄　甘草（炙）各等分

【用法】上为粗末。每服二钱，水一小盏，煎至半盏，去滓温服，不拘时候。

【主治】小儿疮疹，心经蕴热，睡卧不宁，烦躁而小便不利，面赤多渴，贪食乳者。

钓藤紫草散

【来源】《奇效良方》卷六十五。

【组成】钩藤钩子 紫草茸各等分

【用法】上为细末。每服一字至半钱，温酒调下，不拘时候。

【功用】令疹出快。

【主治】小儿斑疹、疮疹。

【方论】紫草滑窍利小便，散诸十二经毒气；钩藤治小儿寒热，十二惊痫。今治疮疹而用之，《素问》云：疮疡烦躁痛痒，皆出于心，惊痫，心病也，疮疡亦心所主者，故用也。

乳香猪血膏

【来源】《奇效良方》卷六十五。

【别名】乳心丹（《痘疹仁端录》卷十三）。

【组成】乳香（研细） 猪心血

【用法】上为丸，如樱桃大。每服一丸，用水磨化下。

本方方名，据剂型，当作"乳香猪血丹"。

【主治】斑疮不发。

玳瑁汤

【来源】《奇效良方》卷六十五。

【别名】玳瑁散（《古今医统大全》卷九十一）。

【组成】生玳瑁 生犀（各以冷水浓磨汁）各二合

【用法】同搅令匀。每服半合，微温，一日四五服为佳。

【主治】时行豌豆疮及赤疮疹子，未发者令内消；已发者，解利毒气，令不太盛。

【方论】玳瑁、犀角，其性微寒，以治热毒。二药皆治瘟疫蛊瘴，解百毒，通血脉，消痈肿，故用以解蕴毒，而宜服也。

钩藤紫草散

【来源】《奇效良方》卷六十五。

【别名】钩藤紫草饮（《痘疹仁端录》卷十四）。

【组成】钩藤钩子 紫草茸各等分

【用法】上为细末。每服一字或半钱，温酒调下，不拘时候。

【主治】痘疹发出不快。

【方论】《痘治理辩》：紫草滑窍利小便，散十二经毒气；钩藤治小儿寒热，十二惊痫。盖疮疡、烦躁，痛痒皆出于心，惊痫，心病也，疮疡亦心所主，故用之。

通神散

【来源】《奇效良方》卷六十五。

【组成】生地黄（炒） 地龙（炒） 朱砂（别研）各一两

【用法】上为细末。每服一字，煎胡荽酒少许，同温汤调下。

【主治】疮疹毒气少，大小便利，倒伏不出者。

野通散

【来源】《奇效良方》卷六十五。

【组成】干野人粪（炭火煅为灰） 片脑 麝香各少许

野人乃狝猴也，黄绒毛长面赤者。若人家养者，肉及屎皆不主病，为其食息杂，违其本意也。

【用法】上为细末。每服一钱，新汲水入蜜调下。

【主治】痘疮出不快，并伤寒不语。

麻黄紫草汤

【来源】《奇效良方》卷六十五。

【组成】麻黄（去节） 人参各一分 杏仁七枚（去皮尖）

【用法】上为粗末。每服二钱，以水二盏，用紫草五寸，同煎至一盏，去滓，分为三四服，每日二次。

【主治】疮子不出。

【宜忌】服本方时，不可服其他药。

紫草枳壳汤

【来源】《奇效良方》卷六十五。

【组成】紫草 木通 甘草（炙） 枳壳（麸炒）各等分

【用法】上为粗末。每服三钱，水一小盏，煎至半盏，去滓温服。

【主治】疮子出不快，倒靥。

【方论】大抵壅瘀则营卫不行，令出不快则倒靥，用枳壳宽大肠，木通利小肠，紫草滑窍，治心腹蓄邪气，皆易出也。大便秘涩者，无不可用。

猴黎酒

【来源】《奇效良方》卷六十五。

【组成】猴黎子五个

【用法】上用酒煎，入水浸服之。疮痘即出。

【主治】疮痘出不快。

湿生虫散

【来源】《奇效良方》卷六十五。

【组成】湿生虫不计多少

【用法】焙干为末。每服一字，以酒调下。

【主治】疮子倒靥。

犀角散

【来源】《奇效良方》卷六十五。

【组成】犀角（镑） 甘草（炙）各半两 防风二两 黄芩半两

【用法】上为粗末。每服三钱，水一盏，煎至七分，去滓温服，不拘时候。

【主治】小儿疮疹。不恶寒，但烦躁，小便赤涩，多渴，或有赤斑点者。

蝉退甘草汤

【来源】《奇效良方》卷六十五。

【组成】大蝉退二十一个（去足） 甘草一钱半

【用法】用水半碗，煎至一小盏，旋旋与服。

【主治】小儿斑疮。

人参胃爱散

【来源】《明医杂著》卷六。

【组成】人参 藿香 紫苏 木瓜 丁香 茯苓 甘草 糯米

【用法】上为末。每服三钱，加生姜、大枣，水煎服。

【主治】

1.《明医杂著》：痘疮已发未发，吐泻不止，不思饮食等证。

2.《痘麻绀珠》：痘疮因误服凉药而致白塌不起者。

人参透肌饮

【来源】《明医杂著》卷六。

【别名】人参透肌散（《保婴撮要》卷十七）、透肌散（《张氏医通》卷十五）。

【组成】人参 紫草 白术 茯苓 当归 芍药 木通 蝉蜕 甘草 糯米各等分

【用法】每服三钱，水煎服。

【主治】

1.《明医杂著》：痘疮虽出不齐，隐于肌肤间者。

2.《张氏医通》：痘发迟作痒，大便不实。

加味参耆术附汤

【来源】《明医杂著》卷六。

【组成】人参三钱 黄耆二钱五 白术二钱 附子 木香各五分 当归一钱五分 川芎 陈皮（炒） 甘草（炙）各一钱 豆蔻（煨）一个 茯苓 干葛各一钱半 诃子二个 芍药一钱五分 糯米三百粒

【用法】每服二钱，加生姜，水煎服。

【主治】痘疮表里俱虚，吐泻作渴，手足厥冷。

【宜忌】非犯里虚，寒战咬牙、吐泻，头温足冷者，不可服。

丝瓜汤

【来源】《明医杂著》卷六。

【别名】丝瓜化毒汤（《痘疹仁端录》卷十四）。

【组成】丝瓜 升麻 芍药（酒浸） 甘草 黑豆 赤小豆 犀角（镑）

【用法】水煎服。

【主治】痘疮毒。

活血散

【来源】《明医杂著》卷六。

【组成】白芍药一两（酒炒） 紫草茸一钱半

【用法】上为末。每服一匙，糯米汤调下。

【主治】痘疹已出未尽，烦躁不宁，肚腹疼痛。

紫草木香汤

【来源】《明医杂著》卷六。

【别名】紫草木香散（《保婴撮要》卷十七）。

【组成】紫草 木香 茯苓 白术 人参 甘草（炒） 糯米

【用法】每次三钱，水煎服。

【主治】痘疮里虚，痒塌黑陷，闷乱。

四圣散

【来源】《婴童百问》卷十。

【组成】紫草 木通 黄耆 甘草 枳壳各等分

【用法】上锉散。煎服。得痘焮却住服。

【功用】发痘。

【主治】小儿痘子已透，皮肤未透。

玄参剂

【来源】《婴童百问》卷十。

【组成】芍药 玄参 升麻 地黄 甘草 黄芩 龙脑叶 山栀 连翘各等分

【用法】上为末，炼蜜为丸，如芡实大，辰砂为衣。每服一丸，薄荷汤送下。

【主治】小儿疮疹。

二物汤

【来源】《医学正传》卷八。

【组成】蝉蜕（洗净）二十一枚 甘草（炙）一两

【用法】上为末。水煎，时时服之。

【主治】小儿患痘疹，因不能忌口，食毒物而作痒者。

万全散

【来源】《医学正传》卷八引阮氏方。

【组成】防风 人参 蝉蜕各等分

【用法】上切细。每服四钱，水一盏，入薄荷三叶，煎六分，温服。

【主治】痘疮出不红润。

【加减】热而实者，加升麻。

木香参苏饮

【来源】《医学正传》卷八。

【组成】人参三分 苏叶 桔梗 干葛 前胡各四分 陈皮 茯苓各五分 枳壳（炒）三分半 木香一分半 半夏四分

【用法】上细切，作一服。加生姜三片，水一盏，煎七分，温服。

【主治】痘疮欲出而未出，因发搐者。

凤龙膏

【来源】《医学正传》卷八。

【组成】乌鸡卵一个 地龙一条（活者细小者）

【用法】以鸡卵开一小窍，入地龙在内，夹皮纸糊其窍，饭锅上蒸熟，去地龙，与儿食之。每岁立春日食十枚，终身不出痘疮；邻里有此证流行时，食一二枚亦好。

【主治】预防痘疮。

安斑汤

【来源】《医学正传》卷八引汤氏方。

【组成】紫草 木通各五分 蝉蜕 防风各三分 甘草二分

【用法】上细切。水一钟，煎五分，温服。

【主治】疮出不快。

连翘防风汤

【来源】《医学正传》卷八。

【组成】连翘 防风 瞿麦 荆芥穗 木通 车前子 当归 柴胡 赤芍药 白滑石 蝉蜕 黄

芩　紫草茸各三分　甘草（炙）一分

【用法】上细切，作一服。水一盏，煎七分。随儿大小，量数轻重与之。

【主治】小儿痘疹，少阳病，乍寒乍热，出不快。

【宜忌】大小便自利者，不宜用。

荆芥甘草防风汤

【来源】《医学正传》卷八。

【组成】荆芥　薄荷　牛蒡子　防风　甘草（炙）各六分

【用法】上细切，作一服。水一盏，煎至六分，食前稍温服

【主治】小儿痘疹，邪在太阳，恶寒身热，小便赤涩，出不快。

透肌散

【来源】《医学正传》卷八。

【组成】紫草茸　绿升麻　粉甘草各一钱

【用法】上切细，水煎服。或与消毒饮同煎服尤妙。

【主治】外实之人，皮膏厚，肉腠密，毒气难以发泄，痘疹因出不快。

猪心龙脑膏

【来源】《医学正传》卷八。

【组成】梅花脑子一字（研）

【用法】上取新宰獭猪心血一个，为丸如芡实大。每服一丸或半丸，量儿大小与之，紫苏汤化下；或井花水化下亦可。

【主治】痘疮。昏冒不知人，时作搐搦，疮倒黡黑陷者。

葛根升麻加芍药汤

【来源】《医学正传》卷八。

【组成】升麻　葛根　甘草（炙）各一钱　芍药二钱

【用法】上细切，作一服。水一盏，煎七分，温服，不拘时候。

【主治】痘疮发时身痛，若红点方见，为寒所折，而肉体有热之轻者。

解毒丸

【来源】《医学正传》卷八。

【别名】清热解毒丸（《保婴撮要》卷九）。

【组成】寒水石（研）　石膏（研）各一两　青黛五钱

【用法】上以二石细研如粉，入青黛和匀，汤浸蒸饼为丸，如芡实大。每服一丸，食后茶汤或新汲水化下，或细嚼姜水下亦可，三岁儿服半丸，量岁数加减服之。

《保婴撮要》本方用法：惊风潮热者，每服半粒。

【主治】

1.《医学正传》：小儿痘疹，未出而先发搐，兼外感风寒之邪者。

2.《保婴撮要》：小儿五脏积热，毒气上攻，胸膈烦闷，咽喉肿痛，赤眼壅肿，头面发热，唇口干燥，两颊生疮，精神恍惚，心松闷乱，坐卧不安；及伤暑毒，面赤身热，心烦躁而渴，饮食不下；中诸毒；及惊风潮热，痰涎壅塞，心胸烦躁，颊赤多渴，坐卧不稳。

回浆散

【来源】《赤水玄珠全集》卷二十八。

【别名】回浆饮（《医学集成》卷三）。

【组成】何首乌　白芍　黄芪　人参　甘草　白术　白茯苓　生姜

【用法】水煎服。

【主治】痘不收浆结痂。

【方论】《痘科类编释意》：痘因服热药过多，以致热毒猖狂，痘烂不厝者，合柴胡汤服之。参、芪补气，甘草和中，首乌滋阴解毒，茯苓补脾渗湿，芍药和血收敛，如浆足回迟，用补气和中渗湿收敛，则回自速，再加首乌，则无余毒之患矣。

保婴出痘方

【来源】《成方便读》卷四引《福幼编》。

【别名】保婴稀痘方（《医学集成》卷三）。

【组成】生地 当归 赤芍各二钱 金银花 红花 桃仁 荆芥穗各一钱 生甘草五分

【用法】上用水二茶怀，煎至一杯。再用小儿本人落下脐带二三寸，炭火瓦上焙干，研末入药，一日内陆续与小儿服完，次日即出痘点，三日收功，不灌脓亦不结痂。须在小儿初生十八日内服之有效。

【功用】预防痘疮。

【方论】方中生地、归、芍益其虚，桃仁、红花行其滞，银花、甘草解其毒，而以荆芥穗从营透表，以达之于外。然无所引之物，则深藏之胎毒何由领出？故特用本人落下之脐带，同气相求，以为导引，且脐带为生命之蒂，元气所系，其阴阳未剖之前先具此物，灵通呼吸，混合太虚，较痘苗尤为功大耳。

内托散

【来源】《医学集成》卷三。

【组成】黄耆 人参 当归 川芎 防风 白芷 肉桂 炙草 糯米

【主治】痘疮空壳无浆。

加味补中益气汤

【来源】《万氏家抄方》卷二。

【组成】黄芩 黄耆 柴胡各一钱 半夏 芍药 人参 白术 当归各八分 甘草五分 升麻三分 陈皮六分

【用法】上作一服。水二钟，加生姜三片，煎八分，空心服。

【主治】平素不足，兼以劳役内伤，挟感寒暑，致患疟疾，寒热交作，肢体倦软，乏力少气。

【加减】有汗及寒重，加桂枝五分，倍黄耆；热盛，倍柴胡、黄芩；渴，加麦门冬、天花粉。

一字丹

【来源】《万氏家抄方》卷六。

【别名】一字金丹（《痘疹金镜录》卷四）。

【组成】紫花地丁 金线重楼 山慈菇

【用法】上为末。酒调服。

【主治】痘疹黑陷干枯，倒靥不起者。

十一味木香散

【来源】《万氏家抄方》卷六。

【组成】木香 腹皮 人参 桂心 米仁 茯苓 黄耆 诃子 白术 丁香 甘草

【用法】每服五钱，加生姜三片，水一钟，煎五分，温服。

【主治】痘八九日，灰白表虚，内虚泄泻，腹胀。

三仙散

【来源】《万氏家抄方》卷六。

【别名】三仙丹（《医方一盘珠》卷九）。

【组成】紫花地丁 番白草 归尾

【用法】水一钟，入酒二盏，煎服。

【主治】痘疔。

大补汤

【来源】《万氏家抄方》卷六。

【组成】人参 黄耆 当归 牛蒡 甘草 连翘 官桂

【用法】上锉。白水煎服。

【主治】

1.《万氏家抄方》：痘疮破损，灌脓作痛，出血不止，脓水不干。

2.《痘疹全书》：痘疹，正气不足而不能成痂者。

小柴胡汤

【来源】《万氏家抄方》卷六。

【组成】柴胡 黄芩 人参 半夏 陈皮 知母 当归 地骨皮 白芍

【用法】水煎服。

【主治】痘后往来潮热。

木香异功散

【来源】《万氏家抄方》卷六。

【组成】当归 茯苓 木香 肉桂 人参 陈

皮 丁香 白术 川芎 附子 肉果（面包煨） 黄耆

【用法】每服三钱，加生姜三片，大枣二枚，水煎服。

附子不用亦可，若里虚泻甚，又不可无附子。

【主治】虚寒不足，痘不起长，不成血泡脓窠；又治表虚塌痒，内虚泄泻，腹胀喘嗽，闷乱烦躁，寒战咬牙，头温足冷；又治脾经痘。

木香快斑汤

【来源】《万氏家抄方》卷六。

【别名】木香快斑散（《片玉痘疹》卷八）。

【组成】人参 黄耆 木香 桂心 诃子肉 青皮 甘草（炙） 归尾 白术 陈皮 茯苓 生姜

【用法】水煎服。

【主治】痘疹泄泻，其疮由灰白而变黑陷倒靥。

中和散

【来源】《万氏家抄方》卷六。

【组成】人参 茯苓 白术 当归 川芎各三钱 木香 肉苁蓉 肉桂各二钱五分

【用法】上为细末。每服三五分，好酒调下。

【主治】寒证，脾胃虚弱，痘淡白内陷不起。

甘草芍药汤

【来源】《万氏家抄方》卷六。

【组成】甘草 砂仁 陈皮 山楂 白芍（炒）

【用法】水煎服。

【主治】痘出时，肚腹胀痛。

四圣快斑汤

【来源】《万氏家抄方》卷六。

【别名】四圣快斑散（《幼幼集成》卷五）。

【组成】黄耆 人中黄 红花（酒炒） 紫草茸 麻黄（酒炒焦黑） 木通 牛蒡子 丝瓜（连蒂，烧存性） 连翘 辰砂 烧人屎（丝瓜、辰砂、人屎另研入药）

【用法】水煎服。

【功用】《幼幼集成》：托里解毒。

【主治】

　1.《万氏家抄方》：痘疔烦躁，腹胀喘渴，变黑，血枯闭塞者。

　2.《幼幼集成》：痘疮黑陷。

四君子快斑汤

【来源】《万氏家抄方》卷六。

【别名】四君快斑汤（《赤水玄珠全集》卷二十八）。

【组成】人参 黄耆 白术 茯苓 甘草 官桂 白芷 荆芥穗 防风 陈皮 白芍

【用法】水煎服。

【主治】痘疹充肥，湿盛而气不足。

生肌散

【来源】《万氏家抄方》卷六。

【组成】乳香 没药（俱瓦上焙，去油） 血竭 黄丹（炒，水飞） 轻粉各五分 赤石脂（煅） 龙骨各一两 螵蛸二钱 枯矾一钱 麝香一分

【用法】上为极细末。掺在生肌膏药上贴之。

【主治】痘毒难收口者。

生津地黄汤

【来源】《万氏家抄方》卷六。

【组成】天花粉 生地 知母 麦冬（去心） 甘草

【用法】水煎服。

《痘疹全书》：竹叶引，水煎服。

【主治】痘疹，内实作热，大便坚实而渴者。

玄参化毒汤

【来源】《万氏家抄方》卷六。

【别名】玄参解毒汤（《幼幼集成》卷六）。

【组成】赤芍 玄参 归尾 石膏 连翘 生地 地骨皮 红花（酒炒） 荆芥穗 防风 木通

《赤水玄珠全集》本方诸药用各等分。

【用法】加淡竹叶,水煎服。

【主治】

1.《万氏家抄方》:痘疹余毒,发赤火丹瘤。

2.《痘疹仁端录》:痘疹发斑,内外挟热。

玄参解毒汤

【来源】《万氏家抄方》卷六。

【别名】玄参解毒散(《痘疹仁端录》卷九)。

【组成】玄参 生地 黄芩 山栀仁(炒) 桔梗 甘草 葛根 荆芥穗

【用法】水煎,入茅根汁,磨京墨服。

《痘疹仁端录》无京墨。

【主治】

1.《万氏家抄方》:痘疹口鼻出血。

2.《片玉痘疹》:痘疹之火,熏蒸于内,迫血妄行,但从鼻出。

3.《种痘新书》:麻焦紫,肺胃实热,黑暗毒盛,衄血,邪火入里者。

芎术汤

【来源】《万氏家抄方》卷六。

【组成】川芎六分 白术 人参 当归(酒洗) 茯苓各三分 升麻 黄耆各六分 陈皮四分 甘草(炙)三分 中桂一分

【用法】加生姜三片,大枣一个,水煎服。

【主治】痘三日后,顶平,扪摸不碍手者。

托里散

【来源】《万氏家抄方》卷六。

【组成】人参二钱 黄耆 当归 甘草各一钱 川芎 肉桂各五分 丁香二分 陈皮三分

【用法】生姜、大枣为引,水煎服。

【主治】痘浆不行,顶陷不起。

托里散

【来源】《万氏家抄方》卷六。

【组成】人参 当归 黄耆各二钱 川芎 防风 桔梗 甘草 白芷梢 厚朴(姜炒)各一

钱 紫草茸一钱 肉桂二分 红花(酒洗)七分

【用法】水一钟,酒一钟,煎七分,温服。

【主治】痘疹触犯秽气变坏者。

托里散

【来源】《万氏家抄方》卷六。

【别名】托里快斑汤(《片玉痘疹》卷八)。

【组成】防风 羌活 甘草 牛蒡子(炒) 升麻 桔梗 荆芥穗 官桂少许 干葛 连翘 归尾

【用法】加竹叶,水煎服。

【主治】痘稠密,应肿不肿。

回生散

【来源】《万氏家抄方》卷六。

【组成】防风五钱 白芷四钱 黄耆一两

【用法】上为末。每服一钱。

【主治】痘正起壮灌浆时痒者。

回阳化毒汤

【来源】《万氏家抄方》卷六。

【别名】回灵化毒汤(《痘疹全书》卷下)。

【组成】人参 官桂 茯苓 白术 附子(制) 甘草

【用法】水煎服。

【主治】痘疹阴燥,曾吐泻,脉沉弱,手足宜冷而反热,阴极似阳。

冰肌散

【来源】《万氏家抄方》卷六。

【组成】柴胡 前胡 黄芩 山栀 连翘 泽泻 黄连 黄柏 犀角 地骨皮 丹皮

【用法】水煎服。

《简明医彀》本方用法:为粗末,每服三钱,水煎服。

【主治】痘疮,第三四日一齐拥出,色枯干红紫者。

【宜忌】《简明医彀》:热极者用,热轻者戒之。

辰砂导赤散

【来源】《万氏家抄方》卷六。

【别名】辰砂导赤汤（《片玉痘疹》卷六）。

【组成】茯神　人参　黄连（炒）　栀子仁（炒）　麦门冬（去心）　木通　石菖蒲　灯心　辰砂（另研）　牛黄（另研）

　　《片玉痘疹》有白术，无茯神。

【用法】水煎，入竹沥，调辰砂、牛黄服。

【主治】痘，毒气内攻，神思不清，发热谵语，如见鬼神，或梦中喃喃，或狂走、寻衣摸床者。

连翘饮

【来源】《万氏家抄方》卷六。

【组成】鼠粘子　连翘　当归　芦根　木通　石膏　瞿麦　车前子　蝉蜕　栀子　柴胡　黄芩　甘草

【用法】水一钟半，加生姜一片，煎五分服。

【主治】痘第五日，实热、胃热发斑。

连翘解毒汤

【来源】《万氏家抄方》卷六。

【组成】赤芍　连翘　甘草节　牛蒡子　白芷　当归　木通　川芎　穿山甲

【主治】

　　1.《万氏家抄方》：痘疹余毒发痒。

　　2.《治痘全书》：痘痈肿痛，能食而元气强者。

【加减】毒在太阳经，加羌活、防风；少阳经，加柴胡、黄芩；少阴经，加黄连；太阴经，加官桂、防风；阳明经，加升麻、葛根；厥阴经，加柴胡、青皮。

助脾汤

【来源】《万氏家抄方》卷六。

【组成】陈皮　山楂肉　荆芥穗　青皮　甘草　木香　牛蒡子（炒）　枳壳

【用法】水煎服。

【主治】痘疮色白如锡饼，头目浮肿，能食无他症者。

补脾汤

【来源】《万氏家抄方》卷六。

【别名】补脾快斑汤（《痘疹全书》卷上）。

【组成】人参　黄耆　防风　桂少许　防己　甘草

【用法】水煎服。

【主治】痘症胃弱，手足起不透者。

和解汤

【来源】《万氏家抄方》卷六。

【组成】升麻　桔梗　荆芥　葛根　川芎　甘草　防风　羌活

【用法】水一钟半，加生姜三片，煎五分服。

【主治】痘一二日毒未出时，或为风寒阻隔，气粗热盛，身发战而肚腹急疼，将内溃者。

泻肝散

【来源】《万氏家抄方》卷六。

【组成】当归　防风　川芎　白芍　白蒺藜　生地　连翘　胆草　甘草　黄连　木贼　菊花　蔓荆子　灯心

【用法】水煎服。

【主治】痘后肝经蕴热目痛。

参归汤

【来源】《万氏家抄方》卷六。

【组成】当归　人参　黄耆　白术各七分　甘草三分　川芎七分　陈皮三分　茯苓七分

【用法】加生姜、大枣，水煎服。

【主治】痘疮气血俱虚。四五日稠密，根窠不红，顶陷者。

【加减】发难起，临服加酒一栗壳；无光泽，加荔枝一枚；小便赤，加茯苓、滑石；身表大热不退，必生痈毒，加连翘、丹皮、生地、柴胡、黄芩、鼠粘子；腹胀，加厚朴、陈皮、木香；腹痛，加木香；吐涎沫，加制半夏；喉痛，加桔梗、大力子、连翘；不收靥，加芍药、木通。

参归汤

【来源】《万氏家抄方》卷六。

【别名】参归化毒汤（《片玉痘疹》卷十）。

【组成】黄耆 人参 当归 牛蒡子 甘草

【用法】水煎服。

【主治】痘疹虚弱不靥。

承气化毒汤

【来源】《万氏家抄方》卷六。

【组成】枳实 厚朴（姜炒） 大黄（酒炒） 槟榔 甘草

【用法】水煎服。

【主治】

1.《万氏家抄方》：痘疮，狂妄发躁，手足宜热而反冷，阳极似阴，谓之阳厥。

2.《痘疹全集》：痘疮，六腑秘结，狂妄烦躁，口干作渴，其脉洪数沉紧者。

益元透肌散

【来源】《万氏家抄方》卷六。

【组成】桔梗 紫草茸 川芎 山楂 当归 茯神 牛蒡子 甘草 僵蚕 陈皮 糯米五十粒

【用法】水一钟，加灯心十四根，大枣二个，煎六分，温服。

【主治】痘疹四日，见点已齐，气血和平，但不肥大、不成浆者。

【加减】第五日如无别症，加黄耆；第六日，加人参、白术，去紫草、牛蒡子；第七日如面上浆水足，去桔梗，加丹皮；第八日，加山药、米仁，其浆自足。

黄耆饮

【来源】《万氏家抄方》卷六。

【组成】白术 黄耆 当归各七分 甘草（炙）三分 人参五分 桂枝三分

【用法】水煎，温服。

【主治】痘四五日，表虚自汗，发不起者。

【加减】呕，加藿香；有食，加山楂、神曲。

清肺汤

【来源】《万氏家抄方》卷六。

【组成】人参 前胡 瓜蒌仁 桔梗 薄荷 贝母 甘草 桑皮 大力子 茯苓 旋覆花 枳壳

【用法】上加生姜三片，水煎服。

【主治】痘疮实热，声音不出，喘急咳嗽。

清神汤

【来源】《万氏家抄方》卷六。

【组成】人参 麦门冬（去心） 黄耆（炙） 当归 白术（炒） 陈皮 枣仁（生用） 甘草（炙） 黄连（炒）

【用法】大枣为引，煎服。

【主治】痘疹靥不脱，昏睡。

滑石散

【来源】《万氏家抄方》卷六。

【组成】软滑石（炒，细研） 白芍 珍珠（研）

【用法】滑石、白芍同煎一伏时，去白芍，将滑石飞过，加珍珠再研，敷烂痘，但不可敷厚，恐厚则闭气。

【主治】痘臭烂，脓血淋沥。

解肌化毒汤

【来源】《万氏家抄方》卷六。

【组成】升麻 荆芥穗 苍术（炒） 甘草 赤芍 连翘 黄柏（酒炒） 葛根

《片玉痘疹》有天花粉。

【用法】水煎服；更以益元散蜜水调敷，令不溃烂。

【主治】痘疹有湿热，至灰白而腥臭者。

通神散

【来源】《银海精微》卷上。

【组成】白菊花 绿豆皮 谷精草 石决明（煅过）各等分

【用法】上为末。每服二钱，与干柿一个、米泔水一盏同煎，候水干吃柿，不拘时服；能服汤药，又将本方煎服亦可。

【主治】小儿痘疹伤眼，睛上红紫涩痛。

通神散

【来源】《银海精微》卷上。

【组成】菊花　谷精草　密蒙花　绿豆皮　苍术　石决明　甘草　黄芩　蝉蜕　木贼各等分

【用法】水煎，食后温服。

【主治】小儿痘疹伤眼，睛上红紫涩痛。

三物散

【来源】《痘治理辨》。

【别名】三物汤（《治痘全书》卷十四）。

【组成】生地黄（炒）　熟地黄（炒）　朱砂（另研）一两

【用法】上为细末。每服一字，煎胡荽酒少许，同温汤调下。

【主治】疮痘毒，气少倒伏不出，大小便利。

六味人参麦门冬散

【来源】《痘治理辨》。

【组成】麦门冬（去心）一两　人参（去芦）　甘草（炙）　陈皮　白术　厚朴（姜制）各半两

【用法】上锉。每服三钱，水一盏，煎至六分，去滓温服。

【主治】

1.《痘治理辨》：痘症身热小渴者。

2.《古今医统大全》：痘疹喘渴不已。

【加减】虚人，减厚朴。

兔肉酱

【来源】《痘治理辨》。

【组成】腊月兔肉

【用法】作酱食。

【主治】痘疮。

茜根汁

【来源】《痘治理辨》。

【组成】茜根汁

【用法】煎汁，入酒，正发预服。

【主治】时行瘟毒痘疮。

控心散

【来源】《痘治理辨》。

【组成】全蝎二十四个（炒）　麻黄（去节）　雄黄各一分

【用法】上为细末。每服一钱，胡荽煎酒调下。

【主治】痘疹当出而不出者。

【方论】蝎，治瘾疹，中风半身不遂，口眼㖞斜，语涩抽搐，此能透诸筋脉；雄黄，主恶疮疽痔，透百节，治疥癣，治痘疹毒气不出也；麻黄，解肌，泄邪，恶气，消赤黑斑毒。

黑豆汤

【来源】《痘治理辨》。

【组成】黑豆

【用法】煮汁，徐徐温服之。

【主治】疮痘未作脓，心膈躁，睡不安。

解毒汤

【来源】《痘治理辨》。

【组成】荆芥　甘草　鼠粘子

【用法】上用水一钟半，加生姜一片，煎至五分。

【主治】痘症十四日前后。

牛蒡甘草汤

【来源】《痘治理辨》卷下。

【组成】牛蒡子（麸炒）一两　甘草（炙）一钱

【用法】上为细末。每服一字或二字，胡荽煎汤调服，不拘时候。

【主治】麻痘初作。

甘桔汤

【来源】《幼科类萃》卷二十五。

【组成】人参（去芦）五钱　桔梗（蜜浸，炒）一两　甘草（半生半炙）二钱

【用法】上锉散。水煎，不拘时服。

【主治】小儿感冒风热，火气熏逼，痘疮蕴毒上攻，咽喉肿胀，痰气不顺，咳嗽失音。

托里散

【来源】《幼科类萃》卷二十八。

【组成】人参　当归（酒浸）　黄耆各二两　川芎　防风　桔梗　白芷　甘草　厚朴各一两　肉桂

方中肉桂用量原缺。

【用法】上为细末。每服半钱，木香、紫草汤调下。

【功用】补虚，调胃，匀气，内托疮毒。

【主治】小儿痘疮，毒根在里，或血气虚弱，或风邪秽毒冲触，使痘毒内陷，伏而不出，或出而不匀快。

紫草陈皮饮

【来源】《幼科类萃》卷二十八。

【组成】紫草一分　陈皮半分

【用法】上为粗末。新汲水煎服。

【主治】痘疮。

小异功散

【来源】《丹溪心法附余》卷二十三引杨氏方。

【别名】加味四君子汤（《种痘新书》卷十二）。

【组成】人参　茯苓　白术　甘草　陈皮　木香各等分

【用法】上为末。每服五钱，水一大盏，加生姜、大枣，同煎六分服。

【功用】和胃助气。

【主治】

1.《丹溪心法附余》引杨氏方：痘疮里虚吐泻。

2.《种痘新书》：痘疮虚陷。

四圣丹

【来源】《丹溪心法附余》卷二十三。

【别名】四圣散（《本草纲目》卷二十四）、四圣膏（《赤水玄珠全集》卷二十八）、四宝丹（《疡医大全》卷三十三）。

【组成】珍珠三五粒（犁尖铁器上微黄色，研）　豌豆四十九粒（烧灰存性）　头发（烧灰存性）

【用法】上为细末，用搽面油胭脂调成膏子，将儿在漫燠处安存，忌风寒秽气，先用簪尖平拨开疔口，将药任入疔内，即时变为红白色，余疮皆起。又尝见疔痘者，但挑破出其黑血即愈，或挑开用口呭去黑血，或用绵裹指甲掐其黑血展去亦可，盖自疔破而毒气得散也。

【主治】

1.《丹溪心法附余》：疔毒，即痘疮中长大紫色者。

2.《良朋汇集》：痘疮疔黑紫，头黑烂臭不可闻。

乳香散

【来源】《丹溪心法附余》卷二十三。

【组成】乳香半钱或一二钱（一方加没药、赤芍药、当归）

【用法】上用水一盏煎服。

【主治】痘疮既收，余毒归心，心痛不可忍者。

黄耆紫草人参汤

【来源】《丹溪心法附余》卷二十三。

【组成】黄耆（酒炒）　紫草（酒炒）　人参各等分

【用法】上为粗末。每服五钱，水一大盏，煎六分，加酒服。

【主治】痘疮表虚黑陷。

连翘升麻汤

【来源】《痘疹心要》卷十一。

【组成】连翘一钱　升麻　葛根　桔梗　甘草各七分　牛蒡子一钱　木通八分　白芍药五分　薄荷叶少许

【用法】上锉细。加淡竹叶、灯心，水一盏半，煎一盏，去滓温服，不拘时候。

【功用】

　1.《痘疹心要》：解毒兼利小便。

　2.《景岳全书》：散毒清火。

【主治】痘疹身热如火，疮势稠密，其毒盛者。

稀痘膏

【来源】方出《万氏女科》卷一，名见《仙拈集》卷三。

【组成】大麻子（去壳，取肉，拣肥者）三十六粒　朱砂一钱（为极细末，须逗红劈砂为妙）　麝香五厘

【用法】将朱砂、麝香二味共为细末，然后入大麻，三味共研一处极细成膏子。于五月五日午时搽小儿头项、心窝、背心、两手心、两足心，两肘弯并两腋窝、两腿弯，共十三处俱要搽到，勿使药有余剩。搽后不可洗动，待其自落。本年搽过一次，出痘数粒；次年端午时再搽一次，出痘一二粒；再次年端午遇时又搽一次，痘永不出。如未过周岁儿，于七月七日，九月九日亦依前法搽之更妙。

【功用】小儿免麻痘。

化斑汤

【来源】《广嗣纪要》卷十。

【组成】人参　知母　石膏　玄参　大青叶　甘草

【用法】水煎服。

【主治】妊妇伤寒热极发斑，状如锦纹者。

【加减】本方治上证，宜合四物汤去川芎，加黄芩。

代天宣化丸

【来源】《痘疹世医心法》卷十一。

【组成】甘草（甲巳年为君，土）　黄芩（乙庚年为君，金）　黄柏（丙辛年为君，水）　山栀（丁壬年为君，木）　黄连（戊癸年为君，水）　连翘（佐）　山豆根（佐）　牛旁子（佐）

【用法】先观其年所属者为君，次四味为臣，君药倍用，臣药减半，佐视臣又减半，共为细末。于冬至日修合，取雪水，煮升麻汁打面糊为丸，辰砂为衣。淡竹叶煎汤送下。

【功用】预防痘疹。

升阳解毒汤

【来源】《痘疹世医心法》卷十二。

【组成】当归　升麻　柴胡　桔梗　甘草　牛旁子　密蒙花　蝉蜕　连翘　防风　荆芥穗各等分

【用法】上锉细。水一盏，煎七分，去滓，食后温服。

【主治】痘疮溃烂，先伤于面。

升麻解毒汤

【来源】《痘疹世医心法》卷十二。

【组成】当归　升麻　柴胡　桔梗　甘草　牛旁子　密蒙花　蝉蜕　连翘　防风　荆芥等分

【用法】上锉细。水一盏，煎七分，食后温服。

【主治】痘疮溃肿，饮食无阻，大小便调，更无它苦。

养脾丸

【来源】《痘疹世医心法》卷十二。

【别名】养脾汤（《痘学真传》卷七）。

【组成】人参　白术　当归　川芎各一钱半　木香　青皮　黄连　陈皮（炒）各一钱　砂仁　山楂肉　神曲（炒）　麦芽（炒）各五分

【用法】上为细末，水调神曲糊为丸，如麻子大。每服三五十丸，陈仓米饮汤送下。

【主治】

　1.《痘疹世医心法》：痘疹伤食，但脾中满或痛，脾胃素弱者。

　2.《医宗金鉴》：惊泻，粪稠若胶，带青色。

【方论】《证治准绳·幼科》：参、术助气以补脾，芎、归活血以滋脾，曲、芽、青、楂消食以健脾，砂、陈、木香通气以和脾，黄连清火以厚脾。凡病后能食不节，面黄腹饱，或泄泻，或疳积，此方治之，统名养脾。

排毒散

【来源】《痘疹世医心法》卷十二。

【组成】大黄一两　白芷　沉香　木香各半两　穿山甲（土炒焦卷）七片　当归梢一两

【用法】上为细末。长流水煎沸调服。

【主治】痘毒发痈。

消风化毒散

【来源】《痘疹世医心法》卷二十一。

【别名】消风化毒汤（《景岳全书》卷六十三）。

【组成】防风　黄耆　白芍药　荆芥穗　桂枝　牛蒡子　升麻各等分　甘草减半

【用法】上锉。加薄荷叶七片，水一盏，煎七分，去滓温服，不拘时候。

【主治】

1.《痘疹世医心法》：痘疮成脓时发痒者。

2.《证治准绳·幼科》：痘疮里虚，痒塌黑陷，发热。

人参麦冬散

【来源】《痘疹世医心法》卷二十二。

【别名】人参麦冬散（《证治准绳·幼科》卷五）、人参麦冬汤（《痘科金镜赋集解》卷六）。

【组成】麦门冬　葛粉各二钱　人参　甘草　升麻各等分　白术一钱

方中白术用量原缺，据《证治准绳·幼科》补。

【用法】上锉细。加糯米一合，淡竹叶七片，水一盏煎，米熟去滓，温服。

【主治】

1.《痘疹世医心法》：如疮已出，或起发，或收靥，一向渴不止者。

2.《痘科金镜赋集解》：痘疹，便实燥渴，津液枯耗，中气不足，血热不荣，斑点不化。

三乙承气汤

【来源】《痘疹世医心法》卷二十二。

【组成】大黄　厚朴　枳实各一钱　升麻五分

【用法】上锉细。水一盏，加生姜一片，煎七分，去滓，食前服。

【主治】痘疹实热症，纯阳无阴者。

化毒汤

【来源】《痘疹世医心法》卷二十二。

【组成】肉桂五分　白芍药　甘草各一钱　青皮　木香　枳壳各七分　山楂肉　连翘各五分

【用法】上锉细。水一盏，煎七分，去滓温服，不拘时候。

【主治】痘未出腹痛者。

双解散

【来源】《痘疹世医心法》卷二十二。

【组成】防风　川芎　当归　白芍　大黄　薄荷叶　连翘各五分　石膏　桔梗　黄芩各八分　山栀　荆芥穗各二分　滑石二钱四分　甘草一钱

【用法】生姜为引。

【主治】痘疮表里俱实。

水杨汤

【来源】《痘疹世医心法》卷二十二。

【别名】水杨浴法（《痘疹会通》卷四）。

【组成】水杨（即忍冬藤也。春、冬用枝，秋、夏用枝叶，锉断）

【用法】用长流水一大釜，煎六七沸。先将三分中一分置浴盆内，以手试不甚热，亦不可太温，先服宜用汤药，然后浴洗，渐渐添汤，以痘起发光壮为度，无次数。

【主治】痘疹倒陷，或青干者。

灭瘢救苦散

【来源】《痘疹世医心法》卷二十二。

【别名】灭瘢散（《痘疹传心录》卷十五）、救苦灭瘢散（《景岳全书》卷六十三）、渗湿救苦散（《医宗金鉴》卷七十六）、救苦散（《梅氏验方新编》）。

【组成】密陀僧　滑石各二两　白芷半两

【用法】上为细末。湿则干掺之，干则好白蜜调敷。

【主治】痘疮痒破者。

玄参地黄汤

【来源】《痘疹世医心法》卷二十二。
【组成】玄参　生地黄　牡丹皮　栀子仁　甘草　升麻各一钱半　白芍药一钱
　　《麻科活人全书》无蒲黄。
【用法】上锉细。加炒蒲黄半钱，水一盏，煎七分，去滓服。
【主治】痘疹衄血。

夺命丹

【来源】《痘疹世医心法》卷二十二。
【组成】麻黄（酒蜜炒焦）　升麻各三钱　山豆根　红花子　大力子　连翘各二钱半　蝉衣　紫草　人中黄各三钱
【用法】上为细末，酒蜜为丸，辰砂为衣。薄荷叶煎汤送下。
【功用】《景岳全书》：解发痘毒。
【主治】
　　1.《痘疹世医心法》：痘疮及发之时，但见干燥，其痘焦黑者。
　　2.《幼幼集成》：痘方起发，正值经期，其血大下，以致陷伏。

托里快斑汤

【来源】《痘疹世医心法》卷二十二。
【组成】当归　黄耆　川芎　木香　青皮　牛蒡子　紫草　连翘　木通　防风　桂枝　蝉蜕
【用法】上锉细，加淡竹叶十片，水煎，温服，不拘时候。
【主治】痘起发迟，热而不出，及痂后发热者。

安神丸

【来源】《痘疹世医心法》卷二十二。
【别名】七味安神丸（《景岳全书》卷六十二）。
【组成】黄连　当归身　麦门冬　白茯苓　甘草各半两　朱砂一两　龙脑二分半

【用法】上为末，汤浸蒸饼和獖猪心血捣匀为丸，如黍米大。每服十丸，灯心汤送下。
【功用】养血泻火
【主治】
　　1.《痘疹世医心法》：痘疮起发成浆，欲靥之时，忽然神昏谵语。
　　2.《麻科活人全书》：麻疹发搐。
　　3.《幼幼集成》：妇女经后出痘，热入血室，神识不清，谵妄。
　　4.《古方汇精》：小儿心经蕴热惊悸。

导赤通气散

【来源】《痘疹世医心法》卷二十二。
【别名】导赤通气汤（《麻科活人全书》卷三）。
【组成】木通　生地黄　甘草　人参　麦门冬　石菖蒲　当归身
【用法】灯心作引。水煎服。
【主治】痘疹心虚，声不扬者。

快斑汤

【来源】《痘疹世医心法》卷二十二。
【组成】人参五分　当归　防风　木通各一钱　甘草三分　木香　紫草　蝉蜕各二分
【用法】上锉细末。水一盏，煎七分，去滓，温服，不拘时候。
【功用】《证治准绳·幼科》：托里解毒。
【主治】小儿痘疹起发迟。

羌活救苦汤

【来源】《痘疹世医心法》卷二十二。
【组成】羌活　白芷　川芎　蔓荆子　防风　桔梗　黄芩　连翘　升麻　大力子　人中黄各等分
【用法】上锉细。加薄荷叶七片，水一盏，煎七分，去滓，食后温服。
【主治】恶毒之气上侵清虚之府，痘未起发，头面先肿，皮光色艳如瓠瓜之状，初肿之时。

参苏饮

【来源】《痘疹世医心法》卷二十二。

【组成】人参三分 紫苏叶 桔梗 干姜 前胡各四分 陈皮 茯苓各五分 枳壳三分半 半夏二分 木香一分半

【用法】上为细末。加生姜三片，水一盏，煎七分，去滓温服，不拘时候。

【功用】解发痘疮。

香苏败毒散

【来源】《痘疹世医心法》卷二十二。

【组成】香附子 紫苏叶 苍术 厚朴 青皮 甘草 山楂肉

【用法】加生姜一片，水煎服。

【主治】痘疹初发，疑似伤食者。

活血散

【来源】《痘疹世医心法》卷二十二。

【别名】芎归汤。

【组成】当归 川芎各等分

【用法】上为细末。每服一钱，红花汤调下。

【主治】痘疮出得稠密，血弱，色不润泽而干者。

神应夺命丹

【来源】《痘疹世医心法》卷二十二。

【组成】辰砂（择墙壁镜面者，白纱囊盛之，用升麻、麻黄、紫草、连翘四味，同纱囊放沙罐内，入新汲水，以桑柴火煮一昼夜，取出辰砂，研细，仍将煮砂药汁重纸滤去滓，水飞取末，待干听用）二钱 麻黄（不去根节，酒蜜拌，炒焦黑色）八分 蝉蜕（水洗净，去足翅）三分 紫草（酒洗）五分 红花子五分 穿山甲（酒炙拌）五分 真蟾酥三分

【用法】上为细末，用醋酒拌丸，作十粒。周岁者半丸，二岁者一丸，服至三丸，热酒化服，厚盖取汗，汗出痘随出也。

【主治】

1.《痘疹世医心法》：痘疹。

2.《景岳全书》：痘疹，风邪倒陷，及痘毒入里。

消毒饮

【来源】《痘疹世医心法》卷二十二。

【别名】六味消毒饮（《景岳全书》卷六十三）。

【组成】牛蒡子 连翘 甘草 绿升麻 山豆根 紫草各等分

【用法】上锉细片。水一盏，煎至七分，去滓温服，不拘时候。

【功用】解痘毒。

【主治】

1.《证治准绳·幼科》：痘疮密则毒甚。

2.《痘科类编释意》：痘正出长时，气粗息重，兼内热者。

消毒化斑散

【来源】《痘疹世医心法》卷二十二。

【别名】消毒化斑汤（《证治准绳·幼科》卷五）。

【组成】升麻 柴胡 桔梗 甘草 龙胆草 牛蒡子 连翘 防风 蝉蜕 密蒙花各等分

【用法】上锉细。加淡竹叶十片，水一盏半，煎一盏，食后服。

【主治】痘疹。

消毒保婴丹

【来源】《痘疹世医心法》卷二十二。

【别名】神功消毒保婴丹（《摄生众妙方》卷十）、保婴丹（《古今医鉴》卷十四）、神效消毒保婴丹（《寿世保元》卷八）。

【组成】缠豆藤（或黄豆、绿豆根上缠绕细红丝者，于八月福生生旵日采之，阴干听用）一两五钱 黑大豆三十粒 赤小豆七十粒 新升麻七钱半 山楂肉一两 荆芥（连穗）五钱 防风（去芦）五钱 生地黄（酒浸，焙）一两 川独活五钱 甘草（生）五钱 当归（酒洗）五钱 赤芍药七钱半 黄连（去枝梗）五钱 桔梗五钱 辰砂（另研，水飞）一两 牛蒡子（炒）一两 老丝瓜（隔年经霜者，取连藤蒂五寸，烧存性）二个。

《本草纲目拾遗》有连翘七钱五分。

【用法】上为细末，和匀，用净砂糖拌丸，如李核

大。每服一粒，浓煎甘草汤化下。

【功用】预防痘疹。

葛根解毒汤

【来源】《痘疹世医心法》卷二十二。

【别名】解毒葛根汤（《幼幼集成》卷五）。

【组成】葛粉 天花粉 麦门冬 生地黄 升麻各等分 甘草减半

《片玉痘疹》有酒芩。

【用法】上细锉。取糯米泔水一盏，煎七分，去滓，入茅根自然汁服之。

【功用】止渴。

【主治】痘疹，发热时便大渴，热在里者。

九味顺气散

【来源】《痘疹世医心法》卷二十三。

【别名】匀气散。

【组成】白术 白茯苓 青皮 白芷 陈皮 乌药 人参各半钱 甘草二分半 木香二分

【用法】上锉细末。水一盏，煎七分，去滓温服。

【主治】痘疮四周沸起，中心陷落者。

大青汤

【来源】《痘疹世医心法》卷二十三。

【组成】大青 玄参 生地黄 石膏 知母 木通 甘草 地骨皮 荆芥穗各等分

【用法】上锉细。水一盏，加淡竹叶十二片，煎七分，去滓温服，不拘时候。

【主治】斑疹火毒。

五积散

【来源】《痘疹世医心法》卷二十三。

【组成】白芷 川芎各二分 桔梗一分半 芍药 甘草（炙） 茯苓 当归 桂枝 半夏各二分 陈皮 枳壳 麻黄各五分 苍术一钱 厚朴四分

【用法】上除桂、枳二味别为粗末外，十二味锉细，慢火炒令转色，摊冷，次入二味末，令匀。

水一盏半，加生姜三片，煎一盏，去滓温服，不拘时候。

【主治】冬月痘出不快。

龙脑安神丸

【来源】《痘疹世医心法》卷二十三。

【别名】龙脑膏（《痘科类编释意》卷三）

【组成】大辰砂一钱 龙脑五厘 牛黄五厘

本方原名龙胆安神丸，但方中无龙胆而有龙脑，据《景岳全书》改。

【用法】上为细末，取獖猪心中血、小猪尾尖血为丸，如绿豆大。每服一丸，新汲水化下，灯心煎汤亦可。

【主治】痘中昏闷谵妄。

四白灭瘢散

【来源】《痘疹世医心法》卷二十三。

【组成】白芷 白附子 白姜蚕 鹰矢白 密陀僧各等分

【用法】上为极细末。以水调擦面黯。

《证治准绳·幼科》：临睡以清蜜调水搽面上，至晓以水涤去之，自然白莹。

【主治】痘疮痂落后，其面瘢或赤或黑。

当归丸

【来源】《痘疹世医心法》卷二十三。

【组成】当归半两 黄连一钱半（炒） 大黄二钱半 甘草（炙）一钱 紫草三钱

【用法】先以当归、紫草熬成膏，以下三味研为细末，以膏和为丸，如胡椒大。三岁以下儿服十丸，七八岁儿服二十丸，食前米饮送下，渐加，以和为度。

【主治】

1.《痘疹世医心法》：痘疹大便坚，三五日不通者。

2.《张氏医通》：小儿热入血分，大便秘结，三五日不通。

辰砂散

【来源】《痘疹世医心法》卷二十三。

【组成】好辰砂一钱　丝瓜近蒂三寸（连子烧灰存性）

【用法】上为末。好蜜水调服。

【功用】发痘、预解痘毒。

【主治】《证治准绳·幼科》：小儿痘疹初发热二三日，间有惊搐者。

快斑越婢汤

【来源】《痘疹世医心法》卷二十三。

【组成】黄耆（炙）　白芍药　桂枝　防风　甘草（炙）

【用法】上锉细。加生姜一片，大枣一枚，水煎服，不拘时候。

【功用】
　　1.《慈幼新书》：开隧道，活气血。
　　2.《医宗金鉴》：驱毒，发越脾气。

【主治】痘疮手足不起发。

拔毒膏

【来源】《痘疹世医心法》卷二十三。

【别名】必胜膏（《痘疹世医心法》卷二十三）。

【组成】马齿苋（捣汁）　猪脂　石蜜　赤小豆（末）　绿豆（末）

【用法】和合熬膏。涂肿处；如干，以水润之。

【主治】痘疮。

实表解毒汤

【来源】《痘疹世医心法》卷二十三。

【组成】黄耆　人参　当归梢　生地黄　白芍药　甘草　柴胡　地骨皮　酒片芩　元参　升麻

【用法】上为细末。加薄荷叶少许，淡竹叶十片，水煎温服，不拘时候。

【主治】痘疮，表气虚，毒气盛，荣热卫弱，腠理不密，肌肉不坚，不能约束于外，侠毒气冲击，才发一二日间，痘便一齐涌出者。

荞麦粉

【来源】《痘疹世医心法》卷二十三。

【别名】荞麦散（《景岳全书》卷六十三）。

【组成】荞麦

【用法】磨取细面。痘疮破者以此敷之，溃烂者以此遍扑之，绢袋盛扑，以此衬卧尤佳。

【主治】痘疹溃烂，脓汁淋漓痛疼者。

退火回生丹

【来源】《痘疹世医心法》卷二十三。

【别名】退火回生散（《医方考》卷六）、退火回生汤（《简明医彀》卷六）、退火丹（《景岳全书》卷六十三）。

【组成】滑石一钱　辰砂一钱　冰片三厘

【用法】上为细末。每服一分，冷水调下。得睡少时，神安气宁，痘转红活。

【主治】
　　1.《痘疹世医心法》：痘中狂妄。
　　2.《医方考》：痘证血热枯涩者。

【方论】《医方考》：火炎则水干，是故枯涩。用滑石、辰砂导去其热，此灶底抽薪之意；入冰片者，欲其速达而无壅滞也。

桂枝芍药汤

【来源】《痘疹世医心法》卷二十三。

【组成】桂枝　白芍药　防风　黄耆（炙）　甘草各等分

【用法】上锉细。加大枣二枚，水一盏半，煎七分，去滓温服。

【功用】补脾胃。

【主治】脾胃虚弱，痘子初出，他处俱起而手足起迟，他处俱收而手足不收者。

塌气丸

【来源】《痘疹心法》卷二十三。

【组成】木香半两　鸡心槟榔（白者）一只　黑牵牛二两（半生半炒，取头末）一两

【用法】上共为末，神曲糊为丸，如黍米大。生姜

汤送下。

【主治】痘后腹虚肿胀满，或气喘粗者，此有宿垢在里，不问余毒、食积、蓄水。

解毒汤

【来源】《痘疹世医心法》卷二十三。

【别名】溯源解毒汤。

【组成】当归身　川芎　生地黄　白芍药　甘草（生）　人参　连翘　黄连　陈皮　木通各等分

【用法】上锉细。加淡竹叶十片，水一盏，煎半盏，去滓温服，不拘时候。

【主治】

1.《痘疹世医心法》：胎毒。

2.《张氏医通》：痘疮血气弱，干焦黑陷。

解毒快斑汤

【来源】《痘疹世医心法》卷二十三。

【组成】羌活　防风　升麻　葛根　柴胡　川芎　白芷　紫草　桔梗　甘草　麻黄（炒）

【用法】上锉细。生姜、葱白作引，水煎服。取汗。

【功用】解热毒，令痘易出易靥。

【主治】疮疹发热，热气甚者，其毒必多，痘发自密，难发难靥，且多他变者。

龙凤膏

【来源】《摄生众妙方》卷十。

【别名】龙凤丹（《痘疹仁端录》卷十三）。

【组成】乌鸡卵一个　地龙（活者细小者）一条

【用法】上以鸡卵开一小窍，入地龙在内，夹皮纸糊其窍，饭甑上蒸熟，去地龙。与儿食之；每岁立春日食一枚亦可。

【功用】预防痘疹。

丝瓜汤

【来源】《摄生众妙方》卷十。

【组成】丝瓜小小蔓延藤丝（阴干）二两半

【用法】上药五六月间取，至正月初一一日煎汤待温，洗儿全身头面上下。

【功用】去胎毒，防治痘疹。

托里散

【来源】《摄生众妙方》卷十。

【组成】官桂　黄耆　人参　甘草　白芷　防风　川芎　川当归　桔梗　厚朴　木香　蝉蜕各五分

【用法】用水一钟，煎半钟，温服。

【主治】小儿痘疹初发之先。

朱砂散

【来源】《摄生众妙方》卷十。

【组成】朱砂（大颗者佳，磨五七千下）

【用法】用蜜汤调服三五十次。乡邻若有痘疹流行，预与儿食，可免不出，如出亦轻。

【功用】预防痘疹。

兔血丸

【来源】《摄生众妙方》卷十。

【组成】生兔一只（腊月八日采，取血。或不必八日，但腊月兔亦可）。

【用法】上以荞面和之，加雄黄四五分，候干成饼。凡初生小儿三日后如绿豆大者与二三丸，乳汁送下。遍身发出红点是其征验。

【主治】小儿痘疹。

神功散

【来源】《疬疡机要》卷下。

【组成】黄柏（炒）　草乌（炒）　血竭各等分

【用法】上各另为末，和匀。以漱口水调搽患处。未成者即散，已溃者即消。

【主治】

1.《疬疡机要》：疮毒未成脓者，及小儿丹瘤。

2.《小儿痘疹方论·附方》：小儿痘毒肿焮作痛，未成者，或已溃者。

【加减】加乳、没尤妙。

和肝补脾汤

【来源】《保婴撮要》卷十二。

【组成】人参　陈皮　川芎各五分　白术　茯苓　芍药各七分　柴胡　甘草（炙）各三分　山栀（炒）四分

【用法】上作二剂。水煎服。

【主治】小儿风热疮疹，脾土不及，肝木太过。

木通芍药汤

【来源】《保婴撮要》卷十七。

【组成】木通　芍药　白术各五分　川芎　陈皮　干葛各三分　甘草二分

【用法】水煎服。

【主治】痘疮作渴，腹胀，小便不利。

防风芍药甘草汤

【来源】《保婴撮要》卷十七。

【组成】防风　芍药　甘草

　　　《医学入门》本方用量：防风、芍药、甘草三药各等分。

【用法】上锉。每服一二钱，水煎服。

【功用】《小儿痘疹方论·附方》：解痘毒。

【主治】小儿痘疮出迟，以身侧出不快，属足少阳经者。

独参汤

【来源】《保婴撮要》卷十七。

【组成】好人参一两　生姜五片　大枣五枚

【用法】上以水二钟，煎八分，徐徐温服，婴儿乳母亦服。

【主治】

　　1.《保婴撮要》：阳气虚弱，痘疮不起发，不红活，或脓清不满，或结痂迟缓，或痘疮色白，或嫩软不固，或脓水不干，或时作痒，或畏风寒。

　　2.《外科枢要》：失血或脓水出多，血气俱虚，恶寒发热，作渴烦躁。

紫草四圣散

【来源】《保婴撮要》卷十七。

【组成】紫草　木通　甘草（炒）　黄耆（炒）各等分

【用法】每服二钱，水煎服。

【主治】痘疮出迟倒黡，或小便赤涩发热。

紫草透肌散

【来源】《保婴撮要》卷十七。

【别名】紫草快斑汤（《张氏医通》卷十五）。

【组成】紫草　蝉蜕　木通　芍药　甘草（炙）各等分

【用法】每服三钱，水煎服。

【主治】痘疮色赤、不快，或痒塌。

乌梅丸

【来源】《保婴撮要》卷十八。

【组成】乌梅三十个（酒浸，肉研烂）　细辛　干姜　附子（炮）各一两　蜀椒四两　黄连一两　当归四两

【用法】上为末，乌梅肉与米饭为丸，如梧桐子大。每服数丸，白汤送下。

【主治】痘疮。

柴苓汤

【来源】《保婴撮要》卷十八。

【别名】柴苓汤（《景岳全书》卷五十四）、柴苓散（《治疹全书》卷上）、柴胡汤（《不知医必要》卷三）。

【组成】柴胡　黄芩　猪苓　泽泻　茯苓　白术各一钱五分

【用法】加生姜，水煎服。

【主治】

　　1.《保婴撮要》：痘疹，小便不利。

　　2.《景岳全书》：身热烦渴，泄泻。

柴胡五味子汤

【来源】《保婴撮要》卷十八。

【组成】小柴胡汤加五味子

【主治】小儿癍疹喘嗽。

猪尾膏

【来源】《保婴撮要》卷十八。

【组成】小猪尾尖血（刺血）两三点　脑子少许　辰砂（末）一钱

【用法】上同为膏。以木香汤化下。

【主治】

1.《保婴撮要》：痘疮黑陷倒靥。

2.《痘疹金镜录》：心神不静。

【方论】《绛雪园古方选注》：猪尾性动，生脑性窜，入里治下，与鸡冠血升表治上，二者有上下表里之分。尾血利内窍，破真阴；佐以朱砂安内神，木香汤行外瘀，究非王道之品也。如厚禀孩童痘发五六朝，表受风寒，内血瘀滞而浆靥，或触秽污，紫黑焦枯，平阔倒靥者，用之可转凶为吉；若内热而变脚阔顶平，色白形空，气血虚倒靥者，用之反凶。

七味竹茹汤

【来源】《保婴撮要》卷十九。

【别名】竹茹汤。

【组成】橘红　半夏各等分　白茯苓二分　甘草　竹茹　黄连（姜炒）葛根各二分

【用法】加生姜，水煎服。

【主治】小儿痘疮，胃经有热，吐逆作渴，手足并热。

人参蝉蜕散

【来源】《保婴撮要》卷十九。

【组成】人参　蝉蜕　白芍药　木通　赤芍药　甘草　紫草茸

【用法】上每服三四钱，水煎服。

【主治】小便不利，痘疮不发，烦躁作渴，咬牙喘满。

六味凉血消毒散

【来源】《保婴撮要》卷十九。

【组成】犀角（如无，用升麻）牡丹皮　当归　生地黄　赤芍药　生甘草各等分

【用法】上药每服三五钱，水煎服。

【主治】痘喘。

柴胡二连丸

【来源】《保婴撮要》卷十九。

【组成】柴胡　宣黄连　胡黄连

【用法】上药各为末，面糊为丸，如梧桐子大。每服二三十丸，以白汤送下。

【主治】小儿痘后，因肝经实火而致寅、卯、申、酉时热甚，或兼搐。

浮麦汤

【来源】《保婴撮要》卷十九。

【别名】浮麦散（《证治准绳·幼科》卷五）。

【组成】浮麦不拘多少

【用法】炒香。每服三五钱，水煎服。

【主治】小儿痘，自汗。

木香五物汤

【来源】《保婴撮要》卷二十。

【组成】青木香四两　丁香一两　熏陆香　白矾各一两　麝香一钱

【用法】每次五钱，水煎服。

【主治】出痘烦痛。

【加减】热盛，加犀角一两。

百补汤

【来源】《中国医学大辞典》引《保婴撮要》。

【组成】当归　芍药　地黄　白术　人参　茯苓　山药　甘草

【用法】清水一钟，加大枣二个，煎至六分，温服。

【功用】调理气血，滋养脾胃。

【主治】痘疮八九日，浆足之后，别无它证者。

【加减】气虚，加黄耆二钱，官桂少许。

三酥饼

【来源】《古今医统大全》卷九十一。

【组成】辰砂（万山明亮者，无夹石铁屑，以绢囊盛之，用麻黄、升麻、紫草、荔枝壳煮一日夜，研细，仍用前汤飞过，晒干再研极细，用真蟾酥另调作饼子） 紫草（细末，亦用蟾酥调作饼子用） 麻黄（去节，汤泡过，晒干，为极细末，亦用蟾酥另作饼） 蟾酥（于端日捉取蟾酥，捻前三饼，每饼加麝香少许，炒）

【用法】上方如遇时行痘疹，小儿发热之初，每三岁者，将三饼各取半分，热酒化下，盖覆出汗；不能饮酒，败毒散煎汤化下更好；若痘已出满，顶红紫色，为热毒之盛，宜煎紫草、红花汤或化毒汤将辰砂、紫草二饼调下少许解之。

【功用】表汗、解毒、稀痘。

【宜忌】痘出之后，不可服麻黄饼子。

【方论】辰砂能解毒，凉心火，制过又能发痘；紫草亦发痘解毒；麻黄发表发痘；蟾酥能驱脏腑中毒气从毛腠中作臭汗出。此四药诚解毒稀痘之神方也。

小承气汤

【来源】《古今医统大全》卷九十一。

【组成】大黄 枳实 甘草各等分

【用法】水一盏，加大枣一个，煎五分，食前温服。

【主治】痘疹热甚，内蕴不出，渴喘烦闷，手足心并胁下有汗，或谵语惊搐，二便秘涩者。

【宜忌】报点欲出不可服。

甘露饮

【来源】《古今医统大全》卷九十一。

【组成】黄芩 生地黄 天门冬 麦门冬 枇杷叶 茵陈 石斛 桔梗 甘草 枳壳各等分

【用法】水煎，食后服。

【主治】痘疮，热毒攻牙，口肿。

【宜忌】不可吃热物。

传春散

【来源】《古今医统大全》卷九十一。

【组成】梅花蕊 桃花蕊（各取阴干） 经霜丝瓜 朱砂各二钱 甘草一钱

【用法】上为末。每服五分或三分，煎紫苏饮送下。

【主治】痘疮之出未出，陷伏不起，或隐在皮肤之间。

辰砂六一散

【来源】《古今医统大全》卷九十一。

【别名】加味六一散（《东医宝鉴·杂病篇》卷十一）。

【组成】滑石（白腻者，研细，水飞，晒干）三两 粉草（头末，细研）三钱 辰砂（研细，水飞）三钱 冰片三分（同炒和匀）

【用法】上为散。每服二三岁者一钱，十岁者二钱，春、秋用灯心汤调下，夏用新汲水调下。

【主治】痘疮热毒太盛，狂言引饮，红紫黑陷。

败毒散

【来源】《古今医统大全》卷九十一。

【组成】人参 桔梗 甘草 柴胡 荆芥 防风 陈皮各等分 牛蒡子加倍

【用法】上为粗末。每服一钱，水一盏，煎四分，去滓，食后温服。

【主治】痘疮壮热，已出未快，咽喉肿痛，胸膈不利。

荆防败毒散

【来源】《古今医统大全》卷九十一。

【组成】荆芥 防风 羌活 独活 柴胡 前胡 川芎 桔梗 枳壳 天麻 地骨皮各等分

【用法】水煎服。微汗热退为佳。

【主治】小儿痘疹始终热毒之甚者。

【加减】初出不快，加紫草、紫苏、姜蚕、葱白；泄泻、加猪苓、泽泻，去紫草；热胜谵语，烦渴，加辰砂六一散调服。

保婴丹

【来源】《古今医统大全》卷九十一。

【组成】缠豆藤一两五钱（八月内收取毛豆梗上缠绕红黄大者，阴干）　生地黄　山楂肉　牛蒡子　辰砂各一两（水飞，研细）　黑豆三十粒　新升麻七钱五分　独活二钱　甘草　当归（酒浸）　赤芍药　黄连　桔梗各五钱　连翘七钱　苦丝瓜二条（五寸长者，隔年经霜为妙，烧灰存性用）

【用法】上药各为末，和匀，净砂糖为丸，如李核大。每服一丸，浓煎甘草汤化下。前项药须取精好者，遇春、秋二分或正月十五日修合。

【功用】小儿痘疮未出，每遇春分、秋分时服此，其痘毒能渐消散。若服三年六次，其毒尽消，痘出必稀，可保无虞。

消毒饮

【来源】《古今医统大全》卷九十一。

【组成】人参　甘草　黄连　牛蒡子各二钱

【用法】上为粗末。每服一钱，加生姜一片，水一盏，煎至四分，去滓温服，不拘时候。

【主治】痘热盛，毒气壅遏。

猪髓膏

【来源】《古今医统大全》卷九十一。

【组成】猪骨髓　蜜汁

【用法】上二味，以火熬一二沸，退凉。用鸡翎扫上即落。

【主治】痘疮不脱落，痂疕不起者。

稀痘散

【来源】《古今医统大全》卷九十一。

【组成】天灵盖（小儿者佳，用米泔汤洗过净，以麝香涂之，炙黄用）一钱　辰砂（四制者，飞过，复研极细）二钱

【用法】上为末，未发之前，以败毒散煎汤调下三分或五分；看见大小出而伏陷者，升麻汤或保元汤调下。

【功用】稀痘。

傅春散

【来源】《古今医统大全》卷九十一。

【组成】梅花蕊　桃花蕊（各取阴干）　经霜丝瓜　朱砂各二钱　甘草一钱

【用法】上为末。每服五分或三分，煎紫草饮下。

【主治】痘疮已出未出，陷伏不起，或隐在皮肤之间。

滑血散

【来源】《古今医统大全》卷九十一。

【组成】赤芍药（酒浸，炒）　当归尾（酒炒）　川芎　紫草　红花各三钱　血竭一钱

【用法】上为末。每服一钱，热酒调下。不饮酒者，紫草汤下。

【主治】痘疹。血虚血滞，或出迟或倒靥，灰白不红，或黑而焦。

正气散

【来源】《医部全录》卷四九〇引《幼幼全书》

【组成】甘草（炙）二分　陈皮　木香　苍术各五分　厚朴（姜制）二钱　麻黄一钱　官桂三分

【用法】水煎，温服。

《痘疹全书》本方用法，加生姜一片，大枣一枚，水煎服。

【主治】

1.《医部全书》引《幼幼全书》：痘疹严寒凛冽，恐有寒病。

2.《幼幼集成》：痘疹初起，因伤于寒，作热无汗，头身痛，肢强。

枳实导滞散

【来源】《医部全录》卷四九〇引《幼幼全书》。

【别名】枳实导滞汤《片玉痘疹》卷六。

【组成】枳实　山楂肉　连翘　半夏（姜制）　酒黄连　木通　酒大黄　甘草　紫草

【用法】水煎，与槟榔末同服。

【主治】痘疹内实不出。

调元汤

【来源】《医部全录》卷四九〇引《幼幼全书》。
【组成】人参　黄耆　甘草　生地　麦门冬　白芍药　白术
　　《片玉痘疹》有黄芩、无生地。
【用法】水煎服。
【主治】痘疹多汗。
【加减】如汗不止，加地骨皮、麻黄根，以猪心肺煮汤为引。

葛根化毒汤

【来源】《医部全录》卷四九〇引《幼幼全书》。
【组成】葛根　官桂　白芍　甘草　青皮　木香　枳壳　连翘　山楂肉各等分
【用法】水煎服。
【主治】痘疹腹痛。

忍冬汤

【来源】《痘疹正宗》卷下。
【组成】金银花大三五钱、中二三钱、小一钱　赤芍大一钱、中八分、小五分　土贝母大三钱、中二钱、小八分　牛蒡大二钱、中一钱、小八分　连翘（去实）大三钱、中二钱、小一钱　木通大二钱、中一钱、小八分　荆穗大一钱、中八分、小五分　红花大八分、中五分、小三分　枯黄芩大三钱、中二钱、小一钱　羌活大二钱、中一钱、小五分　甘草大五钱、中三分、小二分
【主治】一切痘后余毒之。
【加减】毒留下部，加牛膝；痘疔，加归尾、青皮、地丁；痈，加生地、皂角刺、地丁；牙疳，加天花粉大三钱、中二钱、小一钱。

牛蒡子散

【来源】《医便》卷四。
【组成】牛子一钱　连翘　黄连　玄参各七分　甘草　荆芥　防风各五分　紫草五分　川芎　当

归　赤芍　生地黄各六分　犀角（锉末）三分
【用法】用水一钟，煎七分服。
【功用】解热毒。
【主治】痘出毒热不解。

白螺散

【来源】《本草纲目》卷四十六引《医方摘要》。
【别名】生肌散（《疡医大全》卷九）。
【组成】（墙上）白螺蛳壳（洗净，煅研）
【用法】掺之。
【主治】痘疮不收。

防风荆芥甘草汤

【来源】《医学入门》卷六。
【组成】防风　荆芥　甘草各等分
【用法】水煎服。
【主治】太阳病，恶寒身热，气急尿赤，痘出不快。

连翘防风甘草汤

【来源】《医学入门》卷六。
【组成】连翘　防风　甘草各等分
【用法】水煎服。
【主治】小儿痘疹，少阳病，乍寒乍热，出不快者。

大黄散

【来源】《医学入门》卷八。
【组成】大黄　川芎各一两　甘草　黄芩　枳壳各五钱
【用法】每服一钱，加紫草少许，水煎，温服。
【主治】麸疮及斑疮，大便不通。

牛黄丹

【来源】《医学入门》卷八。
【组成】牛黄一钱　生大黄　寒水石　升麻各五钱　粉霜　朱砂各五分

【用法】上为末，炼蜜为丸，如黍米大。每服十丸，人参或紫草薄荷煎汤送下。

【主治】痘出大便不通，疮中脓水不干。

四齿散

【来源】《医学入门》卷八。

【别名】四牙散（《痘疹传心录》卷十五）、四牙无价散（《痘疹仁端录》卷十四）、无价散（《古今医鉴》卷八）。

【组成】人齿 猫齿 狗齿 猪齿各二钱半

【用法】砂锅固济，火煅通红，候冷，为末。每服五分，热酒调服。

【主治】痘不红，不起发，色灰白，或黑陷而焦。

加味紫草饮

【来源】《医学入门》卷八。

【组成】紫草 白芍 麻黄 甘草各五分

【用法】水煎，温服。

【主治】痘出未透。

【加减】年壮及北方皮厚之人，加蟾酥、辰砂；血虚出不匀，色不润者，加当归。

活血散

【来源】《医学入门》卷八。

【别名】血竭活血散（《痘疹仁端录》卷十四）。

【组成】赤芍 归尾 红花 紫草各五钱 木香二钱 血竭一钱

《赤水玄珠全集》有川芎。

【用法】上为末。每服二钱。痘色淡白，酒调下；热极血焦不红活，紫草煎酒送下。

【主治】痘色淡白，或热极血焦不红活。

【方论】

1.《痘学真传》：当归、赤芍、血竭、红花皆行血之品，紫草凉解郁毒，木香、川芎流走气血。

2.《成方切用》：气贵利而不贵滞，血贵活而不贵凝。木香、川芎调其气滞，赤芍、归尾、紫草、红花、血竭理其血凝。

疏气饮

【来源】《医学入门》卷八。

【组成】苍术 白芷 防风 升麻 黄芩 白芍 连翘 归尾各等分 甘草节减半

【用法】水煎服。

【主治】痘疹，气实痰郁，发不出者。

蟾肝丸

【来源】《医学入门》卷八。

【组成】蟾肝一具（端午日取） 雄黄五钱

【用法】捣为丸，如绿豆大，朱砂为衣。每服三丸，葱酒送下。如痘疹不出，用胡荽酒送下最妙。

【功用】发汗解毒。

【主治】痈疽，疔毒痘疹。

人中黄散

【来源】《古今医鉴》卷十四。

【组成】人中黄（即粪缸内厚垢）

【用法】炭火中煅过通红，取出火毒，研细为末。每服一茶匙，酒调服；糯米清汤亦可。

【功用】解毒排脓。

【主治】痘六七日不肥满，及陷入，及不灌脓。

太极丸

【来源】《古今医鉴》卷十四。

【别名】稀痘兔红丸（《东医宝鉴·杂病篇》）。

【组成】生兔一只 雄黄四五分

【用法】腊月八日，采生兔一只，取血以荞麦面和之，少加雄黄四五分，候干成饼。凡初生小儿，三日后，如绿豆大者与二三丸，乳汁送下，遍身发出红点，是其征验。婴儿已长，会饮食者，啖兔血。

【功用】预解胎毒，免生痘，便终身不出痘疹，虽出亦不稠密。

六一散

【来源】《古今医鉴》卷十四。

【组成】滑石（白腻者，研细，水飞，晒干再研）六两　冰片三分（后和研匀）　粉草（取头末，研极细）六钱

【用法】上将滑石，甘草末研匀，然后加冰片研匀。三五岁服一钱，十岁服二钱。发热之初，用败毒散调下；若出痘后，红紫属热毒者，春秋用灯草煎汤，候冷调下；夏月新汲泉水调下。

【功用】解毒稀痘。

【主治】痘疹，热毒太盛，红紫黑陷，热渴者。

归茸酒

【来源】《古今医鉴》卷十四。

【别名】归茸汤（《万病回春》卷七）。

【组成】嫩鹿茸（酥炙）　当归身（酒洗）

【用法】上锉。每服五钱，好酒煎，温服。

【主治】痘疮已成，内虚，出齐而难胀，或已胀齐而难靥者；或气血大虚，痘既出，灰白色，及顶平不起，或陷伏者。

回光散

【来源】《古今医鉴》卷十四。

【组成】荆芥　黄连　赤芍　谷精草　菊花　木贼　桔梗　牛蒡子　前胡　独活　甘草各等分

【用法】上锉。加生姜、灯草，水煎服。

【主治】痘疹伤眼。

固真汤

【来源】《古今医鉴》卷十四。

【组成】黄耆　人参　甘草（炙）　陈皮　白术　木香　白芍（炒）　白茯苓　诃子（煨，去核）　肉豆蔻（面裹煨，纸包捶去油）各等分

【用法】上锉。加粳米三十粒，水煎，温服。

【主治】小儿痘疮，虚泻。

独圣丹

【来源】《古今医鉴》卷十四。

【组成】丝瓜（老者，近蒂取）三寸

【用法】于砂瓶内固济，桑柴火烧存性，为末，以

如数配砂糖捣成饼。时时与吃。尽为佳。

【主治】小儿痘疹。

祛毒散

【来源】《古今医鉴》卷十四。

【组成】猪苓　泽泻　白术　赤茯苓　官桂　防风　羌活　牛蒡子（炒）　黄连　柴胡　甘草各等分

【用法】上锉。加生姜、灯草、薄荷，水煎服。

【主治】痘疮作毒，发痈疽。

神功散

【来源】《古今医鉴》卷十四引何知府方。

【组成】川芎六两　当归六两　升麻六两　甘草六两

【用法】上为细末，取东流水煎三次，每次用水三碗，文武火煎至一碗半，滤下又煎二次，共收药水四碗半听用；又用好朱砂四两，以绢袋悬入瓷罐，加前药水封固，水煮尽为度；取出焙干为末，以纸罗过听用；再将糯米二三合以纸包紧，外用黄泥固济，入火炼红冷定，打碎，取米黄色者研末。每服以朱砂末一钱，米末一钱，炼蜜二匙，好酒二匙，白沸汤一小钟，共一处调匀，用茶匙喂尽取效。痘疹初起，服之可令不出；若见标者，服之毒气即散；陷者，服之即起。

【主治】小儿痘疹。

秘传复生散

【来源】《古今医鉴》卷十四。

【组成】珍珠一钱　琥珀一钱　雄黄一钱　穿山甲一钱　朱砂一钱　两头尖一钱　香附子一钱　真蟾酥五分

【用法】先将蟾酥切片，以人乳汁浸少时，入众药搓匀。一岁儿服八厘，三二岁儿服一分二厘，用熟蜜水调下。

【主治】痘疮黑陷不起发。

涤秽免痘汤

【来源】《古今医鉴》卷十四。

【组成】丝瓜小小蔓藤丝（五六月间取）

【用法】阴干，约二两半重，收起，至正月初一日子时，父母只令一人知，将前丝瓜藤煎汤，待温，洗儿全身头面上下，以去其胎毒，洗后亦不出痘也；如出亦轻，只三五颗而已。一方用葫芦藤蔓，如上法洗亦妙。

【功用】去胎毒，预防痘症。

涤秽免痘汤

【来源】《古今医鉴》卷十四。

【组成】楝树子一升许

【用法】正月初一日，煎汤待温，洗儿全身头面上下，以去其胎毒，洗后亦不出痘也；如出亦轻，只三五颗而已。

【功用】去胎毒，防痘疹。

【验案】预防痘疹：扶沟王大中，每用楝树子如上法洗，已经验数人，皆长大而不出痘，尤妙。

脱甲散

【来源】《古今医鉴》卷十四。

【组成】雄黄　蝉退皮（去土）　人顶骨（烧灰）各一钱

【用法】上为细末。每服三分，米汤调下。

【主治】痘疮甲不落，不能靥者。

蜜皂丸

【来源】《古今医鉴》卷十四。

【组成】蜜二三两　皂角末二三钱

【用法】熬蜜如饴，入皂角末拌匀，捻作挺子三四条。将一条纳谷道中。如不通，再换一条，必通矣。

【主治】痘疮。大便不通，发狂谵语，小便红。

阴阳二血丸

【来源】《本草纲目》卷五十一引《孙氏集效方》。

【组成】鹿血　兔血（各以青纸盛，置灰上，晒干）乳香　没药各一两　雄黄　黄连各五钱　朱砂　麝香各一钱

【用法】上为末，炼蜜为丸，如绿豆大。每服十丸，空心以酒送下。

【主治】小儿痘疮。

痘疔散

【来源】方出《本草纲目》卷九引《痘疹证治》，名见《景岳全书》卷六十三。

【组成】雄黄一钱　紫草三钱

【用法】上为末。先以银簪挑破，胭脂汁调搽。

【主治】小儿痘疔。

十全大补汤

【来源】《片玉痘疹》卷三。

【组成】人参　白术　白茯苓　甘草　当归　紫草茸　川芎　白芍　生地　肉桂　黄耆　麦冬　防风　白芷　连翘　大枣　莲肉

【用法】水煎，调四圣散，空心温服。

【主治】痘疮四围红活，当起不起，顶陷，四围无水色，或灰白色，气血俱虚者。

人参麦冬散

【来源】《片玉痘疹》卷三。

【组成】人参　麦冬　干葛　甘草　花粉　乌梅

【用法】水煎服。

【主治】痘疹，光壮作浆，津液不足，时常作渴。

人参麦冬散

【来源】《片玉痘疹》卷三。

【组成】人参　麦冬　干葛　天花粉　归尾　乌梅　甘草　生地黄　知母　木通

【用法】水竹叶七片为引，水煎服。

【主治】痘疮，火邪甚，发热作渴。

【加减】如火太甚者，去人参，加黄连、连翘、桔梗、牛蒡子。

双解散

【来源】《片玉痘疹》卷三。

【别名】防风通圣散。

【组成】防风 荆芥 连翘 甘草 桔梗 黄芩（酒炒） 赤芍 薄荷 归尾 麻黄 川芎 滑石（水飞） 石膏（煅过） 天花粉 牛蒡子 栀子（酒炒） 白术

【用法】桃仁去皮尖为引，水煎，热服。

【主治】痘发热，头面先肿者，名大头风。

【加减】如大便不通，唇裂而渴者，加大黄（酒蒸）、芒消、枳实、紫草茸、木通，去白术。

四君子汤

【来源】《片玉痘疹》卷三。

【组成】人参 白术 陈皮 甘草 滑石 白茯苓 白芍（酒炒） 泽泻 车前子

【主治】痘疮光壮，中虚作泄。

【加减】如火甚当解不解，加黄芩（酒炒）、黄连（酒炒）。

白术散

【来源】《片玉痘疹》卷三。

【组成】人参 白术 甘草 木香 花粉 干葛 藿香 麦冬 白芍 白茯苓

【用法】莲肉、生姜、大枣为引，水煎服。

【主治】痘疮收靥，时时作渴，泄泻者。

【加减】虚寒甚者，加干姜（炒）、诃子肉、乌梅肉。

加减四物汤

【来源】《片玉痘疹》卷三。

【组成】当归 川芎 白芍 生地 麦冬 紫草茸 防风 白芷 连翘 桔梗 甘草 牛蒡子 黄耆

【功用】补血泻火。

【主治】气实血虚，气至而血不至，痘疹起发，顶尖四围干枯无水色者。

加减四顺饮

【来源】《片玉痘疹》卷三。

【组成】归尾 枳壳 木通 大黄（酒炒） 生地 紫草茸 麦冬 干葛 滑石 连翘子 天花粉 薄荷叶

【用法】竹叶、灯心为引，水煎，热服。

【主治】天痘，火邪内甚，发热作渴，时时饮水，面赤唇焦，大便秘结，小便赤者。

异功散

【来源】《片玉痘疹》卷三。

【组成】人参 白术 白茯苓 甘草（炙） 陈皮 山药 莲肉 木香 青皮 诃子（面包，火煨，取肉） 泽泻 升麻 车前子（炒）

【用法】大枣、莲肉、糯米为引，水煎，空心服。

【主治】小儿元气下陷，痘疹光壮而色灰白，里虚作泻无后重者。

【加减】泄而作渴，加麦冬、干葛、花粉、乌梅；寒甚而泄不止，加干姜（炒）、丁香。

异功拔毒千金托里散

【来源】《片玉痘疹》卷三引闻氏方。

【组成】人参 甘草节 黄芩 黄连 栀子 黄柏（酒炒） 贝母 生地黄 连翘 羌活 防风 白芷 天花粉 南星 陈皮 赤芍 木通节 金银花 黄耆 归尾 山楂肉 川山甲 川续断 荆芥穗 天丁（炮过）三钱 川松节三钱 乳香二分 没药二分

方中人参至荆芥穗25味药用量原缺。

【用法】上为末。化服。

【主治】痘疮光壮，浆水不满，毒气太甚，收时发毒四五处或六七处者。

麦冬散

【来源】《片玉痘疹》卷三。

【组成】麦冬 干葛 甘草 山楂 黄连（酒炒） 花粉 生地

【用法】竹叶、灯心为引，水煎服。

【主治】痘疮火邪内甚，发热作渴，时时饮水，面赤唇焦，二便如常者。

【加减】气虚有汗，加人参、薄荷。

辰砂导赤散

【来源】《片玉痘疹》卷三。

【组成】生地 木通 甘草 辰砂 滑石 黄连

【用法】加水竹叶、灯心为引，水煎服。

服此药，惊不退者，用泻青散。

【主治】痘疮，心肝二经之火盛，发热，发惊者。

助脾快斑汤

【来源】《片玉痘疹》卷三。

【组成】陈皮 山楂肉 荆芥穗 牛蒡子（炒） 甘草 木香 青皮 枳壳 木通

【用法】水煎服。

【主治】痘疮一齐起发，遍身白色如锡饼形，头目浮肿，但能食，无他症者。

【宜忌】不可多服。

快斑化毒汤

【来源】《片玉痘疹》卷三。

【组成】知母 石膏（烧过） 甘草 玄参 连翘 牛蒡子 升麻 干葛 赤芍 花粉 荆芥穗

【主治】痘疹见形，夹疹、夹斑。

【加减】腹痛，加枳实、木香、青皮、山楂肉、白芍；泄，加黄芩（酒炒）、白芍、白术、白茯苓、滑石；渴，加麦冬、知母、乌梅；痘太薄嫩者，加荆芥、防风、归尾、赤芍、生地、牛蒡子、紫草茸、连翘、山楂肉；气实血热，痘太紫者，加归尾、赤芍、生地、紫草茸、防风、荆芥、连翘、牛蒡子、桔梗、黄连（酒炒）、蝉退（酒炒）；痘出，内有焦头带黑陷者，加防风、荆芥、紫草茸、归梢、赤芍、生地、麦冬、麻黄（酒炒）二分、蝉退（酒炒）、花粉。

泻青散

【来源】《片玉痘疹》卷三。

【组成】防风 当归 川芎 胆草 栀子 羌活 甘草 滑石

【用法】灯心为引，水煎服。

【主治】痘疮，心肝二经之火甚，服辰砂导赤散后

而惊不退者。

【加减】大便秘结者，加大黄、竹叶。

参苏饮

【来源】《片玉痘疹》卷三。

【组成】人参 半夏 苏叶 陈皮 赤茯苓 甘草 枳壳 干葛 前胡 柴胡 香附 山楂肉

【用法】生姜三片为引，水煎服。

【主治】小儿痘疹发热，恶寒咳嗽者。

荆防解毒汤

【来源】《片玉痘疹》卷三。

【组成】荆芥穗 防风 黄芩 牛蒡子（炒） 酒柏 小甘草 玄参 升麻 知母 人参 石膏 连翘

【用法】加淡竹叶为引，水煎服。

【功用】解毒，消散斑疹。

【主治】痘已见形，火毒熏灼于内，夹疹而间有碎密若芥子；或夹斑，而皮肤鲜红成块者。

香砂平胃散

【来源】《片玉痘疹》卷三。

【组成】木香 砂仁 苍术 厚朴 陈皮 黄芩（酒炒） 甘草 山楂 麦冬 香附 神曲（炒） 黄连（酒炒） 白芍 藿香叶

原书视履堂本无麦冬，有麦芽。

【用法】煨姜三片为引，水煎，空心服。

【主治】痘疮发热腹痛者，或吐或泻，或吐酸臭兼食积者。

保元汤

【来源】《片玉痘疹》卷三。

【组成】人参 黄耆 甘草 牛蒡子 木香 防风 白芷 青皮 官桂 当归 生地 麦冬 桔梗 连翘

【用法】上以大枣、莲肉、糯米为引，水煎，空心服。

【功用】补气。

【主治】血虚气实，血至而气不至，痘起发四周红活有水色，中心顶陷不起者。

养心化毒汤

【来源】《片玉痘疹》卷下。
【组成】当归　生地　麦冬　升麻　人参
【用法】灯心为引，水煎服。
【主治】痘疮，喉门中无疮而暴哑者，此少阴之脉不荣于舌也。

黄连解毒凉膈散

【来源】《片玉痘疹》卷三。
【组成】黄芩　黄连　栀子　黄柏（酒炒）　连翘　薄荷叶　桔梗　枳壳　麦冬　山楂　花粉　木通　生地　大力子（酒炒）　甘草　竹叶　灯心　大黄（酒炒）　枳实（麸炒）　山楂
【用法】水煎服。
【主治】痘疮。毒火内盛发热，人事昏沉，狂言妄语，大便结，小便赤，或腹痛咽痛者。

黄连凉膈甘桔解毒汤

【来源】《片玉痘疹》卷三。
【组成】甘草　桔梗　黄连　黄芩　黄柏　栀子　连翘　薄荷　大力子　麦冬　升麻　山豆根
【用法】加竹叶、灯芯，水煎服。
【主治】小儿毒火内甚，上攻咽喉而致痘疮发热，咽喉作痛，饮水难吞。
【加减】如火甚，加石膏（煅过）二分、知母。

三合汤

【来源】《片玉痘疹》卷四。
【组成】四君子汤、四物汤加陈皮　半夏
【用法】加莲肉十五枚，大胶枣二个，糯米四十九粒，煨姜三片为引，水一碗，煎六分，空心温服。先服十全大补汤数剂，后服本方。
【主治】小儿痘疹收后落屑，遍身肉色尽白者。

代天宣化丸

【来源】《片玉痘疹》卷五。
【别名】代天宣化丹、五瘟丹、稀豆丹（《痘疹仁端录》卷十三）。
【组成】人中黄（属土，甲巳年为君）　黄芩（属金，乙庚年为君）　黄柏（属水，丙辛年为君）　栀子仁（属木，丁壬年为君）　黄连（属火，戊癸年为君）　苦参（为佐）　荆芥穗（为佐）　防风（去芦，为佐）　连翘（酒洗，去心，为佐）　山豆根（为佐）　牛蒡子（酒淘，炒，为佐）　紫苏叶（为佐）
【用法】冬至之日修合为末。取雪水煮升麻，加竹沥，调神曲为丸，用辰砂、雄黄为衣。每服用竹叶煎汤送下。
【主治】预防痘疹，疫疠。

加味甘桔汤

【来源】《片玉痘疹》卷五。
【组成】桔梗　甘草　牛蒡子（炒，研）　射干　荆芥　升麻
【主治】痘疮咽喉肿痛。

加味连翘升麻葛根汤

【来源】《片玉痘疹》卷五。
【组成】连翘（去心、酒洗）　升麻（酒洗）　葛根　赤芍　桔梗（泔浸）　甘草梢　酒芩　酒栀子　木通（酒洗）　麦冬（去心）　牛蒡子（酒淘、砂研）　白滑石
【用法】上锉，水一钟，淡竹叶、灯心为引，煎服，不拘时候，兼服牛黄丸亦可。
【功用】解毒，兼利小便。
【主治】痘疹热太甚，毒未发尽者。

参苓白术散

【来源】《片玉痘疹》卷五。
【组成】人参　白术（去油炒）　白茯苓　粉草　山楂肉　陈皮　桔梗　木香　枳壳（炒）
【用法】上用水一盏，砂仁一个（捶碎），为引，

煎服，不拘时候。

【主治】痘疮，脾胃气弱不能消食。

桂枝葛根汤

【来源】《片玉痘疹》卷五。

【组成】桂枝 芍药 干葛 甘草 防风

【用法】水一盏，加生姜一小片、大枣一枚，煎七分，热服。

【主治】痘疹，如暴风连日而有伤风之症者。

通幽汤

【来源】《片玉痘疹》卷五。

【组成】紫草 归梢 生地 麻仁（研） 枳壳 酒大黄 槟榔 红花 桃仁泥

【用法】水煎服。

【功用】

1.《片玉痘疹》：利大便。

2.《幼幼集成》：润肠，凉血，降火。

【主治】痘疹大便艰难。

十补汤

【来源】《片玉痘疹》卷六。

【别名】十补散（《证治准绳·幼科》卷四）。

【组成】黄耆 人参 当归 厚朴（姜制） 桔梗 官桂 川芎 防风 甘草 白芷

《证治准绳·幼科》本方用黄耆、人参、当归各二钱，厚朴、桔梗、川芎、防风、白芷、甘草各一钱，桂心三分。

【用法】水煎，调牛蒡子末服。

《证治准绳·幼科》每服四钱，水煎服，或为末，温水调下一钱五分。

【功用】

1.《片玉痘疹》：托里补虚。

2.《证治准绳·幼科》：滋养气血，调脾胃。

【主治】痘疹内虚吐泄，毒气内陷不出，及伤饮食，陈物菀荜肠胃之间，与毒合并，郁而不出者。

人参麦冬散

【来源】《片玉痘疹》卷六。

【组成】人参 麦冬 葛根 白术 甘草 天花粉 酒芩

【用法】水煎，和竹沥、乳汁服。

【主治】痘已出齐，或起发，或收靥，而渴不止者。

三黄解毒汤

【来源】《片玉痘疹》卷六。

【组成】酒芩 酒连 紫草 红花 枳实 当归梢 木通 酒大黄 槟榔

【用法】水煎服。

【主治】痘疹，大便秘结，烦躁作渴，腹痛者。

化毒汤

【来源】《片玉痘疹》卷六。

【组成】葛根 白芍 甘草 青皮 木香 枳壳 山楂 连翘

【用法】水煎服。

【主治】痘疹腹痛，饮食如常。

加味葛根汤

【来源】《片玉痘疹》卷六。

【组成】升麻 干葛 赤芍 甘草 荆芥穗 柴胡 牛蒡子（炒） 桔梗（洗） 连翘 木通 防风

【用法】淡竹叶为引，水一盏煎服。

【功用】发表解毒托里。

【主治】

1.《片玉痘疹》：痘疹蒸蒸作热，烦躁昏眩，毒深痘密而重者。

2.《证治准绳·幼科》：痘失表，发热谵语。

【加减】大便结，加紫草、红花；作渴，加麦冬、天花粉；腹痛闭结，加酒大黄。

导赤散

【来源】《片玉痘疹》卷六。

【组成】生地黄　木通　小甘草　防风　薄荷叶　辰砂

【用法】灯心为引，水煎服。

【主治】痘疮发热有惊搐者。

麦冬导赤散

【来源】《片玉痘疹》卷六。

【别名】麦门冬导赤汤（《痘疹全书》卷上）。

【组成】木通　麦冬　甘草　栀子仁（酒炒）

【用法】灯心为引，水煎服。

【主治】小儿痘疹发热，心烦啼哭。

补中益气汤

【来源】《片玉痘疹》卷六。

【组成】人参　黄耆　白术　炙草　官桂　归身　陈皮

【用法】水煎服。

【主治】脾胃虚弱，痘疮发热，手足反冷者。

【加减】病甚者，加熟附子。

抱龙丸

【来源】《片玉痘疹》卷六。

【组成】胆星（腊月取牯牛胆大者一枚，用南星去皮，为末，倾出胆汁相和，再入胆中悬挂天德方上，自阴干收用）四钱　天竺黄五分　牛黄　辰砂各二钱　雄黄五分

【用法】上为末，甘草水煮，蒸饼为丸服。

【主治】小儿痘已收靥，余热不退，慢惊发搐。

【宜忌】不用麝香，以痘疮忌故耳。

柴葛桂枝汤

【来源】《片玉痘疹》卷六。

【组成】柴胡　葛根　羌活　防风　人参　甘草　桂枝　牛蒡子（炒）

【用法】加淡竹叶十片，水一盏，同煎服。

【主治】表气素虚，邪气流连于腠理之间，邪正争攻，致痘疹发热之时，憎寒振振战动，痘疹欲出不出。

调中汤

【来源】《片玉痘疹》卷六。

【组成】人参　黄耆　炙甘草　白芍（酒炒）　白术　木香　陈皮

【用法】加大枣为引，水煎服。

【主治】痘疮吐泻止后。

黄连解毒合甘桔汤

【来源】《片玉痘疹》卷六。

【组成】酒芩　酒连　酒栀子　石膏　桔梗　甘草　薄荷叶　连翘　荆芥穗　牛蒡子（炒）

【用法】水煎，和竹沥饮之。

【主治】痘未出而热不止，昼夜烦躁，口舌生疮，唇裂咽痛者，此毒内熏，其热甚急。

固阳散火汤

【来源】《片玉痘疹》卷七。

【组成】人参　黄耆　甘草　升麻　葛根　当归尾　连翘　防风　生地　木通　荆芥穗

【用法】水煎服。

【功用】疏风固表消毒，预防痒塌。

【主治】痘出色艳而赤。

参耆和气饮

【来源】《片玉痘疹》卷七。

【组成】人参　黄耆　连翘　牛蒡子（炒）　酒芩　葛根　蝉退　归身　归梢　木通　甘草

【用法】水煎服。

【功用】凉血补气。

【主治】痘疹如蚤之斑，蚊之迹，证属血至而气不随者。

祛风匀气散

【来源】《片玉痘疹》卷七。

【别名】祛风匀气饮（《幼幼集成》卷五）。

【组成】川芎　当归身　赤芍　麦冬　人参　防风　青皮　官桂　木香　荆芥穗　甘草

【用法】水煎，不拘时服。

【功用】行气补血。

【主治】

　　1.《片玉痘疹》：痘出密而重。

　　2.《幼幼集成》：痘出如蚕壳，如蛇皮，由气至而血不随。

凉血解毒汤

【来源】《片玉痘疹》卷七。

【组成】赤芍　归尾　甘草　生地　木通　牛蒡子（炒）连翘　紫草　桔梗　山豆根　酒红花

【用法】水煎，入烧过人屎一钱，同服。

【功用】凉血解毒。

【主治】痘疮初出，毒在血分，头焦带黑者。

消毒快斑汤

【来源】《片玉痘疹》卷七。

【组成】桔梗　甘草节　荆芥穗　赤芍药　黄耆　牛蒡子　防风　当归尾　玄参　连翘　前胡　木通　天花粉

【用法】水煎服。

【主治】痘疹，发热一二日而出者。

消斑承气汤

【来源】《片玉痘疹》卷七。

【组成】枳壳　厚朴　大黄（酒炒）黄柏　黄芩　栀子　连翘　木通　甘草（一方有紫草）

【用法】生姜为引，水煎服。

【主治】毒火内蓄，痘疮应出不出，热甚腹胀气粗，烦躁闷乱，大便秘结。

【加减】病甚者，加芒消。

【方论】斑之为病，火毒伏于胃家，郁于肌肉则为此征，故用枳、朴、木通以宽其胃气，芩、柏、栀、翘以清其郁火，甘草以和其中，大黄为君，以通利之，则斑自消矣。

消风去火化毒汤

【来源】《片玉痘疹》卷七。

【别名】消风化毒汤（《痘疹全书》卷一）、消风火解毒汤（《幼科证治大全》引《保赤全书》）。

【组成】防风　升麻　白芍　桂枝　荆芥穗　葛根　牛蒡子（炒）

【用法】淡竹叶为引，水煎服。

【主治】痘初出之时，遍身作痒，爬搯不止者，此因火邪留于肌肉皮肤之间，不能即出所致。

疏毒快斑汤

【来源】《片玉痘疹》卷七。

【组成】荆芥穗　防风　人参　当归　连翘　甘草　桔梗　赤芍　牛蒡子

【用法】水煎服。

【主治】痘遍身稠密锁碎者。

【加减】热甚，加酒连、酒芩、地骨皮；渴者，加天花粉、葛根；气虚者，加黄耆、木香；便坚者，加紫草、枳壳；溺赤者，加车前子、木通；食少者，加白术、山楂肉、陈皮；痒者，加官桂；腹胀者，加厚朴、大腹皮；喘咳者，加知母、桑白皮；泄者，加官桂、诃子肉、干姜；痛者，加白芍、酒芩。

鼠粘子汤

【来源】《片玉痘疹》卷七。

【组成】射干　桔梗　连翘　甘草　鼠粘子

【用法】水煎，入竹沥和饮。如痛用一圣散吹之。

【主治】痘疮咽喉痛者。

解肌化斑汤

【来源】《片玉痘疹》卷七。

【组成】升麻　葛根　木通　牛蒡子　桔梗　地骨皮　天花粉　荆芥穗　酒黄柏　甘草　黄芩

【用法】水煎服。

【主治】小儿痘疮发热，痘既出，热仍不减者。

【加减】大便结者，加紫草。

增损八物汤

【来源】《片玉痘疹》卷七。

【组成】人参 黄耆 白术 甘草 当归 川芎 牛蒡子（炒） 荆芥穗 赤芍药 防风 连翘 桔梗 葛根

【用法】水煎服。

【功用】补中托里发表。

【主治】气血本虚，不能载毒使之即出，痘疹过期四五六日始出者。

二陈一连汤

【来源】《片玉痘疹》卷八。

【组成】陈皮 半夏 白茯苓 黄连（酒炒） 竹茹

【用法】生姜为引，水煎服。

【主治】痘疮起发，饮食而呕，属热症者。

二陈理中汤

【来源】《片玉痘疹》卷八。

【组成】人参 白术 陈皮 白茯苓 半夏

【用法】生姜为引，水煎服。

【主治】痘疮，因伤冷物，受寒气而呕吐者。

三黄解毒汤

【来源】《片玉痘疹》卷八。

【组成】酒芩 酒连 酒柏 木通 甘草 酒栀仁 升麻 牛蒡子（炒） 连翘

【用法】加淡竹叶，水煎服。

【主治】体实之人误服热药，致痘疹红紫焮肿者。

内托护心散

【来源】《片玉痘疹》卷八。

【组成】人参 当归梢 防风 大力子 酒连 酒芩 酒柏 荆芥穗 木通 桂枝 甘草 蝉蜕 连翘

【用法】水煎，入烧过人屎调服。

【功用】解毒托里。

【主治】痘疹，脏腑虚弱，毒留于中，壅塞不出，六七日不起发者。

【加减】便秘，加大黄、紫草，去人参。

六君子汤

【来源】《片玉痘疹》卷八。

【组成】人参 白术（炒） 白茯苓 甘草（炙） 黄耆（炙） 陈皮 半夏 神曲（炒） 木香 砂仁 升麻（酒炒）

【用法】大枣为引，水煎服。

【主治】痘疮起发之后，能食而泄泻者。

平胃快斑散

【来源】《片玉痘疹》卷八。

【别名】平胃快斑汤（《种痘新书》卷十二）。

【组成】苍术 厚朴 陈皮 甘草 羌活 防风 官桂 猪苓 白茯苓

【用法】水煎服。

【主治】痘起发之时，遇久阴雨，不能起发。

正气快斑汤

【来源】《片玉痘疹》卷八。

【组成】羌活 苍术 甘草 防风 干葛 当归 桔梗 白芷 川芎

【用法】生姜为引，水煎服。

【主治】痘疹失于调护，为寒凉所郁不能起发者。

【加减】冬月，加官桂。

加味四圣解毒汤

【来源】《片玉痘疹》卷八。

【组成】紫草 木通 枳壳 黄耆 桂枝 大黄（酒炒）

【用法】水煎服。

【主治】痘疮发热，及养浆时作痒，能食而大便秘。邪气内实，正气外虚者。

补元快斑汤

【来源】《片玉痘疹》卷八。

【组成】人参 白术 黄耆（炙） 甘草（炙） 归身

【用法】水煎服。

【主治】

1.《痘疹全书》：痘疮灰白色，当起不起，其顶平陷。

2.《片玉痘疹》：痘儿素怯，元气不足，吐泄者。

胃苓和中汤

【来源】《片玉痘疹》卷八。

【别名】胃苓和中饮（《痘疹全书》卷上）。

【组成】猪苓 泽泻 白术 白茯苓 诃子肉 陈皮 甘草（炙） 黄连（酒炒） 木香 藿香 升麻

【用法】粳米饮水煎服。

【主治】痘疹自起发之后，内热或伤饮食，忽然泄泻，所泄之物焦黄酸臭者。

宣风快斑散

【来源】《片玉痘疹》卷八。

【组成】木通 枳壳 甘草 槟榔 大黄

【用法】水煎半生半熟，同黑牵牛头末和匀服之，以通为度。通后疮回，以四君子汤徐调之。

【主治】

1.《片玉痘疹》：痘疹。

2.《幼幼集成》：痘疹黑陷而身无大热，大小便调者。

凉血快斑汤

【来源】《片玉痘疹》卷八。

【组成】连翘 生地 归梢 升麻 牛蒡子（炒） 甘草 酒红花

【用法】水煎服。

【主治】痘疹血热，红紫焮肿。

【加减】大便坚，加紫草；甚者，加大黄；小便秘者，加木通。

调元托里汤

【来源】《片玉痘疹》卷八。

【组成】人参 黄耆 甘草 木香 陈皮 诃子肉 桂枝 羌活 防风 赤芍 荆芥穗

【用法】生姜为引，水煎服。

【主治】痘疹发热，及养浆时作痒，若正气里虚，邪气外实，泄泻者。

调中快斑汤

【来源】《片玉痘疹》卷八。

【组成】人参 白术 白茯苓 甘草（炙）半夏 桂心 木香 陈皮 苍术 厚朴 藿香叶

【用法】上锉。加生姜，白水煎服。

【主治】痘疹误服解毒凉药及饮冷水者。

理中快斑汤

【来源】《片玉痘疹》卷八。

【组成】人参 白术 白茯苓 炙甘草 干姜 木香 官桂

【用法】加生姜为引，水煎服。

【主治】痘疹当起发，误伤生冷，以致脾虚不能起者。

【加减】呕吐，加半夏；泄泻，加诃子肉。

控涎散

【来源】《片玉痘疹》卷八。

【组成】辰砂二分 雄黄三分 儿茶五分 川柏五分

【用法】上为极细末。每用少许吹之。内服加味鼠粘子汤。

【主治】痘疮，咽中生疮作痛，饮食哽塞而呕哕者。

解表泄火汤

【来源】《片玉痘疹》卷八。

【别名】解毒泻火汤（《幼幼集成》卷五）。

【组成】酒芩 大力子（炒） 归尾 酒栀仁 连翘 山豆根 甘草 桔梗 升麻 葛根 地骨皮

【用法】水煎，入烧过人屎调服。服后热退者，生；不退者，死。

【主治】痘疮起发，因火胜致根窠赤，顶亦赤而带艳者。

解毒化斑汤

【来源】《片玉痘疹》卷八。
【组成】人参 黄耆 甘草 归梢 川芎 大力子（炒） 防风 连翘 荆芥穗
【用法】水煎，入烧过人屎和服。
【主治】痘疮起发，因中气不足，致四围起发，中心落陷，密而重者。
【加减】寒月，加官桂。

解毒托里散

【来源】《片玉痘疹》卷八。
【组成】大力子（炒） 人中黄 桔梗 荆芥穗 酒红花 当归梢 防风 蝉蜕 升麻 葛根 赤芍 连翘
【用法】水煎，入烧过人屎同服。如服此药红活光壮者，此正气内实，毒不能留，即止后药；如服后病势淹延者，此邪气甚，正气衰，不能成就，宜屡服之；如服此药当起不起，此必有变，不可治之。
【主治】痘稠密毒甚者。

甘桔化毒汤

【来源】《片玉痘疹》卷九。
【组成】甘草 桔梗 射干 连翘 大力子（炒）
【用法】水煎，加入竹沥服。
【主治】痘疮初起，失于调解，以致毒火熏蒸，喉舌生疮；又失于解毒，其疮稠密，饮水则呛，食谷则哕，甚者失声；亦有先本无疮，因食辛热之物，或误投辛热之药，其后旋生是症者。

导神化毒汤

【来源】《片玉痘疹》卷九。
【别名】导赤化毒汤（《痘疹全书》卷下）。
【组成】木通 麦冬 甘草 辰砂（研，调） 灯心 栀子 酸枣仁（炒）
【用法】上锉。水煎服。
【主治】痘疮已成浆，脓血绷急而胀痛者。

附子化毒汤

【来源】《片玉痘疹》卷九。
【组成】附子 干姜 人参 白术 黄耆 甘草
【用法】水煎服。
　　《幼幼集成》本方用法：炒米一撮，大枣一枚为引，水煎，温冷服。
【主治】痘疹成浆之时，吐泄不止，手足厥冷者。

固本化毒汤

【来源】《片玉痘疹》卷九。
【组成】人参 白术 干姜（炙） 甘草（炙） 官桂 诃子肉（炒） 丁香
【用法】水煎服。
【主治】痘养浆之时，因泄泻而致痘色灰白者。

参归化毒汤

【来源】《片玉痘疹》卷九。
【组成】人参 当归 赤芍 黄耆 桂枝 白术 炙甘草
【用法】水煎服。
【主治】痘疮搔痒不住，元气虚弱而吐泻者。

香连化毒汤

【来源】《片玉痘疹》卷九。
【组成】木通 黄连（炒） 猪苓 甘草（炙） 白术
【用法】水煎服。
【主治】痘疮成浆之时，因热泄泻，色黄而臭者。

保元化毒汤

【来源】《片玉痘疹》卷九。
【组成】人参 黄耆 甘草 归身 川芎 荆芥 大力子 官桂 防风 赤芍
【用法】水煎服。
【主治】痘疮起发后，卫气不足，平塌不起者。

养卫化毒汤

【来源】《片玉痘疹》卷九。

【组成】人参　黄耆（炙）　当归　甘草

【用法】水煎服。

【主治】痘疮已成浆，或寒战，或咬牙，单见一症者可治。

养胃化毒汤

【来源】《片玉痘疹》卷九。

【组成】白术　白茯苓　砂仁　陈皮　黄连（姜汁炒）少许

【用法】水煎服。

【主治】痘疮成浆之时，吐而有物。

人参白术散

【来源】《片玉痘疹》卷十。

【组成】人参　白术　白茯苓　甘草　桔梗　薏苡仁

【用法】水煎服。

【主治】痘证收靥后，宜常服调理。

生津凉血葛根汤

【来源】《片玉痘疹》卷十。

【组成】天花粉　干葛　地骨皮　归梢　木通　连翘　大力子　甘草　酒芩　柴胡　淡竹叶　人参各等分

【用法】水煎服。

【主治】痘疮收靥之时，反大热作渴烦躁，此毒火在内。

托里回生散

【来源】《片玉痘疹》卷十。

【组成】黄耆　当归　连翘　甘草　官桂　人屎（烧过）　大力子

【用法】水煎服。

【主治】痘疮破而无水，便干枯者。

当归凉血饮

【来源】《片玉痘疹》卷十。

【别名】当归凉血汤（《痘疹全书》卷下）。

【组成】红花　地骨　生地　人参　当归　连翘　甘草　黄柏

　　　　《痘疹全书》无黄柏，有黄耆、酒芩、牛蒡。

【用法】水煎服。

【主治】痘疮抓破，破而出血者。

补中托里汤

【来源】《片玉痘疹》卷十。

【别名】补中托里散（《痘疹全书》卷下）。

【组成】黄耆　人参　甘草　大力子　当归　连翘　官桂　青皮　木香

【用法】水煎服。

【主治】中气不足，痘倒陷者。

除湿汤

【来源】《片玉痘疹》卷十。

【组成】羌活　苍术　防风　木通　猪苓　泽泻　白术　赤芍　官桂

【用法】水煎服。

【功用】内渗其湿，外燥其表，令好收靥。

【主治】

1.《片玉痘疹》：痘疮，如初饮冷水，浸湿脾胃以致收靥不齐者。

2.《医宗金鉴》：痘当收敛之时，有因湿盛而不得收敛者，其现证轻则有孔漏浆，重则遍体溃烂、肚腹胀、小便短。

桂枝解毒汤

【来源】《片玉痘疹》卷十。

【组成】官桂　赤芍　大力子　防风　蝉蜕

【用法】水煎服。

【主治】冬寒之时，盖覆少薄，被寒风郁遏，痘疮当靥不靥。

黄耆芍药汤

【来源】《片玉痘疹》卷十。

【组成】黄耆 芍药 酒芩 连翘 防风 大力子 桔梗 甘草 葛根 荆芥穗 人参

【用法】加淡竹叶，水煎服。

【功用】固表解毒。

【主治】痘疹，未及期而骤发，此毒火太甚，营卫气虚，直犯清道而出。

调元生脉散

【来源】《片玉痘疹》卷十一。

【别名】调元生脉汤（《种痘新书》卷九）。

【组成】人参 黄耆（炙） 麦冬 当归 桂枝
《种痘新书》本方加炙草。

【用法】水煎服。

【主治】元气本虚，痘收靥之后，六脉沉细，手足厥冷者。

【加减】虚甚者，加熟附子。

调元固表汤

【来源】《片玉痘疹》卷十一。

【别名】调元固本汤（《医钞类编》卷十九）。

【组成】人参 黄耆 当归 甘草 蝉退

【用法】水煎服。

【主治】痘疮表虚，收靥痂壳粘着皮肉不落者。

调元清神汤

【来源】《片玉痘疹》卷十一。

【组成】人参 黄耆 当归 麦冬 陈皮 甘草（炙） 酸枣仁 黄连（炒）

【用法】大枣为引，水煎服。

【主治】痘疮收靥后，脾胃虚弱而不落痂，昏昏喜睡。

加减胃苓汤

【来源】《片玉痘疹》卷十二。

【组成】猪苓 泽泻 白术 赤茯苓 官桂 五加皮 厚朴 陈皮 甘草 桑白皮 防风 藁本 羌活 人参

【用法】灯心为引，水煎服。

【主治】痘疮收靥已后，犯有风寒雨湿洗浴，以致四肢头面浮肿者。

当归汤

【来源】《片玉痘疹》卷十二。

【组成】人参 当归 甘草（炙） 黄耆（炙） 黄连（炒） 桂枝

【用法】水煎服。

【主治】痘疮收靥之后而盗汗者。

当归桂枝汤

【来源】《片玉痘疹》卷十二。

【组成】当归（酒洗） 川芎 白芍（酒洗） 黄耆（酒洗） 官桂 炙甘草 苍术 黄柏

【用法】水煎服。

【功用】补脾养血。

【主治】痘之后，血少不能养筋，或感风寒水湿，手足忽然拘挛，不能伸屈转运者。

【加减】气虚，加川乌、人参；如感风寒，以至骨节疼痛者，加羌活防风散治之。

当归益荣丸

【来源】《片玉痘疹》卷十二。

【组成】当归二钱 川芎二钱 黄连一钱半 芦荟二钱二分 使君子肉一钱二分

【用法】上为末，汤浸蒸饼为丸。米饮送下。

【主治】平素肌肥，痘后羸瘦，虽能饮食，亦不能发肌肤者。

安神丸

【来源】《片玉痘疹》卷十二。

【组成】牛黄五分 黄连（酒炒）五钱 当归二钱五分 山栀仁（炒）二钱五分

【用法】汤浸蒸饼，以獖猪心血调为丸，如粟米大，辰砂为衣。煎灯心汤送下。

【主治】痘收后邪热攻心，传于胞络，昏睡连日不醒，口中妄语，或有醒时亦似醉人，每多错言。

导赤散

【来源】《片玉痘疹》卷十二。

【组成】木通　甘草　车前子　瞿麦　滑石　赤茯苓　淡竹叶　山栀

【用法】灯心为引，水煎服。

【主治】痘疮收靥后，小便不利，热蓄膀胱者。

导赤解毒汤

【来源】《片玉痘疹》卷十二。

【组成】木通　生地　麦冬　茯神　人参　甘草　山栀仁　石菖蒲

【用法】灯心为引。水煎服。

【主治】痘收后邪热攻心，而心君不肯受邪，传于包络，昏睡连日不醒，口中妄语；或有醒时，亦似醉人，每多错言。

芩连栀子饮

【来源】《片玉痘疹》卷十二。

【组成】黄芩　黄连　栀子　桔梗　甘草　生地　柴胡　川芎　赤芍　升麻

【用法】水煎，茅根汁一钟，入内同服。

【主治】痘疮收靥之后痢作，大热不止，鼻中血出不止。

羌活丸

【来源】《片玉痘疹》卷十二。

【组成】羌活（节密者）一钱　当归一钱五分　川芎一钱二分　川萆薢二钱　防己一钱五分　薏苡仁一钱五分（炒）　虎胫骨（用前爪带节者，酥油炙焦）一钱。

【用法】上为末。炼蜜为丸。白汤送下。

【主治】痘收靥之后，血虚成风，四肢瘫痪不能动者。

补中益气汤

【来源】《片玉痘疹》卷十二。

【组成】人参　黄耆　甘草（炙）　柴胡（炙）　白术　升麻　陈皮　桂枝　当归　木香

【用法】水煎服。

【主治】痘收之后，脾胃虚弱，寒热往来似疟，不分早晚者。

【加减】虚甚者，加熟附子。

知母解毒汤

【来源】《片玉痘疹》卷十二。

【组成】知母　生地　地骨皮　软石膏　酒芩　牛蒡子　升麻　甘草　天花粉

【用法】淡竹叶为引，水煎服。

【主治】痘既收靥，热仍不退，脉数形壮，烦躁，形气实者。

桂枝解肌汤

【来源】《片玉痘疹》卷十二。

【组成】桂枝　赤芍　黄芩　甘草　人参　干葛　柴胡

【用法】淡竹叶为引，水煎服。

【主治】痘靥之后，因外感风寒，头目昏痛，恶寒，其脉浮者。

消毒青黛饮

【来源】《片玉痘疹》卷十二。

【组成】黄连　甘草　知母　石膏　柴胡　升麻　山栀仁　玄参　人参　青黛　生地黄

【用法】竹叶为引，水煎服。

【主治】痘疮收靥后，大热，两目如火，身发斑者。

黄芩调元汤

【来源】《片玉痘疹》卷十二。

【组成】黄芩　人参　麦门冬　炙甘草　当归

【用法】水煎服。

【主治】元气素虚，痘收靥，热一向不已，脉迟形怯，热而喜睡者。

黄连止蛔汤

【来源】《片玉痘疹》卷十二。

【组成】黄连　黄柏　人参　乌梅肉　白术

【用法】水煎服。

【主治】痘疹吐蛔，因热气拂郁于里，又不能食，虫无所养，为热所迫，但闻食臭即涌出者。

清神散火汤

【来源】《片玉痘疹》卷十二。

【组成】木通　玄参　麦冬　黄连　甘草　栀子仁

【用法】水煎，去滓，研辰砂末调服。

【主治】痘发未透而收靥，致毒火内侵而发热惊搐。

【加减】大便秘，加酒大黄；自利，加人参。

芩连化毒汤

【来源】《片玉痘疹》卷十三。

【组成】黄连　黄芩　红花　石膏　大力子　卷豆　贯众　玄参　甘草　桔梗　栀子仁

【用法】水煎服。

【主治】疹既出，延绵不收者。

升麻化毒汤

【来源】《幼科指南》卷下。

【组成】升麻　干葛　赤芍　甘草　酒芩　酒连　连翘　桔梗　人参　防风　荆芥　木通　牛蒡　苍术

【主治】痘初发，未见形症，身热。

五瘟丹

【来源】《保命歌括》卷六。

【别名】代天宣化丸（原书同卷）、代天宣化丹、凉水金丹（《松峰说疫》卷五）。

【组成】甘草（不拘多少，立冬日取青竹截筒，一头留节，纳甘草于内，以木塞筒口，置厕缸中浸之，至冬至前三日取出，晒干用。甲己年为君）　黄芩（乙庚年为君）　黄柏（丙辛年为君）　山栀（丁壬年为君）　黄连（戊癸年为君）　香附（童便浸，炒，使）　苍术（米泔水浸，炒）　紫苏（佐）　陈皮（佐）　雄黄（水飞）　朱砂（水飞）

【用法】上前五味，当以其年为君者一味倍用，四味为臣减半，其后六味为佐者，又减臣数之半，于冬至日各制为末，和令匀，惟朱砂、雄黄以半为药，留半为衣。大人，为丸如梧桐子大；小儿，如黍米大。每服五十丸，空心、食远面东服，新汲水煎，热下，日三服。取雪水杵丸。如无，取龙泉水佳。

【功用】预解疫毒及解疹痘毒。

小七香丸

【来源】《痘疹金镜录》卷一。

【组成】香附（去毛）　缩砂　益智（去壳）　陈皮　蓬术（俱炒用）　丁皮　甘松

【用法】上为细末。姜汁糊为丸，如黍米大服。其药皆温暖之剂，有益于脾胃。

【主治】小儿诸寒之病。

泻黄纳谷散

【来源】《痘疹金镜录》卷一。

【组成】石膏　黄连　生地　丹皮　木通　甘草（炙用）　生甘草　牛蒡子　山楂　荆芥穗

【用法】加灯心，水煎服。

【主治】痘邪热犯胃，唇口燥裂，口中腻渴，甚至舌起芒刺，嘴黑如煤，浆后身犹壮、热，种种燥热而不思食者。

【加减】重者，加大黄。

太乙保和汤

【来源】《痘疹金镜录》卷三。

【别名】紫草透肌汤。

【组成】桔梗　紫草　川芎　山楂　木通　人参　红花　生地　甘草　糯米

【用法】上用灯心七根，生姜一片，水一钟，煎六分，温服。

【功用】保和元气，活血解毒，助痘成浆。

【主治】

1.《痘疹金镜录》：血热痘证。热证虽去，见点三日之后，不易长大，粗肌者。

2.《成方便读》：痘疮见点之后，因气虚血滞，不能成浆之证。

【加减】便涩腹胀，加大腹皮；紫红不润，加当归、蝉蜕；出不快，加鼠粘子；陷塌，加黄耆；痛，加白芷；不匀，加防风；水泡，加白术、芍药；嗽，加五味、麦门冬；渴，加麦门冬。

【方论】《成方便读》：方中人参、甘草大补元气；生地滋养阴血；川芎行血中之气；红花、楂炭、紫草宣血中之瘀。然即郁滞于外者，其内必有伏阳，故以木通之苦寒，清上达下，里和而表自松也。凡痘毒之发，皆由肾脏而起，以痘毒藏于肾中，自肾而肝而脾而心，以及于肺，由里达表，移深居浅，以收全功，故以桔梗领之入肺，生姜助其达表，且生姜入于人参、地黄之中，不特无横散之劣，且有助浆之优；粳米和中培谷气，以资其运用耳。

托里散

【来源】《痘疹金镜录》卷三。

【组成】陈皮 贝母 桔梗 人参 黄耆 甘草 当归 川芎 连翘 山楂 肉桂 白芍药

【用法】加生姜三片，水煎服。

【功用】

1.《痘疹金镜录》：解毒，补气血。

2.《医方考》：补虚托里。

【主治】

1.《痘疹金镜录》：痘疮。

2.《痘学真传》：痘七朝以后，色淡形塌，乍痛乍痒，气血不足，时寒时热，或虚火上升，上热下冷。

【加减】气滞，加木香磨入。

【方论】《医方考》：人参、黄耆、甘草，补气药也，佐之以山楂、木香，则气不滞；当归、川芎、芍药，补血药也，佐之以肉桂，则血不滞；桔梗、连翘流气清热；陈皮、贝母利气开痰。

神应夺命丹

【来源】《痘疹金镜录》卷三。

【组成】劈砂一两 升麻 麻黄各五钱 紫草 连翘各一两

【用法】劈砂囊于白纱内，外配升麻、麻黄、紫草、连翘四味，同入纱囊中，于砂锅内用新汲水将桑柴火煮一昼夜，取出，辰砂研末，仍将煮砂药汁将绵滤清，晒干为末听用。

【主治】痘疮毒盛，透发不起者。

清肌透毒汤

【来源】《痘疹金镜录》卷三。

【组成】荆芥穗三分 干菊八分 前胡一钱 桔梗四分 甘草二分 山焦二钱 蝉蜕三分

【用法】加生姜一片，水煎服。

【主治】痘疮已发未发，为风热所感，腠理阻塞。

清金攻毒饮

【来源】《痘疹金镜录》卷三。

【组成】桔梗 甘草 牛蒡 大黄 元参 前胡 山楂 山豆根 枳壳 荆芥穗 蝉蜕 僵蚕 灯心各等分

【用法】水煎服。

【主治】痘毒壅于肺，声音不清，喉间痛楚，烦渴壮热，痘不起者。

清凉攻毒饮

【来源】《痘疹金镜录》卷三。

【别名】泻黄散（《医宗金鉴》卷五十七）。

【组成】石膏（研）三钱至一两 黄连一钱至三钱 大黄三钱至六钱 木通 红花 荆芥各四分 牛蒡一钱五分 犀角三分（磨汁冲） 丹皮一钱 青皮七分 地丁一钱 生地五钱至一两

【用法】上加灯草三分，水煎服。

【主治】痘疮大热如火，紫艳深红，烦渴颠狂者。

稀痘保婴丹

【来源】《痘疹金镜录》卷三。

【别名】保婴丹（《赤水玄珠全集》卷二十七）、秘传保婴丹（《证治准绳·幼科》卷四）。

【组成】缠豆藤四两 真紫草茸四两（酒洗） 荆芥穗二两 牛蒡子二两 升麻二两（盐水炒） 甘草梢（生）二两 大辰砂三钱（麻黄、紫草、荔枝壳、升麻四味煮过，就将其水飞辰砂） 防风二两 天竺黄（点少许于舌上，麻涩者真） 牛黄（磨透者佳） 蟾酥（自取赤睛者不用）各一钱二分 赤小豆 黑豆绿豆各四十九粒（炒勿令焦）

【用法】上为细末，外又将紫草三两，入水三碗，熬膏半碗，入生沙糖半盏，将前末药用紫草膏为丸，如圆眼核大，将飞过辰砂为厚衣。每服一丸，大人二丸，未出痘之先，浓煎甘草汤磨下；已发热之时，生姜汤磨下。微表之多者可少，已者可无，大有神效。

【功用】预服解毒。

【主治】痘未见点之先。

赛金化毒散

【来源】《痘疹金镜录》卷三。

【别名】化毒散（《痘科正宗》卷下）。

【组成】乳香 没药各一钱（出汗，研细，配众药） 川贝母（去心，炒） 雄黄 黄连 天花粉各一钱（生用） 大黄（半炒半生）各二钱 甘草七分 赤芍二钱（炒） 冰片一分半 牛黄二分 珠子四分（研至无声为度）

【用法】上为散。痘内有伏毒，啼号不已，经日不起，并发痒发疔者，用蜜汤调服此散。痘若抓伤或攒簇堆聚，或点见枭恶干焦，紫黑板硬等象，以此散调入油胭脂内，用绵纸为膏药，贴之。

【功用】清热化毒。

【主治】

1.《痘疹金镜录》：痘疮。

2.《北京市中药成方选集》：小儿疹后，余毒未净，烦躁口渴，便秘，及小儿疮疖溃烂。

如圣饮

【来源】《痘疹金镜录》卷四。

【组成】甘草一钱 桔梗三钱 麦冬一钱半 牛蒡一钱半 玄参一钱 荆芥一钱 防风七分

【用法】加葱三茎，水煎服。

【主治】痘疹，风热痰嗽，声哑喉痛。

【加减】热甚，加犀角尤妙，或加黄芩。

羌活散郁汤

【来源】《痘疹金镜录》卷四。

【别名】羌防散郁汤（《医林纂要探源》卷九）。

【组成】防风 羌活 白芷 荆芥 桔梗 地骨皮 大腹皮 川芎 连翘 甘草 紫草 升麻 鼠粘子

《医林纂要探源》有木通、前胡，无升麻。

【用法】上为粗散。水一钟，加灯心十四根，煎六分，温服。

【主治】痘疮实热壅盛，郁遏不得达表，气粗喘满，腹胀烦躁，狂言谵语，睡卧不宁，大小便秘，毛竖面浮，眼张若怒，并风寒外搏，出不快者。

【方论】《医林纂要探源》：羌活、防风、白芷宣达阳气，荆芥去血中风热，桔梗降逆气，大腹皮宽中气，前胡畅滞气；川芎达肝气，地骨皮滋肾水，连翘散心火，木通泄心火，牛蒡子散肺中结热，去皮肤风热，紫草茸活血散瘀，甘草缓肝和脾。

保婴百补汤

【来源】《痘疹金镜录》卷四。

【别名】保婴百补丸（《痘学真传》卷七）。

【组成】当归 芍药 地黄 白术 人参 茯苓 山药 甘草

【用法】加生姜、大枣，水煎服。

【功用】调补气血，资养脾胃。

【主治】

1.《痘疹金镜录》：痘疹九日浆足，无他症。

2.《简明医彀》：实热血热痘，八九日无他症。

【加减】气虚证，加黄耆一钱，官桂少许；有兼证当审虚实随症加减。

【方论】《痘学真传》：归、地、芍药以养血，参、术、茯苓、山药、甘草以补气，而补气之药俱入太阴，虽云气血兼补，实归重于脾，补脾胃则诸脏皆补，故曰百补。

益元透肌散

【来源】《痘疹金镜录》卷四。

【别名】益元透肌汤（《种痘新书》卷十二）。

【组成】桔梗　紫草　川芎　山楂　木通　人参　甘草　糯米五十粒　蝉蜕　鼠粘子　陈皮

【用法】水一钟，加灯心十四根、大枣二个，煎六分，温服。

【功用】匀气解毒，透肌达表，领出元阳，助痘成浆，易结脓窠。

【主治】痘证壅热。

紫草化毒汤

【来源】《痘疹金镜录》卷四。

【组成】紫草二两　陈皮一两　升麻　甘草各五分

【用法】上为细末。每服水一碗，加葱白三寸，煎至五分，量儿大小调服。疮疹气匀即出。

【主治】痘已出未出，热壅不快。

【加减】小便赤，加木通。

【方论】紫草滑窍，去心腹邪热，陈皮快气，升麻散热毒，甘草解毒。

糯草灰散

【来源】《痘疹金镜录》卷四。

【组成】糯草灰不拘多少

【用法】将滚汤淋去咸水，以淡灰掩患处。

【主治】痘后余毒。

凉结攻毒饮

【来源】《痘疹金镜录·图象》。

【别名】凉膈攻毒饮（《救偏琐言》卷十）。

【组成】大黄　黄连　石膏　荆芥　地丁　玄参　黑山栀　赤芍　生地　桔梗　木通　甘草　牛蒡　薄荷　枳壳

【用法】加灯草一分，竹叶三十片。

【主治】痘。热毒壅于上焦，胸膈烦闷，壮热发渴，揭衣弃被，痘色紫艳深红。

散结汤

【来源】《痘疹金镜录·图像》。

【组成】青皮　羌活　赤芍　紫草　地丁　山楂　荆芥　升麻　川芎　甘草　牛蒡　丹皮

【用法】加芦笋十株，鲜苎头三个，水煎服。

【主治】血涩气滞，痘色干红而囊不松者。

白云散

【来源】《痘疹金镜赋集解》卷六。

【组成】人中白（煅）　川连（肉汁浸三四次，以白为度）

【用法】上为末。每服一钱，白汤下。

【主治】发斑丹。

松肌通圣散

【来源】《痘疹金镜录·备用良方》。

【组成】羌活　荆芥　紫草　红花　牛蒡子　木通　赤芍　地丁　青皮　山楂　蜂房　当归　防风各等分

【用法】加芦笋、胡荽，水煎服。

【主治】痘疮腠理阻塞，血凝气滞，颗粒隐隐于肌肉之间，痘色干红晦滞，神情闷闷者。

二角饮

【来源】方出《种杏仙方》卷三，名见《东医宝鉴·杂病篇》卷十一。

【组成】犀角　羚羊角

【用法】二味磨井花凉水服之。果是热毒，无不效。

【主治】痘疹紫黑干枯，变黑归肾，身如火炙之热。

三仁膏

【来源】《赤水玄珠全集》卷二十七。

【组成】火麻仁（炒，去壳）一两　松子（去壳，去皮）七钱　桃仁（去皮，炒）五钱

【用法】上研烂，加脂麻一合，微炒研细，入蜜

水，研极烂，以帛滤去壳，同前三仁蜜汤调下，看大小用之。

【功用】润通。

【主治】痘疹，大便坚实，不宜下者。

三花丹

【来源】《赤水玄珠全集》卷二十七。

【组成】梅花 桃花 梨花各等分

【用法】取已开、未开、盛开者，阴干为末。取兔脑为丸，雄黄为衣。用赤小豆、绿豆、黑大豆三豆汤送下。

【功用】稀痘。

【主治】痘疹将出。

六味稀痘饮

【来源】《赤水玄珠全集》卷二十七。

【别名】稀痘饮（《简明医彀》卷六）。

【组成】山楂 紫草 牛蒡子各一钱 防风 荆芥各一钱二分 甘草五分

【用法】加生姜三片，水煎服。

【主治】将发痘。

四蜕丹

【来源】《赤水玄珠全集》卷二十七。

【别名】四脱丹（《简明医彀》卷六）。

【组成】蝉蜕 蛇蜕 凤凰蜕（即孵出鸡子壳） 神仙蜕（即父母爪甲）各等分

【用法】焙为末，炼蜜为丸，如绿豆大。每服一钱，每年除夜服，服三年。

【功用】稀痘。

玄菟丹

【来源】《赤水玄珠全集》卷二十七。

【别名】玄菟丸（《痘疹仁端录》卷十三）、卢氏元菟丹（《痧疹辑要》卷一）。

【组成】玄参（酒洗）五两 菟丝子（水淘净，酒煮，研烂为末）

方中菟丝子用量原缺。《简明医彀》玄参用四两，菟丝子用八两。

【用法】上为末，俱不犯铁器，黑砂糖为丸，如弹子大。每日与儿服三丸，砂糖汤送下。

【功用】稀痘。

兔红丸

【来源】《赤水玄珠全集》卷二十七。

【组成】辰砂 甘草 六安茶各等分

【用法】腊八日午时取生兔子血为丸，如梧桐子大。逢三、六、九与儿食之。

【功用】预防出痘。

苦楝子汤

【来源】《赤水玄珠全集》卷二十七。

【组成】苦楝子不拘多少

【用法】煎汤浴儿。

【主治】痘疮不出，出亦稀少。

轻斑散

【来源】《赤水玄珠全集》卷二十七。

【组成】丝瓜近蒂三寸（连皮子，烧存性，为末） 朱砂五分

【用法】上和匀，砂糖调下。痘出必稀，多者少，少者无。

【主治】痘未见点时。

退火丹

【来源】《赤水玄珠全集》卷二十七。

【组成】六一散一料 雄黄（飞过）三钱 缠豆藤（烧存性）一钱

【用法】用紫草、木通、蝉蜕、地骨皮、红花、大力子、羌活、片芩、灯心煎汤，候冷调下。

【功用】解毒稀痘。

【主治】痘初出标，大热不退，或稠密成片者。

预服万灵丹

【来源】《赤水玄珠全集》卷二十七。

【组成】升麻（小者）三钱　葛根三钱　甘草三分　紫草茸一两　蝉蜕　僵蚕（洗）　连翘　白附子（炒）各三钱　山豆根五钱　全蝎（去毒）十枚　雄黄一钱半　麝香一钱　蟾酥一钱（好酒煮化）

【用法】上为细末，和拌为丸，如皂角子大。每服一丸，紫草汤送下。

【主治】痘疹初发热者。

葫芦花汤

【来源】《赤水玄珠全集》卷二十七。

【组成】葫芦花不拘多少（八月采，阴干）

【用法】入除夜蒸笼汤浴儿。

【功用】令小儿痘疮或不出，纵出亦稀少。

稀痘仙方

【来源】《赤水玄珠全集》卷二十七。

【别名】神验稀痘丹（《疡医大全》卷三十三）。

【组成】牛黄一钱　蟾酥三分　辰砂七分　丝瓜蒂（近蒂取五寸，烧存性）五钱

【用法】上为末。每一岁服一分，砂糖汤调下。

【功用】稀痘。

稀痘如神散

【来源】《赤水玄珠全集》卷二十七。

【组成】丝瓜　升麻　芍药（酒炒）　甘草　山楂　黑豆　赤豆　犀角（磨用）各等分

【用法】每服三钱，水煎服，不拘时候。

【功用】稀痘。

二圣散

【来源】《赤水玄珠全集》卷二十八。

【组成】雄黄二钱　紫草三钱

【用法】上为末。用油胭脂调下；痘疔挑破，以此点之。

【主治】痘疔。

二宝散

【来源】《赤水玄珠全集》卷二十八。

【组成】犀角　玳瑁

【用法】二味磨汁，顿服。

《张氏医通》本方用生玳瑁、犀角各等分，为散。入猪心血少许，紫草汤调服。

【主治】

1.《赤水玄珠全集》：痘紫色，发热鼻衄，小便如血，口渴，乱语。

2.《张氏医通》：痘顶色白，肉红肿而痘反不肿，或黑陷不起。

人牙散

【来源】《赤水玄珠全集》卷二十八。

【组成】人牙（自落者，火煅存性，淬入韭菜汁内，大牙三次，小牙二次）不拘多少

【用法】上为极细末，入麝香一分，或加红曲二分，上用鸡冠血调成膏，好酒半盏，人乳半盏，入葱白一撮，煎汤送下。

【主治】

1.《赤水玄珠全集》：痘不起发，黑陷或红紫黑斑，咬牙寒战。

2.《痘科类编释意》：痘疮未成熟，肿消目开者。

【宜忌】凡服人牙不可过多，每服止三分。多则阳气尽出于表，恐痘斑烂无血色。阴气内盛，必里寒而濡泄，急以四君子汤加芎、归服之。

【方论】《痘科类编释意》：痘之为物，外感秽气则陷入，内食秽物则凸出。牙灰、麝香亦秽物也，故用之以起陷下之痘。况牙者骨之余，麝又香之极窜者，透窍甚捷，二味研用，自筋骨直达于皮肤之外，药之托顶起陷者，再无过于此。

人参固肌汤

【来源】《赤水玄珠全集》卷二十八。

【别名】人参固肌散（《痘科类编释意》卷三）、固肌汤（《不知医必要》卷三）。

【组成】人参　黄耆　甘草　当归　蝉蜕各等分

【用法】加糯米一撮，水煎服。

【主治】痘疮表发太过，致肌肉不密，痘痂粘肉，久不落者。

人参清神汤

【来源】《赤水玄珠全集》卷二十八。

【组成】人参 黄耆 甘草 当归 白术（土炒） 麦冬 陈皮 酸枣仁 黄连（酒炒） 茯苓各等分

【用法】加大枣、糯米，水煎服。

【主治】痘痂不满，昏迷沉睡者。

大灵丹

【来源】《赤水玄珠全集》卷二十八。

【组成】滑石（飞过）三两 雄黄（飞过） 犀角各三钱 辰砂（飞过）三钱半 牛黄 冰片各一钱 麝香五分

【用法】上为极细末。用升麻、甘草、防风、薄荷、灯草、牛子、红花、紫草、黄连各三钱，水二碗，煎至半碗，细绢滤去滓，加蜜四两同熬，滴水成珠，和前药为丸，如小龙眼大，金箔为衣。每服一丸，灯心汤送下；暑月冷水化下。

【主治】痘疮，壮热癫狂，惊搐谵语，红紫斑焦干陷，一切恶症。

大无比散

【来源】《赤水玄珠全集》卷二十八。

【组成】桂府滑石（飞过）六两 粉草一两 辰砂（飞）三钱 雄黄（飞）一钱

【用法】上为末。每三五岁服一钱，十岁服二钱，发热之初，用败毒散调下；若报痘后，用灯心汤调下。

【功用】稀痘。

【主治】痘疮热毒大甚，红黑紫陷，惊狂谵语，引饮。

大保元汤

【来源】《赤水玄珠全集》卷二十八。

【组成】黄耆三钱 人参一钱半 甘草 川芎各一钱 官桂一分

【用法】加生姜、大枣，水煎服。

【主治】痘疮顶陷，根窠虽红而皮软薄，血有余而气不足。

【加减】如气不行，加木香，减去桂；若不食，加人乳半钟。

小灵丹

【来源】《赤水玄珠全集》卷二十八。

【组成】朱砂 雄黄各一钱 乳香 没药（各制）各一钱半 大蟾蜍（取心肝，瓦上焙干）五钱 麝香三分

【用法】上为细末，取猪心血、鸡冠血为丸，如皂子大。每服一丸，身无大热，生酒化下；热甚，不饮酒，紫草灯心汤送下。即时红活而起。

【功用】解毒发痘。

【主治】妇女痘，红斑黑陷不起，一切危恶。

小无比散

【来源】《赤水玄珠全集》卷二十八。

【组成】桂府滑石（飞过）六两 石膏（飞过）一两 粉草 寒水石各五钱 郁金（蝉肚小者，甘草汤煮干，为末）七钱

【用法】上俱制净末，和匀。每五岁者，服二钱，大人再加，冬月灯心汤调下，夏月井水调下。

【主治】痘，壮热口渴，小水涩，大便秘，口气热，烦躁不宁，或焦紫，或红斑，自发热至起壮时有热者；痘后余热。

【加减】热甚不解者，井水磨犀角汁调下；若红紫顶陷不起，加穿山甲末一分，麝香半分，紫草煎汤，加酒一二匙调下即起。

马齿苋散

【来源】《赤水玄珠全集》卷二十八。

【组成】马齿苋（捣汁） 猪脂膏 石蜜

【用法】上药共熬成膏。涂肿处。

本方方名，据剂型当作"马齿苋膏"。

【主治】痘痂不落，成瘢痕者。

无价散

【来源】《赤水玄珠全集》卷二十八。

【组成】无病小儿粪（一方加麝香、冰片少许）

【用法】腊月将倾银罐二个，上下合定，盐泥固济，火煅通红取出，为末。蜜水调服一钱。

《张氏医通》用腊月人矢（干者）烧灰为散，砂糖汤调服方寸匕，服后即变红活。

【主治】痘黑陷欲死者。

无忧散

【来源】《赤水玄珠全集》卷二十八。

【别名】金价丹（《痘疹仁端录》卷十四）。

【组成】人牙（火煅存性，淬入韭菜汁内，大牙三次，小牙两次，研极细末）一钱 雄黄 珍珠各五分（一方有牛黄五分）

【用法】上为末。每服三五分，多则一钱，荔枝煎汤下。

【主治】痘症临危，寒战咬牙。

天真膏

【来源】《赤水玄珠全集》卷二十八。

【组成】初生小儿解下黑粪（用瓷罐收贮，加水银二两，麝香一钱）

【用法】上用黄蜡封口，埋于土中，愈久愈妙，久则化而为水。治疗痘疮，看儿大小，热毒盛者，量与二三茶匙。酒煎紫草汤对半和匀服之，立时红润活泽，用此救之，十全四五；治小儿热而烦躁，啼哭不止，用少许点入眼角二三次。

【功用】补血，解毒，和气安神，清心热。

【主治】小儿痘疮黑陷、干枯、红紫，及斑不退。百日内小儿热而烦躁，啼哭不止。

中和汤

【来源】《赤水玄珠全集》卷二十八。

【组成】人参 黄耆 厚朴（姜汁炒） 白芷 川芎 当归 粉草 桔梗 白芍（酒炒） 肉桂（去粗皮） 防风 藿香各等分

【主治】痘气寒，鼻流清涕，咳嗽恶风，自汗，身体寒战，疮色惨白。

化毒汤

【来源】《赤水玄珠全集》卷二十八。

【组成】紫草 升麻 甘草 蝉蜕 地骨皮 黄芩（酒炒） 木通各等分

【用法】水煎服。

【功用】清热凉血。

【主治】

1.《赤水玄珠全集》：痘已出而热毒未解。

2.《张氏医通》：痘已发，毒盛不能起胀。

升天散

【来源】《赤水玄珠全集》卷二十八。

【别名】灌脓起顶散。

【组成】人参六分 黄耆 山楂各八分 白术（土炒） 当归 川芎 橘红各五分 甘草三分 淫羊藿 川山甲（土炒黄）各二分 肉桂三厘（此引经之药，多则痒） 木香二分

【用法】加生姜一片，大枣一枚，水煎服；或为末服亦可。如呕吐，生姜汤调下；泻，米饮调下；肚痛，神曲煎汤调下；烦躁，麦门冬汤调下；渴，用麦冬、五味煎汤调下；吐泻，藿香、陈皮汤调下。痘不成浆，多服数帖无妨。

【主治】痘灰白色，或红紫、黑陷、干枯，或清水不成浆。

乌金膏

【来源】《赤水玄珠全集》卷二十八。

【组成】僵蚕（酒洗） 全蝎（去足尾，酒洗） 甘草 紫草 白附子（味苦内白者真） 麻黄各五钱 川山甲（炒，末）二钱半 蝉蜕（去头足，酒洗净）二钱

【用法】上为末，将红花、紫草各一两，好酒二钟，熬去大半，去滓，加蜜五两，慢火同熬，滴水成珠为度，丸如龙眼核大。每服一丸，灯心汤化下。

【主治】痘疮，发热至七日以前，或因风寒，痘不起发；或红紫；或惊搐者。

生脉健脾汤

【来源】《赤水玄珠全集》卷二十八。

【组成】黄耆一钱半　人参一钱　炙甘草　官桂各三分　当归　川芎　白芍　白术各八分　茯苓五分　紫草四分　生姜一片　红枣一枚　糯米五十粒（或加酒洗红花三分）

【功用】补气，养脾，生血。

【主治】痘疮浆既成，皮软色白，乃气不足。

瓜蒌散

【来源】《赤水玄珠全集》卷二十八。

【别名】栝楼散（《证治准绳·幼科》卷五）。

【组成】瓜蒌根二钱　白僵蚕一钱

【用法】慢火同炒老黄色，为末。每服二三分，薄荷汤下。

【主治】痘，热极生风，发搐。

西来甘露饮

【来源】《赤水玄珠全集》卷二十八。

【别名】天萝水（《文堂集验方》卷一）。

【组成】丝瓜藤

【用法】霜降后三日，近根二尺剪断，将根头一节倒插入新瓦瓶中，上以物掩之，勿使灰尘飞入，次日以好新坛一只，将瓶中之汁倾在坛中，仍将藤照前插入瓶内，三日后汁收尽，将坛封固，收藏听候取用。若发热，烦躁，口渴，未见红点，将茜根一两，水煎浓汁二酒杯，掺丝瓜汁二酒杯相和，服之立安，痘出亦轻。若已见标，颜色红紫及稠密者，用紫草煎浓汤冲服，便见红润。若夹斑者，犀角、紫草、茜根煎汤冲服，寒月用酒煎冲服。天行时疫，以生姜汁少许，加蜂蜜调匀服之。

【功用】解毒清热。

【主治】痘疮发热之初，五日以前而热不退，痘色红紫，口渴，大便燥结；并治疹家烦热，口干，咳嗽，疹色枯燥，或谵语喘急，睡卧不安。

回生起死丹

【来源】《赤水玄珠全集》卷二十八。

【组成】丁香九枚　干姜一钱

【用法】水煎服。被盖片时，令脾胃温暖，阴退阳回，痘自红活。

【主治】痘出灰白，寒气逆上，不食腹胀，呕吐肚痛，泄泻清水，手足俱冷。

如圣汤

【来源】《赤水玄珠全集》卷二十八。

【组成】紫草　升麻　葛根　白芍　甘草　木通　猴梨各等分

【用法】加生姜一片，葱白三茎，水煎，热服。

【主治】痘已出，身热如火。

【加减】心烦，加麦冬、赤茯苓；烦渴，加生脉散；七八九日身如火者，加酒炒黄芩、地骨皮。

如圣散

【来源】《赤水玄珠全集》卷二十八。

【组成】白术　黄芩　当归　枳壳　黑豆　大腹皮　砂仁　甘草　桑上羊儿藤（即桑寄生）各等分

【用法】水煎服。

【功用】安胎。

【主治】妊娠出痘。

苏解散

【来源】《赤水玄珠全集》卷二十八。

【别名】疏解散（《医部全录》卷四九三）、苏解丸（《全国中药成药处方集》吉林方）。

【组成】紫苏　葛根　防风　荆芥　白芷　蝉蜕　紫草　升麻　牛子　木通　甘草各等分

【用法】加灯心、葱白各七根，水煎，热服。

【功用】《全国中药成药处方集》（吉林方）：解表、透汗、退热、发痘疹。

【主治】

1.《赤水玄珠全集》：痘初壮热，头疼，腰疼，腹疼作胀，一切热毒甚者。

2.《全国中药成药处方集》（吉林方）：感冒寒凉，发热畏冷，头痛体痛，泛恶干呕。

【宜忌】孕妇忌服。忌食鱼。

李氏败毒散

【来源】《赤水玄珠全集》卷二十八。

【组成】人参败毒散加升麻 荆芥 牛蒡子 蝉蜕 山楂 地骨皮 薄荷 紫苏 紫草 去独活 柴胡 茯苓 人参

《寿世保元》：有干葛、无紫草。

【用法】加生姜一片，水煎，临服加葱白汁五茶匙和服。

【主治】痘疹初热壮盛。

【加减】热甚，加柴胡、黄芩；泻，加猪苓、泽泻；夏加香薷，冬加麻黄。

助阳丹

【来源】《赤水玄珠全集》卷二十八。

【组成】黄耆 人参 白芍（酒炒）各一钱 甘草三分 川芎 当归各一钱 红花五分 陈皮八分 官桂二分

【用法】加生姜、大枣，水煎服。

【主治】妇人痘疮痒塌不起，根窠不红。

【加减】如食少，加山楂、厚朴各五分。

羌活当归汤

【来源】《赤水玄珠全集》卷二十八。

【组成】羌活 当归 独活各一钱 柴胡一钱五分 桂枝七分 防风 川芎 黄柏各一钱 桃仁 红花各八分（一方有苍术、汉防己）

【用法】酒、水各半煎服。

【主治】

1.《赤水玄珠全集》：妇女痘，腰背痛，初发热时。

2.《痘疹仁端录》：痘疮气血凝滞作痛。

补肺散

【来源】《赤水玄珠全集》卷二十八。

【别名】补肺汤（《治痘全书》卷十四）。

【组成】阿胶（蛤粉炒成珠）一钱半 牛子（炒）三分 杏仁（去皮尖）三粒 甘草二分半 马兜铃 黄耆各五分 糯米（炒）一钱

【用法】水煎，食后时时咽之。

【主治】痘未出，声哑。

补浆汤

【来源】《赤水玄珠全集》卷二十八。

【组成】淫羊藿三分（多则发痒） 人参八分 穿山甲（土炒）三分 黄耆一钱半 枸杞子一钱 川芎五分 当归八分 甘草五分 木香二分 白术（土炒）六分 山楂八分 陈皮五分 官桂三厘 黄豆三十粒 笋尖三个（一方有白芷、防风）

【用法】加生姜、大枣、糯米，水煎服。

【主治】痘灰白不起壮，或浆清。

茅花汤

【来源】《赤水玄珠全集》卷二十八。

【组成】茅花 归头 丹皮 生地 甘草各等分

【用法】水煎服。

【主治】麻痘鼻衄。

斩关散

【来源】《赤水玄珠全集》卷二十八。

【组成】地黄 丹皮 黄芩各五分 升麻三分 藕节 茅根各一钱 绿豆四十九粒

【用法】水煎服。

【主治】痘紫发热，鼻红不止。

乳香韶粉散

【来源】《赤水玄珠全集》卷二十八。

【组成】乳香三钱 韶粉一两 轻粉一钱

【用法】上为末。猪油拌，鹅翎敷上。

【主治】痂欲落不落，热痘疯，遍身脓水不绝。

治中散

【来源】《赤水玄珠全集》卷二十八。

【组成】黄耆 人参 茯苓 白术 川芎 当归 肉桂各五钱 肉果（面包煨熟，取去油） 丁

香一钱半　木香三钱

【用法】上为末。每五岁用五分，好热酒调下。衣被盖暖，少顷，痘变红活而起。

【主治】痘疹，虚寒泻利，不进饮食。

茶叶方

【来源】《赤水玄珠全集》卷二十八。

【组成】茶叶（多，拣去粗梗）

【用法】上药入滚水一溧，即捞起，再拣去梗，湿铺床上，用草纸隔一层，令儿睡上一夜，则脓皆干。

【主治】痘烂，遍身无皮，脓水流出，粘拈衣被。

保生散

【来源】《赤水玄珠全集》卷二十八。

【组成】紫河车一具（焙，为末）　龟版（酥炙）五钱　（一方有鹿茸五钱）

【用法】上为末。每服五七分或一钱，气虚者，保元汤送下；血虚，芎、归、紫草煎汤送下。

【主治】痘证气血俱虚，灰白色，不灌脓回浆者。

活血解毒汤

【来源】《赤水玄珠全集》卷二十八。

【组成】防风　荆芥　生地　赤芍　当归　连翘　牛子　黄连　紫草　甘草　苍术　薄荷　川芎　木通各等分

　　方中苍术，《简明医彀》作"白术"；《种痘新书》作"白芷"。

【用法】水煎服。

【功用】活血解毒。

【主治】痘后余毒。

浑元汁

【来源】《赤水玄珠全集》卷二十八。

【组成】紫河车（不拘男女，初胎尤妙）

【用法】将紫河车入新瓦罐内，封固其口，上以碗覆，埋于土中，久则化而为水是也。气虚甚者，人参、紫草煎浓汤冲入服之。

【主治】气虚血热，痘色红紫，干枯黑陷。

浑元散

【来源】《赤水玄珠全集》卷二十八。

【组成】紫河车一具（分作五七块）

【用法】用白糯米三合，水淘净，入无油铫内同炒，以米黄色为度，同为末。每用五七分，儿大者一钱。

【功用】极补气血，助痘灌浆。

【主治】小儿气血俱虚，痘灰白色，不灌脓回浆者。

铁箍散

【来源】《赤水玄珠全集》卷二十八。

【组成】凤凰蜕

【用法】烧灰。醋调，围痈疽四畔，留头出毒气。

【主治】痘后痈毒。

透骨解毒汤

【来源】《赤水玄珠全集》卷二十八。

【组成】紫草　甘草　当归　防风　陈皮　赤芍各等分

【用法】水煎服。

【主治】小儿痘疹，寒战咬牙。

凉血解毒汤

【来源】《赤水玄珠全集》卷二十八。

【别名】凉血化毒汤（《种痘新书》卷十二）。

【组成】紫草一钱　生地　柴胡各八分　牡丹皮七分　赤芍　苏木　防风　荆芥　黄连　木通各三分　牛子四分　天麻　红花　甘草各二分

　　方中柴胡，《种痘新书》作"前胡"。

【用法】加生姜一片、灯心二十根、糯米一百粒，水煎服。

【主治】

　　1.《赤水玄珠全集》：痘出热不退，红不分地；或痘苗干枯黑陷。

　　2.《种痘新书》：痘红紫稠密，界地不清。

斑症。

消风散

【来源】《赤水玄珠全集》卷二十八。

【组成】羌活 独活 僵蚕 藿香 枳壳 防风 天麻 地骨皮 蝉蜕各八分 前胡一钱半 柴胡 黄芩 天花粉 桔梗 茯苓 荆芥 紫草 牛子各一钱 人参 川芎各七分 甘草四分

【用法】加生姜、大枣，水煎服。

【主治】

1.《赤水玄珠全集》：痰盛惊搐，谵语，狂急，口张，目作上视。

2.《痘疹仁端录》：痘前热则生风，项强，牵引，直视，口渴，舌强，如中风状。

通天散

【来源】《赤水玄珠全集》卷二十八。

【组成】人参 陈皮 桂枝各八分 川芎 熟地 芍药各一钱 当归 紫草各一钱半 红花 木香各三分 甘草六分 知母八分 荔枝壳十个

【用法】上用鸡汁一钟、枣三枚、糯米一撮，水煎服。初服痘出到颈，再服到脐，三服到脚。

【主治】小儿患痘发热不出，或已出而色不红活者。

通齿汤

【来源】《赤水玄珠全集》卷二十八。

【组成】当归 红花 生地 熟地 桃仁 升麻 甘草 火麻子

【用法】水煎服。

【主治】妇女痘，大便秘结。

梅桃丹

【来源】方出《赤水玄珠全集》卷二十八，名见《本草纲目拾遗》卷七。

【组成】梅花一两 桃仁二钱 丝瓜五钱 辰砂二钱 甘草二钱

【用法】上为末。每服五分，参苏汤送下。

【主治】痘已出未出，不起不发，隐在皮肤；麻症

黄连解毒汤

【来源】《赤水玄珠全集》卷二十八。

【组成】黄连 黄芩 黄柏 山栀 牛蒡子 甘草 防风 荆芥 知母 石膏 桔梗 玄参 木通

【用法】加生姜三片，水煎服。

【主治】时令暄热，麻痘初发热。

清地退火汤

【来源】《赤水玄珠全集》卷二十八。

【别名】清里退火汤（《医部全录》卷四九三）。

【组成】地骨皮 地肤子各一钱 牛蒡子 紫草 葛根各八分 连翘六分 当归五分 木通三分 蝉蜕二分

【用法】上加生姜一片，水煎服。如热不退再服一剂。或为末，灯心汤服。

【主治】痘带热而出，名为火裹苗。

清金导赤饮

【来源】《赤水玄珠全集》卷二十八。

【组成】当归 白芍 陈皮 贝母 软石膏 白茯苓 甘草 黄芩（酒炒） 黄连（酒炒） 杏仁 桑白皮（蜜炒） 枳壳（炒） 木通 滑石 麦冬 车前子 人参 玄参各等分

【用法】水煎服。

【主治】痘疮热乘肺金，当痂不痂，作喘，烦躁，谵语，小水不利，垂危。

紫草透肌汤

【来源】《赤水玄珠全集》卷二十八。

【别名】紫草透肌散（《治痘全书》卷十三）。

【组成】紫草一钱 升麻五分 牛子 防风 荆芥 黄耆各八分 甘草三分 木香五分

【用法】姜水煎服。

【主治】痘热而出不快，及顶陷者。

【加减】如色紫，腹痛，加蝉蜕一钱。

解毒散

【来源】《赤水玄珠全集》卷二十八。

【别名】解毒饮（《种痘新书》十二）。

【组成】金银花五两 甘草一两 木通 防风 荆芥 连翘 牛子各三钱

【用法】上用酒、水各一钟煎服。

【主治】痘母。痘未出而先发肿块者。

【加减】如泄，加诃子、豆蔻；痘红者，加炒黄芩、芍药；疮痒者，加归身、生地，或加何首乌尤佳；疼痛者，加赤芍。

解毒疏痘汤

【来源】《赤水玄珠全集》卷二十八。

【组成】防风 荆芥 羌活 柴胡 川芎 白芷 当归 连翘 黄芩 黄连 麻黄 紫草 蝉蜕

【用法】加姜、葱、水煎服。

【功用】预服解热去毒，已出解热毒斑疹。

【主治】妇女痘，色红紫，口干，壮热，谵语。

蝉花散

【来源】《赤水玄珠全集》卷二十八。

【组成】蝉退 地骨皮各一两

【用法】上为末。每服二三匙，白酒调下，一日二三次。

【主治】痘，发热发痒抓破者。

加味导赤散

【来源】《医方考》卷六。

【组成】生地黄 人参 麦门冬 木通 甘草各等分 竹叶十片 灯心七根

【主治】痘疹小便黄赤，口干烦渴者。

【方论】内热，故用生地黄；小便黄赤，故导以木通、竹叶、灯心；口干烦渴，故润以人参、麦冬、甘草，乃气化而津液自生也。

加味如圣散

【来源】《医方考》卷六。

【组成】桔梗二钱 牛蒡子 麦门冬各一钱五分 甘草 玄参 荆芥各一钱 防风七分 生犀角 黄芩各五分

【主治】

1.《医方考》：痘症痰嗽风热，声哑喉痛者。

2.《痘学真传》：痘家风痰热壅，烦渴不宁，痘色干红，在五六朝前不润泽起胀者。

【方论】

1.《医方考》：牛蒡子、麦门冬疗风痰而清肺热；荆芥、防风散风邪而升郁热；甘草、桔梗、黄芩利咽喉而清气热；犀角、玄参凉心膈而疗积热。热去则金清，金清则声哑愈矣。

2.《痘学真传》：牛蒡、麦冬、黄芩清肺家痰热，荆芥、防风散肌表风邪，犀角、玄参凉心胸之郁热，甘草缓诸药寒凉之性，桔梗领诸药归于肺家，不使下行，独用二钱，然此味材堪舟揖，不能独建奇功，方中似宜减半。

加味红绵散

【来源】《医方考》卷六。

【组成】天麻 麻黄 荆芥穗 全蝎 薄荷 紫草 蝉蜕各等分

【用法】以此药调抱龙丸服之。

《治痘全书》本方用法：上为末,调抱龙丸服之。

【主治】痘疹风热惊搐。

【方论】痘之出也，自内达外。心热则惊，肝热则搐，所以搐者风也，所以惊者热也。是方也，麻黄、荆芥、薄荷、天麻、全蝎、蝉蜕消风解热；乃紫草者，所以解毒发痘而活血也。

再造丸

【来源】《医方考》卷六。

【组成】生玳瑁一两半 片脑 蜈蚣（炒）各三钱 水蛭（炒黄） 麻黄各一钱（去节）

【用法】猪尾血为丸，如龙眼大。每服一丸，微汗吉。

【主治】痘中有赤黑斑，狂言烦躁者。

【方论】是方用生玳瑁能解毒而化斑，蜈蚣能从毒而化毒，水蛭能散瘀而破血，片脑能化气而利窍，麻黄能透肌而达表，和之以猪尾血，取其动而不滞耳。

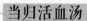

当归活血汤

【来源】《医方考》卷六。

【别名】当归活血散（《治痘全书》卷十三）。

【组成】当归　川芎　赤芍药　红花　紫草各一钱　生地黄一钱五分（取汁更良）

【功用】活血凉血。

【主治】痘疮血热壅滞者。

【方论】色紫为血热，色枯为血滞。热者凉之，枯者泽之，调血之道也。是方也，生地黄，凉血之品也；当归、川芎、赤芍药、红花、紫草、滑血之品也。凉者性寒，滑者质润，气利而已。

羌活透肌汤

【来源】《医方考》卷六。

【别名】羌活透肌散（《治痘全书》卷十三）。

【组成】羌活　陈皮　柴胡　前胡　半夏　茯苓　甘草　桔梗　川芎　当归　山楂

【主治】痘出见点未尽者。

【方论】表气未疏，则出有不尽，故用羌活、柴胡、前胡、川芎以疏表；里气未利，则出有不速，故用半夏、茯苓、陈皮、甘草、桔梗以调里。当归活表里之血，山楂消表里之滞，血活滞消，则痘之出也易易矣。

砂仁益黄散

【来源】《医方考》卷六。

【组成】陈皮　青皮各二钱　诃子一钱　丁香　木香　砂仁各五分

【主治】

　　1.《医方考》：食伤胃寒，呕吐而泻者。

　　2.《治痘全书》：痘疮。

【方论】仲景云，邪在中焦，则既吐而泻。故用陈皮、青皮理其脾，丁香、木香温其胃，诃子所以止泻，砂仁所以消食。

前胡化斑散

【来源】《医方考》卷六。

【组成】酒红花　当归各一钱　前胡八分　荆芥四分　白芷　甘草节　赤芍药　陈皮各五分　郁金七分（酒浸）　胡荽子三十粒

【主治】痘中夹斑之轻者。

【方论】

　　1.《医方考》：此方用酒红花、当归、赤芍药所以活斑中之血，前胡、白芷、陈皮、荆芥所以利表里之气，乃胡荽子、甘草节、酒郁金皆所以散滞气尔。此其为药，和调营卫，不寒不热，诚得治痘斑之理也。

　　2.《治痘全书》：红花、当归、芍药、郁金流通血道，血和则邪火自解；前胡、陈皮祛风热，消痰气；佐白芷、荆芥、荽子以发散，甘节以消毒。内用和血，外用升散，斑毒自化。凡痘未出先斑，及出时夹斑黑陷，大便自利者宜用。

透肌散

【来源】《医方考》卷六。

【组成】紫草二钱　木通一钱半　白芍药（酒炒）　人参　蝉退　升麻　甘草各五分

【主治】气弱，痘出不尽者。

【方论】人参、甘草能益气而补中；紫草、木通能透肌而起痘；升麻、蝉退能退热而消风；乃芍药者，所以调阴气而和营卫也。

不换金正气散

【来源】《仁术便览》卷四。

【组成】陈皮　厚朴（姜制）　藿香叶　半夏（姜炒）　甘草

【用法】上每服三钱，加生姜三片，大枣二枚，紫草并糯米同煎服。

【主治】疮痘正出之时，被天气寒冷所折，内为乳食所伤，气血壅遏，荣卫不和，毒气返复而出。

五苓散

【来源】《仁术便览》卷四。

【组成】泽泻五钱　白术　赤苓　猪苓各三钱

【用法】上为末。每服半钱，煎车前子汤调下。

【主治】痘疮已靥未靥之间，大热经日不除，无他证者。

国老散

【来源】《仁术便览》卷四。

【别名】人中黄散（《痘疹仁端录》卷十三）。

【组成】大甘草不拘多少

【用法】五月初三、四日，预将上药研细末，用大竹一段，两头留节，在一头钻一小孔，装甘草末于内，其孔用木塞固，勿令泄气，用绳缚竹，候至端午日，置粪缸中，并以砖坠竹至底，四十九日后取出，用长流水洗净，候干，取药晒干，再研细，贮瓷器内。小儿出痘见苗，每用一钱，淡砂糖水调服；治诸般恶疮，天行瘟疫毒，加药内服。

《痘疹仁端录》本方用法：腊月用大竹筒，两头留节，通一窍，外去青皮，入甘草末于内，用木塞堵其窍，用绳缚紧，浸于粪厕坑中，腊月八日入坑，至清明取起，系长流水中冲过七日，取甘草末晒干，收藏好。每用一二钱，蜜水调下，泻亦无妨。

【主治】

1.《仁术便览》：癥疮，痘疹，疔肿，痈疽，诸般恶疮，及中砒毒、菌毒，伤寒发狂言，天行瘟疫毒。

2.《痘疹仁端录》：痘六七日不能肥满，或陷入黑色，不能灌脓，及中恶。

柴胡麦冬散

【来源】《仁术便览》卷四。

【组成】柴胡 麦冬各二钱半 甘草（炙）人参 玄参各一钱半

【用法】水煎服。

【主治】痘疮已靥，身壮热，经日不退。

木香散

【来源】《万病回春》卷七。

【组成】木香（磨）前胡 黄耆 白茯苓（去皮）白术 厚朴（姜汁炒）诃子（煨，取肉）陈皮各一钱 肉桂八分 人参 丁香（雄者）五粒

【用法】上锉一剂。水一钟，煎八分，温服。

【主治】小儿痘疮表虚，灰陷黑陷，呕吐白沫。

手捻散

【来源】《万病回春》卷七。

【组成】牛蒡子 白芍 桃仁 大黄各一钱 红花八分 桂枝五分

【用法】上锉一剂。水煎，温服。

【主治】痘疮当靥时，热毒瘀血凝滞，致腹痛不靥，其痛着在中脘。

牛黄散

【来源】《万病回春》卷七。

【组成】朱砂一分 牛黄三厘

【用法】上为细末，蜂蜜打湿胭脂汁，取蜜调药。用银簪刺黑陷上，为之三次，一日涂一次。

【主治】痘黑陷，虚弱而不起发。

牛蒡子饮

【来源】《万病回春》卷七。

【组成】牛蒡子 前胡 黄连 黄芩 连翘 白附子 玄参 赤芍各一钱 羌活 防风 甘草各五分

【用法】上锉一剂。水煎服。

【主治】痘疮，还元痂落，有余毒聚于脏腑，时复作热，腹内疼痛。

加味败毒散

【来源】《万病回春》卷七。

【组成】柴胡 前胡 羌活 独活 防风 荆芥 薄荷 枳壳 桔梗 川芎 天麻 地骨皮

【用法】水煎，热服。出汗为佳。

【主治】小儿痘疮，初起发热。

【加减】上古方，除参、芩，恐补早助火也；宜加紫草、蝉退、苏叶、麻黄、僵蚕、葱白（带根）解热；泄泻，加猪苓、泽泻，去紫草。

加味保元汤

【来源】《万病回春》卷七。

859

【组成】黄耆二钱　人参一钱　麦门冬（去心）二钱半　知母一钱半　栀子（炒）一钱半　甘草五分

【用法】上锉一剂。水煎，温服。

【主治】痘疮结痂后虚烦者。

【加减】结痂后有余热者，加牛蒡子一钱半，白附子一钱。

回阳酒

【来源】《万病回春》卷七。

【别名】回阳汤（《寿世保元》卷八）。

【组成】鹿茸（酥炙，焙）　大附子（面包煨，去脐皮）　嫩黄耆　当归（酒洗）

【用法】上锉。好酒煎服。

【主治】

1.《万病回春》：痘疮。

2.《寿世保元》：痘属虚寒，八九日色白如水泡，顶陷根白，痒塌寒战，咬牙。

【加减】兼有痰嗽，加牛胆南星。

异功散

【来源】《万病回春》卷七。

【组成】当归　川芎　人参（减半）　黄耆　白术（去芦）　白茯苓（去皮）　诃子（煨，取肉）　大附子（面包煨，去皮脐）　半夏（姜汁炒）各一钱　厚朴（姜汁炒）　肉桂各八分　小丁香七枚

【用法】上锉一剂。水一钟，煎至八分，温服。

【主治】痘疮寒战咬牙，痒塌泄泻；胃虚里热干呕。

【加减】泄泻甚，加肉豆蔻。

补中益气汤

【来源】《万病回春》卷七。

【组成】当归　黄耆各一钱　人参五分　白术八分　柴胡　升麻　干葛各一钱　甘草五分

【用法】上锉。加生姜一片，水煎服。

【主治】痘疮结痂而误犯风寒，恶寒发热者。

定中汤

【来源】《万病回春》卷七。

【组成】真黄土一块（在碗内百沸汤泡，即以碗盖，少倾出用。如冷，倾入盏内，外以热水炖热。用两酒盏和药）　朱砂（研细）五分　雄黄（研细）一钱

【用法】朱砂、雄黄和匀，以黄土汤稍加砂糖温服。

【功用】《东医宝鉴·杂病篇》：收敛胃气，止吐泻。

【主治】

1.《万病回春》：痘疮回水时，毒伏于阳明，脾胃受戕。

2.《东医宝鉴·杂病篇》：小儿痘疮，吐泻并作。

【加减】烦躁、闷乱、发渴，加片脑半分，牛蒡子汤二盏和服。

复生丸

【来源】《万病回春》卷七。

【组成】当归　白芍　西芎　升麻　葛根　甘草各五钱　嫩紫草茸一两　辰砂一两二钱

【用法】上为细末，炼蜜为丸，如梧桐子大。每服一丸，冰、雪、雨三水送下；如无，河水亦可，或糯米汤一匙送下亦可。五日以前可服。

【功用】解痘毒。

【主治】小儿痘疹不起发，紫黑陷伏，或痘疹初作，已发或未发者。

稀痘万金丹

【来源】《万病回春》卷七。

【别名】稀痘丹（《仙拈集》卷三）。

【组成】麻黄根　升麻各一两半　羌活　桦皮　茜草根　栝楼根　鼠粘子（炒）　天麻　连翘各一两　当归　芍药　川芎各七钱（上锉作片，用水五升，煎至半升、去渣，入银器内，以汤顿成膏，入炼蜜少许，调匀，入后药）　朱砂五钱　冰片　雄黄各五分　蛤蟆灰一钱半　麝香七分　全蝎十四个（炙）

【用法】上为末，入前药和匀，分作十丸，以蜡封之，如弹子大。临时用猪心血或兔血调匀，热酒

调下，温服。如在春、秋二分，每服一丸，使痘毒渐消，出时稀少；如遇出痘时气，身一发热，即磨服一丸，毒从大便而出；若有黑陷倒靥，化下一丸，即起死回生。

【主治】婴儿未出痘时，胎毒在脏腑，因时气而发，或黑陷倒靥。

【宜忌】如痘出至七日，若服恐泄元气。

复生丸

【来源】《鲁府禁方》卷三。

【别名】神效复生丸（《寿世保元》卷八）。

【组成】当归身 西芎 升麻 干葛 白芍 人参 黄耆 甘草各五钱 辰砂一两二钱 紫草茸一两

【用法】上为末，糯米粽为丸，如鸡头子大。每服一丸，河水煎栏，入黄酒少许送下。

【主治】痘疹不起胀。

起死回生散

【来源】《鲁府禁方》卷三。

【组成】当归 川芎 白芍 生地黄 升麻 红花

【用法】上锉一剂。半水半酒煎服。从新发出脚下有黑疔，至七八日用针挑去，以太乙膏贴之，即拔去毒，须连进二三服。

【主治】痘疮至七八日，忽然变黑收入，遍身抓破，吭喘慌乱，生死须臾。

【加减】上陷，加白芷；下陷，如牛膝；遍身黑陷，加麻黄、象粪（微炒），如一岁用二钱，大则用至三五钱者。

消毒丹

【来源】《鲁府禁方》卷三。

【组成】朱砂

【用法】上先研为末，次用磁石引去铁屑，然后研为极细末。蜂蜜和水调匀服。二岁以下，可服三四分；五岁以下，可服六七分；十岁以下，可服八九分。

【主治】小儿痘疮疹子，不问已出未出。

痘煮砂

【来源】《鲁府禁方》卷三。

【组成】升麻 川芎 当归各四两 甘草三钱 天麻 干葛各五钱

【用法】上锉，如豆大，东流水五瓢，于砂锅内煮，用朱砂四两，细绢袋盛之，悬于锅内，以盘覆之，文武火煮，水干续添，文火煮微沸，水干取出，晾干收贮。每服六七分，加炒过糯米三分，同研细末，用白蜜一匙，热水调下。

【功用】痘疮初发者，服之即散；见苗者，服之则稀亦稳；早回者，服之复起。

大保元汤

【来源】《痘疹传心录》卷五。

【组成】人参 黄耆 甘草 官桂 糯米 防风 白芷 川芎 当归 白术 生姜

【功用】痘疮助浆。

夺命五毒丹

【来源】《痘疹传心录》卷十四。

【别名】夺命丹（《种痘新书》卷十二）。

【组成】牛黄二分 朱砂一钱 雄黄三分 冰片二分 蟾酥少许

【用法】上为末，用小猪尾血为丸，如麻子大。每服一丸，薄荷汤送下。即时红活。

【主治】痘黑陷倒靥。

松花散

【来源】《痘疹传心录》卷十四。

【组成】松花 荞麦粉各半升

【用法】和匀。凡痘破者，以此敷之；溃烂者，以此衬卧尤佳。

【主治】痘疮。

十宣托里散

【来源】《痘疹传心录》卷十五。

【组成】人参 黄耆 茯苓 白芍药 川芎 当

归 白术 皂角刺

【用法】上锉散服。

【主治】小儿痘毒，流注于两肩臂，痘疮如麸，薄而少神，粘着不脱。

人参养荣汤

【来源】《痘疹传心录》卷十五。

【组成】人参 白术 黄耆 白芍药 甘草 当归 陈皮 麦门冬 升麻 远志 桂心 五味子

【主治】痘痈已溃，因气血不足，不能收敛，恶寒发热，肉削倦怠。

人参解毒汤

【来源】《痘疹传心录》卷十五。

【组成】人参 黄连 山栀仁 牛蒡子 柴胡 黄芩

【功用】清火解毒。

【主治】六七日痘。

天水散

【来源】《痘疹传心录》卷十五。

【组成】滑石五两 甘草 黄柏各一两

【用法】上为末。敷痘破处。

【主治】痘疮溃破。

化斑解毒汤

【来源】《痘疹传心录》卷十五。

【组成】当归 防风 白芷 赤芍药 连翘 甘草 牛蒡子 丹皮

【主治】夹斑痘。

升麻疏解散

【来源】《痘疹传心录》卷十五。

【组成】升麻 川芎 甘草 桔梗 木通 山楂 蝉蜕 陈皮

【用法】水煎服。

【主治】痘初出不易透发。

【加减】毒盛，加牛蒡子；毒壅，加川山甲、红花；表实不易透，加葛根。

长肌散

【来源】《痘疹传心录》卷十五。

【组成】黄连 黄柏 甘草 地骨皮 五倍子各等分

【用法】上为末。干掺之。

【主治】瘢烂。

乌龙散

【来源】《痘疹传心录》卷十五。

【组成】秋芙蓉叶 陈年小粉 文蛤各等分

【用法】上为末，加乳香、没药、麝香少许，鸡子清调围。

【主治】痘疮。

六味清凉饮

【来源】《痘疹传心录》卷十五。

【组成】当归 红花 赤芍药 生地黄 紫草 枳壳

【主治】痘疹血热便秘。

玉龙膏

【来源】《痘疹传心录》卷十五。

【组成】草乌三两（煨） 火姜三两（煨） 白芷 官桂 赤芍药各一两

【用法】上为末。热好酒调涂，不留孔，每日二次。

【主治】痘毒流注。

归茸散

【来源】《痘疹传心录》卷十五。

【组成】鹿茸一两

【用法】以好酒瓦瓶煮令皮脱，取出将酒滤过，留用其茸，再煮皮烂为度，以布滤，揉烂，皮化在酒内，其毛去之，再将骨炙为末；用当归五钱煎汤，调酒胶及末，渐服。

【主治】痘疮血虚不能成浆。

生肌散

【来源】《痘疹传心录》卷十五。
【组成】象皮二钱　白蜡二钱　乳香一钱　赤石脂四钱（煅）　血竭二钱　龙骨二钱（煅）　没药一钱　白石脂二钱（煅）　冰片少许　轻粉二钱　土鳖虫二钱
【用法】上为末。掺之。
【主治】痘疮。

加味独圣散

【来源】《痘疹传心录》卷十五。
【组成】穿山甲一两（酒洗净，和砂仁、陈皮微炒黄色，去砂仁、陈皮，白芍药一两酒浆煮，焙）　红曲八钱　升麻一两　蟾酥五钱　笋嫩尖一两
【用法】上为末。每用二分，酒浆调服。
【主治】毒盛而经络壅塞，痘不易出。

托里化毒汤

【来源】《痘疹传心录》卷十五。
【组成】人参　黄耆　茯苓　金银花　甘草　当归　白术　牛蒡子　白芷　连翘　陈皮
【主治】痘痈成脓。
【加减】下部，加牛膝、木瓜、米仁、独活；未溃，加穿山甲。

麦门冬汤

【来源】《痘疹传心录》卷十五。
【别名】麦冬汤（《麻科活人全书》卷四）。
【组成】当归　芍药　麦门冬　生地黄
【主治】痘疹。便实燥渴，津液不足，血枯不荣。

攻毒汤

【来源】《痘疹传心录》卷十五。
【组成】鲫鱼（活者，不论大小）一个　丹雄鸡头

（去毛）一个　穿山甲三钱（煅）　生姜五片　鲜笋尖头一两
【用法】水煮熟，令儿饮汁时加酒浆少许，儿食鸡冠、笋。
【主治】痘不易起发。

助神散

【来源】《痘疹传心录》卷十五
【组成】人牙三个（煅存性）　蜈蚣头三个（隘存性）
【用法】上为末，用水边芦根取汁，粟根煎汤，加酒浆和匀一小酒盏，调前末服。
【主治】痘疮陷伏。

河车散

【来源】《痘疹传心录》卷十五。
【组成】干胎衣一具（切片）　白粘米一合（同炒黄色）
【用法】上为末。每服一钱，用保元汤送下，酒浆亦可。又方用河车水，以粘米二合，浸一宿晒干，再浸再晒，以水尽为度，微炒为末；每用一钱，保元汤送下。
【功用】益阴助浆。
【主治】痘疮气虚倒陷者。

枳壳汤

【来源】《痘疹传心录》卷十五。
【组成】枳壳　陈皮　厚朴　大腹皮　甘草
【主治】痘疹误服参、耆，喘急腹胀。

退毒散

【来源】《痘疹传心录》卷十五。
【组成】鹳鸟嘴（烧存性）　水龙骨（煅）各等分
【用法】上为末。酒调涂。立退，如溃亦消。
【主治】时毒。

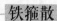

铁箍散

【来源】《痘疹传心录》卷十五。

【组成】广胶四两　大黄五钱　乳香一钱　没药一钱　白芨五钱　半夏五钱　南星五钱　黄丹四钱

【用法】上为末，用好醋半碗煎化胶，调前药末为丸，如弹子大，须留药末拌收。用时以醋煎滚化开，以新笔涂之，中留一孔。

【主治】小儿痘痈。

【验案】痘痈　一儿患痘毒流注，两肩痘疮如麸，薄而少神，粘着不脱，气血不足故也。以十宣托理散服之，又玉龙膏涂腿、两曲池，又铁箍散围肩毒，留孔成脓，以针刺穿，以吸筒吸出脓血，调理而愈。

凉血解毒汤

【来源】《痘疹传心录》卷十五。

【别名】凉血地黄汤（《痘疹仁端录》卷十四）。

【组成】当归　生地黄　牛蒡子　红花　木通　赤芍　牡丹皮　连翘　桔梗

【主治】痘疮血热毒盛。

宽中汤

【来源】《痘疹传心录》卷十五。

【组成】枳壳　当归　赤茯苓　生地黄　甘草　赤芍

【主治】痘疮，误服温燥，阳盛阴虚，津竭便结。

调脾内托散

【来源】《痘疹传心录》卷十五。

【组成】人参　黄耆　甘草　陈皮　白术　藿香　大枣　煨姜　陈仓米

【功用】益气调脾。

【主治】痘疹。

调脾养荣汤

【来源】《痘疹传心录》卷十五。

【组成】人参　山药　茯苓　麦门冬　当归　芍药　黄连　酸枣仁　甘草

【用法】上锉。加莲肉、园眼肉，水煎服。

【功用】调脾养荣。

【主治】痘疹。

清解散

【来源】《痘疹传心录》卷十五。

【组成】甘草　桔梗　连翘　牛蒡子　橘红　山楂　前胡　天花粉　枳壳　生姜

【功用】清解痘毒。

清金化毒汤

【来源】《痘疹传心录》卷十五。

【组成】茯苓　甘草　陈皮　山栀仁　芍药　知母　连翘　薏苡仁　牛蒡子　灯心

【用法】水煎服。

【功用】清解痘疹火毒。

紫苏饮

【来源】《痘疹传心录》卷十五。

【组成】人参　紫苏　川芎　桔梗　甘草　陈皮　升麻

【主治】痘疹，气虚毒不易出。

解毒汤

【来源】《痘疹传心录》卷十五。

【组成】当归尾　生地黄　紫草　紫花地丁　番白草　牛蒡子　蝉蜕

【主治】五六日间痘疔。

升消平胃散

【来源】《痘疹传心录》卷十九。

【组成】小川芎七分　香附一钱（炒）　苍术六分（炒）　紫苏七分　厚朴六分（姜汁炒）　藿香五分　砂仁五分（研碎）　白芷六分　陈皮六分（去白）　麦芽八分（炒）　山楂八分（去核）　甘草二分（炙）

【用法】加煨姜三片，同煎，带热服。

【主治】痘疹，吐泻内伤，兼腹痛者。

玄参升麻汤

【来源】《痘疹传心录》卷十九。

【组成】玄参一钱　升麻五分　防风七分　荆芥七分　牛蒡子七分（炒，研）　甘草三分（生，去皮）

【用法】水煎，温服。

【主治】

1.《痘疹传心录》：痘夹斑、夹丹。

2.《医宗金鉴》：表邪郁遏，疹毒不能发舒于外，咽喉作痛者。

【加减】夹麻疹而出者，加桔梗七分、酒炒黄芩七分。

加味四苓做

【来源】《痘疹传心录》卷十九。

【别名】加味四苓汤（《医钞类编》卷十九引聂氏方）。

【组成】猪苓七分　木通七分　泽泻八分　黄芩五分（酒炒）　黄连二分（酒炒）　赤茯苓七分　牛蒡子五分（炒，研）　车前子七分（炒）

【用法】加灯心五十寸同煎，食前服。

【主治】

1.《痘疹传心录》：痘疹毒气猖盛，行浆时作泻，小便红黄。

2.《医钞类编》：痘疹已回水结癞，脱落大半，余毒未尽，大渴大泻，每夜饮水三五碗，饮一次，泻一次，一二十次不止。

【宜忌】《验方新编》：虚泄者断不可服。

加味参苏饮

【来源】《痘疹传心录》卷十九。

【组成】人参二分　苏叶七分　前胡一钱　小川芎七分　山楂肉八分　桔梗五分　白茯苓八分（去皮）　白粉葛八分　陈皮七分　半夏三分　牛蒡子五分（拣净，炒香，研碎）　甘草二分（生，去皮）

人参或无亦可，倘元气虚必要。

【用法】生姜三片同煎，热服。取微汗。

【主治】痘疹初起发热，体气虚赢者；亦治伤感。

苏解散

【来源】《痘疹传心录》卷十九。

【别名】苏解饮（《痘科类编释意》卷三）。

【组成】防风七分　荆芥七分　蝉蜕十二只（去头足，如有闰十三只）　桔梗六分　小川芎七分　前胡一钱　干葛八分　升麻五分　紫草茸五分（研末）　木通七分　紫苏五分　连翘五分（去心）　牛蒡五分（拣净，炒香，研碎）　白芷七分　羌活五分　山楂肉八分　甘草二分（生，去皮）

【用法】加生姜三片，水煎，热服。

【功用】《痘科类编释意》：解表疏利。

【主治】

1.《痘疹传心录》：痘疹。

2.《痘疹活幼至宝》：痘疹内毒本盛，外为风邪所束，郁滞不得出，而惊搐狂躁者。

利咽解毒汤

【来源】《痘疹传心录》卷十九。

【组成】山豆根五分　麦门冬一钱五分（去心）　牛蒡子一钱（炒，研）　元参一钱　桔梗一钱　防风七分　甘草五分（生）

《赤水玄珠全集》有绿豆四十九粒。

【用法】加生姜一片同煎，食后良久，分二三次缓缓温服。

【主治】小儿痘疹，咽喉疼痛。

败毒和中散

【来源】《痘疹传心录》卷十九。

【组成】连翘七分（去心，研碎）　防风七分　荆芥七分　黄连一分（不用酒炒）　牛蒡子七分（拣净，炒香，研碎）　桔梗六分　陈枳壳五分（炒）　前胡一钱　紫草茸五分（酒洗，研末）　小川芎七分　升麻三分　木通七分　蝉蜕十二只（如有闰月十三只。洗净，晒，去头

足）　麦门冬一钱（去心）　甘草二分（生，去皮）

【用法】加生姜一片，灯心五十寸，水煎服。

【功用】《痘科类编释意》：清热解毒疏利。

【主治】发热一日，即见痘苗，极痘稠密，大热蒸蒸，烦躁昏沉，不省人事，唇焦口渴。

【加减】若毒火内盛，大便结燥，二三日不解，小便短涩又黄，加酒炒大黄八分；毒火盛，加酒炒黄芩二分。

参归鹿茸汤

【来源】《痘疹传心录》卷十九。

【组成】鹿茸三钱（酒涂炙，稍可用，酥炙更好）　嫩绵黄耆五钱（蜜炙）　甘草六分（炙）　人参三钱（去芦）　当归身一钱（酒洗）

【用法】加生姜一片，好龙眼肉三个，同煎，去滓，入酒一杯温服。

【功用】峻补其血。

【主治】

1.《痘疹传心录》：痘疹色淡白，根脚四围无一丝红色，浆不足者。

2.《痘疹活幼至宝》：痘有水疱无脓者，血少不能化脓。

参麦清补汤

【来源】《痘疹传心录》卷十九。

【组成】人参五分　麦门冬一钱（酒蒸，晒干）　白花粉八分（酒蒸，晒干）　前胡一钱　生黄耆三钱　牛蒡子八分（炒，研）　炙甘草三分　生甘草二分　酒炒白芍五分　生白芍三分　当归身七分（酒洗）　红花五分（酒洗）　大川芎七分　桔梗七分　生地黄一钱（酒洗）　山楂一钱（去核）

【用法】加生姜一片，龙眼肉三个，同煎，频频温服。

【主治】痘出稠密，毒火既盛，然气血虚弱，津液枯竭，不能制火，以致虚火炎蒸，或烦或渴，或咽喉痛，或鼻时出血，难任温补，不能成浆结痂者；又痘后因虚火口舌生疮者；又痘色虚陷灰白而音哑者。

调元化毒汤

【来源】《痘疹传心录》卷十九。

【组成】绵黄耆一钱（生）　当归身八分（酒洗）　牛蒡子七分（炒研）　人参三分　白芍七分（酒洗）　连翘七分（去心）　木通七分　黄芩五分（酒炒）　黄连二分（酒炒）　防风七分　荆芥七分　桔梗六分　前胡一钱二分　蝉蜕十二只（去头足）　红花三分（酒洗）　紫草茸五分（酒洗，研末）　生地黄一钱（酒洗）山楂肉一钱　甘草二分（生，去皮）

【用法】加生姜一片，同煎，温服。

【功用】《痘疹活幼至宝》：活血养气解毒。

【主治】

1.《痘疹传心录》：痘疹。

2.《痘疹活幼至宝》：痘疹身热一二日即出，痘先发于天庭、司空、印堂等处者，或一齐出而稠密者，或干枯而紫黑者，或成片不分颗粒，皆血气凝滞而毒气肆行所致者。

【方论】《痘疹活幼至宝》：此方以参、耆养气，归、芍、红花、生地活血，翘、蒡、芩、连、荆、防、前、桔、紫、蝉、通、草解毒，加山楂疏气。

清表散毒汤

【来源】《痘疹传心录》卷十九。

【组成】地骨皮一钱　麦冬一钱五分（去心）　花粉一钱（酒炒）　牛蒡子八分（炒，研）　连翘七分（去心）　当归八分　猪苓七分　泽泻七分　黄芩七分（酒炒）　甘草三分（生）

【用法】水煎，温服。

【功用】清散痘疮表毒。

清毒保目汤

【来源】《痘疹传心录》卷十九。

【组成】柴胡一钱　连翘七分（去心）　栀仁三分（炒）　黄芩五分（炒）　荆穗七分　防风七分　赤芍七分　牛蒡子七分（炒，研）　蝉蜕十二只（去头足，有闰十三只）　当归八分　甘草三分（生）　川芎七分　升麻五分　薄荷五分　桔梗八分

【用法】加灯心五寸，水煎服。

【主治】痘疮痂落后，忽然头顶作痛，余毒上攻两目者。

白芷升麻汤

【来源】《慈幼新书》卷六。

【组成】白芷　升麻　桔梗　甘草　黄耆　黄芩　红花　当归　连翘　羌活　黄柏　生姜一片　连须　葱白三茎

【主治】痘痈。

地黄汤

【来源】《慈幼新书》卷六。

【组成】熟地　当归　防风　蝉蜕　羌活　元参　大黄　黄连　白蒺藜　沙苑蒺藜　犀角　炙甘草　谷精草　木贼草

【用法】上为末。羊肝煎汤调食。

【主治】小儿痘疮。

菊花饮

【来源】《慈幼新书》卷六。

【组成】生地一钱五分　当归　柴胡　花粉　黄连　天冬　麦冬各一钱　菊花二钱　甘草五分

【用法】水煎服。

【主治】痘疮。

二神散

【来源】《外科启玄》卷十二。

【别名】二陈散（《痘疹仁端录》卷十）、二仙散（《景岳全书》卷六十三）。

【组成】丁香九粒　干姜一钱（炒）

【用法】上为末。每五分，白汤下。少刻痘红活为止。

【主治】痘正发时遇大寒，变为阴症，腹痛，口气冷，呕吐，泄泻，灰白陷伏难发者。

【方论】《医方考》：气血原实，或以饮食凉剂，寒其中气，致痘不起，故只用丁香、干姜以温中，而不必参、耆等也。

八珍汤

【来源】《外科启玄》卷十二。

【组成】人参　砂仁　茯苓　甘草　当归　川芎　白芷　熟地黄

【用法】上锉。水煎服。

【主治】痘已齐，兼气血俱虚证。

引经散

【来源】《外科启玄》卷十二。

【组成】元米二三合

【用法】上用湿纸包紧，外用黄泥裹固，入火煅红，冷取出米黄色者拣用为末。凡小儿一岁以砂末一分、米末一分，以蜜、酒各一匙入沸汤调服，如三五岁加之。

【主治】小儿痘疹。

【宜忌】服此药后三日内不可服他药。

托毒汤

【来源】《外科启玄》卷十二。

【组成】白芷　薄荷　防风　赤芍药　蒺藜　荆芥　角刺　金银花　连翘　生地　甘草

【用法】水煎服。

【主治】痘后毒未尽，复作肿毒疼。

【加减】疮痛，加芩、连、栀子；痒，加参、耆、白术、蝉蜕；在头面，加川芎、升麻、桔梗；在足，加香附、木瓜；在臀，加柴胡、黄柏；在膝，加牛膝、木通。

谷精散

【来源】《外科启玄》卷十二。

【组成】谷精草　海蛤粉各等分

【用法】上为末。每服二钱，入猪肉内，以箬叶包，水煮熟，先熏目，次服之。十日愈。

【主治】痘入目，恐伤睛。

快痘丹

【来源】《外科启玄》卷十二。

【组成】鲜蛤蟆一个（酥炙，为末，听用） 麻黄三两（熬成膏子）

【用法】上为丸，如绿豆大。每服三五七丸，用白酒送下。

【主治】痘出不快。

灵砂丹

【来源】《外科启玄》卷十二。

【组成】辰砂二两（荔枝壳水煮，绢袋盛，悬罐内煮干，为末听用） 天灵盖三钱（以麝香三分入内，同捣细，蜜和黄泥固，火煅红，冷定为末） 老丝瓜（近蒂半节，火煅为末）二两

【用法】于腊八日以兔血为丸，如梧桐子大。每服一丸，酒送下。

【主治】黑腯及蛇皮灰白淡色痘。

活血散

【来源】《外科启玄》卷十二。

【别名】茜根活血汤（《痘疹仁端录》卷十四）。

【组成】白芍药一两 茜根五钱（酒洗）

【用法】上锉，水酒煎服之。

【主治】痘根窠红散而不附者。

猪尾膏

【来源】《外科启玄》卷十二。

【组成】辰砂（末）一两

【用法】每用一钱或五分，猪尾尖血调成膏，紫草汤送下。

【主治】痘疮血不活透，心经闷乱者。

玄参丸

【来源】《证治准绳·幼科》卷三。

【组成】玄参 赤芍药 生地黄 赤茯苓 荆芥 防风 木通 桔梗 黄芩 朱砂 青黛各等分

【用法】上为细末，炼蜜为丸，如芡实大。每服一丸，薄荷汤送下。

【功用】解毒。

【主治】疹痘后余毒不散，遍身生疮不已。

二花散

【来源】《证治准绳·幼科》卷四。

【组成】梅花一两（阴干） 丝瓜五钱（阴干） 桃花五钱（阴干） 朱砂二钱（水飞过） 甘草一钱（去皮，火煨）

【用法】上为细末。每服五分半，未痘时蜜水调下。

【主治】小儿痘疹已出未出，不发不起，隐在皮肤之间，热症。

十神解毒汤

【来源】《证治准绳·幼科》卷四。

【组成】当归尾 生地黄 红花 牡丹皮 赤芍药 桔梗 木通 大腹皮 连翘 川芎

【用法】加灯心十四根，水煎服。

【功用】凉血行血，清热解毒。

【主治】小儿身发壮热，腮红脸赤，毛焦色枯，痘疮已出未出，三日以前痘点烦红，燥渴欲饮，睡卧不宁，小便赤涩者。

【加减】身热壮盛，加葛根、前胡；毒盛绵密，加荆芥、鼠粘子；渴，加天花粉、竹叶，滑石；小便尿血，加犀角、山栀；大便黑，加犀角、黄连，或桃仁；红，吐血干呕，加黄连，犀角；发红瘢，加犀角、黄芩、黄柏、山栀、玄参；小便赤，加山栀；小便短涩，加猪苓、泽泻；小便秘，加滑石、瞿麦；大便秘，加枳壳、前胡；大便秘，喘，加枳壳、前胡、大黄；烦燥，加麦门冬、天花粉；烦渴狂乱谵语，加知母、麦冬、石膏；呕吐，加猪苓、泽泻、黄连；咽喉痛，加甘草、鼠粘子、荆芥；泄泻，加猪苓、泽泻、防风；呕，加橘皮。

【方论】此方治血热痘疹，以凉血行血为主，佐以桔梗、川芎，有升提发散之功；引以大腹皮、木通，有疏利热毒之效；臣以连翘、牡丹皮，有解毒之良。用此以治血热痘疹，则能内外分消，热毒虽盛，庶几解散表里自然和平矣。古人用黄连解毒汤，恐骤用寒惊，不惟冰伏热毒，及出不快，抑且热毒为其所抑，则郁于脏腑，或肚痛腹胀，内溃而死者有之；岂若此方，用之为稳当，若不

得已而用黄连、芩、柏，亦须酒炒，一以制其寒凉之性，一以助其上行之势，借连、柏以解毒耳。

卫元汤

【来源】《证治准绳·幼科》卷四。
【组成】人参　白术　全蝎　山楂　半夏　当归　橘红　枳壳　乌梅
【用法】加生姜、大枣，水煎，加乳服。
【主治】痘疮。

五龙汤

【来源】《证治准绳·幼科》卷四。
【组成】黄连　紫草茸　芍药各三钱　生地黄九钱
【用法】煎浓，入水磨犀角汁和服。外以化瘢汤浴之。
【主治】痘毒紧揍心肝二经，痘一见形，似蚊蚤咬者，名曰犯君痘。

内托至奇汤

【来源】《证治准绳·幼科》卷四。
【组成】天门冬　麦门冬　人参　白术　当归　茯苓　薏苡仁　川芎　陈皮　甘草　桔梗　银杏（去皮）
【用法】加糯米煎，频频服。
【功用】补阴清肺培脾。
【主治】五六岁小儿，原体薄劣，身发大热，干渴，患嗽，疹出未几而痘随出，其势颇危。
【宜忌】黄者毫厘难犯。

化斑汤

【来源】《证治准绳·幼科》卷四。
【组成】金钱薄荷　大水杨柳　荆芥　苍耳草
【用法】共煎浓，去滓，将头发滚汤洗去油垢，团梳，仍汤热徐徐浴之，必须置之暖处。外再服五龙汤，瘢去而痘自鼎峻矣。
【主治】小儿痘毒紧凑心肝二经，痘一见形，就是蚊咬的形者。

乌龙散

【来源】《证治准绳·幼科》卷四。
【组成】远志（净）一两　菖蒲（净，细实者）一两　蝉退（水洗）
　　　方中蝉退用量原缺。
【用法】上药加醋酒频频煮，去却菖蒲、远志，独留蝉退研为末。沙糖调服，酒含嚥。
【功用】《痘疹仁端录》：解痘秽气。
【主治】小儿痘惊。

玉泉散

【来源】《证治准绳·幼科》卷四。
【组成】犀角二钱　白芍　黄连各一钱（为细末）　冰片三分（另研）
【用法】每服大者五分，小者再减，浓煎甘草汤或建糖调服。
　　　此方屡治痘焦者恒获速效，但犀角人不谙用法，必须粗砺瓦盘井水磨之，待澄净去水刷于绵纸上，略有干燥，方和前药用之。若以铁器锉下细末，犀不渍水则不效。
【主治】痘形一朝就结焦粒。

龙蛤饮

【来源】《证治准绳·幼科》卷四。
【组成】人参　当归　枳壳　白豆蔻　丁香　木香　官桂　青皮　半夏　山楂　三棱　蚕砂　厚朴
【用法】上用生姜、酒煎服。
【主治】小儿心中刺痛未愈，而痘随出，多因气逆或寒积所致。

四仙散

【来源】《证治准绳·幼科》卷四。
【组成】甘草　紫草　通草　黄连　连翘　石莲
【用法】共炒，为末。空心砂糖调服。
　　　化瘢汤浴之于外，内服四仙散。
【主治】痘起遍身俱是黑色。

四珍膏

本方原名八珍膏，与方中用药之数不符，据《医部全录》改。

【来源】《证治准绳·幼科》卷四。

【组成】人参一两　蜜四两　乳汁　梨汁

【用法】同熬，加制过紫河车，酒服两匙。

【主治】患疟之后，寒热消烁，肌肉渐瘦，或乍愈而痘出，或带疟而患痘。

加减调中汤

【来源】《证治准绳·幼科》卷四。

【组成】人参　白术　黄耆　甘草（炙）　木香　桂枝　白茯苓　藿香　白芍药（酒炒）　陈皮

【用法】生姜为引，水煎服。

【主治】痘疹应出不出，而内虚者。

加减犀角地黄汤

【来源】《证治准绳·幼科》卷四。

【组成】犀角　木通　生地黄　芍药　红花　紫草　茯苓　车前草（鲜者）　地骨皮（鲜者）　甘草

【用法】水煎服。犀角须用井水磨浓，俟药煎如度，投下服之，不可和内煎也。若身热惊厥，加纹银一块同煎。

【主治】痘出三两朝，身中热烁焦紫，无红活色，枭炎猛烈之甚也。或眼红睑赤，或小便涩结。

羌活散

【来源】《证治准绳·幼科》卷四。

【组成】羌活一钱二分　独活　荆芥各八分　前胡　防风各一钱　柴胡　白芷　蝉退　甘草各四分　细辛一分

【用法】加薄荷三叶，水一钟，煎五分，不拘时候服；发搐及热盛不退者，暂服，煎熟用制砂调下。

【主治】小儿痘疮初热，及惊搐。

固真汤

【来源】《证治准绳·幼科》卷四。

【组成】绵黄耆二两（蜜炙）　酸枣仁四两　人参　白芍　当归　生地黄　茯苓　甘草　陈皮

方中人参、白芍、当归、生地黄、茯苓、甘草、陈皮用量原缺。

【用法】上锉。生姜煎服。

【功用】敛汗补肝。

【主治】小儿身发火热，自汗不止，眼睛昏花，呵欠啼叫，未愈而痘随见。

桂枝葛根汤

【来源】《证治准绳·幼科》卷四。

【组成】桂枝　葛根　赤芍药　升麻　防风　甘草各一钱

【用法】上锉细。加生姜三片、淡豆豉一钱，水一盏，煎七分，去滓温服，不拘时候。

【主治】小儿瘾疹初发，如时大寒，则腠理闭密，气血凝涩，防其发泄得迟，有毒气壅遏之变。

柴葛桂枝汤

【来源】《证治准绳·幼科》卷四。

【组成】柴胡　葛根　甘草　桂枝　防风　人参　白芍药各等分

【用法】上锉细。加生姜三片，水一盏，煎七分，去滓温服，不拘时候。

【主治】小儿痘疹初热。

秘传大透肌散

【来源】《证治准绳·幼科》卷四。

【组成】人参　芍药　川芎　甘草　茯苓　白术　木通　陈皮　黄耆　糯米各等分

【用法】上为粗散。每服四钱，水煎服。

【主治】痘疮。

秘传八味二花散

【来源】《证治准绳·幼科》卷四。

【组成】桃花蕊五钱　梅花蕊（二味不拘多少，阴干）共一两六钱二分　穿山甲（取四足者，酒炒）一两　朱砂（水飞过）一两　紫河车（水洗，去红筋，焙干为末）一具　天灵盖一具（以皂角煎汤洗净，酥制为末）四方共一钱七分　鹿茸（去毛，酥制）三方共一两二钱　人参（官拣者）一两

【用法】上各为末。痘疹未出之先，以朱砂一两为君，梅花二钱，桃花三钱共一处和匀，每服五分或三分或二分半，用雄鸡与酒二杯灌之与食，倒悬，刺血入杯中，以热酒调前药同服；初发不起，以梅花一两为君，加桃花一钱，天灵盖五分；气血虚，灰白色，用紫河车一两为君，加天灵盖一钱，鹿茸一钱五分，梅花一钱，桃花一钱或八分；黑陷不起，以穿山甲一两为君，加桃花一钱，梅花八分，天灵盖七分，麝香五分；气血虚不能灌浆，以鹿茸一两为君，加紫河车二钱，桃花一钱，梅花八分，天灵盖七分，麝香五分，人参一钱；气血虚不能收靥，以鹿茸一两为君，天灵盖五分，桃花七分，梅花九分；落靥之后，瘢色白，气血虚，以人参一两为君，加紫河车二钱，鹿茸一钱，梅花一钱五分，以上咸照首条服法。

【主治】痘疹。

消瘟丹

【来源】《证治准绳·幼科》卷四。
【组成】辰砂（研为极细末，水飞过）丝瓜（近蒂者三寸，烧存性，为末）各等分
【用法】上为末。周岁以下每服一钱至一钱二分，一岁以上每服二钱，用蜜调下。
【功用】预防痘疮。
【主治】未曾出痘及临出者。

黄连解毒汤

【来源】《证治准绳·幼科》卷四。
【组成】黄连　生地黄　芍药　甘草　木通　车前草　僵蚕　桔梗　连翘　牛蒡子　荆芥
【用法】水煎服。
【主治】痘出三两朝，身中热烁，焦紫无红活色，枭炎猛烈之甚也；或眼红睑赤，或小便涩结。
【加减】或去僵蚕、翘、芥，加紫草茸、灯心；热甚，加柴胡、地骨皮；饱胀，加全瓜蒌、枳实、山楂；气弱，不用枳、楂。

野仙独圣散

【来源】《证治准绳·幼科》卷四。
【组成】扁柏　玄参　地榆　血见愁　生地黄　木通　芍药　当归身　甘草　干姜
【功用】清心。
【主治】小儿未痘之前，身热自汗，口中咯血或鼻衄或溺血，不数日而痘随形焉，谓之藕池踏水，心官失守，致血妄行。

笼金汤

【来源】《证治准绳·幼科》卷四。
【组成】木香　生地黄　芍药　红花　当归　甘草　白芷　土木鳖　橘红　木通　桔梗　白术
【用法】加生姜，大枣，水煎服。
【功用】补血扶脾。
【主治】小儿跌磕伤损头面肢体未愈，而痘随出，谓之破瓮澄浆。

紫霞黄露饮

【来源】《证治准绳·幼科》卷四。
【组成】干姜　半夏　藿香　砂仁　枳壳　陈皮　豆蔻　白术（炒）　青皮
【用法】上锉。水煎服。
【功用】调理脾胃。
【主治】儿辈胸膈饱胀，饮食厌恶，身发火热，呕出频频未愈，而痘随发焉。

滋阴三宝散

【来源】《证治准绳·幼科》卷四。
【别名】滋阴三宝饮（《痘疹仁端录》卷十一）。
【组成】当归　黄耆　生地　白茯苓　芍药　川参　橘红　甘草　防风　元参　麦门冬（二味加倍）
【用法】上锉细。姜、枣煎服。
【功用】滋阴补血，解热疏风。
【主治】孩儿未痘之先，感冒风邪，身中火烁，头痛自汗，咳嗽不已，伤寒未愈而痘随出，伤寒之后，元气浇漓者。

露桃花散

【来源】《证治准绳·幼科》卷四。

【组成】露桃花　紫草　红花　白芍药加倍　木通　生地黄　茯苓　甘草　橘皮

【用法】用灯草煎服。

【主治】小儿痘形一二日，枭红罩锦或色焦紫，恶渴烦躁、睡卧不宁。

【宜忌】不宜以药下之。

【方论】露桃花性阴而和阳，取时须待将开含笑，清晨摘取。饭锅上蒸熟，焙干，带蒂入药。不宜多用，多用则恐作泻。若不预收，多加紫草茸，芍药可也。

天元接髓丹

【来源】《证治准绳·幼科》卷五。

【别名】天元接髓散（《痘疹仁端录》卷十四）

【组成】人参（清河者）　黄耆（绵白者）各二两　橘红（连本蒂）　全蝉蜕　当归（去头尾）　怀生地（拣粗软者）各半两　鹿茸（乳制）一两半　附子（连皮脐）　官桂（削外皮，煨时度候，只以米熟验之）各半两

《痘疹仁端录》以本方去鹿茸。

【用法】用澄清好酒浆十碗，放瓮中，慢火煨熟后，去滓出火。每钟加鲜人乳三杯，薄生姜二片，煮沸，温服。

【主治】男子十七八岁，或二三十岁，破阳亏元，患痘多密连布，欲其鼎峻充灌者。

不二散

【来源】《证治准绳·幼科》卷五。

【组成】莲肉（炒，去心）一两　真鸦片二钱（另研）

【用法】上各为净末，和匀。每服三四分，米饮调下。

【主治】痘，当起胀灌浆时，泄泻不止；亦治烦痒。

五味子汤

【来源】《证治准绳·幼科》卷五。

【组成】五味子一钱半　人参一钱　麦门冬　杏仁各二钱

【用法】上加生姜三片，大枣三枚，水煎服。

【主治】
　　1.《证治准绳·幼科》：小儿痘疹收靥后喘促而厥。
　　2.《治疹全书》：痘疹热毒壅迫而不得发散，喘促而厥。

中和散

【来源】《证治准绳·幼科》卷五。

【组成】厚朴一钱　白术八分　干姜四分　甘草三分

【用法】上锉细，作一服。加生姜一片，水煎稍热服。

【主治】中焦停寒，或夹宿食，痘欲出未出而吐利者。

玉枢正气丹

【来源】《证治准绳·幼科》卷五。

【组成】生地　红花　甘草　桔梗　人参　黄耆　橘红　蝉蜕　防风　嫩桃五个

【用法】和姜煎浓，投酒服。

【主治】痘疮，五六朝间，本美丽鼎峻，而一时失防，或触于腥血，或感于秽臭，倏忽更变。

白术苦参汤

【来源】《证治准绳·幼科》卷五。

【组成】白术　白芍药　槟榔　诃子　柴胡　青皮各一钱　苦参一钱二分　鼠粘子　厚朴　陈皮　砂仁　乌药　紫草各一钱

【用法】上锉散。每服四五钱，水煎，食远服。

【主治】小儿患痘，不进乳食。

加味四君子汤

【来源】《证治准绳·幼科》卷五引海藏方。

【组成】人参　白术　黄耆　白茯苓　甘草　瓜蒌根　桔梗各等分

【用法】水煎服。

【主治】疮疹已出未出，大便秘涩，或时发渴者；及因禀受不足，或因吐泻之后，或因汗多，或利小便，元气既虚，津液干涸，不得润滑而致大便秘涩者。

回阳丹

【来源】《证治准绳·幼科》卷五。

【组成】弥月将生胞羊（酒洗净，随用黄麻缠扰一团，把腊糟裹外，置新瓦上，四围炭火炙之，俟其外糟焦了，如墨样，削去其糟，再焙干，另为末）官桂末 丁香末各五钱 人参末一两 木香末三钱

【用法】上为细末。十岁以上服二钱，十岁以下服一钱，十五岁以上服三钱，升麻煎酒浆调下。此方用于四五朝前其效甚速，若用于六七日后则噬脐矣。

【主治】痘塌陷不起。

麦冬参术散

【来源】《证治准绳·幼科》卷五。

【组成】麦门冬 白术各二钱 陈皮一钱半 人参 甘草各一钱 厚朴七分

【用法】上锉散，分为二服。水煎，不拘时服。

【功用】调胃进食消积。

【主治】痘家胃虚弱不调而不能食者。

助浆丸

【来源】《证治准绳·幼科》卷五。

【组成】黄耆（蜜炙）三两 白芍药（酒炒）当归（酒洗）各一两半 鹿茸（鲜润色如琥珀，作鹿角胶香者，乳炙）紫河车（酒洗去红筋，炙干）白术（煨）人参各一两

【用法】上为细末，炼蜜为丸，如芡实大。每服一二丸，炒糯米煎汤化下。

【主治】痘疮七八日，浆稀不来者。

陈皮枳实汤

【来源】《证治准绳·幼科》卷五。

【组成】陈皮一钱二分 鼠粘子 厚朴各一钱一分 枳实 青皮 乌药 紫草茸 砂仁 神曲 槟榔 草果 桔梗各一钱 升麻八分

【用法】上锉散。每服四五钱，水煎，食远服。

【主治】小儿痘疹，宿食不消。

鸡鸣散

【来源】《证治准绳·幼科》卷五。

【组成】炒术 当归 川芎 甘草 大力子 茯苓 木通 桔梗 蝉蜕 升麻 橘红 山楂 红花

【用法】上用酒炒，加灯草、生姜，煎服，临服入雄鸡血，酒亦妙。

【功用】使痘毒自表外出。

【主治】男女发热三四五日，或痘未形成，痘形隐隐，或才形于外而不能快利，或烦躁谵语，或腹疼呕吐，或痰喘恶渴。

转环丹

【来源】《证治准绳·幼科》卷五。

【组成】鸡一只 人参 黄耆 当归 红花 桂

【用法】加蜜、酒，煮熟食之。

【主治】痘中板黄。

和中汤

【来源】《证治准绳·幼科》卷五。

【别名】和中散（《痘医大全》卷三十三）。

【组成】人参 茯苓 甘草各五分 白术 半夏各八分 陈皮 藿香 砂仁各一钱

【用法】上用生姜，水煎服。

【主治】小儿痘疹，虚吐不止。

栀子菖蒲汤

【来源】《证治准绳·幼科》卷五。

【组成】栀子一钱三分 石菖蒲 紫草茸各一钱二分 山豆根 生犀 黄连各一钱一分 羌活 木通 白僵蚕 杏仁 韭子 鼠粘子各一钱 升麻 蝉蜕 薄荷七分

方中升麻、蝉蜕用量原缺。

【用法】上锉散。每服五钱 水煎，食远服。

【主治】小儿痘证，因热毒生风，喑哑不语。

神功散

【来源】《证治准绳·幼科》卷五。

【别名】九味神功散（《痘疹活幼至宝》卷末）、九味神效散（《疡医大全》卷三十三）。

【组成】人参 黄芪 甘草 牛蒡子 红花 生地黄 前胡 紫草 白芍药

《种痘新书》有麦冬。

【用法】水煎服。

【主治】

1.《证治准绳·幼科》：小儿痘作渴。

2.《疡医大全》：痘初出稠密，红紫或带焦黑色者。

象牙散

【来源】《证治准绳·幼科》卷五。

【组成】人参 黄芪 白术各一钱 甘草七分 茯苓一钱半 何首乌二钱 糯米二钱 大枣二枚

【用法】水煎，调下象牙末一钱。

【主治】痘不收浆结痂。

羚羊散

【来源】《证治准绳·幼科》卷五。

【组成】白玉羚羊霜（锐尖处）一两 木通 紫草 生地黄 芍药 僵蚕 全蝎 桔梗 橘红 甘草 荆芥 防风

【主治】小儿痘至五六朝，阳明受枭毒之熬铄，筋络不得荣血以滋养，忽然手脚牵缩一团。

震蛰丹

【来源】《证治准绳·幼科》卷五。

【组成】穿山甲四钱（酒洗净，和砂仁、陈米炒卷，去砂仁、米用） 白芍（酒浆煮焙）四钱 红曲三钱 蟾酥三钱

【用法】上为细末。每用酒浆，量儿大小加减，大

者一分，小者半分，若逾十二三岁者斟酌加之，用升麻煎酒调服。

【主治】小儿发热三四朝，痘或隐隐伏于皮肤，或形于头面一二颗，或标于身体四五颗，不宜补泻者。

噙化丸

【来源】《证治准绳·幼科》卷五。

【组成】薄荷叶二两 诃子肉七钱 桔梗一两 甘草七钱 瓜蒌皮瓤一两 白僵蚕（炒）七钱 风化消五钱 鼠粘子（炒）一两

【用法】上为极细末，炼蜜为丸，如芡实大。噙化咽津，小儿则调化，频抹其口中。

【主治】小儿痘疮，毒气不解，上攻咽喉，声音不出。

澄泉散

【来源】《证治准绳·幼科》卷五。

【组成】黄芪 当归 红花

【用法】上药和酒入坛，固密煮之。另用蝉蜕、金丸（即雄鸡尾后硬石子）细研。以药酒调服。

【主治】痘中板黄。

七星散

【来源】《证治准绳·幼科》卷六。

【组成】黄芪 芍药各二钱 人参 桂心各一钱 黑鱼一个

【用法】上前四味，共研为末。置黑鱼肚内，升麻酒煮熟，连药食之。凡上焦痒，吃头；中焦痒，吃身；下焦痒，吃尾。

【主治】小儿豆疮身痒。

大成散

【来源】《证治准绳·幼科》卷六。

【别名】六圣散（《种痘新书》卷十二）。

【组成】穿山甲一两（酒炒） 甘草末二钱 雄黄 朱砂各一钱半 紫草三钱 麝香二分

【用法】上为细末。每五岁儿用二分；冷证，加入

治中散内，用热酒调下；热症，加入小无比散内，用紫草汤调下。

【主治】痘出不快，或顶陷，或灰白黑陷，一切不发之症。

大造保童丸

【来源】《证治准绳·幼科》卷六。

【组成】蛮子（人胎骨，炙过） 狼子（狗胎骨，酥炙） 猫子（猫胎骨，炙过）

【用法】上加脐香下。

【主治】痘疮黑陷倒黡，干枯不起。

天元二仙丹

【来源】《证治准绳·幼科》卷六。

【组成】浑元散 人参（乳浸） 黄耆 附子（面煨）各一两

【用法】上药各为细末，方和合一处，白蜜调匀。每服十岁以上一钱，十五岁以上二钱，服后随以振元汤连进。

【主治】小儿痘疮痒塌。

内助丹

【来源】《证治准绳·幼科》卷六。

【别名】内助散（《种痘新书》卷八）。

【组成】黄耆（酒炒） 人参（酒炒） 白术 茯苓 当归 陈皮 半夏 厚朴 肉桂 山楂 姜三片 枣一枚 糯米五十粒

【用法】水煎服。

【功用】《中国医学大辞典》：健脾通肠。

【主治】小儿痘疮，气血俱虚，痘色灰白，不灌脓回浆者。

【加减】如不食，加人乳一杯；痒甚，加大附子；寒战不止，加附子、防风；渴，加麦门冬；泻，加泽泻，猪苓；泻不止，加诃子、肉果。

四圣散

【来源】《证治准绳·幼科》卷六。

【别名】四圣汤（《痘科类编释意》卷三）。

【组成】紫草 黄耆 甘草 木通

【用法】水煎服。

【主治】痘疮黑陷，倒黡不起，发不红活，小便不利。

【加减】热甚色紫，倍加紫草、芩、连、红花；大便秘，加枳壳；如常，加糯米。

加味地黄丸

【来源】《证治准绳·幼科》卷六。

【组成】熟地黄（酒浸，蒸透，晒干）八两（酒拌杵膏） 山茱萸肉 干山药 五味子（炒）各四两 泽泻 白茯苓 牡丹皮 鹿茸（炙）各三两 肉桂（厚者，去皮取肉）一两

【用法】上药各为末，入地黄和匀，量入米糊为丸服。煎服更好。

【主治】小儿痘疮，腰痛发热。

【加减】发热者，加肉桂，引虚火归肾经而热自止也。

加味透肌散

【来源】《证治准绳·幼科》卷六。

【组成】人参 黄耆 白术 芍药 川芎 甘草 茯苓 木通 陈皮 糯米 厚朴 大腹皮各等分

【用法】上为粗散。加生姜、大枣，水煎服。

【主治】小儿痘疮既出而腹胀者。

加味地骨皮散

【来源】《证治准绳·幼科》卷六。

【组成】地骨皮（鲜者）三钱 桑白皮（鲜者）二钱 麦门冬二钱 银柴胡 赤芍药 干葛各一钱 甘草 生犀屑各五分

【用法】水煎，调大小无比散五七分服。

【主治】疹出发热不退，饮食不进；亦治喘急不止。

加减大紫草散

【来源】《证治准绳·幼科》卷六。

【组成】紫草　人参　茯苓　黄耆　白术　芍药　川芎　当归　甘草　糯米各等分

【用法】上为粗散。每服四五钱，水煎服。

【主治】白痘。

加减射干鼠粘汤

【来源】《证治准绳·幼科》卷六。

【组成】射干　山豆根　白僵蚕各一钱一分　鼠粘子　紫草茸　紫菀各一钱二分　桔梗　石膏　诃子　木通各一钱　升麻　蝉蜕各八分　甘草五分

【用法】上为粗散。每服四五钱，水煎，食远服。

【主治】痘症，热毒上冲，咽喉肿痛。

至宝丹

【来源】《证治准绳·幼科》卷六。

【别名】戌粮至宝丹（《痘疹仁端录》卷十四）。

【组成】戌腹粮（即将大米净室与犬食饱，取其粪中米洗净）

【用法】上药炙干研细，每一两入麝香一二分。

《张氏医通》：以生糯米与黄色雄狗饱食，取矢中米淘净，炙干研细，每两入麝香三分，随证用温补脾胃药或独参、保元送下。

【主治】

1.《证治准绳·幼科》：痘疮黑陷倒靥，干枯不起者。

2.《张氏医通》：痘疮脾胃虚寒，肢冷不食，伏陷不起。

防风散

【来源】《证治准绳·幼科》卷六。

【组成】荆芥穗　当归　川芎　防风　赤芍药　防己　栀子各等分

【用法】上为细末。每服二钱，茶清调下。作汤煎服亦可。

【主治】小儿痘疹后风热上攻，目赤肿流血及痘风疮。

补元汤

【来源】《证治准绳·幼科》卷六。

【组成】川芎　当归　白芍药（酒炒）　熟地黄各一钱　紫草（酒洗）　红花（酒洗）各七分　陈皮　甘草各三分　白术（土炒）一钱半

【用法】酒、水各半盏，加糯米五十粒，大枣二枚，煎服。

【主治】小儿气有余而血不足，痘顶充满而根盘不聚，色不红活者。

苦参丸

【来源】《证治准绳·幼科》卷六。

【组成】苦参一两　白蒺藜　胡麻　牛蒡子各半两　甘草二钱半

【用法】上为末，酒调面为丸。竹叶汤送下。

【主治】痘癞。

定金汤

【来源】《证治准绳·幼科》卷六。

【组成】绵黄耆　人参　麸炒术　当归　白芍药　生地黄　白茯苓　甘草　白芷　防风　荆芥　升麻

【用法】加芫荽一握，白银一块，灯心二十茎，同煎服。

【主治】臭痘黑烂成窝，元气亏损者。

桃仁承气汤

【来源】《证治准绳·幼科》卷六。

【组成】桃仁二十一个（去皮尖，研泥，勿煎）　大黄二钱　官桂　红花各一钱　甘草半钱

【用法】上三味，锉细，水一盏，煎至七分，去滓，入桃仁泥化开，食前服。

【主治】小儿痘后失血，血自大便出者。

盒脾散

【来源】《证治准绳·幼科》卷六。

【组成】炒术　芍药　生地黄　甘草　升麻　荆芥　防风　陈皮　大腹皮　僵蚕　蝉蜕

【用法】水煎服。

【主治】痘至八九日期，倏然身中臬痒，此痘证之

最急者。

清和饮

【来源】《证治准绳·幼科》卷六。

【组成】地骨皮（鲜者） 麦冬（去心）各二钱 生地黄 知母 贝母 橘红 茯苓 甘草 荆芥穗各七分 牛蒡子（炒，研）一钱半 桔梗五分 全瓜蒌一钱

【功用】清和发表。

【主治】时气痘疹，里证多者。

【加减】虚者加人参、黄耆。

紫草承气汤

【来源】《证治准绳·幼科》卷六。

【组成】厚朴二两 大黄四两 枳实一两 紫草一两

【用法】上为粗末。每服五钱，水半盏，煎至二分，温服。以利为度。

【主治】身热，脉数，大便秘而腹胀，此热毒壅遏也；或疮半未出，而喘息腹胀，其人大便不通，烦躁作渴，谵语不安者。

【加减】如未利，加芒消一字。

【方论】《绛雪园古方选注》：紫草承气汤，大黄功专荡涤，为斩关夺门之将，痘科用之，盖为毒滞脾经而设，痘从命门出诸太阳经，逆上至脾俞，毒气太盛，即从脾经肆虐，若迅雷之不及掩，初起板而不松，紫而干滞，粒粒顶陷，叫哭抽掣，烦乱昏愦，此毒伏血中，不能载毒而出，转输各脏之俞，急急重用大黄，破脾经之实，泻血中之滞；复以紫草内通血脉，外达皮毛。洞泻者用之而反实，不食者用之而胃气开，有泻至数度而精神不减，有用至斤许而肌肉始松，然必是脾经毒壅者，方为至当。若毒闷命门不发，或转输肝肺，而用大黄，非理也。费建中曰：毒出郁伏而重者，重与之攻，而转与之散，此方是也。

紫草枳实汤

【来源】《证治准绳·幼科》卷六。

【组成】紫草茸 鼠粘子各一钱二分 厚朴 苦

参各一钱一分 白芍药 贝母 枳实 诃子 肉豆蔻各一钱 蝉蜕 桔梗 白术各八分 升麻七分 甘草六分

【用法】上为散。每服四钱，水煎，食远服。

【主治】痘疮腹胀，或热毒，或因伤冷所致。

紫草厚朴汤

【来源】《证治准绳·幼科》卷六。

【组成】紫草茸一钱二分 枳实 黄芩 黄连 厚朴各一钱一分 露蜂房 白茯苓 山豆根 麦门冬 桃仁 石膏 旋覆花各二钱 蝉蜕 升麻各八分 白术五分

【用法】上为散。每服四钱，水煎，食远温服。

【主治】痘疮烦闷痞满，或坚急，或结聚不散。

寒水丹

【来源】《证治准绳·幼科》卷六。

【组成】鸡骨灰（带血肉烧过） 银朱各一钱 冰片 赤石脂各五分 棕衣灰二分

【用法】上研细末。洗净患处，徐徐掺之。

【主治】小儿臭痘。顶胁胸颈气窝处，凹烂黑臭，洞见筋骨者。

蒺藜散

【来源】《证治准绳·幼科》卷六。

【组成】蒺藜 甘草 羌活 防风各等分

【用法】上为细末。每服二钱，水调服。有拨云见日之效。

【主治】痘疹入眼。

催蛰丹

【来源】《证治准绳·幼科》卷六。

【组成】虎牙 人牙各一枚（酥炙）

【用法】上研细。和人参、丁香末，乳酒和服。

【主治】小儿痘逾八九朝，脓浆虽不充裕，突然寒战咬牙。

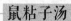

鼠粘子汤

【来源】方出《证治准绳·幼科》卷六引朱丹溪方，名见《图书集成·医部全录》卷四九五。

【组成】鼠粘子六钱 甘草五分 犀角 白术各三钱 荆芥 防风 枳壳各一钱

【用法】水煎，温服。

【主治】小儿痘疮余毒未散，食谷太早，补住毒气者。

滴滴金

【来源】《证治准绳·幼科》卷六。

【组成】狗头（去肉，留脑髓，酥炙脆）

【用法】上为细末。浓煎酒下。

【主治】痘疮，寒战咬牙。

橄榄饮

【来源】《证治准绳·幼科》卷六。

【组成】橄榄

【用法】从中截断，取汁少许，口服。

【主治】小儿痘疹倒靥。

震泽汤

【来源】《证治准绳·幼科》卷六。

【组成】人参 黄耆 芍药 生地黄 防风 甘草

【用法】水煎服。

【主治】痘症痒塌。

甘桔泻肺汤

【来源】《疹科正传》。

【组成】石膏 知母 麦冬 粘子 橘红 桔梗 甘草 薄荷

【主治】疹出未透，咳嗽气喘促，面目浮肿，毒火不能外达内熏。

【加减】气急加苏子、枇杷叶。

人参当归散

【来源】《杏苑生春》卷六。

【组成】人参 黄耆 当归 白术 陈皮各等分

【用法】上锉。水煎，热服。

【主治】痘疮不起，为因平日气血不足，或劳力气弱。

犀角甘桔汤

【来源】《杏苑生春》卷六。

【组成】犀角 甘草 连翘 黄芩各一钱 桔梗 贝母各一钱五分

【用法】上锉。水煎熟，食后热服。

【主治】疹子发后，咳嗽，喉疼声哑者。

鼠粘子汤

【来源】《杏苑生春》卷六。

【组成】鼠粘子一钱五分 荆芥穗一钱 甘草七分 射干 麻黄各八分

【用法】上锉。水煎，不拘时候服。

【主治】痘疮已溃，余热未退，或生疮毒肿痛，或作寒热者。

一圣散

【来源】《痘疹全书》卷上。

【组成】苦参

【用法】上为细末。每用一字吹之。

【主治】

　　1.《痘疹全书》：痘疮咽喉痛甚者。

　　2.《治痘全书》：疳蚀疮。

十全快斑汤

【来源】《痘疹全书》卷上。

【组成】人参 黄耆 甘草 白术 芍药 归身 川芎 木香 官桂 陈皮 藿香 大枣 生姜

【用法】水煎服。

【主治】痘疹初起，吐泻不能饮食，其后泻止，而痘灰白顶平者。

十宣内托散

【来源】《痘疹全书》卷上。

【组成】人参　黄耆　当归　川芎　桔梗　甘草　荆芥　防风　牛蒡子（炒用）　烧人屎

【用法】水煎服。

【功用】解毒托里。

【主治】痘疮出形已尽，若见形匾而塌，色枯而黑者。

【加减】大便秘，加大黄、紫草；小便秘，加木通；渴，加天花粉、葛根。

人参白虎汤

【来源】《痘疹全书》卷上。

【组成】人参　知母　石膏　甘草　香薷　麦门冬　藿香

【用法】水一盏，加淡竹叶、粳米、白扁豆炒过作饮，水煎服。

【主治】痘疹，酷热熏蒸而发热病者。

人参败毒散

【来源】《痘疹全书》卷上。

【组成】羌活　独活　前胡　柴胡　桔梗　人参　白茯苓　枳壳　甘草　川芎　升麻　葛根

【用法】水一盏，生姜为引，煎七分。入竹沥同服。

【主治】痘疮发热，腰痛；兼治疫疠之气。

人参麦门冬汤

【来源】《痘疹全书》卷上。

【组成】人参　黄芩　麦冬　葛根　甘草　白术

【用法】水煎，和竹沥，乳汁饮之。

【主治】痘已出，或收靥，或起发，一向渴而不止者。

大补保命汤

【来源】《痘疹全书》卷上。

【别名】大补快斑汤（《医部全录》卷四九一引《幼科全书》）。

【组成】黄耆　人参　川芎　赤芍　地黄　当归梢　官桂　甘草　防风　连翘　荆芥　牛蒡子

【用法】上锉。水煎，入烧人屎服。

【主治】

1.《痘疹全书》：痘疹红活充肥，以指捺之欲破者。

2.《医部全录》引《幼科全书》：痘疮浮囊空壳如麸皮，中无水色。

四圣解毒汤

【来源】《痘疹全书》卷上。

【组成】紫草　木通　枳壳　黄耆　桂枝　大黄（酒炒）

【用法】水煎服。

【主治】痘疮发热，及养浆而作痒者；及能饮食而大便坚者。

四苓新加汤

【来源】《痘疹全书》卷上。

【组成】猪苓　泽泻　赤茯苓　木通　滑石　灯心　连翘　甘草梢　淡竹叶

方中赤茯苓，《片玉痘疹》作赤芍。

【用法】水煎服。

【主治】痘疮起发之后，小水赤少者。

四物快斑汤

【来源】《痘疹全书》卷上。

【组成】川芎　赤芍　当归　生地　升麻　葛根　荆芥　牛蒡　连翘　紫草　地骨

【用法】水煎，和烧过人粪服。

【功用】退火凉血。

【主治】火盛而血不足，痘疮出而虽红鲜，反干燥而不充肥者。

白术散

【来源】《痘疹全书》卷上。

【组成】白术　人参　木香　黄耆　甘草　白茯苓　藿香　葛根

【用法】水煎服。
【主治】痘疮，内虚作热，泄泻而渴者。

白虎快斑汤

【来源】《痘疹全书》卷上。
【组成】官拣参　熟石膏　大麦冬　粉葛根　绿升麻　淡竹叶　生甘草
【用法】水煎服。
【主治】痘值炎天暑月，误用盖覆，以致毒火郁遏，闭其腠理，不能起发。
【加减】昏迷者，加辰砂末；小便赤者，加木通；大便坚者，加生石膏、粳米一撮为引，以米熟为度，热服。

加味鼠粘子汤

【来源】《痘疹全书》卷上。
【组成】桔梗　牛蒡子（炒）　射干　防风　甘草（炙）　荆芥　陈皮（去白）　连乔　山豆根
【用法】上锉。水煎服，细分呷之。
【主治】痘疹，喉中有疮作痛闭塞，饮食时哽塞而呕。

加味连翘升麻汤

【来源】《痘疹全书》卷上。
【别名】加味连芩升麻汤（《医部全录》卷四九〇）。
【组成】连翘（去心，酒洗）　升麻（切，酒洗）　葛根（切）　桔梗（泔浸）　赤芍　草梢　酒芩　酒栀子　木通（酒洗）　牛蒡（酒淘，炒，研）　白滑石（暑用）　麦冬（去心）
【用法】上锉。水一钟，加淡竹叶、灯心为引，水煎服，不拘时候。
【主治】痘疮热太甚者，毒未发尽。

异功快斑汤

【来源】《痘疹全书》卷上。
【组成】人参　黄耆　甘草　白术　木香　归身　桂心　陈皮　诃子　丁香　白茯苓　大枣　生姜
【用法】水煎服。
【主治】痘疹吐泻不止，灰白顶平者。

导赤解毒汤

【来源】《痘疹全书》卷上。
【组成】木通　防风　甘草　麦冬　连翘　升麻　赤芍　地骨皮　葛根　天花粉　生地黄
【用法】上锉。灯心作引，水煎服。
【主治】痘疹于起发时，身热太盛，过于常时，唇焦口燥，小便短少者。

泻肝羌活汤

【来源】《痘疹全书》卷上。
【组成】羌活　川芎　防风　栀　龙胆草　当归　甘草
【主治】
　　1.《痘疹全书》：手足痘疮多发水泡者，此肝乘脾也。
　　2.《治痘全书》：痘疮表毒盛，多欠咬牙顿闷者，如扬手掷足，欲去衣被，或面上青气见者。

泻青导赤散

【来源】《痘疹全书》卷上。
【组成】当归梢　木通　甘草　羌活　防风　川芎　酒栀子仁　酒黄连　淡竹叶　灯心
【用法】水煎，加竹沥饮之。
【主治】痘应出不出，搐搦不止者。

建中托里汤

【来源】《痘疹全书》卷上。
【别名】建中托里散（《医部全录》卷四九〇）。
【组成】黄耆　官桂　白芍　人参　白术　甘草　升麻（酒炒）
【用法】白水煎服。
【主治】痘疹泄泻腹痛。

独圣散

【来源】《痘疹全书》卷上。

【组成】苦参

【用法】上为细末。吹喉间。

【主治】痘疹，喉痹咽痛。

凉血芍药汤

【来源】《痘疹全书》卷上。

【组成】白芍（酒炒）　归梢　生地黄　酒红花　地骨皮

【用法】水煎服。

【主治】痘疮作痛。

消毒化斑汤

【来源】《痘疹全书》卷上。

【组成】桔梗　牛蒡子（炒）　人中黄　连翘　防风　柴胡　胆草　升麻　蝉退　密蒙花

【用法】水煎服。

【主治】痘疮起发自头面，渐肿欲作脓血者。

宽中快斑汤

【来源】《痘疹全书》卷上。

【组成】陈皮　半夏　白术　枳实　木香　神曲　砂仁　黄连（姜炒）甘草　厚朴　青皮　连翘　山楂肉

【用法】上加生姜作引，水煎服。

【主治】痘疹起发，内伤饮食，腹中饱闷或痛，中气郁遏，致痘疹不能透发者。

理中汤

【来源】《痘疹全书》卷上。

【组成】人参　白术　炙甘草　升麻（酒炒）干姜

【用法】上锉。水煎服。

【主治】痘疹见形，吐泻不止者。

救苦散

【来源】《痘疹全书》卷上。

【组成】羌活　防风　牛蒡　桔梗　酒黄芩　荆芥　灯心　人中黄　连翘

　　《种痘新书》无灯心，有川芎、甘草。

【用法】上药水煎，入竹沥、生姜汁少许，细细咽之。

【主治】痘将起发，便先头目肿者，此天行疫疠之气，大头瘟是也。

麻黄散

【来源】《痘疹全书》卷上。

【组成】升麻（酒洗）　麻黄（蜜酒同炒）　人中黄　牛蒡子（炒）　蝉壳（去土足翅）

【用法】水煎服。

【主治】

　　1.《痘疹全书》：毒气拂郁于内，疹子淹延不出，毛孔尽闭，皮肤干燥。

　　2.《绛雪园古方选注》：严寒之时风邪袭肺，玄窍为寒所闭，痧疹不得出，目微红，泪汪汪，鼻塞喘嗽，咽肿。

【方论】《绛雪园古方选注》：蜜酒炒麻黄温卫发汗，酒炒升麻入营开泄温风，佐以人中黄清解温热，使以牛蒡、蝉蜕祛风出疹。

麻黄解表汤

【来源】《痘疹全书》卷上。

【别名】麻黄葛根汤（《痘科金镜赋集解》卷三）、麻黄解毒汤（《痘科金镜赋集解》卷六）。

【组成】麻黄（去根节，用蜜酒炒）　羌活　升麻　葛根　防风　荆芥　牛蒡（炒）　蝉蜕　甘草　桔梗

【用法】水煎，入烧人屎同服。

【主治】冬月严寒，外感风寒，其疮痘为外邪所遏而不易出者。

清金泻火汤

【来源】《痘疹全书》卷上。

【别名】清金汤（《赤水玄珠全集》卷二十八）。

【组成】知母 枯芩 石膏 马兜铃 天花粉 木通 山栀 桔梗 天门冬 甘草 麦门冬

【用法】水煎，和竹沥服。

【主治】痘疹出，口中腥臭，勃勃冲人。

紫葛桂枝汤

【来源】《痘疹全书》卷上。

【组成】柴胡 葛根 甘草 羌活 官桂 牛蒡子（炒） 人参 防风

【用法】淡竹叶十片同煎服。

【主治】痘疮，发热憎寒，身振颤动，此表气素虚，疮毒欲出不出，留连于腠理之间，邪正相争之故。

蝉花散

【来源】《痘疹全书》卷上。

【组成】蝉退 黄连（酒炒） 蜜蒙花 归梢 木通 川芎 防风 酒栀仁 柴胡梢 龙胆草 白豆蔻

【用法】淡竹叶为引，水煎服。

【功用】泻心肝之火。

【主治】

　　1.《痘疹全书》：痘疹，两眼红脉备缠，或目肿不开，多生眵泪。

　　2.《医部全录》引《幼科全书》：咽喉疮痛。

橘皮汤

【来源】《痘疹全书》卷上。

【组成】陈皮 木香 青皮 枳壳（炒） 甘草 白茯苓 山楂肉

【用法】水一盏，大麦蘖一撮（炒）为引，水煎服，不拘时候。

【主治】痘疮伤食者。

十全化毒汤

【来源】《痘疹全书》卷下。

【组成】人参 白术 熟地 当归 黄耆 牛蒡 白茯苓 川芎 肉桂 甘草 白芍 木通

【用法】水煎服。

【主治】痘疮已起发，而气血不足者。

人参白虎汤

【来源】《痘疹全书》卷下。

【组成】知母 石膏 人参 天花粉 葛根 粳米 麦门冬 淡竹叶

【用法】水煎，以米熟为度。

【主治】疹子发热口渴。

大补汤

【来源】《痘疹全书》卷下。

【组成】人参 黄耆 当归 川芎 白芍 白芷 牛蒡（炒） 官桂 连翘 甘草

【用法】白水煎服。外用绵茧散敷之。

【主治】痘疮收靥之后，内有不着痂者，内蚀肌肉，脓血日久不干，或时作痛。

大补汤

【来源】《痘疹全书》卷下。

【组成】人参 黄耆 生地 甘草 当归 川芎 白芍 桂心 木香 青皮

【用法】水煎服。

【主治】女子痘疹起发至泡浆数日，忽然行经，恐血出里寒而生陷伏之变。

大补汤

【来源】《痘疹全书》卷下。

【组成】人参 黄耆 熟地 当归 川芎 白术 白芍（酒炒） 木香 官桂 甘草 白茯苓 青皮

【用法】水煎，入烧人屎服。

【主治】妇人产后，遇天行出疹痘者。

【加减】发热，加酒炒升麻、葛根；出大甚，加连翘、大力子；虚甚者，加熟附子；自利，加诃子；寒月，加桂。

大补化毒汤

【来源】《痘疹全书》卷下。
【组成】人参　白术　甘草　黄耆　桂　当归　赤芍
【用法】水煎服。
【主治】痘色灰白，因于气血不足者。

大黄化毒汤

【来源】《痘疹全书》卷下。
【组成】升麻　归尾　生地　桃仁　红花　枳壳　大黄　槟榔　麻子仁
【用法】水煎服。
【主治】痘出之初，腹痛，大便燥结者。

不二丸

【来源】《痘疹全书》卷下。
【组成】苍术（锉）二两　草乌（去皮尖）一两　羌活一两半　杏仁四十九个　巴豆（去壳油）四十九粒
【用法】上为细末，神曲为丸，如皂子大，黄柏末为衣。每服一丸，原物煎汤送下；再服补中化毒物。
【主治】痘症顺症，因伤食而腹胀满，气喘促，疮色变，又烦躁者。

木香快斑汤

【来源】《痘疹全书》卷下。
【组成】木香　黄耆　人参　桂心　青皮　诃子肉
【主治】痘疮，毒火太甚，煎熬阴血，其血干枯，而变黑色。

化斑汤

【来源】《痘疹全书》卷下。
【组成】人参　知母　石膏　牛蒡　连翘　升麻　甘草　糯米　地骨皮　淡竹叶
【用法】水煎服，以米熟为度。
【主治】疹子之出，浑身如锦纹者。

升麻解毒汤

【来源】《痘疹全书》卷下。
【组成】升麻　白芷　酒芩　牛蒡　连翘　蝉蜕　当归　防风　密蒙　淮木通节　甘草　蒺藜　荆芥
【用法】水煎服。
【主治】痘症尽破，反复肿，灌脓血浸淫者。

升麻解毒汤

【来源】《痘疹全书》卷下。
【组成】升麻　干葛　荆芥穗　人参　柴胡　前胡　牛蒡　桔梗　防风　羌活　连翘　甘草　赤芍　皮竹叶
【用法】水煎服。
【主治】疹痘，时热时寒。

甘桔汤

【来源】《痘疹全书》卷下。
【组成】桔梗（米泔制）　牛蒡（炒，研）　甘草
【用法】水煎服。
【主治】痘疮之后，咽喉痛。

甘露解毒汤

【来源】《痘疹全书》卷下。
【组成】猪苓　泽泻　麦冬　地骨　木通　黄芩　甘草　官桂　连翘
【用法】水煎服。
【主治】痘疹因夏月衣被太厚，热气熏蒸不能屬者。

四圣化毒汤

【来源】《痘疹全书》卷下。
【组成】木通　归尾　赤芍　官桂　防风
【用法】水煎服。
【主治】痘疮至成浆时，其人清爽，瘙痒不住，视其形体壮实，曾无吐泻者。

四物化毒汤

【来源】《痘疹全书》卷下。

【组成】归身 川芎 生地 甘草 白芍 麦冬 牛蒡 官桂 木通

【用法】水煎服。

【主治】痘疮血不足，起发之后，窠囊浮肿，中含清水，如水泡之状者。

宁神化毒汤

【来源】《痘疹全书》卷下。

【组成】人参 归身 生地 麦冬 木通 赤芍 石菖蒲 山栀子 灯心

【用法】上锉。水煎服。

【主治】痘疹成浆后，脓血过多，心虚神无所主，口中谵语。

加味五皮汤

【来源】《痘疹全书》卷下。

【组成】羌活 五加皮 苍术 桂枝 木通 防风 猪苓 桑白皮 甘草 生姜皮 灯草

【主治】痘靥之后，或面目虚浮，四肢肿满者。

加减参苏饮

【来源】《痘疹全书》卷下。

【组成】前胡 白芷 桔梗 枳壳 甘草 防风 人参 紫苏叶 葛根 陈皮 羌活

【用法】竹叶为引，水煎服。

【主治】痘疹应出不出，外感风寒，头疼身痛，发热无汗，喜盖覆偎倚怀中。

加减调中汤

【来源】《痘疹全书》卷下。

【组成】人参 白术 黄耆 炙甘草 木香 官桂 白茯苓 陈皮 半夏 生姜

【用法】水煎服。

【主治】痘疹吐泻，而致里虚，痘出不快者。

当归汤

【来源】《痘疹全书》卷下。

【组成】当归 黄耆（炙） 生地黄 麦门冬 甘草 黄连（炒） 白芍 浮小麦

【用法】獭猪心，竹刀劈开，煮汤煎药服之。

【主治】痘疮收靥之后，盗汗出者。

当归解毒汤

【来源】《痘疹全书》卷下。

【组成】生地 归身 麻仁 紫草 大黄 枳壳 连翘

　　《种痘新书》，有牛子，无连翘。

【用法】水煎服。

【主治】痘疮里热太甚，大便秘结，不能收靥。

安神丸

【来源】《痘疹全书》卷下。

【组成】黄连一钱（炒） 归身一钱半 酸枣仁五分 茯神八分 炙甘草五分 远志一钱 菖蒲一钱

【用法】上为末，猪心血捣烂为丸，如粟米大，辰砂为衣。灯心汤送下。

【主治】痘疹稠密，昏昏而睡，呼之不醒，或口中喃喃，妄言狂语者。

助脾化毒汤

【来源】《痘疹全书》卷下。

【组成】陈皮 半夏 厚朴 枳壳 苏子 槟榔 卜子

【用法】上锉。加生姜一片，水煎服。

【主治】痘疮顺证，表里已无邪，伤于饮食，忽然腹胀满，气喘促，疮色变，烦躁者。

补中化毒汤

【来源】《痘疹全书》卷下。

【组成】陈皮 白术 砂仁 神曲 甘草 山楂肉

【用法】水煎服。

【主治】痘后伤食腹胀。

补中益气汤

【来源】《痘疹全书》卷下。
【组成】人参　白术　黄耆　陈皮　甘草　青皮　枳实　木香　神曲（炒）　黄连　麦芽
【用法】水煎服。
【主治】痘靥之后，因内伤饮食，腹饱闷不喜食，脉弦滑者。

茅花汤

【来源】《痘疹全书》卷下。
【组成】当归　茅花　生地　栀子仁　黄芩　《杂病源流犀烛》有玄参。
【用法】水煎，调百草霜服。
【主治】疹发热衄者。

泻白化毒汤

【来源】《痘疹全书》卷下。
【组成】桔梗　石膏（煅，研）　地骨皮　天花粉　甘草
【用法】白水煎，加竹沥服。
【主治】痘疮咽喉肿痛或生疮，有声而不清者。

厚朴汤

【来源】《痘疹全书》卷下。
【组成】苍术　大腹皮　厚朴（姜制）　陈皮　猪苓　木香　茯苓皮
【用法】水煎服。
【主治】痘疹脾虚，湿热内蓄，腹膨如鼓，目胞微肿者。
【加减】因于水者，加泽泻、滑石、车前、葶苈；因于食者，加神曲、山楂、枳实；喘，加葶苈、杏仁。

宣风快斑散

【来源】《痘疹全书》卷下。
【组成】木香　枳壳　槟榔　大黄

【用法】水调，煎黑牵牛（半生半熟）末一钱服之。以通为度。通后疮回，以四君子汤调之。
【主治】痘疮，毒火太甚，煎熬阴血，其血干枯而变黑色。

凉血地黄丸

【来源】《痘疹全书》卷下。
【组成】升麻　白芍药（桂炒）　生地黄　条黄芩（酒炒）　连翘　当归梢　牛蒡子（炒）　红花　甘草　通草　黄连（酒炒）
【主治】痘疮发热之时，经水适来。

益荣汤

【来源】《痘疹全书》卷下。
【别名】养荣汤（《赤水玄珠全集》卷二十八）、养血益荣汤（《杂病源流犀烛》卷二）。
【组成】人参　当归（酒洗）　红花（酒洗）　甘草　赤芍（桂水炒）
【用法】水煎服。
【主治】疹子之出，浑身如锦纹色白者。

调元内托散

【来源】《痘疹全书》卷下。
【组成】黄耆　人参　当归　桂枝　木香　青皮　赤芍　牛蒡（炒）　川芎
【用法】水煎服。
【主治】痘疮若起发泡浆时，月事大来，其疮应起发而不起发，应泡浆而不泡浆，顶平形塌，或如灰白，或成黑陷。
【加减】虚者，加熟附子。

黄连汤

【来源】《痘疹全书》卷下。
【组成】黄连　麦冬　当归　黄柏　黄芩　黄耆　生地黄
【用法】水煎，去滓，调败蒲扇灰服。
【主治】痘疹发热，自汗多。

清神化毒汤

【来源】《痘疹全书》卷下。

【组成】升麻 生地 麦冬 木通 防风 甘草

【用法】水煎服。

【主治】痘疮已成浆，心肝火甚而见咬牙者。

温中化毒汤

【来源】《痘疹全书》卷下。

【组成】丁香 木香 人参 白术 桂心 砂仁 甘草 白芍 枳实 陈皮 干姜

【用法】水煎服。

【主治】痘症初起，因误食生冷而腹痛者。

二仙散

【来源】《寿世保元》卷八引黄宾江方。

【组成】穿山甲（用好浆儿酒一斤浸，将山甲微火炙干，再浸再炙，以酒干为度）一两 麝香二分 朱砂（以麻黄水煮过）一钱

【用法】上为细末。每服五七分，或一钱，温酒调下。

【主治】痘疮，寒战咬牙，六七日陷而不发，不灌脓，陷入黑色，气欲绝者。

【宜忌】有泻者，不宜服。

十仙汤

【来源】《寿世保元》卷八。

【组成】柴胡 葛根 玄参 黄连 黄芩 栀子 陈皮 茯苓 枳壳 生地

【用法】上锉。加生姜，水煎服。

【主治】

　　1.《寿世保元》：疹后余毒。

　　2.《麻科活人全书》：麻后余毒未清，余热未尽者。

玉颜膏

【来源】《寿世保元》卷八。

【组成】黄柏（去皮）一两 绿豆粉四两 生甘草

四两 红花二两

【用法】上为极细末，香油调成膏。从耳前眼唇面上并涂之，一日三五次。先用此药涂面。若用之早，则痘疹不生于面；用之迟，虽出亦稀少。

【主治】痘疮初起。

甘露回天汤

【来源】《寿世保元》卷八。

【别名】甘露回天饮（《痘疹活幼至宝》卷终）、回天甘露饮（《顾氏医径》卷五）。

【组成】沙糖半酒杯

【用法】百沸汤调一大碗，温服。

【主治】痘疮十一二日，当靥不靥，发热蒸蒸者。

夺命象皮丸

【来源】《寿世保元》卷八引益藩方。

【组成】象皮一两（酒炒，磨下用） 稳小鹅一个（即鹅蛋抱临出死于壳内者是，密纸封皮，煅黄色为度） 大附子五钱（童便煮） 黄花地丁（净花）一两 人参五钱 血竭五钱 沉香二钱 麝香五分 冰片一钱 马槟榔五分 牛黄五分 黄耆（蜜炙）五钱 细辛五分 射干一两 官桂一钱 鹿茸五钱 辰砂一钱 琐琐葡萄（小小无核者是）一两 木香一钱 白附子二钱 仙茅一两（黑豆汁煮） 甘草五钱

【用法】上为末，白酒酵打籼米糊为丸，如龙眼大。每服一丸，酒化下。

【主治】痘疮，气不足，空谷无脓。

麦门冬饮

【来源】《寿世保元》卷八。

【组成】麦门冬（去心）四分 黄芩三分 甘草五分 人参 玄参各三分 金银花五分

【用法】上锉。水煎服。

【主治】痘毒发热，作渴咽痛。

【加减】咽痛，加桔梗五分。

神仙救苦丹

【来源】《寿世保元》卷八引益藩方。

【组成】白附子五钱（山东者佳） 天竺黄二钱 全蝎二钱 胆星一两 僵蚕（炒）一两 肉豆蔻五钱 诃子（面包煨，去核）五钱 麝香一分 射干五钱 蒲公英五钱 朱砂一钱 雄黄二钱 川黄连二钱

【用法】上为细末，煎膏为丸，如龙眼大，金箔为衣。滚水化下；如痘初出，葱白汤送下。

【主治】痘初起，三五日热不出，又泻又嗽，喉咙痛，腰痛，或痘或惊，惊风泄泻，咳嗽痰喘。

益府秘传冲虚至宝丹

【来源】《寿世保元》卷八。

【组成】紫草茸八两 当归四两 鲜笋一斤 红花 木通 麻黄 白芷 白及 牡丹皮 赤芍 怀生地 牛蒡子 甘草各四两

【用法】上锉，用水三十碗，锅内煮去二分取起，再水十碗，煎至五碗，去滓，共前汁煎滴水成珠，加蜂蜜四两，再熬成珠为度，听用。另以梅花蕊一钱半，蟾酥三钱，紫河车一具（酒煮成膏听用），僵蚕（炒）一两、全蝎（酒洗）、穿山甲（炒）、川黄连（酒炒）、杏仁（去皮尖，另研）、黄芩、蜂房（炒）、连翘（炒）、地肤子（炒）、大胡麻各一两。为细末，煎膏一半为丸，如龙眼大。每服一丸，鲜鸡汤送下。立起分地而出。

【主治】痘疮初起，气血两虚，倒塌陷黑不起，不分地界，或咳或泻。

犀羚散

【来源】《寿世保元》卷八。

【组成】乌犀角 羚羊角

【用法】上二味磨冷水服之。

【主治】痘疮。紫黑干枯，变黑归肾，身如火炙之热，不泻者。

消毒散血汤

【来源】《痘疹活幼至宝》卷四。

【组成】牛蒡（制） 生白芍（酒洗） 桃仁（炒去皮尖，研烂） 酒炒大黄各一钱 红花（酒洗） 没药 乳香（俱用灯心同研细，煎药将熟投入）各五分

【用法】水煎，温服。

【主治】痘疮当靥时，忽然腹痛。由于热毒凝滞，瘀血作痛，其痛着在中脘。

加减参苏饮

【来源】《痘疹活幼至宝》卷终。

【组成】苏叶六分 人参 陈皮 川芎 羌活 防风 荆芥各四分 桔梗 白芷 甘草各三分

【用法】加生姜三片，同煎带热服。但不可出汗。

【主治】痘为风寒束蔽而出不快者。

【加减】如在冬月，可加麻黄五分。

发灰散

【来源】《痘疹活幼至宝》卷终。

【组成】乱发（取少壮无病人者）不拘多少

【用法】乱发以肥皂水洗净油垢气，又用温汤洗净肥皂气，焙干。量发多少，用新瓦罐一个，将发填入令满，净瓦片盖口，盐泥封之，又全封瓦罐，晒干，用木炭火围罐一半，煅一炷香，取出候冷，其灰成块，研令极细。每用二钱，童便七分，酒三分，调服立止。轻者只用发灰吹鼻亦止。

【主治】痘疮衄血，及诸血证。

导赤散

【来源】《痘疹活幼至宝》卷终。

【组成】木通 赤茯苓（去皮） 麦冬各八分 车前子（微炒） 生地各四分 人参 甘草各二分

【用法】加灯心一团如龙眼大，同煎，饥时服。

【主治】小儿痘症，小便赤涩者。

鸡冠血酒

【来源】《痘疹活幼至宝》卷终。

【组成】大雄鸡一只（要三年以上者）

【用法】上将好酒一杯燉温，次刺鸡冠血数点，滴入杯中和匀，仍燉温服，服后燥痛无妨。

【主治】痘疮脓浆不满。

养胃开痰汤

【来源】《痘疹活幼至宝》卷终。

【组成】人参五分　白术五分　白茯苓五分　桔梗三分　建莲子（去心，炒）五分　山楂肉五分　山药（炒）五分　陈皮（去白）三分　制半夏三分　甘草（炙）五分

【用法】生姜一片同煎，温服。

【主治】痘出稠密，而脓不甚满，食减痰盛者。

【加减】渴者，去半夏，加麦冬（去心）、北五味（研碎）；吐逆者，加藿香、砂仁。

宣毒发表汤

【来源】《痘疹活幼至宝》卷终。

【组成】升麻　葛根各八分　防风　荆芥各五分　桔梗　薄荷　甘草各二分　牛蒡　连翘　前胡　杏仁　枳壳　木通　竹叶各八分

【用法】水煎服。

【主治】痘疹。

【加减】大寒，加蜜炙麻黄八分；天气大热，加黄芩（炒）八分。

姜附汤

【来源】《痘疹活幼至宝》卷终。

【组成】白附子二钱　老生姜二钱（切细）

【用法】浓煎，灌下一二酒杯。出微汗即愈。

【主治】痘正出时，调护不慎而为风邪所袭，眼直视，牙关紧者。

清上饮

【来源】《痘疹活幼至宝》卷终。

【组成】薄荷　防风　甘草各四分　葛根　牛蒡　连翘　桔梗　酒炒黄连　酒炒黄芩　酒炒花粉　麦冬各六分

【用法】上加生姜，水煎服。

【主治】痘症热毒，口舌生疮，痘色必红紫涌盛。

清肺汤

【来源】《痘疹活幼至宝》卷终。

【组成】酒炒花粉　麦冬（去心）　天冬（酒蒸）　甘草　桔梗　当归（酒洗）各五分　生白芍（酒浸）　黄芩（酒炒）　丹皮（酒洗）　知母（蜜炒）各四分

【用法】上加生姜一片，水煎服，一二服即止。加入发灰一钱，调服尤妙。

【主治】痘毒上冲，鼻中衄血。

清毒活血汤

【来源】《痘疹活幼至宝》卷终。

【组成】紫草茸　当归（俱汤洗）　前胡　牛蒡（炒）　木通各六分　生地黄　生白芍（俱酒洗）　连翘　桔梗各五分　黄连　黄芩（俱酒炒）各七分　甘草四分　人参三分　生黄耆　山楂肉各八分

【用法】加生姜一片，水煎服。

【主治】

1.《痘疹活幼至宝》：痘不成脓，其色红紫干枯，或焦黑，毒炽血凝，又痘稠密红紫而陷顶者。

2.《医宗金鉴》：痘不如期灌浆，板硬干黄或灰滞紫暗干枯，此毒火伤其气血而浆不行。

【加减】烦渴者，去黄耆，加人参、酒炒花粉；形成壮实者，减去人参、黄耆。

清热导滞汤

【来源】《痘疹活幼至宝》卷终。

【组成】黄连　黄芩　白芍　枳壳（炒）　山楂肉　山栀　川朴（去皮，姜汁炒）各一钱　青皮　槟榔各六分　当归　甘草　连翘　大力子各五分

【用法】水煎服。

【主治】

1.《痘疹活幼至宝》：小儿痘疹，毒气流注成痢。

2.《医宗金鉴》：夹疹痢，热毒移于大肠，腹痛欲解，或赤，或白，或赤白相兼者。

混沌如金散

【来源】《痘疹活动至宝》卷终。

【组成】鸡蛋一个

【用法】先以筛细黄土，分二处，将蛋打破，以蛋白、蛋黄各和黄土，不得错乱，即将黄做如蛋黄，将白摊饼包黄，仍如蛋形，入灶火内烧，候烟出尽为度，不可烧焦，将土蛋研成细末。痘痈初起，另以蛋白或醋和敷即消，成者即溃，溃者干掺，即收口，倘痘烂成坑，干掺。

【主治】痘痈初起，或溃烂成坑者。

温中益气汤

【来源】《痘疹活幼至宝》卷终。

【组成】人参　白术（去皮，炒）各五分　生黄耆八分　归身（酒炒）　白茯苓各六分　甘草（炙）　川芎各四分　白芷　防风各三分　广木香　官桂各二分　山楂肉六分

【用法】上加生姜一片，大枣一枚（去核），水煎服。

【主治】痘疹三四日，身热虽轻而怠惰嗜卧，不思饮食，所出之疹，隐隐淡白，点粒不明，血气虚弱，不能送毒外出者。

温表调中汤

【来源】《痘疹活幼至宝》卷终。

【组成】蜜炙黄耆二钱　人参　白术　白茯苓　官桂　川芎　当归　炙甘草　炒干姜各一钱　防风八分　白芷　丁香　附子各五分

【用法】加生姜一片，同煎服。

【主治】痘症九十日间，元气不足，不能及时回水，当靥不靥，身凉，手足冷者。

大补养命汤

【来源】《医部全录》卷四九一引《幼科全书》。

【组成】黄耆　官桂　川芎　赤芍　白术　白茯苓　甘草　木香　当归　大枣

【用法】水煎服。

【主治】痘疮皮嫩易破。

升麻解毒汤

【来源】《医部全录》卷四九一引《幼科全书》。

【组成】升麻　白芷　酒芩　连翘　当归炒　牛蒡　酒木通节

【用法】水煎服。

【主治】痘疮尽破，脓血浸淫。

风火并治汤

【来源】《医部全录》卷四九一引《幼科全书》。

【组成】荆芥　防风　升麻　白芍　桂枝　葛根　牛蒡（炒）

【用法】淡竹叶为引，水煎服。

【主治】小儿痘疮作痒。

芍药化毒汤

【来源】《医部全录》卷四九一引《幼科全书》。

【组成】白芍　归尾　连翘　红花　苦参（酒浸洗）

【用法】水煎服。

【主治】痘疹，寒战、咬牙并作。

芎归均气饮

【来源】《医部全录》卷四九一引《幼科全书》。

【组成】归身　川芎　赤芍药　麦冬　人参　荆芥穗　防风　青皮　木香　官桂　甘草

【用法】水煎服。

【主治】痘如蚕壳蛇皮，气至而血不至。

解毒如神散

【来源】《疡科选粹》卷八。

【组成】大甘草不拘多少（去皮）

【用法】上为极细末。用竹筒一个，刮去青，两头留节，开一孔入粉草在内，待满，用油灰塞孔，勿令泄气，五月端午午时入粪坑中，以砖缚在竹上，坠沉粪底四十九日取出（或立冬月放粪中，立冬前一日取起），长流水洗净，埋土中七日，去其粪气，阴干为末。砂糖调服一钱。亦可外敷。

【主治】诸般肿毒疔疮，及小儿痘疹。

人参羌活散

【来源】《治痘全书》卷十三。

【组成】羌活 独活 川芎 桔梗 蝉蜕 前胡 柴胡 甘草 天麻 荆芥 防风 地骨皮 薄荷三叶 黄芩 枳壳 紫草 牛蒡子 茯苓 人参

【主治】疹痘。痰甚发热，谵语昏迷，惊搐。

【加减】小儿惊风热盛，涎潮，牙关紧急者，去蝉蜕、荆芥。

人参透肌散

【来源】《治痘全书》卷十三。

【组成】人参 白芍 川芎 甘草 陈皮 蝉蜕 白术 白茯苓 木通 紫草 当归 糯米

【主治】痘疮元气不足，三四日内无他症，但隐于皮肤间不长发者。

大保元汤

【来源】《治痘全书》卷十三。

【组成】保元汤加川芎 白术 肉桂

【用法】水煎服。

【主治】痘疹气虚顶陷者。

大柴胡汤

【来源】《治痘全书》卷十三。

【组成】柴胡 白芍 枳壳 黄芩 大黄
《痘科类编释意》用量作"各一钱"。

【用法】水煎服。

【主治】
1.《治痘全书》：痘疮，腰疼腹痛，寒热往来，热毒欲发不出者。
2.《痘科类编释意》：痘疮寒热，大便秘者。

【加减】表里俱见之症，加石膏、知母。

大黄连翘汤

【来源】《治痘全书》卷十三。

【组成】大黄 连翘 防风 瞿麦 荆芥 当归 赤芍 滑石 蝉蜕 黄芩 山栀 甘草（加紫草五分）

【用法】水煎服。

【主治】痘疮身热如火，疮势稠密，心烦狂躁，气喘妄言，大小便秘，渴而腹胀，而外蒸烁，毒复入里者。

不换金正气散

【来源】《治痘全书》卷十三。

【组成】人参 五味 麦冬 杏仁

【主治】痘疮，触犯邪气者。

【方论】触犯邪气，入则正气虚，驱邪不主扶正，则邪未必能驱。此用和平扶正之药，无过于生脉散之三味，所以五味、人参、麦冬，大有见也；大凡气一触则滞，更加杏仁以佐之。

内托千金散

【来源】《治痘全书》卷十三。

【组成】人参 白芍 甘草 当归 川芎 黄耆（炙）厚朴 白芷 木香 桔梗 牛蒡子 地肤子 糯米 鸡汁

【用法】为散服。

【主治】痘出热甚气滞，皮肉肿亮者。

加味逍遥散

【来源】《治痘全书》卷十三。

【组成】当归 白芍 茯苓 白术 大枣 柴胡 甘草 丹皮 栀子仁

【用法】上为散服。

【主治】痘疮气血虚，稍稍有火，气血不匀调者。

【方论】气虚不和，故用茯苓、白术、甘草；血虚不和，故用当归、芍药；至柴胡，正所以调和半表半里之气血也；血有热，非丹皮不可；气有热，非山栀不可。玩此乃八物汤之变者，非逍遥而何？

百解散

【来源】《治痘全书》卷十三。

【组成】升麻　白芍　甘草　葛根　麻黄　薄桂　川芎　黄芩　白芷

【用法】上为散。内服。

【主治】痘疮，表热疮色焦紫，不起发，寒热往来者。

竹叶石膏汤

【来源】《治痘全书》卷十三。

【别名】人参竹叶石膏汤（《治痘全书》卷十三）。

【组成】石膏　知母　麦冬　木通
　　《治痘全书》卷十三本方加人参。

【用法】加竹叶一握，水煎服。

【主治】痘家烦躁咳逆者；热泻，小便赤涩，口燥咽干，壮热不恶寒。

【加减】痘后虚烦不眠，疮出狂叫，喘呼者，乃肠腑热甚而少津液也，无阴气以敛之，致阳独盛，去木通，加甘草。

【方论】痘家烦躁咳逆者，此方主之。盖烦者肺也，燥者肾也，子母相生，其胃必热。故以石膏为君，佐以知母之苦寒，以清肾之源；麦冬之苦甘以泻肺之实，竹叶苦寒可以除烦蠲哕，木通甘淡可以导热利窍，此白虎汤之变通也。

安神汤

【来源】《治痘全书》卷十三。

【组成】人参　当归　生地　麦门冬　黄连　山栀　甘草　石菖蒲

【用法】水煎，调辰砂末，搅匀服。

【主治】痘疮靥后真气虚弱，火邪内攻，发惊，久则成痫。

如神化毒汤

【来源】《治痘全书》卷十三。

【组成】官桂　白芍　甘草各一钱　青皮　木香　枳壳各七分　山楂　连翘各五分

【主治】痘疮腰腹痛。

羌活散

【来源】《治痘全书》卷十三。

【组成】羌活　独活　川芎　桔梗　蝉退　前胡　柴胡　甘草　瓜蒌　天麻　荆芥　防风　地骨皮　薄荷三叶

【主治】痘疹发热。

抱龙丸

【来源】《治痘全书》卷十三。

【组成】天竺黄一两　胆南星五钱　人参二钱　辰砂三钱（水飞七次）　雄黄三钱　珍珠三钱　琥珀三钱　檀香二钱　木香一钱　沉香一钱　麝香二钱五分　金箔二十叶

【用法】上为末，甘草汁为丸，如大豆大。每服一丸，婴儿半丸。

【主治】小心惊风潮搐，四时瘟疫，身热昏睡，痰涎壅盛，风热喘嗽，烦躁不宁，并痘疹欲出先惊搐，及蛊毒、中暑。

【方论】《医方考》：明者可以安神，故用琥珀、珍珠；重者可以去怯，故用辰砂、金箔；气窜可以利窍，故用雄黄、沉、檀、木、麝；甘温可以固元，故用人参；辛燥可使开痰，故用南星；寒凉可使清热，故用竺黄。

和中汤

【来源】《治痘全书》卷十三。

【组成】理中汤加茯苓　陈皮　半夏　藿香　砂仁

【主治】痘疮，饮水而腹痛，虚呕不止。

参术丸

【来源】《治痘全书》卷十三。

【组成】人参　白术　干姜　甘草　黄连　乌梅肉　川椒

【用法】为丸服。

【主治】痘疮。脾胃伤冷，外热内寒，若不吐利，但闻食即吐蛔者。

参芪内托散

【来源】《治痘全书》卷十三。

【组成】人参　黄芪　甘草　川芎　当归　防

风 白芷 桔梗 白芍 厚朴 木香 肉桂

【用法】加生姜、大枣为引。

【主治】痘不起发，根窠不红，灰白色，寒战咬牙，痘毒少，而元气至虚者。

胡木星饮子

【来源】《治痘全书》卷十三。

【别名】猪尾膏。

【组成】朱砂 郁金

【用法】入片脑少许，以新汲水调匀，然后取猪尾血一二滴，入药汁服，治黑陷，随木香汤、紫草汤入酒调下。

【主治】痘疮毒尽在外，血泡欲作脓窠者；及痘疮黑陷。

【宜忌】若在正出之时，不宜用。

荆防解毒汤

【来源】《治痘全书》卷十三。

【组成】荆芥 防风 黄芩（酒炒） 黄柏（酒炒） 元参 牛蒡子 升麻

【主治】

1.《治痘全书》：痘已见，毒火熏灼于中，使疹挟出于外，其间有碎密若疮一样者。

2.《会约医镜》：痘夹斑、夹麻或夹丹者。

保赤败毒散

【来源】《治痘全书》卷十三。

【组成】升麻 干葛 紫苏 川芎 羌活 地骨皮 甘草 防风 荆芥 前胡 薄荷 牛蒡子 桔梗 枳壳 蝉退 山楂

【用法】水煎服。

【主治】痘疮初热壮甚，或风寒壅盛，致红紫斑影不起，或痘疮暴出之时，热毒之气发越，疹点隐于皮肤之中。

【加减】夏，加香薷；冬，加麻黄。

凉血解毒汤

【来源】《治痘全书》卷十三。

【组成】当归 麦冬 白芷 紫草 升麻 生地 桔梗 人参 连翘 红花 甘草 牛蒡子

【用法】加灯心二十根。

【主治】妇人非经期出痘，发热时而血忽至。

调元汤

【来源】《治痘全书》卷十三。

【组成】人参二钱 黄耆三钱（炙） 甘草一钱（炙） 肉桂 姜 枣

方中肉桂、姜、枣用量原缺。

【用法】水煎服。

【主治】痘疮气虚，顶陷者。

槐花汤

【来源】《治痘全书》卷十三。

【组成】槐花 麝香 赤小豆

【主治】痘疮，余热温壮，齿龈宣肿，牙疼不能嚼物，面赤而黄，或烦。

解毒汤

【来源】《治痘全书》卷十三。

【组成】防风 羌活 川芎 白芷 柴胡 紫草 蝉蜕 麻黄 姜 葱

【功用】透脓散腐。

【主治】热毒痘疮发不出，麻疹。

蝉退散

【来源】《治痘全书》卷十三。

【组成】蝉退 白芷 地骨皮各等分

【用法】每服三五分，酒调下。

【主治】痘疮，表有风热而痘色滞者。

蝉退膏

【来源】《治痘全书》卷十三。

【组成】蝉退 白芷 地骨皮 白芍各等分。

【用法】熬膏服。

【主治】痘痒不能食，色淡白者。

镇胃止吐汤

【来源】《治痘全书》卷十三。

【组成】附子 甘草 白术 干姜 茯苓 陈皮 半夏 藿香 砂仁

【用法】水煎服。

【主治】痘疮，虚呕不止。

三化丹

【来源】《治痘全书》卷十四。

【组成】白术 茯苓（一两归、酒同浸，一两参、乳同浸，一两雄、附同浸，一两同米炒）

【用法】用甜酒服。

【主治】痘疮水泡。

大黄化毒汤

【来源】《治痘全书》卷十四。

【组成】白芍 厚朴 甘草 陈皮 大黄

【主治】大便秘结，痘疮作痛。

内解散

【来源】《治痘全书》卷十四。

【组成】人参 山甲 黄耆 当归 芍药 川芎 皂角刺 金银花 山楂 甘草 木香

【用法】为散服。

【主治】痘疮七八日间，色枯淡，不起无浆者。

【方论】《痘学真传》：用黄耆补气以托毒，白芍、归、芎和血以化毒，山甲、皂角、银花、山楂清热以攻毒，甘草、木香和诸药以调脾胃，则毒自解，既无中虚内陷之变，亦无峻补壅毒之虞。

凤雏膏

【来源】《治痘全书》卷十四。

【组成】乳香 血竭 龙骨各二分五厘 轻粉五分

【用法】用鸡子四五个煮熟，去白熬油，与药和匀。用鸡毛刷入患处。

【主治】痘疮，热毒疮烂不收，并疳蚀不敛。

正气丹

【来源】《治痘全书》卷十四。

【组成】红花 甘草 桔梗 人参 黄耆 橘红 蝉蜕 防风 嫩桃实

【用法】生姜、酒为引。

【主治】痘疮触犯者。

生地黄汤

【来源】《治痘全书》卷十四。

【组成】生地一钱 麦冬五分 杏仁八分 款冬花八分 陈皮八分 甘草五分

【用法】水煎服。

【主治】

1.《治痘全书》：身热口渴，嗽甚心烦，小儿斑疹，胃经有热者。

2.《保婴撮要》：肺经热，痘疹，小便不利。

白垢散

【来源】《治痘全书》卷十四。

【组成】老粪缸边白垢（如牙者）

【用法】洗净，为细末。每服二三钱，水酒下。

【主治】

1.《治痘全书》：痘疮烦热。

2.《痘疹仁端录》：痘疹点胀发狂，心血虚，毒气乘之，神不守舍。

玄参化毒汤

【来源】《治痘全书》卷十四。

【组成】玄参 天花粉 连翘 黄芩 枳壳 大黄（酒炒） 栀子 防风 甘草 苦参 紫花地丁

【用法】灯心为引，水煎服。

【主治】痘后赤火丹瘤。

芍药防风汤

【来源】《治痘全书》卷十四。

【组成】赤芍 陈皮 升麻 防风 桔梗 川芎 枳壳 厚朴 甘草

【用法】《医宗金鉴》：引用生姜，水煎服。
【主治】痘出不快，腹痛，烦躁啼叫者。

朱砂散

【来源】《治痘全书》卷十四。
【组成】辰砂一钱　丝瓜近蒂三寸（连子烧灰存性）
【用法】上为末。蜜水调服；或以紫草、甘草汤调服尤佳。
【功用】发痘疮，多者可少，少者可无。
【主治】痘疮。

防风升麻汤

【来源】《治痘全书》卷十四。
【组成】防风五钱　升麻三钱　半夏（汤泡七次）　苍术（清水漂，不炒）各七钱　石膏（煅）　黄芩（酒炒）各一两　白芍　甘草各二钱　枳实（麸炒）五钱
【用法】上为末。每服二三钱，用薄荷、生姜煎水调服。
【主治】痘因痰郁，咳嗽而出不快者。

如圣散

【来源】《治痘全书》卷十四。
【组成】白术　黄芩　枳壳　当归　黑豆　砂仁　甘草　大腹皮　薜荔（即桑上牛儿藤）
【用法】水煎服。
【主治】孕妇出痘。

妙应丸

【来源】《治痘全书》卷十四。
【组成】槟榔　大黄　黄芩　滑石　黑丑
【主治】痘疮。脾胃实热，腹痛面赤，手足热；伤食，胸腹饱闷，不思饮食。

苦参丸

【来源】《治痘全书》卷十四引钱氏方。

【组成】苦参一两　白蒺藜　何首乌　牛蒡　荆芥穗各五钱
【用法】上为末，酒糊为丸。竹叶汤送下。
【主治】痘后溃烂，疮毒疥癞。

罗浮方

【来源】《治痘全书》卷十四。
【别名】罗浮散（《痘疹仁端录》卷七）。
【组成】乌蛇　僵蚕　山甲　全蝎　官桂　黄耆
【主治】痘疮灰白陷伏。

枳壳散

【来源】《治痘全书》卷十四。
【别名】枳壳汤（《种痘新书》卷四）。
【组成】紫草　枳壳　生地　大黄
　　《种痘新书》本方用枳壳二钱，生地一钱，紫草二钱，酒制大黄八分。
【主治】痘欲回未回，壮热不退，痰实烦闷，大便坚实，卧则哽气者。

钩藤紫草汤

【来源】《治痘全书》卷十四。
【组成】钩藤　紫草茸　牛蒡子
【用法】水煎服。
【主治】痘疹惊狂。

保赤紫草膏

【来源】《治痘全书》卷十四。
【组成】僵蚕　全蝎　麻黄　山甲　蝉退　蟾酥　白附子　甘草
【用法】上为末，将紫草一两熬膏，加酒、蜜炼过，匀调服。
【主治】痘疮。

独活消痰饮

【来源】《治痘全书》卷十四。
【组成】独活五分　陈皮四分　桔梗七分　贝母

五分 甘草三分 白芍六分 杏仁四分 元参三分 石菖蒲五分

【用法】水煎服。

【主治】痘靥后呛喉，谵语。

凉血地黄汤

【来源】《治痘全书》卷十四。

【组成】当归 川芎 白芍 生地 白术 升麻 甘草 黄连 人参 山栀 玄参

【主治】室女痘，经水不止，热入血室。

黄连汤

【来源】《治痘全书》卷十四。

【组成】黄连 甘草 干姜 桔梗 半夏 人参

【用法】水煎服。

【主治】痘疮，热攻腹痛，欲呕吐者。

清肺饮

【来源】《治痘全书》卷十四。

【别名】万氏清肺饮（《麻科活人全书》卷三）

【组成】麦冬 桔梗各二钱 知母 荆芥 天花粉各一钱 石菖蒲 诃子肉各八分

【用法】水煎服。

【主治】痘疮，发热声变，咽干声哑，及气实痘形饱满，或咳嗽有痰，或发狂热，或气促闷乱。

解毒牛黄丸

【来源】《治痘全书》卷十四。

【组成】牛黄 郁金 杏仁 巴豆 薄荷

【用法】水为丸。如梧桐子大。每服一丸。

【主治】痘后余毒，或攻眼，或喉痛，牙疳痰壅，惊搐。

蟾酥丸

【来源】《治痘全书》卷十四。

【组成】蟾酥 牛黄 人牙 珍珠 朱砂
　　　《慈幼新书》本方有雄黄。

【组成】《慈幼新书》用量用法为：蟾酥、牛黄、人牙、雄黄、珍珠各三分，朱砂三厘。乳汁为丸，如埠米大。每服数丸，人参汤送下。

【主治】

　　1.《治痘全书》：痰涎惊狂。

　　2.《慈幼新书》：痘顶陷而作惊狂。

参耆保元汤

【来源】《明医指掌》卷十。

【组成】人参一钱 黄耆二钱 甘草五分（初热生用，出定炙用） 官桂三分

【用法】上锉。加生姜三片，糯米一撮，水煎，入人乳温服。

【主治】气虚痘疹。

【方论】参、耆、甘草性味甘温，专补中气之虚，而又加官桂以制其血。血在内，引而出之；血在外，引而入之。参、耆非桂之逐血引导，则不能独树其功也。又加生姜、糯米，以助参、耆之力。

九味异功煎

【来源】《景岳全书》卷五十一。

【别名】九味异功散（《痘科类编释意》卷三）。

【组成】人参二三钱 黄耆（炙）一二钱 当归 熟地各二三钱 炙甘草七分或一钱 丁香三五分或一钱 肉桂一钱 干姜（炮）一钱 制附子一二钱

【用法】用水一钟半，煎七分，徐徐与服之。

【主治】痘疮，寒战咬牙，倒陷，呕吐泄泻，腹痛虚寒。

【加减】如泄泻腹痛，加肉豆蔻（麸炒）一钱，或加白术一二钱。

五福饮

【来源】《景岳全书》卷五十一。

【组成】人参 熟地 当归各二三钱 白术（炒）一钱半 炙甘草一钱

【用法】水二钟，煎七分，食远温服。或加生姜三五片。

【主治】

1.《景岳全书》：五脏气血亏损。

2.《妇科玉尺》：胎动不安。

3.《痘麻绀珠》：邪气已退，正气未复，脾胃虚弱，痘收靥时而痂不落，昏昏欲睡。

4.《古方汇精》：五脏气血亏损，日晡潮热，阴虚盗汗，脾胃不香，疟痢反复，经久不愈，怔忡心悸，遗精滑脱等。

【加减】宜温者，加姜、附；宜散者，加升麻、柴、葛。

五柴胡饮

【来源】《景岳全书》卷五十一。

【组成】柴胡一二三钱　当归二三钱　熟地三五钱　白术二三钱　芍药钱半（炒用）　炙甘草一钱　陈皮酌用或不用

【用法】水一钟半，煎七分，食远热服。

【主治】中气不足，外邪不散；伤寒，疟疾，痘疮。

【加减】寒胜无火者，减芍药，加生姜三五七片，或炮干姜一二钱，或再加桂枝一二钱则更妙；脾滞者，减白术；气虚者，加人参随宜；腰痛者，加杜仲；头痛者，加川芎；劳倦伤脾、阳虚者，加升麻一钱。

【方论】此与四柴胡饮相表里，但四柴胡饮止调气分，此则兼培血气以逐外邪，尤切于时用者。

六气煎

【来源】《景岳全书》卷五十一。

【组成】黄耆（炙）　肉桂　人参　白术　当归　炙甘草

【用法】上锉。水煎服。

【主治】痘疮气虚，痒塌倒陷，寒战咬牙。并治男妇阳气虚寒等证。

【加减】如发热不解，或痘未出之先，宜加柴胡以疏表，或加防风佐之；如见点后，痘不起发，或起而不贯，或贯而浆薄，均宜单用此汤，或加糯米、人乳、好酒、肉桂、川芎以助营气；如气虚痒塌不起，加川山甲（炒用）；如红紫血热不起，宜加紫草，或犀角；如脾气稍滞者，宜加陈皮、

山楂；如胃气虚寒多呕者，加干姜（炒用），或加丁香；如腹痛兼滞者，加木香、陈皮；表虚气陷不起，或多汗者，加黄耆；气血俱虚未起未贯而先痒者，加肉桂、白芷；如元气大虚，寒战、咬牙、泄泻，宜去芍药，加黄耆、大附子、干姜、肉桂。

六物煎

【来源】《景岳全书》卷五十一。

【组成】炙甘草　当归　熟地（或用生地）　川芎三四分（不宜多）　芍药（俱随宜加减）　人参（或有或无，随虚实用之。气不虚者不必用）

【用法】上锉。水煎服。

【主治】痘疹血气不充，并治男女气血俱虚等证。

【加减】如发热不解，或痘未出之先，宜加柴胡以疏表，或加防风佐之；如见点后，痘不起发，或起而不贯，或贯而浆薄，均宜单用此汤，或加糯米、人乳、好酒、肉桂、川芎以助营气；如气虚痒塌不起，加川山甲（炒用）；如红紫血热不起，宜加紫草或犀角；如脾气稍滞者，宜加陈皮、山楂；如胃气虚寒多呕者，加干姜（炒用），或加丁香；如腹痛兼滞者，加木香、陈皮；表虚气陷不起，或多汗者，加黄耆；气血俱虚未起未贯而先痒者，加肉桂、白芷；如元气大虚，寒战咬牙，泄泻，宜去芍药，加黄耆、大附子、干姜、肉桂。

柴葛煎

【来源】《景岳全书》卷五十一。

【组成】柴胡　干葛　芍药　黄芩　甘草　连翘

【用法】水一钟半，煎服。

【功用】散毒养阴。

【主治】痘疹表里俱热及瘟疫。

凉血养营煎

【来源】《景岳全书》卷五十一。

【组成】生地黄　当归　芍药　生甘草　地骨皮　紫草　黄芩　红花

【用法】水一钟半煎服。

【主治】

1.《景岳全书》：痘疮血虚血热，地红热渴，或色燥不起；及阳盛阴虚，便结溺赤。

2.《痘麻绀珠》：痘疮内热毒邪未尽化，干靥太速，而致目疾或痈毒。

【方论】《成方便读》：方中取四物以益阴养血；去川芎之香窜，虑其辛散助火；加黄芩、地骨以清阴分之热；红花、紫草以行血分之瘀；生甘草解毒和中，且可缓寒药之性耳。

搜毒煎

【来源】《景岳全书》卷五十一。

【组成】紫草　地骨皮　牛蒡子　黄芩　木通　连翘　蝉蜕　芍药各等分

【用法】上以水一钟半，煎服。

【主治】痘疹热毒炽盛，紫黑干枯，烦热便结。

【加减】渴者，加天花粉、麦门冬；阳明热盛，头面牙龈肿痛者，加石膏、知母；大肠干结实，脐腹实胀者，加大黄、芒消；血热妄行者，加犀角、童便；小水热闭者，加山栀、车前子；兼表热者，加柴胡。

疏邪饮

【来源】《景岳全书》卷五十一。

【组成】柴胡（倍用）　芍药（倍用，酒炒）　苏叶　荆芥穗　炙甘草（减半）

【用法】水一钟半煎服。

【主治】痘疹初起，发热，血气强盛，无藉滋补者。

【加减】无火者，加生姜三片；火盛内热者，加黄芩；渴者，加干葛。

十味羌活散

【来源】《景岳全书》卷六十三。

【组成】羌活　前胡　防风各一钱　荆芥　独活各八分　细辛　白芷各三分　柴胡　炙甘草　蝉蜕各四分

【用法】水一钟半，加薄荷三叶，煎五分，不拘时候。

【功用】和解疏利。

【主治】小儿痘疹，初热见点。

【加减】发抽及热盛不退者，调入制过朱砂末服之。

十三味羌活散

【来源】《景岳全书》卷六十三。

【组成】羌活　独活　防风　桔梗　荆芥　柴胡　前胡　地骨皮　炙甘草　蝉蜕　川芎　天花粉　天麻各等分

【用法】上为细末。每服三钱，水一盏，加薄荷叶三片，煎四分，温服。

【功用】解热散毒。

【主治】风壅欲作痘疹。

三痘汤

【来源】《景岳全书》卷六十三。

【组成】大黑豆　赤小豆　绿豆各等分（淘净）

【用法】上用甘草浸水去滓，以甘草水煮豆熟为度。逐日空心任意饮其汁。冬月煮热，令儿常食豆为妙。

【主治】痘疹未发时。

内补汤

【来源】《景岳全书》卷六十三。

【组成】人参　黄耆　当归　白术　川芎　甘草　茯苓　陈皮　厚朴各等分

【用法】水煎服。

【主治】痘疮中虚。

四味消毒饮

【来源】《景岳全书》卷六十三。

【组成】人参　炙甘草　黄连　牛蒡子各等分

【用法】上为粗末。每服一钱，加生姜一片，水一盏，煎四分，去滓温服，不拘时候。

【主治】痘疮热盛，毒气壅遏。

加减参苏饮

【来源】《景岳全书》卷六十三。

【组成】苏叶一钱　干葛钱半　前胡八分　陈皮七分　枳壳六分　桔梗　甘草各四分

【用法】水一钟半，加生姜三片，水煎服。

【主治】痘疹初热见点，表邪未达，而元气强壮，或痘前后感冒风寒者。

当归活血散

【来源】《景岳全书》卷六十三。

【组成】当归（酒焙）　赤芍（酒炒）　川芎　紫草　红花各五钱　木香二钱　血竭一钱

【用法】上为末，每五岁者服一钱，十岁以上服二钱，酒调下。

【主治】痘色淡白。

苏葛汤

【来源】《景岳全书》卷六十三。

【组成】苏叶二钱　葛根二钱　甘草一钱　白芍药一钱半

【用法】加连须葱白三根，生姜三片，水一钟半，煎七分，热服。

【主治】痘疹初热未见点。

快透散

【来源】《景岳全书》卷六十三。

【组成】紫草　蝉蜕　木通　芍药　炙甘草各等分

【用法】每服二钱，水煎。

【主治】痘出不快。

独圣散

【来源】《景岳全书》卷六十三引钱氏方。

【组成】川山甲（取前足嘴上者，烧存性）

【用法】上为末。每服四五分，以木香汤入少酒服之；紫草汤亦可。

【主治】

　　1.《景岳全书》引钱氏方：痘疮倒靥陷伏。

　　2.《杨氏家藏方》：小儿疮疱黑陷，或变紫色。

真人解毒汤

【来源】《景岳全书》卷六十三。

【组成】忍冬花半斤　甘草节一两　木通　防风　荆芥　连翘各三钱

【用法】上分作三剂。用水、酒各一钟煎服，以肿消痘出为度。

【主治】痘母。

柴胡散子

【来源】《景岳全书》卷六十三。

【别名】柴胡饮子（《幼科指掌》卷二）。

【组成】柴胡　防风　当归　人参　白芍药　甘草　黄芩　滑石　大黄各等分

【用法】加生姜一片，水煎服。

【主治】痘疮表里俱实。

凉血化毒汤

【来源】《景岳全书》卷六十三。

【别名】凉血化毒饮（《痘疹仁端录》卷十三）。

【组成】归尾　赤芍药　生地黄　木通　连翘　牛蒡子　红花　紫草　桔梗　山豆根

【用法】水煎服；或加童便一小盏亦可。

【主治】痘疮初出，头焦黑。

清肺汤

【来源】《景岳全书》卷六十三。

【组成】桔梗（去芦）　片芩　贝母各七分　防风（去芦）　炙甘草各四分　知母七分

【用法】上以水一钟，煎至五分，加苏子（捣碎）五分，再煎温服。

【主治】斑疹咳嗽甚者。

清肺消毒汤

【来源】《景岳全书》卷六十三。

【组成】防风　枳壳各五分　连翘　前胡　黄

芩　桔梗各一钱　荆芥　炙甘草

方中荆芥，炙甘草用量原缺。

【用法】上用水一钟，煎至五六分，分作十余次，徐服之。

【主治】疹疮收完，不思饮食，鼻干无涕。

紫草饮子

【来源】《景岳全书》卷六十三。

【组成】紫草　人参　枳壳　山楂　木通　穿山甲（土拌炒）　蝉蜕各等分

【用法】水一盏，煎五分，作三四次温服。

【主治】痘疮倒陷，腹胀，大小便秘。

解毒化滞汤

【来源】《景岳全书》卷六十三。

【组成】防风　荆芥　枳壳　神曲（炒）　麦芽（炒）各五分　连翘　黄芩　茯苓　前胡各七分　桔梗一钱　山楂　甘草各三分

【用法】水一钟，煎五分，作十余次，徐徐服之。

【主治】小儿疹后吃食太早，咬指甲，撕口唇，挦眼毛，看手咬人。

甘草散

【来源】《简明医彀》卷六。

【组成】大甘草（炙）

【用法】上为末。每服五分，食后白汤调下。人中黄尤佳。

【功用】预服消毒。

【主治】痘出不太盛。

朱砂丹

【来源】《简明医彀》卷六。

【组成】朱砂（大块如墙壁，鲜红光明似云母色者，细研，水飞，澄去水，晒，研万下）五钱　牛黄（陕西、千层者）二分（匀）

【用法】每服五分，蜜调服。痘将发时，用猪粪调水，滤清汁调朱砂服。

【功效】大解痘毒。

清肺饮

【来源】《简明医彀》卷六。

【组成】麻黄一钱二分　麦门冬一钱五分　知母　天花粉　荆芥各八分　诃子（取肉）　菖蒲各六分

《种痘新书》方中有玄参、无菖蒲。

【用法】上水煎，加竹沥小半钟，生姜汁三匙服。

【主治】痘疹，咽干声哑。

人参黄耆汤

【来源】《痘科类编释意》卷三。

【组成】黄耆一钱五分　人参　川芎　当归各一钱　甘草　白术　山楂各八分　红花五分　官桂二分　生姜一片

【用法】水钟半，煎至半钟，温服。

【功用】益气补血，逐毒酿浆。

【主治】痘疮不起，或浆清，或不满，或倒黡，或身凉者。

【方论】参、耆、甘、术补气也；归、芎补血也；加以红花，尤能令血流动而不壅滞；官桂辛热，领诸药达经络，无处不到。

小无比散

【来源】《痘科类编释意》卷三。

【组成】朱砂一钱　片脑　麝香　牛黄各五分

【用法】如无牛黄，以胆星代之，为细末。小者一分，大者五分，猪尾血二三滴，新汲水调和送下。用甘桔汤调本方，其效更捷。

【主治】痘毒不能发舒于外，遂至冲逆咽喉，卒然肿痛，呼吸不能，饮食难入，或至哑疮。

五苓散

【来源】《痘科类编释意》卷三。

【组成】泽泻一钱五分　白术　赤茯苓　猪苓各一钱　肉桂五分　姜一片　枣一枚

【用法】水一钟，煎七分，温服。

【主治】痘疮，因天气炎热，过求温暖，使疮被热气熏而不收靥者；痘疮因发渴饮水过多，以致水溃脾胃，湿淫肌肉而不收靥者，痘疮饮水过多而呕吐者；痘疮身实中满，不食而泻，小便不利，或水泻而渴者。

加味保元汤

【来源】《痘科类编释意》卷三。

【组成】人参 黄耆 甘草 归尾 赤芍（酒炒） 红花 黄芩 黄连 连翘 升麻 防风 荆芥 牛蒡子

【用法】水煎，入烧人粪一钱，调服。

【功用】补气活血，解毒散火。

【主治】痘起发时渐渐变黑，已延一身，未至干枯塌陷者。

【方论】此方参、耆、甘草补元气，又能泻火；归、芍、红花能活血，又能凉血；芩、连、牛蒡、连翘、升麻以解毒；防风、荆芥以疏表；人粪清热解毒。

加味清肺饮

【来源】《痘科类编释意》卷三。

【组成】人参 柴胡 杏仁（去皮） 桔梗（去头） 芍药 麻黄 半夏 粟壳（盐水泡，去筋膜，蜜炙） 甘草 五味子 旋覆花 阿胶（麸炒成珠） 桑白皮 知母 乌梅（水泡，去黑衣，去核）

【用法】加生姜三片，葱一根，水一钟半，煎至八分，温服。

【主治】热毒在肺，传于皮肤之间，而致痘疮发紫泡血泡者。

【加减】治紫泡、血泡，加当归、生地，去五味子、粟壳；白泡，加生地、酒炒黄芩。

苍术黄连汤

【来源】《痘科类编释意》卷三。

【组成】苍术（童便炒） 黄连（酒炒） 防风 升麻各等分 甘草（生）减半

【用法】上为细末。每服一钱，蜜水调下。

【主治】痘后两目不开，两胞高肿而不流泪者。

羌活防风汤

【来源】《痘科类编释意》卷三。

【组成】羌活 防风 升麻 柴胡 当归 川芎 藁本 细辛 黄芩（酒炒） 甘菊花 蔓荆子

【用法】加生姜，水煎服。

【主治】小儿痘后出外，伤于风热，忽头肿，两目不开者。

承气汤

【来源】《痘科类编释意》卷三。

【组成】大黄 厚朴 枳实各一钱 甘草五分 芒消一钱

【用法】加生姜三片，水煎，食前服。

【主治】

1.《痘科类编释意》：痘疮发热腹痛，大渴烦躁，大便闭，狂妄者；痘疮焦黑，烦渴顿闷，喘促而厥逆，大便不通者。

2.《麻疹全书》：胃腑实热，口噤胸满，卧不着席，脚挛急，大便闭结不通。

【方论】此开滞下利之方也。厚朴苦温以去痞，枳实苦寒以泻满，芒消咸寒以润燥软坚，大黄苦寒以泻实去热，甘草甘平调诸药，稍缓其峻急之性。

柴苓汤

【来源】《痘科类编释意》卷三。

【别名】柴苓汤（《痘科金镜赋》卷六）。

【组成】小柴胡汤合四苓汤

【主治】

1.《痘科类编释意》：痘疮，风火相搏，喉中痰鸣，目睛上视，面赤引饮，喜居冷处；及邪气并于里，肠胃热甚，传化失常而致痘疮未出而泻利。

2.《痘科金镜赋》：少阳胆经半表半里，恶寒发热；阳明胃经水谷不化；太阳小肠经小便不清；及痘初发热时火泻。

鹿茸酒

【来源】《痘科类编释意》卷三。

【组成】真茄茸（二三寸）一两

【用法】上以酒入瓦瓶内煮令皮脱，取出，将酒滤过，其茸之真膏俱在酒内，再将瓦瓶注酒煮皮令烂，陆续添酒，必以煮烂为度，以布滤过，共皮揉烂化在酒内，其毛去之。又，皮内骨用酥涂，火上炙焦，为末，真膏酒与皮膏酒、骨末总和一处，听用。

【主治】痘虽有浆，色灰白而不满足，欲成倒塌，皮薄易破者。

【加减】上症宜保元汤加当归、川芎、升麻，再加本方调服。

琥珀抱龙丸

【来源】《痘科类编释意》卷三。

【组成】琥珀（灯心同研） 雄黄各五钱 天竺黄七钱 辰砂三钱 茯苓一两 胆南星一两三钱 山药七钱 麝香五分 僵蚕（炒，去丝嘴）四钱 全蝎（去毒，炙）三钱 薄荷三钱

【用法】上为末，水泛为丸，如芡实大。每服一丸，用灯心汤或薄荷汤化开，不拘时服。

【主治】小儿痘疮，自长出前后，发惊搐，体壮盛者。

麝香抱龙丸

【来源】《痘科类编释意》卷三。

【组成】天竺黄一两 胆南星二两 麝香二钱 辰砂三钱 雄黄三钱

【用法】上为末，炼蜜为丸，如芡实大。每服一丸，灯心汤化下。

【主治】小儿痘疮出不透，不起发，惊搐者。

猪胞导法

【来源】《痘科类编释意》卷四。

【组成】猪尿胞一个

【用法】以竹管插入胞口中，吹起；又取猪胆汁、生蜜、清油各半盏，温水少许搅匀，灌入胞中，又吹起，吹气令满，以线扎定，纳入谷道中，直待气通取出。

【主治】痘疮起发至灌浆收靥，大便不行者。

一丸春

【来源】《丹台玉案》卷六。

【组成】天麻 僵蚕 天花粉各三钱五分 全蝎 甘草各二钱 象皮 光乌各三钱 礞石 朱砂 狗宝各一钱 牛黄五分 麝香三分

【用法】上为末，元米饭为丸，如龙眼大，朱砂为衣。每服一丸，临卧时酒浆化下。

【主治】痘疹顶陷不灌者。

大补汤

【来源】《丹台玉案》卷六。

【组成】人参 白术 白茯苓 甘草 当归 川芎 白芍 熟地 黄耆 肉桂 白芷 连翘 金银花各等分

【用法】水煎，温服。

【主治】痘毒流脓不止，气血两虚。

千里马

【来源】《丹台玉案》卷六。

【组成】大黄一两（酒浸过） 红曲五钱（炒） 川芎 乌药各三钱 蚯蚓（去泥土）一两

【用法】上为末；另以大黄四两熬膏，加蜜少许为丸，如龙眼大。每服一二丸，入煎剂同服。

【主治】

　　1.《丹台玉案》：痘疹，一发热即唇裂舌坑，烦躁狂乱，口渴恶寒，两耳灼热，两睛红，二便结。

　　2.《慈幼心书》：痘疹腹痛，便秘而喘者。

【宜忌】本方为疏泄之剂，无舌苔者不可服。

四圣丸

【来源】《丹台玉案》卷六。

【组成】珍珠三分 莞豆四十九粒 男发（煅灰存性）一钱 雄黄六分 冰片一分

【用法】上为末。以紫草二两，麻油熬膏，调点。

【主治】痘疹七日外有疔。

生肌散

【来源】《丹台玉案》卷六。

【组成】赤石脂　伏龙肝　轻粉　黄柏　血竭　杭粉各一钱　黄丹　发灰　乳香　没药各五分　冰片三分　密陀僧一钱五分

【用法】上为末。掺上。

【主治】痘靥后，疔溃成坑，内见筋骨者。

【加减】如有臭气，加阿魏三分。

护眼膏

【来源】《丹台玉案》卷六。

【组成】甘草　黄柏　大胭脂各一两（共为末）绿豆五合（水五碗，浸一昼夜，去豆）

【用法】以绿豆水，加红花四两，煎至二碗，去滓，入前药末成膏。涂眼眶上下。

【主治】痘疹见点后，肝脾二经热甚，两眼肿赤。

连翘饮

【来源】《丹台玉案》卷六。

【组成】黄芩　黄连　黄柏　山栀仁　大黄　石膏　蝉蜕　牛蒡子　红花各八分　升麻三分

【用法】加灯心三十茎，水煎服。

【主治】热毒蓄内，痘不肯出齐。

【加减】舌上无苔，去大黄。

热见愁

【来源】《丹台玉案》卷六。

【组成】烧人粪一两　黄芩　黄连　黄柏　山栀（俱用酒炒）各一两　升麻三钱

【用法】上为末。每服一二钱，加入煎剂同服。

【主治】痘疮。唇燥，舌苔燥。

救苦丹

【来源】《丹台玉案》卷六。

【组成】羌活　防风　升麻　麻黄　生地　吴茱萸　黄柏　连翘各五分　当归　黄连各三钱　川芎　藁本　酒芩　生芩　苍术各二钱　细辛　甘草　白术　陈皮　红花各一钱

【用法】上为末，炼蜜为丸，如龙眼大。每服量人大小，加煎剂内同服。

【主治】痘疮自发热至见点，毒甚者。

敛脓散

【来源】《丹台玉案》卷六。

【组成】黄耆（蜜炙）　枸杞子　白芷　甘草　何首乌（蜜炙）各一两

【用法】上为末。每服二钱，米饮调下。

【主治】痘疹当靥不靥者。

解肌败毒饮

【来源】《丹台玉案》卷六。

【组成】柴胡　防风　独活　前胡　荆芥各八分　蝉蜕　桔梗　薄荷　川芎　紫苏　紫草各六分

【用法】葱白三茎，胡荽一握，水煎，痘疹初起三日内服。

【主治】痘疮初起。

满天秋

【来源】《丹台玉案》卷六。

【组成】石膏一两（煅）　茜草　寒水石　人中白各三钱　甘草　红曲各二钱五分　郁金　紫草茸　辰砂各二钱

【用法】上为末。每服三钱，灯心汤调下。

【主治】痘疮。自发热至起胀时，有热证者。

赛春雷

【来源】《丹台玉案》卷六。

【组成】麻黄　紫草各一两　甘草　白附子各五钱　僵蚕　蝉蜕各三钱　穿山甲一钱五分　蟾酥一钱　蜈蚣一条（炙）　全蝎八分

【用法】上为末。另以麻黄二两，紫草、红花各一两，酒、水各一碗煎，去滓，再熬成膏，入蜜三两，再略熬，同前末为丸，如龙眼大。每服一丸，灯心汤化下。

【主治】痘疮红紫焦枯，或因风寒，痘不起发，内热壅甚，痘郁不出。

醒醐饮

【来源】《丹台玉案》卷六。

【组成】当归　桔梗　白术　川芎各一钱　熟地一钱二分　桂枝六分

【用法】水煎，温服。

【功用】托痘。

【主治】痘症见标太重。

茭苏汤

【来源】《幼科金针》卷下。

【组成】大胡葱一把　紫苏叶二两　水杨柳三四斤　芫荽一握（如无，以芫荽子亦可）

【用法】以河水一大锅，同煎数沸。先将半锅放于桶内，候适手时，病人浑身洗净，熨其腹，渐加热汤浴透，出汗为度，将厚被盖之即发，发出之稠稀再决生死。

【主治】小儿反关痘。狂言谵语，烦躁不宁，手足抽掣，目劄腹胀，隐隐不振，昏睡不省，或视斑点即没，或大小便并口鼻失血者。

麻黄透肌汤

【来源】《幼科金针》卷下。

【组成】升麻　羌活　白芷　麻黄　大腹皮　焦山楂　蝉蜕　防风　桔梗　干姜　紫苏叶　枳壳

【用法】上加葱白七枚、笋尖三个、地龙四五条，水煎服。

【主治】反关痘。

清毒拔翳汤

【来源】《一草亭目科全书》。

【组成】防风五分　荆芥穗四分　苏薄荷四分　前胡七分　蔓荆子四分　京芍药六分　桔梗五分　北柴胡七分（炒）　片黄芩五分（炒）　连翘四分　肥知母五分（炒）　牛蒡子五分（炒研）　白菊三分　密蒙花四分　白蒺藜七分（去刺）　木贼三分　牡丹皮四分

【用法】水煎，热服。

【主治】小儿痘毒，眼生翳。

【加减】红甚，加红花三分，桑白皮四分（蜜水炒）；如翳膜遮睛，加石决明八分（煅，研）；如多泪，加北细辛三分；如内热甚，加黄连三分（炒）。

澄泉散

【来源】《痘疹仁端录》卷二。

【组成】归身　黄耆各一两　僵蚕　蝉蜕各二钱

【用法】先将归、耆用酒煎，次入蝉、蚕末，调服。数次自然融合。

【主治】痘疮。

祛邪汤

【来源】《痘疹仁端录》卷三。

【组成】乌毛一两　升麻　荆芥　木通　防风　紫苏　广荔枝壳　水杨枝

【用法】水煎。徐徐浴。

《证治准绳·幼科》：痘本美丽鼎峻，而一时失防，或触于腥血，或感于秽臭，倏忽更变，外宜祛邪汤浴之，内服玉枢、正气丹。

【功用】解痘秽气。

紫草汤

【来源】《痘疹仁端录》卷三。

【组成】生地　陈皮　甘草　紫草　当归

【主治】黑痘。鸦翎黑，痘有黑色而圆绽光润，如乌鸦翎羽之色。

玉液至宝丹

【来源】《痘疹仁端录》卷五。

【组成】桔梗　前胡　山楂　木香　茯神　红花　青皮　通草　牛蒡子各三分　糯米一撮　灯心七根

方中通草，原书卷十四作甘草。

【用法】水煎服。据症加减用之。

【主治】痘疮，自标痘至起胀六日内。

【方论】《痘疹仁端录》：桔梗利咽喉，载气血上行，为舟楫之剂；前胡能托痘，除内外之痰热；山楂初时多用，最能生肌发痘；木香少用以提肾毒，二帖后不用；茯神安神养心血；红花少用以活血，多则逐血，四五帖后不用；青皮能清脏腑，免后生痰，三帖后换陈皮，通草能通关节，三帖后换木通，小便清不必换。

草　山楂　白芷　桔梗　木通

【用法】加黄豆二十五粒，笋尖（五六日后换粘米）少许，煎服。

【功用】保养元气，活血行滞，助痘成功。

【主治】痘疹热症已除，不易长大者。

加减益元汤

【来源】《痘疹仁端录》卷五。

【组成】甘草　当归　白芍　川芎　陈皮　升麻　桔梗

【用法】水煎服。

【主治】痘症胖期虚证。

红白丹

【来源】《痘疹仁端录》卷七。

【组成】砒朱　鸡子清（调刷在猪血红纸上，晒干，烧灰）五分　雄黄　朱砂各一钱

【用法】上为末。吹少许。吐涎，勿令咽干。

【主治】小儿痘疹敷凉药不效，烂成深潭者。

钩藤汤

【来源】《痘疹仁端录》卷六。

【组成】荆芥　牛蒡　紫草　川芎　白术　白芍　当归　人参　官桂　钩藤　甘草　木香　青皮　黄连

【用法】水煎服。

【主治】痘症腹痛、口噤，冷汗僵直。

调元汤

【来源】《痘疹仁端录》卷七。

【组成】人参　黄耆　麦冬　甘草　当归

【用法】水煎服。

【主治】痘疹表虚者。

保赤洗肝散

【来源】《痘疹仁端录》卷六。

【组成】川芎　当归　羌活　防风　山栀　薄荷

【用法】上为末。水煎服。

【主治】痘疹目赤肿痛，红丝绕睛。

掺药

【来源】《痘疹仁端录》卷七。

【组成】牛黄　冰片　轻粉　雄黄　飞丹　白芷　龙骨　乳香　没药　川椒　血竭各等分

【用法】上为末。掺之；或油调涂之。

【主治】痘溃烂。

调元解毒汤

【来源】《痘疹仁端录》卷六。

【组成】白芍　白术　茯苓　甘草　桔梗　连翘　木通　山药　姜　枣

【用法】水煎服。

【主治】痘疹落痂后气血不调，尚有余毒，诸症将作。

寄生汤

【来源】《痘疹仁端录》卷七。

【组成】牛膝　杜仲　人参　秦艽　茯苓　白术　甘草　白芍　独活　熟地　防风　当归　川芎　桑寄生

【用法】水煎服。

【主治】痘疹。

排脓解毒汤

【来源】《痘疹仁端录》卷六。

【组成】当归　白芍　川芎　人参　陈皮　甘

葛根汤

【来源】《痘疹仁端录》卷七。

【组成】石膏　花粉各二钱　人参　防风各一

钱　葛根二钱　甘草七分

【用法】水煎服。

【主治】痘疹后大渴。

蒺藜散

【来源】《痘疹仁端录》卷七。

【组成】白蒺藜　淡豆豉各等分

【用法】上为末。用醋水调涂。

【主治】痘疮溃烂。

无上饮

【来源】《痘疹仁端录》卷八。

【组成】人参　黄耆　陈皮　桔梗　贝母　当归　山药　川芎

【用法】用芦根捣碎，加水取汁煎服。

【主治】痘疹灌浆结痂，体虚时有呕吐者。

【加减】虚者，倍参、耆，加土炒白术。

至宝饮

【来源】《痘疹仁端录》卷八。

【组成】桔梗　前胡　山楂　川芎　当归　连翘　木香　茯神　红花　青皮　牛蒡　木通

【主治】初痘起胀前，肺受火毒，不因饮食而呛逆，此为干呛；痘前发热及标胀，

【加减】时呕吐者，加姜制黄连、生姜。

　　原书治上症，用本方加沙参、笋兜，少与柴胡、黄芩清之。

彻清汤

【来源】《痘疹仁端录》卷八。

【组成】川芎　当归　薄荷　细辛　白芷　羌活　甘草

【主治】痘疹发热之时，风邪外入足太阳膀胱，寒水逆流入于诸阳之会而致头痛。

八宝丹

【来源】《痘疹仁端录》卷九。

【组成】真珠二分　朱砂五分　琥珀二分　冰片一分　天竺黄五分　龙齿五分　白附（姜汁炒）五分　全蝎（水洗净）五分　胆星（九制者佳）五分（一方有牛黄二分，麝香二分）

【用法】炼蜜为丸，金箔为衣。薄荷汤送下。

【主治】痘疹胖期，痰迷，手足厥冷，不省人事。

人参羌活散

【来源】《痘疹仁端录》卷九。

【组成】茯苓　柴胡　前胡　荆芥　防风　羌活　黄芩　桔梗　枳壳　山栀　紫草　地骨皮　牛蒡　蝉蜕　天麻

【主治】痘疹痰盛。谵语发热。

人参清膈饮

【来源】《痘疹仁端录》卷九。

【组成】当归　白芍　人参　白术　知母　桑皮　紫菀　茯苓　炙黄耆　甘草　桔梗　地骨皮　石膏　滑石

【主治】痘疹，肺热鼻干，涕唾稠粘。

开痰神应丹

【来源】《痘疹仁端录》卷九。

【组成】直芫花一钱

【用法】炒过，弗令焦，焙干为末。每服三四厘，白汤下。

【主治】痘疹，咽下有疮壅塞者。

牛黄豁痰散

【来源】《痘疹仁端录》卷九。

【组成】天竺黄三分　川山甲　胎骨灰　牛黄各一分　蟾酥三厘　绿豆四十九粒　甘草三分

【用法】上为末服。

　　痘疮标时，若左右两颧稠密，不分珠而红者，至灌浆时必然发痰，宜先清脏腑，服清肺饮一二剂，六日预服牛黄豁痰散，则痰必不发。

【功用】豁痰。

玉髓定喘丸

【来源】《痘疹仁端录》卷九。

【组成】杏仁 枳壳 麦冬 桔梗 防风 橘红 荆芥 沙盐 淡竹叶一年一叶

【主治】浆足作喘。

好乳汤

【来源】《痘疹仁端录》卷九。

【组成】人参一钱 人乳一钟 桔梗一钱 枇杷叶三片

【用法】上药共煎，去滓服。

【功用】养浆。

【主治】痘浆已起。

清地散

【来源】《痘疹仁端录》卷九。

【组成】升麻 葛根 桔梗 前胡 青皮 山楂 红花 白芷 连翘 木通 莲心 山栀 羌活 防风 苦参 金银花 地肤子

【功用】清脏腑，预防生痰。

【主治】痘疮。

清补汤

【来源】《痘疹仁端录》卷九。

【组成】生芍 川芎 当归 人参 麦冬 花粉 生耆 牛蒡 连翘 桔梗 甘草 红花 生地 山楂

【用法】加酒芍、炙甘草，水煎服。

【主治】痘疹有虚火，口舌生疮，色淡白者。

清金散火汤

【来源】《痘疹仁端录》卷九。

【组成】麻黄（蜜炙） 苏叶 枳壳 甘草 牛蒡
《麻科活人全书》有桔梗，无枳壳。

【用法】水煎服。

【主治】痘疹，初热发喘。

【加减】腹胀，加厚朴、腹皮；二便闭，加葶苈、山栀。

清神散火汤

【来源】《痘疹仁端录》卷九。

【组成】木通 麦冬 玄参 甘草 黄连 山楂 灯心

【用法】水煎，调辰砂服。

【主治】痘后毒邪未尽，忽然作搐。

【加减】大便闭，加大黄；便利，加人参。

稀涎散

【来源】《痘疹仁端录》卷九。

【组成】款冬花 杏仁 瓜蒌 麦冬各五钱

【用法】用梨汁煎膏，加乳蜜紧煎数沸。先用薄荷汤漱口，后服此药，时服几匙。
　　本方方名，据剂型当作"稀涎膏"。

【主治】痘至八九日，毒存阳明，口内锁紧，疼痛难咽。

一提金

【来源】《痘疹仁端录》卷十。

【组成】乳香 没药 皂角 人言各一钱 麝香 琥珀各二分 朱砂 雄黄 蝉蜕 僵蚕各一钱 蜈蚣（焙焦）五分

【用法】上为末。每服二分，酒调下。小儿减半。

【主治】痘已收敛，手足红肿发毒。

丁胡三建汤

【来源】《痘疹仁端录》卷十。

【组成】胡椒 人参 川芎 母丁香 鹿茸 天雄 附子 川乌 官桂 炙甘草 煨姜

【用法】水煎服。

【主治】痘后元气不足，忽然凹陷。

人参归耆汤

【来源】《痘疹仁端录》卷十。

【组成】黄耆钱半 人参 川芎 当归各一钱 甘

草 山楂 红花 白术各八分 官桂三分

【用法】水煎服。

【主治】痘疮气血不足，顶陷不起，血不红活，虽然成浆，而皮软色白。

加味平胃散

【来源】《痘疹仁端录》卷十。

【组成】陈皮 苍术 厚朴 甘草 藿香 砂仁 小茴香 煨姜

【主治】痘疹呕吐，面青白，手足冷，二便自利，心腹作痛，或渴喜热饮者。

抑扬散

【来源】《痘疹仁端录》卷十。

【组成】赤芍 白芷 石菖蒲各二钱 独活六钱 紫金皮一两

【用法】上为末。用葱头捣烂，加酒调涂。

【主治】痘疹阳毒红肿。

参雄汤

【来源】《痘疹仁端录》卷十。

【组成】人参一两 天雄一两（姜汁煮，去皮）煨姜三片

【用法】水煎服

【主治】痘症倒陷传阴。

独活汤

【来源】《痘疹仁端录》卷十。

【组成】羌活 防风 荆芥 牛膝 柴胡 何首乌

【用法】水煎服。

【主治】痘浆收敛，而手足红肿发毒。

麻黄解毒汤

【来源】《痘疹仁端录》卷十。

【组成】麻黄 升麻 防风 酒芍 酒柏 玄参 甘草 牛蒡 人参 石膏 木通 连翘
　《种痘新书》有黄芩，无酒芍。

【用法】水煎服。

【主治】痘疮，痘紫黑陷。

三黄汤

【来源】《痘疹仁端录》卷十一。

【组成】防风 荆芥 枳壳 黄耆 白芍 牛蒡 地骨皮

【用法】水煎服。

【主治】痘疹。

龙宫救苦丹

【来源】《痘疹仁端录》卷十一。

【组成】升麻 白芍 香附 黑姜 荆芥 橘红 蝉蜕 人参 黄耆

【用法】酒煎服。

【主治】妇人经行出痘。

回澜汤

【来源】《痘疹仁端录》卷十一。

【组成】荆芥三钱 枳壳三钱（同炒） 人参三钱 蚆子一对（存性）

【用法】上为末。每服三钱，用升麻煎酒浆调下，又用猪蹄一只，绵花一两，橘红五钱，酒浆煨热服之。

【主治】怀胎七八个月患痘疹。

参归汤

【来源】《痘疹仁端录》卷十一。

【组成】人参七钱 归身七钱 酒芍三钱

【用法】加生姜三片，与乳母共服。

【主治】婴儿未满一岁出痘，血气不足，疮不肥满。

【加减】泻，加诃子；渴甚，加参；痰，加白术、陈皮；疮白，盗汗，加酒耆、酒芍。

保元汤

【来源】《痘疹仁端录》卷十一。

【组成】人参　黄耆　甘草　黄芩　阿胶　杜仲

【用法】水煎服。

【主治】妇女出痘脓期。

黄连五苓散

【来源】《痘疹仁端录》卷十一。

【组成】猪苓　泽泻　白术　茯苓　陈皮　甘草　黄连　诃子　升麻　木香　藿香　粳米

【主治】内热，或伤食作泻而臭，手足心热，小便赤涩，疮痘红绽焮发者。

清和饮

【来源】《痘疹仁端录》卷十一。

【组成】草果　生地　贝母　麦冬　陈皮　茯苓　大力　甘草　红花　当归

【功用】行浆爽疹。

【主治】痘疹。

【加减】咳加瓜蒌；热倍生地，加知母。

葛根汤

【来源】《痘疹仁端录》卷十一。

【组成】葛根　陈皮　知母　黄芩　麻黄　甘草

【用法】水煎服。

【主治】痘毒斑疹，心烦呕逆。

一匕金

【来源】《痘疹仁端录》卷十三。

【组成】郁金一钱半　甘草一钱

【用法】用水一盏半煎干，只取郁金切片。晒干为末，用蜡一分，研匀，和猪心血调，焙干为末。每服一钱，薄荷汤下。不过一服，毒从手足身上出，即生；若便有脓出，不治。

【主治】痘疮起壮后，灌脓时，红紫毒重者。

三元秘方

【来源】《痘疹仁端录》卷十三。

【组成】茜根三钱　芫荽子五钱　荔枝四枚

【用法】好酒一钟，煎至五分，候冷，用半盏，和入熟水半盏。时时慢慢喂之，二日服尽，次再用水煎之，如前慢喂。此就五岁儿份量，每岁加之。服后色转热退。可补则补之。

【主治】痘疹标点稠密无缝，如蚕种者，或发热一日即出者，或一齐拥出者。

【宜忌】服药后，不可杂食他物，只能吃乳，大者只能吃素粥。

【加减】痘疹如不起，加锁锁葡萄一钱五分。

千年退斑汤

【来源】《痘疹仁端录》卷十三。

【组成】十年水（即人中白，不拘多少，用当归、红花、紫草、金银花、白术煎浓汁，将十年水煅淬汁完听用）三两　青黛　长松根各三钱

【用法】上为末。紫草汤、地骨皮汤并可调服。

【主治】痘，红紫黑斑。

五牙稀痘丹

【来源】《痘疹仁端录》卷十三。

【组成】菟丝子二两　玄参二两（拌，共蒸三次）人牙　龙牙　虎牙　犬牙　犀牙（五牙封煅存性，为末，吃尽浓汁）紫竹一两　白水牛虱七个（炒）伏木兔虫七个（炒）干丝瓜（煅存性）七钱　桑虫七个（炒）

【用法】白蜜调匀。每服五岁以上五分，以下二三分，灯心汤送下。

【功用】稀痘。

牛虱稀痘丹

【来源】《痘疹仁端录》卷十三。

【组成】牛虱数百枚（焙燥）

【用法】和糖，令儿服之。服数次，有红点发出，此毒解之候，不效再服。先头面、次心腹、腰肚、四肢，以渐见点，痘必稀白。

【功用】稀痘。

六一退火丹

【来源】《痘疹仁端录》卷十三。

【组成】六一散料加辰砂 雄黄（飞过）各三钱 缠豆藤（存性）一钱

【用法】用紫草、木通、蝉蜕、红花、羌活、片芩、大力子、地骨皮、灯心煎汤，候冷调服。

【功用】解毒。

【主治】痘疹标后热不退，或稠密成片者。

甘桔汤

【来源】《痘疹仁端录》卷十三。

【组成】甘草 桔梗 牛蒡 荆芥 玄参 天花粉

【功用】清利咽喉。

【主治】痘疹，咽喉痛。

羌活散

【来源】《痘疹仁端录》卷十三。

【组成】柴胡 前胡 羌活 防风 荆芥 黄芩 枳壳 川芎 牛蒡 蝉蜕 天麻 地骨

【用法】水煎服。

【主治】痘疮盛，发惊谵语。

羌活解郁汤

【来源】《痘疹仁端录》卷十三。

【组成】羌活 白芷 防风 荆芥 连翘 牛蒡子 紫草 川芎 桔梗 甘草

【主治】痘疮为风寒所搏，毒重壅遏，不得达表，痘出不快，自发热以至见点，三日之内，气粗喘满，腹胀烦闷，谵语睡卧不宁，二便秘结，毛竖而浮，眼合。

【宜忌】三日之后，痘疮出齐，血疱已成，前症悉平，不复用此方，恐发散太过，难于行浆收拾。

【加减】初热眼红面赤，毛焦皮燥，咳嗽喘急者，多加升麻；腹胀喘急，鼻塞面黑，眼张若怒，毛直皮燥者，加麻黄、升麻、石膏；皮肉紧急紫黑，身热壮盛，加葛根、前胡；见点三四日间出不快利，加牛蒡、山楂、蝉蜕；烦红赤色，加生地、红花、骨皮，去白芷、防风；便秘，用当归、枳壳，甚则用大黄；二便血，用生地、犀角、黄连；小便赤涩，用滑石、山栀、地黄、芍药，甚则地龙；伤食，用山楂、麦芽；喘嗽恶风，用桑皮、

紫苏；发斑丹，用黄连、黄芩、山栀；鼻衄，用黄芩、犀角；惊悸，用木通、山栀；发搐，用青皮；不思饮食，加山楂，去人参；烦渴，加花粉、葛根；呕吐，加猪苓、泽泻、陈皮。

【方论】羌活、白芷、防风能升提发散解毒，荆芥、连翘、牛蒡子善解郁热，紫草透肌滑窍，川芎、桔梗有开提匀气之功，甘草和中解毒。

金丝保婴丹

【来源】《痘疹仁端录》卷十三。

【组成】缠豆金丝藤 苦丝瓜各三两 雄黄 辰砂 全蝎 山甲各二两 胡黄连 龙胆草 芦荟 防风 荆芥 人中白各一两 牛黄 天竹黄各二钱 麝香五分 儿脐带十个（火炙存性）

【用法】上药炼蜜为丸，如弹子大，蜡裹，勿令泄气。每服五分，乳调服。

【功用】预防痘疮。如痘将出之际与服，能使痘稀。

兔脑稀痘丹

【来源】《痘疹仁端录》卷十三。

【组成】川黄连五两 丝瓜子（连壳，炒）七钱 乳香三钱三分（炙过） 朱砂五钱五分 甘草二钱

【用法】打死兔脑为丸。遇节气日服，大人三分，小人二分，灯心汤送下。

【主治】稀痘。

凉血洗心汤

【来源】《痘疹仁端录》卷十三。

【组成】当归 生地 知母 防风 小蓟 麦冬 黄柏 白术

【用法】水煎服。

【主治】心经痘，随热放梅，色见红赤。

消毒饮

【来源】《痘疹仁端录》卷十三。

【组成】川芎 当归 桔梗 前胡 青皮 牛

蒡 红花 蝉蜕 紫草 茯苓

【用法】水煎服。

【主治】痘疮，色若胭脂，连片不起。

麻黄桂枝汤

【来源】《痘疹仁端录》卷十三。

【组成】麻黄 桂枝 赤芍 杏仁 甘草 当归 牛蒡 黄连 黄芩 川芎 蝉蜕 蚕蜕

【用法】水煎服。

【功用】发汗。

【主治】痘疹，身痒咳嗽。

清解饮

【来源】《痘疹仁端录》卷十三。

【组成】升麻 葛根 前胡 防风 羌活 白芷 桔梗 连翘 牛蒡子 木通 青皮 山楂 红花 地肤子

【功用】清血，和血，收毒。

【主治】痘见点三四日，行浆前后，痰壅咽哑水呛。

葫芦汤

【来源】《痘疹仁端录》卷十三。

【组成】葫芦须五分 红花子一合（连壳炒香，石臼捶碎）

【用法】水一钟，加生姜三片，煎去半，空心服，量儿大小，酌其多寡服之；倘婴小令乳母服过即乳亦好。痘疹盛行之时即服此方。

【功用】未出痘者令不出，欲出者可稀。

雄鼠稀痘方

【来源】《痘疹仁端录》卷十三。

【组成】雄鼠（去皮毛肠杂）

【用法】用盐醋煮食，不可令儿见，又不可与他人讨取者，或只用砂仁白水煮。

【主治】痘疮。

稀痘丹

【来源】《痘疹仁端录》卷十三。

【组成】礞石（火消煅）五钱 滑石（飞过）五钱 石膏五钱 麝香二分 丝瓜蒂（烧存性）五钱 缠豆藤（烧存性）五钱

【用法】米糊为丸，朱砂为衣。和热初点，俱可服。

【功用】稀痘。

稀痘酒

【来源】《痘疹仁端录》卷十三。

【组成】麻黄 紫草各三钱（煎汁，入） 蟾酥三厘

《古今医统大全》无蟾酥。

【用法】热酒半杯煎服。

《古今医统大全》二味细切，布囊盛之，浸无灰酒一小坛，泥封固。凡遇天行小儿发热时，与半杯或一杯，量儿大小，眼出微汗为佳。

【功用】散毒稀痘。

解毒寿婴丹

【来源】《痘疹仁端录》卷十三。

【组成】黄连三钱 连翘七钱 赤芍五钱 玄参三钱 生地三钱 甘草二钱 丝瓜近蒂三寸（霜降后取存性。先用前料为细末，次入后药） 西牛黄一钱 生玳瑁一钱（如无，以好琥珀代之） 珍珠七分 乌犀（磨末）三钱 羚羊角（磨末）三钱 真麝香二分 冰片一分 好青黛一钱（研极细）

【用法】令前后和匀，以甘草膏为丸，如芡实大，朱砂三钱为衣，再以金箔外裹，熔蜡为丸。量儿大小，用灯心汤磨服。

【主治】解胎毒稀痘。

【验案】小儿肥疮 一儿头面多生肥疮，身上生狗癣疥，服此药，大便解去垢秽，如涎涕者，诸症悉愈。

一春丸

【来源】《痘疹仁端录》卷十四。

【组成】胆星 白附各六钱 角沉香 明天麻 僵蚕 天花粉各五钱半 全蝎 甘草各一钱 光乌三钱 礞石（煅） 朱砂 狗胞各二钱 牛黄五分 射干三分

【用法】上为末，米饮为丸，如龙眼大，辰砂为衣。每服一丸，临服时先用酒浆磨象牙四分，匀服。

【主治】痘疹顶陷不灌。

八宝丹

【来源】《痘疹仁端录》卷十四。

【组成】胆星钱半 琥珀七分 牛黄五分 硼砂 朱砂 犀角 羚羊 薄荷各一钱 珍珠五分 僵蚕 防风 天麻各二钱 全蝎钱半 麝香三分 冰片二分

【主治】急惊痰热及因惊发痘，火毒盛者。

人参散

【来源】《痘疹仁端录》卷十四。

【组成】人参五钱 黄耆三钱 当归三钱 川芎二钱

【用法】用好酒煎服。

【主治】痘疹黑陷倒靥。

天元散

【来源】《痘疹仁端录》卷十四。

【组成】雄黄汁一二杯

【用法】加酒浆服。脓当匀灌。

若调下保元末，妙不可言，但多用又恐作泻，要在用之得法。

【主治】痘浆不灌。

田单火牛汤

【来源】《痘疹仁端录》卷十四。

【组成】人参 黄耆 附子各二钱 蓼子（同穿山甲炒）五分 当归二钱 官桂二分 甘草三分 橘红八分

【用法】水煎服。

【主治】痘发六七朝，色白平塌，状似吐铁壳，更兼寒战。

白雪汤

【来源】《痘疹仁端录》卷十四。

【组成】干姜末三分

【用法】人乳一钟和服。

【主治】痘虚弱不浆不靥，及瘰疬。

托里散

【来源】《痘疹仁端录》卷十四。

【组成】穿山甲（酒浸，炒）一两 麝香二分 鹅翎管二钱（炒黄色） 雄黄一钱

【用法】上为末。三岁至五岁，服二分半或五分，酒调下。服不可过多，盖被半时，自然红活易进。

【主治】痘不肥灌者。

肉豆蔻丸

【来源】《痘疹仁端录》卷十四。

【组成】肉果一钱半 诃子（面煨）七钱半 木香二钱 枯矾七钱半 白龙骨（煅）三钱 赤石脂（煅）三钱 砂仁三钱 白扁豆（炒去壳）五钱 猪苓五钱（去皮） 山楂肉二钱 泽泻（煨，去皮）五钱 厚朴（姜汁炒）一钱 白豆蔻（炒）二钱

【用法】用糕粉打糊为丸，如弹子大。每服一丸，饭饮化下。寒战咬牙者，用肉桂、丁香各五分，川椒三十粒，姜一片，人参一钱煎汤一小盏，磨化服下，凡有泻多须用之；如粪中有冻胶样者，乃寒积毒下也，名曰痘后痢，不可用前药煎汤送下，宜分利，用木通、甘草、滑石、蒿子、炒香煎汤送下，如有红者，可只将泽兰捣汁，蜜和送下。

【主治】痘疮泄泻。

朱砂人牙散

【来源】《痘疹仁端录》卷十四。

【组成】人牙（煅）三钱 山甲（土炒）三钱 朱

砂三钱　桑虫（炙干）三钱　麝香二分

【用法】上为末。每服三分，酒浆调下。

【主治】痘疮红紫黑陷，咬牙寒战，痘不起发。

还神散

【来源】《痘疹仁端录》卷十四。

【组成】人参　麦冬各二钱　附子一片　黄耆二钱　甘草一钱

【用法】上为末。每服一钱，防风汤下。

【主治】痘疹内虚寒，外灰白陷伏者。

辰砂夺命丹

【来源】《痘疹仁端录》卷十四。

【组成】辰砂（研细，用升麻、黄紫草、连翘煮汁，滤净，用汁煮砂一昼夜，收干听用）二钱　麻黄（不去根节，酒、蜜拌炒焦色）八分　蝉蜕（洗净）五分　紫草（酒炒）五分　红花子五分　山甲（酒浸，炒黑）五分　蟾酥（酒化）二分

【用法】酒杵为丸，分作十粒。周岁半丸，二岁一丸，热酒化服。盖暖出汗，痘即随出。

【主治】痘疮血热毒壅不出。

护心散

【来源】《痘疹仁端录》卷十四。

【组成】乳香（去油）一钱　山甲（土炒）二钱　官桂三分　蜈蚣一条

【用法】上为末。每服五七分，酒调下。

【功用】起补空痘。

【主治】痘不起胀，毒将伏内。

补浆汤

【来源】《痘疹仁端录》卷十四。

【组成】晕死鹅三四个（煅存性）　紫河车（男胎者）一具（洗去血筋，盛锡盂内，先于锅内放水，三旋投）　升麻（切碎）一斤（升麻上用井字架，将汤盂置架上，勿令泄气，要盖好，徐徐发火滚煮，渐添火，煮三枝香毕取出）

【用法】将河车捣烂，加鹅灰和捣为丸，如绿豆大。每服一钱，人参汤下；小儿研末服。

【主治】痘虚弱日久，不浆不靥。

附子振阳汤

【来源】《痘疹仁端录》卷十四。

【组成】大附子五钱（面裹，煨熟）　人参二钱　肉桂五分　黄耆二钱　橘红一钱　甘草五分　当归一钱

【主治】虚寒痘证。

鸡附汤

【来源】《痘疹仁端录》卷十四。

【组成】老雄鸡一只　附子（生姜制过）一个　煨姜九片

【用法】俱入鸡腹内煮烂，食之。

【主治】气血不足，痘疹色白顶陷。

败毒散

【来源】《痘疹仁端录》卷十四。

【组成】蝉蜕　牛蒡　荆芥　桔梗　葛根　升麻　紫苏　川芎　羌活　薄荷　前胡　枳壳　山楂　青皮　甘草

【主治】心脏热毒所发之夹肤疹，痘疹初出时，肤如汤沸，疱点鲜红成片，现没无定者。

参蚓汤

【来源】《痘疹仁端录》卷十四。

【组成】人参一两　蚯蚓二十条

【用法】先煎人参，后入蚯蚓，再煎服。

【主治】痘疮元虚毒重，黑陷无脓。

参附回阳汤

【来源】《痘疹仁端录》卷十四。

【组成】人参三两　附子五钱　穿山甲一钱　糯米一撮

【用法】煎服。立见颠作，良久阳回灌脓，颠作之

甚，甚至遍身痘疮俱去者，急用飞面，或松花扑之，亦能转死为生。

【主治】痘纯阴无阳，灰白顶陷，皮薄浆清，泄泻厥逆，气虚者。

春笋丹

【来源】《痘疹仁端灵》卷十四。

【组成】春笋尖（晒干为末）五钱 雄鸡冠血（若少，多用鸡血亦可） 羊心血 猪尾血（三血合用以布盛阴干）二两一钱 老虾（打成饼，焙干）二两一钱 紫草三钱 老鹰爪三分 穿山甲（前爪）

方中穿山甲用量原缺。

【用法】上为末。每用一匙，如虚者，保元汤调下，热者，干汁汤调下，俱用鹿血三分服。

【主治】痘疮初起。

荔壳汤

【来源】《痘疹仁端录》卷十四。

【组成】荔壳 木香 丁香 甘草 白芍 人参 当归 陈皮 茯苓 厚朴

【主治】痘疮六七日尚不灌脓。

保心丹

【来源】《痘疹仁端录》卷十四。

【组成】蟾酥一分 牛黄一分 绿豆粉一钱 穿山甲一钱 天竺黄二钱 胎骨一分 人参五分

【用法】如初起只用蟾酥，酒化为丸，不用人参，至八九日毒盛元虚，始用粪清水制人参三次，晒干，用蟾酥酒化为丸，如芡实大。大者一丸，小者半丸，甘草汤送下。

【主治】痘疮毒盛稠密，不能起发。

独附方

【来源】《痘疹仁端录》卷十四。

【组成】附子（童便制）五钱

【用法】以水一钟，加灯心七根，水煎服。

【主治】痘疮寒战。

胎元散

【来源】《痘疹仁端录》卷十四。

【组成】将出小鸡蛋十个（先收瓦罐煨熟，方下蛋在内炙燥，研） 山甲（末）一钱 蝉蜕一钱 僵蚕五分 人牙五分 连翘五分 牛蒡一钱

【用法】上为末，都拌匀。每服三四分，至七分止，酒浆送下。临时用肥母鸡一只，去毛肠，入铜镟内，入甑蒸熟，滴下油调前药，酒浆过口。

【功用】发浆。

【主治】痘不起发，不灌浆。

【加减】如小儿虚者，加参末一分，耆、术半分。

神犀散

【来源】《痘疹仁端录》卷十四。

【组成】犀牙（打碎，倾银罐煅红）一两 番木鳖五钱（锉碎，煎汁淬牙一次）

【用法】上独将犀牙为末。每服三分，酒调下。暖睡微汗。

【功用】疏痘祛斑。

【主治】痘如蚕种，黑斑将危。

【宜忌】病三日半可用，迟则不及；稍轻者六七日亦可用。

神仙救命丹

【来源】《痘疹仁端录》卷十四。

【组成】龙头草（水洗净，晒干，好酒拌蒸，晒干，为末）一钱 人中白（年久者，煅）三钱 珍珠 蟾酥 雄黄各一钱 寒水石五钱 辰砂 石膏各二钱 牛黄 麝香 冰片各五钱

【用法】上为末。每服一钱，犀角磨水调下。

【功用】退火解毒。

【主治】火证危痘。

神应化浆汤

【来源】《痘疹仁端录》卷十四。

【组成】人参 黄耆 当归各一钱 山楂 糯米 笋尖各二钱 肉桂八分 枸杞八分 象牙三钱 木香（乳汁磨）半杯

【用法】水二钟，煎一钟，入好酒一钟，不拘时候服；或加梅花一钱，只服一剂，浆必满足。

【主治】痘，浆不行。

退火丹

【来源】《痘疹仁端录》卷十四。

【组成】滑石（制过）九分　辰砂一钱半　人中白三钱　犀角末二分　羚角末二钱（二味并用灯心汤磨汁倾纸上，下铺稻草灰，放纸灰上，收去水，晒干，用鹅翎扫下净末听用）　胭脂胚一钱半　甘草一钱半

【用法】上为极细末。每一两加冰片三分。

【主治】痘疹血热毒重者。

桃梅丹

【来源】《痘疹仁端录》卷十四。

【组成】梅花五两　桃仁二钱　丝瓜五钱　辰砂二钱　甘草二钱

【用法】每服五分，参苏汤下。

【主治】痘已出，不起不发，隐在皮肤；并麻痒杂证。

起死回生丹

【来源】《痘疹仁端录》卷十四。

【组成】丁香九枚　干姜一钱

【用法】每用五分，酒服。被盖片时，令脾胃温暖，阴退阳回，痘自红活起发。

【主治】痘疹。寒气逆上，身凉，痘色灰白塌陷，不食腹胀，呕吐，泄泻清水，肚腹疼痛，手足俱冷。

破逆化斑汤

【来源】《痘疹仁端录》卷十四。

【组成】山楂　丹参　荷鼻　苏木　紫草

【用法】本方治与解毒化斑汤同服。

【主治】痘疮逆血发斑；及儿受跌扑责打，发热之极，脐下发棱角斑者。

破棺夺命丹

【来源】《痘疹仁端录》卷十四。

【组成】山甲　黄芩各四两　紫草　蝉蜕　牛蒡　龙胆草　防风　荆芥　黄柏　知母　连翘各五钱

【用法】同煮二昼，令汁收尽，独将山甲瓦罐固济，煅半炷香，冷定为末，每用三两，麝香一钱，蟾酥五分，共为末。每服三分五厘，好酒下；重者五分，如欲出不出，只服一分，俱要禁口；虚者，保元汤下。

【主治】痘青干紫黑，已出未出。

消毒活血汤

【来源】《痘疹仁端录》卷十四。

【组成】紫草茸　当归　前胡　牛蒡　木通各六分　生地　白芍　连翘　桔梗　甘草各五分　黄芩（酒炒）　黄连（酒炒）　黄耆各七分　山楂肉八分　人参三分　生姜一片

【用法】同煎服。

【主治】痘色红紫干枯，黑陷，紫陷。

【加减】如烦渴，去参、耆，加酒炒麦冬、花粉。

陷伏散

【来源】《痘疹仁端录》卷十四。

【组成】蝉蜕　姜蚕（姜汁炒）

【用法】上为末。每服一钱，紫草汤送下。

【主治】痘疮陷伏。

黄金散

【来源】《痘疹仁端录》卷十四。

【组成】麻黄末二钱　麝香一分　蝉蜕

方中蝉蜕用量原缺。

【用法】上为末，紫草汤调下，大人每服二钱，小儿五分至一钱。

【主治】痘疹初点表闭。

黄耆五味饮

【来源】《痘疹仁端录》卷十四。

【组成】炙耆三钱　白芍　苍术　姜蚕　厚朴各一钱　白术（土炒）五分　猪苓　腹皮各七分

【用法】水煎服。

【主治】痘靥不愈。

【加减】如毒血化尽，方可加五味子五七粒；若有余毒，多用加味平胃散。

排脓散

【来源】《痘疹仁端录》卷十四。

【组成】蟾末二钱　麝香一分　人参

方中人参用量原缺。

【用法】米酒下。

【主治】小儿痘疮，脓期黑陷，浆水不起。

盘鹅散

【来源】《痘疹仁端录》卷十四。

【组成】晕鹅蛋（盐泥封固，砻糠火煨存性，为末）二两　穿山甲（酒浸，炒黑）一钱

【用法】每服五分，用笋尖汤加酒浆调，立时灌脓。

【主治】痘出七八日，灰白倒靥，空疮无脓。

鹿血保命汤

【来源】《痘疹仁端录》卷十四。

【组成】厚朴二钱　人参　丁香　鹿血各三钱　佛袈纱（即紫河车，水、酒浸，去衣，焙干）五钱　黄耆五钱　山药一钱

【用法】上为末。大小加减，酒送下。

【主治】痘疮虚寒，浆水不行，如灰样。

鹿茸活血丹

【来源】《痘疹仁端录》卷十四。

【组成】紫草四两　鹿茸一钱　山甲一钱半　麝香五分

【用法】上为末。将紫草用水五碗熬成膏，去滓，入末为丸，如黍米大。每服十丸。

【主治】痘不起，及小儿痘形隐隐。

震蛰丹

【来源】《痘疹仁端录》卷十四。

【组成】鹿茸　胎骨　晕鹅蛋（灰）　当归　人参各等分

【用法】上为末。或加紫河车。

【主治】虚寒痘症。

蟾酥八宝丹

【来源】《痘疹仁端录》卷十四。

【组成】蟾酥一分　牛黄三分　人牙一钱　山甲（制过）一钱　珍珠三分　朱砂一钱　麝香一分　冰片二分

【用法】乳汁为丸，如黍米大。每服七分，或芫荽，或灯心汤下。

【主治】痘不起不发，顶陷癫狂。

凤凰散

【来源】《痘疹仁端录》卷十五。

【组成】晕死鹅（煅）　凤凰衣　冰片　黄丹　轻粉　枯矾

【用法】上为末。掺之。

【主治】痘疮诸毒不收口。

秘叶散

【来源】《痘疹仁端录》卷十五。

【组成】水龙骨　白蔹　蚯蚓泥　白及　芙蓉叶　皂角　山慈菇　葱头　生姜　蓖麻　乳香　没药　黄豆末　黑豆末　绿豆末

【用法】上为末。温汤炖热，涂围，中留一孔。

【主治】痘毒流注。

摩风膏

【来源】《痘疹仁端录》卷十五。

【组成】芜荑　苦参　川椒　硫黄　轻粉　巴豆　松香　黄占

【用法】上用麻油煎成。调涂擦之。

【主治】痘痂虽落，失于调理，毒滞不散，风邪不

清，怫郁既久，渐生疥癞。

解毒汤

【来源】《痘疹仁端录》卷十六。

【组成】川芎　当归　生地　白芍　黄连　黄芩　山栀　牛蒡　连翘　甘草　桔梗

【主治】疹出谵语如狂；阳毒得泄，疹出稠密红紫而痢下清水；毒尚留连肺胃，疹发后烦热呕吐。

十神解毒汤

【来源】《慈幼新书》卷四。

【组成】当归　川芎　生地　赤芍　丹皮　红花　连翘　木通　甘草　桔梗　灯心　葱白　大腹皮　淡竹叶

【主治】痘疮，身热毛焦，皮燥腮红，额红点红，烦渴引饮，睡卧不宁，小便赤涩。

苏桔汤

【来源】《慈幼新书》卷四。

【组成】紫苏　桔梗　前胡　甘草　升麻　葛根　连翘　赤芍　当归　葱白　生姜

【主治】小儿痘疮，无论痘与不痘，但见小儿身热，呵欠烦闷，睡中微惊，嚏喷眼涩，鼻气出粗，手足痠软。

【加减】身热壮盛，肚腹膨胀而喘满，加麻黄；烦满，加花粉、麦冬，调满天秋（备用方）；搐惊时发，加木通、生地；喉痛，加大力子、玄参、荆芥；咳嗽，加杏仁、桑皮；呕吐甚，加陈皮、黄连、猪苓、泽泻；泄泻，加猪苓、泽泻；失血干呕，加犀角、芩、连；便血，加桃仁、黄连；溺血，加犀角、栀子；溺短涩，加木通、车前、腹皮；便秘结，加枳壳、当归；喘满秘结，壮热烦躁，面目浮肿，唇燥舌苔，甚则身恶寒，四肢逆冷，加千里马（备用方）；谵语狂乱，加石膏、知母，调满天秋；伤食腹痛呕酸，加山楂、厚朴、神曲、麦芽；腰痛，加羌活、防风；妇人行经，加生地、川芎；不期而行，加熟地、热见愁（备用方）；经行暴哑，加人参、麦冬、生地；经行适

断，有谵妄等症，加羌活、柴胡，下热见愁；便秘，加千里马。

益元汤

【来源】《慈幼新书》卷四。

【组成】人参　黄耆　甘草　白术　陈皮　当归　川芎　升麻　桔梗　生姜

【用法】水煎服。

【主治】痘疹，元气虚弱者。

加减托里汤

【来源】《慈幼新书》卷五。

【组成】黄耆　人参　甘草　当归　白芍　白山药　陈皮　木香　肉桂　糯米

【用法】临服加人乳半杯，酒酿数匙，同饮。

【主治】痘疮实热之症，服寒凉而冰伏，呕吐泻利，或皮薄浆清，或塌陷无神，血色不活，躁痒烦渴，唇舌淡白洁清，大便不固者。

【加减】泄泻，去当归，加升麻、诃子、肉蔻、炮姜、丁香；腹痛，加煨干姜、神曲；咳嗽，或烦渴，加麦冬、五味子；水泡作痒，加防风，倍白芷；抓烂，以松花粉或荞麦粉掩之；寒颤咬牙，四肢逆冷，唇舌淡白，加附子。

加减排脓汤

【来源】《慈幼新书》卷五。

【组成】当归　川芎　白芍　人参　甘草　陈皮　白芷　山楂　桔梗　木通

【用法】黄豆二三十粒，笋尖五钱，五六日后易用糯米为引。

【功用】保元气，活血行滞，助痘成功。

【主治】血热痘症，药后热症悉退，内外和平，唯不易胀者。

【加减】色尚干红焦紫，加紫草、红花；不甚起发，加大力子、蝉退；皮薄塌陷，加黄耆；起发不匀，加防风；咳嗽，加麦冬、五味；泄泻，加升麻、泽泻；水泡，加白术、茯苓；作痒，加姜蚕、白芷；毒停肌肉，或风寒阻塞，不易起发者，

俱加赛春雷。

保婴百补汤

【来源】《慈幼新书》卷五。

【组成】人参 白术 茯苓 甘草 川芎 当归 熟地 白芍 山药 桔梗 莲肉 大枣

【主治】痘疮九日浆足之后，别无他症。

【加减】气虚者，加耆、桂；有热，加芩、连、木通；有湿，加猪苓、泽泻、羌活；不易靥者，本方加敛脓散催之。

调元解毒汤

【来源】《慈幼新书》卷五。

【组成】白芍 川芎 当归 茯苓 白术 山药 甘草 桔梗 连翘 木通 生姜 大枣

【主治】痘后气血不调，瘢痕不正，诸症将作者。

【加减】当靥不靥，加参、耆、芷、桂；抓破不干，以棉茧散敷之；下利脓血，加香连丸；泄泻，加猪、泽；后重加枳壳、槟榔；气脱，加升麻，腹痛，加木香，下和中丸；溺短，加木通、车前；伤食发热，加楂、曲、芽；风寒发热，加桂枝、柴胡、干葛；乍寒乍热，加参、耆、柴、桂；热不退，加黄芩、地骨皮；厥冷去翘、桔，加参、耆、桂；神昏喜睡，去翘、桔，加麦冬、茯神、人参；自汗，加参、耆、肉桂、柏子仁；急惊，加木通、生地、栀仁；喘，加杏仁、冬、味；呕吐，加陈皮、黄连；吐血，加黄连、蒲黄；衄血，加黄芩、蒲黄、丹皮；吐蛔，加苡仁、乌梅；痂不落，蜜水调滑石敷之；丹病瘾疹，连翘饮；口疮，加黄连。

风捲云

【来源】《慈幼新书》卷六。

【组成】夜明砂 蝉蜕（俱洗净）各一两 谷精草（去根） 密蒙花（酒洗）各五钱

【用法】上为末。作二服，用猪肝切开，入药扎好煮熟，取肝并汤食之。

【主治】痘在眼中。

玉液春膏饮

【来源】《慈幼新书》卷六。

【组成】前胡 桔梗 山楂 贯众 蝉蜕（去头足）各八分 大力子 当归 连翘各一钱 川红花 川芎 青皮 木通各三分 陈米一百粒

【主治】痘疮起胀。

【加减】标未齐，加笋尖、倍楂、青；左颐不起，加辛夷；右颐不起，加西河柳；背浆不足，加酒炒土兰花；下身浆不足，加巴戟；灰白，倍芎、归，加肉桂、红花、桃花；干红，加丹皮、生地；紫，加芩、连、倍翘、众；光白，加木香、官桂；心火，加黄连，甚者犀角、生地；肝火，加金银花；脾火，加芦根，甚者石膏；胃火，加山栀、石膏；口臭，加白芷；肺火、加黄芩；肾火，加知母；痰嗽，加麦冬、贝母、瓜蒌仁、旋覆花，或用宁金散；寒嗽，去连翘；火嗽，去芎、归，加骨皮、丹皮、芩、地；毒嗽，至宝饮送发灵丹；疔嗽，先治疔；四五日发痒，加荆芥、石膏、元参、丹皮、白蒺藜；六日痒，加白芷、生地、余同上，唯不用荆芥；风闭，加升、葛、羌活；误服药而喘，倍青皮，加枳壳、麦冬、黄连；饮食不进，加白术、砂仁、神曲；唇反肿或肉裂，加芦根，肠鸣，加丹参；便血，加蒲黄炒；阴症腹痛，加姜、桂、丁香、木香，甚者去蝉蜕；阳症腹痛，加升麻、黄连、木香；腹左痛，加青皮；右痛，加木香；中痛，加延胡、海藻，甚者莪术、三棱；积血在丹田，加桃仁；腰痛，加羌活、萆薢、巴戟、杜仲、胡桃肉；心胸痛，加红花、海藻、三棱、莪术；手痛，加桂枝、桃仁；头痛有风痰，加天麻、僵蚕、勾藤、荆芥、胆星、牛黄、天竺黄；有湿，加羌、芷、苍耳。

仙砂散

【来源】《慈幼新书》卷六。

【组成】川芎 当归 升麻 甘草各六两

【用法】东流水七大碗，煎至二大碗，去滓；用好明净朱砂四两，吸去铁砂，飞净碾碎，细绢袋盛，悬砂锅内，将药水慢煮，至水尽为度，取出焙干为细末；外用糯米半升，淘净、候干，以盐泥为饼，裹米在内，火煅透，取出冷定，拣黄色者，亦为细末。每小儿一岁，朱砂一分，米粉一分，蜜一匙，酒三匙，米汤半酒杯，调匀服之。

【功用】痘疹才觉热者服之不出，见点者服之出必稀，回早者服之复起。

玄菟散

【来源】《慈幼新书》卷六。

【组成】菟丝子一斤（淘净，用无灰酒砂锅内煮一日，入石臼内捣成薄片晒干）　玄参斤半

【用法】上为末，和匀，入瓷罐收贮，常晒。每遇二十四节以砂糖汤调下，量儿大小，或五分，或一钱二钱。如邻近出痘，即日日服之。

【功用】预服稀痘。

红炉目

【来源】《慈幼新书》卷六。

【组成】滑石（飞）　磁石（假）各五钱　硼砂二钱　牛黄　朱砂各五分　柿霜三钱　青黛一钱　冰片半分

【用法】上为末。淡姜汤调下。

【主治】痘疮自见点六七日，有痰者。

起顶散

【来源】《慈幼新书》卷六。

【组成】人参六分　白术　当归　川芎　陈皮各五分　黄耆　山楂各八分　甘草　肉桂各三分　木香　淫羊藿（去刺，羊油炒）　穿山甲（土炒为末）各二分　生姜一片　大枣二枚

【主治】痘疮不起。

胭脂涂法

【来源】《慈幼新书》卷六。

【别名】胭脂膏（《医钞类编》卷十九）。

【组成】升麻一两　雄黄五分

【用法】上煎浓汁，将胭脂于汁内捻令红出。蘸汁拭疮上；若疮不起，须热拭之。

【主治】

1.《慈幼新书》：痘疮溃烂。

2.《痘科类编释意》：痘疮四围沸起，中心落陷无水，犹是死肉，其形如钱。

流气饮

【来源】《慈幼新书》卷六。

【组成】人参　白术　茯苓　甘草　青皮　陈皮　白芷　乌药　木香

【主治】痘疮。

清肌汤

【来源】《慈幼新书》卷六。

【组成】樱桃叶一握（冬则枝干）　苏叶二两

【用法】以水煎汤，置帐中，令气熏半个时辰，倾出汤洗，一时即起。

【主治】小儿痘疮不起。

清地散花饮

【来源】《慈幼新书》卷六。

【组成】防风　山楂　当归　地丁各一钱　大力子　山慈姑各八分　荆芥七分　前胡　青皮各五分　蝉蜕三分　红花　茯神　水通草　生姜皮各二分　大枣一枚

【功用】清脚地，肃脏腑，理气活血，引毒达于四肢。

【主治】痘见标三日。

【加减】夹疹，加莲心九个、菊花五分、兰花根一钱；夹丹，加黄芩、生地、薄荷、山栀、小竹叶或黄紫草；腰腹痛，倍楂、青，加杜仲、胡桃肉；小腹痛，加厚朴、笋兜、青木香、延胡索；额上灰滞色，加菊花、梅花、兰花或用根；准头先标，加木香、笋兜，外以清肌汤浴之；色娇亮者，湿胜也，倍防风，少加大腹皮。

直达透肌散

【来源】《救偏琐言》卷八。

【组成】蝉蜕　山楂　陈皮　前胡　葛根

【用法】加生姜一片，嫩苎头一个，水煎服。

【主治】痘将出未出，无甚外感，亦不至内伤，但身热呕吐，眸子眊焉者。

牛黄八宝丹

【来源】《救偏琐言》卷十。

【组成】牛黄二分　珍珠四分　劈砂五钱（水飞）　川黄连三钱（土炒）　犀角　羚羊角各三钱　雄黄（透明者）五钱　青黛（水澄）三钱　川贝母（炒，净）三钱　冰片二分　琥珀二钱　羌活三钱（炒）　玄参五钱（瓦上焙，或晒燥）　乳香　没药各三钱（共出汗尽）

【用法】上为细末；外将拣净金银花二两，甘菊一两，甘草五钱，胡桃肉二两（击碎），紫花地丁（连根带叶，理净勿杂青苔，锉断）二两，长流水五碗，砂锅内慢火煎至及半取汁，将渣绞干，以绵滤清，桑柴火熬膏，入炼熟老蜜盏许，再熬至粘筋，将前末为丸，每丸三分。一岁左右者，日服一丸；三岁左右者，日服二丸，蜜调服。

【主治】

　　1.《救偏琐言》：不拘已痘未痘，婴儿诸般恶疮恶毒。

　　2.《杂病源流犀烛》：痧症发斑发狂，浑身赤紫，痧后恶疮毒疡。

平顺清解饮

【来源】《救偏琐言》卷十。

【组成】桔梗　甘草　山楂　僵蚕　木通　连翘　红花　牛蒡　白芷　生地　炒占米百数粒

【功用】稍能清解。

【主治】痘至起齐，不犯气虚，无甚血热者。

必胜汤

【来源】《救偏琐言》卷十。

【组成】大黄（小剂七分至三钱，大剂三钱至一两，势急者以一半同煎，一半临起投下）　青皮五分至钱半　桃仁二钱至四钱　红花五分至钱半　赤芍钱半　木通三分至八分　荆芥穗三分至钱半　葛根三分至钱半　生地二钱至两半　牛蒡七分至二钱　白项地龙三条至二十一条　紫花地

丁（小剂三钱，中剂七钱，大剂一两五钱）　蝉蜕二分至六分　山楂（大剂一两五钱，中剂一两，小剂五钱）　芦根三两

【用法】煎汤代水服。

【主治】痘，血瘀气滞，颗粒实而不松，痘色滞而不活，或干红，或紫暗，或斑点，诸般痛楚，或贯珠，或攒簇，毒火两伏。

加味内托十宣散

【来源】《救偏琐言》卷十。

【组成】人参　黄耆　当归　牛膝　金银花　甘草　白芷　羌活　红花　木通节　川芎　皂刺　胡桃二枚

【主治】痘疮气血两虚，浆不满足，致痘后余毒，白而不红，平而不起，按之不热，愁容可掬者。

托里无忧散

【来源】《救偏琐言》卷十。

【组成】黄耆　人参　甘草　僵蚕　白芷　桔梗　当归　川芎　炒占米　大枣

【主治】痘至六七日，身不热，痘不燥，亦不甚红，囊不充肥者。

回阳返本汤

【来源】《救偏琐言》卷十。

【组成】人参　黄耆　鹿茸（酒炙，锉片，用酒蒸膏配药）　当归　川芎　肉桂　甘草　山楂　熟附　大枣二枚

【主治】痘，气血虚剧，皮薄浆清，锡皮灰白，虚惕寒战。

回浆合宜散

【来源】《救偏琐言》卷十。

【组成】白芍　防风　米仁　甘草　茯苓　山楂　扁豆　大枣

【主治】痘疹血收浆足，别无燥热之证者。

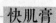

快肌膏

【来源】《救偏琐言》卷十。

【组成】生大黄（晒燥，为末）一两　败草散五钱

【用法】上调入猪胆汁。以鹅翎轻轻间拭之。

【主治】痘值炎天，脓浆燥实，遍体如霞，烦热如火，身无安放者。

【宜忌】涂药宜薄不宜厚，不可通身涂满。

补液汤

【来源】《救偏琐言》卷十。

【组成】人参　麦冬　五味　诃子　桔梗　甘草

【主治】痘，津液不足而发渴者。

纳谷散

【来源】《救偏琐言》卷十。

【组成】人参　白术　茯苓　广皮　山药　炙甘草　陈仓米　大枣　煨姜

【主治】痘疹，神不烦，热不炽，痘不燥，而饮食不思者。

金盖散

【来源】《救偏琐言》卷十。

【组成】黄牛粪尖（晒燥，砻糠火煅黑存性）

【用法】上为细末。以此散撒在褥席上，令儿眠上；若以绢袋盛之，通身扑之亦可。

【主治】痘腐烂不收，和皮脱去。

实脾固本汤

【来源】《救偏琐言》卷十。

【组成】人参　白术　茯苓　木香　广皮　诃子　炙甘草　肉果（完谷不化者，加面裹煨用）

【用法】加生姜、大枣，水煎服。

【主治】痘，脾虚滑泻。

参归化毒汤

【来源】《救偏琐言》卷十。

【别名】木四（《痧症全书》卷下）、六十号咸象方（《杂病源流犀烛》卷二十一）。

【组成】人参　当归　黄耆　甘草　金银花　牛膝　红花　贝母　山楂　皂角刺　白芷　加胡桃肉

【主治】

1.《救偏琐言》：痘余毒留连，气血虚弱，淡白不振，身凉愁困者。

2.《痧胀玉衡》：痧后余毒流连，气血虚不能即溃。

奏凯和解饮

【来源】《救偏琐言》卷十。

【别名】木七（《痧症全书》卷下）、六十三号小过方（《杂病源流犀烛》卷二十一）。

【组成】金银花　土贝母　牛蒡子　山药　白扁豆　山楂　荆芥　当归各一钱　人参四分　甘草三分

【用法】水二钟，加核桃肉一个，莲肉六粒，煎七分，空心温服。

【功用】调理和解。

【主治】痘疮收痂，厚而滋润，寝食俱安者。

保元八珍汤

【来源】《救偏琐言》卷十。

【组成】人参　黄耆　甘草　当归　淮熟地　川芎　枸杞子　山楂

【用法】上加生姜二片，炒糯米百数粒，水煎服。

【主治】痘疹气血两虚，囊薄色淡，身凉体静，顶平顶陷，浆清皱软者。

保元回浆散

【来源】《救偏琐言》卷十。

【组成】人参　当归　甘草　黄耆　白芍　米仁　茯苓

【用法】加生姜、大枣，水煎服。

【主治】痘疹身凉体静，浆不满足，脓囊渐阔，收靥不齐。

活络透毒饮

【来源】《救偏琐言》卷十。

【别名】五十八号困象方（《杂病源流犀烛》卷二十一）、木二（《痧书》卷下）。

【组成】羌活 红花 荆芥 牛蒡 木通 当归 牛膝 蝉蜕 青皮 连翘 地龙各等分

【用法】水煎，温服。

【主治】痘收靥时热毒留连，愁容可掬，将来余毒在所不免者。

养荣附气汤

【来源】《救偏琐言》卷十。

【组成】当归 熟地 川芎 红花 生地 甘草

【用法】加生姜一片，水煎服。

【主治】痘窠囊苍老，浆不厚而色淡白者。

养荣透毒汤

【来源】《救偏琐言》卷十。

【组成】桔梗 甘草 当归 川芎 熟地 紫草 山楂 蝉蜕 木通 穿甲

【用法】加芦笋十株，水煎服。

【主治】痘疮血虚，淡白，并囊窠不起者。

既济汤

【来源】《救偏琐言》卷十。

【组成】荆芥穗 麻黄（去根，蜜炒将黑，地上出火气） 干葛根 石膏 川黄连 大黄 蝉蜕 牛蒡

【用法】加生姜二片、胡荽一钱，以阴阳水煎服。

【主治】小儿出痘，火毒太盛，时值隆冬而闭塞者。

凉血攻毒饮

【来源】《救偏琐言》卷十。

【组成】大黄二钱 荆芥穗五分 木通四分 牛蒡 丹皮 紫草各一钱 赤芍八分 葛根七分 蝉蜕四分 青皮七分 生地四钱 红花四分

【用法】加灯心一分。

【主治】

1.《救偏琐言》：痘毒火内伏，烦渴躁乱，身体反凉，痘色紫滞矾红，彻底无眠。

2.《医宗金鉴》：痘已见形，内毒火盛，身热不退。

消斑快毒汤

【来源】《救偏琐言》卷十。

【组成】连翘 玄参 生地 牛蒡 木通 蝉蜕 丹皮 荆芥穗 黄连 甘草 地丁 赤芍

【主治】痘疮夹疹夹斑，肤红如醉者。

【加减】极热者，加大黄，及灯心二十茎。

涤邪救苦汤

【来源】《救偏琐言》卷十。

【组成】黄连 大黄 牛蒡 红花 滑石 木通 蝉蜕 荆芥 泽泻 青皮 赤芍 山楂

【用法】加灯心二十茎，阴阳水煎服。

【主治】痘毒火下注大肠，邪毒逼迫，欲解不解，毒垢秽臭无伦者。

浚荣散

【来源】《救偏琐言》卷十。

【组成】红花 归尾 紫草 丹皮 荆芥穗 地丁 牛蒡 木通 赤芍

【用法】加地龙三条，临服和猪尾半盏。

【主治】痘气至而血不至，乳郭饱满而根窠晦者。

宽中透毒饮

【来源】《救偏琐言》卷十。

【组成】山楂三钱 青皮六分 葛根四分 陈皮五分 前胡八分 莱菔子七分 麦芽一钱 桔梗 蝉蜕各三分

【用法】上加生姜三分，水煎服。

【主治】痘已发未发，而饮食内伤者。

调中汤

【来源】《救偏琐言》卷十。

【组成】人参五分 陈皮四分 蝉蜕三分 川芎八分 甘草二分 扁豆一钱 枸杞一钱 谷芽六分

【用法】上加生姜二片，大枣二个，水煎服。此权宜之剂也，精神稍醒，即当加减。

【主治】未痘时，先因吐泻里虚，随感时行见痘，目眶低陷，神情困倦者。

清金解渴汤

【来源】《救偏琐言》卷十。

【组成】石膏 生地 黄连 桔梗 荆芥 甘草 牛蒡 连翘 葛根 天花粉 灯心 竹叶

【主治】痘，金被火烁，咽干口渴。

清热解毒汤

【来源】《救偏琐言》卷十。

【组成】荆芥穗 红花 蝉蜕 木通各三分 牛蒡子一钱 丹皮 青皮各七分 生地二钱 山楂二钱 滑石三钱 前胡七分 地丁四分 黄连六分

【用法】加灯心一分，水煎服。

【主治】痘放点干红色滞，壮热烦躁者。

清暑透毒汤

【来源】《救偏琐言》卷十。

【组成】陈皮 厚朴各四分 葛根三分 泽泻 香薷各五分 黄连七分 滑石三钱 青皮七分 蝉蜕三分 甘草四分 扁豆一钱

【用法】上加灯心一分，煎服。

【主治】痘值酷暑，因暑气闭塞。神情烦闷，不时哈舌，大渴思冷，凹然汗出，或身凉如晕，痘疮淹滞。

清霄忘昼饮

【来源】《救偏琐言》卷十。

【组成】黄连 丹皮 生地 木通 甘草 荆芥穗 黑山栀

【用法】灯心、竹叶为引，水煎服。

【主治】痘热扰心，心神不宁，夜不成寐。

散火松毒饮

【来源】《救偏琐言》卷十。

【组成】荆芥穗 丹皮 木通 连翘 防风 赤芍 露蜂房（蜜炙） 紫草 青皮 牛蒡 山楂

【用法】加灯心半分。

【主治】痘疮。毒为火郁，不能透发，色紫滞而囊不松者。

温肌透毒散

【来源】《救偏琐言》卷十。

【组成】防风五分 川芎八分 蝉蜕（去土） 桔梗 麻黄（蜜炒黑色）各三分 山楂二钱 甘草二分 陈皮六分

【用法】上加生姜五分，水煎服。

【主治】痘已发未发，为寒邪困闭者。

滑肌散

【来源】《救偏琐言》卷十。

【组成】滑石六两 甘草二两 绿豆粉三两

【用法】上为极细末。包于绢内扑之。

【主治】痘浆足半厴，红晕未收，壮热未和。

疏邪实表汤

【来源】《救偏琐言》卷十。

【组成】黄耆 防风 荆芥 甘草 川芎 白芷 桔梗

【用法】加生姜一片，胡荽一钱，水煎服。

【主治】痘属气虚，皮薄色淡，身凉体静，兼有表邪外束，不拘浆前浆后。

疏肝透毒散

【来源】《救偏琐言》卷十。

【组成】僵蚕（炒）四分 蝉蜕二分 薄荷二分 钩藤六分 青皮七分 木通三分 前胡六分 山楂二钱 羌活四分 荆芥三分 灯草一分 生姜二分

【主治】痘前惊跌而发搐者。

窦气饮

【来源】《救偏琐言》卷十。

【别名】窦气散（《痘科辨要》）。

【组成】丹皮 荆芥 青皮 山楂 穿甲 牛蒡 木通 赤芍 姜蚕 蝉蜕

【用法】加芦笋十株煎服，临服和大桑虫汁。

【主治】痘，血至而气不至，砑壳不长，或平或陷，而不充肥者。

和脾宣化饮

【来源】《救偏琐言·备用良方》。

【别名】二十八号恒象方（《杂病源流犀烛》卷二十一）、竹四（《痧症全书》卷下）。

【组成】广皮 莱菔子（半生半炒） 前胡 卷舒（炒） 大腹皮（去黑黯，黑豆汤泡洗） 麦芽各二钱

方中诸药用量原缺，据《痧胀玉衡》补。

【用法】山楂一两至二两煎汤代水。

【主治】

1.《救偏琐言·备用良方》：痘后饮食过伤，气壅饱闷，叫喊不已者。

2.《痧胀玉衡》：痧气食结，胸中饱闷，腹内绞痛。

四顺汤

【来源】《诚书》卷八。

【组成】大黄 甘草（炙） 当归 薄荷 芍药

【用法】加灯心，水煎服。

【功用】《治疹全书》开下窍，透上窍。

【主治】

1.《诚书》：膈胀痰食。

2.《治疹全书》：疹子头面无点由于火郁者。

【宜忌】元气虚者忌服。

清咽解毒汤

【来源】《外科大成》卷三。

【组成】山豆根 麦冬各一钱 牛蒡子 玄参 桔梗各七分 防风五分 甘草

方中甘草用量原缺。

【用法】水煎服。

【主治】婴儿出痘，咽喉痛者。

三消散

【来源】《外科大成》卷四。

【别名】三消饮（《中国医学大辞典·补遗》）。

【组成】半夏 当归 茯苓 甘草 木通 红花 生地 芍药 牛蒡子 天花粉 蝉退 灯草

方中诸药用量原缺，《医宗金鉴》用各八分。

【用法】水煎服。

【主治】痘发至三四日而作痒者。

冲和饮子

【来源】《外科大成》卷四。

【组成】人参 黄耆 麦门冬 芍药 柴胡 防风 荆芥 白茯苓 白术 桔梗 连翘 当归 天花粉

【用法】水煎服。

【主治】痘至七八日而发痒者。

黄耆卫元汤

【来源】《外科大成》卷四。

【组成】黄耆 人参 当归 红花 芍药 桔梗 甘草 防风

【用法】水煎服。

【主治】痘中夹痒。痘发三四日而痒溃者。

加味异功散

【来源】《医家心法》。

【组成】人参 黄耆 白芍 茯苓 陈皮 甘草 煨姜 大枣

【主治】小儿痘疮至七八日。

【加减】小儿痘疮至七八日，竟用加味异功散加白术。

止痘丹

【来源】《辨证录》卷十四。

【组成】生甘草一钱　金银花二两　玄参一两　贝母五分　苦参三钱　丹皮三钱　黄芩二钱

【用法】用水两碗，煎一碗，不必两煎。将此一碗汁，重汤又熬至三分，用茯苓五钱为末，将汁调为丸，如米粒大。俟半周之时，将其用蜜拌与小儿食之，二三服完，必下黑粪，永不出痘矣。

【功用】预防小儿痘疮。

分痘汤

【来源】《辨证录》卷十四。

【组成】升麻一钱　元参三钱　麦冬三钱　当归二钱　青蒿二钱　生甘草二钱　半夏五分　生地三钱　荆芥一钱

【用法】水煎服。

【主治】痘已见形，又出一层红斑者，此夹疹痘也；或似斑而非斑，或零星错乱，皆是夹疹之症。

发痘散

【来源】《辨证录》卷十四。

【组成】生黄耆二钱　甘草五分　当归一钱　桔梗一钱　荆芥一钱　防风二分

【用法】水煎服。

【主治】痘疮初出，因气虚而不能送发于外，隐于肌肉之间，不见点粒者。

至慈汤

【来源】《辨证录》卷十四。

【组成】人参三分　荆芥（炒黑）三钱　生甘草一钱　柴胡一钱　当归三钱　茯苓二钱　陈皮三分　麦冬二钱　元参三钱　天花粉一钱

【用法】水煎服。十岁为准，如周岁小儿用十分之一，每岁增加可也。若十岁之外，宜加重人参，余味不必加。

【主治】小儿将出痘，身必发热，口必发渴，眼必如醉。

【方论】此方用柴胡、荆芥以疏通其表里，得元参以去其浮游之火，得生甘草以败其毒。妙在人参、归、冬之类俱是补气、补津之味，佐其药以充其力，使无壅闭之忧。世人治痘，一见用补，无不惊惧，谁知火毒非补万不能由内而发于外。能于补中用表散之法，何愁小儿之不尽登于寿考也。

全痘汤

【来源】《辨证录》卷十四。

【组成】人参二钱　白术二钱　牛蒡子一钱　茯神三钱　陈皮三分　当归三钱　通草一钱　甘草五分　荆芥一钱　金银花三钱

【用法】水煎服。一剂而浆厚靥高矣。

【主治】痘疮至九日十日之后，浆稀痂薄，气血之亏者。

【方论】此方用人参而不用黄耆者，以黄耆过于补气，且恐有胀满之虞，不若多用人参既补气而复无增闷之嫌耳，尤妙在用牛蒡子、金银花于补中泻毒，得补之益而更获散之利，真善后之妙法也。

全痘散火汤

【来源】《辨证录》卷十四。

【组成】元参三钱　黄芩一钱　生甘草一钱　栀子一钱　桔梗二钱　生地二钱　荆芥三钱（炒黑）　当归一钱

【用法】水煎服。一剂而热毒、火毒尽行解散矣。

【主治】小儿出痘，其痘疮之色红盛，烦渴，大便干燥，小便短涩而黄赤，脉洪大不伦，舌上生疮。

【方论】此方用芩、栀以清火；又得元参以退其浮游之火；更妙在用荆芥、桔梗引火外出；而生地、当归滋其腑脏之燥，则雨润风吹，有不变火宅而清凉者乎？所以获解散之功而无背违之失也。

安幼汤

【来源】《辨证录》卷十四。

【组成】当归三钱　荆芥一钱　元参三钱　陈皮三钱　熟地三钱　麦冬三钱　生甘草五分　生地一钱　黄连一分　丹皮一钱　贝母三分

【用法】水煎服。

【功用】助正气。

【主治】小儿已出痘，遍身上下尽是鲜血点，粒粒可数，此至佳之痘。

安痘汤

【来源】《辨证录》卷十四。

【组成】玄参五钱 当归三钱 连翘一钱 白芍二钱 丹皮二钱 荆芥二钱 甘菊花二钱 升麻五分 天花粉一钱

【用法】水煎服。

【功用】散风热。

【主治】痘症发全，痘毒全无，收痂大愈之后，放心纵欲，饮食过伤，又兼风热，而致数日之后身复发热，通身发出红斑，痒甚，愈抓愈痒，先出大小不一如粟米之状，渐渐长大如红云片。

护痘万全汤

【来源】《辨证录》卷十四。

【组成】人参五分 黄耆一钱 当归二钱 川芎一钱 白术二钱 茯苓一钱 陈皮三分 牛蒡子三分 桔梗五分 天花粉三分

【用法】水煎服。

【功用】补气补血。

【主治】小儿痘疮至六日，气血大虚，颜色不红绽肥满。

保痘汤

【来源】《辨证录》卷十四。

【组成】人参一钱 白术二钱 黄耆二钱 当归二钱 麦冬二钱 陈皮五分 荆芥一钱

【功用】大补脾胃之气，佐以补血。

【主治】痘疮七八日，脾胃气弱，肝血不生，疮平浆薄，饮食少减。

【加减】如痒，加白芷三分，蝉蜕二分；如痘色白而薄，倍加参、耆，一剂而白者不白，薄者不薄矣。

养痘汤

【来源】《辨证录》卷十四。

【组成】当归二钱 川芎一钱 连翘五分 麦冬一钱 天花粉三分 木通三分 甘草二分

【用法】水煎服。

【功用】补血，解毒。

【主治】痘疮已见点后，热气大盛，疮粒过多，痘难贯浆。

【方论】当归、麦冬、川芎为君，连翘、木通、天花粉为佐、使，则血旺而火不过炎，热消而毒不内隐，故能速于收功而又无后患也。

祛阴救痘丹

【来源】《辨证录》卷十四。

【组成】人参一钱 当归三钱 白术三钱 附子三分 荆芥一钱 黄耆三钱

【用法】水煎服。

【主治】小儿阴症之痘疮，痘疮虚空，而色又清白，发痒中塌，身寒颤，咬牙不已，腹中虚胀，上吐下泻，脉复沉细微弱。

【方论】此方用参、耆、归、术以补气血，气旺而阴自难留，血足而阳自可复；然后益之附子，则奏功始神；方中又加荆芥者，以附子直攻其内，非荆芥则不能引附子外散耳。

催痘汤

【来源】《辨证录》卷十四。

【组成】人参三分 牛蒡子一钱 当归二钱 川芎一钱 黄耆二钱 茯苓一钱 桔梗五分 陈皮二分 连翘三分 肉桂半分

【用法】水煎服。一剂而色红，二剂则顶突贯浆矣。

【功用】补气化毒催浆。

【主治】小儿血气亏欠，痘疮已出四五日后，大小不等，根窠不甚红泽，色暗顶陷不能起发者。

起死救儿丹

【来源】《辨证录》卷三十四。

【组成】人参三钱 玄参一两 金银花一两 白术二钱 当归三钱 麦冬三钱 甘草一钱 荆芥二钱 天花粉二钱 茯神三钱

【用法】水煎服。一剂黑变为红，再剂而陷者起，干者润，饮食知味。

【主治】小儿痘疹五六日后，色变纯黑或炭灰之色，头顶陷下不起，饮食到口即吐，所谓坏症者。

【方论】此方之妙，全在金银花与玄参之多，既能解毒，复善散火，而又助之参、术、归、冬，则足以济二味之力，而益成其祛除之功，所以能变败而为胜，起死而变生也。万勿惊其药品之重与用参之多，而减其分量。盖药不重，火毒难消，参不多则阴阳难复矣。

人参固本膏

【来源】《冯氏锦囊·痘疹》卷十一。

【组成】人参一两　天冬　麦冬　生地　熟地各四两

【用法】以二冬、二地熬成膏，以人参细末和匀。时时挑少许，口中噙化。

【主治】肾虚肺热，喘嗽烦渴，肺痿咯血。

【方论】天一生水，故肾为万物之元，乃人身之本也。奈人自伐其元，则本不固，而劳热作矣。热则火刑于金而喘嗽生焉。二地补肾为君，精不足者，补之以味也；二冬保肺为臣，虚则补其母也；火刑金而肺气衰，非人参莫可救援，东垣所谓无阳则阴无以生也。况肺主气，水之母也，根于丹田。人参大补元气，无所不宜，以气药引之则补阳，以血药引之则补阴。倘泥于肺热伤肺之说，则孤阴不长，不几坐而待毙耶。

稀痘乌鱼汤

【来源】《冯氏锦囊·痘疹》卷十二。

【组成】七星大乌鱼一尾（小者二三尾）

【用法】十二月三十日黄昏时，煮鱼汤将儿遍身浴洗，耳鼻口孔，各要水到，不可因鱼腥而用清水洗去。

【功用】稀痘。

七真汤

【来源】《冯氏锦囊·痘疹》卷十四。

【组成】淫羊藿三分（多则发痒）　人参八分　穿山甲（土炒）三分　黄耆一钱五分　甘草五分　川芎（酒洗）五分　当归（酒洗）八分（一方加木香二分）

【用法】加生姜、大枣、糯米，水煎服。

【主治】痘不起胀灌浆。

升花散

【来源】《冯氏锦囊·痘疹》卷十四。

【组成】穿山甲（土拌，炒黄，取头上及前足者佳）一两　红曲一钱（略焙）

【用法】上为细末。用雄鸡冠血和酒酿调服，人大钱余，人小自四五分至七八分。

【功用】托痘。

【主治】痘疹初发不起。

白鹰粪散

【来源】《冯氏锦囊·痘疹》卷十四。

【组成】鹰粪（取白色，烧灰）　马齿苋不拘多少

【用法】晒干烧灰。蜜水调涂靥上。

【主治】痘痂不落成瘢痕者。

芫荽酒

【来源】《冯氏锦囊·痘疹》卷十四。

【组成】芫荽四两

【用法】上细切。以好酒二钟，先煎数沸，入芫荽，再煎少时，用物合定，不令泄气。候温，从项至足，勿喷头面，使香气袭运，自然出快。

【主治】

1.《冯氏锦囊·痘疹》：痘出不快。

2.《良朋汇集》：白带。

坚肠汤

【来源】《冯氏锦囊·痘疹》卷十四。

【组成】黄耆（炙）　白术（炒黄）各一钱　山楂肉七分　川芎　陈皮（留白）各五分　升麻（酒炒）三分　肉果（面裹煨，去油）一钱

【用法】加牙枣三个，水煎服。

【主治】痘作泻不止。

参苓白术散

【来源】《冯氏锦囊·痘疹》卷十四。

【组成】人参 白术 茯苓 炙草 干葛 木香 藿香 麦冬

《种痘新书》有炙耆。

【主治】痘已靥未靥，身热不退，烦渴不止。

梅英稀痘丹

【来源】《冯氏锦囊·痘疹》卷十四。

【组成】梅花芯七朵（烂研） 朱砂（极细，水飞）一钱

【用法】除夕用砂糖调服。出痘必稀，再服一服者，痘可不出。

【功用】稀痘。

紫草酒

【来源】《冯氏锦囊·痘疹》卷十四。

【组成】紫草五钱 醇酒半盏

【用法】水煎服。

【主治】痘夹黑点子者。

稀痘龙凤膏

【来源】《冯氏锦囊·痘疹》卷十四。

【组成】地龙（细小红活白颈者佳） 乌鸡卵一个

【用法】用鸡卵开一小窍，入地龙在内，夹皮纸糊其窍，饭上蒸熟，与儿食之。每岁立春日食一枚，终身不出痘疮。凡值痘症时行，即食一二枚甚妙，或春分日亦可食。

【功用】预防出痘。

稀痘鸡蛋方

【来源】《冯氏锦囊·痘疹》卷十四。

【组成】生鸡蛋七个（单养黄雏雌鸡一只，不可与雄鸡一处，及大生蛋七个，照次序圈记收藏，不可写字，切忌蚊虫）

【用法】用小篾篮七个盛之，用绳照数系细竹棍为记号，置厕中浸，十二月初一日将头蛋一个浸，初二日将第二个蛋浸，初三至初七照依每日浸一个，到初八日查看竹棍数记，照数将先浸者逐日取出一个，用瓦罐煮熟，空心食之。

【功用】稀痘。可令一生无疾患，身体壮实。

稀痘蛤蟆方

【来源】《冯氏锦囊·痘疹》卷十四。

【组成】大蛤蟆一只

【用法】八月取大蛤蟆，去头皮骨，用净肉，盐花、香油锅内炒熟食之。十余只更妙。

【功用】预防痘疹。

稀痘鼠肉方

【来源】《冯氏锦囊·痘疹》卷十四。

【组成】雄肥鼠 砂仁

【用法】取雄肥鼠去毛肠秽，用砂仁、食盐和水煮烂食之。痘出稀少。未食荤时与食尤妙。

【功用】稀痘。

稀痘鲫鱼方

【来源】《冯氏锦囊·痘疹》卷十四。

【组成】鲫鱼不拘大小

【用法】去肠鳞，不可用水洗，将芫荽切细，略用盐，入鱼腹内，外以草纸包裹，火中煨熟，陆续与儿尝食。

【功用】稀解痘毒。

全真一气汤

【来源】《冯氏锦囊·药按》卷二十。

【别名】全真益气汤（《时方歌括》）。

【组成】熟地八钱（如大便不实，焙干用；如阴虚甚者，加倍用） 制麦门冬（去心，恐寒胃气，拌炒米炒黄色，去米用）三钱（肺虚脾弱者少减之） 鸡腿白术（炒深黄色，置地上一宿，出火气，不用土炒。如阴虚而脾不甚虚者，人乳拌透，晒干，炒黄）三钱（如脾虚甚者，用至四五钱） 牛膝（去芦）由二钱加至三钱 五味子由八分至一钱五分 制附子由一钱加至二钱余

【用法】水煎，冲参汤服。人参由二三钱加至四五钱，虚极者一二两，随症任用，另煎冲入前药。如肺脉洪大，元气未虚，竟用前药，不必冲参。

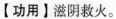

【功用】滋阴救火。

【主治】

1.《冯氏锦囊秘录》：阴分焦燥，上实下虚，上热下寒，阴竭于内，阳越于外，斑疹热极烦躁，上喘下泻。中风大病阴虚发热，吐血喘咳，一切虚劳重症。

2.《会约医镜》：麻疹头面不起，壮热不食，喘促昏沉。

3.《时方歌括》：痘科之逆症。

【宜忌】

1.《冯氏锦囊秘录》：以上六味必先煎好，另煎人参浓汁冲服，则参药虽和，而参力自倍，方能驾驭药力，克成大功。若入剂内同煎，则渗入群药，反增他药之长，而减人参自己之力。

2.《中医杂志》（1963；4∶40）：腹痛不大便，即使见高热、神气困倦、唇舌焦燥，亦不宜本方。脾气衰虚，熟地、麦冬少用或不用。治疗麻疹，一般用于麻疹收没期，或麻疹早回者。

【加减】燥涸，则熟地倍之；肺热，则麦冬多用；脾虚，则白术重投；阳虚，则附子多加；元气大虚，则人参大进；气浮气散，则牛膝、五味略多；倘有假阳在上者，去参用之。

【方论】

1.《冯氏锦囊秘录》：或疑五味子酸敛，有碍麻疹，是尚泥于麻疹为有迹之毒，而未达乎气血无形之所化也；况有附子之大力通经达络，何虑五味子酸收小技哉？若不借此少敛，则五脏浮散之残阳，何因藏纳而为发生之根本乎？况附用阴药为君，则唯有回阴制火之力，尚何存辛热强阳之性哉？此方阴阳具备，燥润合宜，驱邪扶正，达络通经，药虽七味，五脏均滋，滋阴而不滞，补脾而不燥，清肺而不寒，壮火而不热，火降而心宁，荣养而肝润。或疑其地黄多而泥膈，殊不知重可坠下，浊可补阴，正取其重浊濡润下趋；况兼白术，其剂则燥者不能为燥，滞者不能为滞矣。或嫌其杂，奈小病、暴病，或在一经；大病、久病，必兼五脏，五脏既已互虚，若不合众脏所欲以调之，难免又增偏胜、偏害之祸；况土金水，一气化源，独不观古方中五脏兼调者乎？或嫌其白术多用而滞，殊不知犹参力多则宣通，少则壅滞，岂不闻塞因塞用，而有白术膏者乎？或嫌其热而燥，殊不知附子随引异功，可阴可阳，可散可补，用补

气药可追失散之元阳；同养血药可扶不足之真阴；有发散药则逐在表之风邪；引温暖药则祛在里之寒湿，况独不念附子理中汤，更为纯阳之剂耶？故用此以便火降水土健运如常，精气一复，百邪外御，俾火生土，土生金，一气化源，全此一点真阴真阳，镇纳丹田，以为保生之计而已，即名之曰全真一气汤。熟地、白术，专补脾肾，乃先天、后天，首以重之。但一润一燥，何能逐坠？水土忌克，难成一家，用炒麦冬和之，俾土生金，金生水，水生沫化，源有自，既相克所以相成，复相生所以相继，再入牛膝、五味，则更得纳气藏源，澄清降浊，但诸药和缓，大功难建，虽调营卫，经络难通，更入乌附，既助药力，复可行经，且使真阳能复交于下，真阴自布于上，既济之象一得，燥涸偏枯之势自和，复入人参以驾驭药力，补助真元，火与元气，势不两立，元气生而火自息矣。

2.《时方歌括》：方以熟地滋肾水之干；麦冬、五味润肺金之燥；人参、白术补中宫土气，俾上能散津于肺，下能输精于肾；附子性温以补火，牛膝引火气下行，不为食气之壮火，而为生气之少火，从桂附地黄丸套来，与景岳镇阴煎同意。

【验案】

1.麻疹　余治洪姓郎，未及一周，时当暑月，壮热多日，神气困倦，唇舌焦燥，饮乳作呕，五心身热如烙，脉洪数而弦。问其前服之药，乃发散消导数剂，复疑麻疹，更为托表。余曰：久热伤阴，阴已竭矣，复加托表，阳外越矣，若不急为敛纳，何以续阴阳于垂绝哉？乃用熟地四钱　炒燥麦冬一钱五分　牛膝一钱二分　五味二分　制附子四分　煎服一剂而热退，次日更加炒黄白术一钱六分，另煎人参冲服而愈。

2.小儿手足瘫软　齐化门外张宅令郎未及一周，卧于低炕，睡中坠下，幸炕低而毫无伤损，嬉笑如故，似无痛苦也。但自后右手足瘫软不举，手不能握，足不能立，脉则洪大，久按无力，乃知先天不足，复为睡中惊触，气血不周行之故也。乃以熟地四钱，炒麦冬一钱五分，炒白术二钱四分，牛膝二钱，五味子四分，制附子五分，煎小半钟；另用人参二钱煎浓汁二三分冲药，每早空心服之。六剂而手足轻强，精神更倍。

升麻葛根汤

【来源】《痘疹全集》卷十四。

【组成】升麻 干葛 白芍各一钱 甘草五分 山楂 牛蒡子各一钱

【用法】加笋尖，水煎服。

【主治】初热壮盛疑似未明，或疹已出而表热甚者。

【加减】冬天，加麻黄五分，夏天，加紫苏。

白防活命饮

【来源】《痘疹全集》卷十四。

【组成】白芷 防风 乳香 没药 甘草 连翘 赤芍 穿山甲（炙焦） 归梢 天花粉 薄荷 皂刺 贝母各一钱 金银花三钱 陈皮一钱

【用法】水、酒各半，煎服。

【主治】痘痈毒。

人牙散

【来源】《张氏医通》卷十五。

【组成】人牙（烧存性）

【用法】上为极细末。每服四五分至一钱，猪尾血调紫草汤下。

　　古方入麝少许，酒酿调服。钱氏云：痘疹最怕麝与酒触，恐防发痒。

【主治】痘疮寒闭，毒邪干肾而黑陷，手足青。

大黄甘草汤

【来源】《张氏医通》卷十五。

【组成】大黄一倍 甘草（生）减半

【用法】水煎，频服。不应，更服。

【主治】痘为痰闷，不得发出。

【方论】《金匮要略》本方用大黄四倍于甘草，治食已即吐，专取大黄之沉降，以泄逆满之滞，此用大黄再倍于甘草，治痰闷痘闭，反借甘草之上溢，以涌固结之积。一方小变，而攻用不同若此。

化斑汤

【来源】《张氏医通》卷十五。

【组成】黑参二钱 鼠粘子一钱 柴胡八分 荆芥 防风各六分 连翘七分 木通八分 枳壳七分 蝉蜕五分 生甘草四分 灯心二十茎 淡竹叶十五片

【用法】水煎，温服，每日二三次。

【功用】消斑起痘。

【主治】痘与斑夹出。

升均汤

【来源】《张氏医通》卷十五。

【组成】人参芦 白术芦 茯苓 甘草（生） 防风芦 桔梗芦（一方无防风，有升麻）

【用法】水煎，顿服取吐。痰出气升，痘自起矣。

【主治】痘出隐隐不起，面上红晕成片，根窠琐屑者。

生津葛根汤

【来源】《张氏医通》卷十五。

【组成】葛根 栝楼根 麦门冬（去心） 生地黄各等分 升麻 甘草（生）各减半

【用法】用糯米泔水煎，去滓，入茅根自然汁一合服之。

【主治】痘疮发渴。

白虎化斑汤

【来源】《张氏医通》卷十五。

【组成】石膏（生用） 知母 生甘草 蝉蜕 麻黄 大黄（生用） 黄芩 连翘 黑参 竹叶

【用法】水煎，大剂频服。

【主治】痘为火闷，不得发出。

加味消毒饮

【来源】《张氏医通》卷十五。

【组成】鼠粘子一钱半 甘草五分 荆芥七分 紫草一钱 防风六分 糯米一撮

【用法】水煎,不拘时服。

【主治】痘疹血热,咽喉不利。

地龙酒

【来源】《张氏医通》卷十五。

【组成】活地龙五七枚(用乌芋捣绞)

【用法】入酒浆少许,炖热服之。

【主治】痘疮,血热毒盛,黑陷不起。

芍药汤

【来源】《张氏医通》卷十五。

【组成】白芍(酒炒) 甘草(炙) 忍冬 茯苓 黄芩各等分 薏苡仁倍用

【用法】水煎,热服。

【主治】痘将靥时微痒者。

如圣饮

【来源】《张氏医通》卷十五。

【组成】鼠粘子一钱 甘草五分 荆芥七分 桔梗六分 防风五分 麦门冬一钱 竹叶十片(一方无竹叶,有黑参)

【用法】水煎,不时温服。

【主治】痘出不快,咽喉不利。

补肺汤

【来源】《张氏医通》卷十五。

【组成】黄耆 鼠粘子各一钱 阿胶八分 马兜铃 甘草各五分 杏仁(去皮尖)七枚 桔梗七分 糯米一撮

【用法】水煎,温服。

【主治】气虚痘毒乘肺,咳嗽不已。

鸡冠血

【来源】《张氏医通》卷十五。

【别名】鸡冠酒(《医方一盘珠》卷九)。

【组成】穿山甲(炮研极细)五六分至一钱

【用法】刺老雄鸡冠上血数滴,酒酿调匀,炖

热服。

【主治】痘青干紫黑陷,血热毒盛者。

参耆四圣散

【来源】《张氏医通》卷十五。

【组成】人参 黄耆 白术各一钱 紫草茸 茯苓 芍药各八钱 当归七分 木通六分 防风 甘草 川芎各五分 粳米一撮

【用法】水煎,热服。

【主治】痘。胃虚少食,发热作渴而起发迟。

珍珠人牙散

【来源】《张氏医通》卷十五。

【组成】人牙(煅)五钱 珍珠一钱 血竭五分

【用法】上为散。每服四五分,酒浆调服。

【主治】痘疮毒伏心肾,黑陷神昏。

栀子仁散

【来源】《张氏医通》卷十五。

【别名】栀子汤。

【组成】栀子仁(熬黑)一两 白鲜皮 赤芍药 升麻各五钱 寒水石(如无,石盐代之) 甘草(炙)各三钱

【用法】上为散。每服一二钱,水煎,调紫草茸末半钱匕服之。

【主治】痘疹毒盛色黑,便秘。

宣风散

【来源】《张氏医通》卷十五。

【组成】尖槟榔二个 橘皮 青皮 甘草各二钱 牵牛头末四钱

【用法】上为散。三岁儿每服一钱匕,蜜水调服。

【主治】痘,毒肿乘肾,腹胀黑陷。

神授散

【来源】《张氏医通》卷十五。

【组成】人牙(酥炙) 苦参各五钱 紫草 生地

黄　犀角（镑）　麦门冬（去心）各六钱　黄芩（酒炒）　烧人矢（童男者）各二钱

【用法】上为散。每服一钱五分，醇酒调下，日二次，夜一次。良久痘起光润而恶候除，不能饮酒者，糯米饮调服。

【主治】痘黑陷咬牙，昏热闷乱，烦躁不宁。

柴胡饮

【来源】《张氏医通》卷十五。

【组成】柴胡　防风　荆芥　黑参各八分　大黄二钱　黄芩　滑石各一钱半　甘草五分

【用法】水煎服，不拘时候。

【主治】痘疮初起热甚，表里俱实。

桑虫浆

【来源】《张氏医通》卷十五。

【组成】生桑树内虫一二枚

【用法】上蒸熟酒酿，捣绞，顿服之。

【主治】痘疮。气虚毒盛，白陷不起。

移痘丹

【来源】《张氏医通》卷十五引《麻城家秘》。

【组成】守宫十枚（去头足，配辰砂一钱，阴干）　珍珠　茯神　远志肉各一钱　琥珀五分

【用法】上为末，紫草膏为丸，如梧桐子大。每服一钱二分，欲移在手足，官桂、威灵仙煎汤送下；欲专移在足，牛膝、木瓜煎汤送下。微汗为度。

【功用】痘出目中，初见点时，用此移之。

羚羊解毒汤

【来源】《张氏医通》卷十五。

【组成】紫草　黑参各一钱　柴胡八分　荆芥六分　蝉蜕四分　川芎五分　红花三分　山楂一钱　连翘八分　木通七分　羚羊角尖（镑细）一钱

【用法】水煎，去滓，入羚羊角末，搅匀服之。

【主治】小儿痘初起，根窠不分，颧颊一片如朱涂。

椒梅丸

【来源】《张氏医通》卷十五。

【组成】秦椒三钱　乌梅　黄连各一钱

【用法】上为末，饴糖为丸，如黍米大。量儿大小，分二三服。服后须臾得入虫口，次与紫草承气汤下之。

【主治】痘为虫闷，不得发出。

紫草消毒饮

【来源】《张氏医通》卷十五。

【组成】紫草　连翘　鼠粘子各一钱　荆芥七分　甘草　山豆根

【用法】水煎，温服，不拘时候。

【主治】痘疹血热咽痛。

犀角消毒饮

【来源】《张氏医通》卷十五。

【组成】犀角七分　连翘　鼠粘子各一钱　射干六分　甘草　防风各五分　忍冬一钱半

【用法】水煎服，不拘时候。

【主治】痘疮发疔，胃热咽肿，便秘。

解毒饮子

【来源】《张氏医通》卷十五。

【组成】柴胡八分　紫草六分　防风七分　白芷五分　荆芥七分　鼠粘子一钱　川芎　蝉蜕　木通各五分

【用法】水煎，热服。

【主治】小儿痘为风寒所遏而起发迟者。

橘皮茱连散

【来源】《张氏医通》卷十五。

【组成】橘皮六钱　吴茱萸三钱　黄连一两（同吴茱萸炒）　竹茹一团

【用法】上为散。每服一钱，水煎服。

【主治】痘疮初起，干呕而哕。

人参固肌汤

【来源】《张氏医通》卷十六。

【组成】黄耆　人参　甘草　当归　白术　茯苓　枣仁　忍冬　连翘

【主治】痘疮表虚，斑烂不能收靥。

生圣散

【来源】《张氏医通》卷十六。

【组成】桔梗汤（桔梗　甘草）加黄芩　枳壳　木通

【用法】上为散。每次二钱，水煎服。

【主治】痘出不快，溺赤，咳痰。

润燥汤

【来源】《张氏医通》卷十六。

【组成】凉膈散去芒消、大黄，加当归　白芍　生地　荆芥　鼠粘子

【主治】痘疹过用丁、桂热药，咽痛，烦躁，大便秘结。

宽中散

【来源】《张氏医通》卷十六。

【组成】四物汤去川芎、熟地，加生地　枳壳　赤茯苓　甘草

【用法】上为散。每服一方寸匕，水煎，去滓服。

【主治】痘疹，误用辛热而致便秘者。

清肺汤

【来源】《张氏医通》卷十六。

【别名】杏仁清肺汤（《麻科活人全书》卷三）。

【组成】桔梗汤加麦门冬　款冬花　杏仁　贝母　牛蒡子

【主治】痘疹肺热，喘嗽吐痰。

人牙散

【来源】《嵩崖尊生全书》卷十五。

【组成】人牙不拘多少

【用法】烧存性，少加血竭为末。量儿大小糯米汤下。

【主治】五六日痘不发。

升芍汤

【来源】《嵩崖尊生全书》卷十五。

【组成】升麻　白芍各八分　川芎　生地各五分　木通三分　人参一分　白术　茯苓各七分　炙草四分

【用法】水煎服。

【主治】因脾胃虚弱而致痘顶陷，肉色白，或兼泄泻者。

【加减】若暴注大泻，加猪苓、泽泻、茯苓、炒黄芩。

升解散

【来源】《嵩崖尊生全书》卷十五。

【组成】升麻四分　芍药八分（酒炒）　川芎一钱　生地一钱　木通二钱　酒芩八分　甘草五分

【主治】痘疮一日至二日，烦躁惊搐。

托里消毒汤

【来源】《嵩崖尊生全书》卷十五。

【组成】黄耆一钱半　白术一钱　茯苓八分　陈皮五分　赤芍　当归各七分　桔梗一钱　防风　荆芥　连翘　炙甘草各五分

【用法】水煎服。

【主治】痘疮十一二日，半收半敛之际。

【加减】若大便频，声不清亮，去连翘，加木香、丁香。

排脓托里汤

【来源】《嵩崖尊生全书》卷十五。

【组成】白芷八分　桔梗　芍药　川芎各七分　人参一钱　黄耆一钱半　白术五分（酌用）　茯苓五分（酌用）　当归一钱　蝉蜕一钱或二钱　防风五分　糯米一撮

【用法】水煎服。

【功用】排脓托里。

【主治】痘七日至九日，顶陷色白脓灌不足。

滋荣助痘汤

【来源】《嵩崖尊生全书》卷十五。

【组成】芍药　防风　荆芥　干葛　茯苓　半夏各五分　当归　川芎　天麻　桔梗各八分　僵蚕（炒）　升麻　陈皮　甘草各三分　全蝎（去毒，火煨）一个　红花二分

【用法】加生姜，水煎服。

【主治】痘有喷嚏，身凉之后五六日，不甚起发者。

三清化毒黄蜡丸

【来源】《救产全书》。

【别名】化毒黄蜡丸（《惠直堂方》卷四）。

【组成】朱砂五两（用红亮者）　当归一两　生地一两　人参五钱　犀角（镑）五钱　黄连四钱　白术八钱　牛蒡子七钱　连翘七钱　葛根四钱　升麻二钱　荆芥穗四钱　黄柏四钱　牛黄一钱五分　甘草四钱

【用法】上锉，将朱砂打作绿豆大块，用绢袋装缝，酒二碗，水十碗，同药十五味入砂锅内，文武火煮之，以净剩一碗汁为度，滤清，拌朱砂晒干，以猪心血调糊为丸，干重五分，外以黄蜡护之。凡痘初出，即细研一丸，用薄荷汤调服，痘即减少轻快。

【功用】稀痘补气，和血解毒，益元清心。

三清百解绿蜡丸

【来源】《救产全书》。

【别名】百解绿蜡丸（《惠直堂方》卷四）。

【组成】归尾（红花汁浸）二两　生地（酒洗）一两二钱　白术（土炒）八钱　人参八钱　威灵仙（酒浸）五钱　牛蒡子（炒、研）八钱　犀角（镑）六钱　天花粉六钱　滑石（煅）六钱　槟榔（升麻汁浸）四钱　牡丹皮七钱　人中黄五钱　牛黄一钱　大黄（酒浸，蒸晒三次）一两二钱（祛毒复元全在此味）

【用法】上为极细末，炼蜜为丸，如皂角子大。三岁儿一丸，一岁儿半丸。余剩者，仍以蜡封住，候后再用，愈久愈效。

【主治】痘疮已靥，毒气内收，不能散降，伏于脏腑之间，乘虚窃发，变症百端。

三清快斑红蜡丸

【来源】《救产全书》。

【别名】快斑红蜡丸（《惠直堂方》卷四）。

【组成】当归（红花汁浸，焙）二两　熟地（姜制）二两　生地（酒洗）二两　人参（去芦）七钱　白茯苓八钱　犀角（镑）三钱　川芎（酒洗）一两　白术一两　荆芥穗七钱　牛蒡子（炒）五钱　牛黄一钱五分　烧人粪五钱　人中黄三钱　甘草六钱　元参六钱

【用法】上为极细末，炼蜜为丸，如皂角子大。三岁儿一丸，一岁儿半丸，薄荷、灯心汤调下，时常以胡荽酒些须与饮更妙。

【功用】益血，补气，化毒。

【主治】痘不起，起而脓不全，全而不苍厚，烦满不宁，或遍身塌痒，间有干黑者。

千金稀痘丹

【来源】《救产全书》。

【组成】珍珠一分　甘草二分　黑豆　绿豆　小黑豆各二十八粒　灯心二尺八寸　细茶一钱　鲜羊屎（收干者）一粒

【用法】水一钟，煎五分，每月初一、十五日清心服。

【主治】痘稀不出。

化毒丹

【来源】《救产全书》。

【组成】粉甘草末四钱　川黄连一钱　锦纹大黄一钱五分　飞细朱砂六分

【用法】上药预先备下，俟儿生，即用大当归一枝，重二钱，大生地一枝，重二钱，无灰好酒一碗许，将归、地二味煎取稠汁，再用水半碗，煨归、地二味，取汁盏余，将大黄末煨熟，合甘草、

黄连、朱砂，用前稠汁调小儿上腭，但看药尽，即再抹之，务于一月之内服完，如药干，另用当归地黄煮汁和之。

【功用】稀痘。

疏风养荣汤

【来源】《医学传灯》卷上。

【组成】白芍　当归　生地　柴胡　防风　薄荷　麦冬　地骨皮　山栀

【用法】水煎服。

【主治】痘疹轻者，微寒微热，脉细微数，愈而复发，此因湿中生热，热极生风。

解热饮

【来源】《眼科阐微》卷四。

【组成】黄丹（飞）　软石膏末各二钱

【用法】入酒杯内，加凉水，羊毛笔蘸药水，涂上下眼皮，一日数次。

【主治】小儿痘后，双目开而后闭。

【宜忌】勿令药水入眼内。

保婴稀痘方

【来源】《良朋汇集》卷四。

【组成】羌活　麻黄各六分　生地　黄柏　升麻　甘草　黄连　归身各四分　防风　川芎　黄芩（酒洗）　藁本　柴胡　干葛　苍术各三分　红花　细辛　苏木　陈皮　白术各二分　吴萸　连翘各一分

【用法】每逢立春、立夏、立秋、立冬前一日，用水二钟，煎八分，露一宿，次早仍温热服。

【功用】四季俱服，永不出痘；服一二次者，出痘稀。

预防汤

【来源】《良朋汇集》卷四。

【组成】黄连一钱五分　生犀角　鼠粘子（炒，研）　山豆根各一钱　蜜蒙花八分　苦参七分　升麻三分　红花子十粒

【用法】水一钟半，煎至八分，于痘疹未出时空腹服之。

【功用】预防小儿痘疹，毒少者可使不出，毒多者亦能减轻。

宣毒透疹汤

【来源】《痘疹定论》卷二。

【组成】干葛一钱　前胡八分　荆芥穗八分　防风八分　连翘六分（去心）　牛蒡六分（炒，研末）　枳壳六分（麸炒）　木通七分　桔梗七分　黄芩七分（酒炒）　薄荷五分　甘草三分（生，去皮）　淡竹叶八分

【用法】灯心二十茎为引，水煎服。

【主治】痘浆饱满，初转褐色，忽然通身大热，脐之四周及腰间有小红颗粒，欲出解毒疹者。

【加减】口糜烂，加煅石膏七分。

蝉蜕猪肝散

【来源】《痘疹定论》卷二。

【组成】猪肝（切尖）四两　兔粪八枚　蝉蜕二十四只（去头足）

【用法】先将兔粪、蝉蜕用清水二大碗入于瓷罐内，慢火熬滚，令性味俱出，后将猪肝切成薄片（若深黑羯羊肝更好），入于汤内，一刻即熟，先饮汤，后食肝。两月之久，翳膜可消散一半，百日之久痊愈。

【主治】痘后毒火上攻，两目有翳膜遮盖黑珠者。

【宜忌】性情戒燥暴恼怒。忌煎、炒、辛热之物。

人参麦冬汤

【来源】《痘疹一贯》卷二。

【组成】人参　麦冬　白术　干葛　甘草　花粉　黄芩（酒炒）　灯心

【用法】竹叶、大枣为引。

【主治】痘齐或胀或靥，渴不止。

加减理中汤

【来源】《痘疹一贯》卷二。

【组成】人参 白术 黄芪 甘草 木香 肉桂 茯苓 半夏 陈皮

【用法】加生姜,水煎服。

【主治】小儿痘疹,吐泻里虚,不能出快。

法制蛋

【来源】《奇方类编》卷下。

【组成】鸡蛋七个

【用法】入童便桶内浸七日。每日空心食一个。每年于腊月二十四浸起,正月初一日食起,服至初七。

【功用】小儿免出痘。即邻家有出痘者不侵,即侵必轻。

化斑汤

【来源】《幼科直言》卷一。

【组成】石膏 红花 连翘 荆芥 生地 黄芩 陈皮 甘草 归尾(或加黄连竹叶)

【用法】水煎服。

【主治】痘之夹斑,皆由毒盛而气血不行,激烈而生,色红者。

补元化毒散

【来源】《幼科直言》卷一。

【组成】生黄芪 白术(土炒) 白茯苓 苡仁 当归 扁豆 银花 山药 僵蚕(酒炒) 甘草 白芍(炒) 陈皮

【用法】水煎服。

【主治】痘毒肿硬,面色青白,瘦弱。

补脾解毒饮

【来源】《幼科直言》卷一。

【组成】苡仁 当归 扁豆 僵蚕 黄芩 川贝母 陈皮 白芍(酒炒) 银花 甘草 牛蒡子

【用法】水煎服。

【主治】痘后元气虚弱,而有余毒,周身作肿,或兼腹胀而喘者。

清肺饮

【来源】《幼科直言》卷一。

【组成】桑皮 贝母 桔梗 苏子 柴胡 薄荷 陈皮 甘草

【主治】痘症脾经热盛,鼻孔掀而气凑干黑。

【加减】毒盛而气凑者,加黄连、石膏。

清痧散

【来源】《幼科直言》卷一。

【组成】连翘 牛蒡子 黄芩 防风 荆芥 桔梗 归尾 陈皮 甘草

【用法】水煎服。

【主治】痘疮初起,由于肺经之热,夹发痧疹。

【加减】痧色红紫者,石膏亦可加入。

化毒成浆汤

【来源】《幼科直言》卷二。

【组成】连翘 紫草 归尾 桔梗 石膏 牛蒡子 黄芩 生地 知母 陈皮 甘草

【用法】水煎服。

【主治】痘疮险症,在四朝五朝。

白术健脾饮

【来源】《幼科直言》卷二。

【组成】白术(炒) 白芍(炒) 扁豆(炒) 苡仁 白茯苓 神曲(炒) 甘草 陈皮 车前子

【主治】痘疮险症,结痂之时,大便泄泻者。

【加减】泻黄色者,加炒黄芩;泻红色者,加炒黄连;泻白色或如水者,加木香、莲肉、肉桂、黄芪。

加味保元汤

【来源】《幼科直言》卷二。

【组成】人参 黄芪 白术(炒) 白芍(炒) 肉桂 甘草 糯米

【主治】痘疮色白浆清,虚寒甚者。

加味养血汤

【来源】《幼科直言》卷二。

【组成】黄耆 当归 丹皮 扁豆（炒） 木瓜 苡仁 白芍（炒） 白茯苓 陈皮 甘草

【用法】水煎服。

【功用】补脾生血。

【主治】痘后人虚。

加味逍遥散

【来源】《幼科直言》卷二。

【组成】白术（炒） 白芍（炒） 白茯苓 丹皮 石斛 当归 柴胡 薄荷 陈皮 甘草

【用法】水煎服。

【功用】舒和气血，调畅营卫。

【主治】痘之前后，不可补、不可凉、似虚非虚之症。

加味行血助浆汤

【来源】《幼科直言》卷二。

【组成】黄耆 防风 当归 丹皮 僵蚕 桔梗 连翘 牛蒡子

【用法】加糯米二钱，水煎服。

【主治】痘疮险症，在六七八九朝，毒气盛而颜色干红者。

加味松肌透表汤

【来源】《幼科直言》卷二。

【组成】连翘 牛蒡子 山楂肉 羌活 干葛 紫草 升麻少许 黄芩 桔梗 陈皮 甘草

【用法】荸荠为引。

【主治】痘疮险症，发热，或一二日即见点者，外热盛而兼作烦。

加味活血透肌解毒汤

【来源】《幼科直言》卷二。

【组成】玄参 黄芩 川芎 红花 连翘 山楂肉 花粉 石膏 归尾 桔梗 牛蒡子 陈

皮 甘草

【用法】荸荠为引。

【主治】痘疹险症，见点三朝，出齐之日，色红口干者。

竹叶石膏汤

【来源】《幼科直言》卷二。

【组成】石膏 生地 桔梗 红花 薄荷 竹叶 黄芩 陈皮 甘草

【用法】水煎服。

【主治】痘疮见苗，以至起长，一切火盛热症。

【加减】若大便秘结，加大黄、紫草。

行血助浆汤

【来源】《幼科直言》卷二。

【组成】黄耆 防风 丹皮 当归 桔梗 僵蚕 川芎 连翘 陈皮 甘草 糯米一钱

【主治】痘见六七八九朝。

助长解毒汤

【来源】《幼科直言》卷二。

【组成】当归 紫草 桔梗 牛蒡子 连翘 黄芩 花粉 陈皮 甘草

【用法】水煎服。

【主治】痘见四五朝，长足之期。

松肌透表汤

【来源】《幼科直言》卷二。

【组成】羌活 干葛 红花 荆芥 连翘 山楂肉 牛蒡子 蝉蜕 陈皮 甘草

【用法】加荸荠，水煎服。

【主治】痘疹见点一二天者。

抱龙丸

【来源】《幼科直言》卷二。

【组成】陈胆星二两 天麻五钱 钩藤五钱 全蝎三钱（去尾尖及子，洗净） 僵蚕五钱（微

炒) 陈皮五钱 川贝母五钱（去心）

【用法】上为细末，炼蜜为丸，每丸重五分，朱砂为衣。每服一丸，白滚汤送下。有表证，伤风咳嗽者，淡姜汤化下。

【主治】痘症前后，咳嗽，有惊有痰。

固金汤

【来源】《幼科直言》卷二。

【组成】阿胶一钱（蛤粉炒） 生黄耆一钱 白芍六分（炒） 甘草六分 净姜炭七分 黄芩七分（炒） 归身五分 白术七分（炒）

【用法】水煎服。

【主治】小儿痘症，长浆或结痂时，因中气不足，肺气不固，毒气流入大肠，忽然下血如注。

固元解毒汤

【来源】《幼科直言》卷二。

【组成】当归 银花 苡仁 白茯苓 丹皮 扁豆（炒） 连翘 桔梗 黄芩 陈皮 山楂肉 甘草

【用法】白水煎。

【功用】结痂收靥。

【主治】痘见十朝，十一二三朝。

和中健脾汤

【来源】《幼科直言》卷二。

【组成】白术（炒） 白芍（炒） 白茯苓 归身 苡仁 扁豆（炒） 神曲（炒） 陈皮 甘草

【用法】水煎服。

【主治】痘症气弱脾虚，十二三朝无杂症者。

金银解毒汤

【来源】《幼科直言》卷二。

【组成】金银花 川贝母 黄芩 连翘 僵蚕 苡仁 当归 扁豆 陈皮 甘草

【用法】白水煎。

【主治】痘疮险症结痂。

保元托脓散

【来源】《幼科直言》卷二。

【组成】黄耆 当归 僵蚕 白芍（炒） 防风 丹皮 桔梗 陈皮 甘草 糯米

【主治】小儿痘疹火症，在六七八九日，曾用凉血解毒之药，毒气稍退，颜色少淡者。

活血解毒透肌汤

【来源】《幼科直言》卷二。

【组成】黄芩 川芎 防风 荆芥 红花 山楂 连翘 牛蒡子

【用法】荸荠为引，水煎服。

【功用】活血解毒。

【主治】痘疮。

神功散

【来源】《幼科直言》卷二。

【组成】大黄 山楂肉 石膏 甘草梢 紫草 牛蒡子

【用法】水煎服。一二剂即效。

【主治】痘疮见苗以至起长之日，元气壮实，痘色干红而紫，大小便结塞不通，属大火症，非行利而不能透现者。

【宜忌】元气虚弱，大便通利者，不可用。

健脾解毒汤

【来源】《幼科直言》卷二。

【组成】白术 苡仁 扁豆（炒） 银花 连翘 丹皮 当归 陈皮 川贝母 甘草

【用法】水煎服。

【主治】小儿痘症阴症，结痂收靥后。

黄连解毒汤

【来源】《幼科直言》卷二。

【组成】黄连 玄参 连翘 栀子 花粉 陈皮 甘草 竹叶

【用法】水煎服。

【主治】痘见苗，以至起长，一切烦热火症，或眼目赤红，或腮咽肿痛，或生口疮，或牙痛，或衄血。

葛根解肌汤

【来源】《幼科直言》卷二。

【组成】干葛　防风　桔梗　前胡　薄荷　山楂肉　陈皮　甘草

【用法】白水煎服。

【主治】发热，值岁气时行，防其出痘，未见点，疑似之间者。

犀角解毒丸

【来源】《幼科直言》卷二。

【组成】生犀角五钱（犀杯不用）　黄芩一两　贝母六钱（去心）　连翘六钱　生地一钱　甘草四钱　栀子八钱（炒）　薄荷四钱　陈皮五钱（或加黄连二钱）

【用法】上为细末，炼蜜为丸，每丸重一钱。每服一丸，白滚水化下。

【主治】痘前后内热，眼白赤红，烦躁作渴，弄舌。

痘毒痘疔膏

【来源】《幼科直言》卷六。

【组成】扁柏叶

【用法】上以麻油熬，去滓，或加黄蜡、黄丹少许成膏。外贴患处。

【主治】痘毒、痘疔。

清解汤

【来源】《医部全录》卷四九〇引《沈氏心传》。

【组成】黄芩一钱　生甘草四分　升麻　柴胡各三分　紫草　川芎　麦门冬　荆芥　防风　黄柏　黄连　知母各七分　牛蒡子（炒）　蝉退　元参　山栀　桔梗各六分

【用法】上以水二钟，用竹叶数片，煎至一钟，陆续服。

【主治】痘疹。

【加减】色赤稠密，不食，加地丁、金银花、地骨皮、灯心；渴，加葛根；小便白，去栀子、灯心、竹叶；痒，加防风、荆芥、羌活、蝉退、连翘；咳嗽咽痛，加山豆根，倍加麦门冬、牛蒡子；呕，加石膏；腹胀，加紫苏；泻，去麦冬、知母、紫草，切不可加诃子、豆蔻；出汗，去升麻、川芎、柴胡、荆芥、防风、连翘、羌活，切不可加黄耆。

肺宁丹

【来源】《痘科方药集解》卷六。

【组成】牛黄二分　胆星一钱　山甲（炮）一钱　石膏（煅，人乳淬）三钱　冬花一钱　肉桂五分

【用法】上为末，浓煎甘草汤为丸，如龙眼核大，青黛为衣。白汤送下。

【功用】消痰火而平喘息。

【主治】浆足结靥时，已发之痰火。

消解散

【来源】《痘科金镜赋集解》卷二。

【组成】连翘七分　牛蒡七分　桔梗四分　山楂一钱　木通六分　蝉衣四分　川芎四分　升麻五分　葛根五分　防风四分　荆芥四分　前胡五分　紫草六分　甘草六分　黄连（酒炒）六分　黄芩（酒炒）六分

【用法】上为散。如小儿不能服散，用水煎服。

【功用】清火解毒。

【主治】痘未出，或已见点，欲出未出，或出不快，气血平和，身热烦渴，小便赤，大便秘者。

三妙汤

【来源】《痘科金镜赋集解》卷六。

【组成】紫苏二两　荆芥二两　芫荽干一两，鲜二两

【用法】水二十斤，煎五六沸，入盆内浴之；加入煮酒二三斤更妙。

【主治】痘出不快。

加味八物汤

【来源】《痘科金镜赋集解》卷六。

【组成】阿胶　归身　人参　炙黄耆　熟地　白术　条芩　白茯苓　白芍　炙甘草

【用法】元米为引。

【主治】孕妇痘疮六七日，灌浆时用。

发补丹

【来源】《痘科金镜赋集解》卷六。

【组成】紫河车（酒洗，净，炙）二钱　乳香（去油）九分　山甲（土炒）一钱　人参三钱　生附子（去皮尖）三钱　蚵皮（炙用）一钱（即青蛙、田鸡之干也）　晕死鸡（煅成灰）五分　元米（和参附一处炒黄）一钱

【用法】上为细末，浸蒸饼为丸。山楂，笋兜煎汤，量儿大小、痘多少，浆清厚，将药五七分调服。

【主治】痘疮紫黑，或停浆倒靥，疮中犹凝浆汁血迹者。

【方论】此方专能发胖，灌浆如神。发者，发其脓，恐浆清而毒复入于内也；补者，补其虚，使内气充满，不受毒之返入也。故用山甲、蚵皮、晕死鸡以发其脓；河车、人参以补其虚，元米以养其胃气，乳香以行其药力，附子以暖其气血，使脓作臭气以复灌，佐以山楂疏其毒，笋兜发其毒，真神方也。

保元快斑汤

【来源】《痘科金镜赋集解》卷六。

【组成】人参　黄耆（炙）　甘草（炙）　茯苓　升麻　甲片（炮）

【用法】生姜为引，酒煎服。

【主治】痘疹元气虚弱，不能运毒，斑痕不化，不能起脓成浆。

【加减】若见点时白头如瘖，元气虚弱，色不红活者，去山甲，加当归、红花。

【方论】方中参、耆、炙草以补元气，茯苓利渗而引参、耆之力下行，升麻升阳达表，山甲化毒追脓，姜与酒性暖而行周身，疮斑自化，浆自行矣。

桃花散

【来源】《痘科金镜赋集解》卷六。

【组成】露桃花（须待将开含笑时取，清晨摘取，饭锅上蒸熟焙干，带蒂入药）　红花　紫草　白芍（加倍）　木通　生地　茯苓　甘草　橘皮　灯心

【用法】水煎服。

【主治】《医方易简》：妇女痘疹，非行经之期，于发热时而经忽至者，毒火内炽，逼血妄行。

【宜忌】桃花不宜多用，多则恐作泻。

【加减】无桃花，多加紫草茸、芍药。

柴葛败毒散

【来源】《痘科金镜赋集解》卷六。

【组成】柴胡　葛根　前胡　防风　苏叶　荆芥　桔梗　羌活　甘草　人参　生姜

【主治】疹欲出之时面颊红，或头眩身体拘急；及既出身应凉，毒火极热，更反热甚而勿解。

凉血解毒汤

【来源】《痘科金镜赋》卷六。

【组成】当归一钱一分　白芷五分　升麻四分　紫草一钱五分　红花一钱　赤芍一钱　桔梗八分　连翘一钱

【用法】加灯心二十根，水煎服。

【主治】女人非经期出痘发热时而血忽至。

【宜忌】《痘科辨要》：重身者禁之。

消毒活血汤

【来源】《痘科金镜赋》卷六。

【组成】当归　白芍　连翘　生地　黄芩　黄连　牛蒡　桔梗　山楂　木通　紫草茸　前胡　甘草

【用法】煎服。

【主治】痘疮。

通气饮

【来源】《痘科金镜赋》卷六。

【组成】甘菊 幽兰（即兰花） 木香 归尾 川芎 红花 山楂 通草 藿香 桔梗 前胡 陈皮 荆芥 玄参 连翘 丹参

【主治】痘疮发胖时，触冒作痒。

通畅饮

【来源】《痘科金镜赋》卷六。

【组成】当归 白茯苓 通草 菖蒲 红花 木香 香附 青皮 前胡 山楂 枳壳 川芎 桔梗 升麻 乌药 苏子

【功用】疏通经络。

【主治】痘疹见点之时，气滞血凝，出现恶症。

【宜忌】血热血瘀症，禁用通草，以木通代之。

【加减】从下引上，去乌药、苏子；从上引下，去芎、桔、升麻（上下以喉为界）。锁眉、填胸，心火也，加黄连；锁喉，肺火也，加黄芩；锁腰，命门火也，加知母（盐水炒）；闷顶，去苏子。

黑虎丹

【来源】《痘科金镜赋》卷六。

【组成】丝瓜（取将老黑豆者，连蒂皮瓢子）

【用法】置新瓦上，慢火烧炙存性，量用数钱，白汤调下，或以紫草、甘草汤下尤佳。

【主治】痘疮破烂。

犀角消毒饮

【来源】《痘科金镜赋》卷六。

【组成】犀角 连翘 牛蒡 桔梗 黄芩 栀子 马勃（白马粪烧存性） 陈皮 甘草 蓝根 人参

【用法】加生姜、灯心，同煎服。

【主治】元气不足，火毒太甚，痘出不快。

【加减】若身体壮实者，去人参。

破逆化斑汤

【来源】《痧痘集解》卷六。

【组成】玄参 川连 黄芩 知母 山栀 柴胡 芦根 丹参 荷鼻 桃仁 丹皮 石膏 木通 茜草 苏木

【主治】痘疮逆血发斑，及脐下有棱角者。

换痘丹

【来源】《痧痘集解》卷六。

【组成】犀角五钱 朱砂一钱五分 红梅瓣（落地针取，阴干）五分 雄黄五分 滑石一钱二分 霜打丝瓜（焙）一钱五分 射干三分

【用法】上为末，麻黄汁为丸。周岁五分，十岁一钱，白酒酿送下。

【主治】痘初出，势危急者。

消毒饮

【来源】《痧痘集解》卷六引《证治准绳》。

【组成】牛蒡 甘草 木通 茯苓 生地 红花 犀角 芍药 连翘 灯心

【主治】

1.《痧痘集解》：血热毒壅，心火炽盛，痘色红紫，烦躁闷乱，小便不通，渴欲饮水等热症。

2.《医钞类编》：痘疔。

清地散花饮

【来源】《痧痘集解》卷六。

【组成】防风 山楂 当归 红花 通草 茯神 山茨菇 紫花地丁 抚芎 青皮

【用法】加生姜，水煎温服。

【主治】痘发热见点之时。

解毒救苦汤

【来源】《痧痘集解》卷六。

【组成】连翘 牛蒡 桔梗 防风 荆芥 羌活 黄芩 人中黄

【用法】加竹沥、姜汁少许为引。

【功用】解毒透肌达表。

【主治】痘疮。

解热化斑汤

【来源】《痧痘集解》卷六。

【组成】前胡　桔梗　山楂　木通　丹参　连翘（去心）　黄连　芦根　知母　紫草　山栀　银花　荷鼻（荷叶近梗处之蒂）

【用法】以上分两，各随经络见症，斟酌多寡用之。

【主治】五脏大热，血凝不化，痘窠粒不分，脚地不清。

【宜忌】非五经血热火盛不宜轻用。

【加减】胃火盛，可加生石膏，恐其胃烂也；血斑凝结过甚者，少加苏木以化之；肺脏属金，本无火症，若他脏有火，逼于肺脏，可加天冬。

【方论】方中前胡解肌安表；桔梗利咽喉，清气道，能发散，善开提，为诸药之舟楫；山楂理滞气郁结；木通能开热闭；丹参清心火，凉心血；连翘除膈热，并解六经之火；荷鼻破斑；黄连泻心火，银花解肝火，芦根解脾火，知母解肾火，紫草解胃火，山栀解心肝二经火；何以既用黄连、银花，而又用山栀者，盖肝乃木脏，心乃火脏，木能生火，二脏火独盛也。

万氏化斑汤

【来源】《麻科活人全书》卷二。

【组成】玄参　知母　石膏　牛蒡子　麦冬　淡竹叶　桔梗　甘草

【用法】水煎服。

【功用】清凉解毒。

【主治】麻痘。

六一汤

【来源】《痘学真传》卷七。

【组成】黄耆六钱　桔梗一钱

【主治】凡痘起胀迟缓，皮薄浆清者。

【方论】黄耆托卫气以健脾，桔梗清利肺家以制火。

水火丸

【来源】《痘学真传》卷七。

【组成】黑料豆一斗　小红枣十斤（去核）

【用法】同入甑内蒸极透，取出，杵和成糕，印成饼子，炙脆。痘后代点。

【功用】开胃益脾，滋阴解毒。

四圣散

【来源】《痘学真传》卷七。

【组成】紫草　白芍药　黄耆　木通各等分

【用法】为散服。

【主治】痘在七八期，盛浆未足，火毒未解者。

【方论】紫草凉血以解毒，白芍实膝以养血，黄耆补气以助浆，恐气血滞而不行，再用木通流走关节，令心家之火泄于小肠。

吹喉散

【来源】《痘学真传》卷七。

【组成】珍珠三分　西牛黄　冰片各二分　青黛　人中白　薄荷　孩儿茶各四分

【用法】上为末。先以清水漱口，然后吹入。

【主治】痘疮喉痛。

洗痘汤

【来源】《痘学真传》卷七。

【组成】羌活　茵陈　防风　白芷　荆芥　苦参各等分

【用法】煎汤，如九朝后，暑天秽气不堪，将轻绢蘸汤，揩腐处，卧席亦将此汤时时净涤。

【功用】洗痘疮去秽。

神效解毒膏

【来源】《痘学真传》卷七。

【组成】血余二两　当归　生地　大黄　五倍　蓖麻子各一两

【用法】用麻油一斤熬至四、五两去滓，加黄蜡二两，溶化，搅匀摊膏，备用。

【主治】痘毒。

扁鹊四圣散

【来源】《痘学真传》卷七。

【组成】紫草　白芍药　黄耆　木通各等分

【主治】痘在七八朝盛浆未足，火毒未解之际。

【方论】紫草凉血解毒，白芍实腠以养血，黄耆补气以助浆，恐气血滞而不行，再用木通流走关节，令心家之火泄于小肠。

黄耆建中汤

【来源】《痘学真传》卷七。

【组成】人参 黄耆 甘菊花各一钱 白芍药二钱 桂枝五分

【主治】痘自七八朝以后，内毒已解，而余毒未尽，如中虚腹响，肢冷汗出，精神倦者。

【方论】参、耆、菊、芍独补中州，用桂枝以温走四肢。

煮砂方

【来源】《痘学真传》卷七。

【组成】朱砂四两 黄连 鼠粘子各一两 紫草五钱（先煮三味药二次，每次用水四碗，煎至二碗，去滓，用布裹砂穿吊锅上，离锅底一指，煮前药水，以干为度，取朱砂晒干） 当归六两 川芎五两 升麻四两 甘草三两（如上煮二次，每次用水十碗，煎至五碗，仍如上煮砂，水干为度）

【用法】用糯米一升，炒黄，贮瓷瓶封固。每岁儿用朱砂、糯米各一分，入白蜜一匙，米汤小半瓶，每日调服一匙。

【主治】痘症发热，或见红点者。

【方论】朱砂得离火之色，禀坎水之性，能坠下，以解先天之毒；黄连、鼠粘子、紫草以助清火化毒之功；当归、川芎以养血分，升麻以升沉滞，甘草以和苦寒，可谓识痘毒之源，探稀痘之奥！

紫草饮

【来源】《痘学真传》卷七。

【组成】人参六分 甘草四分 穿山甲八分 紫草 蝉蜕各一钱

【主治】痘至七八朝，中气已虚，毒未解，热未除者。

翻瘢散

【来源】《痘学真传》卷七

【组成】赤石脂 孩儿茶各二钱 乳香一钱 牛黄二分 珍珠六分

【用法】上为末。疮湿，干掺；疮干，炖鸡蛋油调敷。

【主治】痘疮。

娄金散

【来源】《惠直堂方》卷四。

【组成】犬屎内骨七分（经霜粪更妙，多收，布包，打碎，水淘出骨，洗净，捣烂） 金银花三钱

【用法】水煎服。初起一服即消，已溃即敛。

【主治】痘毒，不问寒热虚实。

桃花散

【来源】《惠直堂方》卷四。

【组成】滑石五钱 龙骨二钱 白及一钱 赤石脂一两

【用法】上为末。掺之。

【主治】痘后疮成毒。

稀痘丹

【来源】《惠直堂方》卷四。

【组成】红梅花一茶钟（去蒂）

【用法】立春前后三日内，采半开半含红梅花蕊一茶钟，去蒂，仍放茶钟内，以碟覆盖一周时，其气汗自然升上，却用新擂盆（未用过五辛者）捣如泥，撤成饼。将透明朱砂飞过一钱，匀掺上，缓缓研和，少加白蜜为丸，如龙眼大，晒半干，金箔为衣。每遇四绝日，日服一丸，甘草汤送下。当晚微微发热，次日遍身出瘰，是其验也。

【功用】稀痘。

【宜忌】忌铁器、荤腥。

九味丸

【来源】《种痘新书》卷三。

【组成】白术一两　茯苓八钱　豆蔻（去净油）一两　诃子（煨，去肉）一两　砂仁八分　木香四钱　龙骨六钱（煅用）　赤石脂（煅）　枯白矾（煅）各三钱

【用法】上为末，米糊为丸服。

【主治】痘疮虚泄。

千金丸

【来源】《种痘新书》卷三。

【组成】黄耆（蜜水炙）　当归（用身，酒洗）　鹿茸（须取嫩血茸，用酒炙）各一两　白芍（炒用）　川芎各四钱　肉桂（上好厚桂，去皮）　炙甘草　山楂肉　南木香　厚朴　白芷　丁香各三钱　防风　桔梗　川山甲（炒）各三钱

【用法】上为细末，将荔枝四两，连肉及壳，慢火熬煎，苡仁米糊为丸，如龙眼核大。本方有人参一两，临时加用。

【功用】大补元气，攻毒排脓托浆。

【主治】小儿痘疮，八九日不起胀，与痘淡白者。

【宜忌】肉桂、丁香、木香不敢过火，切勿全焙。

【方论】此方大补元气，善于攻毒排脓，托浆之剂，莫妙如此。八九日不起胀，与痘淡白者，急宜用之。盖黄耆、炙草、肉桂、丁香补气扶阳，归、芍、鹿茸补血，楂、木、朴、桔宽胸行气，防风助参、耆之力，川甲入脏腑以攻毒，白芷排脓，乃起浆之圣药也。

天保丸

【来源】《种痘新书》卷三。

【组成】羌活　前胡　法夏　陈皮　柴胡　赤芍　茯苓　川芎　枳壳　厚朴　桔梗　苍术　升麻　干葛　甘草　苏合油各等分

【用法】上为细末，以苏合油调匀，米糊为丸，如龙眼核大，用辰砂为衣。量儿大小与之。

【功用】发表松肌。

【主治】小儿一切伤寒，潮热，咳嗽，惊风，痘疹初热。

【加减】痘后伤寒，加生耆、当归，煎水磨服；有泄泻，兼四加丸同服；腹痛，兼消平丸同服。

四加丸

【来源】《种痘新书》卷三。

【组成】白术（土炒）　猪苓各八钱　木通八钱　赤茯苓六钱　车前　牛蒡各五钱　黄芩（炒）　黄连（炒）各三钱

【用法】上为末，为丸，滑石为衣。

【功用】分阴阳，利水道，清内热，解大小肠之郁火。

【主治】痘疮热泻，小便短赤而粪黄臭，粪远射而有声音者。

【加减】弱者，加肉桂；肚痛而积泻者，兼消平散。

异功散

【来源】《种痘新书》卷三。

【组成】白术一两　茯苓八钱　黄耆一两　当归（土炒）八钱　陈皮四钱　半夏四钱　木香四钱　丁香三钱　豆蔻六钱（去油）　诃子（煨，去核）五钱　肉桂（去皮）五钱　人参一两

【用法】上为末服。

【主治】痘疮虚寒泄泻，灰白不起，咬牙寒颤。

苏解丸

【来源】《种痘新书》卷三。

【组成】防风（去芦）　荆芥　桔梗　陈皮（用黄）　川芎各四钱　蝉蜕三钱　前胡　干葛　升麻各五钱　黄芩（炒）　紫草（紫草茸更佳）　木通各六钱　牛蒡子（炒）　连翘（去心）各七钱　楂肉八钱　人中黄四钱　苏叶　白芷各五钱　羌活四钱　天麻　花粉各四钱

【用法】上为细末，米糊为丸，如龙眼核大，用青黛为衣。量儿大小与之。

【功用】驱风祛寒，升提发表，消痰化毒，退热行滞。开腠理，达痘毒。

【主治】痘疹发热一二日。伤寒潮热。

【宜忌】痘出后莫用。

【加减】无汗，加葱白为引；胃弱，加生姜为引；烦闷，以灯心汤为引；有惊，兼定心丸；怯弱者，兼千金丸；痘后潮热，或余毒，或冒风，宜兼千

金丸。

定心丸

【来源】《种痘新书》卷三。

【组成】滑石（飞过）六分　甘草一两　牛蒡　木通　车前各六钱　辰砂五钱

【用法】先将辰砂另乳，再将诸药研末，后入辰砂乳匀，辰砂不拘多少，总以药色红赤为度。

【功用】利膀胱，泻君火，镇心，解热。

【主治】小儿痘疮，心惊发搐。

实浆散

【来源】《种痘新书》卷三。

【组成】黄耆（炙）一两　当归一两　白术一两　淮山一两　白芍八钱　白芷六钱　肉桂四钱　木香三钱　丁香三钱　鹿茸一两　山楂八钱　炙草三钱

【用法】上为细末。开水调服；甚者用人参煎汤调服。

【功用】补气血，健脾胃，固表安里。

【主治】痘虽起胀，而浆清皮薄，致成水泡者。

除泡散

【来源】《种痘新书》卷三。

【组成】滑石（飞过）四两　白术　白芷各一两

【用法】上为末。以银针挑破其痘，令去清水，将此末之，内服实浆散。

【主治】痘有水泡者，或痘有湿烂流水出。

消平散

【来源】《种痘新书》卷三。

【组成】川芎　香附各五钱　苍术　苏叶　厚朴各五钱　藿香四钱　砂仁　白芷　陈皮各三钱　炙草　木香各二钱　半夏四钱　麦芽六钱　神曲五钱　山楂一两

【用法】上为细末。凡有停食积滞而腹痛者，一服立止。平常积滞，腹中有块而作痛者，以使君子煎汤调服，打下蛔虫，其痛自安。

【功用】消积，祛风，豁痰，宽胸，快气。

【主治】痘疮，停食积滞而腹痛，或积滞腹中有块而作痛。

调化丸

【来源】《种痘新书》卷三。

【组成】生黄耆八钱　白芍（炒）　当归（酒洗）各六钱　牛蒡（炒）　连翘各七钱（去心）　黄芩（炒）　川连各八钱（酒炒）　防风　荆芥各三钱　桔梗　木通各四钱　前胡　紫草茸各六钱　红花（酒洗）　大生地（用新瓦烤酥，焙干即时为末）　人中黄各四钱　蝉退三钱　楂肉八钱　丹皮五钱

【用法】凡酒洗者，须先晒干，方可合诸药同焙，共合为末，米糊为丸。

【功用】清热解毒，扶元活血。

【主治】痘出稠密红紫，潮热不退，烦闷，狂言，一切毒盛之症。

【加减】弱甚者，加人参。

调脾散

【来源】《种痘新书》卷三。

【组成】白术　茯苓各七钱　白芍　神曲各五钱　炙草　香附　厚朴　木香各三钱　砂仁　莲子　诃子肉　苡仁　楂肉　豆蔻（去净油）各五钱　陈皮四钱

【用法】共为细末。米清汤送下。

【功用】健脾消积，制肝行气。

【主治】小儿痘疮虚寒泄泻，粪清白而无声，小便清白，泻时滑溜而不自知，或溏泄者。

【加减】虚甚者，加人参。

清胃散

【来源】《种痘新书》卷三。

【组成】石膏一两　寒水石一两

【用法】俱用火煅。先以黄芩、黄柏、黄连、南星、贝母、藿香、甘草诸药煎熬至药水一盏，然后投二石（火煅）置药水中，取起晒干，又入药水，如是者数次，乃取二石为末，加硼砂。

【主治】痘症口疮，舌烂唇裂。

清解丸

【来源】《种痘新书》卷三。

【组成】连翘（去心） 牛蒡（炒） 川连（酒炒） 枳壳各七钱 防风 荆芥 木通（用淮） 前胡各二钱 桔梗 紫草 蝉退 川芎 升麻各四钱 人中黄四钱 麦冬（去心）八钱 玄参 黄芩（炒）各四钱

【用法】上为细末，米糊为丸，如龙眼核大，青黛为衣。量儿大小与症之轻重服之。

【主治】痘疮。毒气壅盛而痘出不快，及出而稠密，大热烦躁者，平常伤寒热证。

散花丸

【来源】《种痘新书》卷三。

【别名】清地丸。

【组成】防风 楂肉 当归 紫花地丁各八钱 牛蒡 慈菇各七钱 荆芥 前胡 青皮 赤芍各五钱 蝉蜕 红花 茯神 通草各二钱 人中黄三钱

【用法】上为细末，米糊为丸，如龙眼核大，青黛为衣。

【功用】祛风解毒，凉血活血。能使痘分清界地，以免焦紫之弊。

紫黄饮

【来源】《种痘新书》卷三。

【组成】人中黄（用甘草末入竹筒中，封固其口，令粪汁不能入，乃置粪缸中浸五十余日，取起阴干，乃破竹筒，取甘草末。用此药必须自制） 紫草茸各等分

【用法】上为细末。每服一钱，用人参二分，煎汤送下，其痘色立转红活而渐起矣。

【主治】一切痘色惨暗红紫，干枯紫黑者。

人参解毒汤

【来源】《种痘新书》卷四。

【组成】人参 玄参 牛蒡 石膏 知母 黄芩 豆根 甘草

【用法】水煎服。

【主治】痘疮毒火未化，熏蒸胃口，而元气又虚，落痂而喉痛者。

升消平胃散

【来源】《种痘新书》卷四。

【组成】川芎 香附（炒） 苍术 紫苏 厚朴（姜汁炒）各五分 藿香 砂仁 白芷 半夏 陈皮各二分 山楂 麦芽各六分

【主治】痘疹，感冒积滞作腹痛者。

加味四苓散

【来源】《种痘新书》卷四。

【组成】白术一钱 茯苓（用赤者）八分 猪苓 泽泻各七分 木通 车前 牛蒡子各六分 黄芩三分

【功用】分清浊，利阴阳。

【主治】小儿痘疹初热，热着于中，水道不分，而致热泻，小便赤而不利，其粪或黄或赤或黑，其气甚臭，泄时有声，直射而远。

【加减】腹痛，加木香；后重出肠，加升麻；若素有食积而作泄，加厚朴、陈皮、山楂、神曲、木香、胡连；若泄带红色，加百草霜；若身热烦渴，加柴胡、黄芩、麦冬；若痘隐隐不起，在皮间而不出见，加升麻以提气上升。

加减升麻汤

【来源】《种痘新书》卷四。

【组成】升麻一钱 防风六分 桔梗 川芎 陈皮各五钱 牛蒡 连翘各八分 山楂 柴胡各八分 蝉退四分 赤芍六分 甘草三分 木通五分

【主治】痘疮初热，外感风寒，憎寒壮热，咳嗽流涕，体性旺者。

异功散

【来源】《种痘新书》卷四。

【组成】人参　白术　当归　陈皮　半夏　厚朴　茯苓　丁香　木香　豆蔻　附子

【用法】水煎服。

【主治】小儿脏寒，痘疹不能发毒而腹胀，痘淡白，脉微缓。

苏解散

【来源】《种痘新书》卷四。

【组成】防风　荆芥　桔梗　川芎各四分　前胡七分　升麻　紫苏　紫草　木通各五分　牛蒡　连翘各七分　虫蜕　白芷各四分

【主治】痘为风邪所束，痘毒郁而不宣，而发搐者，声重鼻塞，或流清涕，脉浮而数。

扶元宣解汤

【来源】《种痘新书》卷四。

【组成】生耆　当归各一钱　升麻　柴胡各八分　川芎　桔梗　陈皮各四分　牛蒡　山楂各七分　甘草三分　木通五分　防风五分

【主治】痘疮外感风寒，憎寒壮热，而体性怯弱者。

【加减】如头痛，加薄荷、藁本、白芷；如咳嗽；加半夏、炒芩；如腹痛，加厚朴、香附、木香。

扶元祛风汤

【来源】《种痘新书》卷四。

【组成】人参　白术　茯苓　甘草　当归　川芎　羌活　防风　天麻　虫蜕　全蝎　僵蚕　木香　钩藤

【用法】加生姜为引。

【主治】痘疮虚弱者。

吹喉丹

【来源】《种痘新书》卷四。

【组成】黄连　青黛　儿茶

【用法】上为细末。吹之。

【主治】痘疮咽烂成坑。

败毒散

【来源】《种痘新书》卷四。

【组成】升麻　干葛　紫苏　川芎　防风　荆芥各四分　前胡　桔梗　枳壳各六分　牛蒡　连翘各二钱　虫退三分　山楂一钱　木香三分　白芷五分　地骨皮五分（又方去干葛，加紫草）

【功用】解毒定痛。

【主治】痘疮毒气壅盛而腹痛者，其痛稍缓，有作有止，频频叫痛，在脐以下痛，或连腰而痛，面赤唇紫，手足不冷。

败毒和中散

【来源】《种痘新书》卷四。

【组成】连翘　牛蒡一钱　黄连　枳壳六分　防风　荆芥　川芎　紫草四分　虫退三分　前胡八分　麦冬八分　玄参　黄芩

方中连翘、黄连、防风、荆芥、川芎、玄参、黄芩用量原缺。

【功用】解毒。

【主治】痘症毒郁之甚，其火上炎，喉痛初起。

参苓白术散

【来源】《种痘新书》卷四。

【组成】白术一钱　人参　茯苓　苡仁　莲子　山楂　神曲各五分　肉蔻（去油）　诃子（煨，用肉）　陈皮各四分　白芍五分　木香　炙草各二分

【功用】健脾去积。

【主治】痘疮虚泄。小便清利，其粪或白或黑，或饮食不化，其气腥，其泄则滑溜自下而无声者。

桂枝芍药汤

【来源】《种痘新书》卷四。

【组成】桂枝　赤芍　柴胡　防风　独活　羌活　川芎　当归　钩藤　牛蒡　白芷

【主治】小儿痘疮，恐毒气留滞筋骨，不得尽宣于肌肉，而气血又不能活，故手足痛。

消风散

【来源】《种痘新书》卷四。

【组成】羌活 独活 僵蚕 防风 天麻 白附 蝉蜕 柴胡 花粉 川芎 人参 炙草

【用法】生姜引。

【主治】痘疮中风。发热之时，腠理开张，或中风邪，忽然直视，张口吐舌，不能言语。

调元解毒汤

【来源】《种痘新书》卷四。

【组成】人参八分 生耆 当归 连翘 牛蒡各一钱 防风 川芎各五分 升麻 黄芩 黄连各五分 前胡一钱 木通八分 炙草 虫退各三分

【用法】煎服。

【功用】补中兼解毒。

【主治】痘疮大热灼人，心中迷闷，元气虚而毒气盛者。

理咽散

【来源】《种痘新书》卷四。

【组成】桔梗 牛蒡 玄参 山豆根 黄芩 甘草

【主治】痘疮喉痛。

梗连二陈汤

【来源】《种痘新书》卷四。

【组成】陈皮 桔梗 茯苓 花粉 黄连 山栀（俱炒黑用） 瞿麦 木通

【用法】水煎服。

【主治】小儿痘疮干呕。

解毒汤

【来源】《种痘新书》卷四。

【组成】连翘 牛蒡各一钱 枳壳 木通各六分 防风 桔梗各五分 紫草七分 川芎 升麻 虫退 黄芩 黄连各四分 前胡一钱 麦冬八分 甘草三分

【功用】解毒。

【主治】痘疮。外感风寒，毒气壅盛，憎寒壮热，咳嗽流涕，服加减升麻汤、扶元宣解汤后，依然大热熏蒸，眼红唇紫，舌有黄苔，口中气臭，狂言谵语，二便不通，恶风恶寒，嘎齿咬牙，腹中隐隐作痛者。

【方论】翘、蒡、芩、连解毒除烦，枳、桔、防、木疏风开窍，芎、虫退达气上升。清毒之方，莫良于此。服之觉烦闷少解则止，候痘出而中自安，而热亦渐退矣。盖热以发痘，痘未出，其热终不退也。

实浆散

【来源】《种痘新书》卷五。

【组成】黄耆 当归 鹿茸 白术 淮山 山楂 扁豆 白芷 炙草 加黄豆四十九粒

【主治】气血不能运化毒气，痘虽光亮，全无血色，明若玻璃，略按即破，内俱清水，而或出血，总无脓浆。

升天散

【来源】《种痘新书》卷六。

【组成】人参六分 黄耆八分 当归 川芎各六分 陈皮五分 淫羊藿四分 炙草三分 肉桂五分 川山甲三分 木香三分 加桔梗四分

【主治】面部天庭痘不起，而两颧及地角俱起者。

丝风化毒汤

【来源】《种痘新书》卷六。

【组成】丝瓜干（取近蒂五寸，以此为君） 赤芍 红花 当归 紫草 川芎 牛子 连翘 升麻 甘草 黑豆 赤小豆各等分

【用法】水煎，磨犀角调服。

【主治】痘疮紫陷。

【加减】气弱者，加人参。用此不起，即用小灵丹。

理中快斑汤

【来源】《种痘新书》卷六。

【组成】人参 白术 黄耆 炙草 肉桂 丁香 干姜 泽泻 豆蔻 诃子 木香

【主治】小儿痘疹,误食生冷致脾虚不能起发者。

扶元活血汤

【来源】《种痘新书》卷七。

【组成】人参 黄耆 白芍 茯苓 红花 元支 白术 白芷 虫蜕 牛子 慈菇 川甲

【主治】痘疮毒盛血热,而血不能化毒,发为紫黑泡。

实浆散

【来源】《种痘新书》卷七。

【组成】人参一钱 黄耆二钱 白术二钱 淮山一钱 当归七分 川芎四分 白芷八分 肉桂七分 川甲三分 山楂八分 陈皮四分 鹿茸一钱

【功用】补气健胃。

【主治】痘皮薄浆清者。

参耆内托散

【来源】《种痘新书》卷七。

【组成】人参 黄耆 当归 赤芍 川芎 厚朴 防风 桔梗 白芷 官桂 紫草 木香 虫退

【主治】气虚不能化毒,面痒者其痘白而顶陷,皮薄而浆清,精神困倦,二便频利。

祛风滋血汤

【来源】《种痘新书》卷七。

【组成】黄耆八分 当归二钱 白芍二钱 元支(要大)一钱六分 勾藤一钱 僵虫五条 白术一钱 川芎四分 官桂六分

【用法】水煎服。

【主治】痘疮血亏,或为肝风,手足牵引者。

大补汤

【来源】《种痘新书》卷八。

【组成】黄耆 人参 当归 官桂 牛子 连翘 甘草 茯苓

【用法】水煎服。外敷绵茧散。

【主治】痘损破,灌肿作痛,不干脓水者,名麻蚀疮。

甘露解毒汤

【来源】《种痘新书》卷八。

【组成】白术 茯苓 猪苓 泽泻 木通 麦冬 地骨皮 连翘 官桂 香薷

【主治】痘疮,因夏月炎天,暑气熏蒸,不能靥者。

归耆汤

【来源】《种痘新书》卷八。

【组成】黄耆(炙)二钱 当归 枣仁各一钱 炙草四分 麦曲 白术 茯苓各八分

【功用】固肌秘腠。

【主治】痘疹当靥之时,身凉而汗不止属表虚者。

和中温表汤

【来源】《种痘新书》卷八。

【组成】炙耆二钱 人参 白术 茯苓 肉桂 川芎 当归 苡仁 干姜各一钱 炙草 防风 白芷 丁香 附子各五钱

【主治】痘疮收靥之时,身凉足冷,虚阳不能收结而当收不收者。

调元解毒汤

【来源】《种痘新书》卷八。

【组成】黄耆 牛子 连翘 黄芩 花粉 生地 木通 前胡 人参 甘草

【主治】痘疮毒未尽化,当收时忽增大热,发渴烦躁者。

清表解毒汤

【来源】《种痘新书》卷八。

【组成】生地 麦冬 花粉（炒）各八分 黄耆一钱 当归八分 牛蒡子 连翘 猪苓 泽泻 木通各五分 甘草三分

【用法】水煎服。

【主治】痘疹发热薰蒸，当靥不靥者。

清金解毒汤

【来源】《种痘新书》卷八。

【组成】黄芩 黄连 牛子 前胡 丹皮 麦冬 知母 百合 炒栀 甘草 人参

【用法】水煎服。

【主治】痘疮收结时，身热唇紫，两颊通红，毒乘于肺，必将发肺痈。

人参清补汤

【来源】《种痘新书》卷九。

【组成】人参 黄耆 当归 白术 茯神 枣仁 麦冬 陈皮 甘草

【主治】痘痂不落，虚弱之甚，昏沉不省人事。

正气散

【来源】《种痘新书》卷九。

【组成】藿香 陈皮 半夏 紫苏 大腹皮 厚朴 茯苓 木香 白芷 山楂 神曲 炙草 白芍

【主治】痘后腹痛，而吐泻交作者。

宁肺散

【来源】《种痘新书》卷九。

【组成】知母 牛子 桔梗 陈皮 马兜铃 杏仁 全地 川贝 桑皮 橘红 炒芩 甘草

【功用】清金降火。

【主治】痘疮余毒流入于肺，肺热生痰咳嗽者。

芩连汤

【来源】《种痘新书》卷九。

【组成】芩 连（俱酒制） 当归 川芎 甘草 木香 赤芍

【用法】先服调胃承气汤，次服本方。

【主治】痘后积热，肠鸣腹痛，里急后重。

【加减】多下，加升麻。

连翘饮

【来源】《种痘新书》卷九。

【组成】连翘 牛子 柴胡 前胡 当归 白芍 防风 荆芥 木通 车前 炒芩 炒连 虫退 滑石 甘草

【用法】水煎服。以热退痛止，药方可止。

【功用】解余毒。

【主治】痘后余毒攻作，将发痈疽，潮热，痘浆清，痂薄，热而烦渴，舌有黄苔，遍身俱热，有一二处尤热甚，精神旺者。

【加减】弱者，加人参、黄耆；大便秘者，加酒大黄；头目大痛，余毒上攻，目疾将作，去木通、车前、滑石，加升麻、桔梗、川芎、薄荷、白芷、蒙花、菊花；目红，去当归，加胆草、红花、生地。

连翘饮

【来源】《种痘新书》卷九。

【组成】连翘 牛子 防风 荆芥 炒芩 炒栀 虫退 赤芍 当归 柴胡 木通 车前 滑石 甘草

【功用】退热解毒。

【主治】痘后余毒，疽疖始发，红肿潮热。

【加减】弱者，加人参、黄耆。

补中益气汤

【来源】《种痘新书》卷九。

【组成】人参 黄耆 白术 茯苓 升麻 柴胡 炙草

【主治】痘后感冒风寒，发热，声重鼻塞，恶寒恶风。

【加减】热甚则以升麻为君，加前胡；有咳嗽，加陈皮、桔梗、半夏、南星、炒芩。

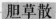

胆草散

【来源】《种痘新书》卷九。
【组成】胆草 甘草 蒺藜 白芷 防风 黄连 虫退 木贼 栀子
【主治】痘疹，羞明障翳。

四灰散

【来源】《种痘新书》卷十。
【组成】旧棕 老杉树皮 胎发 脐带
【用法】俱烧灰存性。调酒服。
【主治】女子经行出痘。

大黄化毒汤

【来源】《种痘新书》卷十一。
【组成】白芍二钱 厚朴一钱五分 陈皮七分 大黄 枳壳各一钱
【主治】麻后身热不退，饮食不进，常常腹痛者。

十宣散

【来源】《种痘新书》卷十二。
【组成】人参 黄耆 当归各一钱 官桂 甘草各八分 川芎 防风 桔梗 木香 白芷 厚朴 紫草各一钱
【用法】水煎温服。外用沉香、檀香、荆芥烧烟熏之。
【主治】痘为邪秽所触而不起者。

十神散

【来源】《种痘新书》卷十二。
【组成】归尾 生地 红花 丹皮 赤芍 桔梗 木通 连翘 大腹皮 川芎
【主治】凡痘已出未出，三日以前，痘点干红，烦躁口渴，睡卧不宁，一切毒壅热甚之症。
【加减】原书用本方治上证，加牛子、前胡、甘草。

十全大补汤

【来源】《种痘新书》卷十二。
【组成】当归 川芎 大生地 白芍 人参 白术 茯苓 炙草 肉桂 干姜 加鹿茸
【用法】水煎服。
【主治】痘顶平，脚阔，浆不满足者。

八物汤

【来源】《种痘新书》卷十二。
【组成】人参 黄耆 甘草 白术 当归 川芎 白芍 地黄各等分
【用法】加生姜、大枣，水煎服。
【主治】痘疮复起，浆脓如疮疥。

人参羌活汤

【来源】《种痘新书》卷十二。
【组成】人参 羌活 黄芩（炒） 枳壳 桔梗 天麻各五分 前胡 柴胡 地骨皮各八分 防风 荆芥 川芎各四分 牛蒡子（炒）一钱 茯苓 紫草各六分 蝉蜕 甘草各三分 猪苓 泽泻各六分
【用法】水煎，热服。如热不减，连服数剂无妨。
【主治】痘色淡白，大热惊谵。

大连翘饮

【来源】《种痘新书》卷十二。
【组成】连翘 防风 牛子 荆芥 当归 川芎 柴胡 栀子 蝉蜕 赤芍 木通 车前 滑石 甘草等分
【用法】水煎服。
【主治】痘后余毒，发热赤肿。

无比散

【来源】《种痘新书》卷十二。
【组成】片脑 麝香 牛黄各五分（如无牛黄，用七制硼砂） 朱砂 胭脂米 蟾酥各一钱
【用法】上为细末。以猪尾血和水调服。

【主治】痘紫黑陷及夹黑点子。

无比六一散

【来源】《种痘新书》卷十二。
【组成】滑石（飞过）六两　甘草一两　辰砂四钱　雄黄　朱砂各二钱
【用法】上为末。初热用败毒散煎汤调下，既出用紫草煎汤调下，惊谵用灯心汤调下。
【主治】痘红紫黑陷，狂谵烦渴。

双解散

【来源】《种痘新书》卷十二。
【组成】防风　羌活　白芷　苏梗　陈皮　独活　柴胡　甘草　香附　川芎　芍药各等分
【用法】生姜为引。
【主治】痘为风邪所闭，疮不起，发咳嗽，恶风，自汗，战栗。
【加减】风邪束甚，加麻黄。

甘桔汤

【来源】《种痘新书》卷十二。
【组成】甘草　桔梗　玄参　炒芩
【用法】水煎，频频噙咽。
【主治】痘，口干，咽喉疼痛。

白牛毛散

【来源】《种痘新书》卷十二。
【组成】纯白牛毛五钱（用银碗煅成灰）　朱砂二钱（为末）　丝瓜（近蒂五寸，焙干为末）三钱
【用法】上为末。空心白汤下；或蜜汤调服。
【功用】稀痘。

加味升麻汤

【来源】《种痘新书》卷十二。
【组成】连翘　升麻（俱酒洗）　葛根　栀子（酒炒）　黄芩（酒炒）　桔梗（米泔水炒）　麦冬（去心）　木香（酒洗磨调）　滑石　牛蒡（酒炒）　淡

竹叶各等分
【用法】水煎服。
【主治】痘后身热，月余不除。

加味平胃散

【来源】《种痘新书》卷十二。
【组成】陈皮　苍术　厚朴　炙草　藿香　砂仁　或加小茴（炒）
【用法】上加煨姜，同煎服。
【主治】痘疹虚寒呕吐。

加味四圣散

【来源】《种痘新书》卷十二。
【组成】紫草　木通（去皮）各二钱　川芎四分　甘草二分　白术　茯苓各三分　糯米　木香（另磨）
【用法】水煎服。
【主治】痘疹大便秘结。

加味四圣散

【来源】《种痘新书》卷十二。
【组成】紫草　木通（去节）　枳壳（炒）　黄耆　桂枝　大黄（酒制）各等分
【用法】水煎服。
【主治】痘痒，便秘。

加味葛根汤

【来源】《种痘新书》卷十二。
【组成】升麻　干葛　赤芍　甘草　桔梗　柴胡　防风　荆芥　连翘　地丁　木通　麦冬
【用法】加生姜，水煎服。
【主治】痘失表，发热谵语。

加减清肺饮

【来源】《种痘新书》卷十二。
【组成】麦冬　桔梗各二钱　陈皮　知母　花粉各一钱　诃子　杏仁各八分　荆芥　黄芩各六

分 甘草三分

【主治】痘实热，咳嗽喘急，痘色绛紫。

芍药汤

【来源】《种痘新书》卷十二。

【组成】生白芍

【用法】磨酒服。

【主治】痘痛。

芍药防风汤

【来源】《种痘新书》卷十二。

【组成】白芍 陈皮 升麻 防风 桔梗 川芎 枳实 厚朴 甘草 白芷 香附

【主治】痘出不快，腹痛烦躁。

【加减】大便秘，加酒大黄；感寒，加苏叶，生姜引。

灰草散

【来源】《种痘新书》卷十二。

【组成】荔枝壳（微烧存性） 草纸（烧存性） 多年陈茅草（晒干）

【用法】上为末。掺于烂处，即收水结痂。

【主治】痘溃烂。

百一快斑汤

【来源】《种痘新书》卷十二。

【组成】羌活 防风 荆芥 升麻 桔梗 牛子 连翘 干葛 甘草 虫退

【用法】笋尖汤引。

【主治】痘毒壅不起。

回浆散

【来源】《种痘新书》卷十二。

【组成】何首乌 白芍 炙耆 炙草 人参 白术 茯苓 淮山药 苡仁（或以苍术易白术）各等分

【用法】水煎服。

【主治】痘不收浆结痂。

朱砂丹

【来源】《种痘新书》卷十二。

【组成】朱砂 磁石

【用法】朱砂为末，用磁石同炒三次，炒至朱砂黑色，去磁石。用朱砂末些少，蜜水调服。

【功用】稀痘。

防温汤

【来源】《种痘新书》卷十二。

【组成】羌活 苍术（炒） 防风 赤茯苓 猪苓 泽泻 木通（去节） 白术 官桂各等分

【用法】水煎服。

【主治】痘湿难收。

如圣散

【来源】《种痘新书》卷十二。

【组成】紫草 前胡 牛子各一钱 赤芍八分 升麻 木通各六分 干葛五分 甘草三分

【用法】生姜、葱白为引。

【主治】痘已出，身热如火。

【加减】烦躁，加麦冬、炒苓；体弱，加人参。

红绵散

【来源】《种痘新书》卷十二。

【组成】全蝎（炒） 天麻 蝉蜕 薄荷 甘草 紫草 防风 荆芥 羌活 僵蚕

【用法】上为末。白汤调服。

【主治】痘疹感寒发热，惊搐。

豆灰散

【来源】《种痘新书》卷十二。

【组成】黄豆

【用法】烧灰为末，掺之。

豆风癣，以豆壳煎水洗即愈。

【主治】痘疮溃烂。

坚肠散

【来源】《种痘新书》卷十二。

【组成】黄耆 白术各一钱 山楂七分 川芎 陈皮各五分 升麻三分 肉豆蔻霜（煨、去油净者）一钱 茯苓七分 白芍六分

【用法】用大枣三个，同煎服。

【主治】痘泄泻不止。

抱龙丸

【来源】《种痘新书》卷十二。

【组成】胆南星（用南星入乌牛胆内，吊于风处阴干，又换一牛胆，连换七胆，阴干，不可见日）五钱 天竺黄（内中有节者）五钱 雄黄（明红者）三钱 朱砂（大者）四钱 青礞石（用消和匀，入银锅炒过，煅出尽金色者方可用，研作灰尘）六钱 天麻四钱 花粉五钱 僵虫三钱 防风四钱 甘草二钱 琥珀五钱（有此固佳，无此亦可）

【用法】上为末。米糊为丸，如龙眼核大。用灯心汤磨银器化下。

【主治】痘。一切惊风发搐。

败毒散

【来源】《种痘新书》卷十二。

【组成】升麻六分 干葛五分 川芎 羌活 防风 荆芥各四分 前胡八分 薄荷 桔梗 枳壳各五分 牛蒡八分 蝉蜕三分 山楂六分 甘草三分 地骨皮七分（一方去干葛，加紫草）

【用法】葱、生姜为引，水煎，热服。

【主治】痘初发，壮热毒盛。

【加减】热甚者，加柴胡、木通、连翘；夏加香薷；冬加麻黄；泻，加猪苓、泽泻。

和平汤

【来源】《种痘新书》卷十二。

【组成】人参 黄耆 当归 川芎 炙草 防风 白芍 白芷 肉桂 木香 乳香 麝香 丁香 檀香 厚朴 陈皮

【用法】水煎服。

【功用】调和气血，解秽除气。

【主治】痘为秽所触而不起者。

和解汤

【来源】《种痘新书》卷十二。

【组成】升麻 干葛 白芍各一钱 川芎 防风 人参各七分 甘草二分

【用法】生姜为引，水煎，热服。

【功用】发表解毒。

【主治】痘症初热

参术调脾散

【来源】《种痘新书》卷十二。

【组成】人参七分 白术 茯苓各一钱 诃子肉 白芍 神曲 白扁豆各八分 砂仁 苡仁各七分 炙草四分 山楂 豆蔻霜 家莲子各一钱

【用法】上为细末。以米饮调下。

【主治】痘疮虚泄。

参苓和脾散

【来源】《种痘新书》卷十二。

【组成】人参 白术 茯苓 山药 莲子 桔梗 苡仁 藿香 砂仁 炙草

【主治】脾胃两虚，泄泻腹痛，痘不起发。

【加减】虚甚，加干姜。

荆芥解毒汤

【来源】《种痘新书》卷十二。

【组成】防风 荆芥 炒芩 炒柏 玄参 升麻 牛蒡

【主治】痘夹疹者。

保元汤

【来源】《种痘新书》卷十二。

【组成】炙耆三钱 人参一钱五分 炙草七分 川芎一钱 肉桂一钱 白术一钱

【用法】加生姜、大枣，水煎服。

【主治】痘顶陷皮薄而软者。

【加减】气不行，加木香。

独参汤

【来源】《种痘新书》卷十二。

【组成】白花蛇（焙干，为末）

【用法】上以人参煎汤调服。

【功用】止痒。

【主治】痘痒塌陷。

退火回生丹

【来源】《种痘新书》卷十二。

【组成】滑石一钱　朱砂二分　冰片二厘　人中黄五分

【用法】上为末。灯心汤调服，睡少时，神安气宁，痘即转红活。

【主治】痘大热烦渴红紫，惨暗，惊搐狂谵。

【加减】体弱者，加人参三分同煎。

桂枝解毒汤

【来源】《种痘新书》卷十二。

【组成】猪苓　泽泻　麦冬　地骨皮　木通　黄芩　甘草　连翘　薄桂各等分

【用法】水煎服。

【主治】大寒寒气郁遏而痘难收靥者。

消毒饮

【来源】《种痘新书》卷十二。

【组成】荆芥　牛子各二钱　连翘　木通各一钱　甘草　枳壳各八分　桔梗二分

【主治】痘已出，上焦壅热，胸膈不快。

消毒饮

【来源】《种痘新书》卷十二。

【组成】防风　荆芥　甘草　牛蒡　连翘　金银花

【用法】水煎服。

【主治】痘后疮毒。

消瘟散

【来源】《种痘新书》卷十二。

【组成】当归　川芎　陈皮　枸杞　桔梗（井水炒）各五分　黄连（姜汁炒）一钱　红花子二钱　木通（去皮）　白芍各六分　防风四分　甘草　升麻　花粉　荆芥各三分

【用法】上为末。生姜为引，空心服，间三日再服。

【功用】稀痘。

调元托里汤

【来源】《种痘新书》卷十二。

【组成】人参　炙耆　当归　诃子肉　陈皮　桂枝（去皮）　羌活　防风　荆芥　赤芍　木香　红花各等分

【用法】用水同煎服。

【主治】痘痒塌，泄泻。

黄耆汤

【来源】《种痘新书》卷十二。

【组成】黄耆（生）　白芍　桂枝各一钱　甘草五分

【用法】加防风五分，姜、葱为引，水煎服。

【主治】痘疹身痛者。

清金汤

【来源】《种痘新书》卷十二。

【组成】知母　黄芩　石膏　桔梗　甘草　天冬　麦冬　木通　马兜铃　栀子　花粉　牛子各等分

【用法】水煎服。

【主治】痘疮，口臭咳嗽。

紫草膏

【来源】《种痘新书》卷十二。

【组成】僵蚕（酒洗）五钱　全蝎（去首尾，酒

洗）麻黄（去节）紫草各一两　人中白　白附各五钱　蝉蜕三钱　蟾酥一钱　穿山甲三钱　无价散五钱

【用法】上为末，另将紫草二两煎，去滓，熬成膏，再加蜜二两，入好酒半盏，炼过，与紫草膏调匀，和前药末为丸。初热，用败毒散煎汤化下；初热发惊，以薄荷、灯心、葱白汤化下；痘紫黑陷，以紫草煎汤化下；痘色淡白伏陷，以人参煎汤入酒数匙化下即起。

【主治】痘紫黑陷并痘热发惊。

紫草木通散

【来源】《种痘新书》卷十二。

【组成】紫草　木通（去皮）黄连（去皮，酒炒）牛蒡（炒）车前　甘草　茯苓　前胡各等分

【用法】水煎服。

【主治】痘疹身热，小便短赤。

稀痘丹

【来源】《种痘新书》卷十二。

【组成】雄黄　朱砂各二钱　冰片二分　麝香一分

【用法】上为末，取蟾酥为丸，如绿豆大。每七岁五丸，纳生葱管内，湿纸包裹，候纸干取出，用升麻、紫草、防风、荆芥、蝉蜕、白芷、牛蒡、紫苏、葛根、木通、甘草，加灯心三十根、葱白五茎，水煎，乘热调前药末服。被盖取汗，则毒自解。

【功用】解毒稀痘。

稀痘兔肉丹

【来源】《种痘新书》卷十二。

【组成】活兔一只（去皮，用头肉）

【用法】将盐腌肉晒干，加茵陈、连翘各三钱，同煮取汁服。

【功用】解毒稀痘。

惺惺散

【来源】《种痘新书》卷十二。

【组成】人参　白术　茯苓　甘草　桔梗　细辛　川芎各五分　薄荷　加花粉　前胡各八分

【用法】水煎服。

【主治】痘，壮热喘急，稠密毒壅者。

犀角消毒饮

【来源】《种痘新书》卷十二。

【组成】犀角　牛蒡　荆芥　甘草　白芍各等分。

【用法】水煎服。

【主治】痘痛。

鼠肉方

【来源】《种痘新书》卷十二。

【组成】雄鼠（肥大者，去皮毛、肠垢）

【用法】上用盐醋煮熟，与儿食之。

【功用】稀痘。

【宜忌】只用砂锅白水煎，不用椒、葱、蒜、韭之类。

解毒化热汤

【来源】《种痘新书》卷十二。

【组成】牛蒡　赤芍各一钱　连翘八分　归尾七分　桔梗　人中黄各六分　升麻　干葛　防风　荆芥各四分　红花五分　蝉蜕三分

【用法】加烧人粪末一钱调服。

【主治】痘稠密红紫者。

【加减】弱者，加人参六分。

解毒牛黄丸

【来源】《种痘新书》卷十二。

【组成】郁金　牛黄各一钱　杏仁十四个　巴豆（去油）五分

【用法】共为末，米糊为丸，淮芍汤送下。

【主治】痘后余毒，痰壅惊悸。

翳云散

【来源】《种痘新书》卷十二。

【组成】防风 甘草 羌活 黄芩 黄连 菊花 白芷 荆芥 蒺藜 龙胆草 石膏 川芎 大黄 石决明 木贼各等分

【用法】上为末，蜜水调服。

【主治】痘后眼生翳障。

千金内托散

【来源】《医宗金鉴》卷五十六。

【组成】人参 黄耆（制） 甘草（炙） 官桂 当归 白芍药（炒） 川芎 白芷 南山楂 厚朴（姜汁） 木香 防风

【用法】引加生姜，水煎服。

【主治】痘疹见点，无热，虚而兼寒。

归宗汤

【来源】《医宗金鉴》卷五十六。

【组成】大黄 生地黄 赤芍药 东山楂 青皮 木通 荆芥穗 牛蒡子（炒）

【用法】灯心为引，水煎服。

【功用】峻攻火毒。

【主治】

1.《医宗金鉴》：痘证毒火太盛，形气壮实，无风寒表邪，壮热不已，爪甲青紫，四肢厥冷，恶热，头汗出，通身蒸蒸汗出，谵语，烦躁狂乱，大渴引饮，唇口焦裂，舌生芒刺，大小便闭，吐血，小便尿血。

2.《卫生鸿宝》：痘热发苗，毒火炽盛，诸阳证迭见；并恶痘抱鬐托腮，聚背囊腰，蛇皮蚕种，肉肿疮不肿，紫陷黑陷。

加味归宗汤

【来源】《医宗金鉴》卷五十六。

【组成】归宗汤加紫草 石膏 犀角 黄连 归尾

【主治】痘疹毒火迅烈，莫能约束，热未三朝，发热或半日或一日，痘疹涌出不循序。

加味归宗汤

【来源】《医宗金鉴》卷五十六。

【组成】归宗汤加归尾 红花 紫草 犀角 黄连 穿山甲 地丁

【主治】毒火炽盛，气血锢滞，痘疹灌浆之时，地界红紫，痘形焦黑，而浆不行。

苏解散

【来源】《医宗金鉴》卷五十六。

【组成】川芎 前胡 牛蒡子（炒） 南山楂 木通 生甘草 羌活 苏叶 升麻 葛根 桔梗 荆芥 防风

【用法】加芫荽为引，水煎服。

【主治】痘发热三朝，应见点而不见点，为表邪风寒外郁不出。

荆防解毒汤

【来源】《医宗金鉴》卷五十六。

【组成】荆芥 防风 赤芍药 生地黄 甘草（生） 金银花 木通 桔梗 地骨皮 连翘（去心）

【用法】加生姜为引，水煎服。

【主治】小儿痘疹，热在肌表，痘痂宜落不落，其痂一半掀起，一半咬紧，身热干燥，肌肤红赤。

保元化毒汤

【来源】《医宗金鉴》卷五十六。

【组成】人参 黄耆（蜜炙） 甘草（炙） 当归 南山楂 穿山甲（炒） 白芷 木香 僵蚕（炒，研） 川芎

【用法】加煨姜，水煎服。

【主治】气血虚弱，痘疮不能如期起胀，平扁顶凹，其色灰白，皮薄嫩亮，更现倦怠气乏，不渴不烦等虚证。

凉血解毒汤

【来源】《医宗金鉴》卷五十六。

【组成】当归 生地黄 紫草 丹皮 红花 连翘（去心） 白芷 川黄连 甘草（生） 桔梗

【用法】加灯心为引，水煎服。

【主治】痘至结痂之后，毒热郁于血分，当落不

落，干燥不润，根色红艳，渴欲饮冷，烦急不宁。

宽中快癍汤

【来源】《医宗金鉴》卷五十六。

【组成】青皮（醋炒） 陈皮 枳壳（炒） 南山楂 麦芽（炒） 木香 黄连（生） 连翘（去心） 厚朴（炒） 甘草（生）

【用法】上加生姜、灯心为引，水煎服。

【主治】痘疹起胀之时，过于饮食，滞热内郁，痘不起胀，懒食恶食，肚皮发热，大便臭粘。

宽中透毒饮

【来源】《医宗金鉴》卷五十六。

【组成】葛根 桔梗 前胡 青皮 厚朴（姜炒） 枳壳（麸炒） 山楂 麦芽（炒） 蝉蜕 连翘（去心） 牛蒡子（炒，研） 黄连 荆芥穗 甘草（生）

【用法】上加生姜、灯心为引，水煎服。

【主治】痘欲出，发热呕吐烦渴，大便酸臭。

【加减】若大便秘，小便赤涩，腹热闷痛，加大黄、木通通利之。

黄连解毒加味汤

【来源】《医宗金鉴》卷五十六。

【组成】黄连 黄芩 栀子 黄柏 丹皮 生地黄 甘草（生） 金银花 连翘（去心）

【用法】加灯心为引，水煎服。

【主治】痘当落痂之后，其瘢或紫或焦或黑，现证通身壮热，烦渴不宁，皆因灌浆时浆未充足，毒未尽化故也。

清毒散

【来源】《医宗金鉴》卷五十六。

【组成】生地 赤芍 连翘（去心） 金银花 牛蒡子（炒、研） 木通 黄连 当归 丹皮 甘草（生）

【用法】水煎服。

【主治】痘疹靥速，火毒壅盛，口渴发热，烦急

不宁。

解毒防风汤

【来源】《医宗金鉴》卷五十六。

【组成】黄芩 生地黄 甘草 连翘（去心） 牛蒡子（炒，研） 荆芥 防风 金银花 赤芍 升麻

【用法】引加生姜，水煎服。

【主治】痘当落痂之后，血有余热，复外感于风，致瘢凸不平，色赤而艳，或发热，或作痒。

加味四物汤

【来源】《医宗金鉴》卷五十七。

【组成】生地（酒洗） 川芎 白芍（酒炒） 当归（酒洗） 连翘（去心） 紫草茸（酒洗）

【用法】水煎服。

【主治】痘疮因气行血滞，毒热伏于血分，不能成浆，至行浆时，空壳无浆，根紧而紫者。

加味保元汤

【来源】《医宗金鉴》卷五十七。

【组成】人参 猪苓 泽泻 白术（土炒） 黄耆（蜜炙） 赤茯苓 甘草（炙）

【用法】引用生姜，水煎服。

【主治】痘疮水泡，形大皮薄，内含一包清水，手足独密，身面俱少。

加味保元汤

【来源】《医宗金鉴》卷五十七。

【组成】人参 黄耆（蜜炙） 甘草（炙） 全当归（酒洗） 白芍（酒炒） 木香（煨） 白术（土炒） 官桂

【用法】引用老米，水煎服。

【主治】小儿气血两虚，痘疮倒陷，浆色清稀不足，根脚淡白无晕，遍体形如豆壳，疮皮皱而似结非结，至收靥时终不成痂。

芎归保元汤

【来源】《医宗金鉴》卷五十七。

【组成】人参 甘草（炙） 黄耆（蜜炙） 当归（酒洗） 川芎

【用法】龙眼肉为引，水煎服。

【主治】痘疹气血虚弱，当灌浆时，顶虽圆满，但根下全无红晕者。

当归活血汤

【来源】《医宗金鉴》卷五十七。

【组成】当归 川芎 赤芍 生地 红花 紫草 黄芩 黄连 大黄

【用法】水煎服。

【主治】痘之毒火入于血分，灼伤阴血，痘体干枯。

燕脂膏

【来源】《医宗金鉴》卷五十七。

【组成】燕脂 升麻 雄黄

【用法】先将升麻煎浓汤去滓，用棉燕脂于汤内揉出红汁，再加雄黄细末调匀。贴患处。

【主治】小儿痘攒聚于耳后高骨，名曰蒙壁。此系毒火发自肾经，其证最恶。

生脉六均汤

【来源】《医宗金鉴》卷五十八。

【组成】人参 五味子 麦门冬（去心） 陈皮 半夏（姜制） 茯苓 白术（土炒） 甘草（炙）

【用法】乌梅为引，水煎服。

【主治】痘疹脾弱泄泻，伤津大渴。

加味二陈汤

【来源】《医宗金鉴》卷五十八。

【组成】麦门冬（去心） 前胡 栝蒌仁 陈皮 半夏（姜制） 茯苓 甘草（生） 枳壳（麸炒） 桔梗 杏仁（炒，去皮尖） 黄芩

【用法】引用生姜，水煎服。

【主治】疮痘之火，炼液成痰，上壅气道。喉中作声。

加味平胃散

【来源】《医宗金鉴》卷五十八。

【组成】陈皮 厚朴（姜炒） 神曲（炒） 南苍术（米泔水浸，炒） 麦芽（炒） 甘草（生） 香附米（制） 南山楂

【用法】引用生姜，水煎服。

【主治】小儿因食滞郁塞，痘出之时原无腹痛，忽然一时作痛者。

加味甘桔汤

【来源】《医宗金鉴》卷五十八。

【组成】牛蒡子（炒） 苦桔梗 生甘草 射干

【用法】水煎服。

【主治】痘疹呛水，火盛热毒壅于会厌，咽门肿痛，水不易入，溢于气喉，气喷作呛。

加味甘桔汤

【来源】《医宗金鉴》卷五十八。

【组成】射干 牛蒡子（炒） 元参 连翘（去心） 麦门冬（去心） 栀子（炒） 苦桔梗 甘草（生）

【用法】水煎服。

【主治】痘疹热毒壅遏肺窍，痘未灌浆而音已先哑者；或痘毒不能发越于外，火热壅塞膈间，上冲咽喉肿痛，甚而不能呼吸，饮食难入。

加味归宗汤

【来源】《医宗金鉴》卷五十八。

【组成】当归尾 赤芍药 元参 大黄（生） 羌活 荆芥穗 青皮（炒） 穿山甲（炙） 生地 东山楂 牛蒡子（炒，研） 木通

【用法】水煎服。

【主治】毒火亢极，真阴不能胜邪，痘当出而未出，发热，腰频频作痛者。

加味四物汤

【来源】《医宗金鉴》卷五十八。

【组成】川芎 当归 生地 黄芩（酒炒） 川连（酒炒） 木香 白芍（炒）

【用法】水煎服。

【功用】清热除湿，调理气血。

【主治】湿热郁于肠胃，致伤气血，痘疮未愈而患赤痢，痘滞黯无色。

加味四物汤

【来源】《医宗金鉴》卷五十八。

【组成】当归 赤芍 荆芥穗 防风 红花 丹皮 牛蒡子（炒） 连翘（去心） 川芎 生地黄

【用法】水煎服。

【主治】痘症毒盛血热，痘出稠密而作痛者。

加味四物汤

【来源】《医宗金鉴》卷五十八。

【组成】当归 白芍（酒炒） 生地 牡丹皮 荆芥（炒黑） 川芎 黄芩 黄连 地榆

【用法】水煎服。

【主治】痘症毒火炽甚，流注大肠，大便下血。

加味四物汤

【来源】《医宗金鉴》卷五十八。

【组成】生地 连翘（去心） 川芎 当归 赤芍 石膏（煅） 麦门冬（去心） 川黄连（姜炒） 木通

【用法】水煎服。

【主治】痘症肺胃热盛，见点后寒战咬牙，痘色紫赤，大便秘，小便涩，烦躁口渴。

加味保元汤

【来源】《医宗金鉴》卷五十八。

【组成】人参 黄耆（炙） 甘草（炙） 当归（酒洗） 白芍药（炒） 麦冬（去心） 枣仁（炒，研）

【用法】水煎服。

【主治】痘症气虚，养浆时，顶平清稀而烦躁。

加味保元汤

【来源】《医宗金鉴》卷五十八。

【组成】人参 黄耆（蜜炙） 浮小麦 甘草（炙） 广桂枝 白芍（炒）

【用法】水煎服。

【主治】痘疮起胀后，阳虚汗出，大汗不止。

加味解毒汤

【来源】《医宗金鉴》卷五十八。

【组成】元参 苦桔梗 麦门冬（去心） 当归尾 赤芍 生地黄 连翘（去心） 牛蒡子（炒，研） 丹皮 红花 甘草（生） 木通

【用法】加灯心，水煎服。

【主治】痘症火盛，毒壅会厌，咽喉肿痛，水不易入，气喷作呛。

加减四物汤

【来源】《医宗金鉴》卷五十八。

【组成】人参 当归 麦门冬（去心） 生地栀子（炒） 白芍药（炒）

【用法】水煎服。

【主治】痘疹收靥后，血虚烦躁者。

加减消毒饮

【来源】《医宗金鉴》卷五十八。

【组成】升麻 牛蒡子（炒，研） 山豆根 紫草 连翘（去心） 生地黄 赤芍 川黄连 甘草（生）

【用法】灯心为引，水煎服。

【主治】痘疹初出，蒸热有汗，热在里者。

加味四君子汤

【来源】《医宗金鉴》卷五十八。

【组成】茯苓 白术（土炒） 人参 陈皮 木香

（煨）　甘草（炙）　黄连（姜炙）　黄芩

【用法】水煎服。

【主治】痘疮未愈而患白痢者。

加味升麻葛根汤

【来源】《医宗金鉴》卷五十八。

【别名】加减升麻葛根汤（《医钞类编》卷十九）。

【组成】升麻　葛根　防风　淡豆豉　赤芍　桂枝　甘草（生）

【用法】水煎服。

【主治】痘方出而身痒者。

加减陈氏木香散

【来源】《医宗金鉴》卷五十八。

【组成】人参　肉桂　茯苓　半夏（姜制）　白术（土炒）　丁香　肉豆蔻（面裹煨）　甘草（炙）　诃子肉（面裹煨）　木香（煨）

【用法】引用生姜，水煎服。

【主治】痘中厥逆，因气血虚寒而发，爪甲色白，小便清利，痘色灰陷，泄泻不食等。

避秽香

【来源】《医宗金鉴》卷五十八。

【组成】苍术　大黄　茵陈

【用法】上锉细，枣肉为饼，置炉中烧之。

【功用】避邪秽。

【主治】秽气触犯，痘疮暴痒。

牛黄散

【来源】《医宗金鉴》卷五十九。

【组成】川黄连（生）　黄柏（生）　薄荷各八分　雄黄　火消　青黛各二分半　牛黄　冰片　硼砂　朱砂各一分

【用法】上为细末。每用少许，吹患处。

【主治】痘毒不能发越于外，火热壅塞膈间，上冲咽喉，或肿痛、或哑呛，甚而不能呼吸，饮食难入。

四物解毒汤

【来源】《医宗金鉴》卷五十九。

【组成】当归　白芍（酒炒）　生地　元参　栀子（炒）　川芎　生甘草　黄连（酒炒）　黄柏（酒炒）　黄芩（酒炒）

【用法】水煎服。

【主治】女子出痘，或遇经行，过期不止，乃毒热乘入血室。

加味消毒饮

【来源】《医宗金鉴》卷五十九。

【组成】荆芥穗　防风　牛蒡子（炒）　升麻　生甘草　赤芍　南山楂　连翘（去心）

【用法】加生姜，水煎服。

【功用】疏风清热。

【主治】痘后余毒未尽，更兼恣意饮食，外感风寒，偏身出疹，色赤作痒，始如粟米，渐成云片。

加味犀角汤

【来源】《医宗金鉴》卷五十九。

【组成】荆芥　防风　牛蒡子（炒）　生甘草　桔梗　升麻　犀角　麦冬（去心）　栀子　黄连　石膏（煅）

【用法】水煎服。

【主治】痘疮热留于心，舌或赤或紫或黑或肿，舒舌、弄舌。

加味升麻葛根汤

【来源】《医宗金鉴》卷五十九。

【组成】赤芍　栀子　藿香　升麻　葛根　生甘草　防风　石膏

【用法】水煎服。

【主治】痘症热毒炽盛，初见口唇赤紫或焦裂者。

柴胡清热饮

【来源】《医宗金鉴》卷五十九。

【组成】柴胡　黄芩　赤芍　生地　麦冬（去心）　地

骨皮　生知母　生甘草

【用法】生姜、灯心为引，水煎服。

【主治】疹已没落，余热留于肌表。

至宝丹

【来源】《医方一盘珠》卷九。

【组成】早米饭一碗

【用法】将米饭炒成黑色，煎水半碗，徐徐饮之。

【主治】痘疹泄泻不止。

神应夺命汤

【来源】《医方一盘珠》卷九。

【组成】辰砂（研，水飞过）二钱　蝉退（去头足）三分　紫草（酒洗）三分　红花五分　蟾酥三分　穿山甲五分　麻黄（去根节，蜜酒炒）五分

【主治】痘触寒邪，黑陷不起。

十全大补汤

【来源】《幼幼集成》卷五。

【组成】人参　漂白术　白云苓　怀生地　青化桂　当归身　大川芎　杭白芍　炙黄耆　公丁香　嫩鹿茸　炙甘草　煨姜三片　大枣三枚

【用法】水煎服。

【主治】血寒气虚，痘出纯白色。

大补快斑汤

【来源】《幼幼集成》卷五。

【组成】人参　炙黄耆　全当归　大川芎　赤芍药　怀生地　牛蒡子　炙甘草　北防风　连翘壳　柳杨桂

【用法】水煎服。

【主治】痘起发，皮嫩易破。防痒塌。

大补快斑汤

【来源】《幼幼集成》卷五。

【组成】人参　炙黄耆　漂白术　炙甘草　杭白芍　全当归　正川芎　南木香　上薄桂　广陈皮　藿香叶

【用法】大枣三枚为引。水煎，半饥服。

【主治】痘起发，由吐泻不能饮食而灰白。

外浴忍冬汤

【来源】《幼幼集成》卷五

【组成】忍冬藤（俗名金银花。春、冬用枝，夏用枝叶）

【用法】上锉碎，以长流水一大釜，煎七分，将三分之一置浴盆内，以手试之，温热得中，先宜服用汤药，然后浴洗，渐渐添汤。以痘起光壮为度，不拘次数。

【主治】痘疮倒陷、黑陷不起。

连翘升麻葛根汤

【来源】《幼幼集成》卷五。

【组成】净连翘　绿升麻　粉干葛　京赤芍　芽桔梗　酒黄芩　黑栀仁　淮木通　麦门冬　牛蒡子　白滑石　炙甘草

【用法】淡竹叶七片，灯心十茎为引，水煎，热服。

【主治】小儿痘毒不能尽发。

建中托里汤

【来源】《幼幼集成》卷五。

【组成】人参　炙甘草　绿升麻　粉干葛　白云苓　陈枳壳　芽桔梗　小川芎　北柴胡　川独活

【用法】水煎，生姜为引，加竹沥兑服。

【主治】痘初热，因泄泻而腹痛。

理中快斑汤

【来源】《幼幼集成》卷五。

【组成】漂白术　白云苓　青化桂　黑姜炭　南木香　炙甘草　人参

【用法】加生姜三片，大枣三枚为引，水煎服。

【主治】小儿痘，误伤生冷寒凝不能起发。

【加减】呕，加半夏；泄泻，加淮山。

清风去火化毒汤

【来源】《幼幼集成》卷五。

【组成】北防风　绿升麻　杭白芍　柳桂枝　荆芥穗　粉干葛　牛蒡子　淡竹叶

【用法】水煎服。

【主治】小儿痘初出，表未解，风热作痒。

橘皮汤

【来源】《幼幼集成》卷五。

【组成】广陈皮　杭青皮　陈枳壳　南木香　生甘草　山楂肉　白云苓　麦芽一撮为引

【用法】水煎，空心服。

【主治】痘疹不能饮食，由伤食所致。

十全化毒汤

【来源】《幼幼集成》卷六。

【组成】人参　漂白术　怀熟地　当归身　炙黄耆　牛蒡子　白茯苓　正川芎　上薄桂　炙甘草　白芍药　粉干葛　生姜　大枣

【用法】水煎，温服。

【主治】痘疮气血俱虚，窠囊浮肿，中涵清水如水泡。

玄参地黄汤

【来源】《幼幼集成》卷六。

【组成】怀生地　润玄参　粉丹皮　绿升麻　黑栀仁　炒蒲黄　生甘草

【用法】灯心十茎为引，水煎，热服。

【主治】妇女痘疹作热，经水不依期而至。

加减导赤散

【来源】《幼幼集成》卷六。

【组成】淮木通　车前子　瞿麦穗　白滑石　赤茯苓　黑栀仁　淡竹叶

【用法】灯心为引，水煎，热服。

【主治】小儿痘后余热，郁积膀胱，小便赤涩。

当归桂枝汤

【来源】《幼幼集成》卷六。

【组成】人参　当归身　正川芎　白芍药　炙黄耆　漂苍术　川黄柏　炙甘草

【用法】加生姜、大枣为引，水煎。微加好酒一杯对服。

【主治】痘后血少，手足拘挛，不能转运。

【加减】气虚肢冷，加附片；感冒风寒，以致筋骨痛，加羌活、防风；血气大虚者，加鹿茸、虎胫、淮牛膝。

【备考】本方名当归桂枝汤，但方中无桂枝，疑脱。

建中汤

【来源】《幼幼集成》卷六。

【组成】柳杨桂　白芍药　当归身　炙黄耆　炙甘草

【用法】加生姜、大枣为引，水煎，热服。

【主治】痘后阳虚自汗，醒着而出者。

清神散火汤

【来源】《幼幼集成》卷六。

【组成】淮木通　润玄参　大麦冬　正川连　大当归　人参　白茯神　炙甘草

【用法】水煎，去滓，以辰砂末调服。

【主治】痘后毒邪未尽，忽然作搐。

【加减】大便秘者，微加酒大黄；自利者，倍人参。

温中托里汤

【来源】《幼幼集成》卷六。

【组成】人参　炙黄耆　炙甘草　牛蒡子　当归身　净连翘　上薄桂　杭青皮　南木香各等分

【用法】上加大枣三枚，水煎服。

【主治】痘疮。尚未收靥，忽然倒陷，属气虚者。

大承气加生地苁蓉汤

【来源】《四圣悬枢》卷三。

【组成】大黄三钱　枳实二钱　芒消二钱　肉苁蓉
三钱　生地三钱　白蜜半杯　厚朴二钱
【用法】流水煎大半杯，分热服。
【主治】小儿痘病，胃燥便结，确有下证。

小承气汤加生地苁蓉汤

【来源】《四圣悬枢》卷三。
【组成】大黄三钱　厚朴二钱（炒）　枳实二钱
（炒）　肉苁蓉三钱　生地黄三钱　白蜜半杯
【用法】流水煎大半杯，乘热分服。
【主治】小儿痘症，阳明腑病，胃燥便结。

天地苁蓉汤

【来源】《四圣悬枢》卷三。
【组成】生地二钱　天冬二钱　甘草一钱　肉苁蓉
三钱　麻仁二钱（炒，研）　白蜜半杯　阿胶二
钱　当归二钱
【用法】流水煎一杯，分服。
【功用】滋润肠胃，缓通大便。
【主治】小儿痘病，阳明府实，胃燥便结，不必攻
下者。

白虎加元麦紫苏汤

【来源】《四圣悬枢》卷三。
【组成】石膏二钱（生）　知母一钱　甘草一钱
（炙）　粳米半杯　元参一钱　麦冬三钱　紫苏
三钱
【用法】流水煎至米熟，取半杯热服，覆衣取
微汗。
【功用】清金发表。
【主治】痘病太阳经证未解，而见烦渴者。

苓桂参甘黄耆汤

【来源】《四圣悬枢》卷三。
【组成】人参一钱　甘草一钱　茯苓三钱　桂枝一
钱　黄耆三钱
【用法】流水煎半杯，温服。

【主治】痘疮溃烂无痂者。

参归芍药汤

【来源】《四圣悬枢》卷三。
【组成】人参一钱　甘草二钱　当归三钱　芍药（醋
炒）二钱
【用法】流水煎半杯，温服。
【主治】小儿痘疮根散者。

参耆桂麻汤

【来源】《四圣悬枢》卷三。
【组成】人参二钱　甘草一钱　黄耆三钱　桂枝一
钱　升麻一钱
【用法】流水煎至半杯，温服。
【主治】痘顶平者。

参甘桂附红蓝汤

【来源】《四圣悬枢》卷三。
【组成】人参一钱　甘草一钱　茯苓三钱　桂枝一
钱　附子二钱　苏叶三钱　红花一钱
【用法】流水煎半杯，温服。先用银针刺之，后服
此药。
【主治】痘疔坚石者。

参耆丹桂红蓝汤

【来源】《四圣悬枢》卷三。
【组成】人参二钱　黄耆二钱　桂枝二钱　芍药一
钱　甘草一钱　丹皮二钱　红花一钱
【用法】流水煎半杯，温服。
【主治】痘色红，过经不退者。

参耆姜苏石膏汤

【来源】《四圣悬枢》卷三。
【组成】人参二钱　甘草二钱　黄耆三钱　石膏一
钱　大枣三枚　苏叶三钱　生姜一钱
【用法】流水煎半杯，温服。
【主治】痘密者。

参耆麻桂红蓝汤

【来源】《四圣悬枢》卷三。

【组成】人参三钱　甘草一钱　黄耆三钱　桂皮一钱　丹皮一钱　红花一钱　升麻一钱

【用法】流水煎半杯，温服。

【主治】痘症，肿消眼闭者。

参耆蓝苏石膏汤

【来源】《四圣悬枢》卷三。

【组成】人参三钱　甘草二钱　黄耆三钱　石膏二钱　苏叶二钱　红花二钱　丹皮一钱

【用法】流水煎半杯，温服。

【主治】痘色紫而烦渴者。

桂枝芍药黄土汤

【来源】《四圣悬枢》卷三。

【组成】甘草一钱　白术二钱　附子二钱　阿胶一钱　桂枝一钱　芍药二钱　灶中黄土三钱　《医学金针》有生地。

【用法】流水煎半杯，温服。

【主治】痘症由于土湿木郁而便血者。

调胃承气加生地苁蓉汤

【来源】《四圣悬枢》卷三。

【组成】大黄二钱　甘草一钱　芒消二钱　肉苁蓉三钱　生地三钱　白蜜半杯

【主治】小儿痘病，阳明府证，潮热谵语，腹痛便秘。

白螺散

【来源】《种福堂公选良方》卷四。

【组成】白螺蛳不拘多少　片脑少许

【用法】香油调搽患处。

【主治】痘抓破。

梅花丸

【来源】《种福堂公选良方》卷四。

【组成】腊月梅花不拘多少（阴干，另用）　当归一钱五分　茯苓一钱　升麻五分　竹茹八分　甘草三分

【用法】用水一钟半，煎至八分，温热时将梅花拌浸一日，取出晒干，研为极细末。如男小儿病，用雄鸡一只，吊起左足良久，将竹枪入鸡喉内取血，调梅花末为丸，如绿豆大。每服二丸，滚水送下，即刻见功；如女小儿病，用老雌鸡吊右足，如前取血。制造晒干，以好瓷器收贮，不拘远年近日听用。此起死回生之药，小儿临危，任是毒甚，略有微气，用滚水送下，不拘时候，只不宜多服。

【主治】小儿痘疹。

紫金锭

【来源】《种福堂公选良方》卷四。

【组成】辰砂五钱　陈胆星五钱　蝉蜕三钱　甘草三钱　麝香一钱　蛇含石四两（一方加僵蚕四钱　白附子四钱　白茯神四钱　白术四钱；一方加僵蚕三钱，白附子五钱，减去甘草一钱）

【用法】上为极细末，饭为丸，每锭重五分。各照汤引磨服。

【主治】小儿一切危痘。

稀痘丹

【来源】《种福堂公选良方》卷四。

【组成】赤豆（小饭赤豆）　黑豆　绿豆　粉草各一两

【用法】上为细末，用竹筒刮去皮，两头留节，一头凿一孔，以药末入筒中，用杉木砧塞紧，黄蜡封固，外以小绳系之，投入腊月厕中，满一月即取出，洗净风干，每药一两配腊月梅花片三钱和匀（若得雪中梅花片落地者，不着人手，以针刺取者更妙），如急用，入纸封套内略烘即干。儿大者用一钱，小者用五分，俱以霜后丝瓜藤上小丝瓜煎汤调，空心服，汤宜多服。解出黑便为验，一次可稀，三次不出，每年服一次。

【功用】稀痘。

【宜忌】服后忌荤腥十二日。

紫草膏

【来源】《天花精言》卷四。

【组成】紫草五钱　犀角三钱（磨细）　羚羊角三钱（磨细）　珍珠四分（研细）　劈砂五钱（飞净）　牛黄二分　青黛三钱（水澄）　川贝三钱（炒净）　琥珀三钱（细研）　羌活三分（炒）　冰片（梅片）一分　明雄五钱　乳香三钱（去油）　没药三钱（去油）　元参五钱（或晒燥，或瓦焙。上为细末，包好勿动）　银花二两　地丁二两（拣净）　核桃肉二两（捣烂）　甘草一两　甘菊一两

【用法】后五味，先入长流水五碗，用砂锅慢火煎至一半，取滓绞汁，滤清，入炼蜜盏许，桑柴熬至滴水不散，入前十五味药为丸，重三分。一岁上下者服一丸，三岁上下者服二丸，蜜水送下。

　　本方方名，据剂型当作"紫草丸"。

【主治】已痘未痘，诸般恶疮恶毒。

洗狮散

【来源】《天花精言》卷六。

【组成】玄参　滑石　绿豆粉　松罗茶各等分

【用法】上为细末。绢包扑之。脱利异常。

【主治】痘证，热在肌表，痂落不快者。

洗狮膏

【来源】《天花精言》卷六。

【组成】生猪牙槽骨髓一具　紫草末少许

【用法】调为膏。外涂患处。

【主治】痘中发际之痂及一切堆厚强硬者。

紫草膏

【来源】《天花精言》卷六。

【组成】紫草五钱　真麻油四两　乳香五钱（研细）　没药五钱（研细）　黄蜡二两

【用法】将紫草入真麻油内滚数次，去滓，再入乳香、没药、黄蜡，共熬成膏。以此调化毒散贴之。

【主治】凡痘有犯大小恶形者。

升解散

【来源】《仙拈集》卷三。

【组成】升麻　生地　生甘草各三分　白芍（酒炒）　茯苓　木通各五分　黄芩（酒炒）四分　川芎六分

【用法】水煎，调辰砂末二分服。儿大者五分。后去辰砂，因症加减。

【主治】小儿痘未见形，暴热烦躁，毒气太盛。

乌鱼煎

【来源】《仙拈集》卷三。

【组成】大乌鱼一尾（小者二三尾）

【用法】待年终除夕夜静时，煎汤浴儿，遍身七窍俱到，不可嫌腥。若不信，留一手或一足不洗，出痘时此处偏多。

【功用】免痘。

丝瓜散

【来源】《仙拈集》卷三。

【别名】丝朱散（《大生要旨》）、丝瓜稀痘方（《梅氏验方新编》卷三）。

【组成】丝瓜（近蒂者三寸，烧灰存性为未）　朱砂（水飞，一岁以上用一钱，以下用五六分）各等分

【用法】沙糖水调下。

　　《大生要旨》：痘未见点服之，痘出亦稀。《梅氏验方新编》：丝瓜近蒂者炙存性，为细末，每一钱配水飞朱砂三分，每服五分，用黑沙糖调服。

【主治】痘症初起发热。

延生膏

【来源】《仙拈集》卷三。

【别名】回生膏（《经验广集》卷三）。

【组成】脐带（焙焦烟尽为度，放地上出火气，研末）　朱砂（水飞）五厘　甘草一钱

【用法】先将甘草熬膏一蚬壳，然后将前二味和匀，搽儿上腭及乳上，须一时服完。解下红黑粪则胎毒尽而痘稀。

【功用】下胎毒，稀痘。

余毒饮

【来源】《仙拈集》卷三引《单十全集》。

【组成】人参　茯苓　金银花　犀角各三钱　甘草一钱半　羚羊角一钱　珍珠八分

【用法】炼蜜为丸。每日服一钱。

　　本方方名，据剂型当作"余毒丸"。

【主治】痘后余毒。

油豆腐

【来源】《仙拈集》卷三。

【组成】豆腐

【用法】用真麻油敦熟，于春分、秋分前半月内，每早与小儿频食，痘必稀。

　　此方甚验，勿以平易忽之。

【功用】预解痘毒。

细柳煎

【来源】《仙拈集》卷三引《要览》。

【组成】观音柳（冬用枝梗，春、夏、秋用枝叶）四五钱

【用法】水煎服。

【主治】痘并疹出不快者。

消毒散

【来源】《仙拈集》卷三。

【组成】牛蒡（微炒）四钱　荆芥　甘草各一钱　防风　犀角（镑）五分

【用法】水煎，温服。

【功用】快透消毒。

【主治】痘疮毒气太盛，稠密成片，发热惊搐，舒舌瞪眼，脸赤腮肿，遍身赤痛。

梅花丸

【来源】《仙拈集》卷三。

【组成】梅花（腊月间采将开者，晒干）一两　朱

砂二钱

【用法】上为末，炼蜜为丸二十一丸。一月初一服起，至初七止，每服三丸，每早空心服。出痘必稀。

【功用】稀痘。

梅花豆

【来源】《仙拈集》卷三引朱禹功方。

【组成】赤豆　黑豆　绿豆各一两

【用法】上为末，入新竹筒中，削皮留节，凿孔入豆，杉木塞紧，用蜡封固，腊月浸厕中，二月取出风干。每用豆一两，配梅花冰片三钱，为末。每服一钱，霜后丝瓜藤煎下。

【功用】稀痘。

救痘煎

【来源】《仙拈集》卷三。

【组成】人参三钱　陈皮　荆芥（炒黑）各一钱　玄参　当归各二钱

【用法】以水二钟，煎八分，灌下。

【主治】痘色黑者。

银花散

【来源】《仙拈集》卷三。

【组成】金银花（微炒，研末）

【用法】上用白糖调，不住服。若以银花一斤，甘草四两，白糖加入，和匀成膏，每日早、晚服一二匙，解一切毒。

【功用】稀痘。

清凉蛋

【来源】《仙拈集》卷三。

【组成】鸡蛋初生头一个

【用法】人粪坑内浸七日，水洗净，煮熟，令儿食之，痧痘俱不出矣。

【功用】预解痘毒。

清痘引

【来源】《仙拈集》卷三。

【组成】白芝麻五六升（旋食旋炒）

【用法】置于常出入处，令孕妇随便嚼食。

【功用】生儿不受胎毒，无痘可出，既出亦稀。

稀痘汤

【来源】《仙拈集》卷三。

【组成】羌活 麻黄各六分 生地 黄柏 升麻 甘草 黄连 归身各四分 防风 川芎 藁本 黄芩 柴胡 干葛 苍术各三分 红花 细辛 苏木 陈皮 白术各二分 吴茱萸 连翘各一分

【用法】每逢立春、夏、秋、冬前一日，水二钟，煎八分，露一宿，次早仍温热服。若四季服，永不出痘；服一二次者，出痘稀。

【功用】稀痘，预防出痘。

痘泻煎

【来源】《仙拈集》卷三。

【组成】白术一钱半 人参 山药 莲肉 茯苓 肉蔻各一钱 砂仁 藿香（净叶） 肉桂各五分 木香 苍术 诃子各一分

【用法】上为末。每服二钱，米饮送下。

【主治】发痘时作泻。

楝子煎

【来源】《仙拈集》卷三。

【组成】楝树子三合（经霜后取，收贮）

【用法】待正月初一日午夜子时，将楝子入锅，用水煎汤数沸，待温，以新棉花洗儿遍身。

【功用】涤秽免痘。

牛粪散

【来源】《仙拈集》卷四引《碎金》。

【别名】太乙散（《经验广集》卷四）。

【组成】牛粪（用山上陈者）

【用法】上为末。搽三五次愈。

《济众新编》本方用法：多取牛粪，瓦器炒热作片，涂油乘热敷疮，冷则换热，不计其数，无间断，直至疮根自消，疮口突起为度。

【功用】收口生肌。

【主治】

1.《济众新编》：一切痈疽毒肿。

2.《验方新编》：湿热诸疮，毒水淋漓，久不收口；并小儿痘疮破烂，百药不效者。

痘后回毒膏

【来源】《蕙怡堂方》卷四。

【组成】麻油四两 番木鳖一两（去毛）

【用法】上同煎枯，捞出木鳖，入壮人头发三两，熬化，滴水成珠，加飞丹二两，收成膏。外贴。

【主治】痘后余毒，兼治诸般热毒。

八珍加肉果木通汤

【来源】《医林纂要探源》卷九。

【组成】八珍汤加肉果八分 木通八分

【主治】痘疮靥后，余热下逼，时或泄泻者。

八珍加黄芩知母汤

【来源】《医林纂要探源》卷九。

【组成】八珍汤加黄芩八分 知母八分

【主治】痘疮靥后身弱，坐立摇颤。

八珍加木通牛蒡子汤

【来源】《医林纂要探源》卷九。

【组成】人参八分 白术一钱 茯苓八分 甘草（炙）八分 当归一钱 熟地黄八分 川芎八分 白芍八分 木通八分 牛蒡子八分

【功用】补中利水。

【主治】痘疮至十一二日，贯浆已满，热毒解散，收靥时而痘数日不焦者。

八珍加麦门冬五味子汤

【来源】《医林纂要探源》卷九。

【组成】八珍汤加麦冬一钱　五味子五粒

【主治】痘疮靥后，烦渴，喘咳。

木香归蝉散

【来源】《医林纂要探源》卷九。

【组成】木香一分　大腹皮一分（锉）人参一分（去芦头）赤茯苓一分　青橘皮一分（汤浸，去白瓤，焙）诃黎勒皮一分　桂心一分　前胡一分（去芦头）半夏一分（汤浸七遍，去滑）丁香一分　甘草一分（炙微赤，锉）加白芷　当归　蝉蜕

【用法】上锉散。每服三钱或五钱，水煎，空心服。

【主治】痘当靥不靥，泄泻不渴，寒颤咬牙，疮反作痒者。

【方论】木香散以治内之虚寒，白芷、当归、蝉蜕以除外之虚热。

内涤汤

【来源】《医林纂要探源》卷九。

【组成】薏苡根一两　天花粉一钱　甘草（炙）二钱

【用法】水煎服。

【主治】痘疮收靥，忽泻脓血，中有痂皮者，腹中有痘也。

玉髓膏

【来源】《医林纂要探源》卷九。

【组成】羊骨髓一两　轻粉一钱

【用法】和成膏，涂疮上。

【主治】痘疹。痘痂欲落不落。并可灭瘢痕。

花露膏

【来源】《医林纂要探源》卷九。

【组成】蝉蜕（炙干，细研为末）白蜜（生用）

【用法】和匀涂疮上。

【主治】痘痂痒甚，搔抓成疮，而痂不落者。

松花散

【来源】《医林纂要探源》卷九。

【组成】松花粉（微炒，退冷，然后用）

【用法】敷席上，使儿安卧。

【主治】小儿痘疮，成片作烂，脓水不干者。

狗蝇散

【来源】《医林纂要探源》卷九。

【组成】狗蝇（专攒犬身毛内及狗屎中，色正黄，扑之暂死，少顷复活）不拘个数（炙新瓦上，为末）

【用法】每服少许，落花生煎汤调下。

【主治】痘疹血热毒壅之证，在前未能清涤，则于七八日间浆必不起，而有紫黑干枯及青灰倒陷者。

【方论】狗蝇能入下极而拔出瘀秽之毒，且转死为生也。落花生亦取落而复生之意，且性滋润，能发毒。

保元人乳汤

【来源】《医林纂要探源》卷九。

【组成】黄耆（炙）二钱　人参一钱　川芎八分　木香八分　当归八分　肉桂三分　甘草（炙）五分

【用法】加酒半杯同水煎，和人乳半杯温服。

【主治】痘疮起胀时，气血俱虚，顶陷色白者。

【加减】气不虚，去木香；血不虚，去当归、肉桂；气血弱甚者，加鹿茸一钱。

【方论】此承虚寒证之后，于行浆时更加助气血之药。气充则不虚，故用人参、黄耆、木香、甘草；血足则不寒，故用当归、川芎、肉桂、人乳；加以酒力，则胀起而不致有枯白顶陷之忧矣。

保元固气汤

【来源】《医林纂要探源》卷九。

【组成】黄耆（炙）三钱　人参一钱　肉桂五分　丁香三分　甘草（炙）五分

【用法】水煎服。

【功用】大壮气血，固其腠理。

【主治】痘症虚寒，腠理不密，卫气虚，起胀时痘上有小孔，不黑不白，名曰讧痘者。

桔梗麦冬汤

【来源】《医林纂要探源》卷九。
【组成】桔梗五钱　牛蒡子五钱　生甘草（锉末）五钱　麦门冬（去心）一两
【用法】上为末。每服三钱，淡竹叶汤调下。
【主治】痘疮毒气上壅，咽喉口舌生疮，不能吮乳者。

桔梗荆芥汤

【来源】《医林纂要探源》卷九。
【组成】甘草（生用）二钱　桔梗一钱　牛蒡子一钱　荆芥一钱
【用法】水煎服。
【主治】痘疹初发热而声音遂废，热壅肺而金不清者。

桔梗消毒汤

【来源】《医林纂要探源》卷九。
【组成】甘草（生用）三钱　桔梗一钱五分　牛蒡子一钱　荆芥穗八分　玄参一钱
【用法】水煎服。
【主治】痘疮结靥后，内毒盛甚，其势内攻而上烁肺，咽喉肿痛，声哑者。

胭脂膏

【来源】《医林纂要探源》卷九。
【组成】胭脂（生用，为主）　珍珠（生用，研末）　豌豆（烧存性，为末）　头发（烧存性，研末，或炒发出油，取用之）
【用法】上为末，调入胭脂拌匀，俟用。以银簪刺破，口含清水，吸去秽血，用此膏填入疮内，则诸痘自皆红润；或用紫草油亦可。
【功用】除血热壅结。
【主治】贼痘，痘疔。凡报痘后将起胀时，诸痘未起，而有先起虚大如金黄者，名曰贼痘；有大而色黑者，名曰痘疔。
【方论】胭脂以色，豌豆以形，血余以血活血，珍珠以阴和阳，要以除其血热之壅结者而已。去败群之羊，而群羊和矣。

宽中散

【来源】《医林纂要探源》卷九。
【组成】枳壳一钱　赤芍八分　甘草（炙）八分　当归一钱六分
【用法】上为散。水煎服。
【主治】痘疮服燥药太过，津液耗散，大便秘结者。
【方论】便秘似实而由虚变实，则未敢以实而破之。且痘证尤不敢轻下也。枳壳为宽其中，赤芍为清其热，而当归以润之，甘草以和之。秘者可通矣。

猪尾膏

【来源】《医林纂要探源》卷九。
【组成】蟾酥少许　牛黄二分　辰砂一钱　雄黄三分　冰片二分
【用法】上为末。取猯猪尾血（于活者割出鲜血）为膏；或为丸，如麻子大，每服一丸或二丸，薄荷汤送下。
【主治】痘疹血热毒壅，在前未能清涤，于七八日间，浆不起而紫黑干枯及青灰倒陷。

扫毒丸

【来源】《医林纂要探源》卷十。
【组成】玄参　青黛　赤茯苓　赤芍药　黄芩　白蒺藜　荆芥　防风　生地黄　木通　桔梗　朱砂各等分
【用法】炼蜜为丸，如芡实大。每服一丸至五丸，量儿大小，用薄荷汤送下。
【主治】小儿麻痘余毒，遍体生疮者。

七贞汤

【来源】《疡医大全》卷三十三。

【组成】升麻六钱　川芎五分　甘草三钱　薄荷八分　淫羊藿一钱　穿山甲（土炒）二片

【用法】水煎服。

【主治】痘疹二三日。

大解散

【来源】《痘医大全》卷三十三。

【组成】黄耆　羌活各二钱　赤芍药　桔梗各七分　白芷　黄连　甘草各五分　地肤皮　川芎各三分　明天麻二分

【用法】水煎服。

【主治】痘疹。

小异功散

【来源】《痘医大全》卷三十三。

【组成】人参　麦门冬　杏仁　北五味　陈皮　白术

【用法】水煎服。

【主治】痘，喘嗽。

内托均气散

【来源】《痘医大全》卷三十三。

【组成】苏叶八分　干葛七分　广木香六分　黄耆　川芎　甘草各五分　桔梗四分　白芍　紫草各三分

【用法】笋七片为引，煎服。

【主治】痘初热。

化斑汤

【来源】《痘医大全》卷三十三。

【组成】黄连　何首乌　连翘　马鞭草　木通　牡丹皮　蝉蜕　赤芍药　山栀　片黄芩　桔梗　牛蒡子　红花　白茯苓　紫草　生地　荆芥　防风

【用法】水煎服。

【主治】痘疮夹斑。

【加减】如大斑口燥，加石膏；初起夹斑，加葛根、升麻、浮小麦；初热时，可加纯阳草。

升天散

【来源】《痘医大全》卷三十三。

【组成】杏仁　防风　甘草　麻黄　栀子　干葛　干姜各五分

【用法】水煎服。

【主治】痘疮。

四仙汤

【来源】《痘医大全》卷三十三。

【组成】淫羊藿　陈皮　天门冬　甘草　生姜三片　大枣三枚

【用法】水一钟，煎七分服。

【主治】痘疮。

【方论】此为痘疮之主宰，而君臣佐使，出入加减，全在慧心。

生脉散

【来源】《痘医大全》卷三十三。

【组成】人参一钱　炙黄耆三钱

【用法】水煎服。

【主治】痘后灰白，气血两亏。

托里汤

【来源】《痘医大全》卷三十三。

【组成】人参　黄耆　当归　防风　青皮　生地

【用法】水煎服。痘不起速服，莫待痘苗枯。

【主治】痘不起。

托里千金散

【来源】《痘医大全》卷三十三。

【组成】人参　当归各一钱　广木香　厚朴　甘草　香附各五分　川芎　白芍药各七分　白芷八分　桔梗四分　糯米四十九粒　鸡汁一钟　笋二两

【用法】水煎服。

【主治】痘疹。

阴阳汤

【来源】《痘医大全》卷三十三。

【组成】黄耆 白茯苓 白术 山楂肉 甘草 木通 砂仁 杏仁各等分

【用法】水煎服。

【主治】痘疹。

利咽散

【来源】《痘医大全》卷三十三。

【组成】山豆根一钱 桔梗七分 甘草一分 元参一分五厘 绿豆十粒

【用法】水煎服。

【主治】痘疹咽喉疼痛，难进饮食。

败毒清凉饮

【来源】《痘医大全》卷三十三。

【组成】防风 白芍 白术 羌活 黄耆 独活 杏仁 甘草 栀子各等分

【用法】水煎服。

【主治】痘疹。

定疼散

【来源】《痘医大全》卷三十三。

【组成】神曲 山楂 当归 熟附子 良姜 甘草

【用法】大枣为引，水煎服。

【主治】痘，肚疼或冷气。

独活消痰饮

【来源】《痘医大全》卷三十三。

【组成】半夏 天南星 干葛 羌活 木通 甘草各等分

【用法】水煎服。

【主治】痘疹。

神灯照

【来源】《痘医大全》卷三十三。

【组成】紫草 白芷 沉香 北细辛 三奈 乳香 檀香 肉桂

【用法】上为细末，将药卷入纸条内，用麻油、黄蜡各五钱熬化，将药捻施之，燃照痘儿面部周身，一日数照，以解其靥。

【功用】解痘靥，转凶为吉。

【主治】痘疹不起。

结靥散

【来源】《痘医大全》卷三十三。

【组成】白芷一钱 何首乌七分 川芎 甘草各五分 木通 蝉蜕各三分 白术 荷叶各二分

【用法】水煎服。

【主治】痘不收，作痒。

笑逢散

【来源】《痘医大全》卷三十三。

【组成】山栀仁 蝉蜕各等分

【用法】水煎服。

【主治】痘疹。

益气收浆汤

【来源】《痘医大全》卷三十三。

【组成】何首乌 白芍 黄耆 桔梗各二钱 人参七分 白术三钱 陈皮 砂仁 甘草各一钱 山楂肉一钱二分

【用法】米泔水煎服。

【主治】痘不收靥。

清血退心汤

【来源】《痘医大全》卷三十三。

【组成】麻黄 山栀 官桂 姜黄 蒲黄 木通 连翘 甘草各等分

【用法】水煎服。

【主治】痘不收靥。

淫羊补浆汤

【来源】《痘医大全》卷三十三。

【组成】淫羊藿 人参 白术（土炒） 穿山甲（炮）各二钱 防风 生地 甘草 川当归 黄豆（炒）各三钱 官桂 广木香 川芎 白芷 陈皮各一钱 白茯苓 黄耆各五分 糯米五钱

【用法】竹笋煎汁当水煎，不拘时服。

【主治】痘不灌浆者。

紫草透肌汤

【来源】《痘医大全》卷三十三。

【组成】紫草二钱 防风 荆芥 薄荷 山楂肉 栀子 甘草各等分

【用法】水煎服。

【功用】预服可免痘疮。

稀痘汤

【来源】《痘医大全》卷三十三。

【组成】升麻 葛根 芍药 甘草各等分

【用法】水煎服。看耳后红筋枝叶，乃两经齐发未出。

【主治】初发热，痘未出者。

【加减】如一经未发者，加牛蒡子。

温中汤

【来源】《痘医大全》卷三十三。

【组成】陈皮 厚朴 人参 白茯苓 黄耆 官桂 半夏 当归 川芎 熟地

【用法】上加生姜为引，水煎服。

【功用】保脾胃，助气血。

【主治】痘疮三朝，身凉不渴，口气冷，痘淡白，二便清利。

【加减】泄泻，加白术，泽泻；不止，再加诃子肉，肉豆蔻。

解毒散

【来源】《痘医大全》卷三十三。

【组成】黄芩 栀子 连翘 乌梅 苏薄荷 甘草各等分

【用法】水煎服。

【主治】痘不收靥。

解毒护童膏

【来源】《痘医大全》卷三十三。

【组成】金银花一斤（用水入铜器内，煎至滓无苦味为度） 粉甘草四两（用水煎至滓无甜味为度，去滓）

【用法】上二汁和匀，用文武火慢煎约十碗至三四碗，入米白糖收成膏，埋土内一日，出火气。每早以百沸汤冲一钟与小儿吃。

【功用】一切疮毒不生，并可稀痘。

镇胃散

【来源】《痘医大全》卷三十三。

【组成】藿香 砂仁 白术

【用法】上加生姜、大枣、糯米七粒为引，水煎温服。

【主治】痘疮呕吐不止。

灌脓起顶汤

【来源】《痘医大全》卷三十三。

【组成】人参七分 黄耆二钱 白芷 甘枸杞各一钱 淫羊藿 川芎 甘草各五分 黄豆七粒

【用法】姜、枣引，煎服。

【主治】痘不起发。

红花汤

【来源】《成方切用》卷十一。

【组成】升麻 前胡 桔梗 山楂 木通 荆芥 抚芎 甘草 灯心 红花 蝉蜕

【主治】小儿出痘疹，点如糖粞齐布，热甚口臭。

保婴稀痘神验丹

【来源】《沈氏经验方》。

【别名】稀痘丹（《痘疹会通》卷四）。

【组成】麝香五厘 朱砂一钱 大萆麻子三十六粒

（去壳取肉，拣肥白者）

【用法】先将朱砂为末，次入麝香研匀，后将蓖麻子肉加入一处，共为细末，须要端阳午时，洁诚合制。用手指蘸药搽小儿头顶心、前心后心、两手心、两脚心、两肘弯、两膝弯、两腋窝共十三处。量药均搽如钱大，俱要搽到，勿使药有余剩。如小儿头发长者，将顶心头发剃去一块，务使药贴皮肤，其力方到。搽后听其自落，不可洗去。每药一料，只搽一儿，男女一样治法。搽一次出痘数粒；次年端阳午时再搽一次，止出一二粒；又次年至端午再搽一次，其痘永不出矣。每年端午即搽一次，不可间断。如周岁小儿，再于七月七日、九月九日午时依前法搽之。

【功用】预防痘疮。

六味饮

【来源】《大生要旨》卷五。

【组成】山楂一钱 紫草一钱 牛蒡子一钱 防风一钱二分 荆芥一钱二分 甘草五分

【用法】水煎服。痘将发之时服之。

【功用】稀痘。

四圣挑疔丹

【来源】《同寿录》卷三。

【组成】珍珠十四粒 豌豆四十九粒（烧存性） 乱发二钱（酒洗净，烧存性） 干胭脂不拘多少

【用法】上为细末。点疔内。

【主治】痘疔。

立效散

【来源】《同寿录》卷三。

【组成】人中白（煅过）一钱 铜绿三分 麝香一分

【用法】上为细末。茶洗口、牙净，用指敷药于上。

【主治】痘疹余毒，牙根破烂出血，或成走马牙疳者。

托里消毒散

【来源】《同寿录》卷三。

【组成】黄耆（蜜炙）一钱 白术（土炒）七分 白茯苓五分 陈皮 防风 连翘各四分 白芍 当归各五分 桔梗七分 荆芥 牛蒡子 炙甘草各三分

【用法】水煎。不拘时候服。

【主治】痘十一二日，半收半敛之际。

【加减】如痘正盛时，偶然陷伏而不结痂，此中气虚而脾寒，加人参四分；如内热烦躁，热气熏蒸不结痂，当以水磨犀角汁解之。

乌金膏

【来源】《同寿录》卷四。

【组成】净清油二十两 马钱子二两 地木鳖仁二两 蓖麻肉二两（净） 密陀僧六两（细末） 赤金四十九张

【用法】上药先入清油内炼至枯色，去滓再熬，滴水成珠，再下密陀僧末，搅匀熬成，取起，飞入赤金，和匀为度。

【主治】痈疽，发背，肿毒，疔疮。

回毒膏

【来源】《同寿录》卷末。

【组成】麻油四两 番木鳖一两（去毛） 壮人头发三两 飞丹二两

【用法】番木鳖入麻油中煎枯，捞出木鳖，入壮人头发熬化，候滴水成珠，加飞丹收成膏。贴之。

【主治】痘后疮毒。

十全化毒汤

【来源】《医部全录》卷四九一。

【组成】人参 黄耆 甘草 当归 川芎 牛蒡 桂枝 防风 荆芥 赤芍

【用法】水煎服。

【主治】痘疹气血不足者。

保元化毒汤

【来源】《医部全录》卷四九一。

【组成】人参 黄耆 甘草 桂枝 羌活 荆

芥　牛蒡　防风　连翘
【用法】水煎服。
【主治】痘疹气不足。

人参生津散

【来源】《医部全录》卷四九二。
【组成】人参　麦冬　天花粉　葛根　甘草
【用法】水煎服。
【主治】痘后作渴。
【加减】有热，加知母、软石膏；自利，加白术、升麻。

甘桔加栀子汤

【来源】《医部全录》卷四九三。
【组成】桔梗　甘草　栀子各等分
【用法】水煎服。
【主治】痘疹烦不得眠。

加减四君子汤

【来源】《医部全录》卷四九四。
【组成】人参　白茯苓　肉豆蔻　黄耆各半两　甘草（炙）二钱
【用法】上锉。每服一钱，水半盏，加生姜五片，大枣一个，煎三分，乳母倍服。大便不固，痘渐黑陷，小儿乳母同服。
【主治】疮疹不渴，脏寒下利。
【加减】若大泻，手足厥冷，加附子。

回毒即消丹

【来源】《医部全录》卷四九六。
【组成】净金银花五钱　生甘草一钱　人参二钱　黑参三钱
【用法】水二碗，煎三分，与小儿服之。一剂即消大半，二剂全愈。
【主治】痘疹回毒。

全蝎散

【来源】《医部全录》卷四九四。

【组成】全蝎五个（蜜焙干）　蝉蜕五个（酒浆洗，和炒）
【用法】上为细末。再加酒、芍药、砂糖调服。
【主治】小孩百日里出痘。

防风白术汤

【来源】《医部全录》卷四九四。
【组成】防风（锉）五钱　炒术　茯苓　当归　大腹皮
【用法】水煎服。
【主治】痘日久不靥。

消毒散

【来源】《痘疹专门》卷上。
【组成】水银二钱　轻粉二钱　石膏二钱　铅三钱　官粉三钱（煅）　冰片三分（研）　大珍珠一钱
【用法】先将铅化开，倾入水银，再入后药，研细。用甘草汤洗疮口，敷药，三日一换。
【主治】痘后疮痛内陷，刀伤肉破，血流不止。

百病丹

【来源】《痘疹专门》卷下。
【组成】沉香　木香　郁金　延胡　当归　甘草　丁香（各为末）各一钱　大黄二钱朱砂六分　白硼砂六分　巴豆肉（去油）四钱
【用法】上为末。量人之大小强弱，少者重约五六厘，多者重约一分，如今日用，滚水泡服一次，隔一日，再服一次。
【主治】痘后头面周身发肿。
【方论】此方本非痘后所宜用，但遇此肿胀，木通、茯苓、猪苓、泽泻等药不能消水，此丹屡试屡验，特附之。

青梅散

【来源】《本草纲目拾遗》卷七引《衣德堂稀痘良方》。
【组成】生青果核七个（打碎，去仁，晒干，研极细末，不宜火焙，又不宜沾生水）　玉蝶梅花

二十一朵（去蒂）

【用法】共白蜜两茶匙，捣浓。恰交春分时与小儿服。永不出痘，即出亦不过三粒。

【功用】稀痘。

稀痘神方

【来源】《本草纲目拾遗》卷七。

【别名】二气丸。

【组成】白梅花蕊三钱（采饱绽者，须预备晒干） 生地黄三钱 当归三钱 生甘草一钱 脐带一枚（小儿自己落下时，去灰或矾，用新瓦炙存性）

【用法】上为极细末，同煎浓汁。滤清熬膏，一日服完。

【功用】永不出痘。

芍药汤

【来源】《续名医类案》引伍氏方。

【组成】炒白药 薏仁 茯苓 地骨皮 银花 百合 山药 建莲

【主治】痘已破碎，声不哑，毒不陷者。

一匙金

【来源】《杂病源流犀烛》卷二。

【组成】白花蛇（去骨刺）三分（炒褐色） 人指甲一分半（炒黄色）

【用法】上为末。再用透骨草、麻黄各三钱，入水、酒各半杯，煎三沸，去滓，调上二味末服之。盖卧，微汗即愈。如儿小，分三服。

【主治】疹后风，并痘脱痂风。

大青汤

【来源】《杂病源流犀烛》卷二。

【组成】大青（无大青，以青黛代之） 木通 元参 桔梗 知母 山栀 升麻 石膏

【用法】水煎，调路东黄土末二三钱服之。

【主治】疹出为风寒所中，毒邪内陷，一日即没者。

【加减】大便结闭，口干腹胀，身热烦躁者，此为热秘，加酒炒大黄。

和解散

【来源】《杂病源流犀烛》卷二。

【组成】麻黄（去节，取头末） 绿豆（取生粉，隔纸焙熟）各七分（共为细末） 新蒲公英二两（干者七分） 条芩 生地各一钱

【用法】后三味煎好，调前二味末，春、冬温服，夏、秋凉服。兼用外治方。

外治方：仰天皮二斤（即凹地上捲皮也），嫩柳皮半斤，星星草四两，蝉退二百个，水十杯，煎三沸，去滓，乘热气熏洗遍体，黑疹变为鲜色，十有九生。

【主治】疹已出，遍身形如蚕种，色黑暗，皮肉僵硬，十死一生者。

荆芥解毒汤

【来源】《杂病源流犀烛》卷二。

【组成】荆芥 赤芍 牛蒡 连翘 元参 桔梗 防风 前胡 木通 归尾 甘草梢 天花粉

【主治】婴儿出疹，有夹痘出者因毒气壮盛，击动脏腑，毒趋百窍，血有余而气不足，不能密护脉络，血遂夹毒外浮，乘势而与痘齐出。

当归养血汤

【来源】《痘疹全书》卷下。

【别名】当归养荣汤（《杂病源流犀烛》卷二）。

【组成】当归 川芎 生地黄 麦门冬（去心） 木通 甘草 淡竹叶 山栀仁 灯心

【主治】

1.《痘疹全书》：疹后浑身壮热，未至羸瘦，但多抽搐，烦躁不宁。

2.《杂病源流犀烛》：疹瘰。

【加减】便闭，加大黄。

加味甘桔汤

【来源】《痘麻钳珠》。

【组成】甘草一钱　桔梗三钱

【用法】加猪肤皮，水煎服。

【主治】痘疹咽喉肿痛，不能饮食者。

开关散

【来源】《痘麻绀珠》卷五。

【组成】白矾三钱　巴豆四粒

【用法】用瓦一片，以矾一半作底，放巴豆于中，上用一半盖面，文火焙将枯，用炭火盖矾上，炙略枯，入青黛拌湿，阴干为末。每用一钱，加硼砂三分、天竺黄一分，共末吹之。

【主治】痘疹，痰塞喉中，声如拽锯，滴水不入。

败毒散

【来源】《痘麻绀珠》卷十六。

【组成】人参　茯苓　柴胡　前胡　羌活　甘草　川芎　独活　桔梗　枳壳　陈皮

【用法】加生姜、大枣为引。

【功用】解毒。

【主治】痘疮邪盛，红点未见之前热甚者。

人参固肌汤

【来源】《痘麻绀珠》卷十七。

【组成】人参　黄耆　白术　当归　芍药　茯苓　甘草　木通　蝉蜕　糯米

【用法】每服三钱，水一盏，煎至半盏，徐服之。

【主治】痘疮表散太过，伤其津液，以致腠理虚涩，无力脱却，结痂至半月一月，粘肉不脱，或发痒者。

化斑汤

【来源】《痘麻绀珠》卷十七。

【组成】水杨柳　紫草　荆芥　甘草

【用法】水煎服。

【主治】痘毒紧凑心肝二经，形如蚊咬者。

解毒防风汤

【来源】《痘麻绀珠》卷十七。

【组成】金银花五钱　甘草　木通　防风　荆芥　连翘　牛蒡子各一钱

【用法】同紫草煎汤服。外用蚬子水摩之。

【主治】痘痂落后，热毒未尽，而疮瘢复起成凸者。

四圣丹

【来源】《痘麻绀珠》卷十八。

【组成】绿豆　豌豆　赤小豆（各烧存性）　珍珠（研细）二分

【用法】内服夺命散，外以本方涂之。

【主治】痘疮干燥，其根焦黑。

六物汤

【来源】《医级》卷八。

【组成】当归　熟地　川芎　白芍　肉桂　黄耆（炙）

【主治】气血不足，寒滞食减；或阴虚气陷，腹痛滞下；及妇人胞宫虚冷，带浊崩堕，难产经闭；及疝瘕瘀蓄，痘疮。

【加减】胃寒呕恶，加干姜；水道不利，加茯苓、泽泻、猪苓；气滞、气逆，加香附、木香、丁香、砂仁、乌药；阴虚疝痛，加楝实、吴萸、茴香；瘀蓄胀痛，经闭不行，去黄耆，加红花、桃仁、茜草、牛膝、益母；疮痘虚寒或表寒闭滞，加麻黄、细辛、紫苏、羌、防之类。

丝瓜汤

【来源】《名家方选》。

【组成】丝瓜（阴干）三分　升麻　芍药　桔梗　甘草各二分

【用法】水煎，温服。

【主治】无辨痘不痘，但婴儿身热，呵欠烦闷，睡中惊悸，喷嚏眼涩鼻涕，出气粗，手足酸软。

洗身散

【来源】《名家方选》。

【组成】枳实　陈皮　红花　牛蒡子各四钱　黑豆

三钱　桃枝　桑枝各长一尺五寸
【用法】以水三升，煮取一升五合，洗遍身。
【主治】痘疮陷伏不起，或隐在皮肤中者。

雄黄胭脂散

【来源】《名家方选》。
【组成】大黄　紫草　鸡冠　雄黄各等分
【用法】先以三棱针刮破疮，以小竹管频吸之，而后取三味细末。以水和蜜制胭脂，敷疮上。封令风不入，则毒能解。
【主治】痘疮诸药不验，见黑陷者。

白术散

【来源】《许氏幼科七种·痘诀余义》。
【组成】广陈皮三钱　白术（土炒）三钱　茯苓（生用）四钱　木香（面包煨）二钱　锅巴四钱　炙甘草二钱
【用法】上为细末。撒粥中与食。
【主治】痘，里虚泄泻者。

豆蔻丸

【来源】《许氏幼科七种·痘诀余义》。
【组成】木香（面裹煨）五钱　诃子（面裹煨）五钱　白豆蔻（面裹煨，压去油）一钱五分　白术（土炒）三钱　赤石脂（火煅，醋淬）二钱五分　炙甘草二钱五分
【用法】上为细末，粥汤杵为丸，如绿豆大。用时米水浸软与食，周岁儿十粒，二岁二十粒；研碎冲服亦可。
【主治】小儿痘疹，里虚泄泻者。

琥珀丸

【来源】《许氏幼科七种·痘诀余义》。
【组成】滑石六两　粉甘草一两　辰砂三钱　琥珀五钱
【用法】上为细末，米汤为丸服。
【主治】痘疹初出，风烦不宁。

加味羌活汤

【来源】《痘疹会通》卷四。
【组成】羌活　防风　升麻　柴胡　当归　川芎　藁本　细辛　黄芩　白菊花　蔓荆子各等分
【主治】痘后面目浮肿。

加减升麻汤

【来源】《痘疹会通》卷三。
【组成】升麻　赤芍　干葛　甘草　前胡　防风　桔梗　紫苏
【用法】水一钟半，加生姜一片，葱白二寸，煎服。微汗为度。
【主治】无论痘与非痘，但见身热头痛，呵欠烦闷，睡中惊悸，嚏喷眼涩，鼻出清涕，耳凉骶凉，手足酸软者。
【加减】身热壮甚，腹胀喘满，加麻黄；惊搐时发，加木通、生地；烦渴，加花粉、黄芩，调辰砂郁金散三钱；衄血，加犀角、栀炭；便血，加桃仁、川连；溺涩，加木通、车前、大腹皮；闭结，加枳壳、川朴；秘结气喘，壮热烦躁，面目浮肿，舌苔甚粗，身热恶寒，四肢厥冷，加千里马；失血干呕，加芩、连、犀角；泄泻，加猪苓、泽泻；谵语狂妄，加石膏、知母，调辰砂郁金散；喉痛，加牛蒡子、元参、荆芥；咳嗽，加杏仁、枳壳；腹膨呕泻，鼻酸，加山楂、川朴、六曲；腹痛，加青皮、木香；腰痛，加羌活、独活。

加味清地退火汤

【来源】《痘疹会通》卷三。
【组成】羌活　石膏　知母　元参　豆根　紫草　红花　归尾　丹皮　犀角　大黄　蚯蚓
【用法】水煎服。
【主治】痘疮见点，热毒俱盛者。

却邪补气散

【来源】《痘疹会通》卷三。
【组成】白芷　防风　桔梗　山楂　肉桂　川芎　人参　黄耆　甘草　慈菇

【主治】痘疮贯脓三日在肺经。

苓　人参　黄耆　甘草　熟地　鹿茸

【主治】痘疹将靥。

固脾散毒汤

【来源】《痘疹会通》卷三。

【组成】白芍　白术　云苓　防风　荆芥　连翘　木通　当归　大力

【用法】水煎服。

【主治】痘疹收靥落痂三日在脾经，余毒未净者。

【加减】痘后当靥不靥，加参、耆、白芷、上桂；抓破不干，以败草散敷之；下痢脓血，加木香、连翘；后重，加槟榔、枳壳；泄泻，加升麻、猪苓、泽泻；呕吐，加陈皮、黄连；热不退，加黄芩、地骨皮；伤食发热，加山楂、六曲；风寒发热，加柴、葛、桂枝；腹痛，加木香；乍寒乍热，加参、柴、耆、桂；神昏好眠，加人参、麦冬、茯神，仍去翘、桂；溺涩，加车前、木通；惊搐，加人参、木通、生地、栀子；喘嗽，加杏仁、麦冬；便难，加杏仁、枳壳；手足拘挛，加炙耆、桂枝；骨节痛，加羌活；肿满，加大腹皮、防风；喘促，加葶苈；作渴，加人参、麦冬；自汗，加参、耆、上桂；吐蛔，加乌梅。

参归助液汤

【来源】《痘疹会通》卷四。

【组成】人参　当归　熟地　白芍　麦冬　五味

【主治】痘疹浆不能老，因内不足者。

活血汤

【来源】《痘疹会通》卷三。

【组成】归尾　生地　赤芍　苏木　甘草　牡丹皮　山楂　柴胡　黄芩　黄连　红花　知母　连翘

【用法】童便煎浓服。

【主治】黑痘，似煤炭，血不红活。

神楼散

【来源】《痘疹会通》卷三。

【组成】白芍　白术　山药　山楂　肉桂　云

神人解毒汤

【来源】《痘疹会通》卷三。

【组成】当归　生地　川芎　丹皮　红花　赤芍　桔梗　连翘　木通　甘草

【用法】加竹叶二十片，灯心三十根，水煎，热服。

【主治】痘疹见点三日，身热腮红，皮焦毛燥，点粘红燥，渴欲饮水，睡卧不宁，小便赤涩。

透肌散

【来源】《痘疹会通》卷三。

【组成】升麻　紫草茸　甘草　僵蚕　鼠粘（俱炒）　紫苏　薄荷各等分

【用法】每服四钱，水煎，温服。

【主治】黑痘如黑痣，皮肤发青紫纹。

清地退火汤

【来源】《痘疹会通》卷三。

【组成】归尾　红花　桔梗　连翘　荆芥　川芎　川连　地骨皮　木通　羌活　柴胡

【用法】水煎服。

【主治】痘疹见点而热不退，三日内俱可服。

紫龙丹

【来源】《痘疹会通》卷三。

【组成】玳瑁石（火煅酒淬七次）　没石子二两　赤石脂一两

【用法】上为末，每服一钱。

【主治】痘疮灌脓三日。

【加减】热泻，兼四苓散服。

解毒散

【来源】《痘疹会通》卷三。

【组成】紫苏　干葛　桔梗　陈皮　川朴　甘

草 半夏 茯苓 桔壳 前胡 地肤 知母（秋石丹化水拌炒） 黄柏（童便浸一日，炒黑）

【主治】无论痘与非痘，但见身热头痛，呵欠烦闷，睡中惊悸，嚏喷眼涩，鼻出清涕，耳凉尻凉，手足酸软，服过加减升麻汤者。

十解散

【来源】《痘疹会通》卷四。

【组成】生耆 归尾 黄芩 川芎 白芷 连翘 天麻 荆芥 牛蒡子 防风 紫草 甘草

【主治】痘疹初出，天庭、印堂形如蚕布，或如串字，或如梅花，或遍身大热，红赤黑陷，或头痛鼻涕者。

天水散

【来源】《痘疹会通》卷四。

【组成】人参 当归 川芎 白术 陈皮 楂肉 黄芩 木香 上桂 淫羊藿 穿山甲 甘草

【用法】生姜作引，为散服。

【主治】痘疹蒙头灰白色不起者。

内助调气汤

【来源】《痘疹会通》卷四。

【组成】人参 黄耆 白术 藿香 云茯苓 酒白芍 归身 牛蒡子

【用法】生姜、大枣为引。

【主治】痘疹，初见点时，吐泻并作，其色灰白者。

化毒汤

【来源】《痘疹会通》卷四。

【组成】川连 黄芩 生地 防风 荆芥 连翘 栀子（炒） 赤芍

【主治】痘疹稠密太甚，皮肉红斑、紫斑者。

分阴理阳汤

【来源】《痘疹会通》卷四。

【组成】人参 苏叶 葛根 桔梗 北柴胡 黄芩 陈皮 甘草

【用法】煨生姜为引。

【主治】痘疹邪气正气相持者。

仙胜散

【来源】《痘疹会通》卷四。

【组成】人参 木通 紫草 生耆 防风 枳壳 甘草

【主治】痘不能出，小便短涩。

加味四君子汤

【来源】《痘疹会通》卷四。

【组成】人参 白术 云苓 甘草 归身 川芎 黄耆 上桂 楂肉

【主治】小儿气血两虚，完谷不化，痘疮顶陷，色白不起者。

有名漏浆散

【来源】《痘疹会通》卷四。

【组成】人参 菟丝 楂肉 黄耆 桑皮 归身 川芎 白芷

【主治】痘疹糊涂一片，浆不满足者。

防风藁本汤

【来源】《痘疹会通》卷四。

【组成】防风 藁本 生地 薄荷 连翘 荆芥 蝉蜕 红花 甘草 牛蒡子 元明粉 紫草

【用法】灯心为引。

【主治】痘疹。

苏解散

【来源】《痘疹会通》卷四。

【组成】紫苏 青皮 前胡 半夏（制） 云茯苓 枳壳 橘红 甘草 干葛根 桔梗 炒牛蒡子 木香 羌活 麻仁

【主治】痘疹初发热，未见痘，疑似之间。

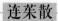

连茱散

【来源】《痘疹会通》卷四

【组成】川连五钱 吴萸二钱 竹叶一钱

【用法】上为末。每服五分，姜汤调下。

【主治】痘疹干呕。

连翘人参汤

【来源】《痘疹会通》卷四。

【组成】人参 当归 白术 连翘 荆芥 陈皮 五味子

【主治】痘疹里虚。

羌活救苦汤

【来源】《痘疹会通》卷四。

【组成】羌活 防风 荆芥 白芷 黄芩 连翘 牛蒡子 薄荷 蔓荆子 人中黄 甘草

【主治】痘疹邪火伤阴之症。

尾灵丹

【来源】《痘疹会通》卷四。

【组成】鳝鱼数条

【用法】清水养二三日，将刀割尾，以灯草蘸尾血点眼。

【主治】痘后眼珠上起白星。

枳壳散

【来源】《痘疹会通》卷四。

【组成】紫草 枳壳 生地 大黄

【用法】淡竹叶，灯心为引。

【主治】痘疹，大热毒盛者。

荆防渗湿散

【来源】《痘疹会通》卷四。

【组成】人参 荆芥 防风 白芷 云茯苓 漂术 苍术（制过） 甘草

【主治】痘疹溃烂不靥。

虾蟆散

【来源】《痘疹会通》卷四。

【组成】癞虾蟆一个

【用法】取生白矾五钱，黑枣三个，贯入虾蟆腹内，外加盐泥包好，入火内煅存性，为末收贮。

【主治】痘毒。

胃苓汤

【来源】《痘疹会通》卷四。

【组成】泽泻 白术 陈皮 云茯苓 苍术（制） 川朴 甘草 肉桂 三棱 莪术

【用法】水煎服。

【主治】痘疹吐泻，灰白陷伏不起者。

香苏败毒散

【来源】《痘疹会通》卷四。

【组成】紫苏 香附 白术 山楂 陈皮 川朴
方中白术，《痘疹世医心法》作"苍术"。

【用法】生姜皮为引，水煎服。

【主治】痘疹初发，形似伤寒。

退红解毒汤

【来源】《痘疹会通》卷四。

【组成】紫草 丹皮 甘草 连翘 川连 防风 木通 北柴胡 地骨皮 赤芍 桔梗 荆芥 红花 蝉退 栀子 羌活 炒芩 糯米

【用法】竹叶、石膏同引，水煎服。本方在放标七日之内可用。

【主治】发热三四日不退，放标大小不等，或红斑、紫斑，黑赤焦枯，或腰疼。

热战咬牙汤

【来源】《痘疹会通》卷四。

【组成】归尾 陈皮 郁金 防风 生地 牛蒡子 川连 赤芍 黄芩 红花 连翘 栀炭 楂肉 石膏 竹叶 木通

【用法】灯心一扎为引，磨羚羊角尖三分，冲服。

【主治】痘出热战咬牙，口渴，大便不泄者。

痂完余毒汤

【来源】《痘疹会通》卷四。

【组成】黄连 黄芩 栀子（炒） 白芍 牛蒡子 北柴胡一钱 玄参 木通 连翘 薄荷 地皮 云茯苓 甘草

方中除柴胡外，诸药用量原缺。

【用法】灯心为引，水煎服。

【主治】痘后热毒不除，口动如食物状。

调气养血汤

【来源】《痘疹会通》卷四。

【组成】人参 黄耆 半夏（制） 甘草 川芎 蝉退 陈皮 归身 桔梗 淫羊藿 云茯苓

【用法】加生姜、大枣，水煎服。

【主治】痘疹八九日不成浆者。

黄连败毒散

【来源】《痘疹会通》卷四。

【组成】栀子（炒） 连翘 当归 川芎 黄芩 生地 防风 荆芥 牛蒡子 北柴胡 甘草 赤芍

【主治】痘疹收靥发热痛毒。

黄耆白芷汤

【来源】《痘疹会通》卷四。

【组成】黄耆 白芷 枸杞 甘草 制首乌各等分

【用法】水煎服。

【主治】痘疹当靥不靥。

移星换斗方

【来源】《痘疹会通》卷四。

【组成】麦冬（去心）一两

【用法】上捣烂，以绢布包。贴脚心涌泉穴。如痘在左眼，包右脚心；痘在右眼，包左脚心。

【主治】眼中痘疮。

散风散

【来源】《痘疹会通》卷四。

【组成】牛蒡子（半生，半炒）各二钱 陈皮三钱 槟榔一钱 甘草一钱

【用法】上为细末。每服五至七分，多不过一钱，食前蜜水调服。

【主治】痘疹黑陷里实之证。

黑成散

【来源】《痘疹会通》卷四。

【组成】紫草四两 牛黄少许

【用法】上为末。每服三四分，糯米汤化下。

【主治】小儿痘疹，遍身黑点如墨洒者。

稀痘丸

【来源】《痘疹会通》卷四。

【组成】紫草（酒蒸） 牛蒡子（炒）各一两 甘草二两 赤小豆 山楂 连翘各五钱 防风 栀炭各四钱 荆芥 川连各三钱

【用法】甘草汤打面糊为丸，如龙眼大，辰砂为衣。每服一丸，用米汤送下；体厚者，或绿豆汤送下。痘疹未发服，逆变顺，顺变稀。

【主治】痘疹未发。

寒战咬牙汤

【来源】《痘疹会通》卷四。

【组成】人参 丁香 肉桂 川芎 黄耆 白术 楂肉 豆蔻 甘草

【用法】生姜为引，木香磨水冲服。

【主治】痘出顶陷灰白，寒战咬牙，口不渴，大便泻者。

寒热相兼汤

【来源】《痘疹会通》卷四。

【组成】人参 黄耆 川芎 当归 白芷 楂肉 防风 桔梗 甘草 陈皮 紫草 黄芩 地黄

【主治】痘疹半红紫，半灰白。

【宜忌】八九日后不宜用。

解毒汤

【来源】《痘疹会通》卷四。

【组成】银花三两　北防风　荆芥　牛蒡子　木通　连翘　甘草各一钱

【主治】痘疹蕴留不散之毒。

解肌散火汤

【来源】《痘疹会通》卷四。

【组成】葛根　防风　楂肉　桔梗　牛蒡子　升麻　紫草　红花　北柴胡　赤芍　黄芩　甘草

【用法】芫荽为引。

【主治】痘疹初热。

蟢膜散

【来源】《痘疹会通》卷四。

【组成】壁上白蟢膜不枸多少

【用法】入铜勺内，加食盐少许，拌炒为末。吹之。

【主治】痘疹喉咙痛。

清肺饮

【来源】《痘疹会通》卷五。

【组成】天花粉　西河柳　麻黄　桔梗　杏仁　瓜蒌霜　百部　桑皮　黄芩

【用法】水煎服。

【主治】痘疹、麻子已退、余火未清，音哑，发疮。

牛蒡子汤

【来源】《会约医镜》卷二十。

【组成】牛蒡子（炒，研）　归身　炙草　柴胡　连翘　黄芩（酒炒）　黄耆（生用）　地骨皮各八分

【用法】水煎服。

【主治】痘密身热，连日不退。

甘桔化毒汤

【来源】《会约医镜》卷二十。

【组成】甘草　桔梗　射干　黄连（酒炒）　牛蒡子（炒）各钱半

【用法】水煎，入竹沥服。

【主治】痘灌脓之时，喉肿生疮。

宁神汤

【来源】《会约医镜》卷二十。

【组成】人参　当归　熟地各二钱　茯神　石菖蒲各一钱　枣仁（炒，研）八分　远志六分　炙草五分

【用法】上为末，猪心血为丸，辰砂（水飞）为衣。灯心汤送下。

【主治】痘成浆之时，气血外出，自心舍空虚，神无所依，或昏睡不醒，口中喃喃，狂言如祟。

加减清毒活血汤

【来源】《会约医镜》卷二十。

【组成】紫草　当归各二钱　前胡　牛蒡子各六分　生地　白芍　连翘　桔梗各五分　黄芩　黄连（各酒炒）各七分　甘草四分　山萸肉八分　怀牛膝二钱

【用法】煎就，入生蜜半酒杯服之。

【主治】痘起胀灌脓时，或六七日不大便而闷塞作乱者。

【宜忌】不可用芒消、生大黄大下之。

【加减】如大便不通，加酒炒大黄三钱微利之。如仍不通，用猪胆汁灌入谷道中，即通。

托毒清热安胎汤

【来源】《会约医镜》卷二十。

【组成】当归　川芎　白芍　桔梗　甘草　柴胡　前胡　防风　荆芥　白芷　干葛　紫草　白术　条黄芩各一钱

【用法】水煎服。

【功用】托表安胎。

【主治】孕妇麻痘初热。

败毒生肌散

【来源】《会约医镜》卷二十。

【组成】地骨皮 黄连（炒） 黄柏（炒） 五倍子 生甘草各等分

【用法】上为末。干掺之。

【主治】痘收结后，仍作热，臭烂，出脓水。

参归补益汤

【来源】《会约医镜》卷二十。

【组成】人参（无者，或以山药三钱炒黄代之） 蜜耆二三钱 当归身二钱 白芍（酒炒）一钱半 大川芎八分 肉桂七分 山楂肉六分 熟地二三钱

【用法】水煎服。或加糯米、人乳（泄者不用），好酒合服。

【主治】痘疹气血两虚，脓不充满，白陷、灰陷等证。

【加减】如气虚痒塌不起，加穿山甲（土炒）六分，或加白芷；如血热红紫不起，加紫草一钱半；如胃气虚寒多呕者，加干姜（炒用）一钱，或加丁香四分；如元气大虚，寒战咬牙，去白芍，加附子一钱半，干姜（炒用）一钱；如泄泻，加白术一钱半，肉豆蔻一钱。

复元大补汤

【来源】《会约医镜》卷二十。

【组成】人参 黄耆（蜜炙）一钱半 当归一钱三分 炙草八分 肉桂 白术 川芎各八分 南木香四分

【主治】痘疮，气血大虚而浆不行，二三日细小，四五日渐大，六七日脚阔顶陷，色白如豆壳者。

加味参麦饮

【来源】《疫疹一得》卷下。

【组成】人参五分 麦冬三钱 五味子八分 通草八分 石菖蒲一钱 川连五分 甘草三分 白芍一钱 灯心三尺

【主治】疫疹愈后，多言。

补脾清痢饮

【来源】《慈航集》卷下。

【组成】甜于术二钱 炒白芍五钱 云苓五钱 车前子三钱 五谷虫一钱五分 甘草五分 神曲一钱五分（炒） 枳壳一钱

【用法】煨广木香一钱为引，煎服。

【主治】小儿痘疹后，脾虚下痢，面色黄白手足凉，舌苔微白者。

生地益阴煎

【来源】《古方汇精》卷四。

【组成】玄参 银花 赤芍 白茯苓各二钱 归身 甘菊各一钱五分 丹皮八分 生地五钱 生甘草一钱

【用法】上方与参术和脾饮相间服之。

【主治】痘后诸患。

托里益气汤

【来源】《古方汇精》卷四。

【组成】净银花 玄参各二钱 人中黄五钱 鲜芦根八钱 上黄耆（饭锅蒸熟）三钱 柴胡 升麻各四分

【用法】照服二剂。再接服生地益阴煎和参术和脾饮。

【主治】小儿痘浆不足。

泻毒饮

【来源】《古方汇精》卷四。

【组成】大生地 玄参 全归各一两 净银花八钱 生甘草五钱 法制半夏三钱

【用法】加金汁半酒杯，辰砂一分，冲服。

【主治】痘粒干收。

参术和脾饮

【来源】《古方汇精》卷四。

【组成】西党参三钱 于术（酒拌，土微炒） 银花各一钱五分 橘皮一钱 嫩桑芽七粒（无芽用叶）

【用法】上与生地益阴煎相间服之，可投十余剂。

【功用】杜痘后诸患。

保婴济痘神丹

【来源】《古方汇精》卷四。

【组成】白豆　赤豆　绿豆各三两（俱连壳，甘草煎汁浸一宿，晒、研）　蝉蜕（去头足，净水飞）　银花　元参　生地各二两　荆芥穗　生耆各三两　人中黄一两五钱　归身一两

【用法】上为末，用胡荽一两，酒浸一宿，煎汁为丸，如黍米大，辰砂五钱为衣。每服一钱，初见点时，灯心汤送下；灌脓浆，糯米一撮煎汤送下；初见不起发，馒笼膏三厘煎汤送下。

【主治】痘疮。

荆防饮

【来源】《古今医彻》卷一。

【组成】防风　荆芥　鼠粘子（焙研）　前胡　桔梗　苏薄荷　陈皮　葛根各一钱　甘草二分　山楂肉一钱五分

【用法】加生姜一片，芫荽一撮（无则用子），水煎服。

【主治】发疹，形密似针头，其色淡如桃花，咳嚏，泄泻者。

【加减】如发透，去荆防；胸膈不宽，加枳、朴；痰多，加苏子；泻甚，去鼠粘；咽痛，加射干；火毒，加玄参；腹痛，加茯苓、厚朴；二剂后去荆防，加薄荷一钱，枳壳一钱。

顺流丹

【来源】《重庆堂随笔》卷上。

【组成】当归　川芎　升麻　甘草各六两

【用法】上为粗末，于腊月八日取东流清水七大碗，煎至三大碗，去滓收药，盛新砂锅内；再选明净完体辰砂四两，盛细绢袋内，以线扎口，悬系药汁中，约离锅底一指，以桑柴慢火煮至汁尽，取起研细末，瓷瓶收藏；另用好糯米半升，淘净控干水气；再以盐卤和净黄土，干湿得所，包米为围，放炭火内，煅令通红，速即取出，冷定劈

开，拣米粒色黄尽性者，亦研细末，别盛瓷瓶收藏。凡小儿一岁足者，用辰砂末、米末各一分，白蜜一茶匙，米汤半杯，醇酒半杯，其二味调匀，以茶匙徐徐喂服。未出痘者免出，已见点者必稀，陷没者即起。

【主治】痘证险逆。

羌活桃仁汤

【来源】《观聚方要补》卷四引《吕氏经验方》。

【组成】羌活　桃仁　红花　牛膝　玄胡索　大黄各等分

【用法】水二盏，葱一根，煎服。

【主治】坠堕闪挫，气血凝滞，攻刺腰痛。

白薇散

【来源】《异授眼科》。

【组成】白薇二两　生地一两　白蒺藜一两五钱　防风一两五钱　石榴皮九钱　羌活一两

【用法】上为末。枸杞汤下。

【主治】目睛出痘，眼下皮漏脓。

黑豆丸

【来源】《异授眼科》。

【组成】黑豆一升　黄芩一两　黄连一两　大黄一两　甘草一两　朴消一两　密蒙花一两

【用法】用水三碗，药、豆同煎，豆干为度，去药。每服豆三十粒，细嚼，米汤送下。

【主治】小儿痘疹患目疾。

托里清补汤

【来源】《痘科辨要》卷四。

【组成】人参　黄耆　当归　川芎　厚朴　防风　桔梗　白芍　白芷　木香　牛蒡子　地丁　黄芩（酒炒）　甘草

【用法】水煎，温服。

【主治】痘疮气虚毒壅者。

秘传赤龙丹

【来源】《痘科辨要》卷四。

【组成】人参 葛根 桔梗 茯苓 辰砂各一两 龙脑一钱五分 菊铭石（醉浸，烧末） 犀角 木香各二钱二分 玳瑁 丹砂 麝香各一钱二分 金箔 银箔各十二枚 牛黄二钱五分 香附子一钱二分

【用法】上为细末，以白蜜炼合，或以姜汁和匀用之。

【主治】痘前后惊搐不醒。

解毒饮

【来源】《痘科辨要》卷四引汪氏方。

【组成】当归（酒洗） 芍药 人参 山楂 黄耆（蜜炙） 荆芥 牛蒡（炒，研碎） 防风各二分 炙甘草一分

【用法】水煎，温服。

【主治】痘疮十一二日，发热，当靥不靥，及痂落无托靥者。

【加减】若是阳证，加黄连四分，黄芩（共酒洗）二分；热甚者，加生黄芩、生黄连、银柴胡各三分；若是阴证，加肉桂。

犀角解毒饮

【来源】《痘科辨要》卷六。

【组成】生地黄 丹皮 犀角梢尖 芍药各一钱 五味子七粒 连翘 牛蒡子（炒） 元参 甘草各三钱 人参一钱

【用法】水一钟半，煎六分或三分，不拘时候服。或研为末，炼蜜为丸，如弹子大。每服一丸，灯心草二十根，枣二枚，煎汤化下。或加淡竹叶三十片亦可。

【主治】痘。十日后，壮热不结痂，虽结不实，状如腊滓，而不干者。

败毒散

【来源】《痘科辨要》卷十。

【组成】前胡 柴胡 独活 天麻 地骨皮 薄荷 甘草

【用法】加生姜，水煎服。

【主治】痘初发，在疑似之间者。

凉膈攻毒散

【来源】《痘科辨要》卷十。

【组成】大黄 黄连 石膏 荆芥 地丁 玄参 当归 甘草各等分

【用法】水煎服。

【主治】痘症热毒壅于上焦，胸膈烦闷，壮热。

消毒饮

【来源】《履霜集》卷三。

【组成】当归（酒洗） 川芎 山楂 连翘（去瓤）各四分 前胡二分（去皮） 木通二分（去皮） 甘草一钱

【用法】水一盏，加灯心十根，煎三分，不拘时服。

【主治】热盛痘多。

卷舒散

【来源】《引痘略》。

【组成】绿豆一两 茶叶五钱 雄黄三分 冰片二分

【用法】上为细末。若痘干，用芙蓉花油或腊梅花油开搽。若痘湿，则用末掺之。

【主治】痘损破，脓水不止。

银杏膏

【来源】《疡科遗编》卷下。

【组成】文蛤五钱 白及三钱 赤芍二钱 赤豆三钱 草乌三钱

【用法】上为细末，再加银杏十个（去皮壳）一同打烂，用生豆腐浆调敷。

【主治】痘毒溃烂不愈。

痘疮完善丹

【来源】《疡科遗编》卷下。

【组成】煅石膏四两　赤石脂二两　漂滑石三两　铅粉二两　真粉三两

【用法】共为末，研匀。掺之。

【功用】收湿结痂。

【主治】痘疮破烂无皮。

先锋散

【来源】《眼科锦囊》卷四。

【组成】硼砂一钱　瓜蒂五分　片脑一分　大戟七分

【用法】上为末。搐鼻。热泪如溅者奏效。

【主治】痘疮攻眼。

止泻调中汤

【来源】《医林改错》卷下。

【组成】黄耆八钱　党参三钱　甘草二钱　白术二钱　当归二钱　白芍二钱　川芎一钱　红花三钱　附子一钱（制）　良姜五分　官桂五分（去粗皮）

【用法】水煎服。

【主治】痘六七日后泄泻不止，或十余日后泄泻，及痘后抽风兼泄泻者。

助阳止痒汤

【来源】《医林改错》卷下。

【组成】黄耆一两　桃仁二钱（研）　红花二钱　皂刺一钱　赤芍一钱　山甲一钱（炒）

【用法】水煎服。

【主治】痘疮六七日后，作痒不止，抓破无血，兼治失音声哑。

足卫和荣汤

【来源】《医林改错》卷下。

【组成】黄耆一两　甘草二钱　白术二钱　党参三钱　白芍二钱　当归一钱　枣仁二钱　桃仁一钱五分（研）　红花一钱五分

【用法】水煎服。

【主治】痘后抽风，两眼天吊，项背反张，口噤不开，口流涎沫，昏沉不省人事，周身溃烂，脓水直流。

通经逐瘀汤

【来源】《医林改错》卷下。

【组成】桃仁八钱（研）　红花四钱　赤芍三钱　山甲四钱（炒）　皂刺六钱　连翘三钱（去心）　地龙三钱（去心）　柴胡一钱　麝香三厘（绢包）

【用法】水煎服。

【功用】《医林改错评注》：活血化瘀，解毒。

【主治】痘形攒簇，蒙头覆釜，周身细碎成片，或夹疹夹斑，浮衣水泡，其色或紫、或暗、或黑，其症或干呕、烦躁，昼夜不眠，逆形逆症，皆是瘀血凝滞于血管。

【加减】大便干燥，加大黄二钱，便利去之；五、六日后，见清浆、白浆，将麝香去之，加黄耆五钱，将山甲、皂刺减半；至七、八日后，桃仁、红花亦减半，黄耆可用八钱。此方指四五岁而言，若一二岁，分两可减半；若七、八岁，分两可加一半。

【方论】《医林改错评注》：方中用连翘、柴胡解毒，麝香、山甲、地龙、皂刺通络，赤芍、桃仁、红花逐瘀。

升君汤

【来源】《医钞类编》卷六。

【组成】人参　白术　茯苓　甘草　升麻　葛根　芍药

【用法】水煎服。

【主治】元气虚弱，斑欲出不透，脉微弱者。

【加减】斑不透，加紫草茸。

加苓调脾散

【来源】《医钞类编》卷十九引聂氏方。

【组成】白术　茯苓　神曲（炒）　白芍（酒炒）　扁豆（去壳，姜汁浸炒）　砂仁（炒）　香附（炒）　厚朴　炙草

【用法】加煨姜、大枣，水煎服。

【主治】痘疹，脾气虚弱，泄泻。

【加减】可加人参。

加味固阳散火汤

【来源】《医钞类编》卷十九。
【组成】炙耆　人参　白术　云苓　归尾　防风　升麻　木通　荆芥　炙甘草
【用法】加大枣，水煎服。
【主治】痘出皮嫩浇薄，毒在气分，宜防痒塌。

当归活血饮

【来源】《医钞类编》卷十九引万氏方。
【组成】归尾　红花　黄芩（酒炒）　连翘　炙北耆　人参　骨皮　牛子　甘草
【用法】加灯心，水煎服。
【主治】痘疮抓破出血。

知母石膏汤

【来源】《医钞类编》卷十九引朱氏方。
【组成】知母　熟石膏　竹叶　麦冬　连翘　牛子（炒）　黄芩　黄连　生地　淮通　花粉　葛根　甘草
【用法】水煎，热服。
【主治】痘证余毒未尽，发渴者。

治毒快斑汤

【来源】《医钞类编》卷十九。
【组成】桔梗　荆芥　防风　赤芍　黄耆（炙）　牛子　归尾　玄参　连翘　前胡　淮通　花粉　炙草
【用法】水煎服。
【主治】毒气太甚，痘一二日即出。

二消饮

【来源】《医钞类编》卷二十一。
【组成】当归　赤芍　花粉　甘草　牛子（炒）　茯苓　生地　红花　蝉蜕（去足翅）　木通　半夏八分（制）

【用法】加灯心二十根水煎服。
【主治】痘里夹瘰。

卫元汤

【来源】《疡科捷径》卷下。
【组成】人参三分　当归一钱　防风一钱　红花七分　黄耆二钱　芍药一钱　桔梗七分　甘草三分
【功用】通络消瘀，内托。
【主治】痘里夹瘰，生于颈旁，心烦身热之虚弱者。

金龙散

【来源】《格物堂经验良方》。
【组成】金硫黄　龙脑各五厘　沙糖三分
【用法】上为末。分为二服。日数次用之。
【主治】虚痘难发出者；及麻疹难发出者。

蚕茧散

【来源】《续刻经验集痘疹选要》。
【组成】出蛾蚕茧　枯矾　滑石　黄柏　胡粉　龙骨（煅）各等分
【用法】上为末。用麻油调搽。
【主治】痘、瘰及遍身生疮。

三妙血

【来源】《卫生鸿宝》卷四。
【组成】鸡冠血（老白雄鸡更妙）　豕尾血　蚯蚓血各等分
【用法】酒冲服。一方用白酒酿。
【主治】痘五六朝，根赤转紫，而顶有孔，如针刺，如嵌顿，身热，苔黄，口渴，便秘。
【加减】凡根紫甚至转黑，而顶下陷者，为毒陷，三妙合紫雪加金汁；如身热便秘，顶嵌根紫，或发水泡，而间有半浆者，将无浆之泡挑去，三妙入流气败毒之药。
【方论】鸡冠居至高之分，取其阳气充足，天庭不起者，须此攻发，但系盛阳之品，故加豕、蚓等血为佐。豕，阴畜，尾又居至阴，凡血皆热，惟此清凉，尾善动，故尤活血。地龙善窜，活血通经，能引诸药直破恶毒所聚之处。

四物内托饮

【来源】《卫生鸿宝》卷四。

【组成】当归（酒洗）生地（酒洗）白芍（酒洗）川芎 防风 生耆 山甲（乳炙）麦冬 皂角刺 元参 桔梗 甘草 荔枝壳 晚米一撮

【用法】水煎服。

【主治】痘疮六七朝，血燥气郁而毒不化浆者。

【方论】四物以凉血活血，防风佐生耆，又得甲、刺以攻气中之毒，则气之郁者自开，玄参以滋水源，甘、桔以利肺气，荔壳温宣以起峻，晚米清润以生浆，为凉托至稳之剂。

托里散

【来源】《卫生鸿宝》卷四。

【别名】内托散。

【组成】人参 炙耆 当归各二钱 川芎 桔梗（炒）白芷 厚朴（姜制）甘草（生）防风各一钱 紫草 桂心（去黑疔陷去之）木香各三分 生姜一片 红枣一个

【用法】水煎服。

【主治】痘疮灌脓，表虚里实，气血皆弱，而无大寒大热。

【加减】痘红紫黑陷属热者，去香桂，加紫草、红花、黄芩；痘淡白灰陷而虚寒者，加丁香；当灌不灌，倍参、耆、当归、糯米，入人乳、好酒。

稀痘三豆汤

【来源】《卫生鸿宝》卷四。

【组成】大黑豆 小赤豆 绿豆各一两（淘净）大粉草二两（锉细，用新大竹筒一个，两头留节，开一小孔，削去竹青，入甘草于内，以木砧尖布裹塞孔，熔蜡封固，绳系放粪坑内月余，立春前三日取出）

【用法】水煮豆熟为度，逐日空心任意食豆饮汁。或将豆晒干，入汁，再浸再晒，汁尽为度。出痘

时，及将出发热，皆可服。

【功用】解毒清火，稀痘。

【方论】三豆皆凉，而寓生发之意。黑归肾以制相火，赤归心以制君火，绿归阳明以制胃火。

痘疳丹

【来源】方出《理瀹骈文》，名见《经验方汇钞》。

【组成】人中白一钱 铜录一分半 麝香一分

【用法】上共为细末。用茶洗口齿净，以指蘸药，搽患处。

【主治】痘疹余毒，牙龈破烂出血，或成走马牙疳者。

大补元煎

【来源】《验方新编》卷十。

【组成】熟地五钱 党参三钱 山药二钱 杜仲二钱 枣仁二钱 枸杞二钱 萸肉一钱 炙草二钱 故纸二钱 白术三钱 肉桂二钱 附子一钱

【用法】加生姜三大片，好核桃仁三个打碎为引，速宜大剂连进，不可减去附子。与六味回阳饮相间服之，立见奇功。

【功用】大补气血。

【主治】痘疹误服凉药，呕吐泄泻，痘不起发，危在旦夕。

【加减】倘二三剂后泄泻不止，酌加附子，更加龙骨、粟壳各一钱；倘泄泻全止，减去附子，若附子太多则小便闭塞。痘后减去附子，只用肉桂数分，调理数剂，计日可复元。

荆防地黄汤

【来源】《验方新编》卷十。

【组成】荆芥一钱 熟地四钱 山药二钱 丹皮 防风 云苓 山萸 生甘草各一钱

【用法】加生姜二大片为引，并加黄酒冲服三四剂。

【功用】补血散毒。

【主治】小儿痘疮初起，血虚不易灌浆者。

夺痒散

【来源】《医方易简》卷三。

【组成】花椒一两　滑石二三两

【用法】上为细末，和匀。用生绢袋盛之，摩按痒处。

【主治】痘疮发痒。

白虎地黄汤

【来源】《增订医方易简》卷三。

【组成】石膏三钱　生地二钱　当归三钱　枳壳一钱　大黄一钱五分　木通二钱　生甘草一钱　泽泻一钱

【用法】加灯心为引。

【功用】去实火，解邪热。

【主治】小儿出痘，发热不退，口渴喜冷，痘疮黑陷，小便赤燥，大便闭结，口鼻气热者。

【加减】酌加大黄，以行为度。

消毒饮

【来源】《麻疹备要方论》。

【组成】荆芥　防风　桔梗　枳壳　牛蒡子　升麻　苏叶　甘草　石膏

【用法】引用生姜，水煎服。

【主治】小儿痘后余毒未尽，更兼不戒口腹，外感风寒，以致遍身出疹，色赤作痒，始如粟米，渐成云片。

还魂汤

【来源】《治疹全书》卷上。

【组成】麻黄（去根节）一两五钱　杏仁（去皮尖，研）七八粒　甘草（炙）五钱　独活一两　陈皮一两　厚朴一两　前胡一两　苏叶八分　枳壳一两

【用法】上药大人作三帖，中人作六帖，小人作九帖。水煎，去滓温服。取汗。

【主治】初得痘疹，病起即便手足厥冷，不省人事，痰喘气急，身体无汗。

还元复气丹

【来源】《治疹全书》卷上。

【组成】升麻　紫草　麻黄　糯米　红花子

【用法】上为细末。每服随人大小用葱白汤送下。取微汗甚效。

【主治】疹不出，或痘不出，或将出被风寒所阻。

麻黄石膏汤

【来源】《治疹全书》卷上。

【组成】麻黄（去节）一两　石膏（研）九钱　杏仁（去皮尖，研）四钱　前胡五钱　枳壳三钱　黄芩一两

【用法】大人作二帖，中人作三帖，小人作四帖，水煎，温服。

【主治】凡疹见标，腮红隐隐不起，旋出旋没，发热烦渴，喘急神昏，不省人事，谵语发狂，身干无汗，大便闭塞。

【加减】狂躁便结，齿板唇焦舌黑，加大黄三钱。

发表消毒汤

【来源】《治疹全书》卷中。

【组成】防风　荆芥　羌活　独活　连翘　花粉　牛蒡　甘草

【用法】水煎服。

【主治】疹出后见风早没，未清爽者。

【加减】身不热而喘急，加麻黄、杏仁；身热烦渴而胸中热，加薄荷、葛根。

川芎柴胡汤

【来源】《治疹全书》卷下引《青囊书》。

【组成】川芎　柴胡　黄芩　茯苓　甘草　当归　陈皮　贝母　山楂　红花子加倍

【主治】疹后发热依时，久不治成癥癖，发热来时，身烧，口渴，少食，烦闷，热过则和，或日发，或间一日二日而发，或数日一发，与疟相似，但不寒耳，久则腹胁中有块，面黄体瘦，胀满少食，与疟母同。

去翳散

【来源】《治疹全书》卷下。

【组成】蝉蜕 枳壳 绿豆皮各一两 甘草三分

【用法】上为末。每服二钱，食后麦冬汤调下。

【主治】疹后因潮不尽，热毒上攻于目，眼中微生翳膜者。

至宝丹

【来源】《治疹全书》卷下。

【组成】蛇含石（火煅醋淬末）一两 白附子（炒） 胆星（炒） 朱砂（水飞）各五钱

【用法】端午日取粽尖，同杵千下为锭。大人一钱，小人三分，灯心汤磨服。

【主治】疹后发热成疳。

红玉散

【来源】《治疹全书》卷下。

【组成】石膏（煅，研，水飞）一两 黄丹五钱 血竭三钱 轻粉一钱 冰片二分

【用法】上为细末。每用少许敷患处，或以太乙膏贴之。

【功用】生肌收口。

【主治】痘疹后发痈疽疮毒，出脓者。

豆蔻丸

【来源】《治疹全书》卷下。

【组成】木香六两（不见火） 枯矾一两 黄连六两（用茱萸制） 豆蔻三两（面裹煨熟）

【用法】醋糊为丸，如梧桐子大。米汤送下，量人大小多寡。

【主治】疹后久泻痢重者。

迎春散

【来源】《治疹全书》卷下。

【组成】辛夷花五钱 麝香五分

【用法】上为末。用葱头蘸末塞鼻内，日易数次。

【主治】痘疹后鼻有余邪闭塞，不能安卧。

苦参汤

【来源】《治疹全书》卷下。

【组成】苦参 荆芥 黄柏 赤芍 归尾 银花 石菖蒲 何首乌各等分

【用法】煎汤洗之。

【主治】疹出不能敛，血死肌表，色变青黑，久则身热发肿，其青黑之色，从外溃烂，脓水淋漓，痛痒不常者。

泻肝汤

【来源】《治疹全书》卷下。

【组成】龙胆草 煅石决明 黄芩 桃仁 丹皮 黄柏 知母 生甘草 杏仁 赤芍

【主治】疹后肝经实热上逆而呛者。

枳壳汤

【来源】《治疹全书》卷下。

【组成】枳壳 陈皮 厚朴 山楂 杏仁 苏子 大腹皮

【主治】疹后误服参、耆，喘急腹胀者。

疮痈消毒饮

【来源】《治疹全书》卷下。

【组成】防风 荆芥 独活 连翘 花粉 红花 银花 黄芩 牛蒡子 甘草 何首乌

【主治】痘疹后余毒不散，身热不除，或生痈疽者。

【加减】胸腹，加瓜蒌；手臂，加桑枝；足腿，加牛膝；在上部，加桔梗；头面，加川芎；巅顶，加藁本；背脊，加羌活。

调气汤

【来源】《治疹全书》卷下。

【组成】玉竹 麦冬 苏子 炙草 橘红 白前 土沙参 白茯苓 淮山药

【用法】煎服。

【主治】疹后肺气受伤而呛者。

【加减】虚，加北沙参。

移山过海丹

【来源】《治疹全书》卷下。

【别名】移山过海散（《理瀹骈文》）。

【组成】雄黄　小麦麸　新鲜蚓粪

【用法】上药临用醋调。从致命处半边渐渐涂遍，则自移过不致命之处。

【主治】痘疮后，痈疽生在致命处者。

犀角解毒丸

【来源】《治疹全书》卷下。

【组成】生地二两　银花一两五钱　连翘　黄连　茯苓　防风各八钱　犀角（磨细）二钱　荆芥　甘草各四钱　丹皮六钱

【用法】上为细末，炼蜜为丸，如樱桃大。五岁以下每服一丸，五岁以上每服二丸，大人三丸，早、晚灯心汤送下。

【主治】疹后一切余毒热症。

【宜忌】忌辛辣、煎炒、糟面、甜物、鹅、羊、鱼腥海味、火酒毒物。

催脓散

【来源】《治疹全书》卷下。

【组成】番木鳖（切碎）　草乌（去芦）各五钱

【用法】上为末。水调，用鹅毛蘸搽之，中留一头，豆许大，以待出脓。频搽之，不过半日即破，用此催脓速愈。

【主治】痘疹后脓毒已成，势不能散者。

催浆方

【来源】《易简方便医书》卷五。

【组成】鸽子一只（去毛足，剖开，入黄耆、白党参）

【用法】上蒸一炷香久为度，服之。

【主治】痘症起胀时。

参耆内托散

【来源】《易简方便医书》卷五。

【组成】人参　炙耆　白术　当归　元参　白芍　牛蒡　银花　连翘　防风　甘草

【主治】妊妇痘出稠密者。

参甘苓夏汤

【来源】《医学金针》卷八。

【组成】人参　茯苓　半夏各三钱　甘草二钱

【用法】水煎服。

【功用】扶阳降逆，调营卫。

【主治】痘抱鼻环唇者。

茯苓桂枝参甘耆附麻黄汤

【来源】《医学金针》卷八。

【组成】人参　茯苓　黄耆　紫苏各三钱　桂枝　附子各二钱　甘草　升麻各一钱

【用法】流水煎，温服。

【主治】痘疹痒塌黑陷者。

草灰散

【来源】《梅氏验方新编》卷五。

【组成】荔枝壳（微燎存性）　草纸（烧灰存性）　多年陈茅草（晒干）

【用法】上为细末。掺于烂处，即收水结痂。

【主治】痘溃烂。

三黄石膏汤

【来源】《麻症集成》卷四。

【组成】麻黄　川连　天冬　川柏　力子　犀角　石膏　黄芩　黑栀　知母　连翘　甘草

【主治】麻痘，肺胃表里俱热，狂叫欲走，烦躁而渴，两目如火，六脉洪数。

消毒散

【来源】《麻症集成》卷四。

【组成】净花 尖生 赤芍 防风 力子 地丁 犀角 当归 花粉 连翘 甘草

【主治】胃火热毒。

内托散

【来源】《不知医必要》卷三。

【组成】黄耆（酒炒）一钱五分 党参（米炒，去芦）一钱 川芎五分 丁香二分 糯米五十粒 炙草五分

【主治】痘虽起发，以手按之水浆即出者。

补气健脾汤

【来源】《不知医必要》卷三。

【组成】高丽参（去芦，米炒）八分 黄耆（酒炒）八分 川芎 白芷各五分 白扁豆（炒，杵）一钱 丁香二分 肉桂（去皮另炖）三分 淮山（炒）七分 炙甘草四分 龙眼肉四分（去心）炒莲仁七分

【主治】漏痘上有孔者。

实浆饮

【来源】《不知医必要》卷三。

【组成】高丽参（去芦，米炒）黄耆（酒炒）鹿茸（酥炙）当归各八分 白扁豆（炒，杵）淮山（炒）白术（饭蒸）各七分 白芷五分 炙草四分 山楂六分 黄豆二十粒

【主治】痘色光亮，全无脓血者。

催浆饮

【来源】《不知医必要》卷三。

【组成】黄耆（酒炒）八分 川芎 白芷 牛子各五分 肉桂（去皮，另炖）三分 当归一钱五分 鹿茸（酥炙）生地（酒炒）各一钱 白芍七分 山甲（炒）三分

【用法】水煎服。二剂后即去山甲。

【主治】空仓痘，外虽起发而内无脓浆者。

解毒合白虎汤

【来源】《不知医必要》卷三。

【组成】生石膏一钱 知母七分 黄连四分 连翘七分 金银花一钱 甘草五分

【用法】加粳米一撮煎服。

【主治】疹症，烦躁大渴。

归身生地汤

【来源】《医门八法》卷四。

【组成】归身五钱（生）生地五钱 知母一钱 黄芩一钱 柴胡二钱 羌活二钱 葛根二钱 浮萍一钱半

【主治】疹证欲出不出，方出骤回，泻痢，喘促，谵妄等疹初诸实证。

【加减】若热势上冲，咽喉肿痛；热郁于胃，大渴引饮，呕吐不食，胸腹胀痛，坚硬拒按，加酒浸大黄三钱下之。

【方论】归身滋阴生血，补而不滞；生地滋阴清热，凉而不寒；加以柴、葛、羌活托里而兼解表。

加味归身生地汤

【来源】《医门八法》卷四。

【组成】归身五钱（生）生地五钱 知母一钱 生黄芩三钱 生柴胡二钱 羌活二钱 葛根一钱 浮萍钱半 川大黄二钱（酒浸，生用）

【用法】痘证发热，第二日服此。

【主治】痘证发热。

和解散

【来源】《绿槐堂疹症方论》。

【组成】防风二钱 桔梗二钱 荆芥四分 升麻一钱五分 干葛二钱 薄荷三钱 蝉退二钱 力子二钱 覆花二钱 枳壳五分 木通一钱

【用法】为散服。

【主治】疹症，气粗烦躁，二便不通。

麻黄散

【来源】《绿槐堂疹症方论》。
【组成】麻黄八分　升麻一钱　干葛二钱　川芎二钱　大力子二钱　薄荷一钱　木通一钱　天麻一钱　蝉蜕二钱　桔梗二钱　陈皮三钱　旋复花四分　红花四分　前胡二钱
【用法】为散服。
【主治】疹症毒气郁内，淹延不出，毛孔尽闭，皮肤干燥，身热喷嚏。

加味葛根汤

【来源】《医宗己任编》卷三。
【组成】升麻　葛根　前胡　桔梗　山楂　青皮　木通　荆芥　抚芎　甘草　灯心
【用法】用此方服至见点。如服后而不见点，是毒盛也，其症必重。如见点如糠秕齐布，热甚口臭，此脾经痘也，死不治矣。
【主治】小儿发热，看有痘情，耳冷、尻冷、脚冷、眼如含水，懒于言笑。
【加减】若热甚、气闷、谵语、腰无力，冬月加麻黄一钱，夏月加石膏一钱，甚者加至二钱；如冬月热甚，过四五日，重症已见，而舌灰白色者，亦须以石膏合麻黄用之；夏月苏叶、薄荷俱可进退用之。

当归黄连汤

【来源】《医宗己任编》卷三。
【组成】当归　黄连　生地　银花　花粉　大力　荆芥　僵蚕　丹皮　灯草
【主治】痘疮，色灰白而不痒者。

桔梗汤

【来源】《医宗己任编》卷三。
【组成】桔梗　前胡　红花　荆芥　蝉蜕　僵蚕　大力　灯心　通草
【主治】痘疮五六日已过，痘脚已齐，浆势欲行。

移花散

【来源】《外科传薪集》。
【组成】东丹　轻粉　猪牙皂各一钱　大梅片五分
【用法】上为细末。小儿痘出眼中，左眼吹右耳，右眼吹左耳。
【主治】小儿痘出眼中。

痘毒膏

【来源】《青囊秘传》。
【组成】红花四两　紫草一两　猪板油一斤
【用法】上将猪油烊化，入药煎枯，去滓，下黄占、白占各一两（烊化）。候冷摊贴。
【主治】痘毒，烂腐破溃者。

痘后吹耳丹

【来源】《青囊秘传》。
【组成】黄丹　扫盆各等分
【用法】研末。吹耳。
【主治】痘毒入耳。

香佛手散

【来源】《疑难急证简方》卷二。
【组成】人牙（煅过，存性，出火毒）　麝香少许（各研匀）
【用法】上为末。吹耳内。若痘疮倒缆者服之即出。
【主治】耳出血诸症。及痘疮倒靥。

加味三豆饮

【来源】《经验各种秘方辑要》。
【组成】生黄豆　生黑大豆　生绿豆　生甘草　金银花
【用法】水煎服。
【功用】稀痘。

稀痘汤

【来源】《人己良方》。

【组成】乌豆二十粒 红豆五十粒 升麻五分 荆芥三分 防风三分 生地五分 独活三分 甘草三分 当归三分 赤芍三分 连翘五分 黄连二分 黄芩二分 桔梗三分 红花二分 干葛二分 山楂六分 地骨皮三分 牛蒡子三分 蝉蜕三个（去头足） 朱砂三分（临服入）

【用法】小儿未曾出痘，如邻儿有出痘者，急服此方，痘出自稀；如身发热时，速服为妙。

【功用】解内毒而防痘疹。

珠黄散

【来源】《家庭治病新书》。

【组成】西黄五分 濂珠四分 黄连 硼砂各七分 朱砂三分 冰片 麝香各一分 西洋参一钱 儿茶 腰黄各八分

【用法】上为细末。每服一二分，银花汤下。

【主治】天痘出后，尚有余毒者。

芎芷透毒汤

【来源】《顾氏医径》卷五。

【组成】川芎 佩兰 藿香 紫草 银花 灯芯 白芷 菖蒲 木香 红花 绿豆 生草

【用法】水煎服。秽触者必痒，用苍术、大黄、茵陈、红枣烧烟辟秽，继以玉枢丹合本方。

【主治】痘证热逾三日，应现而不现，因秽触所致者。

托里解毒汤

【来源】《顾氏医径》卷五。

【组成】升麻 生耆 银花 蝉衣 紫草 葛根 炙草 绿豆 马勃 红花

【主治】痘到灌浆，毒返内攻，颗陷浆枯而腹痛者。

荆防清表汤

【来源】《顾氏医径》卷五。

【组成】荆芥 羌活 银花 紫草 桔梗 川芎 防风 连翘 酒栀 薄荷 滑石 白芷

【主治】小儿痘证，因风闭、热郁、秽浊，致热逾三日，应见点而不见，无汗恶风者。

调元汤

【来源】《顾氏医径》卷五。

【组成】炙黄耆 炙甘草 山楂肉 白芍 木香 广皮 川芎 桔梗

【主治】痘疮初起，元气虚者。

参茸姜附归桂汤

【来源】《温热经解》。

【组成】人参一钱 炮姜五分 附子一钱 黄耆三钱 熟地（砂仁拌）三钱 鹿茸五分 肉桂五分 当归二钱 炙草一钱

【主治】天花白陷。

【验案】天花 郭曾忻之女，患天花白陷，花顶已陷，面色灰白，口流白沫，气喘欲绝，余拟参茸姜附归桂汤，已不能进，勉强用笔管灌入一杯，次日花发如黄，渐次调理而愈。

三豆饮

【来源】《集成良方三百种》。

【组成】赤小豆六钱 毛绿豆七钱 乌豆三钱 鲜芦根三钱

【用法】水煎服。小孩可加白糖少许。

【功用】预防痘疹、咽喉瘟疫。

无价散

【来源】《中药成方配本》。

【组成】公猪粪一斤

【用法】将猪粪漂净十天左右，再晒露，以无臭气为度，炙灰研末备用。绢包，煎服三钱。

【功用】透发痧痘。

【主治】痧痘透发不足，或冒风隐缩。

冰麝无价散

【来源】《中药成方配本》。

【组成】公猪粪（漂净十天，晒露，以无臭气为度，炙灰研末）一两 冰片 麝香各五厘

【用法】每服三钱，绢包煎服。

【主治】痘症透发不足，或冒风隐缩。

五粒回春丹

【来源】《北京市中药成方选集》。

【组成】橘红三两五钱 胆南星三两五钱 防风三两五钱 竹叶三两五钱 茯苓二两 僵蚕（炒）二两 甘草二两 金银花三两五钱 桑叶三两五钱 连翘三两五钱 麻黄二两五钱 薄荷二两五钱 蝉蜕二两五钱 山川柳一两五钱 赤芍二两五钱 川贝母二两五钱 杏仁（去皮，炒）一两五钱 羌活三两五钱 牛蒡子（炒）二两五钱（上共研为细粉，过罗） 牛黄四钱 冰片四钱 麝香四钱 犀角一两 羚羊一两 珍珠（豆浆制）四钱 琥珀四钱

【用法】上为细末，过罗，混合均匀，用糯米六两熬水，泛为小丸，朱砂为衣。每五粒干重约二分。蜡皮封固。每服五粒，一日二次，用鲜芦根煎水送下；温开水亦可。三岁以下酌减。

【功用】清热解毒，透表豁痰。

【主治】小儿毒热过盛，瘾疹不出，身热咳嗽，烦燥口渴。

【宜忌】避风寒。

犀角化毒丸

【来源】《北京市中药成方选集》。

【组成】连翘十两 大黄二两五钱 胆草五两 赤苓十两 青黛五两 甘草五两 桔梗十两 黄连一两 玄参（去芦）五两 朱砂一两五钱 冰片一钱五分 犀角一钱五分 花粉五两 菊花十两 黄芩五两

【用法】上为细末，过罗，朱砂、冰片、犀角另研兑入，炼蜜为丸，重一钱，金衣 36 开为衣，蜡皮封固。每服一丸，温开水送下，一日二次，周岁内酌减。

【功用】清热退烧，祛风化毒。

【主治】小儿疹后余毒，积热内蕴，牙龈出血，口臭腮重，烦躁不宁。

紫草丸

【来源】《全国中药成药处方集》（沈阳方）。

【组成】紫草五钱 珍珠四分 朱砂五钱 牛黄二分 犀角 羚羊 青黛 川贝 羌活 琥珀 乳香 没药各三钱 玄参 雄黄各五钱 冰片二分（上为极细面，再加入下药） 金银花 地丁 胡桃仁各二两 菊花 生甘草各一两

【用法】用后五味熬成膏后，和前药面搅均一处，加蜜少许为丸，三分五厘重。每服一丸，白开水送下。

【功用】解毒表疹，兴奋神经。

【主治】痘疹将出未出，头痛呕吐，身热神昏，咳嗽喘促，食欲不振，疹毒内攻，昏睡似痉，小便赤涩。

紫雪玄霜丹

【来源】《全国中药成药处方集》（沈阳方）。

【组成】飞金一百页 石膏 寒水石 磁石 滑石各三斤 犀角屑 青木香 羚羊角屑 沉香各五两 玄参三斤 升麻一斤 甘草八两 丁香一两

【用法】以上清水煮，去滓，投木盆中，半日欲凝，冷二三日，候凝成霜，紫色铅罐收贮，加麝香一两二钱五分，朱砂三两，水飞如法，调制为丸，重三分。每服一丸至三丸，食后薄荷汤送下。

【功用】清热解毒，镇惊。

【主治】疮毒内攻，温病热入脏腑，脚气，毒遍内外，口疮，吐血衄血，热淋发狂，小儿毒热惊痫等热性症。

【宜忌】忌食发物。

暹逻紫草丸

【来源】《全国中药成药处方集》（吉林方）。

【组成】珍珠二分 朱砂五分 牛黄 梅片 青黛 乳香 没药各三分 玄参五钱 雄黄五分 紫草五钱 羚羊 羌活 琥珀 甘草 暹逻角 桃仁 菊花各三钱 双花 地丁各一两

【用法】先将珍珠、朱砂、梅片、牛黄另研为粉，再将余药一处研细，陆续调匀，炼蜜为丸，丸重三分五厘，大赤金为衣，绵纸包裹，蜡皮封固，

贮瓷坛中。三岁以上小儿，每服一丸，七岁以上每服二丸，病重者日夜服三四次。

【功用】宣透痘疹，解毒消热。

【主治】天花欲出，皮里含蓄，身热面赤，两目含泪，耳尻寒凉，烦躁惊啼，天花结痂，余毒不尽，鼻疮口臭，耳脓目烂，牙疳舌腐，痘痂不落，底盘紫黑；麻疹隐伏，欲出不出，毒火反攻，壮热神昏，咽喉肿痛，气喘抬肩，麻疹之后，毒热不退，晡热蒸烧；及胎毒皮肤溃烂，红肿焮痛，一切疮疡火毒。

加味黄玉膏

【来源】《慈禧光绪医方选议》。

【组成】川黄连一钱　黄柏三钱　白僵蚕三钱　乳香二钱　香白芷三钱　槐枝三钱　白鲜皮三钱　生草一钱五分

【用法】共以香油三两、脂油四两，将药炸枯，滤去药渣，兑猪胆汁三钱、白口五钱熬化，再入梅花冰片八分，共合为膏。

【功用】清热解毒，燥湿止痒。

【主治】痘疮；皮肤疮疡。

小儿化毒散

【来源】《中国药典》（一部）。

【组成】牛黄 8 克　珍珠 16 克　雄黄 40 克　大黄 80 克　黄连 40 克　甘草 30 克　天花粉 80 克　川贝母 40 克　赤芍 80 克　乳香（制）40 克　没药（制）40 克　冰片 10 克

【用法】上药除牛黄、冰片外，雄黄、珍珠分别水飞或粉碎成极细末；其余乳香等八味粉碎成细末；将牛黄、冰片研细，与上述粉末配研过筛，混匀即得。口服，一次 0.6 克，一日一至二次，三岁以内小儿酌减；外用敷患处。

【功用】清热解毒，活血消肿。

【主治】小儿疹后余毒未尽，烦躁，口渴，口疮，便秘，疖肿溃烂。

四、痘疮入目

痘疮入目，又名癍疮入眼、小儿斑疮入眼外障，俗称痘花眼，是指痘疮时期，疮生眼中，赤肿难开，羞明多泪或黑睛生翳等病情。《张氏医通》："痘疮入眼，其痘疮初生，眼闭不开，眼上即有痘疮，点在黑暗上者，急取益母草煎汤熏洗。"本病成因多由痘疮之热毒浊邪熏灼清窍所致。本病治宜清热解毒，凉血散瘀。

防风丸

【来源】《太平圣惠方》卷三十三。

【组成】防风一两（去芦头）　黄芩一两　荒蔚三分　玄参三分　川大黄半两（锉碎，微炒）　知母三分　人参半两（去芦头）　赤茯苓三分　甘草三分（炙微赤，锉）

【用法】上为末，炼蜜为丸，如梧桐子大。每服二十丸，食后煎竹叶汤送下。

【主治】斑豆疮入眼，体热心烦，少得睡卧。

郁金丸

【来源】《太平圣惠方》卷三十三。

【组成】郁金　栀子仁　黄连（去须）　川大黄（锉碎，微炒）各一两　石决明一两（捣碎，细研，水飞过）　蛇蜕皮灰三钱

【用法】上为末，炼蜜为丸，如绿豆大。每服十丸，以温水送下，不拘时候。

【主治】斑痘疮入眼，疼痛难开。

真珠散

【来源】《太平圣惠方》卷三十三。

【组成】真珠末一分　琥珀一分（细研）　牛黄一分（细研）　龙脑二钱（细研）　天竹黄半两（细

研）羚羊角屑一分 犀角屑半两 人参半两（去芦头） 川升麻三分 赤茯苓半两 车前子半两 赤芍药三分 决明子半两 甘草三分（炙微赤，锉）

【用法】上为细散。每服一钱，食后煎竹叶汤调下。

【主治】斑豆疮入眼，赤涩肿痛，或生翳渐长。

【宜忌】忌炙煿热面。

柴胡散

【来源】《太平圣惠方》卷三十三。

【组成】柴胡（去苗） 黄芩 栀子仁 赤芍药 川升麻 麦门冬（去心） 甘草（炙微赤，锉） 玄参各一两

【用法】上为散。每服四钱，以水一中盏，加淡竹叶二七片，煎至六分，去滓，食后温服。

【主治】斑痘疮入眼，疼痛壮热，口干烦渴。

黄芩散

【来源】《太平圣惠方》卷三十三。

【别名】黄芩汤（《圣济总录》卷一一〇）。

【组成】黄芩 栀子仁 黄连（去须） 葳蕤 川升麻 蕤仁（汤浸，去赤皮） 甘草（炙微赤，锉）各一两

【用法】上为散。每服三钱，以水一中盏，煎至六分，去滓，食后温服。

【主治】斑痘疮入眼，口干心烦。

黄药散

【来源】《太平圣惠方》卷三十三。

【别名】黄药膏（《圣济总录》卷一一〇）。

【组成】黄药一两 木香一两 川大黄三两（锉）

【用法】上为细散。每用好浆水调为膏，摊生绢上，贴眼睑上下，不得入眼，干即易之。

【主治】斑豆疮入眼。

蛴螬点眼方

【来源】《太平圣惠方》卷三十三。

【组成】蛴螬五枚（捣绞为汁） 曾青一钱 朱砂二钱

【用法】上先研曾青、朱砂如粉，后入蛴螬汁同调，令稀稠得所。每点少许，极妙。

【主治】斑豆疮入眼不退。

蜜蒙花散

【来源】《太平圣惠方》卷八十四。

【别名】羊肝散（《普济方》卷四〇四）、密蒙散（《冯氏锦囊·杂证》卷十四）。

【组成】蜜蒙花三两 青葙子一两 决明子一两 车前子一两

【用法】上为末。每服蜜蒙花一钱半，诸药各半钱，相和令匀，用羊肝一大片，切破，掺诸药在肝内，以湿纸裹，煨令熟，空心量力食之。

【主治】小儿痘疮入眼，并无辜气入眼。

真珠散

【来源】《小儿斑疹备急方论》。

【组成】栝楼根一两 蛇蜕皮（全，炙）一钱

【用法】上为末。用羊子肝一枚，批开去筋膜，掺入药二钱，用麻缕缠定，以米泔内煮熟，任意与吃，如少小未能吃羊肝，以熟羊肝研和为丸，如黄米大，以生米泔下十丸，乳头上与亦可，一日三服，儿小未能食肝，与乳母食之佳。

【主治】斑疱疮疹入眼疼痛，翳膜眼赤羞明。

蛇蜕散

【来源】《小儿斑疹备急方论》。

【组成】马勃一两 皂荚子二七个 蛇蜕皮（全者一条）

【用法】上入小罐子内，封泥烧，不得出烟，存性，研为末。每服一钱，食后温水调下。

【主治】斑疹入眼，翳膜侵睛成珠子。

决明散

【来源】《类证活人书》卷二十一。

【别名】瓜蒌散（《普济方》卷四〇四）。

【组成】决明子一分　瓜蒌根半分　赤芍药一分　甘草一分（炙）

【用法】上为末。每服半钱，蜜水调下，一日三次。

【主治】

　　1.《类证活人书》：疹痘疮入眼。

　　2.《治痘全书》：痘疮入目成翳。

拨云散

【来源】《类证活人书》卷二十一。

【别名】拨明散（《普济方》卷四〇四）。

【组成】桑螵蛸一两（炙令焦，细研）

【用法】上为细末，入麝香少许，令匀。每服二钱，临卧生米泔调下。

【主治】疹痘疮毒入眼，及生翳者。

蛤粉散

【来源】《类证活人书》卷二十一。

【组成】谷精草　蛤粉各等分

【用法】上为末。每服一钱比，猪肝二两许，批开掺药卷了，青竹叶裹，麻缕缠定，水一碗，煮令熟，入收口瓷罐内熏眼，候温取食，一日一次。不过十日退。

【主治】小儿疮子入眼。

决明散

【来源】《圣济总录》卷一一〇。

【别名】决明子散（《普济方》卷八十四）。

【组成】决明子（微炒）一两半　秦皮（锉）甘菊花各一两　细辛（去苗叶）三分　羚羊角（镑）一两　赤芍药一两半　麦门冬（去心，焙）升麻　黄芩（去黑心）黄连（去须）各一两　朴消（研）一两半　甘草（炙）一两

【用法】上为散。每服二钱比，食后以温米泔调服，临卧再服。

【主治】斑疮入眼。

茯神汤

【来源】《圣济总录》卷一一〇。

【组成】茯神（去木）赤芍药　葛根（锉）各一两　升麻　地骨皮（锉）黄芩（去黑心）各一两半　大黄（锉，炒）一两

【用法】上为粗末。每服四钱比，水一盏半，煎至四分，去滓温服，食后、临卧各一次。

【主治】斑疮入眼。

神圣粉

【来源】《圣济总录》卷一一〇。

【组成】轻粉一分

【用法】先用少许炭灰渗地面如钟大，次烧小木炭十数片，簇定，吹令火盛，即倾粉其上，以新大瓷钟一只盖之，四下速拨灰塞缝，勿令烟透，更滴十数滴冷水于钟底，候冷取起钟；见粉烟飞粘钟内，旋以指点水刮洗下，用两重楮纸裹盛，绞出水银珠子，如赤豆大。用时以指甲挑入不病眼边耳内，须侧卧，摇令药到耳底，以软纸塞耳。当时不痛，即开得眼。或未效，次日再如前法煅，取一豆大，挑入病眼边耳内，立效。

【主治】痘疮入眼睛，上作白翳，遮障不明，刺痛不可忍者。

柴胡汤

【来源】《圣济总录》卷一一〇。

【组成】柴胡（去苗）黄芩（去黑心）栀子仁　赤芍药　升麻　麦门冬（去心）甘草（炙，锉）各等分

【用法】上为粗末。每服五钱比，水一盏半，煎至一小盏，去滓放温，食后、临卧服。

【功用】去脾肺热毒气。

【主治】斑痘疮入眼。

黄连汤

【来源】《圣济总录》卷一一〇。

【组成】黄连（去须）细辛（去苗叶）紫苑（去苗土）决明子（微炒）车前子　苦根（干者，锉碎）各等分

【用法】上为粗末。每服五钱比，水一盏半，煎至八分，去滓，食后临卧温服。

【主治】斑疮入眼。

硇砂散

【来源】《圣济总录》卷一一〇。

【组成】硇砂（明净者，生用）一字　蓬砂半钱　龙脑一钱

【用法】上药各为末，再同研令匀细。每以少许，掺放翳上，一日三四次。

【主治】斑疮入眼，及诸般眼疾。

腻粉膏

【来源】《圣济总录》卷一一〇。

【组成】腻粉　水银　粉霜各一分

【用法】上三味，用瓷钵令男子溺六十日后，用铫子内铺纸一重，衬三味药，以湿纸罩铫面，中心留一窍，如指大，以前瓷钵复之。用湿纸封缝，更以湿沙厚拥四面，钵上置水一盏，慢火熬，候干冷取钵，扫取水银。令病人就病目卧，取药半豆大，纳在耳中，少时目痒揉之，翳随手落。避风将息三两日。

【主治】痘疮入目生翳，累治不效者。

井泉石散

【来源】《圣济总录》卷一八一。

【组成】井泉石（为末，再研，飞过）　蝉壳（去土）　蛇蜕皮（炙）　甘草（炙）各一两

【用法】上为散。每服半钱至一钱匕，蜜水调下。

【主治】小儿热盛攻眼，及斑疮入眼。

乌龙散

【来源】《圣济总录》卷一八一。

【组成】乌鱼骨　贝齿　猪指甲各一两

【用法】上药同入沙合子内，用盐泥固济，令干，烧通赤为度，取出细研。每服半钱匕，用羊子肝一具，批开，掺药在内，麻缕扎定，粟米泔一盏，煮熟为度，细嚼，米饮下。

【主治】小儿斑疮入眼，生翳膜遮睛。

如圣散

【来源】《圣济总录》卷一八一。

【组成】蛇蜕皮一尺　皂子十四枚　马勃一分

【用法】上药以蛇皮裹皂子，更用马勃裹蛇皮，入罐子中瓦盖，黄泥裹合晒干，炭火煅，候烟欲断即止，取出油单贴入地中，出火毒一宿，研细，入麝香少许再研。每服半钱匕，葱汤调下，每日三次。

【主治】小儿斑疮入眼，成疱疮。

【宜忌】忌一切发眼物。

连翘散

【来源】《圣济总录》卷一八一。

【组成】连翘（去子）　芎藭　黄柏（去粗皮）各一钱　胡麻三钱（去油）　甘草（炙）三分

【用法】上为散。每服五岁以下半钱，五岁以上一钱，用白汤调，放冷，食后服。如眼内有白丁子者，不日退去。

【主治】小儿斑疮入眼。

妙应散

【来源】《圣济总录》卷一八一。

【组成】蛇蜕皮一两　蝉壳二十五枚

【用法】上二味，用罐子泥固济晒干，火煅过，地上出火毒一宿，研为末。每服一字匕，食后蜜水调下，一日三次。

【主治】痘疮入眼。

柳絮散

【来源】《圣济总录》卷一八一。

【组成】柳絮　谷精草　石决明　夜明沙各等分

【用法】上为散。每服一钱匕，獖猪肝一片批开，掺药在内，以线子扎定，米泔一大盏，煮至五分取出，乘热以汤熏眼，良久服之，一日一次。

【主治】小儿斑疮入眼。

轻粉散

【来源】《圣济总录》卷一八一。

【组成】轻粉一两（用银器内炒令黑色）

【用法】上药，如患左眼用纸拈缠左耳，右耳亦如此，以填满为度，如耳根痛，其膜自落。

【主治】小儿斑疮入眼。

蛤粉散

【来源】《圣济总录》卷一八一。

【组成】蛤粉一分　甘草（炙）一握

【用法】上药甘草为末，与蛤粉同研令匀。每服一钱匕，新汲水调下，不拘时候。

【主治】小儿出疮子后，眼内生青膜翳晕。

螵蛸散

【来源】《圣济总录》卷一八一。

【组成】桑螵蛸二两　麝香少许（研）

【用法】上为细散。每服一钱半匕，生米泔调下，临卧服。

【主治】小儿斑疮，入眼成白膜，但不作丁子者。

羊肝散

【来源】《小儿药证直诀》卷下。

【别名】仙退散《医方类聚》卷二六四。

【组成】蝉蜕末

【用法】每服二三钱，羊子肝汤调服。

【主治】疮疹入眼成翳。

蝉蜕散

【来源】《小儿药证直诀》卷下。

【别名】蝉猪散（《东医宝鉴·杂病》卷十一）、蝉壳明目散（《痘疹全书》卷下）。

【组成】蝉蜕（去土，取末）一两　猪悬蹄甲二两（罐子内盐泥固济，烧存性）　羚羊角（细末）

【用法】上为末，入羚羊角（细末）一分拌匀。每服一字，百日外儿五分，三岁以上一二钱，食后温水或新水调下，日三四次，夜一二次。

【主治】斑疮入眼，半年以内者。

蛇皮散

【来源】方出《阎氏小儿方论》，名见《普济方》卷四○四。

【别名】子肝散（《普济方》卷四○四）。

【组成】栝楼根半两　蛇皮二钱

【用法】上为细末，用羊子肝一个，批开，入药末二钱，麻缠定，米泔煮熟，频与食之，未能食肝，令乳母多食。

【主治】疮疹入眼成翳。

仙灵脾散

【来源】《幼幼新书》卷十八引《谭氏殊圣》。

【组成】仙灵脾　威灵仙

【用法】上为末。每服二钱，食后米饮调下；小儿半钱。

【主治】

1.《幼幼新书》引《谭氏殊圣》：疮疹入眼。

2.《幼幼新书》引《赵氏家传》：食毒，睛突外。

黄芩散

【来源】《幼幼新书》卷十八引丁时发方。

【组成】黄芩　山栀子　黄丹各等分

【用法】上为末。用牛蒡子叶杵汁调，涂在顶门。

【主治】小儿斑疮入眼。

凉肝丸

【来源】《幼幼新书》卷十八引《龙木论》。

【组成】防风二两　黄芩　茺蔚子　黑参　大黄　知母各一两　人参　茯苓各一两半

【用法】上为末，炼蜜为丸，如梧桐子大。先用秦皮汤洗之，然后每服十丸，空心以茶送下。

【主治】

1.《幼幼新书》引《龙木论》：小儿斑疮入眼外障。小儿患斑疮时，不忌口将息，热气在肝，上冲入眼，目痛泪出，赤涩、怕日难开，肝膈壅毒，致成障翳，肿便翳如银色。

2.《医学入门》：肝胆伏热而致五软，面红唇红，肌热。

通关散

【来源】《幼幼新书》卷十八引《刘氏家传》。

【组成】山栀子（炒）一分半　大黄（炒）一钱　木通（炒）　甘草　瞿麦　茯苓　人参　滑石　车前子（炒）各一分　地䔔蓄（焙）半两

【用法】上为细末。婴孩每服一字，二三岁每服半钱，四五岁每服一钱，以水半盏，入灯心煎数沸，温服。

【功用】《景岳全书》：通心经，降心火，利小便。

【主治】小儿斑疮水痘，心燥发渴，小便赤色，口舌生疮。

桦皮散

【来源】《幼幼新书》卷十八引《庄氏家传》。

【组成】桦皮　头发　蛇蜕各半两

【用法】上锉细。净器内点火烧之，候烟尽，研细。每服半钱，煎黑豆汤，入酒三滴调下，一日五次。

【主治】小儿斑疮入眼，及裹黑睛。

密蒙花散

【来源】《幼幼新书》卷十八引《疹痘论》。

【组成】密蒙花三两（别为末）　井泉石　青葙子　决明子　车前子各一两

【用法】上为细末。上药与蕤仁散各半钱，羊肝一片，批开掺药，湿纸裹，煨熟，空心量力食之。

【主治】小儿豌豆疮入目，痛楚。

鸡心膏

【来源】《鸡峰普济方》卷二十一。

【组成】天竺黄　朱砂　雄黄　蔚金各一钱　大黄二两

【用法】上为细末。每服半钱，用鸡子清调药，巴豆三枚（去皮），同盛在鸡子壳内，湿布裹，慢火煨熟，拣去巴豆不用，细嚼，米泔送下。小儿研烂，米泔调下。

【主治】小儿斑疮，浮翳入目；大人赤目后翳如丁者。

皂角子散

【来源】《鸡峰普济方》卷二十四。

【组成】马气勃半两　皂角子十四个　地骨皮半两

【用法】上入小罐子内，盐泥固济，烧存性，研细。每服一二钱，食后温酒调下。

【主治】疮疹入眼。

龙蛤散

【来源】《小儿卫生总微论方》卷八。

【组成】龙胆草（去芦）　蛤粉各等分

【用法】上为细末。每服二钱，獭猪肝半两，薄批，掺药在中，以线缠定，用米泔于银石沙铫内炭火慢慢煮，至肝熟为度，食后少顷食之，以汁送下，一日三次。须先以清凉饮于利动，再以此方与兔肝丸同服。

【主治】疮疹入眼，初觉肿痛者。

仙术散

【来源】《小儿卫生总微论方》卷八。

【组成】紫苏一两　苍术（米泔浸一宿，焙）二两　谷精草（去根）一两　青蛤粉一两

【用法】上为末，每用獭猪肝一片批开，掺药三钱在内，麻缕缠定，米泔熟煮。先于气上熏眼，然后食之。

先用朱砂、水银粉各一钱，粉霜三钱，一处拌匀，入一小砂锅子内盛讫，新盏一只盖口，黄土泥缝，炭火烧赤，少时取出，放冷收之。如左眼有病，即取药一豆大，绵裹塞左耳中；右眼有病，塞右耳中，然后服此方。

【主治】疮疹入眼，生障膜丁子。

兔肝丸

【来源】《小儿卫生总微论方》卷八。

【组成】黄柏一两（去皮）　苍术半两（米泔水浸一日）　石决明一两（生）

【用法】上为细末，煮兔肝烂，捣和为丸，如绿豆大。每服三十丸，食后、临卧米泔水送下。

【主治】小儿疮疹入眼，初觉眼肿痛，睛上有

疮者。

煮肝散

【来源】《小儿卫生总微论方》卷八。

【组成】青葙子　决明子　车前子　密蒙花各等分

【用法】上为细末。每服二钱，用羊子肝，竹刀薄劈开，掺药在内，荷叶裹包，麻线缚定，石器内煮熟。任意食之。

【主治】小儿疮疹入眼，诸药不效。

仙灵散

【来源】《三因极一病证方论》。

【组成】仙灵脾　威灵仙各等分

【用法】上为末。每服二钱，食后米汤调下。

【主治】斑疮入眼。

二粉散

【来源】《原机启微·附录》引《全婴集》。

【组成】轻粉五分　粉霜一钱

【用法】上为末。用绵裹，如人患左眼，塞入左耳内；患右眼，塞入右耳内。所患眼便开得，其疮自愈。

【主治】小儿斑疮入眼。

复明散

【来源】《杨氏家藏方》卷十一。

【组成】草龙胆（去芦头）　麻黄（去节）各等分

【用法】上为细末。每服三钱，食后，炙鼠肝香熟蘸药食之，一日二次。服药五六日后，眼白睛与翳膜皆粉红色，眼觉痒涩，不得揉动，亦不可疑，此是翳膜渐退也，频频用温盐汤洗之。病大者，每日三次。小儿酌减。如不食鼠肝，只用第二次淘粟米生泔水调下。

【主治】斑疮入眼，或成翳膜，或眼睛高出而不枯损者。

决明散

【来源】《杨氏家藏方》卷十九。

消翳丸

【来源】《杨氏家藏方》卷十九。

【组成】朱砂（研）　指甲末（水净洗，拭干，用木贼草打，取细末）各等分

【用法】上为极细末，以露水搜为丸，如芥子大。每用一丸，于夜卧时以新笔蘸水点在眼内，至中夜更点一丸。

【主治】小儿斑疮，眼生障翳。

组成项（寒水石）

【组成】寒水石（火煅通红，取出，地上去火毒）　甘草（生用）各一两　坏子胭脂一钱

【用法】上为细末。每服半钱，乳食后用生米泔水调下。

【主治】小儿斑疮，热毒攻肝，上冲眼目，遂生障翳。

紫贝散

【来源】《续易简》卷五。

【组成】紫贝一个（即田螺也）

【用法】上生为末，用羊子肝批开，掺末一钱，线缠，米泔煮香熟，入小口瓶器盛，乘热熏，候冷，于星月下露一宿，来早空心吃。

【主治】斑疮丁子入眼。

三味谷精草散

【来源】《永类钤方》卷二十一引《小儿痘疹方论》。

【别名】谷精草散（《小儿痘疹方论·薛己附方》）。

【组成】谷精草一两　生蛤粉二两　生黑豆皮二钱

【用法】上为细末，猪肝一叶，竹刀批作两片，掺药缚好，放瓦器内，慢火煮熟。令儿食之，不拘时候。

【主治】

1.《永类钤方》引《小儿痘疹方论》：小儿痘疹，热毒攻肝，眼生翳膜。

2.《保婴撮要》：痘疹，翳膜遮睛障瞳子。

谷精草散

【来源】《小儿痘疹方论》。

【别名】二味谷精草散（《保婴撮要》卷十八）。

【组成】谷精草一两　生蛤粉二两

【用法】上为末。以獭猪肝一叶，用竹刀劈作片子，掺药在内，用草绳缚定，入瓷器内量用水，慢火煮熟，令儿食之。

【主治】小儿痘疮已靥，眼目生翳膜，遮障瞳仁，隐涩泪出，久而不退；或十二三日，疮痂已落，其疮瘢犹黯，或凹或凸，此肌肉尚嫩而澡浴，或食炙煿辛辣有毒之物，热毒熏于肝膈致目生翳障者。

羌菊散

【来源】《小儿痘疹方论》。

【别名】羌蝉散（《普济方》卷四〇四）。

【组成】羌活　蝉蜕　防风　蛇蜕　菊花　谷精草　木贼　甘草　山栀子　白蒺藜　大黄　黄连　沙苑蒺藜各等分

【用法】上为末。每服一钱，清米泔温暖调下。

【主治】小儿痘毒上攻生翳，并暴赤羞明。

加味四物汤

【来源】《类编朱氏集验方》卷九。

【别名】加减四物汤（《世医得效方》卷十一）。

【组成】当归尾　芍药　川芎　苍术　白菊花　干葛　羌活各等分

【用法】上每用二钱，水一盏，入生地黄少许，杵碎，同煎半盏，乳食后服。

【主治】斑疮人目；或疮痘收后，目有翳膜。

【宜忌】忌一切动风毒物，虽愈后忌二三月方可。

决明散

【来源】《类编朱氏集验方》卷九。

【组成】草决明　青葙子　干葛　槐花　败荷叶（水上者）一皮

【用法】上为细末。食后米泔水调下。如四五十日只服此药，若日子久则眼老睛悬，却再合后药：香白芷、香附子、连翘、甘草、蝉蜕，上为细末，每服二钱，水一盏，煎七分，用此汁调前药。

【主治】斑疮入眼。

苍术散

【来源】《类编朱氏集验方》卷九。

【组成】苍术一两　槐花　藁本　蛇蜕　防风　枸杞　白蒺藜各三钱　黄芩　川芎各半两　木贼　甘草　白菊花各二钱　蝉蜕四钱　乳香　没药各半钱　硬石膏（煅）半两　干葛一两

【用法】上为细末。用白水煎，食后服。加谷精草三钱半尤妙。

【主治】

1.《类编朱氏集验方》：瘢疮入眼。

2.《银海精微》：小儿痘疮入眼，生翳膜，羞明怕日。

菊花散

【来源】《类编朱氏集验方》卷九。

【组成】白菊花三两　绿豆壳　蜜蒙花　旋覆花　谷精草　甘草各一两

【用法】上锉。每服一钱，干柿一枚，粟米泔一盏，煎干尽为度，取干柿食后服。

【主治】痘疮入眼。

蝉菊散

【来源】《类编朱氏集验方》卷九。

【组成】蝉蜕（净，先去尘土）　白菊花各等分

【用法】上为末。每服二钱，水一盏，入蜜少许同煎，乳食后量儿大小服之。

【主治】斑疮入目，或病后生翳障。

灵光丸

【来源】《医方类聚》卷七零引《吴氏集验方》。

【组成】夜明沙一两（去土）　蝉蜕二十一个（生，洗去土）　木贼二十一条（去节）

【用法】上为末，沙糖为丸，如弹子大。每服一丸，嚼，木贼煎汤送下。

【主治】斑疮眼。

通神散

【来源】《医方类聚》卷七十引《施圆端效方》。

【组成】石决明（烧粉）一分　硼砂一钱　粉霜一钱　片脑一字　朱砂半钱

【用法】上为末。每用一字，乳汁调，随左右耳灌之，日用三次。

【主治】小儿斑疹，毒气入眼，云翳失明。

黄连膏

【来源】《活幼心书》卷下。

【组成】净黄连二钱半

【用法】上锉细，鸡子一枚，箸觜扎开一头大处，取清瓦盏盛，入黄连和匀，酿一时，见黄色以绢滤过，成膏，病人仰面卧，外令人挑一字许频点目内。

【主治】痘疮余毒攻眼，眵多有热。

黄金散

【来源】《活幼心书》卷下。

【组成】黄柏（去粗皮，用生蜜润透，烈日下晒干，再涂上蜜，凡经十数次为度）　粉草各一两

【用法】上钞末，焙，研为细末。治口疮，用药末干点患处，或用麦门冬熟水调点舌上，令其自化；治豆疮后目生翳膜，汤泡澄清，无时频洗，仍投糖煎散、柿煎散二药。

【主治】口内舌上疮毒，及治痘疮后目生翳膜。

塞耳丹

【来源】《世医得效方》卷十一。

【组成】水银一钱　国丹五钱

【用法】上同作六丸，入熔银窝中，园瓦上盖，湿纸糊护定，用香炉盛炭火烧，一日后取出，以薄绵裹之。疹疮在右，塞右耳；在左，塞左耳。立见坠下。

【主治】疹疮入眼。

小决明散

【来源】《世医得效方》卷十六。

【组成】草决明　青葙子　干葛　槐花各一两　败荷叶（水上者）一皮

方中除败荷叶外，余药用量原缺，据《普济方》补。

【用法】上为末。每服二钱，食后米泔水调下。

【主治】斑疮入眼，病四五十日。

【宜忌】忌热味。

犀角散

【来源】《医方类聚》卷二六五引《医林方》。

【组成】白菊花　绿豆皮　谷精草　夜明砂各等分

　　本方名犀角散，但方中无犀角，疑脱。

【用法】上为细末。用干柿一个，上药一钱，米泔水煮熟，干柿和汤饮之，一日三次。

【主治】小儿痘疮入眼，成抱螺儿。

红粉散

【来源】《医方类聚》卷二六五引《烟霞圣效》。

【组成】轻粉　干胭脂

【用法】上为细末，无分两，以粉红为度。每用一二钟头，用儿孩乳汁同盛在小蛤蜊内，调匀，灌在耳中，侧卧。三二日一遍，其翳即退。

【主治】斑疹瘄疮入眼，忽生翳膜。

甘菊花散

【来源】《普济方》卷四〇四。

【组成】甘菊花　谷精草　石决明各等分

【用法】上为末。每服二钱，水一盏，入干柿一个，同煎至七分，干柿细嚼服。

【主治】小儿斑疮入眼。

鸡翎散

【来源】《普济方》卷四〇四。

【组成】轻粉半钱　粉霜一钱

【用法】上为末，地上用炭火三两块，倾在火上，急以碗盖之，频频揭碗看，才候无烟生，即住，揭用鸡翎扫碗内，水银作一处，是一服。如人患左眼，倾入左耳内，患右眼倾入右耳内。所患眼便开，得其疮自愈。

【主治】小儿斑疮入眼。

奇犀散

【来源】《普济方》卷四〇四。

【组成】犀角（镑） 薄荷子（如无，以叶代之） 羌活 麻黄（去节） 木贼（去节）各九钱 石决明 赤芍药 甘草 白蒺藜（炒去刺） 瓜蒌根各一分 人参（去芦）九钱 羚羊角（镑）九钱

【用法】上为细末。每服一钱或半钱，小儿蜜汤、大人茶清调下，夜卧食后服。

【功用】清肝膈。

【主治】小儿斑疮痘毒入眼，但不枯破。

金华散

【来源】《普济方》卷四〇四。

【组成】黄连 菊花 枸杞子各一两 甘草三分 牛蒡子半两

【用法】上为末。食后薄荷汤调下。

【功用】明目，除昏暗，退翳膜。

【主治】痘疮入眼，昏暗，翳膜遮障。

净心散

【来源】《普济方》卷四〇四。

【组成】蛇蜕一条（烧灰） 甘草五钱（锉为末） 不蛀皂角五定（烧灰）

【用法】上为末。小儿每服半钱，熟水调服。痘疮出尽，便宜服之。

【主治】痘疮入眼。

泉石散

【来源】《普济方》卷四〇四。

【组成】井泉石（先为末，再研，水飞） 蝉壳 蛇皮 甘草各一两

【用法】上为末。每服半钱至一钱，蜜水调下。

【主治】小儿风热攻眼，及斑疮入眼。

【宜忌】忌油腻。

兔屎丸

【来源】《程松崖眼科》。

【组成】望月砂一两（要割禾后田中者方可用） 木贼 蝉蜕 车前子各七分 防风 黄芩各五分（酒炒）

【用法】上为细末，用荆芥一两五钱煎水泛丸。空心开水服三四钱。

【主治】小儿痘后，毒攻眼生云翳，不红不肿者。

蛇退散

【来源】《普济方》卷四〇四。

【组成】蛇蜕皮 马屁勃 皂角（不蛀者） 谷精草各等分

【用法】同入瓦藏瓶内，用盐泥固济，木炭火烧令通赤，于地坑子内出火毒，候冷取出，细研为末。每服一字，温米泔调下。

【主治】小儿斑疮入眼。

兔屎丸

【来源】《万氏家抄方》卷六

【别名】兔粪丸（《痘疹金镜录》卷四）。

【组成】菊花（家种黄色者）二两 白蒺藜 甘草各一两 兔屎四两

【用法】上为末，炼蜜为丸，如梧桐子大。每服三十丸，细茶汤下。

【主治】痘后翳膜。

退翳散

【来源】《万氏家抄方》卷六。

【组成】人参 牛蒡子各等分

【用法】上为末。每服一钱，糯米饮送下。

【主治】痘疮入目。

凉肝散

【来源】《万氏家抄方》卷六。

【别名】凉肝明目散（《痘疹全书》卷下）。

【组成】龙胆草（酒洗） 蜜蒙花 黄连（酒炒） 当归 防风 柴胡 川芎

【用法】用獖猪肝煮汁煎服。

【主治】痘后目不敢开，虽向暗处亦不敢开。

红花散

【来源】《银海精微》卷上。

【组成】红花 连翘 当归 生地黄 紫草 大黄 甘草 赤芍药

《医宗金鉴》本方用量：各五分。

【用法】加灯心、竹叶，水煎服。外以秦皮汤洗眼。

【功用】《医宗金鉴》清热散瘀。

【主治】小儿疹痘入眼，初觉眼中赤涩，疼痛泪出，怕日羞明难开，久发变为白膜。

凉肝散

【来源】《银海精微》卷上。

【组成】草决明 天花粉 甘草 赤芍药 绿豆皮 谷精草

【用法】上为末。每服六钱，蜜水调下。

【主治】小儿母胎中受其毒，疹痘出时五脏俱有热相攻，或肝脏受热甚，而致疹痘入眼。

退翳散

【来源】《银海精微》卷上。

【别名】猪肝散。

【组成】真蛤粉 谷精草 夜明砂

【用法】上为细末，用猪肝二两切开，掺药于内，以麻扎定煮，水冷，将肝同药细嚼，煮肝本汁咽下。

【主治】小儿痘疹入目，疼痛泪出，怕日羞明难开，久发变为白膜。

【宜忌】忌诸般毒物。

救苦观音散

【来源】《银海精微》卷上。

【组成】桔梗 当归 连翘 藁本 细辛 苍术 龙胆草 羌活 黄连 知母 黄芩 黄柏 川芎 柴胡 防风 升麻 生地黄 红花各等分

【用法】炼蜜为丸。能吞者每服四五十丸，小者量服之。

【主治】小儿痘疹伤眼初起，睛上红紫涩痛。

四物汤

【来源】《银海精微》卷下。

【组成】赤芍药 羌活 蝉蜕 木贼 黄芩 大黄 蒙花 粉草 桔梗 蒺藜 郁金 当归 防风 龙胆草 独活 川芎 石膏 川椒 菊花 草决明 车前子 谷精草 黄连 苍术 荆芥

【用法】加灯心十根，水煎，温服。

【主治】小儿斑疮入眼，眼赤者。

胭脂膏

【来源】《丹溪心法附余》卷二十三。

【组成】干胭脂

【用法】上药用蜜调。涂儿两眼眶，则痘疮不入眼内。

【功用】预防痘疮入眼。

洗肝明目散

【来源】《痘疹心法》卷二十三。

【组成】当归 川芎 羌活 防风 山栀仁 龙胆草 柴胡 木贼 密蒙花各等分

【用法】上为末。每服一钱，以糖水调下。

【主治】痘后目疾。

兔粪丸

【来源】方出《摄生众妙方》卷十，名见《赤水玄珠全集》卷二十八。

【组成】兔粪四两（飞过，炒） 石决明（用七孔者，火炙）一两 草决明一两 木贼（去节）一两 当归（酒浸）五钱 白芍药一两 防风（去芦）一两 谷精草三钱

【用法】上为末。炼蜜为丸，如绿豆大。每服数十丸，食后荆芥汤送下。

【主治】小儿痘疹，眼中生翳。

兔粪散

【来源】方出《摄生众妙方》卷十，名见《赤水玄珠全集》卷二十八。

【组成】兔粪　蝉蜕　木通　甘草

【用法】煎汤，频服。

《赤水玄珠全集》本方用：兔粪炒黄为末，用蝉蜕、木通、甘草煎汤送服。《痘学真传》：兔粪八两，蝉蜕、木通各二两，甘草五钱，为末，灯心汤调服。

【主治】小儿痘疹，眼中生翳。

【方论】《痘学真传》：兔性本凉，喜食谷精草；粪名明月砂，言得秋令，独能明目，用以为君；蝉蜕轻扬去翳，亦禀秋金，俱用平肝；木通泄火下行；甘草调和药味。凡痘后目翳目肿，羞明痒痛，此方最妙。

参牛散

【来源】《古今医统大全》卷九十一。

【组成】人参　牛蒡子

【用法】上为末。每服二钱，古米薄荷汤调服。

【主治】痘疮入目。

蒺藜散

【来源】《古今医统大全》卷九十一。

【组成】白蒺藜　谷精草　防风　羌活　生蛤粉各等分

【用法】上为细末。每服二钱，水调下。

【主治】痘疮入目肿痛。

二仙散

【来源】《医学入门》卷六。

【组成】仙灵脾　威灵仙各等分

【用法】水煎服。

【主治】痘后食毒物，眼睛凸出。

兔屎汤

【来源】《医学入门》卷七。

【组成】兔屎（焙）

【用法】上为末。每服二钱，茶清调下。须待疹疮安后服之。

【主治】疹疮入眼，及昏暗，翳障。

【方论】《医方集解》：此足厥阴、阳明药也。兔者明月之精，得金之气，其矢名明月砂，能解毒杀虫，故专能明目，又可兼治劳疳也。

吹云散

【来源】《古今医鉴》卷十四。

【组成】黄丹（水飞）一钱　轻粉三分　片脑一厘

【用法】上为末。鹅毛管吹耳内，如左眼患吹入右耳，右眼患吹入左耳，每日三次。兼服通明散，须得早治，迟则必难。

【主治】痘疮眼生翳障，或红或白，肿痛。

谷精草散

【来源】《片玉心书》卷五。

【别名】谷精散。

【组成】谷精草一两　蝉退（去翅足）三钱　蜜蒙花五钱　白蒺藜（炒，去刺）三钱

【用法】上为末。每用一钱，取雄猪肝一两，竹刀剖开，擦药于内，以草束定，水煮肝熟，令儿食肝饮汤。

【主治】小儿痘疹之后，目内有翳者。

密蒙花散

【来源】《片玉痘疹》卷十二。

【别名】风碍帘（《痘麻绀珠》卷五）。

【组成】密蒙花（酒洗）五钱　谷精草五钱　蝉蜕（去足翅）五钱　月砂一两

【用法】上为末。用獖猪肝一两，竹刀披破，每用药一钱擦在内，水煮肝熟，饮汁食肝。

【主治】

1.《片玉痘疹》：小儿痘疹，斑疮入眼，惟在黑轮上，或掩瞳仁者。

2.《痘麻绀珠》：痘后翳膜不退，羞明怕热。

碧云散

【来源】《慈幼新书》卷六。

【组成】冰片　铜绿各五分

【用法】上为极细末，用蜜调粘入钟子内，以柏木板一小块，艾一小丸，安放板上烧烟，将钟子内

药，向烟熏之，俟烟尽，再取井水滴数点，入药调匀。用新笔缓缓蘸抹眼皮红处数次，勿见风。

【主治】痘风眼。

神功散

【来源】《证治准绳·类方》卷七。

【组成】蛤粉 谷精草各一两 绿豆皮 羌活 蝉蜕各五钱

【用法】上为末。每服三钱，以猪肝一具，入药末，线缝，煮汁同服。

【主治】瘢疮翳膜眼。

拨云散

【来源】《证治准绳·幼科》卷六。

【别名】拨云丹（《寿世保元》卷八）。

【组成】兔粪二斤（如芒芦花色者佳） 蝉蜕 木通 白蒺藜各二两 甘草一两

【用法】上为极细末，炼蜜为丸，如梧桐子大。每服八十丸，食后白汤送下，一日三次。或煎汤服亦可，频频服之，以翳退尽为度。

【主治】小儿疮疹后，眼中生翳膜。

兔粪槟榔方

【来源】《证治准绳·幼科》卷六。

【组成】兔粪十四粒 槟榔（用雌雄）

【用法】同磨，取不落地井花水调服。

【主治】小儿疮疹后眼生翳膜。

望月砂散

【来源】《证治准绳·幼科》卷六。

【别名】望月散（《治痘全书》卷十四）。

【组成】谷精草 密蒙花（酒洗） 蝉蜕（去翅足）各五钱 望月砂一两

【用法】上为末，雄猪肝一两，竹刀批破，用药一钱，掺入肝内，水煮熟。饮汁食肝。效。

【主治】

　　1.《证治准绳·幼科》：痘后暗室中目不能开者。

　　2.《痘科类编》：痘毒在黑轮上或掩瞳神者。

羚羊角丸

【来源】《证治准绳·幼科》卷六。

【别名】羚虎丸（《痘疹仁端录》卷六）。

【组成】羚羊角（取末） 酸枣仁（去皮）各半两 肉桂（不见火）五分 虎胫骨（醋炙黄）五钱 防风 当归 黄耆各一钱

【用法】上为末，炼蜜为丸，如皂子大。每服一丸，食前温水化下，每日三次。

【功用】益肝肾明目。

【主治】小儿痘疮入眼，肾虚者。

蝉蜕散

【来源】《证治准绳·幼科》卷六。

【组成】蝉蜕 蜜蒙花 黑豆壳 绿豆壳 明月砂各等分

【用法】上为细末。每服一钱，以猪羊肝一片，批开，入药末在内，麻扎定，米泔煮熟，频与食肝饮汤。

【主治】痘后眼目风肿及生翳膜。

拨云散

【来源】《治痘全书》卷十四。

【组成】防风 甘草 羌活 黄芩 黄连 白芷 菊花 龙胆草 荆芥 石膏 川芎 大黄 草决明 石决明

【用法】上为散服。

【主治】目内翳障，及痘后余毒不散，目生翳膜，隐涩多泪。

【加减】如小儿疳眼，加夜明砂。

紫龙丹

【来源】《一草亭目科全书》。

【组成】黄丹五分 真轻粉五分

【用法】上为末。外用吹耳，如左眼患吹右耳，右眼患吹左耳，每用厘许，一日二次。

【主治】小儿痘毒眼。

谷精草汤

【来源】《审视瑶函》卷四。

【组成】谷精草六分 白芍 荆芥穗 玄参 牛蒡子 连翘 草决明 菊花 龙胆草各五分 桔梗三分

【用法】上锉。白水二钟，灯心十段，煎至六分，去滓，不拘时候服。

【主治】痘毒害眼，肿痛赤烂，视物昏蒙，冲风泪湿，结星为翳。

通窍散

【来源】《审视瑶函》卷四。

【组成】辰砂三钱 珍珠 琥珀各二钱 麝香一钱 玛瑙一钱五分 冰片五分

【用法】上为极细末。若翳在右目，吹左耳；翳在左目，吹右耳；若两目有翳，即吹两耳。

【功用】通心肺二窍。

【主治】痘后眼生星翳。

望月丸

【来源】《审视瑶函》卷四。

【组成】望月砂四两（焙干） 石决明（醋煅） 防风 白芍 谷精草 草决明 木贼各一两 当归五钱

《痘疹会通》有蝉退。

【用法】上为细末，炼蜜为丸。小儿量其大小，或用一钱，或五分一丸，荆芥汤化下。

【主治】痘入眼，致生翳膜。

清凉丸

【来源】《眼科全书》卷二。

【组成】人参 白茯各五钱 防风 黄芩 茺蔚子 大黄 玄参各一两

【用法】上为末，炼蜜为丸，如梧桐子大。每服二十丸，空心精茶送下。

【主治】小儿斑疮入眼。

拨云散

【来源】《救偏琐言·备用良方》。

【别名】革三（《痧症全书》卷下）、五十一号临象方（《杂病源流犀烛》卷二十一）。

【组成】生地 黄连 木通 荆芥穗 谷精草 甘草 赤芍 羚羊角 大黄一分至三分 木贼 甘菊 金银花 羌活 望月沙

《痧胀玉衡》本方用：生地一钱五分，川连三分，木通一钱，荆芥穗一钱，甘草四分，赤芍一钱，大黄一钱（酒炒黑，存性），羚羊角三分（磨汁），谷精草一钱五分，木贼八分（去节），甘菊六分（白者，去蒂用），银花一钱，羌活八分，望月沙三钱。

【用法】加灯心、白芙蓉叶煎服。

【主治】痘后热毒在肝，两目通红，甚至起障生翳者。

柴胡散

【来源】《良朋汇集》卷五。

【组成】柴胡三钱 黄芩 赤芍药 黄柏各五钱 甘草二钱

【用法】水煎服。后用胜金膏调乳汁热汤泡洗。

【主治】小儿斑痘眼疾。

兔粪丸

【来源】《幼科直言》卷一。

【组成】兔粪四两

【用法】上为细末，炼蜜成丸，每丸重一钱。每服一丸，午间白滚水送下。以愈为度。

【主治】小儿痘疹结痂后，热气熏蒸肝肺，眼白作红，内有翳膜。

祛风明目散

【来源】《种痘新书》卷九。

【组成】防风 荆芥 川芎 薄荷 生地 红花 连翘 白芍 菊花 蒙花 谷精 覆盆 蔓荆 川椒

【用法】加生姜为引，水煎，发时连服数剂，可以除根。

【主治】痘后风眼，弦红作痒，下泪者。

龙胆草散

【来源】《种痘新书》卷十二。

【组成】龙胆草五分 菊花 蒺藜（炒，去刺）白芷各三分 防风 黄连 蝉蜕（去泥）木贼（去节）栀子各二分

【用法】水煎服。

【主治】痘毒入眼，生翳障。

退翳猪肝散

【来源】《仙拈集》卷三。

【组成】密蒙花 谷精草 蝉退（去足翅）望月砂各一两

【用法】上为末。雄猪肝一个，竹刀剖开，将药末掺入砂锅蒸熟，食肝尽，一料全愈。

【主治】疳症、痘症坏目。

望月砂汤

【来源】《医林纂要探源》卷十。

【组成】望月砂

【用法】上为末。每服二钱，茶清调下。

【功用】明目，治劳，杀疳，杀虫，解毒。

【主治】痘疹入目，痘疹痊愈而昏昧障翳者；虚劳发热，湿热疳积。

【方论】兔目最明，如月魄之能涵日光。故《曲礼》云：兔曰明视。兔虽啮草，亦食土中虫豸，故又能杀虫解毒。其尻有九孔，散出矢，故矢能散郁热。矢固下行，茶清以达其清阳于上。

马屁勃散

【来源】《医部全录》卷四九四。

【组成】马屁勃 蛇皮各半两 皂荚子十四粒

【用法】入小罐子内，盐泥封固，烧存性，为细末。每服三钱，食后温酒调下。

【主治】疮疹入眼。

蒺藜散

【来源】《痘麻绀珠》卷十。

【组成】白蒺藜 白菊花 蝉退 荆芥穗 防风 木贼草

【用法】上为末。白汤调下。

【主治】痘疮入眼，肿疼，或生翳膜。

兔儿丸

【来源】《异授眼科》。

【组成】谷精草（炒）五钱 黄连五钱 人参三钱 栀子（炒）五钱 当归七钱 薄荷五钱 柴胡四钱 升麻四钱 菟丝子（炒）二两

【用法】上为末。每服三钱，空心米汤送下；蜜丸亦可。

【主治】小儿痘疹患目。

拨翳汤

【来源】《外科集腋》卷二。

【组成】白蒺藜（炒）花粉（酒蒸）葛根 薄荷 防风 川芎 羌活 谷精草 密蒙花 甘菊 草决明各七分 山栀 木贼草各五分 生地一钱半 当归一钱 柴胡八分 川连（酒炒）三分 生姜一片

【用法】《外科证治全书》：水煎，食远服。

【主治】痘毒攻目生翳，如翳膜遮盖瞳神者。

【加减】便闭，加大黄。

拔毒膏

【来源】《眼科锦囊》卷四。

【组成】辰砂 甘草各一钱 巴豆五分 狼粪一钱（烧存性者）

【用法】上以蓖麻子油调和之。贴鱼尾，小钱大。

【主治】痘疹入目。

兔屎汤

【来源】《眼科锦囊》卷四。

【组成】兔矢（大）甘草（小）覆盆叶（中）

【用法】水煎服。

【主治】痘疹入目，昏暗、障翳，及蛔虫疳眼。

通窍散

【来源】《眼科临证笔记》。

【组成】黄丹五钱（水飞） 轻粉三钱 珍珠一颗

【用法】上为细末，吹耳。左目病，吹左耳；右目病，吹右耳。

【功用】退翳。

【主治】痘后害目症（痘疹性结角膜炎），两目赤胀，热泪常流，怕光羞明，风轮周围点点而起白膜，但不头痛。

葛根透毒汤

【来源】《眼科临症笔记》。

【组成】葛根四钱 连翘三钱 花粉三钱 银花三钱 薄荷一钱半 大贝母三钱 地骨皮三钱 生地三钱 石决明三钱 蝉蜕一钱 牛蒡子一钱半（炒） 甘草五分

【主治】痘后害目症（痘疹性结角膜炎）。在严重期，发热高烧，头疼赤胀，热泪不止，羞明怕日。

遗花散

【来源】《青囊秘传》。

【组成】轻粉 飞东丹 牙皂各等分

【用法】上为细末。天花出在左眼，吹右耳；天花出在右眼，吹左耳。

【主治】小儿痘出目中。

五、痘 疔

痘疔，是指长于痘疮内的疔，其色紫黑，疔形坚实，随痘而出，多先见疔而后见痘形，生长较快。《痘疹泄秘》："痘起胀时其中有黑色而独大者，名曰痘疔。"《保婴撮要》更是明确指出："痘疔，又谓之贼痘，或三五枚，或五七枚，间杂于诸症之间，其色紫黯作痛不宁，以致诸症蜂起，不能贯脓，甚至不救，乃热毒势甚并结也。"

拔毒散

【来源】《活幼心法》卷五。

【别名】拔疔散（《种痘新书》卷三）。

【组成】明雄黄一钱 绵胭脂
　　　方中绵胭脂用量原缺。

【用法】雄黄为细末，胭脂浓浸水，调点疔头上。

【主治】痘疔，紫黑胀硬，独大而无晕者。

四圣丹

【来源】《万氏家抄方》卷六。

【别名】四圣挑疔散（《医方考》）、四圣膏（《痘疹传心录》卷十九）。

【组成】珍珠 豌豆（烧灰存性） 血余（烧灰存性）二灰等分 冰片五厘
　　　方中珍珠用量原缺。

【用法】上为细末，用油胭脂调成膏。先将银簪拨开疔口，以药填入，即变红活。

【主治】痘疔。

【方论】《医方考》：珍珠能出毒止痛，二灰能烂毒化血，胭脂能利血拔毒，冰片能利窍行滞。

四圣散

【来源】《痘疹心法》卷二十二。

【别名】四圣珍珠散（《痘疹全书》卷下）、四圣膏（《医宗金鉴》卷五十七）、四圣丹（《痘麻绀珠》卷十八）。

【组成】绿豆 豌豆（俱烧灰存性）各四十九粒 珍珠一分 油头发（烧存性）一分

【用法】上为末，胭脂汁调，先以银簪拨开黑疮，此涂之。

【主治】痘疔，痘不起发，变异而痛者。

挑疔散

【来源】《医方考》卷六。

【组成】紫草　雄黄　巴豆各等分

【用法】上为细末，油胭脂调用。有痘疔、痘母者，用针挑破，以此药少许着之。

【主治】小儿痘疔、痘母。

【方论】紫草解毒利窍，雄黄解毒利气，巴豆化毒拔疔，乃挑疔之捷剂也。

拔毒膏

【来源】《赤水玄珠全集》卷二十八。

【组成】雄黄（研）　胭脂

【用法】胭脂重浸水，令浓，调雄黄。点疔头上，立时红活。

【主治】痘疔。

救焚散

【来源】《痘疹传心录》卷十五。

【组成】益母草　楝树花（晒干）　地蜈蚣草　紫花地丁（连根，晒）　紫草茸　地青草（即尖刀草）　大血结草　萹蓄（晒）

【主治】痘疔痈肿。

加减鼠粘子汤

【来源】《外科正宗》卷四。

【组成】鼠粘子　天花粉　知母　荆芥　山栀各六分　甘草三分

【用法】水二钟，加淡竹叶、灯心各二十件，水煎服。

【主治】痘疔。

【加减】身热，加柴胡、黄芩；有痰，加麦冬、贝母；咽哑，加玄参、桔梗；咬牙，加薄荷、石膏；便秘，加蜂蜜、玄明粉；昏愦，加黄连、朱砂；痂枯，加当归、生地；恋疤，加蝉蜕、川芎。

珍珠散

【来源】《张氏医通》卷十五。

【组成】珍珠（生，研）　绿豆（生，研）　豌豆（烧存性）　发灰各等分（一方无绿豆，加冰片少许）

【用法】上为散。胭脂调，银针挑破，口含清水，吮去毒血，涂之。

【主治】痘疔。

银花解毒汤

【来源】《幼科直言》卷一。

【组成】僵蚕　连翘　银花　黄芩　丹皮　生黄耆　苡仁　白芍（酒炒）　陈皮　甘草

【用法】水煎服。

【主治】痘疔。痘之先有紫色，后因毒攻而成疔，生于咽间、腹间为重，其形似螺蛳盖。

拔疔丹

【来源】《痘科金镜赋集解》卷六。

【组成】珍珠一钱　牛黄五分　蟾酥三分　麝香二分　巴豆霜五分　铁甲将军五分

【用法】上为细末。香油调涂。

【主治】痘疔。

神应膏

【来源】《痧痘集解》卷六。

【组成】雄黄一钱

【用法】上研细。用绵胭脂重汤浸汁令浓，调雄黄末点于疔头上，立时红活。

【主治】痘疔。

【方论】盖雄黄能拔毒，胭脂能活血耳。

拔疔散

【来源】《痘学真传》卷七。

【组成】雄黄　朴消一钱　牛黄　铅粉三分　方中雄黄、牛黄用量原缺。

【用法】上为末。痘疔初起，猪胆汁调敷；三日后，甘菊叶捣汁调敷。

【主治】痘疔未腐者。

敷疔散

【来源】《痘学真传》卷七。

【组成】真珠五分 冰片二分 牛黄三分 孩儿茶 血余 黄柏各一钱

【用法】上为末，加血余再研，外敷。

【主治】痘疔。

拔毒膏

【来源】《种痘新书》卷十二。

【组成】雄黄 轻粉

【用法】上为末，用胭脂水调敷。

【主治】痘疔。

拔疔丹

【来源】《疡医大全》卷三十三。

【组成】雄黄 朱砂 白芷各等分

【用法】上为细末。油胭脂调，用银针挑破搓之。

【主治】痘疔。

拔疔散

【来源】《痘麻绀珠》卷十八。

【组成】牛黄一钱 朱砂八分 珍珠二钱

【用法】上为末。油胭脂调搓；如唇裂肿，黄蜡熬膏搓；石膏磨水搓亦可。

【主治】痘疔。

二妙丹

【来源】《痘疹会通》卷四。

【组成】明雄黄二两 雌黄二钱 豆腐一块（四寸厚，方圆四寸）

【用法】豆腐中掘一孔，约一寸深，将雌黄先入底下，次入雄黄于孔上，外用豆腐塞口，如有余缝，再加白灰面封之，勿令泄气。大碗盛之，入锅，文武火煮一日，俟豆腐干枯为度，候冷取出。二黄制过，去雌黄不用，单用雄黄。入瓷瓶收贮，外用黄蜡封固，不可泄气。若点痘疔时，取鸡冠血、黄酒调稀用之。

【主治】痘疔。

四圣散

【来源】《痘疹会通》卷四。

【组成】珍珠 明雄黄 冰片 豌豆 发灰 紫草茸

【用法】点用。

【主治】黑痘、疔痘。

拔毒膏

【来源】《不知医必要》卷三。

【组成】蒲公英二两

【用法】水煎熬膏，载瓷器内，放水中一日一夜，冷去火气。俟挑破痘疔，吸尽紫血，即以此膏涂之。

【主治】痘疔。

六、小儿温壮

小儿温壮，是指小儿因体内有伏热，或内夹宿食，胃热失和，气机壅塞所致大便黄而恶臭，发热，嗜睡，饮食减少等病情。《诸病源候论》："小儿温壮者，由腑脏不调，内有伏热，或挟宿寒，皆搏于胃气。足阳明为胃之经，主身之肌肉，其胃不和调，则气行壅涩，故蕴积体热，名为温壮。"治宜清热利湿。

八味龙骨散

【来源】《外台秘要》卷三十六引《小品方》。

【组成】龙骨（研）　甘草（炙）　赤石脂　寒水石　大黄　石膏　桂心　栝楼各三分

【用法】上为散。以水及酒五合，煮取二合，量大小分服之。

【主治】小儿壮热，渴，痢。

大黄牡蛎汤

【来源】方出《备急千金要方》卷五，名见《医部全录》四二〇。

【组成】大黄一两　黄芩　栝楼根　甘草各十八铢　桂心半两　滑石二两　牡蛎　人参　龙骨　凝水石　白石脂　消石各半两（一本加紫石英半两）

【用法】上锉。以水四升，煮取一升半，服三合，一日一夜令尽，虽吐亦与之。

【主治】小儿壮热，实滞不去，寒热往来，微惊悸。

竹叶汤

【来源】《备急千金要方》卷五。

【组成】竹叶（切）五合　小麦三合　柴胡半两　黄芩一两六铢　茯苓十八铢　人参　麦门冬　甘草各半两

【用法】上锉。以水四升，煮竹叶、小麦，取三升，去滓，下诸药，煮取一升半，分三次服。

【主治】

　　1.《备急千金要方》：小儿夏月患腹中伏热，温壮来往，或患下痢，色或白或黄，三焦不利。

　　2.《普济方》：伤寒，两尺浮，身无大热，郁冒，或下利烦渴者。

【加减】若小儿夏月忽壮热烧人手，洞下黄溏，气力惙然，脉极洪数，加大黄二两。

竹叶汤

【来源】《备急千金要方》卷五。

【组成】竹叶（切）一升　小麦半升　甘草　黄芩　栝楼根　泽泻　茯苓　知母　白术　大黄各二两　桂心二铢　生姜一两半　人参　麦门冬　半夏各一两　当归十八铢

【用法】上锉。以水七升，煮小麦、竹叶，取四升，去滓，纳药煎取一升六合，分四服。

【主治】五六岁儿温壮，腹中急满，息不利，或有微肿，极羸，不下饮食，坚癖，手足逆冷。

寒水石散

【来源】《备急千金要方》卷五。

【组成】寒水石　芒消　滑石　石膏　赤石脂　青木香　大黄　甘草　黄芩　防风　芎䓖　麻黄根各等分

【用法】上合治下筛，以粉一升，药屑三合相和，复以筛筛之，以粉儿身，一日三次。

【主治】小儿身体壮热，不能服药。

寒水石粉散

【来源】《外台秘要》卷三十五引《崔氏方》。

【组成】寒水石　芒消　滑石　石膏　赤石脂　青木香　甘草（炙）　大黄　黄芩　芎䓖　麻黄（去节）　牡蛎（熬）各等分

【用法】上捣筛。以粉一升和药屑三合，复下筛。以粉粉儿，一日三次。热退即止。

【主治】少小壮热，不能服药者。

竹沥汤

【来源】《外台秘要》卷三十六引《广济方》。

【别名】竹沥葛根汤（《幼幼新书》卷十四引《婴孺方》）。

【组成】淡竹沥一升二合　葛根汁五合　牛黄豆粒大三颗（研）

【用法】上药相和。与儿服，一岁至五六岁，一合至三合五合，再服，以意增减之。

【主治】小儿壮热隐疹。

黄芩汤

【来源】《幼幼新书》卷十引《婴孺方》。

【别名】黄芩散（《太平圣惠方》卷八十二）。

【组成】黄芩五分 钩藤三分 蛇蜕皮一寸（炙） 甘草二分（炙） 芒消一分 大黄四分 牛黄（大豆大）三粒（汤成纳之）

【用法】上以水二升三合，煮取一升二合，去滓，下消令烊，为三服。

【主治】小儿温壮，服细辛汤得下后，热不愈，口中疮，兼惊。

四味大黄汤

【来源】《幼幼新书》卷十一引《婴孺方》。

【组成】大黄四分 芍药 当归 甘草（炙）各二分

【用法】一月儿服一杏核许，百日二杏核大小，以此为率，水三升，煮一升，一日三次，日夜可四服。服汤令母抱之，令小汗出；病甚者，令大汗出，汗后温粉粉之；下痢者，勿令出汗也。

【主治】少小众痫，乳哺不时，发温壮，吐利惊掣，胎寒腹痛，一十五痫。

【加减】发热，加麻黄（去节）二分，先煮去沫，纳诸药；反折戴眼掣缩者，加细辛四分；乳哺不消，壮热有实者，倍大黄，用刀劈破，勿令有碎末，无其疾不须增益；下痢者，减大黄三分之一。

万金钩藤散

【来源】《幼幼新书》卷十四引《婴孺方》。

【组成】钩藤 天竺黄 地骨皮各一分 茯神 犀角 龙胆 川芒消 甘草 赤茯苓各半两 川大黄（炒）三分

【用法】上为末。每用一钱，水一盏，煎五分，去滓温服。

【主治】小儿壮热惊悸，大小便赤涩。

五痫汤

【来源】《幼幼新书》卷十一引《婴孺方》。

【组成】大黄十二分 钩藤皮 蜂房 麻黄（去节）各二分 柴胡 山栀仁 知母 芍药 升麻各七分 蚱蝉三个 石膏十分 蛇蜕五寸（炙） 杏仁六分

《圣济总录》有黄芩半两。

【用法】水七升，煮二升，去滓，稍稍如人肌暖，以拭身。

《圣济总录》：上十四味，粗捣筛，一二岁儿每服一钱匕，水半小盏，煎至三分，入竹沥半合，更煎一两沸，去滓，分温三服，至夜服尽。

【主治】小儿壮热发痫，疹自下痢。

人参散

【来源】《太平圣惠方》卷八十二。

【组成】人参半两（去芦头） 钩藤半两 赤茯苓半两 犀角屑一分 山栀子一分 川升麻半两 甘草一分（炙微赤，锉）

【用法】上为粗散。每服一钱，以水一小盏，煎至五分，去滓，量儿大小分减，不拘时候温服。

【主治】小儿壮热，心神不安。

大黄丸

【来源】《太平圣惠方》卷八十二。

【组成】川大黄一两（锉，微炒） 鳖甲半两（涂醋炙令黄，去裙襕） 赤茯苓半两

【用法】上为末，炼蜜为丸，如麻子大。一二岁儿，每服五丸，以粥饮送下，空心、午后各一服。

【主治】小儿滞结壮热。

大黄散

【来源】《太平圣惠方》卷八十二。

【组成】川大黄一两（锉碎，微炒） 柴胡三分（去苗） 川升麻三分 黄芩三分 枳壳三分（麸炒微黄，去瓤） 赤芍药三分 栀子仁三分 石膏一两半 知母三分 杏仁三分（汤浸，去皮尖双仁，麸炒微黄）

【用法】上为粗散。每服一钱，以水一小盏，加青竹叶二七片，煎至五分，去滓，量儿大小，分减服之。

【主治】小儿周岁至三岁壮热。

天竺黄散

【来源】《太平圣惠方》卷八十二。

【组成】天竺黄一分（细研） 钩藤一分 甘草半两（炙微赤，锉） 赤芍药一分 人参一两（去芦头） 牛黄半分（细研）

【用法】上为细散，入研了药，更研令匀。每服半钱，以蜜水调下，不拘时候。

【主治】小儿受惊温壮，不吃乳。

牛黄丸

【来源】《太平圣惠方》卷八十二。

【组成】牛黄一分（细研） 龙脑一分（细研） 麝香一分（细研） 熊胆一分 犀角屑半两（末） 胡黄连半两（末） 天竹黄一分（细研） 山栀子半两（末） 郁李仁半两（汤浸，去皮，研入）

【用法】上药同研令匀，以糯米粥为丸，如麻子大。每服三丸，以薄荷汤送下，不拘时候。

【主治】小儿温壮及惊热。

牛黄散

【来源】《太平圣惠方》卷八十二。

【组成】牛黄半分（细研） 黄芩一分 栀子仁一分 龙齿一分 犀角屑一分 寒水石一分 甘草半分（炙微赤，锉） 麝香一钱（细研）

【用法】上为细散，入牛黄、麝香，同研令匀。每服半钱，以竹沥调下。

【主治】小儿卒身体壮热，心肺烦壅。

龙胆散

【来源】《太平圣惠方》卷八十二。

【组成】龙胆半两（去芦头） 犀角屑一分 川升麻半两 槟榔一分 川大黄一分（锉碎，微炒） 甘草一分（炙微赤，锉） 鳖甲一分（涂醋炙令黄，去裙襕）

【用法】上为粗散。每服一钱，以水一小盏，煎至五分，去滓放温，渐与服。

【主治】小儿壮热肚胀，不饮乳。

生地黄煎

【来源】《太平圣惠方》卷八十二。

【别名】地黄煎（《普济方》卷三八五）。

【组成】生地黄汁一升 白蜜三合 生麦门冬汁三合 酥三合

【用法】上药于银锅中，以慢火熬如稀饧。每服半茶匙，以温水调下。

【主治】小儿壮热，心烦，眠卧不安。

芒消散

【来源】《太平圣惠方》卷八十二。

【组成】川芒消三分 川大黄三分（锉碎，微炒） 赤茯苓三分 木通一两（锉） 黄芩半两 甘草一分（炙微赤，锉）

【用法】上为粗散。每服一钱，以水一小盏，加生姜少许，葱白二寸，煎至五分，去滓温服。

【主治】八九岁儿脏腑结实壮热。

胡黄连散

【来源】《太平圣惠方》卷八十二。

【组成】胡黄连一分 犀角屑一分 牛黄一分（细研） 龙胆一分（去芦头） 川大黄一两（锉碎，微炒） 麦门冬半两（去心，焙） 甘草一分（炙微赤，锉） 知母一分

【用法】上为细散。每服半钱，以沙糖水调下。

【主治】小儿温壮，常欲饮水。

钩藤散

【来源】《太平圣惠方》卷八十二。

【组成】钩藤一分 犀角屑半两 赤茯苓半两 天竹黄一分（细研） 龙胆半两（去芦头） 川大黄二分（锉碎，微炒） 地骨皮一分 川芒消半两 甘草半两（炙微赤，锉）

《圣济总录》有茯神。

【用法】上为粗散。每服一钱，以水一小盏，煎至五分，去滓温服。

【主治】小儿壮热惊悸，大小便赤涩。

柴胡散

【来源】《太平圣惠方》卷八十二。

【别名】柴胡汤（《圣济总录》卷一六八）、柴苓散（《南北经验方》卷十引汤氏方）、柴苓汤（《袖珍小儿方》卷四）、柴芩竹叶饮（《不知医必要》）。

【组成】柴胡二分（去苗）　黄芩一两　人参半两（去芦头）　甘草半两（炙微赤，锉）　赤茯苓半两　麦门冬半两（去心，焙）

【用法】上为粗散。每服一钱，以水一小盏，加小麦一撮，青竹叶一片，煎至五分，去滓，放温服。

【主治】小儿腹中有伏热，温壮来去。

犀角散

【来源】《太平圣惠方》卷八十二。

【组成】犀角屑半两　钩藤半两　甘草一分（炙微赤，锉）　黄芩半两　栀子仁半两　川大黄半两（锉碎，微炒）

【用法】上为粗散。每服一钱，以水一小盏，煎至五分，去滓，微温服。

【主治】小儿身体温壮，心神不安。

天竺黄丸

【来源】《太平圣惠方》卷八十三。

【组成】天竺黄（细研）　黄连（去须）　柴胡（去苗）　羚羊角屑　蔓荆子　犀角屑　防风（去芦头）　子芩　川升麻　麦门冬（去心，焙）　甘草（炙微赤，锉）　玄参　白蒺藜（微炒，去刺）　朱砂（细研）　木香各一分　龙脑（细研）　麝香（细研）　牛黄（细研）各一钱

【用法】上为末，与研了药，都研令匀，炼蜜为丸，如绿豆大。每服五丸，以温水化下。

【主治】小儿惊悸壮热，黄瘦，不思乳食。

天竺黄丸

【来源】《太平圣惠方》卷八十三。

【组成】天竺黄（细研）　黄连（去须）　川大黄（锉碎，微炒）　牡蛎粉　黄芩　栀子仁　远志（去心）各半分

【用法】上为末，炼蜜为丸，如绿豆大。每服五丸，以新汲水送下。

【主治】小儿壮热惊悸，不得眠睡。

远志煎

【来源】《太平圣惠方》卷八十三。

【组成】远志（去心）　羚羊角屑　茯神　甘草（炙微赤，锉）　龙骨　杏仁（汤浸，去皮尖双仁，麸炒微黄）　紫菀（洗去苗土）　防风（去芦头）各半两　龙胆一分（去芦头）　蚱蝉一分（去翅足）　百合一分　牛黄一分（细研）　麝香一分（细研）　川升麻三分　川大黄一两（锉，微炒）　酥三两　蜜半斤

【用法】上药先研牛黄、麝香为粉，除酥、蜜二味，粗捣。用水三升，入银锅内，煎至半升，以新绵滤去滓，却入锅内，下牛黄、麝香、酥、蜜等，以柳箆不住手搅，慢火熬如稠饧方止，入瓷盒内盛。每服取两豆许大，用温水调下，一日三四次。

【功用】安心神。

【主治】小儿身体壮热，惊悸，心神不宁。

芦根散

【来源】《太平圣惠方》卷八十三。

【组成】芦根（锉）　人参（去芦头）　黄耆（锉）　知母　麦门冬（去心，焙）　甘草（炙微赤，锉）各半两

【用法】上为粗散。每服一钱，以水一小盏，加竹叶七片，粟米一百粒，煎至五分，去滓温服，不拘时候。

【主治】小儿壮热，渴不止。

大黄丸

【来源】《太平圣惠方》卷八十四。

【组成】川大黄半两（锉碎，微炒）　柴胡半两（去苗）　赤茯苓一分　人参一分（去芦头）　木香一分　桂心一分　枳壳一分（麸炒微黄，去瓤）　槟榔半两　桃仁二分（汤浸，去皮尖双仁，麸炒微黄）

【用法】上为末，炼蜜为丸，如麻子大。每服五丸，以温水送下，一日三次。

【主治】小儿憎寒壮热，发歇不定，腹中结实，不能乳食。

赤茯苓丸

【来源】《太平圣惠方》卷八十四。

【组成】赤茯苓三分　当归一分（锉，微炒）　芎 藭一分　川大黄三分（锉碎，微炒）　鳖甲三分 （涂醋炙令黄，去裙襕）

【用法】上为末，炼蜜为丸，如绿豆大。每服五 丸，以粥饮送下，一日三次。

【主治】小儿冷热不调，肠胃滞结，壮热作时，两 肋刺痛。

前胡散

【来源】《太平圣惠方》卷八十四。

【别名】前胡枳壳散（《小儿痘疹方论》）、五味前 胡枳壳汤（《永类钤方》卷二十一）、前胡枳壳汤 （《医学入门》卷六）。

【组成】前胡半两（去芦头）　枳壳一分（麸炒微 黄，去瓤）　赤茯苓一分　川大黄一分（锉碎，微 炒）　甘草一分（炙微赤，锉）

【用法】上为粗散。每服一钱，以水一小盏，煎至 五分，去滓温服，一日三四次。

【主治】小儿痰食壮热，心胸壅闷，不欲乳食。

茯神散

【来源】《太平圣惠方》卷八十五。

【组成】茯神一两半　川升麻一两　玄参一两 半　秦艽一两（去苗）　寒水石二两　龙胆一两 （去芦头）　川芒消二两　川大黄三两（锉碎， 微炒）

【用法】上为粗散。每服一钱，以水一小盏，煎至 五分，去滓，分二次温服，早晨、午后各一服。

【主治】小儿心腹结实，身体壮热，四肢不利，心 神多惊，欲发痫者。

钩藤散

【来源】《太平圣惠方》卷八十五。

【组成】钩藤半两　人参一分（去芦头）　子芩一 分　蚱蝉三枚（微炙）　犀角屑一分　甘草半两 （炙微赤，锉）　川升麻半两　石膏半两　川大黄

一分（锉碎，微炒）

【用法】上为粗散。每服一钱，以水一小盏，煎至 五分，去滓，入竹沥半合，牛黄末一字，服之。

【主治】小儿壮热发痫，或时时四肢抽掣，多吐 白沫。

钩藤散

【来源】《太平圣惠方》卷八十五。

【组成】钩藤一分　蚱蝉二枚（微炒，去翅足）　川 升麻半两　子芩半两　麦门冬半两（去心， 焙）　蛇蜕皮五寸（烧灰）　川大黄半两（锉碎， 微炒）　石膏二两　甘草半两（炙微赤，锉）

【用法】上为粗散。每服一钱，以水一小盏，煎至 五分，去滓，入竹沥半合服之。

【主治】小儿风壅气盛，心胸痰滞，壮热发痫。

退热清凉散

【来源】《太平圣惠方》卷八十五。

【组成】白药一分　甘草一分（炙微赤，锉）　郁 金一分　黄芩一分　天竹黄一分（细研）　朱砂半 两（细研，水飞过）　麝香半分（细研）

【用法】上为细散。每服半钱，以温水调下，不拘 时候。

【主治】小儿壮热欲发痫。

前胡散

【来源】《太平圣惠方》卷八十八。

【组成】前胡三分（去芦头）　赤茯苓半两　犀角 屑半两　川大黄三分（锉碎，微炒）　枳壳半两 （麸炒微黄，去瓤）　郁李仁半两（汤浸，去皮， 微炒）　鳖甲半两（涂醋炙令黄，去裙襕）

【用法】上为粗散。每服一钱，以水一小盏，煎至 五分，去滓温服。微利为度。

【主治】小儿腹内痞结，壮热羸瘦，多啼。

人参汤

【来源】《圣济总录》卷一六八。

【组成】人参三分　柴胡（去苗）一分　大黄

（锉，炒）一分　升麻半两　芍药一分　山栀子仁半两　甘草（炙）半两　钩藤半两

【用法】上为粗末。每服一钱匕，水七分，煎取四分，去滓温服。

【主治】小儿壮热面赤，唇口焦干，大小便不通，四肢瘈动，惊啼，或时发渴。

大青汤

【来源】《圣济总录》卷一六八。

【组成】大青半两　大黄（锉，炒）一分　甘草（炙）半两　麻黄（去根节）半两

【用法】上为粗末。二三岁儿每服半钱匕，以水半盏，煎至三分，去滓，食后服，相继三服。

【主治】小儿诸热，服药吐利后，身壮热，精神昏昧，或微利而内有热结。

大黄饮

【来源】《圣济总录》卷一六八。

【别名】大黄散（《普济方》卷三八五）。

【组成】大黄（锉，炒）一两　黄芩（去黑心）　栝楼根　甘草（炙）各三分　牡蛎（熬）　龙骨　凝水石（研）　白石脂各半两　滑石（研）　消石（研）　人参　桂（去粗皮）各二两

【用法】上十二味，以九味粗捣筛，入研药和匀。五六岁儿，每服一钱匕，以水一中盏，煎至五分，食后去滓温服，相继三服。

【主治】小儿壮热，实滞不去，及寒热往来，微惊。

山栀子汤

【来源】《圣济总录》卷一六八。

【组成】山栀子仁　黄芩（去黑心）　前胡（去芦头）　甘草（生用）各等分

【用法】上为粗末。每服一钱匕，水一中盏，煎至五分，去滓温服，一日三次，不拘时候。

【主治】小儿八九岁，痰实壮热。

天南星丸

【来源】《圣济总录》卷一六八。

【组成】天南星（炮，为末）　半夏（汤洗七遍，焙，为末）　腻粉（研）　滑石（研）各一钱　巴豆二十四枚（去心膜，以水浸一宿，研细，不出油）

【用法】上五味，先研巴豆令熟，次下众药末，以糯米粥为丸，如绿豆大。每服三丸；泻痢，米饮送下；取食，葱汤送下；惊悸，薄荷、荆芥汤送下。

【主治】小儿挟热，痰盛温壮，夜卧不稳。

升麻汤

【来源】《圣济总录》卷一六八。

【组成】升麻　柴胡（去芦头）　麦门冬（去心，焙）　黄芩（去黑心）　甘草（炙，锉）各半两　黄耆（锉）　人参各一分

【用法】上为粗末。每服一钱匕，以水八分，煎取五分，去滓，量儿大小加减服。

【主治】小儿温壮不解。

升麻汤

【来源】《圣济总录》卷一六八。

【组成】升麻　柴胡（去苗）　枳壳（去瓤，麸炒）　黄芩（去黑心）　芍药　栀子仁　知母（焙）　杏仁（去皮尖双仁，炒，别研）各三分　大黄（锉，炒）一两一分　石膏（别捣研）一两半

【用法】上十味，以八味为粗末，入杏仁、石膏拌匀。每服一钱匕，以水一中盏，加青竹叶同煎至三分，去滓，食后相继三服。

【主治】小儿期岁至三岁，时时壮热。

龙胆饮

【来源】《圣济总录》卷一六八。

【组成】龙胆（去根）　犀角（镑屑）各半两　升麻　天麻（锉，炒）　甘草（炙）　鳖甲（去裙襕，醋浸，炙黄色）各三分　槟榔（煨，锉）一枚

【用法】上为粗末。每服一钱匕，以水半盏，煎至三分，去滓，分三次温服。

【主治】小儿壮热胀满，不饮乳。

生犀牛黄丸

【来源】《圣济总录》卷一六八。

【组成】犀角屑一分　牛黄一钱（研）　龙脑　麝香（研）各半钱　天南星（牛胆内匮者，研为末）　藿香叶（为末）各二两　甘草末　雄黄末各半两

【用法】上为细末，炼蜜为丸，如鸡头子大。每服一丸，煎薄荷汤化下，不拘时候。

【功用】压惊，止头痛，化痰涎。

【主治】小儿风邪，温壮发热。

芍药汤

【来源】《圣济总录》卷一六八。

【组成】芍药　甘草（炙，锉）各半两　大黄（蒸，焙干，锉）一两

【用法】上为粗末。五六岁儿每服一钱匕，以水半盏，煎至三分，去滓，食后温服，一日三次。

【主治】小儿壮热及百病。

麦门冬汤

【来源】《圣济总录》卷一六八。

【组成】麦门冬（去心，焙）三两　栝楼根　知母（焙）　人参　藜芦（去芦头）各一两　龙胆半两　粟米一合

【用法】上为粗末。每用三钱匕，水一盏半，煎至八分，去滓，分三次温服。

【主治】小儿风热壅滞，壮热烦渴时呕。

芦根饮

【来源】《圣济总录》卷一六八。

【组成】芦根（锉）　麦门冬（去心，焙）　人参各半两　知母（焙）一两　粟米一合

【用法】上为粗末。每服二钱匕，水一盏，加生姜少许（擘破），同煎至五分，去滓，分三次温服。

【主治】小儿壮热，兼呕渴不止。

钩藤饮

【来源】《圣济总录》卷一六八。

【组成】钩藤　升麻　甘草（炙）　人参各半两

【用法】上为粗末。每服一钱匕，以水一盏，煎至五分，去滓，分温二服，空心、午后各一服。

【主治】小儿壮热不安。

人参汤

【来源】《圣济总录》卷一七〇。

【组成】人参三分　茯神（去木）半两　龙齿（研如粉）一两　钩藤一分　蚱蝉（去足头翅，微炙）二枚　麦门冬（去心，焙）一两　杏仁（去双仁、皮尖，麸炒令熟）一两半　蛇蜕皮（微炙令黄）二寸

【用法】上为粗末。一二岁儿，每服一钱匕，水半盏，煎至三分，去滓，入牛黄一豆许大，分温二服，空心、午后各一。

【主治】小儿壮热，惊悸，并热疮出。

清凉丹

【来源】《幼幼新书》卷十一引张涣方。

【组成】郁金　黄芩　犀角末各一分　白芍药半分（上为细末，次用）　脑　麝（各研）各一钱　天竺黄一分（细研）　好朱砂半两（细研，水飞）

【用法】上拌匀，炼蜜为丸，如鸡头子大。每服一粒至二粒，煎人参汤化下。

【主治】壮热连滞，欲作痫。

七宝轻青丹

【来源】《幼幼新书》卷十四引汉东王先生方。

【别名】轻青丹（《普济方》卷三六八）。

【组成】螺头青黛半两　葛粉　钩藤（炒）　天竺黄各一分　白附子三字　丁香（炒）一字　麝半皂子大　铅锡（灰）三钱

【用法】上为末，粟米糊为丸，如绿豆大。婴孩一丸，分三服，量加薄荷，熟蜜水磨下。

【主治】婴孩变蒸，及伤寒温壮，斑疮水痘，夜啼惊叫，诸惊余热，口疮，小便赤。

七宝散

【来源】《幼幼新书·拾遗方》。

【组成】当归　芍药　甘草　大黄（蒸）各一分　麻黄（去节）三分　白术（麸炒）　荆芥穗各二钱

【用法】上为末。每用半钱至一钱，水半盏，葱白一寸，薄荷一叶，煎三分，分二次温服；若要泻，热服。

【主治】小儿温壮伏热，伤寒烦躁，面赤气喘，夜热晓凉。

小儿白术散

【来源】《鸡峰普济方》卷二十三。

【组成】人参　茯苓　白术　前胡　黄橘皮　藿香　枇杷叶各半两　半夏一分　桔梗半两　甘草一分　草豆蔻一个

【用法】上为细末。每服三钱，水一盏，加生姜三片，大枣一个，煎七分，温服，不拘时候。

【主治】食少多伤，壮热倦怠。

人参牛黄散

【来源】《小儿卫生总微论方》卷三。

【组成】人参　牛黄各等分

【用法】上为末。以薄荷水调下。

【主治】小儿惊热如火；亦治温壮。

牛黄膏

【来源】《小儿卫生总微论方》卷三。

【组成】寒水石四两（煅，出火毒）　雄黄一两（水飞）　山栀子仁一钱半　甘草一分（炙）　牙消一两　铅白霜半两

【用法】上为细末，入麝香少许，炼蜜和旋。取皂子许，乳食后薄荷水化下。

【主治】小儿温壮风热。

凉肌丸

【来源】《小儿卫生总微论方》卷三。

【组成】龙胆草（去芦）二两　玄参（去芦）一两　当归（去芦，洗净）一两

【用法】上为细末，炼蜜为丸，如绿豆大。每服二十丸，竹叶汤送下，儿大增之，不拘时候。

【主治】小儿温壮，身热脸赤，烦渴躁闷。

薄荷散

【来源】《小儿卫生总微论方》卷三。

【组成】薄荷叶　藿香叶（去土）　荆芥穗　甘松（去土）　白芷　防风（去芦并叉枝）　川芎　桔梗（去芦）　白僵蚕（去丝嘴）　甘草（炙）　藁本（去土）各一两　细辛（去苗）半两

【用法】上为末。每服一钱，茶调温服。

【功用】大能清利头目，止昏眩、聪明耳目。

【主治】小儿风热温壮，伤寒伤风、疮疹未辨之间；大人风气不顺，头面风等。

枳壳汤

【来源】《小儿卫生总微论方》卷十四。

【组成】枳壳一两（去瓤，麸炒）　干姜半两（炮）　甘草半两　前胡（去芦）一两　木香一两　半夏一两（汤洗七次）

【用法】上为末。每服一钱，水一小盏，加生姜三片，陈皮一片，煎至六分，去滓温服，不拘时候。

【主治】小儿痰实壮热，心膈烦闷，气不调顺，不早治恐生惊痫者。

麝香膏

【来源】《杨氏家藏方》卷十七。

【别名】麝犀膏（《普济方》卷三七〇）。

【组成】天竺黄　白附子（微炮）　郁金　人参（去芦头）各一分　真珠末　犀角屑各一钱　牛黄（别研）　朱砂（别研）各半分　麝香（别研）　龙脑（别研）各一钱　金箔　银箔各十片

【用法】上为细末，次入朱砂、脑、麝香、金银箔同研令匀，炼蜜为丸，每一两作四十丸。每服一

丸，食后、临卧煎薄荷汤化下。

【主治】小儿壮热，涎盛，恍惚不安，夜卧狂语，咬牙弄舌、急惊潮发，目睛直视，牙关紧急，手足惊掣，项背强直，精神昏乱。

黑神散子

【来源】《医方类聚》卷二五八引《保童秘要》。

【组成】麻黄一分（去节）　川大黄半分（锉）　杏仁一分（去皮尖）

【用法】上以麸同炒黑色，去麸为末。每服半钱，温酒调下。

【主治】小儿壮热。

远志煎

【来源】《小儿病源》卷三。

【组成】远志（去苗骨，甘草水煮，焙）　茯神（去木）　羚羊角屑　甘草（炙）　芜荑各五钱　蝎梢十枚（去毒）

【用法】上为末，醋糊为丸，如黍米大。一周儿每服一百丸，乳汁或米饮送下。服讫候一时得吃乳食。

【主治】小儿身体壮热，惊悸，心神不宁。

珍珠散

【来源】《普济方》卷三六九。

【组成】珍珠末　马牙消　寒水石　太阴元精各一分　龙齿　铅霜　朱砂各半两　牛黄　麝香各半两

【用法】上为细末。每服半钱，以新汲水调下，不拘时候。

【主治】小儿热病，心神狂躁，身热如火，头痛烦渴，眠卧不安。

牛黄散

【来源】《普济方》卷三八四。

【组成】铅霜　牛黄各半分　铁粉一分

【用法】上为细末，令匀。每服一字，以竹沥调下。

【主治】小儿心肺积热，夜卧不安。

二黄汤

【来源】《普济方》卷三八五引胡洽方。

【组成】大黄　黄芩各四分　甘草三分（炙）　细辛二分

【用法】水五升，煮取一升二合，分三服。此方小儿数服不痫。

【主治】温壮。

【加减】著惊，加钩藤二分。

子芩散

【来源】《普济方》卷三八五。

【组成】子芩　升麻　龙脑　大黄各三分

【用法】水二升二合煎，温服，一日服尽，利三二行。

【主治】小儿胸壮热。

【宜忌】乳母忌热面、动风物。

芍药汤

【来源】《普济方》卷三八五。

【组成】人参（去芦根）　赤芍药　桔梗（去芦头）　地骨皮　杏仁（汤浸，去皮尖，蛤粉炒）各半两　木香　槟榔　甘草（微炙）各二两半

【用法】上锉。每服二钱，水半盏，煎至三分，去滓温服，不拘时候。

【主治】小儿身体壮热，心腹胀闷，不思乳食，渐渐羸瘦。

百病饮子

【来源】《普济方》卷三八五。

【组成】大黄四分　甘草（炙）　芍药各二分

【用法】以水一升六合，煮取八合，分为三服。

【主治】小儿患温壮热实。

柴胡汤

【来源】《普济方》卷三八五。

【组成】柴胡　当归　细辛各三分　黄芩　大黄　升麻　五味子　紫菀各三分　牛黄（无牛黄以麝香代之）　杏仁四十个（去皮，炒）

【用法】上切。以水五升，煮取一升，每服二合，日进三服，夜二服。

【主治】小儿胁下实，肌惕惕，已发温壮伤寒。

兼气汤

【来源】《普济方》卷三八五。

【组成】大黄五分　麦门冬（去心）甘草各三分　细辛二分　甘竹叶一合（切）黄芩四分

【用法】上用水三升，煮一升二合。作一服，一日二次。

【主治】四五岁小儿壮热。

麝香丹

【来源】《普济方》卷三八五。

【组成】人参（去芦头）胡黄连　钩藤　赤芍药各一分

【用法】上为细末。次入好麝香一钱，牛黄半钱，拌糯米粥和为丸，如黍米大。每服五粒至七粒。煎陈橘皮汤送下，不拘时候。

【主治】温壮。小儿脏腑不调，内有伏热，或挟宿寒，伤于胃气，其胃不和，气行壅涩，故蕴积体热，令儿多睡。

辰砂七宝散

【来源】《婴童百问》卷四。

【组成】麻黄（去节）白术　当归　大黄　赤芍药　荆芥　前胡　生地黄　甘草各半两

【用法】上为末。伤风用生姜薄荷煎；急惊加辰砂薄荷调下。

【主治】小儿壮热，伤风壅热；夹惊伤寒；疹痘热。

酒制神芎丸

【来源】《育婴家秘》卷四。

【组成】大黄（酒蒸）黄芩（酒洗）二钱　黑丑

（半生半熟，取头末）滑石各四钱　黄连（酒洗）薄荷　川芎各五钱

【用法】用无灰酒为丸，如黍米大。每服五丸、十五丸，温水送下。

【主治】小儿积热在里，熏蒸于上，囟门肿起，摸之其肿虚浮者。

牛黄膏

【来源】《证治准绳·幼科》卷三。

【组成】蝎尾四十九枚　巴豆肉（去油膜）一钱半　梅花脑半匙　辰砂（研）二钱　郁金三钱（皂角水煮）牛黄少许　麝香一匙

【用法】上为末。每服一匙，以蜜水调下。量儿虚实用之。

【主治】小儿壮热。此热涎内蓄，风邪外感。咽喉涎响，或不省人事，或左右手偏搐，或唇口眼鼻颤动。

芦根饮子

【来源】《证治准绳·幼科》卷八。

【组成】生芦根（切）五合　淡竹青皮　人参各八分　桔梗五分　知母十分　粟米三合

【用法】以水五升，煮取一升半，量儿大小，与之服。

【主治】小儿壮热，渴兼吐不止。

木香正气散

【来源】《幼科金针》卷上。

【组成】木香　楂肉　黄连　白芍　枳实　白术　苏叶

【用法】水煎服。

【主治】小儿挟热腹痛，面赤壮热，四肢烦，手心热。

全生汤

【来源】《诚书》卷六。

【组成】天麻　蝉蜕　防风　羌活　远志（去心）各五分　川芎　桔梗各四分　甘草一分　牛蒡子

（炒）三分

【用法】加灯心，水煎服。

【主治】感热，囟门忽肿。

消食退热糖浆

【来源】《中国药典》

【组成】柴胡　黄芩　知母　青蒿　槟榔　厚

朴　水牛角浓缩粉　牡丹皮　荆芥穗　大黄等

【用法】上药制成糖浆剂。口服，1岁以内1次5ml，1至3岁1次10ml，4至6岁1次15ml，7至10岁1次20ml，10岁以上1次25ml，每日2～3次。

【功用】清热解毒，消食通便。

【主治】小儿瘟疫时毒，高热不退，内兼食滞，大便不畅；小儿呼吸道、消化道急性感染。

【宜忌】脾虚腹泻者忌服。

七、小儿夹惊伤寒

小儿夹惊伤寒，是指小儿感受风寒而兼发惊者。证见额赤气粗，睡卧不安，及惊热，小便不通。《诸病源候论》："伤寒是寒邪客于皮肤，搏于气血，使腠理闭密，气不宣泄，蕴集生热，故头痛，体痛而壮热也。其兼惊者，是热乘心，心主血脉，小儿气血软弱，心神易动，为热所乘，故发惊，惊不止，则变惊痫也。"《婴童百问》："又有伤寒夹惊，先要发散，次乃退热化痰截惊。"本病类似小儿感染性疾病所致的高热惊厥。

坏煎散

【来源】《幼幼新书》卷十四引《玉诀》。

【组成】全蝎　川乌（炮，去皮尖）　甘草（炙）　朱砂　大黄（炮）　羌活　川芎　麻黄（去节）　天麻（酒浸）　白僵蚕（去丝）　脑麝各少许

方中全蝎以下十味药用量原缺。

【用法】上为末。每服一钱或半钱，入坏子五粒，葱白半寸，煎三四沸，通口服。并服二三次出汗。

【功用】解惊发汗。

【主治】小儿夹惊伤寒。

白附子散

【来源】《幼幼新书》卷十四引《石壁经》。

【组成】白附子　朱砂各三分　全蝎分半　黑附子（炮）　雄黄　羌活各半两　石膏七钱半　麻黄（去节）一两　脑麝（随意入，别研）

【用法】上为末。每服半钱或一字，薄荷、腊茶汤调服，如热再服。

【主治】夹惊伤寒。

没石子膏

【来源】《幼幼新书》卷十四引《吉氏家传》。

【组成】没石子（生）三个　人参　诃子（炮）　白术各二钱　丁香五七个　甘草（炙）半两　香附子（去皮）三十七个

【用法】上为末，煮猪肉熬，研为丸，如梧桐子大。不进饮食，以白术汤送下。

【主治】小儿夹惊伤寒。惊，胃气虚弱，吐后手足搐搦，眼下及唇青者，不进饮食。

红绵散

【来源】《幼幼新书》卷十四引《刘氏家传》。

【组成】全蝎　人参　茯苓　天麻各一分　麻黄（去节）半两　大辰砂一钱

【用法】上为细末。每服一钱，水少许，加薄荷叶同煎十沸，温服。

【功用】镇心。

【主治】小儿夹惊伤寒，吐逆躁闷，热渴，夜啼不睡。

防风天麻膏

【来源】《幼幼新书》卷十四引张涣方。

【组成】防风 天麻 人参（去芦头）各一分 甘草（炙） 白僵蚕 干全蝎 白附子各半两（以上为细末） 朱砂（细研，水飞）一两 牛黄（研）一分 麝香（研）一钱

【用法】上为末，炼蜜和丸，如皂子大。每服一丸，薄荷汤化下。

　　本方方名，据剂型当作"防风天麻丸"。

【功用】祛风镇惊。

【主治】小儿伤寒夹惊。

红绵散

【来源】《幼幼新书》卷十四引《家宝》。

【组成】麻黄（去节，焙） 全蝎（炒） 甘草（炙） 大黄（湿纸裹，炮令熟，切，焙） 白附子 苏木（炒） 天麻（生）各一钱

【用法】上为末，婴儿一字，二三岁半钱，四五岁一钱，水一药注或半银盏，绵胭脂鲞子同煎十数沸，如无绵胭脂，只用绵少许裹药，煎如前法，候绵带红色，去绵与服。

【主治】小儿单伤寒及夹惊伤寒。

坯煎散

【来源】《幼幼新书》卷十四引《凤髓经》。

【组成】川乌头半两（炮裂，去皮尖） 大黄（蒸熟）三钱 雄黄 白附子 甘草（炮） 川芎 天麻 僵蚕（去足）各一钱 麝香少许 麻黄（去节）四钱

【用法】上为末。每服半钱或一钱，大者一钱半，水半盏，坯子三粒，葱白半寸，同煎数沸，温服。如出汗，并服三次。

【主治】小儿夹惊伤寒，浑身壮热，睡中惊掷，咳嗽烦躁，下泄多。

乳香膏

【来源】《幼幼新书》卷十四引丁时发方。

【组成】朱砂 铅白霜 天竺黄 葛粉 人参 茯苓各半两 天麻 甘草各三钱（炙） 白附子一分 乳香二钱 牛黄 脑 麝各半钱

【用法】上为细末，炼蜜为丸，如梧桐子大。每服二丸，薄荷汤化下。

　　本方方名，据剂型当作"乳香丸"。

【功用】镇心化涎，退热定搐搦。

【主治】小儿夹惊伤寒，壮热涎鸣，风热壅盛。

坯煎散

【来源】《小儿卫生总微论方》卷七。

【组成】麻黄（去根节）半两 人参（去芦） 茯苓 白僵蚕（去丝嘴） 全蝎 天麻 白附子 甘草（炙）各一分 朱砂二钱（研） 川乌（炮，去皮尖）一钱半

【用法】上为末。每服半钱至一钱，水五分，入坯子胭脂一豆大，薄荷二叶，葱白一寸，同煎至四分，放温服，不拘时候。

【主治】小儿伤风寒，夹惊潮发，头痛体热，咳嗽，手足冷。

红龙散

【来源】《普济方》卷三六八。

【组成】海金沙半两 朱砂二钱 脑麝各半字 桂府滑石一两半

【用法】上为末。灯心汤调下。

【主治】小儿夹惊伤寒，额赤气粗，睡卧不安，及惊热，小便不通。

红桃散

【来源】《普济方》卷三六八。

【组成】石膏 寒水石各一两 脑 麝各半字

【用法】上为末。灯心汤调下，量大小加减服之。

【主治】小儿夹惊伤寒，头疼壮热，涎潮，惊悸多哭，气粗心烦；及治气壅，膈节不通。

红绵散

【来源】《普济方》卷三六八。

【组成】大麻 白附子 全蝎（去足） 僵蚕（炒，去丝嘴） 大黄（炮） 麻黄（去节） 甘草（炙） 朱砂 苏木（炒） 南星（炮）各等分（一方无朱砂）

【用法】上为末。每服半钱，红绵少许，水半盏，煎至三分服。

【主治】小儿夹惊伤寒，头疼壮热，心烦气粗，惊悸。

八、小儿痄腮

小儿痄腮，亦称"鸬鹚瘟"、"蛤蟆瘟"，临床以发热、耳下腮部漫肿疼痛为主要特征。本病名首见于金代，《疮疡经验全书·痄腮》记述："此毒受在牙根耳聍，通过肝肾气血不流，壅滞颊腮，此是风毒肿。"指出了本病的病因和病机特点。明代《外科正宗·痄腮》进一步阐明："痄腮乃风热湿痰所生，有冬温后天时不正，感发传染者，多两腮肿痛，初发寒热。"

本病成因多为感受风温外邪，邪毒壅阻少阳经脉，少阳受邪，毒热循经上攻腮颊，与气血相搏，气滞血郁，运行不畅，凝滞腮颊，故局部漫肿、疼痛。热甚化火，出现高热不退，烦躁头痛，经脉失和，机关不利，故张口咀嚼困难。足少阳胆经与足厥阴肝经互为表里，热毒炽盛，正气不支，邪陷厥阴，扰动肝风，蒙蔽心包，可出现高热不退、抽风、昏迷等症。足厥阴肝经循少腹络阴器，邪毒内传，引睾窜腹，则可伴有睾丸肿胀、疼痛或少腹疼痛。肝气乘脾，还可出现上腹疼痛、恶心呕吐等症。轻证不发热或发热不甚，腮肿不坚硬，属温毒在表；重证发热高，腮肿坚硬，胀痛拒按，属热毒在里。若出现高热不退，神识昏迷，反复抽风，或睾丸胀痛，少腹疼痛等并发症者，为变证。

本病治疗，着重于清热解毒，佐以软坚散结。初起温毒在表，以疏风清热为主，若病情较重，热毒壅盛，治宜清热解毒为主。腮肿硬结不散，治宜软坚散结，清热化痰。软坚散结只可用宣、通之剂，以去其壅滞，不要过于攻伐。对于病情严重出现变证，如邪陷心肝，或毒窜睾腹，则按熄风开窍或清肝泻火等法治之。西医学称为流行性腮腺炎，可参照本病。

二金散

【来源】《圣济总录》卷一三二。

【组成】郁金　鸡内金（是肚内黄皮，焙）各等分

【用法】上为散。先用盐浆盥漱，后贴之。

【主治】大人、小儿蚀透腮颊，初生如米豆，名金腮疮。

金腮疮，《奇效良方》作含腮疮。

【宜忌】忌米食。

牛黄散

【来源】《圣济总录》卷一八一。

【组成】牛黄（研）半分　代赭三两　麝香（研）半钱　玄参三分　厚朴（去粗皮，生姜汁炙）三分　升麻一两　射干半两　大黄（锉，炒）一两一分　木香三分　白术半两　犀角（镑屑）三分　甘草（炙）半两

【用法】上十二味，捣罗十味为细散，入研药和匀。每服半钱匕，以人乳汁一蛤蜊壳许调下，空腹一日一次；三岁至五岁以上，每服一钱匕，枣汤调下，米饮亦可，一日二次。

【主治】小儿咽喉项肿，啼声不出。

异功散

【来源】《幼幼新书》卷三十四引《张氏家传》。

【组成】盆消一两　甘草（炙）六钱　诃子肉　白僵蚕　贯众　马勃　蛇蜕（点油醋，慢火炒黄）各半两　硼砂　玄精石各一两

【用法】上为细末。每服一字，以芦管吹喉内；缠喉风，每服半钱，以磨刀水调下；寻常置舌根下。

【主治】缠喉风，痄腮，喉闭，及咽喉一切患。

雄朱散

【来源】《洪氏集验方》卷五。

【组成】石膏三钱　雄黄二钱　牙消一钱　天竺黄二钱　甘草末一钱　脑子半字

【用法】上研细和匀。敷之。里核，吃不妨；外核，用薄荷汁调涂缴口，新水调亦得。

【主治】小儿腮颔里外肿核。

南星防风散

【来源】《是斋百一选方》卷十引丘永兴方。

【组成】当归二钱（焙干）　天麻三钱（生用）　白僵蚕（焙干）　南星（汤洗净，捣细，姜汁制，焙干）　防风（生用，不见铁器）各半两　猪牙皂角（去黑皮，焙干）三条

【用法】上为末。每服二钱，水一盏，姜钱三片，入荆芥少许，同煎至七分，食后温服，一日三次。

【主治】风壅腮颔肿，内生结核，缠喉风等。

【宜忌】忌发风毒物。

【加减】如肿不散者，加透明雄黄三钱，同前药一道为末，煎服。

白灰散

【来源】方出《本草纲目》卷九引《简便方》。名见《古今医鉴》卷九。

【组成】石灰

【用法】醋调，敷肿处。

《古今医鉴》本方用石灰不拘多少（炒七次，地下窨七次），醋调，敷肿处。

【主治】痄腮肿痛。

半夏散

【来源】《类编朱氏集验方》卷九。

【组成】半夏　南星　白僵蚕（直者）各一钱

【用法】用巴豆七粒（去皮油），合上药为细末。用少许生姜自然汁调涂外面肿处。

【主治】痄腮。

搜风散

【来源】《类编朱氏集验方》卷十一。

【组成】大戟　甘遂　大黄　槟榔　牵牛（炒）各

一钱　青皮半钱

【用法】上为末。每服一钱，蜜汤送下。

【主治】腮下肿。

乌豉膏

【来源】《活幼心书》卷下。

【组成】绵川乌（水浸润，炮裂，去皮脐）半两　玄明粉二钱　淡豆豉三钱（水浸润，饭上蒸透）

【用法】上以川乌为末，同蒸豆豉、玄明粉在乳钵烂杵为膏，丸如芡实大。每用一丸，儿大者安在牙关内，令其自化，和痰吐出，又如前法含化，肿毒自消。儿小者用薄荷蜜汤化开，以指头抹入牙关内，咽下亦不妨。

【主治】六七岁以上小儿，痄腮肿毒，牙关紧硬，饮食不便。

出声消肺散

【来源】《观聚方要补》卷七引《经验秘方》。

【组成】人参　茯苓　半夏曲　甘草　橘红　干葛　黄芩　桔梗　薄荷　五味子　杏仁　连翘　犀角屑

【用法】水煎，加蜜二钱服。

【主治】咽喉病，痄腮，梅核气。

延年护命丹

【来源】《医方类聚》卷一〇二引《经验秘方》。

【组成】没药（另研）　乳香（另研）　轻粉各二钱　蓬莪术　京三棱（炮）各一两　芫花　鳖甲（醋蘸，炙黄色，去尖，捶碎）一两半　黑牵牛四两（取头末二两）　陈皮半两（与芫花二味，好醋同浸一宿，漉去晒干，更焙）　川大黄（一半生，一半醋浸一宿，软切作块子，先作大块，更作小块，切作片子，微晒干，更焙，勿令焦）

【用法】后七味为细末，入前三味研匀，炼蜜和为块，入白中杵三千下，每一两分作四丸。细嚼，温水送下。临卧服毕，不用枕头，仰卧至一更后，任便睡卧，来日取下积块或片子，或虫或脓血为效；如病大者，三日后再服一丸；病小者，五十

日后再进一服；如遍身走注疼痛，用乳香、没药煎汤化下；鼻血不止，冷水化下；有虫者，麻子油化下；十五岁以下，五十以上，一丸分作二服；十岁以下，六十以上，一丸分作三服；六岁以下，七十以上，一丸分作四服；三岁以下，八十以上，一丸分作五服。然临卧时更宜。

【功用】不损脏腑，通和百脉。

【主治】男子妇人脾胃不和，饮食减少，心腹绞痛，反胃吐食，痰涎喘嗽，五般淋沥，伤寒结胸，大小便不通，泻血，肠风痔瘘；或伤寒后热甚发黄，久患疟疾，滑泻痢米谷不消，酒疸，食劳黄，十种水气遍身黄肿，一切蛊毒，五脏积热，衄血不止；及疟腮喉闭口疮，遍身疥癣，九种心痛，三十六般积，二十四般气，诸药不效，不问年深日近；并妇人所患产后恶血冲心，令人欲死，口燥舌干，四肢困倦，血山崩漏不止，面色萎黄，赤白带下，血经瘀闭不通；并小儿三十六种惊风。

【宜忌】忌生冷硬物，油腻等。三日宜食白粥。

消毒饮

【来源】《脉因证治》卷上。

【组成】黄芩 黄连各半两 连翘一钱 陈皮 玄参各三钱 甘草 黍粘子 板蓝根 马勃各一钱 人参 僵蚕各一钱 桔梗三钱 升麻七钱 柴胡五钱 薄荷 川芎各五钱

【用法】水煎服。

【主治】疫疠时毒。

【加减】便硬，加大黄。

加味消毒饮

【来源】《东医宝鉴·外形篇》卷一引《医林》。

【别名】加味消毒饮子（《普济方》卷二七八）、驱风解毒散（《古今医鉴》卷九）。

【组成】荆芥 防风 恶实 甘草 连翘 羌活各一钱

【用法】上锉作一贴。水煎服。

【主治】

1.《东医宝鉴》引《医林》：搭腮肿。

2.《古今医鉴》：痒腮肿痛。

全蝎汤

【来源】《普济方》卷四〇六。

【组成】天麻 防风 白胶 甘草 全蝎 苏木 南星二三片（皆生用）

【用法】水煎服。

【主治】小儿疰腮痰多。

消毒犀角饮

【来源】《普济方》卷四〇六。

【组成】牛蒡子（炒，研）二两 荆芥一两 防风 升麻 豆豉各五钱 甘草五钱 犀角二钱

【用法】上锉。每服三钱，水一盏，煎至七分，去滓温服。乳母亦可服。

【主治】小儿腮耳颔赤肿红晕者。

【加减】脏腑实，加大黄一二片，即安。

清毒散

【来源】《普济方》卷四〇六。

【组成】寒水石（煅） 黄柏末各一两 黄丹（炒）半两 朴消半两

【用法】上为细末。每服少许，凉水调，鸡翎蘸药扫上，干则再换。

【主治】小儿腮耳颔赤肿红晕。

蝎星丸

【来源】《普济方》卷四〇六。

【组成】全蝎十五只 南星 白附子 僵蚕 白矾各二钱

【用法】上为末，蒸饼为丸，如粟米大，朱砂为衣。每服用葱白、薄荷汤送下。仍以青金丹服之。如未见速效，可加巴豆二三粒，去油磨霜和丸，以疏通惊积，宣下顽痰。

【主治】小儿疰腮，风痰。

玉珍散

【来源】《永乐大典》卷九八〇引《家宝》。

【组成】石膏半两（煅） 甘草一分（炙）滑石半

两（白者佳） 白附子一分 蚌粉（水淘去沙石，却连盏在火上煅通红，刮下，用水飞过，细研）一分 白僵蚕（直者，炒去丝）一分

【用法】上为细末，入脑、麝各少许。每服婴孩一字，二三岁半钱，五七岁一钱，麦门冬熟水调下。如渴泻不止，惊汗，灯心汤调下。小儿气怯者，脑、麝极少用。

【主治】婴孩小儿腮肿舌肿，惊躁渴泻，惊热惊汗。

托里流气饮

【来源】《疮疡经验全书》卷一。

【组成】人参 黄耆 当归 川芎 白芍 甘草 防风 厚朴 乌药 官桂 木香

【用法】加生姜三片，大枣一枚，水煎服。

【主治】痄腮。

清肝流气饮

【来源】《疮疡经验全书》卷二。

【组成】枳壳 桔梗 黄耆 前胡 羌活 甘草 石膏 防风 川芎 芍药 荆芥 白芷 生地 薄荷

【主治】痄腮。

痄腮汤

【来源】《医学集成》卷二。

【组成】连翘三钱 大力 羌活 防风 柴胡各二钱 荆芥 薄荷 甘草各一钱 生姜

【主治】寒火冲耳而致痄腮。

拔毒散

【来源】《保命歌括》卷六。

【组成】生绿豆不拘多少

【用法】上为极细末。醋调敷；干，以醋润之。

【主治】耳前后红肿。

通气散

【来源】《证治准绳·疡医》卷五。

【组成】玄参一钱半 猪牙皂角 川芎各一钱 北细辛 藜芦 草乌头 羊踯躅花

【用法】上为末。用纸捻蘸少许，入鼻内取嚏为度，一日二次。

【主治】时毒掀肿，咽喉不利。

【备考】方中细辛、藜芦、草乌头、羊踯躅花用量原缺。

内消散

【来源】《寿世保元》卷六。

【组成】南薄荷三钱 斑蝥（去翅足）三分（炒）

【用法】上为细末。每服三分，烧酒调下。服之后，小便频数，服益元散。

【主治】痰核，气核，痄腮，疙瘩及吹乳。

柴胡葛根汤

【来源】《外科正宗》卷四。

【组成】柴胡 天花粉 干葛 黄芩 桔梗 连翘 牛蒡子 石膏各一钱 甘草五分 升麻三分

【用法】水二钟，煎八分服，不拘时候。

【功用】清热解毒。

【主治】颐毒。表散未尽，身热不解，红肿坚硬作痛者。

二连汤

【来源】《外科百效》卷二。

【组成】黄连 连翘 升麻 牛蒡子 白芷各等分

【用法】水煎服。

【主治】膏粱厚味，胃经积热，腮肿作痛，或发寒热者。

【加减】如连耳上太阳部分肿，属风热，加羌活、防风；如连耳后少阴部分肿，属相火，加知母、黄柏。

解毒汤

【来源】《证治宝鉴》卷十。

【组成】荆芥 防风 牛蒡 羌活 连翘 甘草

【用法】水煎服；外用赤小豆研细，醋调敷肿。

【主治】疟腮肿毒。

护心散

【来源】《外科大成》卷二。

【组成】雄黄三钱　珍珠二钱　血竭二钱　乳香　没药　儿茶　象皮　龙骨　赤石脂（煅）各一钱　麝香　冰片各五分

【用法】上为末。于蒸洗时服三五分，立能止痛。

蒸法：用面作井圈，围粘疮口，勿令漏泄，次掺护心散于疮口内，再次入药油于井内，令满，用纸条做捻燃之，初用一条，加至三四条，预用绢帕蒙脸，以防油爆，蒸至好肉方痛，根有几处则痛有几处，至大痛时，以水湿纸灭灯，勿令口吹；俟痛稍止，再燃如前，以油干为度；去面井，用地骨皮煎汤一碗，布蘸汤滴于疮口内，以滴汤净为度，用敷药敷四周，以珍珠散掺疮口内，黑膏盖之；俟脓干时加象皮，未收口，内服托里等药。

【主治】金腮瘰毒疟腮，久不合口而成漏者。

药　油

【来源】《外科大成》卷二。

【组成】黄连　黄柏　连翘　当归　芍药　生地各五分

【用法】用香油一杯，文火煎枯，绢滤滓听用。

【主治】金腮、瘰毒、疟腮久不合口而成漏者。

通天达地散

【来源】《冯氏锦囊·杂症》卷六。

【组成】连翘　防风　贝母　荆芥　玄参　枳壳　甘草　白芥子　赤芍　天花粉　桔梗　牛蒡子　黄芩　射干

【用法】加灯心，水煎服。

《会约医镜》本方用量各等分；外用木鳖子磨醋噙喉中，引去其痰，不可咽下，太酸，少掺清水亦可；随服煎药，后用吹药。

【主治】

1.《冯氏锦囊秘录》：诸喉病，疟腮肿毒。

2.《会约医镜》：喉痹肿痛。

洞天鲜草膏

【来源】《外科全生集》卷四。

【别名】洞天膏　洞天嫩膏（《内外科百病验方大全》）。

【组成】壮年头发一斤　活牛蒡　甘菊　苍耳根叶　金银藤　马鞭草　仙人对坐草　各鲜草一斤　白芷　甘草　五灵脂　当归各半斤

【用法】先用壮年头发一斤，菜油三斤，入锅熬发枯浮，去滓听用；以活牛蒡、甘菊、苍耳根叶、金银藤、马鞭草、仙人对坐草，各鲜草十斤，入菜油十斤，熬至草枯沥出，再以白芷、甘草、五灵脂、当归各半斤，入锅熬至药枯出滓；俟油冷，将前头发熬过之油并入，共见过斤两；每油一斤，用当日炒透黄丹七两，入于油内搅匀再熬，熬至滴水成珠，以两指取膏为丸，而丸不粘指为度；离火俟退火气，以油纸摊膏。如做嫩膏者，每斤油内入黄丹四两熬黑，收起听用。贴患处。

【主治】

1.《外科全生集》：一切热毒痈疖。

2.《内外科百病验方大全》：乳疖、乳痈，疟腮及小儿游风丹毒。

赤豆散

【来源】《仙拈集》卷三。

【组成】赤小豆

【用法】上为末。鸡子白调涂之。

【主治】热毒腮颊肿痛。

金箍散

【来源】《喉科指掌》卷一。

【别名】青露散。

【组成】川大黄一两（粪缸内浸三日取出，晒干）　川文蛤三钱　蜂房二钱　芙蓉叶一两　白及五钱　羌活五钱　人中白五钱　贝母三钱

《喉科紫珍集》有皮消五分，无人中白、贝母。

【用法】上为细末。蜜水调敷肿处周围，中留头，以出毒气。

【主治】敷一切腮颔颏肿，及无名肿毒。

三清救苦丹

【来源】《杂病源流犀烛》卷二十三。

【组成】大黄二两　僵蚕一两

【用法】上为末，加枯矾一钱，炼蜜为丸，如弹子大。嚼化。

【主治】耳后腮边忽然肿痛，属阳明蕴热者；兼治发颐。

败毒散

【来源】《慈航集》卷下。

【组成】桔梗三钱　生甘草一钱五分　白僵蚕三钱（炒）　羌活一钱五分　牛蒡子三钱（研）　薄荷八分　片姜黄二钱　蝉蜕二钱　焦楂三钱　枳壳一钱五分（炒）　荆芥一钱五分　防风一钱五分

【用法】加煨姜二片，连须葱头三个，水煎服。小儿半服。初病一服，盖暖出汗，即松其半，再一服，去其八分。

【主治】热毒积于阳明，风寒客于肌表，虾蟆瘟初起，两腮肿硬，恶寒，耳底抽痛。

【加减】大便结燥，加制军三钱，去羌活。

羚羊角散

【来源】《疡科心得集·方汇》卷上。

【组成】羚羊角　夏枯草　丹皮　钩藤钩　连翘　桑叶　山栀　玄参　象贝母

【主治】风热挟肝阳上逆，耳痈项肿，痰毒托腮。

保婴万灵丹

【来源】《疡科遗编》卷下。

【组成】巴豆一钱（微炒，研末）

【用法】糁膏药上贴囟门。

【主治】小儿初生，口内两腮肿起。

辛凉甘桔汤

【来源】《证因方论集要》卷四引汪蕴谷方。

【组成】甘草　桔梗　牛蒡　连翘　丹皮　当归　象贝

【主治】体实肿腮。

【方论】甘、桔以清风热，当归、丹皮分泄少阳、厥阴，连翘泻心热，牛蒡、大贝辛凉以散温邪。

养阴甘桔汤

【来源】《证因方论集要》卷四引汪蕴谷。

【组成】甘草　桔梗　生首乌　玉竹　丹皮　当归　黑大豆

【主治】体虚肿腮者。

【方论】首乌、玉竹以养阴，当归、丹皮以和血，黑大豆除热解毒，桔梗清头目，甘草扶脾胃。

燕泥膏

【来源】《理瀹骈文》。

【组成】燕泥

【用法】醋调扫，崩裂出脓，马兰头扫。

【主治】腮腺肿痛。

荆芥败毒散

【来源】《外科医镜》。

【组成】荆芥一钱半　防风一钱半　桔梗一钱半　赤芍一钱半　牛蒡子二钱　金银花二钱　浙贝母二钱　连翘二钱　薄荷一钱　生甘草八分　青果一个

【用法】水煎服。

【主治】时毒喉痛，斑疹腮肿，风痰咳嗽，头痛发热。

【加减】如病势甚者，加羚羊角一钱半，万年青一叶；腮肿，加马屁勃一钱；咳嗽，加杏仁三钱；痰多，加橘红一钱。

荆防败毒散

【来源】《医方简义》卷四。

【组成】荆芥　防风　薄荷　桔梗各一钱五分　元参　牛蒡子（炒）各三钱　人中黄　象贝母　射干　黄芩（炒）各一钱

【用法】加竹叶二十片，青果两个，水煎服。

【主治】时毒。风邪上干肺胃，致咽喉肿痛，两颊发肿，身有寒热。

【宜忌】忌食生冷等物，恐阻肺气，变幻莫测也。

加减普济消毒饮

【来源】《医学探骊集》卷四。

【组成】荆芥穗三钱　酒黄芩四钱　马勃三钱　苍术四钱　山栀子三钱　升麻二钱　鼠粘子二钱　桔梗二钱　薄荷三钱　连翘二钱　紫花地丁三钱　独活四钱　甘草二钱

【用法】水煎，温服。

【主治】山岚瘴气，客于经络，初病头痛，恶寒身热，脉浮洪而数，随后头项浮肿而痛，甚者面目亦肿而痛，或耳下肿出，而为疟腮，症属大头天行者。

【方论】此方以苍术为君，解其山岚瘴气；以地丁，独活、鼠粘、马勃为佐；以芥穗、薄荷、连翘、升麻引药上行头顶，以桔梗为舟揖，载药上升，使之散毒而消肿；以黄芩、栀子清其内热，以甘草和药调中，则毒散肿消人可安矣。

清毒膏

【来源】《医学探骊集》卷四。

【组成】当归尾四钱　乳香四钱（微火炙之，去其粘性）　法半夏四钱　毛苍术六钱　神曲四钱　山栀子六钱　轻粉四分　赤小豆八钱

【用法】上为极细面，用醋调匀，不稀不稠，敷患处。一二日即消。但此药分量为双疟腮而立，若单者，可减半用之。

【主治】疟腮及皮肤肿痛。

清热解毒汤

【来源】《医学探骊集》卷四。

【组成】金银花二钱　天花粉三钱　元参三钱　黄芩五钱　山甲二钱　生地黄三钱　龟角刺二钱　射干三钱　苍术四钱　茶叶一钱

【用法】水煎温服。

【主治】耳下肿痛。系染山岚瘴气之毒，古称疟腮，亦谓之瘟毒，脉象洪数。

【加减】若脉象洪盛者，加大黄四钱。

【方论】此方用双花、花粉解毒散肿，用元参、生地、黄芩清热养阴，用山甲、皂刺、射干、茶叶散耳下之郁，用苍术同诸药上升，能逐山岚瘴气，热减毒消，肿自去矣。

加减普济消毒饮

【来源】《重订广温热论》卷二。

【组成】青连翘钱半　苏薄荷一钱　炒牛蒡一钱半　马勃四分　荆芥穗一钱　白僵蚕一钱　大青叶一钱半　玄参一钱　新银花一钱半　苦桔梗一钱　生甘草八分

【用法】用活水芦根二两煎汤代水，煎服。

【主治】温毒疟腮及发颐。初起咽痛喉肿，耳前后肿，颊肿，面正赤：或喉不痛，但外肿；甚则耳聋，口噤难开。

牛黄丸

【来源】《疡科纲要》卷下。

【组成】上品陈胆南星十两　天竺黄四两　川古勇黄连　广郁金　五倍子　乌芋粉各三两　象山贝母六两　关西牛黄五钱　透明腰黄二两

【用法】上药各为极细末，以好黄酒化陈胆星，杵和为丸，如大豆大，辰砂为衣。密收勿透空气，弗用石灰同藏。每服三五七丸，细嚼缓咽下。

【主治】风热痰壅，疟腮发颐，时毒，痰核瘰疬及咽喉肿痛腐烂，肺痈，胃痈，咯吐脓血。

如圣围毒膏

【来源】《喉科家训》卷一。

【组成】三梅片一钱　川黄柏一钱　生蒲黄一钱　生人中白一钱　生甘草五分　元明粉五分　西月石五分　川黄连一钱五分　薄荷叶一钱五分　净青黛五分　枯白矾四分

【用法】上为细末。以蜜水调如膏，围敷患处，令其渐消，加上玉枢活血更妙；丹毒，以靛青水调敷。

【主治】喉外红肿焮痛，风毒发颐疟腮，温毒疫炎诸毒，兼治丹毒。

清瘟解毒丸

【来源】《济南市中药成方选辑》。

【组成】连翘三两 银花四两 桃仁一两 花粉二两 菊花二两 牛蒡子（炒）二两 桔梗一两五钱 桑叶二两 浙贝母二两 玄参三两 竹叶二两 甘草二两 赤芍一两 薄荷一两五钱

【用法】上为细末，炼蜜为丸，每丸重二钱。成人每服二丸，小儿酌减，温开水化服。

【功用】《中药制剂手册》：清温解表，散风清热。

【主治】

1.《济南市中药成方选辑》：瘟疫初起，头晕胀痛，身热恶寒，咳嗽喉痛。

2.《中药制剂手册》：由于温热毒盛，流行传染引起的头痛身热，四肢酸痛，小便赤黄；流行性腮腺炎。

【宜忌】孕妇忌服。戒食辛辣油腻食物。

清瘟解毒丸

【来源】《北京市中药成方选集》。

【组成】羌活七十五两 黄芩一百两 连翘七十五两 花粉一百两 桔梗七十五两 玄参（去芦）一百两 白芷五十两 葛根一百两 川芎五十两 大青叶一百两 柴胡五十两 牛蒡子（炒）一百两 赤芍五十两 淡竹叶一百两 防风五十两 甘草二十五两

【用法】上为细粉，炼蜜为丸，每丸重三钱。每服一丸，每日三次，温开水送下。

【功用】清热祛瘟，散风解表。

【主治】

1.《北京市中药成方选集》：感冒风邪，身热头痛，发烧畏寒，四肢酸痛。

2.《中国药典》：外感时疫，憎寒壮热，头痛无汗，口渴咽干，痄腮、大头瘟。

太极升降丸

【来源】《全国中药成药处方集》（济南方）。

【组成】僵蚕二钱 蝉蜕一钱 姜黄三分 大黄四钱 天竺黄 胆星各一钱 梅片一分

【用法】上为细末，炼蜜为丸，每丸重三分。周岁小儿，每次一丸；周岁以上，每次二丸。

【主治】小儿时感发热，腮项肿痛，乳食停滞，痰盛抽搐。

颖曲氏回春膏

【来源】《全国中药成药处方集》（禹县方）。

【组成】当归 木鳖子各三两 栀子 牙皂 白及 川乌 草乌 乌药 白蔹 连翘各二两五钱 苦参 槐枝各四两 西大黄 乳香（去油） 没药（去油） 血竭 儿茶 明雄 樟脑各一两五钱 麝香一钱 葱白一斤 生姜二斤 香油七斤 广丹三斤八两

【用法】以香油将药煎枯去滓，加丹熬成膏，下乳香、没药、血竭、儿茶、明雄、麝香、樟脑即成。按患处大小贴用，温开水暖软，夏天用水捏成薄片，摊在布上，贴到患处。

【主治】疔毒恶疮，无名肿毒，跌打损伤，冻疮臁疮，牙疼痄腮，脚气狗咬，搭背对口，鼠疮瘰疬，附骨阴疽，手足麻木，胃口腹疼，鹤膝风症，气痞寒积，乳岩乳核，臂腰腿疼。

板蓝根干糖浆

【来源】《中药制剂手册》。

【组成】板蓝根一百六十两 淀粉三十五两二钱 糖粉三十八两四钱 菠萝香精油四钱七分

【用法】上将板蓝根粉碎，用热浸法提取二次，浓缩为稠膏。取淀粉置搅拌机内，加入放冷后的板蓝根稠膏，随加随搅，将糖分三次加入，再将菠萝香精油用适量酒精稀释，喷洒入内，拌匀，然后制粒，塑料袋封装。每袋装十克，成人每服半包，儿童减半，温开水冲下，每四小时服一次。

【功用】清热解毒，凉血消肿，预防麻疹。

【主治】扁桃腺炎，流行性腮腺炎。

牛黄清火丸

【来源】《北京市中成药规范》。

【组成】黄芩四十八两 大黄四十八两 山药四十八两 桔梗四十八两 丁香二十四两 雄黄二十四两 牛黄一钱二分 冰片二两六钱 薄荷

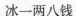

冰一两八钱

【用法】将药材加工洁净。桔梗、黄芩煮提二次,分别为 2.5 小时、1.5 小时,山药热浸取药液,过滤沉淀,丁香提油,8～16 小时,油尽收药液。合并以上药液,过滤沉淀,成压浓缩至比重 1.40,温度(50℃)的稠膏。原粉:大黄,山药 16 两粉碎为细粉,过一百目孔罗,用牛黄套研均匀加入冰片、薄荷水,混合均匀,过重罗。取原粉及稠膏按比例制丸。取处方内雄黄八两为衣,占全部药材 3.2%,每百粒重五钱。日服二次,温开水送下。

【功用】清热、散风、解毒。

【主治】胃肺蕴热,头晕目眩,口鼻生疮,风火牙疼,咽喉疼痛,痄腮红肿,耳鸣肿痛,大便秘结。

【宜忌】忌辛辣厚味。孕妇勿服。

羌蒡蒲薄汤

【来源】《中医方剂临床手册》。

【组成】羌活三至五钱　牛蒡子三钱　蒲公英五钱至一两　薄荷叶一至二钱

【用法】日服一剂,水煎,煮沸三至五分钟即可,分二至三次服。

【功用】解表,清热解毒。

【主治】外感发热,如流行性感冒、上呼吸道感染、扁桃体炎、腮腺炎等。

【加减】咳嗽等肺气不宣明显时,加桔梗、杏仁、前胡;咽喉肿痛严重者,加板蓝根、射干、马勃;胸闷、胃呆、泛恶、舌苔厚腻等湿浊中阻者,加厚朴、半夏、枳壳、六曲。

【方论】本方的配伍特点是辛温与辛凉同用,有较强的发散外邪作用;蒲公英的清热解毒与牛蒡子的清宣肺气相配伍后,还有宣肺清热的作用。

军白散

【来源】《吉林中医》(1986,1:23)。

【组成】大黄15g　栀子10g　黄柏15g　白矾15g

【用法】上药共为细末,鸡蛋清调敷,每 3～4 小时换下药物,加调蛋清,继续敷用。

【主治】腮腺炎。

【验案】腮腺炎　《吉林中医》(1986,1:23):治疗腮腺炎 30 例。结果:痊愈 28 例,好转 2 例。一

般用药 2～3 天即可见效,5～6 天可痊愈。

消肿止痛膏

【来源】《湖北中医杂志》(1989,1:48)。

【组成】生大黄　黄柏　五倍子　芒硝各 2 份　生南星 1 份

【用法】上药共为细末,过 120 目筛,加凡士林调成 30% 软膏备用。用时将药膏平摊于纱布上(约 0.2cm 厚),贴敷患处,以胶布固定,每日换药 1 次,直至痊愈。

【主治】流行性腮腺炎。

【验案】流行性腮腺炎　《湖北中医杂志》(1989,1:48):治疗流行性腮腺炎 75 例,男 40 例,女 35 例;年龄 2～17 岁者72 例;成人 3 例;病程 1～3 天。结果:治愈 75 例,敷药最多 4 次,最少 2 次。

治腮饮

【来源】《陕西中医》(1989,12:550)。

【组成】大青叶　蒲公英　芦根各 12g　黄芩　柴胡　银花　丹皮各 10g

【用法】将上药加水 500ml,煎取 300ml,成人每次服100ml,2～5岁30ml,5～10岁50ml,10～14 岁70ml,均每日服3次。并用青黛粉15g,用蛋清调匀成糊状,外敷肿胀的腮部,勿需包扎,每日多次。

【主治】腮腺炎。

【验案】腮腺炎　《陕西中医》(1989,12:550):治疗腮腺炎 154 例。结果:除 1 例高龄男性伴腮腺脓肿、溃烂加用青霉素治疗外,余 153 例全部治愈。均服药 2～6 剂。

二黄散

【来源】《江苏中医》(1992,9:7)。

【组成】吴茱萸 15g　生大黄 12g　川黄连 8g　胆南星 4g

【用法】上药均焙干研末和匀,加醋拌和,调成稠糊状,制成药饼,于晚间睡前外敷于双足涌泉穴处,晨起取下,每晚敷 1 剂。

【主治】小儿痄腮。

【验案】小儿痄腮　《江苏中医》(1992,9:7):治

疗小儿痄腮 40 例，男 23 例，女 17 例，年龄最小 2 岁，最大 11 岁。病程最短 1 天、最长 3 天，40 例均无并发症。结果：40 例均获痊愈（腮腺肿胀消失，热退）。其中外敷 1 剂痊愈者 8 例，外敷 2 剂痊愈者 14 例，外敷 3 剂痊愈者 12 例，外敷 4 剂痊愈者 6 例。其中 5 例患儿体温烧至 39℃ 以上，给以口服 APC 协助降温。

消肿散

【来源】《中医函授通讯》（1993，4：37）。

【组成】蒲公英 2.5g 紫花地丁 2.5g 金银花 2.5g 连翘 5g 大青叶 7.5g 板蓝根 7.5g 牛蒡子 5g 生甘草 5g

【用法】此为轻症型用量，中症可加紫草 5g，夏枯草 5g；重症加生石膏 10g，射干 2.5g。

【主治】腮腺炎。

【验案】腮腺炎 《中医函授通讯》（1993，4：37）：治疗腮腺炎 57 例，男 31 例，女 26 例；年龄 3～6 岁 11 例，7～10 岁 27 例，11～14 岁 13 例，15～18 岁 6 例；病程最短 1 天，最长 15 天，平均 4.6 天。结果：全部治愈。其中服 3 剂而愈 18 例，服 6 剂而愈 32 例，服 6 剂以上而愈 7 例；疗程平均 5.3 天。

抗腮灵糖浆

【来源】《部颁标准》。

【组成】夏枯草 柴胡 枳壳 甘草 竹茹 大青叶 大黄 牛蒡子 生石膏

【用法】制成糖浆，每瓶装 120ml，密封，置阴凉干燥处。口服，每次 20～30ml，1 日 2 次。

【功用】清热解毒，消肿散结。

【主治】腮腺炎，扁桃腺炎，淋巴结炎，咽颊炎等症。

复方南板蓝根片

【来源】《部颁标准》。

【组成】南板蓝根 1000g 紫花地丁 1000g 蒲公英 1000g

【用法】制成糖衣片，密封。口服，每次 3 片，1 日 3 次。

【功用】消炎解毒。

【主治】腮腺炎，咽炎，乳腺炎，疮疖肿痛。

喉疾灵片

【来源】《部颁标准》。

【组成】人工牛黄 56g 冰片 56g 连翘 771g 桔梗 924g 山豆根 1541g 广东土牛膝 924g 猪牙皂 154g 诃子 771g 珍珠层粉 56g 南板蓝根 924g 天花粉 154g 了哥王 1541g

【用法】制成糖衣片，密封。口服，每次 2～3 片，1 日 2～4 次。

本方制成胶囊，名"喉疾灵胶囊"。

【功用】清热，解毒，散肿止痛。

【主治】腮腺炎，扁桃体炎，急性咽炎，慢性咽炎急性发作及一般喉痛。

【宜忌】孕妇慎用。

腮腺炎片

【来源】《部颁标准》。

【组成】蓼大青叶 150g 板蓝根 150g 连翘 150g 蒲公英 150g 夏枯草 100g 牛黄 1g

【用法】制成片剂，每片重 0.3g，密封。口服，每次 6 片，1 日 3 次。

【功用】清热解毒，消肿散结。

【主治】腮腺炎。

腮腺宁糊剂

【来源】《部颁标准》。

【组成】芙蓉叶 230g 白芷 85g 大黄 85g 乳香（醋炙）10g 苎麻根 10g 赤小豆 580g 薄荷油 0.005g

【用法】制成糊剂，每盒装 20g，密封。取适量涂敷患处，每日 2 次。

【功用】散瘀解毒，消肿止痛。

【主治】腮腺炎，红肿热痛。

【宜忌】外用药，切勿入口。

九、疰 夏

疰夏，又名注夏。其指代病症有三，指夏令季节发病的一种病证。见《丹溪心法·中暑》："注夏属阴虚，元气不足，夏初春末，头疼脚软，食少体倦者是。"其证每逢春夏之交，忽然眩晕，头痛，身倦，脚软，体热食少，频欲呵欠，心烦自汗。治宜益气阴，消暑热。或指劳病之一。《杂病源流犀烛·暑病源流》："劳之为病，其脉浮。又手足烦热，寒精自出，脚酸削不能行，小腹虚满，春夏剧，秋冬瘥，谓之疰夏病。"或为夏痿之别称。《医碥》："痿发于夏者，俗名注夏。"《杂病源流犀烛·暑病源流》："疰夏，脾胃薄弱病也。然虽由脾胃薄弱，亦必因胃有湿热及留饮所致。昔人谓痿发于夏，即名疰夏。"症见倦怠，四肢不举，羸瘦，不能食。

麦门冬汤

【来源】《外台秘要》卷三十六引《小品方》。

【组成】麦门冬（去心）甘草（炙）各四分 枳实（炙）黄芩 人参各三分 龙骨六分

《幼幼新书》引《婴孺方》有茯苓三分。

【用法】上切。以水二升，煮取九合，去滓，分温服。

【主治】

1.《外台秘要》引《小品方》：少小夏月药大下后，胃中虚热渴。

2.《普济方》：小儿夏月伏暑，吐痢过后，胃中虚热，渴唯饮水。

麦门冬饮

【来源】《圣济总录》卷一六八。

【别名】麦门冬散（《普济方》卷三八六）。

【组成】麦门冬（去心，焙）龙胆各一两 甘草（炙，锉）黄芩（去黑心）各三分 葛根（锉）一两半

【用法】上为粗末。每服一钱匕，用水七分，煎至四分，去滓温服。

【主治】小儿夏天服药大下后，胃中虚热，渴惟饮水。

麦煎散

【来源】《扁鹊心书·神方》。

【组成】知母 乌梅肉 地骨皮 柴胡各二钱 大麦一撮

【用法】上锉片成一剂。水煎，温服，缓下。

【主治】幼年心络为暑所伤，每至暑时，即畏热，困倦减食。

除热汤

【来源】《小儿卫生总微论方》卷三。

【组成】白茅根苗 苦参各等分

【用法】上为粗末。用清浆水煎，更入盐少许，以浴儿，浴毕用粉粉之。

【主治】小儿于立夏之后，有病身热者。

五圣汤

【来源】《杨氏家藏方》卷三。

【组成】贯众 黄连（去须）甘草（微炙）吴茱萸（汤洗七次）白茯苓（去皮，以上五味并生用）各半两

【用法】上锉，平分二服。每服用水一碗半，煎至一碗，去滓放冷，候日午时，先取香熟甜瓜一枚，切去皮，作十二片，先嚼瓜一片，呷药一二呷送下了，再如前嚼瓜一片，呷药一二呷，以药汁尽为度。不损脾胃，不动脏腑，须是大烦躁时服之。

【主治】

1.《杨氏家藏方》：暑积年深，每遇夏月不进食饮，疲倦少力，见日色则头目昏痛，恶心多睡。

2.《奇效良方》：暑病呕恶。

生脉散

【来源】《医学启源》卷下。

【别名】生脉汤（《丹溪心法》卷一）、参麦散（《遵生八笺》卷四）、生脉饮（《兰台轨范》引《医

录》)、人参生脉散(《症因脉治》卷二)、定肺汤(《医林绳墨大全》卷二)、参麦五味饮(《胎产心法》卷下)。

【组成】麦冬　人参　五味子

【用法】《观聚方要补》引《内外伤辨惑论》：人参、麦冬各三钱，五味子十五粒。水煎服。

【功用】

1.《医学启源》：补肺中元气不足。

2.《医便》：止渴生津。

3.《万病回春》：清心润肺。

4.《景岳全书》：止渴消烦，定咳嗽喘促。

5.《嵩崖尊生全书》：清暑益气，生脉补虚。

【主治】

1.《丹溪心法》：注夏属阴虚，元气不足，夏初春末，头痛脚软，食少体热。

2.《正体类要》：金疮、杖疮，发热体倦，气短，或汗多作渴，或溃后睡卧不宁，阳气下陷，发热烦躁。

3.《内科摘要》：热伤元气，肢体倦怠，短气懒言，口干作渴，汗出不止。

4.《外科枢要》：胃气亏损，阴火上冲，口干喘促，或肢体倦怠，肌肉消瘦，面色萎黄，汲汲短气，汗出不止，食少作渴；或脓水出多，气血俱虚，烦躁不安，睡卧不宁。

5.《医方考》：气极者，正气少，邪气多，多喘少言。

6.《赤水玄珠全集》：肺气大虚，气促上喘，汗出而息不续，命在须臾。

7.《万病回春》：中暑，暑伤于气，脉虚弦细芤迟，属元气虚脱者。

异功丸

【来源】《袖珍小儿方》卷六引汤氏方。

【组成】泽泻一两三钱　猪苓七钱半　桂心二钱半　茯苓七钱半　白术五钱　人参五钱　辰砂一钱

【用法】上为末，炼蜜为丸，如芡实大。每服半丸或一丸，煎灯心、竹叶汤化下。

【功用】消暑毒，生津液，止泻。

【主治】小儿夏月心热，烦渴引饮。

清金养气补脾丸

【来源】《活人心统》卷下。

【组成】川归身一两　麦冬一两　知母(炒)　白术一两　苡仁一两　茯神二两　人参五钱　山药　芍药(炒)各一两　橘红五钱　酒黄芩七钱　方中知母用量原缺。

【用法】上为末，粥为丸，如梧桐子大。每服七十丸，莲子汤送下。

【主治】夏月人倦，黄瘦无力者。

代茶饮

【来源】《治疹全书》卷下引《摄生方》。

【组成】枸杞子　五味子

【用法】上为细木，滚水泡封三日，代茶饮之。

【主治】注夏虚病。

参归益元汤

【来源】《万病回春》卷二。

【组成】人参(去芦)五分　当归　白芍　熟地黄　白茯苓(去皮)　麦门冬(去心)各一钱　五味子十粒　陈皮　黄柏(酒炒)　知母(酒炒)各七分　甘草一分

【用法】上锉一剂。加大枣一个，乌梅一个，炒米一撮，水煎服。

【主治】注夏病。阴血虚，元气不足，夏初春末头眩眼花、腿疼脚软、五心烦热、口苦舌干、精神困倦、无力好睡、饮食减少、胸膈不利、形如虚怯、脉数无力。

【加减】饱闷，加砂仁、白豆蔻；恶心，加乌梅、莲肉、炒米；哕，加竹茹；烦躁，加辰砂、酸枣仁、竹茹；泻，加炒白术、山药、砂仁、乌梅，去熟地、知母、黄柏；小水短赤，加木通、山栀；胃脘不开、不思饮食，加厚朴、白豆蔻、益智、砂仁、莲肉，去熟地、黄柏、知母；腰痛，加杜仲、故纸、茴香；腿疼无力，加牛膝、杜仲；皮焦，加地骨皮；头目眩晕，加川芎；虚汗，加黄芪、白术、酸枣仁；梦遗，加牡蛎、辰砂、山药、椿根皮；虚惊烦热，加辰砂、酸枣仁、竹茹；口苦舌干，加山栀、乌梅、干葛。

加减补中益气汤

【来源】《济阳纲目》卷三。

【组成】黄耆　人参　白术　甘草（炙）　陈皮　当归　芍药　黄柏　麦门冬（去心）　五味子

【用法】上锉。水煎，空心温服。

【主治】注夏属阴虚，元气不足，夏初春末头痛脚软，饮食少，体热者。

【加减】挟痰，加半夏、姜汁。

补中固元汤

【来源】《丹台玉案》卷二。

【组成】人参　黄耆　白术　甘草各一钱　生地二钱　当归　陈皮各八分

【用法】加大枣二枚，煎八分，临卧服。

【主治】注夏。每遇春末夏初，便觉头痛脚酸，神思困倦，饮食减少，四肢消瘦，软弱无力。

坚软汤

【来源】《石室秘录》卷二。

【组成】熟地一两　山茱萸四钱　北五味一钱　麦冬三钱　白芍三钱　当归二钱　白术三钱　茯苓一钱　陈皮一钱　生枣仁二钱　芡实三钱

【用法】水煎服。

【功用】竣补肾水。

【主治】痊夏。其人夏月无阴，三伏之时，全无气力，悠悠忽忽，惟思睡眠，懒于言语，或梦遗不已，或夜热不休。

胜夏丹

【来源】《辨证录》卷十。

【组成】白术二钱　茯苓二钱　陈皮三分　人参五分　北五味子三分　熟地五钱　山茱萸二钱　神曲三分　白芥子一钱　山药三钱　芡实三钱　炒枣仁一钱

【用法】水煎服。每日一剂，服十剂，精神焕发矣；再服十剂，身体健旺。

【功用】健脾开胃，醒脾胃之气，生心肾之津。

【主治】肾水亏乏，时值夏令便觉身体昏倦，四肢无力，朝朝思睡，全无精神，脚酸腿软。

鼓神汤

【来源】《辨证录》卷十。

【组成】熟地　麦冬各五钱　白芍　地骨皮　沙参各三钱　甘草　贝母各三分　人参　神曲各五分　白术三钱　丹皮一钱

【用法】水煎服，日服一剂。服一剂，精神自旺，不困倦矣。

【主治】痊夏。

连芍调中汤

【来源】《医学传灯》卷上。

【组成】枳壳　厚朴　山楂　泽泻　陈皮　桔梗　白芍　黄芩　黄连　甘草

【主治】痊夏胸中不宽，兼中热。

滋生培土丸

【来源】《治疹全书》卷下。

【组成】人参　白术　茯苓　甘草　扁豆　山药　莲肉　麦冬　陈皮　神曲　山楂　苡仁　木瓜　白芍　黄连　沙蒺藜

【用法】上为细末，滴水为丸，如黍米大。每服二钱，清米汤送下。

【主治】年规注夏。初夏时气流行，遍境发疹，或因风早没，疹潮不尽，热毒内攻，蒸留经络，令人四肢懒软，困倦嗜卧，呵欠泪出，饮食少进，稍有所劳，即发热骨蒸，至于清秋，渐渐神爽病去，来年交夏，依旧如此者。

十、小儿痢疾

小儿痢疾，以腹痛、里急后重，排黏液或脓血便为主症的肠道传染病。本病多因外受湿热疫毒之气，内伤饮食生冷，积滞于肠中所致。本病分虚实两类，辨证分清湿热孰重。实证治用清热化湿、凉血解毒、消积导滞等法；虚证用补中益气、收涩固脱等法。热重于湿，宜清肠解毒；湿重于热，宜清肠化湿。本病属于现代医学细菌性痢疾。

治中结阳丸

【来源】《备急千金要方》卷十五。

【组成】赤石脂五分 吴茱萸二分 干姜 附子 当归 厚朴 白术 木兰皮 白头翁 黄连 黄柏 石榴皮各一分

【用法】上为末，炼蜜为丸，如大豆大。三岁儿每服五丸，三岁以上每服十丸，十岁以上二十丸。暴下者，服少许便愈，积下者尽一剂，更合之。

【主治】小儿冷滞，下赤白青色如鱼脑，脱肛出，积日腹痛，经时不断。

【方论】《千金方衍义》：此主积冷滞下如鱼脑，用白头翁汤中三味加干姜，附子以破常寒，乃热为寒导之奥旨；茱萸佐当归和血；石脂佐榴皮固脱；木兰皮佐厚朴温散滞气；白术佐干姜助脾之阳。

温中大黄汤

【来源】《备急千金要方》卷十五。

【组成】干姜 桂心 厚朴 甘草各一分 当归 人参 茯苓 白术各二分 大黄六分 桔梗三分

【用法】上锉。以水二升半，煮取八合。凡儿三十日至六十日，一服二合；七十日至一百日，一服二合半；二百日以来，一服三合。

若已服诸利汤去实，胃中虚冷，下如水，干呕眼陷，烦扰不宜利者，可除大黄；若中乳，乳母洗浴水气未消，饮儿为霍乱者，但用大黄；小儿诸霍乱宜利者，使用大黄，不须利，宜温和者，则除之。

【主治】小儿暴冷水谷下，或乳冷下，青结不消；或冷实吐下，干呕烦闷；及冷滞赤白下者。

子芩散

【来源】《太平圣惠方》卷八十五。

【组成】子芩半两 赤茯苓三分 川升麻三分 人参半两（去芦头） 犀角屑半两 钩藤半两 甘草半两（炙微赤，锉）

【用法】上为粗散。每服一钱，以水一小盏，煎至五分，去滓服。

【主治】小儿热痢，呕逆烦闷，体热。

地榆黄连散

【来源】方出《太平圣惠方》卷九十三，名见《普济方》卷三九七。

【组成】地榆半两（微炙，锉） 黄连半两（去须，微炒） 木香半两 当归三分（锉，微炒）

【用法】上为粗散。每服一钱，水一小盏，煎至五分，去滓温服，不拘时候。

【主治】小儿赤白痢，不欲饮食，四肢瘦弱。

乳香丸

【来源】《太平圣惠方》卷九十三。

【组成】乳香一分 诃黎勒一两（煨，用皮） 地榆半两（炙，锉） 赤石脂半两 干姜一分（炮裂，锉）

【用法】上为末，粟米饭为丸，如绿豆大。每服五丸，以粥饮送下，日三四服。

【主治】小儿冷痢。

酸石榴皮散

【来源】《太平圣惠方》卷九十三。

【组成】酸石榴皮一两（锉碎，炒令微焦） 硫黄一分

【用法】上为细散。每服半钱，以粥饮调下，一日三四次。

【主治】小儿冷痢，百药不效。

黄连汤

【来源】《圣济总录》卷一七八。

【组成】黄连（去须）一两半　艾叶（微炒）一分　阿胶（炙令燥）半两　豉十粒（炒令黄焦）

【用法】上为粗末。一二岁儿每服一钱匕，水七分，入葱白二寸并须（切），同煎至四分，去滓，分温三服，空心、午后各一服。

【主治】小儿血痢无度。

犀角汤

【来源】《圣济总录》卷一七八。

【组成】犀角（镑）　苦参　黄连（去须）　地榆　黄柏（去粗皮，炙）各一两

《普济方》有天花粉一分。

【用法】上为粗末。每服一钱匕，水半盏，煎至三分，去滓，空心、午后分二次温服。

【主治】小儿赤白痢，日夜数十行，腹痛后重。

黄耆饮

【来源】《圣济总录》卷一七九。

【组成】黄耆（锉，炒）　白茯苓（去黑皮）　麦门冬（去心，焙）　黄芩（去黑心）各三分　高良姜（炮）一分　乌梅肉（焙）二枚（去核）　白术（锉）半两

【用法】上为粗末。每服二钱匕，水八分一盏，煎去滓，取三分，空腹温服。

【主治】小儿渴痢。

清胃散

【来源】《幼幼新书》卷二十八引张涣方。

【组成】川楝子　黄柏（微焙，炙）　当归（洗，焙干）　地榆（炙）　黄连（去须，炒）各半两

【用法】上为细末。每服一钱，以水八分，煎至四分，乳前温服。

【主治】小儿挟热泄痢。

乌头丸

【来源】《普济方》卷三九六引《鲍氏方》。

【组成】川乌一个（分三片，一生，一炮，一烧存性）

【用法】上为末，炼蜜为丸，如绿豆大。一日服一粒，二日服二粒，三日三粒。

【主治】小儿下痢。

蜡茶丸

【来源】《普济方》卷三九七。

【组成】豉八十粒（炒令黄焦）　大豆（炒令黄焦，去皮）半两　黄连（去须）　消石各一分　黄瓜（醋炒焦）七分　巴豆二十枚（去皮，麸炒，令出香油）

【用法】上为细末，入熔蜡一分，并炼蜜和丸，如黍米大。一二百日内儿每服二丸；一二岁儿，每服可五丸；三四岁儿，每服七丸；空腹米饮送下。

【主治】小儿下痢脓血，寒热不除。

罂粟膏

【来源】《普济方》三九七。

【组成】罂粟壳不拘多少（瓦上用醋炒黄）

【用法】为末，炼蜜为丸，如鸡头子大。每服三岁一丸，米汤化下。

本方方名，据剂型当作"罂粟丸"。

【主治】小儿赤白痢，不思食，下痢频并。

泽泻汤

【来源】《慈幼新书》卷九。

【组成】陈皮　厚朴　黄芩　黄连　槟榔　白芍　甘草　茯苓　滑石　大黄　泽泻

【主治】小儿痢疾。

顿止丹

【来源】《证治准绳·幼科》卷七。

【组成】黄丹一两　巴豆四十丸粒　乳香二钱　麻油二钱

【用法】蜡半两，熔汁为丸。

【主治】小儿泻痢。

【加减】冷证，加木香二钱半。

黄连汤

【来源】《痘疹全书》卷下。

【组成】黄芩 黄连 赤芍 生地 木通 枳壳 甘草 当归梢 人参

【用法】水煎，去滓，调天水散服之。初加大黄微利之。

【主治】疹毒发热滞下。

三黄熟艾汤

【来源】《治痘全书》卷十三。

【组成】黄连 黄芩 栀子 艾叶

【主治】痘中热痢。

【方论】此治痘中热痢之良剂也。艾叶止痢，而必用之以佐三黄者，取其气温所以制寒也。

分水消肿散

【来源】《辨证录》卷十四。

【组成】茯苓三钱 车前子三钱 木通二钱 猪苓二钱 薏仁一两 桔梗一钱 荆芥五分 白术三分

【用法】水煎服。

【主治】小儿出疹，口渴恣饮，水蓄不消，呕吐不止，因变泻痢，喘嗽不宁，小便不利，阴囊浮肿，胁痛筋软，膨胀。

治痢保和丸

【来源】《幼幼集成》卷三。

【组成】广陈皮 法半夏 白云苓 陈枳壳 川厚朴 正雅连 京楂肉 六神曲 老麦芽各一钱 南木香 尖槟榔 炙甘草各五分

【用法】上为细末，另以神曲煮糊为丸。每服一二钱，以米饮送下。

【主治】小儿痢疾，积滞未尽，或在先原未得下，今已脾虚不可下者。

第三章
小儿杂病

一、解 颅

解颅，是指婴儿囟门不能应期闭合，而反见宽大，头缝开解，头颅日见增大者。胎儿出生后，各颅骨间的骨缝及囟门均未闭合，其中侧囟门在出生时或生后数天内闭合，前囟和后囟则应分别在三个月及一周半之内闭合。早在唐宋时期的医家，对本病已有的初步认识，如《诸病源候论》中说"解颅者，其状小儿年大，囟应合而不合，头缝开解是也。"到北宋有了进一步的认识，《小儿药证直诀》中记载"年大而囟不合，肾气不成也，长必少笑，更有目白睛多，晄白色瘦者，多愁少喜也，余见肾虚。"

本病成因多为胎元禀赋不足，肾气亏损所致。肾主骨，生髓，脑为髓海，肾虚则不能生髓、养骨，以致颅囟逾期不合，颅骨缝裂开，头颅增大；还有因后天失调，脾胃虚弱，运化失常，以致清阳不升，浊阴不降，饮邪上泛，停聚颅内，导致颅囟开解；此外也可因外感风热，热毒炽盛，挟肝火或痰热上冲于脑，以致邪热内壅，阻塞窍络，腑气不能下行，气机郁结，水饮停聚，发为解颅。

本病的治疗以培元补肾、益气养血为基本，清热泻火、开结通络、利水渗湿等法可随证选用。

三物细辛散方

【来源】《备急千金要方》卷五。

【别名】三辛散（《三因极一病证方论》卷十八）、封囟散（《婴童百问》卷四）、桂号散（《婴童百问》卷四）、桂心散（《普济方》卷三六三）、三神散（《叶氏女科证治》卷四）。

【组成】细辛 桂心各半两 干姜十八铢

【用法】上为末。以乳汁和敷颅上，干复敷之。儿面赤即愈。

《叶氏女科证治》：为末，姜汁调敷囟上，以夹巾裹护之。

【主治】小儿解颅。

生蟹足敷方

【来源】《备急千金要方》卷五。

【组成】生蟹足 白蔹各半两

【用法】上为末。以乳汁和敷颅上。

【主治】小儿解颅。

【方论】《千金方衍义》：生蟹足散血续筋，白蔹散结解毒。

半夏熨方

【来源】《备急千金要方》卷五。

【组成】半夏 生姜 川芎各一升 细辛三两 桂心一尺 乌头十枚

【用法】上锉。以淳苦酒五升渍之，晬时，煮三沸，绞去滓，以绵一片浸药中，适寒温以熨囟上，冷更温之，复熨如前，朝暮各三四熨乃止，二十日愈。

【主治】小儿脑长，解颅不合，羸瘦色黄，至四五岁不能行。

合囟散

【来源】方出《备急千金要方》卷五，名见《圣济总录》卷一六七。

【组成】防风一两半 柏子仁 白及各一两

【用法】上为末。以乳和敷囟上，一日一次。十日知，二十日愈。

【主治】小儿囟开不合。

防风散

【来源】方出《备急千金要方》卷五，名见《太平圣惠方》卷八十二。

【组成】防风一两半 柏子仁 白及各一两

【用法】上为末。以乳和敷囟上，每日一次。

【主治】小儿囟开不合。

柏仁散

【来源】方出《备急千金要方》卷五，名见《奇效良方》卷六十四。

【组成】防风一两半 柏子仁 白及各一两

【用法】上为末。以乳和，敷囟上，每日一次。十日知，二十日愈。

【主治】小儿囟开不合。

狗脑丸

【来源】《幼幼新书》卷六引《婴孺方》。

【组成】狗脑一个 豺漆（五加皮也） 甘草（炙） 白术 防风 钟乳石 干地黄各一分 牛黄二分

【用法】上以狗脑为丸，如小豆大。每服一岁二丸，饮送下，一日二次，未知，加之。儿囟常令暖。

【主治】小儿脑长，喜摇头，解颅。

生干地黄散

【来源】《太平圣惠方》卷八十二。

【组成】生干地黄二两 乌鸡骨一两（涂酥，炙令黄）

【用法】上为细散。每服半钱，以粥饮调下，不拘时候。

【主治】小儿脏腑壅热，气血不荣，致囟陷不平者。

白及散

【来源】《太平圣惠方》卷八十二。

【组成】白及一分 细辛一分 防风一分（去芦头）柏子仁一分

【用法】上为细散。以乳汁调涂儿颅骨上，一日二次。

【主治】

1.《太平圣惠方》：小儿颅骨开。

2.《太平惠民和济局方》（吴直阁增诸家名方）：小儿肾气不成，脑髓不足，小儿年大，骨应合而不合，头缝开者。

半夏散

【来源】方出《太平圣惠方》卷八十二，名见《圣济总录》卷一六七。

【组成】半夏一两（汤洗七遍去滑） 川芎一两 细辛二两 桂心一两 川乌头五枚（炮裂，去皮脐）

【用法】上锉细。以酒四升，渍一宿，绵裹入器中煮令微热，温熨儿囟门上。朝暮熨二三十遍。

【主治】小儿脑长头大，囟开不合，臂胫小，不能胜头，三岁不合。

干地黄丸

【来源】《圣济总录》卷一六七。

【别名】地黄丸（《普济方》卷三六三）。

【组成】熟干地黄（焙） 芍药 当归（切，焙） 白术各半两 桂（去粗皮）一分

【用法】上为细末，炼蜜为丸，如黍米大。每服七丸，乳食前粥饮送下。

【主治】小儿气血虚弱，囟陷不平。

牛黄丸

【来源】《圣济总录》卷一六七。

【组成】牛黄 漆花 甘草（炙，锉） 白术 防风（去叉） 钟乳粉 生干地黄（焙）各一分

【用法】上为末，用犬脑髓为丸，如麻子大。每服二丸至三丸，温水送下，早晨、日午、晚后各一服。

【主治】小儿脑长，喜摇头，解颅。

当归汤

【来源】《圣济总录》卷一六七。

【组成】当归（切，焙） 白术 人参 黄耆（锉）各一两 诃黎勒（煨，去核）半两 甘草（炙，锉）一分

【用法】上为粗末。每服一钱匕，水七分，煎至三分，去滓，分温二服，不拘时候。

【主治】小儿胃虚，血气不充，囟陷。

防风丸

【来源】《圣济总录》卷一六七。

【组成】防风（去叉） 钟乳粉 牛黄（研） 白术各半两 熟干地黄（焙） 甘草（炙）各三分

【用法】上为末，炼蜜为丸，如梧桐子大。每服二丸，温水化下。

【主治】小儿解颅，脑缝开不合。

鸡血涂方

【来源】《圣济总录》卷一六七。

【别名】固顶散（《普济方》卷三六三）、固囟药（《诚书》卷六）。

【组成】丹雄鸡血 赤芍药粉

【用法】取丹雄鸡一只，将就小儿囟上，割鸡冠，使血滴小儿囟上，以赤芍药末粉血上。

【主治】小儿脑长囟不合。

细辛散

【来源】《圣济总录》卷一六七。

【组成】细辛（去苗叶） 桂（去粗皮） 干姜（炮）各一分

【用法】上为散。以乳汁和涂顶上。

【主治】小儿解颅。

封囟散

【来源】《圣济总录》卷一六七。

【组成】柏子仁（炒） 细辛（去苗叶） 防风（去叉） 白及各一两 草乌头（炮）半两

【用法】上为细散。乳汁调涂囟开处。

【主治】小儿解颅，囟门开解。

蟹足散

【来源】《圣济总录》卷一六七。

【组成】生蟹足骨（焙干） 白蔹各半两

【用法】上为散。乳汁和，涂囟上，以愈为度。

【主治】小儿解颅不合。

地黄丸

【来源】《小儿药证直诀》卷下。

【组成】熟地黄八钱 山萸肉 干山药各四钱 泽泻 牡丹皮 白茯苓（去皮）各三钱

【用法】上为末，炼蜜为丸，如梧桐子大。每服三丸，空心温水化下。

【功用】

1.《小儿药证直诀》：补肾，补肝。

2.《校注妇人良方》：壮水制火。

3.《保婴撮要》：滋肾水，生肝木。

4.《东医宝鉴·内景篇》：专补肾水，能生精

补精，滋阴。

【主治】

1.《小儿药证直诀》：肾怯失音，囟开不合，神不足，目中白睛多，面色白。

2.《校注妇人良方》：肾虚发热作渴，小便淋秘，痰壅失音，咳嗽吐血，头目眩晕，眼花耳聋，咽喉燥痛，口舌疮裂，齿不坚固，腰腿痿软，五脏亏损，自汗盗汗，便尿诸血。

【宜忌】

1.《审视瑶函》：忌萝卜。

2.《寿世保元》：忌铁器，忌三白。

3.《医方发挥》：本方熟地滋腻滞脾，有碍消化，故脾虚食少及便溏者慎用。

4.《中医方剂选讲》：阴盛阳衰，手足厥冷，感冒头痛，高热，寒热往来者不宜用。又南方夏季暑热湿气较盛时，宜少服用。

参苓散

【来源】《幼幼新书》卷六引《丁时发传》。

【组成】人参 茯苓 白附子（炮） 羌活 甘草（炙） 芍药 白术（水煮）各一分 犀角屑 京芎 藿香各半分

【用法】上为末。每服半钱，水一盏，用少金、银同薄荷三叶煎至三分，温服。

【功用】通惊气。

【主治】小儿解颅。

虎骨方

【来源】《幼幼新书》卷六引丁时发方。

【组成】虎骨 败龟版 不灰木 乳香各半两

【用法】上为末，用生猪血于手心内调，涂在头缝开处，以旧绵子包裹七日；第八日以葱汤水洗去前药，再用此药涂之；经年者，已减一分，又歇三日，方再用药涂之。

【主治】小儿解颅。

封囟散

【来源】《幼幼新书》卷六引《王氏家传》。

【组成】柏子仁 防风 天南星各四两

【用法】上为细末。每用一钱，猪胆汁调匀，稀稠得所，摊绯帛上，随囟大小贴，一日一换，时时汤润。

【主治】囟开崎陷，咳嗽鼻塞。

玉乳丹

【来源】《幼幼新书》卷六引张涣方。

【组成】钟乳粉（依古法制炼者） 柏子仁（别研） 熟干地黄（依法蒸焙者） 当归（洗，焙干）各半两 防风（锉） 补骨脂（净拣，炒）各一两（或加黄耆、茯苓）

【用法】上药除别研者，碾为细末，次入钟乳粉等拌匀，炼蜜为丸，如黍米大。每服十丸，乳食前煎茴香汤送下。

【主治】婴儿头骨应合而不合，头缝开解。

封囟散

【来源】《幼幼新书》卷六引张涣方。

【组成】蛇蜕皮一两（烧灰） 防风 大黄（湿纸裹，火煨存性） 白及各半两

【用法】上为细末，入青黛半两研匀。每用半钱，以貒猪胆汁调匀，纸摊，四边各留少白纸，用淡醋生面糊贴囟上，不住以温水润，一伏时换。

【主治】小儿肾经虚热解颅，囟不合，囟填，囟陷下不平。

风疳丹

【来源】《幼幼新书》卷二十三引《赵氏家传》。

【组成】朱砂 硫黄 丁头代赭 石蛇黄（火煅，醋淬七遍）各一分 蜣蜋（净，炒） 地龙（盘曲者）各三个 全蝎二个 大使君子十枚 没石子一个 蛇蚹头（酥炙）一枚 天浆子（炙） 白附子（生）各七个 白花蛇肉一寸（酒浸一宿，焙） 大附子 乌头（并向尖上）半个 半夏（姜炙） 麝 续随子 丁香 赤石脂各一钱

【用法】上为细末，粟米饭为丸，如麻子大。每服十丸，汤饮送下。

【功用】令乳哺充肥，风消气伏。

【主治】儿禀受不足，乳哺失宜，肤华浮脆，冒犯

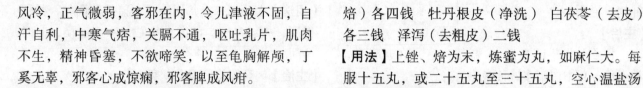

风冷，正气微弱，客邪在内，令儿津液不固，自汗自利，中寒气癖，关膈不通，呕吐乳片，肌肉不生，精神昏塞，不欲啼笑，以至龟胸解颅，丁奚无辜，邪客心成惊痫，邪客脾成风疳。

补骨丸

【来源】《普济方》卷三六三引《全婴方》。

【组成】川萆薢　骨碎补　补骨脂各半两　牛膝　威灵仙　草乌头各一钱

【用法】上为末，醋糊为丸，如小豆大。每服三十丸，盐汤送下。

【主治】小儿骨气衰弱，囟门不合；受胎精气不足，受气于脑，久病气虚，风邪攻作亦然。

小鹿茸丸

【来源】《魏氏家藏方》卷十。

【组成】鹿茸（酒浸，炙）　苁蓉（酒浸，炙）　当归（去芦，酒浸）　熟地黄（洗）　茴香（淘去沙，炒）　破故纸（炒）　石斛（酒浸）　人参（去芦）　白术（炒）　五味子各一两

【用法】上为细末，酒煮面糊为丸，如麻子大。每服二十丸，空心、食前盐汤送下。

【主治】小儿胎气不足，精血虚少，头大开解。

乌附膏

【来源】《活幼心书》卷下。

【组成】绵川乌（生用）　绵附子（生用）各五钱　雄黄二钱

【用法】上为末，用生葱和根、叶细切烂杵，入药末同煎，作成膏。贴陷处。

【功用】《医宗金鉴》：温中理脾。

【主治】小儿囟门下陷。

补肾地黄丸

【来源】《活幼心书》卷下。

【组成】干山药（去黑皮）　山茱萸（酒浸润，蒸透去核，取皮为用）　熟干地黄（酒洗，焙干）各五钱　鹿茸（蜜涂炒，酒亦好）　川牛膝（酒洗，焙）各四钱　牡丹根皮（净洗）　白茯苓（去皮）各三钱　泽泻（去粗皮）二钱

【用法】上锉、焙为末，炼蜜为丸，如麻仁大。每服十五丸，或二十五丸至三十五丸，空心温盐汤送下，温酒亦佳。

【主治】
1.《活幼心书》：小儿禀赋不足，肾气虚弱，骨髓枯竭，囟大，头缝不合，体瘦语迟，行步多艰，齿生缓者。
2.《保命歌括》：痢后鹤膝风。

调元散

【来源】《活幼心书》卷下。

【别名】调元地黄汤（《幼科金针》卷上）。

【组成】干山药（去黑皮）五钱　人参（去芦）　白茯苓（去皮）　茯神（去皮木根）　白术　白芍药　熟干地黄（酒洗）　当归（酒洗）　黄耆（蜜水涂炙）各二钱半　川芎　甘草（炙）各三钱　石菖蒲二钱

【用法】上锉。每服二钱，以水一盏，生姜二片，大枣一个，煎七分，温服，不拘时候。如婴孩幼嫩，与乳母同服。

【主治】禀受元气不足，颅囟开解，肌肉消瘦，腹大如肿，致语迟行迟，手足如痫，神色昏慢，齿生迟者。

泻肾丸

【来源】《斑论萃英》卷二。

【组成】生地黄八钱　干山药　泽泻　牡丹皮　白茯苓各四钱

【用法】上为末，炼蜜为丸，如梧桐子大。三岁以下每服一二丸或三五丸，空心，水送服。

【主治】肾虚解颅，脉洪而实者。

地黄丸

【来源】《医方大成》卷十引钱氏方。

【组成】熟干地黄八钱（洗，焙干）　泽泻（洗）二钱　牡丹皮（去心）　牛膝　山茱萸　白茯苓（去心）各三钱　鹿茸（酥炙）　干山药各四钱

【用法】上为末，炼蜜为丸，如梧桐子大。三岁以下每服二三丸，空心温水化下。

【主治】小儿禀赋不足，肾虚不生骨髓，头囟不合，并体瘦骨露，有如鹤膝者。

防风柏子散

【来源】《普济方》卷三六三。

【组成】防风　柏子仁　百合　川乌　朗黎树根皮各等分

【用法】上为末。酒调涂囟上。

【主治】小儿囟大不合。

南星散

【来源】《普济方》卷三六三。

【组成】天南星（大者）一个（开一坑，入朱砂半两，用酒塞坑内，于慢火煨制）白及半两

【用法】上为末，令匀。淡醋调，涂囟上，以绢片隔，用慢火炙手，频频熨之。得效自升，如此六七次方见效。

【主治】小儿解颅；百日孩儿鼻塞不乳。

爽神丸

【来源】《普济方》卷三六三。

【组成】人参三钱　白术一钱　全蝎一钱　防风一钱　羌活半钱　天麻一钱　僵蚕半钱（汤泡浸洗）　丁香二钱　木香一钱　茯神一钱

【用法】上为末，以酒煮面糊为丸，如绿豆大。每服五七丸，糯米饮送下。次以南星散贴之。

【主治】小儿解颅。母气衰，胎气冷，父精不足，胎中受气不足，肾气未全而生，身上无血色，肌羸骨细，面容衰，脑分十字，颅门陷，头角阔而颅开，目无光彩，白睛猥。

解凡散

【来源】《普济方》卷三六三。

【组成】生蟹足　白芨各半两

【用法】上为末。以乳汁和，敷囟上。

【主治】小儿头骨连囟开作缝者。

熨顶散

【来源】《普济方》卷三六三。

【组成】半夏　川乌　川芎　桂心　细辛　百合　白及　柏子仁　朗黎树根（焙）各等分

【用法】上为末。用煨大蒜和酒，捣成饼子贴之，又用绯绢贴之，用炙手频频熨之。

【主治】婴孩长头方面，囟大不合，手足瘘小，不能行步，头顶软弱，体瘦面光。

天南星散

【来源】《普济方》卷三六四。

【组成】天南星（大者，微泡去皮）

【用法】上为细末。淡醋调涂绯帛上，贴囟上，火炙热手，频熨之。

【主治】囟开不合，鼻塞不通。

人参地黄丸

【来源】《袖珍小儿方》卷七。

【组成】人参（去芦）二钱　熟地黄四钱　鹿茸（酒炙）　山药（去皮）　白茯苓（去皮）　牡丹皮（去心）　山茱萸（去核）各三钱

【用法】上为极细末，炼白蜜为丸，如芡实大。食远用人参煎汤送下。

【主治】婴孩、小儿颅囟开解，头缝不合。

参耆当归散

【来源】《奇效良方》卷六十四。

【组成】人参　黄耆　当归　白术　诃子（煨）各五钱　甘草一钱（炙）

【用法】上为末。每服二钱，用水一盏，煎至五分，不拘时服。

【主治】小儿脏腑虚弱，气血不荣，以致囟陷。

当归散

【来源】《婴童百问》卷四。

【组成】甘草（炙）半钱　桔梗　陈皮　当归各一钱

【用法】上锉。水一盏，煎六分服，不拘时候。

【主治】小儿囟门陷下；小儿夜啼，脏寒而腹痛，面青手冷，不吮乳。

柏子仁散

【来源】《婴童百问》卷四。

【组成】防风　柏子仁各等分

【用法】上为末。以乳汁调涂囟门上。

【主治】囟门不合。

八味地黄丸

【来源】《广嗣纪要》卷十五。

【组成】干山药（去黑皮）　山茱萸（酒拌润，蒸软去核，取肉焙干）　熟地（酒洗，焙干）各五钱　鹿茸（蜜涂炙，酒浸炙亦可）　川牛膝（酒洗，焙）各四钱　牡丹皮（去心，净洗）　白茯苓（去皮）各三钱　泽泻二钱

【用法】上药锉，焙，研为细末，炼蜜为丸，如麻仁大。每服十五丸或二十五丸，至三十丸，空心温盐汤送下；温酒亦佳。

【主治】小儿禀赋不足，肾气虚弱，骨髓枯竭，囟大头缝不合，体瘦语迟，行步多艰，齿生缓。

地黄丸

【来源】《赤水玄珠全集》卷二十五。

【组成】人参二钱　怀熟地黄四钱　鹿茸（酒炙）　怀山药　茯苓　丹皮　山茱萸肉各三钱

【用法】上为末，炼蜜为丸，如芡实大。每用一丸，人参汤化下。

【主治】小儿肾元不充，颅解不合。

元始膏

【来源】《诚书》卷六。

【组成】川芎　当归　红花　白芍　连翘　丹皮各五分　甘草三分　荆芥　防风各四分　僵蚕一钱

【用法】上水煎三十余沸，滤净，加贝母末，炼蜜收膏下。

【主治】囟门不合。

代天宣化丸

【来源】《诚书》卷六。

【组成】白术（炒）　人参各五钱　芦荟　茯苓各三钱　熟地八钱　地骨皮　山药　黄柏　陈皮各四钱　黄连（炒）三钱　当归　甘草（炙）各一钱　白芍药五钱　鹿角胶一两

【用法】上为末，米饮送下；化鹿角胶为丸亦可。

【主治】小儿解颅。

补髓膏

【来源】《诚书》卷六。

【组成】川芎　龙胆草　人参　山药各一钱　枸杞子　生地　当归各三钱　麦冬　虎骨（酥炙）　红花五分　甘草（炙）三分　龙眼肉一两
　　　　方中麦冬、虎骨用量原缺。

【用法】水煎百沸，炼蜜成膏。每日服三次。

【主治】解颅。

婴宁汤

【来源】《诚书》卷六。

【组成】木通　茯苓各七分　升麻三分　附子（制）　人参各五分　芎藭　枣仁（炒）各四分　甘草（炙）

【用法】加生姜，水煎服。

【主治】吐泻后感寒囟陷。

六味鹿茸丸

【来源】《医方一盘珠》卷八。

【组成】熟地四两　枣皮二两　山药二两　泽泻一两半　丹皮一两半　白苓一两半　鹿茸（羊油炙酥脆，为末）一两　北味五钱

【用法】炼蜜为丸服。

【主治】小儿肾虚解颅，少笑多愁者。

四物汤

【来源】《医部全录》卷四一三。

【组成】当归　川芎　芍药　山栀　熟地黄各一钱

【用法】水煎服。

【主治】小儿颅解，鼻衄，颏间色赤。

金蟾丸

【来源】《顾氏医径》卷五。

【组成】干蟾　黄连　芜荑　芦荟　人参　甘草

【主治】肾疳，解颅鹤膝，继以甘肥失节，面黑齿血，腹泻清厥。

小儿解颅煎

【来源】《集成良方三百种》卷上。

【组成】龟版　生地黄

【用法】上药按儿大小酌用，如一岁内者，用龟版五分，地黄一钱，饭后煎服，一日三次。年大照加。

【主治】小儿头大面小。

弓形虫汤

【来源】《中医杂志》（1996，2：102）。

【组成】黄芪 10～30 克　白术 10～20 克　青蒿 10～15 克　草果 5～10 克　槟榔 5～10 克

【功用】祛邪扶正。

【主治】弓形虫病。

【加减】脑积水者，加扶脾益肾药；肢体瘫痪者，加强筋壮骨药；癫痫者，加熄风定痫药；眼部病变者，加清肝明目药；发热肝脾肿大者，去草果，加清热解毒药。

【验案】弓形虫病　以上方治疗小儿弓形虫病 50

例，疗效满意。疗效判断：治愈（症状体征消失，弓形虫免疫试验阴转，经半年至 1 年随访未复发者）治愈 6 例（12.0%），显效（症状体征消失，弓形虫免疫试验部分阴转，经半年至 1 年随访无复发者）19 例（38.0%），好转（症状体征部分改善，随访弓形虫免疫试验未阴转者）21 例（42.0%），无效（症状体征未改善，弓形虫免疫试验未阴转者）4 例（8.0%），总有效率 92%。

脑积水方

【来源】《首批国家级名老中医效验秘方精选·续集》。

【组成】大熟地 6 克　怀山药 3 克　鹿角胶 9 克（烊化兑入）川牛膝 3 克　茯苓 9 克　山萸肉 3 克　当归 3 克　猪苓 3 克　芜蔚子 3 克　丹皮 3 克　车前子 9 克（布包煎）

【用法】每日 1 剂，水煎 2 次，待温服。

【功用】补肾健脑，行水化瘀。

【主治】脑积水。

【验案】先天性脑积水　张某，男，出生 34 天。患儿于生后两天即开始头颅增大，至满月前后更为明显。前囟宽大饱满隆起，颅缝分离，头皮静脉怒张，精神差，嗜睡，厌食，吐乳，大便可，两目垂视，心肺正常，舌质红稍淡，指纹淡滞，脉细无力。印象：先天性脑积水。辨证：肾气不足，脑髓不充，病属解颅。拟补肾益髓治本，行水化湿治标，药用脑积水方。自服药起，每日尿量较多，精神、吃奶均好，不吐。上药连服两周后头围逐渐缩小，两目已不垂视。服至第 3 周后头围基本正常。前囟已平，颅缝已小。

二、五迟五软

　　五迟，指立迟、行迟、语迟、发迟、齿迟；五软，指头项软、口软、手软、足软、肌肉软，均属于小儿生长发育障碍病证。古代医籍有关五迟、五软的记载颇多，《诸病源候论·小儿杂病诸候》中就记载有"齿不生候"、"数岁不能行候"、"头发

不生候"、"四五岁不能语候"。《小儿药证直诀·杂病证》也记有："长大不行，行则脚细；齿久不生，生则不固；发久不生，生则不黑"等五迟的某些典型症状。《张氏医通·婴儿门》指出其病因是"皆胎弱也，良由父母精血不足，肾气虚弱，不能荣

养而然"。《活幼心书·五软》指出："头项手足身软，是名五软。"并认为："良由父精不足，母血素衰而得。"《保婴撮要·五软》指出："五软者，头项、手、足、肉、口是也。皆因禀五脏之气虚弱，不能滋养充达。"有关其预后，《活幼心书·五软》明确指出："苟或有生，譬诸阴地浅土之草，虽有发生而畅茂者少。又如培植树木，动摇其根而成者鲜矣。由是论之，婴孩怯弱不耐寒暑，纵使成人，亦多有疾。"

本病多因先天父精不足，母血气虚，禀赋不足；或母孕时患病、药物受害等不利因素遗患胎儿，以致早产、难产，生子多弱，先天精气未充，髓脑未满，脏气虚弱，筋骨肌肉失养而成。或是后天之因护理不当，或平素乳食不足，哺养失调，或体弱多病，或大病之后失于调养，以致脾胃亏损，气血虚弱，筋骨肌肉失于滋养所致。肾主骨，肝主筋，脾主肌肉，人能站立行走，需要筋骨肌肉协调运动。若肝肾脾不足，则筋骨肌肉失养，可出现立迟、行迟；头项软而无力，不能抬举；手软无力下垂，不能握举；足软无力，难于行走。齿为骨之余，若肾精不足，可见牙齿迟出。发为血之余、肾之苗，若肾气不充，血虚失养，可见发迟或发稀而枯。言为心声，脑为髓海，若心气不足，肾精不充，髓海不足，则见言语迟缓，智力不聪。脾开窍于口，又主肌肉，若脾气不足，则可见口软乏力，咀嚼困难，肌肉软弱，松弛无力。立迟、行迟、齿迟、头项软、手软、足软，主要在肝肾脾不足；语迟、发迟、肌肉软、口软，主要在心脾不足。五迟、五软并见，病情较重；五迟、五软仅见一二症者，病情较轻。

本病治疗，多以补肾养肝，健脾养心为基本，一般用散剂、膏剂等中成药剂长期服用，并宜配合教育训练等法缓图进步。本病包括西医学的脑发育不全、脑瘫、智能低下、佝偻病等。

生地黄粥

【来源】《医方类聚》卷二四二引《食医心鉴》。
【组成】生地黄汁一合　红米一合
【用法】上以米煮作粥，临熟下地黄汁，搅调和。食之。
【主治】小儿发稀，乍寒乍热，黄瘦无力。

雄雌散

【来源】方出《太平圣惠方》卷三十四，名见《圣济总录》卷一二一。
【组成】雌鸡粪一分（头圆者是）　雄鸡粪一分（头尖者是）
　　《普济方》有麝香少许。
【用法】上同研细末。于齿不生处，先以针刺破，令血出，贴药于上，老人二十日，少者十日当出。
【主治】牙齿久不生，十数年未出者。

地黄丸

【来源】《小儿药证直诀》卷下。
【组成】熟地黄八钱　山萸肉　干山药各四钱　泽泻　牡丹皮　白茯苓（去皮）各三钱
【用法】上为末，炼蜜为丸，如梧桐子大。每服三丸，空心温水化下。
　　《医方集解》：盐汤下；冬，酒下。
【功用】
　　1.《小儿药证直诀》：补肾，补肝。
　　2.《校注妇人良方》：壮水制火。
　　3.《保婴撮要》：滋肾水，生肝木。
　　4.《东医宝鉴·内景篇》：专补肾水，能生精补精，滋阴。
【主治】肾怯失音，囟开不合，神不足，目中白睛多，面色白。
【宜忌】
　　1.《审视瑶函》：忌萝卜。
　　2.《寿世保元》：忌铁器，忌三白。
　　3.《医方发挥》：本方熟地滋腻滞脾，有碍消化，故脾虚食少及便溏者慎用。
　　4.《中医方剂选讲》：阴盛阳衰，手足厥冷，感冒头痛，高热，寒热往来者不宜用。又南方夏季暑热湿气较盛时，宜少服用。

凉肝丸

【来源】《幼幼新书》卷十八引《龙木论》。
【组成】防风二两　黄芩　茺蔚子　黑参　大黄　知母各一两　人参　茯苓各一两半
【用法】上为末，炼蜜为丸，如梧桐子大。先用秦皮汤洗之，然后每服十丸，空心以茶送下。

【主治】

1.《幼幼新书》引《龙木论》：小儿斑疮入眼外障。小儿患斑疮时，不忌口将息，热气在肝，上冲入眼，目痛泪出，赤涩、怕日难开，肝膈壅毒，致成障翳，肿便翳如银色。

2.《医学入门》：肝胆伏热而致五软，面红唇红，肌热。

羚羊角散

【来源】《医方大成》卷十引《幼幼方》。

【组成】熟地黄（酒浸） 白茯苓 羚羊角 酸枣仁（炒） 虎胫骨（酒炙） 肉桂 防风 甘草各等分

【用法】上为末。温酒或盐汤化下。

【主治】小儿面红唇白，肠热项软。

贴头起项膏

【来源】《幼幼新书》卷二十六引《吉氏家传》。

【组成】川乌末 肉桂末 芸苔子 天南星 蓖麻子各一钱 黄丹（炒）一钱匕

【用法】上用大蒜一头，煨熟去皮，乳钵内研，和药细，每用一钱，入米醋和匀。贴项上一日许。

【主治】小儿疳热胆冷，头项软倒。

巨胜丹

【来源】《幼幼新书》卷六引张涣方。

【别名】巨胜丸（《普济方》卷三六三引《全婴方》）。

【组成】巨胜一合（研） 当归（洗，焙） 生地黄 芍药各一两 胡粉半两

【用法】上为细末，炼蜜为丸，如黍米大。每服十丸，黑豆汤送下。兼化涂。

【主治】

1.《幼幼新书》引张涣：小儿血气不足，不能荣，发不生。

2.《诚书》：白秃。

苣胜丹

【来源】《幼幼新书》卷六引张涣方。

【组成】苣胜一合（别研） 当归（洗，焙干） 生干地黄 芍药各一两（以上为细末） 胡粉半两（细研）

【用法】上药同研匀，炼蜜为丸，如黍米大。每服十丸，煎黑豆汤送下；兼化涂搽头上无妨。

【主治】小儿禀受气血不足，不能荣于发，故头发不生。

贴项散

【来源】方出《医方大成》卷十引汤氏方，名见《古今医统大全》卷九十。

【组成】附子（生，去皮脐） 南星（生）各等分

【用法】上为末。生姜自然汁调，摊贴患处。

【主治】

1.《医方大成》引汤氏方：肝胆停热，致令筋软。

2.《古今医统大全》：五软。

天柱丸

【来源】《世医得效方》卷十二。

【组成】蛇含石（大）一块（煅七次，用醋淬七次） 川郁金末少许

【用法】上为极细末，和前药末，入少麝香和匀，用雪白大米饭为丸，如龙眼大。每服一丸，荆芥汤化下；或加生姜汁一二滴，或用金银薄荷汤，早晨不拘时候送下。风热项软，合用凉肝丸。

【主治】小儿风气，颈垂软，头不得正，或去前，或去后。

健骨散

【来源】《世医得效方》卷十二。

【组成】白僵蚕

【用法】上为末，三岁儿每服半钱，薄荷酒调下。后用生筋散贴。

【主治】小儿五软。久患疳疾，体虚不食，及诸病后天柱骨倒。

人参保童丸

【来源】《普济方》卷三八四。

【组成】人参 石莲肉 使君子（去皮） 没石子 干山药各半两 黄连一分（捣，半夏末一分炒黄连，候半夏黑色，去半夏末不用） 木香一分 白术 白芍药 当归各半分

【用法】上为末，稀糊为丸，如麻子大。每服七至十丸，三岁以上十五丸，温汤送下。

【主治】小儿禀气弱，筋骨软，肌肉浅薄，乳食不成肌肉，面黄体热，多汗。

星附膏

【来源】《保婴撮要》卷三。

【组成】天南星 附子各等分

【用法】上为末，用生姜自然汁调。敷项间，干则润之。

【主治】小儿项软。

鼠骨散

【来源】《片玉心书》卷五。

【组成】雄鼠一只（烂尽肉，取骨研末） 麝香少许

【用法】上和匀。先用针刺出血，再以此散擦上。良久以姜汤漱口。

【主治】小儿牙齿落而不再生，由于舌舐之故，其肉顽厚者。

五皮散

【来源】《赤水玄珠全集》卷二十五。

【组成】五加皮

【用法】上为末。酒调，涂敷颈骨上，再用酒调服。

【主治】小儿项软、行迟。

四十八候贴项药方

【来源】《证治准绳·幼科》卷九。

【组成】川乌头 白芷 地龙 五灵脂赤小豆各

等分

【用法】上为末。生姜自然汁与酒同调，贴在项上，更服竹茹散。

【主治】小儿五软。

神仙生牙丹

【来源】《奇方类编》卷上。

【组成】鼠骨四两（人乳浸一日，阴干，为末） 柏子仁（去油）八两 枸杞子八两 少壮血余（皂夹水洗净，八罐煅成灰）八两 山茱萸八两（酒蒸） 远志四两（甘草水泡，去骨） 石菖蒲四两 鹿角霜八两 灵砂四两（人乳煮过）

【用法】上为细末，鹿角胶为丸，如梧桐子大。每服百丸，子时酒送下。

【功用】生牙。

加味六味地黄丸

【来源】《医宗金鉴》卷五十五。

【组成】熟地黄一两 山萸肉一两 怀山药（炒） 茯苓各八钱 泽泻 牡丹皮各五钱 鹿茸（炙）三钱 五加皮五钱 麝香五分

【用法】上为细末，炼蜜为丸，如梧桐子大。大儿每服二钱，小儿一钱五分，盐汤送下。

【主治】小儿五迟证，多因父母气血虚弱，先天有亏，致儿生下筋骨软弱，行步艰难，齿不速长，坐不能稳，皆肾气不足之故。

扶元散

【来源】《医宗金鉴》卷五十五。

【组成】人参 白术（土炒） 茯苓 熟地黄 茯神 黄耆（蜜炙） 山药（炒） 炙甘草 当归 白芍药 川芎 石菖蒲

【用法】加生姜、大枣为引，水煎服。

【主治】小儿五软。

【方论】五软，治宜补气为主，先以补肾地黄丸补其先天精气；再以扶元散补其后天赢弱，渐次调理，而五软自强矣。

益气固阴汤

【来源】《医门补要》卷中。

【组成】党参 玉竹 白术 熟地 川续断 沙苑子 杞子 黄耆（炙）当归 白芍

【主治】小儿头软块。

小儿智力糖浆

【来源】《中药成方制剂》。

【处方】龟甲 60g 龙骨 200g 远志 120g 石菖蒲 300g 雄鸡 200g

【用法】制成糖浆。每支 10ml，密封，置阴凉处。口服，1 次 10～15ml，每日 3 次。

【功用】调补阴阳，开窍益智。

【主治】小儿轻微脑功能障碍综合征。

调气和血汤

【来源】《首批国家级名老中医效验秘方精选·续集》。

【组成】党参 12 克 丹参 12 克 赤白芍各 12 克 淮山药 12 克 川牛膝 10 克 木瓜 10 克 五加皮 10 克 甘草 3 克

【用法】每日 1 剂，水泡 20 分钟，煎取汁 3 次，分3～6次服。半月至3月后，可酌加猪脊髓15克，虎骨 1 克（酥炙研末冲服，可改用豹骨），服 3～6 个月。凡外感或饮食内伤症状显著，均停服上药，施以解表、消导之剂，待表解中安而再用调气和血汤。

【功用】益气健脾，调和气血，生髓健骨。

【主治】小儿脑瘫。

【加减】若患儿以五软为主，则加黄芪；若兼颤抖、仰头、手足强硬不灵，则重用白芍 15 克，加全蝎1克，僵蚕6克；厌食纳呆，加楂、曲各6克，麦芽 15 克；便溏，加白术 10 克，茯苓 10 克；语言不利，加菖蒲 3 克；自汗、盗汗，加浮小麦固表止汗。

【验案】罗某，男，6 岁。1992 年 8 月 19 日初诊。患儿右手足颈项颤抖，活动障碍 5 年余。出生时右脑血肿伴感染惊厥，经抢救后遗颈项、手足掣动，至 3 岁前仍不能行走。诊断为手足徐动型脑瘫。现虽可行走，但右足外展呈鸭行步态，不能独立上下楼，右手反屈颤抖，动作失调，头摇口张颈仰，语言不清，纳食二便正常，智力和营养良好，舌淡红苔薄白，脉缓。诊为脾肾两虚，虚风内扰之脑瘫，与调气和血为治。服本方 15 剂后加猪脊髓 15 克，虎骨 1 克（酥炙研末冲服）。1992 年 10 月 26 日复诊，患儿颈不仰，头不摇，口可闭，缓慢行走如常儿，右手活动自如，言语清楚。其母说：她已能独自上下四层楼梯，手足活动仅在紧张快速时有轻微瘫痪症状。

三、小儿行迟

小儿行迟，五迟之一，指小儿周岁以后，甚至二三岁还不能行走者。多因小儿肝肾不足，或哺养失宜，脾胃虚弱，元气不充，筋骨失养所致。治宜滋补肝肾，方用六味地黄丸加减。临床应注意排除其他疾患如小儿麻痹后遗症、肌营养不良，或骨外伤等。

双丸

【来源】《千金翼方》卷十一。

【组成】上麝香二两 牛黄二两 黄连二两（宣州者）丹砂一两 特生礜石一两（烧）附子一两（炮，去皮）雄黄一两 巴豆六十枚（去皮心，熬）桂心一两 乌贼鱼骨一两 赤头蜈蚣一两（熬）

【用法】上药各治下筛，别研巴豆如膏，乃纳诸药，炼蜜和捣三千杵，密塞之，勿泄气。生十日、二十日至一月，日服二丸，如黍米大；四十日至百日服二丸，如麻子大；一岁以上，以意增加。有儿虽小而病重者，增大其丸，不必依此丸。

小儿病客忤率多耐药，服药当汗出，若汗不出者，不愈也。一日一夜四五服，以汗出为愈。凡候儿中人者，为人乳子未了而有子者，亦使儿客忤。口中衔血即月客也。若有此者，当寻服此药，即儿可瘥也。口聚唾，腹起热者，当灸脐中，不过二七壮，并勤服此药。若喜失子者，产讫儿堕落地声未绝，便即以手指刮舌上，当得所衔血如韭叶者，便以药二丸如粟米大服之，作七日乃止，无不瘥也。若无赤头蜈蚣，赤足者亦得，三枚，皆断取前两节，其后分不可用也。

【主治】小儿新生客忤中恶，发痫发热，乳哺不消，中风反折，口吐舌，并注忤，面青目上插，腹满，癫痫羸瘦，痓及三岁不行。

五加皮散

【来源】方出《元和纪用经》，名见《三因极一病证方论》卷十八。

【组成】真五加皮不拘多少

【用法】上为末，粥饮调，滴酒少许。每服一粟壳许，一日三次。

【主治】

1.《元和纪用经》：小儿受气不足，体力虚怯，腰脊脚膝筋骨软躄，三岁不能行。

2.《圣济总录》：中水毒、溪毒，寒热如伤寒状。

柴胡引子

【来源】《颅囟经》卷下。

【别名】柴胡饮（《证治准绳·幼科》卷九）。

【组成】柴胡 鳖甲（米醋涂炙） 知母 桔梗 枳壳（麸炒，去瓤） 玄参 升麻各等分

【用法】上锉细。三岁以下取药半两，水五合，煎二合，去滓，分两服，空心食前、后各一服。后用澡浴方。

【主治】小儿行迟，小儿自小伤抱，脚纤细无力，行止不得，或骨热疳劳，肌肉消瘦。

【宜忌】忌毒物。

澡浴方

【来源】《颅囟经》卷下。

【组成】苦参 茯苓皮 苍术 桑白皮 白矾各半两 葱白少许

【用法】上锉细。每浴时取一两，沸水二升，浸药后通温与儿浴之。避风于温处。

【主治】小儿行迟。小儿自小伤损，脚纤细无力，行止不得，或骨热疳痨，肌肉消瘦。

生干地黄丸

【来源】《太平圣惠方》卷八十九。

【组成】生干地黄 当归（锉，微炒） 防风（去芦头） 酸枣仁（微炒） 赤茯苓 黄耆（锉） 芎䓖 羚羊角屑 羌活 甘草（炙微赤，锉） 桂心各半两

【用法】上为末，炼蜜为丸，如绿豆大。每服五丸，食前以温酒送下。

【主治】小儿十岁以来血脉不流，筋脉缓弱，脚膝无力，不能行步。

羚羊角丸

【来源】《太平圣惠方》卷八十九。

【组成】羚羊角屑 虎胫骨（涂醋，炙令黄） 生干地黄 酸枣仁（微炒） 白茯苓各半两 桂心 防风（去芦头） 当归（锉，微炒） 黄耆各一分

【用法】上为末，炼蜜为丸，如绿豆大。每服五丸，食前用温酒研下。

【功用】益肝肾。

【主治】

1.《太平圣惠方》：小儿骨气虚，筋脉弱，五六岁不能行者。

2.《幼科指掌》：小儿天钓，身热啼叫，目睛上视，四肢反张，囟门突壅，手纹青红针形，两颊腮红，唇口焦燥，仰面号哭，鼻塞肚痛，口渴身热，小便燥涩，牙关抽搐者。

续命丹

【来源】《幼幼新书》卷六引丁时发方。

【组成】防风 乳香 蔓荆子（炒） 牛膝 麻黄 羚羊角 酸枣仁 草乌头（去皮） 没药 白

术 茯苓各一分 天麻（酒煮） 胡麻（炒） 当归 续断各半两 川乌头（去皮） 黄耆各四钱 蒺藜半分

【用法】上为细末，炼蜜为丸，如小弹子大。每服一丸，葱酒细嚼下，一日三五次。三日后用洗药：草乌头、当归、地龙、木鳖、紫贝草、椒目、葱须、荆芥各一两，为末煎汤，露脚趾甲从上淋洗。次用熏法：柴胡、草乌头、赤小豆、吴茱萸、羌活、晚蚕沙各一两、末黑豆三升，热水泡少顷，去黑豆，入前药煮，盆盛。熏锉闪处，令出骨中汗，无力者，亦依此。

【主治】大人、小孩锉骨，行步艰难，脚无力。

麝茸丹

【来源】《幼幼新书》卷六引张涣方。

【组成】麝香 茄茸（酥炙黄） 生地黄 当归（洗） 黄耆 虎胫骨（酥炙黄）各一两

【用法】上为末，羊髓四两，煮烂成膏和为丸，如黍米大。乳前服十粒，每日三次，磨沉香汤送下。

【主治】小儿数岁不能行者。

羊角丸

【来源】《鸡峰普济方》卷二十三。

【组成】羚羊角 虎脑骨 生干地黄 白茯苓 酸枣仁各半两 当归 桂心 防风 黄耆各一分

【用法】上为细末，炼蜜和成剂。每服一皂皂大，食前温水化下，一日三四次。

【功用】补益肝肾。

【主治】小儿肾虚，或病后筋骨弱，五六岁不能行。

续骨丹

【来源】《普济本事方》卷四。

【组成】天麻（明净大者，酒浸一夕） 白附子（炮） 牛膝（洗，锉，焙，酒浸一宿，再焙） 木鳖子（去壳，研）各半两 乌头（炮，去皮脐）一分 川羌活（洗去土）半两 地龙（去土）一分 滴乳香（乳钵坐水盆中研细） 真没药（研）各二钱 朱砂（水飞）一钱

【用法】上以生南星末一两，无灰酒煮糊为丸，如鸡头子大，朱砂为衣。每服一丸，食前薄荷汤磨下。

【主治】两脚软弱，虚赢无力及小儿不能行。

【方论】《本事方释义》：天麻气味辛平，入足阳明、厥阴；白附子气味辛甘大温，入足阳明；牛膝气味酸咸平，入足厥阴；木鳖子气味甘温微苦，入足太阴；乌头气味苦辛大热，入足太阳少阴；羌活气味辛甘平，入足太阳；地龙气味咸寒，入足阳明、厥阴；乳香气味辛微温，入足少阴；没药气味苦平，入足阳明；朱砂气味苦温，入手少阴；南星，气味苦辛温，入手、足太阴。以酒丸薄荷汤送下，取其引药入络也。此治虚赢无力，两脚软弱及小儿不能行走者，皆用辛通热药，少佐以下行之品，不欲其停留在上，而任行于筋骨也。

透经丸

【来源】《杨氏家藏方》卷十七。

【组成】天麻（酒浸一宿，焙干） 白附子（炮） 牛膝（酒浸一宿） 木鳖子（去壳，别研） 当归（酒浸一宿，焙干） 羌活（去芦头）各半两 地龙（去土）一分（微炒） 乳香二钱（别研） 朱砂一钱（别研） 没药二钱（别研）

【用法】上为细末，次入木鳖子、乳香、朱砂、没药研匀，炼蜜为丸，每一两作四十丸。每服一丸，煎薄荷汤化开，入温酒少许，乳食空同调下。

【功用】透经络，活血脉。

【主治】小儿筋脉拘挛，不得舒畅，手足软弱，虚赢无力，惊搐之后，偏废不举，及行步迟晚者。

五加皮散

【来源】《仁斋直指小儿方论》卷四。

【别名】牛膝散（《袖珍小儿方》卷七）。

【组成】真五加皮一分 牛膝 酸木瓜（干）各半分

【用法】上为末。每服一钱半，粥饮调，次入好酒两点，再调，食前服，一日二剂。

【主治】小儿行迟。

虎骨丸

【来源】《仁斋直指小儿方论》卷四。

【组成】虎胫骨（酒炙赤）　生干地黄　酸枣仁（酒浸，去皮，炒香）　白茯苓　辣桂　防风　当归　川芎　牛膝各等分

　　《幼科指掌》有人参，无辣桂；《竹林女科》：有熟地黄、黄耆。

【用法】上为末，炼蜜为丸，如麻子大。每服五丸，酒调下，或煎木瓜汤送下。

【功用】《普济方》：益肝肾。

　　本方改为散剂，名"虎骨散"（《证治准绳·幼科》卷九）；改为饮剂，名"虎骨饮"（《慈幼新书》卷二）。

【主治】

　　1.《仁斋直指小儿方论》：小儿行迟。

　　2.《幼科指掌》：小儿鹤膝行迟。

补肾地黄丸

【来源】《活幼心书》卷下。

【组成】干山药（去黑皮）　山茱萸（酒浸润，蒸透去核，取皮为用）　熟干地黄（酒洗，焙干）各五钱　鹿茸（蜜涂炒，酒亦好）　川牛膝（酒洗，焙）各四钱　牡丹根皮（净洗）　白茯苓（去皮）各三钱　泽泻（去粗皮）二钱

【用法】上锉、焙为末，炼蜜为丸，作麻仁大。每服十五丸，或二十五丸至三十五丸，空心温盐汤送下，温酒亦佳。

【主治】

　　1.《活幼心书》：小儿禀赋不足，肾气虚弱，骨髓枯竭，囟大，头缝不合，体瘦语迟，行步多艰，齿生缓者。

　　2.《保命歌括》：痢后鹤膝风。

调元散

【来源】《活幼心书》卷下。

【别名】调元地黄汤（《幼科金针》卷上）。

【组成】干山药（去黑皮）五钱　人参（去芦）　白茯苓（去皮）　茯神（去皮木根）　白术　白芍药　熟干地黄（酒洗）　当归（酒洗）　黄耆（蜜水涂炙）各二钱半　川芎　甘草（炙）各三钱　石菖蒲二钱

【用法】上锉。每服二钱，以水一盏，生姜二片，大枣一个，煎七分，温服，不拘时候。如婴孩幼嫩，与乳母同服。

【主治】禀受元气不足，颅囟开解，肌肉消瘦，腹大如肿，致语迟行迟，手足如痫，神色昏慢，齿生迟者。

八味地黄丸

【来源】《广嗣纪要》卷十五。

【组成】干山药（去黑皮）　山茱萸（酒拌润，蒸软去核，取肉焙干）　熟地（酒洗，焙干）各五钱　鹿茸（蜜涂炙，酒浸炙亦可）　川牛膝（酒洗，焙）各四钱　牡丹皮（去心，净洗）　白茯苓（去皮）各三钱　泽泻二钱

【用法】上药锉，焙，研为细末，炼蜜为丸，如麻仁大。每服十五丸或二十五丸，至三十丸，空心温盐汤送下；温酒亦佳。

【主治】小儿禀赋不足，肾气虚弱，骨髓枯竭，囟大头缝不合，体瘦语迟，行步多艰，齿生缓。

五皮散

【来源】《赤水玄珠全集》卷二十五。

【组成】五加皮

【用法】上为末。酒调，涂敷颈骨上，再用酒调服。

【主治】小儿项软、行迟。

苡仁丸

【来源】《慈幼新书》卷二。

【组成】秦艽　当归　苡仁　枣仁　防风　羌活各等分

【用法】炼蜜为丸，如芡实大。每服一丸，荆芥汤研化，入麝一厘服。

【主治】小儿行迟，禀受肝气怯弱，致两足挛缩，两手伸展无力。

加味地黄丸

【来源】《寿世保元》卷八。

【组成】怀熟地黄八钱　山药四钱　山茱萸（酒蒸，去核）四钱　白茯苓（去皮）　牡丹皮　泽泻各三钱　嫩鹿茸（酥炙）二钱　怀牛膝（去芦，酒浸）二钱　五加皮三钱

【用法】上为细末，炼蜜为丸，如黍米大。每服一钱，空心盐汤送下。

【主治】小儿肝肾虚弱，骨髓不充，而行迟者。

虎胫丸

【来源】《医部全录》卷四一六引《幼幼近编》。

【组成】虎胫骨　熟地　山茱萸　牛膝　山药　当归　木瓜　川芎　鹿茸　薏苡仁　五加皮　肉桂

【用法】蜜为丸，如梧桐子大。三岁儿每服一丸，每日三次。

【主治】小儿行迟。

【加减】内热者，去桂。

四、小儿语迟

小儿语迟，五迟之一，指小儿二三岁不能说简单的话，四五岁仍不能说话者。《小儿药证直诀》："禀赋不足，肾气虚弱，骨髓枯竭，解颅语迟，齿生缓，行步多艰。"小儿先天肾虚，心气不和，为形成语迟的主要原因。但也有由后天脾胃亏损，津气不能上荣所致者。

芍药散

【来源】《太平圣惠方》卷八十九。

【别名】芍药汤（《圣济总录》卷一八一）。

【组成】赤芍药一两　黄耆三分（锉）　犀角屑半两　槟榔半两　甘草半两（炙微赤，锉）

【用法】上为粗散。每服一钱，以水一小盏，煎至五分，去滓温服，不拘时候。

【主治】小儿心气不足，舌本无力，令儿语迟。

鸡头丸

【来源】《太平圣惠方》卷八十九。

【组成】雄鸡头一枚（烧灰）　鸣蝉三枚（微炒）　甘草半两（炙微赤，锉）　川大黄一两（锉，微炒）　麦门冬一两（去心，焙）　当归三分（锉，微炒）　黄耆三分（锉）　川芎三分　远志半两（去心）　木通半两（锉）　人参一两（去芦头）

【用法】上为粗末，炼蜜为丸，如绿豆大。每服五丸，以粥饮送下，不拘时候。

【主治】小儿诸病后，六七岁不能语。

菖蒲丸

【来源】《太平圣惠方》卷八十九。

【组成】菖蒲半两　人参半两（去芦头）　黄连半两（去须）　丹参三分　麦门冬一两（去心，焙）　天门冬一两（去心，焙）　赤石脂三分

【用法】上为末，炼蜜为丸，如绿豆大。每服五丸，温水研下，不拘时候。

【主治】小儿五六岁不语者，为心气不足，舌本无力，发转不得。

菖蒲丸

【来源】《阎氏小儿方论》。

【组成】石菖蒲二钱　丹参二钱　人参（切去顶，焙）半两　赤石脂三钱　天门冬（去心，焙）　麦门冬（去心，焙）各一两

【用法】上为细末，炼蜜为丸，如绿豆大，或麻子大。每服五七丸至一二十丸，温水送下，一日三四次，不拘时候。久服取效。

【主治】心气不足，五六岁不能言。

菖蒲丹

【来源】《幼幼新书》卷六引张涣方。

【组成】菖蒲（一寸九节者） 远志（去心） 桂心各一两 酸枣仁 黄耆 人参（去芦） 黄连（去须）各半两

【用法】上为细末，炼蜜为丸，如鸡头子大。每服一丸至二丸，煎生姜汤送下，不拘时候。

【主治】数岁不能语。

菖蒲丸

【来源】《仁斋直指小儿方论》卷四。

【组成】人参 石菖蒲 麦门冬（去心） 远志（取肉，姜制炒） 川芎 当归各二钱 滴乳香 朱砂各一钱（别研）

【用法】上为末，炼蜜为丸，如麻子大。每服十丸，粳米饮送下。

【主治】小儿受胎，其母卒有惊怖，邪气乘心，儿感受母气，心宫不守，舌本不通，四五岁长大而不能言。

补肾地黄丸

【来源】《活幼心书》卷下。

【组成】干山药（去黑皮） 山茱萸（酒浸润，蒸透去核，取皮为用） 熟干地黄（酒洗，焙干）各五钱 鹿茸（蜜涂炒，酒亦好） 川牛膝（酒洗，焙）各四钱 牡丹根皮（净洗） 白茯苓（去皮）各三钱 泽泻（去粗皮）二钱

【用法】上锉、焙为末，炼蜜为丸，作麻仁大。每服十五丸，或二十五丸至三十五丸，空心温盐汤送下，温酒亦佳。

【主治】

　　1.《活幼心书》：小儿禀赋不足，肾气虚弱，骨髓枯竭，囟大，头缝不合，体瘦语迟，行步多艰，齿生缓者。

　　2.《保命歌括》：痢后鹤膝风。

调元散

【来源】《活幼心书》卷下。

【别名】调元地黄汤（《幼科金针》卷上）。

【组成】干山药（去黑皮）五钱 人参（去芦） 白茯苓（去皮） 茯神（去皮木根） 白术 白芍药 熟干地黄（酒洗） 当归（酒洗） 黄耆（蜜水涂炙）各二钱半 川芎 甘草（炙）各三钱 石菖蒲二钱

【用法】上锉。每服二钱，以水一盏，生姜二片，大枣一个，煎七分，温服，不拘时候。如婴孩幼嫩，与乳母同服。

【主治】禀受元气不足，颅囟开解，肌肉消瘦，腹大如肿，致语迟行迟，手足如痫，神色昏慢，齿生迟者。

远桔汤

【来源】《诚书》卷十二。

【组成】远志（去心） 石菖蒲 枣仁（炒） 桔梗 荆芥 蝉蜕 贝母 玄参各一钱 甘草三分

【用法】加龙眼，水煎服。

【主治】小儿心肺俱虚，语迟。

菖蒲丸

【来源】《张氏医通》卷十五。

【组成】石菖蒲 赤茯苓各三钱 人参五钱 丹参二钱 天门冬（烘热，去心，焙） 麦门冬（去心） 远志肉（甘草制） 甘草（炙）各一钱

【用法】上为末，炼蜜为丸，如赤豆大，朱砂为衣。每服二三十丸，空心灯心汤送下。

【主治】小儿心气不足，不能言语。

菖蒲参麦丸

【来源】《幼科指掌》卷三。

【组成】人参三钱 石菖蒲 远志肉 麦冬（去心） 当归各五钱 抚芎四钱 乳香（去油） 辰砂各一钱五分

【用法】上为末，炼蜜为丸，如米大，朱砂为衣。每服二十丸，米饮送下。

【主治】小儿语迟。

五、小儿齿迟

小儿齿迟，五迟之一，又名齿不生，是指小儿乳牙萌出及恒齿替换时间缓慢，异于常儿者。《医宗金鉴·幼科心法要诀》："小儿五迟之证，多因父母气血虚弱，先天有亏，致儿生下筋骨软弱，行步艰难，齿不速长，坐不能稳，要皆肾气不足之故。"本病之因，为先天胎禀不足，肝肾亏损，后天失养，气血虚弱所致。本病治疗，多运用补养肝肾，补心养血和气血双补等。

香附丹

【来源】《幼幼新书》卷六引张涣方。

【别名】蟾蜍丸、香附丸（《普济方》卷三六六）。

【组成】大香附子（拣净，刮去皮） 沉香各一两 槟榔 雌鼠粪（烧灰） 干蟾（烧灰）各半两

【用法】上为末，用羊髓四两，煮烂和成膏，如黍米大。每服十粒，麝香汤送下。

【主治】小儿齿不生。

补肾地黄丸

【来源】《活幼心书》卷下。

【组成】干山药（去黑皮） 山茱萸（酒浸润，蒸透去核，取皮为用） 熟干地黄（酒洗，焙干）各五钱 鹿茸（蜜涂炒，酒亦好） 川牛膝（酒洗，焙）各四钱 牡丹根皮（净洗） 白茯苓（去皮）各三钱 泽泻（去粗皮）二钱

【用法】上锉、焙为末，炼蜜为丸，作麻仁大。每服十五丸，或二十五丸至三十五丸，空心温盐汤送下，温酒亦佳。

【主治】

1.《活幼心书》：小儿禀赋不足，肾气虚弱，骨髓枯竭，囟大，头缝不合，体瘦语迟，行步多艰，齿生缓者。

2.《保命歌括》：痢后鹤膝风。

调元散

【来源】《活幼心书》卷下。

【别名】调元地黄汤（《幼科金针》卷上）。

【组成】干山药（去黑皮）五钱 人参（去芦） 白茯苓（去皮） 茯神（去皮木根） 白术 白芍药 熟干地黄（酒洗） 当归（酒洗） 黄耆（蜜水涂炙）各二钱半 川芎 甘草（炙）各三钱 石菖蒲二钱

【用法】上锉。每服二钱，以水一盏，生姜二片，大枣一个，煎七分，温服，不拘时候。如婴孩幼嫩，与乳母同服。

【主治】禀受元气不足，颅囟开解，肌肉消瘦，腹大如肿，致语迟行迟，手足如痫，神色昏慢，齿生迟者。

芎黄散

【来源】《世医得效方》卷十二。

【组成】川芎 干地黄 当归 山药 白芍药各一两 沉香半两 粉草三钱

【用法】上为末。每服半钱，温盐汤调下，用少许揩齿脚亦佳。

【主治】小儿齿不生。

芎黄散

【来源】《袖珍方》卷四引汤氏方。

【别名】芎藭散（《袖珍小儿方》卷七）。

【组成】大芎藭 干地黄各半两 山薯蓣 当归 芍药 甘草（炙）各二钱半。

【用法】上为末。热汤调服，并掺齿脚。

【主治】

1.《袖珍方》：小儿齿不生。

2.《慈幼新书》：肾气不足，髓脉不充，七八月齿仍不出，或难出而无力。

三香槟榔丸

【来源】《幼科证治大全》卷引《全幼心鉴》。

【组成】香附（炒） 沉香各二钱 槟榔 人参 虾蟆（烧灰）各二钱半 麝香少许

【用法】上为细末，羊髓煮烂为丸，如黍米大。食后用米饮送服。

【主治】婴孩小儿禀受肾气不足，牙齿不生。

八味地黄丸

【来源】《广嗣纪要》卷十五。

【组成】干山药（去黑皮）　山茱萸（酒拌润，蒸软去核，取肉焙干）　熟地（酒洗，焙干）各五钱　鹿茸（蜜涂炙，酒浸炙亦可）　川牛膝（酒洗，焙）各四钱　牡丹皮（去心，净洗）　白茯苓（去皮）各三钱　泽泻二钱

【用法】上药锉，焙，研为细末，炼蜜为丸，如麻仁大。每服十五丸或二十五丸，至三十丸，空心温盐汤送下；温酒亦佳。

【主治】小儿禀赋不足，肾气虚弱，骨髓枯竭，囟大头缝不合，体瘦语迟，行步多艰，齿生缓。

芎归散

【来源】《万病回春》卷七。

【别名】芎藭散（《寿世保元》卷八）。

【组成】川芎　干山药　当归　白芍（炒）　甘草（炙）各二钱半

【用法】上为细末。每服二钱，食后以白汤调下，并将此干药末擦牙龈即生。

【主治】小儿齿迟。

芎归散

【来源】《幼科指掌》卷三。

【组成】抚芎　当归　熟地　白芍药　人参　陈皮　甘草　淮山药各等分

【用法】上为末。生姜、大枣汤下。

【主治】小儿齿迟。

六、鸡胸龟背

鸡胸龟背，是指小儿生长发育障碍，骨骼畸形的疾病。患儿胸廓向前突出，形似鸡胸称为鸡胸，又名龟胸；脊骨弯曲隆起，状如龟背者，称为龟背。《太平圣惠方》中已有相关记载："小儿龟胸者，缘肺热胀满，致使胸高如龟"，"小儿龟背者，由坐而稍早，为客风吹著脊骨，风气达于髓，使背高如龟者也"。《幼幼集成》认为"此证盖由禀父母精髓不足，元阳亏损者多有之。"

本病成因多为先天禀赋不足，后天调护失宜，以致脾肾亏损，骨质柔弱而发生。脾肾亏损则气血俱虚，骨髓不充，骨质柔弱，以致发育障碍，生长畸形，逐步肋骨低陷，胸骨高突，形如鸡胸。或禀赋不足，脊柱为风寒湿之邪侵袭，邪气壅滞经络，气血运行受阻，脊骨失于濡养，以致萎弱弯曲而成龟背。

鸡胸治疗以宣肺化痰，扶脾固肾，标本兼顾为法。龟背治疗以补益肾气，滋补精髓，祛风散寒，活血通络为法。

大黄丸

【来源】《太平圣惠方》卷八十九。

【组成】川大黄三分（锉，微炒）　天门冬（去心，焙）　百合　杏仁（汤浸，去皮尖双仁，麸炒微黄）　木通（锉）　桑根白皮（锉）　甜葶苈（隔纸炒令紫色）　川朴消各半两

【用法】上为末，炼蜜为丸，如绿豆大。每服五丸，以温水研破服，不拘时候。

【主治】小儿龟胸，肺热壅滞，心膈满闷。

麻黄丸

【来源】《太平圣惠方》卷八十九。

【组成】麻黄三分（去根节）　桂心　独活　防风

（去芦头） 赤芍药 川大黄（锉，微炒） 枳壳
（麸炒微黄，去瓤） 松花各半两
【用法】上为末，炼蜜为丸，如绿豆大。每服五
丸，以粥饮送下，每日三次。
【主治】小儿龟背。

风疳丹

【来源】《幼幼新书》卷二十三引《赵氏家传》。
【组成】朱砂 硫黄 丁头代赭 石蛇黄（火煅，
醋淬七遍）各一分 蜣螂（净，炒） 地龙（盘曲
者）各三个 全蝎二个 大使君子十枚 没石子
一个 蛇蜕头（酥炙）一枚 天浆子（炙） 白
附子（生）各七个 白花蛇肉一寸（酒浸一宿，
焙） 大附子 乌头（并向尖上）半个 半夏（姜
炙） 麝 续随子 丁香 赤石脂各一钱
【用法】上为细末，粟米饭为丸，如麻子大。每服
十丸，汤饮送下。
【功用】令乳哺充肥，风消气伏。
【主治】儿禀受不足，乳哺失宜，肤华浮脆，冒犯
风冷，正气微弱，客邪在内，令儿津液不固，自
汗自利，中寒气痞，关膈不通，呕吐乳片，肌肉
不生，精神昏塞，不欲啼笑，以至龟胸解颅，丁
奚无辜，邪客心成惊痫，邪客脾成风疳。

百合丹

【来源】《幼幼新书》卷六引张涣方。
【别名】百合丸（《小儿卫生总微论方》卷十九）。
【组成】桑根白皮 木通 川朴消 杏仁（汤浸，
去皮尖） 川大黄 天门冬（去心）各半两 百合
一两
【用法】上为细末，炼蜜为丸，如黍米大。每服十
丸，米饮送下。
【主治】小儿龟胸。

松蕊丹

【来源】《幼幼新书》（古籍本）卷六引张涣方。
【别名】松药丹（原书人卫本）。
【组成】松花（洗，焙干） 枳壳（麸炒，去瓤） 防
风（去芦头） 独活各一两 麻黄（去根节） 川

大黄（炮） 前胡 桂各半两
【用法】上为细末，炼蜜为丸，如黍米大。每服十
丸，粥饮送下。
【主治】小儿龟背。

如意膏

【来源】《活幼心书》卷下。
【组成】半夏（炮裂） 南星（炮裂）各一两半
【用法】上为末，以生姜汁和匀，捻作小饼如钱
样，用慢火炙干；再为末，复取姜汁如前，经二
次炙干，仍焙为末，炼蜜为丸，如芡实大。每服
一丸至二丸，用姜蜜汤化服，不拘时候；有热者，
以薄荷汤化服。
　　本方方名，据剂型当作"如意丸"。
【主治】
　　1.《活幼心书》：小儿痰喘气促，咳嗽连声
不已，冷热二证皆可用。
　　2.《幼科折衷》：小儿龟胸，风痰停饮，积聚
心胸，唇红面赤，咳嗽喘促，致胸高如覆掌。

龟背散

【来源】《永类钤方》卷二十一。
【别名】龟胸丸（《婴童百问》卷五）。
【组成】大黄三分（炒） 天门冬（去心，焙） 百
合 杏仁（去皮尖，炒） 木通 桑白皮（蜜
炙） 甜葶苈（隔纸炒） 朴消（制） 枳壳各等分
【用法】为大蜜丸。食后温汤化下。
　　本方方名，据剂型，当作"龟背丸"。
【主治】儿生不能护背，客风入脊；或坐早伛偻背
高，肺受热气胀满；或乳母食五辛，饮热伤肺而
致龟胸、龟背。

百合丹

【来源】《世医得效方》卷十二。
【组成】川大黄三分（焙） 天门冬（去心，焙） 杏
仁（去皮，炒） 百合 木通 桑白皮（炒） 甜
葶苈（纸上炒） 烂石膏各半两
【用法】上为末，炼蜜为丸，如绿豆大。每服五
丸，食后、临卧熟水化下。

【主治】乳母酒曲无度，或夏月热烦，热乳与儿，或乳母多食五辛，小儿肺经受热所致之龟胸，胸高胀满，其状如龟。

龟胸丸

【来源】方出《丹溪心法》卷五，名见《医部全录》卷四一六。

【组成】苍术　酒柏　酒芍药　陈皮　防风　威灵仙　山楂　当归

【用法】《医部全录》：上为末，炼蜜为丸。食后温水送下。

【主治】小儿龟胸。

【加减】痢后，加生地。

胜金丸

【来源】《普济方》卷三八七。

【组成】砒霜一分　黄丹一分

【用法】上以砒霜研细，入丹同研；用鲫鱼一个，去肠肚，入砒霜在内，以纸七重裹湿，将黄泥固济，候干，煅红取出；再研细，露星一宿。

【主治】小儿劬疲，肺气喘急，变成龟胸。

枳壳防风丸

【来源】《婴童百问》卷五。

【别名】枳壳丸（《丹溪心法附余》卷二十二）。

【组成】枳壳（麸炒）　防风（去芦）　独活（去芦）　大黄（煨）各一钱　前胡（去芦）　当归　麻黄（去节）各一钱

【用法】上为细末，面糊为丸，如黍米大。每服十丸，食后米饮送下。

【主治】小儿龟背龟胸，鹤膝行迟。

清肺饮

【来源】《马培之医案》。

【组成】杏仁二钱　苏梗一钱　瓜蒌皮三钱　川贝母一钱　橘红一钱　桑叶一钱　枳壳八分　枇杷叶三钱（去毛）　牛蒡子　桔梗一钱

　　　方中牛蒡子用量原缺。

【主治】鸡胸，内有痰热兼受外风者。

清肺饮

【来源】《内外验方秘传》。

【组成】生地三钱　天麦冬各二钱　贝母三钱　百合三钱　条参二钱　玉竹三钱　白芍二钱　阿胶三钱

【用法】以梨肉三片为引，水煎服。

【主治】胸前骨凸，将成鸡胸。

红内消散

【来源】方出《本草纲目》卷十八，名见《医部全录》卷四一六。

【组成】红内消

【用法】上为末。用龟尿调，点背上骨节，久久自安。

【主治】小儿龟背。

加减葶苈丸

【来源】《片玉心书》卷五。

【组成】大黄（煨）　天冬（去心）　杏仁（去皮尖，另研）　百合　桑白皮（炒）　木通　甜葶苈（炒）

【用法】炼蜜为丸。滚白水送下。

【主治】龟胸。肺热，其胸高肿，状如龟样。

龟背丸

【来源】《万病回春》卷七。

【组成】枳壳（麸炒）　防风（去芦）　独活　大黄（煨）　前胡（去芦）　当归　麻黄（去节）各三钱

【用法】上为细末，面糊为丸，如黍米大。每服十五六丸，食后以米饮送下。仍灸肺俞穴、心俞穴、膈俞穴，六处穴各灸小麦大三壮。

【主治】小儿龟背。

龟胸丸

【来源】《万病回春》卷七。

【组成】川大黄（煨）六钱　天门冬（去心）　百

合　杏仁（去皮尖，麸炒）　木通（去节）　枳壳（麸炒）　桑白皮（蜜炙）　甜葶苈（隔纸炒）　软石膏各一钱

【用法】上为细末，炼蜜为丸，如绿豆大。每服五丸，食后、临卧以温水化下。仍宜灸两乳前各一寸半，上两行三骨间，六处各灸三壮。春夏从下灸起，秋冬从上灸起，依法灸之。

【主治】小儿龟胸，高如覆掌。

杏仁煎

【来源】《慈幼新书》卷二。

【组成】川大黄　天冬　杏仁　百合　木通各一钱二分　桑皮　葶苈子各五分　石膏八分

【用法】临卧时服。

【主治】乳母多用五辛、酒、面无度，或夏月热乳所致小儿龟胸，胸高脐满，其状如龟。

四黄丸

【来源】《婴童类萃》卷下。

【组成】黄连　黄芩　大黄（酒煨）　胡连　山栀　银柴胡各五钱　青黛　甘草　香附（醋炒）各三钱

【用法】上为末，猪胆汁为丸，如菜子大。每服一百丸，姜汤送下，一日三次。

【主治】肺热龟胸。

鸡胸丸

【来源】《幼科金针》卷下。

【组成】大黄一钱（煨）　天门冬五钱（去心）　百合五钱　木通五钱　枳壳五钱（炒）　杏仁五钱（去皮尖，炒）　朴硝五钱　桑白皮五钱（蜜炙）　葶苈五钱（炒）

【用法】上为末，炼蜜为丸，如芡实大。每用一丸，温汤化下。

【主治】小儿鸡胸、龟背。

宽气化痰丸

【来源】《幼科铁镜》卷六。

【组成】大黄三分　杏仁　百合　木通　桑皮　甜葶苈　天门冬　石膏各五钱

【用法】上为末，炼蜜为丸，如黍米大。食后临卧，白热水化下。

【主治】小儿龟胸。

龟胸丸

【来源】《张氏医通》卷十五。

【组成】大黄（酒煨）　麻黄（去节）　百合　桑皮（姜汁炒）　木通　枳壳　甜葶苈（微炒）　杏仁（炒黑）　芒消各等分

【用法】上为细末，以杏仁、芒消同研如脂，炼蜜为丸，如芡实大。每服一丸，葱白汤化下。

【主治】龟胸高起。

二活散

【来源】《医部全录》卷四一六引《幼幼近编》。

【组成】羌活　独活　人参　黄耆　薏苡仁　当归　肉桂　杜仲

【用法】风寒客于脊髓，故令背高如龟也，宜二活散。外灸肺腧三椎下两旁，膈腧七椎下，各三五壮。

【主治】龟背。

加味四物汤

【来源】《幼科直言》卷五。

【组成】当归　川芎少许　白芍（炒）　熟地黄　苡仁　葳蕤　白茯苓　山药　扁豆（炒）

【用法】水煎服。兼服肥儿丸。

【功用】保肺健脾。

【主治】小儿单龟胸，气壅已平。

加味地黄汤

【来源】《幼科直言》卷五。

【组成】熟地黄　山萸肉　白茯苓　泽泻　山药　牡丹皮　葳蕤

【用法】水煎，空心服。

【主治】小儿因先天肾气不全，而致生单龟背，痰

胸已定者；小儿淋疾，肝肾亏虚，淋而不痛，久而下愈，或为药饵所伤音。

清肺饮

【来源】《幼科直言》卷五。

【组成】天麻　胆星　贝母　桔梗　陈皮　花粉　桑皮　枳壳　黄芩

【用法】水煎服。

【主治】小儿龟胸、龟背，外证渐减而有痰热者。

葶苈丸

【来源】《麻科活人全书》卷五十。

【组成】葶苈子（隔纸略炒）　汉防己　牵牛子（略炒）　杏仁（去皮尖油）　莱菔子

【用法】水煎服。

本方方名，据剂型当作"葶苈汤"。

【主治】麻出气喘，将成龟胸。

【加减】大便溏滑者，除牵牛。

宽气饮

【来源】《医宗金鉴》卷五十五。

【组成】杏仁（去皮尖，炒）　桑白皮（炒）　橘红　苏子（炒）　枳壳（麸炒）　枇杷叶（蜜炙）　麦冬（去心）　生甘草　苦葶苈

【用法】水煎服。

【主治】小儿龟胸。

枇杷叶汤

【来源】《杂病源流犀烛》卷二十七。

【组成】苏子　贝母　桑叶　花粉　沙参　百合　薄荷　射干　前胡　枇杷叶

【功用】降气消痰。

【主治】小儿龟胸肺实，胀满有痰。

九味平胸丸

【来源】《麻疹阐注》卷三。

【组成】百合　天冬　杏仁　桑皮　石膏　大

黄　葶苈　木通　枳壳

【用法】上为末，炼蜜为丸，如绿豆大。清汤送下。

【功用】清肺，化痰，降火。

【主治】麻后余毒，留于肺经，阳火熏灼而成龟胸。

补肺养阴汤

【来源】《医门补要》卷中。

【组成】熟地　玉竹　百合　山药　贝母　阿胶　白芍　北沙参　沙苑子

【用法】梨肉为引。

【主治】鸡胸。

【加减】热甚，加麦冬，枇杷膏冲服。

益阴煎

【来源】《医门补要》卷中。

【组成】熟地　巴戟天　破故纸　淡苁蓉　杜仲　杞子　菟丝子　山萸　覆盆子　葡萄肉　鹿角霜

【主治】龟背。

加味泻白散

【来源】《马培之医案》。

【组成】桑白皮二钱　苏梗一钱　川贝母一钱　橘红一钱　甘草三分　瓜蒌皮三钱　杏仁二钱　地骨皮一钱半　茯苓二钱　雪梨三片

【主治】鸡胸，气粗身热。

补肺清金饮

【来源】《马培之医案》。

【组成】淮山药三钱　北沙参三钱　麦冬二钱　杏仁二钱　蒌皮三钱　茯苓二钱　橘红一钱　川石斛三钱　毛燕二钱　莲子十粒（去心）　大贝二钱

【主治】鸡胸，龟背，脉虚数，身热少食。

和脾通经汤

【来源】《马培之医案》。

【组成】当归二钱　木香四分　丹参一钱五分　怀牛膝一钱五分　白术一钱五分　续断一钱五分　红花五分　独活八分　秦艽一钱　桑枝三钱　生姜二片　狗脊三钱

【主治】龟背。脾俞脊驼，两旁作痛，行则伛偻，腰背板强。

金水平调散

【来源】《马培之医案》。

【组成】麦冬二钱　茯苓二钱　女贞子三钱　料豆三钱　玉竹三钱　当归一钱半　毛燕三钱　怀牛膝一钱半　旱莲草一钱半　北沙参三钱　淮山药二钱　桑寄生三钱　红枣三个

【主治】鸡胸龟背，内无痰热，脚弱不能站立。

清肺饮

【来源】《马培之医案》。

【组成】杏仁二钱　苏梗一钱　瓜蒌皮三钱　川贝母一钱　橘红一钱　桑叶一钱　枳壳八分　枇杷叶三钱（去毛）　牛蒡子　桔梗一钱
　　　方中牛蒡子用量原缺。

【主治】鸡胸，内有痰热兼受外风者。

龟背丸

【来源】《外科传薪集》。

【组成】儿茶一钱　阿魏二钱　乳香五分　没药五分　肉桂二分　冰片一分

【用法】上为细末，用猪尿为丸。贴脊骨突处。

【主治】小儿龟背。

清肺饮

【来源】《内外验方秘传》。

【组成】生地三钱　天麦冬各二钱　贝母三钱　百合三钱　条参二钱　玉竹三钱　白芍二钱　阿胶三钱

【用法】以梨肉三片为引，水煎服。

【主治】胸前骨凸，将成鸡胸。

七、解㑊

解㑊，是指筋骨懈怠、肌肉涣散无力的病情。《黄帝内经素问·玉机真脏论》："帝曰：冬脉太过与不及，其病皆何如？岐伯曰：太过则令人解㑊，脊脉痛而少气不欲言。"《绛雪园古方选注》："病有脊脉痛，少气安卧，不欲言，诊其尺脉沉缓而涩，察其病疑于寒，亦疑于热；疑于壮，亦疑于弱，此作强之官精气内滞，不能运行于形体也。"治宜舒筋通络。

匀气汤

【来源】《圣济总录》卷五十一。

【别名】匀气散（《普济方》卷三十三）。

【组成】枳壳（去瓤，麸炒）　泽泻　赤茯苓（去黑皮）　牡丹皮　木通（锉）　槟榔（锉）　玄参各一两

【用法】上为粗末。每服三钱匕，水一盏，煎七分，去滓温服。

【主治】解㑊。肾气有余，足少阴脉太过，令人脊脉痛，少气不欲言。

利肾汤

【来源】《圣济总录》卷五十一。

【组成】泽泻　生干地黄（焙）　赤茯苓（去黑皮）各一两半　槟榔（锉）　麦门冬（去心，焙）　柴胡（去苗）　枳壳（去瓤，麸炒）　黄芩（去黑心）　牛膝（酒浸，切，焙）各一两

【用法】上为粗末。每服三钱匕，水一盏，煎七分，去滓温服。

【主治】肾气有余，㑊，脊脉痛，气乏不欲言。

通肾汤

【来源】《圣济总录》卷五十一。

【组成】菖蒲（锉）羚羊角（镑）生干地黄（焙）赤芍药各二两 五加皮（锉）甘草（炙，锉）猪苓（去黑皮）泽泻各一两

【用法】上为粗末。每服三钱匕，水一盏，煎七分，去滓温服。

【主治】解㑊。少气不欲言，脊脉急痛，腰背强直，足下热疼，小便癃闭，心烦嗌干。

【方论】《绛雪园古方选注》：解，舒缓也；㑊者，疑也，不可必之辞。病有脊脉痛，少气安卧，不欲言，诊其尺脉沉缓而涩，察其病疑于寒，亦疑于热；疑于壮，亦疑于弱，此作强之官精气内滞，不能运行于形体也。以菖蒲、五加皮通九窍，强志意，能运动肾精；猪苓、泽泻助阳通窍，起阴利肾；生地、羚羊角起阴气，强筋骨；赤芍入阴散气；甘草入肾缓急。

百合汤

【来源】《内经拾遗方论》。

【组成】百合

【用法】水二钟，煎八分，不拘时候服。

【主治】肾虚解㑊。

八、小儿弄舌

小儿弄舌，又称吐舌、舒舌，指舌头频频伸出口外，又立即内收，上下左右伸缩不停，状如蛇舐者。《证治准绳》中记载："舌者，心之候，脾之脉，络于舌也，二经有热，无所于泄，而发于舌。如舌络微紧，时时舒舌，谓之弄舌。"

本病多为小儿心脾积热，上攻于舌所致。其心热偏重者，多伴见面赤心烦，渴喜冷饮，甚者欲惊等；脾热偏重者，多伴见面黄腹胀，大便黄稠而臭等。治疗宜清心泻脾为基本。

泻黄散

【来源】《小儿药证直诀》卷下。

【别名】泻脾散（原书同卷）、泻黄汤（《痘疹会通》卷四）。

【组成】藿香叶七钱 山栀子仁一钱 石膏五钱 甘草三两 防风四两（去芦，切，焙）

【用法】上锉，同蜜酒微炒香，为细末。每服一钱至二钱，水一盏，煎至五分，清汁温服，不拘时候。

本方改为丸剂，名"泻黄丸"（《集验良方》卷三）。

【功用】《方剂学》：泻脾胃伏火。

【主治】

1.《小儿药证直诀》：脾热弄舌。

2.《斑论萃英》：脾热目黄，口不能吮乳。

3.《世医得效方》：脾胃壅实，口内生疮，烦闷多渴，颊痛心烦，唇口干燥，壅滞不食。偷针餐等。

4.《普济方》：小儿身凉，身黄睛黄，疳热口臭，唇焦泻黄沫，脾热口甜，胃热口苦，不吮乳。

5.《保婴撮要》：疮疡，作渴饮冷，卧不露睛，手足并热，属胃经实热者。

6.《片玉心书》：脾热，目内黄，目胞肿。

【方论】

1.《医方考》：脾家伏火，唇口干燥者，此方主之。唇者，脾之外候；口者，脾之窍，故唇口干燥，知脾火也。苦能泻火，故用山栀；寒能胜热，故用石膏；香能醒脾，故用藿香；甘能缓脾，故用甘草；用防风者，取其发越脾气而升散其伏火也。或问何以不用黄连？余曰：黄连苦而燥，此有唇口干燥，则非黄连所宜，故惟栀子之苦而润者为当耳。又问曰：既恶燥，何以不去防风？余曰：东垣已言之矣，防风乃风药中之润剂也，故昔人审择而用之。

2.《医方集解》：此足太阴、阳明药也。山栀清心肺之火，使屈曲下行，从小便出；藿香理脾

肺之气，去上焦壅热，辟恶调中；石膏大寒泻热，兼能解肌；甘草甘平和中，又能泻火；重用防风者，取其升阳，能发脾中伏火，又能于土中泻木也。

3.《医略六书》：火伏阳明，胃腑热炽，津液不能上荣，故口舌干燥，消渴不已焉。石膏清胃火之内炽，防风疏火伏之外淫，藿香快胃气以和中，山栀清三焦以降火，甘草泻胃火缓中气也。水煎药末入蜜以润之，使经腑两解，则肺胃肃清而津液得全，何消渴口燥之足患哉？此分解经腑之剂，为胃火郁伏消渴之专方。

4.《医林纂要探源》：君防风引木以疏土；藿香理不正之气，舒胸膈郁热；甘草厚脾土之化；正所以泻土中之火，合之防风能消实满；脾胃，中焦也，中焦有火，则上焦受其熏灼，而心肺皆热，下焦亦受其逼，而肾水不升，故山栀以清心烦而泻三焦之火；石膏此正所以荡脾胃之热而解肌肉之炎蒸，不必谓为泻肺也。脾胃之火，何以不用黄连？曰：黄连实主泻心火、胆火，以为泻脾火者，非也。且此须玩伏火二字，伏火犹郁火也。其用防风、藿香、石膏，意亦主于升散，不欲以苦寒折之，致伤正气。惟山栀乃所以导其热而下之也。研末炒香，蜜酒调服，用酒调益见升散之意矣。

5.《退思集类方歌注》：栀子、石膏泻肺胃之火，藿香辟恶去臭，甘草调中泻热，重用防风者，能发脾中之伏火，又能于土中泻木也。诸药微炒香，则能皆入于脾，用蜜、酒调服，则能缓于中上。盖脾胃伏火，宜徐徐而泻却，非比实火当急泻也。脾中伏火，何以不用黄连？吴鹤皋谓恶其燥者，非也。乃恶其遏。盖白虎汤治肺胃燔灼之火，身大热烦渴而有汗者；此治脾胃郁蒸之火，肌肉热烦渴而无汗者，故加防风、藿香，兼取火郁则发之义也。

6.《小儿药证直诀笺正》：方为脾胃蕴热而设。山栀、石膏是其主宰；佐以藿香，芳香快脾，所以振动其气机；甘草味甘，已非实热者必用之药；而防风实不可解，又且独重，其义云何，是恐有误。乃望文生义者，且曰取其升阳。又曰以散伏火，须知病是火热，安有升散以煽其焰之理？

7.《医方概要》：泻黄者，泻胃中秽浊之热，非辛香升散之品不能化，故用藿香之芳香辛温，防风之疏散风而升气，然后石膏、栀子之清热降火得以建功。胃热化，斯口疮愈也。

【实验】对实验性炎症的影响《南京中医学院学报》（1986，3：51）：将本方药物按原书比例及炮制方法制成泻黄散（泻黄散Ⅰ），去五分之四防风（泻黄散Ⅱ），去防风（泻黄散Ⅲ），单味防风（浓度同泻黄散Ⅰ中的防风含量）水煎液。然后观察其对实验性炎症的影响。结果表明：泻黄散不同配伍对巴豆油性小鼠耳肿有明显地抑制作用（与生理盐水对比 $P < 0.01$），其中泻黄散Ⅱ的抑制作用强于泻黄散Ⅲ（$P < 0.05$），泻黄散Ⅰ的平均肿胀度略大于泻黄散Ⅱ，但无统计学意义。单味防风无明显抑制作用。不同配伍对于组胺所致大鼠腹部皮肤毛细血管通透性增高亦有明显抑制作用，泻黄散Ⅰ、Ⅱ抑制作用均强于Ⅲ（$P < 0.01$），单味防风未见明显地抑制作用。

【验案】

1.小儿牙关紧闭《谢映庐医案》：傅毓尚之子，潮热恶寒，医以羌、防、柴、葛之属，热愈甚，大汗淋漓，四肢怠惰，食已即饥。医者犹谓能食为美，见其潮热不退，更认为疟疾，复用柴胡、槟榔之属；其热如故，问其大便甚难，又加大黄、枳壳，便仍未通，乃至牙关紧闭，口中流涎，面唇俱白，大汗嗜卧，腹中欲食，口不能入。前医束手而去，始延余诊。问其初有潮热畏寒，继则大汗易饥便坚，四体倦怠？细察此症，虽属三阳经病，但与太阳、少阳全无相涉，悉是阳明胃病。盖胃中伏火，为中消候也。以泻黄散加蒺藜、升麻、大黄与之。方中最妙防风、升麻有升阳泻木之用，所以能启发胃中伏火，不致清阳、邪火两遏其中，使之尽行舒畅；又有蒺藜诱之，石膏凉之，大黄泄之，栀子引之，甘草调之，蜂蜜润之，井井有法，诚为胃中伏热之妙剂也。下咽熟睡一顷，牙关即开，流涎亦止，潮热亦退，更以搜风润肠之药频服而健。

2.重舌《广西中医药》（1984，5：27）：甘某，女，65岁。1981年8月14日就诊。因食煎饼，当晚感受风邪，出现舌中央有数个溃疡面，约花生米样大，舌下血脉胀起，状似小舌（约 $1cm \times 3cm$）色红有触痛，善食易饥，口干烦渴，疲倦烦热，小溲色黄，舌红苔黄中剥，脉细数。证属脾胃伏火，阴虚血结，风热内蕴。治宜清泻脾火，养阴行血，佐以疏风。处方：藿香10g，栀子10g，生石膏30g，银花15g，麦冬10g，山甲6g，防风12g，竹叶6g，甘草6g，每日1剂，水煎服。

至 8 月 20 日，舌中溃疡基本消失，舌下血脉隐退，触之无疼痛，病已愈。

3. 口腔溃疡 《内蒙古中医药》（1993，3：27）：应用本方加味：香薷 6～10g，山栀子 6～10g，石膏 10～15g，防风 10～15g，甘草 6～10g，茯苓 15～20g，苍术 10～15g，半夏 6～10g，苡仁 10～20g，黄芩 10～15g，陈皮 10～15g，每日 1 剂，煎药液 300ml，分 3 次口服，治疗口腔溃疡 31 例。结果：初发 8 例中治愈 7 例，无效 1 例；反复发作者 23 例中，治愈 18 例，无效 5 例；总治愈率为 80%。

4. 口疮 《天津中医》（1996，5：29）：用本方加味：防风、甘草、黑栀子、藿香、石膏、桔梗、生地、丹皮、双花、连翘、板蓝根、玄参，治疗口疮 14 例，并随证略作加减。结果：1 周内治愈 12 例，另 2 例症状减轻，加用冰硼散与六神丸后于 10 日内痊愈。

5. 儿童过敏性紫癜 《浙江中医杂志》（1997，5：273）：用本方加减：石膏、山栀、藿香、防风、紫草、生地、大黄为基本方，热盛用生大黄后下；紫癜色鲜红者用大黄炭；色暗者用酒炙大黄；紫癜密集者加丹皮；高出皮面或伴瘙痒者加秦艽、荆芥；手足背肿胀者加白茅根、车前草；四肢关节胀痛者加川牛膝、鸡血藤；腹部刺痛者加失笑散；腹痛隐隐者加白芍、生甘草；血尿加白茅根、仙鹤草、琥珀末、三七末；蛋白尿者加益母草、石韦；紫癜反复发作者加生黄芪、干地龙；治疗儿童过敏性紫癜 57 例。结果：治愈 40 例，好转 15 例，总有效率为 96.5%。

6. 剥脱性唇炎 《山东中医杂志》（1998，9：405）：用本方加减：生石膏、山栀、藿香、防风、生地黄、玄参、麦冬、甘草为基本方，热盛加连翘、黄芩；痒甚加牛蒡子、僵蚕；便秘加生大黄；颌下淋巴结肿痛者加金银花、桔梗、浙贝母等，外涂黄连膏，治疗剥脱性唇炎 29 例。结果：全部治愈，其中服药 3 剂症状消失者 17 例，占 59%；服药 5 剂症状消失者 11 例，占 38%。

人参知母散

【来源】《小儿卫生总微论方》卷十六。

【组成】知母一两　蓝叶半两　人参（去芦）半

两　钩藤一分　川升麻一分　干葛一分　黄芩一分

【用法】上为细末。每服一钱，水八分，入竹沥三两滴，煎至五分，去滓温服，不拘时候。

【功用】退热。

【主治】小儿心热弄舌。

如神散

【来源】《医方类聚》卷七十七引《济生续方》。

【别名】缩舌膏（《普济方》卷五十九引《仁存方》）、应手散（《景岳全书》卷六十）。

【组成】梅花片脑不拘多少

【用法】上为细末。以一字掺于舌上，未知，再掺则愈。

【主治】伤寒热毒攻心，舌出过寸。

苏子降气汤

【来源】《疮疡经验全书》卷一。

【组成】前胡　苏子（真者）　半夏（姜汁拌晒）　陈皮　厚朴　甘草　桔梗　黄芩　防风　枳壳各一钱　肉桂二分

【用法】加生姜三片，水煎服。

【主治】弄舌喉风。

杏酥膏

【来源】《疮疡经验全书》卷一。

【组成】甘草三钱　朱砂二钱　桔梗二钱　硼砂一钱　麝香少许　白芍二钱　杏仁三钱（去皮尖）

【用法】上为末，炼蜜为丸。噙化。

【主治】弄舌喉风。

一字散

【来源】《婴童百问》卷四。

【组成】朱砂　冰片各少许

【用法】蜜调，鹅翎刷口内。咽下无妨。

【主治】婴孩重舌、木舌、弄舌。

补脾散

【来源】《寿世保元》卷八。

【别名】补脾汤（《景岳全书》卷六十二引《医门秘旨》）。

【组成】人参（去芦）白术各一钱 白芍（酒炒）茯苓各八分 陈皮 川芎各六分 黄耆（蜜炒）当归（酒炒）甘草（炙）各四分

【用法】上锉。每剂三钱，加生姜，水煎服。

【主治】

1.《寿世保元》：小儿心脾亏损，弄舌。

2.《景岳全书》引《医门秘旨》：小儿久病，面黄肌瘦，咬牙自箚，头发稀少，误药所致。

清胃散

【来源】《诚书》卷六。

【组成】防风 黄芩 天花粉 厚朴（姜制）石膏（制）枳壳 黄连 陈皮 甘草

【用法】水煎服。

【主治】小儿舒舌、弄舌。

龙珠散

【来源】《嵩崖尊生全书》卷六。

【组成】珍珠末 冰片各等分

【用法】敷之。

【主治】热甚舌出不收。

清心凉膈丸

【来源】《医部全录》卷四三二引《幼幼近编》。

【组成】南星 半夏 白附各一两 郁金 川乌各三钱

【用法】上为末，黄牛胆汁拌匀，仍入胆内，扎口高悬，透风阴干，陈久更妙。临用，每两入青黛、焰消、硼砂、明矾、雄黄、辰砂各一钱，片脑一分，面糊为丸，如黍米大。姜汤送下。

【主治】小儿惊搐弄舌，痰喘。

九、小儿重舌

小儿重舌，又称雀舌、子舌，指舌下近舌根处红肿胀突，形似舌下又生一小舌者，像两舌重叠，故名重舌。轻则毫无痛苦，重则疼痛，烦躁啼哭，甚至局部溃烂，或伴有发热面赤，口干唇齿红肿，舌上生疮，口内灼热糜烂，小便短赤，大便臭秽，舌尖红，指纹紫滞等。重舌之名出自《灵枢经》："重舌，刺舌柱以铍针也。"《诸病源候论》指出："小儿重舌者，心脾热故也。心候于舌，而主于血，脾之络脉，又出舌下。心火脾土二脏，母子也。有热即血气俱盛，其状附舌下，进舌根，生形如舌而短，故谓之重舌。"

本病成因，多为心脾积热上攻，或虚火上灼舌本，热结血瘀、湿热停聚所致。治疗以清热泻火，凉血消肿为基本。

地黄膏

【来源】《幼幼新书》卷五引《惠眼观证》。

【组成】郁金（皂荚水煮干，切细，焙干用）豆粉各半两 甘草一分（炙）马牙消（研）一钱

【用法】上用生地黄汁及蜂蜜对合，入盏内约二分许，熬成膏，和成药。每服两皂子大，香熟水含化；或鹅翎扫涂口内亦得。

【主治】

1.《幼幼新书》引《惠眼观证》：初生儿鹅口、重舌、重腭。

2.《幼科释谜》：婴孩胎受热毒或生下两目不开。

牛黄散

【来源】《普济方》卷三六五。

【别名】圣散。

【组成】牛黄 龙脑 丹砂各一分 铅霜半两 太阴玄精石一两

【用法】上为末，再和研匀。每服半钱，先于重舌上以铍针破出血，用盐汤洗拭干，然后掺药于口中。

【主治】小儿重腭、重龈肿痛，口中涎出。

牛黄散

【来源】《普济方》卷三六五。

【组成】牛黄 朱砂 龙脑 铅霜 麝香 玄精石等分

【用法】上为末。刺出血后，用水洗拭之，然后用此药敷之。

【主治】婴儿重腭、重舌，口内肿满多涎，咽喉不利。

牛黄散

【来源】《古今医鉴》卷十四。

【组成】牛黄一分 片脑一分 硼砂一分 雄黄二分 青黛二分 朴消一分半 黄连八分（末） 黄柏八分（末） 辰砂二分

【用法】上为细末。每用少许，敷入口内。

【主治】小儿口中百病，鹅口、口疮，重腭不能吮乳，及咽喉肿塞，一切热毒。

清胃散

【来源】《医宗金鉴》卷五十一。

【组成】生地 丹皮 黄连 当归 升麻 石膏（煅）

【用法】引用灯心，水煎服。将水泡用针刺破，外敷一字散，内服清胃散。

【主治】

1.《医宗金鉴》：小儿胎热，蓄于胃中，牙根肿如水泡，名曰重龈。

2.《麻科活人全书》：小儿麻时口臭。

天南星散

【来源】《保婴易知录》卷下。

【组成】天南星（去皮脐，研细末）

【用法】用醋调涂脚心，男左女右，厚皮纸贴；如干，再用醋润之。

【主治】小儿重腭，上腭层叠肿硬，甚则上腭成疮如黄粟，口中腥臭。

十、小儿不乳

小儿不乳，是指婴儿出生12小时后，在并无兔唇等先天性缺陷的情况下，不能吮乳。《证治准绳》："不乳，谓初出胞胎而不吮乳也。"本病成因多为元气不足、脾胃虚寒、秽热郁积等。元气不足者，息弱声低，无力吮乳，宜培补元气；脾胃虚寒者，面白肢冷，曲背啼哭，声音低微，宜温中健脾；秽热郁积者，烦啼声粗，腹膨便秘，宜清热逐秽。

朱砂丸

【来源】《太平圣惠方》卷八十二。

【组成】朱砂一分（细研） 丁香一分 麝香一分（细研） 人参一分（去芦头） 犀角屑半两 黄耆半两（锉） 石膏半两（细研，水飞过） 五灵脂半两 牛黄一分（细研） 甘草一分（炙微赤，锉）

【用法】上为末，炼蜜为丸，如绿豆大。每服三丸，以熟水送下，一日四五次。

【主治】小儿三岁以下，胃口闭，不吃乳。

人参散

【来源】《太平圣惠方》卷八十四。

【组成】人参半两（去芦头） 厚朴半两（刮去皱皮，涂生姜汁，炙令香熟） 陈橘皮半两（汤浸，去白瓤焙） 当归一分（锉碎，微炒） 丁香一分 白术半两

【用法】上为粗散。每服一钱，以水一小盏，加生姜少许，同煎至五分，去滓，不拘时候温服。

【主治】小儿胸中有寒，多吐清水，不能饮食。

人参饮

【来源】《圣济总录》卷一七七。

【组成】人参半两 赤芍药一分

【用法】上为粗末。每服一钱匕，水半盏，加生姜一片，同煎至三分，去滓，分三次温服。

【主治】小儿百日以来，痰实，乳食不下，吐涎沫而微壮热者。

通关散

【来源】《小儿卫生总微论方》卷一。

【组成】乳汁二合 葱白一寸（四破）

【用法】上同煎，取一合，灌服。

【主治】初生儿不饮乳，及不小便。

茯苓丸

【来源】《仁斋直指小儿方论》卷一。

【组成】赤茯苓（去皮） 川黄连（去须） 枳壳（炒）各等分

【用法】上为末，炼蜜为丸，如梧桐子大。每服一丸，乳汁调灌下。

【主治】婴儿初生，恶秽入腹，腹满气短，不能饮乳。

盐黄散

【来源】《普济方》卷三六一。

【组成】蓬莪术少许 盐二黄米大

【用法】上以奶汁一合，煎三五沸，去滓，即加牛黄末二粟米大。分减服之。

【主治】初生儿，不饮乳，吐不止，目呆面青，不得啼哭。

调理众病醒脾散

【来源】《证治准绳·幼科》卷七。

【组成】木香 白术（并湿纸裹煨） 人参 茯苓 草果子 甘草（炙） 陈橘皮 厚朴（缩砂水煮） 紫苏子各等分

【用法】上为末。每用一钱，水六分，生姜一片，大枣半个，煎四分，通口服。

【主治】小儿不乳食。

神仙方

【来源】《诚书》卷六。

【组成】大蓝（阴干） 凌霄花 蜀大黄 牙消各一分

【用法】上为末，羊髓为丸。磨化送下。

【功用】令儿吃乳。

【主治】儿百日内无故口唇青不食。

指迷七气汤

【来源】《幼幼集成》卷二。

【组成】广陈皮 杭青皮 藿香叶 芽桔梗 蓬莪术 香附米 法半夏 上肉桂 公丁香 益智仁 炙甘草

【用法】上锉。加生姜、红枣，水二碗，煎至一碗，母子同服。

【功用】疏利脏腑。

【主治】小儿阴阳不升降，气道壅塞，腹痛寒热，多啼不乳。

十一、吐 乳

吐乳，又称吐哯、哯乳、吐奶，是指小儿喂哺后经常吐出乳汁的病情，如是初生偶然作吐，吐量不多，吐后如常，神情舒畅，可再喂哺，一般不属病态。《圣济总录》："小儿饮乳后，忽吐逆乳汁者，名曰吐哯。盖由乳哺冷热不调，停在胸膈，复因饮乳，旧乳未消，新乳又入，气不通宜，新陈相压，所以吐哯，当节乳则愈。"《婴童百问》："凡小儿乳哺，不宜过饱，若满则溢，故令呕吐，胃中纳乳，如器之盛物，杯卮之小，不可容巨碗之物，雨骤则沼溢，酒暴则卮翻，理之必然。乳母无知，但欲速得乳儿长大，更无时度，或儿睡着而更衔乳，岂有厌足，受病之源，自此渐至日深，导其胃气之虚，慢惊自此而得，可不慎乎。此候但令节乳为上，甚者宜令断乳。先此乳母可服调气之剂，儿服消食丸，化乳壮胃为上。"

地黄门冬汤

【来源】方出《备急千金要方》卷五。名见《医部全录》卷四二二。

【组成】干地黄四两　麦门冬　五味子　蜜各半升　大黄　消石各一两

【用法】上锉。以水三升，煮取一升，去滓，纳消石、蜜，煮令沸，每服二合，一日三次。大者服五合。

【主治】小儿寒热咳逆，膈中有癖，吐乳，不欲食。

当归汤

【来源】《幼幼新书》卷二十七引《婴孺方》。

【组成】当归　黄芩　甘草　芎藭　黄连各一分　细辛　干姜各二分半

【用法】上切。用水二升，煮八合，温服半合，每日三次。

【主治】小儿吐哯。

黄耆汤

【来源】《幼幼新书》卷十引《婴孺方》。

【组成】黄耆　芍药　芎藭　黄芩　当归各一分　细辛半分

【用法】上水八合，煮取三合，加牛黄一小豆大，分为四服。

【主治】少小儿七日以后患惊，吐哯。

【加减】若生二七日以上热多者，加一分；生三七日而胸上恶聚唾，口青，热甚者，加黄芩、黄耆各三分，益水二合，煮四合；一岁以上恣意增水药服之。

人参汤

【来源】方出《医心方》卷二十五引《博济安众方》，名见《圣济总录》卷一七六。

【组成】人参二两　橘皮一两　生姜一两

【用法】以水一升半，煎取八合，细细服之。

【主治】小儿吐乳。

丁香丸

【来源】《太平圣惠方》卷八十二。

【组成】丁香一分　藿香半两　人参三分（去芦头）

【用法】上为末。炼蜜为丸，如绿豆大。每服三丸，以粥饮研下。

【主治】小儿饮乳后，吐不止。

人参橘皮汤

【来源】《太平圣惠方》卷八十二，名见《御药院方》卷十一。

【别名】人参散（《普济方》卷三九四）。

【组成】人参一两（去芦头）　陈橘皮半两（汤浸，去白瓤，焙）　生姜半两（切，炮干）

【用法】上为散。每服三钱，以水一中盏，煎至六分，去滓，令乳母分二次温服。服了良久，令儿饮乳。

【主治】小儿吐乳。

枇杷叶散

【来源】《太平圣惠方》卷八十二。

【组成】枇杷叶一分（拭去毛，微炙黄） 母丁香一分

【用法】上为细散。如吐者，乳头上涂一字，令儿咂便止。

【主治】小儿吐乳不定。

麝香丸

【来源】《太平圣惠方》卷八十二。

【组成】麝香二（一）钱（细研） 丁香一分 杏仁一分（汤浸，去皮尖、双仁，麸炒研入）

【用法】上为末，以粟米饭为丸，如麻子大。每服三丸，以人参汤研下。

【主治】小儿吐乳。

真珠散

【来源】《博济方》卷四。

【别名】石亭脂散（《圣济总录》卷一七六）、珍珠散（《医方类聚》卷二四五引《施圆端效方》）、香云散（《观聚方要补》卷十引《医林方》）。

【组成】石亭脂（炒）一钱匕 白滑石（炒）三钱匕

【用法】上为极细末。每服一字，生姜糯米泔调下。

【主治】小儿吐奶，及霍乱吐泻不止。

妙功散

【来源】《圣济总录》卷一七六。

【组成】藜芦（洗，焙）

【用法】上为细散。以少许吹入鼻中。嚏三二次，立止。

【主治】小儿吐奶不止。

莎草根散

【来源】《圣济总录》卷一七六。

【组成】莎草根（炒去毛） 甘草（炙、锉）各半两

【用法】上为散。每服一钱匕，水七分，煎至四分，去滓，温分二服，早、晚各一次，细细呷之。

【主治】小儿吐乳。

黄耆汤

【来源】《圣济总录》卷一七六。

【组成】黄耆 人参各三分 当归（切，焙） 芍药 甘草（炙，锉） 芎䓖各半两 细辛（去苗叶）一分

【用法】上为粗末。每服一钱匕，水七分，煎至四分，去滓，分二次温服，早、晚各一次。

【主治】小儿吐呃，胸中冷气停结。

麝香汤

【来源】《圣济总录》卷一七六。

【组成】麝香（研） 木香 人参 沉香（锉） 赤茯苓（去黑皮）各一分 丁香半分

【用法】上为粗末。每服半钱匕，水半盏，煎数沸，去滓，分二次温服。

【主治】小儿吐呃，胸中痞满，乳饮停积。

玉真散

【来源】《幼幼新书》卷二十七引《婴童宝鉴》。

【组成】白术半两 半夏七个 椒半分（去目，汗）

【用法】上为末。每服半字，水一呷，调下；大者一字。

【主治】小儿呃乳。

定吐丸

【来源】《幼幼新书》卷二十七引《谭氏殊圣》。

【组成】丁香三七个 蝎梢四十九条 半夏三个（洗，焙干）

【用法】上为末，煮大枣肉为丸，如黍米大。每服七至十丸，以金银汤送下；伤暑、霍乱吐泻，香薷散送服。

【主治】小儿惊食，胃管不快，吐逆乳食，或心胸发热。

人参膏

【来源】《小儿卫生总微论方》卷十。

【组成】人参（去芦） 滑石 藿香叶（去土）半两 丁香一分 甘草二钱（炙） 朱砂一钱半（研，水飞）

【用法】上为末，炼蜜和膏。每用皂子大，米饮化下，不拘时候。

【主治】小儿脾胃虚冷，乳食不化，吐逆连并，不喜乳食。

白鱼灰散

【来源】《小儿卫生总微论方》卷十。

【组成】书中白鱼七枚（烧灰）

【用法】上为细末。乳汁调一字与服；或敷在乳上吮之。

【主治】百日内儿涎壅吐乳。

芦虫汤

【来源】《小儿卫生总微论方》卷十。

【组成】芦中虫二枚

【用法】煮汁饮之。

【主治】饮乳呃吐不入腹。

乳吮散

【来源】《小儿卫生总微论方》卷十。

【组成】枇杷叶一分（去毛，炙焦黄色） 母丁香一分

【用法】上为末。每服少许，或半字、一字，涂乳上儿吮，便止。

【主治】婴儿吐乳不定。

滑石散

【来源】《小儿卫生总微论方》卷十。

【组成】白滑石 白善土（好者）各等分

【用法】上为末，研匀。每服半钱，葱白煎米饮调下。

【主治】胃热，吐奶食。

蟪粪饮

【来源】《小儿卫生总微论方》卷十

【组成】田中曲蟪粪一两（研末）

【用法】每服半钱匕，空心米饮调下。一二服立效。儿小减服。

【主治】呢乳不止。

丁香散

【来源】《类编朱氏集验方》卷十一。

【组成】丁香 石莲肉 枇杷叶（生姜自然汁炙熟）各等分

【用法】上为细末。米饮汤调下。

【主治】小儿吐乳、伤食。

盐豉丸

【来源】《活幼口议》卷十九。

【组成】咸豉七粒（口内含，去皮） 腻粉一钱匕

【用法】上研，为丸如麻子大。每服三丸至五丸，藿香汤送下；乳头吻亦得。

【主治】幼儿呢乳不止。

万安膏

【来源】《医学纲目》卷三十八。

【组成】木香三钱 沉香二钱 檀香三钱 香附一两 槟榔半两 白术二两 肉蔻半两 薄荷二两 人参半两 甘草二两 辰砂三钱 琥珀 真珠 真黛 犀角各二钱半 黄耆一两 麝香五分 使君子一两 天竺黄半两

【用法】上为末，炼蜜为丸。临卧服，薄荷汁或蜜水、米饮化下。

【功用】调脾顺气，定惊。

【主治】小儿脾胃不足，吐乳，黄疸。

平胃散

【来源】《普济方》卷三九四。

【组成】马芹子（生） 白僵蚕（直首） 丁香各等分

【用法】上为末，炼蜜为丸，如梧桐子大。每服一丸，陈皮汤化下。诸疾觉胃气稍怯，即服之。

【功用】养脾，实胃气。

【主治】小儿吐。

玉露散

【来源】《普济方》卷三九四。

【组成】不灰木（煅）滑石各等分

【用法】上为细末。每服半钱或一字，生油并水调下。

【主治】小儿吐奶，面色赤热，烦躁。

观音散

【来源】《普济方》卷三九四。

【组成】人参　白术　白茯苓　陈皮　扁豆　莲肉　藿叶　薏苡仁　丁香　甘草各等分

【用法】上为末。每服一钱，木瓜苏盐汤调下。

【主治】身冷吐乳。

【加减】慢惊、阴痫，加全蝎。

青皮散

【来源】《普济方》卷三九四。

【组成】青皮　滑石　硫黄（研）各一钱

【用法】上为末。每服半钱，藿香汤调下。

【主治】小儿哯奶。

保安散

【来源】《普济方》卷三九四。

【组成】五倍子一个（生用，湿纸裹煨）

【用法】上为细末。每服一钱，米泔水调下，不拘时候。若禀受怯弱，用汤略烫过。

【主治】小儿胃气虚损，因成吐奶。

藿香散

【来源】《普济方》卷三九四。

【组成】藿香半两　何首乌　白扁豆　甘草（炙）糯米各等分

【用法】上为细末。每服半钱，用水一小盏，入淡竹茹，煎至七分，临卧空心服。

【主治】小儿吐奶。

丁香散

【来源】《袖珍小儿方》卷六。

【组成】丁香十粒　陈皮一钱

【用法】上锉散。用年少妇人乳汁一盏煎，去滓，稍热与儿服。

【主治】小儿百晬内，吐乳或大便青色。

人参散

【来源】《婴童百问》卷七。

【组成】人参半两　白术半两　茯苓半两　沉香半两　乌药半两　甘草半两

《证治准绳·幼科》有白芍药半两，无乌药。

【用法】上为细末，以盒收之。遇小儿有后项形症，半岁一字，二三岁半钱，大者一钱，煎枣子、米饮调下。

【功用】《证治准绳·幼科》：常服开胃益乳食。

【主治】小儿脏腑冷，若才吃乳食，即又吐出，或因才吃乳，为惊所触，令小儿外症面唇青白，手足心热，口多清涎，吐逆不住；或作泻候，青黄紫白，或如鼻涕鸡子清者。

和中清热饮

【来源】《明医指掌》卷十。

【组成】黄连（姜炒）一钱　半夏（姜制）一钱　茯苓一钱五分　陈皮　藿香　砂仁各七分

【用法】水煎，徐徐服。

【主治】

　　1.《明医指掌》：小儿热吐。

　　2.《医宗金鉴》：小儿哯乳，面色多赤，二便微秘，手足指热。

香麦汤

【来源】《幼科指掌》卷三。

【组成】丁香三粒　广皮一钱　麦芽三钱（炒）

【用法】水煎服。

【主治】呢乳。直出而不留，如屋漏。

姜苏饮

【来源】《许氏幼科七种·热辨》。

【组成】生姜　橘皮　苏叶各等分

【用法】水煎服。

【主治】小儿面青唇暗，振慄指冷，或皮肤粟生，或吐乳。

吐乳散

【来源】《揣摩有得集》。

【组成】扁豆一钱半（炒）　蔻米三分（研）　砂仁

三分（炒）　法夏三分

【用法】水煎服。

【主治】小儿脾胃积滞，乳食则吐，受寒则吐，受湿则吐，受热则吐。

【加减】夏天或南省加伏龙肝一钱，云苓一钱，竹茹一分。

息乳丸

【来源】《顾氏医径》卷五。

【组成】香附　陈皮　砂仁　神曲　麦芽　姜汁

【功用】温化缓下。

【主治】小儿饮乳无度，凝滞胃脘而吐，才乳即吐，或少停即吐。

十二、小儿症积

《幼科金针》："小儿积证，多因哺乳失调，过食生冷油腻硬物，脾土受伤，停于中脘，或为风寒所感，或夜卧失盖，以致积气停留，面黄腹胀，往来潮热，口渴神倦，多睡少食，肚热脚冷，大便酸臭，小便短涩者，伤积也。"本病多见于1～5岁儿童，病位在脾胃，临床常全身虚弱、消瘦面黄、发枯等。治疗以消食化积，理气行滞为基本法则。

真珠丸

【来源】《备急千金要方》卷五。

【别名】麦门冬双丸子（《普济方》卷三九二）。

【组成】真珠半两　麦门冬一两　蕤仁二百枚　巴豆四十枚

【用法】上为末，炼蜜为丸。期岁儿服二丸，如小豆大；二百日儿服如麻子二丸。渐增，以知为度。当下病赤黄白黑葵汁，下勿绝药，病尽下自止。久服使小儿肥白，已试验。

【主治】小儿痰实结聚，宿癖羸露，不能饮食。

牛黄双丸

【来源】《幼幼新书》卷三十九引《婴孺方》。

【组成】牛黄枣大　马目毒公二个　附子一枚　巴豆（炒）四十枚　雄黄　丹砂　真珠　甘草　牡蛎（煅）　蜀椒（汗）　白蜜各一两　杏仁（炒，净）五十粒（一方无甘草、目毒，有甘遂一两、常山二两）

【用法】上为末，杵杏仁千下，次入巴豆，次牛黄、真珠，并杵；又铜器煎蜜，热灌臼中，下诸药，杵千下为丸，如梧桐子大。饮服一丸。一宿当和大便出，勿复与药。儿一岁内风痫，以小豆大二丸平旦服，日中、临卧各服二丸至十二丸；不去，服梧桐子大二丸。

【主治】八痞积聚，溜饮伏热，宿食不化，里急腹痛，往来寒热，羸瘦骨立，饮食不为，气力多厌，翕翕短气，魂神不守，恍惚不定。及风痫腹癖，寒热在胁，结痛，哺乳吐下剧烈，瘈疭背不着蓆，手足皆举，目青呕沫。

京三棱丸

【来源】《太平圣惠方》卷八十八。

【组成】京三棱半两（微煨，锉） 防葵半两 木香半两 人参半两（去芦头） 枳壳半两（麸炒微黄，去瓤） 赤茯苓半两 白术半两 桂心半两 川大黄一两（锉碎，微炒） 郁李仁三分（汤浸，去皮，微炒） 鳖甲一两（涂醋炙令黄，去裙襕）

【用法】上为末，炼蜜为丸，如小豆大。以粥饮送下随年丸数，一日三次；儿稍大，即以酒送下。

【主治】小儿癖气，手脚心热，脾胃虚弱，不下饮食，面色萎黄，渐加羸瘦。

京三棱散

【来源】《太平圣惠方》卷八十八。

【组成】京三棱一分（微煨，锉） 鳖甲一分（涂醋炙令黄，去裙襕） 枳壳一分（麸炒微黄，去瓤） 大腹子一分 神曲一分（微炒） 诃黎勒皮一分 蓬莪术一分 麦糵一分（炒令微黄） 青橘皮一分（汤浸，去白瓤，焙） 黑三棱半两（锉） 厚朴一分（去粗皮，涂生姜汁炙令香熟）

【用法】上为散。每服半钱，以粥饮调下，一日三次。

【主治】小儿痃气急痛。

柴胡散

【来源】《太平圣惠方》卷八十八。

【组成】柴胡半两（去苗） 赤茯苓半两 芎䓖半两 鳖甲半两（涂醋炙令黄，去裙襕） 枳壳半两（麸炒微黄，去瓤） 赤芍药半两 槟榔半两 甘草一分（炙微赤，锉） 桃仁半两（汤浸，去皮尖双仁，麸炒微黄）

【用法】上为粗散。每服一钱，以水一小盏，煎至五分，去滓温服，一日三次。

【主治】小儿腹内痞结，身体壮热，中焦壅闷，肠胃不利。

鳖甲丸

【来源】《太平圣惠方》卷八十八。

【组成】鳖甲半两（涂醋，炙令黄，去裙襕） 木香一分 青橘皮一分（汤浸，去白瓤，焙） 槟榔半两 肉桂一分（去皴皮） 柴胡一分（去苗） 京三棱半两（微煨，锉） 人参一分（去芦头） 川大黄半两（锉碎，微炒） 桔梗一分（去芦头） 防葵一分 郁李仁半两（汤浸，去皮，微炒）

【用法】上为末，炼蜜为丸，如绿豆大。五六岁儿每服七丸，空心及晚后以粥饮送下。

【主治】小儿癥瘕，羸弱不能乳食。

京三棱散

【来源】《圣济总录》卷一七六。

【组成】京三棱（煨，锉） 鳖甲（醋炙，去裙襕） 枳壳（去瓤，麸炒） 陈曲（炒） 大腹子（锉） 诃黎勒皮（半生半熟） 厚朴（去粗皮，生姜汁炙） 麦糵（炒） 蓬莪术（煨，锉） 青橘皮（去白，焙）各一分

【用法】上为散。六七岁儿每服半钱匕，空腹米饮调下，一日三次。

【主治】

　　1.《圣济总录》：小儿癥瘕，食癖。

　　2.《普济方》：小儿痃气，急痛。

木香散

【来源】《幼幼新书》卷八引《吉氏家传》。

【组成】木香一钱 陈皮（去白）二钱 巴豆五粒（去皮膜）

【用法】上将陈皮、巴豆同炒黄色，只取下巴豆五片，余不用，与前木香末同研匀。每服半钱或一字，陈皮饮下。若吐泻，瓦缸内煎香附子汤下。

【功用】取积。

【主治】小儿诸般气积，或惊结不通。

青榴丸

【来源】《幼幼新书》卷二十二引《吉氏家传》。

【组成】轻粉（炒）一钱匕　青黛（炒）三钱匕　脑　麝各半字　巴豆（去心油，春、冬三十五粒，秋、夏二十四粒）

【用法】上为末，面糊为丸。每服五丸，米饮化下。

【功用】取积。

【主治】积聚。

青金丹

【来源】《幼幼新书》卷二十二引茅先生方。

【组成】滑石（末）　白丁香（罗过）　天南星各二钱匕　青黛（罗过，平钱满挑）二钱　轻粉二钱　水银二钱（先以锡二钱于铜铫内煮熔，便以水银拌和，泻出于地，冷用）　川巴豆（去皮心膜）七十二片（无缺损者，井花水浸一宿，悬当风处吹干，烂研）

【用法】上药同拌合，用软饭为此〇大。巴豆不出油。依形证用汤使下项：伤寒后取积痰，煎葱汤送下；取疳虫，用牛肉炙汁送下；惊风，肚中紧硬，面青黑，金银薄荷、葱汤送下；因伤着肚中及腹皮上，微热肚胀，夜间作热，似疳又不是疳，面青黄色，眼微黄，此肚中有积，用皂角子二七粒，灰内煨过，用水一盏，煎至半盏送下；有积作泻，鱼酢汤送下；积气，炒茴香汤送下。凡下此药，周岁十四丸；三岁十八丸；七岁二十四丸。须是四更初下，至天明通下积来。尽时，可依形证候下药补之。临吃此药，恐先吐下些涎来，亦不妨。

【主治】

1.《幼幼新书》引茅先生方：小儿诸积。

2.《奇效良方》：小儿疮疹病后，余毒未清。

丁皮散

【来源】《类编朱氏集验方》卷十一。

【组成】丁皮　白术　茯苓　青皮　陈皮　良姜　缩砂　神曲　麦蘖　甘草　真桂心各等分

【用法】上为末。烧盐汤点服。

【主治】小儿脾积疼痛。

水晶丹

【来源】《活幼心书》卷下。

【组成】南星（锉作小块，汤煮少时）　半夏（制）各三钱　滑石四钱　轻粉五十帖　净芜荑二百片　巴豆五十粒（去壳，全者，汤泡七次，又去心膜，作二边，水煮少时，晒干，碎切）

【用法】上药前三味焙为末，拌和轻粉、芜荑、巴豆同碎切，在乳钵内细杵，入前药末，再杵匀；用粳大米饭包作棕子一大个，瓦瓶蒸水熟煮，候冷取出，在沙钵中烂杵，细布兜紧，捻出如稠糊，安在别器内，以前药末同杵细软丸，麻仁大。每服十五丸至二十五丸，或三十五丸，糯米汤泡葱白，取汁小盏，五更初空心送下。过三五行，进匀气散调补；下风痰，空心淡姜汤送下。

【主治】惊积、食积、虫积，腹胀烦啼，恶心食减，面黄；及急惊后，风痰未尽，免生痴疾者。

【宜忌】此药非常用之剂，有顽积、涎多、热极者乃可服。

苏感丸

【来源】《世医得效方》卷十二。

【组成】苏合香丸　感应丸各等分

【用法】和为丸，如粟米大。每服三十丸，紫苏汤送下。立效。

【主治】小儿积滞，气积腹痛啼叫，利如蟹涎，因触忤其气，荣卫不和，淹涎日久得之。

紫金丹

【来源】《普济方》卷三九二。

【组成】铁粉（真者）一分　白丁香　腻粉　硇砂（无石者）　粉霜各一钱　巴豆六十粒（去皮膜，留油）

【用法】上为末，用黄蜡净者半两，银器内重汤煮开，入药拌匀，取出放冷，作剂旋丸，如小豆大，打扁。每服二丸，枣一个细嚼，裹药吞下，临卧服。并不可搜搅，亦不可动气。

【功用】下膈取积，逐风涎。

【主治】小儿积聚。

净府散

【来源】《古今医鉴》卷十三。

【组成】柴胡一钱　黄芩八分　半夏（姜汁浸，炒）八分　人参二分　白术（去芦）七分　白茯苓（去皮）一钱　猪苓七分　泽泻一钱　三棱（煨）一钱　莪术（煨）一钱　山楂肉一钱　胡黄连三分　甘草三分

【用法】上锉一剂，加生姜、大枣煎服。

【主治】小儿腹中癖块，发热口干，小便赤。

净腑汤

【来源】《万病回春》卷七。

【组成】柴胡　白茯苓（去皮）　猪苓　泽泻　三棱（醋炒）　莪术（醋炒）　山楂（去核）各一钱　黄芩　白术（去芦）　半夏（姜制）　人参各八分　胡黄连　甘草各三分

【用法】上锉一剂。加生姜、大枣，煎服。

【主治】小儿一切癖块，发热口干，小便赤，或泄泻。

水晶丸

【来源】《幼科折衷》卷上。

【组成】南星　半夏　滑石　益智　巴霜

【主治】结聚成癖属实者。

化积健脾汤

【来源】《陈氏幼科秘诀》。

【别名】消积化聚汤。

【组成】陈皮　厚朴　苍术　半夏　香附　枳实　青皮　山楂　槟榔　茯苓　甘草

【主治】儿有积滞，面目黄肿，夜间身热，肚热尤甚，腹痛覆卧；或大便闭塞，小便如油，发黄，泄泻粪白酸臭，吐逆。

【加减】积甚，加三棱、蓬术、草果；腹痛，加砂仁、木香；积块而泻，先用小黑丸，后服本方去半夏、槟榔，加白术、白芍；有痰，去苍术，加海石、石碱；血积，去厚朴、苍术、半夏，加当归梢、桃仁、红花，甚则穿山甲；气积，倍香附，加桔梗、砂仁；实热，加黄连；冷，加木香、丁香；虚冷或下后积不除，加丁香、肉蔻；若泻而至虚黄，去枳壳、槟榔、青皮，加白术，虚甚加人参；小便不利而肿，加泽泻、猪苓。

磨积散

【来源】《北京市中药成方选集》。

【组成】使君子肉三两　海螵蛸（去硬壳）七两　朱砂一两

【用法】上为细末，装袋重一钱。小儿每服五分，白糖水调下，一日二次。三岁以下小儿酌减。

【功用】消疳磨积。

【主治】小儿积聚痞块，腹胀坚硬，面色痿黄，不思饮食。

【宜忌】忌食生冷及难消化之食物。

十三、小儿遗尿

　　小儿遗尿，也称尿床，是指3岁后不自主的排尿，常发生于夜间熟睡时，多为梦中排尿，尿后并不觉醒。婴幼儿时期，由于形体发育未全，脏腑娇嫩，"肾常虚"，智力未全，排尿的自控能力尚未形成；学龄儿童也常因白天游戏玩耍过度，夜晚熟睡不醒，偶然发生遗尿者，均非病态。年龄超过3岁，特别是5岁以上的儿童，睡中经常遗尿，轻者数日一次，重者可一夜数次，则为病态，方称遗尿症。本病最早见于《内经》，如《灵枢·九针》："膀胱不约为遗溺。"明确指出遗尿是由于膀

胱不能约束所致。《诸病源候论·小儿杂病诸候》亦云："遗尿者，此由膀胱虚冷，不能约于水故也。"

本病成因多为肾气不固、脾肺气虚、肝经湿热所致。先天禀赋不足引起，如早产、双胎、胎怯等，使元气失充，肾阳不足，下元虚冷，不能温养膀胱，膀胱气化功能失调，闭藏失职，不能制约尿液，而为遗尿；或素体虚弱，屡患咳喘泻利，或大病之后，脾肺俱虚，脾虚运化失职，不能转输精微，肺虚治节不行，通调水道失职，三焦气化失司，则膀胱失约，津液不藏，而成遗尿；若脾虚失养，心气不足，或痰浊内蕴，困蒙心神，亦可使小儿夜间困寐不醒而遗尿；或平素性情急躁，所欲不遂，肝经郁热，或肥胖痰湿之体，肝经湿热蕴结，疏泄失常，且肝之经络环阴器，肝失疏泄，影响三焦水道的正常通利，湿热迫注膀胱而致遗尿。此外，亦有小儿自幼缺少教育，没有养成夜间主动起床排尿的习惯，任其自遗，久而久之，形成习惯性遗尿。遗尿日久，小便清长，量多次频，兼见形寒肢冷、面白神疲、乏力自汗者是为虚寒；遗尿初起，尿黄短涩，量少灼热，形体壮实，睡眠不宁者属于实热。虚寒者多责之于肾虚不固、气虚不摄、膀胱虚冷；实热者多责之于肝经湿热。本病论治，重分虚实。虚证以温肾固涩，健脾补肺为主；实证以泻肝清热利湿为主。

桂枝加龙骨牡蛎汤

【来源】《金匮要略》卷上。

【组成】桂枝　芍药　生姜各三两　甘草二两　大枣十二枚　龙骨　牡蛎各三两

【用法】以水七升，煮取三升，分三次温服。

【功用】

1.《医宗金鉴》：调阴阳，和营卫，兼固涩精液。

2.《金匮要略方义》：燮理阴阳，调和营卫，交通心肾，固精止遗。

【主治】

1.《金匮要略》：失精家，少腹弦急，阴头寒，目眩（一作目眶痛），发落，脉极虚芤迟，为清谷亡血，失精，脉得诸芤动微紧，男子失精，女子梦交。

2.《金匮要略今释》引《橘窗书影》：遗尿。

3.《金匮要略方义》：自汗盗汗，心悸多梦，不耐寒热，舌淡苔薄，脉来无力者。

【宜忌】《外台秘要》引《小品方》：忌海藻、菘菜、生葱、猪肉、冷水。

【验案】

1. 遗尿　《金匮要略今释》引《橘窗书影》：幕府集会酒井六三郎，年十八。遗尿数年，百治罔效。余诊之，下元虚寒，小便清冷，且脐下有动，易惊，两足微冷。乃投以桂枝加龙骨牡蛎汤，兼服八味丸，数日而渐减，服经半年而痊愈。桂枝加龙骨牡蛎，本为治失精之方，一老医用此治愈老宫女之屡小遗者；和田东郭用此治愈高槻老臣之溺闭；服诸药不效者，余用此治遗尿，屡屡得效。

2. 尿频症　《浙江中医》（1995，2：51）：王氏等用本方合交泰丸治疗尿频症35例。心悸者加当归、石菖蒲；失眠者加远志、柏子仁；盗汗者加五味子、防风。结果：痊愈27例，好转5例。

3. 小儿下元虚冷型遗尿　《安徽中医临床杂志》（1999，2：99）：用桂枝加龙骨牡蛎汤化裁，治疗小儿下元虚冷型遗尿104例，7剂为1疗程，治疗1～3个疗程。结果：痊愈83例，好转16例，无效5例，有效率为95.2%。服药期间，未发现有过敏及其他不良反应。

龙骨散

【来源】《医心方》卷十二引《古今录验》。

【组成】桑耳三两　矾石二两　牡蛎二两　龙骨三两

【用法】上药治下筛。每服方寸匕，一日三次。

【主治】遗尿。

戎盐散

【来源】《太平圣惠方》卷五十八。

【组成】戎盐三分　甘草半两（炙微赤，锉）　蒲黄一两　白矾三分（烧令汁尽）　龙骨一两　鹿角胶二两（捣碎，炒令黄燥）

【用法】上为细散。每服二钱，食前煎大枣汤调下。

【主治】遗尿恒涩。

泽泻散

【来源】《太平圣惠方》卷五十八。

【组成】泽泻一两　牡丹一两　牡蛎一两（烧为粉）　鹿茸一两（去毛，涂酥炙微黄）　桑螵蛸一两（微炒）　阿胶一两（捣碎，炒令黄燥）　赤茯苓一两

【用法】上为细散。每服二钱，食前以酒调下。

【主治】遗尿，小便涩。

白术散

【来源】《太平圣惠方》卷九十二。

【组成】白术半两　土瓜根半两　牡蛎粉三分

【用法】上为粗散。每服一钱，以水一小盏，加生姜少许，大枣二个，煎至六分，去滓温服。

【主治】小儿遗尿，足寒。

牡蛎散

【来源】《太平圣惠方》卷九十二。

【组成】牡蛎粉三分　龙骨三分　麦门冬半两（去心，焙）　黄芪半两（锉）　鸡肠草半两　白茯苓半两　桑螵蛸三分（微炒）　甘草一分（炙微赤，锉）

【用法】上为粗散。每服一钱，以水一小盏，加生姜少许，大枣二个，煎至六分，去滓，量儿大小，分减温服。

【主治】小儿遗尿，体瘦心烦，不欲食。

鸡粪白散

【来源】《太平圣惠方》卷九十二。

【组成】鸡粪白一两（炒令黄）

【用法】上为细散。以水一大盏，露一宿。每用此水一合，调散半钱服之，一日三四次。当下沙石。

【主治】

　　1.《太平圣惠方》：小儿五六岁石淋，茎中有沙石子不可出者。

　　2.《普济方》：遗尿。

鸡肶胵散

【来源】《太平圣惠方》卷九十二。

【组成】鸡肶胵一具（炙令黄）　黄芪半两（锉）　桑

螵蛸三分（微炒）　牡蛎半两（烧为粉）　甘草一分（炙微赤，锉）

【用法】上为粗散。每服一钱，以水一小盏，煎至六分，去滓温服。

【主治】小儿遗尿，不可禁止。

补骨脂散

【来源】《圣济总录》卷五十三。

【组成】补骨脂（炒）　茴香子（炒）　葫芦巴（炒）各一两　槟榔（锉）半两　青橘皮（去白，炒）三分　沉香（锉）半两

【用法】上为散。每服二钱匕，盐酒或盐汤调下。

【主治】膀胱久虚，便溲不禁，腹胁虚满，少腹绞痛。

固脬丸

【来源】《全生指迷方》卷四。

【别名】大固脬丸（《鸡峰普济方》卷十）。

【组成】茴香（炒）一两　桑螵蛸（炒）半两　菟丝子（拣净，酒浸一宿，乘润捣烂，焙干）二两　戎盐（炒）一分　附子（炮，去皮脐）半两

【用法】上为细末，煮糊为丸，如梧桐子大。饮下三十粒，空心服。

【主治】

　　1.《鸡峰普济方》：作劳过度，肾与膀胱俱虚，不能禁固，小便滑数，日夜十数行，胫酸无力，脉微弱。

　　2.《古今医统大全》：遗尿不觉，小便不禁。

阿胶饮

【来源】《三因极一病证方论》卷十二。

【组成】阿胶二两（炒）　牡蛎（煅取粉）　鹿茸（切，酥炙）各四两

　　《证治准绳·类方》有桑螵蛸。

【用法】上锉散。每服四大钱，水一盏，煎七分，空心服；或作细末，饮调亦好。

【主治】小便遗尿不禁。

鸡内金散

【来源】《三因极一病证方论》卷十二。

【组成】鸡肫胵一具并肠（净洗烧为灰，男用雌者，女用雄者）

【用法】上为细末。每服方寸匕，酒饮调下。

【主治】

1.《三因极一病证方论》：尿床失禁。

2.《校注妇人良方》：气虚尿床。

3.《证治准绳·女科》：产后尿床失禁。

4.《幼科金针》：小儿食积。

家韭子丸

【来源】《三因极一病证方论》卷十二。

【别名】韭子丸（《明医指掌》卷七）。

【组成】家韭子六两（炒） 鹿茸四两（酥炙） 苁蓉（酒浸） 牛膝（酒浸） 熟地黄 当归各二两 巴戟（去心） 菟丝子（酒浸）各一两半 杜仲（去皮，锉制，炒断丝） 石斛（去苗） 桂心 干姜（炮）各一两

【用法】上为末，酒糊为丸，如梧桐子大。每服五十丸，加至百丸，空心、食前、盐汤温酒送下。小儿遗尿，别作一等小丸服。

【功用】补养元气，进美饮食。

【主治】少长遗尿；男子虚剧，阳气衰败，小便白浊，夜梦泄精。

五味子丸

【来源】《普济方》卷一八〇引《经验良方》。

【组成】五味子四两 熟地黄六两 肉苁蓉八两 菟丝子二两（酒浸，蒸）

【用法】上为末，酒煮山药末为糊为丸，如梧桐子大。每服二三十丸，米饮送下。

【主治】禀赋弱，小便数亦不禁。

鸡肠散

【来源】《仁斋直指小儿方论》卷四。

【组成】鸡肠（烧） 牡蛎灰 白茯苓 真桑螵蛸（微炒）各半两 辣桂 龙骨各二钱半

【用法】上为粗末。每服一钱，加生姜、大枣，水煎服。

【主治】小儿遗尿，肾与膀胱俱虚而挟冷所致者。

鸡肫胵丸

【来源】《普济方》卷二一六引《圣藏经验方》。

【组成】鸡肫胵一两（烧灰，存性） 益智子一两 石菖蒲一两 鸡肠一付（焙干）

【用法】上为末，酒糊为丸，如梧桐子大。每服五十丸，食前酒吞下。

【主治】小便多及遗尿。

鸡肫胵散

【来源】《袖珍小儿方》卷七。

【组成】鸡肫胵一具 鸡肠（烧） 猪胞（炙焦）

【用法】上为末。每服一钱，酒调服。男用雌，女用雄。

【主治】小儿遗尿。

破故纸散

【来源】《袖珍小儿方》卷七。

【组成】破故纸一两（炒）

【用法】上为末。每服一钱，热汤调下。

《续名家方选》：破故纸一味，酒蒸七次，为散。令病者含一蚬壳许，胡麻、盐和匀服。

【主治】

1.《袖珍小儿方》：小儿遗尿。

2.《证治准绳·幼科》：小儿膀胱虚冷，夜间遗尿或小便不禁。

益智仁散

【来源】《袖珍小儿方》卷七。

【组成】益智仁 白茯苓各等分

【用法】上为末。每服一钱，空心米汤调下。

【主治】小儿遗尿；亦治白浊。

桂肝丸

【来源】《万氏家抄方》卷五。

【组成】官桂（为末） 雄鸡肝各等分
【用法】捣烂为丸，如绿豆大。温水送下，每日服三次。
【主治】小儿梦中遗尿。

鸡肝丸

【来源】《古今医统大全》卷七十三。
【组成】雄鸡肝 桂心各等分
【用法】上以桂末同肝捣烂如泥，为丸如小豆大。每服十丸，酒送下，一日三次。
【主治】小儿睡中遗尿不自觉。

牡蛎散

【来源】《古今医统大全》卷八十三。
【组成】牡蛎 白矾（枯）各等分
【用法】上为细末。每服方寸匕，米饮调下。
【主治】遗尿。

益智仁散

【来源】《育婴家秘》。
【别名】益智散（《幼幼集成》卷四）。
【组成】益智仁 破故纸（炒） 白茯苓各等分
【用法】上为细末。盐汤调服。
【主治】遗尿。

韭子一物丸

【来源】《医方考》卷四。
【组成】韭子
【用法】上为丸服。
【主治】大人遗浊，小儿遗尿。
【方论】《经》曰：淫气遗溺，痹聚在肾。痹聚者，湿气聚而为痹也。韭子润而辛热，辛热则能散湿，润则能就下，故孙真人每用之，令其就下而疗痹气尔。

故纸散

【来源】《寿世保元》卷八。

【组成】破故纸
【用法】炒，为末。每服一钱，热汤调下。
【主治】小儿遗尿。

玉关丸

【来源】《证治宝鉴》卷七。
【组成】人参六钱 枣仁 牡蛎（煅） 五倍子 枯矾 龙骨各五钱 茯神一两 远志肉半两
【用法】上为末，蒸枣为丸，如梧桐子大。每服五六十丸。
【主治】遗尿，小便出而不觉。

沈氏阒泉丸

【来源】《杂病源流犀烛》卷七。
【组成】益智仁 茯苓 白术 白薇 黑山栀 白芍
【主治】实热或寒而致小儿睡中遗尿。
【加减】夹寒，去山栀，加萸肉、巴戟、干姜。

螵蛸散

【来源】《医级》卷八。
【组成】桑螵蛸（炙燥）
【用法】上为末，糯米饭为丸。空腹米饮送下。
　　　本方方名，据剂型，当作"螵蛸丸"。
【主治】夜卧遗尿。

香龙散

【来源】《续名家方选》。
【组成】蝮蛇一钱 鸡舌香二分。
【用法】上为细末。临卧服。凡自七岁至十岁，每服五分；自十岁至十五岁，随年壮每增一分；十五岁以上，每服一钱，温酒送下；恶酒者白汤亦佳。不过二十四日而愈。
【主治】遗溺。

螵蛸丸

【来源】《类证治裁》卷七。
【组成】桑螵蛸（炙）三十个 鹿茸（酥炙） 炙

黄耆各三两　煅牡蛎　赤石脂　人参各二两

【用法】上为末，山药糊为丸。盐汤送下。

【主治】下元虚冷，睡中自遗。

束气汤

【来源】《通俗内科学》。

【组成】白芍一钱　黄耆一钱二分　党参　破故纸各七分　升麻　益智仁各五分　五味子三分　官桂二分

【用法】水煎服。

【主治】遗尿。

缩泉散

【来源】《中国儿科医鉴》。

【组成】鸡屎三钱　桂枝五分

【用法】上为末。每服一钱，酒调下，一日三次。

【主治】小儿夜尿症。

益智二伏汤

【来源】《家庭治病新书》。

【组成】益智仁一钱五　茯苓　茯神各三钱　糯米一撮

【用法】水煎服。

【主治】小儿遗尿或尿白浊。

锁阳丸

【来源】《全国中药成药处方集》（抚顺方）。

【组成】芡实　桑螵蛸　牡蛎　锁阳　云苓　莲须龙骨　丹皮　鹿角霜　山药　山萸　泽泻各四两　柏子仁一两

【用法】上为细末，炼蜜为丸，二钱重。每服一丸，白水送下，一日三次。

【功用】涩精补肾。

【主治】心肾两虚，肾气不固，精自滑脱，心动自流，精冷精薄；妇女白带，腰酸体软，头晕目眩，耳鸣心跳；老人小儿遗尿。

【宜忌】忌辛辣物。

硫葱敷剂

【来源】《云南医学杂志》（1965：3：45）。

【组成】生硫黄末45克　鲜葱白7个

【用法】将葱白捣烂，和入硫黄末，睡前敷于脐部，次晨取下。

【功用】止遗尿。

【主治】遗尿。

固泉汤

【来源】《内蒙古中医药》（1991,2：10）。

【组成】补骨脂　潞党参各10g　炒白术6g　炒山药15g　桑螵蛸12g　益智仁20g　覆盆子15g　石菖蒲6g　鸡内金9g　川萆解10g　上肉桂5g　生麻黄3g

【用法】此为9岁以上用量,9岁以下酌减。每日1例，水煎温服。9岁以上患儿,1日分早、晚2次服；9岁以下患儿，分3～5次服。晚上药须在8点前服下。10剂为1疗程。服药期间忌食生冷、肥甘，不饮茶，少喝水，不可过度疲劳。

【主治】小儿遗尿症。

【验案】小儿遗尿症　《内蒙古中医药》（1991,2：10）：治疗小儿遗尿症91例，男34例，女57例；年龄3～18岁；病程5年以下43例，5～11年31例，11年以上17例。全部病例在夜间睡眠遗尿，每周3～5次，甚者每晚1～3次。并不同程度伴有头昏腰酸，体倦怯寒等症状。临床作相关检查均属正常。结果：91例中，痊愈62例，显效23例，无效6例，有效率为93%。

固泉饮

【来源】《浙江中医杂志》（1991,6：252）。

【组成】补骨脂　益智仁　菟丝子　桑螵蛸各15～30g　炙黄芪　怀山药各30g　五味子10g　石菖蒲5～10g　生麻黄3～5g

【用法】每日1剂，水煎分2次服。

【主治】遗尿。

【验案】遗尿　《浙江中医杂志》（1991，6：252）：治疗遗尿37例，男26例，女11例；年龄5～21岁；病程3年以下24例，3～5年8例，5年以上5

例。治疗时间最短 3 天，最长 1 个月，平均 8.5 天。结果：痊愈 30 例，好转 5 例，无效 2 例。

黄 10 克，知母 10 克，黄柏 2 克，以及参、芪、楂肉等。

固肾缩泉汤

【来源】《首批国家级名老中医效验秘方精选·续集》。

【组成】淡附片 10 克　鹿角霜 15 克　胡桃 3 枚　生黄芪 15 克　熟地 12 克　白芍 15 克　当归 10 克　五味子 10 克　芡实 12 克　乌梅 10 克　生牡蛎 15 克　生龙骨 15 克　石榴皮 10 克　首乌 12 克　分心木 12 克

【用法】每日一剂，水煎 2 次分服。

【功用】温阳固肾，补气养血。

【主治】夜间遗尿证。

【验案】张某，女，12 岁。病人经常夜间遗尿，遇冷加重，每隔二三天或五六天即发作一次，多于熟睡中尿自遗，平时神疲气乏，小便清长，眠食尚可，望之而面色白，舌光无苔，脉沉细无力。辨证：先天不足，肾虚不固，气血两亏。予固肾缩泉汤连服 7 剂，未见遗尿，后又再服 14 剂，精神体力均见好转，未再遗尿。遂改为丸药，连服 1 月巩固疗效。

徐氏小儿遗尿验方

【来源】《首批国家级名老中医效验秘方精选·续集》。

【组成】补骨脂 10 克　金樱子 10 克　防风 10 克　藁本 10 克　浮萍 10 克　石菖蒲 10 克　甘草 5 克

【用法】每日一剂，水煎二次分服，7 剂为一诊，4 诊为一疗程。一般需服药 4 周。

【功用】温肾固摄，宣发脾气。

【主治】小儿遗尿症。

【加减】本方拟制特点：温肾固摄，重视温煦膀胱，宣发肺气，注重寒温相配；随症加减，配以芳香开窍，或清热泻火，或健脾益气，可选用麻

夜尿宁丸

【来源】《部颁标准》。

【组成】肉桂　桑螵蛸　补骨脂（盐制）　大青盐

【用法】制成大蜜丸，每丸重 9g，密封，置阴凉干燥处。温开水送服，1 次 1 丸，每日 3 次，10 岁以下减半。

【功用】补肾散寒，止湿缩尿。

【主治】小孩尿床症。

【宜忌】对膀胱炎、肾炎、糖尿病、泌尿系统结核等器质性病变所引起的夜尿症应加以区别，忌用此药。服药期间忌饮凉水和凉食，并应避免着凉和游泳。

遗尿散

【来源】《部颁标准》。

【组成】粉萆薢 500g　益智仁（盐炒）25g　朱砂 25g

【用法】制成散剂，每袋装 5g，密封。口服，每次 5g，1 日 2 次。

【功用】暖肾，涩尿。

【主治】睡中遗尿。

健脾止遗片

【来源】《新药转正标准》。

【组成】鸡肠　鸡内金

【用法】制成片剂。口服，5～9 岁每次 8 片，10 岁以上每次 12 片，1 日 2 次，早晚服用，15 日为 1 疗程，连续服用 4 个疗程，如第 2 个疗程后无明显疗程可酌加药量或遵医嘱。

【功用】健脾和胃，缩尿止遗。

【主治】脾胃不和的小儿遗尿症。

十四、小儿惊悸

《幼幼新书》："夫小儿惊悸者，由心脏壅热，为风邪所乘。邪搏于心，则令多惊不安。惊不已，则悸动不定也。"小儿体性多热，若感风邪，则风热搏于腑脏，其气郁愤，内乘于心，令儿神志不宁，故发为惊，若惊甚不已，则悸动不宁，是为惊悸之病。临床可见惊、悸二症。惊者，心卒动而恐怖也；悸者，心跳动而怔忡也。本病治疗，总以镇惊安神法为主。

犀角膏

【来源】《幼幼新书》卷八引《仙人冰鉴》。

【组成】犀角一分　天南星一个　干蝎　白僵蚕（炒）　铁粉各一钱　巴豆三七粒　白附子（生用）二个　轻粉　麝香各少许

【用法】上各为末，研匀，用蜜炼成膏，丸如黑豆大。薄荷汤化下。

【主治】惊积。

十味白术汤

【来源】《幼幼新书》卷十一引《婴孺方》。

【组成】白术　当归各一两　厚朴（炙）　半夏　炙甘草　人参　川芎　生姜各二两　枳实三十枚（炙）　食茱萸二合

【用法】水七升，煮取二升，温服三合，日三夜二。

【主治】小儿腹中有热、有寒在胸上，逆吐，腹中雷鸣而满，惊啼，甚即发痫瘈缩，休作有时。

牛黄丸

【来源】《太平圣惠方》卷八十二。

【组成】牛黄半分　牡蛎一分（烧为粉）　川大黄一分（锉碎，微炒）　黄芩一分　龙角一分

【用法】上为末，炼蜜为丸，如绿豆大。满月儿，每服二丸，以乳汁研破服；一岁儿服五丸，以薄荷汤送下。余以意加减服之。

【主治】小儿惊啼，烦闷壮热，少得睡。

牛黄散

【来源】《太平圣惠方》卷八十二。

【组成】牛黄一分（细研）　犀角屑一分　人参一分（去芦头）　茯神一分　防风一分（去芦头）　细辛一分　蚱蝉一分（去足头，微炙）　蜣螂一分（醋拌，微炒）　朱砂一分（细研）　甘草一分（炙微赤，锉）

【用法】上为细散，入研了药，更研令匀。一二岁儿每服一字，用竹沥调服；三四岁儿每服半钱，不拘时候服。

【主治】小儿风热惊啼。

龙齿散

【来源】《太平圣惠方》卷八十二。

【组成】龙齿半两　麦门冬半两（去心，焙）　赤芍药一分　川升麻一分　川大黄一分（锉碎，微炒）　甘草一分（炙微赤，锉）

【用法】上为粗散。每服一钱，以水一小盏，煎至五分，去滓频服。

【主治】小儿惊啼烦热，眠卧不安。

赤芍药散

【来源】《太平圣惠方》卷八十二。

【组成】赤芍药一分　桂心二分　白术一分　甘草一分（炙微赤，锉）　川大黄一分（锉，炒微赤）

【用法】上为细散。每服一钱，以水一小盏，煎至五分，温服。

【主治】小儿初生及一年内，儿多惊啼不休，或不得眠卧，时时肚胀。

柏子仁散

【来源】《太平圣惠方》卷八十二。

【组成】柏子仁一两

【用法】上为细散。一二岁儿每服一字，用粥饮调下。三四岁儿每服半钱，一日三四服。

【主治】小儿惊啼,状如物刺。

钩藤散

【来源】《太平圣惠方》卷八十二。
【组成】钩藤一分 龙胆一分(去芦头) 犀角屑一分 茯神一分 黄芩一分 甘草一分(炙微赤,锉)
【用法】上为细散。每服一钱,以水一小盏,煎至五分,去滓,频服。
【主治】小儿惊啼壮热,心烦不得稳睡。

雄黄丸

【来源】《太平圣惠方》卷八十二。
【组成】雄黄半两(细研) 牛黄半两(细研) 牡蛎半两(烧为粉) 真珠末一分 巴豆三枚(去皮心,研出油)
【用法】上为细末,炼蜜和丸,如黍米粒大。小儿一月或五十日,未发时,饮服三丸,母抱卧,炊一斗米顷,儿当瘥,身体轻汗出,即解;一服不解,可再服。若小儿伤乳不安,腹中有痰乳,当微下如假卵鸡子、鸟屎、鼻涕,勿怪,便住服药。
【主治】小儿惊啼,发啼即热,朝夕惕惕,大便或青或黄赤白。

雷丸浴汤

【来源】《太平圣惠方》卷八十二。
【组成】雷丸三分 牡蛎三分 黄芩三分 细辛三分 蛇床子一两
【用法】上药以水一斗,煎取七升,去滓,分为两度,看冷暖用,先令浴儿头,勿令水入耳目,次浴背膊,后浴腰以下。浴讫避风,以粉扑之。
【主治】小儿寒热,惊啼不安。

竹沥磨犀角饮子

【来源】《太平圣惠方》卷八十三。
【别名】竹沥饮(《普济方》卷三八四)。
【组成】竹沥二合 犀角
【用法】上药,捣犀角,于竹沥内磨令浓。量儿大

小,分减服之,每日三四次。
【主治】
　　1.《太平圣惠方》:小儿心热惊悸。
　　2.《普济方》:小儿心热惊悸,精神恍惚,眠卧不安;疮痘烦热多躁。

安神丸

【来源】《保婴金镜》引《秘旨》。
【组成】人参 半夏(汤泡) 酸枣仁(炒) 茯神各一钱 当归(酒洗) 橘红 赤芍(炒)各七分 五味子五粒(杵) 甘草(炙)三分
【用法】上为末,姜汁糊为丸,如芡实大。每服一丸,生姜汤送下。
　　本方改为汤剂,名"秘传安神汤"(《松崖医径》卷下)、"安神汤"(《幼科发挥》卷四)。
【主治】心血虚而睡中惊悸,或受惊吓而作。

防风汤

【来源】《圣济总录》卷一六八。
【组成】防风(去叉) 黄耆(锉) 甘草(炙,锉) 人参 连翘各半两 山栀子仁一分
【用法】上为粗末。每服一钱匕,水八分,煎至六分,去滓温服。
【功用】止烦渴,除风疹,治惊悸。
【主治】小儿风热,惊悸。

青黛丸

【来源】《圣济总录》卷一六九。
【组成】青黛一钱(研) 大戟(半两,米泔水浸一宿,用栝楼根末一处炒黄色,不用栝楼末,取大戟末)一钱 石燕子(煅,醋淬七遍,取末)一钱 棘刚子(生,去壳)十四枚 续随子(去皮,研) 天南星(炮) 木香(捣末) 麝香(研) 乳香(研) 粉霜(研)各一钱
【用法】上为末,水浸蒸饼心为丸,如梧桐子大。二三岁儿,每服一二丸,金银薄荷汤送下。
【主治】小儿惊积,涎潮发搐。

大丹砂丸

【来源】《圣济总录》卷一七〇。

【组成】丹砂（研，水飞过）　甘草（炙）　白茯苓（去黑皮）各二两　人参一两　马牙消（研）一分　硼砂（研）三钱　牛黄（研）半钱　龙脑（研）　麝香（研）各一钱

【用法】上为末，炼蜜为丸，如鸡头子大。每服一丸，食后、临睡用竹叶汤化下。

【功用】镇心神，凉咽膈，压惊悸，退壮热，化风涎。

【主治】小儿惊悸。

升麻汤

【来源】《圣济总录》卷一七〇。

【组成】升麻　芍药　甘草（炙）　大黄（锉，炒）各半两

【用法】上为粗末。一二岁儿每服一钱匕，水半盏，煎至三分，去滓，乳食后温服，一日三次。

【主治】小儿惊啼，乳不消化。

蛇黄散

【来源】《圣济总录》卷一七〇。

【组成】蛇黄（捣碎，研）　犀角（镑）　人参　白茯苓（去黑皮）　防风（去叉）　细辛（去苗土）　蚱蝉（去翅足，微炙）　干蝎（醋拌微炒）　丹砂（研）　母丁香　山茱萸（微炒）　甘草（炙）　牛黄（研）各一分

【用法】上为细散。一二岁儿，每服一字匕，用竹沥调服；三四岁儿，每服半钱匕。一日三次，不拘时候。

【主治】小儿风热惊啼。

紫金散

【来源】《圣济总录》卷一七〇。

【组成】铁粉　龙齿　石膏　牛黄（并研如粉）　甘草（生，末）各一分

【用法】上先捣龙齿、石膏为末，后与诸药同为末。每服半钱匕，用淡竹沥调下。三四岁儿每服

一钱匕，一日三次，早晨、午间、日晚各一。

【主治】小儿惊悸不安。

安神丸

【来源】《小儿药证直诀》卷下。

【组成】马牙消　白茯苓　麦门冬　干山药　甘草　寒水石（研）各五钱　龙脑一字（研）　朱砂一两（研）

【用法】上为末，炼蜜为丸，如鸡头子大。每服半丸，以沙糖水化下，不拘时候。

【功用】

1.《小儿药证直诀》：补心。

2.《世医得效方》：定惊。

3.《幼科释谜》：泻火。

【主治】

1.《小儿药证直诀》：小儿面黄颊赤，身壮热；心虚肝热，神志恍惚。

2.《世医得效方》：小儿因惊吐奶，面色青。

3.《卫生宝鉴》：小儿心虚痫热，面黄颊赤，壮热惊啼。

4.《症因脉治》：痰迷心窍。

5.《幼科释谜》：小儿血气虚而急惊者。

青金膏

【来源】《幼幼新书》卷八引《吉氏家传》。

【组成】水银　青黛各一钱　蝎四个（全者）　轻粉　麝香各少许　巴豆七粒（去油）　枣子十个（去皮核，同水银入钵内研如泥）

【用法】上将枣肉、水银一处为膏，丸如绿豆大。一岁一丸，金银薄荷汤下。

【主治】惊积。

桃符丸

【来源】《幼幼新书》卷二十二引《吉氏家传》。

【组成】朱砂　天麻（末）　铅白霜各半钱　轻粉二钱　水银皂子大　巴豆三粒（去皮膜）

【用法】上为末，面糊为丸，如绿豆大。周岁以下五丸，桃符汤送下。

【主治】惊积，壮热，或吐或泻，脉沉缓，眼色睊。

青龙丸

【来源】《幼幼新书》卷八引《谭氏殊圣》。

【组成】青黛 轻粉各一钱 蝎梢三个 麝香少许 巴豆二七粒（去皮膜油）

【用法】上先将巴豆于乳钵内细研令如面泥，后入诸药研令极细，用朱砂为衣，如粟壳大小。看小儿肥瘦，加减五三丸，薄荷汤送下。

【主治】小儿惊积。

青云散

【来源】《幼幼新书》卷七引丁时发方。

【组成】石莲心一分 天南星（炮）僵蚕（取直者）蝎 郁金（皂角煮）各一钱半 雄黄一钱 粉霜半钱

【用法】上为细末。每服一字或半钱，看大小蜜汤调下。

【主治】

1.《幼幼新书》引丁时发方：小儿惊啼。
2.《中国医学大辞典》：中风，口面㖞斜。

如圣消惊丸

【来源】《幼幼新书》卷八引《王氏手集》。

【组成】羚羊角屑 犀角末 麝香各一分 牛胆囊 天南星四两 天麻 人参 白茯苓各一两 白僵蚕（炒）全蝎各半两 朱砂一两三钱半 龙脑一钱 （一方加牛黄一分）

【用法】上为细末，炼蜜为丸，一两作八十丸。每服一丸，麝香汤化下。儿小涂乳上，令吮之。

【功用】消磨一切惊痫。

【主治】新生儿在胎中之时，其母宿挟惊、忧、喜、怒，举动惊胎，致儿生后常饶惊悸，眠睡不稳，精神恍惚，摇头上视，温壮多睡，反折啼叫，口眼相引。

远志茯神丸

【来源】《幼幼新书》卷十引《王氏手集》。

【组成】人参 茯神各三两 远志 菖蒲各二两

【用法】上为末，二两加桂二钱半，面糊为丸，如绿豆大。每服十五丸，食后荆芥汤送下，一日二次。

【主治】小儿惊怖大啼，及见异物动神，恍惚不宁，狂妄惊悸，睡眠不稳，多汗心忪，精神瘄钝，寒热咽干，手足烦热。

香犀丸

【来源】《幼幼新书》卷八引《刘氏家传》。

【组成】金银箔各三十片 羌活 远志 使君子（炮）京墨（烧过）全蝎 白附子 麻黄（去根节）犀角各三钱 青黛（研细）滴乳（别研）熊胆 芦荟（各汤化）朱砂（别研）陈腊茶（第一等好者）天竺黄（别研）各二钱 真麝香（别研）一钱

【用法】上为末，炼蜜为丸，如小弹子大。每用一丸分作六服，用薄荷汤化下。

【功用】镇心化涎。

【主治】小儿惊积，一切无辜惊疾。

十宝丹

【来源】《幼幼新书》卷十引《刘氏家传》。

【组成】朱砂 轻粉 芦荟 青黛 京墨 寒食面 脑 麝各等分 使君子比等分者加一倍（煨）金箔十片（为衣）

【用法】上为末，以寒食面煮糊为丸，如虎睛丸大。临卧薄荷汤送下。

【主治】睡惊。

蝎梢丸

【来源】《幼幼新书》卷二七七引庄氏方。

【组成】蝎梢（炒）半夏（汤洗七次）丁香（拣，炒）朱砂 白附子（炮裂）各一分

【用法】上为末，姜汁面糊为丸，如绿豆大。每服十丸至十五丸，姜汤送下。

【功用】镇惊，化痰，祛风，兼止嗽，定吐逆，除一切惊积。

牛黄膏

【来源】《幼幼新书》卷七引张涣方。

【组成】牛黄 牡蛎（烧）各一分 人参 甘草（炙）半两

【用法】上为细末，次入飞辰砂、雄黄各一分，龙脑半钱，炼蜜成膏。每服鸡头子大半粒至一粒，薄荷汤化下，乳后服。

【功用】除胎热。

【主治】啼哭惊叫，面赤口干，状如祟，即非夜啼。

顺气丸

【来源】《幼幼新书》卷八引《张氏家传》。

【组成】甘草（燃） 芍药（洗） 官桂（去粗皮，称） 川当归（焙） 蓬莪术 干姜（各炮） 陈橘皮（去瓤，称） 川大黄（湿纸裹煨，切片子，焙） 巴豆（去皮，用醋五升，入巴豆在银石器中，熬醋尽取出，研令细） 宣连各等分

【用法】上为末，以糯米粥为丸，如麻子大。常服三五丸至十丸，茶汤、温水任下；如要宣转，量虚实加至十丸或十五丸；食积、气积，生姜橘皮汤送下；丈夫之气，炒茴香盐汤送下；妇人血气，当归醋汤送下；胸膈不快或泻痢，生姜汤送下；小便淋沥，灯心汤送下；小儿惊积，薄荷汤送下。

【主治】小儿惊积及男子、妇人血气，脐腹疼痛。

朱砂膏

【来源】《幼幼新书》卷八引茅先生方。

【组成】朱砂半两 硼砂 马牙消各三钱 真珠末一钱 玄明粉二钱（以上并别研） 脑 麝各一字

【用法】上药各为末，于一处拌和合，用好单角起，不久其药自成膏。如小儿诸般惊，用药一黄豆大，常用金银薄荷汤少许化开下；如遍身潮热，用甘草煎汤下；狂躁恶叫，用生地龙汁化下；一腊及一月日内小儿不通下药，可用药使乳调涂在奶上，令牙儿吮乳吮下。

【主治】小儿惊积，惊热。

牛黄膏

【来源】《小儿卫生总微论方》卷十五。

【组成】真牛黄（研） 煅过牡蛎粉 朱砂（研，水飞） 雄黄（研，飞）各一分 人参（去芦） 甘草（炙）各半两 龙脑半分（研）

【用法】上为末，拌匀，炼蜜和膏，如鸡头子大。每服半粒或一粒，乳食后薄荷汤化下。

【主治】小儿惊啼。儿睡着时，忽然乍惊哭而觉，面赤口干，乃风热邪气乘心脏而作。

灯花丸

【来源】《小儿卫生总微论方》卷十五。

【组成】灯花二十个 乳香（皂子大）两块

【用法】上为末，粟米饮为丸，如芥子大。每服七丸，以桃心汤送下，不拘时候。

【主治】小儿惊啼，夜啼。

朱砂膏

【来源】《永乐大典》卷九八一引《小儿保生要方》。

【组成】人参 茯神 防风 山药 甘草（炙） 黄耆（蜜炙） 麦门冬（去心）各半两 朱砂六钱（研） 麝香半字

【用法】上为细末，炼蜜为丸，如樱珠大。金箔为衣，每服半粒或一粒，薄荷汤送下，不拘时候。

【功用】安神镇心，去痰热。

失笑散

【来源】《普济方》卷四〇〇引《全婴方》。

【组成】莨菪子 草乌头（醋炙切片，麸炒） 酸枣仁（炒去皮）各等分

【用法】上为末。每服半钱，水、醋各半盏，煎至三分，服两服。便睡。

【主治】小儿诸病，汗后不得睡。

生犀散

【来源】《普济方》卷三七四引《卫生家宝》。

【组成】五灵脂一两 猪牙皂角一两（灰炒黄

色） 芫花一两（醋浸，炒焦）

【用法】上为末。次用巴豆六十粒，连壳研如膏，用小钱挑药四十钱，入巴豆内，一处再碾万百碾，令极匀，用醋糊为丸，如粟米大。周岁四粒，食后、临卧薄荷汤下，日二服。惊吐，丁香汤下，或淡醋汤下；咳嗽，皂角子煨软，捶，泡汤下；白痢，甘草姜汤下；潮热，薄荷磨刀水下，惊热，亦用此汤下；磨积及癖块，温水下。

【功用】镇心安神。

【主治】惊积潮热，及五心积热，及惊吐，或伤乳食，眠睡不静。

朱砂丸

【来源】《魏氏家藏方》卷十。

【组成】朱砂一分（细研） 巴豆十粒（去皮膜，出油尽） 杏仁五个（于热汤内泡过，退皮尖） 半夏二钱（汤泡七次）

【用法】上为细末，面糊为丸，如绿豆大。荆芥、薄荷汤送下，二岁只一丸，三岁加一丸，五岁服三丸。

【功用】镇心脏，化痰涎。

【主治】小儿惊积，实热。

犀角饮

【来源】《魏氏家藏方》卷十。

【组成】半夏（汤泡七次，切片）半两 犀角一分（镑） 人参一分（去芦，切片） 白茯苓三钱（切片） 甘草一钱（炙）

【用法】上为粗末。每服二钱，水一盏，加生姜二片，煎至三分，去滓，不拘时候旋旋与服。

【主治】小儿心经受热，惊叫异常，目多赤脉，痰壅气满，不快乳食。

当归散

【来源】《仁斋直指方论》卷九。

【别名】团参汤（《仁斋直指小儿方论》卷四）、参归汤（《杏苑生春》卷五）、团参散（《景岳全书》卷六十二）。

【组成】人参 当归各一分

【用法】上为粗末。分两服，以雄猪心一个，新水煮熟取汁两次，煎药，空心、临卧服。

【主治】

　　1.《仁斋直指方论》：虚汗，盗汗。

　　2.《竹林女科》：小儿惊啼。

犀角汤

【来源】《仁斋直指小儿方论》卷一。

【组成】犀角 防风 木通 赤茯苓 桑白皮（炒） 甘草（炙）各等分

【用法】上锉细。每服三字，水煎服。

【主治】小儿心惊热盛。

安神丸

【来源】《仁斋直指小儿方论》卷二。

【组成】生犀末 人参 茯苓 菖蒲 朱砂 雄黄各等分

【用法】上为末，研桃仁膏为丸，如麻子大。每服三丸，紫苏汤送下。

【主治】

　　1.《仁斋直指小儿方论》：客忤。

　　2.《普济方》：惊啼，客热。

青龙丸

【来源】《仁斋直指小儿方论》卷二。

【组成】青黛 茯神 芦荟 南星（炮）各一钱 麝少许 轻粉 巴霜各一字 全蝎三个（焙）

【用法】先将巴霜研如泥，次入诸药，研令极细，丸如粟米大，朱砂为衣。每服一丸，薄荷汤送下。

【主治】惊积有热。

犀角地黄膏

【来源】《活幼口议》卷二十。

【组成】天门冬 麦门冬（各去心） 白茯苓 茯神 生地黄（各洗） 前胡 柴胡 人参 玄参 甘草（炙） 川芎 天麻 防风 羌活

【用法】上为末，煅金墨一挺（留性），炼蜜为丸，如梧桐子大，金箔为衣。每服一粒，薄荷汤化下。

本方方名，据剂型当作"犀角地黄丸"。

【主治】

1.《活幼口议》：小儿齁鮯咳嗽，痰涎壅盛，或作喘急。

2.《诚书》：闻响即掣跳者，肝肺不足，魂魄不安，原非谓惊。

安神散

【来源】《普济方》卷三六一。

【组成】人参　白术　白茯苓各一钱　甘草二钱　辰砂半钱　天麻半钱　茯神半钱　全蝎七个　荆芥穗一钱

【用法】上为末。每服半钱，荆芥汤调下。

【主治】小儿惊啼。

斩邪丹

【来源】《普济方》卷三六一。

【组成】乳香　没药　舶上茴香（炒）　木香（不见火）　钩藤各一钱

【用法】上为末，将乳香、没药二味乳钵中研细，然后匀诸药，切大蒜白三片，研细和前药为丸，如梧桐子大。每服十丸至十五丸，钩藤、茴香汤送下，不拘时候。

【主治】小儿惊积内钓，时发肚疼，夜啼惊叫。

红莲散

【来源】《普济方》卷三六八。

【组成】朱砂一钱　麝香一字　脑子少许　南星一两（姜汁浸一夕，煮干；皂角水一盏浸一夕，煮干；荆芥水一盏浸一夕，煮干。再焙）（一方有天麻一钱）

【用法】上为末。三岁儿服一字，薄荷汤调下。

【主治】小儿夹惊，咳嗽气急，体热惊悸。

犀角饼子

【来源】《普济方》卷三七二。

【组成】竹沥三合　犀角　半夏（末）　南星（末）（二味姜汁捏饼子晒干）　苦桔梗（去芦）各五钱　甘草二钱

【用法】上为末，姜汁同桑白皮汁煮面糊为饼子，研煅白矾为衣。生姜汤送下。

【主治】小儿心热惊悸。

青金饼

【来源】《普济方》卷三八四。

【组成】大黄（炒）　钩藤　防风　木通　甘草　秦艽　赤芍药各等分

【用法】上为末，炼蜜为丸，如梧桐子大，捏作为饼。淡竹汤下，先化开，晨服之，或黄昏亦可。

【主治】初生婴儿，一切积热，热毒积惊。

【加减】如热甚惊重者，加黄耆一钱，煎汤下。

连翘散

【来源】《普济方》卷四〇八。

【组成】防风　羌活　连翘　荆芥　甘草　赤芍药　栀子　蝉蜕　黄连各等分

【用法】上为散。每服用灯心、薄荷、生地黄同煎。

【功用】清心解热。

【主治】小儿惊疮烦躁啼哭。

南星膏

【来源】《松崖医径》卷下。

【组成】牛胆南星（腊月以南星为末，填入黄牛胆中，风处阴干，百日取用，宜亲手修制者佳）五钱（炒用）　人参　白术　山药（炒）　白茯苓（去皮）　白茯神（去心）　羌活　甘草（炙）　白僵蚕　全蝎（去毒，以薄荷汁浸，炙）各三钱　辰砂二钱（水飞另研）　麝香一分

【用法】上各为细末，一处和匀，炼蜜丸，如芡实大，金箔为衣。每服一丸，食后用薄荷汤调化服下。

【功用】祛风退热，消痰镇心，除百病。

【主治】小儿精神不定，恍惚不宁，恐畏多哭。

蝉蜕钓藤饮

【来源】《婴童百问》卷二。

【别名】蝉退饮（原书卷十）、蝉蜕钓藤散（《兰台轨范》卷八）。

【组成】钓藤　天麻　茯苓　川芎　白芍药各二钱　甘草　蝉蜕各一钱

【用法】上为散。灯心煎，加木通、麦门冬、防风、羌活各一钱。

《兰台轨范》本方用法：每服一钱，灯心汤下。

【主治】肚疼惊啼。

安神散

【来源】《婴童百问》卷三。

【组成】蝉蜕四十九个（只用后一截，除去前一截并嘴脚）

【用法】上为极细末，作四服。用钩藤汤调下，不拘时候。

【主治】

1.《婴童百问》：婴孩夜啼。

2.《古今医鉴》：小儿夜喘不止，状如鬼神。

青金丸

【来源】《幼科类萃》卷四。

【组成】青黛　使君子　芦荟　牛胆南星　川京墨各二钱　腻粉　麝半钱　脑一字

方中腻粉用量原缺。

【用法】上为末，面糊为丸，如梧桐子大。每服一丸，薄荷汤调下。

【主治】痰热惊积。

羊肝饼

【来源】《医便》卷五。

【组成】黑羖羊肝一具（去筋膜，切成方寸块，中间割开相连）　白术一两（小米泔浸一宿，切成咀，陈壁土炒黄色，为细末一两）　左顾大牡蛎一个（重一斤者，炭火煅通红，候冷，为细末一两）　真黄蜡一两（溶化开，入前药二味搅匀，乘热成饼，照肝块数目如肝块大，其饼重二钱，小者重一钱五分）

【用法】上将蜡饼夹于肝内，用竹叶包裹，以线缚之，入新砂锅中，以水淹一寸，入粟米五六合煮，

以米熟为度，候冷，去竹叶。任小儿食之，一次二三块。夏月将饼系于井中，勿令色变味臭，小儿不肯食也。重者不过一肝二肝，轻者数块则热止，七日后则积消腹软矣。

【主治】小儿惊积，左胁下有块；女人血瘕，发热瘦弱。

【宜忌】若积块在右，为食积，不宜吃此饼。

紫金丸

【来源】《证治准绳·幼科》卷八引庄氏方。

【组成】蝎梢三七个　犀角末　银末　朱砂各一钱

【用法】上为极细末，面糊为丸，如绿豆大。大人、小儿因惊积聚，粘滑毒物在脾胃，累曾用药取不下，变成虚中积，大人吃食吐逆，心腹胀满，夜有虚汗，日渐瘦恶。每服七丸，用生姜、大枣汤送下；妇人血气，每服五丸至七丸，米饮送下；小儿惊积，体热困重，目不开，黄连、甘草、桃仁、薄荷汤化腻粉一字许送下，一岁上、三岁下每服二丸，小儿只可一二丸。

【主治】大人、小儿惊积，妇人血气。

得一汤

【来源】《诚书》卷十六。

【组成】川芎　白芍（炒）　胆星　远志　枳壳（炒）　枣仁　天麻各五分　蝉蜕二分　甘草（炙）三分

【用法】水煎服。

【主治】诸惊啼。

安神汤

【来源】《幼科铁镜》卷六。

【组成】人参　半夏　枣仁　茯神　当归　橘红　赤芍　五味子　甘草

【用法】生姜为引，水煎服。

【主治】小儿心血不足，惊悸。

化痞散

【来源】《全国中药成药处方集》（抚顺方）。

【组成】三仙九钱 使君子仁 山药 扁豆 白术 党参 茯苓 芜荑 芡实 鸡内金各三钱 黄连 清半夏 陈皮 厚朴 胡黄连 朱砂各二钱

【用法】上为细末。每服一钱，小儿周岁以上者服一分至二分，余者量儿大小酌用之。

【功用】健胃整肠驱虫。

【主治】胃肠不调，消化不良，痞满胀痛，腹大青筋，肌瘦发热，腹大颈细，虫积食积，腹痛恶心，寐而惊啼或成疳疾。

【宜忌】胃肠衰弱，无热久泄者忌服之。

十五、小儿口噤

《圣济总录》："夫小儿初生，便得口噤，不能饮乳者，此由在胎时，其母腑脏有热，熏蒸胞胎，热气入儿心脾，致初生后，口中忽结热于舌上，如黍米大，令儿不能吮乳，名之曰噤也。"本病属西医学疱疹性口炎、溃疡性口炎范畴。

二乳饮

【来源】方出《备急千金要方》卷五，名见《普济方》卷三六五。

【组成】驴乳 猪乳各二升

【用法】上合煎一升五合。服如杏仁许，三四服，愈。

【主治】小儿口噤。

瓜蒂散

【来源】《圣济总录》卷一六七。

【组成】瓜蒂七枚 全蝎一枚（微炒） 赤小豆二七粒

【用法】上为散。每服半钱匕，粥饮调下。服后以吐为效。

【主治】小儿口噤。

立圣散

【来源】《幼幼新书》卷五引张涣方。

【组成】干蝎梢七个（为末） 腻粉（末）一钱 干蜘蛛一个（去口足。先以新竹于火上炙，取竹沥一蚬壳许，浸蜘蛛一宿，炙令焦，取末）

【用法】上为极细末。每服一字，用乳汁调，时时滴口中。

【主治】小儿口噤。

蜈蚣方

【来源】《仁斋直指小儿方论》卷一。

【别名】蜈蚣散（《袖珍小儿方》卷二）。

【组成】赤足蜈蚣半枚（去足，炙令焦）

【用法】上为末，入麝香少许，以猪乳一合和之。分三次服。

《赤水玄珠全集》载猪乳取法为：令小猪儿吮吃，方其吃时，将小猪后脚提起，其口即开，急将取之，即得乳也。

【主治】小儿口噤不开。

竹沥汤

【来源】《普济方》卷三六〇引《傅氏活婴方》。

【组成】朱砂 麝香

【用法】上为细末，收之。如用，先将苦竹一束，除去两头节，火烧取油一二合，入淡竹叶汤点服。

【主治】小儿口噤体热。

菖蒲散

【来源】《普济方》卷三六六。

【组成】菖蒲

【用法】上为丸。每服一钱，麻油泡汤调下。如卒然不语，吐出风涎即愈。治噤口，用好沥调下。

本方方名，据剂型当作"菖蒲丸"。

【主治】小儿卒然音哑，噤口，心热不语。

蜘蛛散

【来源】《袖珍小儿方》卷二。

【组成】蜘蛛一枚（去足嘴，炙令焦）

【用法】上为末。猪乳调灌。

【主治】小儿噤口不开。

十六、小儿发搐

小儿发搐，临床表现为心神惊悸，目上视，白睛赤色，牙关紧，口内流涎，手足动摇或目微斜视，身体似热，睡露睛，手足冷，大便为淡黄色水液。多与心肝两脏有关，与惊风、热病等病共见。

千金汤

【来源】《备急千金要方》卷五。

【组成】蜀椒　左顾牡蛎各六铢（碎）

方中蜀椒，《千金翼方》作"蜀漆"。

【用法】上药以酢浆水一升，煮取五合，每服一合。

【主治】小儿暴惊啼绝死，或有人从外来，邪气所逐，令儿得疾。

【方论】《千金方衍义》：千金汤专取蜀椒以温中气，牡蛎以镇肾怯，为肾虚胎寒要药。

麻黄散

【来源】《太平圣惠方》卷八十五。

【组成】麻黄一分（去根节）　甘草一分（炙微赤，锉）　羌活三两　柴胡三分（去苗）　川大黄一两（锉碎，微炒）　川升麻一两　子芩一两　葛根半两（锉）　枳壳半两（麸炒微黄，去瓤）　蛇蜕皮五寸（炙令黄色）　石膏一两半（细研）　钩藤一分　蚱蝉二七枚（微炒黄）　杏仁半两（汤浸，去皮尖双仁，麸炒微黄）

全蝎散

【来源】《简明医彀》卷六。

【组成】全蝎二十个（洗，炒）　朱砂（水飞）五分　硼砂　冰片　麝香各二分半

【用法】上为末。用乳母唾调，涂儿口唇内及牙上。或猪乳调。入口内。

【主治】小儿口噤。

【用法】上为粗散。每服一钱，以水一小盏，煎至五分，去滓，更入竹沥半合，煎三两沸，量儿大小加减服之。

【主治】小儿百日内发痫，连发不醒，及胎中带风，体冷面青，身体反张。

浴体法

【来源】《小儿药证直诀》卷下。

【别名】浴体天麻散（《御药院方》卷十一）。

【组成】天麻末二钱　全蝎（去毒，为末）　朱砂各五钱　乌蛇肉（酒浸，焙干）　白矾各二钱　麝香一钱　青黛三钱

【用法】上为细末。每用三钱，水三碗，桃枝一握，叶五七枚，同煎至十余沸，温热浴之。勿浴背。

【主治】

1.《小儿药证直诀》：胎肥、胎热、胎怯。

2.《御药院方》：小儿百日内发搐。

圣金丹

【来源】《普济方》卷三七四引《医方妙选》。

【组成】白僵蚕一两　半夏一两（汤洗七次，焙干）　乌蛇头一枚（酥炙令黄，以上捣罗为细末，另研入）　青黛一分　蟾酥三片（如柳叶大，铁器上焙干）

【用法】上为末，酒糊为丸，如黍米大。每服十粒，点龙脑汤送下。

【主治】小儿痰实潮搐者。

豆附丸

【来源】《医方大成》引《幼幼方》（见《医方类聚》卷二四四）。

【组成】肉豆蔻一分　附子一分（炮）

【用法】上为末，面糊为丸，如粟米大。饭饮送下。

【主治】小儿搐搦，吐泻。

正舌膏

【来源】《御药院方》卷十一。

【组成】天麻（明大者）　白僵蚕（直者，去丝炒）　大叶薄荷（郓州者）各半两　上好朱砂（飞研）一分（半入药，半为衣）　麝香一钱（研）　脑子（少许）

【用法】上除研者外，为末研匀，炼蜜为丸，如榛子大，朱砂为衣。每服一丸，薄荷汤化下，时时服。

【主治】小儿风病搐搦，机关不利，吃乳难下，至不能发声者。

七宝洗心散

【来源】《婴童百问》卷二。

【组成】白术一钱半　甘草（炙）　当归　荆芥穗　麻黄（不去节）　芍药　大黄（面裹煨，去面，切，焙）各六钱　前胡　生地各四钱　薄荷少许

【用法】上为末。每服一钱，水一盏，加生姜一片，水煎服。

【主治】小儿发搐，有热不大便者。

安神丸

【来源】《婴童百问》卷二。

【组成】人参　茯神　麦门冬　干山药　龙脑各二钱　龙齿一钱　朱砂　甘草　寒水石末各半

钱　金箔二片

【用法】上为末，炼蜜为丸，如鸡头子大。灯心汤调下。

【主治】伤食后发搐，搐退者。

安神散

【来源】《丹溪心法附余》卷二十二。

【组成】全蝎四个（塘水浸一宿）　南星（大者）一个（开一穴，入蝎在内，以南星末盖其口，用面裹，火煨令赤色，取出放地坑一宿，去南星）

【用法】上为末。每服一字，磨刀水调下。

【主治】小儿搐搦。

抑肝散

【来源】《保婴撮要》卷一。

【组成】软柴胡　甘草各五分　川芎八分　当归　白术（炒）　茯苓　钩藤钩各一钱

【用法】上水煎，子母同服。如蜜丸，名"抑青丸"。

【主治】小儿肝经虚热发搐，或发热咬牙，或惊悸寒热，或木乘土而呕吐痰涎，腹胀少食，睡卧不安。

擦牙通关散

【来源】《保婴撮要》卷二。

【组成】南星二钱　麝香一字　牙皂二挺（烧存性）　赤脚蜈蚣一条　僵蚕一钱

【用法】上为末。姜汁蘸药少许擦牙，或调服二三点，涎自出。

【主治】风搐搦，关窍不通，痰塞中脘，留滞百节。

安息香煎

【来源】《古今医统大全》卷八十八。

【组成】安息香　苏合香　檀香　藿香　甘草　胆南星各等分

【用法】上为细末，姜汁调作小饼。每用磨化，涂奶上及焚烟。

【主治】小儿物忤逆触。

【主治】小儿惊搐后不语。

加减安神丸

【来源】《育婴家秘》卷二。

【组成】黄耆（炙） 人参 归身 川芎 麦门冬（去心） 石菖蒲 木通 炙甘草 远志（去心，姜汁浸、焙干）各一钱 寒水石一钱半

【用法】上为细末，炼蜜为丸，如芡实大。每服一丸，用苏叶三片，煎汤送下。每日取豮猪心连肺管处，割一半，煎汤饮之，以助药力。

【主治】小儿病搐，痰入心肺窍中，以致搐后失音者。

压惊汤

【来源】《慈幼新书》卷七。

【别名】压风汤（《傅青主男女科·男科》卷下）。

【组成】茯苓一钱 白术 神曲各五分 甘草 半夏 辰砂各三分 陈皮一分 砂仁一粒

【主治】惊未发时，觉身热面青，心悸不宁，啼叫恍惚，已发搐。

【加减】吐者，去甘草，加砂仁；泻者，加车前子。

醒脾散

【来源】《证治准绳·幼科》卷九。

【组成】甘草（炙）一钱 冬瓜子 防风各半两 人参一分

【用法】上为末。每服一钱，加竹叶、灯心各少许，同煎至七分，去滓，食后、临睡温服。

黄连安神丸

【来源】《痘疹全书》卷下。

【组成】黄连二钱 当归二钱 龙胆草二钱 石菖蒲一钱五分 全蝎七个 茯神一钱五分

【用法】上为细末，汤浸蒸饼，杵，猪心血为丸，朱砂为衣。灯草汤下。

【主治】浑身壮热，未至羸瘦，但多搐掣，烦躁不宁。

回生救急散

【来源】《北京市中药成方选集》。

【组成】天南星（炙）四两 黄芩四两 天竺黄一两 木香一两 柴胡一两 白附子（炙）一两 莲子心一两 荆芥穗一两 天麻一两六钱 川乌（炙）一两 橘皮三两 薄荷四两 葛根（用粉）二两 山川柳（去梗）二两 滑石二两 大黄三两 玄参（去芦）三两 牛蒡子（炒）二两 僵蚕（炒）一两二钱 桔梗三钱 黄连一钱

【用法】上为细末，每三十二两细粉兑入雄黄二两，麝香三钱，牛黄一钱，朱砂六两，冰片六两五钱。混合均匀，再研细过罗，瓶装，每服二分，温开水送下，一日二次。小儿三岁以下者酌情递减。

【功用】清热散风，镇惊化痰。

【主治】小儿发热咳嗽，痰涎壅盛，烦燥口渴，惊悸抽搐。

十七、小儿夜啼

小儿夜啼，是指婴儿白天能安静入睡，入夜则啼哭不安，时哭时止，或每夜定时啼哭，甚则通宵达旦的病情，多见于新生儿及6个月内的小婴儿。新生儿及婴儿常以啼哭表达要求或痛苦，饥饿、惊恐、尿布潮湿、衣被过冷或过热等均可引起啼哭。此时若喂以乳食、安抚亲昵、更换潮湿尿布、调整衣被厚薄后，啼哭可很快停止，不属病态。

本病成因多为脾寒、心热、惊恐所致。脾寒腹痛是导致夜啼的常见原因，常由孕母素体虚寒、恣食生冷，胎禀不足，脾寒内生；或因护理不当，腹部中寒，或用冷乳哺食，中阳不振，以致寒邪内侵，凝滞气机，不通则痛，因痛而啼。由于夜间属阴，脾为至阴，阴盛则脾寒愈甚，腹中有寒，故入夜腹中作痛而啼。若孕母脾气急躁，或平素恣食香燥炙烤之物，或过服温热药物，蕴蓄之热遗于胎儿，出生后将养过温，受火热之气熏灼，心火上炎，积热上扰，则心神不安而啼哭不止。或是心火过亢，阴不能潜阳，故夜间不寐而啼哭不宁。彻夜啼哭之后，阳气耗损，无力抗争，故白天入寐；正气未复，入夜又啼，周而复始，循环不已。心主惊而藏神，小儿神气怯弱，智慧未充，若见异常之物，或闻特异声响，而致惊恐，惊则伤神，恐则伤志，致使心神不宁，神志不安，寐中惊惕，因惊而啼。总之，寒则痛而啼，热则烦而啼，惊则神不安而啼，是以寒、热、惊为本病之主要病因病机。

本病治疗法当分别轻重缓急，寒热虚实。婴儿夜间啼哭而白天能正常入睡，首先考虑由于喂养不当所致，应给予相应的指导。要仔细观察，寻找原因，确认夜啼无直接病因者，方可按脾寒、心热、惊恐辨治。虚实寒热的鉴别要以哭声的强弱、持续时间、兼症的属性来辨别。因脾寒气滞者，治以温脾行气；因心经积热者，治以清心导赤；因惊恐伤神者，治以镇惊安神。

当归散

【来源】《幼幼新书》卷七引《肘后备急方》。

【组成】当归（末之）小豆大

【用法】以乳汁咽之，日夜三四度。若不愈，当归半两，小胅卵一具，并切之，以酒一升二合同煮，取八合，服半合至一合，随儿大小，日三夜四。

【主治】小儿喜啼。

一物前胡丸

【来源】《外台秘要》卷三十五引《小品方》。

【别名】前胡丸（《圣济总录》卷一七〇）。

【组成】前胡随多少

【用法】上药治下筛，炼蜜为丸，如大豆大。每服一丸，每日三次。加至五六丸，以愈为度。

【主治】小儿夜啼。

乳头散

【来源】《外台秘要》卷三十五引《古今录验》。

【组成】黄耆　甘草（炙）　当归　芍药　附子（炮）　干姜各等分

【用法】上为散，以乳头饮儿。丸可胡豆三丸，大小量之。

本方改为丸剂，名"黄耆丸"（《圣济总录》卷一七〇）。

【主治】小儿夜啼不止，腹中痛。

龙角丸

【来源】《备急千金要方》卷五。

【别名】五惊丸（《外台秘要》卷三十五引《崔氏方》）。

【组成】龙角三株　牡蛎九铢（一作牡丹）　黄芩半两　炸蝉二枚　牛黄（如小豆）五枚　川大黄九铢

【用法】上为末，蜜为丸，如麻子大。蓐里儿每服二丸，随儿大小，以意增减。

《太平圣惠方》：用煎金银汤研服。

【主治】

1.《备急千金要方》：小儿五惊夜啼。

2.《太平圣惠方》：小儿惊啼，以壮热心烦，眠卧不安，睡中或时搐搦。

【方论】《千金方衍义》：龙角丸取东方木气以透肝风，牡蛎以敛肾气，大黄以涤惊痰，黄芩以解风热，牛黄以定胎惊，蚱蝉专止夜啼，为胎热惊啼峻药。

芎藭散

【来源】《备急千金要方》卷五。

【组成】芎藭　白术　防己各半两

【用法】上药治下筛。以乳和，与儿服之。又以儿母手掩脐中；亦以摩儿头及脊。二十日儿未能服散者，以乳汁和之，服如麻子大一丸；儿大能服药者，以意斟酌之。

【主治】小儿夜啼，至明即安寐。

【方论】《千金方衍义》：苇蘼散专取苇蘼以散风热，白术以培土虚，防己以开痰癖，为涤热安中专药。

五味子汤

【来源】《张文仲方》引《隐居效方》（见《外台秘要》卷三十五）。

【别名】五味子散（《太平圣惠方》卷八十二）。

【组成】五味子　当归　芍药　白术各四分　甘草（炙）　桂心各二分

【用法】上切。以水一升，煎取五合，分服之。

【主治】小儿夜啼不安，此腹痛，故至夜辄剧。

虎睛丸

【来源】《外台秘要》卷三十五引刘氏方。

【别名】五味虎睛丸（《太平圣惠方》卷七十六）。

【组成】犀角十二分（屑）　子芩五分　栀子仁　大黄各十分　虎睛一枚（研）

【用法】上为末，炼蜜为丸，如梧桐子大。每服七丸，大小量之，若小儿热风痫，每服三丸，以乳汁或竹沥研下，逐渐增量，以愈为度；小儿百日以下，蓐内壮热，每服四丸，以奶汁研下。

【主治】

1.《外台秘要》引刘氏方：儿眠睡不安，惊啼不吃奶。

2.《太平圣惠方》：小儿惊啼壮热，颜色萎瘁，腹中坚积，不可哺乳。

【宜忌】

1.《外台秘要》引刘氏方：奶母忌热面。

2.《颅囟经》：忌毒物。

浆水粥

【来源】《医方类聚》卷二六一引《食医心鉴》。

【组成】白米二合

【用法】上以浆水煮白米作稀粥，临熟下葱白，和匀食之。

【主治】小儿夜啼，小便不通，肚痛。

人参散

【来源】《太平圣惠方》卷八十二。

【组成】人参半两（去芦头）　茯神半两（分）　甘草半分（生，锉）　川大黄半分（锉碎，微炒）　蛇黄半分　牛黄半分（研细）　犀角屑半分　白芥子半两（分，微炒）

【用法】上为细散。每服半钱，以水煎柳枝、桃枝汤调下，频服。

【主治】小儿夜啼，不可禁止。

牛黄丸

【来源】《太平圣惠方》卷八十二。

【组成】牛黄一分（细研入）　朱砂一分（细研入）　芦荟一分（细研）　麝香一分（细研）　白僵蚕半两（微炒）　龙齿三分（细研）　当归一分（锉，微炒）　赤芍药一分　钩藤一分　蜗牛一分（麸炒令黄）　代赭一分　牡蛎一分（烧为粉）

【用法】上为末，入研了药令匀，炼蜜为丸，如麻子大。一月及百日儿，每服三丸，用薄荷汤送下；半年至一岁儿，每服五丸，连夜三服。

【主治】小儿夜啼，多惊烦热。

牛黄丸

【来源】《太平圣惠方》卷八十二。

【组成】牛黄二分（细研）　代赭三分　牡丹三分　麝香一钱（细研）

【用法】上为末，都研令匀，炼蜜为丸，如绿豆大。每服二丸，以温水送下。

【主治】小儿躽啼不止。

石膏散

【来源】《太平圣惠方》卷八十二。

【组成】石膏一两　人参半两　龙骨半两

【用法】上为细散。每服一钱，用水一小盏，煎至五分，去滓，温温服之。

【主治】小儿夜啼，壮热惊惧。

芍药散

【来源】《太平圣惠方》卷八十二。

【组成】赤芍药半两 桂心半两 芎藭半两 黄芩半两 薯蓣半两

【用法】上为细散。一月及百日儿每服一字，粥饮调下，半岁及一岁儿每服半钱，连夜三五服。

【主治】小儿夜啼不止，胸滞气胀，膈中气逆，呕吐腹痛。

伏龙肝丸

【来源】《太平圣惠方》卷八十二。

【组成】伏龙肝一分 朱砂一分 麝香半分

【用法】上为细末，炼蜜为丸，如绿豆大。候啼，即以温水调一丸与服。必效。

【主治】小儿惊啼，为夜啼不止。

牡丹丸

【来源】《太平圣惠方》卷八十二。

【组成】牡丹三分 代赭半两 赤芍药半两 麝香一分（细研）

【用法】上为末，都研令匀，炼蜜为丸，如麻子大。每服三丸，以蜜汤研下，连夜四五服。

【主治】小儿腹痛夜啼。

牡蛎散

【来源】《太平圣惠方》卷八十二。

【组成】牡蛎一分（烧为粉）伏龙肝一分（细研）甘草三分（炙为赤，锉）苍术一分（锉，炒熟）麝香三分（细研）

【用法】上于木臼内捣细罗为散。每服半钱，研陈米泔澄清，煎竹茹汤调服。

【主治】小儿躯啼，或吐泻，腹胀胸满。

乳头散

【来源】《太平圣惠方》卷八十二。

【别名】黄耆散（《普济方》卷三六一）。

【组成】黄耆一分（锉） 甘草一分（炙微赤，锉） 当归一分（锉，微炒） 赤芍药一分 木香一分

【用法】上为细散。每服取少许着乳头上，因儿吃乳服之。

【主治】小儿夜啼不止，腹中痛。

雀粪丸

【来源】《太平圣惠方》卷八十二。

【别名】逐痛丸（《圣济总录》卷一七七）。

【组成】雄雀粪一分 牛黄半两（细研） 赤芍药半两 芎藭半两 当归一两（锉，微炒）

【用法】上为末，炼蜜为丸，如麻子大。百日儿每服一丸，以乳汁送下，一日三服。

【功用】止痛温中。

【主治】小儿胎寒，躯啼。

羚羊角散

【来源】《太平圣惠方》卷八十二。

【组成】羚羊角屑一分 黄芩一分 犀角屑一分 甘草一分（炙微赤，锉） 茯神一分 麦门冬半两（去心，焙）

【用法】上为粗散。每服一钱，以水一小盏，煎至五分，去滓，分减服之。

【主治】小儿夜啼，及多惊热。

犀角散

【来源】《太平圣惠方》卷八十二。

【组成】犀角屑一分 钩藤一分 川升麻一分 人参三分（去芦头） 黄芩一分 甘草一分（炙微赤，锉）

【用法】上为粗散。每服一钱，以水一小盏，煎至五分，去滓服。

【主治】小儿夜啼及惊热。

犀角丸

【来源】《太平圣惠方》卷八十三。

【组成】犀角屑半两 羌活一分 胡黄连一分 龙齿一分

【用法】上为末，炼蜜为丸，如绿豆大。每服三丸，研破，煎金银汤送下，一日三四次。

【主治】小儿惊啼不止。

如圣青金丸

【来源】《博济方》卷四。

【别名】青金丸（《圣济总录》卷一七〇）、青金丹、睡惊丸（《普济方》卷三七三引《全婴方》）、圣青金丹（《幼幼新书》）。

【组成】龙脑一钱　麝香一分　香墨一钱半　腻粉一钱　白面三钱　使君子二个（以白面裹，慢火煨令熟）　金箔　银箔各十片（如无，少用）　青黛二钱

【用法】上为细末，滴井水为丸，如鸡头子大。慢惊风，每服一丸，薄荷水化下。服讫，须臾便睡，睡立愈，后更服二三服。如些须小惊者，及急惊，只服半丸以下；慢惊，取下清涎为效。

《圣济总录》有芦荟，治慢惊，三岁以上服一丸，以下服半丸。《普济方》本方用法：若吐泻成惊者，先与神宝丹一二服，次用此药，涎下后再与神宝丹；若只吐不泻，便服此药，涎下后再与神宝丹少许。

【功用】定搐搦，疗疳病，坠痰涎，镇心神。

【主治】小儿体热，忽发吐逆，夜惊啼，荏苒不解，或秘或泄，变成慢惊，或为疳疾。

辰砂五苓散

【来源】《太平惠民和济局方》卷二（宝庆新增方）。

【别名】苓砂散（《小儿卫生总微论方》卷七）、朱砂五苓散（《永类钤方》卷二十）。

【组成】辰砂（研）　白术（去芦）　木猪苓（去黑皮）　泽泻（洗，锉）　赤茯苓（去皮）各十二两　肉桂（去粗皮）八两

【用法】上为细末。每服二钱，沸汤点下，不拘时候。如中暑发渴，小便赤涩，用新汲水调下；小儿五心烦热，焦躁多哭，咬牙上窜，欲为惊状，每服半钱，温熟水调下。

【功用】《永类钤方》：清导小便。

【主治】

1.《太平惠民和济局方》：伤寒表里未解，头痛发热，心胸郁闷，唇口干焦，神思昏沉，狂言谵语，如见鬼神，及瘴疟烦闷未省者；中暑发渴，小便赤涩，五心烦热，焦躁多哭，咬牙上窜，欲为惊状。

2.《永类钤方》：小儿邪热在心之夜啼证。

睡惊丹

【来源】《太平惠民和济局方》卷十（绍兴续添方）。

【别名】睡惊丸（《小儿卫生总微论方》卷六）。

【组成】蛇黄（火煅红，米醋淬五遍，再将醋煮干为度）　天南星（碾为粉，用薄荷汁为饼，炙熟）　茯苓（去皮）　铁粉（重罗）　使君子仁各半斤　脑子（别研）半两　麝香（别研）一两　银箔（研）　金箔（研）各一百片

【用法】上为末，糯米糊为丸，如皂荚子大，朱砂为衣。每服一丸，五岁儿分二服，三岁以下儿分三、四服，薄荷汤磨下，更量岁数加减。

【功用】安神镇心，定惊控痰。

【主治】

1.《太平惠民和济局方》：小儿惊邪，风热痰壅，咽膈不利，夜卧不安，睡中啼哭，惊风搐搦。

2.《易简方论》：因惊者泄泻，其色必青。

龙齿丸

【来源】《圣济总录》卷一七〇。

【组成】龙齿　白僵蚕　当归（切，焙）　芍药　蜗牛　钩藤各半两　代赭（研）　牡蛎（煅）各二两　麝香（研）　牛黄（研）各一分

【用法】上为细末，炼蜜为丸，如绿豆大。二岁儿二丸，井华水化下。

【主治】

1.《圣济总录》：小儿惊啼及夜啼。

2.《普济方》：惊热。

代赭丸

【来源】《圣济总录》卷一七〇。

【组成】代赭（醋淬七遍，别研）　牡丹皮　芍药　麝香（别研）各一分

【用法】上为末，炼蜜为丸，如麻子大。一月及百日儿，每服三丸，用薄荷汤下；半年至一岁儿，每服五丸，连夜三四服。

【主治】小儿夜啼,鸡鸣即止。

鸡脑丸

【来源】《圣济总录》卷一七〇。

【组成】雄鸡脑一分 丹砂(研细)半两 牛黄(研细)一分 当归(切,焙)一分

【用法】上将当归为末,以鸡脑、丹砂等和匀为丸,如黍米大。百日儿每服一丸,薄荷汤送下,一日二次。

【主治】小儿夜多惊啼,欲成痫候。

立效散

【来源】《圣济总录》卷一七〇。

【组成】乳香一钱 灯花七枚

【用法】上为散。每服半字,涂奶母乳头上令服。

【主治】小儿夜啼。

芍药散

【来源】《圣济总录》卷一七〇。

【组成】芍药 芎藭 䗪虫(炙令焦)各一分

【用法】上为散。一月及百日儿,每服一字匕,用乳汁调服,半岁至一岁儿,每服半钱匕,连夜四服。

【主治】小儿夜啼腹痛。

芎藭散

【来源】《圣济总录》卷一七〇。

【组成】芎藭 防己各半两 人参一分

【用法】上为散。二十日儿未能服者,以乳汁和之,如麻子大一丸,以乳汁下;儿大能服散者,每服一字匕,米饮调下,一日三二次。

【主治】小儿夜啼,至明即安。

桂心汤

【来源】《圣济总录》卷一七〇。

【组成】桂(去粗皮)一分 五味子半两 当归(切,焙)一分 枳壳(去瓤,麸炒)半两 甘草(炙)

一分

【用法】上为粗末。一月及百日儿,每服一钱匕,用水半盏,煎至三分,去滓,分温二服,半年至一岁儿,准前煎作一服,不拘时候。

【主治】小儿夜啼腹痛,状如鬼祟。

桃红丸

【来源】《圣济总录》卷一七〇。

【组成】丹砂 麝香各半钱(研) 白附子半枚 白僵蚕一枚 干蝎(头尾全,炒)一枚 腻粉一钱匕(研) 金箔 银箔各二片(研)

【用法】上为末,炊饼心为丸,如绿豆大。每服一丸,金银、薄荷汤化下。

【主治】小儿惊啼,眠睡不稳。

真珠丸

【来源】《圣济总录》卷一七〇

【别名】伏龙肝丸(《普济方》卷三六一)。

【组成】真珠末 伏龙肝 丹砂各一分 麝香一钱

【用法】上为细末,炼蜜为丸,如绿豆大。每服一丸,候啼即温水送下。

【主治】小儿惊啼,及夜啼不止。

莲心散

【来源】《圣济总录》卷一七〇。

【组成】石莲心半两 人耳塞半两 乳香一分(别研) 人参半两 灯花一字 丹砂一分(别研)

【用法】上为散。每服半字匕,薄荷汤调下,不拘时候。

【主治】小儿夜啼。

硫丹丸

【来源】《圣济总录》卷一七〇。

【组成】硫黄一分 铅丹(炒过)一两。

【用法】上同研如粉,以小盒子盛,不固济,大火煅令烟尽,候冷,以竹筒盛,纸单子封口,埋在地下,七日取出,更研细,用饭为丸,如黍米大。一月及百日儿,每服两丸,用冷水送下;半年至

一岁儿，每服五丸，连夜三四服。

【主治】小儿夜啼。

当归汤

【来源】《小儿药证直诀》卷下。

【组成】当归　白芍药　人参各一分　甘草（炙）半分　桔梗　陈皮（不去白）各一分

【用法】上为细末。水煎半钱，时时少与服。

【主治】小儿夜啼，脏寒腹痛，面青手冷，不吮乳。

花火膏

【来源】《小儿药证直诀》卷下。

【别名】灯花散（《三因极一病证方论》卷十八）、花心散（《普济方》卷三六一）、灯心散（《东医宝鉴·杂病篇》卷十一）。

【组成】灯花一颗

【用法】上药涂乳上，令儿吮之。

【主治】

1.《小儿药证直诀》：夜啼。

2.《三因极一病证方论》：热证心躁夜啼。

朱砂膏

【来源】《幼幼新书》卷七引《吉氏家传》。

【组成】朱砂　人参　白茯苓　甘草各一钱　脑麝各少许

【用法】上为末，炼蜜为丸。每服一块如皂子大，金银薄荷汤下。

【主治】诸惊啼，夜啼。

安神散

【来源】《幼幼新书》卷七引《吉氏家传》。

【组成】犀角　雄黄　人参　车前子各半两　茯苓一两

【用法】上为末。每服一钱，桃仁汤调下。

【主治】夜啼。

睡洪散

【来源】《幼幼新书》卷七引《吉氏家传》。

【组成】佛花三朵（又名曼陀罗花）　乳香　朱砂各一分　麝香

方中麝香用量原缺。

【用法】上为细末。每服半钱或一字，红酒调下。

【主治】小儿夜啼不住。

牛黄丸

【来源】《幼幼新书》卷十引《吉氏家传》。

【组成】牛黄　雄黄　银粉　朱砂各一钱　全蝎一个　巴豆三粒

【用法】上为细末，用蒸饼心为丸，如绿豆大。每服三丸，薄荷汤送下，惊叫夜啼，煎灯心、石莲心汤送下。

【功用】镇心。

【主治】小儿惊风，惊叫夜啼。

红桃散

【来源】《幼幼新书》卷七引《婴童宝鉴》。

【组成】天南星二个（中心作窝，内入朱砂令满，用淡水调中心，末涂缝上，掘地作坑，按天南星在坑内，灰盖定，以火烧，色变取出为末）　全蝎半分（末）　白附子（大者）一个　腻粉一钱

【用法】上为末。每服一字，用薄荷金银汤调下。

【主治】小儿体热夜啼，不乳食。

虎眼丸

【来源】《幼幼新书》卷十引《惠眼观证》。

【组成】朱砂　白僵蚕　天南星（生）各一分

【用法】上为末，面糊为丸，如梧桐子大。每服五丸至七丸，薄荷汤送下。

【功用】镇心化涎。

【主治】小儿夜卧不稳，梦中惊叫，或多虚汗。

五味子散

【来源】《幼幼新书》卷七引万全方。

【组成】五味子　当归（微炒）　赤芍药　白术各半两　茯神　陈皮　桂心　甘草（炙）各一分

【用法】每用散一钱，水一盏，煎五分，去滓

温服。

【主治】小儿夜啼及肠痛，至夜辄极，状似祟。

辰砂丹

【来源】《幼幼新书》卷八引《王氏手集》。

【组成】朱砂　天麻　南星（炮）　僵蚕　白芷各一钱　牛黄　脑　麝各少许

【用法】上为末，粳米饭糊为丸，如梧桐子大。每服一丸，金银薄荷汤送下。

【主治】小儿惊风，夜啼，搐搦潮发。

七宝轻青丹

【来源】《幼幼新书》卷十四引汉东王先生方。

【别名】轻青丹（《普济方》卷三六八）。

【组成】螺头青黛半两　葛粉　钩藤（炒）　天竺黄各一分　白附子三字　丁香（炒）一字　麝半皂子大　铅锡（灰）三钱

【用法】上为末，粟米糊为丸，如绿豆大。婴孩一丸，分三服，量加薄荷，熟蜜水磨下。

【主治】婴孩变蒸，及伤寒温壮，斑疮水痘，夜啼惊叫，诸惊余热，口疮，小便赤。

铁涎膏

【来源】《幼幼新书》卷十九引汉东王先生方。

【组成】铁焰粉　白附子　辰砂各一钱　丁头代赭半两（生）　脑　麝各一字

【用法】除脑、麝别研，余为细末，蒸枣子（去核），烂扒为膏。婴孩每服半皂子大，三二岁一皂子大，金银薄荷汤化下。

【主治】婴孩小儿诸惊夜啼，手足微动，及潮热盛者。

万全散

【来源】《幼幼新书》卷七引张涣方。

【别名】万金散（《小儿卫生总微论方》卷十五）。

【组成】沉香　丁香　人参　五味子　当归（焙）一两　赤芍药　白术各半两　桂心一分

【用法】上为细末。每服一钱，淡浆水一盏，煎五

分，时滴口中。

【主治】婴儿脏寒禀弱，或多图解，面色青白，遇夜多啼，甚者烦闷，状若神祟。

养脏汤

【来源】《幼幼新书》卷七引张涣方。

【组成】川当归一两　沉香　丁香　白术　桂心　川芎各半两

【用法】上为细末。每服一钱，水八分，入生姜二片，煎至四分，去滓放温，时时滴口中。

【主治】啼。婴儿在胎之时，其母将养一切不如法，及取凉饮冷过度，冷气入儿腹胃，使胎气不强，致生下羸弱多病，俯仰多啼。

抹唇膏

【来源】《幼幼新书》卷七引茅先生方。

【组成】蝉壳一个（去足）　灯花二朵　朱砂少许

【用法】上为末。如小儿夜啼，遇夜用鸡冠血调药，抹儿子上下两唇即止。夹朱砂膏与服。

【主治】小儿夜啼。

安神散

【来源】《幼幼新书》卷八引《四十八候》。

【组成】人参　茯苓　朱砂各一钱　真珠半钱　甘草（炙）三寸　蝉蜕七个　麝香　犀角屑各少许

【用法】上为末。每服一钱，薄荷汤调下。

【主治】小儿惊虚，夜啼。

当归散

【来源】《幼幼新书》卷七。

【组成】当归　白芍药　人参各一分　甘草（炙）半分　桔梗　陈皮各一钱

【用法】上为散。每服半钱，水煎，时时服。又有热痛，亦啼叫不止，面夜赤，唇焦，小便黄赤，人参汤下三黄丸。

【主治】小儿脏冷腹痛，以致夜啼，面青手冷，不吮乳者。

钩藤膏

【来源】《闫氏小儿方论》。

【别名】钓藤膏（《幼幼新书》卷十引汉东王先生方）、钩藤汤（《嵩崖尊生全书》卷十五）。

【组成】没药（研） 好乳香（水中坐乳钵研细称） 木香 姜黄各四钱 木鳖仁十二个

【用法】先将后三味为细末，次研入上二味，炼蜜和成剂收之。每一岁儿可服半皂角子大，煎钩藤汤化下，不拘时候。次服魏香散。

【主治】

1.《闫氏小儿方论》：小儿盘肠内钓，腹中极痛，干啼后偃

2.《太平惠民和济局方》（淳祐新添方）：小儿胎寒胃冷，肚腹疼痛，夜间啼哭，呕吐乳食，大便泻青，状若惊搐，时有冷汗。

蒜香膏

【来源】《小儿卫生总微论方》卷十四。

【别名】蒜丸（《三因极一病证方论》卷十八）、蒜乳丸（《普济方》卷三六一）。

【组成】大蒜一颗（慢火煨香熟，取出细切，稍研，日中或火上焙半干，研） 乳香半钱（别研）

【用法】上研匀，为丸如芥子大。每服七粒，以乳汁送下。

【主治】小儿冷证腹痛，夜啼。

马骨末

【来源】《小儿卫生总微论方》卷十五。

【组成】马骨

【用法】上为细末。敷母乳上，令小儿吮服。

【主治】小儿诸夜啼。

灯花丸

【来源】《小儿卫生总微论方》卷十五。

【组成】灯花二十个 乳香（皂子大）两块

【用法】上为末，粟米饮为丸，如芥子大。每服七丸，以桃心汤送下，不拘时候。

【主治】小儿惊啼，夜啼。

虎睛散

【来源】《小儿卫生总微论方》卷十五。

【组成】虎睛

【主治】小儿惊惕。夜啼。

明砂丸

【来源】《小儿卫生总微论方》卷十五。

【组成】朱砂（通明者）一钱 杏仁十四个（去皮尖，炒黄） 好坏子半钱（即胭脂）

【用法】上为末，软饭和丸，如黍米大。每服三五丸，薄荷汤送下。

【主治】小儿心神不宁，多惊，心腹疼痛，夜啼不止。

宁心膏

【来源】《普济方》卷三七三引《全婴方》。

【组成】人参 白术 白茯苓 茯神 山药 羌活 甘草（炙）各一钱 朱砂一钱 麝香一分 脑子一分

《奇效良方》有金箔二十片为衣。

【用法】上为米，炼蜜为丸，如鸡头子大。每服一丸，薄荷汤化下。

【功用】

1.《普济方》引《全婴方》：镇心，除百病。

2.《奇效良方》：定神定志。

【主治】

1.《普济方》引《全婴方》：小儿精神不定，恍惚不宁，夜里多哭，怯人怕物，眠睡惊魇。

2.《奇效良方》：小儿惊悸不宁，心经有热，多啼。

保寿膏

【来源】《普济方》卷三七三引《卫生家宝》。

【组成】羌活一分 藿香叶半两 全蝎一分（去毒） 防风一分 天麻一分 川芎二钱 朱砂二钱（别研） 独活二钱 人参二钱

【用法】上为末，入朱砂和匀，炼蜜为丸，如皂角子大。每服一粒，金钱薄荷汤化下。

【功用】镇心截风。

【主治】小儿心神不安，多惊夜啼。

灯花膏

【来源】《是斋百一选方》卷十九。

【别名】火花膏（《赤水玄珠全集》卷二十五）、花火膏（《婴童百问》卷三）。

【组成】灯花七个　硼砂一字　朱砂少许

【用法】上为极细末，以蜜调成膏。俟儿睡时，以少许抹口唇上。

【主治】

1.《是斋百一选方》：小儿夜啼。

2.《普济方》：热燥，小便赤，口暖有汗，仰身而啼。

小定志丸

【来源】《魏氏家藏方》卷十。

【组成】酸枣仁（去皮，炒）　人参（去芦）　白茯神（去木）各二钱　远志（去心，水洗，微炒）一钱　乳香半钱（别研）

【用法】上为细末，炼蜜为丸，别研生朱砂为衣，如粟米大。每服二十丸，人参汤送下。

【功用】压惊邪，止夜啼。

【主治】婴孩禀赋不足，心神睡卧不宁，夜啼。

钓藤散

【来源】《仁斋直指小儿方论》卷四。

【别名】钩藤散（《丹溪心法》卷五）。

【组成】钓藤　茯神　茯苓　川芎　当归　木香各一钱　甘草（炙）各半钱

【用法】上为末。每服一钱，加生姜、大枣略煎服。

【主治】夜啼，小儿脏冷。

【加减】其或心热而烦啼，必有脸红舌白，小便赤涩之证，钓藤散去当归、木香加朱砂末一钱，研和，每服一钱，木通煎汤调下。

龙齿散

【来源】《类编朱氏集验方》卷十一。

【组成】龙齿　茯苓　白附子（炮）　蝉蜕　甘草各等分

【用法】上为细末。每服一小钱，临卧薄荷汤下。

【主治】小儿惊悸夜啼。

龙齿散

【来源】《袖珍方》卷四引《澹寮方》。

【组成】蝉壳（去翅足，洗泥土）　钩藤（有钩子者）　龙齿　茯苓（去皮）人参各等分

【用法】上为末。每服一钱，水半盏，煎服。

【主治】小儿夜哭不住。

清神散

【来源】《活幼口议》卷二十。

【组成】四圣汤加白附子　全蝎　腻粉

【主治】小儿体热，夜啼烦躁。

镇心驱邪散

【来源】《活幼口议》卷二十。

【组成】四圣汤加沉香　朱砂

【主治】小儿夜啼烦躁，肚腹冷痛。

万金散

【来源】《永类钤方》卷二十。

【组成】沉香　丁香　人参　五味子　当归　乳香各半两　肉桂一钱半　赤芍　白术各一分

【用法】上锉。水煎服。

【主治】小儿脏冷，内钓，夜啼。

红轮散

【来源】《永类钤方》卷二十。

【组成】牙消　寒水石（般）各二两　麝香半钱　脑子半钱　朱砂二两　甘草一两（炙）

【用法】上为末。周岁儿一字，薄荷汤调下。

【主治】小儿惊热夜啼，涎壅心燥；并治中暑昏冒。

蝉花散

【来源】《永类钤方》卷二十。

【组成】蝉壳（下半截）

【用法】上为末。初生小儿，每服一字，薄荷汤入酒少许调下。或者以上半截为末，依汤调下，啼复如初。

【主治】小儿夜啼不止，状如鬼祟。

大安神丸

【来源】《世医得效方》卷十一。

【别名】大惊丸。

【组成】人参（去芦） 茯苓各半两 甘草一两（炙） 僵蚕（去丝）二钱半 白术半两（煨） 桔梗尾二钱半 辰砂半两 全蝎五个（去毒） 金银箔各六片 麦门冬（去心、炒） 木香各半两 酸枣仁一两（汤去皮壳） 蚌粉（炒） 大赭石半两（醋煮）

【用法】上为末，水丸或蜜丸。急惊潮热，竹青、薄荷叶汤送下；夜啼，灶心土煎汤送下；伤食，荆芥煎汤送下；疹痘，蝉退（去足翼）煎汤送下；抽搐，防风煎汤送下；常服金银薄荷煎汤送下；慢惊，冬瓜仁煎汤送下。

【功用】安神定志，去惊。

【主治】心热夜啼烦躁；心疳面黄睑赤，烦满壮热，心燥口疮，虚惊。

【加减】凡惊风已退，神志未定，加琥珀三钱（别研），远志半两（去心），姜汁（炒焦为度）。

黄连饮

【来源】方出《丹溪心法》卷五，名见《东医宝鉴》卷十一。

【组成】人参二钱 黄连一钱半 甘草（炙）五分 青竹叶十片 生姜一片

【用法】上锉。水煎，取汁灌口中。

【主治】小儿心经有热夜啼。

龙齿散

【来源】《普济方》卷四〇一引《傅氏活婴方》。

【组成】石膏 人参 龙齿 朱砂 麝香 甘草各等分

【用法】上为末。每服一字，金银薄荷汤点服。

【主治】客忤，夜啼、惊悸。

天麻四君子汤

【来源】《普济方》卷三六一。

【组成】人参 白术 白茯苓 天麻 麦门冬（去心） 甘草各等分

【用法】上锉。加灯心，水煎服。

【主治】小儿夜啼。

当归散

【来源】《普济方》卷三六一。

【组成】人参 当归 白术 甘草 藿叶少许 桂心少许

【用法】上锉。水煎，温服，不拘时候。

【主治】小儿夜啼。

朱砂散

【来源】《普济方》卷三六一。

【组成】朱砂一钱 石膏一钱 寒水石一钱 滑石一钱 甘草一钱 代赭石一分

【用法】上为末。每服一字，灯心、薄荷汤调下。

【主治】小儿夜啼。

伏龙肝散

【来源】《普济方》卷三六一。

【组成】伏龙肝 交道中土各一把

【用法】上药治下筛。水和少许，饮之。

【主治】小儿夜啼不止。

刘寄奴散

【来源】《普济方》卷三六一。

【组成】刘寄奴半两　甘草一指节许　地龙（炒）一分

【用法】上锉。以水二盏，煎至一盏，去滓，时时与服。

【主治】小儿夜啼不止。

苏合香丸

【来源】《普济方》卷三六一。

【组成】白术　沉香　香附子　诃子（炮，去核）　木香　檀香　毕澄茄　丁香犀角各一两　麝香半两　苏合香（酒炙，熬成膏）　乳香各一两　朱砂一两　脑子半两　安息香（酒熬成膏）　人参各一两

【用法】上为末，同苏合香、安息香膏、八味和炼蜜为丸，如鸡头子大。半岁分作七服，人参汤化下，饥服。

【功用】常服少许，辟邪气瘟疾，除痫霍乱。

【主治】小儿心腹刺痛，啼哭不住，或中邪气，或冲客忤，或惊气入腹，或夜啼钓痛，面色不定。

养脏汤

【来源】《普济方》卷三六一。

【别名】养脏散（《医宗金鉴》卷五十）。

【组成】川当归一两　沉香半两　丁香半两　白术半两　桂心半两　川芎半两　木香半两

【用法】上为细末。每服一钱。水八分，生姜二片，煎至四分，去滓放温，时时滴口中。

【主治】躽啼。

蝉朱散

【来源】《普济方》卷三六一。

【组成】蝉蜕（水洗过）　朱砂　白茯苓各一两

【用法】上为末。临卧用鸡冠血并蜜汤调下。

【主治】小儿夜啼。

蝉砂丸

【来源】《普济方》卷三六一。

【组成】蝉退十四枚（全者，去大脚，为末）　朱

砂一字

【用法】蜜调为丸。使吮之。

【主治】小儿惊热夜啼。

睡惊丸

【来源】《普济方》卷三八四。

【组成】代赭石　蛇黄半两（淬）　铁粉南星（姜汁炮，浸七次）　金星石　银精石各三钱　黄连　麝香各一钱

【用法】上为末，加脑子半钱，炼蜜为丸，如鸡头子大。每服一丸，煎薄荷汤送下。

【主治】小儿惊热，夜啼，精神恍惚，睡卧不安，涎嗽心躁。

独圣散

【来源】《普济方》卷三九〇。

【组成】当归（近尾）半节

【用法】上为末。每服半钱，酒调下，婴儿夜啼，乳汁调下少许。

【主治】小儿头痛，心痛，或夜啼。

睡惊丸

【来源】《普济方》卷四〇一。

【组成】青黛　硼砂　脑子　麝香　山药　茯苓　甘草　金箔

【用法】上为末，炼蜜为丸，如皂角子大，朱砂为衣。临眠以薄荷汤化下。

【主治】小儿客忤惊热，夜啼烦躁，搐搦口噤，上视，或冷或热，痰涎壅盛。

钓藤膏

【来源】《奇效良方》卷六十四。

【组成】乳香（用灯心研末）　五灵脂　没药　当归各一两　麝香一字

【用法】上为末，炼蜜为丸，如豌豆大。小儿百日内一丸，一岁二丸，三岁三丸，钓藤煎汤化下，或乳香煎汤化下，不拘时候。

【主治】小儿禀受虚怯，邪干心痛，以及内吊夜

啼，面唇青冷。

钓藤饮

【来源】《婴童百问》卷三。

【别名】钓藤膏、钓藤散（原书同卷）、钩藤饮（《保婴撮要》卷下）。

【组成】钓藤勾 茯神 茯苓 川芎 当归 木香 甘草 白芍药各一钱

【用法】上为末。每服一钱，用生姜、大枣，略煎调下。

【主治】小儿脏寒夜啼，以及盘肠气，痛则腰曲干啼，额上有汗，口闭脚冷，上唇干。

【加减】惊啼，加蝉蜕、防风、天麻；心热而烦啼，面红舌白，小便赤涩，去木香，加朱砂末一钱（研和），每服一钱，木通煎汤调下，或锉散煎服。

睡惊太乙丹

【来源】《婴童百问》卷七。

【别名】太乙丹（《保婴撮要》卷七）。

【组成】桔梗一两（炒） 藿香叶半两 扁豆（炒）半两 白芷三钱 川芎三钱

【用法】上为末，炼蜜为丸，如芡实大，辰砂、麝香为衣。每服半丸，薄荷汤磨下；正粪色，枣汤送下；夜啼，灯心、钩藤汤磨下。

【功用】安神镇惊。

【主治】夜啼粪青。

【加减】加白术、茯苓、白芍药尤妙。

小儿安神丸

【来源】《万氏家抄方》卷五。

【组成】茯神（去皮木） 山药各一两 胆星一两二钱 天竺黄 酸枣仁（炒） 陈皮各五钱 山栀仁（姜汁炒）三钱 黄连（姜汁炒）二钱 桔梗三钱 甘草（炙）一钱 辰砂四两（水飞）

【用法】上为末，炼蜜为丸，如芡实大。每服一丸，灯心、薄荷汤送下。

【功用】消痰定喘。

【主治】小儿夜啼，惊怖。

清神丹

【来源】《万氏家抄方》卷五。

【组成】山药 归身 远志（甘草汤浸，去骨） 白茯苓 辰砂各六钱 麦门冬（去心）五钱 川黄连（姜汁炒） 贝母（去心） 人参 白术（炒）各四钱 酸枣仁（炒）五钱 甘草（炙）二钱

【用法】上为细末，竹沥为丸，如豌豆大，辰砂为衣。米汤化下。

【主治】小儿夜啼。

十味安神丸

【来源】《保婴撮要》卷二。

【组成】人参 茯神 麦门冬 山药各二钱 片脑二分 龙齿一钱 朱砂 甘草 寒水石各五分 金箔二片（一方有马牙消）

【用法】上为末，炼蜜为丸，如鸡头子大。灯心汤调下。

【主治】
    1.《保婴撮要》：惊。
    2.《医钞类编》：神虚惊悸，至夜则啼。

人参黄连散

【来源】《保婴撮要》卷四。

【组成】人参二钱五分 黄连一钱五分（炒） 炙甘草五分 竹叶二十片

【用法】加生姜，水煎服。

【主治】小儿心经蕴热，夜啼。

神绿散

【来源】《保婴撮要》卷四。

【组成】全蝎（去足翅）不拘多少 青薄荷（焙干）

【用法】上为末。每服半钱，薄荷汤调下。

【主治】小儿夜啼。

碧云散

【来源】《保婴撮要》卷四。

【组成】柏叶二分　南星　姜蚕　全蝎　郁金　雄黄一钱

【用法】上为末。每服一字，用薄荷汤入蜜调服。

【主治】小儿浑身壮热，夜啼。

二活散

【来源】《医学入门》卷六。

【组成】羌活　独活各二分　槟榔　天麻　麻黄　甘草各一分

【用法】水煎服。

【主治】胎惊夜啼。

灯花散

【来源】《片玉心书》卷五。

【组成】灯花七枚　辰砂一分

【用法】上为末。灯草汤吞下。

【主治】小儿夜啼。

芍药汤

【来源】《幼科发挥·附方》。

【组成】白芍　泽泻　甘草　大茴　薄荷　木香　茱萸　生姜

【用法】《慈幼心传》: 水煎服。

【主治】

1.《幼科发挥》：小儿夜啼泄泻。

2.《慈幼心传》：小儿胎中受寒，或乳母好食生冷，或夜失盖，冷气侵袭儿腹，易夜多啼，面青白，而便亦青白。

夜啼丹

【来源】《幼科指南》卷下。

【组成】朱砂　蝉衣　全蝎各等分

【用法】上为末，以蜜调涂。搽上唇，止上半夜；搽下唇，止下半夜。

【主治】小儿夜啼。

夜安一粒金

【来源】《鲁府禁方》卷三。

【组成】牛黄（生者）三分

【用法】上为极细末。用乳汁调灌咽下。仍将小儿脐下写一田字，效验。

【主治】小儿夜啼。

钓藤膏

【来源】《证治准绳·幼科》卷九。

【组成】钓藤（和钩）　玄胡索　当归（酒洗）　粉草（炙）　乳香各五钱　肉桂（去粗皮）二钱　麝香一字

【用法】上前四味药焙干，肉桂不过火，同研为末；以箬叶裹，熨斗盛火熨透乳香，候冷，入乳钵同麝香细杵，后入前药末，再杵匀；炼蜜为丸，如芡实大。每服一至二丸，空心白汤化下。

【主治】百日内婴儿面青腹痛，夜啼；以及周岁以上婴儿盘肠内吊，诸疝气疾。

安神散

【来源】《寿世保元》卷八。

【组成】人参　黄连（姜汁炒）各一钱半　甘草五分

【用法】上锉。加竹叶二十片，生姜一片，水煎服。

【主治】小儿心经有热有虚，夜啼不止。

乳头散

【来源】《明医指掌》卷十。

【组成】灯花七个　朱砂少许

【用法】上为细末。蜜调，涂乳头，与儿吮。

【主治】夜啼有热症者。

保安丸

【来源】《丹台玉案》卷六。

【组成】人参　麦门冬　黄连　茯神　龙齿　远志各五钱　朱砂一钱五分　金箔二十片。

【用法】上为末，炼蜜为丸，朱砂、金箔为衣。每服一丸，滚汤化下。

【主治】小儿夜啼。

金箔镇心丸

【来源】《幼科金针》卷上。

【组成】雄黄三钱五分　全蝎十四枚（炙）　胆星一两　茯神五钱　麝香三分　蝉蜕十四枚　天竺黄五钱　明天麻四钱　白附子（炮，去皮）三钱　牛黄三分　僵蚕十一条　防风一两

【用法】上为细末，饭为丸，辰砂、金箔为衣，薄荷汤送下。

【主治】小儿夜啼。客忤邪触，面青紫黑，郁怒叫喊，若有恐惧，睡中惊惕，两手抱母，大哭不休。

宁心汤

【来源】《诚书》卷十六。

【组成】琥珀（为末）三分（另加）　石菖蒲　远志　当归　小柴胡　麦冬各六分　前胡　茯神　南星（泡）各五分

【用法】水煎服。

【主治】一切夜啼诸惊。

当归饮

【来源】《诚书》卷十六。

【组成】当归　白芍　人参各一分　甘草（炙）半分　桔梗　陈皮各一钱

【用法】水煎服。

【主治】小儿腹痛内吊，夜啼。

钩藤汤

【来源】《幼科指掌》卷三。

【组成】钩藤　茯神　当归　川芎　木香　甘草

【用法】加生姜、大枣，煎服。

【主治】小儿夜啼。

金氏七宝丹

【来源】《惠直堂方》卷四。

【组成】蛇含石六两　代赭石六两（上以银罐盛贮，炭火内烧红，陈米醋淬，其细者自沉醋底，粗者捞起再煅再淬，以完为度，研极细末）　大南

星四两（姜汁煮透）　白附子五钱　麝香一钱五分　朱砂五钱（为衣）　金银箔不拘多少（亦同为衣）

【用法】上为细末，于端午正午时用米粽入臼捣烂为丸，如芡实大。用微火烘燥，瓦瓶盛之，密封勿泄气；以生姜一片，薄荷一团，竹叶七片，灯草一团为引服。

【主治】小儿急慢惊风，伤风，疳病，食积，风痰，气喘，夜啼。

【宜忌】药性惟镇心却痰，一味坠下，凡痘疹盛行时不宜遽进。

当归散

【来源】《医林纂要探源》卷九。

【组成】当归三钱　白芍二钱半　人参二钱半　甘草（炙）一钱　桔梗一钱　橘皮（去白）一钱　半夏一钱　茯神一钱

【用法】水煎，时时与之服。

【主治】小儿中寒夜啼。

蝉蜕散

【来源】《医林纂要》卷九。

【组成】蝉蜕四十九个（只用后一截）

【用法】上为极细末。分作四服，用钩藤汤调下。

【主治】风热夜啼。

仙传延寿丹

【来源】《疡医大全》卷三十引骆潜庵方。

【组成】绵纹大黄十斤

【用法】上切片，先用白酒或黄酒浸两昼夜，入砂锅煮一柱大香取出，铺在板上晒极干，二次三次亦如之；到四制，用藁本煎汁，浸一昼夜，煮晒如前；五制用车前草摘来洗净，洒水捣汁浸，煮晒如前；六制用向东南侧柏叶，清晨采来水洗捣汁，浸煮晒如前，到后三制仍用酒浸煮透，晒至九次，只晒半干，便入石臼捣烂为丸，或重一分、三分、一钱、二钱、三钱。看儿大小，火证轻重，加减用之。

【主治】小儿胎毒，哑口口噤，脐风，马牙鹅口，

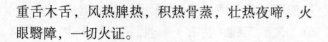

重舌木舌，风热脾热，积热骨蒸，壮热夜啼，火眼翳障，一切火证。

万金散

【来源】《慈航集》卷下。

【组成】人参一钱　於术二钱（土炒）　云苓二钱　当归二钱（酒炒）　白芍二钱（酒炒）　沉香八分　乳香一钱（去油）肉桂五分　丁香二分

【用法】上为细末，炼蜜为丸，如梧桐子大。每服三丸。

　　本方方名，据剂型当作"万金丸"。

【主治】小儿脏冷，腹痛夜啼，面色青白，手足冷者。

蝉花散

【来源】《慈航集》卷下。

【组成】灯花七个　朱砂五钱

【用法】上为散。用蝉蜕十四个（去头足，用肚）煎汤，和服。即止。

【主治】小儿夜啼不止。

当归散

【来源】《揣摩有得集》。

【组成】潞参一钱　当归一钱　白芍一钱（炒）　炙草三分　桔梗五分　陈皮三分　蔻米三分（研）

【用法】水煎服。

【主治】小儿夜啼不乳，或心肝热。

至宝丹

【来源】《人己良方·小儿科》引霍文林秘方。

【组成】人参五钱　木香二钱半　砂仁一两五钱　白茯苓一两五钱　香附五两（童便制）　桔梗一两　黄耆二两（蜜炙）　淮山药一两（酒蒸）　莪术二两（醋制）　甘松一两五钱（洗去泥，研末，另包）　琥珀五钱（另研）　山楂肉五钱　朱砂五钱　远志一两（制）　益智仁一两三钱　滑石六钱（水飞过）　甘草一两（蜜炙）　珍珠四钱（另研包）

【用法】上为细末，炼蜜为丸，每个重一钱。一岁服半丸，三四岁服一丸，看病深浅服之。疝气偏坠，大小茴香汤送下；大便出血，槐花、苍术汤送下；中风痰厥，不省人事，生姜汤送下；咳嗽喘急，麻黄、杏仁汤送下；小便不通，车前子汤送下；霍乱，紫苏、木瓜汤送下；夜出盗汗，浮小麦汤送下；咳嗽痰喘，陈皮汤送下；夜啼不止，灯心、姜汤送下；泄泻，炒黄色米汤送下；慢惊风，人参、白术汤送下；急惊搐搦，薄荷汤送下；痘疹不出，升麻汤送下；发热，金银薄荷汤送下；虫积，苦楝根煎水送下；伤寒挟惊发热，姜、葱汤送下；汗出为妙；停食呕吐腹胀，大便酸臭，积聚腹痛，生姜汤送下；疳症身瘦，腹大而手足细小者，陈仓米汤送下；或淋、或肿、或胀，赤白痢症，俱用陈仓米汤送下。

【功用】止渴止痢、健脾消食积，退身热。

养脏汤

【来源】《陈氏幼科秘诀》。

【组成】白术八分　芍药六分　茯神七分　川芎五分　藿香六分　甘草四分　木香三分　钩藤三分　泽泻　肉豆蔻各七分

【用法】水一钟，生姜三片，煎服。

【主治】小儿生下身青白无血色，日夜啼不止，体仰而躯，腹满不乳，大便青白，是在胎为风冷所伤而然，时时吐呃。

如意丸

【来源】《全国中药成药处方集》（南昌方）。

【组成】天麻　钩藤　僵蚕各二两　蝉衣一两　麻黄五钱　细辛三钱　桂枝一两　琥珀一两五钱　沙参一两　薄荷六钱　槟榔一两　胡黄连　雄黄（飞）各五钱　川贝母　枳壳　胆南星各一两五钱　广沉香各一两　全蝎三钱　法夏　杏仁各一两五钱　白附子八钱　防风　天竺黄各一两五钱　使君子一两　蟾酥五钱　牵牛子一两　熟大黄二两　冰片一钱六分　西牛黄　芥子各五钱　广陈皮一两五钱　麝香一钱六分　云黄连五钱　朱砂（水飞）十两五钱

【用法】上为极细末，水泛为丸，如芥子大，朱砂为衣。四个月内小儿，每服二粒至五粒；五个月至一岁，每服五粒至七粒；一岁至二岁服十粒；三岁至五岁，每服十五粒；五岁至十岁，每服二十粒，根据病情轻重，每日服一次或三次，温开水化服。幼儿服此药时，宜先检视口腔，如牙龈上发现粟粒形水泡，即以软绸开水洗净，去其恶血，然后服此丸药。

【主治】小儿夜啼，发热惊恐，痰喘气促，及急惊风，手足搐搦，角弓反张。

【宜忌】体弱儿童忌服。

珠珀惊风散

【来源】《部颁标准》。

【组成】珍珠 22.3g　琥珀 83.3g　牛黄 83.3g　天竺黄 91.6g　胆南星 16.6g　僵蚕（姜制）110.4g　全蝎（甘草制）110.4g　钩藤 200g　人中白（漂飞）200g　蝉蜕 110.4g　麝香 13.06g　山药（麸炒）200g　朱砂 100g　冰片 22.3g

【用法】制成散剂，每瓶装 0.22g，密封。口服，小儿 6 个月以内每次 0.22g，6 个月至 3 岁每次 0.44g，1 日 3～4 次，初生婴儿擦牙龈。

【功用】息风化痰，镇惊安神。

【主治】小儿夜啼，惊跳痰多，高烧惊厥。

十八、小儿变蒸

小儿变蒸，又名变蒸。指婴儿在生长过程中，出现身热、脉乱而身无大病者。此说始于西晋·王叔和《脉经·平小儿杂病证》："小儿是其日，数应变蒸之时，身热脉乱，汗不出，不欲食，食辄吐者，脉乱，无苦也。"隋唐以后，内容不断补充，其说益繁。《诸病源候论》："小儿变蒸者，以长气血也。"《备急千金要方》："凡小儿自生三十二日一变，再变为一蒸。凡十变而五小蒸，又三大蒸，积五百七十六日，大小蒸都毕，乃成人。"并谓"小儿所以变蒸者，是荣其血脉，改其五脏。"《外台秘要》："其变蒸之候，令身热，脉乱，汗出，目睛不明，微似欲惊。"认为变蒸不是疾患而是小儿发育中的一种自然现象。但明·张景岳对此持有异议。《景岳全书·小儿则》："凡属违和，则不因外感，必以内伤，初未闻有无因而病者，岂真变蒸之谓耶？"

"变蒸"一般 5 到 10 天就会自愈，鉴别是否为"变蒸"的关键点就是耳朵和屁股的冷热情况，如果是凉的，那就是，否则可能是生病了。历代医家对变蒸的治疗，多从发热为辨。

紫丸

【来源】《备急千金要方》卷五。

【别名】紫双丸（《太平圣惠方》卷七十六）、紫霜丸（《太平惠民和剂局方》卷十）、紫霞丸（《幼科类萃》卷六）、紫丸子（《赤水玄珠全集》卷二十六）、四味紫丸（《杏苑生春》卷七）。

【组成】代赭　赤石脂各一两　巴豆三十枚　杏仁五十枚

【用法】上为末，巴豆、杏仁别研为膏，相和，更捣二千杵，当自相得。若硬，入少蜜同捣之，密器中收。三十日儿服如麻子大一丸，与少乳汁送下，食顷后与少乳，勿令多。至日中当小下热除，若未全除，明旦更与一丸。百日儿服如小豆大一丸，以此准量增减。夏月多热，喜令发疹，二三十日辄一服佳。紫丸虽下不虚人。

【功用】《小儿药证直诀》：消积聚。

【主治】小儿变蒸，发热不解，并挟伤寒温壮，汗后热不歇；及腹中有痰癖，哺乳不进，乳则吐呃，食痫，先寒后热者。

【方论】

1.《医林纂要探源》：紫霜丸以治变蒸不解。盖脏气变动之际，宜镇定其心神，安固其气血，而随之以推陈致新也。二石可镇心神，固气血；杏仁、巴豆霜可推陈致新而用之有节也。

2.《小儿药证直诀类证释义》：此方巴豆攻下

积聚，伍以赤石脂以缓之，代赭石、杏仁镇惊降逆，故能治小儿积聚以及惊痰诸证。由于此方巴霜较多，攻泄有余，是为治标之剂，实积及实热生痰者宜之。

黑散

【来源】《备急千金要方》卷五。

【别名】黑膏子（《普济方》卷三六一）。

【组成】麻黄半两 大黄六铢 杏仁半两

【用法】先捣麻黄、大黄为散，别研杏仁如脂，乃细细纳散，又捣令调和，纳密器中。一月儿服小豆大一枚，以乳汁和服，抱令得汗，汗出温粉粉之，勿使见风。百日儿服如枣核大。

【主治】

1.《备急千金要方》：小儿变蒸，中挟时行温病；或非变蒸时而得时行者。

2.《太平圣惠方》：小儿伤寒发热。

【方论】《千金方衍义》：于变蒸之中复挟时行邪气，非急为开提中外，何以保全万一？方中大黄荡涤内结，用麻黄开发表邪，杏仁疏利逆气。盖大黄原有安和五脏之功，麻黄兼有破除癥坚之力，杏仁交通中外，乃麻黄汤之变方，守真通圣、双解从此悟出。

牛黄雀屎丸

【来源】《幼幼新书》卷十一引《婴孺方》。

【组成】牛黄 芍药 甘草 巴豆（净）各三分 雀屎白（炒）干姜 当归 黄芩各二分 芎䓖 人参各四分 黄耆一分 面一分 大黄五分

【用法】上为末，炼蜜为丸，如胡豆大。一岁二丸，一日三次。不知稍加之，以利为度，常服大良。儿初生腹满口急，难取乳，大小便不通，胸中作声，服如半黍大一丸；十日儿一黍大一丸。若头身发热，惕惕惊不安，腹胀满，中恶客忤吐乳皆宜，百日儿一丸；及寒热往来，朝夕温壮身热，利久五色及伤寒食饮胀满，丁奚大腹食不消、吐逆，量儿服。

【主治】百二十痫、变蒸、宿癖及饮食不节胀满，温壮朝轻夜甚，大小便不通，胃弱脾冷，中恶客忤，丁奚大腹，食不消、吐逆。

地黄汁汤

【来源】《幼幼新书》卷十一引《婴孺方》。

【组成】地黄汁半合 黄芩三分 大黄 甘草（炙）各一分 栀子仁二分

【用法】上切。以水八合，煮至四合，去滓，下地黄汁，每服一合，日进三服，夜一服。

【功用】除热。

【主治】少儿始满月变蒸，时患惊，欲作痫，已服紫丸，已大下热犹不折，腹满胀，目视高者。

平和饮子

【来源】《颅囟经》卷下。

【组成】人参 茯苓 甘草（炙）升麻各一分

【用法】上以水一白盏，煎至一合半以来，时时与之。

【主治】

1.《普济方》：小儿疮疹，及诸疮疼痛，烦渴不宁者。

2.《幼科类萃》：婴儿变蒸，于三日后进一服，可免百病。

【宜忌】乳母忌油腻。

【加减】冷，加白术半钱，热；加芒消半钱。

黑散子

【来源】《太平圣惠方》卷七十六。

【别名】神仙黑散子（《陈氏小儿病源方论》卷一）。

【组成】麻黄一两（去根节）川大黄一两（锉）杏仁一两（汤浸，去皮尖双仁）

【用法】上同炒令黄黑，为细散。一月儿每服一小字，百日儿每服一字，以乳汁下，抱儿令得汗，汗出以粉粉之；一岁以上，量儿大小，以意增减与服。

【主治】小儿身体壮热，变蒸时患伤寒时气。

柴胡散

【来源】《太平圣惠方》卷八十二。

【别名】柴胡汤（《圣济总录》卷一六七）、柴胡麦门冬散(《小儿痘疹方论》)、柴胡麦门冬汤(《普济方》卷四〇四)、二参饮(《普济方》卷四〇四)、六味柴胡散(《疮疡经验全书》卷八)、二参汤(《医学入门》卷八)、柴胡麦冬汤(《治痘全书》卷十四)、六味柴胡麦冬散(《痘麻绀珠》卷六)。

【组成】柴胡一两(去苗) 龙胆半两(去芦头) 麦门冬一两半(去心,焙) 玄参一两 甘草一两(炙微赤,锉) 人参一两(去芦头)

【用法】上为散。每服一钱,以水一小盏,煎至五分,去滓温服,不拘时候。

【主治】小儿变蒸,经时不止,挟热心烦,啼叫无歇,骨热面黄。

当归散

【来源】《太平圣惠方》卷八十九。

【组成】当归(锉,微炒) 麻黄(去根节)各半钱 羌活 酸枣仁(微炒) 人参(去芦头) 杜仲(去粗皮,微炙,锉) 桂心各一分

【用法】上为粗散。每服一钱,以水一小盏,加生姜少许,煎至五分,去滓,量儿大小,乳食前,分减服之。

【主治】

1.《太平圣惠方》:小儿脚不展,指拳缩。

2.《幼科指掌》:小儿变蒸,有寒无热,并吐泻,不乳多啼者。

柴胡饮子

【来源】《古今医统大全》卷八十八引《经验方》。

【组成】软柴胡 紫苏叶 薄荷叶 陈皮 黄芩各五分 炙甘草三分 桔梗五分 芍药五分

【用法】上锉。水一盏,加大枣、生姜,煎三四分服,不拘时候。

【主治】小儿变蒸之期,有似伤寒,两疑之间。

前胡汤

【来源】《圣济总录》卷一六七。

【组成】前胡(去芦头) 龙胆 甘草(炙,锉) 人参 麦门冬(去心,焙)各一两

【用法】上为粗末。每服一钱匕,水七分,煎至四分,去滓,食后温服。

【主治】小儿变蒸,热气乘心,烦躁,啼叫不已,及骨蒸烦热。

麦汤散

【来源】《幼幼新书》卷十四引《保生信效方》。

【组成】麻黄(去节) 滑石 甘草 杏仁 大黄 北葶苈 地骨皮各等分

【用法】上为细末。每服一钱,减至一字,小麦、薄荷汤下。

【主治】小儿变蒸伏热,伤寒咳嗽喷嚏,体热面赤。

当归散

【来源】《小儿药证直诀》卷下。

【组成】当归二钱 木香 官桂 甘草(炙) 人参各一钱

【用法】上锉。每服二钱,水七分盏,加生姜三片,大枣一枚(去核),同煎服。

【主治】小儿变蒸,有寒无热。

匀气散

【来源】《幼幼新书》卷七引丁时发方。

【组成】香附 甘草(炙)各一分 天仙藤 人参 橘皮 藿香各一钱

【用法】上为细末。每服半钱,米饮调下。

【主治】小儿变蒸,泻泄槐黄,夹惊发热,喜啼,不乳。

七宝轻青丹

【来源】《幼幼新书》卷十四引汉东王先生方。

【别名】轻青丹(《普济方》卷三六八)。

【组成】螺头青黛半两 葛粉 钩藤(炒) 天竺黄各一分 白附子三字 丁香(炒)一字 麝半皂子大 铅锡(灰)三钱

【用法】上为末,粟米糊为丸,如绿豆大。婴孩一丸,分三服,量加薄荷,熟蜜水磨下。

【主治】婴孩变蒸，及伤寒温壮，斑疮水痘，夜啼惊叫，诸惊余热，口疮，小便赤。

紫砂丹

【来源】《幼幼新书》卷七引张涣方。

【组成】代赭（研细，水浸一宿，澄去清水，焙干） 当归（洗，焙干）各半两 朱砂（细研，水飞） 木香 人参（去芦头）各一分

【用法】上为细末，与代赭石同研匀，入杏仁十个（去皮尖），巴豆五个（去心膜，出油，同研匀），麝香半钱拌匀，滴水和如针头大。每服三丸至五丸，乳后煎荆芥汤送下。

【主治】小儿变蒸，身热不已。

除热地黄汁汤

【来源】《幼幼新书》卷十一。

【组成】地黄汁半合 黄芩三分 大黄 甘草（炙）各一分 栀子仁二分

【用法】水八合，煮四合，去滓，下地黄汁。每服一合，日三夜一。

【主治】变蒸时患惊痫。已服四味汤紫丸，下后犹热，腹胀目视。

惺芎散

【来源】《小儿病源》卷一。

【组成】茯苓 白术 人参（去芦）甘草 桔梗 细辛（去苗）川芎各等分

【用法】上为粗末。每服三钱，水一茶盏，煎七分，去滓，稍热，不饥不饱时服。

【主治】小儿变蒸发热，或咳嗽痰涎，鼻塞声重。

调气散

【来源】《仁斋直指小儿方论》卷一。

【组成】木香 香附 厚朴 人参 橘皮 藿香 甘草（炙）各一钱

【用法】上为末。每服三字，加生姜、大枣水煎服。

【主治】变蒸。吐泻，不乳多啼。

五味麝香饼子

【来源】《御药院方》卷十一。

【组成】麝香半钱（研） 青黛三钱（研） 全蝎（去毒、生用）十五枚 蜈蚣一对（生用） 石膏（飞，研细）一两

【用法】上为细末，研匀，汤浸油饼为丸，如梧桐子大，捏作饼子。每服五七饼子，金银薄荷水化下。

【主治】小儿惊风、发痫，目睛斜视，胸膈多痰，搐搦不定，神昏不醒；及变蒸温壮不解。

人参散

【来源】《世医得效方》卷十一。

【组成】人参 甘草 麦门冬（去心） 北柴胡各一钱 龙胆草 防风各一钱

【用法】上锉散。每服三字，水一盏，煎服。

【主治】小儿变蒸骨热，心烦啼叫。

清凉饮子

【来源】《普济方》卷三八四引《仁存方》。

【组成】大黄（炮） 连翘（生） 芍药（生） 当归（微炒） 防风（去芦） 甘草（炙） 山栀（取去仁）各等分

【用法】上锉。每服一大钱，以水半盏，煎至三分，去滓服，不拘时候。

【主治】小儿由将养乖节，或犯寒暑，乳哺失时，乍伤饥饱，致令血气不调，脾胃不和，或致发热，欲变惊痫。小儿血气脆弱，以至羸困。及小儿变蒸、客忤、惊痫壮热，痰涎壅盛，躁闷烦渴，颈项结热，头面生疮疖。

小红丸

【来源】《普济方》卷三六一。

【组成】南星二钱（生） 半夏二钱（生） 白矾二钱（生） 全蝎一钱 巴豆三七粒（去油） 代赭一钱半 白附一钱（生） 杏仁二钱（炒） 朱砂二钱

【用法】上为末，烂饭为丸，如粟米大。每服十五

丸，葱白、薄荷汤送下，连进三服。立通。

【主治】小儿变蒸潮热，咳嗽多痰，吐乳，惊悸无时，焦啼，疰腮，风痰。

小红绵散

【来源】《普济方》卷三六一。

【组成】天麻　人参　全蝎　麻黄　甘草　茯苓　白附　红花　荆芥　辰砂　麝香各等分

【用法】上为末。每服半钱，薄荷同煎汤，温服。

【主治】小儿变蒸，惊悸自泄。

天麻四君子汤

【来源】《普济方》卷三六一。

【组成】人参　白术　白茯苓　天麻　甘草各二钱

【用法】上为末。每服半钱，热汤点服。慢惊体弱者，冬瓜仁、枣子汤点服。

【主治】

　　1.《普济方》：小儿变蒸，吐乳泄泻，慢惊体弱。

　　2.《伤寒大白》：气虚眩运。

牛蒡散

【来源】《普济方》卷三六一。

【组成】防风　荆芥　甘草　牛蒡子（炒）各等分

【用法】上为散。水煎服。

【主治】小儿变蒸生疮。

防风散

【来源】《普济方》卷三六一。

【组成】山药半两　白茯苓半两　白附半钱　甘草二钱　全蝎一钱　人参　防风各一钱

【用法】上为末。每服一钱，或半钱，钩藤同煎服。

【主治】小儿变蒸潮热，焦啼呃乳，欲发疮癣。

防风饮子

【来源】《普济方》卷三六一。

【组成】防风　羌活　白附　甘草　川芎　白茯

苓　全蝎　人参各等分

【用法】上为散。每服一钱，加钩藤同煎服。

【主治】小儿变蒸惊悸，焦啼呃乳，手足抽掣。

连翘散

【来源】《普济方》卷三六一。

【组成】连翘　荆芥　防风　甘草各等分

【用法】上为末。白水点服。

【主治】小儿变蒸，焦啼惊热。

前胡饮子

【来源】《普济方》卷三六一。

【组成】升麻　白芍药　干葛　前胡　川芎　甘草　知母　麻黄　苦梗　黄芩各等分

【用法】上为末。每服一钱，葱白、薄荷同煎，温服。

【主治】婴儿变蒸，潮热，烦渴，头痛；疮疖热伏，或疹痘未匀。

清神散

【来源】《普济方》卷三六一。

【组成】麻黄（去节）二钱　川芎半两　羌活二钱　防风二钱　荆芥二钱　苦梗二钱　甘草二钱　茯苓半两　人参三钱

【用法】上为散。每服二钱，加薄荷同煎服。

【主治】小儿变蒸潮热；伤寒兼伤风，咳嗽气急，夜啼烦躁，头目昏沉；及伤风身热，咳嗽不进饮食，鼻塞气促，睡卧不安。

温平惊药

【来源】《普济方》卷三六一。

【组成】茯苓　远志　羌活　防风　白附　川芎　天麻　全蝎　粉草　山药　朱砂　代赭　麝香　白茯　白薇各等分

【用法】上为末。每服一钱，金钱薄荷汤送下。

【主治】婴儿变蒸。潮热惊悸，吐乳泻青，梦里伴啼嬉笑，情思憔悴。

温脏钩藤膏

【来源】《普济方》卷三六一。

【组成】白附 茯神 甘草 茯苓 全蝎 羌活 天麻 防风 山药 蝉退 僵蚕 远志 人参 朱砂 麝香 金箔各等分

【用法】上为末，炼蜜为丸。钩藤、苏木汤化下。
　　本方方名，据剂型，当作"温脏钩藤丸"。

【主治】小儿变蒸，惊焦啼叫。

犀角散

【来源】《普济方》卷三六一。

【组成】茯神 茯苓 荆芥 防风 蓝叶 升麻 人参 薄荷 羌活 苦梗 黄芩 山栀子 川芎 白芷 山药 山茨菇 赤芍药 粉草 蝉退 大黄各等分
　　本方名犀角散，但方中无犀角，疑脱

【用法】上为末。每服半钱，薄荷汤调下。

【主治】小儿变蒸，潮热，焦啼惊悸，暴赤眼疾。

蝉花散

【来源】《普济方》卷三六一。

【组成】蝉花 白茯苓 人参 防风 白附子 甘草 山药 全蝎 天麻 朱砂 麝香各等分

【用法】上为末。每服一字，金钱薄荷汤点下。

【主治】小儿变蒸，风痰潮热，焦啼。

小归命汤

【来源】《袖珍小儿方》卷四。

【别名】小归命散（《婴童百问》卷十）。

【组成】人参（去芦） 白术 茯苓（去皮）各五钱 甘草（炙）三钱 辰砂（水飞，研）二钱 龙脑少许 麝香少许

【用法】上为极细末。用金银箔、薄荷煎汤调化，食远服。

【功用】退惊热，坠涎，安神。

【主治】婴儿、小孩伤湿变蒸，伤寒潮热，惊热啘呀，鼻流清涕，咳嗽，浑身温壮，咽喉有涎。

惺惺散

【来源】《袖珍方》卷四引汤氏方。

【组成】人参（去芦）半两 白术 白茯苓 甘草 白芍药 天花粉 桔梗（去芦）各半两 细辛一分（去叶）

【用法】上为末。每服二钱，水半盏，姜一片，薄荷一叶煎服。

【主治】小儿变蒸发热，或咳嗽痰涎，鼻塞声重。

柴胡汤

【来源】《婴童百问》卷一。

【别名】柴胡饮（《医学入门》卷六）、柴胡人参汤（《医林纂要探源》卷九）。

【组成】人参 甘草（微炙） 麦门冬（去心）各二钱 龙胆草 防风各一钱 柴胡三钱

【用法】上锉散。每服三钱，水煎服。

【主治】
　　1.《婴童百问》：小儿变蒸骨热，心烦，啼叫不已。
　　2.《医方易简》：小儿无辜疳。

紫阳黑散

【来源】《婴童百问》卷一。

【组成】麻黄一两（不去节） 大黄五钱 杏仁（去皮尖）二钱半

【用法】上为散，略烧存性，再以杏仁少许，研膏和之，密器盛贮。每用一豆许，乳汁调下。

【功用】解利热气。

【主治】
　　1.《婴童百问》：变蒸。
　　2.《证治准绳·幼科》：小儿变蒸壮热，亦治伤寒发热。

参杏膏

【来源】《幼科类萃》卷三。

【组成】人参半钱（去芦） 杏仁半钱（去皮尖） 川升麻半钱（煨） 甘草二钱（炙）

【用法】上为极细末。百日以前每服一字，用麦门

冬（去心）煎汤，食远调服。

【主治】小儿变蒸潮热。

加减小柴胡汤

【来源】《育婴家秘》卷二。

【组成】人参 柴胡 甘草 麦冬 生地 木通 陈皮各等分

【用法】淡竹叶为引，水煎，食后服。

【主治】小儿变蒸过，如蒸不除者，调其乳母。

清解汤

【来源】《赤水玄珠全集》卷二十五。

【组成】柴胡五分 前胡四分 酒芩五分 甘草（炙）三分 葛根三分 杏仁四分 枳壳三分 白芍药七分

【用法】水煎服。

【主治】小儿变蒸。热多寒少，面赤息粗，有似伤风，表里无汗，或发瘾疹咳嗽。

惺惺散

【来源】《赤水玄珠全集》卷二十五。

【组成】人参 白术 茯苓 甘草 芍药 桔梗 细辛 麦芽各等分

【用法】上为散。每服一钱，加生姜，水煎服。

【主治】变蒸发热，或咳嗽痰涎，鼻塞声重，疮疹发热。

调元散

【来源】《景岳全书》卷六十二。

【组成】人参 白术 陈皮 厚朴（制） 香附各一钱 炙甘草 藿香各五分

【用法】每服一二钱，加生姜、大枣，水煎服。

【主治】小儿变蒸，脾弱不乳，吐乳多啼。

柴胡汤

【来源】《幼科指掌》卷一。

【组成】柴胡 人参 甘草 龙胆草各一钱

【用法】河水一碗，煎三分，略饮数匙。

【主治】小儿变蒸实热。

当归人参汤

【来源】《医林纂要探源》卷九。

【组成】当归二钱 肉桂一钱 木香一钱 甘草（炙）一钱 人参一钱

【用法】每服二钱，加生姜、大枣，水煎服。

【主治】小儿变蒸，有寒无热者。

【方论】当归滋阴而行于阳，以足其血；肉桂补命门而生肝木，以壮阳气；木香宣达阳气于上下；甘草以和其中，人参保安元气，生姜补肝行阳气，大枣补中厚脾土。

调元散

【来源】《揣摩有得集》。

【组成】潞参 炒白术各一钱 陈皮三分 蔻米（研）三分 藿香三分 炒扁豆一钱 法半夏五分 炙草四分 伏龙肝一钱

【用法】水煎服。

【主治】小儿变蒸，脾虚不乳，吐乳多啼，欲发慢惊。

十九、小儿潮热

小儿潮热，指小儿发热按时而至，如潮水按时来潮一样，多为午后潮热，系阴虚、湿热、胃肠实热而引起。现代医学认为是内分泌和自主神经功能障碍所致。

人参柴胡汤

【来源】《圣济总录》卷一六八。

【组成】人参 柴胡（去苗）白茯苓（去黑皮）芎藭各一两 知母（焙）升麻 藁本（去苗土）甘草（炙）天门冬（去心，焙）各半两 独活（去芦头）柏子仁（研）各一分

【用法】上为粗末。每服一钱匕，水半盏，加生姜二片，青蒿一穗，同煎至三分，去滓，食后温服。五岁以上，十五岁以下，入醋炙鳖甲半两，每服二钱，水一盏，煎六分服。

【功用】长肌肤，进饮食。

【主治】小儿潮热不解。

白鲜皮汤

【来源】《圣济总录》卷一六八。

【组成】白鲜皮 人参 白芷 防风（去叉）黄芩（去黑心）知母（焙）沙参 犀角（镑）各半两 甘草（炙）一分

【用法】上为粗末。每服一钱匕，加薄荷三片，煎取五分，去滓，分温二服。

【主治】小儿潮热。

地骨皮饮

【来源】《圣济总录》卷一六八。

【组成】地骨皮 白茯苓（去黑皮）瞿麦穗 赤芍药 生干地黄（焙）山栀子仁 甘草（炙）各一两 大黄（锉，炒）柴胡（去苗）木通（锉）各一两半 人参 木香各半两 青橘皮（汤浸，去白，焙）一分

【用法】上为粗末。每服一钱匕，水七分，加竹茹少许，同煎至四分，去滓温服，不拘时候。

【主治】小儿潮热，盗汗心忪，及骨蒸劳热。

百一羌活饼

【来源】《圣济总录》卷一六八。

【组成】羌活（去芦头）芎藭 白僵蚕（炒）鸡苏各一两 干蝎（全者）十四枚（炒）

【用法】上为末，炼蜜为丸，如鸡头子大，捏作饼子。每服一饼，荆芥汤化下。

【主治】小儿潮热。

柴胡饮

【来源】《圣济总录》卷一六八。

【组成】柴胡（去苗）人参 知母（焙）羚羊角（镑）甘草（炙）陈橘皮（汤浸，去白，焙）赤茯苓（去黑皮）半夏（汤洗七遍去滑，焙）木通（锉）芍药各等分

【用法】上为粗末。每服一钱匕，水一盏，加生姜一片，同煎至五分，去滓温服，一日二次。

【主治】小儿潮热。

柴胡地骨皮汤

【来源】《圣济总录》卷一六八。

【组成】柴胡（去苗）地骨皮 桔梗（炒）各一两 甘草（炙）半两

【用法】上为粗末。每服一钱匕，水一小盏，煎至五分，去滓，食后、临卧温服。

【主治】小儿潮热，饮食不为肌肉，黄瘁，夜卧不安，时有虚汗。

黄鸡煎丸

【来源】《圣济总录》卷一六八。

【组成】黄连（去须）二两 鹤虱 芜荑仁各半两 秦艽（去苗土）柴胡（去苗）知母（焙）使君子（去皮）各一两

【用法】上为末，以黄雌鸡一只，重一斤许者，笼之，食以大麻子，候五日去毛令净，于尾下开窍，去肠肚，洗净干，入前药末于腹内，以线缝之，取小甑，先以黑豆铺甑底，厚三寸，安鸡在甑内，四旁以黑豆围裹，上以黑豆半寸盖之，自巳时炊，至申时住火，俟温取鸡，去腹中药，及筋骨头翅，以净肉研和得所，更少入酒面糊为丸，如小绿豆大。每服十丸，量儿大小加减，空心、临卧麦门冬熟水送下；疳瘦骨热，十五岁以上，温酒送下。

【主治】小儿潮热，肌瘦盗汗。

鳖甲丸

【来源】《圣济总录》卷一六八。

【组成】鳖甲（醋炙，去裙襕） 黄耆（锉） 柴胡（去苗）各一两 枳壳（去瓤，麸炒） 白术 人参各半两 木香一分

【用法】上为细末，水浸炊饼心为丸，如麻子大。二岁儿每服十丸，温粥米饮送下，每日二次。

【主治】小儿潮热，烦渴引饮，胁腹满胀，羸瘦多汗。

保童丸

【来源】《圣济总录》卷一七七。

【组成】丹砂（研）一分 大黄（锉，炒） 赤芍药 栀子仁各半两 知母（切，焙） 鳖甲（去裙襕，醋浸炙）各一两 人参 胡黄连各半两

【用法】上除研药外，共为细末，入丹砂同研，浸蒸饼为丸，如小绿豆大。每服五至十丸，温蜜汤或人参汤送下。

【功用】解骨热，长肌肉，益气。

【主治】小儿肌瘦，五心潮热。

地骨皮散

【来源】《小儿药证直诀》卷下。

【组成】地骨皮（自采佳） 知母 银州柴胡（去芦） 甘草（炙） 半夏（汤洗七次，切，焙） 人参（切去顶，焙） 赤茯苓各等分

【用法】上为细末。每服二钱，加生姜五片，水一盏，煎至八分，食后温服。

【主治】小儿虚热潮作；亦治伤寒壮热及余热。

【加减】本方加秦艽，名"秦艽饮子"、"秦艽饮"（《婴童百问》卷六引《全婴方》）。

秦艽散

【来源】《小儿药证直诀》卷下。

【组成】秦艽（去芦头，切，焙） 甘草（炙）各一两 干薄荷半两（勿焙）

【用法】上为粗末。每服一二钱，水一中盏，煎至八分，食后温服。

【主治】潮热减食，蒸瘦。

【方论】《小儿药证直诀类证释义》：秦艽退蒸，薄荷清热，炙甘草和中，故能治潮热减食，蒸瘦。

钓藤饮

【来源】《幼幼新书》（古籍本）卷十九引《婴童宝鉴》。

【别名】钓藤饮子（原书人卫本）。

【组成】钓藤 大黄（煨） 甘草（炙） 芍药 干地黄各一两

【用法】上为粗末。每服一大钱，水一盏，煎至半盏服。

【主治】小儿潮热。

三解牛黄散

【来源】《幼幼新书》卷十九引茅先生方。

【组成】白僵蚕 全蝎（炙） 防风 白附子 桔梗 川大黄 甘草（炙） 白茯苓 川黄芩 人参 川郁金（皂角水煮）各等分

　　本方名三解牛黄散，但方中无牛黄，疑脱。

　　《奇效良方》本方用川大黄（湿纸裹，煨熟）、牛黄、黄芩、白附子、防风各半两，白茯苓、桔梗、甘草（炙）、人参、全蝎（去毒，微炙）、白僵蚕（去丝嘴，炒）、郁金（皂角水煮）各二钱半。

【用法】上为末。每服半钱至一钱，薄荷蜜汤调下。

【主治】小儿实热，潮热。

秦艽散

【来源】《幼幼新书》卷十九引郑愈方。

【组成】秦艽 柴胡 大黄各一分

【用法】上为末。每服半钱，水五分，入韭白三寸，同煎至三分，去滓温服，不拘时候。

【主治】小儿潮热。

银枣汤

【来源】《杨氏家藏方》卷十九。

【组成】麦门冬（去心） 地骨皮 远志（去

心）人参（去芦头）白茯苓（去皮）甘草（微炙）防风（去芦头）各三钱 紫石英 石膏 羚羊角各一钱 龙齿二钱

【用法】上锉。每服二钱，加水六分盏，煎四分，去滓，乳食后、临卧温服。

【主治】小儿潮热往来，睡多盗汗，肌体羸瘦，久不愈者。

芩饮子

【来源】《普济方》卷三八五。

【组成】当归 大黄 川芎 熟地黄 白芍药 柴胡各二两 桂半两

【用法】上为末。每用一钱，以水半盏，煎三分，不拘时候服。

【主治】小儿头热身凉，并五心热。

青蒿散

【来源】《袖珍小儿方》卷四。

【组成】青蒿三钱 甘草一钱 乌梅一个 小麦五十粒

【用法】上锉散。水一碗，煎至三分，去滓，分三次服。

【主治】小儿肌瘦潮热。

鳖甲饮

【来源】《袖珍小儿方》卷四。

【组成】鳖甲（炙）地骨皮 秦艽 柴胡 枳壳（炒）知母 当归各等分

《古今医鉴》有生姜三片。

【用法】上锉散。每服二钱，桃、柳枝各三寸，乌梅一个同煎服。

【主治】

1.《袖珍方》：小儿潮热骨蒸，盗汗，咳嗽多渴，心燥多惊，面色黄瘦。

2.《古今医鉴》：病后食力未复，邪热未除，房劳虚损，一切骨蒸盗汗。

加减小柴胡汤

【来源】《幼科金针》卷上。

【组成】柴胡 黄芩 甘草 青蒿 丹皮 熟半夏

【用法】加生姜、大枣，水煎服。

【主治】小儿潮热。

加减平回散

【来源】《幼科直言》卷五。

【组成】柴胡 厚朴 山楂肉 陈皮 甘草 神曲 青皮

【主治】小儿潮热，内有宿食，气壮唇红作渴。

二十、小儿骨蒸

小儿骨蒸，"骨"表示深层的意思，"蒸"是熏蒸的意思，形容阴虚潮热的热气自里透发而出。《外台秘要》："骨髓中热，称为骨蒸。"《诸病源候论·虚劳骨蒸候》有五、二十三蒸之论。其成因多为阴虚内热，治宜养阴清热。

光明砂丸

【来源】《太平圣惠方》卷八十八。

【组成】光明砂半两（细研，水飞过）古子花半两 雄黄半两（细研）槟榔三枚 桃仁一分（汤浸，去皮尖双仁，麸炒微黄）金箔三十片（细研）紫石英半两（细研，水飞过）远志一分（去心）

【用法】上为末，都研令匀，炼蜜为丸，如麻子大。每服五丸，以粥饮送下，一日三次。

【主治】小儿骨热，日渐瘦弱，不能饮食。

秦艽散

【来源】《太平圣惠方》卷八十八。

【组成】秦艽一两（去苗） 甘草一两（炙微赤，锉）

【用法】上为粗散。每服一钱，以水一小盏，煎至五分，去滓温服，不拘时候。

【主治】小儿五岁至十岁以来，骨热及手足心烦闷，不欲饮食。

犀角散

【来源】《博济方》卷四。

【别名】犀角汤（《圣济总录》卷一七七）。

【组成】犀角末 柴胡（去芦） 枳壳（面炒） 麦门冬（去心） 茯苓（去皮） 芍药 大黄 桑白皮 人参 黄耆各一分 鳖甲一个（醋炙令黄）

【用法】上为细末。每服半钱，将桃仁九个（浆水煮），麦门冬十九个（去心）与桃仁同研令细，入水一盏，与药同煎至六分，去滓温服，早、晚各一服。

【主治】小儿骨热，晚后多发热，面赤，五心烦闷，四肢无力，饮食减少，夜多盗汗，面色痿黄；大人盗汗。

柴胡散

【来源】《传家秘宝》卷下。

【组成】鳖甲三两（醋炙令黄） 柴胡（去芦头） 川大黄（煨熟） 干漆（炒） 秦艽（去芦头） 甘草（炙）各一两 常山一两

【用法】上为粗散。每服一钱半，水一盏，加小麦一撮，同煎七分，放冷，去滓，服二服，滓再煎服之。

【主治】童稚骨蒸热劳，及伤寒后肌热。

犀角汤

【来源】《圣济总录》卷一七七。

【组成】生犀角（镑）半两 柴胡（去苗） 秦艽（去苗土）各一两 白术 人参 赤茯苓（去黑皮） 木香各半两 甘草（炙）一分

【用法】上为粗末。每服一钱匕，水七分一盏，加

小麦三七粒，同煎至六分，去滓温服，一日三次。

【主治】小儿潮热，骨蒸羸瘦，久嗽咳喘。

国老散

【来源】《幼幼新书》卷二十引《聚宝方》。

【组成】甘草（炙） 银柴胡 秦艽 大乌梅肉（焙干）各二两

【用法】上为末，食后热汤点服。

【功用】去三焦壅滞，退虚热。

【主治】骨蒸热久，不思饮食。

【宜忌】忌炙煿。

犀角散

【来源】《幼幼新书》（古籍本）卷二十四引《庄氏家传》。

【别名】解毒犀角散（原书人卫本同卷）。

【组成】银柴胡 川大黄 甘草（炙） 川芎 茯苓 芍药 面葛 桑白皮 地骨皮 山栀子仁 黄芩 贝母各半两

本方名犀角散，但方中无犀角，疑脱。

【用法】上为末。每服一大钱，水一盏，青蒿一枝，小麦十粒，煎七分，温服，更入麻黄、连翘，与前药等分为末，煎服。

【主治】小儿骨热疳。多寒热，爱卧不起。

犀角散

【来源】《田氏保婴集》。

【组成】犀角末 地骨皮 麦门冬 枳壳（去瓤，麸炒） 大黄（蒸） 柴胡 茯苓 赤芍药 桑白皮 黄耆 人参 鳖甲（涂酥，炙焦）各等分

【用法】上为细末。每服二钱，入青蒿少许，水煎服。

【主治】小儿骨蒸肌瘦，颊赤口干，日晚潮热，夜有盗汗，五心烦躁，四肢困倦，饮食虽多，不生肌肉。

团参丸

【来源】《普济方》卷三八四。

【组成】人参（去芦）　草龙胆　防风（去芦）　枳壳（炒）　白茯苓　甘草（炙）　黄耆　胡黄连（炒）　鳖甲（醋炙）各等分

【用法】上为末，以猪胆汁为丸，如绿豆大。每服十五丸，食后米饮送下。

【主治】小儿肌瘦，骨蒸潮热，夜多盗汗。

犀角汤

【来源】《普济方》卷三八四。

【组成】犀角（镑）　柴胡（去苗）　枳壳（去瓤，麸炒）　麦门冬（去心，焙）　芍药　鳖甲（去裙襕，醋炙）各半两

【用法】上为粗末。每服一钱，水一盏，加桃仁七枚（去皮尖），将水煮过，麦门冬四十九粒，去心，煎至七分，去滓，食后、临卧分三次温服。

【主治】小儿骨热，日晓发热，面赤，五心烦躁，四肢无力，饮食减少，夜多盗汗，面色萎黄；及大小盗汗。

犀角散

【来源】《普济方》卷三八四。

【组成】犀角屑　鳖甲（酥炙）　柴胡　知母　地骨皮　胡黄连各一两　大黄　桃仁各半两（一方有桃柳枝）

【用法】上锉。每服一钱，水半盏，煎至三分，去滓，不拘时候服。

【主治】小儿骨蒸，潮热盗汗，肌瘦。

犀角散

【来源】《普济方》卷三八四。

【组成】犀角　地骨皮　芍药　柴胡　甘草　干葛各等分

【用法】上锉散。每服二钱，水一盏，加薄荷五叶，煎服。

【主治】小儿骨蒸热，肌瘦烦赤，口干，日晚潮热，夜有盗汗，五心烦躁，四肢困倦，饮食不生肌肉；及大病愈后，余毒不解，或伤寒病后，因食羊肉，体热不除。

人参生犀散

【来源】《奇效良方》卷六十四。

【组成】羚羊角（镑）　地骨皮肉　秦艽（去土）　麦门冬（去心）　枳壳（麸炒）　川大黄（蒸）　柴胡（去芦）　赤茯苓（去皮）　赤芍药　桑白皮（炒）　黄耆　人参　鳖甲（去裙，醋炙黄）各等分

【用法】上锉。每服二钱，水半盏，加乌梅半个，煎至三分，不拘时候。

【主治】小儿骨蒸，肌瘦颊赤口干，日晡潮热，夜有盗汗，五心烦躁，四肢困倦；及大病愈后，余毒不解；或伤寒病后食羊肉，体热不思食。

二十一、小儿寒热往来

小儿寒热往来，临床见恶寒时不发热、发热时不恶寒，恶寒与发热交替出现，定时或不定时发作的情况，是为少阳病正邪相争或疟疾发作所致。

赤芍药散

【来源】《太平圣惠方》卷八十四。

【组成】赤芍药半两　寒水石半两　黄芩半两　当归半两（锉，微炒）　甘草半两（炙微赤，锉）　桂心一两

【用法】上为粗散。每服一钱，以水一小盏，加生地黄半分，煎至五分，去滓温服，不拘时候。

【主治】小儿寒热往来，啼呼腹痛。

诃黎勒丸

【来源】《太平圣惠方》卷八十四。

【组成】诃黎勒皮半两　木香半两　人参半两（去芦头）　赤茯苓半两　桂心半两　柴胡三分（去苗）　川大黄半两（锉碎，微炒）　陈橘皮半两（汤浸，去白瓤，焙）

【用法】上为末，炼蜜为丸，如麻子大。每服五丸，以薄荷、生姜汤送下，一日三四次。

【主治】小儿寒热往来，头痛呕吐；及乳癖。

鳖甲散

【来源】《太平圣惠方》卷八十四。

【组成】鳖甲三分（涂醋，炙微黄）　淡竹茹一分　恒山一杏仁许大　川大黄一分（锉碎，微炒）

【用法】上为粗散，每服一钱，以水一小盏，加葱白二寸，煎至五分，去滓，研入麝香一豆大，更煎一二沸，温服，每日三次。

【主治】小儿寒热往来，四肢羸瘦。

芍药汤

【来源】《幼幼新书》卷十七引张涣方。

【组成】赤芍药一两　黄芩　当归（锉，焙干）　柴胡各半两　肉桂　甘草（炙）各一分

【用法】上为细末。每服一钱，水八分盏，加生姜

二片，大枣二枚，同煎至五分，去滓温服。

【主治】小儿寒热往来。

香甲散

【来源】《幼幼新书》卷十七引张涣方。

【组成】鳖甲（酥炙黄，去裙襕）　木香各一两　川大黄（微炒）　陈橘皮（去白，焙干）　当归（洗，焙干）　柴胡（去苗）　知母　甘草（炙）各半两　槟榔三枚

【用法】上为粗散。每服一钱，以水一小盏，加生姜二片，煎至六分，去滓温服。

【主治】小儿寒热往来，肌瘦。

秦艽汤

【来源】《幼幼新书》卷十七引张涣方。

【组成】秦艽（去苗）　鳖甲（醋炙微黄，去裙襕）各一两　川大黄（锉碎，微炒）　麻黄（去根节）各半两　竹茹　甘草（炙）各一分　《奇效良方》有柴胡、槟榔。

【用法】上为粗散，每服一钱，水一盏，加葱白二寸，同煎至五分，去滓温服。

【主治】小儿寒热往来。

二十二、小儿中风

小儿中风，指小儿感受风邪，四肢缓纵，不能随意运动。《太平圣惠方》："小儿中风不随者，因风邪中于肢节，客于筋脉。若风挟寒气者，即拘急挛痛；若挟于热者，则缓纵不随。"《温病条辨·解儿难》中说"脏腑薄、藩篱疏，易于传变；肌肤嫩、神气怯，易于感触"。小儿形气未充，血少气弱，脏腑娇嫩，尤以脾胃薄弱为著，有"脾常不足"之谓。且小儿乳食不能自制，损伤脾胃，致运化失常，痰浊内生，气机受阻，痰郁化热生风，风痰流窜经络，或适逢风邪入中，风痰互结，壅阻经络而发病。其治疗要在分辨寒热，以疏风通络、健脾和胃为法。

二物石膏汤

【来源】《备急千金要方》卷五。

【别名】石膏汤（《圣济总录》卷一七四）。

【组成】石膏一块（如鸡子大，碎）　真珠一两

【用法】水二升，煮石膏五六沸，纳真珠，煮取一升，稍稍分服之。

【主治】少小中风，手足拘急。

二物驴毛散

【来源】《备急千金要方》卷五。

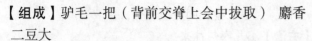

【组成】驴毛一把（背前交脊上会中拔取）麝香二豆大

【用法】上以乳汁和，铜器中微火煎令焦熟，取出研末。小儿不能饮，以乳汁和之，苇筒贮，泻著咽中，然后饮乳，令入腹。

【主治】少小、新生中风。

大黄汤

【来源】方出《备急千金要方》卷五，名见《普济方》卷三六七。

【组成】大黄 牡蛎 龙骨 栝楼根 甘草 桂心各十二铢 赤石脂 寒水石（如无，以朴消代之）各六铢

【用法】上锉。以水一升，纳药半两，煮再沸，绞去滓，半岁儿服如鸡头子大一枚，大儿尽服。入口中即愈，汗出粉之。药无毒，可每日二服。

【主治】少小中风，状如欲绝。

【加减】有热，加大黄；不汗，加麻黄。

石膏汤

【来源】《备急千金要方》卷五。

【别名】石膏散（《太平圣惠方》卷八十三）。

【组成】石膏一合 麻黄八铢 甘草 射干 桂心 芍药 当归各四铢 细辛二铢

【用法】上锉。以水三升半，先煮麻黄三沸，去上沫，纳余药，煮取一升，三岁儿分四次服，一日三次。

【主治】小儿中风恶，痱不能语，口眼㖞戾，四肢不随。

增损续命汤

【来源】《备急千金要方》卷五。

【别名】续命汤（《太平圣惠方》卷八十三）、羌活汤（《续易简方》卷五）。

【组成】麻黄 甘草 桂心各一两 芎藭 葛根 升麻 当归 独活各十八铢 人参 黄芩 石膏各半两 杏仁二十枚

【用法】上锉。以水六升，煮麻黄去上沫，纳诸药，煮取一升二合，三岁儿分四服，一日令尽，

少取汗，得汗以粉粉之。

【主治】小儿卒中风恶毒，及久风四肢角弓反张不随，并軃曳僻不能行步。

雀矢丸

【来源】《千金翼方》卷十一。

【别名】白丁香丸（《医方类聚》卷二六〇引《经验良方》）。

【组成】雀屎

【用法】上为丸，如麻子大。饮下即愈，大良。

【主治】小儿卒中风，口噤，不下一物。

一字散

【来源】《太平圣惠方》卷八十三。

【组成】朱砂半两（细研，水飞过）蝉壳（微炒）干蝎（微炒）白僵蚕（微炒）半夏（末，用生姜汁拌炒令熟）天南星（炮裂）各一分

【用法】上为末。每服一字，以荆芥、薄荷汤调下，每日三四次。

【主治】小儿中风，手足筋脉挛急。

天南星丸

【来源】《太平圣惠方》卷八十三。

【组成】天南星一分（炮裂）腻粉一分（研入）白附子半两（炮裂）半夏半两（汤洗七遍，去滑）麻黄半两（去根节）五灵脂一两 干蝎一两（微炒）金箔三十片 银箔三十片 槐子半两（微炒）防风半两（去芦头）朱砂半两（细研，水飞过）犀角屑半两 牛黄一分（细研）麝香一分（细研）

【用法】上为末，入研了药，都研令匀，用醋一大盏，入药末一半，以慢火熬成膏，次入余药为丸，如绿豆大。一岁一丸，二岁二丸，三五岁至三丸，以温酒送下，一日三四次。

【主治】小儿中风，四肢拘急，心神闷乱，腰背强硬。

木通散

【来源】《太平圣惠方》卷八十三。

【组成】木通（锉） 防风（去芦头） 川升麻 羚羊角屑 桂心各半两 甘草一分（炙微赤，锉）

【用法】上为粗散。每服一钱，以水一小盏，煎至五分，去滓，加竹沥半合，更煎一二沸，不拘时候。

【主治】小儿中风，失音不能语，四肢壮热。

牛黄丸

【来源】《太平圣惠方》卷八十三。

【组成】牛黄一分（细研） 干蝎一分（微炒） 防风一分（去芦头） 犀角屑半两 麝香一分（细研） 铅霜一分（细研） 天麻半两 天竹黄半两（细研） 白附子半两（炮裂） 乌蛇肉半两（炙令黄） 天南星一分（炮裂） 腻粉一钱 朱砂半两（细研，水飞过）

【用法】上为末，入研了药令匀，炼蜜为丸，如绿豆大。每服三丸，用温薄荷酒研下。

【主治】小儿中风，手足搐搦，及惊风。

牛黄丸

【来源】《太平圣惠方》卷八十三。

【组成】牛黄（细研） 天竹黄（细研） 雄黄（细研） 龙脑（细研） 犀角屑 麝香（细研） 水银（入少枣肉研令星尽） 干蝎（微炒） 附子（炮裂，去皮脐）各一分 朱砂（细研，水飞过） 天麻 白僵蚕（微炒） 蝉壳（微炒） 桑螵蛸（微炒） 羚羊角屑 香附子 白附子（炮裂） 羌活 独活 蔓荆子 麻黄（去根节） 野狐肝（微炙）各半两 乌蛇一两（酒浸，去皮骨，炙令微黄）

【用法】上为末，入研了药，同研令匀，炼蜜为丸，如麻子大。每服三丸，以薄荷酒研下。不拘时候。

【主治】小儿中风，痉，牙关紧急，项背强直，及一切惊痫。

牛黄丸

【来源】《太平圣惠方》卷八十三。

【组成】牛黄（细研） 犀角屑 麝香（细研） 羚羊角屑 胡黄连 朱砂（细研） 钩藤 雄黄（细研） 水银（用少枣肉研令星尽） 干蝎（微炒） 天竹黄（细研）各一分 乌蛇半两（酒浸，去皮骨，炙令微黄）

【用法】上为末，入研了药令匀，用蒸饼为丸，如黄米大。每服五丸，以薄荷汤送下。立有汗出。

【主治】小儿中风，手足拘挛，身体强直，口噤壮热。

牛黄丸

【来源】《太平圣惠方》卷八十三。

【组成】牛黄（细研） 天竹黄（细研） 羌活 麝香（细研） 干蝎（微炒）各一分

【用法】上为末，入研了药令匀，炼蜜为丸，如绿豆大。每服五丸，以薄荷酒研下，不拘时候。

【主治】小儿中风，失音不语，四肢拘急。

牛黄丸

【来源】《太平圣惠方》卷八十三。

【组成】牛黄半两（以熟绢袋盛于黑豆一升中，炒豆熟为度，别研入） 犀角屑半两 天麻一分 天竹黄半两（细研） 白僵蚕半两（微炒） 郁金一分 地龙半两（微炒） 蛴螬一分（去翅足，微炒） 麝香一分（细研） 朱砂一两（细研，水飞过） 干蝎半两（微炒） 天南星半两（炮裂） 蚱蝉一七枚（去翅足，微炒） 白附子半两（炮裂） 乌蛇肉二两（酒浸，炙微黄） 乌鸦一枚（去翅足，泥裹烧为灰，用一两）

【用法】上为末，入研了药令匀，以糯米饭为丸，如黍米大。每服五丸，以温酒送下。

【主治】小儿中风，四肢不随，心神迷闷。

牛黄散

【来源】《太平圣惠方》卷八十三。

【组成】牛黄一分（细研） 麝香一钱（细研） 腻粉一钱（研入） 天南星一分（生用） 桑螵蛸三分（微炒） 干蝎一两（半生用，半微炒） 白花蛇一两半（腰以前者，酒浸，去皮骨，炙令微黄）

【用法】上为细散，都研令匀。每服一字，以温酒调下。

【主治】小儿中急风，口眼俱搐，腰背强直，手足拘急。

乌犀丸

【来源】《太平圣惠方》卷八十三。

【别名】省风丸（《普济方》卷三六七）。

【组成】乌犀角屑　牛黄（细研）　白附子（炮裂）　附子（炮裂，去皮脐）　白僵蚕（微炒）　干蝎（微炒）　天南星（生用）　半夏（汤洗七遍去滑）各一分　腻粉一钱（研入）

【用法】上为末，用软饭为丸，如黍米大。每服三丸，以薄荷、生姜汤研下，不拘时候。

【主治】小儿中风，失音不语，咽中不利，筋脉拘急。

乌犀丸

【来源】《太平圣惠方》卷八十三。

【组成】乌犀角屑　羚羊角屑　防风（去芦头）　黄芩各一分　麝香一钱（细研）　朱砂半两（细研，水飞过）

【用法】上为末，都研令匀，炼蜜为丸，如绿豆大。每服三丸，以薄荷酒研下，不拘时候。

【主治】小儿中风，口噤体热，筋脉拘急。

丹参散

【来源】《太平圣惠方》卷八十三。

【组成】丹参半两　鼠粪三七枚（微炒）

【用法】上为细散。每服半钱，以浆水调下。

【主治】小儿汗出中风，身体拘急，壮热苦啼。

生地黄饮子

【来源】《太平圣惠方》卷八十三。

【组成】生地黄汁三合　竹沥三合　独活三分（末）

【用法】上药相和，煎至四合，去滓，不拘时候，量儿大小，分减温服。

【主治】小儿中风，面引口偏，身体拘急，舌不能转。

白丸子

【来源】《太平圣惠方》卷八十三。

【组成】白僵蚕半两（微炒）　藿香一分　天南星三分（生用）　腻粉一钱（研入）　干蝎一分（微炒）　桑螵蛸一分（微炒）

【用法】上为末，炼蜜为丸，如黄米大。每服五丸，用薄荷汤入酒少许研下，不拘时候。

【主治】小儿中风，失音不能啼。

白僵蚕丸

【来源】《太平圣惠方》卷八十三。

【组成】白僵蚕一两（微炒）　干蝎一分（微炒）　白附子一两（炮裂）　天南星半两（炮裂）　乌蛇半两（酒浸，去皮骨，炙令微黄）　朱砂半两（细研，水飞过）

【用法】上为末，都研令匀，以粳米饭为丸，如麻子大。每服三丸，以薄荷温酒送下，不拘时候。

【主治】小儿中风痉，及天钓惊邪风痫。

汉防己散

【来源】《太平圣惠方》卷八十三。

【组成】汉防己　防风（去芦头）　川升麻　桂心　芎藭　羚羊角屑　麻黄（去根节）各半两

【用法】上为粗散。每服一钱，以水一小盏，煎至五分，去滓，入竹沥半合，更煎一二沸，量儿大小，分减温服，不拘时候。

【主治】小儿中风，口喝斜僻。

竹沥饮子

【来源】《太平圣惠方》卷八十三。

【别名】竹沥汤（《圣济总录》卷七）。

【组成】竹沥　荆沥　消梨汁各二合　陈酱汁半合

【用法】上药相和，微温服，量儿大小增减。

【主治】小儿中风，失音不语，昏沉不识人。

朱砂丸

【来源】《太平圣惠方》卷八十三。

【组成】朱砂半两（细研，水飞过） 蝼蝈半两（去足，微炒） 白僵蚕半两（微炒） 天南星半两（炮裂）

【用法】上为末，面糊为丸，如绿豆大。每岁一丸，以薄荷汤送下。

【主治】小儿中风，口眼牵急。

朱砂丸

【来源】《太平圣惠方》卷八十三。

【组成】朱砂半两（细研，水飞过） 牛黄（细研） 麝香（细研） 蚕蛾（微炒） 干蝎（微炒） 天麻 白附子（炮裂） 龙脑（细研） 羌活各一分

【用法】上为散，炼蜜为丸，如绿豆大。每服三丸，以薄荷汤送下，一日三四次。

【主治】小儿中风，四肢挛急，心中烦热。

朱砂散

【来源】《太平圣惠方》卷八十三。

【组成】朱砂三分 雀儿饭瓮五枚 蝎尾二七枚 白附子三枚（炮裂，为末） 晚蚕蛾十枚

【用法】上为细末。每服一字，以薄荷酒调下，不拘时候。

【主治】小儿中风痉，项强，腰背硬，四肢拘急，牙关紧，神思昏闷。

防风散

【来源】《太平圣惠方》卷八十三。

【组成】防风（去芦头） 川升麻 羚羊角屑 羌活 石膏各半两

【用法】上为粗散。每服一钱，以水一小盏，煎至五分，去滓，加竹沥半合，更煎一二沸，不拘时候温服。

【主治】小儿中风，卒口噤不开，昏沉，冥冥如醉。

防风散

【来源】《太平圣惠方》卷八十三。

【组成】防风（去芦头） 川升麻 桂心 羚羊角屑 麻黄（去根节） 羌活 芎藭 杏仁（汤浸，去皮尖双仁，麸炒微黄）各一分

【用法】上为粗散。每服一钱，以水一小盏，煎至五分，去滓，加竹沥半合，更煎一二沸，分温二服，如人行十里再服。衣盖令汗出为效。

【主治】小儿中风，口㖞斜僻，手足不遂，风入于脏，或语不得，心神昏闷。

赤箭丸

【来源】《太平圣惠方》卷八十三。

【组成】赤箭半两 牛黄半两（细研） 麝香半分（细研） 白僵蚕半两（微炒） 白附子半两（炮裂） 羌活半两 桂心半两 白花蛇二两（酒浸，去皮骨，炙令微黄）

【用法】上为末，炼蜜为丸，如麻子大。每服五丸，以荆芥、薄荷汤送下，一日三四次。

【主治】小儿中风，半身不遂，肢节拘急，不能转动。

羌活散

【来源】《太平圣惠方》卷八十三。

【组成】羌活 芎藭 防风（去芦头） 天麻 当归（锉，微炒） 甘草（炙微赤，锉）各三分 白附子一分（炮裂） 麻黄半两（去根节）

【用法】上为细散。每服一钱半，以薄荷酒调下，每日三四次。

【主治】小儿中风，四肢拘挛，发歇疼痛。

郁金散

【来源】《太平圣惠方》卷八十三。

【组成】郁金半两 腻粉一钱 巴豆十二颗（以小便浸一宿，去皮出油，研如膏）

【用法】上研匀。每服一字，以橘皮汤调下，吐涎出即效。

【主治】小儿中风，吐涎。

抵圣丸

【来源】《太平圣惠方》卷八十三。

【组成】腻粉二钱　羌活　白附子（炮裂）　干蝎（微炒）　天南星（炮裂）各一分

【用法】上为末，入腻粉，都研令匀，炼蜜为丸，如绿豆大。每服三丸，用薄荷水研下，不拘时候。服后吐出风涎，或泻出如葵汁相似即效。

【主治】小儿中风口噤。

荆沥饮子

【来源】《太平圣惠方》卷八十三。

【组成】荆沥二合　生葛根汁一合　蜜一匙　竹沥二合　生地黄汁一合

【用法】上药相和令匀，温服半合，不拘时候。

【主治】小儿中风，失音不语，手脚不能转动，心神烦热。

独活散

【来源】《太平圣惠方》卷八十三。

【别名】独活汤（《圣济总录》卷一七四）。

【组成】独活一两　黄耆一两（锉）　防风三分（去芦头）　白鲜皮三分　茯神一两　羚羊角屑三分　桂心半两　酸枣仁一两　甘草半两（炙微赤，锉）

【用法】上为粗散。每服一钱，以水一小盏，煎至五分，去滓服之。

【主治】小儿中风，四肢拘挛，心神烦乱，不得睡。

桂枝散

【来源】《太平圣惠方》卷八十三。

【组成】桂枝　独活　麻黄（去根节）　赤芍药　川大黄（锉，微炒）　防风（去芦头）　细辛各一分

【用法】上为细散。每服半钱，以薄荷温酒调下，不拘时候。

【主治】小儿中风，口噤，四肢拘急。

桑根白皮散

【来源】《太平圣惠方》卷八十三。

【组成】桑根白皮一两（锉）　羚羊角屑三分　漏芦三分　败酱一两　茯神一分　木通一两（锉）　芎䓖三分

【用法】上为粗散。每服一钱，以水一小盏，煎至五分，去滓，入生地黄汁半合，更煎一两沸，量儿大小，以意分减服之。

【主治】小儿中风，四肢筋脉拘挛。

通神散

【来源】《太平圣惠方》卷八十三。

【组成】乱发一两（烧灰）　桂心一两

【用法】上为末。每服半钱，以温酒调下，不拘时候。

【主治】小儿中风，失音不语，诸药无效。

羚羊角丸

【来源】《太平圣惠方》卷八十三。

【组成】羚羊角屑半两　防风半两（去芦头）　羌活半两　牛黄一分（细研）　朱砂半两（细研，水飞过）　天麻半两　白附子半两（炮裂）　蝎稍一分（微炒）　麝香一分（细研）

【用法】上为末，入研了药令匀，炼蜜为丸，如绿豆大。每服二丸，以薄荷酒研下，不拘时候。

【主治】小儿中风，失音不语，肢节拘急，腰背强直。

羚羊角散

【来源】《太平圣惠方》卷八十三。

【组成】羚羊角屑　防风（去芦头）　麻黄（去根节）　黄芩　桂心　细辛　甘草（炙微赤，锉）各半两　羌活三分

【用法】上为粗散。每服一钱，以水一小盏，煎至五分，去滓，入竹沥半合，更煎一两沸，频频温服。汗出效。

【主治】小儿中风，筋脉拘急，项强，腰背硬，手足搐搦，发歇不定。

犀角散

【来源】《太平圣惠方》卷八十三。

【组成】犀角屑 独活 麻黄（去根节） 白附子（炮裂） 干蝎（微炒） 牛黄（细研）各一分 天麻半两 天南星半两（炮裂） 麝香半分（细研）

【用法】上为细散，入研了药令匀。每服半钱，以薄荷酒调下，不拘时候。盖覆汗出。

【主治】小儿中风。口噤，腰背强硬，搐搦。

蓖麻子散

【来源】《太平圣惠方》卷八十三。

【组成】蓖麻子二十枚（去皮，别研） 雀儿饭瓮十枚 干蝎三十枚 石榴一颗（大者）（以上四味，将石榴取却子，及七分，盛药三味在内，用泥裹作球，以慢火炙干，烧令通赤，赤后闻药气透出，即熟，候冷取出，出泥细研） 干蝎一分 天南星一分半 半夏一分（汤洗七遍，去滑） 白附子一分半

【用法】上后药四味，并生用，都为细散，入前烧了药，都研令匀。每服一字，以温酒调下。其重者不过三两服。

【主治】小儿中风，手足不随，诸药不效者。

蝉壳散

【来源】《太平圣惠方》卷八十三。

【别名】二圣散（《小儿卫生总微论方》卷六）、二圣膏（《普济方》卷三七四）。

【组成】蝉壳（取五月五日树东南枝上者） 寒食白面各等分

【用法】上为细末。以酽醋调为糊。如患左斜，右边涂之；右斜，左边涂之。候口正，急以水洗却药。

【主治】小儿中风，口眼斜僻。

麝香散

【来源】《太平圣惠方》卷八十三。

【组成】麝香一钱（分） 驴前背交脊上上会中毛拔取手大指许一把

【用法】上药以乳汁和驴毛令得所，于铜器中微火炒令焦，取出，麝香同研如粉。每服一字，以乳汁调下，每日三次。

【主治】小儿新生，中风不仁。

附子散

【来源】《太平圣惠方》卷八十四。

【组成】附子半两（炮裂，去皮脐） 蛜蝌一分（去翅足，微炒） 人参一分（去芦头） 葛根半两（锉）桂心一分

【用法】上为末。每服一钱，以水一小盏，加生姜少许，煎至四分，去滓，分二次温服。

【主治】小儿中风、伤寒，眼目不开，手足厥冷，口多出涎，啼声不出，齿噤，或时觉躁闷。

牛黄丸

【来源】《圣济总录》卷一七四。

【组成】牛黄（研） 丹砂（研） 天竺黄（研） 蝎梢 白僵蚕 天南星 白附子各一分

【用法】上药并生为细末，炼蜜为丸，如梧桐子大。每服一丸至二丸，金银薄荷汤化下。

【主治】小儿中风痉，颈项强直，及风痫潮发。

丹砂丸

【来源】《圣济总录》卷一七四。

【组成】丹砂（研） 干蝎（去足，微炒） 白僵蚕（微炒） 天南星（炮裂）各半两 白附子一分

【用法】上五味，捣罗四味为末，入丹砂研令匀，面糊为丸，如绿豆大。一岁儿服一丸，薄荷汤送下。

【主治】小儿中风，口眼牵急。

紫金丹

【来源】《圣济总录》卷一七四。

【组成】草乌头一分（炭火内烧存性） 天南星一分（炭火内烧存一半性） 丹砂（研）三钱 蜈蚣一条（赤足全者，炙） 白花蛇（生，取肉焙

干） 蝎梢（炒）牛黄（研） 麝香（研） 乳香（盏子内熔过，研）各一钱

【用法】先将五味为细末，入研者药合研匀，酒糊为丸，如麻子黍米大。每服三丸至五丸，桃符汤送下，急惊风研服。

【主治】小儿中风，口眼㖞斜，发歇不定，神识昏昧。

慎火草散

【来源】《圣济总录》卷一七四。

【组成】慎火草（干者）半两（景天草是也） 丹参 麻黄（去根节，先煎，掠去沫，焙） 白术各一分

【用法】上为散。一二岁儿，每服半钱匕，浆水调服；三四岁儿，每服一钱匕，一日三次。量儿大小加减。

【主治】小儿汗出中风，一日之时，儿头颈腰背热，二日即腹热，手足不屈。

增损续命长理石汤

【来源】《圣济总录》卷一七四。

【组成】长理石（碎） 石膏（碎） 赤石脂（碎） 白石脂（碎） 滑石（碎） 桂（去粗皮） 大黄（锉，炒令香） 麻黄（去根、节，先煎，掠去沫，焙） 防风（去叉） 牡蛎（烧碎） 龙骨（碎） 栝楼根（锉）各半两 甘草（炙）一两 寒水石一分

【用法】上为粗末。一二岁儿每服一钱匕，水半盏，煎至三分，去滓温服，一日三次。服后汗出，以粉敷之。

【主治】小儿卒中风，状如欲绝。

【加减】若有热者，加大黄；不汗者，加麻黄。

螳螂丸

【来源】《圣济总录》卷一七四。

【组成】螳螂一枚（大者，去翅足，炒干） 棘刚子（去皮）三十枚 乌头（炮裂，去皮脐）二枚 天南星（中者，炮）一枚 防风（去叉）一分 细辛（去苗叶）一钱 干蝎（炒）一钱 白附子（大者）

一枚 丹砂（研）一分 麝香（研）半钱

【用法】上为细末，用石脑油为丸，如绿豆大。每服一丸至二丸，薄荷水化下，不拘时候。如小儿目睛上视，口噤不开，用醋化一丸，灌入鼻中。

【主治】小儿中风痉，身背强直，牙关紧急。

白花蛇散

【来源】《幼幼新书》卷十三引张涣方。

【组成】白花蛇（腰以上取肉酒浸，炙黄） 桂心 人参 羚羊角 菖蒲各一两 川乌头半两（净，炮裂）

【用法】上为细末。每服一字至半钱，点麝香、荆芥汤调下。

【主治】小儿中风，啼不出，及心肺中风。

竹沥膏

【来源】《幼幼新书》卷十三引张涣方。

【组成】竹沥（依法旋取） 生地黄（取汁） 蜜各半合（以上搅匀） 桂心（为末） 石菖蒲（一寸九节者，取末）各一两

【用法】上药都拌匀，慢火熬成膏，硬软得所，如皂子大。每服一粒，取梨汁化下。

【主治】小儿中风，失音不语，牙关紧急。

郁金丹

【来源】《幼幼新书》卷十三引张焕方。

【组成】郁金末 蝎梢 桔梗 天南星（微炒）各半两（上为细末） 巴豆五枚（以童便浸一宿，去皮心膜，出油，研成膏） 腻粉一钱（研）

【用法】上为末，水为丸，如黍米大。每服五丸，以荆芥汤送下。

【主治】小儿中风，潮发涎盛。

独活黄耆汤

【来源】《幼幼新书》卷十三引张涣方。

【组成】独活 绵黄耆 酸枣仁各一两 羚羊角（屑） 桑根白皮（锉） 肉桂 麻黄（去根节，称） 川芎各半两

【用法】上为细末。每服一大钱，以水一盏，加生

姜、薄荷各三片，煎至五分，去滓，放温热服。

【主治】小儿中风拘挛。

槐子煎

【来源】《幼幼新书》卷十三引张涣方。

【组成】防风 白附子 槐子（微炒） 僵蚕（微炒）各一两 麻黄（去根节） 干姜 半夏（汤洗七次）各半两 上为细末，用好醋两大盏，慢火熬成膏。次用：牛黄 麝香各一分（研） 朱砂半两（细研，水飞） 金箔二十片（研）

【用法】上药拌匀，和成膏，为丸如绿豆大。每服五粒，温酒送下。若牙关紧急，即化破灌之。

【主治】

1.《幼幼新书》引张涣方：小儿中风不省。

2.《小儿卫生总微论方》：中风瘛困不省。

螵蛸散

【来源】《幼幼新书》卷十三引张涣方。

【组成】桑螵蛸（微炒） 天麻各一两 天南星（微炮） 白僵蚕 干全蝎（并微炒）各一分（以上为末） 腻粉 牛黄 麝香（并细研）各一钱

【用法】上药同拌匀，再为细末。每服一字至半钱，温酒调下。

【主治】小儿中风痰盛。

还魂丹

【来源】《幼幼新书》卷十三引郑愈方。

【组成】麝香一字 蝎梢三七个 朱砂二钱（别研） 天南星一个（去心）

【用法】上各细研后，却入乳钵内再研，同重罗面少许，滴水为丸，如绿豆大。每遇小儿有此病状，口噤不开，急令水研化一丸，滴入口中令活；后却以金银薄荷汤灌下二三丸，如定后，方将别药调理。

【主治】小儿中风，牙关紧，口噤不开。

归魂散

【来源】《幼幼新书》卷十一引《家宝》。

【组成】蝎梢一钱半（炒） 蜈蚣（赤脚者）半条

（炙） 水银粉 麝脑各一字 花蛇肉（酒浸，炙黄色）一钱 天南星（切碎，用生姜自然汁浸一宿，令为末）半钱 川乌头尖七个（生）

【用法】上为末。每服婴孩半字或一字，二三岁一字以上，四五岁半钱，金银薄荷汤调下。

【主治】

1.《幼幼新书》：婴孩小儿惊、痫、忤，手足瘛疭，头项强直，状似角弓。

2.《小儿卫生总微论方》：中风，腰背反折，如角弓之状。

比圣丹

【来源】《小儿卫生总微论方》卷六。

【组成】干全蝎（去毒）一两（微炒） 羌活（去芦）半两 白附子半两 天南星（生）半两 黑附子一枚重半两（炮裂，去皮脐）

【用法】上为细末，入腻粉一钱，研匀，炼蜜和丸，如绿豆大。每服五七粒，荆芥汤送下，不拘时候。

【主治】小儿心肺中风，昏困不省，心胸满闷，抽掣短气，汗出不休。

石膏汤

【来源】《小儿卫生总微论方》卷六。

【组成】石膏 独活（去芦） 川升麻各一两 麻黄（去根节） 桂枝 赤芍药 防风（去芦并叉枝） 细辛（去苗）各半两 甘草一分

【用法】上为末。每服一大钱，水一盏，加薄荷、竹叶各数片，煎至五分，去滓温服，不拘时候。

【主治】小儿中风口噤，颔颊紧急，冥冥如醉。

半金散

【来源】《小儿卫生总微论方》卷六。

【组成】乌蛇肉（酒浸，去皮骨，焙）一两 天麻一两 全蝎（去毒）一两（炒） 僵蚕（去丝嘴，炒）一两（为末） 朱砂半两（研飞） 龙脑一钱（研）

【用法】上为末，拌匀细。每服半钱，温汤调下，不拘时候。

【主治】心肺中风，昏困不省，心胸满闷，抽掣短气，汗出不休。

夺命散

【来源】《小儿卫生总微论方》卷六。

【组成】干蛇头一个（酒浸，炙黄取肉） 赤头蜈蚣一条（酥炙黄） 干全蝎（去毒）一分 麻黄（去根节）一分 草乌头一个（去皮尖，炒黄，已上为末） 朱砂一分（研） 牛黄一分（研） 龙脑一钱（研）

【用法】拌匀细。每服一字，温酒调下，不拘时候。

【主治】小儿心肺中风，及风痉病。

防己汤

【来源】《小儿卫生总微论方》卷六。

【组成】汉防己 川升麻 天麻 川芎各一两 桂心 羚羊角屑 麻黄（去根节）各半两

【用法】上为细末，用杏仁一分（汤浸，去皮尖，炒黄），研细拌匀。每服一钱，水一盏，加生姜三片，薄荷三片，同煎至五分，去滓稍热，时时与服。

【主治】小儿中风，口眼㖞斜，视不能平，语不能正。

神授至圣保命丹

【来源】《小儿卫生总微论方》卷六。

【别名】至圣保命丹（《仁斋直指小儿方论》卷二）、保命丸（《婴童百问》卷三）、神效保命丸（《中国医学大辞典》）。

【组成】全蝎十四个（青色者） 朱砂（水飞）二钱（好者） 麝香半钱 防风（去芦并叉枝）一钱 金箔十片（研） 天麻二钱 白僵蚕（去丝嘴，直者）一钱 白附子二钱（好者） 天南星一钱 蝉壳（去土泥）二钱

【用法】上为细末，粳米饭为丸，如樱桃大，以朱砂为衣。每服初生儿半丸，周隶儿一丸，三五岁有急候者二丸，五七岁至十岁常服只一丸，乳汁或薄荷水化下。

【功用】镇心神，退惊痫，安魂定魄，祛风逐邪，化涎消痰。

【主治】一切惊痫、风痓、中风，并胎惊内吊，腹肚坚硬，夜啼发热，急慢惊风，恶候困重，上视搐掣，角弓反张，倒仆不省，昏愦闷乱。

通圣散

【来源】《小儿卫生总微论方》卷六。

【别名】至圣散（《普济方》卷三六七）。

【组成】蝎尾二十一个（去毒） 晚蚕蛾十四个 天浆子（去壳）十四个 白附子半两（上为末） 朱砂一分（研，飞） 麝香一钱（研）

【用法】上为末。每服一字或半钱，薄荷汤入酒两滴调下。

【主治】小儿中风痓病，口噤体强，耳中策痛，发昏愦，不时醒。

愈风汤

【来源】《小儿卫生总微论方》卷六。

【组成】香附子（炒，揉去毛） 川芎 羌活（去芦）各等分

【用法】上为细末。每服一钱，水半盏，入酒两滴，同煎至七分，温服，急者汤酒调服。

【主治】小儿中风，瘛困不省。

吐风散

【来源】《普济方》卷三七引《全婴方》。

【组成】全蝎一个（炒） 瓜蒂一个（炒） 赤小豆三十粒

【用法】上为末。一岁一字，温米汤调下，未吐再服。

【主治】

　　1.《普济方》引《全婴方》：小儿急卒中风，口噤不开，不省人事。

　　2.《寿世保元》：小儿急慢惊风，发热口噤，不省人事，手心伏热，痰涎咳嗽，上壅喘急。

追风散

【来源】《传信适用方》卷四。

【组成】全蝎一个 母丁香二个 瓜蒂七枚 赤小豆四十九粒

【用法】上为细末。每服一字许，米饮调灌之。吐

出风涎方可治，然后服天麻丸。

【主治】小儿因惊中风，角弓反张，及慢脾风。

至圣散

【来源】《仁斋直指小儿方论》卷二。

【组成】全蝎尾（去毒）二十一个 晚蚕蛾 天浆子 白附子（炮）各五钱 辰砂（水飞）一分 麝香一分。

【用法】上为极细末。用薄荷煎汤，入酒二三滴调化，不拘时服。

【主治】婴孩小儿中风瘛病，昏闷不醒。

驱风散

【来源】《仁斋直指小儿方论》卷二。

【组成】防风（去芦叉）一两半 天南星（生，去皮脐） 甘草（生） 半夏（姜制，去脐） 黄芩（炒）各一两半

【用法】上锉。加生姜三片，同煎，不拘时候服。

【主治】小儿卒暴中风，全不能言，口眼喎斜，惊瘫抽掣，痰实烦闷，神昏有热，睡卧不稳。

星香散

【来源】《永类钤方》卷二十。

【组成】南星（炮）二钱 木香 净陈皮各一钱 全蝎二个（焙） 甘草（炙）半钱

【用法】上锉散。每服一钱，加生姜三片，水煎服。

【主治】小儿瘛瘲，中风。

【加减】虚冷，可加熟附、川乌少许，添生姜一钱。

桂菖散

【来源】《玉机微义》卷五十。

【组成】桂心一两 石菖蒲一分

【用法】上为末。三岁一钱，水煎服。若大病后不语者，用猪胆汁调下，未语再服。

【主治】小儿急中风，失音不语。

僵蚕散

【来源】《玉机微义》卷五十。

【组成】僵蚕半两 羌活一两 麝香半钱

【用法】上为末。二岁儿每服半钱，姜汁少许调和，沸汤浸服；又以菖蒲末于舌根上频用之。

【主治】小儿中风，不语失音。关膈不通，精神昏愦。

附子散

【来源】《普济方》卷三六一引《傅氏活婴方》。

【组成】附子 白及 百合 川乌 南星 柏子仁 五加皮（皆生用）各等分

【用法】上为末。用好酒涂角项上，干即再用。小儿中风卒死等症，用钩藤煎汤灌之，或得苏醒。

【主治】胎寒风证，头项软弱；小儿中风卒死，四肢厥冷，口内涎流，眼目喎斜，身首反张。

粉姜散

【来源】《普济方》卷三六六。

【组成】粉 干姜

【用法】上为末。安少许在舌上，时时用之，立效。

【主治】小儿急中卒风不语。

白玉丹

【来源】《普济方》卷三六七。

【组成】天南星（生）一两 半夏（生）一两 白僵蚕一两（炒） 桂心一两 石菖蒲一两（一寸长九节，以上捣罗为末） 腻粉一分 龙脑一分（并细研）

【用法】上拌匀，取生姜汁为丸，如黍米大。每服十丸，煎人参汤送下。

【主治】小儿中风涎潮。

半金散

【来源】《普济方》卷三六七。

【组成】南星（微炮）二钱 木香一钱 橘皮一钱 全蝎二个（焙） 甘草（炒）半钱

【用法】上锉细。每服一钱，加生姜三片，慢火煎熟与之。

【主治】心肺中风。

【加减】虚冷者，加熟附子、川芎少许，生姜一钱。

僵蚕散

【来源】《普济方》卷三六七。

【组成】蔓荆子 黄耆 茯苓 人参 南星 天麻 僵蚕（炒） 独活 羌活 葛根 甘草 荆芥各等分

【用法】上为散。加生姜三片，薄荷同煎，服之。

【主治】小儿偏身不遂，口流涎沫。

麝香丸

【来源】《普济方》卷三六七。

【组成】腻粉 麝香 牛黄 白附 朱砂 槐子（炒） 麻黄（去节） 半夏 犀角 防风 灵脂 全蝎 金箔 银箔 甘草各三分

【用法】上为末，面糊为丸，如绿豆大。每服十丸，白水吞下。

【主治】小儿中风。四肢拘急，心神昏乱，腰背强直。

宽气饮

【来源】《奇效良方》卷六十四。

【组成】枳壳（去瓤）一两 人参（去芦）五钱 天麻 僵蚕（炒，去丝嘴） 羌活 甘草（炙）各三钱

【用法】上锉碎。每服二钱，用水一盏，生姜三片，煎至五分，不拘时候服。

【主治】小儿风痰壅满，风伤于气，不能言语。

疏风散

【来源】《丹溪心法附余》卷二十二。

【组成】防风 犀角 麻黄（去节） 人参 当归 川芎 羌活 远志（去心） 茯神（去木） 甘草（炙）各等分

【用法】上锉。水煎，食前服。

【主治】小儿五脏中风，身体不能自收，冒闷不知疼痛，口不能言，筋脉拘急，手足抽掣。

救生菖阳汤

【来源】《证治准绳·幼科》卷九。

【组成】石菖蒲 天麻 生乌蛇肉 全蝎 白僵蚕 附子（炮，去皮脐） 羌活 人参 白附子各半两

【用法】上为粗末。每服三钱，水两盏，加生姜五片，薄荷五叶，煎至一盏，滤去滓，温热时时与服。

【主治】小儿中风昏迷。

牛黄丸

【来源】《眼科阐微》卷四。

【组成】石燕（火煅，醋淬九次） 辰砂（研，飞） 磁石（煅，醋淬九次） 石绿各一两（飞） 轻粉 牛黄 粉霜 麝各五分 金银箔一百张（为衣）

【用法】上为极细末，酒煮面糊为丸，如鸡头子大，金银箔为衣。每一丸，薄荷汤并酒磨下。小儿十岁以下，一丸分作四服，蜜水磨下；四岁以下，一丸分为五服；未满一岁，一丸分为七服。如牙关紧急不开，以物斡开灌下。

【主治】小儿卒暴中风，不省人事，目直视，痰壅塞。

化风丹

【来源】《幼科指掌》卷四。

【组成】天南星 天麻 白附子 羌活 防风 抚芎 人参 新会皮 石菖蒲 荆芥穗 甘草各等分

【用法】上为末，加生姜、南枣，糊为丸，如绿豆大。淡姜汤送下。面如土色者不治。

【主治】小儿肾中风，目黑眼合不开，或窜逆口张吐沫，气不转，腰痛，小便不利。

消风散

【来源】《幼科指掌》卷四。

【组成】防风　杏仁　陈皮　全蝎（糯米炒，去头翅）　陈胆星　白附子　人参　甘草　升麻　干

葛　生姜　南枣

【用法】上为末，糊丸如绿豆大。米汤送下。

若唇青面黄者可治，唇黑面白者不可治。

【主治】小儿肝中风。踞坐目斜视，举头不得，口嘴喎，手足不动。

二十三、小儿腹胀

小儿腹胀，指小儿腹部胀满。《诸病源候论》："小儿脏腑嫩弱，有风冷邪气客之，搏于脏气，则令腹胀。若脾虚，冷移于胃，食则不消。"《幼幼近编》："小儿腹胀，有虚有实。小便不利，闷乱喘急者，此邪气之实也。小便自利，不喘，面目四肢浮肿者，此正气之虚也。"

地黄饮子

【来源】《外台秘要》卷三十五引《广济方》。

【组成】生地黄汁三合　生姜汁三合　诃黎勒四分（末）　白蜜一匙

【用法】上相和调匀。分温服之。微利尤良。

【主治】小儿心腹满，吃食不下。

鳖甲散

【来源】方出《太平圣惠方》卷八十三，名见《普济方》卷三九三。

【组成】鳖甲一分（涂醋，炙微黄，去裙襕）　赤茯苓一分　青橘皮一分（汤浸，去白瓤，焙）　川大黄半两（锉，微炒）　枳壳一分（麸炒微黄，去瓤）　川朴消半两

【用法】上为粗散。每服一钱，以水一小盏，煎至五分，去滓温服，不拘时候。

【主治】小儿心腹气壅，胀满虚热，不能乳食，大小肠气滞。

温中散

【来源】《太平圣惠方》卷八十四。

【组成】丁香一分　诃黎勒皮半两　草豆蔻三枚（去皮）　桂心一分　陈橘皮三分（汤浸去白瓤，焙）　人参半两（去芦头）

【用法】上为细散。每服半钱，以粥饮调下。

【主治】小儿腹胁虚胀，呕吐，不纳饮食。

鳖甲散

【来源】《太平圣惠方》卷八十四。

【组成】鳖甲一两（涂醋，炙令黄，去裙襕）　柴胡三分（去苗）　赤茯苓半两　子芩半两　诃黎勒皮三分　槟榔三个　赤芍药半两　当归半两（锉，微炒）　陈橘皮三分（汤浸，去白瓤，焙）　知母半两　川大黄半两（锉碎，微炒）　甘草半两（炙微赤，锉）

【用法】上为粗散。每服一钱，以水一小盏，加生姜少许，煎至五分，去滓温服，不拘时候。以利为度。

【主治】小儿寒热往来，腹胀渐瘦，不能饮食。

鳖甲散

【来源】《太平圣惠方》卷八十四。

【组成】鳖甲半两（涂醋，炙令黄，去裙襕）　赤茯苓半两　川大黄一两（锉碎，微炒）　枳壳半两（麸炒微黄，去瓤）　川朴消一两

【用法】上为粗散。每服一钱，以水一小盏，煎至五分，去滓温服，不拘时候。

【主治】小儿寒热结实，胁下妨闷，不欲乳食。

理中茯苓汤

【来源】《圣济总录》卷一七五。

【组成】赤茯苓（去黑皮） 犀角（镑） 赤石脂 黄连（去须） 龙骨 厚朴（去粗皮，生姜汁炙） 陈橘皮（汤浸，去白，焙） 人参 干姜（炮）各一两 桂（去粗皮） 甘草（炙）各二两

【用法】上为粗末。五六岁儿每服一钱匕，水一盏，煎至四分，去滓温服。

【主治】小儿腹虚胀，脾气不调。

黄连饮

【来源】《圣济总录》卷一七五。

【组成】黄连（去须，炒）一两 人参 黄芩（去黑心） 当归（炙，锉） 桂（去粗皮） 高良姜各半两

【用法】上锉细，如麻豆大。每服一钱匕，以水七分，煎取四分，去滓温服。

【主治】小儿腹胀，冷气结块疼痛。

款气丸

【来源】《圣济总录》卷一七五。

【组成】巴豆十五枚（灯上烧成灰，细研） 丁香二钱 木香一分 麝香半钱

【用法】上为细末，面糊为丸，如粟米大。每服三丸，乳食后煎莱菔子汤送下。

【主治】小儿腹胀硬。

款气汤

【来源】《圣济总录》卷一七五。

【组成】牵牛子（炒熟）一两 马兜铃一两 木香半两

【用法】上为粗末。每服一钱匕，水七分，煎至四分，去滓温服，不拘时候。

【主治】

1.《圣济总录》：小儿心腹气胀，喘粗不下食。

2.《普济方》引《全婴方》：小儿疳气食积。

缩砂散

【来源】《圣济总录》卷一七五。

【组成】缩砂仁 木香 丁香 牵牛（炒一半熟，一半生用）各一两 腻粉一分

【用法】上为散。每服一字匕，酒调下。

【主治】小儿腹胀，手足渐细，精神昏冒，不欲饮食。

橘红丸

【来源】《圣济总录》卷一七五。

【组成】陈橘皮（汤浸，去白，焙）半两 胡椒 黑牵牛各一百粒 巴豆三十粒（去皮，同前三味炒令焦，去巴豆不用） 木香一分

【用法】上药除巴豆外为细末，用葱白汁为丸，如绿豆大。每服三丸至五丸，莱菔子汤送下。乳食后临卧服。

【主治】小儿胃虚，腹胀硬。

塌气丸

【来源】《小儿药证直诀》卷下。

【组成】胡椒一两 蝎尾（去毒）五钱 （一方有木香一钱）

【用法】上为细末，面为丸，如粟米大。每服五七丸至一二十丸，陈米饮送下，不拘时候。

【主治】

1.《小儿药证直诀》：虚胀。

2.《小儿卫生总微论方》：脾虚腹胀，或面目四肢发肿。

3.《片玉心书》：寒胀者，因寒积郁结而胀，手足厥冷，面青气急。

4.《张氏医通》：肝气乘脾腹胀。

【加减】腹大者，加萝卜子，名褐丸子。

徧银丸

【来源】《小儿药证直诀》卷下。

【组成】巴豆（去皮、油、心膜，研细） 水银各半两 黑铅二钱半（水银结砂子） 麝香五分（另研） 好墨八钱（研）

【用法】将巴豆末并墨再研匀，和入砂子、麝香，陈米粥为丸，如绿豆大，捏褊。每服一岁一丸，二三岁二三丸，五岁以上五六丸，食后煎薄荷汤放冷送下。不得化破，更量虚实增减。

【主治】风涎膈实上热，及乳食不消，腹胀喘粗。

赚气丸

【来源】《幼幼新书》卷二十一引《九卫生方》。

【组成】萝卜子半两（用巴豆肉一分拍破，同炒黑色，去巴豆不用） 木香一分

【用法】上同为细末，蒸饼心和丸，如绿豆大。每服五丸，橘皮汤送下。

【主治】小儿腹胀气急。

赚气丸

【来源】《小儿卫生总微论方》卷十四。

【组成】丁香一钱 萝卜子半两（用巴豆一分拍破，同炒至黑色，去巴豆不用）

【用法】上为末，水浸蒸饼心和丸，如绿豆大。每服五丸，橘皮汤送下，不拘时候。

【主治】小儿腹胀。

鸡壳散

【来源】《普济方》卷三九一引《全婴方》。

【组成】鸡子壳（烧为末）

【用法】二岁半钱，酒调下。

【主治】小儿心腹胸肠烦满欲死。

导气丸

【来源】《普济方》卷三九三引《全婴方》。

【组成】京三棱 青皮 萝卜子（炒） 皂角（不蛀者，酥炙） 黑牵牛（半生半炒）各等分

【用法】上为末，面糊为丸，如小豆大。三岁三十丸，以米汤送下。

【主治】小儿腹胀，气粗不食。

塌气散

【来源】《杨氏家藏方》卷十九。

【组成】陈米一合（炒黄） 青橘皮（去白）半两（巴豆去壳二十一粒同炒黄色，去巴豆不用） 甘草一两（微炙） 黑牵牛一分（半生，半炒） 肉豆蔻二枚（面裹，煨香）

【用法】上为细末。每服半钱，五岁以上一钱，温米饮汤调下，不拘时候。

【主治】小儿饮食不调，腹胀紧急，上气喘粗，体肿面浮。

塌气退黄汤

【来源】《兰室秘藏》卷下。

【别名】茯苓渗湿汤。

【组成】白术 柴胡各半分 升麻一分 桂枝 麻黄 吴茱萸 厚朴 羌活 草豆蔻 神曲末 苍术 泽泻 白茯苓 猪苓 黄柏 橘红各二分 青皮 黄连各五分 杏仁二个

【用法】上都作一服。水二大盏，煎至一盏，去滓，食前温服。

【主治】小儿面色萎黄，腹膜胀，食不能下。

塌气丸

【来源】《小儿病源》卷三。

【组成】青皮一两 荜拨 胡椒各半两 木香二钱半 全蝎五枚

【用法】上为末，醋糊为丸，如黄米大。一周儿服十五丸，空腹乳汁送下，粥汤亦得，一日二次。服讫候半时，得吃乳食。

【主治】小儿脾虚腹胀，或疳泻黄瘦。

褐丸子

【来源】《活幼口议》卷十七。

【组成】萝卜子二两（微炒） 陈皮（去白） 青皮（去白）各一两 京三棱（炮）一两 黑牵牛一两半（半炒半生，猜尤佳） 蓬莪术（炮）一两 胡椒半两 木香一分

【用法】上为细末，面糊为丸，如麻子大。每服三五十丸，煎萝卜汤送下。

【主治】小儿阴阳不和，脏腑怯弱，乳食不消，心腹胀满，呕逆气急；或肠鸣泄泻频并，腹中冷痛，

食癥乳癖，痃气痞结，积聚肠胃，或秘或利，头面肿满。

塌气散

【来源】《永类钤方》卷二十一。

【组成】木香一分　净青皮半两（巴豆三十粒同炒豆黄色，去巴豆）

【用法】上为末。三岁半钱，空心米汤调下。

【主治】腹胀气粗，并疳食攻，面目浮肿。

麻黄升麻汤

【来源】《医学纲目》卷三十八。

【组成】麻黄二分　桂枝一分　杏仁　吴茱萸　草豆蔻　厚朴　曲末　羌活各一分　柴胡根五分　白茯苓一分　白术　青皮各五分　升麻根　苍术　泽泻　猪苓　陈皮各一分　黄连五分　黄柏一分

【用法】上锉，作一服。以水一大盏，煎至七分，去滓，食前热服。正月、四月，小儿服之神效。

【主治】小儿面色痿黄，腹胀食不下。

鳖甲散

【来源】《普济方》卷三九三。

【组成】甘草（炙）　鳖甲（炙）　柴胡　茯神　子芩各六分　诃黎勒皮十分　槟榔（兼皮）三个（研）　芍药　橘皮各三分　生姜　当归各四分　知母五分　大黄八分

【用法】上切。以水一升半，煎取七合，分为数服，得泻病愈。

【主治】小儿肚胀，渐瘦不食，四肢热不调。

加减异功散

【来源】《幼科发挥》卷三。

【组成】人参　白术　甘草（炙）各一钱　陈皮　青皮　枳实（炒）　厚朴（炒）　半夏曲　黄连（姜汁炒）一钱五分　木香　丁香　藿香叶

　　方中陈皮、青皮、枳实、厚朴、半夏曲、木香、丁香、藿香叶用量原缺。

【用法】上为末，神曲糊丸，如麻子大。炒陈米汤送下。

【主治】小儿脾胃久伤，脘腹虚胀，按之则濡，扣之有声者。

加减塌气汤

【来源】《幼科发挥》卷三。

【组成】荜拨　砂仁　青皮　陈皮　丁香　全蝎（炒）　莱菔子（炒）各等分

【用法】上为末，神曲糊为丸，如麻子大。厚朴汤送下。

【主治】小儿腹胀。

木香散

【来源】《幼科指南》卷上。

【组成】木香　干姜　茯苓　甘草　木通　丁香　陈皮各等分

【用法】上为细末。每一字，水煎，绵蘸与之。

【主治】小儿初生下，即腹胀不乳。此由拭口不净，恶秽入腹，腹满气短，而不能吮乳；或有呕吐而不能下；或胎中受寒，令儿腹痛，亦不能吮乳，多啼。

塌气丸

【来源】《图书集成》卷四四〇引《幼幼近编》。

【组成】萝卜子　木香　陈皮　莪术　五灵脂　牵牛　神曲

【用法】打面糊为丸。一岁十丸。

【主治】小儿腹胀。

芍药枳实散

【来源】《不知医必要》卷三。

【组成】白术（净）四钱　枳实（面煨，去瓤）二钱　赤芍　莲仁（去心）　陈皮各一钱

【用法】加炒香老米一钱，共为细末。每服一钱或一钱五分，米饮调下；白汤下亦可。

【主治】小儿肚腹膨胀，或不时作痛。

小儿化食丸

【来源】《部颁标准》。

【组成】山楂（炒焦）30g 六神曲（炒焦）30g 麦芽（炒）30g 槟榔（炒焦）30g 三棱（麸炒）15g 大黄 30g 莪术（醋制）15g 牵牛子（炒）60g

【用法】制成大蜜丸，每丸重 1.5g，密封。口服，每次 1 丸，1 日 2 次，周岁以下酌减。

【功用】消食化滞，泻火通便。

【主治】小儿胃热停食引起的肚腹胀满，恶心呕吐，烦躁口渴，大便干燥。

二十四、小儿腹痛

小儿腹痛，是指以胃脘以下、脐之四旁以及耻骨以上部位发生疼痛为主要症状的病症。疼痛发生于胃脘以下、脐部以上部位者为大腹痛；发生于脐周部位者为脐腹痛；发生于小腹两侧或一侧者为少腹痛；发生于脐下腹部正中者为小腹痛。婴幼儿往往不能正确表达，常以无故啼哭为临床表现。诚如《古今医统·腹痛》所言："小儿腹痛之病，诚为急切。凡初生二三个月及一周之内，多有腹痛之患。无故啼哭不已，或夜间啼哭之甚，多是腹痛之故。"

本病成因以感受寒邪、乳食积滞、热结胃肠、脏腑虚冷、气滞血瘀为多见。其病变部位主要在肝、脾、六腑及经脉。脾喜运而恶滞，肝喜调达而恶抑郁，六腑以通为用，经脉以流通为畅，若肝、脾、六腑、经脉受病，则可致脏腑功能失调，气机郁阻不通，经脉滞涩不畅而发生腹痛。故《幼幼集成·腹痛证治》曰："夫腹痛之证，因邪正交争，与脏气相击而作也。"

本病总由脏腑经脉失调，气机运行不畅所致，治疗应以调理气机，疏通经脉为原则。

生地黄汤

【来源】《备急千金要方》卷五。

【别名】生地黄散（《普济方》卷三八六）。

【组成】生地黄 桂心各二两（一方有芍药、寒水石、黄芩、当归、甘草各半两）

【用法】上锉。以水三升，煮取一升。期岁以下服二合，以上三合。

【主治】小儿寒热进退，啼呼腹痛。

【方论】《千金方衍义》：热邪入犯营血则寒热进退，故用生地黄专治；血热则兼桂心以行地黄之滞，寒热兼济之妙无逾于此。又方合黄芩汤则专主太阳少阳合病，更加寒水石以治心胃之火，当归以散肝脾之热也。

人参丸

【来源】《太平圣惠方》卷八十二。

【组成】人参半两（去芦头） 黄连半两（去须） 龙胆半两（去芦头） 马牙消半两 甘草半两（炙微赤，锉） 枳实半两（麸炒微黄）

【用法】上为末，炼蜜为丸，如梧桐子大。每服二丸，以乳汁研灌口中，一日四五次。

【主治】小儿腹痛，不食乳。

当归散

【来源】《太平圣惠方》卷八十三。

【组成】当归（锉，微炒） 枳壳（麸炒微黄，去瓤） 赤芍药 川大黄（锉，微炒）各半两

【用法】上为粗散。每服一钱，以水一小盏，煎至五分，去滓，放温，量儿大小，分减服之。

【主治】小儿冷热不调，腹内多痛。

鳖甲丸

【来源】《太平圣惠方》卷八十三。

【组成】鳖甲（涂醋，炙令黄，去裙襕） 防葵 诃

黎勒（煨，用皮） 川大黄（锉，微炒） 人参（去芦头） 郁李仁（汤浸，去皮尖，微炒，锉，研入） 当归（锉，微炒）各半两

【用法】上为末，炼蜜为丸，如绿豆大。每服五丸，以粥饮送下，不拘时候。得微利愈。

【主治】

1.《太平圣惠方》：小儿腹痛不可忍。

2.《圣济总录》：小儿大便不通，不能饮食。

白术散

【来源】《太平圣惠方》卷八十四。

【组成】白术半两 当归半两（锉碎，微炒） 芎䓖半两 干姜一分（炮裂，锉） 青橘皮一分（汤浸，去白瓤，焙） 甘草一分（炙微赤，锉）

【用法】上为粗散。每服一钱，以水一小盏，煎至五分，去滓服，不拘时候。

【主治】小儿冷热不调，腹内疼痛，发歇不定。

黄耆汤

【来源】《圣济总录》卷一七七。

【组成】黄耆（切，焙） 人参 芍药各一两半 当归（切，焙） 甘草（炙） 芎䓖各一两

【用法】上为粗末。每服二钱匕，以水一小盏，加生姜二片，煎至五分，去滓，分三次温服，早晨、日午、近晚各一次。

【主治】小儿胎寒，腹中疼痛。

温胃丹

【来源】《幼幼新书》卷二十一。

【别名】温胃丸（《小儿卫生总微论方》卷十四）。

【组成】人参 白术（炮）各一两 五味子 当归（焙） 高良姜各半两 木香一两

【用法】上为细末，白面糊丸，如黍米大。每服十丸，米饮送下。

【主治】小儿腹痛，啼哭不止。

龙齿散

【来源】《普济本事方》卷十。

【组成】羌活（去芦） 龙齿 蝉壳（去头足） 钩藤（有钩子者） 茯苓（去皮） 人参（去芦）各等分

【用法】上为末。每服一大钱，水一大盏，煎六分，去滓温服。

《婴童百问》：加姜、枣，煎服。

【主治】

1.《普济本事方》：小儿拗哭。

2.《婴童百问》：小儿拗哭，肚痛惊热。

【方论】《本事方释义》：龙齿气味凉涩，入足厥阴，蝉壳气味甘咸寒，入足少阳厥阴，钩藤气味甘微寒，入足厥阴；羌活气味辛甘平，入足太阳；茯苓气味甘平淡渗，入足阳明，人参气味甘温，入足阳明。小儿无故拗哭，亦因肝风内动，脾胃不和所致，故以风药泄其风而镇补之药护其中也。

当归丸

【来源】《小儿卫生总微论方》卷十四。

【组成】当归（去芦） 芍药各等分

【用法】上为细末，面糊为丸，如绿豆大。米饮汤送下，不拘时候。

【主治】小儿肠胃冷袭而痛，啼哭不休。

当归木香丸

【来源】《小儿卫生总微论方》卷十四。

【组成】当归（去芦）一两 蓬莪术一两（炮，锉） 木香（半两） 人参（去芦）半两 桂心半两（不见火） 黑牵牛一钱（炒微黄）

【用法】上为细末，曲糊为丸，如黍米大。每服十丸，生姜汤送下，不拘时候。

【主治】小儿心腹疼不可忍，闷乱，啼哭不止。

乳香汤

【来源】《小儿卫生总微论方》卷十四。

【组成】木香 五灵脂（去砂石） 乳香各一钱（别研） 天南星（取中心末）一钱

【用法】上为细末，同研匀。每服半钱，水半钟，生姜一片，煎至三分，去滓温服，不拘时候。

【主治】肠胃冷袭而痛，啼哭不休。

蓬莪散

【来源】《小儿卫生总微论方》卷十四。

【组成】蓬莪术（炮熟透，锉杵）

【用法】上为细末。每服一钱，热酒调下，不拘时候。

【主治】小儿气刺心腹痛。

橘香丸

【来源】《小儿卫生总微论方》卷十四。

【组成】青皮（去瓤）一两（炒） 吴茱（拣净）一两 木香一两 当归（去芦）一两 干姜半两 丁香半两

【用法】上为末。每服一钱，水八分，加生姜二片，煎至五分，去滓稍热服，不拘时候。

本方方名，据剂型，当作"橘香汤"。

【主治】小儿腹痛，啼哭不止。

茴香散

【来源】《仁斋直指小儿方论》卷二。

【组成】芸苔子（炒） 蓬莪术 茴香（炒）青皮 甘草各一分 辣桂 木香各半分

【用法】上为末。每服半钱，盐汤调下。

【主治】小儿脐下气块瘕痛。

乳黄散

【来源】《普济方》卷三六一。

【组成】赤茯苓一分 甘草一分（炙微赤，锉）黄连一分（去须）

【用法】上为末，炼蜜为丸，如梧桐子大。每用一丸，研破，着奶头上，令儿吮奶；或研点口中亦得。

【主治】小儿腹痛，不肯哺乳。

蓬仙丸

【来源】《普济方》卷三六一。

【组成】桂心（去皮） 乳香 蓬莪术（炮）各一钱

【用法】上为细末，酒煮糊为丸，如小豆大。每服一岁三丸，空心时钩藤汤送下。

【主治】小儿心腹刺痛，躯身啼哭，肠冷便青，发稀面黄，肚腹膨胀。

蓬莪术丹

【来源】《普济方》卷三九〇。

【别名】蓬莪术丹（《证治准绳·幼科》卷七）。

【组成】蓬莪茂（炮） 当归（洗）各一两 木香 人参 桂心各半两 黑牵牛一分（微炒黄）

【用法】上为细末，白面糊为丸，如黍米大。每服十粒，生姜汤送下。

【主治】小儿心腹疼痛，不可忍。

安息香丸

【来源】《本草纲目》卷三十四引《全幼心鉴》。

【组成】安息香（酒蒸成膏） 沉香 木香 丁香 藿香 八角茴香各三钱 香附子 缩砂仁 炙甘草各五钱

【用法】上为末，以膏和，炼蜜为丸，如芡实大。每服一丸，以紫苏汤化下。

【主治】小儿肚痛，曲脚而啼。

四顺清凉饮

【来源】《奇效良方》卷六十四。

【组成】大黄（米上蒸，晒干） 赤芍药 当归 甘草（微炙） 青皮 枳壳各等分

【用法】上为粗末。每服三钱，水一钟，煎至五分，不拘时候。

【主治】小儿热证腹痛，血热蕴结壅滞。

白芍药汤

【来源】《奇效良方》卷六十四。

【组成】白芍药一两半（煨） 泽泻七钱 白术五钱 桂心二钱半 当归一钱半 干姜二钱 甘草三钱（炙）

【用法】上锉。每服二钱，用水一盏，煎至五分，空心服。

【主治】小儿胃寒腹痛，至夜多啼。

加味归脾汤

【来源】《保婴撮要》卷三。

【组成】人参　黄耆　茯神（去木）　甘草　白术（炒）各一钱　木香五分　远志（去心）　酸枣仁　龙眼肉　当归　牡丹皮　山栀（炒）各一钱

【用法】水煎服。婴儿为病人，令子母俱服之。

【主治】

1.《保婴撮要》：因乳母郁怒积热，婴儿腹痛发搐者。

2.《证治准绳·幼科》：小儿因乳母忧思郁怒，胸胁作痛，或肝脾经分患疮疡之证，或寒热惊悸无寐，或便血盗汗，口疮不敛。

3.《证治宝鉴》：思虑过甚，脾经血伤火动，口舌生疮，咽喉不利。

4.《叶氏女科证治》：妊娠忧思郁结伤脾，而致吐衄。

5.《外科真诠》：思虑伤脾，心火上炎所致之舌岩。

【验案】

1. 内钓：一小儿因乳母怀抱郁结，腹痛发搐，久而不愈，用加味归脾汤加漏芦，母子并服渐愈。

2. 胁痈：一小儿四岁，胁间漫肿一块，甚痛，色如故，服流气败毒等药，加寒热作呕，食少作泻，此属肝脾气滞之症，元气复伤而甚耳。乃择乳母气血壮盛者，与加味归脾汤、加味逍遥散服之，儿饮其乳半载而消。

加减当归散

【来源】《育婴家秘》卷四。

【组成】当归（酒洗）　吴茱萸（炒）　官桂（去皮）　川芎　干姜（炮）　木香　小茴香（炒）各等分　甘草（炙）

方中甘草用量原缺。

【用法】上为末。每服五分至一钱，盐汤调下。

【主治】受寒湿之气，小腹绞痛，外肾红肿，并内钓腹痛、啼哭多。

加味建中汤

【来源】《赤水玄珠全集》卷二十。

【组成】桂心半两　白芍一两　炙甘草二钱半　吴茱萸　当归　延胡　丹皮各五钱

【用法】每服五钱，加生姜、大枣，水煎，食前服。

【主治】血海受寒，小腹作痛。

龙齿散

【来源】《赤水玄珠全集》卷二十五。

【组成】龙齿　蝉蜕　钩藤　羌活　茯苓　人参　天麻　防风　全蝎各等分

【用法】上为末。灯心汤调下。

【主治】小儿拗哭、肚疼、惊热。

大茴香汤

【来源】《幼科金针》卷七。

【组成】白术　枳实　延枳索　青木香　肉桂　橘核　香附　吴茱萸　大茴香　生姜

【用法】水煎服。

【主治】积气。小儿骤然腹痛，面色㿠白，脉来沉细。

当归饮

【来源】《诚书》卷十六。

【组成】当归　白芍　人参各一分　甘草（炙）半分　桔梗　陈皮各一钱

【用法】水煎服。

【主治】小儿腹痛内吊，夜啼。

清热顺气汤

【来源】《痘疹定论》卷四。

【组成】钩藤七分　橘红五分　柴胡五分　黄芩三分（酒炒）　黄连一分（酒炒）　熟大黄二分　栀仁二分（酒炒）　薄荷三分　山楂肉七分　枳壳三分（麸炒）　木通三分（去皮）　甘草一分（生，去皮）

【用法】上加灯心五十寸，金、银各一件为引，以水一钟，煎至三分，作五六次徐徐温服。用此方之后，出大便二次，内有黑粪一半，黄粪一半，自此痊愈。

【主治】出生五日小孩，内热腹痛啼哭，眼目微红，眼眦粘闭。

牛黄镇惊锭子

【来源】《幼科直言》卷四。

【组成】天麻二两　钩藤二两　广皮二两　羌活二两　枳实二两　僵蚕二两　青皮二两　生黄连一两　贝母一两　莪术一两　独活二两　生大黄二两　牛黄一钱　麝香二分　冰片二分　飞朱砂一两　薄荷二两　桔梗二两　赤芍二两　飞滑石二两　防风二两　柴胡二两　全蝎二两（去尾尖子，并洗净腹内）　陈胆星二两

【用法】上为细末，用砂器炼好川白蜜，揉末为锭，每锭重一钱五分，晒干听用。每服一锭或半锭，有外感，用生姜汤磨服；余证用白滚水磨服。

【主治】一切风痰气喘，咳嗽发热，着吓急惊；并肚腹膨胀疼痛，夹风夹食，大便不通。

【宜忌】慢惊并吐泻，则不可用。

导滞汤

【来源】《幼科直言》卷五。

【组成】大黄　厚朴　槟榔　陈皮　甘草　青皮　归尾　白芍（酒炒）

【用法】水煎服。兼服牛黄丸。

【主治】小儿腹痛有外证初愈，而积滞未行，元气未亏，大便不通，或燥结，唇红者。

匀气散

【来源】《医宗金鉴》卷五十。

【组成】陈皮　桔梗各一钱　炮姜　砂仁　炙甘草各五分　木香三分

【用法】上为细末。每服五分，红枣煎汤调服。

【主治】儿母过食寒凉，胎受其气，小儿腹痛多啼，面色青白，不乳。

加味当归散

【来源】《幼幼集成》卷四。

【组成】当归一钱五分　吴茱萸三分　青化桂　正川芎各五分　黑姜炭五钱　南木香五分　小茴香一钱　炙甘草五分

【用法】水煎，临服加盐七分，空心服。

【主治】小儿受寒湿之气，小腹绞痛，外肾红肿，并腹痛啼哭。

理中丸

【来源】《春脚集》卷四。

【组成】官拣参二钱（去芦）　漂白术二钱（土炒）　干姜炭一钱五分　炙甘草一钱

【用法】上为细末，炼蜜为丸，五分重。每服或一丸或二三丸，用大红枣去核、蒂，水煎汤，放凉调服。

【主治】小儿脾虚，中寒面青，腹痛寒呕寒泻，四肢厥冷，一切虚寒者。

藿香饮

【来源】《不知医必要》卷三。

【组成】党参（去芦，饭蒸）　藿香各一钱　陈皮五分

【用法】加生姜一小片，水煎服。

【主治】小儿腹痛。

小儿暖脐膏

【来源】《部颁标准》。

【组成】橘核200g　小茴香600g　官桂600g　炮姜400g　白胡椒200g　川楝子200g　吴茱萸200g　荔枝核200g　麝香3g

【用法】制成膏药，每张净重5g，置阴凉处。加温软化，贴于肚脐上，未满月小儿贴脐下。

【功用】散寒止痛。

【主治】小儿胎寒，肚腹疼痛，积聚痞块，疝气偏坠，虚寒泻痢，胃寒腹胀。

二十五、小儿滞颐

小儿滞颐，即小儿流涎，俗称流口水，是指口中唾液不自觉从口内流溢出的一种病现象，多见于3岁以内的小儿，若因出牙而引起者，不属病态。《内经》曰：足太阴之经通于口。盖脾之液为涎，小儿口流涎出而积于颐间者，因脾家受病，不能收摄耳。"《诸病源候论》："滞颐之病，是小儿多涎唾，流出渍于颐下，此由脾冷液多故也。"《景岳全书》也谓："或口角流涎者，太阴脏气之脱也。"本病成因多为小儿素体脾胃虚寒，不能收摄其津液，以致口水清稀不止，大便溏薄，面白唇淡；或因脾胃素有湿热，致廉泉不能制约，故涎液较多，不能自控，甚至口角糜烂。治疗以温肾补脾，敛涎止唾，或补虚清热，摄涎利水为大法。

牛蒡子散

【来源】《太平圣惠方》卷八十九。

【组成】牛蒡子　栀子仁　甘草（炙微赤，锉）川消　郁金各半两　枳壳一分（麸炒微黄，去瓤）

【用法】上为细散，入龙脑半钱，同研令匀。每服半钱，用薄荷温水调下，不拘时候。

【主治】小儿心脾壅热，多涎。

防风散

【来源】《太平圣惠方》卷八十九。

【别名】防风汤（《圣济总录》卷一八一）。

【组成】防风（去芦头）　羚羊角屑　黄芩　人参（去芦头）　枳壳（麸炒微黄，去瓤）甘草（炙微赤，锉）各一分　半夏半分（汤浸七遍去滑）

【用法】上为粗散。每服一钱，以水一小盏，加生姜少许，煎至五分，去滓温服，不拘时候。

【主治】小儿脾肺风热，膈上多涎，心神昏闷，少欲乳食。

清膈降气丸

【来源】《圣济总录》卷一八一。

【组成】牛蒡子　栀子仁　甘草（炙微赤，锉）川消　郁金各半两　枳壳一分（麸炒微黄，去瓤）龙脑半两（研）

【用法】上为末，面糊为丸，如麻子大。每服二至三丸，薄荷水化下，不拘时候。

【主治】小儿胃气上溢，气不升降，涎液不收。

温脾丹

【来源】《幼幼新书》卷六引张涣方。

【别名】温脾丸（《小儿卫生总微论方》卷十四）。

【组成】半夏一两（生姜六两同捣细，炒黄）丁香　木香各一两　干姜　白术　青橘皮各半两

【用法】上为细末，蜜和为丸，如黍米大。每服十粒，米饮送下。

【主治】小儿滞颐。脾气冷，不能收制其津液，儿多涎唾，流出滞渍颐下。

温胃散

【来源】《是斋百一选方》卷十九引张涣方。

【别名】温脾散（《小儿卫生总微论方》卷十七）。

【组成】丁香一两　半夏（白矾水浸，炒黄）人参　甘草　干姜　肉豆蔻　白术各半两

【用法】上为细末。每服一钱，水八分盏，入生姜二片，煎至五分，去滓。空心温服。

【主治】小儿涎多，留在两口角，此由脾胃有冷，流出渍于颐下，乃名滞颐。

丁香汤

【来源】《小儿卫生总微论方》卷十四。

【组成】丁香一两　白术半两　肉豆蔻（面裹，煨）半两　半夏半两（白矾水浸一宿，洗净，炒黄）干姜半两（炮）甘草半两　人参（去芦）半两

【用法】上为细末。每服一钱，水八分，加生姜二片，煎至五分，去滓温服。不拘时候。

【主治】小儿脾胃宿冷，口角流涎。

金朱丹

【来源】《是斋百一选方》卷十九。

【组成】金箔十片（研） 朱砂（细研，飞） 胆南星 半夏（汤洗七次）各一两 石膏（研，飞） 白茯苓各半两

【用法】上为细末，拌匀，用生姜自然汁和丸，如黍米大。每服十丸，煎人参汤下，乳后服。

【主治】小儿涎多，乳食不下，涎流不出口者，乃名脾热。

温脾散

【来源】《永类钤方》卷二十一。

【组成】半夏曲 丁香 木香各半两 干姜（炮）二钱半 白术（炮） 白茯苓 人参 粉草（炙）各半两

【用法】上为末。米饮调服。

【功用】温脾。

【主治】小儿脾胃虚冷，涎液自流，不能收约，而渍于颐间者，名曰滞颐。

牛蒡丹

【来源】《普济方》卷三六二。

【组成】牛蒡子一两 郁金 川朴消 枳壳（去瓤，麸炒） 皂子半两（炒黄）

【用法】上为细末，用生姜汁打白面糊丸，如黍米大。每服十丸，煎人参汤送下。

【主治】小儿脾热多涎。

郁金散

【来源】《普济方》卷三六二。

【组成】郁金 南星 白附子 大半夏各半两

【用法】上用生姜二十片，皂角三条，水二盏，煎药同煮，以干为度。去皂角及生姜，以四味焙干，同雄猪胆一枚，以盏盛定，刺汁，以前药入胆汁内浸，炙干又浸，以胆汁尽为度。再用铁华粉半两、甘草三钱研匀同为末。每服一钱，薄荷蜜汤调下。

【主治】滞颐，不问脾虚惊热。

降气丸

【来源】《普济方》卷三六二。

【组成】牛蒡子 栀子仁 甘草（炙微赤，锉） 川消 郁金各半两 枳壳一分（麸炒微黄，去瓤） 龙脑半两（研）

【用法】上为末，面糊为丸，如麻子大。每服二丸至三丸，用薄荷水化下，不拘时候。

【功用】清膈。

【主治】小儿脾气上溢，气不升降，涎液不收。

黄柏皮散

【来源】《普济方》卷四〇八。

【组成】柏皮 白矾（枯） 朴消各等分

【用法】上为末。干搽患处。

【主治】小儿滞颐，生疮赤烂。

理脾却涎散

【来源】《万氏家抄方》卷五。

【组成】白术（炒）一钱 人参五分 茯苓八分 陈皮一钱 黄连（炒）五分 藿香五分 半夏曲（炒）八分 厚朴（姜汁炒）八分 山楂肉一钱 甘草（炙）三分

【用法】加生姜三片，水煎服。

【主治】小儿口涎多。

木香半夏丸

【来源】《医学入门》卷六。

【组成】木香 半夏 丁香各五钱 白僵蚕 白术 青皮 陈皮各二钱半

【用法】上为末，蒸饼为丸，如麻子大。一岁十丸，二岁倍之，米汤灌下。

【主治】小儿滞颐，冷涎自流渍于颐间，乃胃虚不能收约。

清脾散

【来源】《赤水玄珠全集》卷二十五。

【组成】白术 白滑石（飞）各五钱 甘草一钱 黄连（酒炒）二钱 扁豆（炒） 茯苓各三钱 葛根一钱半 石斛三钱

【用法】上为末。每服一钱，灯心汤调下。

【主治】滞颐。

八仙糕

【来源】《慈幼新书》卷二。

【组成】人参五钱 苡仁 芡实 山药 茯苓 莲肉各四两 白米粉五升 白洋糖任用

【主治】脾胃虚冷，涎流出而渍于颐间，不能收约，而成滞颐者。

姜术散

【来源】《慈幼新书》卷二。

【组成】半夏 木香各五钱 川白姜 白术 青皮 陈皮各二钱五分

【用法】面糊为丸，如麻子大。一岁十丸，米饮送下。

【主治】小儿滞颐。

清心涤痰汤

【来源】《医宗金鉴》卷五十一。

【组成】竹茹 橘红 半夏（姜制） 茯苓 枳实（麸炒） 甘草（生） 麦冬（去心） 枣仁（炒） 人参 菖蒲 南星 川黄连

【用法】引用生姜，水煎服。

【主治】急惊后脾虚多痰，神虚气弱，慢惊夹热或夹痰，身热心烦，口溢涎。

梅枣嚼化丸

【来源】《痧疹一得》卷下。

【组成】乌梅十枚 黑枣五个（去核）

【用法】共捣如泥，加炼蜜为丸，如弹子大。每用一丸，放口嚼化。

【主治】喜唾。

固涎散

【来源】《千家妙方》引孙孝洪方。

【组成】桑螵蛸30克 菖蒲9克 远志9克 五味子9克 山茱萸12克 龟版15克 五倍子9克 当归9克 茯苓9克 人参9克（煎汤）

【用法】上为细末。每服6克，人参汤送下。无人参，可用党参三倍量。亦可煎服。

【功用】健脾安神，收涩止涎。

【主治】小儿多涎症。

【加减】肢冷畏寒者，加炮附子9克、益智仁9克。

二十六、小儿口渴

小儿口渴，即小儿自觉口中干渴之证。《圣济总录》："胃家痰食所滞，则口渴而不消水；胃家邪热所伤，则渴而消水。此以消水不消水，分痰食积热也。"本病分虚实两类：实火口渴，脉实数，能消水；虚火口渴，脉虚数，不能消水。常见于西医学精神性烦渴多尿综合征。

石莲散

【来源】《太平圣惠方》卷八十三。

【组成】石莲心三十枚（炒令黄） 浮萍一分

【用法】以水一中盏，加生姜少许，煎至六分，去滓，每服半合，徐徐服之。

【主治】小儿热渴久不止。

枇杷叶散

【来源】《太平圣惠方》卷八十三。

【别名】枇杷叶汤（《圣济总录》卷一六八）、香葛散（《普济方》三八六）。

【组成】枇杷叶（拭去毛，炙令黄） 葛根（锉） 胡黄连 甘草（炙微赤，锉） 玄参各一分 麦门冬半两（去心，焙）

【用法】上为粗散。每服一钱，以水一小盏，加生姜半分，煎至五分，去滓，入蜜半两，更煎一二沸，放温，时时与儿呷之。

【主治】

1.《太平圣惠方》：小儿气壅烦热，渴不止，少欲乳食。

2.《圣济总录》：小儿上焦虚热，饮水不止。

银饮子

【来源】《太平圣惠方》卷八十三。

【组成】银五两 石膏二两 寒水石二两 蚕蛹茧二两

【用法】上以水三升，入银石三味，煎至一升，去银石；次下蛹茧，更煎至七合，去滓，每服半合，温温服之，不拘时候。

【主治】小儿热渴不止。

腻粉散

【来源】《太平圣惠方》卷八十三。

【组成】腻粉一分 皂荚一挺（长七八寸者，去黑皮，涂酥，炙令香熟）

【用法】将皂荚为末，入腻粉同研令匀。不拘时候，以温水调下一字。

【主治】小儿热渴不止。

竹茹丸

【来源】《幼幼新书》卷二十八引《婴童宝鉴》。

【组成】黄连一两（好者，锉作块子，一一相似，茱萸一两，二味相和，滴蜜炒，令黄赤色，去茱萸）

【用法】上为末，薄糊为丸，如萝卜子大。每服十丸，竹茹煎饭饮吞下。

【主治】

1.《幼幼新书》引《婴童宝鉴》：小儿渴泻。

2.《小儿卫生总微论方》：小儿疳气泄泻，烦渴。

瑞莲膏

【来源】《幼幼新书》卷二十引《吉氏家传》。

【组成】旱莲子心 浮石 干葛 海螵蛸 蒲黄各等分

【用法】上为末，炼蜜为膏，逐时丸如绿豆大。极渴，煎枇杷叶汤下；小渴，可只涂唇上。

【主治】小儿口渴。

龙涎膏

【来源】《幼幼新书》卷二十引茅先生方。

【组成】阴林下大螺不以多少

【用法】去壳，烂研，入画粉如螺大，加脑少许，滴水为丸，如梧桐子大，悬当风，久愈妙。每服十丸至十四丸，楷杷叶（炙去毛）浓煎汤送下。

【主治】小儿诸渴。

乌梅膏

【来源】《活幼心书》卷下。

【组成】人参（去芦） 檀香（锉，晒） 薄荷叶各半两 乌梅肉（薄切，用屋瓦慢火焙干） 干葛 缩砂仁 百药煎 粉草各一两

【用法】上除檀香不过火，乌梅肉另焙，余六味或晒或焙，仍同前二味研为细末，炼蜜为丸，如芡实大。每服一丸或二丸，无时含咽。儿小者，麦门冬熟水化服。

此药品味不寒不燥，用得其宜。暑月出路含化，则津液生而烦渴少，神效异常。又，本方方名，据剂型当作"乌梅丸"。

【主治】小儿诸渴不止，吐泻后口干无味，及病中昏闷，咽痛不利，心悸似惊。

止渴汤

【来源】《普济方》卷三九〇。

【组成】人参　甘草　麦门冬（去心）茯苓（去皮）桔梗　天花粉　干葛　泽泻　干木瓜　百药煎　猪苓各等分　缩砂仁加倍

【用法】加生姜、大枣，水煎服。

【主治】小儿口渴。

鱼涎散

【来源】《普济方》卷三九〇。

【组成】栝蒌根（为末）

【用法】取鲇鱼身上涎，搜作饼子，晒干，或用蛤粉搜之尤妙。三岁儿每服半大钱，候儿大渴时，

用井桶口索头，泡汤调下，服立定；或用田螺浸水一夕调下。

【主治】小儿多渴，饮水不休，心躁。

藕浆散

【来源】《普济方》卷三九〇。

【组成】粉霜一两　黄丹半钱

【用法】上为末。每服二岁一字，用藕汁调下。大渴一服立效。

【主治】小儿大渴不止，饮水无度，烦渴不食，并疮痘燥渴，心躁。

二十七、小儿多汗

小儿多汗，即汗腺分泌过多，可分生理性多汗和病理性多汗。生理性多汗可见于天气炎热、室温过高，穿衣、盖被过多，婴儿于寒冷季节包裹过多，可致闷热综合征，或体内供热和产热过多（如快速进热食、剧烈运动后），紧张、恐惧等。此时多汗为机体调节体温所需，故称之为生理性多汗。小儿时期（新生儿期例外）由于代谢旺盛、活泼好动，出汗常比成人量多。身体虚弱的小儿在白天过度活动，晚上入睡后往往多汗，但深睡后汗逐渐消退。病理性多汗往往在病人安静状态出现，也可见全身或大半身大汗淋漓或出汗不止或冒虚汗，应结合伴随症状分析诊断。偶见仅在手足多汗者，往往是先天性异常，无关重要。

凉胃散

【来源】《幼幼新书》卷二十引《玉诀》。

【组成】青黛　马牙消　大黄（蒸）各半两　甘草（炙）一分

【用法】上为末。每服半字，蛤粉水送下。

【主治】小儿多汗。

丁香散

【来源】《小儿卫生总微论方》卷二。

【组成】陈皮一两　青皮（去瓤）诃子肉（去核）甘草各半两　丁香二钱

【用法】上为细末。每服二钱，水一盏，煎六分，食前温服，儿小分之。

【主治】小儿脾怯多汗。

扑汗方

【来源】《全幼心鉴》卷四。

【组成】牡蛎　麻黄根　赤石脂　糯米粉　贝母

【用法】上为极细末。绵包药，扑汗。

【主治】小儿汗证。

血余散

【来源】《保婴撮要》卷十。

【组成】男子乱发一握（烧存性）

【用法】上为细末。以绢袋盛置，干扑之。

【主治】小儿汗不止。

二子散

【来源】《江苏中医》（1992,6：10）。

【组成】五倍子　五味子各15g

【用法】共研细末，每晚于睡前取 1 份（10g），加

温开水调拌，捏成圆形药饼如银元大，紧贴脐窝，上覆洁净塑料布一块（较药饼稍大），外用纱布绷带裹腹。翌日清晨去绷带及药饼，当晚复如法，连敷3次为1疗程。

【主治】小儿汗证（多汗）。

【验案】小儿汗证（多汗）《江苏中医》（1992,6：10）：用本方治疗小儿汗证（多汗）63例。结果：痊愈43例，占68.3%；有效16例，占25.4%；无效4例，占6.3%；总有效率为93.7%。

二十八、小儿阴肿

小儿阴肿，包括阴囊水肿、阴部肿大或缩小，一般表现为外阴红肿瘙痒，也有些表现为疼痛，不痒不痛的也有。《外科大成》："阴肿者，为阴囊肿大也。古谓之脱囊。"

黄连散

【来源】方出《备急千金要方》卷五，名见《太平圣惠方》卷六十二。

【组成】黄连 胡粉各等分。

【用法】以香脂油和，敷之。

【主治】

1.《备急千金要方》：小儿阴肿。

2.《太平圣惠方》：卒得瘭疽（一名烂疮）。

大黄散

【来源】《太平圣惠方》卷九十二。

【组成】川大黄一分（锉，微炒） 木通一分（锉） 桑根白皮半两（锉） 羌活一分 川朴消三分

【用法】上为粗散。一二岁儿，每服一钱，以水一小盏，煎至五分，去滓温服。

【主治】小儿阴肿。

牛蒡膏

【来源】《太平圣惠方》卷九十二。

【组成】生牛蒡汁二大盏（煎令如膏） 赤小豆末半两 肉桂末一分

【用法】上药相合如膏。涂儿肿处。

【主治】小儿阴卒肿痛胀。

甘遂丸

【来源】《太平圣惠方》卷九十二。

【组成】甘遂一两（煨令微黄） 麝香一分（细研） 川大黄一两（锉，微炒） 前胡二两（去芦头） 黄芩半两 木香一两

【用法】上为末，炼蜜为丸，如绿豆大。三岁儿，每服三丸，食前以温水送下。

【主治】小儿阴肿壮热。

牡丹丸

【来源】《太平圣惠方》卷九十二。

【组成】牡丹半两 桂心半两 郁李仁半两（汤浸去皮，微炒） 桃仁一分（汤浸，去皮尖双仁，麸炒微黄）

【用法】上为末，炼蜜为丸，如麻子大。一二岁儿，每服五丸，以温水送下，早晨、晚后各一服。

【主治】小儿阴肿，为肠虚冷，多啼，躯气下所为。

桃仁丸

【来源】《太平圣惠方》卷九十二。

【别名】桃仁丹（《幼幼新书》卷三十一引张涣方）、牡丹丸（《普济方》卷三九九）。

【组成】桃仁三分（汤浸，去皮尖双仁，麸炒微黄） 牡丹半两 黄柏一分（微炙，锉） 白蒺藜三分（去刺） 桂心半两 郁李仁三分（汤浸，去

皮，微炒）

【用法】上为末，炼蜜为丸，如绿豆大。三岁儿每服七丸，食前以温酒送下。

【主治】小儿小肠虚冷，因多啼下，致令阴肿。

乌金膏

【来源】《幼幼新书》卷二十六引《家宝》。

【组成】通草　黄皮大黄各一分

【用法】各烧存性为末，每用一钱，獖猪胆调成膏，于阴上涂。如未退，煎蛇床子汤洗后再涂。

【主治】小儿疝气灌入阴，黄亮色。

海蛤散

【来源】《小儿卫生总微论方》卷十七。

【组成】海蛤三分（研）　茴香子三分（炒香熟）　薏苡仁半两　白术半两　槟榔半两（面裹，煨）

【用法】上为细末。每服半钱，早、晚乳食前温酒调下。

【主治】气击于下，小儿阴肾肿大而坚硬。

立消散

【来源】《杨氏家藏方》卷十九。

【组成】赤芍药　赤小豆　枳壳（麸炒，去瓤）等分

【用法】上为细末。浓煎柏枝汤调药敷肿处，干即以柏枝汤润之。

【主治】小儿阴肿胀痛。

桃仁丸

【来源】《仁斋直指小儿方论》卷四。

【组成】桃仁（浸，去皮，麸微炒）三钱　辣桂　牵牛（微炒，碾取仁）　白蒺藜（炒香，捣去刺）　牡丹皮　北大黄各二钱

　　　　方中牵牛，《袖珍小儿方》作黑豆。

【用法】上为末，炼蜜为丸，如麻子大。每服五丸或七丸，青皮、木通、葱白入盐少许，煎汤送下；或煎大流气饮研青木香丸送下。

【主治】小儿阴肿。

二十九、食　痫

食痫，临床表现脸色发青、脘腹胀满、腹痛、恶心、呕吐、大便秽臭或便秘。发作时两眼发直、四肢抽搐，重者昏倒、口吐涎沫。《诸病源候论》："食痫者，因乳哺不节所成。"《太平圣惠方》："夫小儿食痫者，由脏腑壅滞，内有积热，因其哺乳过度，气血不调之所致也。此皆乳母食饮无常，恚怒不节，烦毒之气郁积胸中，便即乳儿，致使结滞不消，邪热蕴积，肠胃痞塞，不得宣通，则令壮热多惊，四肢抽掣，故发痫也。"本病治疗宜健脾、益胃、养血、祛风、镇静、止痉。

紫　丸

【来源】《备急千金要方》卷五。

【别名】紫双丸（《太平圣惠方》卷七十六）、紫霜丸（《太平惠民和剂局方》卷十）、紫霞丸（《幼科类萃》卷六）、紫丸子（《赤水玄珠全集》卷二十六）、四味紫丸（《杏苑生春》卷七）。

【组成】代赭　赤石脂各一两　巴豆三十枚　杏仁五十枚

【用法】上为末，巴豆、杏仁别研为膏，相和，更捣二千杵，当自相得。若硬，入少蜜同捣之，密器中收。三十日儿服如麻子大一丸，与少乳汁送下，食顷后与少乳，勿令多。至日中当小下热除，若未全除，明旦更与一丸。百日儿服如小豆大一丸，以此准量增减。夏月多热，喜令发疹，二三十日辄一服佳。紫丸虽下不虚人。

【功用】《小儿药证直诀》：消积聚。

【主治】小儿变蒸，发热不解，并挟伤寒温壮，汗后热不歇；及腹中有痰癖，哺乳不进，乳则吐哯，食痫，先寒后热者。

【方论】

1.《医林纂要探源》：紫霜丸以治变蒸不解。盖脏气变动之际，宜镇定其心神，安固其气血，而随之以推陈致新也。二石可镇心神，固气血；杏仁、巴豆霜可推陈致新而用之有节也。

2.《小儿药证直诀类证释义》：此方巴豆攻下积聚，伍以赤石脂以缓之，代赭石、杏仁镇惊降逆，故能治小儿积聚以及惊痰诸证。由于此方巴霜较多，攻泄有余，是为治标之剂，实积及实热生痰者宜之。

代赭丸

【来源】《太平圣惠方》卷八十四。

【组成】代赭一分（细研） 马牙消一分 金箔二十片（细研） 银箔二十片（细研） 水银一分（以少枣瓤研令星尽） 巴豆七枚（去皮心，研，纸裹，压去油） 腻粉半两（研入） 天浆子三枚（内有物者，炒） 川大黄一分（锉碎，微炒） 蟾酥一钱（研入） 朱砂一分（细研） 蝎梢四十九枚（微炒） 龙脑半两（细研） 麝香半分（细研）

【用法】上为末，炼蜜为丸，如黍粒大。每服二丸，以薄荷汤送下，一日三次。

【主治】小儿食痫，四肢抽掣，壮热惊悸，乳食不消，痰涎壅滞，发歇不定。

金箔丸

【来源】《太平圣惠方》卷八十四。

【组成】金箔五片（细研） 腻粉三钱 甘遂一分（煨微黄，捣为末）

【用法】上为末，以枣瓤和作剂子，以五片金箔裹上，更着湿纸裹，煻灰火煨匀热，候冷取研，为丸，如绿豆大。每服二丸，以人参汤送下。

【功用】坠痰涎。

【主治】小儿食痫。

牛黄丸

【来源】《太平圣惠方》卷八十五。

【组成】牛黄一分（细研） 麝香半两（细研） 朱砂一分（细研） 真珠末一分 铅霜一分（细研） 犀角屑一分 牡蛎粉一分 甘草一分（炙微赤，锉） 巴豆七枚（去皮心，研，纸裹压去油） 杏仁一分（汤浸，去皮尖双仁，研如膏）

【用法】上为末，入牛黄等，同研令匀，炼蜜为丸，如麻子大。三岁每服二丸，以金银薄荷汤送下。

【主治】小儿食痫，乳癖积聚，壮热，心神多惊。

朱砂丸

【来源】《太平圣惠方》卷八十五。

【组成】朱砂一两（细研，水飞过） 川大黄半两（锉碎，微炒） 桂心一分 牛黄一分（细研） 云母粉一分 半夏一分（汤浸七遍，去滑） 黄连一两（去须） 雄黄一分（细研） 雷丸二分 代赭一分 真珠末一分 干姜一分（炮裂，锉） 矾石半两（细研） 巴豆一分（去皮心膜，炒黄）

【用法】上为末，炼蜜为丸，如黍米大。百日内小儿，以乳汁送下两丸；一岁至三岁，以粥饮送下五丸。

【主治】小儿食痫。

防葵丸

【来源】《太平圣惠方》卷八十五。

【组成】防葵半两（末） 牛黄半分 巴豆二十枚（取霜） 滑石半两 腻粉一分 蛇蜕皮一条（烧灰） 朱砂一分 麝香半分

【用法】上为细末，以糯米饭为丸，如黍米大。每服二丸，以粥饮送下。

【主治】小儿食痫，心胸痰滞，大小便常多秘涩。

虎睛丸

【来源】《太平圣惠方》卷八十五。

【组成】虎睛一对（微炙，取仁） 牛黄一分（微研） 真珠末一分 朱砂一分（细研） 甘遂一分（煨黄） 赤芍药一分 赤茯苓一分 甘草一分（炙微赤，锉） 牡蛎一分（炒黄） 麝香半分（细研） 犀角屑半两 巴豆半两（去皮心，纸裹压去油） 杏仁一分（汤浸，去皮尖双仁，麸炒微黄）

方中甘遂，原作"甘草"，据《普济方》改。

【用法】上为末，糯米饭为丸，如绿豆大。每服二丸，荆芥汤送下，量儿大小，以意加减。

【主治】小儿食痫，及惊风百病。

真珠丸

【来源】《太平圣惠方》卷八十五。

【组成】真珠末一分 天竹黄一分 雄黄一分 巴豆一分（去皮心，压去油） 麝香一分 丁头代赭一分（捣罗为末） 杏仁一分（汤浸，去皮尖双仁，麸炒微黄）

【用法】上为细末，炼蜜为丸，如麻子（黄米）大，一二岁儿每服五丸，以温水送下。

【主治】小儿食痫，喘息。

铅霜丸

【来源】《太平圣惠方》卷八十五。

【组成】铅霜一分 腻粉一分 巴豆五粒（去皮心，研，纸裹压去油）

【用法】上为末，糯米饭为丸，如粟米大。每服一丸；三岁以上加丸，以通草、薄荷汤送下。

【主治】小儿食痫，乳食不消，心腹结实，壮热烦闷，摇头反目，口吐涎沫。

雄黄丸

【来源】《太平圣惠方》卷八十五。

【组成】雄黄半两（细研） 朱砂半两（细研，水飞过） 麝香半两（细研） 牛黄半两（细研） 石膏半两（细研，水飞过） 葵仁半两（汤浸，去赤皮） 牡蛎粉半两 巴豆半两（去皮心膜，压去油） 甘遂一分（煨，微黄）

【用法】上为细末，炼蜜和丸，如黍米大。每服三丸，以粥饮送下，如利三两行勿怪。

【主治】小儿七岁以下，食痫壮热，无辜痃癖。

牛黄丸

【来源】《圣济总录》卷一七一。

【组成】牛黄（研）一分 雀屎白（炒）半两 芍药三分 芎䓖一两 黄耆（细锉）一分 干姜（炮裂）半两 甘草（炙）三分 人参 大黄（锉，炒）各一两 当归（切，焙） 黄芩（去黑心）各半两 白面（炒）三两 巴豆（去心膜，别研如膏，纸裹压去油）一分

【用法】上为末，与巴豆膏和，令匀，炼蜜为丸。一岁儿如黍米大二丸，二三岁如绿豆大三丸，并用米饮送下。微利为度。

【主治】小儿食痫癥疝，及诸变蒸，腹中宿痞，饮食不节，腹满温壮，朝夕发甚，大小便不通，脾胃气弱。

丹砂饼子

【来源】《圣济总录》卷一七一。

【组成】丹砂（研）一两半 黄鹰调（拣净） 白丁香各一分 棘刚子二十五枚（微炒） 粉霜（研） 水银沙子（研）各一钱半 腻粉一钱 乳香末（研） 犀角（屑） 天南星末 麝香（研）各半钱 蝎梢末 滑石末 芦荟末各一钱 金箔一片 银箔一片

【用法】上为末，拌匀，稀面糊为丸，如黄米大，捻作饼子，丹砂为衣。每服三饼，薄荷汤化下。

【主治】小儿食痫及疳黄。

真珠丸

【来源】《圣济总录》卷一七一。

【组成】真珠（细研）一两 牛黄（细研） 杏仁（去皮尖双仁，炒，研如膏）各半两 丹砂（细研） 牡蛎（熬，研粉）各一两 虎睛（炙干）一对 甘遂（切，炒）半两 芍药三分 白茯苓（去黑皮）一两 甘草（炙，锉）半两 巴豆（去皮心，研如膏，纸裹出油尽）半两 麝香（研细）一分

【用法】上为末，炼蜜为丸，如麻子大。每服一丸

至二丸，米饮或桃仁汤送下。取下恶物如鱼脑青色效。

【主治】小儿食痫，五疳八痢，惊风天钓。

麝香丸

【来源】《圣济总录》卷一七一。

【组成】麝香（细研） 牛黄（细研）各半两 杏仁（汤浸去皮尖，双仁，研如膏） 丹砂（细研） 芍药 白茯苓（去黑心）各一两 真珠（研如粉，水飞过）一分 甘遂一分 巴豆（去皮心，微炒，研如膏）三分 牡蛎（熬，别捣罗，研如粉）一分 虎睛二枚（微炙，研）

【用法】除巴豆外，上药各为末，入巴豆，炼蜜和捣，入密器中贮。候服取二丸，如麻子大，温水送下，随儿大小加减。

【主治】小儿诸疾，一岁以上，三十六种无辜疳，湿闪癣，食痫，天行赤眼，急黄。

妙圣丹

【来源】《幼幼新书》卷十二引张涣方。

【组成】木香 代赭石 马牙硝 川大黄（炮）各一分 蝎梢四十九个（微炒。上为细末） 朱砂半两（细研，水飞） 麝香一钱（研） 龙脑半钱（研） 腻粉半分 巴豆七个（去皮心、膜，纸裹出油，细研）

【用法】上药都拌匀，滴水为丸，如黍粒大。每服三粒至五粒，乳后磨沉香汤送下。

【功用】利胸膈。

【主治】小儿食痫。

大青丸

【来源】《小儿卫生总微论方》卷五引许宣赞方。

【组成】青黛（炒）五钱 蜈蚣一对（全者，微炒） 蝎二十一个（全者，微炒） 巴豆二十一个（去皮心膜，出油尽用）

【用法】上为末，用鹅梨汁煎，绿豆粉作糊为丸，如豌豆大。每服一丸，酒一匙，水一匙，乳食前用薄荷汁少许同化下。

【主治】食痫发搐及有惊积者。

灵朱丸

【来源】《小儿卫生总微论方》卷五。

【别名】灵脂丸（《普济方》卷三七七）

【组成】五灵脂（去沙石） 朱砂（研，水飞）各一分 巴豆五枚（去皮心，研，纸裹去油）

【用法】上为细末，烧粟米饭为丸，如黄米大。一二岁儿每服二丸，乳食前温水送下。取或利或吐效。

【主治】小儿食痫，乳食不消，心腹壅滞，四肢抽掣。

真珠丸

【来源】《小儿卫生总微论方》卷五。

【组成】滑石末三钱 轻粉三钱 干蝎七个 南星末一钱 巴豆四十个（去皮膜，出油尽用） 半夏曲末二钱 麝香少许

【用法】上为细末，蒸饼为丸，如绿豆大。一岁下者一丸，上者二丸，乳食前葱汤送下。

【主治】食痫发搐。

银汤丸

【来源】《小儿卫生总微论方》卷五。

【组成】天南星（醋煮过，切，焙干，为末，炒）一钱匕 棘冈子十四个（去壳） 巴豆十四个（去皮心，出油尽） 雄黄末（炒）一钱匕 蝎梢十四个 朱砂末五分

【用法】上为细末，煎薄荷汤调面作糊为丸，如黍米大。每服五丸，乳食前煎金银汤送下。

【主治】食痫发搐，及有惊积。

蚰蜒散

【来源】《小儿卫生总微论方》卷五。

【组成】干蝎 白附子 朱砂（研，水飞）各一钱 腻粉半钱 巴豆二十四个（去皮膜出油，一云不出油，研） 天浆子三个（去壳） 麝香一字

【用法】上为细末。每服一字，乳食前薄荷汤调下。

【主治】

1.《小儿卫生总微论方》：小儿食痫发搐，身热，眼上视。

2.《普济方》：小儿惊痫搐搦。

蝎梢丸

【来源】《小儿卫生总微论方》卷十三。

【组成】黑铅二钱（以水银二钱结砂子） 轻粉二钱 粉霜二钱 天南星一分 木香四钱 白丁香四钱（炒） 青黛二钱 全蝎二钱（去毒） 乳香一钱 巴豆霜半钱 滑石二钱 麝香半钱 脑子半钱

【用法】上为细末，面糊为丸，如黍米大。每服五七丸，乳汁或米饮送下。

【主治】小儿乳食所伤，痰涎壅滞，诸般积聚，急惊食痫。

妙圣丹

【来源】《仁斋直指小儿方论》卷二。

【别名】妙圣丸（《赤水玄珠全集》卷二十六）。

【组成】代赭石（煅，醋淬）一分 雄黄 蝎梢 朱砂各一钱 轻粉 麝各一字 巴豆三个（去心膜，出油） 杏仁（去皮尖，微炒）二钱

【用法】上为末，蒸枣肉为丸，如梧桐子大。每服一丸，木香煎汤调下。

【功用】通利。

【主治】

1.《仁斋直指小儿方论》：小儿食痫。

2.《赤水玄珠全集》：小儿食痫，因惊而伤食，吐乳发热，大便酸臭。

3.《医宗金鉴》：小儿乳食过度，停结中脘，乘一时痰热壅塞，遂致成痫。其初面黄腹满，吐利酸臭，后变时时发搐。

雄珠丸

【来源】《普济方》卷三七七。

【组成】牛黄（研） 真珠（研末） 丁头代赭石（为末） 白僵蚕（为末） 蕤仁（汤浸，去皮，为末）一分 雄黄半两（水磨精明者，细研）

【用法】上同拌匀，炼蜜和丸，如芡实大。每服一粒至二粒，参汤化下。

【功用】利胸膈。

【主治】小儿食痫。

清热和胃丸

【来源】《医宗金鉴》卷五十一。

【组成】川连（生）五钱 栀子（生）五钱 竹茹四钱 麦冬（去心）五钱 连翘（去心）四钱 山楂一两 神曲（炒）一两 麦芽（炒）一两 陈皮四钱 枳壳（麸炒）五钱 大黄五钱 甘草（生）三钱

【用法】上为细末，炼蜜为丸，每丸重一钱。用滚开水化下。

【主治】小儿食痫。初面黄腹满，吐利酸臭，后变时时发搐。

三十、小儿继病

小儿继病，又名交乳、交奶、魃病、被魃、中魃，是由"魃乳"或乳食停滞所致的营养不良性疾病。《备急千金要方》："魃之为疾，喜微微下痢，寒热或有去来。凡妇人先有小儿未能行，而母又孕，使儿饮此乳，亦作魃也，令儿黄瘦骨立，发落壮热，是其证也。"《证治准绳·幼科》："以他人相近，亦能相继，亦曰继病。"《古今医统大全》："怀孕乳儿，致令黄瘦，腹大脚软，名曰魃病。"治疗宜先用消乳积，再清肝热，继而健脾胃为基本。

白鲜皮汤

【来源】《备急千金要方》卷五。

【组成】白鲜皮 大黄 甘草各一两 芍药 茯苓 细辛 桂心各十八铢

【用法】上锉。以水二升，煮取九合，分三服。

【主治】少小客忤挟实。

【方论】《千金方衍义》：方中白鲜皮专解风毒，故风痫亦多用之；大黄荡涤肠胃，有推陈致新之功；芍药除坚积腹痛；茯苓治胸胁逆气；细辛治百节拘挛；桂心利关节结气；甘草和脏腑寒热。合诸味主治，则风痫乳癖，无不兼该，何惮忤气之不释乎？

大黄散

【来源】《太平圣惠方》卷八十八。

【组成】川大黄半两（锉碎，微炒） 赤芍药一分 白鲜皮半两 黄芩一分 甘草半两（炙微赤，锉） 犀角屑一分 赤茯苓一分

【用法】上为粗散。每服一钱，以水一小盏，煎至五分，去滓，量儿大小加减，一日三四次。

【主治】小儿忤病挟实。

甘草散

【来源】《太平圣惠方》卷八十八。

【组成】甘草一分（炙微赤，锉） 龙骨一分 赤茯苓一分 牡蛎一分（烧为灰粉） 生干地黄一分 黄芩一分 当归半两（锉，微炒） 桂心一分

【用法】上为粗散。每服一钱，以水一小盏，入淡竹叶七片，煎至五分，去滓，入白蜜一钱，更煎一两沸，一日三四次。

【主治】小儿中忤。

虎骨丹

【来源】《幼幼新书》卷七引张涣方。

【组成】虎骨头（微炙） 鬼臼（去毛） 草龙胆 鬼箭各一分 琥珀 白胶香各半两

【用法】上为细末，炼蜜为丸，如黍米大。每服十粒，乳香汤送下。

【主治】小儿继病。

魃奶散

【来源】《普济方》卷四○○引《全婴方》。

【组成】豆蔻 母丁香 宣连 胡黄连各等分

【用法】上为末。三岁半钱，空心米饮调下。

【主治】小儿饮母魃奶黄瘦。

胡黄连丸

【来源】《医方类聚》卷二五五引《经验良方》。

【组成】陈皮（去白）一两 川楝肉（炒） 宣连 神曲 青皮（去白） 使君子（煨，去壳） 麦芽 龙胆草各半两 胡黄连 夜明砂 白芜荑（炒） 干姜 乌梅各二钱

【用法】上为末，曲糊为丸，如黍米大。每服三十丸，米饮下。

【主治】小儿毛发焦落，腹大气喘，肌体羸瘦，吃食炭土生米，寒热往来，下痢脱肛；亦治交奶，不长肌肉，性情不悦。

龙胆汤

【来源】《仁斋直指小儿方论》卷三。

【组成】龙胆草（微炒） 钩藤皮 柴胡 北梗 芍药 川芎 茯苓 甘草（炙）各二钱 人参一钱 大黄二钱半（湿纸裹煨）

【用法】上锉散。每服二钱，井水煎服。仍以红纱袋盛夜明砂与儿佩带。

【主治】小儿忤病。

千岁丹

【来源】《普济方》卷四○○引《傅氏活婴方》。

【组成】伏翼（大者，去肚内粪糟，盐、酒炙令赤色，去骨）三五十个 芜荑（炒）二钱

【用法】上为末，用酱及豆豉、姜捣为丸，如菜籽大。茶、酒任下。又宜用伏翼酒。

【主治】饮交奶而致疾者。

神机丹

【来源】《叶氏女科证治》卷四。

【组成】黄耆（蜜炙）二两　白术（蜜炙）三两　茯苓　白扁豆（炒）　建莲肉（去心）　薏苡仁（炒）　山楂肉各一两　炙甘草六钱　广陈皮六分　石菖蒲（九节，去皮，桑枝拌蒸）一两六钱

【用法】上为极细末。先用伏翼（即蝙蝠）烧灰，研细，米饮调下五分，每日四五次，急令断乳。随用神机丹，月内小儿每服一分，逐月加一分，周岁儿每服一钱二分；二岁儿每服一钱五分；三岁儿每服二钱，五岁以后每服三钱，白汤调下。间服交泰丹。

【主治】魃病。妇人先有小儿，未能行走，而母复有胎妊，使儿饮此乳，则作魃病，令儿黄瘦骨立，精神不爽，身体痿瘁。

三十一、小儿客忤

小儿客忤，又名中客、中客忤、中人、少小客忤。《肘后备急方·救卒客忤死方第三》："客忤者，中恶之类也，多于道门门外得之，令人心腹绞痛胀满，气冲心胸，不即治，亦杀人。"本病多因小儿神气未定，卒见生人或突闻异声、见异物，引起惊吓啼哭，甚或面色变易。如兼风痰相搏，累及脾胃，而受纳失调，则导致腹泻、口吐涎沫、腹痛、反侧瘈疭、状若惊痫。《诸病源候论·中恶病诸候》："卒忤者，亦名客忤，谓邪客之气，卒犯忤人精神也，此是鬼厉之毒气，中恶之类，人有魂魄衰弱者，则为鬼气所犯忤。"本病治疗，总以镇惊安神为原则。

一物马通浴汤

【来源】《备急千金要方》卷五。

【组成】马通三升（烧令烟绝）

【用法】以酒一斗，煮三沸，去滓，浴儿即愈。

【主治】小儿中忤。

一物猪通浴汤

【来源】《备急千金要方》卷五。

【组成】豭猪通三升

【用法】以热汤灌之，适寒温浴儿。

【主治】小儿中人忤，喔啼，面青腹强者。

二物烧发散

【来源】《备急千金要方》卷五。

【组成】人囟上发十茎　儿衣带少许

【用法】合烧灰，研细末。和乳饮儿。

【主治】

1.《备急千金要方》：小儿客忤。少小见人来，卒不佳，腹中作声者。

2.《太平圣惠方》：人气卒中儿，昏迷，腹中作声。

二物黄土涂头方

【来源】《备急千金要方》卷五。

【组成】灶中黄土（熟者）　蚯蚓屎各等分

【用法】上为末，水为丸，如鸡子黄大。涂儿头上及五心，良。一方云：鸡子清和如泥。

【主治】少小客忤。

手摩丸

【来源】方出《备急千金要方》卷五，名见《卫生鸿宝》卷三。

【组成】豉数合

【用法】水拌令湿，捣熟，丸如鸡子大。以摩儿囟上、手足心各五六遍毕；再以丸摩儿心及脐，上下行转摩之。

【主治】

1.《备急千金要方》：小儿客忤，吐下青黄赤

白汁,腹中痛,及反倒偃侧,喘似痫状,但目不上插、少睡耳。

2.《卫生鸿宝》:中寒腹中痛。

铜鉴鼻饮

【来源】方出《备急千金要方》卷五,名见《圣济总录》卷一七七。

【组成】铜镜鼻

【用法】上烧令红,着少许酒中,大儿饮之;小儿不能饮者,含与之。

【主治】小儿卒客忤。

【方论】《千金方衍义》:铜镜鼻镇摄肝气,以安其心。

双 丸

【来源】《千金翼方》卷十一。

【组成】上麝香二两 牛黄二两 黄连二两(宣州者) 丹砂一两 特生礜石一两(烧) 附子一两(炮,去皮) 雄黄一两 巴豆六十枚(去皮心,熬) 桂心一两 乌贼鱼骨一两 赤头蜈蚣一两(熬)

【用法】上药各治下筛,别研巴豆如膏,乃纳诸药,炼蜜和捣三千杵,密塞之,勿泄气。生十日、二十日至一月,日服二丸,如黍米大;四十日至百日服二丸,如麻子大;一岁以上,以意增加。有儿虽小而病重者,增大其丸,不必依此丸。小儿病客忤率多耐药,服药当汗出,若汗不出者,不愈也。一日一夜四五服,以汗出为愈。凡候儿中人者,为人乳子未了而有子者,亦使儿客忤。口中衔血即月客也。若有此者,当寻服此药,即儿可痊也。口聚唾,腹起热者,当灸脐中,不过二七壮,并勤服此药。若喜失子者,产讫儿堕落地声未绝,便即以手指刮舌上,当得所衔血如韭叶者,便以药二丸如粟米大服之,作七日乃止,无不痊也。若无赤头蜈蚣,赤足者亦得,三枚,皆断取前两节,其后分不可用也。

【主治】小儿新生客忤中恶,发痫发热,乳哺不消,中风反折,口吐舌,并注忤,面青目上插,腹满,癫痫羸瘦,痓及三岁不行。

桔梗散

【来源】方出《证类本草》卷十引《外台秘要》,名见《普济方》卷二五四。

【组成】烧桔梗二两(末) 麝香大豆许

【用法】米饮服桔梗末,仍吞麝香佳。

【主治】卒客忤,停尸不能言。

雀粪丸

【来源】《幼幼新书》(古籍本)卷十四引《婴孺方》。

【别名】消滞丸(《圣济总录》卷一六八)、雀屎丸(原书人卫本)

【组成】雀屎 牛黄各一分 芎藭 芍药 干姜 甘草(炙)各二分 麝香三分 小麦面 大黄 当归 人参各三分

【用法】上为末,蜜为丸,如麻子大。每服三丸,日进三服;欲令下者,服五丸;常将三丸乳前后哺之。

【主治】小儿病后,腹中不调,饮食不节,腹满温壮,及中客忤,兼伤冷乳。

【加减】可加黄耆、黄芩各二分(炒)。

醋酒白丸子

【来源】《幼幼新书》卷二十七引《婴孺方》。

【组成】半夏(洗) 人参各三分 桔梗 附子(炮,去皮脐) 干姜各四分

【用法】上为末,以苦酒和丸,如小豆大。一岁儿每服一丸,一日三次。

【主治】小儿吐利中寒并客忤。

雀粪丸

【来源】《太平圣惠方》卷八十二。

【别名】雀屎丸(《圣济总录》卷一七一)。

【组成】雀粪一两 当归半两(锉,微炒)

【用法】上为末,炼蜜为丸,如麻子大。五十日儿每服一丸,以乳汁送下,一日三四服。

【主治】小儿卒客忤,躽啼,腹坚满。

雄黄散

【来源】《太平圣惠方》卷八十二。

【组成】雄黄一分　麝香一分

　　　　《普济方》有乳香半钱。

【用法】上为散。周晬儿，每服一字，用刺鸡冠血调灌之，空心、午后各一服。

【主治】小儿中客忤，欲死，心腹痛。

犀角散

【来源】《太平圣惠方》卷八十二。

【组成】犀角屑一分　牛黄半分（细研）　麦门冬一分（去心，焙）　钩藤一分　麝香一豆大（细研）　朱砂一分（细研）

【用法】上为细散。入研了药令匀。每服半钱，以金银温汤调下，不拘时候。

【主治】小儿客忤，惊啼壮热。

牛黄丸

【来源】《太平圣惠方》卷八十五。

【组成】牛黄半两（细研）　人参半两（去芦头）　细辛半两　蚱蝉七枚（去翅足，微炙）　川大黄一两（锉碎，微炒）　当归半两（锉，微炒）　蛇蜕皮五寸（炙令黄色）　甘草三分（炙微赤，锉）　栝楼根半两　防风半两（去芦头）　麝香一分（细研）　巴豆三十枚（去皮心，研如膏）　赤芍药半两

【用法】上为末，入巴豆研令匀，炼蜜为丸，如麻子大。初生一月至百日儿，每服一丸；一岁至三岁服两丸；四岁至五岁儿每服三丸，并用薄荷汤送下。令快利为度。

【主治】小儿诸痫，惊惕瘕疭及客忤。

牛黄丸

【来源】《太平圣惠方》卷八十八。

【组成】牛黄半两（细研）　光明砂三分（细研，水飞过）　犀角屑半两　麝香一分（细研）　木香半两　人参三分（去芦头）　代赭三（二）分　当归半两（微炒）　槟榔三分　肉豆蔻二枚（去壳）　川大黄二（三）分（锉碎，微炒）　鳖甲一两（涂醋，炙令黄，去裙襕）　杏仁二十枚（汤浸，去皮尖双仁，麸炒微黄）　巴豆一分（以淡浆水一大碗煮，尽去皮，出油，别研）

【用法】上为末，都研令匀，炼蜜为丸，如绿豆大。百日以下儿，服一丸，乳汁送下；二三岁儿服二丸，空心粥饮送下。胸膈有病吐出，在脏腑有病，即利出恶物为验。后只得吃浆水粥一日，其利自止。五日至十日吃一服，永无滞结。

【主治】小儿癥瘕，百病疳瘤，腹胀黄瘦，发歇不恒，客忤疳痢，及吐逆不定，心腹多痛，惊风天钓。

牛黄丸

【来源】《幼幼新书》卷十二引《神巧万全方》。

【组成】牛黄　熊胆　人参　细辛　赤芍药　当归（炒）　瓜蒌根　防风各半两　川大黄一两（炒）　蚱蝉（净）七枚（炒）　巴豆三十枚（净肉）　蛇蜕五寸（炙）　麝香一分　甘草三分（炙）

【用法】上为末，入巴豆研，炼蜜为丸，如麻子大。百日内服一丸，三岁二丸，薄荷汤送下，以利为度。

【主治】诸痫惊惕，瘛疭，客忤。

人参汤

【来源】《圣济总录》卷一七七。

【组成】人参　龙胆　钩藤　柴胡（去苗）　黄芩（去黑心）　桔梗（炒）　赤芍药　茯神（去木）　当归（切，焙）各半两　蜣螂（去足，炙）二枚　大黄（锉，炒）一两

【用法】上为粗末。每服一钱匕，水一盏，煎至五分，去滓，分温二服。

【主治】小儿客忤，腹满痛，大便不通。

龙胆饮

【来源】《圣济总录》卷一七七。

【组成】龙胆　钩藤（锉）　柴胡（去苗）　黄芩（去黑心）　桔梗（锉，炒）　赤芍药　茯神（去木）各一分　蜣螂二枚（炙，去足头甲）　大黄

（蒸三度，炒）一两

【用法】上为粗末；每服二钱匕，水一小盏，煎取四分，分数服。

【主治】小儿被客气忤犯，状似惊痫，但眼不上戴，耳后脉急数。

伏龙肝膏

【来源】《圣济总录》卷一七七。

【组成】伏龙肝（研）二两 鸡子（去壳）一枚 地龙粪（研）一两

【用法】上药相和研匀，或干，更入少水，调如膏。先用桃柳汤浴儿，后将药涂儿五心及顶门上。

【主治】小儿卒中客忤，惊啼大叫。

安神犀角丸

【来源】《圣济总录》卷一七七。

【组成】犀角（镑） 车前子 白茯苓（去黑皮） 人参各半两 雄黄（研）一两

【用法】上为末；取桃白皮十两、桃符十两，水三升，煎一升，去滓，煎成膏，和前药为丸，如麻子大。每服三丸，桃柳汤送下。

【主治】小儿客忤，惊邪鬼魅。

桂枝汤

【来源】《圣济总录》卷一七七。

【组成】桂（去粗皮）一两

【用法】上为粗末。一二百日儿，每服半钱匕，以水半盏，煎至三分，去滓，空心、午后，分二次温服。

【主治】小儿中客忤，吐青白沫，及食饮皆出，腹中痛，气欲绝。

桂参汤

【来源】《圣济总录》卷一七七。

【组成】桂（去粗皮）一两 人参一分

【用法】上为粗末。一二百日儿每服半钱匕，水半盏，煎至三分，去滓，分三次温服。

【主治】小儿中客忤，吐青白沫，及饮食皆出，腹中痛，气欲绝。

麝香汤

【来源】《圣济总录》卷一七七。

【组成】半夏（汤洗十遍，生姜汁炙） 黄耆各一两 甘草（炒） 干姜（炮） 桂（去粗皮）各半两

【用法】上为粗末。一二岁儿，每服一钱匕，水七分，煎至四分，去滓，纳麝香少许，分二次温服，不拘时候。

【主治】小儿客忤卒痛，及气满常腹痛。

安神丸

【来源】《幼幼新书》卷七引《谭氏殊圣》。

【组成】生犀末半钱 雄黄（研） 人参 茯苓 车前子各一分

【用法】上为末，取桃白皮一两，桃符一两，二味以水三升，同煎至一升，去滓，更煎成膏，和前药为丸，如麻子大。每服三丸，芍药汤送下。

【主治】小儿客忤，忽尔连连哭不休，浑身壮热，脉如钩，惊啼不得。

桃奴丸

【来源】《幼幼新书》卷十二引《养生必用》。

【组成】桃枭七枚（别为末） 桃仁十四枚（去皮尖，炒，别研） 安息香一两（以无灰酒斟酌多少，研，飞去砂石，银器中入上二味，慢火熬成膏） 生玳瑁（镑过，杵为细末）一两 琥珀三分（别研） 雄黄（用桃叶煮，水研飞）三分 辰砂（研飞）半两 黑犀（石上以水磨，澄去水，取末）半两 脑 麝各一分（别研）

【用法】上为细末，以前膏为丸，如鸡头大，阴干，密器封，安静室。每服一丸，食后、临卧以人参汤送下。

【主治】小儿心气虚，有热，恍惚不常，言语错乱，尸疰客忤，魇梦不祥，惊痫。

麝香乳

【来源】《小儿卫生总微论方》卷十五。

【别名】麝香饮（《普济方》卷四〇一）。

【组成】麝香少许
【用法】上为细末。用乳汁调抹小儿口中，如大豆许。
【主治】小儿客忤，项强欲死。

黄土散

【来源】《三因极一病证方论》卷十八。
【组成】灶中黄土　蚯蚓屎各等分
【用法】上为末。和水涂儿头上及五心。
【主治】小儿卒客忤。

安神丸

【来源】《仁斋直指小儿方论》卷二。
【组成】生犀末　人参　茯苓　菖蒲　朱砂　雄黄各等分
【用法】上为末，研桃仁膏为丸，如麻子大。每服三丸，紫苏汤送下。
【主治】
　　1.《仁斋直指小儿方论》：客忤。
　　2.《普济方》：惊啼，客热。

雄麝散

【来源】《仁斋直指小儿方论》卷二。
【组成】雄黄一钱　乳香半钱　麝香一字
【用法】上为细末。每用一字，刺雄鸡冠血调灌之。
【主治】小儿客忤，腹痛危急。

犀角散

【来源】《仁斋直指小儿方论》卷二。
【组成】天麻　犀角　麦门冬　钩藤　朱砂各一钱　铁粉　雄黄各半钱　麝少许
【用法】上为末。每服半钱，以金银煎汤调下。
【主治】小儿客忤，惊啼壮热。

真珠散

【来源】《医方大成》卷十引汤氏方。

【组成】真珠末　海螵蛸　滑石各一钱　茯苓　人参　白附子各二钱　甘草　全蝎各半钱　朱砂一钱　脑子　麝香各半钱　金银箔三片
【用法】上为末。每服半钱，灯心麦门冬煎汤，入蜜少许调下。
【功用】《普济方》引《医方大成》：辟惊邪，顺经安神舍。
【主治】
　　1.《医方大成》引《汤氏方》：小儿客忤，惊风，痰热，心烦恍惚，睡卧惊跳，时或咬牙，啼叫不已，小便赤色，或吐黄沫。
　　2.《普济方》引《医方大成》：鬼注，心舍不宁，精神不定，心常怔忡，五心烦热，有汗煎啼，面赤舌白，呵发烦渴。

清凉饮子

【来源】《普济方》卷三八四引《仁存方》。
【组成】大黄（炮）　连翘（生）　芍药（生）　当归（微炒）　防风（去芦）　甘草（炙）　山栀（取去仁）各等分
【用法】上锉。每服一大钱，以水半盏，煎至三分，去滓服，不拘时候。
【主治】小儿由将养乖节，或犯寒暑，乳哺失时，乍伤饥饱，致令血气不调，脾胃不和，或致发热，欲变惊痫。小儿血气脆弱，以至羸困。及小儿变蒸、客忤、惊痫壮热，痰涎壅盛，躁闷烦渴，颈项结热，头面生疮疖。

当归饮

【来源】《普济方》卷四〇一引《傅氏活婴方》。
【组成】当归　赤芍药　白术　甘草　桂皮各等分
【用法】上为末。每服一字。
【主治】小儿客忤，腹内有恶血，夜啼如鬼祟，腹痛，唇青口紫。

苏合香丸

【来源】《普济方》卷三六一。
【组成】白术　沉香　香附子　诃子（炮，去核）　木香　檀香　毕澄茄　丁香　犀角各一

两　麝香半两　苏合香（酒炙，熬成膏）　乳香各一两　朱砂一两　脑子半两　安息香（酒熬成膏）　人参各一两

【用法】上为末，同苏合香、安息香膏、八味和炼蜜为丸，如鸡头子大。半岁分作七服，人参汤化下，饥服。

【功用】常服少许，辟邪气瘟疾，除痫霍乱。

【主治】小儿心腹刺痛，啼哭不住，或中邪气，或冲客忤，或惊气入腹，或夜啼钓痛，面色不定。

蚯蚓丸

【来源】《普济方》卷三六一。

【组成】淡豉　灶中土　蚯蚓粪

【用法】用醋揩为丸，如鸡子大。摩儿囟上及手足心，并脐上下各七次。擘开有毛，即弃之。

【主治】小儿客忤。

龙骨散

【来源】《普济方》卷四〇一。

【组成】白龙骨一分　牛黄半分（细研）　葛根一分（锉）

【用法】上为散。每服半钱，以温水调下，一日三四次。

【主治】小儿中客忤，体热。

伏龙肝散

【来源】《普济方》卷四〇一。

【组成】伏龙肝　朱砂　山药　麝香

【用法】上为末。薄荷汤调服。或炼蜜为丸，如绿豆大，灯心汤送下。

【主治】客忤惊啼不止。

伏龙肝散

【来源】《古今医统大全》卷八十八。

【组成】灶心黄土二两（研）　鸡子一枚

【用法】和水少许，调匀。涂五心及顶门。

【主治】客忤，惊啼壮热。

沉香顺气散

【来源】《古今医统大全》卷八十八。

【组成】沉香　茯神　紫苏叶　人参　甘草（炙）各一钱

【用法】上为细末，以紫苏梗煎汤调化，不拘时候服。

【主治】小儿物忤逆触。

伏龙肝散

【来源】《育婴家秘》卷二。

【组成】灶心黄土一钱　雄黄五分　麝少许

【用法】上为末，枣肉为丸，捏作饼子，如钱样，四围出囟二分，安在囟门上，取艾作小炷，炙三壮。

【主治】客忤白虎证。

抱龙丸

【来源】《育婴家秘》卷二。

【组成】水银二两　铅一两五钱（熔化，入水银制死）

【用法】以柳枝烧成珠，又入朱砂末、乳香末各一两在内，乘热用柳木槌搏匀，为丸如芡实大。每服一丸，空心井花水化下。服后令睡，不可惊动。或作小丸服亦妙。

【功用】安神去痰。

【主治】如见生人、异扮人、或六畜跳跃异者，或鬼神恶状者、或迅雷击鼓、一切大声使儿客忤者；或小儿病根日深成痫，但见闻原忤之例即发。

安魂汤

【来源】《丹台玉案》卷六。

【组成】枣仁　茯神　远志各一钱　当归　胆星各七分

【用法】加灯心二十茎，水煎服。

【主治】客忤。

防风汤

【来源】《诚书》卷十六。

【组成】荆芥　木通　石菖蒲　防风　桔梗各五分　山楂一钱　郁金（磨）三分

【用法】水煎服。

【主治】小儿客忤。

沉香安神丸

【来源】《幼幼集成》卷二。

【组成】官拣参一钱　漂白术　真广皮　陈枳壳　芽桔梗　青礞石（煅）各五钱　炙甘草　上沉香各一钱　镜辰砂（飞）一钱　真川连一钱五分

【用法】上为细末，炼蜜为丸，如芡实大。每服一二丸，以麦冬汤送下。

【主治】小儿内因客忤，昏昏喜睡，瘛不惺惺，不思乳食。

摩　药

【来源】《医述》卷十四。

【组成】豆豉数合

【用法】水拌令湿，捣熟，丸如鸡子大。先摩儿囟顶、足心各五六遍；再摩心口及脐。摩之食顷，破视丸中有细毛为验，掷丸道中，痛即止。

【主治】小儿客忤。

三十二、奶　癣

　　奶癣，又称胎癣、胎敛疮、小儿湿疹，是指婴幼儿时期，对称发生于面颊、额部及头皮，少数可累及胸背部的皮疹，多发生在出生1～6月左右的婴儿。多因婴儿禀性特点，使风湿热毒蕴留肌肤，搏于气血而发。可分干、湿二型。起初形如粟粒，散在或密集，疹色红，搔之起白屑，其形如癣疥而不流津水的，为干敛疮，偏于风热盛；如皮肤起粟，搔痒无度，破则流水，浸淫成片，甚至可以延及身体其他各部，为湿敛疮，偏于湿热重。治宜祛风清热，渗湿止痒。病人常是先天性过敏体质，约有3/4的病人父母双方或单方有过敏性疾病病史。

黄药子散

【来源】《袖珍方》卷三引《经验方》。

【组成】黄连　玄参　赤芍药各五钱

【用法】上为细末。随多少入轻粉少许，嚼芝麻取汁调，先煎韭菜汤温洗令净，以药敷之。

【主治】奶癣疮经年不愈。

乌犀丸

【来源】《小儿卫生总微论方》卷二。

【组成】犀角末一钱　猪牙皂角末二钱　干蟾末三钱　龙脑少许

【用法】上为细末，熊胆汁为丸，如绿豆大。每服一丸，温水送下。先以赤芝散油调涂之，后服本方。

【主治】乳颊癣。小儿眉毛眼睫因癣退不生者。

赤芝散

【来源】《小儿卫生总微论方》卷二。

【组成】旋覆花　赤箭（天麻苗）　防风（去芦头）各等分

【用法】上为细末。先洗癣净，揾干，以好油调涂之。后服乌犀丸。

【主治】小儿眉毛眼睫因癣退不生，名乳颊癣。

黄连散

【来源】《卫生宝鉴》卷十九。

【组成】黄连　大黄　黄芩　密陀僧　百药煎各等分　轻粉少许

【用法】上为极细末。每用不拘多少，油蜜调搽。

【主治】小儿眉癣。

桃红散

【来源】《普济方》卷四〇七。

【组成】明矾（煅）二两　嫩松香四两（末）　黄丹二两（煅）

【用法】上为末。用烛油调敷之。

【主治】小儿奶癣疮。

牛黄解毒散

【来源】《保婴撮要》卷十二。

【组成】生甘草一两　牛黄五钱（膏粱之子必用之）　金银花一两

【用法】上药各为细末。每服二三分，乳汁调服。或用甘草煎膏为丸，如芡实大。每服一丸，白汤化下。外敷清金散亦可。

【主治】

1.《保婴撮要》：胎毒，头面生癞，或延及遍身，痒痛不安，浸淫不愈，及眉炼疮。

2.《诚书》：疔肿。

文蛤散

【来源】《外科正宗》卷四。

【组成】文蛤四两　点红川椒二两　轻粉五钱

【用法】先将文蛤打成细块，锅内炒黄色，次下川椒同炒黑色，烟起为度，入罐内封口存性，次日入轻粉碾为细末，瓷罐收贮。香油调搽。

【主治】奶癣。

【宜忌】奶母戒口为妙。

二合散

【来源】《外科大成》卷三。

【组成】铅粉（炒）　槐花（炒）各等分（为末）　老松香一两　银朱四钱

【用法】上为末。纸卷成条，麻油浸透，火燃着，一头滴下油药，以器接之，用调前药，涂敷患处。

【主治】黄水、头炼、眉炼、耳蚀、羊胡子、燕窠、脓窠等疮。

乌云膏

【来源】《外科大成》卷三。

【组成】松香末二两　硫黄末一两

　　　　方中松香、硫黄用量原缺，据《医宗金鉴》补。

【用法】和匀，香油拌如糊，摊南青布条上，少半指厚，卷成条线扎之，再用油浸一日，取出，刮去余油，以火点着一头，下以粗碗按之，其布灰陆续剪去，取所滴药油浸冷水内一宿，出火毒。搽用。

【主治】

1.《外科大成》：头瘾并坐板脓疥，及下部寒湿等疮。

2.《医宗金鉴》：胎瘾疮痒甚。

3.《疡医大全》：奶癣。

4.《青囊秘传》：一切疮痍，破津脂水作痒。

释眉丹

【来源】《洞天奥旨》卷九。

【组成】黄连五分（油调涂碗内，艾烟熏过入）　皂矾一分（末）　轻粉一分（末）　冰片半分（末）

【用法】麻油少许，再调涂之，数次痊愈。

【主治】恋眉疮。

换形散

【来源】《奇方类编》卷下。

【组成】青黛　黄柏　枯矾　雄黄　百药煎　硫黄各等分

【用法】上为末。先用涤垢汤洗之，后用此散搽之，湿则干搽，干则香油调搽。以愈为度。

【主治】小儿乳癣，起于手足，次遍腹背，缠绵不已。

涤垢汤

【来源】《奇方类编》卷下。

【组成】僵蚕不拘多少（去嘴，研末）

　　　　《仙拈集》引本方用僵蚕、葱白、花椒各二钱。

【用法】煎汤，浴之，或一日一次，或二日一次，毒必发出,然后用换形散搽之。

【主治】小儿乳癣,症类疥癣,起于手足,次遍腹背,缠绵不已。

二圣解毒丸

【来源】《幼科直言》卷五。

【组成】川贝母 金银花

【用法】上为极细末,炼蜜为丸,重一钱。每服一丸,白滚水化下。

【主治】小儿奶癣疮症。

【宜忌】乳母戒葱、蒜、椒、姜、烧酒、牛、羊、鲤鱼、动火等物。

消风导赤汤

【来源】《医宗金鉴》卷七十六。

【组成】生地 赤茯苓各一钱 牛蒡(炒,研) 白鲜皮 金银花 南薄荷叶 木通各八分 黄连(酒炒) 甘草(生)各三分

【用法】上加灯心五十寸,水煎,徐徐服。

【主治】婴儿胎敛疮,又名奶癣。痒起白屑,形如癣疥。

青黛散

【来源】《疡医大全》卷三十。

【组成】青黛 黄柏 枯矾 雄黄 百药煎 硫黄各等分

【用法】上为细末。湿则干掺,干用香油调搽。以愈为度。

【主治】奶癣疮。

消风导赤汤

【来源】《外科真诠》卷下。

【组成】生地一钱 赤苓一钱 鲜皮一钱 牛子一钱 防风五分 银花一钱 木通五分 竹叶五分 甘草三分

【用法】灯心为引,水煎服。

【主治】奶癣。

新三妙散

【来源】《赵炳南临床经验集》。

【组成】黄柏面十两 寒水石面五两 青黛面一两

【用法】上和匀,直接撒布,或用鲜芦荟蘸搽,或用植物油调成糊状外用。

【功用】除湿清热,解毒止痒。

【主治】急性湿疹、婴儿湿疹、过敏性皮炎、脓疱病。

矾石软膏

【来源】《中医皮肤病学简编》。

【组成】熟石膏6克 苦矾2克 雄黄7克 冰片1克 凡士林加至200克

【用法】上为细末,配成软膏。外用。

【主治】婴儿湿疹。

婴儿湿疹软膏

【来源】《中医皮肤病学简编》。

【组成】煅蛤粉5克 煅石膏5克 枯矾5克 青黛5克 轻粉5克 硫黄3克 冰片1克 黄丹1克 川椒0.1克 蜂蜜30克 凡士林40克

【用法】上为细末,调膏。外用。

【主治】婴儿湿疹。

婴儿湿疹软膏

【来源】《中医皮肤病学简编》。

【组成】煅蛤粉5克 煅石膏5克 枯矾5克 青黛5克 冰片1克 黄丹1克 蜂蜜30克 凡士林40克

【用法】上为细末,调膏。外用。

【主治】婴儿湿疹。

婴儿湿疹软膏

【来源】《中医皮肤病学简编》。

【组成】轻粉10克 黄丹10克 苦矾10克 松香10克 烟粉10克

【用法】上为末,放入香油,配成油膏。用于干型湿疹;渗出型湿疹,用粉末外敷(不拌香油)。

【主治】婴儿湿疹。

婴儿湿疹洗剂

【来源】《中医皮肤病学简编》。

【组成】制甘石 8 克　赤石脂 10 克　滑石粉 7 克　煅石膏 7 克　甘油 8 毫升　氢氧化钙溶液加至 200 毫升

【用法】上为细末，再加入适量氢氧化钙溶液研成薄糊状，然后加入甘油及氢氧化钙溶液，使成 200 毫升，摇匀即成。外用。

【主治】婴儿湿疹。

黑油膏

【来源】《中医皮肤病学简编》。

【组成】龙骨 9 克　五倍子 18 克　轻粉 6 克　枯矾 9 克　生石膏 18 克　寒水石 18 克　蛤壳粉 18 克　冰片 1 克　薄荷脑 9 克

【用法】上为细末，加凡士林 220 克，配成软膏。外用。

【主治】婴儿湿疹。

小儿化湿汤

【来源】《朱仁康临床经验集》。

【组成】苍术 6 克　陈皮 6 克　茯苓 6 克　泽泻 6 克　炒麦芽 9 克　六一散 6 克（包）

【功用】健脾化湿。

【主治】婴幼儿湿疹而有消化不良、食不多、乳积之证。

五石软膏

【来源】《中医皮肤病学简编》。

【组成】制甘石 31 克　煅石膏 46 克　飞滑石 9 克　明矾 4 克　青黛 4 克

【用法】上为细末后，取 31 克，用凡士林 46 克，麻油 30 毫升，放入铜锅内，加热搅匀后即成。外用。

【主治】婴儿湿疹。

湿疹合剂

【来源】《中医皮肤病学简编》。

【组成】白鲜皮 9 克　秦艽 9 克　苍术 9 克　紫草根 9 克　银花 9 克　黄芩 9 克　赤茯苓 6 克　野菊花 6 克　赤芍药 6 克　黄连 3 克　生甘草 4 克

【用法】水煎。内服。

【主治】婴儿湿疹。

碧玉散

【来源】《中医皮肤病学简编》。

【组成】黄柏（研末）20 克　香油 40 毫升

【用法】调成糊状，外敷。

【主治】婴儿耳、鼻、口围湿疹。

头号化毒丹

【来源】《朱仁康临床经验集》引《章氏经验方》

【组成】红升丹（红粉）15 克　水银 3 克　大枣肉 10 枚

【用法】先将大枣剥去核，在石臼内捣烂如泥，再加入红粉（研细）、水银再捣至极烂，以不见星为度。每日摘粟粒大小粒，开水送下。

【功用】清化解毒。

【主治】小儿胎毒，胎癞疮（婴儿湿疹）。

【宜忌】服药期间，忌吃花生、鸡蛋、鱼腥发物。

西黄化毒丹

【来源】《朱仁康临床经验集》引章氏方。

【组成】牛黄 1.5 克　琥珀末 30 克

【用法】先将牛黄研细，再将琥珀研细装瓶内。量儿大小，每日服 0.15 克至 0.3 克，蜂蜜少许调下。

【功用】清化解毒。

【主治】胎癞（婴儿湿疹），大便不成形者。

【宜忌】服药期间，忌食鸡蛋、鱼腥、发物。

湿疹膏

【来源】《朱仁康临床经验集》。

【组成】青黛 60 克　黄柏末 60 克　氧化锌 620

克　煅石膏末 620 克　麻油 620 克　凡士林 930 克

【用法】先将青黛入乳钵内研细，加入黄柏末研和，加氧化锌研和，加煅石膏研和，最后加入凡士林、麻油调和成膏。薄涂皮损上。

【功用】收湿止痒。

【主治】婴儿湿疹，或亚急性湿疹，渗水不多者。

小儿化湿汤

【来源】《首批国家级名老中医效验秘方精选》。

【组成】苍白术　陈皮　茯苓　泽泻　炒麦芽　六一散各 6 克

【用法】水煎服。

【功用】健脾除湿。

【主治】小儿湿疹。

【验案】湿疹　1979 年春节前，一妇人携 7 岁男孩从外地来京求医。称此儿生后不久，即患婴儿湿疹，虽经一度治愈，但反复发作，时轻时重，延缠至今，屡医少效，近半年来，日渐加重，抓痕累累，体无完肤，瘙痒，夜间尤甚，影响睡眠，精神萎靡，学习成绩不佳，素日纳差，大便溏薄，诊其脉细弱无力，舌质淡，苔薄根腻，面色萎黄，肢体瘦弱。此系脾虚健运不周，湿邪外发肌肤所致，拟投小儿化湿汤五付，处方：苍白术、陈皮、茯苓、泽泻、炒麦芽，六一散各 6 克，五付服完后，复诊时孩儿瘙痒减轻，夜可安卧，饮食增加。效不更方，继续调治。先后共服 20 剂，疹消痒除，欣然返乡。

三十三、小儿落床

指小儿落床堕地，可伤于肢节，出现青瘀疼痛等。治疗以活血祛瘀止痛为主。

茯神散

【来源】《太平圣惠方》卷八十三。

【组成】茯神半两　龙胆（去芦头）　犀角屑　子芩　麦门冬（去心，焙）　人参（去芦头）　甘草（炙微赤，锉）各一分

【用法】上为粗散。每服一钱，以水一小盏，煎至五分，去滓，不拘时候，量儿大小，分减温服。

【主治】小儿落床，体热惊悸。

犀角散

【来源】《太平圣惠方》卷八十三。

【组成】犀角屑　赤芍药　芎䓖　当归　甘草（炙微赤，锉）各一分　川大黄半两（锉，微炒）

【用法】上为粗散。每服一钱，以水一小盏，煎至五分，去滓温服，不拘时候。

【主治】小儿落床，体热疼痛。

四黄散

【来源】《小儿卫生总微论方》卷十七。

【组成】蒲黄　大黄　黄芩各十铢　黄连（去须）十二铢　麦门冬十铢　甘草八铢　芒消七铢（后入）

【用法】上锉。以水二升，煮取一升，去滓，内消令烊，看大小分服。大小便血即愈。

【主治】小儿落床坠地，瘀血在腹，阴阴寒热，不乳啼哭。

【宜忌】羸瘦者忌冷食。

三十四、佝偻病

佝偻病，是一种小儿多见的慢性营养缺乏症，俗称软骨病，以骨骼生长发育障碍和肌肉松弛，易惊、多汗为主要特征。临床常见夜啼，烦躁，枕秃，肌肉松弛，囟门迟闭，甚至鸡胸肋翻，下肢弯曲等，是目前我国儿科重点防治的四病之一。根据本病的临床特征，相当于中医汗证、五迟、五软、鸡胸、肾疳等疾病。治疗以健脾益气，补肾填精为原则。

佝偻汤

【来源】方出《中医临证撮要》，名见《古今名方》。

【组成】怀山药 15 克　怀牛膝 9 克　制首乌 12 克　山萸肉 6 克　生白术 6 克　大熟地 9 克　益智仁 3 克　西党参 6 克　云茯苓 9 克　全当归 6 克　左牡蛎 15 克　生龟版 15 克　大红枣 3 枚　黑芝麻 15 克

【用法】上为细末，和匀。每早、晚开水冲调 4.5 克，同时服用炙黄耆 9 克，大红枣 5 个，浓煎，连汤带枣一次服完，每日一次。

【功用】补肝肾、调脾胃。

【主治】佝偻病，头项软弱，口软唇弛，咀嚼无力，手足握举站立行走均弛缓，智力低下，有时抽筋，口唇舌淡而白，脉气软弱。

龙牡壮骨冲剂

【来源】《中成药研究》(1987,3：20)。

【组成】牡蛎　龟版　黄芪　白术　怀山药　五味子

【用法】上药制成冲剂。口服，1 次 15g，1 日 3 次。

【主治】佝偻病。

【验案】佝偻病《中成药研究》(1987,3：20)：应用本方治疗观察 2 岁以下婴幼儿佝偻病 278 例，并设药物对照组，疗程 2 个月。结果：治疗组与常规治疗对照组比较，在降低血清碱性磷酸酶方面，优于常规治疗组。经治疗后，血清钙磷，碱性磷酸酶异常发生率显著下降，能改善 X 线骨象变化，症状消失，疗效在 95% 以上。

抗佝方

【来源】《首批国家级名老中医效验秘方精选·续集》。

【组成】黄芪 20 克　菟丝子 20 克　煅龙骨 10 克（先煎）　炒谷芽 10 克　炒麦芽 10 克

【用法】每日 1 剂，水煎 2 次，取汁 100~150 毫升，分 2~3 次服。

【功用】益气补肾，健脾壮骨。

【主治】小儿维生素 D 缺乏性佝偻病。

【加减】如脾虚便溏者，加党参 10 克，炒白术 10 克；如纳呆腹胀者，加陈皮 10 克，鸡内金 6 克，焦楂 10 克，焦曲 10 克；如湿困苔腻者，加苍术 10 克。

【验案】陶某，男，8 个月。1985 年 10 月 9 日初诊。出生体重 3200 克，混合喂养。4 个月前曾腹泻淡黄色稀水，此后一直食欲不振，多汗烦躁，屡经西药治疗未见好转。就诊时面色少华，形体消瘦（体重 6300 克），汗多烦躁甚，夜啼易惊，食欲不佳，两便尚调。体检：前囟大，颅缝增宽，顶骨中央按压有乒乓感，肋骨骺部膨大形成串珠，肋弓缘上部内陷形成肋软骨沟，腹膨隆，发疏枕秃，舌苔白薄，脉象濡软。血磷 3mg/dl，血钙 7.3mg/dl，碱性磷酸酶 45U(改良金氏法)。X 线检查：长骨骨质明显稀疏，干骺端临时钙化带模糊，呈毛刷状，并有杯口变形，骨骺端见软骨球影。此乃脾肾不足，湿浊困遏。治宜益气补肾，化湿运脾。以抗佝方加苍术、陈皮、鸡内金治之，服药 1 个月。二诊时出汗明显减少，夜啼、惊跳消失，神安纳增，体重 7100g，苔腻大部已化，脉有力。X 线复查：长骨骨质疏稀减轻，干骺出现新的临时钙化带。治法合度，守法再进。原方继服 1 个月，诸症消失，面现华色，体重达 7750g，苔净，脉和缓。血生化检查：血磷 4.5mg/dl，碱性磷酸酶 25.5U。X 线检查：长骨骨质密度正常，临时钙化带增厚，杯口状逐渐变平，干骺端部分骨质致密。单以抗佝方治疗 1 个月，以冀巩固。1988 年 1 月 X 线复查已完全恢复正常，体重达 8500g，已告痊愈。

第四章

新生儿疾病

一、小儿胎黄

小儿胎黄，又称胎疸，临床以婴儿生后出现皮肤、黏膜、巩膜发黄为主要表现。《张氏医通》："胎黄者，体目俱黄，小便秘涩，不乳啼叫，或腹膨泄泻，此在胎时，母过食炙煿辛辣，致生湿热。"

胎黄成因，主要为孕母素蕴湿盛或内蕴湿热之毒，遗于胎儿，或因胎产之时，出生之后，婴儿感受湿热邪毒所致。因病因、病程、体质的差异，证候有湿热郁蒸、寒湿阻滞、气滞瘀积的区别。胎黄以皮肤、面目发黄为主证，辨证首先要区别其性质，以黄疸出现的时间、程度、消退情况，结合全身症状以区别属生理性胎黄还是病理性胎黄。其次辨别胎黄的阴阳属性，凡黄疸色泽鲜明如橘，烦躁多啼，门渴喜饮，舌红苔黄腻，属阳黄；黄疸色泽晦暗，久久不退，神疲肢凉，腹胀食少，大便稀溏，舌淡苔薄，则属阴黄。

生理性胎黄可自行消退，不需治疗。病理性胎疸治疗以利湿退黄为基本法则。根据阳黄与阴黄的不同，分别治以清热利湿退黄和温中化湿退黄。气滞瘀积证以化瘀消积为主。由于初生儿脾胃薄弱，故治疗过程中尚须顾护后天脾胃之气，不可过用苦寒之剂，以防苦寒败胃，克伐正气。

茵陈汤

【来源】《幼幼新书》卷十五引《婴孺方》。

【组成】茵陈 升麻 黄芩 柴胡 知母 羚羊角屑各八分 大黄 石膏各一钱二分 栀子一钱 芍药六分 瓜蒂七个 蓝叶（切）一升 甘草二分（炙）

【用法】上切。以水五升，煮一升半，一二岁为八服，四五岁为四服，量儿大小与之。

【主治】小儿发黄。

山茵陈丸

【来源】《圣济总录》卷一七四。

【组成】山茵陈半两 山栀子仁 秦艽（去苗土）大黄（锉，炒）各三分 朴消（研）郁李仁（汤去皮，别研）各一两

【用法】上药除郁李仁外，捣罗为末，与郁李仁和匀，炼蜜为丸，如绿豆大。每服三丸至五丸，温水送下，一日二次。

【主治】小儿黄病。

升麻汤

【来源】《圣济总录》卷一七四。

【组成】升麻　黄芩（去黑心）　山茵陈　柴胡（去苗）　瓜蒂　知母（焙）　蓝叶各一两　山栀子仁一两一分　大黄（锉，炒）　石膏（捣碎）各一两半　甘草（炙）　芍药各半两　羚羊角（镑）三分

【用法】上为粗末。三四岁儿每服一钱匕，水七分，煎至四分，去滓温服，早晨、午后、近夜各一服。

【主治】小儿发黄。

青麦汁

【来源】《圣济总录》卷一七四。

【组成】青麦自然汁

【用法】一二岁儿取半鸡子壳，分二服；三四岁儿，取一鸡子壳，分二服，早晨、午后各一服。

【主治】小儿黄病。

韭根汁

【来源】《圣济总录》卷一七四。

【组成】韭根汁

【用法】上药滴少许入鼻中。出黄水即愈。

【主治】小儿黄病；小儿鼻干身热。

栝楼根饮

【来源】《圣济总录》卷一七四。

【别名】栝楼根汁（《小儿卫生总微论方》卷十五）。

【组成】生栝楼根

【用法】上捣取汁二大合，蜜一大匙和匀，火暖分三服。

【主治】小儿忽发黄，面目皮肉并黄。

桑白皮汤

【来源】《圣济总录》卷一七四。

【组成】桑根白皮（锉）　麻黄（去根节，汤煮，掠去沫）　秦艽（去苗土）各一分　大黄（锉，炒）半两

【用法】上为粗末。每服一钱匕，水七分，牛乳一合，同煎至五分，去滓，食前温服，一日三次。

【主治】小儿发黄。

驴乳汁

【来源】《小儿卫生总微论方》卷十五。

【组成】驴乳汁

【用法】少少与服。

【主治】婴儿热黄胎疸。

甘豆汤

【来源】《普济方》卷三六一引《汤氏宝书》。

【组成】黑豆一合　甘草一两（切）

【用法】用水一大碗煮。临热入沙糖少许，同煎糖化，澄清，遇渴饮之。

【主治】小儿初生，下胎黄。

【加减】加淡竹叶一握，能解五脏热毒。夏月产者，尤宜服之。

生地黄汤

【来源】《医方大成》卷十引汤氏方。

【别名】胎热地黄汤（《幼科证治大全》）。

【组成】生干地黄　赤芍药　川芎　当归　天花粉各等分

【用法】上锉。每服五钱，水一盏，煎服。乳母服用，并略与儿服之。

【主治】

1.《医方大成》引汤氏方：小儿生下，遍体皆黄，状如金色，身上壮热，大小便不通，乳食不进，啼叫不止。此胎黄之候，皆因母受热而传于胎也。

2.《证治准绳·幼科》：小儿在胎时，因母有热或恣饮酒面热毒之物，传于胎中，令儿生下面赤眼闭，身体壮热，哭声不止，口热如汤，乃胎热之候也。

集成沉瀄丹

【来源】《幼幼集成》卷二。

【别名】沉瀄丸（《麻疹全书》卷三）、沉瀄丹（《观聚方要补》卷十）。

【组成】杭川芎（酒洗） 锦庄黄（酒洗） 实黄芩（酒炒） 厚黄柏各九钱（酒炒） 黑牵牛（炒，取头末）六钱 薄荷叶四钱五分 粉滑石（水飞）六钱 尖槟榔七钱五分（童便洗，晒） 陈枳壳四钱五分（麸炒） 净连翘（除去心膈，取净） 京赤芍（炒）各六钱

【用法】依方炮制，和匀焙燥，研极细末，炼蜜为丸，如芡实大。月内之儿，每服一丸，稍大者二丸，俱用茶汤化服。但觉微有泄泻，则药力行，病即减矣；如不泄再服之，重病每日三服，以愈为度。此方断不峻厉，幸毋疑畏。

【主治】小儿一切胎毒，胎热胎黄，面赤目闭，鹅口疮，重舌木舌，喉闭乳蛾，浑身壮热，小便黄赤，大便闭结，麻疹斑瘰，游风癣疥，流丹隐疹，痰食风热，痄腮面肿，十种火丹。

【宜忌】胎寒胎怯面青白者忌之，乳母切忌油腻。

【方论】方内所用黄芩清上焦之热；黄柏清下焦之热；大黄清中焦之热，又藉其有推陈致新之功，活血除烦之力，能导三焦郁火从魄门而出。犹虑苦寒凝腻，复加槟榔、枳壳之辛散，为行气利痰之佐使。川芎、薄荷引头面风热从高而下趋；连翘解毒除烦；赤芍调营活血；牵牛利水，走气分而舒郁；滑石清润，抑阳火而扶阴，又能引邪热从小便而出。

黄龙汤

【来源】《普济方》卷三六一引《傅氏活婴方》。

【组成】山茱萸 山药 生干地黄 泽泻 赤茯苓 甘草各一钱 脑子 麝香各少许

【用法】上为末。每服一钱，温水点服。

【主治】婴儿出胎，血肉未敛，面目俱黄，不啼，鼻干撮口，四肢不能伸缩。

地黄汤

【来源】《普济方》卷三六一。

【别名】地黄茵陈汤（《幼幼发挥·附方》）。

【组成】赤芍药 川芎 当归 天花粉 猪苓 赤茯苓 泽泻 甘草 山茵陈各等分

《片玉心书》有木通。

【用法】上锉。加生地黄水煎，子母同服。

【主治】胎受母热毒，生下遍身面目俱黄，身热，大便秘，小便黄色，多啼不乳。

生地黄饮子

【来源】《古今医统大全》卷八十八。

【组成】生地 赤芍各二钱 羌活 当归各一钱 甘草二分

【用法】上为极细末。用灯心煎汤服。产妇亦宜服，抹少许入儿口内。

【主治】小儿生下满身面目俱黄，状如金色，面赤身热，眼闭不开，大便不通，小便如栀汁，满身生疮。

生地黄汤

【来源】《育婴家秘》卷四。

【组成】生地黄 赤芍药 川芎 当归（酒洗） 瓜蒌根

【用法】加黄连、灯芯为引，水煎，乳母服。或以本方为细末，灯芯汤调少许，搽儿口中。

【主治】

1.《育婴家秘》：产母食热毒物，以致小儿初生下眼闭不开者。

2.《保婴撮要》：妊娠食酒面五辛积热，小儿生下遍体面目皆黄。

3.《赤水玄珠全集》：荣中有热，及肺壅，鼻衄生疮，一切丹毒。

地黄饮子

【来源】《证治准绳·幼科》卷一。

【别名】地黄饮（《丸散膏丹集成》）。

【组成】生地黄 赤芍药各二钱 羌活（去芦） 当归（去芦） 甘草各一钱

【用法】上为极细末。用灯心煎汤，食前服。乳母宜服。

【主治】小儿生下，满身面目皆黄，状如金色；或面赤身热，眼闭不开，大便不通，小便如栀子汁，满身生疮。

【宜忌】忌酒、面、五辛之物。

生地黄汤

【来源】《医宗金鉴》卷五十一。

【组成】生地黄　赤芍药　川芎　当归　天花粉　赤茯苓　泽泻　猪苓　甘草（生）　茵陈蒿

【用法】引用灯心，水煎，食前服。

【功用】渗湿清热。

【主治】胎黄轻证。乃孕妇湿热太盛，小儿在胎受母热毒，以致生则遍体面目皆黄，其色如金。

茵陈地黄汤

【来源】《幼幼集成》卷二。

【组成】怀生地　京赤芍　正川芎　大当归　天花粉　赤茯苓　结猪苓　茵陈蒿　宣泽泻

【用法】诸药随时定分两，水煎，母子同服。

【主治】初诞小儿，面与浑身其黄如金，胎中受湿气也。

消毒利黄汤

【来源】《中医临证撮要》。

【组成】川黄连 1.5 克　生山栀 4.5 克　淡竹叶 6 克　生甘草 2.4 克　连翘壳 4.5 克　西茵陈 6 克　赤茯苓 6 克　细木通 2.4 克　炒麦芽 4.5 克　生枳壳 2.4 克

【功用】清胎毒，利黄疸。

【主治】新生儿黄疸。婴儿出生十日左右，面目身黄，啼哭不安，腹胀，不思吮乳，或发热，舌红口干，指纹青紫。

【加减】大便干燥，加生大黄 2.4 克；大便溏泻，去生山栀，加生白术 3 克；吐乳，去生甘草，加藿香梗 3 克；发热不退，加京赤芍 3 克；夜啼不安，加净蝉衣 2.4 克，灯心 1.2 克；抽风，加嫩钩藤、僵蚕各 6 克。

阳黄清解汤

【来源】《首批国家级名老中医效验秘方精选》。

【组成】绵茵陈 10 克　白英 6 克　生栀子 6 克　黄柏 3 克　川金钱草 15 克　川郁金 3 克

【用法】每日 1 剂　水煎 2 次混合一起，分 2～3 次温服。

【功用】清热利湿，化瘀退黄。

【主治】新生儿黄疸。常见于新生儿感染伴有发热及黄疸、新生儿肝炎综合征及部分新生儿阻塞性黄疸等，临床症状主要表现为阳黄者。

【加减】只要新生儿湿热俱盛出现阳黄症状者，皆可加减运用本方，每获良效。若身有发热者加柴胡、黄芩祛邪热；呕吐者，加鲜竹茹、陈皮和胃降逆；大便秘结者，加生大黄通腑泄热、釜底抽薪；小便欠利者，加滑石、车前草利水通淋；腹胀甚者，加枳壳、厚朴；食滞不化者，加神曲、麦芽以消食导滞；高热烦躁，身发斑疹，尿赤而暗者，此为湿热伤营入血，宜合犀角散以清热利湿，凉营解毒；伴神昏、抽搐则合用安宫牛黄丸或紫雪丹清热凉营、熄风开窍。

【验案】龙某，男，3 个月，初诊日期，1992 年 11 月 15 日，门诊号 1470。 患儿在两个月前出现身目俱黄，逐渐加深。曾住省医院儿科诊为"不完全阻塞性黄疸"、"肝炎综合征"，经治 2 个月无效，特来就诊。刻下患儿症见全身及面目中度黄染。腹胀、便溏色似白陶土，尿短赤如浓茶、口干、纳呆、舌黯红苔黄，指纹青紫。辨证责在脾胃湿热蕴蒸，瘀热阻滞，胆汁被迫外溢而发黄——阳黄。治宜清热利湿、化瘀退黄，遂用前方治疗，服药 12 剂后，黄疸全部消退，二便均已见正常，胃纳转佳，精神振作，舌净而告愈。1 年后随访未见复发。按：本病例属於阻塞性黄疸，病过多日，瘀热阻滞，故取清利湿热与活血化瘀，双管齐下，药证合拍，故其诸证迎刃而解。此外本方还可治疗初生儿单纯性湿热黄疸，肝炎性黄疸等症。

退黄汤

【来源】《首批国家级名老中医效验秘方精选》。

【组成】茵陈 15～30 克　栀子 6～9 克　黄连 3 克　郁金 12～15 克　白寇 6 克　香附 15～30

克 苏梗 9 克 金钱草 30 克 满天星 30 克 花斑竹 30 克

【用法】将诸药浸泡 5～10 分钟后用文火煎 10 分钟，取汁，视小儿年龄给药，每日服 4 次，4 小时服 1 次。

【功用】清热除湿，利胆祛痰。

【加减】本方药组成以湿热发黄为主的黄疸较适宜，症见全身皮肤、面目发黄、颜色鲜明或紫暗，小便深黄而短，腹部膨胀、大便秘结或溏、舌苔黄腻、质红、指纹红紫等。若感受疫毒，黄疸初起，症见发黄、恶寒、身热不扬、纳呆或食少、恶心呕吐、溲黄赤、短少、大便不实，苔厚黄腻或微白，脉数沉细，指纹红青紫，属脾湿过重者加苍术 9 克、草果 10 克；新生儿阻塞性黄疸为气郁不畅，经络阻滞，隧道窒塞，加用疏肝破气之品，重用白蔻、香附加青皮 10 克、香橼 10 克、槟榔 10 克、炒麦芽 30 克、炒谷芽 30 克；大便干结者，加胖大海 10～15 克，腑气得通，邪气得泄；如见腹部有痞块者，加紫丹参 15～30 克、鸡内金 10～15 克、酥鳖甲 15 克、粉山甲 15 克，以活血软坚消痞；呕吐者加陈皮 6 克，姜水汁竹茹 9 克；素体虚弱，色黄晦暗，手足欠温、邪气虽盛，正气亦虚者，加明沙参 30 克、黄芪 30 克。

【验案】韦某，男，两个月。往成都市南部省博物馆。患儿出生后 7 天全身发黄、腹部隆起，小便黄少。经省人民医院检查，诊断为胆管阻塞性黄疸。经住院治疗后，未见好转。初诊时全身发黄，腹胀如鼓、纳呆烦躁、溲黄赤少、舌苔白腻、纹紫淡红。诊断婴幼儿黄疸。辨证：湿热郁结、挟气滞血瘀。治则：清热除湿，利疸祛瘀。处方：退黄汤加滑石 15 克、鸡内金 10 克、鲜车前草 30 克，服三剂，一日一剂。复诊：经服上方后，黄色退去大半，小便增多微黄、烦躁减轻，腹胀消退。再进上方加炒二芽各 30 克、姜黄 6 克，服九剂，一日一剂，精神好转，饮食增加。经有关医院复查，患儿基本恢复正常。

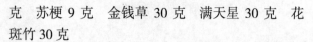

二、小儿脐疮

小儿脐疮，指婴儿出生后，断脐结扎处理不当，为不洁之物所污染而发生的脐部疾患。其中脐部被水湿或者尿液所伤，或脐带早脱而水湿久留，婴儿抗邪能力薄弱，被湿邪浸淫而成脐湿，又称脐湿肿。《太平圣惠方》："夫小儿脐湿者，亦由断脐后，洗浴伤于湿气，水入脐口，致令肿湿，经久不干也。凡断脐后便久著热艾厚裹，不得令儿尿湿著脐，切须慎之。"脐湿且经久不愈，或脐带过早脱落，感染毒邪，脐部红肿热痛或脓水溢出者为脐疮，又称脐中生疮。《诸病源候论》："脐疮由初生断脐，洗浴不即拭燥，湿气在脐中，因解脱遇风，风湿相搏，故脐疮久不瘥也。脐疮不瘥，风气入伤经脉，则变为痫也。"本病治疗以生肌祛湿、解毒清热为原则。

甘草散

【来源】《外台秘要》卷三十六引《古今录验》。

【组成】甘草（炙） 蝼蛄（熬）各三分

【用法】上为散，以安脐中。

【主治】小儿风脐汁出。

黄柏黑散

【来源】《外台秘要》卷三十六引《古今录验》。

【组成】黄柏（炙）一两 胘底墨四分

【用法】上为散。以粉脐中。

【主治】小儿脐中汁不愈。

白石脂散

【来源】《备急千金要方》卷五。

【组成】白石脂。

【用法】上为细末。熬令微暖，以粉脐疮，一日三四次。

【主治】小儿脐疮赤肿，汁出不止。

暖盐豉熨方

【来源】《外台秘要》卷三十六。

【别名】盐豉熨方（《太平圣惠方》卷八十二）。

【组成】盐　豉各等分

【用法】上捣作饼如钱许，安新瓦上炙令热。熨脐上。愈止。

【主治】小儿脐著湿。

掺脐散

【来源】方出《颅囟经》卷下，名见《保婴易知录》卷下。

【组成】白矾一钱（煅过）　龙骨一分

【用法】上为细末。入麝香少许，每次使拭脐干掺之。用帕裹，避风。

【主治】小儿脐中不干。

封脐散

【来源】《太平圣惠方》卷七十六。

【组成】雄鼠粪七枚（两头尖者）　干姜枣许大　甑带如鸡子大（以上并烧作灰）　锦灰半两　绯帛灰半两　胡粉三钱（炒令黄）　麝香少许

【用法】上为细末。看脐欲落不落，取药半钱至一钱，封脐便愈；如未患脐肿湿时，先得之，永不患。

【主治】婴儿脐不落，肿湿。

【宜忌】烧药时切不得令灰入。

烙脐丸

【来源】《太平圣惠方》卷七十六。

【别名】烙脐饼子（《小儿卫生总微论方》卷一）

【组成】豆豉一分　黄蜡一分　麝香少许

【用法】上同捣令烂，熟捻作饼子，断脐讫，安脐上，灸三壮，艾炷切小麦大，若不啼，灸至五七壮，灸了，以封脐散封之。不得令湿著，恐脐肿。

【主治】小儿断脐。

封脐散

【来源】《太平圣惠方》卷八十二。

【别名】神灰散（《圣济总录》卷一六七）。

【组成】胡粉一分　雄鼠粪七枚（烧为灰）　甑带一两（烧为灰）　干姜灰半分　绵帛灰半分　白石脂半分

【用法】上为细末。加麝香末一钱，看脐欲落不落，即封脐，便愈；如未患敷之，即终不患。

【主治】小儿脐肿湿久不愈，脐不落者。

【宜忌】烧药时，不得令有别灰也。

杏骨膏

【来源】方出《太平圣惠方》卷八十二，名见《普济方》卷三六〇。

【组成】杏仁半两（汤浸，去皮）　猪牙颊骨中髓半两

【用法】先研杏仁如膏，入髓和令匀，以涂脐中。

【主治】小儿脐肿汁出，久不愈。

香矾散

【来源】《普济方》卷三六〇引《太平圣惠方》。

【组成】枯矾半两　龙骨一钱　黄丹一钱　麝香少许（研）

【用法】上为细末。每用干掺之。

【主治】小儿断脐之后不干，及脓出耳中。

螵蛸散

【来源】《普济方》卷三六〇引《太平圣惠方》。

【组成】胭脂　海螵蛸

【用法】上为末。油调擦。

【主治】小儿脐中脓出不干。

三灰散

【来源】《圣济总录》卷一六七。

【组成】干虾蟆（烧）　白矾（烧）　皂荚子（烧）各一分

【用法】上为细末。少少敷脐中。

【主治】小儿脐湿，逾月不止。

白矾散

【来源】《圣济总录》卷一六七。

【组成】矾石（烧灰） 龙骨各一分

【用法】上为细末。敷脐中。取愈为度。

【主治】小儿脐不干。

当归粉

【来源】《圣济总录》卷一六七。

【组成】当归（末） 胡粉各半两

【用法】上相和研匀。敷脐中，仍灸絮熨之，以啼呼止为候。

【主治】小儿脐疮，脐中水湿，肿赤汁出，时时啼呼。

国老散

【来源】《圣济总录》卷一六七。

【组成】甘草（炙，锉）一分 当归（焙） 铅丹（研）各半分

【用法】上药前二味为散，入铅丹同研匀细。扑脐中，一日三次。

【主治】小儿脐中汁出。

胡粉散

【来源】方出《幼幼新书》卷五引张涣方，名见《小儿卫生总微论方》卷一。

【组成】胡粉（细研） 干姜（烧灰，细研） 白石脂（烧存性，细研）各一钱

【用法】上同再研。每用一字或半钱，敷脐中，时时用。

【主治】婴儿脐疮肿湿，经久不愈，若至百日即危急。

金两黄散

【来源】《小儿卫生总微论方》卷一。

【组成】川黄连（去须，为末）一分 胡粉一钱

（研） 龙骨一钱（煅红，研）

【用法】上为细末。每用少许敷之，时时用。

【主治】小儿脐疮不愈，因风传变，欲为撮口，或为发痫者。

安脐散

【来源】《仁斋直指小儿方论》卷四。

【组成】白石脂末（焙，出火气）

【用法】敷之。每日三次。

【主治】小儿脐中汁出，或赤肿。

枯矾散

【来源】《普济方》卷三六〇。

【别名】白龙骨散。

【组成】白矾（煅） 白龙骨各等分

【用法】上为末。每用少许敷之。

【主治】婴儿因剪脐，风伤于外，致脐疮不干。

封脐散

【来源】《普济方》卷三六〇。

【组成】甑带灰 乱发灰 白姜灰 红绵灰（四灰不可加别灰） 南星 白蔹 当归 赤小豆 五倍子各一钱（为末） 血竭 龙骨 赤石脂（煅） 海螵蛸 百草霜 胭脂各半钱（别研）

【用法】上为末。湿则干掺；干则清油涂。

【主治】因浴儿水入脐中，或尿湿困袍，至脐中受湿，肿烂成疮；或解脱风邪所袭，入于经络则成风痫；或脐肿烂不干，久则发搐者。

【宜忌】忌生水调涂。

定痛三香饮

【来源】《疮疡经验全书》卷二。

【组成】乳香 香附 木香 人参 黄耆 延胡索 当归 川芎 芍药 防风 官桂 甘草 枳壳 桔梗 乌药 厚朴 白芷

【用法】加生姜三片，大枣一个，水煎服。

【主治】脐痈。

【加减】夏天去桂，加干葛、黄芩、生地、麦冬。

封脐散

【来源】《万氏家抄方》卷五。

【组成】红绵（烧灰） 黄牛屎（煅） 干胭脂

【用法】上为末。疮湿，干掺；疮干，清油调敷。

【主治】小儿脐疮。

羽泽散

【来源】《古今医鉴》卷十六。

【组成】枯矾末

【用法】敷脐中。

【主治】小儿脐中汁出。

龙骨散

【来源】《证治准绳·幼科》卷一。

【组成】龙骨（煅） 轻粉各半钱 黄连（去须）一钱半

【用法】上为极细末。每用少许，干掺脐。

【主治】脐中疮。

异功散

【来源】《证治准绳·幼科》卷一。

【组成】龙骨（煅） 薄荷叶 蛇床子各二钱 轻粉半钱

【用法】上为极细末。少许干掺脐。

【主治】脐中疮。

封脐散

【来源】《证治准绳·幼科》卷一。

【组成】红绵灰 黄牛粪灰 龙骨 发灰 干胭脂各半钱

【用法】上为极细末。湿则干掺；干则清油涂脐。

【主治】小儿脐中肿湿，经久不愈。

封脐散

【来源】《证治准绳·幼科》卷一。

【组成】当归头（去芦）一钱 绵（缚脐带烧灰）一钱

【用法】上为极细末。入麝香一小字，同研少许，干掺脐。

【主治】小儿脐内出水，汁不干。

矾龙散

【来源】《寿世保元》卷八。

【组成】枯矾 龙骨（煅）各五分

【用法】上为细末。每用少许，干掺脐上。

【主治】小儿因剪脐，外伤于风邪，以致脐疮不干。

青矾散

【来源】《疡科选粹》卷三。

【组成】枯矾一钱 龙骨二分 黄丹二分 麝香三厘

【用法】上为末。干掺。

【主治】脓耳及小儿断脐不干。

龙骨散

【来源】《诚书》卷六。

【组成】龙骨（煅）一钱 轻粉五分 黄连一钱半 矾（煅）五分（一方无轻粉、黄连）

【用法】上为末。干掺脐中。

【主治】小儿脐内疮。

去湿生肌散

【来源】《洞天奥旨》卷十二。

【组成】茯苓一钱 贝母三分 枯矾三分 草纸灰五分 雄黄二分 三七三分

【用法】上为末。入在脐内，用纸包之。

【主治】落脐后生疮。

加味补中益气汤

【来源】《洞天奥旨》卷十二。

【组成】人参三钱 黄耆五钱 白术一钱 当归三钱 柴胡八分 升麻四分 生草一钱 陈皮一钱 金银花一两

【用法】水煎服。

【主治】脐漏疮。

【加减】纵色者，加熟地一两、山萸肉四钱；动怒者，加白芍药一两，当归二钱，丹皮三钱，熟地五钱。

神妙龙骨散

【来源】《幼科指掌》卷一。

【组成】龙骨二钱　黄丹一钱　枯矾一钱　麝香少许

【用法】上为细末。外敷。

【主治】小儿初生月后，脐中有汁不愈者。

龙骨散

【来源】《幼科指掌》卷三。

【组成】龙骨（火煅，研极细）　赤石脂　绵胭脂（烧，研）各一钱　枯矾三分

【用法】上为末。干掺之。

【主治】小儿断脐太短，或剪刀有伤，致令啼哭，脐出血者。

【加减】加血余少许尤妙。

白豆散

【来源】《幼科指掌》卷三。

【组成】白蔹　赤小豆　天南星　淡豆豉各等分

【用法】上为末。芭蕉叶捣烂绞汁调敷，一日一次。如脐小白色即愈。

【主治】脐突虚肿，按之有声，软而不痛者。

封脐散

【来源】《幼科指掌》卷三。

【组成】旧大红绒（烧灰）　南星　白敛　赤石脂　海螵蛸　五倍子　脂坏（烧）各等分

【用法】上为末。干掺。

【主治】小儿脐疮。

渗脐散

【来源】《医宗金鉴》卷五十。

【组成】枯矾　龙骨（煅）各二钱　麝香少许

【用法】上研细末。干撒脐中。

【主治】小儿脐湿。

三妙散

【来源】《医宗金鉴》卷六十七。

【组成】槟榔　苍术（生）　黄柏（生）各等分

【用法】上为细末，干撒肚脐；治湿癣，以苏合油调搽。

【功用】止痒渗湿。

【主治】

1.《医宗金鉴》：脐痈。脐中不痛不肿，甚痒，时津黄水，浸淫成片。

2.《全国中药成药处方集》（沈阳方）：湿热流注，黄水疮，一切温毒诸疮。

【宜忌】忌酒、面、生冷、果菜。

黄连平胃散

【来源】《医宗金鉴》卷六十七。

【组成】黄连五钱　陈皮　厚朴（姜炒）各三钱　甘草（生）二钱　苍术（炒）一两

【用法】上为细末。每服三钱，白滚水调服。外用三妙散干撒渗湿即愈。

【主治】脐痈溃后，肠胃湿热积久，脐中不痛、不肿，甚痒，时津黄水。

【宜忌】忌酒、面、生冷、果菜，不致再发。

龙骨散

【来源】《杂病源流犀烛》卷二十七。

【组成】龙骨（煅）　枯矾少许

【用法】掺之；油调敷亦可。

【主治】

1.《杂病源流犀烛》：脐疮。

2.《中医儿科学》：脐湿。

朴消散

【来源】《幼科释谜》卷五。

【组成】大黄　牡蛎各五钱　朴消二钱

【用法】每末一钱，或二钱，用田螺一枚，洗净浸一宿，水调涂。

【主治】

1.《幼科释谜》：小儿脐突，或痛或不痛；及感湿热，阴及囊肿。

2.《梅氏验方新编》：小儿脐疮。

沈氏温脐丸

【来源】《杂病源流犀烛》卷二十七。

【组成】补骨脂五钱 巴戟 白术 杜仲 乌药 苡仁各一两 菟丝子一两半 苍术 小茴 青盐各四钱

【用法】神曲糊丸。空心米汤送下。

【主治】脐湿。

【验案】脐湿 余尝治一少年，数日必患腹痛，痛连少腹，脐中常湿，甚则黄水流出。诊其脉，两尺皆虚，右关濡而且沉。知其有伤肾元，又为脾湿所遏故。因制方沈氏填脐散填脐中，内服本方，数月痊愈。

沈氏填脐散

【来源】《杂病源流犀烛》卷二十七。

【别名】附子填脐散（《理瀹骈文》）。

【组成】大附子 1 个 甘遂（研）一钱半 蛇床子（研，筛）一钱 麝香五厘

【用法】先将附子切一盖，挖空，将二末装入，以盖盖好，线扎；用火酒半斤入罐内，将附子并挖下屑俱放在内，细火同煮，罐口竹纸封好，盖上放糯米七粒，米熟取出，切片烘干，并屑亦烘干，同研细末，入麝香再研。每用一匙，填脐内，外用膏药贴之。

【主治】脐湿。

芩连平胃散

【来源】《外科证治全书》卷三。

【组成】黄连三钱 陈皮三钱 苍术一两（炒） 生甘草三钱 茯苓一两 厚朴三钱

本方名芩连平胃散，但方中无黄芩，疑脱。

【用法】上为细末。每服三钱，白滚汤调下。外撒三妙散。

【主治】肠胃积湿，脐中不痛不肿甚痒，时流黄水，或浸淫成片。

【宜忌】忌酒、面、生冷、果菜。

【加减】无热，当去黄连，加防风三五钱。

白芍汤

【来源】《梅氏验方新编》卷七。

【组成】白芍（酒炒） 苡仁（炒） 钩藤 茯苓各一钱 泽泻 桂心 甘草各五分

【用法】生姜为引，水煎服。

【主治】脐肿如吹，惊悸多啼。

黄连膏

【来源】《疡科纲要》卷下。

【组成】川古勇连 川柏皮 元参各四两 大生地 生龟版各六两 当归（全）三两

【用法】用麻油五斤，文火先煎生地、龟版二十分钟，再入诸药，煎枯漉净滓，再上缓火入黄蜡二十两化匀，密封候用。

【主治】眼癣，漏眼疮，鼻䘌，唇疮，乳癣，乳疖，脐疮，脐漏，及肛疡诸痔，茎疮阴蚀。

【方论】此膏所治诸症，皆在柔嫩肌肉，既不能用拔毒薄贴，如掺提毒化腐之药，则倍增其痛，已致加剧，故制是方清热解毒。亦能去腐生新，但必须时常洗涤挹干毒水，用之始有速效。

三、小儿脐风

小儿脐风，又名风噤、风撮、噤风、马牙风、初生口噤、七日口噤、四六风、七日风。临床以唇青口撮，牙关紧闭，苦笑面容，甚至抽搐，角弓反张为特征。多见于出生后 4～7 天新生儿。

发病愈早，抽搐频繁，预后愈差。《针灸甲乙经》："小儿脐风，口不开，善惊。"《小儿卫生总微论方》认为其病因"亦如大人，因破伤而感风。"

本病成因主要为感受风冷水湿秽毒之邪，因断脐不当或脐带结缚不妥，致外风侵入脐中，或用不洁铁器断脐为邪毒所侵。风冷水湿秽毒之邪侵入脐中，经脉络隧受阻，营卫壅滞，气血运行不畅，经络为邪毒所闭，而致肝风内动，先有面肌痉挛，呈苦笑面容，继而四肢抽搐，角弓反张。邪毒入脏，肝木乘脾则出现口噤，唇青，脐突腹紧，四肢软瘫，口吐白沫等证候。本病治疗，宜通经开闭，镇痉熄风。本病西医学称为新生儿破伤风。

瓜蒂散

【来源】《外台秘要》卷四（注文）引《范汪方》。

【组成】瓜蒂二七枚　赤小豆三七枚　秫米二七粒

【用法】上为散。取如大豆粒，吹于两鼻中，甚良；不愈，间日复服之。

【主治】

1.《外台秘要》（注文）引《范汪方》：天行毒热，通贯脏腑，沉鼓骨髓之间，或为黄疸、黑疸、赤疸、白疸、谷疸、马黄等疾，喘息须臾而绝。

2.《普济方》：酒疸，脉浮腹满，欲呕。

3.《保婴撮要》：脐风撮口。

4.《证治准绳》：小儿忽发心满坚硬，脚手心热，变为黄疸。

【宜忌】以筒使人极吹鼻中，无不死，大慎之。

龙胆汤

【来源】《备急千金要方》卷五。

【别名】龙胆散（《太平圣惠方》卷八十二）。

【组成】龙胆　钩藤皮　柴胡　黄芩　桔梗　芍药　茯苓（一方作茯神）　甘草各六铢　蜣螂二枚　大黄一两

【用法】上锉。以水一升，煮取五合。服之如后节度。药有虚实，虚药宜足数合水，儿生一日至七日，分一合为三服；儿生八日至十五日，分一合半为三服；儿生十六日至二十日，分二合为三服；儿生二十日至三十日，分三合为三服；儿生三十日至四十日，尽以五合为三服。若日月长大者，以次依此为例，十岁以下小儿皆服之。皆得下即止，勿复服也。

《仁斋直指小儿方论》：为末。每服一钱，北枣煎服；或加防风，麦门冬以导心热，黄芩减半用。

【功用】《医宗金鉴》：清热舒利。

【主治】

1.《备急千金要方》：婴儿出腹，血脉盛实，寒热温壮，四肢惊掣，发热，大吐哯者。若已能进哺，中食实不消，壮热及变蒸不解，中客人鬼气，并诸惊痫。

2.《仁斋直指小儿方论》：胎惊，月内气盛发热。脐风，撮口壮热。

3.《世医得效方》：小儿魃病，下利，寒热去来，毫毛鬓发不悦泽，及妇人有儿，未能行时，复有孕，使儿饮此乳，亦作此病。

4.《医宗金鉴》：噤口，舌上生疮如黍米状，吮乳不得，啼声渐小，因胎热所致者。

乌槐散

【来源】方出《太平圣惠方》卷八十二，名见《普济方》卷三六〇。

【组成】乌驴乳一两合　东引槐枝十枚（各长三寸）

【用法】上以煻火煨槐枝，入火一半，看不煨头津出，即取拭却灰，纳于乳中浸须臾，便以槐枝点于口畔。大验。

【主治】小儿撮口。

柏墨散

【来源】方出《太平圣惠方》卷八十二，名见《闫氏小儿方论》。

【组成】黄柏末　釜下墨煤　乱发（烧灰）各一分

【用法】上药同研细。少少敷之。

【主治】

1.《太平圣惠方》：小儿脐风，汁出不止。

2.《闫氏小儿方论》：小儿断脐后为水湿所伤，或困袍湿气伤于脐中，或解脱风冷所乘，致令小儿四肢不和，脐肿多啼，不能乳哺。

封脐雄鼠粪散

【来源】《太平圣惠方》卷八十二。

【组成】雄鼠粪（微炒）七枚　胡粉半两　大枣三分（去核）　麝香一钱（细研）　绵帛灰一钱

【用法】上为散。看脐欲落不落，即用药以敷之，不令风入。

【主治】小儿初生至七日以来，脐风肿欲落。

钩藤散

【来源】《太平圣惠方》卷八十二。

【别名】钩藤汤（《圣济总录》卷一六七）、撮口散（《普济方》卷三六〇）。

【组成】钩藤半两　川升麻半两　蜣螂二枚（去翅足，微炒）　黄芩半两

【用法】上为细散。每服一钱，以水一小盏，加入芦根一分，煎至四分，去滓，徐徐温服。

【主治】小儿新生，发噤撮口。

蜗牛散

【来源】方出《太平圣惠方》卷八十二，名见《普济方》卷三六〇。

【组成】蜗牛子十枚（去壳，细研如泥）　莳萝末半分

【用法】上为末。用奶汁和涂于口畔。

【主治】小儿胎热撮口。

控痰散

【来源】《普济方》卷三六〇引《太平圣惠方》。

【组成】蝎尾　甘草　铜青　腻粉　麝香（一方加半夏南星生姜煎）

【用法】调前药入猪乳，点入口中。

【功用】吐下风痰。

【主治】噤口风，撮脐风。

牛黄竹沥散

【来源】《圣济总录》卷一六七。

【组成】牛黄（研）一分　淡竹沥半合

【用法】上二味；一二岁儿每服牛黄一字匕，三四岁儿每服半钱，用淡竹沥调下，一日三次。

【主治】
1.《圣济总录》：小儿胎风热，撮口发噤。
2.《普济方》：心热发惊。

乌蛇散

【来源】《圣济总录》卷一六七。

【组成】乌蛇（酒浸，去皮骨，炙令黄熟）半两　麝香一分（研，去筋膜）

【用法】将乌蛇捣罗为末，同麝香再研匀。每服半钱，煎荆芥汤调灌之。

【主治】初生小儿撮口，不收乳饮。

丹砂丸

【来源】《圣济总录》卷一六七。

【组成】丹砂（研）　麝香（研）　牛黄（研）各一分　半夏（汤洗七遍，切，焙）　丁香　白附子　铁粉（研）　天麻　天南星各半两

【用法】上为末，粳米饭为丸，如麻子大。每服五丸，荆芥汤送下，空心、午后各一次。

【主治】小儿脐风撮口。

白龙散

【来源】《圣济总录》卷一六七。

【组成】天浆子（有虫者）一枚　白僵蚕（直者，炒）一枚

【用法】上为散，加腻粉少许，以薄荷自然汁调灌之，取下毒物；量儿大小，分作二服，亦得。

【主治】小儿脐风。

当归散

【来源】《圣济总录》卷一六七。

【组成】当归（切，焙）半两　甘草（炙，锉）一分　铅丹（研）半分

【用法】上除铅丹外，捣为散，入铅丹合研令匀，以敷脐中。

【主治】小儿着脐风汁出。

牡蛎散

【来源】《圣济总录》卷一六七。

【组成】牡蛎一个　虾蟆一个

【用法】上并烧为灰，细研如粉，每以少许敷脐中。

【主治】小儿脐风久不愈，肿，出汗者。

保生散

【来源】《圣济总录》卷一六七。

【组成】蜈蚣一条（赤足者，炙令干）　乌头尖六枚（生用）　麝香（研）一字

【用法】上除麝香外，为末，同研极细。每服半字匕，煎金银薄荷汤调下。

【主治】小儿因剪脐伤风，致唇青口撮。

黄柏散

【来源】《圣济总录》卷一六七。

【组成】黄柏（去粗皮）一两半　釜底黑煤（研）三分　乱发灰（研）一分

【用法】先捣黄柏为末，入二味合研令匀。敷脐中。

【主治】小儿脐风，汁出不止。

锦灰散

【来源】《圣济总录》卷一六七。

【组成】锦帛（烧灰，微存性）一钱　雄鼠粪（微炒）七粒　大枣（去核）三分　麝香（研）少许

【用法】上为散。看脐欲落不落时，即用药封之。

【主治】小儿初生至七日，脐风发肿，欲落者。

【宜忌】忌外风入。

立圣散

【来源】方出《幼幼新书》卷五引《吉氏家传》，名见《赤水玄珠全集》卷二十五。

【组成】金头蜈蚣一个　青州蝎梢四个　白僵蚕七个　瞿麦二字

【用法】上为末。用一字许吹鼻内，嚏时可医，更用薄荷水下一字在口。

【主治】小儿脐风锁口。

豆豉膏

【来源】《幼幼新书》卷五引《惠眼观证》。

【别名】葱涎膏。

【组成】黑豆一杓　田螺十九个　葱一大把

【用法】捣烂，芭蕉汁调。贴脐下。

【主治】初生儿不小便，中脐风，撮口，肚膨胀，脐肾肿。

封脐散

【来源】《幼幼新书》卷四引张涣方。

【组成】好川当归半两（洗去土，焙干）　天浆子三个（微炒）　乱发一钱（烧灰存性）

【用法】上为细末，入麝香一字拌匀。用药一字至半钱，敷脐中，时时用。

【主治】婴儿脐风。初生断脐之后，因乳母不慎，或洗浴水入脐中，或儿尿在困袍之内，湿气伤于脐中，或解脱，风冷邪气所乘，令儿脐肿多啼，不能哺乳者。

急风散

【来源】《幼幼新书》卷五引张涣方。

【组成】蛇蜕皮（微炒）　干蝎梢　钩藤各一分（以上捣罗为细末）　朱砂一分（细研，水飞）　好麝香　牛黄各半钱（并研极细）

【用法】上药都拌匀，再研为细末。每服一字，取竹沥一二点同乳汁调下。

【主治】撮口。

豆豉膏

【来源】《幼幼新书》卷五引茅先生方。

【别名】二豆汤（《古今医统大全》卷八十八）、二豆散（《赤水玄珠全集》卷二十五）。

【组成】豆豉　天南星　白敛　赤小豆各半两

【用法】上为末，每服二大钱，用芭蕉自然汁调。涂脐四边，每日一次。

【主治】

　　1.《幼幼新书》：小儿脐风。

　　2.《古今医统大全》：小儿脐突。

罢揸散

【来源】《鸡峰普济方》卷二十四。

【组成】蜈蚣一个（全用）　蝎七个（头尾全者）　朱砂　麝香　雄黄各半钱

【用法】上为细末。每服一字，油酒调下。

【主治】风揸。

天麻丸

【来源】《仁斋直指小儿方论》卷一。

【组成】南星（炮）二钱　白附子（炮）　牙消　天麻　川灵脂　全蝎（焙）各一钱　轻粉半钱　巴霜一字

【用法】上为末，面糊为丸，如麻子大。每服一丸，薄荷、姜钱泡汤送下。

【功用】利惊下痰。

【主治】钓肠，锁肚，撮口。

辰砂膏

【来源】《仁斋直指小儿方论》卷一。

【组成】辰砂三钱　硼砂　马牙消各一钱半　玄明粉二钱　全蝎　真珠末各一钱　麝一字

【用法】上为末，和匀，用好单包起，自然成膏。每服一豆粒许，治诸惊，金银薄荷汤送下；潮热，甘草汤送下；月内用乳汁调，敷乳头上令吮下。

【功用】

　　1.《仁斋直指小儿方论》：疏利惊积。

　　2.《幼科发挥》：下痰。

【主治】噤风、撮口、脐风服控痰散、益脾散之后。

控痰散

【来源】《仁斋直指小儿方论》卷一。

【别名】控痰汤（《袖珍方》卷二）、控痰饮（《古今医统大全》卷八十八）。

【组成】蝎尾　铜青各半钱　朱砂一钱　腻粉一字　麝少许

【用法】上为末。每服一字，腊茶清调下。

【功用】吐风涎。

【主治】噤风、撮口、脐风。

敷脐方

【来源】《仁斋直指小儿方论》卷一。

【别名】敷脐散（《普济方》卷三六〇）。

【组成】瓜蒂　南星　白蔹　赤小豆各等分

【用法】上为末。每用三钱，用芭蕉自然汁调，敷脐四边。

【主治】小儿脐风。

撮风散

【来源】《仁斋直指小儿方论》卷一。

【组成】赤脚蜈蚣半条（炙）　钩藤一分　朱砂　直僵蚕（焙）　蝎梢各一钱　麝一字

【用法】上为末。每服一字，用竹沥调下。

【主治】小儿撮口。

五灵丸

【来源】《类编朱氏集验方》卷十一。

【组成】南星　五灵脂各一钱　草乌（为末）半钱
　　　方中草乌用量原缺，据《普济方》补。

【用法】上用羊胆汁调。贴之。

【主治】小儿脐风。

麝香散

【来源】《医方类聚》卷二四一引《澹寮方》。

【别名】定命散（《袖珍方》卷四）、金乌散（《医学入门》卷六）。

【组成】赤脚蜈蚣半条（酒炙）　川乌尖三个（生）　麝香少许

【用法】上为末，同麝香研极细。每服半字，煎金银薄荷汤下。

【主治】小儿因生下时剪脐伤动，外风入脐，下乳不得，其候面青，啼声不出，唇青口撮，若口出白沫，四肢逆冷，此是恶候。

一字金

【来源】《活幼心书》卷下。

【组成】僵蚕（去丝） 威灵仙（去芦）各四钱 明白矾（生用）二钱 细辛（去叶）一钱 甘草（生用）二钱半

【用法】上锉，焙，为末。每服一字至半钱，姜汁、沸汤调和，以指抹入牙关内。治卒中，急慢惊证，口噤不开，用盐梅汤调擦上下牙根二处。

【主治】初生婴儿，七日之外，欲成脐风撮口；及卒中，急慢惊风，牙关紧急，痰涎上壅。

黑白饮

【来源】《活幼心书》卷下。

【别名】黑白散（《医宗金鉴》卷五十）。

【组成】黑牵牛（半生半炒） 白牵牛（半生半炒） 大黄（生用） 陈皮（去白） 槟榔各半两 甘草（炙）三钱 玄明粉二钱

【用法】除槟榔不过火，余五味或晒或焙，仍合槟榔为末，同玄明粉入乳钵再杵匀。每服半钱至一钱，温蜜汤调化，空心投服，或不拘时候。此药新合最妙，久则效迟。

【主治】

1.《活幼心书》：脐风气实者，及急惊壮热发搐。

2.《医宗金鉴》：初生儿肛门内合，热毒太甚壅结。

哭风散

【来源】方出《医方大成》卷十，名见《普济方》卷三六〇。

【组成】赤脚金头蜈蚣一枚 蝎梢四尾 僵蚕七个 瞿麦半钱

《普济方》有半夏末半钱。

【用法】上为末。先用鹅毛管吹药入鼻内使喷嚏啼叫为可医，后用薄荷汤调服。

【主治】小儿断脐为风湿所伤，或尿在抱裙之内，遂成脐风撮口，面赤喘急，啼声不出。

莱菔膏

【来源】《世医得效方》卷十三。

【别名】萝卜膏（《东医宝鉴·杂病篇》二）。

【组成】皂角（不蛀者，炙去皮子） 萝卜（如无，以子代之）

【用法】上以皂角为末，以萝卜同酽醋研。鸡翎蘸药涂牙龈，即醒。

【主治】大人、小儿噤口风。

五圣散

【来源】《普济方》卷三六〇引《傅氏活婴》。

【组成】朴消一分 豆豉二十粒 白米五十粒 葱白二寸 甘草（炙）一分

【用法】上用童便半盏，煎至二三分。未乳前先用绵子拭口中一二次，逐巡用之，令儿腹中自转，然后护养，至五七日，再用五七滴与之，永无胎疾。

【主治】小儿脐风撮口。

牛黄饮子

【来源】《普济方》卷三六〇引《傅氏活婴方》。

【组成】牛黄 雄黄 朱砂各等分

【用法】上为末。淡竹叶煎汤点服。

【主治】脐风撮口。

蝉退散

【来源】《普济方》卷三六〇引《傅氏活婴方》。

【组成】蝉蜕 朱砂 麝香 脑子各等分

【用法】上研令匀。贴儿唇上。

【主治】撮口。

益脾散

【来源】《普济方》卷三六〇。

【组成】四君子汤加陈皮 厚朴 木香 生姜 大枣

【用法】水煎服。

【功用】和胃。

【主治】噤风。用控痰汤取吐后，胃气不和者。

撮风散

【来源】《普济方》卷三六〇。

【组成】赤脚蜈蚣半条（炙） 白僵蚕七个 朱砂一钱 麝香一字（上四味别研） 川乌（炮） 半夏（姜制） 南星（姜制） 钩藤 天麻（炮） 荆芥穗各一钱（同研和前药）

【用法】上为末。用猪乳，或竹沥，或用东引槐枝十根，各五寸，入火煨出津液，拭去灰，于乌驴乳或猪乳内浸，以槐枝点药滴入口中。

【主治】小儿脐风，撮口风。

撮口散

【来源】《袖珍方》卷四。

【组成】蜈蚣（赤脚者，炙）半条 朱砂 虫梢（蝎尾） 僵蚕（炒）各一钱 麝香一字

【用法】上为末。每服一匙，竹沥调下。

【主治】小儿脐风撮口。

宣风散

【来源】《本草纲目》卷四十引《全幼心鉴》。

【组成】全蝎二十一个（无灰酒涂，炙，为末） 麝香少许

【用法】每用金、银煎汤，调半字服之。

【主治】初生断脐后伤风湿，唇青口撮，出白沫，不乳。

神效散

【来源】《奇效良方》卷六十四。

【组成】黄连 郁金 黄柏各一钱 轻粉二分半 白矾五分（枯用）

【用法】上为末。以葱煎汤，先洗净，然后用药掺脐上，一日三四次。

【主治】小儿风脐，水脐肿烂。

蚕号散

【来源】《婴童百问》卷一。

【组成】僵蚕四个（去嘴，略炒） 茯苓少许

【用法】上为末。蜜调，抹儿口内。

【主治】撮口，初生小儿七日不食乳。

僵蚕膏

【来源】《婴童百问》卷一。

【组成】赤脚蜈蚣半条（炙） 钩藤一钱 朱砂一钱 直僵蚕（焙）一钱 全蝎梢一钱 麝香一字

【用法】上为末。每服一字，取竹沥调下，竹沥解热。

本方方名，据剂型当作"僵蚕散"。

【主治】小儿撮口。

斩关夺命丹

【来源】《万氏家抄方》卷五。

【组成】胆星 明天麻 白附子（炮）各一钱 腻粉四钱 巴豆（去壳，研）七匙 全蝎（洗，炙） 滑石各一钱 蟾酥三分

【用法】上为细末，米糊为丸，如麻子大。茶汤送下。

【主治】脐风撮口。初生儿痰盛者，亦可用以打痰。

安脐散

【来源】《幼科类萃》卷三。

【组成】瓜蒂 南星 白蔹 赤小豆

【用法】上为末。每用三钱，小儿断脐便用芭蕉自然汁调敷脐四边。

【功用】《慈幼新书》：去湿固气。

【主治】小儿脐风。

辰砂僵蚕散

【来源】《丹溪心法附余》卷二十二。

【组成】辰砂 僵蚕（直者，去丝嘴，炒）一钱 蛇蜕皮一钱（炒） 麝香半分（别研）

方中辰砂用量原缺。

【用法】上为细末。用蜜少许调敷唇口。

【主治】小儿脐风撮口。

安脐散

【来源】《保婴撮要》卷一。

【组成】羚羊角一钱（略炒） 乱发一团（烧令存性） 蜈蚣一条（赤足者，炙）

【用法】上为末。断脐后即敷之，以绢帕紧束。

【主治】小儿脐风。

僵蚕膏

【来源】《保婴撮要》卷一。

【组成】真僵蚕三枚（去嘴，略炒）

【用法】上为末。蜜调搽口中。

【主治】小儿撮口。

防风散

【来源】《古今医统大全》卷八十八。

【组成】防风 羌活 白芷 当归 黄耆 甘草各五分

【用法】上为细末。灯心汤少许调下。

【主治】小儿脐风。

保命丹

【来源】《医学入门》卷六。

【组成】全蝎十四个 防风 南星 蝉退 僵蚕 天麻 琥珀各二钱 白附子 辰砂各一钱 麝香五分（一方加羌活）

【用法】上为末，粳米饭为丸，如皂子大，金箔十片为衣。初生儿半丸，乳汁化下；十岁以上儿二丸，钩藤、灯心煎汤或薄荷、金银煎汤化下；如天钓，加犀角、天浆子，雄猪胆汁为丸，井水调化一丸，入鼻内令嚏，次以钩藤煎汤调服。

【功用】安神化痰。

【主治】初生儿脐风撮口，夜啼，胎惊，内钓，肚腹坚硬，目窜上视，手足搐掣，角弓反张，痰涎壅盛，一切急惊及慢惊尚有阳症者。

【加减】有热，加牛黄、片脑。

大利惊丸

【来源】《医学入门》卷八。

【组成】南星二钱 白附子 牙消 天麻 五灵脂 全蝎各一钱 轻粉五分 巴霜一字

【用法】上为末，糊为丸，如麻子大。每服一丸，薄荷、生姜泡汤送下。

【功用】下痰利惊。

【主治】小儿脐风，肚胀脐肿，身体重着，四肢柔直，日夜多啼，不能吮乳，甚则发为风搐；及钓肠锁肚撮口，内气引痛，肠胃郁结不通。

赛命丹

【来源】《医学入门》卷八。

【别名】赛夺命丹（《简明医彀》卷八）。

【组成】蟾酥 朱砂 雄黄 胆矾 血竭 乳香 没药各三钱 蜈蚣 麝香各五分 细辛 全蝎 蝉退 穿山甲 僵蚕 牙皂各六钱 白矾（用信少许同枯，去信不用） 片脑各五分

【用法】上为末，端午日用酒糊为丸，如绿豆大，每服三丸，用葱酒一小钟送下，被盖出汗，或不汗，再进一丸，服后吃白粥调理。

【主治】痈疽发背、疔疮乳痈，鱼口便毒，一切无名肿毒，及小儿脐风。

【宜忌】忌黄瓜、水茄，一切动风之物。

蝎梢饼

【来源】《医学入门》卷八。

【组成】蜈蚣一条 蝎梢 乳香 白花蛇 朱砂 南星 僵蚕各五钱 麝香三钱

【用法】上为末，酒糊作饼。每服一饼，人参或薄荷煎汤磨化。牙关紧者，用以擦牙尤妙。

【主治】小儿脐风撮口，惊风瘈疭反张，不纳乳食，四肢尽冷。

独神散

【来源】《古今医鉴》卷十三。

【组成】全蝎七个（去蝎尾，每个用中一节，共七节，火烤干）

【用法】上为细末。乳汁送下。小儿头上微汗出即愈。

【主治】小儿脐风。

幼婴延龄解毒丹

【来源】《育婴家秘》卷二。

【组成】胞衣余带（近胞者，不拘长短剪下，炭火上焙干，为末）一钱　甘草一钱　净黄连五分　朱砂（飞）三分

【用法】上为细末，用生蜜和匀，分作七服，豆大许。每日取一服纳儿口中，以乳送下。

【功用】解胎毒，预防脐风。

牛黄散

【来源】《赤水玄珠全集》卷二十五。

【组成】牛黄一钱

【用法】上为末。以竹沥调一字灌之，更以猪乳点入口中。

【主治】初生七日内口噤。

五通膏

【来源】《万病回春》卷七。

【别名】经验五通膏（《寿世保元》卷八）。

【组成】生地　生姜　葱白　萝卜子　田螺肉各等分

【用法】上共捣烂。搭脐四围一指厚，抱住一时。有屁下泄而愈。

【主治】小儿脐风撮口。

荆芥穗汤

【来源】《慈幼新书》卷一。

【组成】川黄连　荆芥穗　生地黄　生甘草

【用法】与指迷七气汤（去桂，加大黄、钩藤、僵蚕）同用。

【功用】疏利郁结。

【主治】小儿胎气兼风邪入脐，致患撮口，气息喘急，啼声不出，或肚上青筋，吊疝内气引痛。

【加减】大便秘，加大黄；小便少，加木通。

调气益黄散

【来源】《东医宝鉴·杂病篇》卷十一引钱乙方。

【组成】金头赤足蜈蚣一条（酒浸炙）　蝎尾四个　白僵蚕（炒）七个　炒瞿麦五分

【用法】上为末。每用一字，以鹅翎管吹入鼻中，喷嚏、啼哭则可治，仍用薄荷煎汤调一字服之。

【主治】脐风，噤口，撮口。

预解胎毒饮

【来源】《妙一斋医学正印种子篇》。

【组成】生甘草一钱　怀生地四钱　连翘二钱　黄连一钱（酒炒）　玄参二钱　瓜蒌根二钱　木通一钱　贝母二钱（去心）　牡丹皮一钱五分　金银花四钱　荆芥穗一钱　羚羊角五分（磨汁入药中二十匙）

【用法】上用河水二钟，煎八分，孕妇空心饥时服。

【主治】小儿脐风、撮口，痘毒之患。

封脐散

【来源】《丹台玉案》卷六。

【组成】生南星

【用法】上为末。封脐。不可再见风。

【主治】小儿脐风撮口。

复生饮

【来源】《丹台玉案》卷六。

【组成】牙皂　僵蚕　穿山甲各六分　麻黄　防风　胆星　半夏各五分　甘草三分　大黄一钱（后入，略煎一栏）

【用法】先以此儿脱下脐带煎五六沸，去带，再入前药煎，临服加生姜汁，竹沥各二茶匙，麝香少许，调匀，徐徐以匙灌之。以通利则有生机。

【主治】一切脐风撮口。

一字金

【来源】《幼科金针》卷上。

【组成】僵蚕五钱 威灵仙四钱 细辛一钱 明矾二钱 麝香少许 明天麻二钱 甘草五分 全蝎三个（炒） 辰砂一字

【用法】上为细末。每用一字至五分，姜汁、沸汤调和，以指抹入牙关内，再以盐梅擦牙根上下，次进以药。

【主治】小儿脐风撮口。

长生汤

【来源】《诚书》卷六。

【组成】川芎 当归 天花粉 连翘 枣仁 山栀仁 橘红 远志 薄荷 甘草

【用法】上加灯心，水煎服。

【主治】钓肠，胎惊，撮口，热啼。

龙脑膏

【来源】《诚书》卷六。

【组成】虾膜胆 冰片（上好者）

【用法】同捣为膏，收瓷瓶内，黄蜡封口。临用以银器挑出，抹入儿口，将灯心汤送下。

【主治】脐风。

辰砂僵蚕散

【来源】《诚书》卷六。

【组成】辰砂（水飞）五分 僵蚕（炒）一钱 天竺黄五分 珍珠三分 麝香三分

【用法】上为末。炼蜜调涂口，俟自噙下。

【主治】小儿撮口、脐风锁肚。

保生汤

【来源】《诚书》卷六。

【组成】防风七分 枳壳（炒）五分 橘红四分 茯神二分 荆芥穗三分 远志（去心）四分 南星（姜炒）五分 桔梗三分 甘草二分

【用法】上加灯心，水煎服。

【主治】小儿脐风，锁肚，口噤。

急救汤

【来源】《诚书》卷六。

【组成】猴狲粪（山中者良，家畜者不用）不拘多少

【用法】煎汤喂之。

【主治】脐风。

二角散

【来源】《嵩崖尊生全书》卷十五。

【组成】生犀角 羚羊角

【用法】磨汁，蜜和饮之。

【主治】小儿撮口，大便热。

牛黄散

【来源】《幼科指掌》卷三。

【组成】牵牛 大黄各一两 枳壳五钱（巴豆九粒同炒，即去巴豆） 甘草三钱

【用法】上为末，面糊为丸。每服三五丸，薄荷汤调下。以利为度。

　　本方方名，据剂型当作"牛黄丸"。

【功用】破结痰。

【主治】撮口。

利惊丹

【来源】《幼科指掌》卷三。

【组成】天麻 半夏 桔梗 大黄 防风 枳壳 巴霜 玄明粉 雄黄 朱砂 青礞石

【用法】上为末，饭为丸，如芥子大，朱砂为衣。每服三十丸，淡姜汤送下，以利为度。

【主治】小儿撮口，呕吐白沫，啼声渐小，多啼不乳，手纹黄红色，囟门壅突者。

活络丸

【来源】《惠直堂方》卷四。

【组成】川牛黄一分 辰砂五分 蜈蚣一大条

（炙）　全蝎（全者）三个（酒洗，炒）　麝香少许　胆矾三分　巴豆五粒（水一碗煮干）　僵蚕五条（水洗，炒）　轻粉三分　焰硝二分

【用法】上为细末，用牙皂煎汤，糯米粉打成糊为丸，如绿豆大。每服七丸，葱白煎汤送下。以利为度。

【主治】小儿脐风撮口，急慢惊风，痰胶满口，牙关紧急，角弓反张。

驱风散

【来源】《医宗金鉴》卷五十。

【组成】苏叶　防风　陈皮　厚朴（姜炒）　枳壳（麸炒）　木香（煨）　僵蚕（炒）　钓藤钩　生甘草

【用法】引用生姜，水煎服。

【主治】小儿脐风将作，腹胀脐肿，日夜啼叫。

秘方擦牙散

【来源】《医宗金鉴》卷五十。

【组成】生南星（去皮脐）二钱　龙脑少许

【用法】上为极细末，用指蘸合生姜汁放大牙根擦之；如不开者，将应用之药调和稀糊，含在不病人口内，以笔管插入病人之鼻孔，用气将药极力吹入。

【主治】小儿噤口。

解表神妙散

【来源】《医方一盘珠》卷八。

【组成】防风　荆芥　紫苏　蝉退　薄荷　木通　细辛　赤芍各五分

【用法】淡豆豉七粒为引。

【主治】小儿脐风初始轻者。

解毒神妙散

【来源】《医方一盘珠》卷八。

【组成】熟庄黄　川连　化石　枳壳　木通　钩藤　姜虫　连翘　甘草各等分

【用法】灯心为引。

【主治】小儿脐风初始者。

【加减】五六日不愈，大便闭结，加推车郎一只（去头足，瓦炙干）。

封脐散

【来源】《种福堂公选良方》卷四。

【组成】龙骨一钱（煅）　红棉灰一钱　归头一钱（焙）

【用法】上为细末。断脐带后，用少许干掺脐内。

【主治】小儿脐风。

千金散

【来源】《仙拈集》卷三。

【组成】牛黄　冰片　琥珀各五厘　甘草一分　全蝎　僵蚕　黄连各半分　朱砂天麻　腥星各二分

【用法】上为极细末，贮瓷瓶，黄蜡封口。用薄荷、金银物煎汤，调五七厘，不拘时候温服。但能灌下，虽将死亦活。

【主治】小儿一切痰喘，脐风撮口，急慢惊风。

蝉蚕散

【来源】《医林篡要》卷九。

【组成】蝉蜕（去嘴脚，炙）四个　僵蚕（去丝嘴，焙）四条　全蝎（炙，去毒）一钱　茯苓五分　钓藤钩一钱　朱砂少许

【用法】上为末。每服一钱，竹沥调下。

【主治】小儿撮口，面目黄赤，舌强唇青，气息喘急，啼声不出，聚口皱面，不能饮乳；甚者腹胀青筋，挛急引痛。

仙传延寿丹

【来源】《疡医大全》卷三十引骆潜庵方。

【组成】绵纹大黄十斤

【用法】上切片，先用白酒或黄酒浸两昼夜，入砂锅煮一柱大香取出，铺在板上晒极干，二次三次亦如之；到四制，用藁本煎汁，浸一昼夜，煮晒如前；五制用车前草摘来洗净，洒水捣汁浸，煮晒如前；六制用向东南侧柏叶，清晨采来水洗捣

汁，浸煮晒如前，到后三制仍用酒浸煮透，晒至九次，只晒半干，便入石臼捣烂为丸，或重一分、三分、一钱、二钱、三钱。看儿大小，火证轻重，加减用之。

【主治】小儿胎毒，哑口口噤，脐风，马牙鹅口，重舌木舌，风热脾热，积热骨蒸，壮热夜啼，火眼翳障，一切火证。

延寿丹

【来源】《疡科心得集·补遗》。

【组成】贝母　白芷　苡仁　车前子　川连　赤芍　木通　山栀

【主治】小儿脐风及脐汁不干。儿生月内，肚胀腹硬，脐周浮肿，口撮眉攒，牙关不开，名曰脐风撮口证，舌强唇青，手足微搐，喉中痰响。

稀涎散

【来源】《保婴易知录》卷下。

【组成】蝎尾　铜青各半钱　朱砂一钱　腻粉一字　麝香少许

【用法】上为末。每服一字，茶清调下。

【功用】吐风痰。

【主治】脐风已成。

枯矾龙骨散

【来源】《疡科捷径》卷下。

【组成】龙骨二钱　枯矾一钱　麝香一分

【用法】上为细末。掺之。

【主治】小儿脐风。

撮口脐风散

【来源】《揣摩有得集》。

【组成】炒扁豆一钱　法夏五分　蔻仁三分（研）　木香三分　干姜一分　附子片一分　上元桂一分（去皮，研）　小茴香三分（炒）　生甘草三分

【用法】水煎服。

【主治】初生小儿为风寒所侵，肚痛难忍，聚唇撮口，眼闭口噤，啼声如鸦，或声不能出，口吐白沫，或喉疾潮响，喘息气急，甚者舌强，面青，腹胀筋青，抽搐天吊。

万应丸

【来源】《人己良方》。

【组成】人参三分　白术四分半　茯苓六分半　甘草六分半　当归六分　川芎三分七厘　白芍九分　熟地三分六厘　半夏六分　柴胡六分　黄芩三分六厘　黄连三分七厘　地骨皮三分半　知母六分　桔梗七分　陈皮三分半　防风六分　薄荷六分　麻黄八分　枳壳五分　羌活九分　独活四分　藁本六分　石膏三分半　细辛九分天麻六分　肉桂三分半　木香六分　僵蚕三分　全蝎十个（去头足）　小茴六分　菟丝子四分　甘菊三分　杜仲六分　蔓荆子三分半　生地三分半　朱砂五分

【用法】上为细末，炼蜜为丸，重一钱整。百病俱用姜汤送下；咳嗽有痰，薄荷汤送下；寒，用姜汤送下；水泻，姜米汤送下；泻黄色，滚水送下；白痢腹痛，姜艾汤送下；麻疹后，作呕食及翻胃，淡姜汤送下。

【主治】小儿一岁之中或月内诸症：脐风、天吊，惊痫，惊搐，外感风邪，头痛发热，痰涌咳嗽，疹子，麻子，痘疮，身热泄泻，痢疾，吐乳，呕逆。大人亦可用。

牛黄丸

【来源】《陈氏幼科秘诀》。

【组成】枳实　黄连各一两　胆星二两　天竺黄五钱　天麻五钱　僵蚕　全蝎各三钱　雄黄三钱　龙齿（煅）三钱　牛黄一钱　麝香　冰片各钱半

【用法】上为末，炼蜜为丸，蜡封。用则去蜡，薄荷汤、灯心汤化下。

【主治】小儿脐风。

珠黄琥珀丸

【来源】《中国医学大辞典》。

【组成】珍珠粉一钱五分　天竺黄五钱　腰黄三

钱　犀黄八分　西琥珀七钱　生甘草　枳壳　朱砂（飞）　胆星　硼砂　白茯苓各一两　山药二两　全虫六钱　麝香五分　沉香五钱

【用法】生晒，研末，炼蜜为丸，每重五分，朱砂、金箔为衣，蜡壳封固。每服一丸，薄荷汤化下；小儿，金银花汤送下。

【主治】风痰癫痫，小儿牙关紧闭，痰嗽上壅，气喘甚急，及急惊胎痫、脐风。

小儿脐风散

【来源】《北京市中药成方选集》。

【组成】牙皂四两　大黄四两　巴豆霜二钱　当归六钱　全蝎二两　硇砂（炙）二钱　朱砂十一两　牛黄一钱

【用法】上为细末，过罗，再兑大赤金八十张，每包二厘。每服二厘，温开水冲下。

【功用】镇惊驱风，清热化痰。

【主治】初生小儿，肠胃不清，痰盛身烧，脐带受风，啼哭不止。

脐风散

【来源】《全国中药成药处方集》（天津方）。

【组成】牙皂　淡全蝎各二两　大黄四两　当归六钱

【用法】上为细末，兑入：牛黄一钱，朱砂面十一两，净巴豆霜二钱，共为细末，每包二厘重，装袋。每次一包，乳汁化服。

【功用】消积化食；预防惊风、脐风（脐带风、四六风、撮口风）。

【主治】脐风、惊风，宿食停水，呕吐涎沫，腹胀腹痛。

脐风散

【来源】《全国中药成药处方集》（大同方）。

【组成】全蝎　僵蚕　胆星　明天麻　姜半夏　川芎　雄黄各五钱　朱砂　甘草　天竺黄各三钱

【用法】上为细末。

【主治】脐风，惊风。

脐风散

【来源】《全国中药成药处方集》（济南方）。

【组成】枯矾　硼砂各二钱　朱砂一钱　冰片　麝香各五厘　僵蚕一钱　钩藤一钱五分

【用法】上为细末，每服五厘至一分，温开水或乳汁送下，每日一次至二次；外敷脐带亦可。

【功用】预防风症。

【主治】脐风、风痫，积聚痞块，痰嗽。

脐风散

【来源】《全国中药成药处方集》（哈尔滨方）。

【组成】全蝎一钱五分　南星　朱砂各一钱　珍珠五厘　巴豆霜二钱五分　半夏一钱　牙皂五分　川军一钱　台麝一分　雄黄五分　牛黄　梅片各五厘

【用法】上为细末，玻璃瓶存贮。每服二厘至三厘，姜汤送下。

【功用】泻热定风。

【主治】脐风。腹胀脐肿，日夜多啼，四肢拘急，项强反张，口噤喷嚏，吮乳口松。

【宜忌】大便泄泻者忌服。

脐风散

【来源】《全国中药成药处方集》（承德方）。

【组成】猪牙皂　大黄各四两　巴豆霜　硇砂各二钱　当归六钱　全蝎二两　朱砂十一两　金箔八十张　牛黄一钱

【用法】上为细末。小儿初生每包分三次服，一周岁分二次服，白开水送下。

【主治】脐风，惊痫，抽搐。

脐风散

【来源】《全国中药成药处方集》（呼和浩特方）。

【组成】蛇衣　僵蚕　大黄　辰砂各二两　麝香一两

【用法】上为细末。每服二分。

【主治】脐风。

小儿脐风散

【来源】《部颁标准》。

【组成】全蝎 60g 猪牙皂 120g 大黄 120g 当归 18g 巴豆霜 6g 硇砂（炙）6g 朱砂 330g 牛黄 3g

【用法】制成散剂，每袋重 0.15g，密封贮藏。口服，每次 0.075g。

【功用】清热驱风，镇惊祛痰。

【主治】初生小儿胎火内热引起的睡卧易惊，啼哭不安，身热面赤，咳嗽痰多，大便不通，惊风抽搐。

【宜忌】本品含毒性药，按量服用，不宜多服。

四、小儿脐突

小儿脐突，即新生儿脐部膨出，临床以啼哭、屏气则脐部突起为特征。《幼幼集成》："脐突者，小儿多啼所致也。脐之下为气海，啼哭不止，则触动气海，气动于中，则脐突于外，其状突出光浮，如吹起者，捏之则微有声。"脐突属先天发育畸形，为新生儿及婴儿脐部常见病之一，女婴比男婴多 2～3 倍。

本病成因多为先天禀赋不足，脐部薄弱，加之断脐之后，婴儿啼哭过多，或较长时间的剧烈咳嗽，或努挣用力，致使脐环松大，小肠、脂膜突入脐中，膨出隆起，形成脐突。其证为脐部呈半球形或囊状突起，虚大光浮，大小不一，以指按之，肿物可以推回腹内，但当啼哭时努挣时，又复胀起突出。

外消散

【来源】《活幼心书》卷下。

【组成】大黄 牡蛎（用熟黄泥包裹，火煅透，出地上候冷用）各半两 朴消二钱

【用法】上前二味锉焙为末，仍入朴消，乳钵内同杵匀。抄一钱或二钱，取田螺三枚净洗，再以水半碗活过一宿，去螺用水，调涂肿处。即消。治阴器肤囊肿，车前子煎汤调上药敷患处。

【主治】婴孩初出，旬日外脐突，或痛或不痛，痛则啼声不已；小儿感温热相搏，致阴器肤囊浮肿。

三豆汤

【来源】《古今医统大全》卷八十八。

【组成】赤小豆 豆豉 天南星（制） 白蔹各一钱

【用法】上为细末。每用半钱，用芭蕉自然汁调，敷脐四傍，一日一次，二日二次。若得小腹下白即安。

【主治】小儿脐突。

山栀五苓散

【来源】《古今医统大全》卷八十八。

【组成】栀子仁（炒） 白术（炒） 白茯苓 猪苓 泽泻各一钱 官桂五分

【用法】上为极细末。每服一钱或五分，用蜜汤、灯心汤调下。

【主治】小儿脐突。

调脾散

【来源】《幼科指掌》卷三。

【组成】白术 白茯苓 陈皮 防风 木通 荆芥穗 甘草稍 当归 川芎 怀生地 黄芩 连翘

【用法】上为细末。每用以半匙乳汁和饮少许。

【主治】小儿胎毒热在胸膛，啼声引努力气，伤人根本，脐突虚肿，按之有声，软而不痛者。

朴消散

【来源】《幼科释谜》卷五。

【组成】大黄 牡蛎各五钱 朴消二钱

【用法】每末一钱，或二钱，用田螺一枚，洗净浸一宿，水调涂。

【主治】

1.《幼科释谜》：小儿脐突，或痛或不痛；及感湿热，阴及囊肿。

2.《梅氏验方新编》：小儿脐疮。

五、小儿胎赤眼

小儿胎赤眼，又称小儿赤眼胎、目胎赤、胎风赤烂，指初生小儿由血露入目，洗眼不净或热毒上攻所致初生儿眼睑及结膜充血、糜烂的病情。《小儿卫生总微论方》："胎赤眼，儿自生下，至开眼已后，眼两眦及睑眶赤烂，名曰胎赤眼。此因儿生时稍难，留滞时久，或不慎照顾，致恶血入于儿眼；又或生下时揩拭儿眼边恶血不尽，亦令入儿眼，渍浥以生是病。不急治之，则至长不差。"治宜清热解毒。本病相当于新生儿急性包涵体性结膜炎。

引子方

【来源】《颅囟经》卷下。

【组成】知母　黄芩　青葙子　地肤子　秦皮　车前子　山栀子　独活各等分

【用法】水五合，煎二合，去滓温服；或洗眼。

【主治】小儿胎热目赤。

升麻散

【来源】《太平圣惠方》卷三十二。

【组成】川升麻一两　黄耆一两（锉）　犀角屑一两　葵仁半两　玄参一两　防风一两（去芦头）　甘草半两（炙微赤，锉）　黄连半两（去须）　杏仁半两（汤浸，去皮尖双仁，麸炒微黄）

【用法】上为粗散。每服三钱，以水一中盏，煎至五分，去滓，加竹沥半合，更煎一两沸，每于食后温服。

【主治】眼胎赤，风毒上攻，肿痛。

珠黄散

【来源】《疡科捷径》卷下。

【组成】濂珠三分　犀角二分　人中黄一钱

【用法】上为末。每服三分，灯心汤调下。

【主治】胎中积热所致的小儿脐突。

【宜忌】忌炙煿、热面毒、鱼肉。

龙脑膏

【来源】《太平圣惠方》卷三十二。

【组成】白龙脑一钱（细研）　蕤仁一分（去赤皮）　杏仁七枚（汤浸，去皮尖双仁）

【用法】上研如膏，同人乳汁调和令匀，瓷盒中盛。每以铜箸点少许，着目眦头，一日两三次。

【主治】

1.《太平圣惠方》：胎赤眼。

2.《普济方》：眼胎赤及生疮，怕见风日。

朱砂煎

【来源】《太平圣惠方》卷三十二。

【组成】朱砂一两（细研）　白蜜半斤　黄丹一两

【用法】上药相和令匀，入有油瓷瓶内，用柳木楔子紧塞瓶口，又以生布一片，油单两重，密裹瓶口，勿令透气，便安瓶于大鼎内，座用一杖子横着鼎口，以绳子系瓶口悬之，用水常令至瓶项，以文火煮，如鼎内水耗，旋旋添汤，勿入冷水，从寅时煮至酉时，住火候冷，取出，以新绵滤过，用白龙脑一钱研入，以一新瓷瓶盛之，常令封闭，候三日外用之。以铜箸头粘药如绿豆大点之，每一复时只得一度。

【主治】胎赤，兼生翳膜疼痛等。

杏仁膏

【来源】《太平圣惠方》卷三十二。

【组成】杏仁三分（汤浸，去皮尖双仁） 秦皮半两 细辛半两 白芷半两 黄柏三分（锉） 当归半两

【用法】上为散，先于银器中，熔猪脂五两，酥三两，入药，煎令药色赤，以绵滤过，更煎，时时取药于冷处滴如稠膏，即离火，更研入乳香半两，腻粉半两，急用槐木杖觉令匀，入瓷盒内盛。三日后，取药，涂于赤处，不拘时候。

【主治】眼胎赤肿。

独圣还睛丸

【来源】《太平圣惠方》卷三十二。

【组成】苦荬苈半斤（净，去尘土）。

【用法】用木杵臼捣烂如饧糖，取醋、粟米饭，纳净布巾中，干挼，去水尽，少少入臼中，与药同捣，令可丸，即丸如绿豆大。每服十丸，早、晚、食后以温水送下。

【主治】眼胎赤，兼生翳膜，疼痛。

梨汁煎

【来源】《太平圣惠方》卷三十二。

【组成】鹅梨汁（捣，绞取汁）一大盏 古字钱二七枚 胡黄连一两（末） 青盐半两 龙脑半钱

【用法】上药先将重重着盐隔，每一重钱，着一重盐，叠之填满钱孔中，入火烧令通赤，去灰尘，投入前梨汁中，浸一复时，去钱，将汁煎三五沸，以新绵滤，入瓷瓶子内，以绵裹胡黄连末，浸七日，去黄连，纳入龙脑末，搅令匀。每用少许，以铜箸点两目眦头。

【主治】胎眼赤。

麻油膏

【来源】《太平圣惠方》卷三十二。

【别名】乌麻油膏（《圣济总录》卷一〇二）。

【组成】生乌麻油半鸡子许（着铜器内，以细砺石磨之，使浓不能流乃止） 熟艾二升 杏仁一升 黄连一两 鸡粪一升 盐一合 乱发如半碗许大

【用法】穿地作一坑子，其形如瓶口，外小里大，

先以火烧令干，于别处开一小风孔；以上药一重重布着坑中，状如灸炷，用火烧之；却将前所磨铜器盖坑口，候烟尽，即取铜器，刮取烟脂，为极细末，纳瓷合中盛。每夜临卧以铜箸点如黍米大，着目眦头，甚妙。

【主治】三二十年风赤、胎赤眼。

牛黄丸

【来源】《太平圣惠方》卷八十九。

【组成】牛黄一分（细研） 黄连半两（去须） 决明子一分 蕤仁一分（汤浸，去皮） 犀角屑半两 龙脑一分（细研）

【用法】上为末，炼蜜为丸，如麻子大。每服五丸，以温水送下，一日三四次。

【主治】小儿眼胎赤，久不愈者。

玉箸煎

【来源】《太平圣惠方》卷八十九。

【组成】蛔虫二条（小儿口中吐出者为上）

【用法】将虫于瓷盒子中盛，用纸裹，向湿地埋五十日后取出，其虫化为水，以瓷瓶子盛。每日以铜箸点少许，著目眦头，及夜卧时，再点之。

【主治】小儿胎赤眼，及风赤眼。

龙脑煎

【来源】《太平圣惠方》卷八十九。

【组成】龙脑一分 盐绿半两 蕤仁一分（汤浸，去皮）

【用法】上为末，以蜜调似面脂。每日三两次点眼。

【主治】小儿眼胎赤。

杏仁膏

【来源】《太平圣惠方》卷八十九。

【别名】点眼杏仁膏（《圣济总录》卷一零五）。

【组成】杏仁一两（汤浸，去皮尖，研如膏） 腻粉一分 盐绿一分（细研） 黄连末一分

【用法】上为末，以真酥调如膏，摊于铜碗内，掘

小坑子，纳熟艾如鸡子大，烧艾烟出，便覆铜碗于上熏之，勿令泄气，候烟尽为度，更重研令匀。每取少许，以绵裹，用人乳汁浸一宿。点之，一日三四次。

【主治】小儿眼，经年胎赤，兼有翳膜。

黄连煎

【来源】《太平圣惠方》卷八十九。

【别名】黄连膏（《圣济总录》卷一八一）。

【组成】黄连一两（去须） 芦荟一分 龙脑一分（别研）

【用法】先将黄连、芦荟捣罗为末，以新绵裹，用水一大盏，于银器中以重汤内煮，候药汁三分减二，即去药绵，入龙脑，以瓷瓶子内收，每日三两次点之。

【主治】小儿眼胎风赤烂，不以年月发歇频频，视物泪出，涩痛不可忍。

黄柏汤

【来源】《太平圣惠方》卷八十九。

【组成】黄柏一两（锉） 秦皮一两 蕤仁一分（汤浸去皮）

【用法】上为散。每取五钱，以水一大盏。加大枣五枚，煎一二十沸，去滓，适寒温洗之。

【主治】小儿胎赤眼。

铜青散

【来源】《太平圣惠方》卷八十九。

【组成】铜青一分 腻粉一分 龙脑半分 干地龙一条（为末）

【用法】上为极细末。每用半小豆许，点着目眦，每日一二次。

【主治】小儿眼胎赤，经年月深远者。

龙脑膏

【来源】《医方类聚》卷六十七引《神巧万全方》。

【组成】白龙脑一钱（细研） 蕤仁一分（去皮） 杏仁七枚（去皮尖双仁） 马牙消半分（研） 腻粉

一钱

【用法】上药都研如膏，用生男妇人乳汁调和令匀，入瓷合贮之。每点时以角篦点粟米粒大，着目眦头。

【主治】胎赤风赤眼。

乌梅煎

【来源】《圣济总录》卷一〇二。

【组成】乌梅七枚 浆水一升 古字铜钱二七文 青盐半两

【用法】先将乌梅入浆水内浸七日；次将古钱每一重钱，着一重青盐，叠钱重重，填钱孔中令满足，将入火中烧之，通赤取出，去灰尘，投入前乌梅浆内，入瓷瓶子中盛，用油纸封瓶头，掘地中埋三七日后取出，以新绵滤去滓。每以铜箸点少许在目眦头，一日三次。

【主治】眼目风赤及胎赤。

妙应膏

【来源】《圣济总录》卷一〇二。

【组成】蝎虎（活者）数枚

【用法】上一味，用一水罐盛黄土，按令实，入蝎虎在罐内，不令损伤，仍爱护其尾，用纸系罐口，于纸面上，着箸扎数眼子，令出气，后有粪数粒，不要粪上一头黑者，只要一头白者。如有病，每用津唾研成膏，涂在眼睫毛周回，不得揩拭，候来日早，以温浆水洗过眼。使三次立效。

【主治】胎赤眼连睫，赤烂昏暗，服药久无应者。

点眼杏仁膏

【来源】《圣济总录》卷一〇二。

【组成】杏仁油半鸡子壳许 食盐（末）一钱

【用法】用银石器着盐末并杏仁油相和，以柳枝一握，紧束缚一头，研三日色黑，又取熟艾如鸡子大，掘地作坑子，置瓦于坑，上安艾，烧令通气，火尽即成，更和令匀，常盖头。每以绵缠杖头，点少许在两眦头，夜卧时点。频用甚效。

【主治】眼胎赤。

点眼胡粉膏

【来源】《圣济总录》卷一○二。

【组成】胡粉一两半　蕤仁（去皮）一两

【用法】先将蕤仁研令烂，次下胡粉，更研熟，又捣生麻子为烛燃着，别取猪脂肪于烛焰上烧，使脂流下，滴入蕤仁、胡粉中，更同研令匀如饧，以绵缠细杖子头，纳药中，乘温点目两眦头。药须夜用。如冷，还放烛焰上暖之。

【主治】久患胎赤眼。

点眼古字钱煎

【来源】《圣济总录》卷一○二。

【别名】点眼古钱煎（《普济方》卷七十一）。

【组成】古铜钱三十文　食盐末二分　酽醋一升

【用法】将钱重以食盐末填孔中令满，以五月五日午时，于石上用炭火烧令极赤，然后投醋中，候冷倾向小瓷瓶中盛，用纸三十九重封瓶口，一日去一重，去尽。每以铜箸蘸如黍米大点目眦中。

【主治】积年赤眼胎赤。

铅丹膏

【来源】《圣济总录》卷一○二。

【组成】铅丹四两　杏仁二七枚（汤浸，去皮尖）白蜜四两

【用法】先将杏仁研如膏，次入铅丹及蜜，更研令极细，用绢袋盛，入瓷瓶子内盛，坐在汤中煮，如人行五里许为度，去滓。临点时，以少许井花水于碗中，铜箸蘸少许，点在目眦头。

【主治】胎赤不计久近。

羚羊角汤

【来源】《圣济总录》卷一○二。

【组成】羚羊角屑三两　防风（去叉）芍药　蕤仁（去皮）麦门冬（去心，焙）地骨皮　决明子（微炒）甘草（炙）各二两　茯神（去木）三两

【用法】上为粗末。每服三钱匕，以水一盏，煎至五分，去滓，食后临卧温服。

【主治】胎赤眼久不愈，昏暗漠漠，瞳仁胀痛。

黄连煎

【来源】《圣济总录》卷一一一。

【组成】黄连（去须）曾青（研如粉）地骨白皮各一两　颗盐一分　古钱十文　蜜一升

【用法】上捣碎，以蜜渍，安新瓷瓶中，以重汤煮一复时后取出，以绵滤去滓，纳于瓶子中，著地上露两宿后，每以铜箸取少许，点目中，一日三五度。

【主治】积年风眼，胎赤眼，障膜侵黑睛不见物。

黄连散

【来源】《普济方》卷三六一。

【组成】杏仁　黄连　黄柏　当归　赤芍药各等分

【用法】上锉，乳汁浸一宿，晒干为末。每用一字，生地黄汁调，频点眼中。

【主治】因洗儿洗目不净，秽汁浸渍，或在胎母食热药而致胎赤眼，儿目赤烂。

真金散

【来源】《袖珍小儿方》卷二。

【组成】黄连（去须）黄柏　当归（去芦）赤芍药各一钱　杏仁（去皮尖）半钱

【用法】上锉，乳汁浸一宿，晒干，为极细末。用生地黄汁调一字，频频点眼；新绵裹，荆芥煎汤浸，放温，时时洗浴。

【主治】

1.《袖珍小儿方》：小儿胎赤眼。

2.《幼科类萃》：小儿初生，洗眼不净，则秽汁浸于眼眦中，使睑赤烂，至长不愈。

正料消风散

【来源】《眼科全书》卷五。

【组成】前胡　川芎　白茯　甘草　防风　荆芥　羌活　僵蚕　蝉退　厚朴　人参　合香

【用法】水煎服。

【主治】胎风赤烂外障。

六、小儿胎毒

小儿胎毒，即指因父母恣食肥甘，或纵欲，或郁怒，或患有梅毒，毒邪蕴藏精血之中传于胎儿所致小儿初生即发疮疡痘疹等病证。《幼科发挥》："胎毒者，精血中之火毒，即命门相火之毒"。治宜清热解毒。

乌雄散

【来源】《普济方》卷三六一引《经验良方》。

【组成】乌桕根（水边者，晒干为末） 雄黄（生用）

【用法】油调敷之。

【主治】小儿胎风疮。

皮鞋轻粉散

【来源】《普济方》卷三六一引《经验良方》。

【组成】旧皮鞋面

【用法】烧存性，为末。加轻粉少许，湿疮干敷，干疮油敷。

【主治】小儿胎风疮。

倍轻散

【来源】《普济方》卷三六一引《经验良方》。

【组成】猪腰子一个 五倍子（末） 轻粉

【用法】上用猪腰子一个，开作二片，去膜心，将五倍子末用轻粉纳入腰子内，同沙糖和面固济腰子缝，炭火上炙焦为末。清油调涂。

【主治】小儿胎风疮。

磨风膏

【来源】《类编朱氏集验方》卷十一。

【组成】蓖麻（去壳） 雄黄一钱

【用法】先将雄黄碎研，却将蓖麻同研匀，水调搽肿处。

【主治】赤肿胎毒在腮胫上。

鹿儿膏

【来源】《走马疳急方》。

【组成】赤铅华（即黄丹。水飞）四两 琥珀丝（即松香。研细）八两

【用法】上为细末，贮葱管内，入于韮汁中煮数沸，去葱取药，再研细，加茅君散（即苍术）四两，水银蜡一钱，和匀外用。

【主治】胎毒头疮，脓血满头，腥臭，滋水淋漓，延及肢体，或痛或痒。

四圣散

【来源】《活幼心书》卷下。

【组成】灯心 黄连 秦皮 木贼 枣子（和核）各半两

【用法】上锉。每服二钱，水一盏，煎七分，澄清去滓，无时频洗，两目自开。

【功用】《医宗金鉴》：清热解毒。

【主治】

1.《活幼心书》：婴孩胎受热毒，生下两目不开。

2.《医宗金鉴》：孕母受惊，传袭子胎，婴儿新生之后，周岁以上忽两眼胞红晕，面色青黯，烦热夜啼，或面如胭脂，此属伏热在内，散发于面，状如水痘，根脚微红，时出时隐，延及颈项，继发丹毒。

扁鹊油剂

【来源】《普济方》卷四〇三。

【组成】生甘草末

【用法】煎汤，入清油，用桃柳枝搅如蜜，量大小增减与儿服。微利为度。

【功用】预解胎毒。

【宜忌】如痘疹已出见红点者，不可服。

保婴解毒丸

【来源】《广嗣纪要》卷十五。

【组成】甘草（半生半熟） 黄连（去枝梗）各三钱 黄柏（去皮，蜜水炒）二钱 辰砂（水飞）二钱

【用法】上为细末，腊月雪水为丸，如芡实大。未满周岁者半丸，周岁者一丸，灯心煎汤化下。

【主治】胎热，胎惊，胎黄，脐风，丹瘭疮疹，一切胎毒。

【方论】方中甘草半生以解毒，半熟以温中；黄连解毒泄火；黄柏泻阴火；辰砂镇惊解毒。

九味解毒散

【来源】《保婴撮要》卷十二。

【组成】黄连（炒）三分 金银花 连翘 芍药各三分 山栀四分 白芷六分 当归八分 防风三分 甘草三分

【用法】水煎，母子并服。

【主治】热毒胎毒，发为疮疡，未溃作痛者。

拔毒散

【来源】《保婴撮要》卷十二。

【组成】黄芩 黄连 白矾（俱生用） 雄黄各五钱 铜绿二钱（痒甚加之） 松香
　　方中松香用量原缺。

【用法】上药各为末。干掺患处；或用油调搽。

【主治】胎毒，头面生癞，或延及遍身，痒痛不安，浸淫不愈；及眉炼疮，疥癞，疮癣。

【加减】疥疮，宜加枯矾三钱。

延生方

【来源】《医学入门》卷六。

【别名】延生第一方（《古今医鉴》卷十四）。

【组成】初生脐带 辰砂 生地 当归

【用法】初生脐带落后，取置新瓦上，用炭火四围，烧灰存性。若脐带有五分，入飞过辰砂二分半（为末），用生地、当归煎浓汁调匀抹儿上腭间及乳母乳头上，一日至晚服尽为度。次日遗下秽浊之物，终身永无痘疹诸疾。

【功用】《古今医鉴》：预解胎毒，免痘。

郁金散

【来源】《医学入门》卷六。

【组成】郁金 桔梗 甘草 天花粉 葛根各等分

【用法】上为末。每服五分，薄荷煎汤，入蜜调服。后用兰叶、浮萍、水苔同研绞汁，调朴消、土朱涂赤处。

【主治】小儿初生身如丹涂者。

育婴延龄解毒丸

【来源】《幼科发挥》卷一。

【组成】断脐带（连胞，不拘长短剪取，新瓦上焙干）一钱 生甘草末二钱 黄连末一钱 朱砂（飞）半钱

【用法】上为末，生白砂糖调和，瓷罐收贮。每服一豆许，纳儿口中，以乳送下，一日一次，药尽而止。

【功用】解胎毒，初生小儿宜服。

犀角消毒饮

【来源】《痘疹传心录》卷十八。

【组成】犀角 生地 当归 赤芍 荆芥 防风 连翘 牛蒡 丹皮 黄芩 甘草 薄荷

【用法】水煎服。

【主治】小儿百日内，胎毒发赤肿，传过咽项，耳后项上出脓。

胶香散

【来源】《外科启玄》卷十二。

【组成】轻粉一钱 白胶香二钱 大风子肉十五个 烟胶二钱

【用法】上为末。用煎鸡蛋黄调搽上。

【主治】胎毒疮。

【加减】搽上如痒，加枯矾五分。

全生保安散

【来源】《寿世保元》卷八。

【组成】麻黄 羌活 防风 升麻 生地黄 黄柏

（酒浸）各五分　川芎　藁本　干葛　苍术　黄芩（酒浸）　茯苓　柴胡各三分　红花　细辛　苏木　白术　陈皮各二分　甘草　归身　黄连各三分　连翘　吴茱萸各五分

【用法】上锉一剂。立春、立夏、立秋、立冬之日水煎，露一宿，次早温服。如一年之内依时服此四服，永不出痘。

【功用】预解胎毒，免疫。

五福化毒丹

【来源】《外科正宗》卷四。

【别名】五福化毒丸（《鳞爪集》卷下）。

【组成】玄参　桔梗　赤苓各二两　人参三钱　黄连　龙胆草　青黛　牙消各一两　甘草五钱　冰片五分　朱砂三钱　金箔二十张（为衣）

【用法】上为末，炼蜜为丸，如芡实大。每服一丸，薄荷、灯心汤化下；疮疹后余毒上攻，口齿涎血臭秽，以生地黄汁化下。如无地黄，竹叶灯心汤亦可用。

【主治】

1.《外科正宗》：小儿蕴积胎毒，以及诸疮瘾疹，伤风斑症，口舌生疮，痰涎壅盛，谵语烦躁，夜睡不宁者。

2.《医宗金鉴》：小儿赤游丹毒。

犀角大青汤

【来源】《痘疹仁端录》卷十四。

【组成】玄参　大青　桔梗　知母　石膏　山栀　木通

【用法】人中黄、犀角冲入，烧人屎服。

【主治】婴儿胎毒发斑。

利膈散

【来源】《诚书》卷六。

【组成】大黄　朴硝　甘草（炙）各二两　山栀仁　薄荷　黄芩各一两　连翘一两五钱

【用法】上为末。取一钱，加淡竹叶三片，水煎服。

【主治】胎热惊烦。

清首汤

【来源】《洞天奥旨》卷九。

【组成】玄参三钱　生甘草一钱　茯苓二钱　白芷一钱　山豆根五分　紫草一钱　黄柏一钱　蔓荆子一钱　白蒺藜一钱　半夏五分

【用法】水煎服。服四剂后，以蜗蜂丹外治。

【主治】小儿秃疮，胎毒疮。

朱砂散

【来源】《幼科指掌》卷三。

【组成】朱砂　硼砂各一钱　玄明粉五分　冰片少许

【用法】上为末。吹之。

【主治】小儿初生，忽不吮乳，口中上腭形如粟米，或珠子黄色，或生牙龈上，或遍口相连，如悬珠之形，名曰思惊。

黄连解毒汤

【来源】《幼科直言》卷五。

【组成】黄连　桔梗　连翘　土贝母　丹皮　甘草梢　黄芩　生地　白僵蚕　玄参

【用法】水煎服。兼服犀角丸。

【功用】清热解毒。

【主治】胎瘤游风。

清热解毒汤

【来源】《医宗金鉴》卷五十一。

【组成】生地　黄连　金银花　薄荷叶　连翘（去心）　赤芍　木通　甘草（生）

【用法】引用灯心，水煎服。

【主治】胎赤。胎中受热毒，生后遍体若丹涂。

蒋氏化毒丹

【来源】《医宗金鉴》卷五十一。

【组成】犀角　黄连　桔梗　玄参　薄荷叶　甘草（生）　大黄（生）各一两　青黛五钱

【用法】上为细末，炼白蜜为丸，重六分。每服一丸，灯心汤化服。

【主治】胎赤，因孕妇过食辛热之物，以致毒热凝结，蕴于胞中，致小儿生下头面、肢体赤若丹涂，热盛便秘者。

粉艾丹

【来源】《种福堂公选良方》卷四。

【组成】猪胆汁　宫粉　艾

【用法】先用猪胆汁浴净，再用宫粉调涂碗内晒干，用艾熏至老黄色，取下为末。绢袋扑之。

【主治】胎癫。

甘草饮

【来源】《仙拈集》卷三。

【组成】淡豆豉七粒　甘草三分

【用法】水一小盏，饭锅上炖小半盏，小儿未乳之先以此药频挑与食，停一时，此后饮乳。

【主治】胎毒，消化痘自稀，或不出。

延生膏

【来源】《仙拈集》卷三。

【别名】回生膏（《经验广集》卷三）。

【组成】脐带（焙焦烟尽为度，放地上出火气，研末）　朱砂（水飞）五厘　甘草一钱

【用法】先将甘草熬膏一蚬壳，然后将前二味和匀，搽儿上腭及乳上，须一时服完。解下红黑粪则胎毒尽而痘稀。

【功用】下胎毒，稀痘。

犀角丸

【来源】《疡医大全》卷三十。

【组成】天竺黄　防风　羚羊角　全蝎（酒洗）　白僵蚕　羌活　明天麻　京墨（煅微烟为度）　川黄连　犀角　胆南星　麻黄　西牛黄各等分

【用法】上为细末，蒸饼打糊为丸，如芡实大，朱砂、金箔为衣。每服一丸，薄荷汤送下。

【主治】胎毒蕈疮。小儿百日内生疮，从身渐延

至头。

经验安化汤

【来源】《医部全录》卷四〇二引《慈幼选要》。

【组成】黄连　薄荷　天花粉各一钱　木通五分　甘草四分　菊花三分

【用法】上用新汲水三盏，煎作一盏。孩儿初生，莫与乳食，以此大温灌儿三五茶匙，咽下间歇，方与乳食。

【功用】解初生儿胎毒。

金玉丸

【来源】《名家方选》。

【组成】红花　鼹鼠霜各二钱五分　巴豆一钱五分　轻粉五分　牵牛子一钱五分　积雪草五钱　海人草三钱　大黄二钱五分

【用法】上为末，糊为丸，如芥子大，辰砂为衣。自儿初出至三岁服六七丸，空心白汤送下，一日三次。随病浅深，丸数止二十丸。

【主治】小儿杂病，蛔虫及胎毒。

鹧鸪菜汤

【来源】《名家方选》。

【组成】鹧鸪菜二钱半或三钱　大黄三分或二分　蒲黄三分　甘草二分（一方去蒲黄，加苦楝皮）

【用法】以水二合，煮至一合，空心温服。一二日而下蛔虫及秽物，佳。

【主治】小儿胎毒头疮，虫癖腹痛。

猪胆散

【来源】《济众新编》卷七。

【组成】黄丹　石雄黄　乳香　没药　白芷　王不留行各一钱

【用法】上为末。猪胆一部调涂。

【主治】胎毒。

猴枣化毒丹

【来源】《疡科心得集·家用膏丹丸散方》。

【组成】真珠三分　血珀五分　飞滑石八分

【用法】上为末。每服三分,乳汁调下。

【主治】幼孩遍体胎火胎毒,臀赤无皮,音哑鼻塞,或赤游丹毒。

三黄汤

【来源】《笔花医镜》卷三。

【组成】黄芩　黄柏　川黄连　大黄各一钱

【用法】浓煎,将丝绵作乳头状,蘸药时时令吮,每日五六回,不必尽剂。

【功用】解小儿胎毒。

加减连翘饮

【来源】《医钞类编》卷十八。

【组成】连翘　瞿麦　滑石　牛子　车前子　木通　防风　炒栀仁　黄芩(炒)　荆芥　当归　北柴胡　赤芍　蝉退　炙草

【用法】加竹叶、灯心,水煎服。

【功用】清热解毒。

【主治】小儿胎毒。

七宝丹

【来源】《疡科捷径》卷上。

【组成】珠粉四分　琥珀二钱　甘黄一钱　辰砂五分　犀黄三分　冰片三分　滴乳石三钱

【用法】上为极细末,用药三分,加入白飞面五分,土茯苓汤送下。

【主治】胎元火毒。

黄连消毒饮

【来源】《疡科捷径》卷上。

【组成】川连　连翘　山栀　生草　川柏　牛蒡　淡芩

【主治】胎毒,内热口干,烦躁甚。

胡桃饮

【来源】《卫生鸿宝》卷三。

【组成】胡桃肉(连皮)三个　橄榄核三个(烧存性)　雄黄(水飞)三分　甘草(浓煎汁)　生蜜数匙

【用法】上和匀,搅去滓,时时温服数匙。

【功用】解胎毒。

鸡腰膏

【来源】《验方新编》卷十一。

【组成】大鸡腰子一对(蒸熟去皮)　枯矾三分

【用法】共捣融,加顶上冰片一二分,敷之。

【主治】小儿胎毒及头、面、耳前、耳后一切湿疮,并羊须疮。

松香散

【来源】《易简方便》卷五。

【组成】老松香二两(炒)　黄丹一两(微炒)　铅粉五钱(炒,净,勿留铅气)　真青黛一两　白矾二两(入头发少许,同烧,以拈为度)

【用法】上为细末。湿则干敷;干则用麻油调搽。

【主治】小儿胎毒,并蝉馋头疮,及男妇一切湿疮。

【宜忌】《经验奇方》:忌水洗,及食发气诸物。

大连翘饮

【来源】《麻症集成》卷四。

【组成】连翘　黄芩　瓜蒌　力子　防风　蝉蜕　甘草　栀炭　赤芍　木通　荆芥　楂粉

【用法】水煎服。

【主治】胎热,遍体赤色,大小便不利,丹毒。

胎毒散

【来源】《揣摩有得集》。

【组成】五倍子三钱(焙黄)　白芷三钱　花椒三钱(炒,去子)　枯矾一钱

【用法】上为细末。香油调搽,湿则干敷。

【主治】胎毒,小儿初生浑身湿烂。

喉痧化毒丹

【来源】《青囊秘传》。

【组成】珍珠三分 血珀五分 飞滑石八分（新增西黄二分 大黄三分 轻粉二分 银朱二分 人中黄二分）

【用法】上为细末。每服三分，乳汁调下。

【主治】小儿胎火、胎毒，臀赤无皮，音哑鼻塞，赤游丹。

五福化毒丹

【来源】《饲鹤亭集方》。

【组成】犀角 元参 薄荷 桔梗 银花 大黄 青黛 甘草各一两 川连五钱

【用法】炼蜜为丸，辰砂为衣。每服一丸，薄荷汤送下。

【主治】小儿胎毒积热，头面生疮，咽喉肿痛，余毒上攻，口出臭涎。

二连汤

【来源】《家庭治病新书》。

【组成】胡连 黄连 川芎各八分 圭牛膝一钱五分 薏苡仁二钱 土茯苓三钱

【用法】水煎服。

【主治】小儿胎毒疮疖，及一切痒疮。

保赤却病良方

【来源】《集成良方三百种》卷上。

【组成】黄栀子（研末） 鸡蛋清

【用法】上与白面掺和调匀，形如浆糊状。搽敷婴孩两脚心，用布包扎，每日一换。敷后数日，脚心必现青紫色，此乃胎毒引外。

【功用】预防惊风，祛除胎毒。

【主治】小儿胎毒、惊热诸症。

五福化毒丹

【来源】《中药成方配本》。

【组成】黄连五钱 黄芩七钱 生大黄一两 银花一两 生甘草五钱

【用法】各取净末和匀，用白蜜三两，炼熟为丸，分做一百粒，每粒约干重五分。婴儿每日一丸，分二次开水化下；小儿每日二次，每次一丸，开水化下；成人每日三次，每次一丸，开水化下。

【功用】清热化毒。

【主治】婴儿胎火胎毒；肠胃热毒，疮疖痈肿。

【宜忌】孕妇慎服。

小儿秃疮敛疮油药

【来源】《北京市中药成方选集》。

【组成】轻粉八两 枯矾八两（上研为细粉，过罗） 香油三十二两 黄柏三两 大黄三两 生栀子三两

【用法】用香油将黄柏、大黄、生栀子三味炸枯，过罗去滓，再兑黄蜡四两，和前药粉搅匀即成。敷患处。

【功用】清血祛毒，润肤杀虫。

【主治】小儿血热胎毒，秃疮起皮，干燥刺痒，经年不愈。

暹逻紫草丸

【来源】《全国中药成药处方集》（吉林方）。

【组成】珍珠二分 朱砂五分 牛黄 梅片 青黛 乳香 没药各三分 玄参五钱 雄黄五分 紫草五钱 羚羊 羌活 琥珀 甘草 暹逻角 桃仁 菊花各三钱 双花 地丁各一两

【用法】先将珍珠、朱砂、梅片、牛黄另研为粉，再将余药一处研细，陆续调匀，炼蜜为丸，丸重三分五厘，大赤金为衣，绵纸包裹，蜡皮封固，贮瓷坛中。三岁以上小儿，每服一丸，七岁以上每服二丸，病重者日夜服三四次。

【功用】宣透痘疹，解毒消热。

【主治】天花欲出，皮里含蓄，身热面赤，两目含泪，耳尻寒凉，烦躁惊啼，天花结痂，余毒不尽，鼻疮口臭，耳脓目烂，牙疳舌腐，痘痂不落，底盘紫黑；麻疹隐伏，欲出不出，毒火反攻，壮热神昏，咽喉肿痛，气喘抬肩，麻疹之后，毒热不退，晡热蒸烧；及胎毒皮肤溃烂，红肿焮痛，一切疮疡火毒。

二号化毒丹

【来源】《朱仁康临床经验集》。

【组成】牛黄1.5克 轻粉3克。

【用法】先将牛黄研细，再加轻粉研细，以不见星为度，装瓶密封。量儿大小，每日服0.15～0.3克，蜂蜜少许调服。

【功用】清化解毒。

【主治】胎毒，胎疮（婴儿湿疹），头面热毒，疖肿，大便干秘者。

【宜忌】服药期间，忌食鸡蛋、花生、鱼腥发物。

头号化毒丹

【来源】《朱仁康临床经验集》引《章氏经验方》。

【组成】红升丹（红粉）15克 水银3克 大枣肉

10枚

【用法】先将大枣剥去核，在石臼内捣烂如泥，再加入红粉（研细）、水银再捣至极烂，以不见星为度。每日摘粟粒大小粒，开水送下。

【功用】清化解毒。

【主治】小儿胎毒，胎瘢疮（婴儿湿疹）。

【宜忌】服药期间，忌吃花生、鸡蛋、鱼腥发物。

福寿丹

【来源】《慈禧光绪医方选议》。

【组成】朱砂一分（末） 黄连一分（末） 甘草五厘（末）

【用法】蜜水调服。

【功用】新生儿开口。

七、小儿胎风

小儿胎风，指新生小儿出现抽搐动风的病情。其成因多为胎儿期脏腑未具，神气微弱，而其母孕时饮食不节，嗔怒无度，调适失宜，或外感风邪入于胎中；或出生后触冒风邪，乳哺不调，痰热壅积，临床出现壮热呕吐，心神不安，易惊惕，或手足抽掣，角弓反张，牙关紧闭等症状。治疗总以熄风止痉为根本。

水银膏子

【来源】《幼幼新书》卷十三引《仙人水鉴》。

【组成】水银一两（青竹筒贮之，腊日下厕中，铅盖密封勿移入，端午取出，银在上如雪） 青黛 牙消各三分 黄葵花一分 胡黄连六分

【用法】铅霜为极细末，白羊骨髓为丸，如绿豆大。每服二丸，水研灌之。

【主治】子生七日以后，半月以前，手足抽动者。

【组成】天竺黄半两（细研） 天南星半两（炮裂） 铅霜一分（细研） 胡黄连半两 牛黄一分（细研）

【用法】上为末，研入牛黄等令匀，用枣肉为丸，如绿豆大。以乳汁研破三丸服之，不拘时候。如三岁以上，用酒及荆芥汤送下。

【主治】小儿胎风搐搦，壮热多惊。

天竺黄散

【来源】《太平圣惠方》卷八十五。

【组成】天竺黄一分（细研） 牛黄半分（细研） 胡黄连一分 犀角屑一分 天麻二分 蝉壳一分（微炒）

【用法】上为细散，都研令匀。每服一字，以新汲水调下，不拘时候。二岁以上加药服之。

【主治】小儿胎风惊热，手脚急强。

天竺黄丸

【来源】《太平圣惠方》卷八十五。

牛黄丸

【来源】《太平圣惠方》卷八十五。

【组成】牛黄一分（细研） 水银一分（用黑铅一分同结为沙子，细研） 朱砂一分（细研） 犀角屑一分 麝香半分（细研） 蝎梢一分（微炒） 天浆子一分 天南星一分（炮裂）

【用法】上为末，以糯米饭为丸，如绿豆大。每服三丸，以薄荷汤化破服之，不拘时候。

【主治】小儿胎风，手足抽搐，遍身壮热。

牛黄散

【来源】《太平圣惠方》卷八十五。

【组成】牛黄半分（细研） 人参半两（去芦头） 真珠末一分 甘草半两（炙微赤，锉） 郁金半两 川大黄半两（锉碎，微炒） 朱砂半两（细研，水飞过） 胡黄连半两

【用法】上为细散，都研令匀。每服半钱，以蜜水调下，不拘时候。

【主治】小儿胎风，惊热搐搦，心神烦乱，或渴。

牛黄散

【来源】《太平圣惠方》卷八十五。

【别名】人参散（《普济方》卷三六一）。

【组成】牛黄一分（细研） 天竹黄半两（细研） 铅霜半两（细研） 马牙消一两（细研） 人参半两（去芦头） 朱砂一分（细研）

【用法】上为细散。每服半钱，以薄荷汤调下。

【主治】小儿胎风惊热。

水银丸

【来源】《太平圣惠方》卷八十五。

【组成】水银一两 天麻一两 天南星一两（炮裂） 白附子一两（炮裂） 干蝎一两（微炒） 麝香一分（细研） 龙脑一分（细研） 藿香一分 白僵蚕一两（微炒）

【用法】上为末，先用少许枣肉研水银星尽，与诸药末同研令匀，炼蜜为丸，如绿豆大。每服三丸，以薄荷酒研下，不拘时候。得汗出立效。

【主治】小儿胎风，发作抽掣，浑身急强，眼目反张。

水银丸

【来源】《太平圣惠方》卷八十五。

【组成】水银半两（黑铅半两同结作砂子） 天麻一分 干蝎一分（微炒） 半夏一分（汤洗七遍，去滑） 郁金一分 白附子一分（炮裂）

【用法】上为末，以软饭为丸，如绿豆大。每服一丸，以薄荷汤送下，不拘时候。

【主治】小儿胎风，四肢惊掣，痰涎壅滞。

朱砂散

【来源】《太平圣惠方》卷八十五。

【组成】朱砂一分 牛黄一分 天竺黄一分 腻粉一分 麝香半分

【用法】上为细末。每服半钱，竹沥调下，不拘时候。

【主治】小儿胎风，心热惊痫。

蚰蜒散

【来源】《太平圣惠方》卷八十五。

【别名】干蝎散（《普济方》卷三六一）。

【组成】蚰蜒一分（微炒） 白胶香一分 白芥子三十粒 阿魏半分（研入） 白僵蚕十五枚（微炒）

【用法】上为细散。每服三字，以薄荷酒调下，不拘时候。良久微汗出愈。

【主治】小儿胎风。惊风搐搦，状如天钓。

犀角丸

【来源】《太平圣惠方》卷八十五。

【组成】犀角屑半两 白花蛇一两（酒浸，去皮骨，炙令黄） 天南星半两（炮裂） 白附子半两（炮裂） 干蝎半两（微炒） 天麻半两 麻黄半两（去根节。上为末，用无灰酒二大盏搅令匀，于慢火上煎，旋添酒，不住手搅，以酒尽为度） 牛黄一分 麝香半分 腻粉一分 朱砂一分 虎睛一对（微炙） 龙脑一钱 水钱二分（以枣瓤研令星尽）

【用法】上为细末，都入酒煎膏内，看硬软，为丸

如绿豆大。每服三丸，以竹沥送下，不拘时候。

【主治】小儿胎风。搐搦，筋脉拘急，牙关或时紧硬。

干蝎散

【来源】《圣济总录》卷一七二。

【组成】干蝎（去土，炒） 枫香脂（研）各一分 白芥子五十粒 阿魏（研）一钱 白僵蚕（直者）十五枚（炒）

【用法】上为散，再和匀。每服一字匕，不拘时候，煎薄荷汤调下。

【主治】小儿胎风，发惊搐搦。

天南星丸

【来源】《圣济总录》卷一七二。

【组成】天南星（炮）二枚 白附子（炮）十枚 干蝎（全者，炒）一分 牛黄（研） 龙脑（研）各一钱 丹砂（研）一钱半 雄黄（研）一分 天浆子十枚（去皮）

【用法】上为细末，炼蜜为丸，如皂子大，以丹砂为衣。三二岁儿，每服一丸；至十岁，服三丸，空心、临卧煎金银薄荷汤化下。

【主治】小儿胎风，壮热瘈疭。

丹砂散

【来源】《圣济总录》卷一七二。

【别名】朱砂散（《诚书》卷六）。

【组成】丹砂 牛黄 天竺黄 铁粉各一分 麝香半分

【用法】上为细末。每服半钱匕，以竹沥调下，不拘时候。

【主治】小儿胎风，心热惊痫。

龙脑散

【来源】《圣济总录》卷一七二。

【组成】龙脑（研） 麝香（研） 白附子（微炮） 牛黄（研） 天麻 白僵蚕（直者，炒） 干蝎（炒） 乌蛇肉（酒浸，焙）各一分 麻黄（去节）半两 天南星（微炒）二钱

【用法】上药除龙脑、麝香、牛黄同研令匀外，余捣碎不罗，用新水一盏浸一复时，冬月浸两复时，生绢滤药汁，和寒食白面为丸，如大皂子大，阴干，捣罗为散，入前三味，再同研匀。每服一字匕，薄荷汤调下。

【功用】化涎解热。

【主治】小儿胎风，及慢惊眼涩多睡。

虎睛丸

【来源】《圣济总录》卷一七二。

【组成】虎睛（微炙，研）一对 代赭（捣研） 丹砂（研）各一分 芦荟（研）三分 麝香（研）一分 牛黄（研）三分 桃仁二七枚（汤浸去皮尖双仁，麸炒） 当归（切，焙，为末）一分

【用法】上为末，炼蜜为丸，如麻子大。一二岁儿每服三丸，三四岁儿每服五丸，温水送下，每日二次。

【主治】小儿胎风。

虎睛丸

【来源】《圣济总录》卷一七二。

【组成】虎睛（研） 牛黄（研）各一字 干蝎（去土，炒）七枚 墨一枣大 青黛（研）一分 使君子十枚（烧存性） 丹砂（研） 龙脑（研） 麝香（研）各半钱 金箔 银箔各十片

【用法】上为末，用水浸炊饼心为丸，如樱桃大，每服半丸，如疾重服一丸，金银薄荷汤磨下。

【主治】小儿胎风。

犀角丸

【来源】《圣济总录》卷一七二。

【组成】生犀角尖（镑） 牛黄（研） 黄连（去须） 代赭各一分

【用法】上为末，拌匀，炼蜜为丸，如麻子大。一二岁儿每服三丸，用乳汁研化服；三四岁儿每服五丸，次服虎睛丸。

【主治】小儿胎风。

天南星煎

【来源】《永乐大典》卷九八一引《医方妙选》。

【组成】天南星一两（微炮） 白附子一两 干蝎半两（炒） 白花蛇一两（酒浸，去皮骨，炙令黄） 天麻半两

【用法】上为细末，用好酒两大盏，搅令匀，于慢火上熬，不住手搅，以酒尽为度。次入好朱砂半两（细研，水飞），腻粉一分，牛黄半钱，麝香半钱，龙脑半钱，并细研。上件都入膏子内一处和，看硬软成膏，如皂子大。每服一粒，取竹沥化下，不拘时候。

【主治】胎痫，潮发迟省。

银朱丹

【来源】《永乐大典》卷九八一引《医方妙选》。

【组成】干蝎一分（研） 天浆子一分（微炒） 露蜂房一分（微炒。上三味捣罗为细末） 朱砂半两（细研，水飞） 水银一分（同结为砂子，细研） 牛黄一钱（细研） 麝香一钱（细研）

【用法】上为细末，用白面糊为丸，如黍米大。每服五粒，乳后煎金银薄荷汤送下。

【主治】

　　1.《永乐大典》引《医方妙选》：胎痫，昏困涎盛。

　　2.《普济方》：小儿急慢惊风，抽搐不定，涎壅不通。

乌金膏

【来源】《幼幼新书》卷八引张涣方。

【别名】黑龙膏（《普济方》卷三七五引《全婴方》）。

【组成】乌梢蛇一条（肉酒浸一宿，焙） 蚕纸一张（烧） 蝉壳 全蝎 朱砂（飞）各半两 金箔二十片 龙脑 麝各半钱

【用法】上为细末，研匀，蜜和如皂子大。每服一粒，人参、薄荷汤化下。

【主治】

　　1.《幼幼新书》引张涣：胎痫潮发。

　　2.《普济方》引《全婴方》：小儿急慢惊风，潮搐频并。

羌活膏

【来源】《幼幼新书》卷八引张涣方。

【组成】羌活 独活各一两 天麻 全蝎 人参（去芦头） 白僵蚕（微炒）各半两 乌蛇肉一两（酒浸一宿，焙）

【用法】上为细末，炼蜜为膏。每服一皂子大，麝香、荆芥汤化下。

【主治】胎痫，昏困不省。

麝香膏

【来源】《幼幼新书》卷八引张涣方。

【组成】麝香 牛黄 白附子 蚕蛾（微炒） 白僵蚕（微炒）各一分 全蝎二十一个

【用法】上为细末。炼蜜和膏，如皂子大。每服一粒，煎人参、荆芥汤化下。

【主治】胎痫，不得安卧。

蝎梢散

【来源】《幼幼新书》卷十三引《张氏家传》。

【组成】人参三钱 僵蚕（直）一分 全蝎十四个 辰砂 麝各一分

【用法】上为细末。每服一字，金银薄荷汤调服。

【主治】小儿胎风，天钓，客忤，急慢惊风，往来潮搐，涎盛喘逆，哽气不安。

【加减】如慢惊，即入白附子末一分。

地龙膏

【来源】《鸡峰普济方》卷二十四。

【组成】地龙 黄连各三分 巴豆二十个 黄蜡一两 小油二两

【用法】前三味小油内煎药，焦黑色为度，滤去药，用槐柳枝搅成膏，入黄蜡再搅匀。涂贴如常法。

【主治】小儿胎风，并大人疥癣。

太乙散

【来源】《永乐大典》卷九七八引《全婴方》。

【别名】太一散（《御药院方》卷十一）。

【组成】天浆子二十一个（炒）　蝎二十一个　防风　天麻　朱砂各半两

【用法】上入麝香一钱为末。三岁一字，乳汁调下。

【主治】小儿急慢惊风，发搐不定，并胎痫。

比金丸

【来源】《杨氏家藏方》卷十七。

【组成】天南星（炮）　全蝎（去毒，微炒）　白花蛇（酒浸一宿，去皮骨取肉，焙干秤）　草乌头（烧灰留性）　麝香（研）各半两　蜈蚣一条（蘸酒炙热）　乳香（别研）　朱砂（别研）各一分

【用法】上为细末，酒浸蒸饼为丸，如梧桐子大，微捏扁。每服一丸，薄荷汤浸少时化下；阴痫，生姜汤化下；周晬儿，服二丸，不拘时候。

【主治】小儿胎风、诸风，手足瘛疭，目睛上视，头项强直，牙关紧急，口吐涎沫；及吐泻昏困，遂成脾风。

加减定命丹

【来源】《杨氏家藏方》卷十七。

【组成】蟾酥（酒浸一宿）　牛黄（别研）　朱砂（别研）　甘草（炙黄）　胡黄连　麝香（别研）　使君子肉　犀角屑　当归（洗焙）　天麻　细松烟墨（烧灰烟尽，地上出火毒）　羌活（去芦头）各一字　全蝎二枚（去毒，微炒）　棘刚子五枚（去壳取虫，微炒）　半夏（汤浸洗七遍）　天南星（牛胆制者）　附子（炮，去皮脐）　虎骨（蘸酒醋炙）　乌蛇（酒浸一宿，取肉炙干）　干姜（炮）　丁香　沉香　肉桂（去粗皮）　人参（去芦头）　白茯苓（去皮）　肉豆蔻（面裹煨熟）　白术各一钱

【用法】上为细末，煮粟米粥为丸，如黍米大，青黛为衣。每服十丸，荆芥汤送下，不拘时候。

【主治】小儿慢惊，瘛疭，目睛斜视，身体强硬，昏塞如醉；及治胎风成痫，发歇不定，往莱经时。

法炼灵乌散

【来源】《杨氏家藏方》卷十七。

【组成】乌鸦一只（腊月者良，留毛去肠肚）　朱砂　铁粉　蛇黄（烧红，醋淬三次）各半两　黑铅半两（熔成汁，入水银半两在内，候化，急倾出，待冷用）　黄丹二钱半（上除乌鸦外，并研令细，入在乌鸦腹内，用线缝合，入瓦罐内，以盐泥固济，晒干，用炭火三斤，煅烟出为度，次入后药）　天南星（生姜汁浸三宿，焙干）　防风（去芦头）　羌活（去芦头）　川芎各一两　荆芥穗　全蝎（去毒，微炒）　白僵蚕（炒去丝嘴）各半两

【用法】上为细末，与前药同研匀。每服半钱，麝香汤调下，不拘时候。

【主治】小儿胎风，诸痫，目睛斜视，涎潮壅噎，吐咽不下，口睛牵引，身体强直。

注唇膏

【来源】《卫生家宝产科备要》卷四。

【组成】朱砂（研细）　坯子胭脂各一钱　白僵蚕七个（炒去丝嘴）　牛黄半钱（研）　蝎稍半个

【用法】白僵蚕、蝎稍，用薄荷汁一合，重汤煮，汁尽为度，焙干为细末，研入坯子朱砂等，生蜜和为膏。逐日频与孩儿注唇，令自吮咽取效。

【主治】初生孩儿众疾，胎风病。

蝎稍散

【来源】《卫生家宝》卷四。

【组成】蝎稍四十九枚（用薄荷叶逐个包裹，以丝扎定，于砂锹中滚转，炒令薄荷干酥为度）　白僵蚕四十九个（生姜汁浸，炒干去嘴）

【用法】上为末，入生脑子半钱，麝香少许，研匀。每服半钱许，用紫色雄鸡肝煎汤调下。在服药前，先用生脑子一字填入脐心，用艾炷灸七壮；不觉，灸二七壮。

【主治】小儿胎风，及百晬孩儿脐风撮口，他药不能救疗者。

夺命褐散子

【来源】《卫生家宝产科备要》卷四。

【组成】甜葶苈（纸上微炒） 芫花（醋煮干，焙燥）各半两 郁李仁（汤浸，去皮） 地榆（锉）各一分

【用法】上为细末。每服一字，煎沉香、人参、钩藤子、防风汤调下。如牙噤者用物斡开灌下，调药汁不过一匙，不拘时候。沉香但磨药汁尤妙。

【主治】胎痫。妊娠四五月以上，忽然仆地，手足抽掣，咽中涎声滚滚，口眼不开，如小儿之状。

朱银丸

【来源】《仁斋直指小儿方论》卷一。

【别名】水银丸（《普济方》卷三六一）。

【组成】水银一钱（蒸枣肉研如泥） 白附子一钱半 蝎一钱 南星 朱砂一分 天浆子 牛黄 芦荟各半分 铅霜半钱（和水银研） 脑一字 麝半钱 直僵蚕（炒）七个

【用法】上为末，粟米糊丸，如芥子大。每服一丸，薄荷汤送下；如未通利，加重二丸。

【主治】胎风，壮热痰盛，翻眼口噤；惊积。

朱麝散

【来源】《仁斋直指小儿方论》卷一。

【组成】人参 朱砂各半分 牛胆南星 天竺黄 牙消 铁粉各半分 麝少许

【用法】上为末。每服一字，生姜、薄荷汤调下。

【主治】胎风，心热痰壅。

全蝎散

【来源】《普济方》卷三七六。

【组成】全蝎半两 白附子 朱砂（别研）三钱 白僵蚕二钱 麝香一钱（别研）
方中白附子用量原缺。

【用法】上为细末。每服半钱，荆芥汤入酒少许，用调服。

【主治】小儿胎风诸痫，手足瘛疭，目睛上视，颈项紧急强直，或摇头弄舌，牙关紧急，口吐痰沫，反拗多时，精神不宁，睡眠多惊，吐痫生风，昏塞如醉。

夺命丹

【来源】《奇效良方》卷六十四。

【组成】人参（去芦） 南星（姜制） 半夏（炮） 独活 荆芥穗 远志肉 川芎 酸枣仁（炒） 白附子（炒） 川白芷 桔梗 甘草 石菖蒲各五钱 白茯苓 白术 天麻（炮） 全蝎（去毒） 防风（去芦） 羌活 茯神 川乌（炮，去皮） 僵蚕（炒） 细辛（去叶）各三钱 蝉蜕十四个（去泥） 辰砂 雄黄 麝香各一钱 金箔二十片 银箔三十片（五味乳钵研）

【用法】上为细末，以生姜汁打面糊为丸，如芡实大，以朱砂为衣。每服半丸或一丸，用金银、薄荷汤化下，不拘时候。

【主治】急慢惊风，胎风风痫，客忤物忤，目睛斜视，痰壅搐搦等证。

秘传三圣散

【来源】《育婴家秘》卷二。

【别名】三圣散（《医部全录》卷四〇九）。

【组成】白滑石（水飞）一两半 甘草二钱半

【用法】和匀，作三份：一用青黛一钱和匀，名安魂散，早以淡竹叶汤下；一用朱砂（水飞）一钱和匀，名镇心散，午用灯心汤送下；一用苦梗细末和匀，名定魄散，晚用苏叶汤送下。

【主治】小儿胎痫。

天麻丸

【来源】《冯氏锦囊·杂证》卷三。

【组成】天麻 半夏（姜制） 防风 羌活 胆星 僵蚕 全蝎各等分

【用法】上为末，面糊为丸，如芡实大，朱砂为衣。钩藤煎汤送下。

【主治】胎风。

定风膏

【来源】《冯氏绵囊·杂症》卷三。

【组成】全蝎（头尾全者）四十九个（去毒，每个用生鲜薄荷一叶裹之，用丝缚定，火上焙燥，研为末） 朱砂 麝香各少许

【用法】上为末，炼蜜为丸，如梧桐子大。食远以钩藤煎汤研化服。

【主治】胎痫。因胎中受惊，或因食毒所感，其候身热面青，手足搐掣，牙关紧急，腰直身强，睛斜目闭，多啼不乳，频愈频发者。

清胃饮

【来源】《嵩崖尊生全书》卷六。

【别名】清胃汤（《医宗金鉴》卷六十五）。

【组成】黄芩 黄连 生地 丹皮 升麻 石膏各一钱

【用法】外以草乌、青盐、皂角入瓦器内烧存性，擦之。

《医宗金鉴》本方用法：上以水二钟，煎至八分，食后服；治小儿胎风，乳母服，婴儿亦饮少许。

【主治】

1.《嵩崖尊生全书》：牙缝出血。

2.《医宗金鉴》：胃经实热之牙龈、口臭；小儿胎风，初起皮色红，状如汤泼火烧。

定惊膏

【来源】《理瀹骈文》。

【组成】羌活 防风 川芎 当归 龙胆草 栀子 蝎梢 生甘草 薄荷 竹叶 黄连 麦冬 胆南星 赤苓 朱砂 雄黄 木通 生地

【用法】上为末，为丸。临用生姜汁化开，擦胸。

【功用】清气。

【主治】肝风惊搐，并胎风。

天麻散

【来源】《人己良方》。

【组成】全蝎（去毒）二枚 天麻一钱 丁香 南星 木香 青皮 白附子各七分

【用法】上为细末。姜汤调少许搽乳头上，小儿吮之；或搽儿口中亦可。

【功用】祛风痰。

【主治】小儿胎惊、胎寒、胎痫。

八、小儿胎惊

小儿胎惊，指小儿出生时出现不同程度意识障碍，惊厥，肌张力减退，生理反射消失等为主要表现的新生儿疾病。《小儿卫生总微论方》："儿在母腹未生之前，因有所惊，胎内感之，至生下百日以来，儿心神不定，睡卧不醒，壮热躁烦，啼哭无时，上视发搐，面青腰直，撮口缩腮，粪青黄水者，此名胎惊。"治疗当以平肝涤痰熄风为根本。

浴体法

【来源】《小儿药证直诀》卷下。

【别名】浴体天麻散（《御药院方》卷十一）。

【组成】天麻末二钱 全蝎（去毒，为末） 朱砂各五钱 乌蛇肉（酒浸，焙干） 白矾各二钱 麝香一钱 青黛三钱

【用法】上为细末。每用三钱，水三碗，桃枝一握，叶五七枚，同煎至十余沸，温热浴之。勿浴背。

【主治】

1.《小儿药证直诀》：胎肥、胎热、胎怯。

2.《御药院方》：小儿百日内发搐。

朱砂膏

【来源】《幼幼新书》卷八引张涣方。

【组成】朱砂 粉霜 轻粉 水银 砂子各一

钱 乳香 牙消各半钱

【用法】上为末，入麝香少许，枣内为膏。每服如皂角子大，前胡汤送下。

【主治】胎惊。

天麻浴汤

【来源】《小儿卫生总微论方》卷一。

【组成】天麻二钱 蝎尾（去毒，为末） 朱砂末 白矾末各半钱 麝香一字 乌蛇肉（酒浸，去皮，焙干，为末） 青黛末各三钱

【用法】上为末，匀。每用三钱，水三碗，加桃枝叶五七条，煎十数沸，带热浴之。不得浴背，汤须适温热用。

【主治】小儿胎怯、胎肥、胎热等诸疾。

保生散

【来源】《小儿卫生总微论方》卷五。

【组成】胡黄连半两（水煮） 硼砂（研） 铁粉 轻粉各一钱

【用法】上为末。每服一字，薄荷乳汁调下。服药后有青赤物下是效，如无，隔日服琥珀丸，不拘时候。

【主治】新生儿胎惊，心神不宁，睡卧不醒，壮热躁烦，啼哭无时，面青赤，腰直身冷，搐缩口撮，或粪青黄水。

琥珀丸

【来源】《小儿卫生总微论方》卷五。

【组成】干全蝎二枚 琥珀（另研） 铁粉（炒）各二钱 轻粉 南星（炮） 白附子（炮）各一钱 龙脑半钱（研）

【用法】上为末，酒糊为丸，如黍米大。每服一二丸，薄荷温汤送下，不拘时候。

如服此药，眼翻牙噤如鱼口者，乃死候也。

【主治】新生儿胎惊。此在母腹中时，因有所惊乃感，至生下百日之内，心神不宁，睡卧不醒，壮热躁烦，啼哭无时，面青赤，腰直身冷，搐缩口撮，或粪青黄水。

如圣青金丹

【来源】《小儿卫生总微论方》卷六。

【组成】青黛半两 瓜蒂一分 朱砂一分（水飞） 轻粉一分 蝉壳（去土）三个 雄黄一分（水飞） 芦荟一分 胡黄连一分 熊胆一分（化开） 麝香少许

【用法】上为细末，用獭猪胆汁为丸，如梧桐子大，瓷盒贮之。诸般惊痫风疾，搐搦上视，温水化一丸，滴鼻中取嚏，更用薄荷水化下一丸；久患泄泻，腹胀肚大，脚细诸疳，米饮化下；疳虫蛔咬，苦楝子汤送下；疳蚀口疮鼻烂，乳汁研涂；疳眼雀目，白羊子肝一片，竹刀劈开，研药作末，掺在肝片内，麻缠，米泔煮熟，空心服。

【主治】小儿一切风痫搐搦，及寒热腹痛，诸虫五疳八利，肚大脚细，泄泻无时，天吊胎惊，暗风痫病，热疳口疮。

【宜忌】乳母常忌鱼、大蒜、鸡、鸭、猪肉。

至圣保命丸

【来源】《杨氏家藏方》卷十七。

【组成】全蝎十四枚（去毒，炒） 朱砂（别研） 天麻 白附子（炮） 蝉蜕各二钱 麝香半钱（别研） 防风（去芦头） 白僵蚕（炒去丝嘴）各一钱 金箔十片（临时研入）

【用法】上为细末，用粳米饭和丸，每一两作四十丸，别用朱砂为衣。初生儿，每服半丸，乳汁化下。周岁儿，服一丸，薄荷汤化下。不拘时候。

【主治】小儿胎惊内吊，腹肚坚硬，眠睡不安，夜多啼哭，及急慢惊风，目睛上视，手足抽掣，不省人事。

全蝎散

【来源】《普济方》卷三六一引《汤氏宝书》。

【组成】全蝎（头尾全者，用生薄荷叶裹，外以麻线缠，火上炙燥为度）

【用法】上为末。另研生朱砂、麝香各少许，煎麦门冬汤调下。

【主治】胎惊风。

太一散

【来源】《仁斋直指小儿方论》卷一。

【别名】太乙散（《幼科类萃》卷三）。

【组成】天浆子（去壳，微炒） 南星 白附子（各微炮） 天麻 防风 茯苓各二钱 全蝎 朱砂各一钱 麝少许

【用法】上为末。每服半钱，乳汁化下。

【主治】胎惊。

参蝎膏

【来源】《仁斋直指小儿方论》卷一。

【组成】天浆子 天竺黄 人参 朱砂 全蝎 天麻 蝉壳各等分 麝香少许

【用法】上为末，炼蜜为丸，如梧桐子大。每服一丸，金银汤送下。

【功用】定心神。

【主治】小儿胎惊。

猪乳散

【来源】《仁斋直指小儿方论》卷一。

【别名】猪乳膏（《普济方》三六一）。

【组成】琥珀 防风各一钱 朱砂半钱

【用法】上为末。每服一字，猪乳调，拭入口中。

【主治】

1.《仁斋直指小儿方论》：小儿胎惊。

2.《医学入门》：月内夜啼，惊惕抽掣。

牛黄猪乳膏

【来源】方出《世医得效方》卷十一，名见《普济方》卷三六一。

【组成】朱砂（研细） 牛黄少许 猪乳汁

【用法】上药前二味为细末，取猪乳汁调稀。抹入口中。入麝香当门子尤妙。

【主治】儿在胎中受惊，生未满月而发惊。

红绵散

【来源】《奇效良方》卷六十四。

【组成】人参二钱半 天麻（洗） 僵蚕（炒） 麻黄（去节） 全蝎（去毒）各二钱 甘草（炙） 辰砂一钱半（另研）

【用法】上为末，然后入朱砂和匀，再研极细。每服半钱，用水半盏，煎数沸，入干胭脂少许，再煎一沸，候温服，不拘时候。

【主治】小儿四时感冒寒风，遍身发热，或变蒸诸惊，胎惊、丹毒等热，及急、慢惊风。

猪乳膏

【来源】《幼科发挥》。

【组成】牛黄 朱砂各少许

【用法】上药取猪乳调，抹儿口中。

【主治】小儿胎惊、胎风。

镇惊散

【来源】《万病回春》卷七。

【组成】朱砂（细研） 牛黄少许

《经验广集》引本方用量，朱砂五分（飞），牛黄五厘。

【用法】取猪乳汁调稀，抹入口中。加麝香少许尤效。

【主治】小儿胎中受惊，产出不满月而惊。

驱风散

【来源】《证治准绳·幼科》卷一。

【组成】胡黄连二钱半 全蝎（去毒，焙） 犀角 天竺黄 麻黄（去节）各半钱 麝香一字

【用法】上为细末。用乳汁调化，食远服。

【功用】发散风邪。

【主治】胎惊，实有表证者。

至圣保命丹

【来源】《寿世保元》卷八。

【组成】南星（炮去皮，用白矾水浸一宿，再出晒干，再用生姜水浸一宿，晒干再炒） 半夏（同上制） 薄荷 青黛各一两 全蝎（去尾尖） 天麻 白附子（略炒） 僵蚕（姜汁炒） 防风 郁

金　甘草各五钱　麝香少许　朱砂五钱

【用法】上为末，炼蜜为丸，朱砂为衣，如芡实大。每服一丸，灯心、薄荷汤化下。

【主治】小儿胎惊内吊，肚腹坚硬，目睛上视，手足搐搦，角弓反张，痰热咳嗽，一切急慢惊风。

镇惊造命丹

【来源】《简明医彀》卷六。

【组成】蛇含石（微火煨熟，炭火煅红，醋淬七次，研细水飞，澄去水，晒干研细）四两　代赭石（如上煅研）　辰砂（水飞）　青礞石（煅金色，水飞，重研）　南星（牛胆制）　茯神各五钱　僵蚕（洗，炒）　蝉退（去土）　白附子　使君子　天麻（各末）三钱　牛黄（陕西）七分　麝香五分　冰片三分

【用法】上研匀，炼蜜和丸，金箔为衣。大人每服二钱　小儿一钱　婴儿三五分，灯心、薄荷汤化服；金银煎汤尤好。

【主治】小儿胎惊，急慢惊风，癫痫不省人事，目直上视，惊风痰壅，睡中惊跳，夜卧不安，啼哭不止，客忤内钓，一切惊疾，奇形怪状，不能辨名者；及大人因惊忧劳损，卧不安寝，怔忡恍惚，恐怖癫狂；妇人产后不语，昏愦啼笑。

长生汤

【来源】《诚书》卷六。

【组成】川芎　当归　天花粉　连翘　枣仁　山栀仁　橘红　远志　薄荷　甘草

【用法】上加灯心，水煎服。

【主治】钓肠，胎惊，撮口，热啼。

白金散

【来源】《诚书》卷八。

【组成】牛黄一钱　白僵蚕（炒）　枳壳（炒）各五钱　附子（炮）　胆南星　茯苓　硼砂　牙消　朱砂各二钱半　全蝎（去毒）十个　麝一字

【用法】上为末，糯米粥为丸。生姜汤或麦冬汤送下。

【主治】胎惊，诸痫，潮热。

寿星锭

【来源】《诚书》卷八。

【组成】防风五钱　人参　白术（麸炒）　茯苓　远志（去心，酒浸，炒）　茯神　川芎　僵蚕　白芷　莲实　甘草（炙）各二钱半　藿香叶一钱　天麻（煨）　附子（蜜汤煮）　桔梗（炒）　南星（制）　羌活　琥珀各一钱半　钩藤五钱　辰砂二钱　全蝎（制）十个　蝉蜕（制）二十四个　麝香一角　金箔二十片　山药三钱

【用法】上为末，炼蜜印锭。薄荷汤磨化下。

【主治】小儿胎惊风，热丹毒。

良宵饮

【来源】《诚书》卷十六。

【组成】防风　木通　枳壳　茯神　当归　僵蚕（炒）各五分　川芎　荆芥各三分　枣仁（炒）七分　甘草（炙）二分

【用法】水煎服。

【主治】小儿烦热，胎惊内吊。

灵宵饮

【来源】《诚书》卷十六。

【组成】防风　木通　枳壳　茯神　当归　僵蚕（炒）各五分　川芎　荆芥各三分　枣仁（炒）七分　甘草（炙）二分

【用法】水煎服。

【主治】小儿烦热，胎惊内吊。

调元散

【来源】《冯氏锦囊·杂症》卷三。

【组成】山药　茯苓　橘红　人参　白术（炒）　当归（炒）　甘草（炙）　枸杞各二钱　陈冬米三合

【用法】上为末。每用圆眼汤调下。

【主治】小儿胎怯。

紫河车丸

【来源】《医部全录》卷四三二引《幼幼近编》。
【组成】人参 天麻 炙草 犀角 远志（甘草汁浸） 滑石 白芍（炒）各一两 茯神 枣仁各一两半 天竺黄 朱砂（研）各五钱 紫河车一具（烘，研） 脐带（新瓦上炙焦，另研）三条
【用法】上为细末，用钩藤汁四两和炼蜜半两为丸。每丸重一钱二分，饥时、临卧以灯心、薄荷汤化下。
【主治】小儿胎惊。
【加减】急惊，去紫河车、脐带、人参，加白僵蚕（蜜炙）六钱，全蝎六钱，牛黄一钱二分，琥珀一钱，胆星八钱，麝香三分。

加减归脾汤

【来源】《幼科直言》卷五。
【组成】人参 黄耆 枣仁（炒） 归身少许 白茯苓 木香少许 白芍（炒） 百合
【用法】大枣一枚为引，水煎服。
【主治】胎元不足，面白心慌，或泄泻盗汗。

蚯蚓膏

【来源】《保婴易知录》卷下。
【组成】陈京墨二钱 朱砂三钱 麝香一钱
【用法】上为末，用蚯蚓头上白浆和药成丸，重七厘。每服一丸，用金银器烧红淬入乳内，将乳调药服之。
【主治】小儿胎惊搐。

九、小儿胎寒

小儿胎寒，指小儿出生后肠胃虚冷，乳食难消，出现腹胀泄泻等证候。《诸病源候论》："小儿在胎时，其母将养，取冷过度，冷气入胞，伤儿肠胃，故儿生之后，冷气犹在肠胃之间，其状，儿肠胃冷，不能消乳哺，或腹胀，或时谷利，令儿颜色素𤿎，时啼者，是胎寒故也。"《幼科释迷》："芽儿百日内，觉口冷腹痛，身起寒粟，时发战栗，曲足握拳，日夜啼哭不已，或口噤不开，名曰胎寒。"其治疗，当以温中祛寒为原则。

芎藭丸

【来源】《普济方》卷三六一引《肘后方》。
【组成】芎藭 黄耆各三钱 牛黄（研）一分 蟅虫半两 麝香（研）一钱 当归（切，焙） 芍药各半两
【用法】上为末，炼蜜为丸，如麻子大。每服二丸至三丸，米饮送下，早晨、晚间各一次。
【主治】小儿胎寒腹痛，大便青。

当归丸

【来源】《备急千金要方》卷五。
【别名】黑丸（原书同卷）、蜀椒丸（《圣济总录》卷一七七）。
【组成】当归九铢 吴茱萸（一作杏仁） 蜀椒各半两 细辛 干姜 附子各十八铢 狼毒九铢 豉七合 巴豆十个
【用法】上九味，捣八种下筛，称药末令足，研巴豆如膏，稍稍纳末，捣令相得，蜜和，桑杯盛，蒸五升米饭下，出，捣一千杵。一月儿服如黍米一丸，日一夜二。不知稍加，以知为度。

《圣济总录》：一月儿服如黍米大一丸，早晨、晚后各一服；一岁儿两丸；三岁至五岁儿服五丸，并用米饮送下。
【主治】小儿胎寒啯啼，腹中痛，舌上黑，青涎下；亦治水癖。

矾石丸

【来源】《千金翼方》卷十一。

【组成】马齿矾石一斤（烧半日）

【用法】上为末，枣膏为丸，如梧桐子大。大人每服二丸，一日三次，小儿减之。以腹中温暖为度。

【主治】小儿胎寒，喔啼惊痫，胪胀满，不嗜食，大便青黄。并治大人虚冷内冷，或有实不可吐下。

保子七圣散

【来源】《元和纪用经》。

【组成】赤白芍（各半）四分 当归四分 生大黄二分 甘草三分

【用法】上以水三升煎，去滓服。月内儿服一杏核大，三百日儿服一栗壳，一二岁儿服两栗壳，三岁以上儿加之，每日三次。若发惊及温壮，外有触冒寒邪，以去节麻黄一分，水三升煮之，去沫滓，纳正药煎，如上服之；若惊风反折，戴眼掣缩，加细辛四分，纳一料正药，增水至四升，煮取一升五合服；若中风身体强直戴眼者，加独活二分，纳一料正药，加水煎服。

【主治】小儿胎寒腹痛，乳哺不时，温壮发热，吐利不常，诸经掣缩，二十五痫，肌肤喜疮，遇时而发作，口疮恶核，赤目黄瘦，大小变蒸。

当归丸

【来源】《幼幼新书》卷二十一引《婴孺方》。

【组成】当归 人参 芍药 芎各三分 甘草四分

【用法】上为末，乳汁和。先食服麻子大一丸，一日三次。未知，加之。

【主治】小儿胎寒，大便青，不能食。

黄耆汤

【来源】《幼幼新书》卷二十一引《婴孺方》。

【组成】黄耆 黄芩 芍药各六分 当归二分 甘草 芎䓖各四分 生姜八分

【用法】上以水五升，煮一升五合，去滓，百日儿半合，分三服。

【主治】小儿胎寒，腹中绞痛。

当归散

【来源】《太平圣惠方》卷八十二。

【组成】当归半两（锉，微炒） 黄耆半两（锉） 细辛半两 黄芩半两 龙骨半两（细研） 桂心半两 赤芍药半两

【用法】上为细散。每服一字，以乳汁调下，一日三次，更看儿大小，以意加减服之。

【主治】

1.《太平圣惠方》：小儿胎寒，聚唾弄舌，躯啼反张怒惊。

2.《医方大成》引汤氏方：小儿胎中受寒，生下再感外风，面色青白，四肢厥冷，大便青黑，心腹疼，盘肠内瘹。

木香丸

【来源】《太平圣惠方》卷九十二。

【组成】木香 蓬莪术 白术 人参（去芦头） 当归（锉，微炒）各半两 麝香一分（细研） 白芍药一分

【用法】上为末，都研令匀，炼蜜为丸，如绿豆大。三岁儿，每服七丸，以粥饮送下，一日三次。

【主治】小儿胎寒腹痛，大便青。

陈橘皮丸

【来源】《太平圣惠方》卷九十二。

【组成】陈橘皮（汤浸，去白瓤，焙） 当归（锉，微炒） 人参（去芦头） 白芍药 芎䓖各半两 甘草一分（炙微赤，锉）

【用法】上为末，炼蜜为丸，如绿豆大。三岁儿，每服七丸，以温粥饮送下，一日三次。

【主治】小儿内冷，大便青，不欲食，皆是胎寒。

芍药丸

【来源】《圣济总录》卷一七七。

【组成】芍药 当归（切，焙） 芎䓖 人参各三分 甘草（炙）一两

【用法】上为末，炼蜜为丸，如麻子大。每服一丸，以乳汁送下，早晨、日午、近晚各一次。

【主治】小儿胎寒，大便青，不欲食。

芎藭汤

【来源】《圣济总录》卷一七七。

【组成】芎藭　当归（切，焙）　黄耆（锉，焙）各二两　干姜（炮）　甘草（炙）　黄芩（去黑心）各半两

【用法】上为粗末。每服一钱匕，以水一小盏，煎至五分，去滓温服，早晨、日晚各一次。

【主治】小儿胎寒，腹痛躽啼。

当归丸

【来源】《圣济总录》卷一七七。

【组成】当归（切，焙）半两　蜀椒（去目及闭口者，炒出汗）一分　附子一个（炮裂，去皮脐）　杏仁十二个（汤浸，去皮尖双仁，麸炒）　狼毒（锉，炒）半分　巴豆二十个（去皮心，研烂，出油尽）　豉（微炒）　细辛（去苗叶）各一分

【用法】上为末，炼蜜和杵，以瓷器盛之，每用旋丸。未满百日儿，服如麻子大一丸，温水送下，一二岁儿二丸，早晨只一服。以利为度。

【主治】小儿胎寒，躽啼惊痫，虚胀不嗜食，大便青或夹脓；并治诸痫证。

当归酒

【来源】《圣济总录》卷一七七。

【组成】当归（切，焙，粗捣）一分　猪肉一两（薄切小片）

【用法】上相和，以清酒一碗，煮至七分，去滓。每服取半呷许，令儿咽之，日三夜一。

【主治】小儿五十日以来，胎寒腹痛微热，聚唾弄舌，躽啼上视。

白术当归煎丸

【来源】《幼幼新书》卷七引《王氏手集》。

【组成】白术　当归　木香各等分

【用法】上为细末，炼蜜为丸，如梧桐子大。每服一丸，煎木香汤化下。

【主治】胎寒腹痛，遇夜啼叫，身体偃张，有如痫

状，吐哯不止，大便酸臭，乳食虽多，不生肌肤。

木香散

【来源】《普济方》卷三四二引《医学类证》。

【别名】安胎和气散。

【组成】生姜　熟地黄　良姜　南木香　芍药　陈皮　陈大米各等分

【用法】上为细末。每服二钱，水一盏，加生姜三片，煎八分，通口服。

【主治】胎冷。

人参散

【来源】《普济方》卷三六一引《傅氏活婴方》。

【组成】人参　当归　白茯苓　白芍药　川芎　甘草各等分

【用法】上为末。每服半钱，乳汁调入口中。

【主治】胎寒。

五加皮散

【来源】《普济方》卷三六一引《傅氏活婴方》。

【组成】当归二钱　甘草半钱　五加皮三钱　木香一钱　白茯苓三钱

【用法】上为末。每服半钱，枣汤下，或东瓜仁汤调下。

【主治】胎寒身软。

当归散

【来源】《普济方》卷三六一引《傅氏活婴方》。

【组成】当归　桂心各一钱　甘草半钱　木香二钱　白茯苓三钱

【用法】上为末。每服一钱或半钱，乳汁调入口中。

【主治】小儿胎寒啼叫。

理中丸

【来源】《普济方》卷三六一。

【组成】人参　干姜（炮）　白术　甘草（炙）各

等分

【用法】上为末，炼蜜为丸，如弹子大。每服一丸，水一盏，加大枣一个（擘破），同煎至半盏，分三次温服。

【功用】温中止痛。

【主治】小儿胎寒，腹痛躯啼。

当归散

【来源】《奇效良方》卷六十四。

【组成】当归（炒）　黄耆（蜜炙）　北细辛（去上叶）　肉桂（去皮）　陈皮（去白）　白姜（炮）　缩砂仁　甘草（炙）各等分

【用法】上锉碎。每服五钱，水一钟，加生姜三片，糯米五十粒，煎至六分，空心服。

【主治】小儿胎寒腹痛，面唇青，身温肢冷，多啼。

当归散

【来源】《古今医统大全》卷八十八。

【组成】当归　官桂　川芎　白姜（炮）　香附子　木香　甘草各等分

【用法】上为末。每服一字，以乳汁调下，一日二次。

【主治】小儿胎中受寒，面色青白，腹痛，啼哭不宁。

白姜散

【来源】《医学入门》卷六。

【组成】白姜　木香　官桂　陈皮　槟榔　甘草各等分

【用法】水煎，量儿大小，以绵蘸灌之。

【主治】婴儿胎寒，生后身冷，口气亦冷，肠鸣，泻利青黑，盘肠内钓，心腹绞痛不乳者。

【加减】呕吐，加木瓜、丁香；面青肢冷，去槟榔，加川芎、当归。

温惊丸

【来源】《医学入门》卷八。

【组成】人参　辰砂　赤石脂　茯苓各五钱　白术一两　山药二两　乳香　麝香各二钱

【用法】上为末，炼蜜为丸，如芡实大。每服一丸，薄荷煎饮化下。

【主治】小儿因胎寒腹痛，呃乳便青，乳食不化。

当归散

【来源】《育婴家秘》卷二。

【组成】归尾（酒洗）　黄耆（蜜炙）　人参　细辛　龙骨　桂心　赤芍　甘草（炙）各半分

【用法】上为细末，每服一字，以乳汁调下。

【主治】小儿胎中受寒，生下再感外风，面色青白，四肢厥冷，大便青黑及腹痛盘肠内瘸。

酿乳当归散

【来源】《育婴家秘》卷二。

【组成】当归　川芎　赤芍　生地黄　香附　炙甘草各等分　桂心　煨姜各减半

【用法】上锉。水煎，乳母食后服，少顷，捏去宿乳，与儿吮之。

【功用】温补。

【主治】胎寒。母娠时多热病，乃服寒凉之药，令儿受之，生后昏昏多睡，间或吮乳泻白；或生后受寒，百日之内，忽病战慄，口冷，手卷曲不伸，手亦握拳，腹痛，昼夜啼哭不止。

匀气散

【来源】《医部全录》卷四○九引《幼科全书》。

【组成】桔梗　陈皮各一钱　砂仁　茴香（炒）各五分　白芍（炮）二分半　粉草（炙）四分　木香三分

【用法】上为细末。每服一匙，枣汤调下。

【主治】小儿胎寒。

七香散

【来源】《幼科金针》卷上。

【组成】香附　缩砂仁　益智仁　陈皮　蓬术　丁香　甘松各等分

【用法】上为末。生姜汤调服。

【主治】小儿胎寒，面青㿠白，吐呋转乳，啼哭惊悸。

芍药汤

【来源】《幼科指掌》卷三。

【组成】白芍药　木香　薄桂　泽泻　甘草

【用法】加生姜，水煎服。

【主治】小儿胎寒，腹痛肠鸣，粪清下利，或时发寒栗，握拳曲足，失治而成盘肠溏泄，口噤慢惊者。

十、小儿胎热

小儿胎热，以新生儿发热，精神萎靡，体重不增，皮肤、巩膜黄染等为特征。多因正气虚弱，于胎儿期、出生时、出生后感受邪毒，侵入营血所致。《小儿药证直诀》："胎热，生下有血气，时叫哭，身壮热如淡茶色，目赤，小便赤黄，粪稠。"治疗以清心泻热为主。

麝香散

【来源】方出《太平圣惠方》卷八十二，名见《圣济总录》卷一六七。

【组成】麝香一分　朱砂一分　蛇蜕皮一尺（细切，微炒）

【用法】上为细末。每用半字，以津粘儿口唇上，每日五七次用之。

【主治】小儿初生，胎热撮口。

浴体法

【来源】《小儿药证直诀》卷下。

【别名】浴体天麻散（《御药院方》卷十一）。

【组成】天麻末二钱　全蝎（去毒，为末）　朱砂各五钱　乌蛇肉（酒浸，焙干）　白矾各二钱　麝香一钱　青黛三钱

【用法】上为细末。每用三钱，水三碗，桃枝一握，叶五七枚，同煎至十余沸，温热浴之。勿浴背。

【主治】

1.《小儿药证直诀》：胎肥、胎热、胎怯。

2.《御药院方》：小儿百日内发搐。

小茸丸

【来源】《袖珍方》卷四引《幼幼方》。

【别名】小鹿茸丸（《普济方》卷四〇一引《医方集成》）。

【组成】鹿茸　川牛膝　苁蓉　木瓜　杜仲　菟丝子　当归　熟地黄　天麻　青盐各等分

【用法】上为末，炼蜜为丸。盐汤、温酒化下皆可。

【主治】胎中受热，遍身筋软。

朱砂丹

【来源】《幼幼新书》卷十九引《万全方》。

【组成】通明朱砂　龙胆（去苗）　黄连各半两　铅霜（研入）　铁粉（细研）各一分　牛黄（细研）一钱

【用法】上为细末，以粟米饭为丸，如绿豆大。每服五丸，以薄荷蜜水送下。

【主治】小儿胎热，心脏气壅，烦热惊悸。

牛黄散子

【来源】《幼幼新书》（人卫本）卷十九引《庄氏家传》。

【别名】牛黄散（古籍本）。

【组成】牛黄一分　胡黄连三两　大黄两半　甘草（炙）　犀角各半两

【用法】上为末。每服半钱一字，薄荷温水调下。

【功用】洗心经，退膈热。

天麻浴汤

【来源】《小儿卫生总微论方》卷一。

【组成】天麻二钱　蝎尾（去毒，为末）　朱砂末　白矾末各半钱　麝香一字　乌蛇肉（酒浸，去皮，焙干，为末）　青黛末各三钱

【用法】上为末，匀。每用三钱，水三碗，加桃枝叶五七条，煎十数沸，带热浴之。不得浴背，汤须适温热用。

【主治】小儿胎怯、胎肥、胎热等诸疾。

赤芍药散

【来源】《袖珍小儿方》卷二。

【组成】生地黄　黄芩　川芎　当归　木通　甘草　芍药各等分

【用法】上为散。每服二钱，加淡竹叶同煎服。

【主治】胎热发疮，小便不利。

甘豆汤

【来源】《幼科类萃》卷三。

【组成】甘草一钱　黑豆二钱　淡竹叶十片

　　　　方中淡竹叶剂量原脱，据《古今医统大全》补。

【用法】上锉。用水一钟，加灯心七茎煎，不拘时候服。

【主治】小儿胎热。

青龙丸

【来源】《古今医统大全》卷八十八。

【组成】人参　天麻　茯神　白附子（炮）　牛胆南星（焙）各一两　甘草（炙）一钱半　青黛一钱　朱砂（水飞）半钱　麝香一钱

【用法】上为细末，炼蜜为丸，如梧桐子大。用钩藤、皂荚子煎汤研化，不拘时候服。

【功用】化痰镇惊。

【主治】小儿胎热。

酿乳赤芍散

【来源】《育婴家秘》卷二。

【组成】生地黄（酒洗）　黄芩　川芎　当归　木通（酒洗）　炙甘草　赤芍　天花粉　连翘各等分

【用法】上锉。加淡竹叶，水煎，乳母食后服之，令捏去宿乳，亦须少与儿吮之。

【主治】胎热。母娠时喜食辛热煎炒之物，或患热病，失于清解，使儿受之，生后目闭面赤，眼胞浮肿，常以身努，呃呃作声，或时啼叫，或时惊烦，遍身壮热，小便黄涩。若不早治，则丹瘤疮疖由此生矣。

清上散

【来源】《赤水玄珠全集》卷二十五。

【组成】川郁金　甘草　北桔梗　天花粉　干葛　薄荷叶各等分

【用法】上为末，入蜜拌匀，白汤送下三五七分或一钱。仍用艾叶煎浓汤，温浸足底，以引其热下行。

【主治】

　　1.《赤水玄珠全集》：胎热眼睛肿赤，粪色稠黄，肚热啼哭，及胎毒身上红肿，或头顶疮疖，耳出脓汁。

　　2.《证治准绳·幼科》：上焦风热，头面疮疖。

大连翘饮

【来源】《慈幼心传》卷上。

【组成】连翘　当归尾　赤芍　木通　甘草　防风　荆芥

【主治】

　　1.《慈幼心传》：小儿胎热。

　　2.《医学集成》：小儿囟肿。

【加减】胎热，加生地；胎黄，加茵陈；目赤，加黄连、牡丹皮；惊啼，加蝉壳、灯心、薄荷；咽痛，加玄参；便秘，加大黄、枳壳；小便赤，加山栀、车前子、淡竹叶。

至宝丹

【来源】《慈幼新书》卷一。

【组成】滑石六两 甘草 木香 陈皮 莪术 三棱各一两 茯神 白术 山药 远志 青皮各一两五钱 甘松五钱 益智仁七钱五分 麝香一钱五分（一方有人参一两）

【用法】蜜为丸，如芡实大，朱砂为衣。灯心汤调化服。

【主治】小儿胎热，生后气急喘满，眼闭或目赤，眼胞浮肿，精困呵欠，呢呢作声，遍体壮热，小便赤，大便涩，时复惊烦。

【方论】此即时下所常用秘方也。不论内伤外感，变蒸寒热，一切治之。予谓此药，唯蒸症相宜，次则郁热伏暑神剂。小儿夏月，宜多服之。补而不滞，泻而不偏，殊有妙用。

洗眼方

【来源】《证治准绳·幼科》卷一。

【组成】黄连 秦皮 灯心 大枣各等分

【用法】上用竹筒煎汤，洗眼。

【主治】婴孩胎受热毒，生下两目不开。

五福化毒丹

【来源】《明医指掌》卷十。

【组成】玄参三两 桔梗三两 甘草七钱 牙消五钱 青黛一两 人参七钱 茯苓一两半 一方加黄连一两（炒）

【用法】上为末，炼蜜为丸，每丸重一钱，朱砂为衣。薄荷汤下；疮疹后余毒上攻，口齿臭气，生地黄汁化下。

【主治】小儿胎中受热，大小便不利，丹毒疮疡，赤疹赤目，重舌木舌，口疮。

牛黄散

【来源】《诚书》卷六。

【组成】牛黄半分 人参 甘草（炙）郁金 大黄（炒）朱砂（飞）胡黄连各五钱 珍珠一分

【用法】上为末。蜜汤调服。

【主治】胎热，神烦，惊搐。

金丹

【来源】《幼科指掌》卷三。

【组成】寒水石 大黄各等分

【用法】上为末，蜜水调敷。

【主治】小儿初生，因于胎热肉烂者。

黄连二陈汤

【来源】《医宗金鉴》卷五十。

【组成】半夏（姜制）陈皮 茯苓 生甘草 黄连（姜炒）

【用法】引用生姜，水煎服。

【主治】小儿胎前受热，面黄赤，手足温，口吐黄涎酸粘者。

犀角化毒丹

【来源】《喉科紫珍集》卷上。

【组成】防风 连翘（去心）桔梗（炒）荆芥穗 当归（酒洗）各一两 元参 薄荷（去梗）生甘草 山豆根各一两 犀角（镑）羚羊角各五钱

【用法】上为细末，炼蜜为丸，如芡实大。每服一丸，食后用灯心七寸，竹叶三片，煎汤化下。

【主治】小儿胎热积风，唇焦颊赤，咽干，咬牙，梦语；便血、溺血、衄血；小便不利，大便不通；胃热上攻，口舌生疮，走马牙疳，咽喉肿痛，口臭流涎；头面遍体疮疥，痈疽，赤游丹毒；眼目赤肿，眵泪云翳；痘症后余毒不尽，痈肿诸疮。

十一、初生无皮

初生无皮，是指小儿出生时遍身赤肉无皮的病情。《华佗神方》："小儿初生无皮，但有红筋，是为受胎未足之证。"《医学入门》："生下遍身无皮，俱是红肉者，乃脾气不足也。"《奇症汇》："儿初生无皮，俱是赤肉，乃因母自怀胎十月，楼居不得地气故也。"《医宗金鉴》："婴儿生下无皮，其证有二，或因父母素有杨梅结毒，传染胞胎，故生下或上半身赤烂，或下半身赤烂，甚至色带紫黑。又有因月分未足，生育太早，遍体浸渍红嫩而光，二证俱属恶候遗毒者。"治宜清热解毒，健脾益气。

米粉散

【来源】《普济方》卷三六引《经验良方》。

【组成】白占米

【用法】上为细末。干扑。候皮肉生干方止。

【主治】小儿初生下，遍身无皮，俱是红肉。

当归饮

【来源】《医宗金鉴》卷五十一。

【组成】何首乌（制） 白鲜皮 白蒺藜 甘草 当归 生地黄 白芍药 人参 黄耆 川芎

【用法】水煎服。外用稻米粉扑之。

【主治】小儿因月份未足，出生太早，初生无皮，面白肢冷，遍体浸渍，红嫩而光。

鹅黄散

【来源】《医宗金鉴》卷五十一。

【组成】黄柏 石膏（煅）各等分

【用法】上为细末。湿者干扑，干者用猪苦胆调搽。

【主治】父母梅毒遗传，小儿初生无皮。

白米粉

【来源】《仙拈集》卷三。

【组成】早白稻粳米

【用法】上为粉。扑之，肌肉自生。

【主治】小儿初生，血皮赤色有红筋。

紫芦散

【来源】方出《仙拈集》卷三，名见《古方汇精》卷四。

【组成】芦甘石（煅，淬入黄连汁一次，童便四次）一两 黄柏（猪胆涂炙七次） 甘蔗皮（烧存性） 孩儿茶 赤石脂各五钱 绿豆粉（炒）七分 冰片五分

【用法】上为末，先用麻油将鸡蛋黄煎黑去黄，候冷调搽。即愈。内服解毒丸。

《古方汇精》：此药搽之，每一小便，势必冲去，须要勤搽，渐渐自愈。

【主治】

1.《仙拈集》：小儿竹衣乘。无皮肤，脓血淋漓，赤剥，杨梅一切胎毒。

2.《古方汇精》：妇女为丈夫梅疮所过，结毒之气，渐至阴户湿烂，流血不止，沿至产门，外绕肛门，肿硬溃脓，出水不休，疼痛不堪者。

【宜忌】《古方汇精》：凡治胎乖，须过周岁之外，方可搽此药。周岁之内，神气未足，适遇变病，反归咎也。

【加减】《古方汇精》：若毒势重者，配入珍珠一钱五分，西黄一钱，其效更捷。

紫炉散

【来源】《古方汇精》卷四。

【组成】大冰头五分 紫甘蔗皮（烧存性，取净末） 粉口儿茶各五钱 真绿豆粉（炒燥） 厚朴 黄柏各七钱（以猪胆汁涂炙七次） 轻白炉甘石一两（火煅，黄连汁内淬三次，童便内淬四次） 赤石脂五钱（煨）

【用法】上为细末。用麻油入鸡子黄一枚调，外搽。

【主治】小儿竹衣胎痒，无皮，脓血淋漓，及胎中遗毒，赤剥杨梅等疮；并治妇女为丈夫梅疮所过，

结毒之气，渐至阴户湿烂，流血不止，沿至产门，外绕肛门，肿硬溃脓，出水不休，疼痛不堪。

【加减】若毒势重者，配入珍珠一钱五分，西黄一钱

生肌散

【来源】《保婴易知录》卷下。

【组成】人参　黄耆　珍珠粉各等分

【用法】上为细末。时时扑之。

【主治】小儿初生无皮。

十二、小儿初生眼闭不开

小儿初生眼闭不开，是指小儿出生后眼不睁开。《简明医彀》："初生眼闭不开者，由产母食热毒之物，致成斯疾。"主要由胎热所致。治宜清热解毒。

四圣散

【来源】《活幼心书》卷下。

【组成】灯心　黄连　秦皮　木贼　枣子（和核）各半两

【用法】上锉。每服二钱，水一盏，煎七分，澄清去滓，无时频洗，两目自开。

【功用】《医宗金鉴》：清热解毒。

【主治】

1.《活幼心书》：婴孩胎受热毒，生下两目不开。

2.《医宗金鉴》：孕母受惊，传袭子胎，婴儿新生之后，周岁以上忽两眼胞红晕，面色青黯，烦热夜啼，或面如胭脂，此属伏热在内，散发于面，状如水痘，根脚微红，时出时隐，延及颈项，继发丹毒。

山茵陈汤

【来源】《古今医统大全》卷八十八。

【组成】山茵陈　泽泻各三钱　瓜蒌根　猪苓　甘草（生）　生地黄各一钱半

【用法】上锉。水煎，产母用此酿乳，食后服。初服、二服，且捏去宿乳，第三服后，却令儿吃乳，若母自乳亦可服。

【主治】产母食热毒之物，以致小儿初生眼闭不开。

生地黄汤

【来源】《古今医统大全》卷八十八。

【别名】生地黄散（《审视瑶函》卷四）。

【组成】干生地黄　赤芍药　川芎　当归　瓜蒌根　甘草各一钱

【用法】上为末。每用少许，灯心煎汤调，抹入口中。连服效。

【功用】清热。

【主治】小儿生下，眼三日不开。

生地黄汤

【来源】《育婴家秘》卷四。

【组成】生地黄　赤芍药　川芎　当归（酒洗）　瓜蒌根

【用法】加黄连、灯芯为引，水煎，乳母服。或以本方为细末，灯芯汤调少许，搽儿口中。

【主治】

1.《育婴家秘》：产母食热毒物，以致小儿初生下眼闭不开者。

2.《保婴撮要》：妊娠食酒面五辛积热，小儿生下遍体面目皆黄。

3.《赤水玄珠全集》：荣中有热，及肺壅，鼻齆生疮，一切丹毒。